The ASCRS Textbook of Colon and Rectal Surgery

美国结直肠外科医师学会

结直肠外科学

（第 3 版）

The ASCRS Textbook of Colon and Rectal Surgery

美国结直肠外科医师学会
结直肠外科学

（第 3 版）

原著者 Scott R. Steele
Tracy L. Hull
Thomas E. Read
Theodore J. Saclarides
Anthony J. Senagore
Charles B. Whitlow

主　审 王西墨　张忠涛

主　译 李心翔　于向阳　吴永友　张　宏

副主译 练　磊　林国乐　谢忠士　符　炜

北京大学医学出版社

MEIGUO JIEZHICHANG WAIKE YISHIXUEHUI JIEZHICHANG WAIKEXUE (DI 3 BAN)

图书在版编目（CIP）数据

美国结直肠外科医师学会结直肠外科学：第3版 / (美) 史葛·R.斯蒂尔 (Scott R. Steele) 等著；李心翔，于向阳，吴永友，张宏主译. -- 北京：北京大学医学出版社，2019.4

书名原文: The ASCRS Textbook of Colon and Rectal Surgery（3rd Edition）

ISBN 978-7-5659-1881-0

Ⅰ. ①美… Ⅱ. ①史… ②李… ③于… ④吴… ⑤张… Ⅲ. ①结肠疾病—外科学②直肠疾病—外科学 Ⅳ. ①R656.9②R657.1

中国版本图书馆CIP数据核字(2018)第249563号

北京市版权局著作权合同登记号：图字：01-2018-5716

First published in English under the title
***The ASCRS Textbook of Colon and Rectal Surgery* (3rd Ed.)**
Edited by Scott R. Steele, Tracy L. Hull, Thomas E. Read, Theodore J. Saclarides, Anthony J. Senagore and Charles B. Whitlow

美国结直肠外科医师学会结直肠外科学（第3版）

主　　译： 李心翔　于向阳　吴永友　张　宏
出版发行： 北京大学医学出版社
地　　址：（100191）北京市海淀区学院路38号　北京大学医学部院内
电　　话： 发行部 010-82802230；图书邮购 010-82802495
网　　址： http：//www.pumpress.com.cn
E-mail： booksale@bjmu.edu.cn
印　　刷： 北京圣彩虹制版印刷技术有限公司
经　　销： 新华书店
责任编辑： 陈　奋　袁朝阳　**责任校对：** 金彤文　**责任印制：** 李　啸
开　　本： 889 mm × 1194 mm　1/16　**印张：** 64.75　**字数：** 1995千字
版　　次： 2019年4月第1版　2019年4月第1次印刷
书　　号： ISBN 978-7-5659-1881-0
定　　价： 598.00元

译校者名单

主　审

王西墨　天津南开医院
张忠涛　首都医科大学附属北京友谊医院

主　译

李心翔　复旦大学附属肿瘤医院
于向阳　天津南开医院
吴永友　苏州大学附属第二医院
张　宏　中国医科大学附属盛京医院

副主译

练　磊　中山大学附属第六医院
林国乐　中国医学科学院北京协和医院
谢忠士　吉林大学中日联谊医院
符　炜　徐州医科大学附属医院

秘　书

李佳昕　天津南开医院

译　者（以姓名汉语拼音为序）

陈春晓　浙江大学医学院附属第一医院
陈　强　苏州大学附属第二医院
陈　焰　浙江大学医学院附属第二医院
程　明　苏州大学附属第二医院
丛进春　中国医科大学附属盛京医院
崔明明　中国医科大学附属盛京医院
崔志刚　天津南开医院
单治理　苏州大学附属第一医院
狄　岩　苏州大学附属第二医院
丁　召　武汉大学中南医院
杜　娟　浙江大学医学院附属第一医院
杜　鹏　上海交通大学医学院附属新华医院
冯　波　上海交通大学医学院附属瑞金医院
龚剑峰　南京军区南京总医院
谷云飞　南京中医药大学附属医院
顾于蓓　上海交通大学医学院附属瑞金医院
何　欢　中山大学附属第六医院
何宋兵　苏州大学附属第一医院
花　雨　苏州大学附属第二医院
黄　艳　中山大学附属第六医院
鞠海星　浙江省肿瘤医院
康　亮　中山大学第六医院
李　军　浙江大学医学院附属第二医院
李　琳　天津南开医院
李清国　复旦大学附属肿瘤医院
李　毅　南京军区南京总医院
李艺伟　复旦大学附属肿瘤医院
李悠然　南京中医药大学附属医院
梁　磊　复旦大学附属肿瘤医院
刘鼎盛　中国医科大学附属盛京医院
刘　刚　天津医科大学总医院
刘　琪　复旦大学附属肿瘤医院
刘天华　苏州大学附属第二医院
刘小伟　中南大学湘雅医院
骆大葵　复旦大学附属肿瘤医院
马明星　中国医科大学附属盛京医院
马盼盼　浙江中医药大学附属第一医院
马延磊　复旦大学附属肿瘤医院
毛　仁　中山大学附属第一医院
彭　巍　苏州大学附属第二医院
钱　俊　浙江省肿瘤医院
邵仟仟　中国医学科学院北京协和医院
邵　伟　天津南开医院
施德兵　复旦大学附属肿瘤医院
宋永茂　浙江大学医学院附属第二医院
孙　锋　广州中医药大学第一附属医院
孙华屹　中国医科大学附属盛京医院
孙　菁　上海交通大学医学院附属瑞金医院
覃华波　中山大学附属第六医院
汤　成　苏州大学附属第二医院
王　超　中山大学附属第六医院
王金海　浙江大学医学院附属第一医院

王　磊　中山大学附属第六医院
王群英　浙江大学金华医院
王人杰　复旦大学附属肿瘤医院
王小英　浙江大学医学院附属第二医院
王新颖　南方医科大学珠江医院
吴伟强　兰州军区兰州总医院
夏　璐　上海嘉会国际医院
夏志秀　中国医科大学附属盛京医院
熊少伟　北京大学深圳医院
徐　朔　中国医科大学附属盛京医院
徐雪东　大连医科大学附属第一医院
薛　琪　南方医科大学南方医院
薛晓强　中国医学科学院北京协和医院
杨春康　福建省肿瘤医院
杨丽琨　天津南开医院
杨　明　苏州大学附属第二医院
杨永志　复旦大学附属肿瘤医院
叶晓华　浙江大学金华医院
俞文成　复旦大学附属肿瘤医院
俞希虎　中山大学附属第六医院
张　辰　天津南开医院
张德庆　苏州大学附属第一医院
张方圆　中国医科大学附属盛京医院
张晗芸　浙江大学医学院附属第二医院
赵　奎　苏州大学附属第二医院
赵象文　中山市小榄人民医院
郑洪途　复旦大学附属肿瘤医院
郅　敏　中山大学附属第六医院
周　伟　浙江大学医学院附属邵逸夫医院
周晓俊　苏州大学附属第一医院
周智洋　中山大学附属第六医院
竺　平　南京中医药大学附属医院
卓长华　福建省肿瘤医院
邹常林　天津南开医院

统　筹　王云亭
策　划　黄大海

主审简介

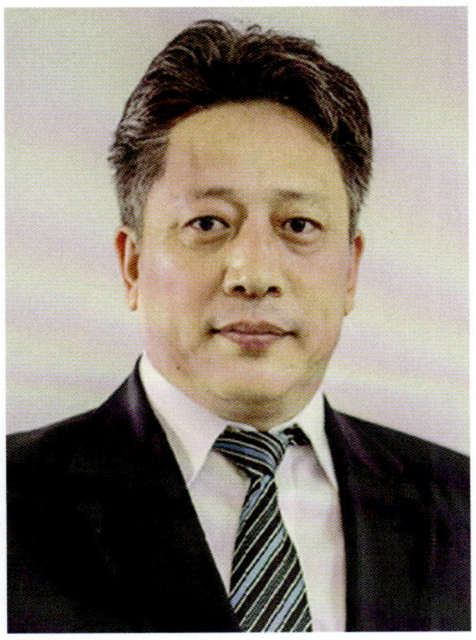

王西墨，医学博士，主任医师，教授，享受国务院政府特殊津贴，南开大学医学院、天津医科大学博士生导师，消化外科专家。

现任天津南开医院院长，天津市中西医结合研究院副院长，天津市中西医结合急腹症临床医学研究中心主任。

兼任中国中西医结合学会普通外科专业委员会主任委员、天津市医师协会中西医结合医师分会会长、中华医学会外科学分会委员、中华医学会外科学分会结直肠外科学组委员、天津医学会外科学分会副主任委员、天津医学会外科学分会结直肠肛门外科学组组长。曾任天津市人民医院普通外科主任、天津市人民医院副院长，天津市大肠肛门病研究所所长。

博士毕业于华中科技大学同济医学院器官移植研究所。曾在加拿大西安大略大学多器官移植中心从事博士后研究，美国哈佛大学医学院、美国明尼苏达大学、美国匹兹堡大学访问学者，天津市“131”创新型人才第一层次人选、天津市劳动模范、全国优秀援藏干部。参与国家“863”基金资助项目，研究成果在 *Natural Medicine* 及 *Transplantation* 等专业杂志发表。主译《美国结直肠外科医师学会结直肠外科学》(第2版)《直肠、肛管与会阴重建手术学》《Maigot 腹部手术学》，主编《现代肿瘤临床治疗丛书——胰腺癌》。

从事普通外科工作近 30 年，致力于腹部外科疑难危重症、腹部疾病微创治疗、腹部肿瘤防治的基础与临床研究。作为天津市 2012 年 20 项“民心工程”之一——大肠癌筛查项目的技术指导，带队开展对 90 余万人群的问卷调查，为提高天津市民众对大肠疾病发病危害的认识，增强对大肠癌筛查的依从性奠定了基础。

主审简介

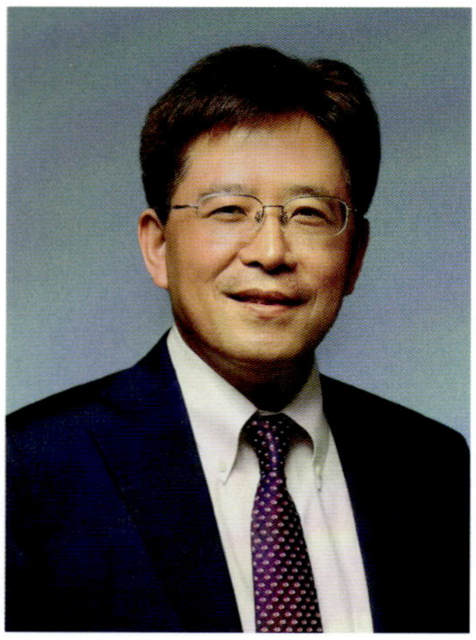

张忠涛，医学博士，主任医师，教授，博士生导师，国家卫生健康委员会有突出贡献的中青年专家，享受国务院颁发的政府特殊津贴。

现任首都医科大学附属北京友谊医院副院长，首都医科大学普通外科学系主任，首都医科大学附属北京友谊医院普通外科主任，国家消化系统疾病临床医学研究中心副主任，北京市消化疾病中心副主任。

兼任中华医学会外科学分会副主任委员，中华医学会外科学分会结直肠外科学组组长，中华结直肠外科学院院长，北京医学会外科学分会副主任委员，北京医学会外科学分会结直肠外科学组组长，COLOR Ⅲ研究中国区域委员会主席，中国医疗保健国际交流促进会结直肠癌肝转移治疗专业委员会副主任委员，中国抗癌协会胃癌专业委员会常委等。*Surgery for Obesityand Related Diseases*（中文版）主编，*Chinese Medical Journal*（中华医学杂志英文版）《中华肝胆外科杂志》《中国实用外科杂志》《腹腔镜外科杂志》《中华损伤与修复杂志（电子版）》《消化肿瘤杂志》等杂志副主编，以及 *Annals of Surgery*（中文版）、*Annals of Oncology*（中文版）《中华外科杂志》等十余个杂志编委。

作为学科带头人，能够敏锐地把握学术发展方向，紧跟普通外科学术发展的最前沿，大胆创新和引进新技术。在单孔腹腔镜手术技术、内镜 - 腹腔镜联合诊治技术、全腹腔镜下胃肠道手术技术、门静脉高压症的手术治疗、肝移植技术等方面处于国内外领先地位，在此基础上提炼出两个主攻方向：微创外科技术的创新与综合应用及终末期肝病和并发症的外科治疗。

主译简介

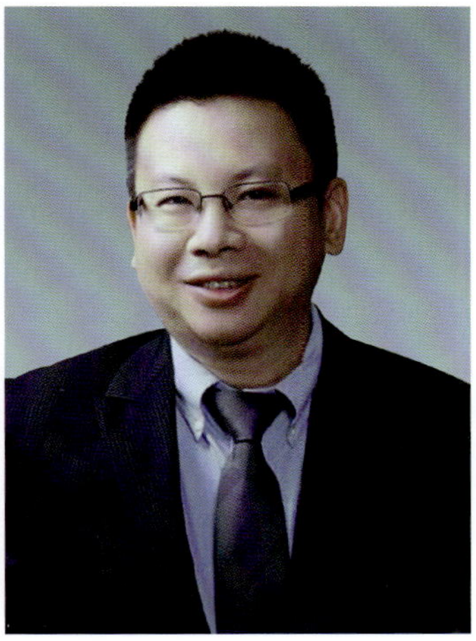

李心翔，主任医师，教授，博士生导师，复旦大学附属肿瘤医院腔镜平台执行主任，复旦大学附属肿瘤医院大肠外科副主任。现任中西医结合学会普外专委会直肠癌防治专家委员会主任委员，上海市抗癌协会肿瘤微创治疗专业委员会腔镜外科学组组长，中国医师协会结直肠肿瘤专委会腹腔镜专业委员会副主任委员，中国医师协会肛肠医师分会微创与内镜专业委员会副主任委员，首届中国抗癌协会临床肿瘤学协作专业委员会（简称 CSCO）结直肠专家委员会委员，CSCO 结直肠癌诊疗指南执笔人，中国医师协会肛肠医师分会委员，中国医师协会内镜医师分会委员，美国胃肠内镜外科学会（简称 SAGES）国际委员。

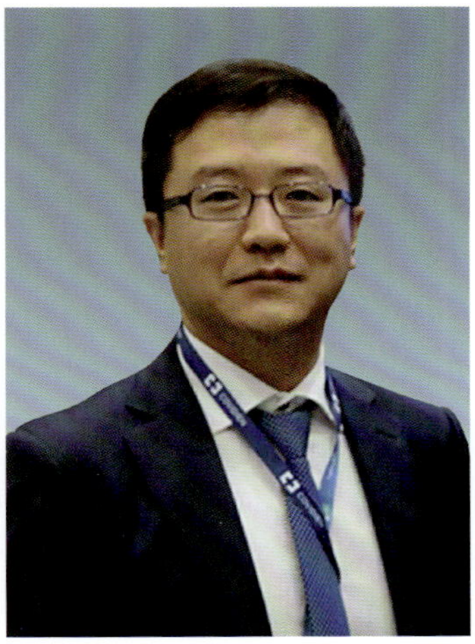

于向阳，主任医师，硕士生导师，天津南开医院胃肠外科主任。现任中国中西医结合学会普通外科专业委员会直肠癌防治专家委员会副主任委员，中国中西医结合学会普通外科专业委员会青年委员兼秘书，中国医师协会肛肠医师分会内镜与微创专业委员会委员，中国医师协会外科学分会 TaTME 专业委员会委员，中国医师协会结直肠肿瘤专业委员会 TaTME 专业委员会委员，天津医学会外科学分会委员，天津医师协会微创外科专业委员会常委，天津医师协会肛肠专业委员会委员，天津市抗癌学会肿瘤营养支持专业委员会委员。

主译简介

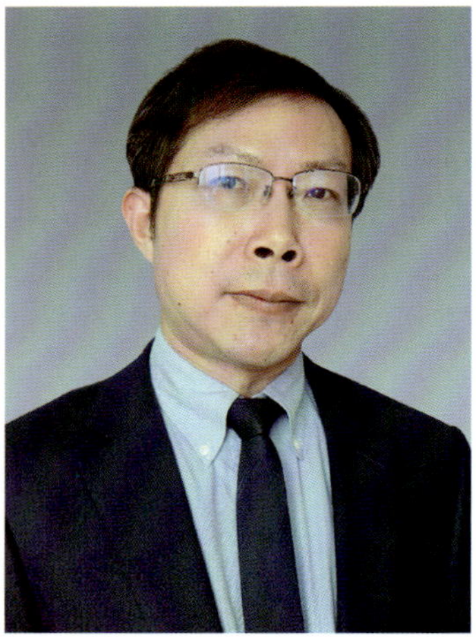

吴永友，主任医师，硕士生导师，苏州大学附属第二医院胃肠外科主任。现任中国中西医结合学会外科分会直肠癌专业委员会常委，中华医学会肿瘤学分会胃肠肿瘤学组委员，中国医师协会外科医师分会肿瘤外科分会青年委员，中国研究型医院协会肿瘤外科分会委员，中国研究型医院协会后腹膜与盆底疾病学会委员，江苏省抗癌协会胃癌专业委员会委员，江苏省医学会外科分会青年委员，国际胃癌学会会员，苏州市医学会外科分会胃肠学组秘书，《中华实验外科杂志》审稿人。

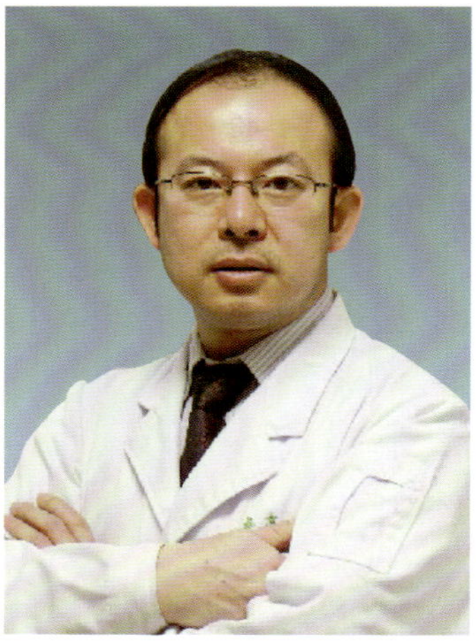

张宏，主任医师，教授，硕士生导师，中国医科大学附属盛京医院结直肠肿瘤外科副主任。现任中国中西医结合学会普通外科专业委员会直肠癌防治专业委员会副主任委员，中华结直肠外科学院学术委员会委员，中国医师协会外科医师分会经肛全直肠系膜切除术专业委员会副主任委员，中国医师协会外科医师分会结直肠外科医师委员会委员，中国医师协会外科医师分会肛肠外科医师委员会委员，中国医师协会结直肠肿瘤专业委员会委员，中国医师协会肛肠医师专业委员会 MDT 专委会委员，中国中西医结合学会普通外科专业委员会委员。

副主译简介

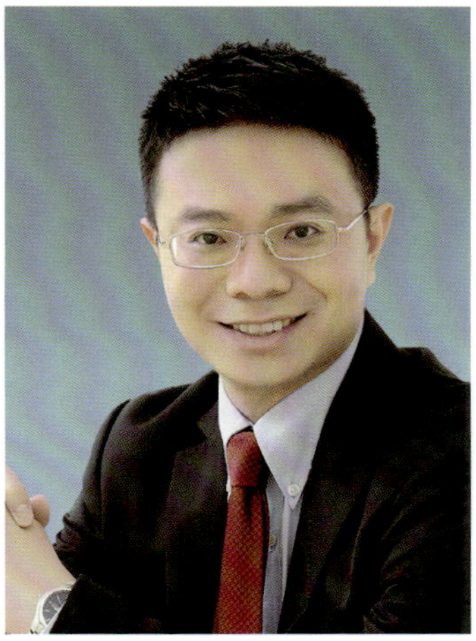

练磊，医学博士，主任医师，副教授，博士生导师，中山大学附属第六医院胃肠肛门外科。广东省杰出青年医学人才、中山大学“百人计划”引进人才、广东省高等学校“百千十工程”校级培养对象、广州市“珠江科技新星”。现任中国中西医结合学会普通外科专业委员会青年副主任委员、中国医师协会外科医师分会 MDT 专业委员会副主任委员、中国中西医结合学会炎症性肠病专家组副组长、中国医师协会结直肠肛门外科专业委员会委员；长期担任 *Inflammatory Bowel Disease*、*GastroenterologyResearch and Practice*、*BMC Gastroenterology*、*Chinese Medical Journal* 等杂志特邀审稿人、《中华胃肠外科杂志》通讯编委。

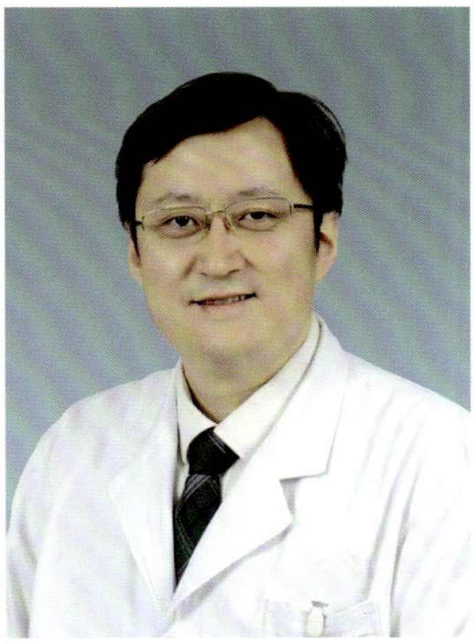

林国乐，主任医师，教授，硕士生导师，北京协和医院基本外科结直肠专业组。主要从事胃肠外科工作，尤其是结直肠肿瘤的临床与基础研究，先后在国内外专业期刊发表论著 50 余篇（其中 SCI 12 篇）。现任中华医学会外科学分会胃肠外科学组委员，中国抗癌协会大肠癌专业委员会委员及 TEM 学组副组长，中国医师协会外科医师分会肛肠外科医师委员会委员、结直肠外科医师委员会中青年副主任委员，中国医师协会结直肠肿瘤专业委员会经肛门内镜微创外科专业委员会副主任委员，中国医师协会结直肠肿瘤专业委员会 TaTME 专业委员会副主任委员。中国中西医结合学会普通外科专业委员会直肠癌专家委员会副主任委员。

副主译简介

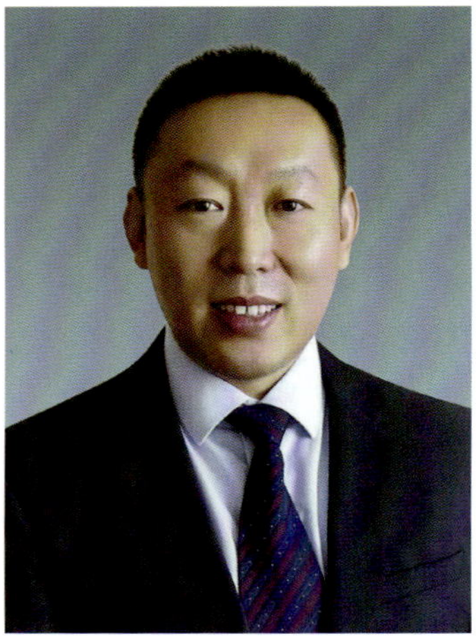

谢忠士，医学博士，博士后，硕士生导师，吉林大学中日联谊医院胃肠结直肠外科三病区副主任。任中国医师协会结直肠肿瘤专业委员会临床技能培训专业委员会秘书长，中华结直肠外科学院第一届学术委员会委员，中国研究型医院学会精准医学与肿瘤 MDT 专委会（PMOC）青委会副主任委员，中国微循环学会肿瘤学分会胃肠肿瘤学组副组长，中国中西医结合学会普通外科专业委员会直肠癌防治专家委员会常务委员，中国医师协会外科医师分会肛肠外科医师委员会委员，中国中西医结合学会普通外科专业委员会青年委员。

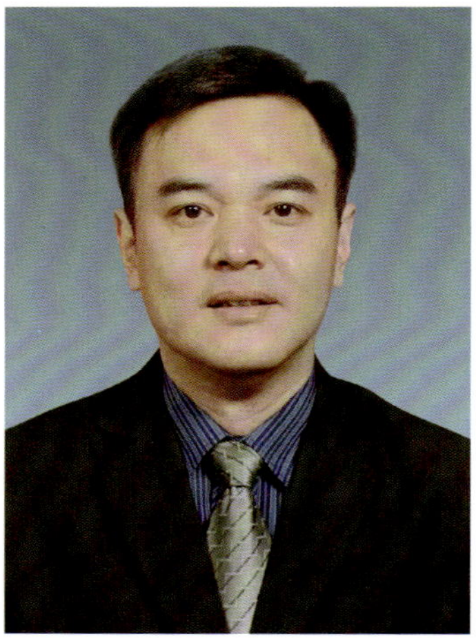

符炜，主任医师，副教授，硕士生导师，徐州医科大学附属医院胃肠外科。任中国中西医结合学会普通外科专业委员会委员，中国中西医结合学会普通外科专业委员会直肠癌防治专家委员会常务委员，中国医师协会肛肠医师分会腹膜后疾病专业委员会委员，中国医师协会结直肠肿瘤专业委员会临床技能培训工作委员会委员，中国研究型医院学会腹膜后与盆底疾病专业委员会委员，中国医促会减重外科分会委员，中国研究型医院学会肿瘤外科专业委员会委员，中国 NOSES 联盟首届会员。

中文版序言

结直肠外科学是将外科诊疗应用于结直肠疾病而开展临床实践和临床研究的学科。在西方发达国家，结直肠外科的专科化建设和规范化诊疗已经非常成熟，结直肠疾病的多学科团队诊疗模式业已规范化运行。随着我国经济和社会的发展，结直肠外科也获得了快速发展，但仍然存在若干亟待解决的核心问题。虽然中国结直肠外科的手术技术迅猛发展，且比肩欧美，但在专科化建设、诊疗规范化、临床研究的开展等方面明显落后于西方发达国家，显然没有跟上外科手术技术进步的步伐。

美国结直肠外科医师学会（American Society of Colon and Rectal Surgeons, ASCRS）成立于 1899 年，是全世界最早成立的结直肠外科医师学术组织，历经百余年的发展，ASCRS 已经成为全世界最负盛名的结直肠外科学术组织，其在培训教育、开展临床研究、制定规范指南等方面已经形成完整的体系。ASCRS 年度学术会议、Diseases of the Colon & Rectum 杂志以及《ASCRS 结直肠外科学》均为业界所熟知的 ASCRS 代表性学术品牌。《ASCRS 结直肠外科学》（第 1 版）于 2007 年出版；本书为第 3 版，笔者有幸参与了该书的翻译工作，且获益匪浅。这本学术著作汇聚了当前美国结直肠外科领域的最新临床实践、专科教育、临床研究结果，因此非常值得向中国结直肠外科同道们推荐。

中华医学会外科学分会结直肠外科学组（Chinese Society of Colorectal Surgery, CNSCRS）已经与 ASCRS 建立了密切的学术合作关系，双方将长期致力于中美结直肠外科领域的学术交流、合作研究、人才培养等层面的合作。期待《美国结直肠外科医师学会结直肠外科学》（第 3 版）能够成为中国结直肠外科医师进一步了解 ASCRS 乃至美国结直肠外科领域的桥梁，更期待中国结直肠外科医师向美国同行学习，传承发扬严谨的学术作风，创新发掘思维理念和开展技术探索，在规范化临床实践的基础上，以临床科研为抓手提高中国结直肠外科的综合能力，有效开展基于中国结直肠疾病患者的外科相关临床研究并形成中国结直肠外科治疗相关指南，用于指导中国结直肠疾病患者的外科临床实践，这将是中国结直肠外科面临的最重要任务和最严峻考验，也是“实施健康中国战略”的组成部分之一。

张忠涛

2019 年 3 月于北京

译者前言

第 2 版《美国结直肠外科医师学会结直肠外科学》中文译本发行已经过去了 5 年。5 年中，结直肠外科领域取得了巨大进步，新的技术和新的治疗方法不断涌现。在放疗、化疗、靶向治疗以及免疫治疗方面不断获取更加令人欣喜的证据的同时，对于结直肠外科医生来讲，如何采用更加微创的方法，更好地保有器官功能并更彻底地治愈疾病，仍然是最受关注的问题。我国的结直肠疾病，尤其是结直肠癌呈现逐年高发趋势，结直肠外科逐渐成为我国普通外科领域中最为活跃的亚专科之一。借助分毫毕现的视觉外科工具，结直肠外科已经进入精确评估与精确操作并重的时代。

美国同行在美国结直肠外科医师学会（ASCRS）的引领下，建立了完善的专科培训体系，《美国结直肠外科医师学会结直肠外科学》第 1 版面世伊始就成为了这一培训体系中的亮点，它汇聚全美结直肠外科领域最权威的专家参与编写，并保持着著者和主编轮换制的优良传统。全书旁征博引、图文并茂，每一版都不断更新和完善，为结直肠外科医师提供了一部尽览全美结直肠外科全貌的优秀教科书。应该说，此书已经成为世界结直肠外科领域的重要参考书。

我们应该看到我国结直肠外科水平发展上的地区不均衡性，尽快建立和完善我国的结直肠专科医师培训体系已经成为当务之急、重中之重。中国中西医结合学会普通外科专业委员会有幸再一次承担《美国结直肠外科医师学会结直肠外科学》的翻译工作，邀请我国结直肠外科领域活跃在临床一线的一批中青年专家进行翻译，旨在使未来更多的中青年医生能够参与到结直肠专科培训体系的建设中来，实现现代外科技术中国化，造福中国百姓。梁启超先生说“少年强则国强”，我们相信，中国年轻一代的优秀结直肠外科医生必定成为绘制这一宏伟蓝图的主力军。这些中青年医生平时都承担着艰巨的临床和科研任务，但他们对本书的翻译仍投入了极大的热忱，正是他们的辛勤付出，才使我们能够再一次将这一巨著呈献给全国的读者。

我们要感谢吴咸中院士、江涛教授、崔乃强教授对中青年晚辈的指导和鼓励，感谢中西医结合学会普通外科专业委员会的前辈们对直肠癌防治专家委员会的支持，感谢所有为本书的出版做出努力的同道们和编辑们。由于时间仓促，本译本难免会存在纰漏，期望读者们给予批评指正。

王西墨
2019 年 3 月

原著序言

结直肠外科领域拥有悠久而受人尊敬的传统，包括患者服务、知识扩展以及教育培训等方面。美国结直肠外科医师学会（ASCRS）是这个领域首屈一指的专业组织，学会的领导者意识到在结直肠外科领域虽然有一定数量的参考书，但没有一本可以真正代表 ASCRS 的客观观点。在 2007 年《美国结直肠外科医师学会结直肠外科学》（第 1 版）出版之前的资深作者和副主编们的就职会议上，大家通过了几项基本决策。决策之一就是要做到各章节旁征博引、由权威专家撰写、配以适当插图，并尽可能不偏不倚。最后一点非常重要，由章节作者参照 ASCRS 的材料严格执行，包括 ASCRS 的循证临床实践指南、核心议题、学术年会报告、结直肠外科教育计划（CARSEP）中的问题，以及其他官方学会媒介提供的材料。另外，第 1 版的章节总的来说由“初级”和“资深”作者共同撰写。第二项决策是主编轮换制，每一次再版都会有 2 ~ 3 名主编被轮换掉，这将使更多的作者参与其中，并确保书的内容可以代表整个行业的观点，而不是一小群人的观点。

第 1 版的巨大成功促使第 2 版在 2011 年问世。第 2 版在第 1 版的基础上进行了扩展，添加了新作者，补充了大量的彩色印版，并将英文原著的篇幅从 810 页增加到 946 页。学会领导提供的愿景无疑是非常正确的，这一点可以从 ASCRS 两版参考书的受欢迎程度中得到印证。我们感到自豪的是，结直肠外科中有证据支持的论点的标准化参考是我们学会成员的工作成果，并且已经成为我们学会的财政支持来源。此外，每个版本都发布了相应的手册（《ASCRS 结直肠外科学手册》），更有利于住院医师培训并为临床医生提供有针对性的帮助。

知识的持续快速更迭、每一版篇幅内容的增加，以及新技术、新技巧的发展，和这些新内容为我们的工作带来的旺盛生命力，同时使第 3 版的面世成为必要。我们祝贺现任主编 Scott Steele、Tracy Hull、Thomas Read、Anthony Senagore、Theodore Saclarides 和 Charles Whitlow 取得的巨大成就。我们还要感谢所有章节的作者和合著者，他们的奉献、投入、付出的精力和拥有的专业知识使主编能够完成本书。第 3 版经过重新组织和完全更新，反映出了专业的进步和实践的发展。此外，本书的主题分组是美国结直肠外科委员会正在进行的教育工作和认证过程的框架。

在结肠和直肠疾病管理方面的新发展，以及我们不断探索答案的追求，使目前和未来版本的《美国结直肠外科医师学会结直肠外科学》的出版成为可能。我们感到欣慰的是，这项重大的教育事业将继续蓬勃发展。我们向世界各地的所有结直肠外科医生推荐这本著作，并热切期待其成功的报道。

New Orleans, LA　Dave Beck, MD
Weston, FL　Steven Wexner, MD

原著前言

“教科书”的定义，是指“被用作学习某一特定学科的标准著作”。如今，这本由美国结直肠外科医师学会（ASCRS）编写的第3版《美国结直肠外科医师学会结直肠外科学》旨在成为结直肠外科的标准用书，为外科医生和其他医疗工作者职业生涯的各个阶段提供有价值的资源，以更好地诊治结直肠疾病患者。本书沿袭之前版本的风格，以国内外业内专家的集体经验和意见为基础，旨在呈现一部尽述结直肠疾病的全新巨著。除了添加全新章节外，我们还围绕结直肠疾病这一“核心”重构了框架，包括围术期（包括内镜）、肛门直肠疾病、良性疾病（包括炎症性肠病）、恶性肿瘤、盆腔功能失调，以及与各层面著者相关的涵盖手术室内外诸多问题的“杂项”部分。此次重构还与美国结直肠外科医师学会的在线教育门户网站（www.fascrs.org）实现了有效的同步，借鉴了学会的教育项目和继续医学教育认可计划的配置，包括结直肠教育体系模板（CREST）和结直肠外科教育计划（CARSEP）。本书每章都包含几个关键概念，简洁地描述了各个部分的主要学习目标，并与结直肠外科项目主管协会的核心课程及美国结直肠外科委员会使用的关键主题一致。

此外，我们已经突破了最初仅拥有纸质版的限制，又扩展出一个多媒体平台，提供关于手术操作、技巧和诀窍，以及并发症的在线视频浏览。所有这些都可以通过台式计算机、平板电脑和智能手机轻松访问，以适应我们所处的移动医疗世界。

虽然这本教科书最初的构想是向成长中的住院医师和训练有素的外科医师提供最先进的信息，但我们希望不止于此，最重要的是，这本书继续秉承美国结直肠外科医师学会作为世界上结直肠疾病最权威机构的使命。我们很荣幸成为这个项目的一部分，并感谢ASCRS的领导们对教科书编写的继续支持。我们要特别感谢第1版和第2版的主编，正因为他们的使命感和理想，才使如此高质量的、基于证据的著作成功付梓，使《美国结直肠外科医师学会结直肠外科学》在今天仍然是成功的并值得借鉴的著作。最后，我们要感谢我们的策划编辑Elektra McDermott，感谢她在监督和确保本书按时完成方面所做的卓越工作和全情投入，并感谢每一章的作者和合著者对这项任务以及对ASCRS的使命的贡献。从着手伊始，与众多作者和主编们一起工作就成为了我们的荣誉和享受，因为他们众志成城的卓越贡献，才使这本教科书得以面世。

Cleveland, OH Scott R. Steele, MD
Cleveland, OH Tracy Hull, MD
Burlington, MA Thomas Read, MD
Chicago, IL Theodore Saclarides, MD
Galveston, TX Anthony Senagore, MD
New Orleans, LA Charles Whitlow, MD

原著者名单

Editors

Tracy Hull , MD
Department of Surgery , Cleveland Clinic , Cleveland , OH , USA

Thomas Read , MD
Tufts University School of Medicine , Lahey Hospital & Medical Center , Burlington , MA , USA

Theodore Saclarides , MD
Loyola University , Chicago , IL , USA

Anthony Senagore , MD
University of Texas Medical Branch at Galveston , Galveston , TX , USA

Scott R. Steele , MD
Division of Colorectal Surgery, University Hospitals Case Medical Center , Case Western Reserve University , Cleveland , OH , USA

Charles Whitlow , MD
Colorectal Surgery , Ochsner Medical Center , New Orleans , LA , USA

Authors

Cary B. Aarons , MD
Division of Colon and Rectal Surgery , Hospital of the University of Pennsylvania , Philadelphia , PA , USA

Maher A. Abbas , MD, FACS, FASCRS
Digestive Disease Institute , Cleveland Clinic Abu Dhabi Hospital , Abu Dhabi , UAE

Karim Alavi , MD, MPH
Colon and Rectal Surgery Fellowship Program, Department of Surgery , University of Massachusetts Medical School , Worcester , MA , USA

Dennis K. Ames , JD
La Follette, Johnson, Dehaas, Fesler, and Ames , Santa Ana , CA , USA

Glenn T. Ault , MD, MSEd
Division of Colorectal Surgery, Department of Surgery , University of Southern California , Los Angeles , CA , USA

Jennifer M. Ayscue , MD, FACS, FASCRS
Section of Colon & Rectal Surgery, Department of Surgery , MedStar Washington Hospital Center , Washington , DC , USA

Amir L. Bastawrous , MD, MBA
Swedish Colon and Rectal Clinic, Swedish Cancer Institute , Seattle , WA , USA

Joshua I. S. Bleier , MD, FACS, FASCRS
Perelman School of Medicine, University of Pennsylvania Health System , Philadelphia , PA , USA

Liliana Bordeianou , MD
Department of Surgery , Massachusetts General Hospital , Boston , MA , USA

Raul Martin Bosio , MD, MSBS
Division of Colon and Rectal Surgery, Department of Surgery, University Hospitals Case Medical Center , Case Western Reserve University , Cleveland , OH , USA

W. Donald Buie , MD, MSc, FRCSC, FACS
Department of Surgery, Foothills Hospital, University of Calgary , Calgary , AB, Canada

Jamie Cannon , MD
Division of Gastrointestinal Surgery, Department of Surgery, University of Alabama- Birmingham , Birmingham , AL , USA

Evie Carchman , MD
Department of General Surgery , University of Wisconsin , Madison , WI , USA

Joseph C. Carmichael , MD
Department of Surgery , University of California, Irvine , Irvine , CA , USA

Peter A. Cataldo , MD, FACS, FASCRS
Department of Surgery, University of Vermont Medical Center , University of Vermont College of Medicine , Burlington , VT , USA

Thomas E. Cataldo , MD, FACS, FASCRS
Division of Colon and Rectal Surgery, Department of Surgery, Beth Israel Deaconess Medical Center , Harvard Medical School , Boston , MA , USA

Andrea Cercek , MD
Department of Medicine , Memorial Sloan Kettering Cancer Center , New York , NY , USA

Bradley J. Champagne , MD, FACS, FASCRS
Department of Surgery , University Hospital Case Medical Center , Cleveland , OH, USA

George J Chang , MD, MS
New Technologies in Oncologic Surgery Program, Department of Surgical Oncology , The University of MD Anderson Cancer Center , Houston , TX , USA

Dorin T. Colibaseanu , MD
Department of General Surgery , Mayo Clinic , Rochester , MN , USA

Kyle G. Cologne , MD
Division of Colorectal Surgery , University of Southern California Keck School of Medicine , Los Angeles , CA , USA

Tara M. Connelly , MD, MB, BCh, MSc
Division of Colon and Rectal Surgery , Milton S. Hershey Medical Center , Hershey, PA , USA

Jennifer S. Davids , MD
Department of Surgery, Division of Colon and Rectal Surgery , University of Massachusetts Memorial Medical Center , Worcester , MA , USA

Bradley R. Davis , MD, FACS, FASCRS
Department of Surgery, Charlotte Hospitals Medical Center , Charlotte , NC , USA

Kurt Davis , MD
Department of Surgery , William Beaumont Army Medical Center , El Paso , TX , USA

Conor P. Delaney , MD, MCh, PhD, FRCSI, FACS, FASCRS
Department of Colorectal Surgery , Digestive Disease Institute, Cleveland Clinic , Cleveland , OH , USA

Eric J. Dozois , MD
Department of Surgery , Mayo Clinic , Rochester , MN , USA

Jonathan Efron , MD
Department of Surgery, Johns Hopkins Hospital, Johns Hopkins University , Baltimore, MD, USA

Peter F. Ehrlich , MD, MSc
Section of Pediatric Surgery, C.S. Mott Children ' s Hospital , University of Michigan , Ann Arbor , MI , USA

Marwan Fakih , MD
Department of Medical Oncology and Therapeutic Diagnostics , City of Hope Medical Center , Duarte , CA , USA

Daniel Feingold , MD
Columbia University , New York , NY , USA

Alessandro Fichera , MD, FACS, FASCRS
Section of Gastrointestinal Surgery, Department of Surgery, University of Washington , Seattle , WA , USA

Todd D. Francone , MD, MPH
Department of Colon and Rectal Surgery, Lahey Hospital & Medical Center , Tufts University Medical Center , Burlington , MA , USA

Charles M. Friel , MD
Department of Surgery , University of Virginia Medical Center , Charlottesville , VA , USA

Wolfgang B. Gaertner , MSc, MD
Department of Colon and Rectal Surgery , University of Minnesota Medical Center, Minneapolis , MN , USA

Julio Garcia-Aguilar , MD, PhD
Department of Surgery , Memorial Sloan Kettering Cancer Center , New York , NY, USA

Kelly A. Garrett , MD, FACS, FASCRS
Section of Colon and Rectal Surgery, Department of General Surgery, New York Presbyterian Hospital , Weill Cornell Medical College , New York , NY , USA

Stephen R. Gorfi ne , MD
Division of Colorectal Surgery, Department of Surgery , The Mount Sinai Hospital , New York , NY , USA

Brooke Gurland , MD
Department of Colorectal Surgery , Cleveland Clinic Lerner College of Medicine , Cleveland , OH , USA

Eric M Haas , MD, FACS, FASCRS
Division of Colon and Rectal Surgery , Houston Methodist Hospital , Houston , TX, USA ; Minimally Invasive Colon and Rectal Surgery Fellowship , The University of Texas Medical School , Houston , TX , USA ; Colorectal Surgical Associates, LLP LTD , Houston , TX , USA

Karin E. Hardiman , MD, PhD
Division of Colorectal Surgery , University of Michigan , Ann Arbor , MI, USA

Dana M Hayden , MD, MPH
Department of General Surgery , Loyola University Medical Center , Maywood , IL, USA

Charles P. Heise , MD, FACS, FASCRS
Department of Surgery , University of WI School of Medicine and Public Health , Madison , WI , USA

Alan J. Herline , MD
Department of Surgery , Georgia Regents University , Augusta , GA , USA

Daniel O. Herzig , MD, FACS, FASCRS
Division of Gastroenterology and General Surgery, Department of Surgery , Oregon Health and Science University , Portland , OR , USA

Rebecca E. Hoedema , MS, MD, FACS, FASCRS
Department of Colon and Rectal Surgery , Spectrum Health/Ferguson Clinic , Grand Rapids , MI , USA

Stefan D. Holubar , MD, MS, FACS, FASCRS
Department of Surgery , Dartmouth-Hitchcock Medical Center , Lebanon , NH , USA

Steven R. Hunt , MD
Section of Colon and Rectal Surgery, Division of General Surgery , Barnes Jewish Hospital , St. Louis , MO , USA ; Department of Surgery, Section of Colon and Rectal Surgery , Washington University School of Medicine , St. Louis, MO , USA

Neil Hyman , MD, FACS, FASCRS
Section of Colon and Rectal Surgery , University of Chicago Medicine , Chicago , IL , USA

Eric K. Johnson , MD
Uniformed Services University of the Health Sciences , Bethesda MD , USA; Department of Surgery , Madigan Army Medical Center , Joint Base Lewis-McChord, WA , USA

Andreas M. Kaiser , MD, FACS, FASCRS
Keck Medical Center of the University of Southern California , Los Angeles , CA , USA

Matthew F. Kalady , MD
Comprehensive Colorectal Cancer Program, Department of Colorectal Surgery , Cleveland Clinic , Cleveland , OH , USA

Brian R. Kann , MD, FACS, FASCRS
Department of Colon & Rectal Surgery , Ochsner Medical Center , New Orleans , LA , USA

Muneera R Kapadia , MD, MME
Department of Surgery , University of Iowa Hospitals and Clinics , Iowa City , IA , USA

Kevin R. Kasten , MD
Department of Surgery, Vidant Medical Center , Brody School of Medicine at East Carolina University , Greenville , NC , USA

Gregory D. Kennedy , MD, PhD
Department of Surgery , University of Wisconsin Hospital and Clinics , Madison , WI , USA

Jason D. Keune , MD, MBA
Department of Surgery , St. Louis University School of Medicine , St. Louis , MO , USA

Cindy Kin , MD
Department of Surgery , Stanford University Medical Center , Stanford , CA , USA
P. Ravi Kiran , MBBS, MS (Gen Surgery), FRCS (Eng), FRCS (Glas), FACS, MSc (EBM) Oxford Center for Innovation and Outcomes Research , Columbia University Medical Center , New York , NY , USA ; Mailman School of Public Health , New York , NY , USA ; Division of Colorectal Surgery, Department of Colorectal Surgery , New York Presbyterian Hospital , New York , NY , USA

Walter A. Koltun , MD, FACS, FASCRS
Department of Surgery, Division of Colon and Rectal Surgery , Penn State Milton S. Hershey Medical Center , Hershey , PA , USA

Mukta Katdare Krane , MD, FACS
Department of Surgery , University of Washington , Seattle , WA , USA

Anjali S. Kumar , MD, MPH, FACS, FASCRS
Director, Colon & Rectal Surgery Program, Department of Surgery , Virginia Mason Medical Center , Seattle , WA , USA

Alex Jenny Ky , MD
Department of Surgery , Mount Sinai School of Medicine , New York , NY , USA

Frederick R. Lane , MD
Kendrick Colon and Rectal Center , Franciscan St. Francis Health Indianapolis , Indianapolis , IN , USA

Erin O. Lange , MD, MSPH
Department of Surgery , University of Washington Medical Center , Seattle , WA , USA

Sang W. Lee , MD, FACS, FASCRS
Department of General Surgery, Section of Colon and Rectal Surgery, Weill Cornell Medical College, New York Presbyterian Hospital, New York, NY, USA Keck School of Medicine , University of Southern California , Los Angeles , CA , USA

Kim C. Lu , MD, FACS, FASCRS
Division of Gastrointestinal and General Surgery, Department of Surgery , Oregon Health and Science University , Portland , OR , USA

Martin Luchtefeld , MD, FACS, FASCRS
Department of Colon and Rectal Surgery , Spectrum Health/Ferguson Clinic , Grand Rapids , MI , USA

Anthony R. MacLean , MD, FRCSC, FACS
Department of Surgery, Foothills Medical Centre, University of Calgary , Calgary , AB, Canada

Helen M. MacRae , MD, MA, FRCSC, FACS
Department of Surgery , Mount Sinai Hospital , Toronto, ON, Canada

Najjia N. Mahmoud , MD
Division of Colon and Rectal Surgery, Department of Surgery , University of Philadelphia , Philadelphia , PA , USA

Christopher R. Mantyh , MD
Department of Surgery , Duke University Medical Center , Durham , NC , USA

Jorge Marcet , MD
Department of Surgery , Tampa General Hospital , Tampa, FL, USA

David J. Maron , MD, MBA
Colorectal Surgery Residency Program, Department of Colorectal Surgery , Cleveland Clinic Florida , Weston , FL , USA

Dipen C. Maun , MD
Kendrick Colon and Rectal Center , Franciscan St. Francis Health Indianapolis , Indianapolis , IN, USA

Justin A. Maykel , MD
Division of Colon and Rectal Surgery, Department of Surgery , University of Massachusetts Memorial Medical Center , Worcester , MA, USA

Michael F. McGee , MD, FACS, FASCRS
Division of Gastrointestinal and Oncologic Surgery , Northwestern University Feinberg School of Medicine , Chicago , IL , USA

M. Shane McNevin , MD, FASCRS
Sacred Heart Hospital , Spokane, WA , USA

Genevieve B. Melton , MD, PhD
Department of Surgery , University of Minnesota Medical Center , Minneapolis , MN , USA

John Migaly , MD, FACS, FASCRS
Department of Surgery/Advanced Oncologic and GI Surgery , Duke University Hospital , Durham, NC, USA

Steven Mills , MD
Department of Surgery , University of California, Irvine , Orange, CA, USA

Husein Moloo , MD, MSc, FRCS
Department of Surgery, Ottawa Hospital Research Institute , University of Ottawa , Ottawa , ON, Canada

Roberta Muldoon , MD
Department of Surgery , Vanderbilt University Hospital , Nashville, TN, USA

Matthew Mutch , MD, FACS, FASCRS
Section of Colon and Rectal Surgery, Department of Surgery , Washington University School of Medicine , St. Louis, MO, USA

Garrett M. Nash , MD, MPH
Department of Surgery , Memorial Sloan Kettering Cancer Center , New York , NY, USA

Guy R. Orangio , MD, FACS, FASCRS
Division of Colon and Rectal Surgery, Department of Surgery, University Hospital , Louisiana State University , New Orleans , LA , USA

Emmanouil P. Pappou , MD, PhD
Department of Colorectal Surgery , Columbia University , New York , NY , USA

Ian M. Paquette , MD
Department of Surgery , University of Cincinnati Medical Center , Cincinnati , OH , USA

Marie Fidela R. Paraiso , MD
Department of Obstetrics and Gynecology , Cleveland Clinic , Cleveland , OH , USA

W. Brian Perry , MD, FASCRS
Audie L. Murphy VA Medical Center , San Antonio, TX, USA

Matthew M. Philp , MD, FACS, FASCRS
Division of Colon and Rectal Surgery , Temple University Hospital , Philadelphia , PA , USA

Vitaly Y. Poylin , MD, FACS, FASCRS
Division of Colon and Rectal Surgery, Department of Surgery, Beth Israel Deaconess Medical Center , Harvard Medical School , Boston , MA , USA

Isabelle Raîche , MD, FRCS
Department of Surgery, The Ottawa Hospital , University of Ottawa , Ottawa , ON , Canada

Jan Rakinic , MD
Section of Colorectal Surgery, Department of Surgery , Southern Illinois University, Springfi eld , IL , USA

Scott E. Regenbogen , MD, MPH
Division of Colorectal Surgery , University of Michigan , Ann Arbor , MI, USA

Rocco Ricciardi , MD, MPH
Lahey Hospital and Medical Center , Burlington , MA , USA

Howard M. Ross , MD
Department of Surgery , Temple University Health System , Philadelphia , PA , USA

Andrew Russ , MD
Department of Surgery , University Colon and Rectal Surgery, University of Tennessee Medical Center , Knoxville , TX , USA

Tushar Samdani , MD, MS, DNB(Surg)
Department of Colorectal Surgery , Medstar Saint Mary ' s Hospital , Leonardo Town, MD, USA

Dana R. Sands , MD, FACS, FASCRS
Department of Colorectal Surgery , Cleveland Clinic Florida , Weston , FL , USA

Giulano A. Santoro , MD, PhD
Department of Colorectal Surgery, Digestive Disease Institute , Cleveland Clinic Abu Dhabi , Abu Dhabi , UAE

Stephen M. Sentovich , MD, MBA
Department of Surgical Oncology , City of Hope , Duarte , CA , USA

Matthew L. Silviera , MD
Section of Colon and Rectal Surgery, Department of Surgery, Barnes Jewish Hospital , Washington University School of Medicine , St. Louis , MO , USA

Michael J. Snyder , MD, FACS
Colon and Rectal Surgery Residency Program , The University of Texas Medical School at Houston , Houston , TX , USA ; Department of Surgery , Houston Methodist TMC , Houston , TX , USA

Mattias Soop , MD, PhD
Department of Surgery, Salford Royal NHS Foundation Trust, Manchester Academic Health Science Center , The University of Manchester , Manchester , UK

Constantine P. Spanos , MD, FACS, FASCRS
Department of Surgery , Aristotelian University of Thessaloniki , Panorama-Thessaloniki , Greece

David B. Stewart Sr. , MD, FACS, FASCRS
Division of Colorectal Surgery, Department of Surgery, M. S. Hershey Medical Center , The Pennsylvania State University , Hershey , PA , USA

Scott A. Strong , MD
Division of GI and Oncologic Surgery , Northwestern Medicine , Chicago , IL , USA

Daniel Teitelbaum , MD
Section of Pediatric Surgery , University of Michigan C.S. Mott Children's Hospital , Ann Arbor , MI , USA

Amy J. Thorsen , MD
Department of Colon and Rectal Surgery , University of Minnesota , Minneapolis , MN , USA

Konstantin Umanskiy , MD, FACS, FASCRS
Section of Colon and Rectal Surgery , University of Chicago Medicine , Chicago , IL , USA

Cecile A. Unger , MD, MPH
Department of Obstetrics and Gynecology , Cleveland Clinic , Cleveland , OH , USA

Michael A. Valente , DO, FACS, FASCRS
Department of Colorectal Surgery, Digestive Disease Institute , Cleveland Clinic , Cleveland , OH , USA

H. David Vargas , MD, FACS, FASCRS
Department of Colon and Rectal Surgery , Ochsner Medical Center , New Orleans , LA , USA

Madhulika K. Varma , MD
Division of Colon and Rectal Surgery , University of California-San Francisco , San Francisco , CA , USA

Martin R Weiser , MD
Department of Surgery , Memorial Sloan Kettering Cancer Center , New York , NY, USA

Mark Welton , MD, MHCM
Department of Surgery , Stanford Health Care , Stanford , CA , USA

Elizabeth C. Wick , MD

Department of Surgery, Johns Hopkins Hospital, Johns Hopkins University , Baltimore, MD, USA

Kirsten Bass Wilkins , MD, FACS, FASCRS
UMDNJ Robert Wood Johnson University Hospital , Edison , NJ , USA

Y. Nancy You , MD, MHSc
Department of Surgical Oncology , University of Texas MD Anderson Cancer Center , Houston , TX, USA

Massarat Zutshi , MD
Department of Colorectal Surgery, Lerner College of Medicine , Cleveland Clinic , Cleveland , OH, USA

目　　录

第 1 部分　围术期 / 内镜

第 1 章　结直肠、肛门的解剖与胚胎学 3
第 2 章　结肠生理学 24
第 3 章　肛门生理学：控便和排便的生理学 32
第 4 章　内镜 38
第 5 章　息肉的内镜治疗、息肉切除及内镜腹腔镜联合手术 64

第 2 部分　肛门直肠疾病

第 6 章　结直肠癌患者的术前评估 77
第 7 章　以加速康复改善患者预后 88
第 8 章　术后并发症 96
第 9 章　吻合 109
第 10 章　吻合口并发症 125
第 11 章　肛门疼痛的诊疗 133
第 12 章　痔 140
第 13 章　肛裂 158
第 14 章　肛周脓肿和肛瘘 166
第 15 章　复杂性肛瘘 191
第 16 章　直肠阴道瘘 216
第 17 章　藏毛疾病和化脓性汗腺炎 228
第 18 章　皮肤病和肛门瘙痒 244
第 19 章　性传播感染 258
第 20 章　肛门上皮内瘤样病变 273

第 3 部分　恶性疾病

第 21 章　肛管癌 285
第 22 章　骶前肿瘤 298
第 23 章　结直肠癌的分子基础与遗传性结直肠癌综合征概览 306
第 24 章　结直肠肿瘤：筛查和息肉切除后随访 332
第 25 章　结肠癌：术前评估和分期 344
第 26 章　结肠癌的手术治疗 351
第 27 章　直肠癌：术前评估与分期 375
第 28 章　直肠癌：新辅助治疗 382
第 29 章　直肠肿瘤的局部切除 392
第 30 章　直肠癌：观察和等待 401
第 31 章　直肠切除术 408

第 32 章　直肠癌决策的制订 422
第 33 章　结直肠癌：术后辅助治疗 430
第 34 章　结直肠癌：根治术后监测 435
第 35 章　结直肠癌：局部复发的处理 445
第 36 章　Ⅳ期结直肠癌的诊治 459
第 37 章　阑尾肿瘤 477
第 38 章　类癌、胃肠道间质瘤和结肠直肠淋巴瘤 488

第 4 部分　良性结直肠疾病

第 39 章　憩室疾病 499
第 40 章　大肠梗阻 516
第 41 章　下消化道出血 538
第 42 章　子宫内膜异位症 551
第 43 章　结肠、直肠及肛门损伤 565
第 44 章　炎症性肠病：病理学 576
第 45 章　炎症性肠病的诊断与评估 591
第 46 章　溃疡性结肠炎的药物治疗 603
第 47 章　克罗恩病的药物治疗 621
第 48 章　肛门直肠克罗恩病 630
第 49 章　克罗恩病的外科治疗 649
第 50 章　溃疡性结肠炎的外科治疗 668
第 51 章　回肠储袋并发症 690
第 52 章　感染性结肠炎 702
第 53 章　艰难梭状芽胞杆菌感染 717
第 54 章　放射性、显微镜性、缺血性结肠炎 731
第 55 章　肠造口 746
第 56 章　结直肠术后功能性并发症 785

第 5 部分　盆底疾病

第 57 章　盆底的基本检查 795
第 58 章　便秘的评价和慢传输型便秘的治疗 812
第 59 章　排便梗阻 820
第 60 章　直肠脱垂 830
第 61 章　大便失禁的评估与治疗 840
第 62 章　结直肠外科医生面对的功能性肠病 852
第 63 章　中、前间隔室：结直肠外科的问题 864

第 6 部分　其他疾病

第 64 章　小儿结直肠疾病 877
第 65 章　老年结直肠外科 888
第 66 章　卫生保健经济学 905
第 67 章　结直肠外科的伦理问题 922

第 68 章 欢迎进入诉讼环节 929
第 69 章 外科教育......950
第 70 章 医师认证的维护：现状及未来展望......959
第 71 章 结直肠手术的质量和安全 969
第 72 章 执业管理......988

本书正文内提及的视频请浏览以下网址免费观看（进入页面后点击相应章节，Supplementary material 下方即为相关视频）：
http://link.springer.com/book/10.1007/978-3-319-25970-3

第 1 部分

围术期 / 内镜

结直肠、肛门的解剖与胚胎学

Joseph C. Carmichael, Steven Mills 著
陈 强 花 雨 狄 岩 译 吴永友 审校

要点

- 齿状线代表内胚层与外胚层的真正分界。
- 腹膜返折的位置变化很大，可因直肠脱垂等疾病出现明显变动。
- 通过肛提肌与肛尾韧带之间的直肠后深间隙，左、右坐骨直肠间隙于后方相互沟通。
- 结肠脾曲是胚胎中肠（肠系膜上动脉）和后肠（肠系膜下动脉）的交汇处，存在一个潜在的血供分水岭。
- 在发育过程中，肠旋转经历三个生理过程，即中肠疝出、中肠退回腹腔及中肠固定。

肛管与盆底解剖学

解剖教科书倾向于将肛管定义为齿状线至肛缘的部分，这一定义正是基于胚胎学与黏膜组织学。而 Milligan 和 Morgan 提出的“外科学”肛管概念，指的是肛门直肠环至肛缘之间的区域 [1]。肛管的外科学定义，考虑到了低位前切除及肛瘘切开术中至关重要的周围肌肉组织。外科学肛管的肌肉系统由肛门内、外科括约肌与耻骨直肠肌构成，在直肠指检与超声成像时易于判断（图 1-1）。外科学肛管在男性一般长于女性。术中测量肛管后壁，估算外科学肛管在男性长约 4.4 cm，女性长约 4.0 cm[2]。此外，肛管是一个特殊的肌肉单元，其长度不随年龄增长而改变。

对肛管解剖的磁共振成像发现，肛管后壁长度并无性别差异，但发现女性的前、后侧肛门外括约肌长度（不包括耻骨直肠肌）明显短于男性 [3]。

直肠穿过盆膈裂孔并与耻骨直肠肌结合后即延续为肛管。从此处开始，肌性肛管可看作一“套管”样结构。内套管由受自主神经支配的肛门内括约肌和纵行肌组成的内脏平滑肌构成。外套管则由耻骨直肠肌和肛门外括约肌中的横纹肌肌纤维构成 [4]。这些“外套管”肌肉提供排便自主控制能力，可通过 Kegal 运动得到进一步加强。肛门外括约肌尾侧超出内括约肌，其浅部和皮下部与肛缘真皮层相连。

肛管上皮

肛管近端外观呈粉红色，由直肠黏膜的柱状上皮覆盖。齿状线近侧 6 ~ 12 mm 处出现肛门移行区（anal transition zone，ATZ），外观呈紫色，代表柱状上皮向鳞状上皮的过渡。该区域可见肛柱（Morgagni 柱），呈柱状隆起，其底部可见肛隐窝。通过观察 Morgagni 柱底部的肛隐窝，即可容易分辨出波纹状的齿状线，肛隐窝与其深部的肛腺相连，而这些腺体是多数肛门直肠周围脓肿与肛瘘的源头。肛管周围平均有 6 个肛腺（3 ~ 12 个不等）[4-6]，多集中于肛管后部。一个隐窝可有多个腺体开口，也可没有腺管开口。肛腺导管经肛管下方与侧方，进入黏膜下，其中 2/3 深入肛门内括约肌，半数止于括约肌间平面 [5]。理论上认为腺管堵塞可导致肛瘘与肛周脓肿 [4]。上述解剖知识是起源于肛隐窝和肛腺的肛瘘内口通常位于齿状线的原因。

齿状线下方出现肛管皮肤（anoderm）并向远端延伸约 1.5 cm。肛管皮肤为鳞状上皮，无毛发、皮脂腺与汗腺。在肛缘，肛管的上皮变厚，出现色素沉着与毛囊，意味着此处为正常皮肤。

齿状线是胚胎学上内胚层（endoderm）与外胚

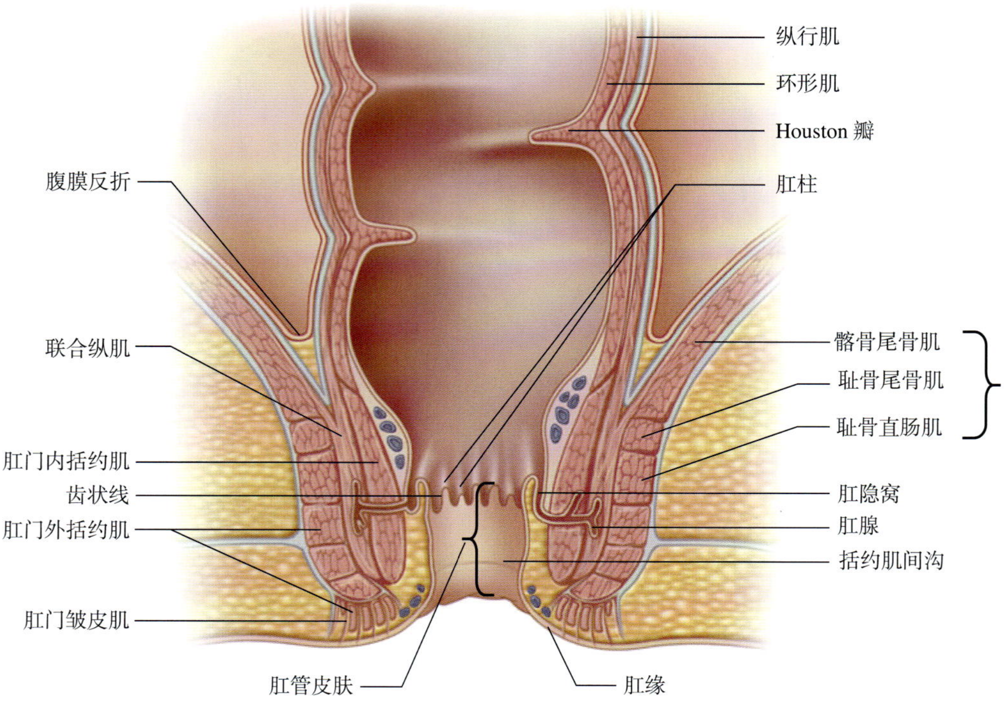

图 1-1 肛管

层（ectoderm）的真正分界。齿状线近侧直肠受交感与副交神经系统支配，动静脉与淋巴引流进入下腹脉管，而齿状线下方由躯体神经支配，血供与淋巴回流通过痔下脉管系统。

肛门内括约肌

肛门内括约肌（internal anal sphincter，IAS）为直肠环形平滑肌的向下延续，呈环形边缘，终止于肛门外括约肌末端近侧约 1 cm 处。3D 影像研究发现该肌肉体积无性别差异，但在分布上，女性肛门内括约肌的中、下部肥厚[7]。总体而言，内括约肌厚约 2 mm，长约 35 mm。笔者提出，在任何现有研究中，均难以分辨内括约肌的近侧部分，因为它本身就是直肠下段肠壁平滑肌的延续。

联合纵肌

肛周结缔组织的解剖与功能往往被忽略，但在维持正常的肛门直肠功能中发挥重要作用。联合纵肌（conjointed longitudinal muscle，又称联合纵套，conjointed longitudinal coat）厚 0.5 ~ 2 mm，位于内、外括约肌之间。作为直肠纵行肌肉纤维的延续，起自肛管直肠环，向尾侧延伸，并有耻骨直肠肌加入其中[8]。在其最远端部分，部分联合纵肌纤维（称为肛门皱皮肌，corrugator cutis ani muscle）贯穿远端的肛门外括约肌，进入肛周皮肤或坐骨直肠窝的脂肪组织内。联合纵肌的纤维可斜行或向尾侧穿过肛门内括约肌，在上皮下间隙交织成网状。这些上皮下平滑肌纤维最早于 1853 年由 Treitz 描述[9]，故被称为 Treitz 肌。另外，尚有肛门皱皮肌、肛门黏膜下肌、黏膜悬韧带、肛管肌等不同名称[10]。Thomson 的假说认为 Treitz 肌的破坏可导致肛垫脱垂、脉管回流受阻与痔疮出血及血栓形成[11]。Haas 与 Fox 认为，联合纵肌及其支持结缔组织网络有助于减少括约肌切开术后发生肛门失禁的可能。

肛门外括约肌

肛门外括约肌（the external anal sphincter，EAS）由横纹肌构成，呈包绕肛门内括约肌与联合纵肌的椭圆形管状结构。其远端越过内括约肌的最下缘，在两者之间形成括约肌间沟。在其最远端部分，来自联合纵肌的肛门皱皮肌纤维贯穿外括约肌，进入肛周皮肤。Milligan 和 Morgan 将外括约肌由近及远描述为三个独立的部分：深部、浅部和皮下部[1]。随着时间的推移，Goligher 证明这一理论并不正确，他提出肛门外括约肌其实是一个连续的骨骼肌鞘，向上延伸至耻骨直肠肌与肛提肌[12]。尽管肛门外括约肌并没有独立的三层解剖结构，但却经常能见到近端的所谓深部、中间的所谓浅部与远端的所谓皮下部。外括约肌的中间部分在后方通过肛尾韧带附着于尾骨，其近端部分则与耻骨直肠肌相连续。在前方，外括约肌近端部分与会阴浅横肌一起构成会阴体。针对正常志愿者的 MRI 与经肛三维超声研究发现，前部的肛门外括约肌形态存在显著性别差异[13-14]。在 75% 的无生育女性，在耻骨直肠肌悬带水平以下，近端肛门外括约肌前缘通常存在一个大小不等的先天性缺损。该缺损与直肠测压结果具有一致性，笔者提出这可以解释为何单次经肛腔内超声通常会高估产后括约肌损伤[13]。该自然缺损的存在为不建议对女性患者常规行前部括约肌切开术提供了理论依据。

外括约肌受双侧的阴部神经直肠下支（S2 和 S3）和会阴支（S4）支配。两侧外括约肌的阴部神经支配有潜在的重叠，在神经损伤后，可通过对侧神经获得部分代偿[15]。

会阴体

会阴体由肛门外括约肌，会阴浅、深横肌和球海绵体肌构成（图 1-2）。近来先进的磁共振和超声显像研究结果显示，会阴横肌和球海绵体肌对于防止肛门失禁作用巨大[16]。有人提议将肛门外括约肌、会阴横肌和球海绵体肌统称为“肛门外括约肌复合体”。该理论认为肛门外括约肌复合体的形态类似“荷包”，而非先前认为的“甜甜圈”样外形。上述肌肉被视为一个功能整体，为括约肌重叠重建手术中同时修复会阴体进一步提供了理论依据。

盆底肌

除了肛门括约肌和会阴体外，肛提肌（levator ani，LA）也对盆腔器官起到支持作用。例如，盆腔器官脱垂的女性患者中，55% 存在肛提肌损伤，而无脱垂者肛提肌损伤的发生率只有 16%[17]。肛提肌包括三个部分：耻骨尾骨肌、耻骨直肠肌和髂骨尾骨肌。有学者曾提出耻骨直肠肌是肛门外括约肌深部的一部分[18]。然而，大量证据提出了相反的观点。女性 MRI 检查显示肛提肌的三个部分具有各自不同的肌束走行方向[19]；同时胚胎学研究也显示耻骨直肠肌是肛提肌的一部分，在胚胎期与耻骨尾骨肌和髂骨尾骨肌具有共同的原基[20]。

肛提肌的神经支配在尸体解剖研究中已有详细阐述[21]。当代尸体解剖研究认为肛提肌接受阴部神经支的支配：会阴神经和直肠下神经以及来自 S3 和（或）S4 的骶神经的直接支配（例如肛提肌神经）[22]。耻骨尾骨肌和耻骨直肠肌主要受阴部神经支的支配，而髂骨尾骨肌则主要受来自 S3 和（或）S4 的骶神经的直接支配（图 1-3）。

耻骨直肠肌

耻骨直肠肌（puborectalis muscle，PRM）起始于耻骨联合下半部分及尿生殖膈上筋膜，沿直肠肛管结合部走行。在直肠后方，该肌肉纤维参与形成一个环状结构。“直肠肛管环”由肛门内括约肌和耻骨直肠肌上缘构成[1]。耻骨直肠肌环的收缩产生水平挤压力[19]，闭锁盆膈及缩小直肠肛门角，这一机制被普遍认为是控制排便的最重要因素。

髂骨尾骨肌

髂骨尾骨肌（iliococcygeus muscle，ICM）起始于坐骨棘和闭孔后筋膜，此后，向后 / 下方及内侧走行，附着于远端骶骨、尾骨和肛尾脊（anococcygeal raphe）。髂骨尾骨肌协同耻骨尾骨肌起到提升盆底的作用[19]。

耻骨尾骨肌

耻骨尾骨肌（pubococcygeus，PCM）位于耻骨直肠肌内侧，起始于闭孔筋膜前半部分和耻骨上支后方。耻骨尾骨肌向后 / 下方及内侧走行，走行过程中与来自对侧的纤维相交织形成肛尾脊（肛尾韧带）。耻骨尾骨肌纤维附着于远端骶骨和尾骨尖。部分耻骨尾骨肌参与形成联合纵肌。耻骨尾骨肌形成肛提肌裂孔，其间有直肠下段、尿道及女性阴道或男性阴茎背静脉通过。肛提肌裂孔通过被称为裂孔韧带的致密筋膜与裂孔内的脏器相连（图 1-4）。裂孔韧带为肛提肌表面筋膜的延续，环形起始于裂孔边缘[23]。肛提肌裂孔扩大可导致女性盆腔脏器脱垂[24]。在阴道分娩产道外伤时，肛提肌中的耻骨尾骨肌通常会受到损伤[25]。

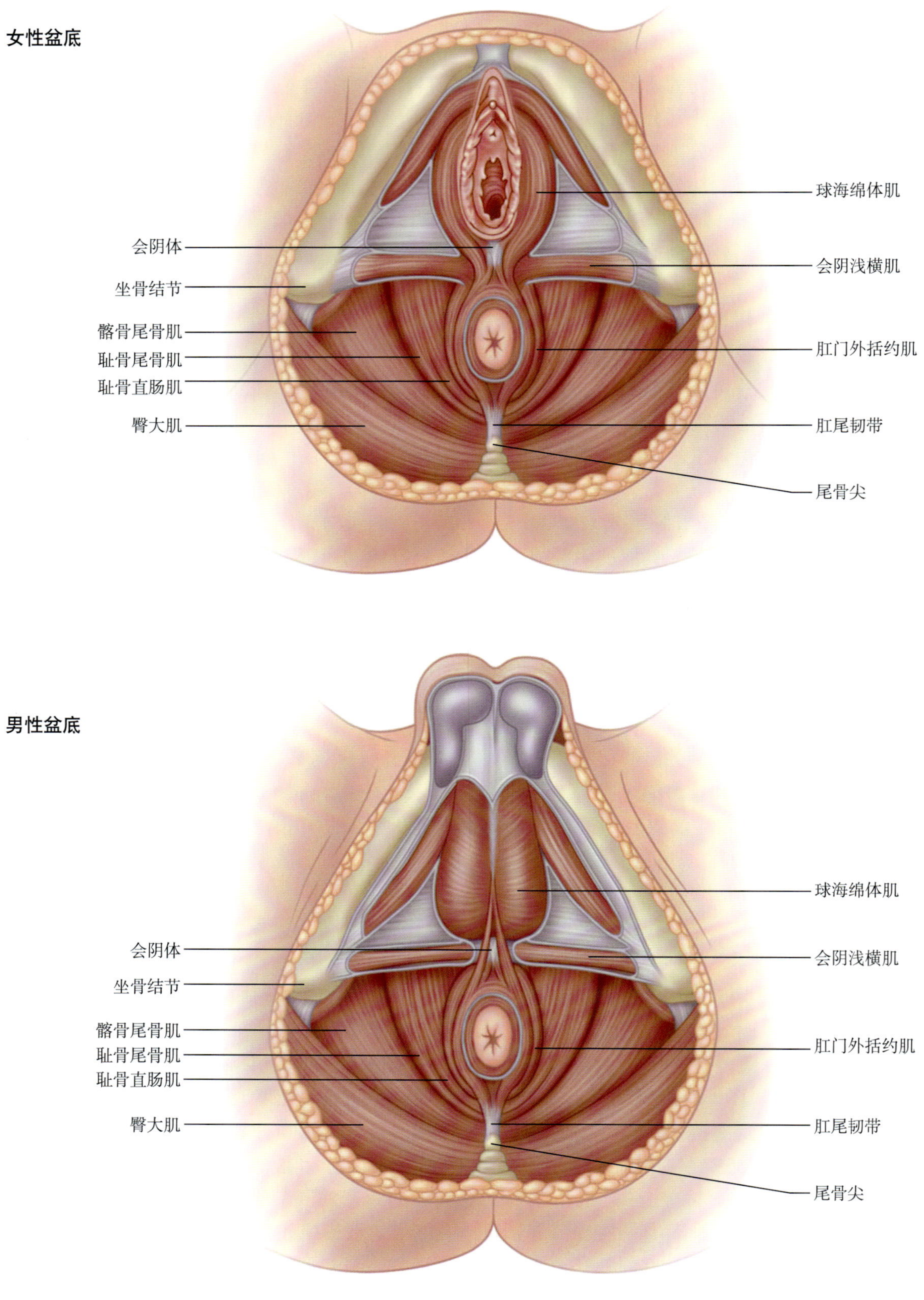
女性盆底
球海绵体肌
会阴体
会阴浅横肌
坐骨结节
髂骨尾骨肌
耻骨尾骨肌
肛门外括约肌
耻骨直肠肌
臀大肌
肛尾韧带
尾骨尖
男性盆底
球海绵体肌
会阴体
会阴浅横肌
坐骨结节
髂骨尾骨肌
耻骨尾骨肌
肛门外括约肌
耻骨直肠肌
臀大肌
肛尾韧带
尾骨尖

图 1-2 盆底肌群

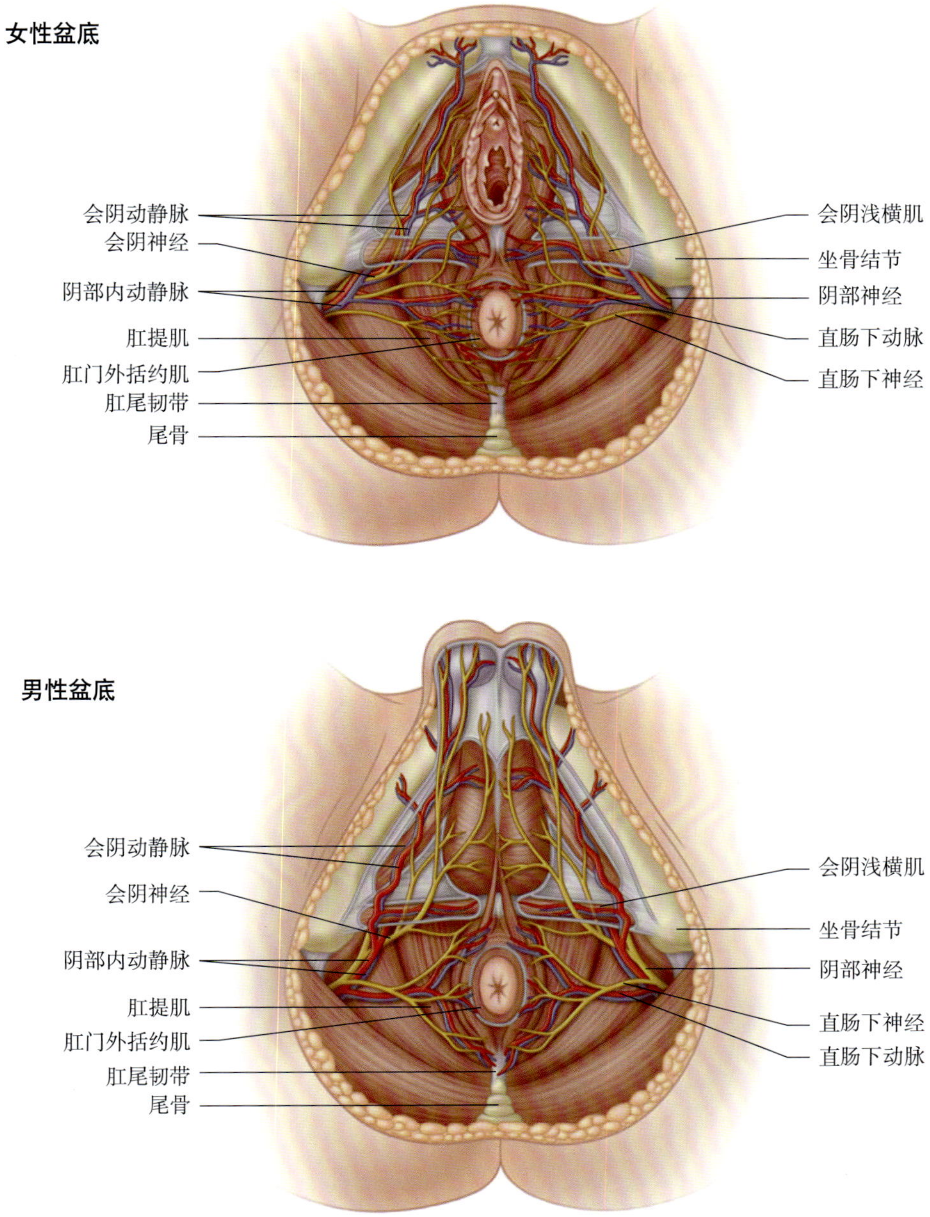

图 1-3　盆底神经和血供

直肠解剖

直肠被人为分成三部分：上段、中段和下段。虽然没有明确的解剖学标准，但该分类方法对确定直肠癌外科治疗方案具有重要意义。自肛缘起始，7 cm 以内为下段直肠，7 ~ 12 cm 为中段直肠，12 ~ 15 cm 为上段直肠 [26]。然而，直肠长度并不固定，长度可超过 15 cm。上段直肠没有结肠带和悬脂垂，借此可与乙状结肠区分。

大部分直肠位于腹腔外，尽管在腹膜返折以上，但直肠上段的前方和两侧被脏腹膜所覆盖。前方腹膜返折位置多变，且可受到如直肠脱垂等疾病的显著影响。通过对 50 例剖腹探查患者的研究发现：在女性，前方腹膜返折平均距肛缘约 9 cm，而男性为 9.7 cm，两性之间无明显差异 [27]。

直肠系膜

直肠系膜（mesorectum）的出处已难以考究，

可能源自 Maunsell（1892 年）[28]，但无疑因 Heald 而为大家所熟知[29]。然而，直肠系膜事实上是个误称，并未得到《解剖学名词》等经典解剖学教科书的承认[30]。在解剖学术语中，前缀“meso”意为对某器官起到悬吊作用的双层腹膜结构，而后缀则表示相应的器官（例如 mesocolon）。前缀“meso”并不能应用于直肠，因为它暗示直肠是可活动和游离的，而此类情况只可能存在于直肠脱垂的患者。

外科医生通常采用直肠系膜来描述直肠癌手术中所切除的筋膜包膜（fascial envelope）。事实上，如果不能完整、彻底地切除该筋膜所包绕的组织，将导致直肠癌术后局部复发率增高[31]。直肠系膜被直肠固有筋膜所包裹。固有筋膜是壁层盆内筋膜的向上延续。固有筋膜包裹直肠周围淋巴脂肪组织和神经血管，但其并不结实到足以阻止感染及恶性肿瘤的蔓延[32]。

骶前筋膜

骶前筋膜是盆内壁层筋膜的增厚部分，位于骶骨前面，覆盖于骶前静脉和腹下神经表面（图 1-5）。其向两侧扩展，覆盖于梨状肌和上段尾椎表面，并与固有筋膜相延续，参与形成直肠侧韧带。在尾侧，骶前筋膜延伸至直肠肛管交界水平，并盖于肛尾韧带表面。在全直肠系膜切除术中，应于骶前筋膜表面锐性分离直肠固有筋膜，保持骶前筋膜完整，可避免骶前出血。

骶骨直肠筋膜

骶骨直肠筋膜起自于第三、四骶椎[33]，向前走行，在直肠肛管交界近端 3 ~ 5 cm 处，与直肠固有

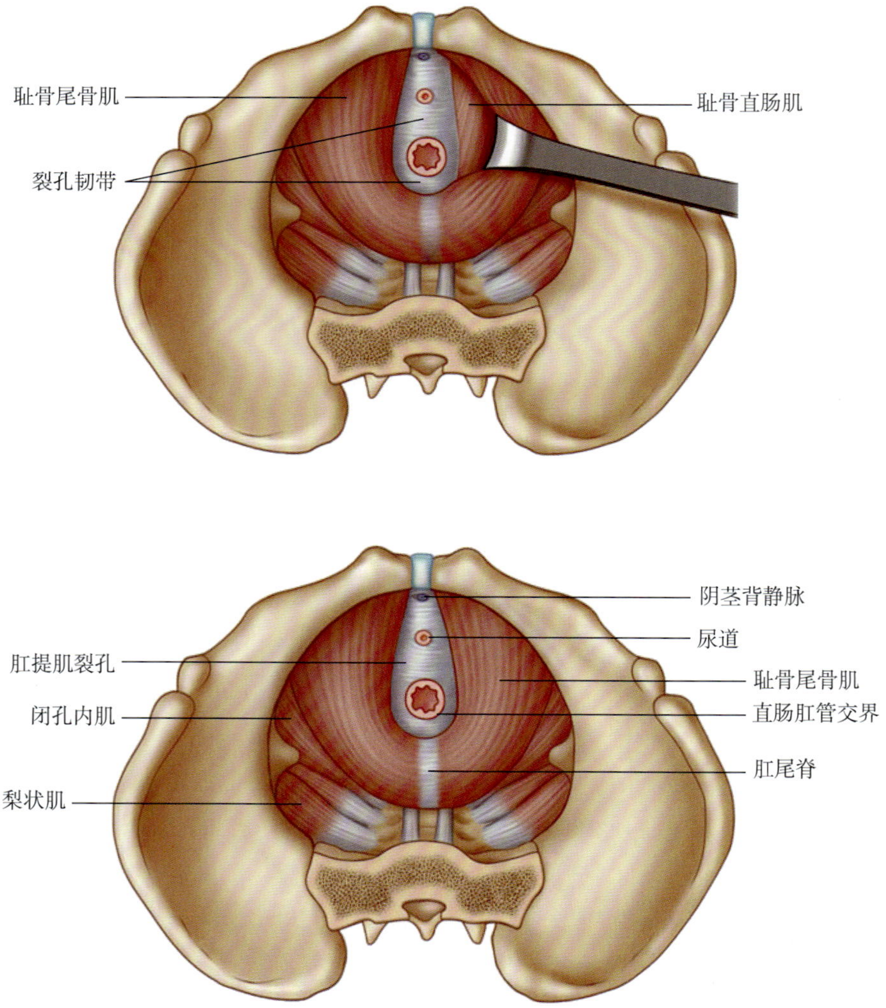

图 1-4 盆底解剖腹侧观

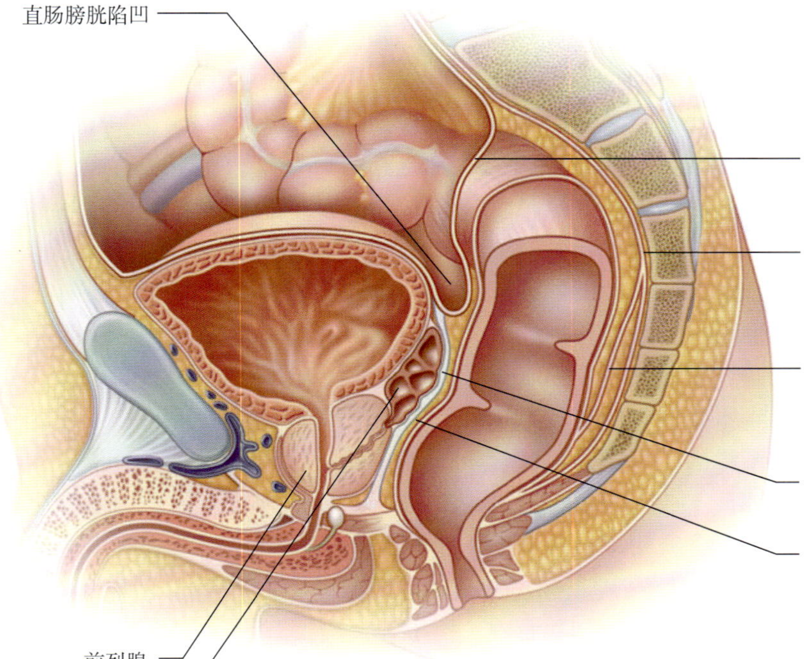

图 1-5　直肠周围筋膜关系

筋膜背侧相连[34]。该筋膜较为坚韧，在全系膜切除术中必须锐性切开[32]。骶骨直肠筋膜后方的间隙被称为肛提肌上间隙或直肠后间隙。

Waldeyer 筋膜

Waldeyer 筋膜的定义目前相当混乱。该名词曾被用于描述如骶前筋膜、骶骨直肠筋膜甚至直肠后方的所有筋膜。起初 Waldeyer 对于盆腔筋膜的描述中，并未特别强调骶前的各筋膜成分[32, 34]。关于 Waldeyer 筋膜的争议仍将持续，我们只需知道，该名词可能指的是骶前筋膜、骶骨直肠筋膜或直肠后筋膜[35]。

Denonvilliers 筋膜

Denonvilliers 筋膜起源于胚胎期腹膜残腔的两层腹膜融合，由直肠膀胱陷凹的最底部延伸至盆底[36]。Denonvilliers 于 1836 年首先将其描述为直肠和精囊腺之间的一层“前列腺 - 腹膜”膜性结构。女性也存在 Denonvilliers 筋膜，被视为直肠阴道隔的一部分，有时也被称为直肠阴道筋膜。该筋膜紧贴阴道上皮下方，易被误认为是阴道壁的一部分。在上方，该筋膜在女性与子宫阔韧带相融合，而在男性则与直肠膀胱陷凹相融合；在两侧，与肛提肌表面的盆内筋膜融合；在远侧与会阴体融合。该筋膜内含有胶原、某些平滑肌纤维和强弹力蛋白纤维。直肠膨出意味着该筋膜存在缺损，导致直肠向前膨出[37]。

显微镜下，Denonvilliers 筋膜可分为两层，但在盆腔手术中很难分辨出该两层结构[36]。在直肠前方平面，直肠固有筋膜所包裹的直肠系膜位于 Denonvilliers 筋膜后方。海绵体神经走行于 Denonvilliers 筋膜前外侧边缘的神经血管束中。

直肠侧韧带

尽管常被外科医生提及，但关于直肠侧韧带仍存在两个争论焦点：第一，直肠侧韧带是否真实存在？第二，其中包含什么样的结构？1908 年，在描述腹会阴联合切除术时，Miles 提到直肠侧韧带的分离，他特别提出“该韧带中存在痔中动脉，但很少需要结扎处理”[38]。有趣的是，至少一项现代尸体解剖研究显示，仅有 22% 的标本存在直肠中动脉[33]，这也就解释了 Miles 在该区域未发现明显出血的问题。

在Heald所提出并推广的全直肠系膜切除术中，需要沿直肠固有筋膜环形锐性分离直至盆底。尽管Heald承认需要“尽可能远离肿瘤离断直肠中动脉”，但他根本未提及“直肠侧韧带”[39]。

在对直肠侧韧带解剖进行深入研究后，Church认为侧韧带内含有直肠中动脉的观点根本是错误的。研究发现直肠侧韧带内只有神经和结缔组织，手术分离时无明显出血，证明多数患者该处缺乏“具有临床意义的直肠动脉血液供应”[32]。

另一项独立的尸体解剖研究发现，直肠侧韧带是在直肠中部平面，起自于直肠系膜并附着于盆内筋膜的梯形结构。作为直肠系膜的向外延伸，建议术中将该韧带作为直肠系膜一部分加以切除。此外，研究还指出，直肠侧韧带内并不含有中动脉或有意义的神经组织。尿生殖神经束恰好于侧韧带与盆内筋膜的附着点上方走行通过，直肠中动脉如果存在的话则走行于侧韧带的后方，而直肠神经纤维（起自于下腹下神经丛）横向走行于侧韧带下方[40]。其他现代尸体研究同样证明直肠侧韧带内鲜有中动脉存在，而且也没有其他具有临床意义的神经血管存在[41]。

Houston 瓣（直肠瓣）

传统认为直肠具有三个突入肠腔的半月形皱襞（图1-1），称为直肠瓣（Houston瓣）。其中上、下直肠瓣位于直肠左侧壁，而凸起最明显的中直肠瓣位于直肠右侧壁；然而，事实上并非总是如此[42]。只有45.5%的患者具有典型的三个直肠瓣解剖；32.5%只有两个直肠瓣，而10.25%的患者则可能有四个直肠瓣。

肛管直肠周围间隙

认识和理解由盆腔内不同肌筋膜组织分隔构成的肛管直肠周围间隙具有重要意义，因为这些间隙可以帮助我们理解肛管直肠周围脓肿如何在盆腔内扩散。

肛管周围间隙

肛管周围间隙含有外痔痔垫、外括约肌皮下部和肛门内括约肌远端部分。肛管周围间隙与括约肌间间隙相通（图1-6）。肛管周围间隙头侧边界位于

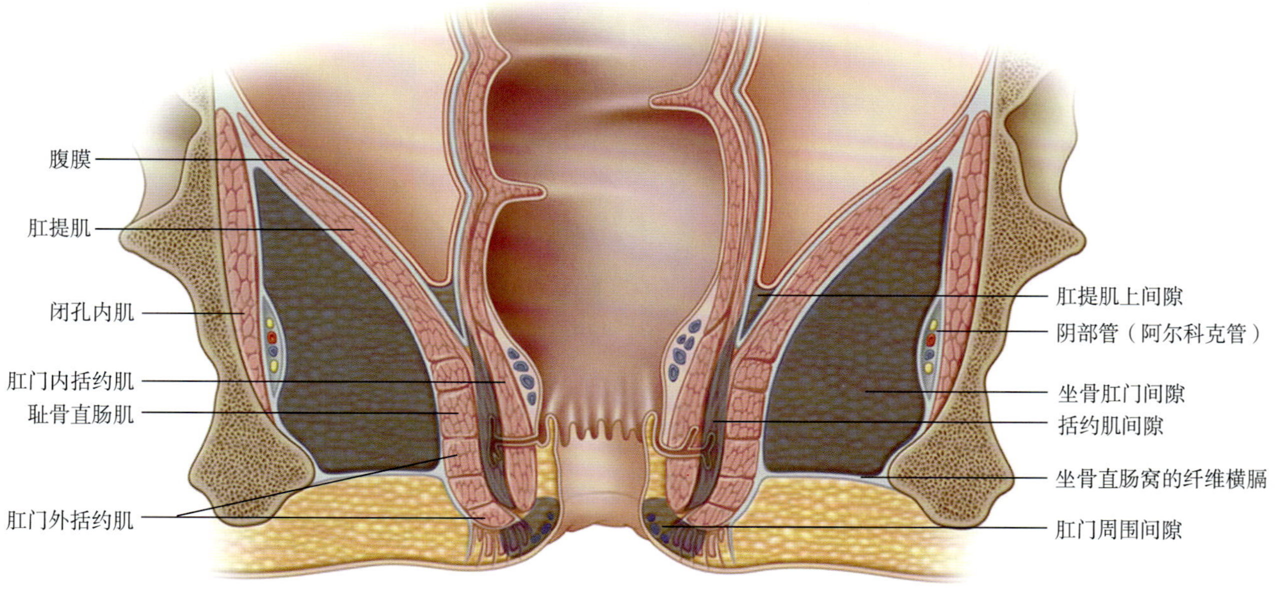

图1-6 肛周和直肠周围间隙，冠状面

齿状线，两侧延伸至臀部的皮下脂肪组织，受限于联合纵肌的延伸纤维，即肛门皱皮肌。另一侧界限则为肛门周围皮肤。

括约肌间间隙

括约肌间间隙是位于肛门内、外括约肌之间的潜在间隙，并与肛门周围间隙相连续。该间隙的临床意义在于，肛隐窝腺感染源于此间隙并向周围蔓延，形成肛瘘[4]。

黏膜下间隙

此间隙位于肛门内括约肌内侧缘和齿状线近端的直肠黏膜之间。此间隙与直肠黏膜下层相延续，内有内痔血管垫。

坐骨肛管 / 坐骨直肠间隙

坐骨肛管（亦称为坐骨直肠）间隙是肛管直肠周围间隙中最大的一个，被描述为金字塔样形状，其尖端位于肛提肌与闭孔筋膜交汇处。因此，其内界为肛提肌和肛门外括约肌；外界为闭孔内肌和闭孔筋膜；后界为臀大肌下缘及骶结节韧带；前界为会阴浅、深横肌；下界为会阴部皮肤。坐骨肛管窝内含脂肪组织、阴部神经支和阴部内血管浅支。左右坐骨肛管间隙借由位于肛提肌和肛尾韧带之间的肛管后深间隙相沟通（图 1-7）[43]。当坐骨肛管和肛周间隙被视为同一个间隙时，则被称为坐骨肛管窝[35]。

肛提肌上间隙

肛提肌上间隙上界为腹膜，外界为盆壁，内为直肠，下界为肛提肌（图 1-8）。

肛管后浅、深间隙

这些间隙位于肛管后方、肛提肌下方。肛管后浅间隙相对位于尾端，位于肛尾韧带及皮肤之间。肛管后浅间隙使得肛门周围脓肿得以相互沟通。

肛管后深间隙（Courtney 括约肌后间隙）[44] 位于肛提肌及肛尾韧带之间，与两侧坐骨肛管间隙相沟通，发生脓肿时形成所谓的“马蹄形脓肿”。

直肠后间隙

直肠后间隙位于骶前筋膜和固有筋膜之间。其内部无重要的血管或神经。其外界为梨状肌筋膜侧

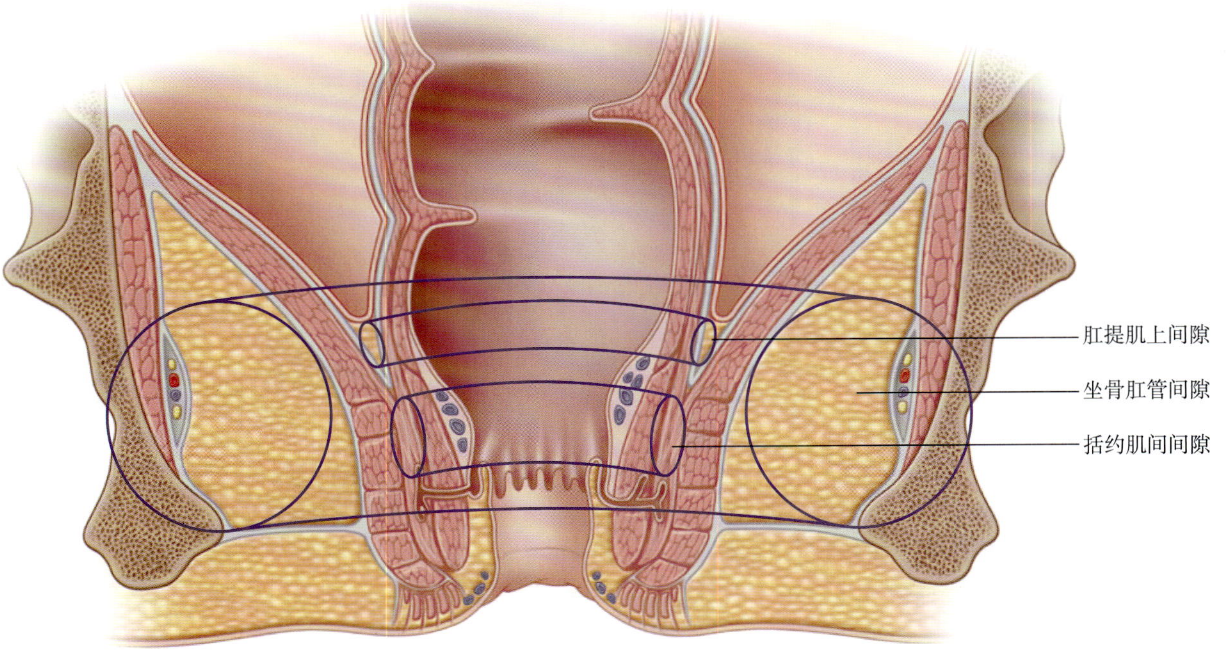

图 1-7　肛门直肠周围间隙的沟通

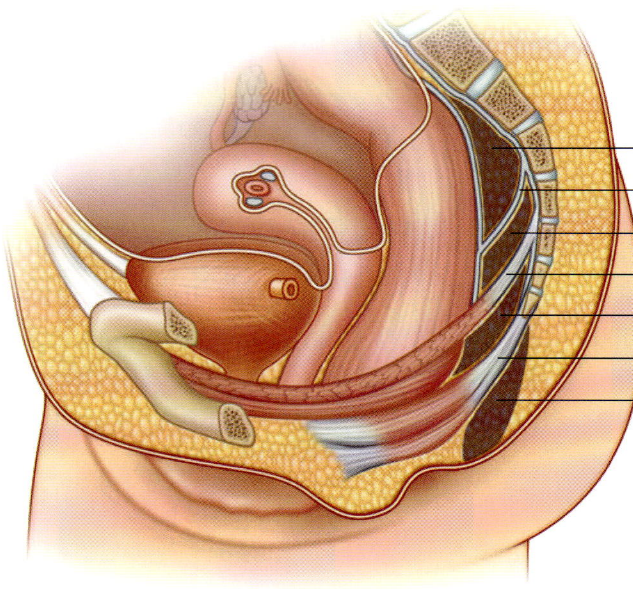

图 1-8 肛周和直肠周围间隙，侧面

韧带，下界为直肠骶骨筋膜。直肠固有筋膜和骶前筋膜在此间隙尖部汇合[32]。

直肠血供

直肠血液供应来自于直肠上、中和下动脉（图 1-9）。直肠中、下动脉为两侧成对血管，而直肠上动脉为单根血管。

直肠上动脉

直肠上动脉（superior rectal artery，SRA）为肠系膜下动脉跨越左侧髂血管后的延续支。直肠上动脉在走行途中发出直乙结肠支、直肠上支，此后沿直肠系膜向尾侧走行，在 80% 的病例中分为左、右两根终末支[45]。在直肠壁内，平均存在 8 根直肠上动脉的终末支[46]。

直肠中动脉

直肠中动脉（middle rectal artery，MRA）在不同的研究结果中差异较大。可存在于直肠的一侧或两侧，出现概率为 12%～28%[41, 47]。至少有一个研究报道在至少 91% 的尸体标本中存在直肠中动脉[40]。直肠中动脉起自于髂内动脉前支或阴部动脉。详细内容请参考上述“直肠侧韧带”章节。

直肠下动脉

直肠下动脉（inferior rectal arteries，IRA）为成对血管，发自来源于髂内动脉的阴部内动脉。直肠下动脉起始部走行于阴部管，全程分布于盆腔以外（位于肛提肌的尾侧）。直肠下动脉于坐骨直肠间隙内横向走行于闭孔筋膜表面，于肛门外括约肌水平进入肛管壁[32]。

直肠和肛门的静脉与淋巴回流

直肠肛门的静脉回流至门静脉和体循环两个系统。直肠中和直肠下静脉通过髂内静脉回流到体循环，而直肠上静脉收集来自直肠及肛管上段血液后，通过肠系膜下静脉回流至门静脉系统（图 1-10）。

直肠上 2/3 的淋巴回流至肠系膜下淋巴结，进而至腹主动脉旁淋巴结。而直肠下 1/3 的淋巴引流沿直肠上动脉和外侧的直肠中动脉回流至髂内淋巴结。至于肛管，齿状线以上部分回流至肠系膜下和髂内淋巴结。齿状线以下部分则沿直肠下淋巴管回流至腹股沟浅淋巴结。

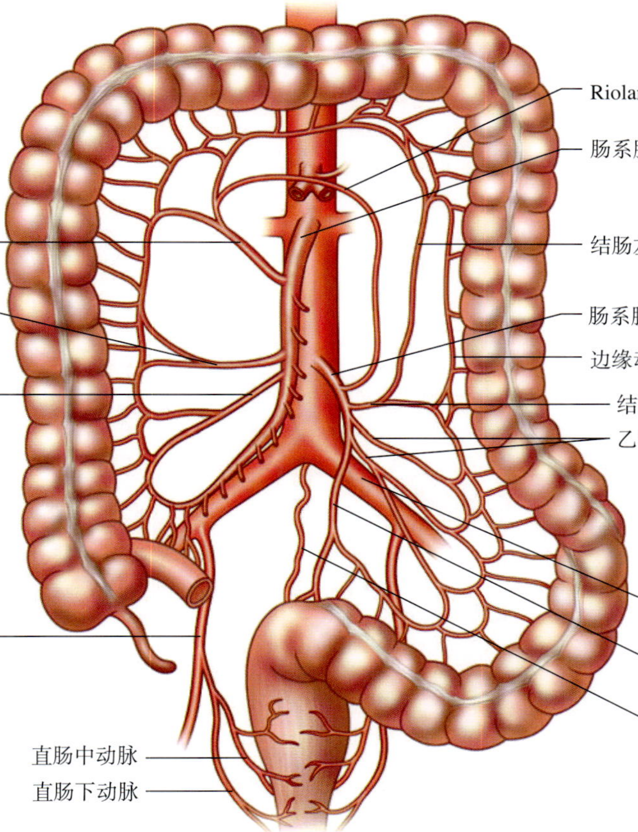

图 1-9　结肠和直肠的动脉解剖

直肠和肛门的神经支配

支配直肠和肛门的交感神经纤维来自 L1、L2 和 L3，经交感神经干汇入主动脉前神经丛（图 1-11）。随后，神经纤维走行于肠系膜下动脉后方的肠系膜神经丛并支配上段直肠。下段直肠则受来自下腹神经丛的骶前神经支配。位于直肠两侧的两根主要的下腹神经将来自于下腹神经丛的交感神经信号传导至骨盆神经丛。骨盆神经丛位于直肠下三分之一水平的盆腔外侧，邻近直肠侧韧带（详见上述直肠侧韧带相关章节）。

支配直肠和肛管的副交感神经纤维起自于 S2、S3 和 S4，穿过骶孔后被称为勃起神经。这些神经向前方及两侧走行并进入下腹神经（交感神经），并在盆壁形成骨盆神经丛。混合后的节后副交感和交感神经纤维支配直肠、肛管和生殖器官。前列腺周围神经丛被认为是骨盆神经丛的分支，支配前列腺、精囊、海绵体、尿道、射精管和尿道球腺。

肛门内括约肌受交感（L5）和副交感（S2、S3 及 S4）神经支配，相应神经走行同上述支配直肠的神经。肛门外括约肌接受来自两侧阴部内神经（S2 和 S3）的直肠下支和来自 S4 的会阴支的支配。

结肠解剖学

结肠是由内侧被覆一层黏膜的肌肉和结缔组织构成的长管状器官。各部分的结肠直径各不相同，大体而言，随着结肠近端向远端走行，肠管直径逐渐减小（盲肠直径约为 7 cm，而乙结肠约为 2.5 cm）。结肠总长度因人而异，平均为 150 cm。左右两侧的结肠与后腹膜融合（继发性后腹膜化），而横结肠和乙状结肠则在腹腔内相对游离。横结肠通过与两侧结肠转折处的连接（分别为肝曲和脾曲）而被固定，此外还与大网膜相融合。大体上，结肠位

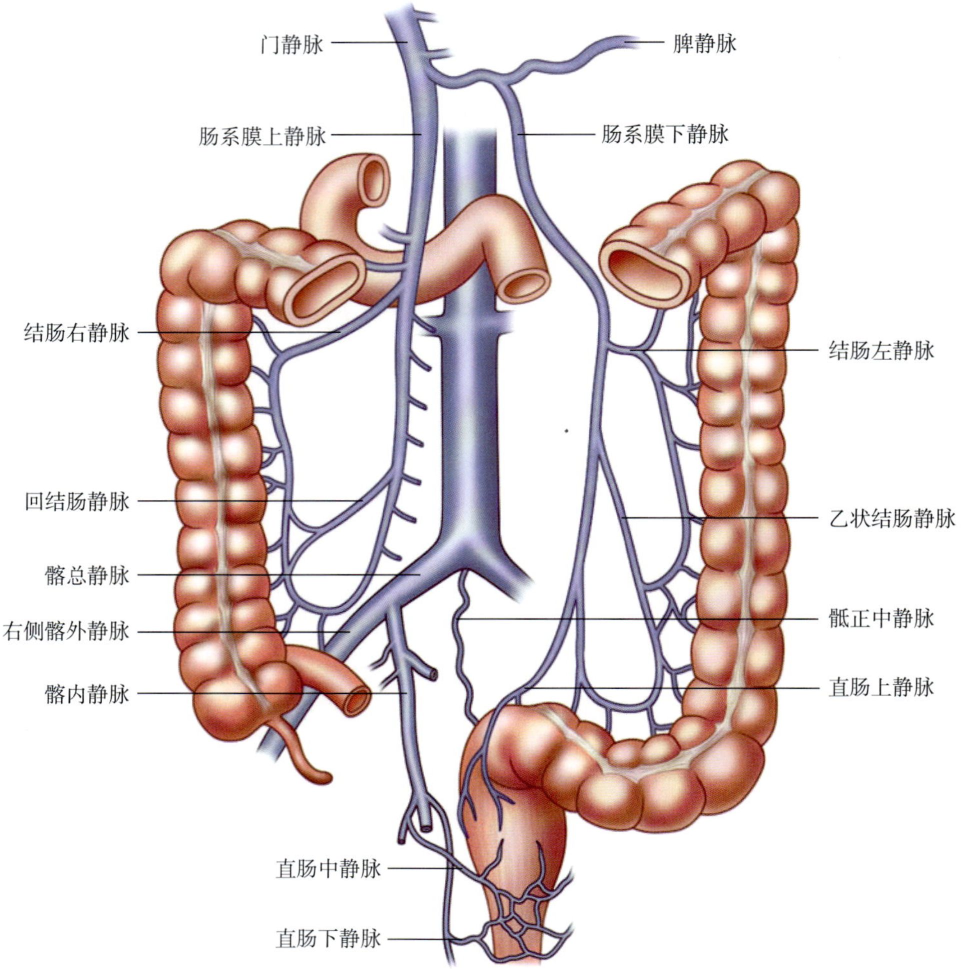

图 1-10 结肠和直肠的静脉解剖

于腹腔的外周，而小肠位于中间位置。

结肠区别于小肠的三个解剖特征：肠脂垂、结肠带和结肠袋。肠脂垂是从结肠浆膜面突出的非系膜性脂肪附件。可能源自于后来退化消失的胚胎期对系膜缘的脂肪组织（与胃大弯侧的大网膜不同）。结肠带是三条增厚的结肠外侧纵行肌条带，而结肠外侧纵肌在肠壁内呈全周分布[48]，只是在三条结肠带部位明显增厚而已。三条结肠带分别被命名为：游离带，代表前侧结肠带；系膜带，代表后正中的结肠带；网膜带，代表后侧面的结肠带。结肠带自阑尾根部一直延续至直乙交界，于该处相互融合汇聚（该解剖特征有助于区别直肠和乙状结肠）。虽然结肠带沿结肠的全长分布，但其长度不如结肠壁。两者长度的差异导致了结肠带之间的结肠壁向外膨出，称之为结肠袋。此外，结肠袋还进一步被半月襞所分隔。

盲肠

结肠最近端的部分，即回盲瓣下方（近端）的囊袋状部分被称为盲肠。盲肠大小因人而异，但平均长度为 8 cm，直径为 7 cm。其基底部为阑尾。末端回肠终于盲肠后内侧（回盲瓣）。盲肠通常被脏腹膜所包裹，但在向升结肠的移行部分（上段或远端盲肠）存在较大差异。回盲瓣是一个环形的括约肌性结构，在内镜下呈现裂隙样（鱼唇样）开口。回盲瓣功能并非人人健全，但其功能正常时可导致闭袢性梗阻，致使结肠梗阻进展迅速。通常，回盲瓣的功能是调节小肠向结肠的排空[49]。

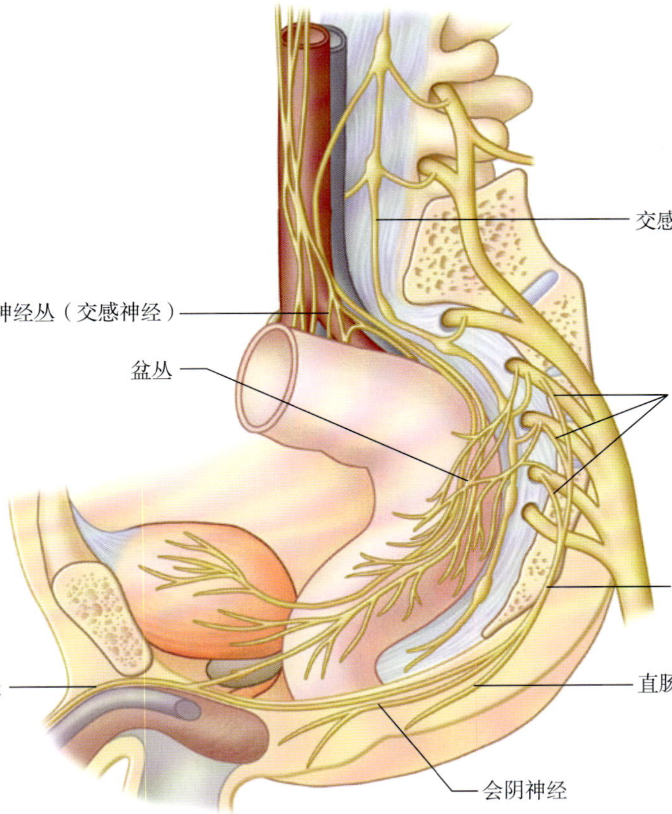

图 1-11　直肠的神经支配

阑尾

阑尾是位于盲肠底部细长的真性憩室结构。阑尾开口平均距离回盲瓣 3～4 cm。阑尾自身长度变化较大（2～20 cm），没有炎症的阑尾直径约为 5 mm。阑尾血供来自于位于阑尾系膜中的阑尾血管。这就导致大多数情况下阑尾位于盲肠内侧，尖端指向回肠。但阑尾位置多变，包括盆位、盲肠后位、回肠前位、回肠后位和盲肠下位。

升结肠

升结肠起始于回盲瓣水平，止于结肠肝曲后直线转向内侧走行并延续为横结肠，平均长 15～18 cm。其前面覆盖脏腹膜，后面则与后腹膜相融合。外侧腹膜返折处可被视为一条局部增厚的腹膜线，称为 Toldt 白线，在将升结肠自后腹膜游离的手术过程中具有指示作用，尤为明显的是右侧肾（Gerotta's 筋膜）、十二指肠袢（位于 Toldt 间隙的后方），回结肠血管则位于 Toldt 间隙的前方。右侧输尿管和右侧生殖血管在升结肠系膜后方的腹膜后间隙内走行。

横结肠

横结肠于上腹部自右侧肝曲向左侧脾曲横向走行。它通常是结肠各部分中最长的（平均为 45～50 cm），可大角度向下走行并跨越腹腔。横结肠完全为腹膜所包被，而大网膜与横结肠的前上侧相融合。横结肠系膜上方、胃的下方及大网膜的后方是一个袋状的腹膜腔隙结构，称为网膜囊，而胰腺占据了其后壁的绝大部分。脾曲借助脾膈韧带附着于脾和膈，横向走行的横结肠在此急转弯，移行为纵向走行的降结肠。

降结肠

降结肠自脾曲向下走行，全程长约 25 cm。其后壁与后腹膜相融合（类似于升结肠），走行于左侧

肾和背侧 / 腹膜后肌肉组织的前方。其前壁及两侧壁为脏腹膜所覆盖，外侧同样存在腹膜返折（Toldt 白线）。

乙状结肠

乙状结肠是结肠各部分中长度变化最大的，平均长度为 35 ~ 45 cm，为脏腹膜所覆盖，故其活动度较大。通常认为其外形呈“Ω”状，但实际上其外形及附着点变化较大。其系膜长度差异较大，呈倒置的“V”字形，附着于盆腔壁，从而形成一个陷凹，被命名为乙状结肠间陷凹。左侧输尿管、生殖血管，还有左结肠血管经常走行于此陷凹内。

直乙交界

乙状结肠末端和直肠起始部被命名为直乙交界。在此处，结肠带相互融合汇聚，肠脂垂也逐渐消失。在部分外科医生的传统观念中，直乙交界为一个笼统的区域（由乙结肠远端和直肠近端各大约 5 cm 的肠管所构成），而另一些医生则将直乙交界描述成一个更为清晰明确的区域。直乙交界为大肠最为狭窄的一部分，直径为 2 ~ 2.5 cm。内镜下，表现为在三个直肠瓣和宽大的直肠肠腔上方，管腔较为狭窄并经常呈大角度转折的那部分肠管。

在 19 世纪早期，乙状结肠就被认为具有储存大便的作用，有助于节制排便 [50]。因此，乙状结肠壁内增厚的环状肌被认为具有类似括约肌的作用，并被冠以不同的名称，如第三肛门括约肌、直肠乙状结肠括约肌、直乙幽门等 [51-55]。近来采用解剖组织学和放射影像学方法研究直乙交界，证实在直乙交界区域确实存在解剖学意义上的括约肌 [56]。针对该区域的显微研究也证实，在向直肠延伸过程中，确实存在肠壁内环状括约肌增厚。虽然从外观上无法区分，但影像学分析显示该区域确实相对狭窄并具有收缩能力 [56]。

结肠血供

结肠血供主要有两个来源：肠系膜上动脉（superior mesenteric artery，SMA）及其分支（盲肠、升结肠和横结肠）和肠系膜下动脉（inferior mesenteric artery，IMA）及其分支（降、乙状结肠）（图 1-9）。在这两个主要血供来源之间存在一个分水岭，恰好位于脾曲近端结肠中动脉左支和结肠左动脉的交汇处。该区域同时也是胚胎期中肠和后肠的交界处。虽然结肠血供存在变异，但还是存在恒定的动脉。回结肠动脉为肠系膜上动脉的终末支，供应盲肠和右半结肠。结肠右动脉并不恒定存在，其可直接发自于肠系膜上动脉，或来自回结肠动脉及其他动脉。结肠中动脉供应横结肠，其近根部即分为左右两支。结肠中动脉直接起自于肠系膜上动脉。肠系膜下动脉分支，即左结肠和数支乙结肠动脉，供应左半结肠和乙结肠。在发出最后几支供应乙结肠的分支后，肠系膜下动脉向下延续为痔上动脉（直肠上动脉）。

肠系膜上动脉

肠系膜上动脉是自腹主动脉前壁发出的第二根非成对血管（图 1-9）。发自于胰腺上缘后方（邻近 L1 椎体），自胰腺后方下行，跨越十二指肠第三段，并继续走行于肠系膜内。自其左侧壁，依次发出二十多支小肠动脉分支，而结肠分支则发自于右侧壁。最为恒定的一支结肠动脉为回结肠动脉，在升结肠系膜内走行，并分为上（升）支和下（降）支 [57]。真正的结肠右动脉起自于肠系膜上动脉，但在近 20% 的病例中该血管缺如。结肠右动脉也可以起自于回结肠动脉和结肠中动脉 [45, 57-58]。结肠中动脉于近胰腺下缘发自肠系膜上动脉。其近根部即分为左右两支。右支供应肝曲和右侧横结肠，左支供应左侧横结肠至脾曲。在近 33% 的病例中，结肠中动脉的左支为供应脾曲的唯一血供 [57, 59]。

肠系膜下动脉

肠系膜下动脉是自腹主动脉前壁发出的第三根非成对血管（图 1-9），根部位于腹主动脉分叉上方 3 ~ 4 cm，位于 L3 至 L3 椎体水平。在肠系膜下动脉向下、向左侧走行的过程中，依次发出结肠左动脉和数支乙结肠分支。发出这些分支后，肠系膜下动脉在跨越左侧髂总动脉后延续为痔上动脉（直肠上动脉）。结肠左动脉发出升支（脾曲）和降支（降结肠）。乙结肠动脉分支在乙结肠系膜中形成丰富的血管弓（类似于小肠系膜）。痔上动脉走行于直肠系膜内，此后进入直肠壁，在大约 80% 的病例中形成分叉。

边缘动脉和其他系膜侧支循环

上述主要动脉构成了肠系膜中血供的主要来源。但系膜内血液循环和侧支循环的解剖仍不够清晰。1786 年，Haller 首先描述了连接系膜中所有分支的中心动脉[60]。20 世纪早期，Drummond 首先揭示了该血管在手术中的重要性，故该血管被称为 Drummond 边缘动脉[61-62]。后来发现边缘动脉（图 1-9）并不是连续的，甚至在某些病例中完全缺如，最为显著的位置是脾曲（Griffiths 关键点）。在该位点，近 50% 的病例边缘动脉缺如[63]。该潜在的缺血位点同时也是胚胎期中肠和前肠的分界点。此处动脉血供不充分，导致该段结肠最易受到缺血的影响。另一潜在缺血部位（虽然仍有争议）为边缘动脉不连续的直乙交界处，被称为 Sudeck 关键点。外科经验质疑该潜在缺血位点是否存在；但近期一项荧光显像研究却显示其确实存在[64]，尽管临床意义值得商榷。

静脉回流

结肠静脉主要为伴行相应动脉的肠系膜下、上静脉，引流左半与右半结肠（图 1-10）。它们最终汇合于门静脉而进入肝。肠系膜上静脉（superior mesenteric vein，SMV）平行走行于同名动脉右侧。肠系膜下静脉（inferior mesenteric vein，IMV）并不与同名动脉并行，而是向上走行较长一段距离后汇入脾静脉。在左侧结肠系膜内，IMV 与同名动脉分开并走行于系膜根部，经屈氏韧带及十二指肠外侧，在横结肠系膜对侧（上方）汇入脾静脉。采用由内向外的游离入路时，在肠系膜下静脉后方分离能将结肠系膜自腹膜后组织游离。

淋巴回流

结肠壁内有密集的淋巴管网，汇入伴行相应结肠血管的壁外淋巴管。结肠具有丰富的淋巴结，通常分为 4 组。结肠上淋巴结紧挨着肠壁位于腹膜下和大网膜内。结肠旁淋巴结沿边缘动脉和相应血管弓分布，在结肠淋巴结中发挥着最重要的滤过功能。中间淋巴结位于相应的结肠血管周围。主淋巴结分布于肠系膜上、下血管周围。淋巴液通过主淋巴结后，经腹主动脉旁淋巴结引流至乳糜池。

神经支配

结肠接受紧挨着相应动脉走行的交感和副交感神经支配。支配右半结肠的交感神经发自下段 6 节胸内脏神经，与腹腔干、腹主动脉前和肠系膜上神经节形成突触连接，节后神经纤维沿肠系膜上动脉走行并支配右半结肠。支配左半结肠的交感神经发自 L1、L2 和 L3。支配右半结肠的副交感神经纤维来自迷走神经后（右）支及腹腔神经丛，沿肠系膜上动脉走行至肠壁内，与壁内自主神经丛内的神经纤维发生突触连接。支配左侧结肠的副交感神经发自 S2、S3 和 S4。

胚胎学

消化道的胚胎发育非常复杂。掌握小肠、结肠和直肠肛门胚胎发育的实用知识，将有助于结直肠外科医生理解疾病的病理生理及术中外科平面的辨认。

直肠肛门

脾曲远端的结肠，包括直肠和肛管（齿状线近端），由后肠发育演变而来，肠系膜下血管提供血供（图 1-9）。齿状线（图 1-1）为内外胚层的融合平面。在肛管的泄殖腔部分具有内外胚层两种成分，形成肛门移行区[65]。后肠的终末端或泄殖腔与原肛（由肛凹向内生长的部分）相融合。

泄殖腔起源于耻尾线以下的直肠，而后肠则位于其上方。在胚胎期第五周以前，肠道和泌尿生殖道汇入泄殖腔。第八周，尿直肠膈向尾侧移行，将泄殖腔分隔成前方的泌尿生殖部和后方的肛门部。尿直肠膈向后方移行则形成肛管直肠环，使得肛门开口相对缩小。第十周时，肛门结节向背侧融合形成马蹄状结构，向前方发育则形成会阴体。内括约肌由增厚的直肠环状肌发育而来[66]。括约肌在发育过程中，逐步移行，内括约肌向尾侧迁移，而外括约肌则向头侧发育增大。同时，纵行肌向下延伸至括约肌间平面[6]。在女性，生殖器官由 Müllerian 管发育而来并在第 16 周时汇入泌尿生殖窦。相反，男性泌尿生殖膜则与生殖褶相融合而消失，而泌尿生殖窦则发育成尿道。

结肠和小肠

卵黄囊的内胚层顶部发育形成原始消化管。初始的直消化管被一条共同的系膜所悬吊。到胚胎三周时，形成三个不同的部分，即前肠、中肠和后肠。中肠始于十二指肠乳头下方，构成小肠和近端的一半结肠（由肠系膜上动脉提供血供）。远端结肠和直肠，以及肛管则由后肠发育而来，由肠系膜下动脉提供血供。

正常情况下，肠管按一定的程序发生旋转（图 1-12）。第一个阶段是中肠的生理性疝出，第二个阶段是中肠退回腹腔内，而第三个阶段为中肠固定。上述正常过程中发生异常都可能导致畸形的发生（详见下文）。生理性疝出（第一阶段）发生于胚

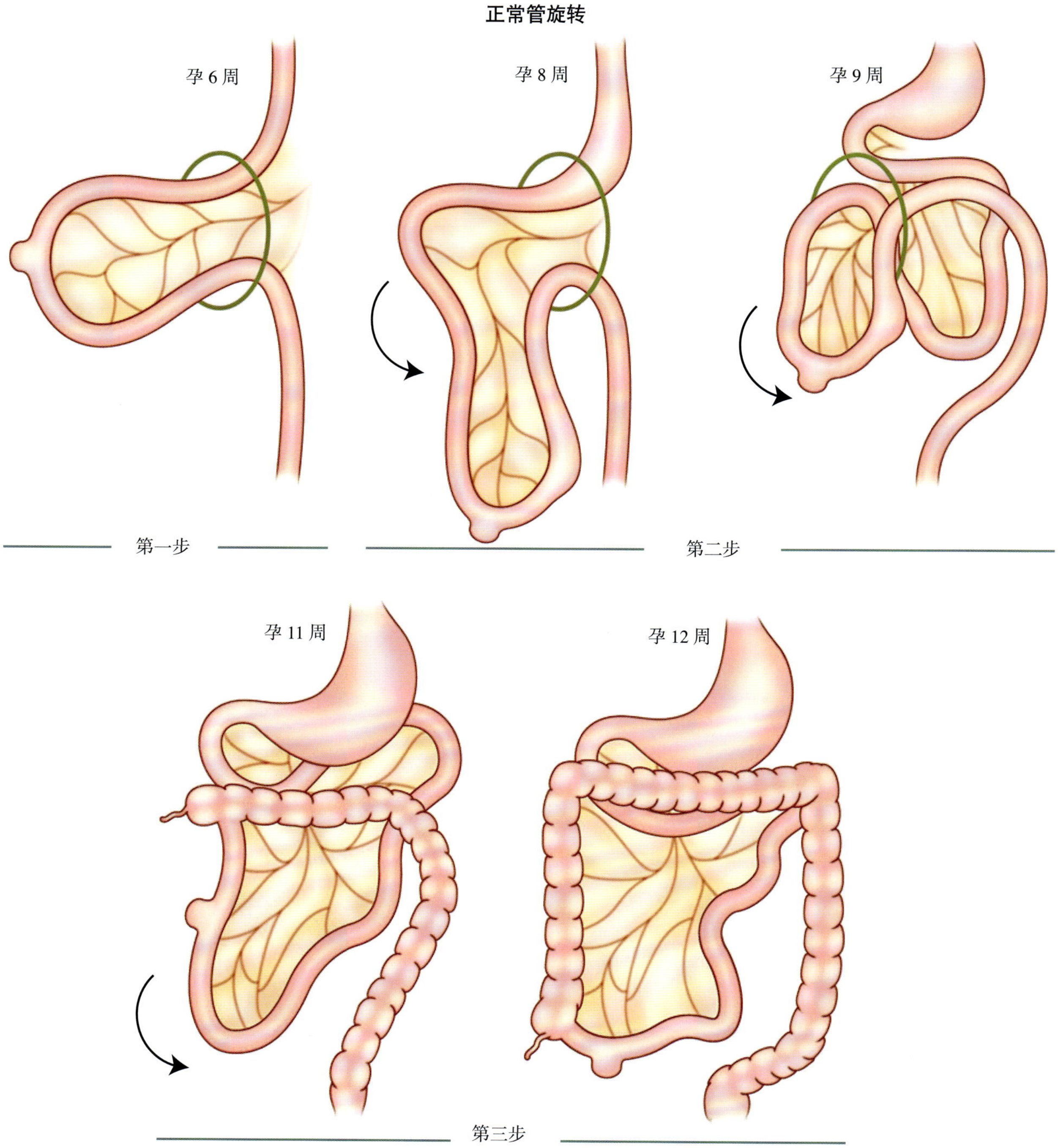

图 1-12 胚胎发育过程中正常的肠管旋转

胎第六至第八周。原肠肠管沿肠系膜上动脉延伸生长并突入脐带内形成生理性脐疝（图 1-13）。在第八周期间，上述疝内容物发生逆时针旋转 90°，从矢状面转向水平面（图 1-14）。这一阶段很少出现异常，但也可发生内脏逆旋转、十二指肠倒置以及泄殖腔外翻等。第二阶段（妊娠第十周），中肠襻退回腹腔，并再次逆时针旋转 180°（图 1-15）。该过程中，动脉前方的十二指肠首先退回腹腔，随后以肠系膜上动脉为轴逆时针旋转，从而使十二指肠位于其他肠管的后方。旋转完成后，结肠才复位，使其位置相对靠前。该阶段易出现异常，导致不旋转、旋转不良、反转、内疝和脐膨出。第三阶段（中肠固定）发生于肠管退回腹腔后直至出生前。盲肠从其原先所在的上腹部迁移至右下腹（图 1-16）。在完成 270° 逆时针旋转后，融合开始发生，尤其是在 12～13 周。导致十二指肠以及升结肠和降结肠与后腹膜的融合（图 1-17）。

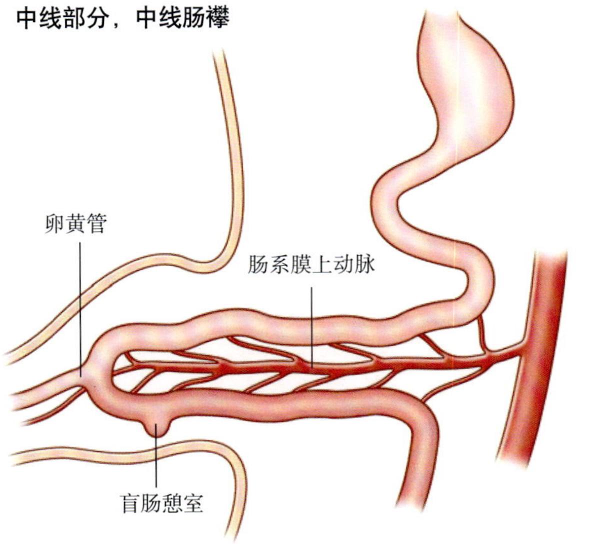

图 1-13　中肠的延伸生长

主要旋转异常

无旋转

中肠退回腹腔后完全无正常旋转，导致小肠起始于右侧腹，结肠位于左侧腹（图 1-18）。该状态可持续无症状（仅在腹腔镜或剖腹探查术中被发现）或导致肠扭转，扭转通常发生于十二指肠空肠结合部和横结肠中部。

旋转不良

起始的旋转过程正常，但盲肠未能绕系膜完成 270° 旋转，导致盲肠位于中上腹，同时外侧有索带

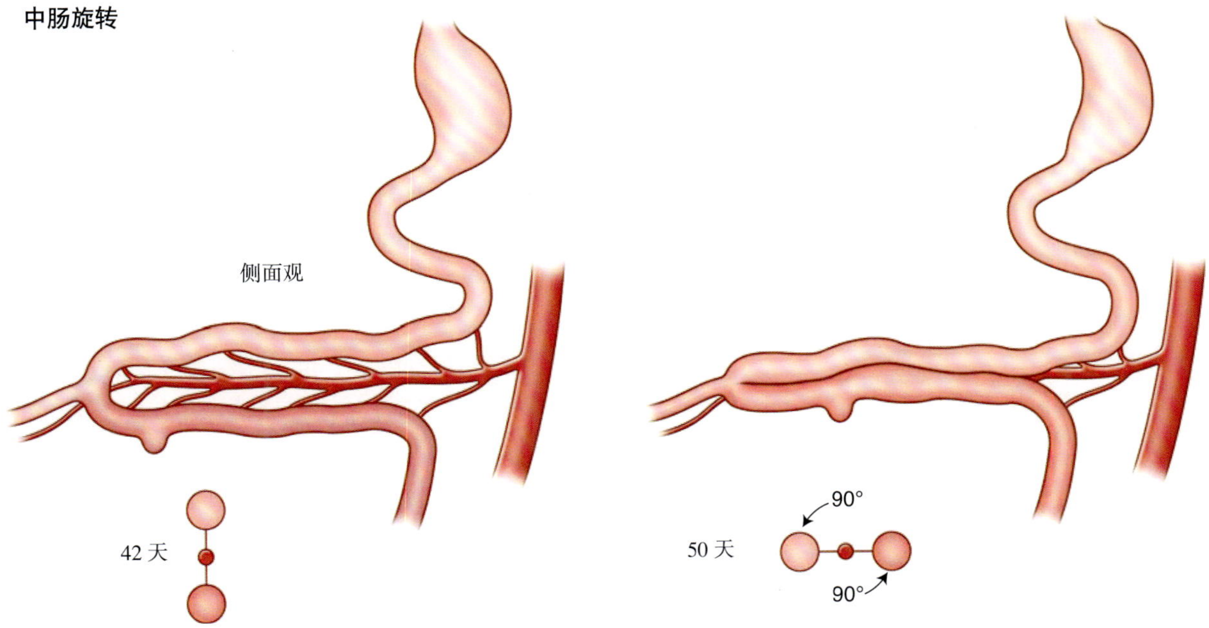

图 1-14　中肠旋转

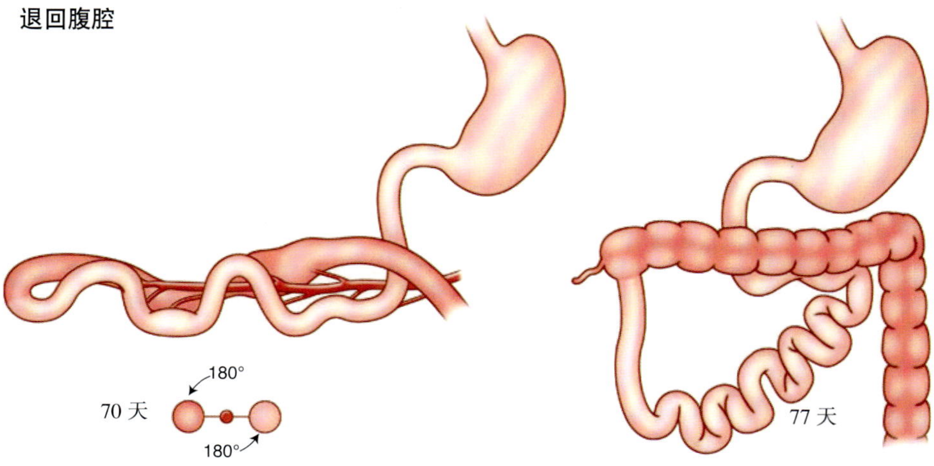

图 1-15　肠管退回腹腔

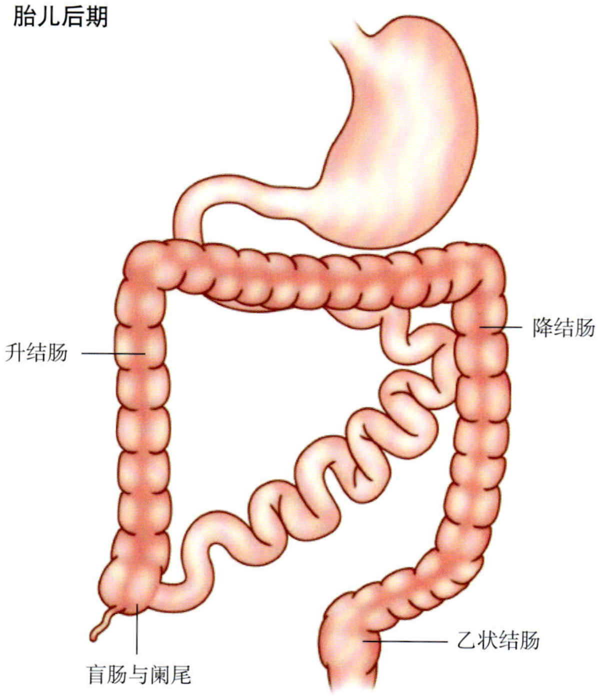

图 1-16　胎儿后期发育

（Ladd's 索带）将其固定于右侧腹壁（图 1-19）。这些索带可导致十二指肠受压。

逆旋转

中肠发生顺时针（而非逆时针）旋转，导致横结肠位于肠系膜上动脉后方，而十二指肠位于动脉前方。

脐膨出

脐膨出主要源于中肠滞留于脐囊未能退回腹腔。

内疝

内疝以及先天性束带，可导致先天性肠梗阻，考虑为固定过程失败所致（第三阶段）。其原因可能是间皮的不完全融合或腹腔内结构的异常旋转。腹膜后疝可能发生于不同部位，常见于十二指肠旁、盲肠旁和乙状结肠间。

其他小肠和结肠的先天性畸形

近端结肠重复

共有三种类型的结肠重复：系膜囊肿、憩室和长段的结肠重复[67]。系膜囊肿囊壁被覆肠黏膜上皮及数量不等的平滑肌组织。多见于结肠系膜或直肠后方（直肠系膜内）。可与肠壁紧密黏附或独立存在。常表现为局部肿块，增大后导致肠梗阻。憩室为肠壁的局部隆起，可位于结肠系膜缘或对系膜缘。憩室内经常含有异位胃或胰腺组织。长段的结肠重复最为罕见，常合并其他泌尿生殖系统畸形。病变通常伴行于正常的全长结肠和直肠，大部分重复肠管与正常肠管共用一部分肠壁。

Meckel 憩室

Meckel 憩室为卵黄管的残留（图 1-13）。其通

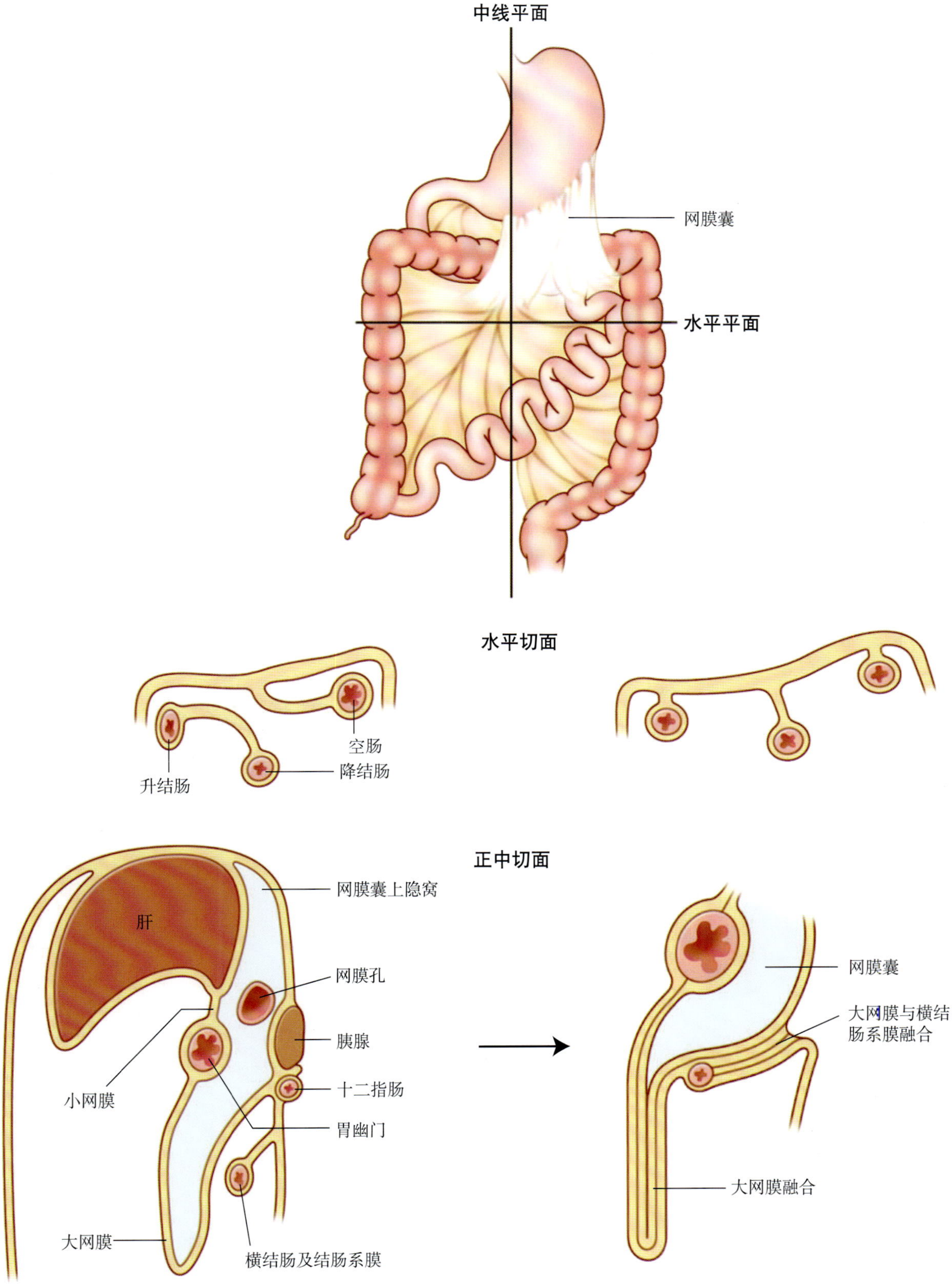

图 1-17　系膜及大网膜的融合

常位于距回盲瓣 50 cm 以内的末端回肠对系膜缘。可有一纤维索带连接憩室与脐部（导致梗阻），憩室内可含有异位胃黏膜或胰腺组织（导致出血或穿孔）（图 1-20）。当 Meckel 憩室疝入斜疝疝囊时，被称为 Littre 疝。Meckel 憩室通常无症状。尸体解剖研究发现，Meckel 憩室见于近 3% 的人群中[68]。相对于成人，儿童更易发生需要外科处理的并发症，包括出血、梗阻、憩室炎、穿孔及脐孔排泄物。通常，偶然发现的 Meckel 憩室无须手术治疗，虽然手术通常是安全的[69-70]。

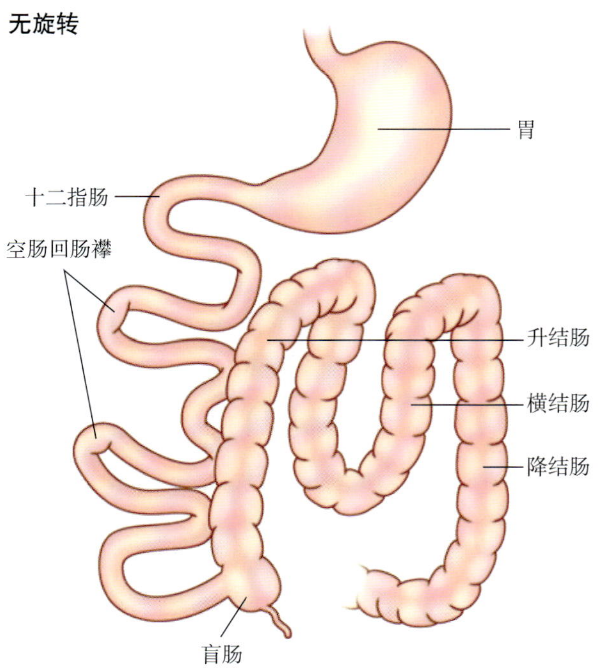

图 1-18　无旋转

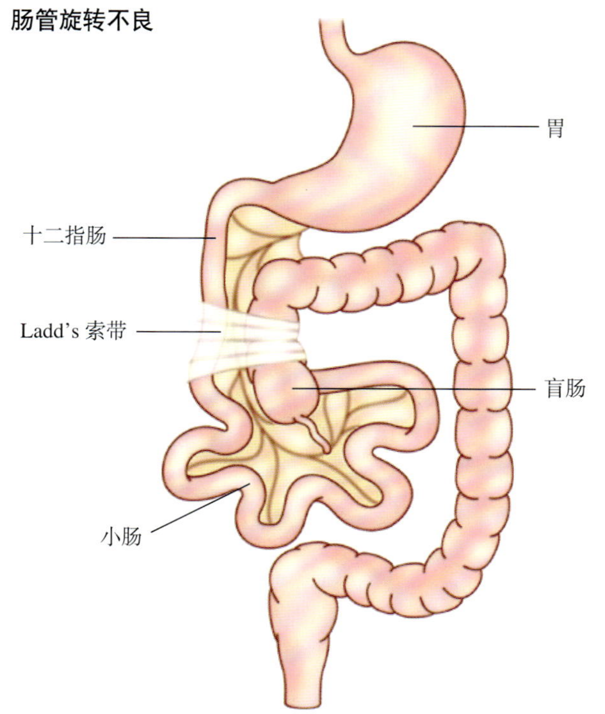

图 1-19　肠管旋转不良

结肠闭锁

结肠闭锁仅占消化道闭锁的 5%，为先天性肠梗阻的一类罕见病因。其原因可能是发育过程中的血管异常[71]。病变程度不一，可有膜性分隔导致的肠腔闭锁，或呈纤维条索状残留，甚至部分肠管完全缺如[72]。

先天性巨结肠（Hirschsprung 病）

这一非致命性异常多见于男性，病因为结肠

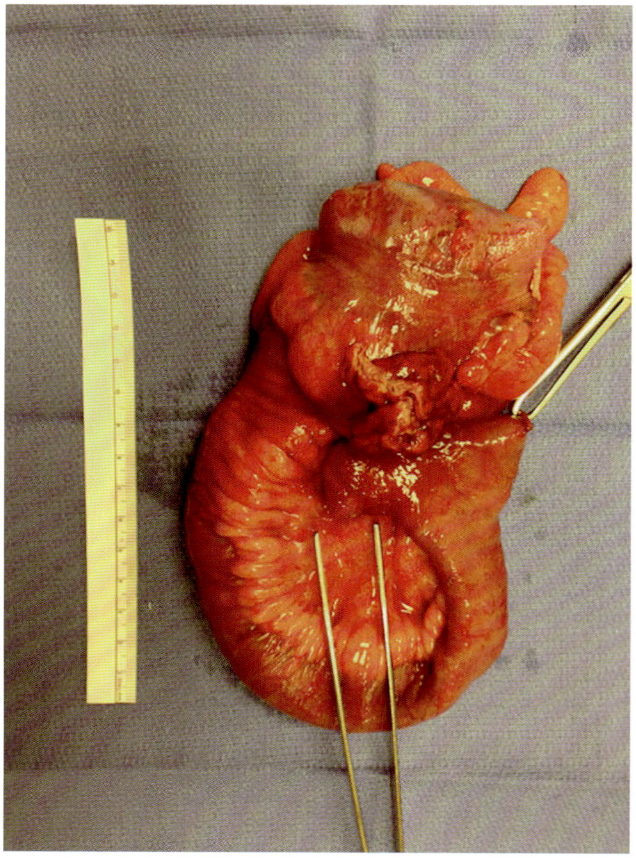
图 1-20　Meckel 憩室伴穿孔，可见通向回肠的瘘管

壁肌间神经丛的神经节细胞缺乏，为胚胎期神经嵴内的神经管原肠细胞在向直肠的正常迁移过程中发生停顿，导致近端结肠扩张。神经节细胞缺乏的程度不一，但内括约肌总会受到累及。病变严重程度取决于受累肠管的长度。详细讨论见第 64 章。

直肠肛门畸形

直肠肛门发育异常源于不同阶段的“发育停滞”。这类发育异常经常与脊柱、骶骨及下肢畸形合并存在，Duhamel 认为与“尾部退化综合征”有关[73]。事实上，70% 以上的病例合并骨骼和泌尿系统畸形[74]，而消化道畸形（例如气管食管瘘或食管狭窄）、心脏和腹壁畸形也可见于直肠肛门畸形的患者。尽管详细内容见于第 64 章，但有几个明显特点还是值得一提的。

肛门狭窄

新生儿肛门狭窄较为常见，发病率为 25%～39%，但其中只有 25% 的患儿有症状[75]。多数儿童在出生后 3～6 个月内出现自发性腹胀。

膜性闭锁

该罕见疾病的特征为肛门盲端与皮肤之间存在薄层膜性皮肤，也被称为隐肛，常见于男性。

无肛

直肠发育至直肠耻骨肌水平以下，其下段可异常开口于会阴、阴部或尿道（瘘），或成为盲管（较为少见）；而肛门括约肌位于正常位置。

直肠肛门不发生

直肠肛门不发生为“肛门闭锁”中最为常见的类型。多见于男性、直肠远端及肛门括约肌发育正常，而肛门仅为一个小凹。多数病例中，会存在通向尿道或阴道的瘘管。高位瘘管（通往阴道或尿道）合并肛门直肠不发生者，多发生于妊娠六周或七周，而低位瘘管（通向会阴）或肛门异位发生较晚，多发生于妊娠八周或九周。

直肠闭锁（高位闭锁）

在直肠闭锁病例中，直肠和肛管被分隔成彼此不通的两部分。事实上，该病是胚胎期结肠闭锁中的最远端类型，但临床上仍将其归于直肠肛门疾病。

泄殖腔残留

该罕见疾病仅见于新生女婴，源于胚胎早期尿生殖膈下移完全失败。

总结

有人说，要理解“异常”，就必须首先了解“正常”，对于这一说法，没有哪个领域比人类解剖更适合。为理解结直肠肛门疾病的病理生理过程，必须具备丰富的解剖和胚胎学知识。为正确治疗这类患者，我们首先必须具备扎实的基础，了解人体的解剖“构件”。

致谢　在第一版和第二版中，本章由 José Marcio Neves Jorge 和 Angelita Habr-Gama 编写。

（参考文献参见 www.pumpress.com/home-specific-edu/5599.html）

第2章

结肠生理学

Joshua I.S. Bleier, Kirsten Bass Wilkins　著
鞠海星　钱　俊 译　吴永友 审校

要点

- 结肠的神经支配包括内部与外部两条途径。外部通路来自自主神经系统的副交感神经和交感神经通路。对于结肠运动功能，副交感神经输入的效应为兴奋性，而交感神经输入为抑制性。结肠的内在神经系统由肌间神经丛构成。
- 短链脂肪酸是复杂的碳水化合物经结肠菌群作用发酵生成。短链脂肪酸和丁酸是结肠的主要能量来源。
- 结肠吸收钠和水，并分泌碳酸氢盐和钾。醛固酮介导结肠中钠的主动吸收过程。
- 结肠收缩分为①节段性收缩和②传输性收缩（包括低振幅和高振幅传输性收缩，即 LAPC 和 HAPC）。高振幅传输性收缩的主要作用是将结肠内容物推向肛门。
- Cajal 间质细胞（ICC）是主要起搏细胞，主导肠壁神经系统的功能。

前言

结肠在胃肠道（GI）生理中具有核心作用。结肠和直肠具有多重功能。结肠的主要作用是吸收多余的水分和电解质，回收宝贵的液体和未吸收营养物质并形成固态粪便。同时，结肠在维持细菌稳态中具有关键作用，结肠内数 10 亿的共生菌有助于维持结肠上皮细胞的健康。直肠已经演变出复杂的机制，以存储、容纳粪便并选择性地排出大便或气体。了解结肠和直肠的生理与组织学构成，对理解其正常和病理状态至关重要。

胚胎学

理解结肠和直肠的胚胎学可为了解其功能提供至关重要的信息。在妊娠的第三和第四周，原肠起源于沿卵黄囊壁分布的背侧内胚层头部尾侧和外侧所发生的体褶。黏膜源自内胚层，而肌层、结缔组织和浆膜面源自中胚层。妊娠第四周，基于各自血供，原肠分化为三个不同的部分。中肠，由肠系膜上动脉供血，始于十二指肠第三部分的胆总管汇入处远侧，并包括横结肠近端三分之二。该部分肠管通过卵黄管与卵黄囊相连，如不闭锁则形成 Meckel 憩室。后肠构成远端胃肠道的余下部分，包括横结肠远端部分、降结肠、乙状结肠和直肠，由肠系膜下动脉（IMA）支配。妊娠第五周，中肠经历快速延长并超过腹腔容量，导致脐部形成生理腹壁疝。在第六周，中肠继续伸长，围绕肠系膜上动脉（SMA）逆时针旋转 90°。小肠继续延长，形成肠襻，尾部增大成为盲肠芽。在第十周，疝出肠管返回到腹腔，再次逆时针旋转 180°，使近端小肠位于左侧、而结肠位于右侧。升结肠和降结肠由于背侧系膜缩短内卷，被固定于腹膜后 [1]。远端直肠的胚胎学更为复杂。最初为泄殖腔，是由内胚层和外胚层起源组织形成的特定区域。泄殖腔为泌尿生殖道和胃肠道之间的连接，但在第六周开始分裂和分化出前方泌尿生殖系统及后方的直肠肛管和括约肌结构。同时随着泌尿生殖膈向尾侧迁移，泌尿生殖道和胃肠道逐渐分开。第十周，大多数中肠返回腹腔的同时，随着泌尿生殖膈下移完成，后泄殖腔形成肛门外括约肌。第十二周，直肠的环行肌层扩大分化形成肛门内括约肌 [1]。

结肠的解剖

前言

结肠上皮具有吸收和分泌功能。结肠可高效吸收氯化钠、水和短链脂肪酸。此外，结肠上皮分泌碳酸氢盐、氯化钾和黏液。结肠上皮是典型的电解质运输层，可将肠腔内大量的水和盐转运至血液。正常情况下，每天到达结肠的富含电解质的液体为 1 ~ 2 L。在正常生理条件下，近 90% 的液体被吸收。最终，粪便的钠离子浓度为 30 mmol/L，钾离子浓度为 75 mmol/L。正常情况下，粪便和血浆渗透压相似。结肠上皮细胞极化并在内腔面与基底外侧膜具有大量离子通道、转运体与泵。已发现很多运输蛋白，其功能也被阐明。尽管深入讨论这些机制不在本章的范围，但下面会对重要的方面加以强调。

结肠壁解剖

结肠肠腔表面内衬上皮，其深面是黏膜下层，富含血管和淋巴管。其外侧为连续的内环肌层和外纵肌层包围，结肠外膜或浆膜层，被脏腹膜包围，在三处增厚，称为结肠带。浆膜即结肠外层，为腹膜包绕。

结肠上皮细胞类型

三种主要的结肠上皮细胞为柱状上皮细胞、杯状细胞和嗜铬细胞。柱状上皮和杯状细胞在结肠上皮细胞中占近 95%。表层和隐窝上皮细胞可因增生活性、分化程度与功能不同，向对方分化。隐窝上皮增殖活性高，相对未分化，可分泌氯。相反，表层上皮细胞相比增殖活性低，分化度高，具有高度吸收功能。总体而言，上皮细胞距离隐窝基底越远，分化程度越高。因此，隐窝的基底部是上皮细胞不断再生的来源。这种极性使肠壁具有不同明显的组织学特征，可在标准 HE 染色时轻易识别（图 2-1 和图 2-2）。然而，最近的证据表明表层与隐窝上皮均具有离子吸收和分泌功能 [2]。嗜铬细胞的作用将在下面讨论。

肠神经节细胞负责肠道神经系统，位于黏膜下层，也称为 Meissner 丛。另一神经节层位于内环、外纵肌层之间，称为 Auerbach 丛。Cajal 间质细胞（ICC）是特殊的 c-kit 阳性细胞，主要作为肠神经系统的起搏细胞，以电化学方式连接结肠黏膜下层与肌间丛。这些是发生胃肠道间质瘤（GIST）的细胞，GIST 起源于结肠壁而不是黏膜 [3]。

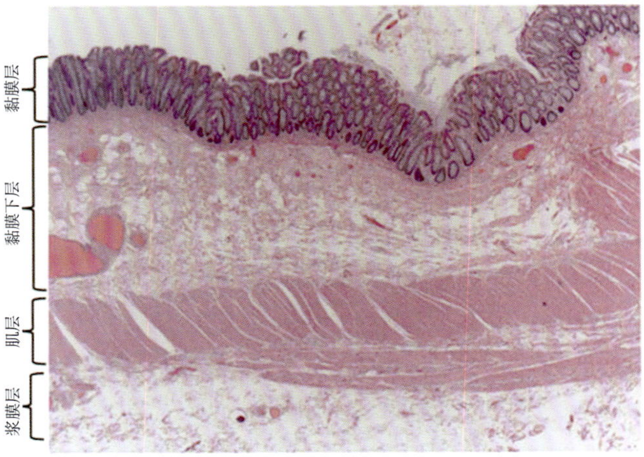

图 2-1　正常结肠黏膜。HE 染色，放大 250 倍。正常结肠壁层次由图左侧的括号所示。由 *Julieta E Barroeta*，*MD* 提供

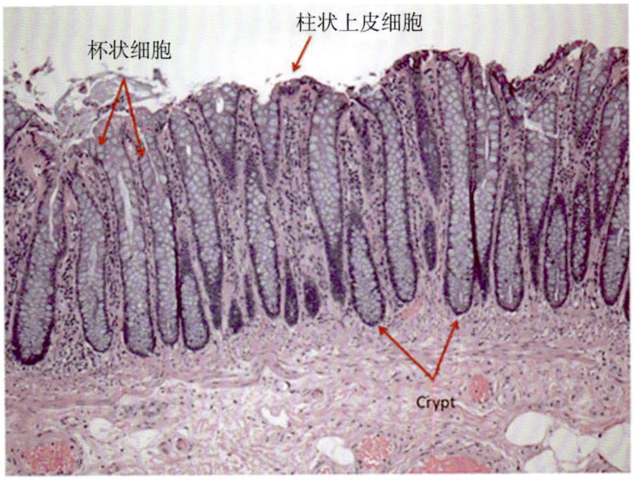

图 2-2　正常结肠黏膜。HE 染色，放大 1000 倍。明显可见上皮细胞类型，包括杯状细胞和柱状上皮细胞。隐窝是黏膜细胞不断再生的来源由 *Julieta E Barroeta*，*MD* 提供

大肠菌群

当肠内容物到达结肠时，大部分营养成分已被小肠消化、吸收，剩下富含电解质、胆汁酸盐及未消化淀粉的肠液。这些是结肠发挥功能的主要底物。结肠是大量菌群的聚集地，包含了超过 400 种细菌。粪便包含细菌多达 10^{11} ~ 10^{12}/g，这些细菌占粪便质量约 50%。这些细菌多数为厌氧菌，以残余

蛋白和碳水化合物为食。这些肠道菌群对宿主具有几个重要作用，包括对结肠上皮和肠道相关淋巴组织（GALT）的代谢支持（GALT 对先天性免疫和获得性免疫具有重要作用）。杆菌为结肠细菌的主体，占近端结肠细菌的 2/3 及直肠内细菌的 70%。其他主要细菌为兼性需氧菌，包括大肠埃希菌、克雷伯杆菌、变形杆菌、乳酸杆菌、肠球菌。不同于大部分近端胃肠道，结肠黏膜并不从血液获得主要营养成分。在结肠和直肠，肠腔内容为肠黏膜提供初级底物，主要底物来源于未经消化的膳食纤维。由结肠细菌通过发酵过程代谢。纤维素是部分发酵的淀粉，残留量大，而水果果胶完全代谢。该过程的主要终产物包括短链脂肪酸（包括丁酸）和气体。几种常见的复杂碳水化合物，包括木质素和车前子，完全不被代谢，呈亲水性分子保留在粪便内，使得水分存留、大便膨胀。丁酸盐是结肠上皮的主要能量来源，为保持上皮的完整性、发育功能（刺激上皮细胞分化）和免疫功能提供必需的底物。蛋白发酵或腐烂可产生具有潜在毒性的代谢产物，包括酚类、吲哚类化合物及胺。这些细菌代谢的毒性终产物可导致黏膜损伤、过度增生，甚至可能促进癌变。增加粪便容量应该可以加快结肠传输，减少这些毒素与肠腔的接触时间，也可减少节段性运动所需的肠腔内高压，有助于延缓憩室病的发展。总之，以上就是不少指南推荐膳食中补充不可消化纤维的原因[4]。

电解质调节和水分吸收

氯化钠吸收既有电中性也有生电性主动转运机制。虽然电中性吸收既可发生于表层，也可发生于隐窝上皮细胞，但生电性吸收似乎局限于表面上皮细胞。大部分氯化钠在近端结肠被吸收，主要由电中性吸收驱动，与管腔 Na^+/H^+ 和 Cl^-/HCO_3^- 交换紧密偶联。该过程由基底外侧 Na^+-K^+-ATP 酶驱动，每水解 1 mol ATP 可吸收 3 mol NaCl。在结肠上皮细胞已发现三种 Na^+/H^+ 交换器（NHE）。同样也发现了几种 Cl^- 交换机制。管腔 Cl^-/HCO_3^- 交换器以阴离子交换器 1（AE1）为代表。单独的 Cl^-/OH^- 交换由一种被称为 DRA 的蛋白介导（在结肠腺瘤中下调）。人类 DRA 突变与先天性氯性腹泻有关[2]。

远端结肠上皮细胞参与生电性钠吸收，由位于管腔表面的上皮钠通道（ENaC）介导。钠由管腔表面 ENaC 摄取，由基底外侧的 Na^+-K^+ATP 酶进行排泄。钾在管腔侧分泌，由钠的生电性吸收驱使。氯的吸收通过管腔囊性电导调节器（CFTR）和其他氯通道。氯在基底外侧被排泄，该过程涉及多种机制，包括 KCL 转运器（KCC1）、Cl^- 通道、Cl^-/HCO_3^- 阴离子交换器，其最终结果是排出的粪便中电解质分泌受到严格调节（图 2-3）。

钠的吸收调控涉及多种复杂的原理，其中之一为负反馈调节，即在氯化钠的吸收过程中，细胞内钠浓度的变化抑制 ENaC 活性。血压、钾含量也通过血管紧张素Ⅱ调节钠的吸收。醛固酮是一种盐皮质激素，是肾素 - 血管紧张素 - 醛固酮通路作用于肾与结肠上皮的最终内分泌信号。醛固酮是一种类固醇激素，由肾上腺皮质球状带合成。以前认为醛固酮调节钠吸收仅仅通过管腔 ENaC，但醛固酮也会增加 NHE3 的活性。因此，醛固酮在生电性和电中性钠吸收过程中均发挥作用。早期和后期阶段醛固酮基因组活动已经明确。在第一个 1 ~ 6 小时，醛固酮诱导蛋白，包括血清和糖皮质激素诱导的蛋白激酶（SgK）、糖皮质激素诱导因子（CHIF）和 K-ras 基因（KRAS）增加现有离子通道和其他离子运输相关蛋白（如 ENAc）的翻译后激活。在后期（>6 h），醛固酮通过上调这些受体的核转录而发挥作用。此外，已知电中性吸收因某些 G 蛋白偶联受体、酪氨酸激酶偶联受体和蛋白激酶而受到调节。例如，蛋白激酶 C、Ca^{2+}/ 钙调蛋白依赖性激酶的激活以及 cAMP 的增加抑制 NHE3[2, 5]。

有证据还表明 CFTR 对钠吸收具有调节作用。ENaC、NHE3、CFTR 共同表达于结肠上皮细胞，CFTR 参与电解质的生电性与电中性吸收。CFTR 抑制电中性 NaCl 的吸收及生电性 Na^+ 吸收。在隐窝中，CFTR 是一种 cAMP 介导的氯离子通道，对氯化物的分泌必不可少。在囊性纤维化的患者，CFTR 基因突变导致氯化物分泌受损和钠吸收增强[2, 6]。

与肾一起，结肠通过钾的吸收和分泌协助维持钾的平衡。主动钾吸收仅限于远端结肠，由 H^+-K^+-ATP 酶介导[2]。

水是被动吸收，可通过各种途径转运，包括细胞旁和细胞间途径，后者可能是通过位于管腔和基底外侧膜表面的水通道蛋白[2]。

图 2-3　近端和远端结肠细胞的离子转运通道示意图。*Robin Noel* 提供

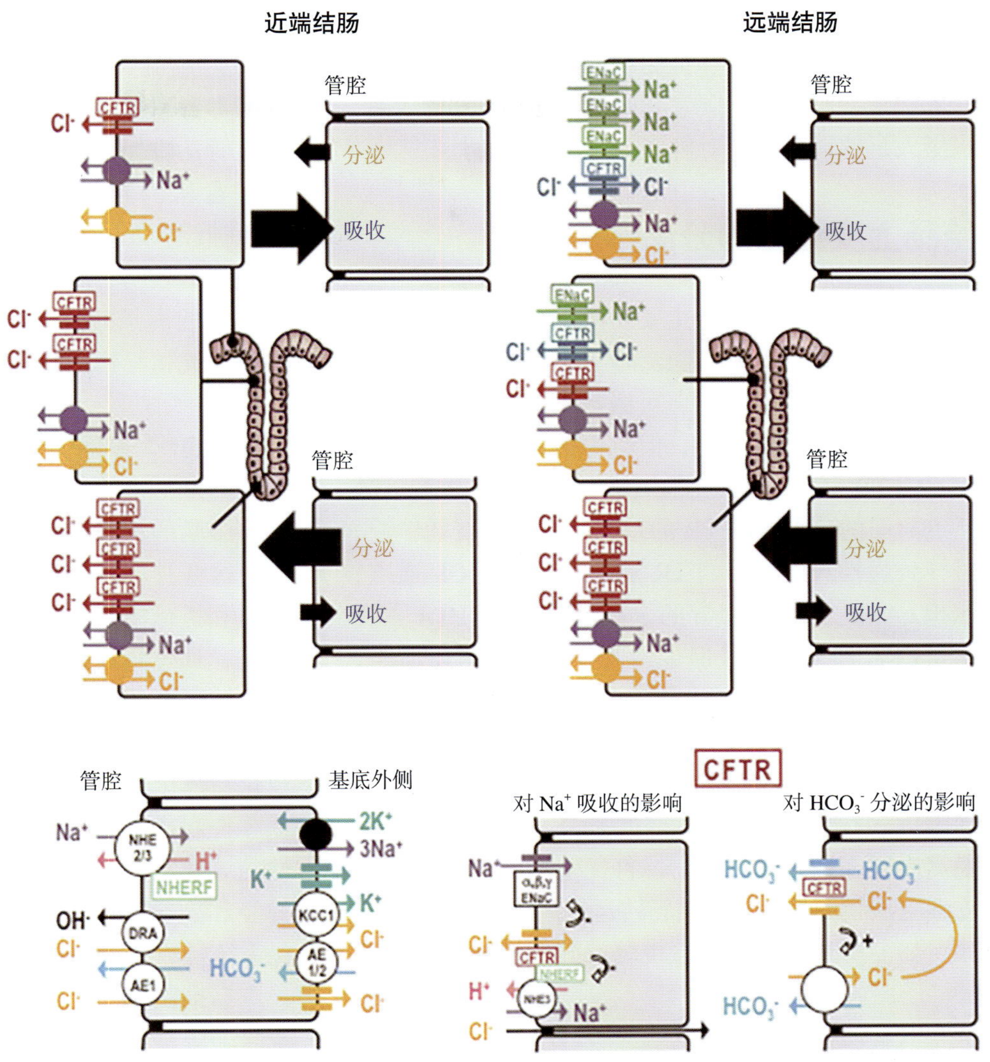

短链脂肪酸吸收

如前文所述，短链脂肪酸（SCFA）是膳食纤维经肠道细菌发酵产生。最常见的短链脂肪酸包括醋酸、丙酸和丁酸盐。短链脂肪酸在近端结肠通过非离子扩散和细胞间途径被吸收。丁酸是结肠细胞主要的能源来源，在刺激氯化钠吸收和抑制氯化物分泌方面丁酸钠也具有重要作用。短链脂肪酸的吸收可能通过酸化结肠细胞、活化管腔 Na^+/H^+ 交换器而在 NaCl 的吸收中具有重要作用。氯的吸收也因 HCO_3^- 生成增加及管腔 Cl^-/HCO_3^- 交换器被刺激而上调。在肠腔 pH 的调节中，HCO_3^- 的分泌最为关键。有人提出抗生素相关性腹泻继发于丁酸生成减少，导致液体的净分泌增加 [2,7]。

除在离子吸收中发挥作用外，丁酸还有其他重要功能。丁酸具有营养作用，可刺激隐窝细胞增殖。它也可减少异常隐窝病灶的数量和大小。这一点非常重要，因为异常隐窝病灶是发生结肠肿瘤的最初病变。在结肠癌细胞株中，丁酸通过抑制组蛋白去乙酰化酶诱导细胞凋亡和细胞周期阻滞。在结肠上皮细胞中，丁酸还具有抗炎症作用，主要通过抑制核因子 κB（NF-κB）。有研究表明，溃疡性结肠炎患者的丁酸代谢受损。丁酸刺激 MUC2 黏蛋白生产，可能在维持结肠的防御屏障中发挥作用。此外，丁酸可能还通过调节肠道神经系统的基因表达在肠道运动中发挥作用。最后，丁酸可降低内脏敏感性 [7-8]。

尽管丁酸盐具有上述益处，但商业化的丁酸盐口服制剂受到限制，因为其具有半衰期短、口感差、具有副作用（如恶心和厌食）等缺点。目前最常用

的是直肠内制剂，益生元和益生菌可产生丁酸，是替代丁酸的制剂。益生元是支持肠道益生菌生长的营养物质（典型的为碳水化合物）。益生菌是活菌，当摄入足够数量时，对健康具有积极的益处[7-8]。

结肠上皮细胞的分泌作用

结肠上皮的另一个主要功能是分泌电解质。分泌电解质可能有助于自隐窝转运黏液，电解质分泌伴随细胞内 cAMP 增加，可激活黏液的分泌。氯离子主要由隐窝细胞分泌，但也可由表面上皮细胞分泌。CFTR 氯离子通道受 cAMP 依赖性刺激后可激活氯离子的分泌。CFTR 的基因受多种突变的影响，可导致囊性纤维化。CFTR 是结肠的主要 Cl- 通道，承担 cAMP 及 Ca^{2+} 介导的氯离子分泌。CFTR 主要由蛋白激酶 A 激活；但也涉及其他第二信使通路，如蛋白激酶 C、cGMP 和钙调蛋白依赖激酶[2, 6]。

在结肠黏膜已发现另外的 Cl^- 通道，它们属于一个 CLC Cl^- 通道。ClC-2 通道位于结肠上皮，受细胞内 pH 及细胞体积改变的调节。它们被定位于隐窝内紧密连接复合体[2]，鲁比前列酮通过激活上皮细胞顶膜的 ClC-2 使结肠转运氯离子加速[9-10]。

如上所述，碳酸氢盐也分泌到上皮腔侧，以维持结肠腔内偏碱性的 pH[2]。

电解质的分泌通常伴随大分子物质的分泌。黏液可能是这些大分子物质中最重要的一种，这种黏液在结肠腔内容物和上皮之间形成一个屏障[2]。分泌出的黏液在结肠形成内外两层。外层含有细菌和润滑的粪便，保护上皮细胞免受摩擦和化学损伤。内层实质上是无菌的，呈致密凝胶样，含有抗菌肽、酶和分泌性免疫球蛋白 A（IgA）及其他物质[3]。黏液由杯状细胞和隐窝上皮细胞分泌。胆碱能刺激可释放生成的黏液，增加细胞内 cAMP 诱导黏液的合成。前列腺素刺激柱状上皮细胞分泌黏液[2]。

电解质和水的吸收与分泌调节

在正常生理条件下，氯化钠和水呈净吸收。在病理条件下，Cl^- 的活跃分泌容易导致腹泻。分泌和吸收由内分泌、旁分泌、自分泌、免疫和神经元输入介导[2, 6]。神经元输入主要通过肌间（Auerbach's）神经丛和黏膜下神经丛（Meissner's）。这些神经丛不仅支配上皮细胞，也支配血管平滑肌细胞，调节结肠的血流、吸收和分泌。食物、胆汁酸、细菌或病毒毒素可刺激分泌。分泌性激素和神经递质包括血管活性肠肽（VIP）、乙酰胆碱（Ach）、组胺、胰泌素和 5- 羟色胺。抑制分泌的物质包括生长激素、神经肽 Y、生长抑素，鸦片和去甲肾上腺素[2]。也有证据表明，气体分子，即气体信号分子，也调节结肠的离子转运。气体信号分子包括一氧化氮、一氧化碳和氢硫化物等[6]。

结肠神经支配

结肠的神经支配负责控制和调节结肠的运动功能。这些神经具有多种功能，包括：①通过化学感受器和机械感受器传入信号；②传出信号至平滑肌细胞，通过释放神经递质刺激或抑制收缩；③通过释放神经调质调节神经递质的释放；④为发挥排便等功能，控制结肠括约肌活动；⑤产生信号，启动泛化与泛化运动复合物（见下文）[11]。

控制这些功能的神经既有外源性的，也有内源性的。外源通路来源于中枢及自主神经系统（交感神经和副交感神经系统）。内源性神经支配由肠神经系统构成[11-12]。

据推测，除排便时需要主动放松肛门外括约肌及收缩腹部肌群外，中枢神经系统仅维持最低限度的结肠的基线张力[11]。目前，尚不清楚中枢神经系统是否输出持续信号以控制结肠运动。

自主神经通路沿副交感神经和交感神经链传递。这些通路均包括传入（感觉）和传出（运动）神经支配。迷走神经和盆神经为结肠提供副交感信号。迷走神经纤维经迷走神经后干，沿肠系膜上动脉分支进入近侧结肠。直肠和远端结肠通过骶丛接受骶神经（S2-S4）的副交感神经输入。副交感信号刺激结肠环形和纵行肌肉的活动。与迷走神经传入不同，骨盆传入神经包含疼痛纤维，可传递内脏感觉（图 2-4）。乙酰胆碱是主要的胆碱能副交感神经递质。非胆碱能神经递质也可能具有一定作用[11-12]。

交感神经纤维具有数个来源，包括腰腹根（L2-L5）、节后腹下神经和内脏神经（T5-T12）。腰腹神经根为结肠提供主要的交感神经信号。这些神经的突触在肠系膜下神经节。随后，节后神经沿肠系膜下动脉在肠神经节内形成突触。节后腹下神经也起

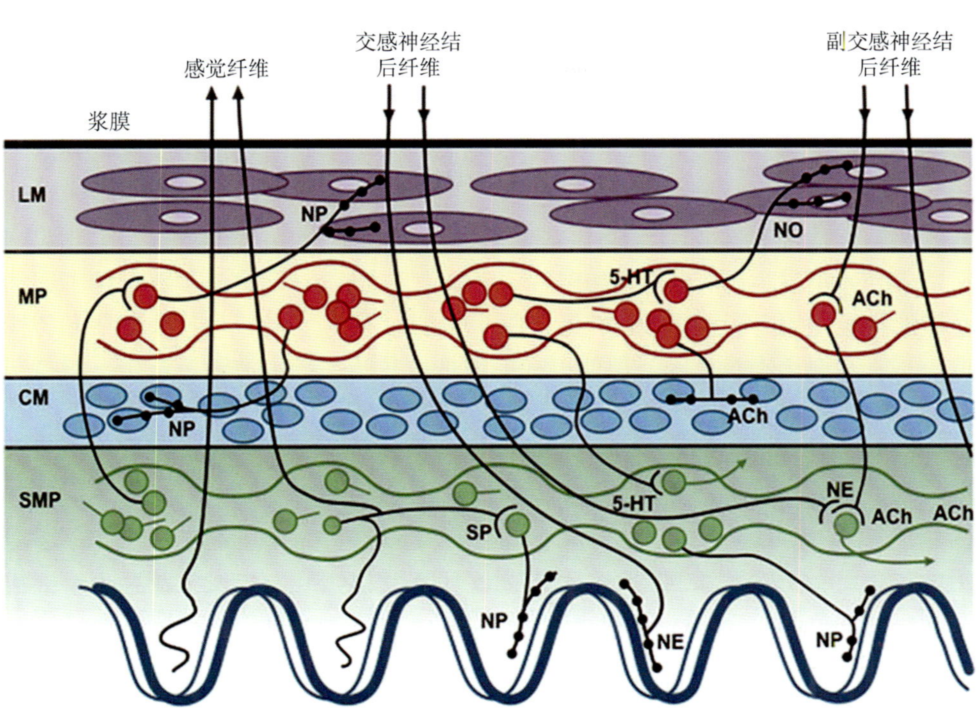

图 2-4 肠神经系统示意图。
由 *Robin Noel* 提供

源于肠系膜下神经节，然后汇入盆丛。腹下神经主要支配肛门括约肌。内脏神经沿着血供方向到达近端结肠。据推测，腰神经支配整个结肠，而内脏神经可能仅支配近端结肠。交感神经传出通路的主要靶点包括肌间神经节，黏膜下神经节、血管及括约肌。交感神经抑制肌间神经节，从而抑制结肠收缩；而交感神经对括约肌的支配是兴奋性的。总之，交感神经减少蠕动。在众多物质中，去甲肾上腺素是一种神经递质，通过肌间神经丛中的 a-2 肾上腺素能受体发挥抑制作用 [13-14]。

中枢神经和自主神经支配无疑非常重要，但内在（肠）神经系统具有其特殊性，即使这些回路中断时，结肠也能继续发挥作用。也就是说结肠在没有外源性神经信号的情况下仍有反射。这是由 2 ~ 6 亿个神经节构成的复杂肠神经系统发挥作用的结果。这些神经节起源于人体胚胎发育过程中位于肠道的神经嵴细胞。肠道神经系统由完整的反射回路组成，包括感觉神经元、中间神经元和运动神经元。这一复杂的系统由众多神经递质和调质调节，不仅负责控制结肠运动，而且也控制离子吸收、分泌和肠黏膜血流 [3, 11-12, 15]。

在结肠发现两类主要神经节。肌间或 Auerbach's 神经丛位于纵行和环形平滑肌层之间，对结肠平滑肌功能起至关重要的作用。黏膜下或 Meissner's 神经丛调节离子转运 [3, 13-15]。这两个神经丛的极端重要性在儿童 Hirschsprung 病可见一斑，这类患儿先天缺少肌间和黏膜下丛的神经节。无神经节的肠段无法放松，蠕动也受到干扰，导致严重的便秘 [14]，同时也伴有黏膜异常，易患肠炎。肠道神经系统已鉴定出近 20 种肠道神经元，在肠神经系统中，可见到中枢神经系统的各种神经递质。除神经递质外，其他化学物质通过内分泌或旁分泌影响肠道神经系统。在肠神经系统中发挥作用的部分物质有乙酰胆碱、去甲肾上腺素物质，5- 羟色胺（血清素）、多巴胺、P 物质、神经降压素、血管活性肠肽、生长抑素、前列腺素和神经肽 Y 等 [11-12, 16]。

肠道反射由内源初级传入神经元（IPANs）激发。这些神经元最初被描述为Ⅱ型神经元，其长轴突突起延伸到黏膜和其他神经元。但业已明确，其他非Ⅱ型神经元在肠道感觉中也发挥重要作用。这些 IPANs 可感受管腔化学、压力及结肠肌张力变化。IPANs 位于肌间丛和黏膜下丛 [12, 14-15]。IPANs 可监测肠腔内刺激，但需要通过跨上皮的方式，因为神经纤维不直接与结肠腔接触。因此，需要上皮内的感觉传感器细胞对黏膜的变化作出反应。嗜铬细胞（EC）是一种感觉传导细胞。EC 细胞含有大量的血清素（5- 羟色胺）。近 95% 的 5- 羟色胺见于肠道，其中大部分储存在 EC 细胞内。当 EC 细胞受到刺激时，血清素就从固有层 EC 细胞的基底面分泌出来。在该处，5- 羟色胺可接触神经纤维。血清素可具有兴奋性或抑制性效应，取决于与其相互作用的血清素受体类型。血清素不被酶降解，而是由 5- 羟色胺能神经元的血清素再摄取转运蛋白（SERT）摄取。尽管不属于本章范围，但值得一提的是，在肠易激综合征（IBS）患者中，SERT 的黏膜表达减少。5- 羟色胺在肠神经系统中的重要性及其在肠易激综合征中的作用促使人们开发药物来减轻 IBS 的症状[3, 12, 15]。5-HT3 受体拮抗药阿洛司琼已被批准用于女性[10, 15] IBS 相关腹泻的治疗；而 5-HT4 受体激动药替加色罗（Tegaserod）最初被批准用于治疗 IBS 相关便秘，但在 2007 年因潜在的心脏不良事件被 FDA 撤出市场[9, 12, 15]。

结肠运动

结肠的基本运动需求包括向尾侧缓慢推进、充分混合半固态粪便，将管腔内容均匀暴露于黏膜表面。在集团运动时，结肠也需要将粪便快速推向尾侧。此外，结肠必须能够在排便前储存粪便。如上所述，结肠运动大多是非随意的，主要由肠道神经系统介导，接受自主神经——副交感神经和交感神经的支配。

运动的细胞学基础

结肠的肌肉组织由两层不同的平滑肌细胞组成，包括环形和纵行肌层。这些平滑肌细胞通过缝隙连接相互作用，协同传递电信号。为实现这一功能，结肠的起搏细胞（又称 Cajal 间质细胞）尤为重要。ICC 起源于间充质细胞。ICC 产生电起搏活动，供平滑肌产生节律性推进活动。它们似乎也是肌肉神经支配的渠道，可以传递感觉信息。在结肠活检标本中，ICC 密度可通过 c-kit 免疫组化法测定。ICC 位于黏膜下和肠道肌肉的边界[3, 17-20]。黏膜下层的 ICC（ICC-SM）产生 2 ~ 4 赫兹振荡性电刺激。ICC-SM 与平滑肌细胞耦合，触发平滑肌大而缓慢地重复去极化，称为慢波。在肠道肌层边界的 ICC（ICC-MP）产生高频振荡（17 ~ 18 Hz），但 ICC-SM 产生的慢波似乎占主导地位[17-19]。

运动模式和检测

腔内结肠运动检测（测压和恒压研究）有助于了解结肠动力模式。结肠运动并无节律，但具有特征性的短暂（时相性）和持续（紧张性）收缩。已经确定至少有七种不同类型的人类结肠时相性压力活动，包括非传播和传播的压力波和收缩。非传播压力波随机产生，维持至少 30 s。同时压力波在相距至少 10 cm 的肠管同时出现，时间差 <1 s。周期性结肠活动也可表现为离散的时相性和紧张性压力波的随机迸发，频率≥3 次 / 分钟和循环时间≥3 周期 / 分钟。类似的离散性时相性和紧张性压力波迸发也发生在直肠、乙状结肠，主要发生在夜间，被称为周期性直肠运动活动（PRMA）。这些非传播波的功能尚不清楚，但可能是肠腔内容物局部混合的一种方式，有助于黏膜的充分感受[19-22]。

传播性压力波和收缩将肠内容物推向头、尾侧。对口侧压力波，包括传播性压力波，可以 0.5 cm/s 的速度向对口侧推进≥10 cm，高振幅传输性收缩（HAPC）压力≥75 mmHg，可向对口侧推进≥15 cm。HAPCs 每天出现约 6 次，整体推动粪便通过结肠，常常（但并非总是）发生在排便前。也有逆行波，移行≥15 cm，速度 >0.5 cm/s[19, 21-22]。

结肠运动的生理模式已经很明确。时相性活动呈现昼夜变化，睡眠时活动减少，清醒时增加。在餐后几分钟内，时相性活动也会增加，因食物的营养成分和热量含量不同，持续可达 2.5 h。高脂肪食物比碳水化合物丰富的食物更能引起反应。为确定性引发结肠对进食的反应，至少需要摄入 500 kcal。最后，静脉注射新斯的明或结肠灌注双醋苯啶可诱发 HAPCs。可采用恒压仪测定结肠的张力。在生理状态下，餐后结肠张力增加[17, 21-23]。

结肠运动的改变可表现为便秘。便秘患者可以采用多种方法加以评估，包括不透射线标记物，放射性核素显像、磁共振成像、动态排粪造影、无线动力胶囊（smart pill®，Given Imaging 公司），也可行结肠测压 / 恒压仪研究[17-18, 22-23]。尽管这些方法的细节将在后面章节讨论，但慢传输型便秘患者的一些共同表现还是值得一提的。慢传输型便秘患者 HAPCs 频率降低，也缺乏餐后正常的时相性反应，结肠运动活动的昼夜变化也可出现异常。慢传输型便秘患者在双醋苯啶结肠内用药后，HAPC 反应可能较弱。慢传输型便秘中也观察到餐后结肠张力增加的减弱[21-24]。便秘患者可见 ICC 的减少与受损[20]。总之，慢传输型便秘可能既有肌源性因素，也有神经性因素。

结肠生理的临床方面

最终，理解结肠生理学概念的主要目标是能够转化为针对患者的有效疗法。后续的章节中的论述更有针对性，但为说明这个概念，我们可以考虑使用骶神经调节（SNM）。这并不是新的治疗方法，但 FDA 批准它用于治疗大便失禁，使其最近引起了人们的注意。除了治疗大便失禁及其与盆底复杂的相互作用外，来自欧洲的数据也显示它对治疗结肠运动障碍，特别是慢性便秘和低位前切除综合征的效果。推测其效应就是基于本章所述结肠运动的已知原理。Dinning 等人进行了一项漂亮的研究，以 SNM 治疗慢传输型便秘患者。通过结肠镜，置入一根测压导管，将其尖端固定于盲肠。电极置于 S2 和 S3 骶孔后施以刺激。他们发现，刺激 S3 神经根明显增加全结肠顺行传播性序列（PS），而刺激 S2 显著增加逆行 PSs。经 3 周试验，75% 的患者报道排便频率增加和泻药使用减少[25]。SNM 作用于肠神经系统的真正机制还不清楚；但一个假设是通过影响自主神经支配，主要是通过中枢神经系统介导的效应。

在人类保持稳态过程中，结直肠是一个复杂的器官，具有多重作用。通过加深对其解剖和复杂生理功能的理解，结直肠外科医生不仅可以更好地了解其正常作用，也可理解其病理生理状态紊乱的原因；并在已知功能的基础上开发新的疗法。在其他章节中，这样的例子会有更详细的展示。

（参考文献参见 www.pumpress.com/home-specific-edu/5599.html）

第3章

肛门生理学：控便和排便的生理学

Vitaliy Poylin, Thomas E. Cataldo　著
鞠海星　钱　俊 译　吴永友 审校

缩略语

RAIR　直肠肛门抑制反射
SNS　骶神经刺激
FI　排便失禁
MR　磁共振

要点

- 肛门括约肌复合体的神经支配是交感神经和副交感神经的混合交叉系统，为控便提供充分保护。
- 正常的控便和排便需要完整的感觉和运动控制及反射，以便在社会活动的适当时间和地点感知、保留和自发地预知直肠内容物。
- 多种原因可干扰肛门的正常生理，导致失去控制、无法排便或慢性盆腔疼痛。
- 分娩过程可显著改变肛门直肠的解剖和生理，导致各种排便和（或）失禁障碍。

引言

肛门及其周围结构的生理实质上就是节便和控便的生理。这是一种平衡、持续反馈和复杂反射的生理学。正常控便要求直肠内压力与内、外括约肌张力之间的平衡。排便和适时控制粪便或气体的排出，需要良好的感觉与对直肠内容物的判别。排便需要在直肠压力、收缩与盆底和内外括约肌同时协同松弛之间的平衡。这种复杂平衡的任何部分被打乱都可能因肛门张力降低、直肠收缩过度、感觉减弱或无法分辨直肠内容物性状而导致肛门失禁。相反，紊乱可能导致无法正确或完全排空直肠，而且，近侧疾病导致慢性腹泻或便秘也会打乱这一平衡。用力更大甚至因直肠、肛管功能正常或异常引发行为或心理问题。

善于向患者学习，聆听他们是如何做的，做的什么，并结合丰富的肛肠生理知识，这样的医生和患者一起才能有效治疗排便紊乱。

正常解剖与生理

肛门解剖的详细讨论见第 1 章。简言之，肛门的肌肉组织由三个同心圆柱形结构组成。内括约肌起源于直肠的非自主环形平滑肌。纵肌来自直肠的外侧纵肌，并最终延伸至肛门，向内侧穿过肛门内括约肌，构成支持内痔的 Treitz 肌。最后，外括约肌来源于盆底的自主横纹肌。

内括约肌始于外科肛管顶部的胃肠道平滑肌的增厚，此处为肛门直肠环的顶部，内括约肌向下延伸，到达非收缩或松弛状态下外括约肌末端的近侧。正常内括约肌的长度可从 2 cm 以下至 4 cm 不等。在未受刺激的状态，内括约肌慢性收缩，构成 50 ~ 75% 的肛门静息张力，经肛超声成像下，呈 2 ~ 3 mm 的低回声带 [1]。内括约肌并非在所有患者都呈完整的圆柱体，在初产妇可见其近端前壁缺陷 [2]。失去神经支配或绝经妇女激素（孕酮）减少，内括约肌的长度和体积可以减少。

外括约肌是横纹肌，自肛提肌向下延伸至远端肛门皮肤。与内括约肌一样，外括约肌处于慢性收缩状态，但在主动控制下受到刺激时，可以收缩至肛门静息张力的两倍以上。最初认为它分为三个不

同的部分：深部、浅部和皮下，现在认为这种区分并无意义[3]。

内外括约肌之间是一层平滑肌和横纹肌的混合组织，由肠道的外侧纵行肌与部分肛提肌延伸而成。在向下延伸过程中，部分肌肉向内侧穿过内括约肌，构成固定痔复合体的悬肌（Trietz 肌）。在远侧，联合肌延伸至肛管皮肤，并放射状通过外括约肌形成肛门皱皮肌[1, 4-5]。

肛门和盆底的神经支配

肛管直肠的副交感神经纤维从 S2、S3、S4 骶孔发出，盆腔神经丛与交感神经——腹下神经汇合，在那里混合的节后纤维向下延伸至低位直肠和肛管。因此，内脏括约肌受 L5-S4 混合自主神经的交叉支配，单侧损伤仍能维持功能。同样，外括约肌经阴部神经的直肠下分支接受 S2-S3 神经及 S4 会阴支的支配。这种神经分布还含有感觉神经，有助于控制排便。上段肛管含有高密度的游离及有组织的感觉神经末梢[1, 6-7]。有组织神经末梢包括 Meisner's 小体（触觉）、Krause's 囊泡（冷觉）、Golgi-Mazzoni 小体（压力）、生殖小体（摩擦）。

正常控便

直肠容量

正常控便首先需要一个空间来临时容纳和评估内容物，并通过一定压力将其排出。因此，直肠既需要基本容量，也需要扩张顺应性和排便力量。直肠是一个低压容器，具有从乙状结肠接收大便的能力。它必须具有在压力下大幅扩张容纳大便的能力。直肠容量减小的患者可因便频、便急，往往导致大便失禁。

压力和动力

直肠的基线压力很低，约 5 mmHg，伴有每 6 ~ 12 s 一次的低幅收缩。偶尔也可见到高达 100 mmHg 的高压波。肛管呈静息张力与小波幅收缩重叠，频率为 15 周期 / 分钟，压力为 15 cmH_2O。肛管压力是直肠的 10 ~ 14 倍。与乙状结肠相比，直肠运动活动更频繁，收缩波振幅更高[6]。这种逆向压力梯度提供了一个压力屏障，可以阻止大便继续前行，并在不方便之时将其推回乙状结肠内，以推迟排便[7]。肛管内可见慢波，越往远端频率越高。这一梯度被认为有助于将内容物推回直肠，保持肛管空虚，从而维持对大便的控制。

直肠肛门的感觉和感受

直肠本身没有本体感觉器，对排便的有意识感觉位于肛提肌和肛管，因此全直肠切除吻合的患者感觉仍可保留。直肠扩张引起肛门外括约肌收缩，肛门括约肌收缩显著。Gowers 在 1877 年首先描述了直肠肛门抑制反射（RAIR），认为该反射可使肛管上段高度神经支配的敏感上皮可感受远端直肠的内容物，判断其质量和性状[8]，使得患者可准确地辨别排气与粪便、液态粪便和固体粪便。这一机制的改变，无论是感觉减弱还是感受受损，都可因粪便溢出或无法辨别排便性状而导致排便失禁。肛门感觉可因分娩、会阴脱垂及黏膜切除而受损[9-11]。

结构方面的考虑

除由肛门括约肌和耻骨直肠肌环提供的基线张力以外，因耻骨直肠肌处于非刺激的慢性收缩状态形成的角度，使整个结构处于关闭状态。肛门轴与直肠轴之间的夹角介于 80° 和 90° 之间，是控制大便的主要机制。在坐姿时，正常可超过 90°；在正常排便时，可超过 110°。因耻骨直肠肌没有充分放松导致排便功能异常的患者，通过蹲、屈髋部可增加角度至小于 90°。Parks 提出的瓣膜理论认为直肠前黏膜是位于肛管上端的一个皮瓣。非排便相关的腹压增加可增加角度，并使皮瓣更加紧密关闭肛管上段。当会阴下降，肛门直肠角伸直，皮瓣就会打开。患者排便梗阻或具有直肠内脱垂的证据时，前方黏膜瓣似乎确实是导致该问题的原因之一。

痔疮在正常控便中的作用

有人认为痔疮在非病理状态下的正常功能也是正常控便的另一个重要组成部分。Stelzner 将痔疮称为肛门的海绵体[12]。这些血管垫有扩张能力，在肛门上方形成一个密封圈，对控便发挥精细调节作用。正规痔疮切除术后可见患者的控便功能发生细微变化支持了这一观点。

感觉和神经支配

在骨盆内，近端肛管的神经支配来自直肠。通过盆腔神经丛，直肠由来自腹下神经的交感神经和骶副交感神经混合支配。肛管的盆腔外神经支配通过来自 S2-S4 的阴部神经，经直肠下神经最终在两侧偏前方的位置分布到肛门。已知肛门周围有明显的交叉神经支配，仅一侧阴部神经的完全破坏也不会导致不对称的括约肌萎缩或大便失禁。

直肠内感觉神经仅对牵拉敏感，对内脏盆腔疼痛感觉模糊。直肠远端牵张或扩张可导致迷走神经的副交感神经受到显著刺激，致使心动过缓和低血压。齿状线近侧一小段直肠缺乏疼痛感觉神经，因此某些痔疮治疗导致的不适相对有限，如套扎、硬化剂注射和吻合器痔上黏膜全切术（PPH）。躯体感觉神经始于齿状线近侧的肛门过渡区，宽度可变，为 0.3 ~ 1.5 cm[13]。在这个区域内，疼痛、触觉、压力和温度感觉神经末梢很丰富。因此，它们被认为是控便机制中整个感受系统的一部分[14]。这些纤维来自阴部神经分支，可通过双侧肛门神经阻滞完全麻醉。

正常排便

正常排便机制复杂，有赖于体神经和自主神经系统之间的密切配合，包括对感觉传入与肌肉收缩的有意识和无意识控制。这一过程始于大便到达直肠、黏膜。如排便时机不适合，就会出现肛门括约肌收缩、直肠开始扩张[7]。直肠在无充分意识下继续扩张，在直肠检查时，患者常常并不知道大便的存在；而在这一过程中，也存在有意识的感受（人们可以区分气体和粪便，并即使直肠内充满了粪便，也会允许气体通过）。随着直肠继续扩张，人们会意识到排便的需要（通过持续感受）。排便冲动通常持续数秒，可通过进一步收缩肛门内、外括约肌加以控制（传出神经末梢位于腰骶部，高度受控，可有意识控制排便冲动）[15-16]。

当时机合适，排便过程便再次依赖有意识和无意识的反应。这个过程开始于腹部肌肉的收缩（Valsava），同时与乙状结肠收缩将粪便下推。另一方面，盆底肌群放松，这是耻骨直肠肌（放松肛门直肠交界处的肛门直肠环）和其他肛提肌共同放松的结果。这样就可使盆底稍下降，拉直肛门直肠角。直肠本身开始收缩，内、外括约肌放松。即使括约肌未完全放松，此时直肠内压力超过肛管压力，就可出现排便。这个过程也可通过蹲位，进一步增加腹内压和拉伸直肠。如在感受过程中（直肠收缩，内括约肌已部分放松）决定有意识排便，则外括约肌放松，出现排便[17-19]。排便一旦开始，就会出现多种模式。可以是一次性排空直肠内容物，随着左结肠、乙状结肠的总蠕动，连续一次性排便。也可能在一个短时间内逐步排出少量大便，需要反复用力[20]。这两种模式及其衍生模式取决于患者的习惯和其他因素，包括粪便的整体一致性。

如果大量的粪便迅速送到直肠，正常的直肠顺应性和调节可能是不够的。在这种情况下，具有正常感觉和功能的患者将有急性紧迫感，有 40 ~ 60 s 来防止排便，并且可以通过主动收缩外括约肌来允许排便或将粪便移到一个合适的位置。

由于一些显著的原因，研究这一过程可能比较困难，因此我们对它的理解依赖于在测试过程中的观察（例如，排粪造影视频 3.1；肛门测压研究）[2,6]，对神经功能缺损患者（特别是脊髓损伤）[21] 和动物进行研究。动物研究显示存在不同情况，在直肠有更敏感的感受器，与结肠相比，对张力和快速扩张更敏感[22-24]。这些张力感受器对直肠扩张和收缩肌肉都会产生反应，与直肠扩张中压力升高的周期一致[3-6]。

控便过程中胫神经和骶神经根刺激的生理学

多年来人们认识到，慢性电刺激对进入骨盆的神经进行慢性电刺激具有内脏功的和运动的效应改善。单侧刺激 S3 或 S4 神经用于治疗尿失禁已经超过 30 年，同时对大便失禁已被认为有益。最近，骶神经刺激对特发性便秘也显示了令人鼓舞的结果[25-27]。

骶神经刺激如何产生作用的确切机制仍不清楚。排便的生理控制依赖于结肠、直肠和肛门的协调感觉和运动。目前的看法是，排便紊乱是继发于肛门直肠和结肠生理的一些紊乱，而不是单纯性便秘或结肠运输衰竭便秘患者的括约肌功能障碍。因此，SNS（骶神经电刺激）的治疗效果不仅是因为最初提出的排便失禁患者的肛门括约肌复合体的外周运动刺激，而是由于功能性肛门直肠单元的运动和（或）感觉功能的改变。这样的假设可以解释对排便失禁和慢性便秘均有效的“悖论”，即骶神经电刺激在两种情况下都有效，并非两者产生矛盾的行动，从而改进了共同的病理生理学。这一假说也解释了为什么排便失禁和排便紊乱如此频繁共存[28]。同样，间歇性刺激胫后神经对排便失禁具有有益的影响，其机制尚不完全清楚[29]。

卡林顿等在 2014 年对有关骶骨和周围神经刺激治疗大便失禁和便秘的科学文献进行了详尽的回顾[15]。总结他们的发现：骶神经刺激没有明显的直肠顺应性或运动的效果，它似乎可以减少容量减少和超敏患者的过敏反应，同时增加敏感性降低患者的敏感性。此外，骶神经刺激增加黏膜血流量，关闭刺激时返回到基线水平。在接受刺激的直肠活检组织中，神经肽 P 物质含量较高，在停止后逆转。这两种现象的确切重要性或影响尚未确定。有四十项研究通过肛门直肠测压检查了肛门括约肌功能的变化。研究之间的直接比较是困难的，因为设备规范、研究协议和结果报告方法在中心之间是易于改变的。有十四项研究报告说，肛门自主挤压明显增加，其中有八项研究报告患者静息压力增加。

脊柱损伤与排便

最常见和最有意义的排便研究是由脊髓损伤患者提供的。然而，重要的是要记住，这是一组非常不同的患者，其损伤程度因人而异。[7]。高位脊髓损伤（T7 以上）中断腹部和盆底肌肉以及结直肠的控制和感觉[12, 29-30]。这种结合允许结肠和直肠的低张力状态。结肠的推进能力下降、导致结肠扩张和结肠慢运，因此可以解释高位脊髓损伤经常伴有便秘。这些患者常常不能产生足够的腹内压或采取蹲位来帮助排便[11, 13, 31]。同时，较低的神经元无经常刺激，增加了盆底肌和肛门外括约肌的收缩和痉挛。感觉也常常受损，可以消除正常的排便欲望。有趣的是，这通常不会影响机械感受器，一些患者报告有模糊的压力，然后解释为需要大便[31-33]。结果，这些患者常常有慢性便秘，这是由感觉减退和大便不能向前移动引起。[12-13]。这与盆底功能障碍和不能辨别排便的欲望以及盆底的松弛能力下降同时存在。患者们往往依赖严格的措施来完成排便，包括通便剂、直肠刺激和手法[11-13]。直肠刺激可以使一些患者降低肛门括约肌压力。他们还可以体验到大便失禁是由于直肠的充盈、溢出以及手动去除阻塞对括约肌损伤的后果[12-14, 34]。

低脊髓损伤如马尾综合征常有传入纤维的受损，结果内外括约肌丧失健康状态以及感觉受损。这可能会导致严重的排便失禁，因为任何引起腹内压升高的因素可能导致肠管移动与排便[11-13]。

排便障碍

排便障碍是由于感觉、肌肉松弛或两者改变引起的一组难以理解的疾病。在许多有这些问题的患者中，确切原因是多方面的，而且不容易识别[35]。在许多患者中，感觉机制异常是主要的损害[36]。正常感觉是正常排便的一个组成部分。它允许适当的反应，最重要的是肛门采样和直肠肛门抑制反射。异常感觉的一些原因可以在患者有明显的直肠炎（感染或炎症）时或直肠肛管损伤 / 手术后可见一斑。如果没有上述原因，病因就不那么清楚了。功能紊乱可能与儿童时期意识 / 潜意识抑制排便有关[15-16, 37-38]。根据这个理论，排便的重复延迟导致感觉的改变，并最终导致肛门直肠和盆腔肌肉之间的不协调。由于这个过程的继续，即使患者可以继续体验“正常”促使排便，感觉变化引起的刺激也增加（腰骶部）神经元环路；神经系统上部放松的影响尚不足以压倒异常刺激。一旦这种情况发生，盆底肌如耻骨直肠肌和括约肌复合体无法适当放松，越来越高的腹腔内压力需要压倒直肠 / 肛管压力以排出[39]。这种失败可以与疼痛和不完全排空感有关。

独立于正常排便的部位首先受到影响，随着时间的推移，可能会对包括受体、传出神经和肌肉在内的感觉通路造成重大损害。随着时间的推移，这一过程也将开始影响盆底结构的完整性。排便障碍疾病包括肠套叠，直肠前突，耻骨直肠肌痉挛、耻骨直肠肌动力异常、耻骨直肠肌协同失调，以及小肠膨出、直肠脱垂。虽然小肠膨出及直肠脱垂的原因可能是复杂的，但这些疾病主要是排便的机械性阻塞，从而超出本章的范围。这里我们描述了一些更直接影响感觉神经肌肉环路异常的病理状态。

肠套叠是黏膜下降引起的低位直肠 / 肛管阻塞。这可能在一些患者主要由于黏膜的冗余、盆底下降

（主要的结构问题，或由于分娩和肌肉 / 神经损伤的妇女）引起。在大多数患者中，这可能是由于推挤增加和放松减少引起的第二个过程。一旦肠套叠发生，肠套叠本身就会对排便产生机械阻塞，并进一步产生排出粪便的压力[17-19, 40]。

直肠前突可能以类似的过程发生。它被定义为大于 2 cm 的直肠壁突出，可伴有肠套叠。直肠膨出是由骨盆的身姿 / 括约肌复合体结构在创建或分娩时异常松弛引起的直肠壁缺损。因此，当患者试图排空时，产生的压力将粪便向薄弱部分突出，产生不合适的收缩。这会产生一种凸起和不完全排空的感觉，并且至少可以部分缓解妇女在疾病最初阶段推动阴道的情况（图 3-1，录像 3.2）。然而，脱肛本身在检查时是一种非常常见的状况，只有一小部分患者会有症状。大多数有症状的患者可能有一个较弱的直肠壁以及括约肌或耻骨直肠肌的动力异常组合[15,41]。

盆底肌协同失调（盆腔出口梗阻）可能是耻骨直肠肌和（或）括约肌放松失败的结果；也可能是由于排空过程中异常收缩引起的。因此，当患者试图排空时，肛门直肠的角度可能不会增加，甚至可能变得更尖锐。患者的自然反应是产生更高的压力，而这种压力只会进一步恶化症状。随着时间的推移，这些变化可能会对肌肉和神经造成更大的损害。与本组其他疾病相似，直肠感觉也受损，但是否是长期损伤或诱发事件的结果尚不清楚[15-16, 18]。

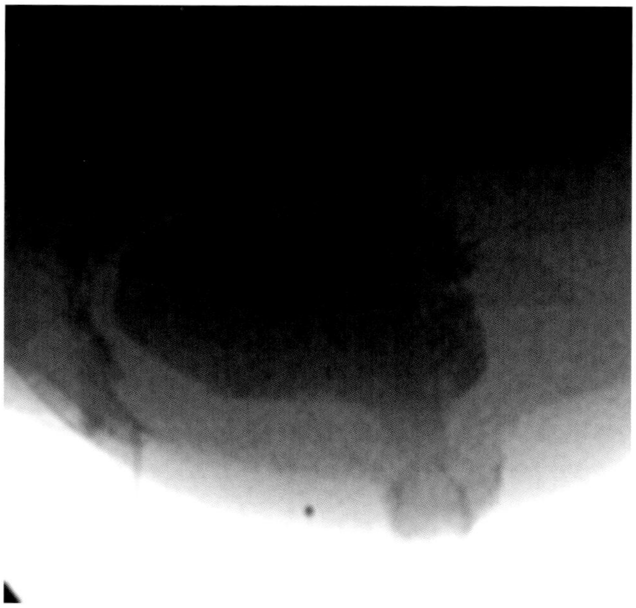

图 3-1　脱肛排粪造影图像

功能性肛门直肠痛

肛门直肠疼痛的主要原因可以经常被归于肛裂、痔病等常见疾病，或炎症性肠道疾病（第 11 章）。然而，有一小部分失调似乎与更多的功能性而非结构性问题有关[42]。

肛提肌综合征（肛提肌痉挛、耻骨直肠肌综合征）通常被描述为钝痛，在直肠往往是坐着的时候更糟糕。根据定义，它应该持续超过 20 min 的时间并排除其他原因[43]。这种情况的病因尚不清楚。有趣的是，即使发作可能是由于排便困难（包括情绪紧张等）引起的，但并不总是与排出困难有关。它是可能的类似于其他的功能性疾病，是感觉的改变，也许行为（推迟排便，造成大便硬）可能有助于这一问题的发展和传播。此外，人们认为长时间的肌肉收缩可能导致血管的压迫，从而导致相对缺血和厌氧消耗的增加。这反过来又可以导致肌肉激活伤害性感受器（缓激肽、P 物质），进一步无法松弛产生痉挛和疼痛[15-16, 22]。

痉挛性肛门痛是一种突发的严重肛门疼痛，持续数秒至数分钟，然后完全消失。病因不明，但似乎与压力有关。它与一些患者的内部括约肌增厚有关。一些研究表明平滑肌收缩是造成这种疼痛的原因[15-16, 44]。

产科相关问题的病理生理学

怀孕和分娩潜在的后遗症是排便失禁，它可以导致肛门括约肌的肌肉结缔组织直接破坏，或损伤阴部神经[45]。怀孕期间，盆底的压力以及荷尔蒙都会发生变化。黄体酮在怀孕期间释放，通过抑制平滑肌收缩和防止子宫收缩过早起作用。这会降低肠道蠕动（这有助于减少便秘）和减少肛门括约肌的强直收缩[25, 46]。在肛管鳞状上皮发现有雄激素、孕激素和雌激素受体，这间接支持了这些激素对括约肌[47]可能产生的影响。此外，孕激素导致韧带松弛[48]。当合并腹内压增加时，这些变化引起盆底肌肉拉伸、肛提肌裂孔扩大和潜在的阴部神经损伤。

如下所述，妊娠期间拉伸以及分娩时的牵引也会影响阴部神经[49]，这些在下文中会有描述。阴部神经损伤会造成肌肉萎缩以及影响感官成分改变和影响外括约肌。在分娩后发现盆底肌肉的神经病变，以及特发性排便失禁和便秘的证据。

分娩会使便秘更加复杂，在分娩过程中推挤可以明显加重以上问题[50]。它可能与相关肌肉的拉伸甚至撕脱以及阴部神经撕脱伤有关[25]。这就解释了为什么较长的第二产程阶段（推）在以后的生活中伴随着更高的损伤比率。此外，更有可能发生牵引损伤（婴儿体重增加与直接和长期问题的发生率高有关）。使用额外的设施来帮助生产如血管钳和真空吸引会导致排便失禁的发病率增加[25, 51]。这可能导致括约肌的直接损伤。切割和撕裂是排便失禁的额外危险因素，与括约肌复合体直接损伤相关。剖宫产术后排气和大便失禁的发病率较低，但与急诊剖宫产术和阴道分娩相比，这种差异并不明显。紧急剖宫产通常是在分娩失败后开始进行的[52]。尽管很多女性有轻度排气或大便失禁的问题，但多数人会有足够的储备来代偿。分娩后出现症状是将来发生严重失禁的另一个危险因素，因为年龄会进一步削弱已经受损的肌肉和神经。

泌尿生殖道问题与盆腔疼痛

盆底结构复杂，在解剖学上的面积非常狭小。它包括骨盆肌肉及相应的神经，不仅负责维持节制和正常排便，还负责正常的泌尿系统、妇科功能。毫不奇怪，尽管任何单一系统的功能紊乱常见，但通常不止一个系统经常受到影响，例如，与妊娠和分娩有关的生理和肌肉变化，对后室的影响，对中、前室结构也有相似的影响。子宫脱垂在经产妇女中更常见，特别是复杂分娩。泌尿道问题（包括尿失禁）常见[16, 25]。泌尿问题的机制可能与后室的问题一样，是受激素的影响与盆底肌、括约肌及神经直接损伤的联合作用。扩大的提肌裂孔已被证明会影响中、前室以及后室。这会导致子宫和膀胱脱垂（除直肠脱垂和直肠、肠套叠外）[21]。妊娠和分娩对肛门括约肌的作用也可以影响尿路括约肌，尿失禁的妇女也经常报告有排便失禁[16, 25]。因此，泌尿生殖专家会处理有肛肠问题的一些患者，尤其是这些治疗可用于相近专业之间（例如盆底理疗、骶神经刺激）。盆底脱垂的问题，特别是中间室的问题，可能会导致排便障碍。出于这个原因，应注意获取全面的盆底问题既往史，否则可能会失去导致患者症状的重要因素，并可能影响治疗的成功。

另一个常见的问题是盆腔疼痛，有这些症状的女性往往直接转诊到妇科，虽然根本原因是肛提肌痉挛或盆底肌协同失调[23]。这些问题我们的泌尿妇科同事也通常用类似的治疗方法包括物理治疗和其他盆底松弛技术。采用的诊断技术与前盆腔疾病诊断技术相似（MR 排粪造影与常规排粪造影、肛门直肠测压）。因此，当患者出现与盆底肌有关的肛门直肠问题时，必须保持警惕，以确定与前、中隔间相关的问题，因为它们可以影响整体症状控制情况以及如何最终解决这些问题。

（*参考文献参见* www.pumpress.com/home-specific-edu/5599.html）

第4章

内　　镜

Kurt Davis, Michael A. Valente　著
鞠海星　钱　俊　于广秋　程　明 译　吴永友 审校

要点

- 内镜检查对结肠直肠癌患者的诊断至关重要，是结直肠检查的关键组成部分。
- 肛门镜检查是正确评价肛门、齿状线、内外痔、肛门肿块的最佳方法。
- 有多种肠道准备方案，不管选择哪一种，都应将肠道准备的一半安排在前一天，另一半安排在手术当天，以获得良好的准备效果。
- 没有理想的镇静药物，但内镜医师必须熟悉任何所用药物的副作用，并准备好相应的拮抗药。
- 经验丰富的专家和新手之间的区别在于内镜下的辅助操作，包括腹压、调整位置、扭转和抖动。
- 胶囊内镜可以让医生评估小肠隐匿性消化道出血、早期肿瘤、息肉综合征，或 Crohn 病。

引言

对结直肠病患者的内镜评价是体格检查的重点。它允许医生从口腔到肛门直观地评估整个肠道，并可以诊断、治疗和监测任何治疗的有效性。对于从事结直肠癌患者诊治的医生来说，掌握内镜诊断和治疗技术很有必要。

完整的肛门直肠检查

在进行肛门直肠或内镜检查时，必须营造一个轻松的环境。多数患者会表现出紧张和恐惧，这导致肛门或臀肌痉挛，妨碍准确评估。检查者必须使患者放心，将焦虑和窘迫保持在最低限度。达到这一目的的方法是有效的沟通，使房间里的辅助人员数减至最少，检查时避免匆匆了事。在检查过程中医生应努力与患者进行积极沟通。

在讨论内镜技术之前，充分了解肛门直肠检查的最初步骤对于内镜检查的成功和患者的健康和满意度是必不可少的。在插入任何器械之前，必须先获得有关病史和局部检查情况。局部检查是任何内镜检查的重要前提，包括争取的患者体位、视诊、肛门直肠区触诊及随后的直肠指检。完成这个阶段的检查后，就可开始结肠、直肠和肛门的检查了。

患者体位

有效进行肛门直肠检查的体位有两个。体位的选择可能取决于几个因素，包括现有设备、患者年龄、合并症和医生的偏好。无论选择何种体位，必须使患者和检查者舒适，以便进行有效的肛门直肠和内镜评价。

俯卧折刀位

俯卧折刀位（膝胸位）借助专门的肠镜检查台进行，可很好地暴露整个肛门和肛周、会阴区以及骶尾部。患者跪在垫子上，躯干前倾、手臂向前伸展（图 4-1）。检查台逐渐向前倾斜，使患者的臀部和会阴高于头和脚。采用该体位，检查者比较舒适，也可轻易插入肛门镜、直肠镜或软质乙状结肠镜。多数患者对该体位耐受性良好，但下列患者应避免该体位：虚弱，近期有腹部手术、心肺疾病、各种关节炎、风湿性疾病、晚期妊娠的患者。

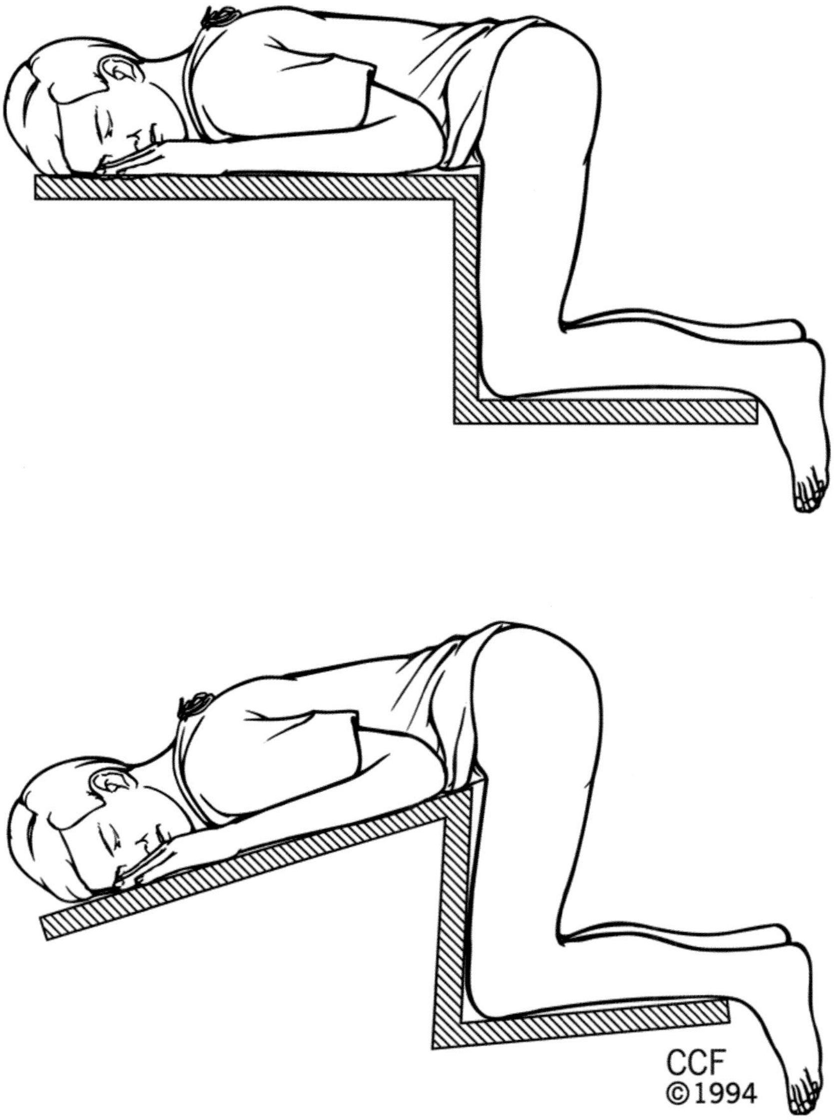

图 4-1　俯卧折刀位。版权允许，Cleveland Clinic Center for Medical Art & Photography ©2015.

左侧卧位

左侧卧位（Sims' 体位）也应用广泛，尤其是在没有专业检查床的情况下（图 4-2）。该体位患者耐受良好，非常适合老年人或体弱患者。患者采用左侧卧位，大腿与躯干成 90°。臀部必须稍微外翘，超过检查床的边缘。该体位可充分显露肛周和骶部，但会阴前部往往显露不好，需要助手协助分开臀部。采用该体位可轻易进行肛门镜或内镜检查。

视诊和触诊

进行其他检查前，应对会阴、肛管、直肠和阴道进行正确视诊。适当的照明必不可少，有多种市售光源，如顶灯、鹅颈灯或头灯。需要指出的是，不推荐采用“钟面”命名法描述肛肠所见。这种命名法取决于患者的位置，因此对于真实的部位不同检查者会有不同的解读。采用象限法（即左外侧、右前、右后）描述解剖位置更为恰当，这也是结直肠外科医生最常采用的方法。

首先，对臀部形状和骶部进行整体评估，然后轻轻分开臀部以充分显露。通过视诊可获得大量信息。医生应检查并记录任何瘢痕、漏便、脓、血、黏液、抓痕、红斑、括约肌形状、会阴体体积、痔病、皮肤体征、炎性肠病的显性标志、外瘘开口、直肠脱垂、肿瘤及既往肛肠手术的证据。然后，让患者屏气（Valsalva 动作），以协助确定和评估会阴下降、子宫、阴道、膀胱脱垂或直肠脱垂。应该指出的是，评估直肠脱垂的最佳体位是灌肠后马桶上

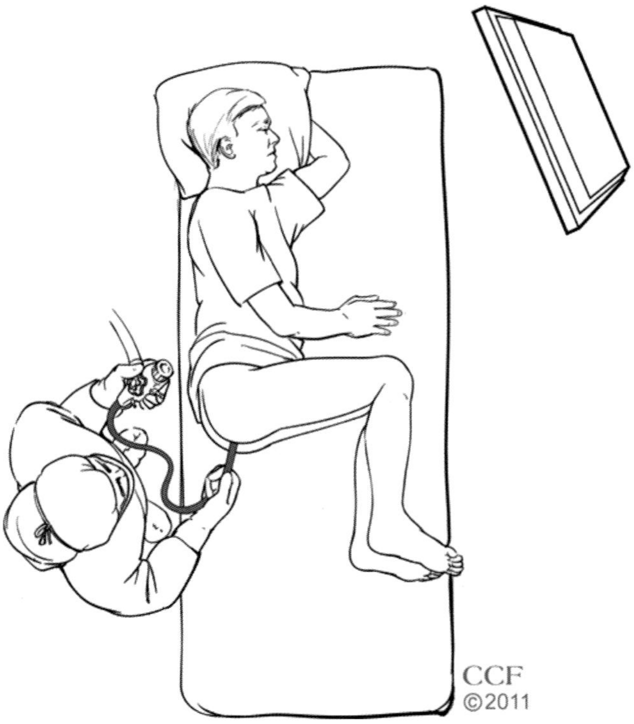

图 4-2 左侧卧位（Sims' 体位）。版权所有，Cleveland Clinic Center for Medical Art & Photography ©2015.

的蹲坐位。轻柔、有针对性地触诊直肠肛门区域有助于检查者获得非常详细的信息。轻触肛缘可引出肛门皮肤反射（肛门眨眼），提示阴部神经完整。此外，轻轻掰开肛门，有助于发现肛裂或溃疡。臀部触诊有助于发现脓肿、瘘管外口及可能的肿块。

直肠指检

直肠指检（DRE）操作简单，通常耐受性良好，在直肠内镜检查前均应进行直肠指检。良好的 DRE 能提供肛管、远端直肠和邻近器官的正常内容物及潜在病理等诸多信息。DRE 还能评估大便失禁的肌肉神经功能。尽管医学院的箴言是"只有没有肛门的患者才不行直肠指检"，但这有点言过其实，DRE 也有相对禁忌证，包括伴有疼痛的病变，如肛裂、血栓性外痔、Ⅳ度内痔及中性粒细胞减少的患者。成功的 DRE 可概括为几条简单的原则：充分润滑、动作轻柔和注意细节 [1]。尽量减少 DRE 的疼痛很重要，因为疼痛会影响患者对内镜检查的配合。

在与患者进行适当沟通后，将润滑良好的示指置于肛门口，润滑整个区域。然后将指尖轻轻插入肛门开口处。如有可能，润滑剂应该加热，尚应准备利多卡因凝胶。如患者肛门内括约肌出现不由自主的痉挛，检查者应退出指尖，轻轻再试一次。嘱患者行类似排便时的屏便动作，这个动作会使整个括约肌复合体松弛，便于手指插入 [2]。手指进入应逐步、缓慢。对直肠肛管及其周围结构应进行有组织、有步骤的检查。应评估肛门静息压和动力压。通过手指轻轻扫触肛门和直肠远端的全周以评估管腔的环周情况。对于男性，应检查前方的前列腺，评估结节、增生和硬度。对于女性，触诊前方有无直肠前凸，宫颈和子宫也可触及。在后方，可能触到骶前（直肠后）肿块的存在。对于女性患者，可能需要进行双合诊，以充分检查直肠阴道隔及相关附件结构。可能触知直肠黏膜冗余及狭窄或梗阻。DRE 也可感知代表肛瘘内口的硬结或纤维条索。应认真检查以排除任何肿物。应嘱患者行 Valsalva 动作，以便使乙状结肠及上段直肠的病变下降至手指可及范围内。如触及包块，必须准确记录其大小、位置、特征（无蒂、息肉、溃疡）、活动度（活动、部分活动、固定）及与其他结构的关系（如距肛缘的距离、距肛门直肠环的距离）。

通过 DRE 也可评估肛提肌、耻骨直肠肌，包括肌肉力量和功能，直接触及压痛提示可能存在盆腔疼痛性疾病。括约肌功能完好的患者，当被要求收缩时，检查者会感到肌肉收紧，将其手指推出直肠。此外，当检查者往后方牵拉这些肌肉时，肛门应该张开，然后恢复正常，表示胸腰段脊髓反射通路完整。

肛门镜 / 直肠镜

多数情况下，为完成整套检查，肛门直肠检查后应进行内镜检查，包括肛门镜、直肠镜或软质内镜。肛门镜及直肠镜检查通常无须镇静或机械性肠道准备，且患者耐受良好。

应该指出的是，直肠镜（proctoscopy）一词指的是硬镜，用于检查直肠和远端乙状结肠。因此，"硬质直肠乙状结肠镜"或"直肠乙状结肠镜"常被称为"硬质直肠镜"或"直肠镜"，而乙状结肠镜通常指的是软质乙状结肠镜。

肛门镜

肛门镜用于检查肛管和远端直肠。肛门镜是充分评估肛门皮肤、齿状线、内外痔、乳头、肛瘘、肛门肿块及远端直肠黏膜的最佳方法。

肛门镜比较简单，由内芯、镜体及光源组成。肛门镜可有不同的样式、大小和长度。此外，市售的肛门镜可为开窗式或斜面式，重复使用或一次性使用，带光源或不带光源。具体类型及采用的光源和费用、检查者偏好及所有训练有关（图 4-3）。

无论选择使用哪种器械，肛门镜必须在 DRE 之后进行（如因疼痛、痉挛或狭窄等无法进行 DRE，则不应尝试肛门镜检查）。大多数情况下，肛门直肠清洗灌肠并无必要。肛门镜（连同内芯）必须充分润滑，轻轻逐步前推直至完全插入。使肛门镜沿肛门的前后轴插入非常重要。如果因患者不能耐受未能成功，应拔出内镜，重新润滑后，再次尝试。成功插入后，去除内芯，检查肛门直肠。将内芯重新插入位于肛门内的镜体，轻轻旋转肛门镜以检查新的区域。

俯卧折刀位与侧卧位可获得良好视野，插镜容易，但如果采用侧卧位，需要助手协助分开臀部。检查期间，退镜时嘱患者用力屏气，以便观察肛门直肠的脱垂黏膜或痔组织。肛门镜检查过程中，可行痔的圈套或硬化剂注射，并对任何可疑病变进行活检。并发症罕见，偶可发生痔出血或肛门撕裂。

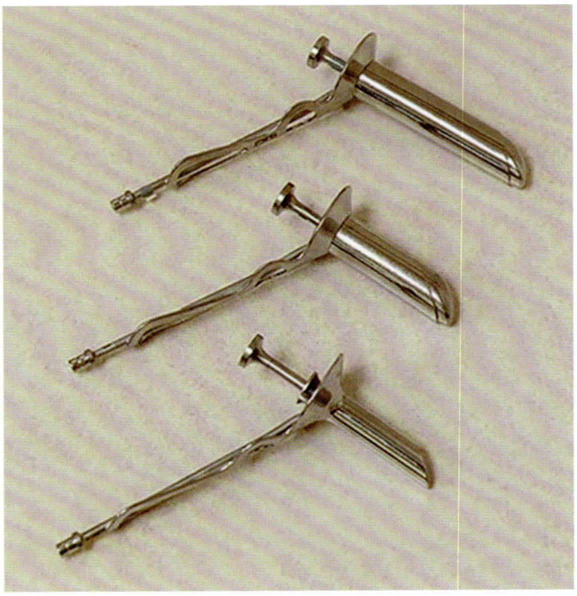

图 4-3　不同的斜面肛门镜。自上而下：大 Hirschmann 肛门镜（短锥）；中 Hirschmann 肛门镜（长锥）；小 Hirschmann 肛门镜（儿科）

直肠镜

硬质直肠镜检查适用于直肠，在部分患者尚可观察远端乙状结肠。与肛门镜相似，直肠镜也由内芯、镜体及光源构成。照明由内置光源提供，去除内芯后，将滤镜与外口连接。与肛门镜的主要区别是，直肠镜需要持续充气以扩张直肠。充气通过镜体附设的进气孔实现，可充入空气获得更好视野，并便于直肠镜在直肠内向近端插入。抽吸装置或棉签可用于清除腔内粪便或液体，改善视野（图 4-4）。患者最好在检查前 2 小时内灌肠清除粪便，因为粪便可影响进镜及观察。

直肠镜有三种尺寸，长度均为 25 cm。内腔直径分 11 mm，15 mm 和 19 mm 三种（图 4-5）。最粗的直肠镜最适合息肉切除或活检，因为此时可能需要电凝。对于大多数患者，15 mm × 25 cm 的直肠镜是一般检查的理想选择。另外尚可选择一次性的

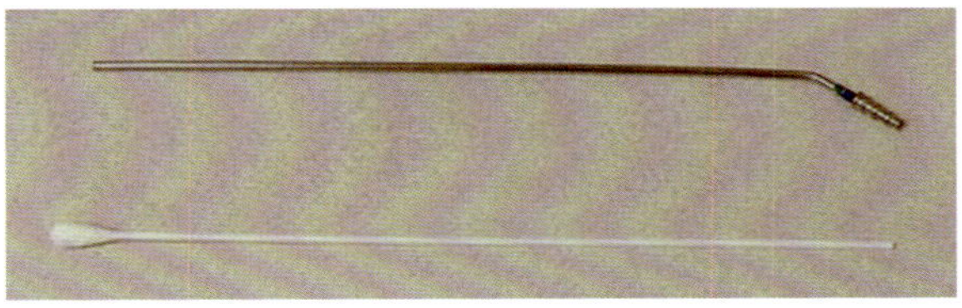

图 4-4　清除少量粪便的吸引管和长棉签。棉签也用于肛门 / 直肠镜检时推拨黏膜

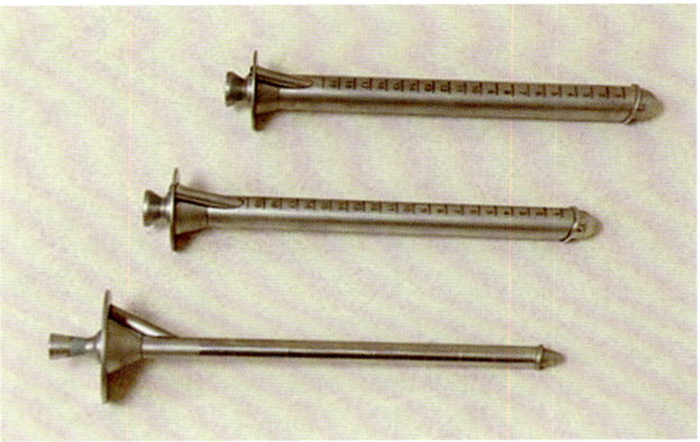

图 4-5　直肠镜。从上往下：大号直肠镜，长 25 cm，直径 19 mm；标准直肠镜，长 25 cm，直径 15 mm；小儿直肠镜，长 25 cm，直径 11 mm

自照明塑料直肠镜。

如前所述，操作可在俯卧折刀或左侧卧位下进行。如操作得当，患者极少甚至完全没有不适。当充气过多造成直肠乙状结肠系膜牵拉或直肠镜撞及直肠壁时，可能出现疼痛。检查者过于积极、进镜过快或插入过深是引起患者不适的主要原因。可惜随着近年来软质内镜的普及，使用硬质直肠镜的技术已经退步了。然而，直肠镜仍然具有重要的指征，尤其是在直肠病变的识别与精确定位以及直肠出血的评价方面。禁忌证与肛门镜相似，包括伴有疼痛的直肠肛门疾病，如急性肛裂、嵌顿痔近期肛肠手术（<1 个月）或肛门狭窄等。

充分润滑后，右手拇指固定内芯，将直肠镜轻轻插入肛管，并大致朝向脐的方向前进 4 ~ 5 cm。然后朝骶骨方向，再推进 4 ~ 5 cm。然后，去除内芯，安装观察滤镜。充入少量空气以打开肠腔，轻轻进、退直肠镜，拉直近端的成角，以顺利找到前进的方向。应该指出的是，直肠镜远端插入的平均长度为 17 ~ 20 cm，很少能全长插入[3]。一旦插入困难或患者出现疼痛，则应终止检查，并记录插入的最大长度。

当直肠镜插入至最大深度以后，开始退镜，少量充气并旋转镜身，仔细检查直肠壁全周。Houston 瓣（直肠瓣）随直肠镜前端变平展开，显露皱襞近侧区域。如发现任何病变，应准确测量、描述，包括病变大小、距肛缘的确切距离、外观以及在肠壁的位置。有多种不同的活检钳（图 4-6），在办公室就可完成活检，可使用或不使用电凝。另外，息肉或小的病变可圈套（图 4-7）或电灼。为达到以上目的，检查室应备有适当的吸引、电凝和冲洗设备（图 4-8）。

硬质直肠镜的严重并发症罕见，以出血最为常见，尤其是行活检或息肉切除术后。穿孔极其罕见，如技术得当是不会发生的。在引入软质内镜以前，硬质直肠镜是评估远端乙状结肠、直肠的标准技术，多数患者极少发生或者没有并发症[4-5]。正常的直肠或乙状结肠很少发生穿孔，但在不健康或有炎症的直肠、乙状结肠内插入内镜或过度充气可能存在风险，因此对炎性肠病、放射性直肠炎、憩室病、憩室炎、肠扭转或恶性肿瘤患者应谨慎。

图 4-6 Turell 成角活检钳。弯曲上颚可 360° 旋转。有不同钳颚大小和类型

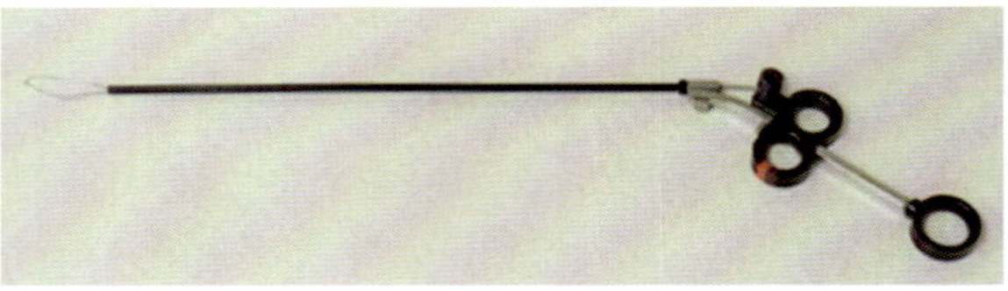

图 4-7 硬线（Frankfelt）圈套器。可通过直肠镜与肛门镜行息肉切除或减瘤

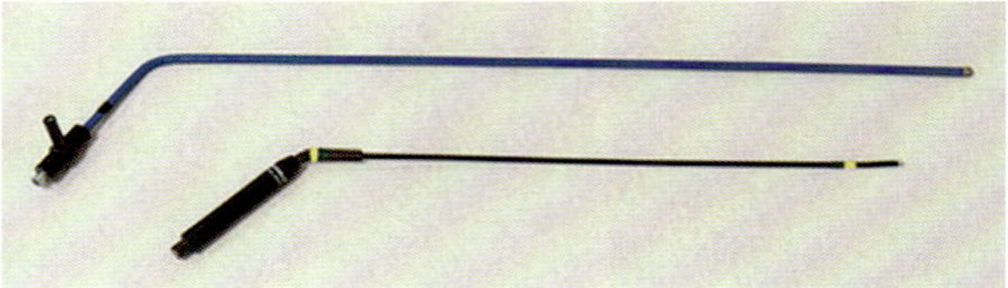

图 4-8 抽吸导管 / 电凝导管。从上至下：吸引电凝绝缘导管，电凝导管

肛管和直肠超声

经肛超声检查（EUS）是一种高度可靠和可重复的成像方式，可提供盆底结构的解剖与功能、肛肠疾病过程及肛门直肠肿瘤等方面的信息。经验丰富的检查者行 EUS 准确性高，在检测肛门括约肌损伤方面具有很高的敏感性与特异性。EUS 的优势包括相对低成本和广泛可及性。EUS 的明显缺点（如同所有超声检查一样）是一种操作者依赖性检查，同一疾病过程中可出现不同的检查结果。

360° 旋转的传感器可实现对肛管和直肠末端的环周评估，二维（2D）单元的探头为 7 MHz 或 10 兆赫（MHz），三维（3D）单元的探头为 13 MHz（图 4-9）。近年来，3D 单元的使用增加，在检测内、外括约肌缺损方面的敏感性与 2D 单元相似，但研究发现使用 3D 单元可减少不同检查者之间的偏倚，从而提高了病理诊断率[6]。

检查前对患者进行灌肠，清除直肠肛管内的大便。避免伪影干扰图像。此外，与前述硬质直肠镜一样，诊断为肛门狭窄或肛裂的患者不应进行 EUS

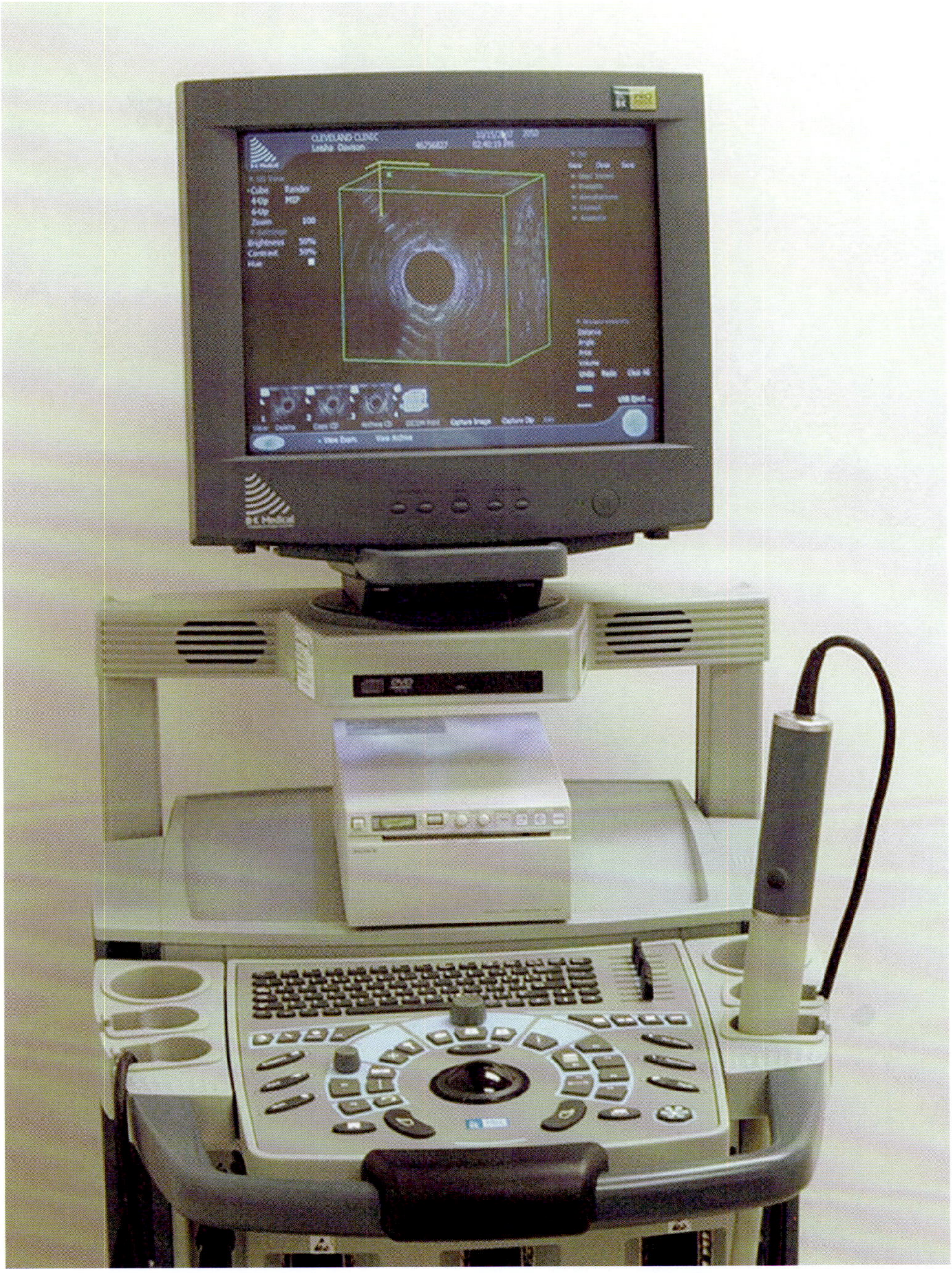

图 4-9　B-K 医疗（Herlev，丹麦）三维肛管直肠超声设备

检查，这类患者的 EUS 检查无疑会导致患者不适，造成检查困难。EUS 最常采用左侧卧位。轻柔直肠指检后，插入润滑良好的超声探头，缓慢推进，然后在回退过程中查看整个肛管 / 直肠（在现代 EUS 系统中，探头固定，而水晶头沿传感器上下移动，获取图像）。

在 EUS 中，根据解剖标志将肛管分为上、中、下三个部分。上段肛管的标志位是“U”形耻骨直肠肌；中间肛管可见 EAS（外括约肌）和 IAS（内括约肌）（这也是 IAS 最宽之处）；在下段肛管，仅可见到外括约肌纤维的最末端（图 4-10、图 4-11、图 4-12）。高反射组织在 EUS 中呈高回声（白色）图像，而低反射组织呈低回声（黑色）。因此，平滑肌构成的 IAS 水含量较高，在 EUS 上呈黑色。产后括约肌损伤时，缺损通常位于前方，累及 EAS，也可能累及 IAS。手术或外伤性肛门括约肌损伤时，缺损可同时累及 EAS、IAS 或其中之一，可为单发也可为多灶性（图 4-13）。据报道，与手术所见相

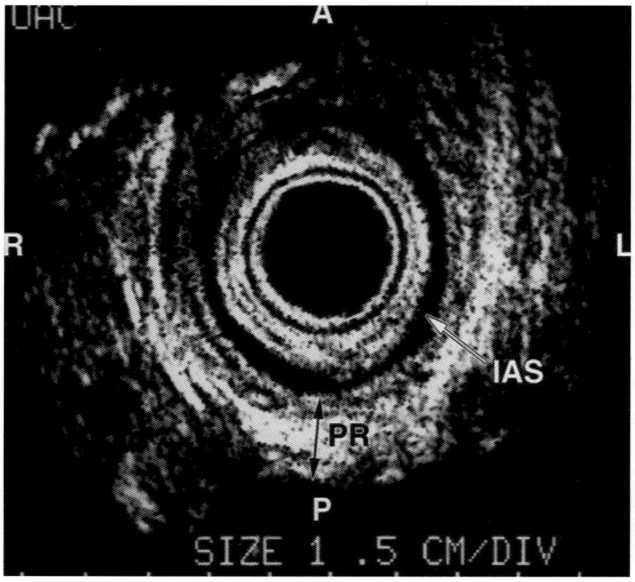

图 4-10 二维肛管内超声观察到的“U”形耻骨直肠肌（PR）*IAS*，肛门内括约肌

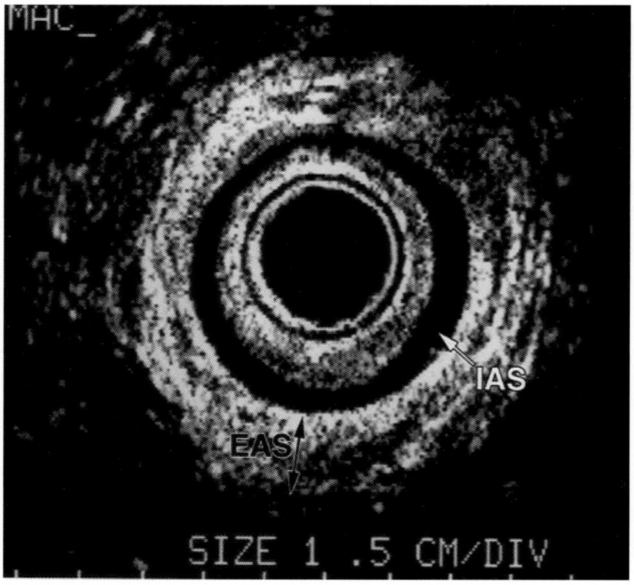

图 4-11 肛管中部的二维肛管内超声。超声图像显示正常、完整的肛门内括约肌（IAS）（低回声）和外括约肌（EAS）（高回声）

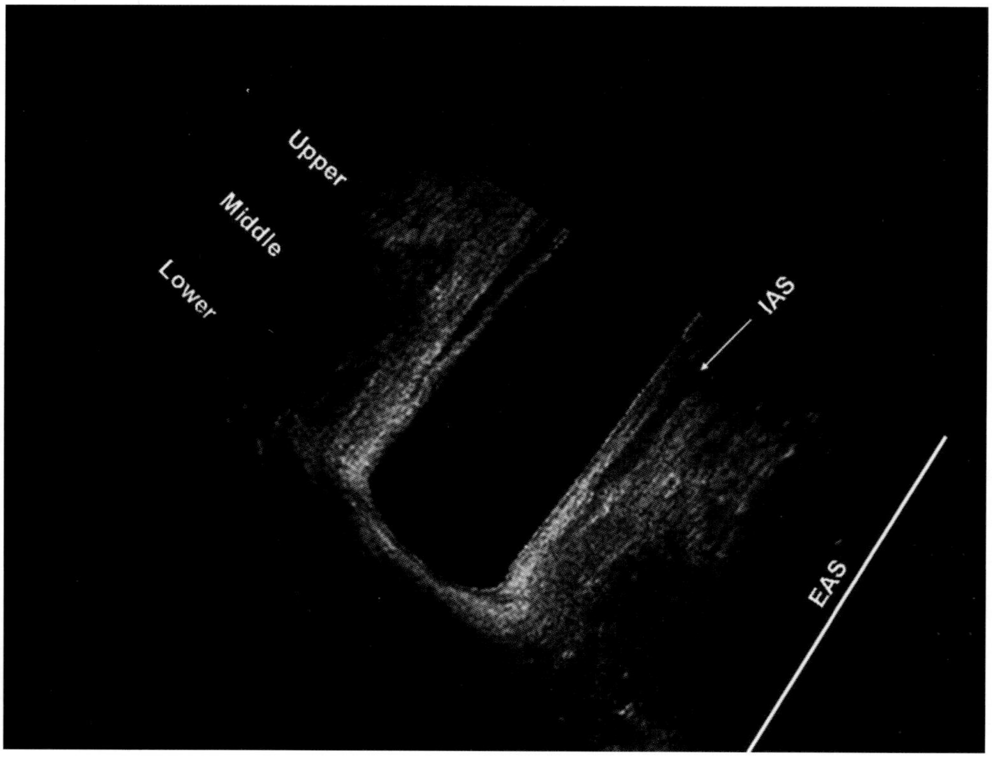

图 4-12 上部、中部和下部肛管的冠状面三维超声。*EAS*，外括约肌；*IAS*，内括约肌

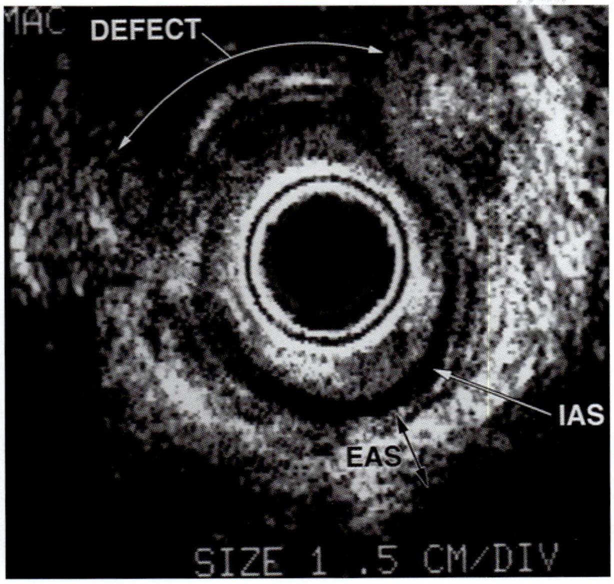

图 4-13　中部肛管前部的内、外括约肌同时缺损

比，EUS 的准确性高达 90%～100%，EUS 尚被用于显示括约肌修复术后肌肉的重叠情况，并确认修复手术是否得当。

软质内镜

软质内镜插入技巧

鉴于没有两条结肠是相同的这一事实，这里介绍的技巧只是普遍的指南，用以指导软质内镜检查。与任何侵袭性操作一样，内镜检查技巧最好在经验丰富的老师指导下学习，而不是看文章；当然，有些要点还是具有普遍性的。

实现内镜检查舒适和有效的关键包括掌握在此介绍的插入技术，以保持内镜平直，将患者的疼痛和创伤降至最低限度。为实现这一目标，熟练的内镜医师必须会如同第二本能一样使用扭转、头端偏转、抖动 / 晃动、推 - 拉等技术。这里所说的技巧适用于乙状结肠镜和结肠镜检查。

扭转

内镜检查者右手对内镜主体的旋转称为扭转（图 4-14）。扭转是一项必不可少的技术，可使内镜变硬并通过头端偏转改变方向。扭转也有增加内镜阻力以避免成襻麻烦。扭转可按照最佳方向向右

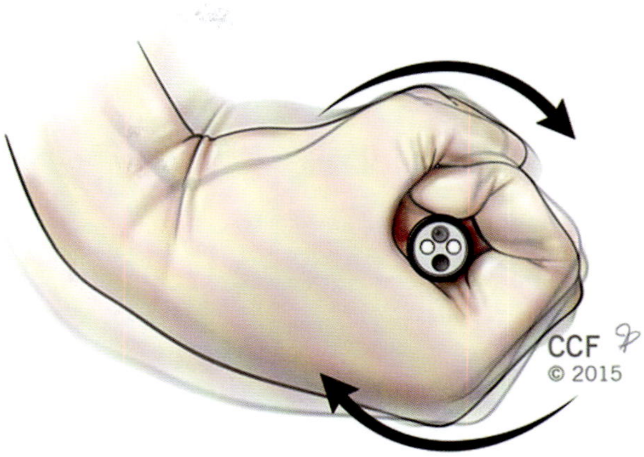

图 4-14　扭转—内镜医师右手向左（逆时针方向）或向右（顺时针）的旋转运动。Cleveland Clinic Center for Medical Art & Photography ©2015. 版权所有

（顺时针方向）或向左（逆时针方向）。为保持内镜平直可采用柔和的扭转，成襻后解襻时采用强力扭转。

头端偏转

内镜头端应始终保持在肠腔中央。扭转、推 - 拉、抖动 - 晃动等技术可向几个方向移动头端。内镜医师通过左手控制内、外旋钮将头端复位。在实践中，内镜医师应能够仅凭左手拇指向不同方向控制两个头端偏转旋钮，锁定一个还是两个旋钮取决于操作者的偏好。然而，应当指出，在整个检查过程中，内镜医师应努力使右手位于镜杆、左手位于头端偏转控制旋钮，以保持良好的内镜感觉，避免错过进镜的机会，也避免内镜滑退“失据”。

抖动 / 晃动

内镜的快速上下、左右、前后运动称为抖动或晃动（图 4-15）。这一技术可以结合内镜的快速扭转和快速进出。这一重要操作的目的在于将结肠套于肠镜上，以缩短结肠并保持内镜伸直。每个内镜医师在整个插入过程中都应采用这种技术，即使是在似乎容易进镜的直段结肠，尤其是降结肠、横结肠。

充气和屏气

操作过程中，充入的气体在肠腔，使结肠扩张、伸长，增加肠镜进入盲肠的距离，并往往导致患者

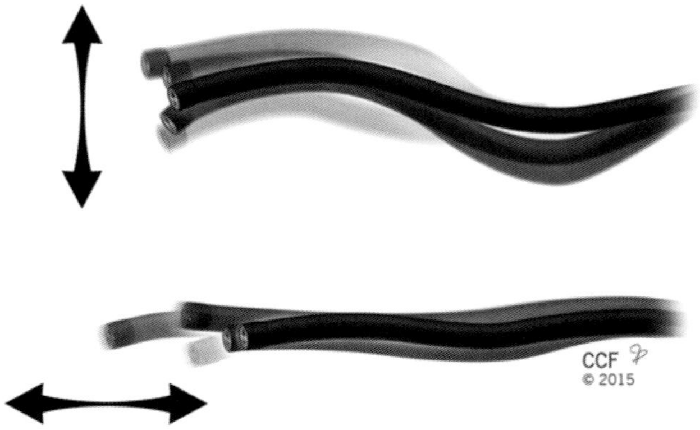

图 4-15 抖动 / 晃动—内镜的快速上下、左右、前后运动，以使结肠套于肠镜上。Cleveland Clinic Center for Medical Art & Photography ©2015 版权所有

不适。在检查过程中，明智、谨慎的充气很重要，但有意识的充气 / 吸气是一种重要的插镜技术。充气可使肠镜头端通过拐角（尤其是肝曲），而无须采用很可能造成成襻的推镜手法。一旦内镜头端通过拐角以后，由于内镜伸直，进镜容易多了。

另一协助内镜通过拐角的技术是“屏气”动作。在通过困难的转弯和弯曲（特别是肝曲和脾曲）时，让患者深吸气后屏住，从而造成膈下降，将弯曲推向内镜，便于内镜通过[7]。充气 / 屏气可以配合精确的压腹技术一道使用。

滑镜

在盲视下最大限度头端偏转推动肠镜通过拐角或弯曲，而不是充分观察肠腔，以引导内镜沿肠壁弯曲通过拐角的技术称为滑镜。滑镜是一种有争议的技术，无上级医生指导的学员或内镜新手不应采用，因为可出现潜在的危险和并发症（即穿孔）。如果前进有任何阻力或镜头处黏膜变白，则应终止滑镜。滑镜时患者可能会非常痛苦，因为滑镜可增加肠系膜的张力，如患者不能耐受，则需要终止。一旦滑镜成功，则需要拉直肠镜、解襻。现代内镜有大量的尖端偏转，因此滑镜技术已不如早期内镜常用（图 4-16）。

困难肠镜的辅助手法

内镜辅助手法的使用是区分内镜高手与新手的标志。有几种不同的手法，包括在内镜医师监督下由助手进行压腹及其他外部操作。此外，还可将患者体位调整为仰卧位或俯卧位。也有商业化的外套管，但根据硬度不同可调节内镜的出现，现已很少使用。所有这些辅助手法都是为了减少内镜的成襻或防止解襻后再次成襻。一项研究评估辅助技术的使用，发现压腹被用于 56% 的肠镜检查，转向左侧和右侧分别为 17% 和 23%[7]。然而，与所有技术一样，这些手法最好在内镜高手的指导下进行学习。

困难内镜的最可能原因是成襻，导致无法继续进镜、疼痛甚至潜在危害。应记住，面对难以通过的结肠段，必须采用其他技术以获得成功。笔者认为，一旦一项技术失败两次，就应采用新的技术。将肠镜退至直乙交界，重新插镜是一种有价值的方法，不容忽视。在困难肠镜中，有时“为了前进，需要后退几步”。

患者体位

操作从患者左侧卧位开始，转至仰卧位可使乙状结肠、乙状结肠、脾曲和肝曲易于通过。而如果患者开始为仰卧位，则转至左侧卧位有助于达到同样的目的。当患者在内镜团队的协助下改变体位时，内镜医师应盯住屏幕，并保持内镜在肠腔中央，因为在患者移动过程中，内镜容易离开原有位置。当检查到达升结肠却无法进入盲肠时，将患者改为右侧卧位是一项尤其有用的技术。也可转至俯卧位，但这种体位对工作人员和患者而言通常比较困难和麻烦。在体位改变过程中必须保证患者安全。笔者发现这项技术在肥胖患者进镜时偶尔会非常有用，因为将腹部置于床上可以施加腹部压力。

压腹

通过外部压力，使结肠的冗余部分压下去，有助于减少成襻。但最有效的是，在已知成襻时，内镜医师可引导助手在正确部位施压。最常成襻的部位是乙状结肠和横结肠，但只要按压腹部不同区域，往往即可为问题所在提供线索。最初的“盲压”应从脐的右上往左下象限，这有助于固定乙状结肠，并对内镜施加反向压力。但可能需要对腹部区域施压，以成功解襻。施压前，内镜应该位于肠腔中央，且尽量拉直。采用该技术时应轻柔，不应导致患者不适。

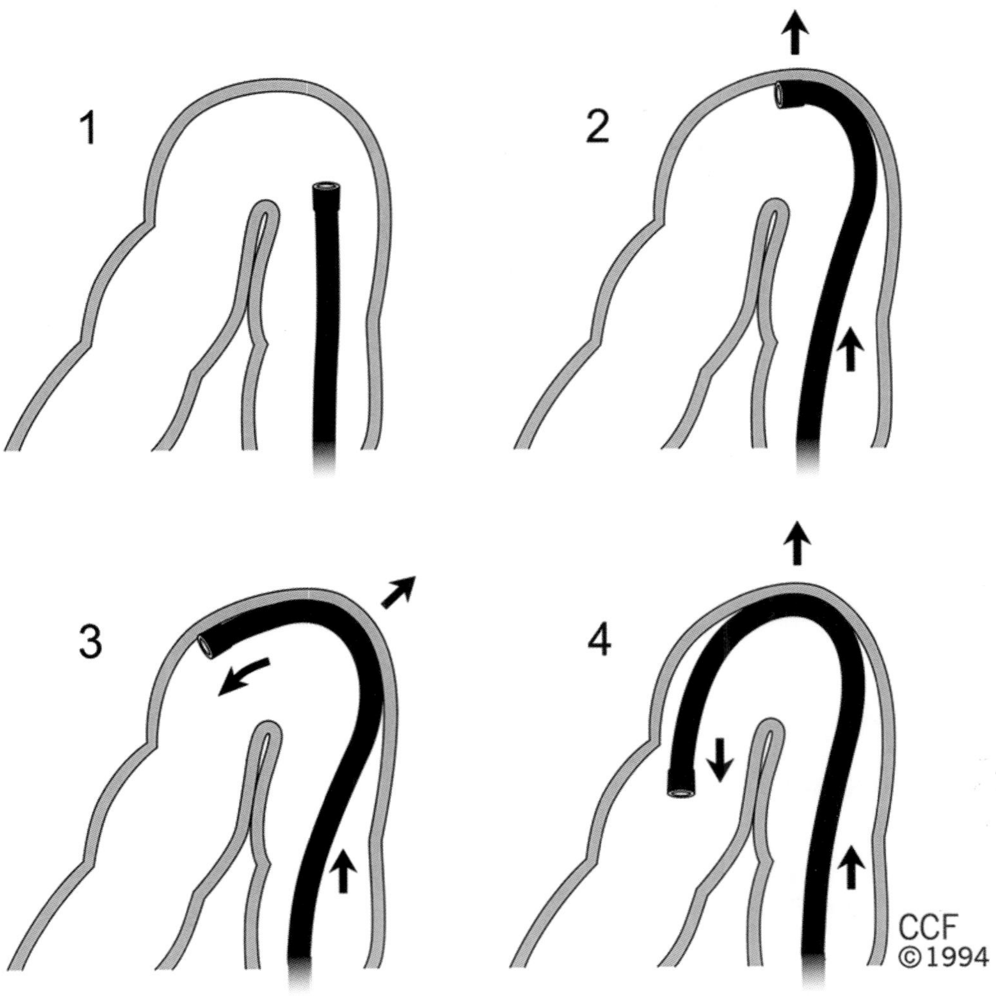

图 4-16　滑镜技术。在盲视下，顺着肠镜及结肠的弯曲，将肠镜推过拐弯处。当患者过度疼痛或黏膜变白时，应终止滑镜。在肠道存在病态或憩室时应避免使用该技术。Reprinted with permission, Cleveland Clinic Center for Medical Art & Photography © 2015. All Rights Reserved.

转镜

在非常困难或急转弯处，改变内镜的整个角度可能有所帮助。可通过如下动作实现：扭转镜身 180°，通过偏转旋钮将内镜头部稳定在中间（图 4-17）。

乙状结肠镜

因较硬质直肠镜用处多，操作容易，病变发现率高，软质乙状结肠镜（FS）在办公室的使用明显增加。在 50%～85% 的患者，FS 可评估整个乙状结肠，在部分患者，FS 可到达脾曲。与结肠镜检查相比，软质乙状结肠镜的操作、学习更容易，但需要在监督下接受培训。在选择性筛选中，与硬质直肠镜相比，软质乙状结肠镜对直肠、乙状结肠病变（尤其是肿瘤）的发现率提高 3～6 倍。但值得注意的是，在发现结肠息肉和肿瘤方面，FS 并不能完全取代结肠镜。

不同公司的软质乙状结肠镜有细微差别。一般来说，钳道大小范围为 2.6～3.8 mm，内镜直径在 12～14 mm，长 60～71 cm（图 4-18）。与多数外科医生的器械一样，具体器械的选择基于外科医生的偏好，包括可获得性、成本及外科医生经验。

在办公室开展软式内镜（FS）检查具有很广的适应证。对于鲜红色直肠出血患者以及很多其他情况，如放射性直肠炎、非特异性直肠炎、直肠溃疡、

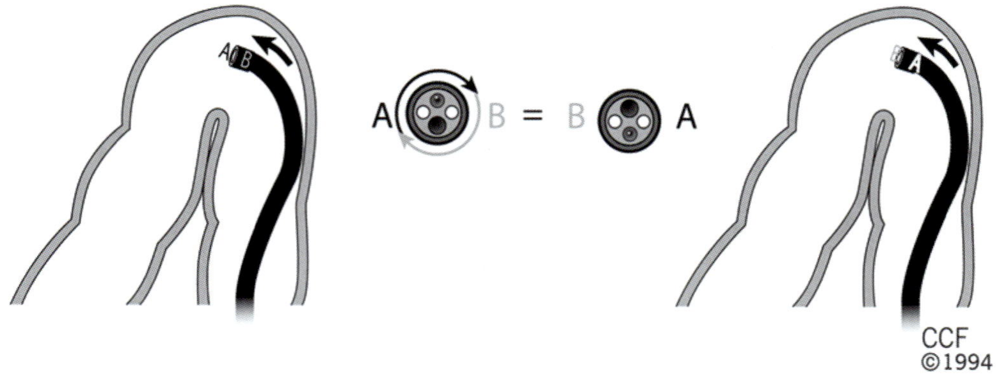

图 4-17 旋转肠镜 该手法使检查者可改变拐弯时的内镜角度。旋转肠镜 180°，并利用内镜偏转控制旋钮，将顶端保持于肠腔中央。Reprinted with permission, Cleveland Clinic Center for Medical Art & Photography ©2015. All Rights Reserved.

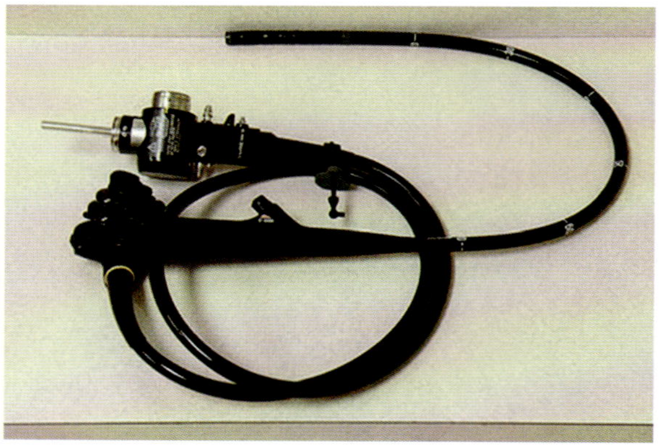

图 4-18 软式乙状结肠镜

结直肠克隆病或怀疑远端直肠肿瘤时，FS 是极佳的检查评价工具。对于腹泻患者，在检查并获取远端结直肠细菌培养标本或活检组织的过程中，FS 也具有一定的作用，可排除艰难梭菌感染、感染性结肠炎及缺血性结肠炎。FS 可证实影像学异常，并有助于炎性肠病的诊断与随访。此外，FS 尚可对远端直肠吻合口进行快速检查，以评估吻合口狭窄、肿瘤复发以及局部切除术后的复发。

检查前，通常对患者进行一至两次灌肠，一般不需要口服泻药或限制饮食。最容易的检查体位是左侧卧，但也可采用俯卧折刀位置。绝大多数患者不需要镇静。

将润滑良好的内镜插入肛门，采用“从侧边优先”的方法而不是“末端直接插入”，这样可让内镜的边缘首先进入，避免钝端推顶肛门括约肌，引起损伤和疼痛（图 4-19）[2]。当内镜插入妥当后，轻柔充气，首先在直视下进镜 10 ~ 12 cm。然后，通过顺时针或逆时针扭转，结合短距离进 - 退（抖动）技术，将肠镜插入乙状结肠。如有可能，利用这些手法，尽量将内镜插至脾曲。内镜医师应采用这些技术并结合充气、吸气、冲洗等方法以顺利进镜。在内镜充分进镜后，小心、缓慢退镜，以全面评估整个黏膜表面。任何发现的病变都可做活检或刷片细胞学以确定诊断。另外，小的息肉可利用冷或热活检钳摘除。较大的息肉最好在充分进行肠道准备后再行肠镜下摘除。要记住，FS 是检查中上段直肠及乙状结肠、左侧结肠的优良手段，但对最末端的肛门直肠疾病并非理想的检查手段，因此，应采用其他手段，如肛门镜，来观察该区域。

FS 的并发症罕见，但一旦发生可能非常严重甚至危及生命。过度充气可导致腹部疼痛和患者不适，可因气压伤引起穿孔。穿孔最常见于乙状结肠远端，在此处，乙状结肠与相对固定的直肠在骶岬位置形成夹角。至关重要的是，在检查过程中，内镜医生应注意患者的任何不适，尽量将充气控制在最少；如有必要中止检查。在活检或采用圈套技术时，除非患者已行充分机械性肠道准备，否则应避免或谨慎使用电凝，以减少肠腔内氢气和甲烷引起爆炸的危险。

结肠镜

在评估与治疗很多肠道疾病患者时，结肠镜检查往往处于中心位置。彻底的结肠镜检查可让医生全面评估回肠、结肠、直肠黏膜，并获得活检组织

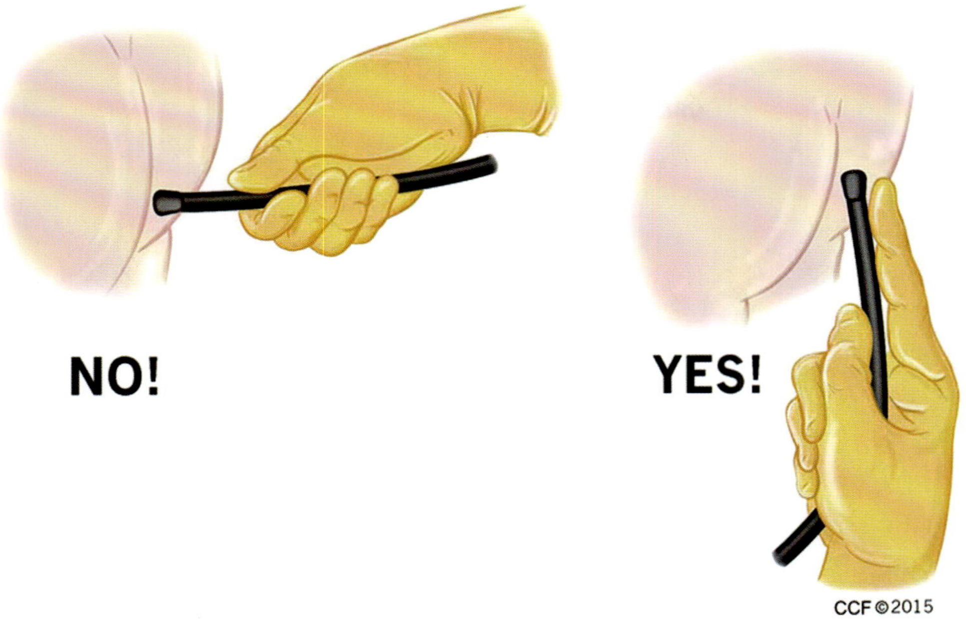

图 4-19　软质内镜插入时应"侧边优先"，以减少通过肛管时的疼痛。Reprinted with permission, Cleveland Clinic Center for Medical Art & Photography ©2015. All Rights Reserved.

或记录任何发现的异常。结肠镜也是结直肠癌筛查的一线检查。在多数结肠和直肠外科医生的临床实践中，结肠镜也发挥着核心作用。在 90% 的结直肠外科医生，结肠镜是他们日常实践的一部分，这些外科医生报告他们的结肠镜例数为平均每个月 40 例以上。显然，在全世界结直肠外科医生的培训和实践中，结肠镜检查发挥着核心作用[8]。

适应证和禁忌证

结肠镜检查的具体适应证是多方面的，对这些疾病内镜评价和处理见本文的相应章节。关于不同临床情景下，进行该检查的合理性确实存在争论，有人尝试确保检查的合理性。在 2000 年，美国胃肠内镜学会（the American Society for Gastrointestinal Endoscopy，ASGE）和 2008 年的欧洲胃肠内镜合理性专家组（the European Panel on the Appropriateness of Gastrointestinal Endoscopy，EPAGE）修订了 EPAGE Ⅱ[9]，各自发表了关于何时进行肠镜检查的合理性指南。EPAGE Ⅱ指南旨在为转诊医师提供指导，临床医生可通过 http://www.epage.ch/ 查阅，使转诊医生在介绍患者至内镜医生之前，确保内镜检查具有指征。尽管存在这些指南，但并未被广泛接受[10]。

基于这两个指南，大量文献表明很多肠镜检查并不合理。根据 ASGE 指南报道的不当检查占 13% ~ 18%[11-12]。采用欧洲标准时，这一比例甚至更高，据报道，不当检查比例为 30%[13]，这种高的不当检查比例在多项多中心研究中得到了证实[14-15]。这些数字高的一个原因是，开放式执业模式在许多内镜医师中很常见[16]。事实上，这些指南主要为开放式内镜设计方案，内镜医师更像是技术员：要求内镜检查医师操作和解释检查情况。这些研究表明外科医生往往不遵守指南。由于结直肠外科医生很少在这些开放的系统进行内镜检查，没有研究来评估这些专科医师进行肠镜检查的合理性。

进行结肠镜检查的唯一绝对禁忌证是需要立即手术干预的患者。所有其他的禁忌证都是相对的，在内镜医师自由裁量权范围内。活动性结肠炎或近期有肠吻合术的患者发生并发症的风险较高，但在这些患者中可以安全地进行内镜检查[17]。与正在执行的任何检查一样，获益必须大于风险。

肠道准备

与择期结肠手术不同的是，在结肠镜检查之前必须考虑机械肠道准备。为了充分检查整个结肠，肠道准备是至关重要的，在多达 27% 的患者中报道存在清洗不充分[18]。它通常被认为是患者最不舒服的一部分，大量的研究已经探讨怎么做更为有效，而且这个过程能为患者接受。尽管如此，最佳方案尚未确定[19]。虽然许多医生在手术前 2～3 天增加额外的饮食限制，如限制蛋白质或低残留饮食，但没有研究证实这些做法有益。

术前肠道准备仍有许多选择，有三种广泛使用的药物：渗透剂、聚乙二醇（PEG）溶液和兴奋药。这种选择有一定的实践依赖性，尽管更多的从业者在实践中使用 PEG 制剂而不是渗透剂。渗透剂如磷酸钠和柠檬酸镁通过增加细胞外液体穿过肠壁而起作用。2008 年，FDA 警告结肠镜检查前肠道清洁（口服磷酸钠）有相关肾损害，在美国其使用频率急剧下降[20-21]，但它仍然是一个可行的选择[22]。与它相关的潜在副作用包括肾小管磷酸盐沉积引起的肾病和肾功能不全，这些副作用是罕见的[23]，然而，有许多可能更好的选择，大多数从业者包括笔者放弃在临床实践中使用它。番泻叶、比沙可啶是否增加肠壁平滑肌活动的兴奋剂，主要作为另一种药物的辅助用药而不是一种独立的肠道准备药物[24]。

也有充分的证据表明，无论选择哪种药物都将时间分为检查前半天和检查时半天，结果总有较好的肠道清洁效果[25]。大多数患者似乎愿意接受这种分割准备，这就使结果令人满意，肠道准备数量增加[26]。至少有一个荟萃分析表明，4-L 分割剂量 PEG 优于其他准备策略[27]。让患者理解给他的指令同样重要。如果给患者的语言能量身定制是有益的，指示应包括常见问题，因为这将加深患者的理解并遵守所选的肠道准备方案[28]。

对肠道准备质量的报告既是程序文件的重要部分，也是质量标准的重要组成部分。应在 85% 以上的检查中得以做充分的肠道准备并记录在案[29]。有许多标准来衡量肠道准备的充分性，但没有一个被证明是优越的。Aronchick 评分标准将肠道准备分为 5 分（优秀）至 0 分（不足）[30]。渥太华[31]、波士顿[32]和芝加哥[33]标准将结肠按不同解剖区域进行肠道准备质量分级，将它们结合起来构成总得分。这些分数在波士顿标准最高可达 9，渥太华标准为 14，芝加哥标准为 36。最简单的也是最常用的是 4 分标准，即优秀、良好、一般和差。不管选择哪个标准，它们都是主观的，因此会受到偏见的影响。

特殊情况

准备困难的患者

由于肠道准备不充分的患者数量众多，如上所述，遇到既往肠道准备不良者再次进行评估的情况并不少见。当肠道准备质量被视为不足而认为不能查出小于 5 mm 的息肉时，建议患者进行早期重复结肠镜检查[34]。这些准备不充分的患者再次行结肠镜检查时经常发现有腺瘤和高风险病变，表明这些病变很可能错过了最初的评估时机[35]。

目前没有有关这些患者人群的前瞻性研究，这些实践是个体化的。一些从业者要么在现有方案上增加流质饮食量 1 天，要么添加渗透或导泻剂。另外，准备给患者止吐药或抗焦虑药可能是更好的补充。这也证明了患者能耐受更大容积的聚乙二醇预溶液[36]。在住院患者中，也证明了结肠镜检查可以在胃镜检查前一天进行，提高患者的耐受性和肠道准备质量[37]。最终临床医生是最好的临床判断标准。

需要抗生素的患者

目前缺乏结肠镜检查患者需要预防性应用抗生素的数据。虽然结肠镜检查后有心内膜炎的病例报道，但选择性内镜检查患者需要抗生素预防是罕见的。使用抗生素预防感染性心内膜炎不常规推荐结肠镜检查，虽然有一些证据表明感染性心内膜炎由链球菌和肠球菌引起[38]。根据目前的指南，对于存在感染性心内膜炎高危风险的心脏瓣膜病患者，抗生素预防性应用是保留的。自 2008 年以来，感染性心内膜炎的发病率有小幅而显著的增加，当时关于无须预防用药的更严格的指南已经颁布[39]，但目前在这方面的临床意义尚不清楚[40-41]。

发表于 2003 年并于 2008 年修订的 ASGE 指南（表 4-1）基于心脏危险因素将患者分为高、中和低风险[42]。然而，即使高危患者在内镜前也不需要预防性使用抗菌药物。对于属于高风险类别的患者，有必要与患者其心脏病专家或传染病专家进行坦率讨论。

表 4-1　择期结肠镜 ± 活检的抗生素预防

疾病	患者风险	抗生素
人工心脏瓣膜	高风险患者	可选择预防性使用
心内膜炎病史	中度风险患者	不推荐预防性使用
体 - 肺动脉分流		
复杂发绀型先天性心脏病		
因心脏瓣膜病行心脏移植		
其他先天性心脏畸形		
二尖瓣脱垂伴反流	低风险患者	不推荐预防性使用
风湿性心脏病		
肥厚型心肌病		
冠状动脉旁路移植术		
有除颤仪	考虑预防性使用的患者	考虑预防性使用
心脏起搏器		
修补室间隔缺损或 PDA		
生理性心脏杂音		
二尖瓣脱垂不伴反流假体关节 <6 个月		
腹膜透析	证据不充分	考虑预防性使用
血管移植		

需要抗凝治疗的患者

接受抗凝治疗患者给内镜医师带来了更大的困境。随着抗凝药物数量和服用这些药物的患者数量，以及检查数量的不断增加，临床上经常遇到，并且可以预见数量还会增加。诊断性结肠镜检查本身带来的出血风险小，活检或息肉切除的出血可能性必须考虑。至关重要的是，内镜医师衡量如果为了应对出血而撤回任何药物可能引起发生血栓事件的风险。在检查进行前必须了解任何有关病理信息或是否需要进行活检或息肉切除。

根据 2005 年 ASGE 指南 [43]，诊断性结肠镜或结肠镜检查和活检有导致出血的风险。息肉切除术被认为存在高风险，任何抗凝治疗应根据正在服用的药物进行调整（表 4-2）[44, 47]。这些决策往往需要医生协调监测抗凝，因为评估血栓风险往往不在内镜医师权限内。何时重新开始抗凝治疗在内镜检查时是另一个必须考虑的难题，尽管有推荐在证实止血后尽快重新治疗，但这显然比较困难 [48]。息肉摘除术后出血的发生率风险最高在 4 ~ 6 d，但风险至少延伸到 14 天。一般来说，血栓栓塞事件的发病率大于出血事件，因此尽快恢复抗凝治疗，并及时治疗出血性并发症似乎是最谨慎的管理策略。

肠镜检查不完全

在筛查病例中，到达盲肠的肠镜完全检查率应达 95% 以上，这是重要的肠镜质量标准。在过去几十年中，结肠直肠癌发病率略有下降，部分原因是结直肠息肉在进展为浸润癌之前被早期发现和切除 [49]。这种发病率下降主要原因是左侧病变，而非右侧病变的减少 [50]，这种差异与遗传因素、漏诊、肠道准备不良和肠镜检查不完全有关。右半结肠病变多趋于扁平和凹陷，无疑增加了漏诊。

肠镜检查不完全率为 5% ~ 25%，原因各异 [49, 51]。不论何种原因导致了肠镜检查不完全，患者均应再次接受检查。肠镜检查不完全后的处理有赖于明确相关的原因。

肠道准备不满意或不良导致的肠镜检查不完全必须按照上述内容对准备过程进行再次宣教。在这种情况下，再次结肠镜检查是最合乎逻辑和有效的方法 [52-53]。由于扭曲或患者痛苦导致检查终止，恰当的做法可能是改变镇痛手段或改由经验丰富的内镜医师再次检查 [49, 53]。作为备用方法，CT 结肠镜（虚拟结肠镜检查）也可成功进行。值得注意的是，CT 结肠镜检查发现的 >6 mm 的任何病变均需要标准结肠镜检查进行随访。作为最后的选择，可以考

表 4-2 择期下消化道内镜的抗凝药物管理

高风险操作			低风险操作
>1 cm 息肉摘除			诊断性内镜
内镜下扩张			软质乙状结肠镜 / 结肠镜 ± 活检
			支架置入而不扩张
药物	风险	用药指导	重新使用药物
药物治疗			
华法林		提前 3~5 d 停药	
心房纤维颤动		当 INR ≤2.0 时，停用华法林，开始用 UFH 或 LMWH	
房颤栓塞事件		当 INR ≤2.0 时停用华法林，开始用 UFH 或 LMWH	
机械性瓣膜心脏病			
低分子量肝素（LMWH）	↓	无须药物调整	
	↑	检查前 8 h 停用	重新开始个体化用药
过渡肝素：替代肝素窗		考虑 1 mg/kg 每 12 小时	与上面一样停用
检查前 3~5 d 停用华法林			
噻吩并吡啶：			
氯吡格雷或噻氯匹啶	↓	无须药物调整	
	↑	检查前 3~5 d 停用华法林，如果双药治疗考虑继续服用阿司匹林	重新开始个体化用药
双嘧达莫片剂	↓	如果先前没有出血，则没必要改变	
	↑	未知	
G Ⅱ b/ Ⅲ a 抑制药		择期手术患者通常不使用药物。 与处方医师或心脏科医生商量	

虑气钡双重灌肠（气体和摄入对比剂）。尽管钡剂灌肠已经有数十年的历史，是一种被认可的大肠癌筛查工具，但最近一项大样本研究显示其癌症漏检率为 22%，使其成为标准结肠镜或 CT 结肠镜之后的极差选择 [54]。

对于因狭窄或梗阻性病变导致检查不完全的患者，可选择术中结肠镜检查、术前 CT 结肠镜检查或术后结肠镜检查 [49]。

操作程序

内镜室

软式乙状结肠镜检查可在办公室内进行，而全结肠镜检查通常需要更大的空间、更多的设备。内镜检查室应为必要的内镜设备和患者担架提供足够的空间，并方便人员和设备的进出。重要的是，要确保内镜室内所有人员都具有清楚、无阻隔的视线，以便随时观察患者与监视设备。内镜室内黑暗，而内镜医师专注于操作，因此必须有指定的人员主要负责在整个过程中监测患者。

如需要镇静（美国最常采用），氧气监测和常规心电图尤为重要。共识指出，患者接受中度或深度镇静，“必须在镇静之前、之中和之后进行连续监测”。可在出现明显临床损害之前发现患者窘迫的早期迹象，如心血管或肺参数的变化。对于接受无痛消化内镜操作的患者，标准的监测包括记录心率、血压、呼吸频率和血氧饱和度。虽然电子监测设备经常有助于患者状态的评估，但无法取代训练有素而警惕的助手 [55]。

设备

如前述软式乙状结肠镜一样，结肠镜也有众多厂商，通常长 130 ~ 168 cm，也有小儿结肠镜，直径小于成年内镜：11.3 mm vs.12.8 mm。基本的肠镜包括吸引通道、气体 / 水通道和用于光传输的光纤束，以及连接到吸引通道的活检钳道（图 4-20a，b）。现代结肠镜通常可控制、调节硬度，以应对不同临床情况。据推测，这种能力可减少外部对管道硬度的要求，并已被证实可减少结肠镜操作相关疼

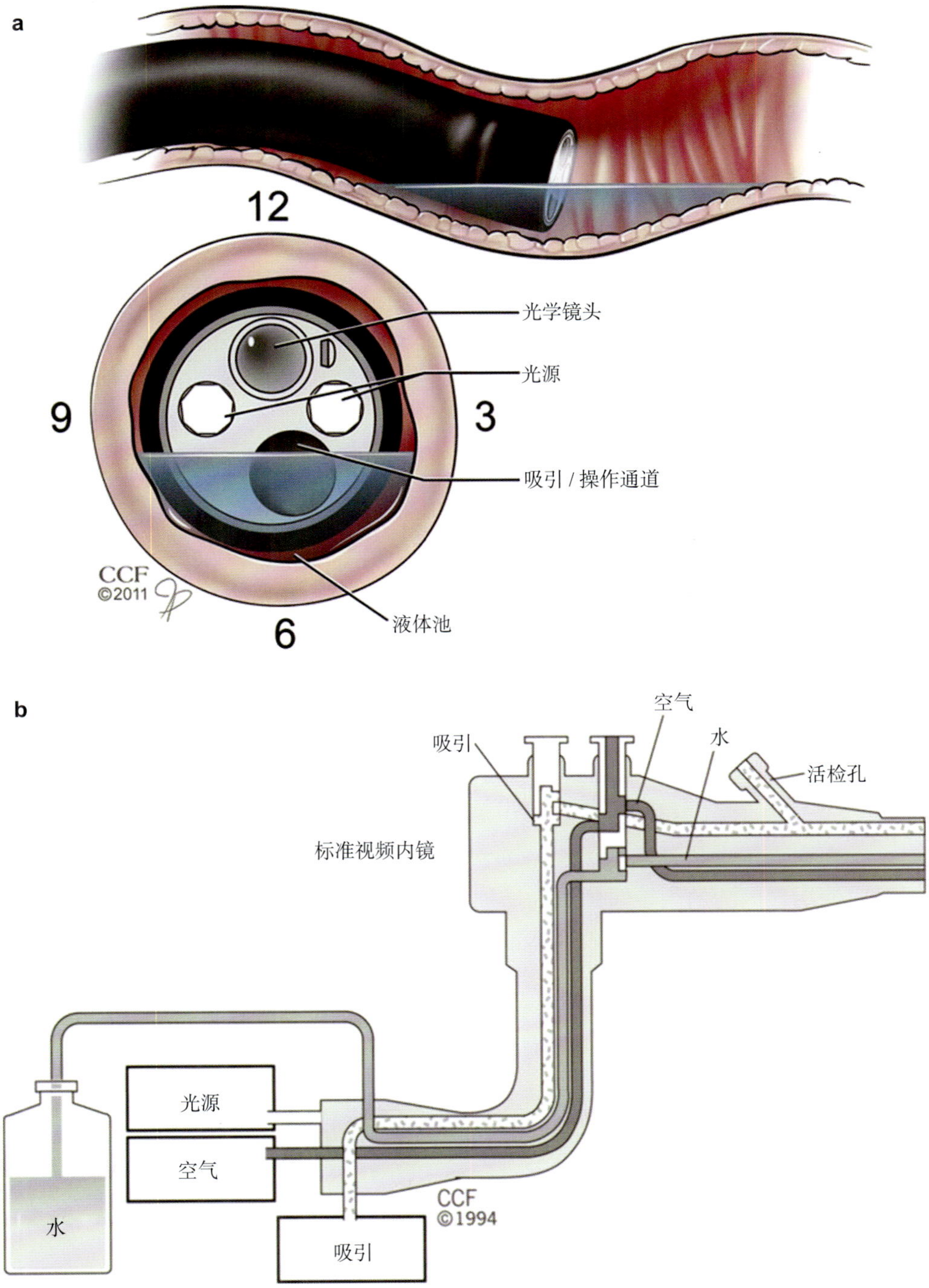

图 4-20　a. 从内镜末端看，显示吸引 / 活检通道、空气 / 水通道、镜头和光源；b. 内镜的基本设计。Reprinted with permission, Cleveland Clinic Center for Medical Art & Photography ©2015. All Rights Reserved.

痛和镇静药物的用量[56]。

镇静

有大量研究评估患者结肠镜检查中的最佳镇静方法。如同肠道准备一样，镇静也无完美的方案，但内镜医师必须熟悉药物的副作用、准备并熟悉拮抗药的使用方法。虽然有文献表明，即使无镇静，患者也可充分、安全地进行结肠镜检查，但在美国这一做法罕见。在一项报道中，行非镇静结肠镜检查的内镜医生不足一半，不选择非镇痛肠镜的原因是患者不接受[57]。一项针对加拿大胃肠病医生与结直肠外科医生的调查显示，内镜医师报告在超过 90% 的结肠镜检查中需用镇静。最常用的镇静方案是联合使用咪达唑仑和芬太尼[58]。虽然在结肠镜检查中联合使用麻醉药和苯二氮䓬类药物仍很普遍，但已对一些替代药物进行了评估。

一氧化二氮（笑气）

几项研究表明，一氧化二氮是一种可有效用于结肠镜镇静的药物。尽管一些研究表明它不能有效替代静脉镇静和止痛药[59]，但有几项研究表明它在肠镜检查中发挥良好的作用。回顾7项采用一氧化二氮进行肠镜检查镇痛的随机研究，其中4项显示一氧化二氮与传统方法一样可有效控制疼痛，另一项显示镇静效果有改善[60]。尽管如此，一氧化二氮不大可能在临床实践中得到广泛应用。

氯胺酮

氯胺酮是另一种在结肠镜检查中显示出获益的药物。在一项研究中，与标准镇静方案相比，小剂量氯胺酮镇痛速度更快，效果更佳，且血流动力学稳定，恢复时间相似[61]。由于对药物认识缺乏以及对中枢神经系统关注的改变，该药也不太可能被广泛应用于内镜镇静。

异丙酚

迄今为止，大量涌现的内镜镇静文献中涉及异丙酚、使用异丙酚的内镜医师大为增加[62]。一项基于异丙酚与标准镇静麻醉药物及苯二氮䓬类药物的随机对照研究而开展的Cochrane对照研究发现，采用异丙酚缩短了恢复和出院时间，且使用异丙酚的患者满意度更高，而操作时间、盲肠进镜率及并发症发生率未见差别[63]。随后一项荟萃分析也证实了以上发现[64]。

对采用异丙酚的一种批评意见是，使用该药时通常需要麻醉提供者，增加了手术有关费用。已证明该药可用于控制状态的患者[65]，或在内镜医生监督下由护士给药[66]。然而，这些方法很可能仅限于少数患者，在成本控制的时代，上述优点是否足以推广异丙酚的使用目前尚无答案。

内镜技术

结肠镜是最具挑战性的内镜检查，需要适当的训练、练习，注重细节并有耐心才能成功完成这项检查。将5～6 ft（1 ft=0.3048 m）的软管高效、无痛地通过曲折的结肠，进行详细检查和治疗操作是一项艰巨的任务。本节将根据先前提到的原则讲解成功进行结肠镜全面检查的要点。

肛门插管

如同前述的乙状结肠镜检查一样，将润滑良好的结肠镜插入肛门。检查者必须确保自内镜架取下后无扭曲、打圈。

直肠和乙状结肠

内镜插入肛门后，边充入适量空气充盈直肠边进镜。根据直肠扩张的难易度与程度判断直肠扩张性，是评估直肠顺应性的简单方法。通过直肠通常并不困难，但如果在通过三个Houston瓣时遇到困难（图4-21），可通过扭转到达乙状结肠。

通过直肠乙状交界可能遇到极大的困难，往往是结肠镜检查最具挑战的部位之一。该处往往与冗长、松垮的乙状结肠形成锐角。如有盆腔手术史，尤其是子宫切除术史，乙状结肠可能粘连、固定，使肠镜难以拐弯，往往导致疼痛。其他患者（通常是男性）通常是钝角，易于进镜。如转弯困难，应结合所有讨论到的基本操作，将内镜尽量拉直，反复小幅前进-后退，结合抖动与微微顺时针方向扭转（某些患者可能需要采用这种扭转）以将内镜插入乙状结肠。这部分操作需要患者足够镇静和放松。遇到最尖锐的角度，需要多次采用前进微操作，以使内镜顶端偏转通过锐角，往往需要扭转操作。不常规进行滑动操作（slide-by）。

一旦内镜进入乙状结肠，顶端偏转和适当扭转有助于减少成襻。如不成功，只要不引起患者太多

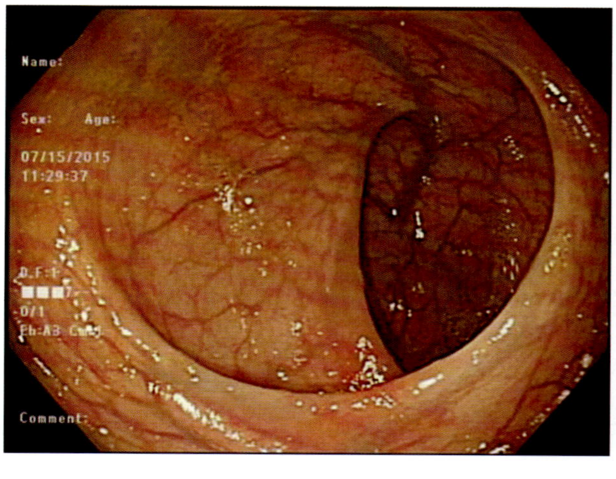

图4-21 第一个和第二个Houston瓣，注意黏膜下大的静脉丛

不适，可将内镜继续小心插入乙状结肠，任由成襻存在。一旦降结肠进入视线，应通过退镜和扭转动作减少成襻。这可能需要右手进行较大角度的扭转，此时通常内镜医师可感觉内镜变得轻松，通常患者不适或疼痛减弱。值得一提的是，如乙状结肠成襻不能解除，成功完成该操作的可能性很小[67]。

乙状结肠

乙状结肠是结肠中最曲折的部分，肌张力高，伴有痉挛，憩室发病率较高（图4-22）。乙状结肠并不固定，可能非常冗余和拉长。乙状结肠容易接受内镜，可插入相当长度。所有这些因素导致难以直视进境，需要进境-推进、抖动及不同程度的扭转（通常为顺时针方向）。这些操作将乙状结肠套在肠镜上，可有效进镜，并防止成襻。

如有憩室，其大小可各异，大的憩室可能被误当成真正的肠腔，具有一定危险。小心直视通过存在憩室的乙状结肠，需要耐心和回拉技术以获得结肠的更大视野。如用力过大或盲目进镜（滑动），可能导致憩室穿孔。

降结肠–乙状结肠交界处

如乙状结肠成襻或成襻仅部分解除，则降-乙交界处可能进镜困难。拉直内镜，每次1～2 cm的进镜-回拉通常能够奏效，而强行推过肠攀无疑会导致疼痛。此时，为进入降结肠，也可尝试腹部加压或改变患者体位至仰卧（或侧卧）。

降结肠

降结肠通常比较直，肠壁肌肉不如乙状结肠。不过应指出的是，尽管该段结肠易于通过，但仍需要采用抖动、扭转、吸气及推-拉等技术，将结肠套于内镜上。

脾曲

通过降结肠后，脾曲是下一障碍。脾曲可由强力的心脏搏动和偶呈蓝色阴影的脾加以确定。脾曲通常是一个简单的90°转弯，通过镜头偏转及扭转即可轻易通过，但脾弯曲也呈多平面的一系列转折与扭曲。脾曲通过困难时应采用上述的顶端偏转、扭转和推-拉技术。通常改变患者体位或外部挤压乙状结肠，可协助通过脾曲。应注意，乙状结肠拉得越直、脾曲越容易通过。如试图利用前推通过脾曲，就可在此处导致乙状结肠成襻。

横结肠

横结肠的特征是由结肠带形成的三角形外观（图4-23）。如果近端无成襻，则通过该肠段很容易。如脾曲或乙状结肠成襻，则在乙状结肠处施加腹压，结合大幅扭转（左或右）通常可解除成襻，一次性通过，而不是反复进退。应记住，即使该处肠管直，也应使用扭转、抖动和推-拉等技术。

困难的部位可能在横结肠中部。横结肠中部可出现下垂，坠入骨盆，并可粘连固定，尤其是盆腔

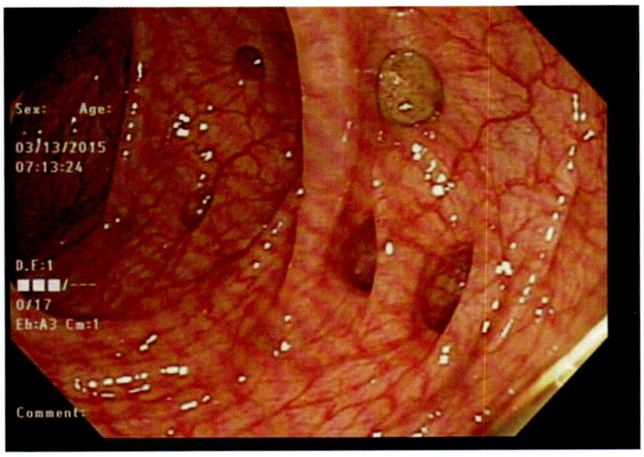

图4-22 乙状结肠具有不同程度的扭曲、痉挛、憩室病和肌肉收缩

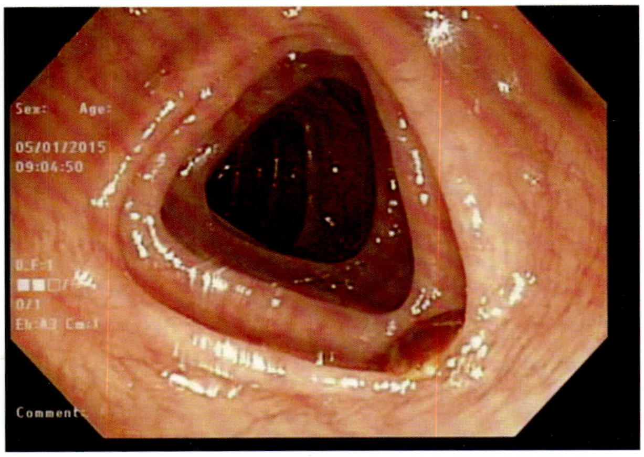

图4-23 横结肠：注意肠腔通常呈三角形

手术后。检查这部分肠管时，常可出现成襻，外部施压、改变患者体位至右侧卧位或仰卧有助于进镜。

结肠肝曲

肝曲常可通过肝的蓝色大阴影加以辨认（尤其是肠壁薄的患者）（图 4-24）。通过横结肠后，肝曲进入视野，经常积留多少不一的液体粪便。如果转角很急，内镜新手常误把肝曲误当盲肠，以为已经到达结肠末端。与任何其他的拐角或弯曲一样，拉直内镜较近侧成襻更易通过肝曲。常可轻推通过成襻，进入升结肠后再解除成襻。有时，检查者能发现吸气与腹部施压技术可能有助于通过肝曲。先前提到的另一技术是，让患者深吸一口气，使膈下降，让内镜降入升结肠。

升结肠和回盲瓣

内镜通过肝曲进入升结肠后，防止新的成襻至关重要，因为此时近侧的成襻将使内镜继续前进极其困难。在升结肠，推镜通过成襻往往难以如在左侧结肠那么奏效，因为在压力传递到内镜末端之前，要经过许多肠袢[67]。一种很普遍的现象是，可能在整个肠镜插入后，仍有结肠未检查到，这是由于肠管褶套不够或不当以及成襻的原因。将患者体位改为仰卧位、右侧卧位或俯卧位，加上基本的插镜技术（在这种情况下会显得极其重要），有助于内镜进入盲肠。

回盲瓣为升结肠基底部的皱襞，可为明显的息肉样黄色肿物，也可能完全隐藏（图 4-25a，b）。

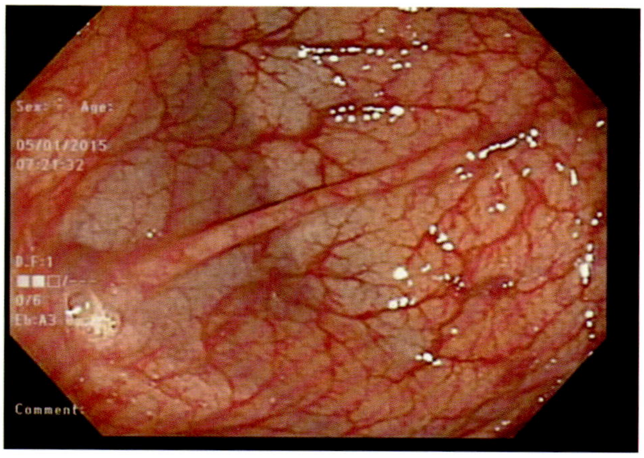

图 4-24　肝曲：注意肝的蓝影。通常有一个难以通过的急转弯

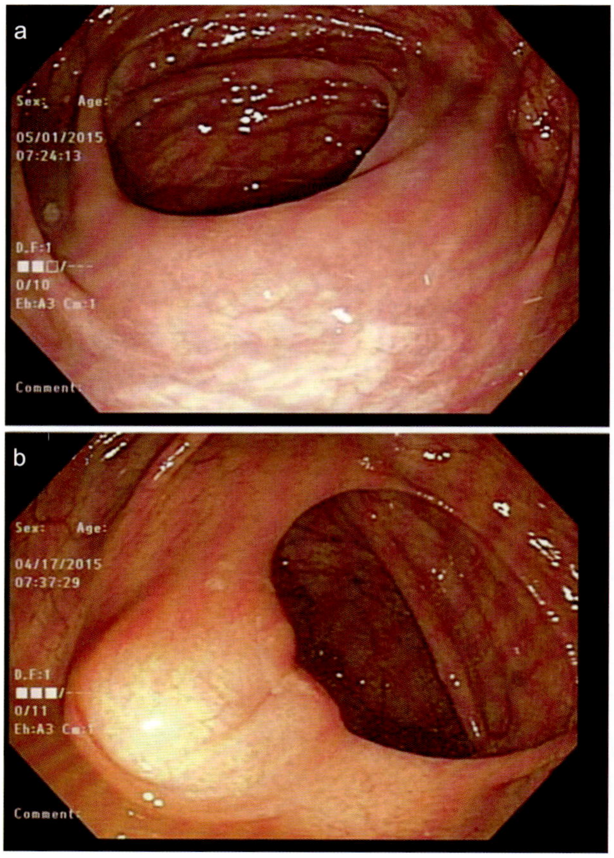

图 4-25　回盲瓣的不同表现。a. 扁平状、隐蔽；b. 息肉状、明显

如难以辨认，根据自其流出的气体、粪便或胆汁有助于鉴别。

盲肠

进入盲肠就确保进行了全结肠镜检查。该盲囊的特征是由结肠壁肌肉排列形成的“鸦爪”和新月形或圆形阑尾开口（图 4-26a，b）。这些标志对保证全结肠镜检查的质量极其重要，必须拍照记录。根据右下腹腹壁的透光进行判断具有欺骗性，不足以成为全结肠检查的证据。对整个盲肠进行认真、详细的检查非常重要，因为许多盲肠病变，如锯齿状腺瘤，可平坦或凹陷，欺骗性相当大，不经意的检查容易漏诊。

回盲瓣插镜

内镜医师常规将内镜插入末端回肠的现象很普遍。虽然在对 Crohn 病进行初始评估或随访以及查

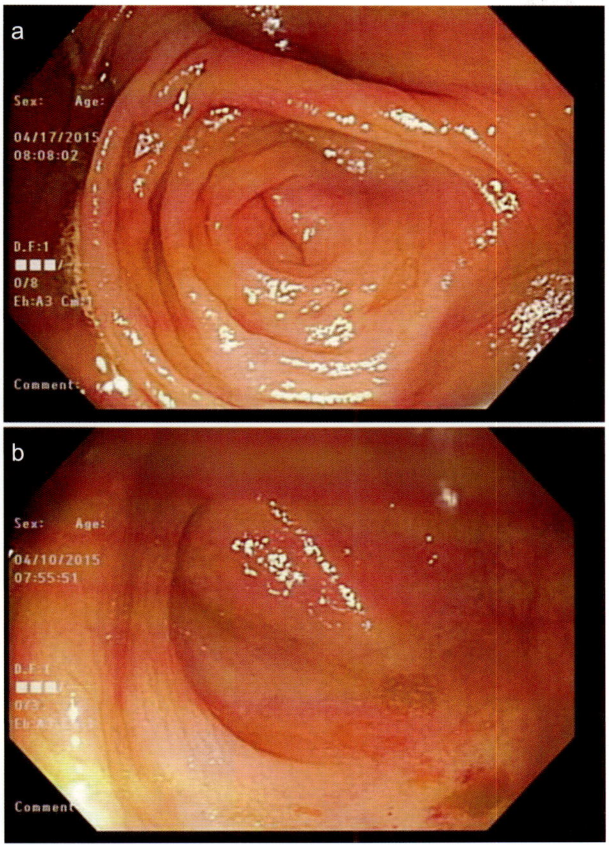

图 4-26 对于全结肠镜检查，进入盲肠并加以确认是必需的。a. 圆形阑尾开口伴相应“鸦爪”样外观；b. 新月形阑尾口

找不明原因出血时，这是一项重要评估，但对于结肠镜检查时常规观察末端回肠的确切作用，目前尚不明确。这是一种技巧，内镜医师通过实践操作，能力可得到提高。该技术涉及解除肠镜成襻，因为明显成襻使内镜难以进入回肠。回盲瓣的边缘被弯曲的内镜钩住，当看见管腔后，轻轻插入回肠（图 4-27）。插入回肠可证实完成了全结肠的评价，但对于内镜新手，这一确认过程往往可能是令人沮丧的努力[68]。

在一项对回肠插管学习曲线的评估中，50 例操作是基准，但一旦掌握，多数患者可在 1 min 以内完成[69]。有研究显示，筛查结肠镜中常规回肠镜检可发现无症状的小肠类癌，故有人认为检查末端回肠应成为内镜检查的一部分[70]。但梅奥诊所一项涉及 6000 多名患者的大型研究并未证实这一点。末端回肠进镜显示仅 1% 的患者存在大体异常，仅 0.3% 的患者具有病理异常。作者认为回肠末端插镜不应作为筛查结肠镜检查的必需部分[71]。

末端回肠

如果内镜医师选择插入回肠，则颗粒外观和蠕动增加使回肠容易辨认（图 4-28）。在年轻患者，常可见无数类似小息肉的淋巴滤泡。如果患者无不适且需要适当活检时，内镜应尽量深入。检查该部分肠管时，应将充气控制在最低限度。

其他技术

注入二氧化碳

传统空气注入结肠镜检查的两种替代方法是注水和注入二氧化碳（CO_2）。由于 CO_2 在结肠内排出比空气更迅速，有假说认为由于这种快速扩散，与空气相比，充入 CO_2 可能减轻疼痛。某些评价与[72]该假设吻合，而其他评价并未有这样的发现[73]。由于其有效性缺乏文献支持，这项技术目前只能是试验性的。

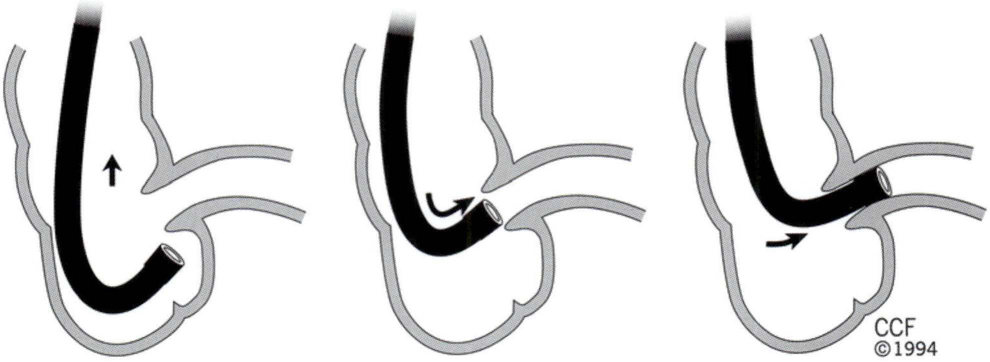

图 4-27 插入回盲瓣：识别开口，插镜时充气，待肠管放松后进入回肠末端。Reprinted with permission, Cleveland Clinic Center for Medical Art & Photography ©2015. All Rights Reserved.

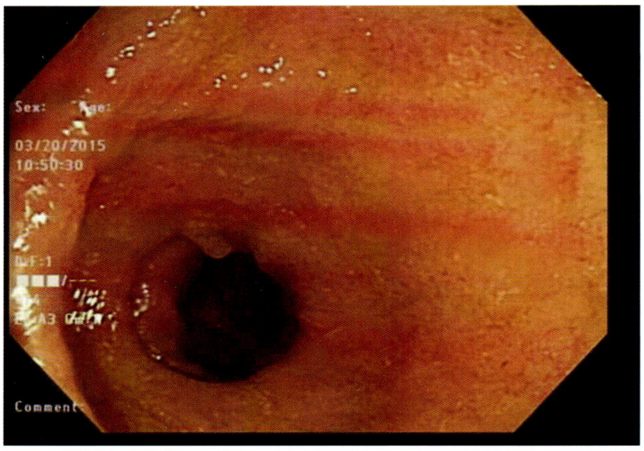

图 4-28 末端回肠：注意颗粒状黏膜和细小肌肉皱襞

注水

第二种方法显示更有前途。它采用充水而非充气的方法，在内镜进镜或退镜时再吸出来 [74]。有限的研究显示，水辅助结肠镜检查对患者有积极影响，主要是降低检查时的疼痛程度 [75-76]。此外，一项研究表明注水结肠镜可防止乙状结肠成襻 [77]。对 9 项研究的荟萃分析显示，与标准的充气肠镜相比，温水注入肠镜可减少痛苦，并减少检查过程中对镇静或镇痛的需要。然而采用这种技术时，结肠镜检查不全率更高，如果考虑采用该技术，内镜医师必须考虑到这一点 [78]。有趣的是，当注水和注入 CO_2 两种方法互相比较，与没有接受镇静的患者相比，两种技术都没有明显减轻中、重度疼痛 [79]。

染色结肠镜（染色内镜）

染色内镜是利用导管将染料喷洒在结肠黏膜表面，以增加黏膜可视性。染料可提高对轮廓的分辨率，从而帮助内镜医生区分细微的结构，尤其是传统内镜很难发现的微小、平坦的肿瘤性病变。对于一些高危人群，如炎性肠病或已知遗传性疾病患者 [80-81]，由于部分患者难以区分异常与正常黏膜，该技术已被证实具有一定优势。然而，这项技术主要增加了普通人群小息肉的发现数量。但因对于整个人口而言并无临床意义，故对广泛应用该技术的必要性仍有疑问 [82]。

高清 /NBI 内镜

具有更宽角度观察能力的高清内镜具有提高内镜放大和分辨的能力，但高清内镜在额外发现结肠肿瘤的能力方面，并未被证明具有优势 [83]。窄光谱成像（NBI）对标准白光进行过滤，缩窄蓝光、绿光，消除红光，从而凸显微血管，提高病理可视性。内镜医师利用踏脚可在白光和NBI之间快速切换 [84]。有小型研究指出，利用 NBI 技术可增加腺瘤性息肉的检出数目 [85]。此外，对于增生性和腺瘤息肉表面形态的区分能力也得以提高 [86]。由于可以更好地预测病理状况，NBI 技术今后有望在小息肉的切除中发挥作用，但尚未得到广泛接受。

广角内镜

广角内镜使用三台相机，额外的两台相机位于内镜的顶端，使内镜医生通过相邻的三台显示器同时看到三台相机的画面。该结肠镜检查平台已被证明具有可行、有效和安全的特点 [87]。尽管额外的相机可获得令人印象深刻的视觉效果，但目前在增加腺瘤检测率方面的优势并未得到证实，使它只能作为传统内镜技术的另一可行选择 [88]。

倒镜

许多内镜医师常规进行倒镜，或将内镜转至“U”形，以获得更好的视野。关于直肠内肠镜倒镜的获益与风险，目前数据很少。有一项研究发现，采用倒镜技术增加乙状结肠腺瘤的检出 [89]。但其他研究却带来一定质疑。在一项超过 450 个病例的研究中，通过倒镜技术识别的仅有 9 例，主要是增生性息肉 [90]。在另一项超过 1500 名患者的研究中，单纯通过倒镜技术发现的息肉仅有 7 例，其中 6 例为增生，1 例为 4 mm 无蒂管状腺瘤 [91]。比病灶检出率低且更令人关注的是有报道认为该技术增加了直肠穿孔率 [92]。无疑该技术可安全施行，部分专家认为它可提供有价值的信息，并可对痔疮等直肠良性疾病进行拍照存档 [93]。但尚不清楚这些有限的数据是否值得承受增加的风险。

有数据表明，在升结肠采用倒镜技术可能具有一定获益，一项研究评估常规在右半结肠进行倒镜，发现在多数肠镜筛查患者是安全可行的 [94]。而且，在一项研究中，倒镜发现了更多的息肉，增加了息肉的发现率及腺瘤检出率[95]。考虑到可能遗漏右半结肠病变的问题，对于进镜时发现存在息肉的患者应考虑倒镜技术。

并发症

虽然结肠镜检查非常安全，每年几百万例操作并未出现不良事件，但这是一种侵入性手术，发生并发症的可能还是有的，在操作前应与患者坦诚讨论并记录。并发症可大致分为出血、穿孔等与操作直接相关的及检查中与镇静有关的并发症，主要是心脏和肺部并发症。在文献中，并发症的确切发病率相差很大，可低至 4.0/10000 例结肠镜检查[96]，也可高至 4 ~ 17.8/1000 例肠镜检查[97]。对并发症定义的不同可影响并发症发生率，如仅考虑严重并发症，即导致操作后 30 d 内入院的并发症，则并发症发生率为 1/1000 例检查[98-100]到 5/1000 例检查[101-102]。

镇静相关并发症

使用任何药物，尤其是镇静药物，都具有明显风险。上述的监测指南就是为了监测这些风险[103]。使用镇静药物的主要关注点是用药相关的心脏和肺部并发症。

血管迷走性 / 心律失常

血管迷走神经反应是指心率减慢，常伴有血压下降。据信这是刺激迷走神经的反应。在结肠镜检查中很常见，据报道可发生于多达 16% 的病例[104]。但它很可能与镇静没有关系，因为它的发生和使用镇静药没有关联[105]，更可能的原因是肠管扩张或肠道准备引起的相对低血容量状态。血管迷走神经反射通常是自限性，但应通过内镜吸气和（或）解除成襻加以解决。除监测和静脉补液外，一般不需要医疗干预。真正的心律失常在结肠镜检查中并不常见。虽有操作中发生心律失常危及生命的报道，但主要是个案报道[106-107]。接受内镜操作的患者中，心律失常的发生率约为 2%，但绝大多数患者不需要医疗干预[109]。

使用镇静药物，特别是咪达唑仑，可导致 20% 的患者出现一过性低血压，其中 7% 出现 ST 段压低[110]。也有人指出，在接受内镜检查的患者中，16% 具有心律失常的证据，其中 4% 发现缺血性改变[108]。然而，这些变化的临床意义尚不清楚，因为这些仅是心电图异常。肠镜检查患者的心肌梗死或卒中发生率与未行肠镜检查者相似[111]，提示肠镜并不增加患者发生心脏事件的风险。而且，研究表明对于最近发生心肌梗死的患者，内镜是安全、有益的，如有必要，该类人群应接受内镜检查[112]。与对照患者相比，近期心肌梗死患者行结肠镜检查会增加轻微、短暂的并发症，尤其是心血管并发症，但很少出现严重并发症[113]。

肺部并发症

肺部并发症的发生率比心脏事件更罕见，结肠镜检查后如出现任何肺部问题的证据时，应及时考虑腹部问题是否是其最终来源。多数接受结肠镜检查的患者年龄较大，80 岁以上患者的肺部并发症发生率无疑会更高[111]。有无痛肠镜后发生吸入性肺炎的报道，但极其罕见[114]。此外，尚有结肠镜检查后出现气胸、纵隔气肿的众多报道[115]。然而，这些并发症最常见于腹腔内穿孔，应即刻检查这种可能[116]。

操作相关并发症

操作相关性并发症，如出血、穿孔和息肉摘除术后综合征，属于另一大类并发症。有一些关于罕见并发症的报道，如结肠镜嵌顿于腹股沟疝或腹壁疝[117-118]，但都极为罕见，主要用于提醒医生，任何操作都可能出问题。所有内镜医师均应了解内镜的常见风险并努力避免其发生。

脾损伤

结肠镜检查中发生脾损伤不常见，却是很多内镜医师可能遇到的问题。一项全面文献检索发现，全世界发生该并发症的病例超过 100 个[119]。但其发生率可能更高，因为文献报道的多为严重病例，所报道的病例通常行脾切除[120]。更多未报道的患者可能采用了非手术治疗，甚至未被发现。一般认为，这类损伤的病因是操作中的牵引和随后对脾结肠韧带的撕拉，包膜下血肿是最常见的损伤类型[121]。肠镜检查导致脾破裂通常表现为 24 h 内出现腹痛[122]，虽然 出现时间可为术后几个小时到术后几天[123]。

手术治疗的选择标准可参考外伤性脾损伤的处理，虽有文献所报道可行脾栓塞[124]，但如上所述，大多数脾损伤需要行脾切除术。

穿孔

肠镜导致的结肠穿孔可能是一种严重并发症，致病严重或致死。尽管不常见，但内镜医师在其职业生涯中的某个时候也许会碰到。穿孔的确切发生率很难准确估计，但远低于1/1000，在大型研究中报告为0.012%[125]到0.016%[126]。通常认为肠镜导致的穿孔更常见于具有结肠基础疾病者，如炎性肠病患者。但一项针对IBD患者的大型研究显示，穿孔率不过0.16%[127]。在试图探索穿孔病因的多数研究中，发现活检与单纯的诊断性内镜相比，穿孔发生率相似[99, 128-129]。

据信结肠穿孔有三个可能机制。第一个机制被认为结肠镜本身直接损伤肠管导致机械性穿孔[130]。发生穿孔最常见部位是乙状结肠，在某些系列中发生率占74%[131-132]。这与乙状结肠易发生直接损伤是一致的，因为乙状结肠是结肠中最窄、最扭曲的部分。第二机制被认为是肠道充气导致的损伤，升结肠和盲肠最易受该机制影响，也正是第二位的最常见穿孔位置。然而，一项研究对盲肠穿孔进行分析，发现盲肠基础疾病，如炎症或溃疡是导致盲肠穿孔的主要原因[133]。穿孔的最后一种病因据信是治疗操作，如息肉摘除或狭窄扩张。

对穿孔的处理不仅取决于患者病情，还取决于穿孔原因。如患者出现急性腹膜炎，则处理较为明确，患者应进行紧急剖腹。如患者接受治疗性内镜，且临床稳定，那么尝试非手术治疗是可以接受的。一项研究分析治疗性内镜导致的穿孔，发现13/21的穿孔患者中，经肠道休息和静脉滴注抗生素等保守处理成功[134]。诊断性肠镜导致的穿孔可能更大，非手术治疗的成功率较低[135]。肠穿孔的手术治疗也有进步，创伤文献认为，如患者需要外科干预，直接修补或肠切除后一期吻合术已被证明是有效的治疗策略[132]。

一项新的技术是利用夹子治疗穿孔，可用于肠镜中明确的穿孔，也可预防性用于内镜医师认为肠壁菲薄可能穿孔的部位。文献中有几个系列的报道认为疗效满意。一篇有关该技术治疗穿孔的综述表明，在治疗性肠镜中放置夹子治疗穿孔，成功率可达69%～93%[136]。在一组治疗性肠镜下穿孔的27名患者中，25例放置夹子后非手术治疗获得成功[137]。在另一篇综述中，28例患者为可见穿孔或可疑穿孔，13/19的明显穿孔和8/9的可疑穿孔，利用夹子成功进行了内镜下穿孔闭合术[138]。显然该技术是内镜医师的一种可选武器，但还是应在咨询外科医生以后采用，以便尽早做出手术的决定。

息肉摘除术后综合征

息肉摘除术后综合征是结肠镜下息肉切除术后出现的一系列症状，包括腹痛、发热、白细胞增多、压痛和肌卫。可能是结肠壁电凝损伤的结果，导致肠壁穿透性烧伤，出现局部腹膜炎症，但无穿孔证据。尚有另外几个名称，包括息肉摘除术后凝固综合征和透壁烧伤综合征。通常表现为结肠镜检查后几天内的发热、局部腹痛，白细胞增多，体检时可有局限性腹膜炎体征。多数患者不需手术治疗，通过肠道休息、静脉补液、静脉注射广谱抗生素直到症状缓解，就可有效治疗[139]。一项研究中，所有患者均保守治疗成功，无须手术，平均住院时间为5 d[140]。一项研究试图确定危险因素，发现息肉直径大于2 cm及高血压是最大的危险因素[141]，但采用电凝行息肉摘除的患者都具有一定风险。

出血

出血是肠镜下息肉摘除术后最常见的严重并发症，对于万一发生的出血该如何应对，应特别给予书面说明。据估计，明显出血需要就医者占全部肠镜下息肉摘除患者的3%[142]，明显出血者超过1%[143-146]。息肉摘除后即可发生出血者，常由内镜医师当时处理[147]。临床上明显的出血常在术后4～6 d凝血块脱离后表现出来[145]。

有几项研究试图找出该并发症的高危患者。高危人群之一是肠镜检查困难伴有术中出血者[148]。有人发现高血压不仅增加出血风险，尚可延长息肉切除发生出血的时间间隔[149]。此外，服用抗凝药物者无疑出血风险较高，在一项研究中，34%的出血患者具有恢复抗凝药物使用的病史[145]。虽然抗凝药增加出血风险，但令人惊讶的是，阿司匹林、非甾体抗炎药或其他抗血小板药物并未增加这种风险[150]。息肉大小是息肉摘除术后发生迟发性出血的最恒定预测因素[151]。息肉大者出血更常见，在一项研究中，直径 2 cm 以上的息肉出血发生率为 3.8%，而 2 cm 以下者仅为 0.3%[148]。除绝对大小外，息肉直径每增加 1 mm，出血风险增加 13%。虽然息肉大小与出血有关，但息肉类型（无蒂还是有蒂）并未证明是危险因素[152]。但息肉位置可能与出血风险有关，息肉位于右半结肠者更易出血[153]。显微镜下观察切除息肉的血供发现，无蒂和粗蒂息肉的血供较其他息肉丰富。17 mm 以上的息肉，有蒂息肉蒂柄直径超过 5 mm 者明显增加患者出血风险[154]。显然，内镜医师应识别术后出血的高危患者，并给予他们合适的建议。

息肉切除后出血患者的初始治疗与其他肠道出血患者相同，患者应检测凝血指标，并根据血流动力学指标进行复苏。息肉摘除术后出血没有具体输血指征，但高龄是患者接受输血的预测因素[155]。几乎所有患者均可经再次内镜处理，极少需要手术或其他干预措施，尽管血管栓塞已被证明可有效治疗息肉摘除术后出血[156]。内镜医师应熟悉先进的内镜止血技术，或请教经验丰富的同事。

与前述的穿孔处理一样，对于息肉摘除术后发生出血的高危患者，内镜下上夹已被证明可以获益。在一项研究中，2 cm 及以上的息肉预防性使用夹子可显著降低术后出血率[157]。此外，对于使用抗凝药的 1 cm 以上息肉，金属夹也已显示出优势，此类患者成功进行息肉摘除而不必中断应用抗凝或抗血小板药物[158]。

感染性并发症

值得一提的是极其罕见的内镜相关感染性并发症。虽然罕见，但一旦发生，就会引起轰动。内镜医师应对内镜及内镜设备的清洗消毒流程有起码的了解，因为出现感染性并发症大多是由于违反清洗消毒程序。对内镜中心的一项调查发现，不少中心并未遵循内镜清洗、处理和保养指南[159]。另一项研究发现，某些指南相互矛盾，让人难以决定到底该遵循哪个指南[160]。沙门菌、假单胞菌属和分枝杆菌属是经内镜设备传播的最常见细菌[161]，这些细菌在内镜内腔表面形成生物膜，使其在去污染过程中不被杀灭[162]。最近有人报道了内镜导致耐碳青霉烯细菌感染的病例[163]。对于所使用的设备，内镜医师应随时注意，并遵守有关操作流程。

训练与模拟应用

为安全、正确地进行肠镜检查，对医务人员的培训至关重要。然而，关于充分培训的标准存在争议。肠镜检查绝大多数由胃肠科医生进行，可以想象，在对学员的教育与培训方面，不同专业的医生如胃肠科医生与外科医生肯定存在差异。关于这一议题，多数文献关注胃肠科医生，往往重点讨论为内镜操作所需的检查病例数量。而很显然，外科学员在他们学习技能的过程中，花费更多的时间学习操作技巧，因此，能否对两组学员的学习速度或敏捷程度进行比较，尚存在疑问。对于什么是充分培训的问题，不太可能获得共识。但明确的一点是，肠镜在结直肠疾病治疗中不可或缺，在对下一代内镜医师的教育中，结直肠外科医生应该参与并发出自己的声音。

操作肠镜的能力无疑是一项技能，如同其他任何技能，重复可以提高操作能力。但对于受训人员必须重复多少次尚存在争议。对第一年的胃肠科医生进行评估，发现经过 150 例操作后，盲肠进镜成功率提高，达到标准要求，即 20 min 内完成操作的比例在 90% 以上[164]。比较第一和第三年的胃肠科医生，发现通过训练肠镜操作能力提高，但只有在 500 例肠镜操作后，独立完成率才能达到 90%[165]。正如技术能力的提高一样，随着经验的积累，检查质量也得以提高。在一项研究中，腺瘤检测率（ADR）逐年提高[166]。然而，另一项研究以 ADR 作为质量指标，发现在培训初期，受训者即可进行高质量的检查[167]。在为数不多的比较胃肠内科与外科医生的研究中，其中一项研究发现不同专业的学员之间，内镜操作存在差距，胃肠内科学员占优势[168]。另一项不同研究却表明，利用质量指标进行评价，在使用内镜模拟系统后，外科住院医师的肠镜操作能力与胃肠科医生相当[169]。

模拟

内镜操作适合模拟，但尚未被完全接受。虽然手术模拟困难，但内镜基本技能的模拟已被充分证实。由于外科操作种类及操作方式繁多，难以将手术模拟纳入教育课程，而内镜更适合模拟。通过模拟提高内镜技术，在内镜开始的初期最为明显[170]。

肠镜模拟 6 h 后，学员表现明显优于未经培训者，但在患者身上操作超过 30 例以后，这种优势可忽略不计[171]。

尽管有这些报道的优势，但该技术尚未在胃肠内科培训中得到广泛应用。在对胃肠科学员的调查中，发现半数的培训项目有内镜模拟器，但仅有 15% 的项目要求在患者身上行内镜检查前先进行模拟[172]。对项目负责人的调查证实这一点，其中 15% 的项目负责人要求学员在临床操作前使用模拟器，只有一个项目规定了模拟训练的最低小时数。多数项目负责人认同内镜模拟训练的必要性[173]。模拟未被普遍接受的原因尚不清楚。为提高学员肠镜检查质量和技能，而无须过多病例操作，具有吸引力的方法是，将内镜模拟整合至内镜医师的培训课程中。

记录和质量

记录

完成操作后，对过程中的任何发现及辅助操作进行详细记录十分重要。必须对任何病变或活检区域拍照记录，并记载内镜医师对这些病变的解释。应尽量记录病变的解剖位置，结肠插入长度受如下因素影响，出入较大：成襻、进镜时测量还是退镜时测量。此外，如对病变活检或行息肉切除，应记录切除是否完整以及有无明显的异常组织残留。

一个大肠癌多学会工作组（Multi-Society Task Force on Colorectal Cancer）制订了一个基于共识的关注点，反映肠镜检查报告应包括哪些内容（表 4-3）[174]。许多商业软件程序可以快速和准确记录，这些指南与采用这些系统的软件看起来相似。可惜，这些程序的易用性及其复选框设计，对于学员或繁忙的专业人员来说，记录并不充分。在一项涉及社区医院和学术医疗中心的研究中，发现了报告中的一些缺陷。例如，肠道准备质量仅有 20% 报告，但更令人关注的是，仅有 34% 对息肉外观进行描述[175]。在另一项研究中，照片文档往往缺失，息肉大小和形态描述仅见于略高于 60% 的病例[176]。其他研究一致显示，记录中缺少对肠道准备质量、盲肠标志的描述以及对操作的解释不充分[177-178]。显然，行内镜操作的医生不仅应确保操作的优质、安全，尚应适当记录，并将这些发现转达至患者和其他治疗医生。

表 4-3　标准肠镜检查报告中的推荐内容

知情同意记录
内镜检查设施
患者资料及病史
年龄 / 性别
接受抗凝治疗：如果是，记录处理计划
抗生素预防的必要性：如果是，记录原因和处理计划
评估患者风险与合并症
ASA 分类
操作指征
操作：技术描述
操作日期和时间
所行操作，伴附加信息（CPT 编码、息肉切除等）
镇静：所用药物和负责给药人员
镇静水平（清醒、深、全身麻醉）
各解剖部位的检查范围：盲肠、升结肠等。
如果未进入盲肠，提供理由
记录方法：如回盲瓣和（或）阑尾口照片
检查时间：插镜时间，开始退镜时间，退出时间。
直肠内反转（是 / 否）
肠道准备：准备类型，质量，足够或不足以检测 5 mm 以上息肉
技术表现：技术上不困难，检查困难。
患者不适 / 成襻 / 需特殊动作，包括翻转患者
所用仪器类型：型号和仪器编号
肠镜表现
结肠肿块或息肉
解剖位置：长度 / 大小（mm）
描述：带蒂 / 无蒂 / 平坦 / 梗阻（管腔减少百分比）/ 溃疡
活检：热 / 冷活检或圈套 / 染色（如果施行）
电灼或射频烧灼
完全切除（是 / 否）/ 取回（是 / 否）/ 病理送检（是 / 否）
黏膜异常
疑似诊断：溃疡性结肠炎，Crohn，缺血，感染
解剖学位置 / 程度 / 病理取材（是 / 否）
其他表现
憩室 / 动静脉畸形 / 痔疮
评估
随访计划
立即随访 / 进一步检查，转诊 / 改变药物
随访预约，肠镜随访及测试建议
记录与患者及转诊医生的直接沟通文件
病理
回顾病理结果，就随访与拟转诊医生及患者进行沟通

Adapted from Lieberman D, Nadel M et al. Standardized colonoscopy reporting and data system: report of the Quality Assurance Task Group of the National Colorectal Cancer Roundtable. Gastrointest Endosc 2007 May; 65(6): 757-66(17)

质量

对医学质量的量化方法日益受到关注，肠镜检查以适合量化分析，因此对这些指标的关注颇多[179]。美国每年进行 1400 万次结肠镜检查，因此，可以理解，对操作质量的关注很多。五个最常用质量指标为盲肠插管率、对筛查建议的依从性和筛选间隔期、腺瘤检出率、肠道准备质量及肠镜退镜时间[180]。虽然其中部分内容在前文已有讨论，但外科医生仍然必须参与这些讨论，并继续为了我们的专业和患者，寻求质量改进。

胶囊内镜

胶囊内镜（PCE）的出现为小肠评价带来革命性的变化，使得临床医生可对这部分肠道进行评价，而以前小肠仅可采用不准确、不舒服的检查手段，如小肠影像学系列或灌肠。该检查最常用于隐匿性胃肠道出血患者或查找小肠疾病，如早期肿瘤、息肉综合征或 Crohn 病[181]。胶囊内镜检查通常在完成上、下消化道内镜检查后进行，但也可作为后者的补充，因为至少有一项研究表明，PCE 发现的异常中，28% 位于内镜检查正常覆盖的区域内[182]。胶囊内镜易学易用，自然是内镜医师的辅助工具。胶囊内镜无须肠道准备，但多数患者在检查前 10 ~ 12 h 被要求禁食或清流质饮食。患者吞下一次性胶囊，图像被无线传输到记录仪上，临床医生可在方便时花 15 ~ 60 min 查看图像和记录[183]。

对于难以进行影像学观察的小肠 Crohn 病，胶囊内镜已被证实可发挥重要作用。对于伴有狭窄的 Crohn 病患者胶囊内镜检查存在顾虑，因为胶囊内镜可能滞留在狭窄部位[184-185]，但对于考虑手术的外科医生来说，并不会过于在意，因为胶囊内镜可作为狭窄部位的标志，使微创手术成为可能。有研究发现，60% 的患者因 PCE 改变治疗策略[186]，在不明原因肠道出血的诊断方面，PCE 优于其他影像检查，并有助于小肠肿瘤的定位[187-188]。而且有资料表明，PCE 可能在结肠肿瘤筛查或大肠炎症性肠病的评估中发挥作用。很显然，PCE 的应用范围只会扩大，治疗肠道疾病的医生必须熟悉这项技术[189]。

小结

内镜检查对结肠直肠疾病患者的诊断和治疗至关重要，医生得以直观评估整个肠道，内镜不应被视为孤立的存在，而应作为结直肠疾病患者检查的辅助手段。结直肠外科医生应该熟悉这些技术，并继续在内镜技术测试、培训和内镜技术的进步中发挥作用。

（参考文献参见 www.pumpress.com/home-specific-edu/5599.html）

第5章

息肉的内镜治疗、息肉切除及内镜腹腔镜联合手术

Kelly A. Garrett, Sang W.Lee 著
周晓俊 何宋兵 张德庆 单治理 译 吴永友 审校

要点

- 对于大多数结肠息肉，结肠镜下息肉切除是首选的诊断与病灶去除手段。
- 操作者的水平影响结肠镜下息肉检出与切除的质量。
- 关于结肠镜下息肉切除的最佳操作技巧，尚存在诸多疑问。
- EMR 治疗结直肠安全有效，但分片（piece meal）切除会妨碍准确的组织学诊断。为评估、处理肿瘤局部复发，需要进行肠镜随访监测。
- ESD 可完整切除浅表病灶，而不受肿瘤大小、位置以及有无纤维化的影响。但与 EMR 相比，ESD 的优势是以出血、穿孔风险及操作时间增加为代价的。
- 内镜、腹腔镜双镜联合术是内镜下结肠息肉切除术的补充，有助于避免肠段切除。

前言

据估算，2015 年将有 93 090 例新发结肠癌被确诊，而结肠癌死亡病例约有 50 000 例[1]。尽管结肠癌在美国恶性肿瘤病死率中仍排名第三位，但从 20 世纪 80 年代中期开始由于结肠癌筛查的引入，结肠癌发病率已呈稳步下降趋势[2]。近年来，下降更快（从 2008 年到 2011 年，每年下降≥ 4%），其原因可能是多方面的，但很可能反映了结肠镜筛查的普及。在 50 — 75 岁的成人中，结肠镜检查率从 2000 年的 19.1% 上升到 2013 年的 54.5%[3]。最近“国家息肉研究协作组”公布的长期随访数据，为内镜摘除腺瘤性息肉降低结肠癌发生率及相关病死率提供了证据[4]。

对于大多数结肠息肉，结肠镜下息肉切除是首选的诊断与病灶去除手段。近十年来，息肉切除技术、硬件设备及内镜操作技巧的演进提高了息肉的检出率与息肉摘除能力。尽管如此，巨大息肉或某些特殊解剖位置的息肉，对内镜切除来说还是具有挑战性的。以前对于这部分病例的通常建议是结肠部分切除。尽管腹腔镜手术可减少腹部手术的并发症，但仍有导致肠切除术后并发症发生的潜在风险。最近，针对内镜无法切除的息肉，腹腔镜联合结肠镜的双镜联合技术被认为是肠切除术的另一选择。本章讲述结肠息肉内镜切除术的基本与高级技术，以及内镜腹腔镜联合技术。

息肉的诊断

尽管对于结肠镜的作用极少有争议，但结肠镜的质量存在明显差别。结肠镜检查的质量评价指标包括是否进镜至盲肠、退镜时间以及息肉检出率[5]。需要进镜至盲肠的要求是基于经常发现很大一部分结肠肿瘤发生于包括盲肠的近端结肠。盲肠进镜率低与高比例的近端结肠间期癌（interval cancer）相关[6]。据报道，美国的筛查患者中，结肠镜的盲肠进镜率达 97% 或以上[7-8]。由于多数结肠镜检查的首要目标是发现肿瘤性病变，因此仔细观察结肠黏膜尤为重要。2002 年，美国结肠癌跨学会协作组（US Multi-Society Task Force on Colorectal

Cancer）推荐结肠镜退镜时间（指从插入盲肠至退出肛门的时间）至少 6 min 作为肠镜检查质量指标 [9]。2006 年，Barclay 等发现退镜时间延长与腺瘤检出率（adenoma detection rates，ADR）提高具有相关性 [10]。腺瘤检出率具有差异，因此，对 ADR 的目标值进行了推荐。由于观察到高腺瘤检出率与近端及远端结肠癌非风险降低相关，美国胃肠内镜学会（ASGE）和美国胃肠病学院（ACG）推荐 ADR 至少为 25%[11-12]。

息肉切除术的标准

息肉可发生于结肠各个部位。由于任何貌似腺瘤的组织均被认为存在恶性可能，故目前临床上均建议切除 [13-14]。95% 的结肠癌源自腺瘤性息肉的观点已被广泛接受。这种“腺瘤 - 癌变序贯理论”（adenoma-carcinoma sequence）已被充分阐述，该过程发展缓慢，往往需要数年时间 [15-16]。结肠息肉的大小与形态（有蒂、无蒂）是两个重要特征，可预测恶性的潜在可能并指导息肉的处理。根据美国国家息肉研究协会（the US National Polyp Study）的定义，大于 1 cm、重度异型增生或者绒毛结构清晰可见的腺瘤属于进行性腺瘤（advanced adenoma）。对 50 岁以上，一般风险的无症状人群进行肠镜筛查，进行性腺瘤的检出率为 6% ~ 9%[7]。为防止腺瘤癌变，摘除大腺瘤的必要性已被接受，而 0.5 cm 以下腺瘤的恶性可能尚无充分研究。为确定 0.5 cm 以下结肠息肉的临床意义，在维也纳开展了一个回顾性研究，分析 1978 — 1996 年 4216 个患者共 7590 枚腺瘤性息肉，发现息肉大小是高危病理学特征的最强预测指标。高危病理学特征指的是重度异型增生或浸润癌。直径 <0.5 cm、0.5 ~ 1.0 cm 和 >1 cm 的腺瘤性息肉出现高危病理学特征的比例分别为 3.4%、13.5% 和 38.5%。绒毛样改变、左半结肠以及年龄 ≥ 60 岁也与高危病理学特征相关。0.5 cm 以下息肉未见到浸润癌，但 3.4% 的这类息肉存在重度异型增生，故作者建议如有可能应将其摘除 [17]。另一研究显示，小于 60 岁、位于右半结肠的 0.5 cm 以下结肠息肉具有高危病理学特征的比例仅为 3.8%；存在年龄 >60 岁以上、伴有贫血、病灶位于左半结肠、直径 >1 cm 之中的单一或多重因素时，则进行性腺瘤的最大预测值达 75.4%[18]。

为何息肉不宜在做肠镜检查时摘除？对此有几个理由。如息肉特征怀疑恶性或内镜表现提示浸润超过黏膜下层，则不宜行息肉切除术。提示息肉为恶性的特征包括质地硬、黏膜不规则、窄光谱成像的血管形态、溃疡、中央脐样凹陷、巨大病灶或黏膜下注射抬举征阴性 [19-20]。对于这类病例，应考虑内镜活检而非内镜下切除。息肉过大也是推迟内镜下切除的一个理由。盲肠的巨大息肉内镜切除的穿孔发生率较高，可以考虑内镜、腔镜双镜联合手术。最后，如风险超过患者受益，则不应选择内镜下息肉切除，如预计生存时间少于 2 年（终末期肿瘤患者）的无症状息肉、在不利条件下发现的息肉（如因出血接受检查）、具有合并症的患者或使用药物导致息肉切除风险过大（如使用抗凝药）[19]。

息肉切除技巧

息肉切除术是内镜的基本操作技能。息肉切除术的原则是切除所有可见的腺瘤组织。息肉切除实践中，众多的不同技巧构成方法的多样性，而操作方法的多样性反映了息肉切除缺乏标准方法、内镜医生训练与操作经验存在差异、息肉大小判断误差以及对不良事件的关注与手术时间限制 [21]。

息肉切除最适合 5 ~ 7 点的息肉。冷活检钳活检是最简单的息肉切除方法，常用于小的病灶（< 5 mm 的息肉）。一项针对 187 位胃肠科医师的调查表明，对于 1 ~ 3 mm 的病灶，活检钳摘除是首选的息肉切除技术 [22]。冷活检钳行息肉切除方法简单，经内镜钳道插入活检钳，将钳口置于息肉表面，抓住息肉予以摘除，退出活检钳，回收标本 [23]。该技术需要的操作少，无须电凝，穿孔风险低 [24]。然而，往往需要多次咬除才能彻底去除息肉组织。而且，息肉经第一次活检钳咬除后，少量出血会干扰视野，增加息肉残留风险。对于判断为冷活检钳息肉切除完全的部位行活检及病理评估，发现息肉样组织残留率达 29% ~ 38%[25-27]。而且，如果活检钳一次性夹取两块组织，第一块组织可能脱落、丢失。因此，活检钳单次咬除效率更好，且降低息肉切除不完整的风险。一项关于大活检钳（钳口 12.4 mm）与标准活检钳（钳口 7.2 mm）的随机对照研究显示，大活检钳病理完全根除率具有增高趋势，但与无明显统计学差异 [28]。

切除小息肉的另一种方法是在活检钳去除组织时使用电凝。息肉基底部施以热能烧灼，而活检钳口可保护标本[29]。但该技术的几个缺点使其遭临床摒弃而较少使用。热能可导致组织结构变形，影响对标本的组织学评价[30]。该技术也与迟发性出血及右半结肠穿孔风险增加有关[31-32]。有人认为热活检钳对完全切除腺瘤组织并不可靠，17% 的息肉切除部位可见持续息肉残留[33]。全国性学会建议 5 mm 以上的息肉及右半结肠息肉应避免采取热活检钳法[34-35]。

对于胃肠科医生，圈套法是优选的息肉切除方法[22]。圈套器通过内镜工作钳道后，自塑料鞘内弹出，套住息肉的基底部。如位置合适，则收紧圈套器，使圈套器横断息肉基底。将导管头端或外鞘靠近息肉基底部，可避免圈套器滑回息肉头部[23]。圈套器法可采用冷圈断法，也可结合电凝。有人建议冷圈断法是所有 1 cm 以下息肉及大多数小息肉的优选方法，但尚无充分研究[36-37]。冷圈断法可切除息肉周边 1～2 mm 的正常组织，出血往往很少且不严重[38]。几项随机对照研究表明，对于不超过 8 mm 的息肉，冷圈断法与热圈断法的出血风险相似，且冷圈断法可缩短操作时间[38-40]。对于较大的息肉（>7～8 mm）和带蒂息肉，采用热圈断法更普遍[21-22, 41]。如前所述，息肉位置最好在 5～7 点，如为带蒂息肉，应重新调整患者体位，使息肉的基底部位于合适的部位，以便使息肉切除后出血易于控制。如采用电凝法，应将息肉牵向肠腔中央，使黏膜下层与肌层及浆膜层分离。能量传导时间应尽量缩短，以免损伤结肠壁。对于带蒂息肉，圈套器收紧位置应为近基底的 1/2～1/3 处，保留足够残蒂，以便出血时抓持。通电宜早，而圈套器收紧宜慢[23]。圈套器种类繁多，无研究证明何种圈套器更好。总结英国结肠癌筛查项目中的 147 174 枚 1 cm 以下息肉，发现带蒂息肉多采用热圈断法切除（84.7%），尽管对于各种大小的息肉，右侧息肉与左侧息肉使用该方法的比例相比较小（69.6% vs. 88.3%，$P<0.001$）。对于无蒂息肉，热圈断法也是最常用的方法（29.2%）[21]。

内镜黏膜切除术（EMR）

大的息肉，如累及肠腔 1/3 周以上、跨越两个以上黏膜皱襞，或形态上扁平或凹陷的息肉，常规息肉切除术处理困难[42]。而内镜黏膜切除术（EMR）有助于切除此类息肉，避免外科干预。EMR 可切除消化道黏膜浅表肿瘤，最初由日本医生报道，并在日本广泛用于治疗胃和食道肿瘤。后被报道用于切除传统内镜切除术无法处理的结肠息肉。传统内镜息肉切除的层面位于黏膜层，EMR 切除层面位于黏膜下层的中、下层，EMR 的潜在优势在于可整块切除标本进行病理检验。但不幸的是，EMR 可能造成分片切除，导致息肉的病理诊断、分期与切缘评价困难。另外，与胃壁相比，肠壁要薄得多，增加穿孔等并发症发生率。EMR 的适应证包括腺瘤、限于黏膜层或黏膜下层浅层浸润的小的高分化腺癌、不超过 1/3 环周的息肉及平坦或凹陷息肉[42]。

EMR 术是常规的圈套器息肉切除术的改良方法，术中在病灶下方的黏膜下层进行注射，使黏膜下层产生液体垫，将黏膜层病灶抬起，为圈套器切除息肉提供安全的空间。用于黏膜下注射液体品种很多，包括生理盐水、高渗生理盐水、50% 高渗葡萄糖、甘油果糖、透明质酸以及稀释的肾上腺素等。理想的黏膜下注射液应能延长“枕头效应”时间以降低出血及穿孔风险[42]。病灶抬起 后，即可进行圈套器息肉切除。对于大的息肉，往往需要分片息肉切除。透明帽辅助法是另一种方法，需要采用前端带缺口的透明帽。将圈套器置于透明帽末端的缺口，将目标黏膜吸入透明帽内，当组织完全吸入透明帽后，收紧圈套器套住组织（图 5-1 和图 5-2）。该技术好处在于视野更好，可切除各种位置的病变。透明帽对肠壁的压迫可展开肠腔皱襞，最大限度显露皱襞内病灶。日本常用于胃部病灶的切除，但不常用于肠道息肉，担心将肠道肌层吸入透明帽增加穿孔风险[43]。

由于难以确定哪些病灶局限于黏膜层，因而限制了 EMR 的开展。一项多中心队列研究确定了黏膜下浸润及 EMR 失败的危险因素。根据他们的经验，黏膜下浸润的危险因素包括巴黎分类的 0- Ⅱ a+c 形态、非颗粒型表面形态、及工藤进英 pit pattern 分型Ⅴ型的病灶（表 5-1 和表 5-2）。存在多个黏膜下浸润风险因素增加黏膜下浸润风险[44]。在该研究中，对 464 例患者尝试 EMR，成功率为 89%，EMR 失败的危险因素包括此前有 EMR 史

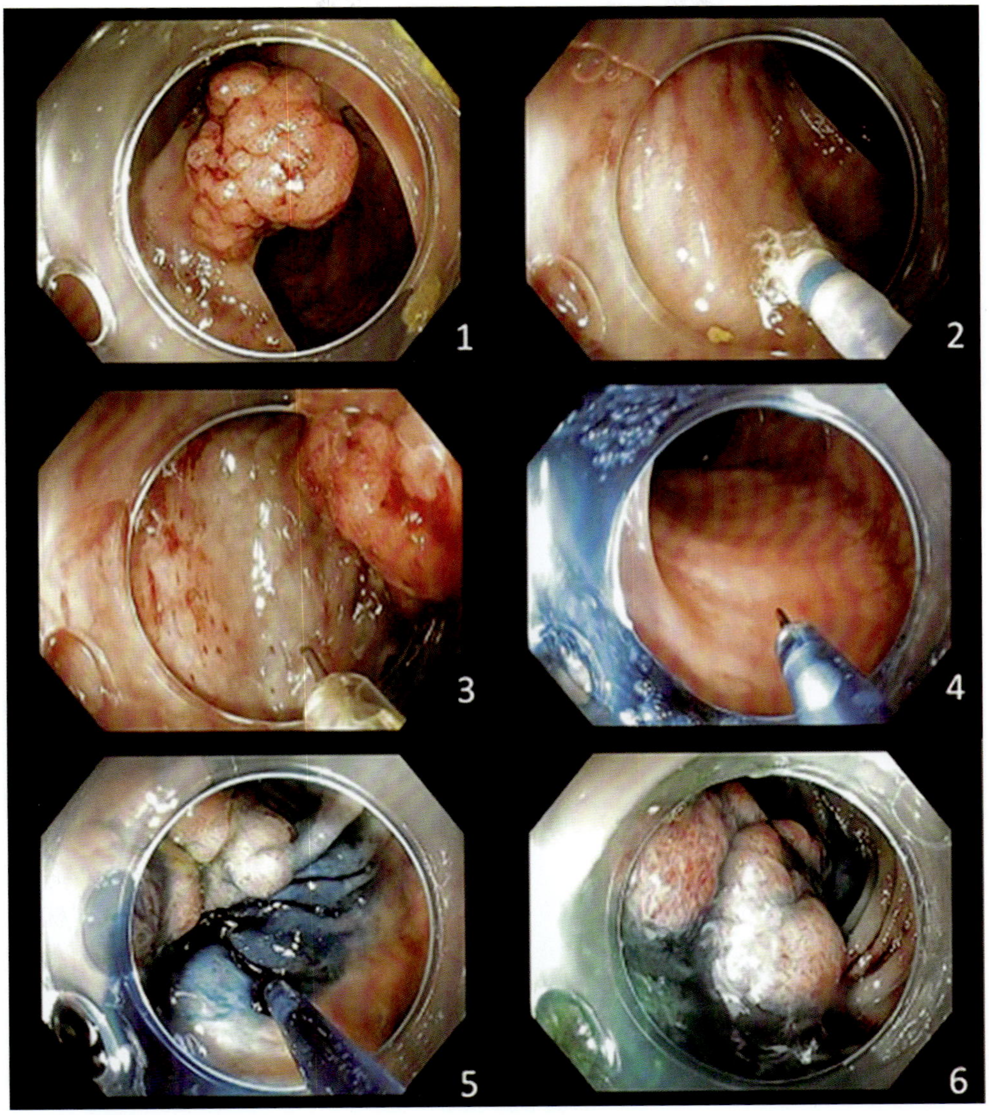

图 5-1　分片内镜黏膜切除图。1-6，靛胭脂黏膜下注射后黏膜隆起

表 5-1　巴黎分型

有蒂	Ⅰ p
亚蒂	Ⅰ sp
无蒂，高度>2.5 mm	Ⅰ s
浅表隆起型，高度< 2.5 mm	Ⅱ a
完全平坦型	Ⅱ b
浅表凹陷型 凹陷深度< 1.2 mm	Ⅱ c
溃疡型，凹陷深度>1.2 mm	Ⅲ

表 5-2　工藤进英 pit pattern 分型

Pit pattern 类型	特征
Ⅰ	圆形 pit
Ⅱ	星形或乳头样 pit
Ⅲ S	小管型或圆形 pit（比Ⅰ型小）
Ⅲ L	大管型或圆形 pit（比Ⅰ型大）
Ⅳ	分枝或脑回样 pit
Ⅴ	不规则与无结构 pit（pit 结构消失）

（OR = 3.8；95% CI: 1.77-7.94）、病灶位于难以操作的部位（OR = 2.17；95%CI: 1.14-4.12）以及病变累及回盲瓣（OR = 3.38；95%CI: 1.20-9.52）。

EMR 有效、实用，临床效果好（表 5-3）。有经验专家进行的 EMR 中，3% ~ 7% 的患者由于内镜无法切除病灶而需要外科手术[45-46]。约 44% 的为整块切除，其余的需要行分片切除[45]。并发症发生率低，术中出血发生率为 8%，术后出血发生率为

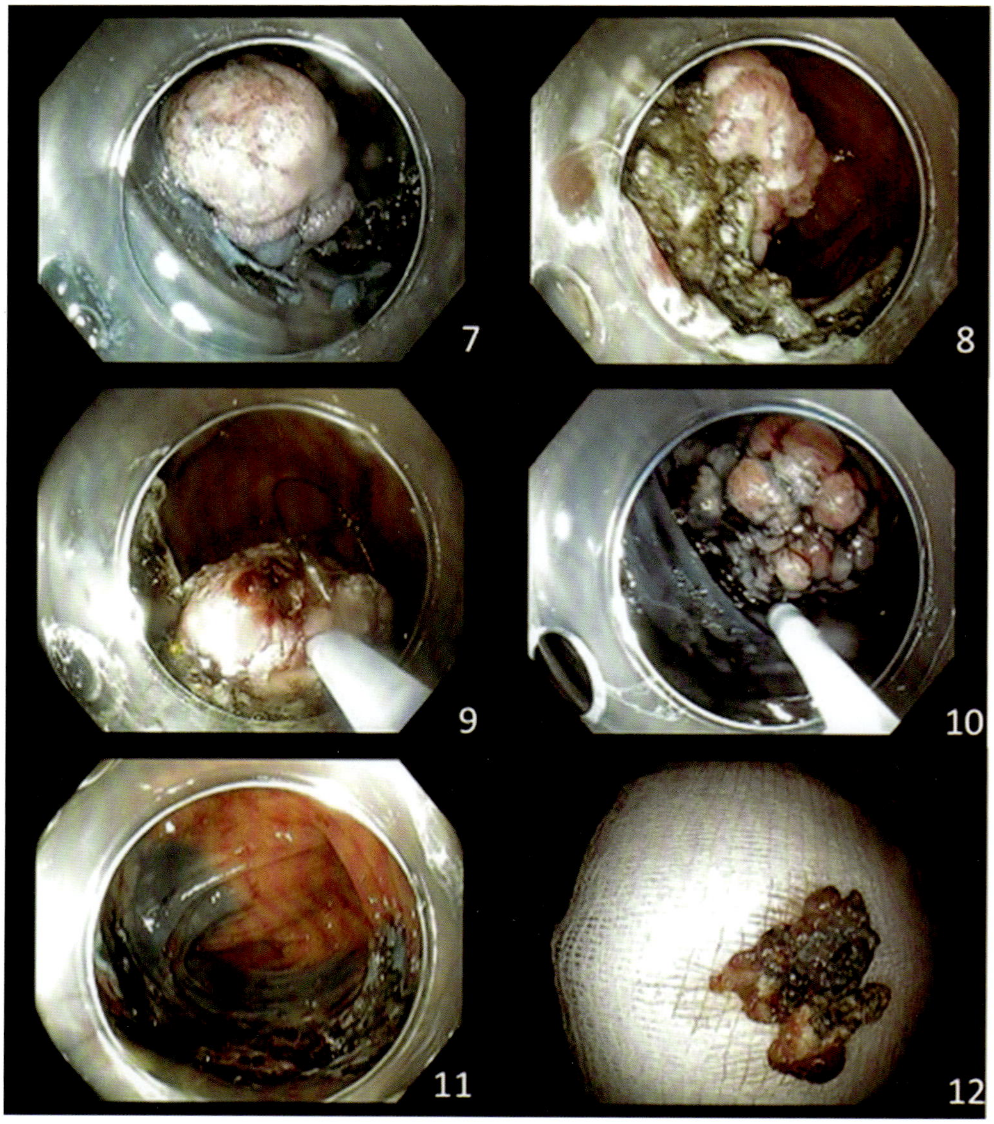

图 5-2 分片内镜黏膜切除图。7-10，分片热圈断法息肉切除术；11，完整肌层；12，切除标本

0～1%，穿孔发生率为 1%～2%[45-46]。EMR 术后局部复发率差别大，最高可达 27%[47]。一项多中心、前瞻研究中，入组 1000 例认为病灶完全切除的患者，发现早期（EMR 术后 4 个月）复发 / 残留率为 16%，晚期（EMR 术后 16 个月）复发 / 残留少见，仅为 4%。多变量分析显示复发的危险因素包括病灶>4 cm、采用氩离子凝固烧灼腺瘤组织及术中出血。复发的腺瘤多为单发的微小病灶，93% 的复发再次通过内镜治疗 [45]。后续报道认为，复发危险因素还包括病灶呈颗粒样形态以及远端直肠病变。非完整切除及垂直切缘阳性者应该追加外科手术 [48]。

ESD（内镜黏膜剥离术）

内镜下黏膜剥离（ESD）技术的初衷在于整块切除大的及伴溃疡的胃部病变，日本现已广泛接受用于早期胃癌的治疗 [49]。与 EMR 相比，ESD 的优势在于可允许病变的整块切除，从而实现病理上的完全切除。利用这一技术，可切除黏膜浅表病灶，无论肿瘤大小、位置及有无纤维化 [50-52]。但这些优势的代价是增加出血与穿孔，与 EMR 相比，延长手术操作时间 [53]。

内镜切除与外科切除之间最主要的区别在于淋巴结的清扫，内镜切除仅适于淋巴结转移风险小的

表 5-3 内镜下黏膜切除

作者	发表时间	息肉数量	息肉大小(cm)	大体分类	操作时间(min)	整块切除	LOS(天)	漏 / 瘘	术后出血率(%)	癌变率(%)	浸润深度	复发率(%)
Gomez	2014	131	3.3	NA	NA	27	NA	3	2.3	7.6	未知	17
Maguire	2014	269	2.8	NA	NA	0	NA	3.3	3	16	Tis: 6.3%; T1: 9.3%	24
Knabe	2013	252	> 2.0	Paris	NA	12	NA	1.6	1.6	3.2	未知	22
Buchner	2002	315	2.3	Paris	NA	54	< 1	0.4	7.2	4.4	未知	27
Conio	2004	139	2.0	NA	NA	0	NA	0	0	12.2	Tis:6; T1:3; T2:1	21.9
Stergiou	2002	68	> 3.0	扁平 / 带蒂	NA	38	NA	0	4	10	未知	29

LOS. 住院时间 ; *Tis*. 原位癌 ; *NA*. 未知

病变，而淋巴结转移风险很大程度上取决于病灶浸润的深度，因此很大程度上评价也是在于确定浸润深度。因此，对于结直肠病灶，ESD 仅限于准确术前诊断的患者。ESD 的适应证是 EMR 无法整块切除的病灶，ESD 也适用于黏膜内浸润及黏膜下层浅层浸润的息肉以及黏膜下纤维化、在常规 EMR 时黏膜下注射“抬举征”阴性的患者。ESD 也适用于某些慢性炎症性疾病如溃疡性结肠炎伴有的散发性局限性肿瘤或内镜切除术后的复发性早期癌 [54]。除日本以外，ESD 的经验还很有限。专家共识认为，ESD 的目标仍然是：治疗黏膜内癌，达到 R0 切除，符合手术质控标准以及确保手术者接受过该项技术的培训并得到相关专业委员会的许可 [55]。

ESD 与 EMR 相似，需要借助单钳道内镜及黏膜下注射。首先以靛胭脂注射或靛胭脂喷洒标记病灶边界。有多种溶液用于黏膜下注射，但最常用的是生理盐水、甘油以及透明质酸。生理盐水安全且易于获得，但缺点是黏膜下注射抬举征持续时间短。结肠壁菲薄，为完全起见，需要采用长时间维持抬举的溶液，如甘油及透明质酸等 [56]。最佳的黏膜下注射液应该是能维持必要的抬举高度和时间，不影响组织病理评价，无组织毒性，容易制备与使用 [57]。病灶抬起后，采用特殊的内镜电刀切除病灶（图 5-3）。内镜电刀种类很多，但最传统的是针刀与 IT 刀（末端绝缘刀）。两种刀均结合电凝，将黏膜层与黏膜下层进行剥离。ESD 术中出血比较常见，为保证手术成功，止血很重要。止血最可采用单极或双极电凝钳，但可增加穿孔风险，也可采用止血夹，但会遮挡剥离操作层 [56]。

与其他部位的新技术类似，ESD 具有较长的学习曲线。与胃部病灶相比，由于其解剖特征（肠壁菲薄、蠕动及皱襞）、肠镜位置难以固定（尤其是直肠外），结直肠的 ESD 难度更大。Probst 团队将他们的 ESD 经验分为三个阶段，显示出清晰的学习曲线，诚如预期，ESD 成功率逐渐升高，操作时间逐渐越短。Probst 等认为完成学习曲线需要

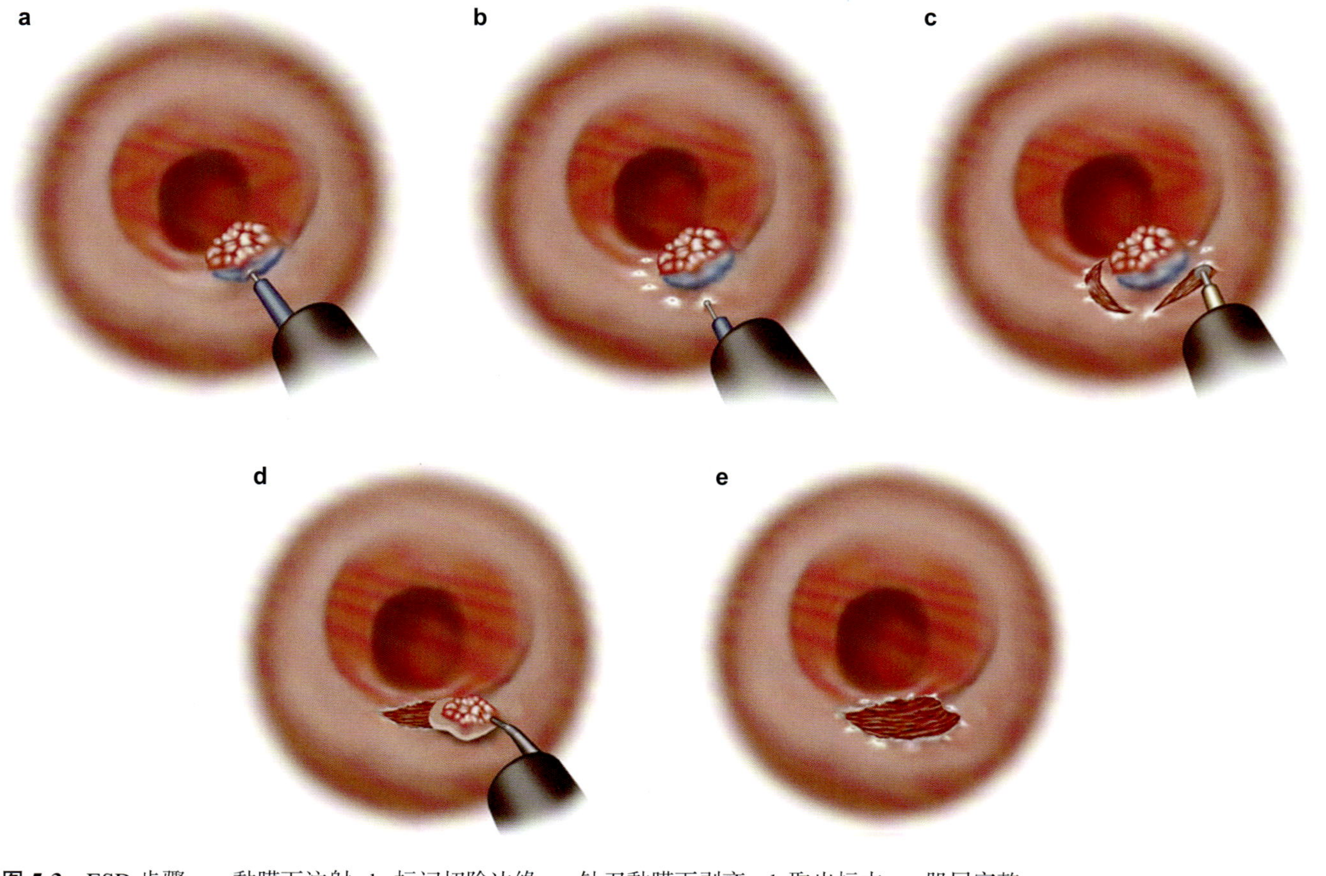

图 5-3 ESD 步骤。a. 黏膜下注射；b. 标记切除边缘；c. 针刀黏膜下剥离；d. 取出标本；e. 肌层完整

表 5-4　内镜下黏膜剥离

作者	发表时间	息肉数量	息肉大小 (cm)	大体分类	操作时间 (min)	整块切除	LOS (天)	穿孔率 (%)	术后出血率 (%)	R0 切除率 (%)	癌变率 (%)	浸润深度	复发率 (%)
Saito	2014	900	3.7	Paris	60	91	NA	2.7	1.7	87	74	未知	NA
Toyonaga	2014	468	3	NA	60	99	NA	1.5	1.5	NA	66	Tis:49%; T1:17%; T2:0.4%	NA
Lee	2013	874	2.7	扁平 / 带蒂	54	97	3.5	5.3	0.5	91.2	43	Tis:28%; T1:15%; T2:0.2%	0.4
Yoshida	2013	530	3.1	突出型 / 浅表型	93	91	NA	4.1	2.3	NA	54	Tis:41%; T1:12%	NA
Nakamura	2014	300	3.0	侧向发育型 / 非侧向发育型	90	91.7	5	1.7	5	91	99	M-SM-s:92%; SM-d:7%	NA

LOS. 住院时间；*NA*. 未知；*Tis*. 原位癌；*M-SM-s*. 黏膜肌层或从粘膜层开始浸润黏膜下肌层深度＜1000 mcm; *SM-d*. 黏膜下层浸润＞1000 mcm

25～50 例手术经验[58]。另外有人认为需要完成 40 例操作才能掌握技巧避免穿孔，需要完成 80 例操作方可熟练切除结直肠巨大病灶[59]。初学者整块切除率仅约 60%，但随着经验的积累，整块切除率可达 88%～97%[58-60]。同样，R0 切除率也随着经验积累而提高，可达 96%[58]。ESD 并发症高于 EMR，出血发生率为 1.5%～7.9%，穿孔发生率最高可达 10.7%（表 5-4）[58, 60-61]。ESD 并发症通常可以通过内镜金属夹成功处理。ESD 术后应对各个病例进行针对性随访和监测。监测的目的在于早期发现残留及复发。根据是整块切除还是分片切除、病变的病理性质、多发病灶的危险因素及基础疾病等情况，制订随访计划[54]。

内镜－腹腔镜联合手术（CELS）

如上所述，巨大息肉、结肠袋皱襞内或皱襞后息肉，内镜切除相当困难。尽管 EMR 和 ESD 可治疗这类疾病，但这些技术并未被广泛掌握，且需要很高的技术水平。传统上，此类病例最常推荐的治疗包括结肠部分切除术——肿瘤学切除。尽管腹腔镜能减少结肠部分切除术相关的并发症，但在美国只有少部分结肠切除采用了腹腔镜手术[62]。而且，即使是微创手术，仍然是腹部大手术，并具有一定的并发症发生率。对于某些患者，内镜 - 腹腔镜联合手术（CELS）可作为肠切除的替代手术方式。

腹腔镜辅助息肉切除术作为一种避免肠切除的手术方式最早报道于 1993 年[63]。此后，大量回顾性研究表明此术式安全有效[64-69]。腹腔镜可通过如下几个方面协助内镜息肉切除：①腹腔镜将肠壁顶向圈套器，协助扁平息肉圈套；②腹腔镜下游离弯曲与成角的结肠，提供更好的显露；③发现并腹腔镜下修补全层性肠壁损伤。不过，腹腔镜和内镜同时操作也会带来技术难度。结肠镜注入空气可能严重影响腹腔镜的视野清晰及暴露。有人报道腹腔镜下夹闭末端回肠以减少肠道胀气，但结肠扩张仍然是一大妨害[63-64]。研究表明肠镜时注入 CO_2 是一种安全的方法，可弥补以上不足。CO_2 的吸收速度是空气的 150 倍，可最大限度减少结肠胀气，同时为内镜与腹腔镜提供良好的视野[70]。

考虑内镜 - 腹腔镜联合手术前，应仔细查看内镜检查报告与图片，寻找任何恶性征象，如溃疡或血管增多等。存在重度异型增生应怀疑恶性可能，但并非就是内镜 - 腹腔镜双镜联合手术的禁忌证。我们的经验是在腹部置入腹腔镜器械前，先进行结肠镜检查，判断是否单凭结肠镜就可切除病灶，还是需要腹腔镜的辅助（Video 5.1）。如需要腹腔镜辅助，则置入腹腔镜器械。通过观察标记确定息肉具体位置，内镜下观察息肉时，以腹腔镜触动息肉。对于侧方或腹膜后的息肉，需要游离结肠。位于系膜侧的息肉内镜下观察困难，一旦穿孔，腹腔镜下也难以修补。一旦肠腔内见到息肉，则腹腔镜辅助暴露息肉基底部。病灶可经黏膜下注射进一步抬起。抬举征阴性或某些特殊形态（溃疡形成、脐样凹陷以及 NBI 显示特殊的微血管形态）提示恶性的可能。如不怀疑恶性，则以圈套器及电凝进行摘除。可通过腹腔镜将肠壁顶向圈套器，以协助圈套息肉。进行息肉切除时，腹腔镜下监控浆膜面是否出现热相关的改变。如怀疑全层损伤可能穿孔，则术中即可进行腹腔镜修补。也可经肠镜充气进行空气测漏实验。如感觉息肉质硬，或切除后看上去有恶性的可能，则可行术中冰冻切片检查。当息肉位于盲肠或右半结肠的对侧系膜时，可在结肠镜辅助下，利用腔镜吻合器行腹腔镜下肠壁切除。当吻合器夹住肠壁时，结肠镜下可监测切除的边界以及回盲瓣的位置。

几项已经发表的研究表明，内镜 - 腹腔镜联合手术安全有效，可避免肠切除，完成困难病例的息肉切除（表 5-5）。一项大型研究报道了 10 年间 146 例患者 156 个病变的内镜 - 腹腔镜联合手术经验。作者应用了四种不同的内镜 - 腹腔镜联合方式，但仅有 8 例患者（5.4%）采取了腹腔镜辅助的内镜息肉切除术。绝大部分患者（76.6%）采取的是内镜辅助腹腔镜肠壁切开病灶切除术。另外，平均住院时间为 8 天，长于其他研究，其原因可能与切除方式有关。术后并发症发生率达 25%，可能造成了住院时间延长。术后随访 2.9 年，局部复发率仅为 0.9%[65]。Franklin 和 Portillo 报道了一项腹腔镜监控下结肠镜息肉切除术的大型研究，共 176 例患者，251 枚息肉，除 4 名患者以外，其他均获得成功（97.8%）。本研究是该团队 2000 年及 2007 年两篇论文的更新。他们对所有组织标本均送快速冰冻切片，最终 18 例患者（10.2%）因肠癌需要进肠切除术[71]。

表 5-5　内镜 - 腹腔镜联合手术

作者	发表时间	患者数量	息肉数量	息肉大小 (cm)	冰冻切片	操作时间 (min)	术中并发症率 (%)	术后并发症率 %	死亡率 (%)	LOS (天)	Tis(%)	黏膜下癌 (%)	内镜切除成功率 (%)	中转开腹率 (%)	预后 (m= 月)
Goh	2014	30	30	1.4	-	105(75-125)	0	13.3	0	2.0	HGD26.7	6.7	73	0	20m 无复发
SW Lee	2013	75	75	3(1-7)	必要时	145(50-249)	0	9.2	0	1	HGD9.3	6.7	74	3	65m 复发率 10%
Wood	2011	13	16	3(2-5)	全部	NA	0	15	0	2	7.7		77	0	NA
Grunhagen	2011	11	12	2(0.6-4.5)	-	45(15-80)	0	18.1	0	1	9	0	82	0	11m 无复发
Cruz	2011	25	25	2.4(1-4)	-	9.7(60-145)	0	8	0	1.5	8	4	76	0	NA
Agrawal	2010	19	19	0.6-6	全部	35.3-37	0	5.6	0	0-14	5.3		58	NA	3m 无复发
Wilhelm	2009	146	154	NA	-	100(40-272)	1	25	0.7	8	11		73	5	35m 局部腺癌复发率 0.9%
Franklin	2009	176	251	3.7(2-6)	全部	96.5	0	10	0	1.1	10.2		91	0	65m 无复发

NA. 未知；*HGD*. 高级别瘤变；*Tis*. 原位癌；*LOS*. 住院时间

总之，文献报道的内镜 - 腹腔镜联合手术成功率在 74% ~ 97%，术后并发症轻微，发生率低于 5%，术后复发率低，约 10% ~ 15%，且往往可通过内镜或 CELS 再次治疗[65, 69-70]。

结论

息肉切除术是一项内镜基本操作，有多种可选技术，应根据息肉大小、部位以及息肉形态加以选择，在临床实践中差别很大。对于传统内镜切除技术无法完成而需要行结肠切除的良性息肉，EMR、ESD 以及内镜 - 腹腔镜联合等先进技术是一种不错的选择。尽管对于某些患者，上述先进的内镜技术是有效的备选方法，但需要有丰富的经验及专业知识，才可成为操作医师的法宝[66, 70-71]。

（参考文献参见 www.pumpress.com/home-specific-edu/5599.html）

第 2 部分

肛门直肠疾病

第6章

结直肠癌患者的术前评估

Jennifer S. Davids, Justin A. Maykel 著
周晓俊 何宋兵 张德庆 单治理 译 吴永友 审校

要点

- 完整的病史记录与外科医生进行的体格检查是术前唯一的最佳“评估”。
- 合并症多的复杂患者需要仔细进行术前评估，以尽量减少围术期并发症的风险。
- 应选择性申请术前实验室检查，因为针对无症状的、健康患者的“常规”术前实验室检查诊断率很低。
- 应根据患者的危险因素进行细致的术前心脏危险评估与适当的功能试验。应该继续使用心脏药物，尽管β受体阻滞药不应在手术前开始使用，但应根据标准指征进行心脏干预，而非根据腹部手术的需要。
- 择期手术前，应坚决鼓励戒烟。
- 外科医生应仔细检查患者的药物清单，特别注意抗凝药、免疫抑制药和化疗药物。

普通结直肠癌患者的评估

由外科医生在办公室完成部分

办公室就诊，包括外科医生进行的详细病史采集和体格检查，是术前评估中最重要的部分，其中也包括完整回顾患者的就诊记录，通常可以额外发现患者的相关医疗、手术及用药史。特别是对于已知有心肺疾病或其他主要合并症的复杂患者（也包括涉及多学科治疗团队的外科疾病，如 IBD 和直肠癌患者），必须获取患者专科医生的名字、电话号码和邮件地址以便进一步沟通和协调治疗。许多患者在不同医院系统之间穿梭，尽管信息技术有所进步，但专家之间的顺畅沟通仍是具有挑战性的问题。对于繁忙的外科医生而言，就患者的术前诊疗进行沟通非常费时；然而，为尽量降低围术期并发症的风险，在择期手术期前进行沟通和重要信息交流具有令人难以置信的重要性。

腹部大手术

外科医生应亲自对每一位腹部择期手术的患者进行详细的病史采集和体格检查，这一点无须赘言。病史应包括正在使用药物的详细清单，包括血液稀释剂和非处方药物或局部用药。病史中也应包括补充或替代疗法及其药物，还应采集个人和（或）家族史的凝血或出血障碍史（或先前手术出血性并发症）。此外，外科医生应询问患者活动情况，以评估其运动能力。已有证据显示基础运动能力差与围术期心脏并发症风险增加有关[1]。患者能否爬楼梯、做家务或爬山？如果患者可以做到这些，则可进行至少四种 MET（代谢等效物）；如显示患者健康，则不需术前心脏大会诊[2]。

肛门直肠手术

肛门直肠手术被认为侵袭较小，不至于引起与腹部大手术相关的重要生理变化。因此，对于择期肛门直肠手术的健康患者，无须进行额外的术前大会诊。这包括 50 岁以上的患者，合并代偿良好的高血压，高脂血症和糖尿病等合并症并已由初级保健医生或专科医生妥善处理者。

术前检查

实验室检查

多项研究表明，对于无症状的健康患者，常规的术前实验室检查极少能检测出需要调整治疗方案的异常情况。因此，应根据本节列出的证据选择合适的术前实验室检查。一项针对2000例择期手术的重要回顾性研究显示，所有的实验室检查中，约60%并无指征，这些无指征检查中，仅0.2%（10例）发现可能导致改变治疗方案的异常状况[3]。进一步分析这10例患者的情况，显示并未因发现异常而采取任何进一步的措施。如有实验室检查指征，术前4个月内的实验室数据均可以采用，除非患者临床状态发生改变（uptodate.com，健康患者的术前评估）。

对于接受腹部手术的65岁或以上患者，建议检测血红蛋白；而对于较年轻的患者，如存在大出血的可能或病史提示贫血，则需要测定血红蛋白。作为筛查检测，白细胞计数作用有限，但在新近感染已接受治疗或使用免疫抑制药的情况下，有一定价值。如患者拟行脊髓或硬膜外麻醉，应检查血小板计数。无个人或家族出血史的患者，无须查凝血和出血时间。此外，有大型研究显示，凝血酶原时间和出血时间异常并未增加术中或术后出血并发症的风险[4-5]。腹部大手术包括肠切除术的患者，均应在术前进行输血血型检查、检测ABO和Rh分型。对于有输血史的患者尤其重要，因为他们可能存在多种同种异体抗体。

50岁以上的患者应检测血清肌酐，肌酐升高是增加术后心脏并发症[6]及增加择期非心脏手术病死率的独立预测因子[7]。此外，对于肾功能受损的患者，某些麻醉药需要调整剂量，因此这些信息对我们的麻醉科同事至关重要。另外，不需常规检测血电解质，除非患者存在电解质异常、慢性肾病或利尿药使用病史。对于非糖尿病患者，常规血糖检测没有必要，因为无症状的高血糖很少见[8]。同一逻辑也适合肝功能检测，对于无症状的健康患者，肝功能检查也不应列为常规检查[4]。尿常规检查也一样，对无症状的健康者，无须常规检查，对于反复尿路感染或伴其他相关泌尿系统症状的患者，可选择性检查。在大多数情况下，无尿路感染症状的尿常规呈阳性的患者，可行经验性治疗，如期进行择期腹部手术。有关术前尿液分析价值的研究多来自整形外科，并未发现术前菌尿和术后感染性并发症相关[9]。

如需根据检验结果调整治疗方案，所有育龄妇女均要进行妊娠试验[10]。尽管血清绒毛膜促性腺激素（HCG）检测是最敏感的早孕检测手段，但尿妊娠测试在停经一周内大多可呈阳性，且可在术前快速得出结果。

心电图

心电图检查快速、无创，且价格低廉。因此在多数患者的术前常规检查中被滥用。对于无症状患者接受的低风险手术，心电图不太可能发现可导致改变治疗方案的异常状况；而且对于45岁以下的患者，心电图异常的发生率很低。根据ACC/AHA指南，术前心电图用于已知存在心脏疾病、外周动脉疾病或脑血管疾病的患者[11]。

胸部X线

美国内科医生学院（the American College of Physicians）建议，对于有心肺疾病史的50岁以上患者，如需进行腹部大手术，术前应行胸部X线检查[12]。美国心脏协会还建议BMI≥40的患者进行胸部X线检查（后、前、侧位检查）[13]。尽管有这些建议，但胸部X线片在临床上很少能检查出可能导致治疗方案调整的异常状况[14]。

特殊合并症患者

心脏风险评估

择期非心脏手术患者在围术期出现心脏事件的总体风险较低，关键在于甄别高风险的患者，术前予以改善，以减少围术期不良心脏事件的发生。一项研究涉及逾8000例接受非心脏手术的高危患者，发现术后心肌梗死与术后30天高病死率相关（11.6%），而多数并无缺血性症状（65%）[15]。因此，关键在于确保术前识别这些风险并予以改善，因为这些不良事件可以很轻微，也可能会致命。

初始评估

术后最常见的心脏不良事件包括心肌梗死、心力衰竭、心律失常和心搏骤停。第一步是在诊室进行详细的病史采集和体格检查。患者应被问及能否爬两层楼梯和（或）步行四个街区（应注意这些任务可能受某些骨科疾病的限制）[16]。另外也应询问有无心悸、胸痛、晕厥、呼吸困难、端坐呼吸等症状。不仅心脏病史十分重要（包括心脏瓣膜、缺血性心脏病、心肌病、心律失常），糖尿病、肾功能损害、外周动脉疾病和脑血管疾等病史因与冠状动脉疾病密切相关，故在风险评估时也非常重要。

有几个已被验证的模型可用于临床医生预测围术期心脏不良事件的风险。其中最简单是修正版戈德曼心脏风险指数（RCRI）（表 6-1）[6]。其他用户友好模型包括美国外科医师学院国家外科质量改进计划（ACSNSQIP）风险计算器，需要输入的变量多，但同时也提供量化的非心脏风险 [17]。该在线计算器的网址是 http://riskcalculator.facs.org。

哪些患者需要追加额外检测？

根据以上模型评估患者风险，决定术前需要采取的评价方法。心脏病所致围术期死亡风险低于 1%的患者，无须额外检查。死亡风险在 1%或以上的患者可能具有近期心肌梗死、不稳定型心绞痛、心力衰竭、瓣膜疾病或心律失常的病史。这些患者应由心内科专家进行术前评估，因为决定进行哪些额外检测（如果需要的话）往往并不简单。美国心脏病学院 / 美国心脏协会（ACC/AHA）指南表明，功能状态（functional performance status）是决定高危患者是否需要额外检查的重要指标 [11]。额外检测可能包括超声心动图、负荷试验（运动或药理学）、24 h 动态监测和心脏导管插管。一般来说，并不常规进行这些额外检测，除非是对于那些即使不接受手术也需要检测的患者，因为没有证据显示这些额外检测可改善非心血管手术患者的围术期预后。

术前“最优化”

术前心脏评价与风险评估完成后，初级保健医师或心脏科医师便开始治疗，以最大限度减少发生围术期心脏不良事件的风险。虽然长期使用的 β 受体阻滞药仍应继续，但不应在术前开始使用这类药物。尽管 β 受体阻滞药对非致死性心肌梗死可能有一定获益，但多项研究和荟萃分析显示术前 24 小时开始使用 β 受体阻滞药可增加非致死性卒中和病死率的风险 [18-19]。调整抗高血压药物以避免围术期低血压，目标值为收缩压 116 ~ 130 mmHg，心率 60 ~ 70 次 / 分 [18, 20]。如诊断出新的心律失常，可用抗心律不齐药物加以控制。心力衰竭失代偿会增加围术期风险，术前使用 ACE 抑制药、醛固酮拮抗药和地高辛治疗至少 1 周可减少这种风险 [21]。心脏导管插管仅用于非侵入性检查发现具有高风险特征的患者（包括可逆性前壁大缺损、多发可逆性缺损、缺血伴心律缓慢、广泛的应激诱发性室壁运动异常、短暂缺血性扩张），但经皮冠状动脉介入术（PCI）或手术血管再通仍有争议。尽管讨论超出了

表 6-1　修正版戈德曼心脏风险指数（RCRI）[6]

心脏严重并发症的六个独立预测因素 [1, 85]

- 高风险类型的手术（例如血管手术和任何开腹或胸腔内手术）
- 缺血性心脏病史（心肌梗死病史或运动试验阳性，主诉被认为继发于心肌缺血的胸痛、心电图病理性 Q 波，使用硝酸盐治疗；不考虑既往冠脉再通手术，除非存在缺血性心脏病的其他标准）
- 心力衰竭史
- 脑血管病史
- 需要胰岛素治疗的糖尿病
- 术前血清肌酐 <2.0 mg/dl（177 μmol/ L）

不同预测因素数量的心源性病死率、非致死性心肌梗死和非致死性心脏停搏发生率 [2]

- 无危险因素——0.4%（95% CI：0.1-0.8）
- 一个危险因素——1.0%（95% CI：0.5-1-4）
- 两个危险因素——2.4%（95% CI：1.3-3.5）
- 三个以上的风险因素——5.4%（95% CI：2.8-7.9）

本章的范围，血管再通仅用于符合心脏干预标准的患者，而非考虑是否需要非心脏手术，时机的选择也应根据结直肠手术的紧急程度。

冠状动脉支架管理

对于安装裸金属支架（BMS）或药物洗脱支架（DES）的患者，目前建议持续双重抗血小板治疗（阿司匹林加口服抗血小板药如氯吡格雷）至少12个月。对于需要进行非急诊的非心脏手术患者，建议BMS患者术前双重抗血小板治疗至少1个月，DES患者至少6个月[22-23]。

以上建议是基于现有的该患者群术后冠状动脉和脑血管血栓形成事件的风险量化资料。RECO研究是一项前瞻性多中心观察性队列研究，观察2007 — 2009年1134例装有冠状动脉支架的非心脏手术患者。研究目的是量化心脑血管不良事件（MACCEs）和大出血风险，并根据术前特征对患者进行风险分层。在研究组中，54.9%仅装有裸金属支架（BMS），32.4%装有药物洗脱支架（DES）（±BMS），而12.7%的支架类型未知。总体而言，MACCEs占10.9%，出血并发症发生率为9.5%。多变量logistic回归分析确定术前特征中MACCE的风险因素，包括手术完全停止服用抗血小板药物超过5 d、术前血红蛋白<10 g/dl、肌酐清除率<30 ml/min、急诊或高风险手术。大出血的危险因素包括血红蛋白<10 g/dl、肌酐清除率30～60 ml/min、支架置入到手术时间不足3个月、高风险手术。这项研究强调了推迟择期手术的重要性（如有可能应于支架置入术后3个月做手术）及围术期维持口服抗血小板药物，以减少严重心脑血管不良事件的风险。

刚置入DES但需要结直肠外科医生进行紧急腹部手术的患者也并不罕见。常见场景是DES置入后口服抗血小板治疗出现下消化道出血的患者，结肠镜检查中发现结肠癌伴出血。新近置入药物洗脱冠状动脉支架，正在口服抗血小板药物的患者可静脉输注短效抗血小板药物安全“桥接”。一项针对近期置入DES(中位时间4个月，时间范围1～12个月)、接受大手术（10例腹部手术）或眼科手术的共30例患者的初步研究中，术前5 d停用氯吡格雷，以替罗非班桥接（24 h后开始用药，术前4 h停用，术后2 h重新开始用药，直至氯吡格雷恢复）[24]。14例患者（47%）在整个围术期以阿司匹林维持。住院期间无心脏不良事件，28例（93%）无明显术后出血。其中一名患者为结肠部分切除，在重新开始氯吡格雷治疗4 d出现吻合口出血，经内镜上夹夹闭后得以控制。这项研究表明，对于新近置入冠脉支架接受抗血小板治疗的患者，在紧急腹部手术前与住院部的心脏病专家仔细协调合作，对改善患者预后是很重要的。

自主置入式心律转复除颤器/管理

对于这些高危和复杂心脏病患者，非紧急手术前务必由心脏病专家进行评估，首选患者自己的电生理学专家，心脏科医师和麻醉师的沟通极其重要，而结直肠外科医生有义务确保他们已进行沟通。具有自主置入式心律转复除颤器（AICD）的患者通常存在缺血性心脏病，在术前评估中不应忽视。重要的是麻醉师需要从心脏病科医生处了解患者是否属于起搏器依赖型，如属于这种类型，则意味着患者有心房、心室或两者100%的时间依赖起搏。对于非起搏器依赖型患者，麻醉师应在设备上放置磁石，以防止异常冲击传导[2]。对于起搏器依赖型患者，手术可能需要重新设定起搏器。所有AICD患者应备有触手可及的外部除颤器和经皮起搏器，并且在病例开始时将电极固定在患者身上。在紧急情况下，无法进行正式的心内科会诊，可采用12导联心电图确定是否为起搏器依赖型。

外科医生必须知道AICD活动可受单极电刀影响，引起电磁干扰[2]。这可能导致对患者的异常冲击传导或起搏不充分。在使用单极电刀前，应明确与麻醉医生进行沟通。尽可能使用双极，以降低电磁干扰的风险，但对大多数结直肠手术来说并不可行。

肺部风险评估

慢性阻塞性肺病

伴有慢性阻塞性肺病（COPD）的患者围术期肺部并发症的风险很高。术前改善肺功能是最大限度降低风险的最佳方法。这些患者应该由初级保健医师或肺科医师（如果他们有专科医生的话）评价肺部情况。支气管扩张药在围术期应继续使用。糖皮质激素的使用应权衡利弊，避免增加手术并发症的潜在可能，如吻合口瘘等（见下文有关类固醇的部分)，如有可能减少或停用可能是较好的选择，应与专科医生讨论决定。在一项包含 48 例高危患者的随机对照试验中，与对照组相比，积极肺部治疗，包括支气管扩张药、抗生素、胸部物理治疗、雾化、戒烟，可显著减少肺部并发症的发生(60% vs. 22%，$P<0.01$)[25]。

阻塞性睡眠呼吸暂停(OSA)

阻塞性睡眠呼吸暂停(OSA)是最常见的睡眠障碍，以上呼吸道阻塞导致呼吸暂停发作为特征。OSA 的发病率在上升，部分原因是肥胖发病增加，肥胖是重要危险因素。一项包括近 1000 名患者的研究显示，60%的中度至重度 OSA 手术患者被麻醉师漏诊，92%被外科医生漏诊[26]。术前认识 OSA 至关重要，因为 OSA 是围术期心肺并发症的风险因素之一，与计划外 ICU 收治相关[27]。OSA 被漏诊的原因之一在于其表现多样，除典型的大声打鼾、白天嗜睡和床伴见到的呼吸暂停外，尚包括其他症状：早晨头痛、注意力不集中、情绪改变、生动或令人不安的梦境、失眠、GERD 和夜尿症[28]。

接受腹部大手术的患者应筛查 OSA，特别是对于 BMI 高、合并症多的患者。有几种简单有效的临床筛选工具，包括 STOP-Bang 问卷(表 6-2)[29]。问卷评分高而需要行腹部大手术的患者应介绍至肺科医生会诊。一项 177 例 OSA 患者的随机对照研究表明，与未治疗组($N = 90$)相比，使用自调节持续气道正压通气(APAP)的患者($N = 87$)围术期低氧和呼吸暂停明显减少，即 APAP 组从术前基线 30 次 / 小时降至术后 3 次 / 小时($P<0.001$)，对照组从术前基线值 30.4 次 / 小时升至术后 31.9 次 / 小时($P = 0.302$)。重要的是，调查人员发现顺应率(定义为每晚戴设备)仅为 45%，主要由于全身不适、恶心或呕吐[30]。OSA 患者应向麻醉师提供其睡眠研究结果和最近肺科就诊记录，并将其 CPAP 机器带到医院以便围术期使用。

糖尿病

糖尿病患者是手术患者中病情复杂的一组人群，通常伴有长期并发症(神经病、视力障碍)及其他相关并发症，如慢性肾功能不全和心血管疾病[6, 31]。外科医生初诊时应包括详细的病史询问，尤其关注糖尿病的类型和持续时间、症状、家中如何监测血糖、基线血糖范围、糖化血红蛋白(A1C)水平、相关症状以及初级保健医师和(或)内分泌医生的联系方式。糖尿病患者进行腹部大手术时应进行如下检查：心电图、胸部 X 线、血清肌酐、血

表 6-2 STOP-bang 问卷[29, 84]

○是	○否	打鼾? 你大声打鼾吗(声音能穿过关上的门或床伴提醒你晚上打鼾)?
○是	○否	疲劳? 白天经常感到疲劳、疲乏或困倦(如驾驶过程中睡着)?
○是	○否	被发现? 有无被发现睡眠呼吸暂停或窒息 / 喘气?
○是	○否	高血压? 是否接受过或正在接受高血压治疗?
○是	○否	体重指数(BMI)超过 35 kg/m^2?
○是	○否	年龄大于 50 岁?
○是	○否	颈部粗大?(绕喉结测量) 对于男性，衬衫领口 17 in(1 in=2.54 cm)或以上? 对于女性，衬衫领口 16 in(1 in=2.54 cm)或以上?
○是	○否	性别 = 男性?
得分标准 *： OSA 的风险低：0~2 个问题回答是 OSA 的风险中：3~4 个问题回答是 OSA 的风险高：5~8 个问题回答是		

OSA，阻塞性睡眠呼吸暂停

糖及糖化血红蛋白水平（术前4～6周内）。尤其是有研究显示，糖化血红蛋白水平升高与心脏手术并发症风险增加有关，如感染、心肌梗死和死亡[32]。麻醉师在围术期的深入参与也至关重要，因为某些进行大手术的糖尿病患者，需要在术前静脉输注胰岛素将血糖控制正常才能开始手术[33]。

肥胖

美国超过1/3的成年人肥胖，诊断标准是体重指数（BMI）达到或超过30。每20名成年人中有1名被认为是超级肥胖（BMI 40或以上）[34]。BMI被认为是识别肥胖症的筛选工具，其计算方法为患者体重（千克）除以身高的平方（米）。CDC网站上提供了一个在线BMI计算器（http://www.cdc.gov/healthyweight/assessing/bmi/adult BMI/english bmi calculator/bmi calculator.html）。

尽管事实上肥胖患者为外科医生带来了巨大的技术挑战，但围术期死亡风险并未增加。一项超过10万例非减肥手术的前瞻性多中心研究表明，与非肥胖患者相比，实际上超重和肥胖患者术后病死率反而更低，且具有统计学意义（超重患者：OR 0.85，95 % CI 0.75-0.99；中度肥胖OR 0.73，CI 0.57-0.94）。这种出人意料的结果被称为"肥胖悖论"，可能的解释是肥胖可增加营养储备，肥胖患者的慢性炎症状态有助于机体应对手术炎症反应[35]。

在术后并发症方面，有数据显示肥胖患者腹部手术（非减肥手术）的围术期静脉血栓栓塞症和浅表手术部位感染的风险增加。对6000多名患者的前瞻性研究发现，开腹手术后，肥胖患者腹部浅表手术部位感染的风险为4%，而非肥胖患者为3%，$P = 0.03$[36]。

肥胖患者为术中带来明显困难，其中部分困难可通过适当的术前计划得以减轻。例如，对于需要造口的患者，于造口治疗师处就诊就至关重要，因为在脂肪较少的上腹部标记造口位置会十分有帮助。尤其重要的是，应确保这些患者对造口触手可及，以便能够独立护理。对于肥胖患者，腹腔镜和开腹手术的技术要求都很高。但如果条件允许，腹腔镜手术具有使患者切口更小、外科医生手术视野更佳的优点。避免下腹中线与下腹部横切口有助于减少肥胖患者的浅表手术部位感染等伤口相关并发症。事先与手术室人员良好的沟通必不可少，以准备长的器械、深的拉钩、合适的手术床，以及血压计袖带和大的充气加压靴等用品。

营养不良

结直肠外科医生经常面对富有挑战性的患者，这些患者由于晚期恶性肿瘤或炎症性肠病引起肠梗阻、肠瘘、吸收能力差或胃肠道液体大量丢失，导致患者营养不良。营养风险反映了患者的整体健康状态，在肿瘤学上与ECOG（Eastern Cooperative Oncology Group，美国东部肿瘤协作组）评分相关，也与厌食或疲劳症状相关[37]。这种营养风险与择期手术患者术后并发症增加、住院时间延长、病死率升高相关[38-39]，在结直肠癌患者尤为明显[40]。对营养不良发病率认识不足，其对术后恢复、患者最终结局以及病死率造成不良影响[41]。尽管麻烦，营养支持可在术前或术后通过肠内和肠外途径给予。多数研究存在局限，如患者人群异质性大、研究设计不同、喂饲方案各异往往导致肠外营养过度以及实验方法过时等。如营养补充得当，营养不良的结直肠疾病患者可从围术期营养支持中获益，包括减少术后并发症、缩短住院时间、降低病死率[42]。

对于潜在营养不良患者的评估始于病史采集和体格检查。多数患者可能主诉因食欲不佳、恶心、腹胀、腹痛和虚弱等症状导致的某种程度的经口摄入不耐受。患者可能叙述近期体重减轻，通常为近1～3个月。体格检查可发现患者出现消瘦、苍白、虚弱、肌肉萎缩和皮肤松弛。将这些变量通过较直观的主观整体评估法（SGA，Subjective Global Assessment）等分级系统，将患者分为营养良好、中度营养不良或严重营养不良[43]。SGA利用病史中的五个指标（体重减轻超过6个月、饮食改变、胃肠道症状、功能状态和疾病对营养需要的影响）和临床检查的四个指标（皮下脂肪流失、肌肉萎缩、踝关节水肿、骶部水肿、腹腔积液），得出基于主观衡量的SGA分级。

血清白蛋白水平被认为是反应总体营养状况的经典指标。当血清白蛋白浓度＜3.0 g/dL时定义为营养不良。然而，在实际工作中，其实用性和可靠性有限，因为引起血清白蛋白水平波动的原因很多，包括分解代谢或合成代谢状态变化导致生成量改变、体外丢失或体内各种体液之间的再分配[44]。其他短寿蛋白质，如前白蛋白、转铁蛋白、视黄醇结合蛋白，作为营养指标也有类似限制，因为它们的半衰期各异，并受膳食摄入量与肾 / 肝功能不全的影响，尽管所有这些蛋白随时间变化的趋势对营养状态的评价有一定帮助。

炎症性肠病、肠梗阻、巨大肿瘤、肠瘘性疾病和腹泻患者往往因食欲缺乏或腹胀和腹痛无法维持经口进食，限制了术前干预，特别是在考虑利用肠内途径的时候。可选方式包括口服营养补充剂（标准或免疫营养）或通过鼻肠管管饲；只要建立中央静脉通路，给予适当的处方（1.5 g/kg 和 25 kcal/kg）并严格控制血糖（血糖 <150 g/dl），全胃肠外营养（TPN）就可长时间使用。然而，不幸的是，在营养不良的胃肠道手术患者中进行术前营养支持尚未得到很好研究。最近一篇 Cochrane 的综述 [45] 凸显了证据的缺乏与众多相关研究的过时，仅两项研究评价了肠内营养（1992 年和 2009 年），病例仅有 120 例，且存在高偏倚风险。两项研究均未显示主要结果存在差异。另三项评估术前肠外营养的研究（1982、1988 和 1992 年）显示术后并发症明显减少，主要是营养不良的患者。

实体器官移植受体

实体器官移植后，采用新型更有效的免疫抑制方案改善了受体的长期生存状况。美国有超过 150 000 名患者带着功能良好的移植肾生活，这个数字还在上升。对于外科医生来说，在工作中，无论是择期还是急诊，遇到器官移植后患者的现象越来越普遍。绝大多数患者以慢性免疫抑制药维持治疗。为减少排斥风险，在整个围术期和术后早期需要继续使用这些药物。因此，外科医生必须熟悉常用的免疫抑制药及其对围术期结果的潜在影响。在择期手术前有必要与移植医生团队进行沟通。

新型免疫抑制药西罗莫司和依维莫司都属于哺乳动物雷帕霉素靶蛋白（mTOR）抑制药，已被证明可对手术伤口愈合产生不利影响。mTOR 是一种胞浆激酶，对细胞的生长和增殖至关重要 [46]。尽管这类药物刺激淋巴细胞，但抑制淋巴细胞的增殖会导致免疫抑制。同样的原理，也可抑制伤口的愈合。在一项包含 123 例患者的前瞻性试验中，患者在肾移植术后第四天随机接受西罗莫司或他克莫司治疗，Dean 等发现西罗莫司组患者伤口相关并发症（包括浅表手术部位感染和切口疝）的发生率显著高于他克莫司组（47% vs. 8%，$P<0.0001$）[47]。这些数据促使临床医生在择期手术 6 周前以他克莫司替代 mTOR 抑制药。

物质滥用

对所有外科患者均应询问是否有烟草、酒和街头毒品滥用史。一项从 2002 年开始的大型数据库研究发现，7.6% 的美国人在前一年中有物质滥用问题（95% CI 6.6-8.6%）[48]。外科医生还必须认识到麻醉药依赖和无指征使用处方药阿片类药物。重要的是外科医生应让患者感觉放松，以便他们诚实和准确地回答这些问题。简单地认为某个患者不是“乙醇成瘾者”或“吸毒者”是不安全的。物质滥用也已经影响到了老年人 [49-50]，以及在家庭和职场起重要作用的人们。因此，应对所有患者进行术前筛查，以尽量减少围术期风险。

乙醇

酗酒已被证明与不少围术期并发症相关，且为剂量相关性。大量研究表明，酗酒与手术部位和其他部位感染、心肺并发症、住院时间延长、ICU 入住率增加、再手术率增加相关 [51-52]。AUDIT-C 问卷是一种有效的筛选工具，临床医生可用它甄别发

表 6-3　AUDIT-C 问卷

问题 #1：过去一年你多久喝一次含乙醇的饮料?	
从不	（0 分）
每月或更少	（1 分）
每月 2~4 次	（2 分）
每周 2~3 次	（3 分）
每周 4 次或以上	（4 分）
问题 #2：在过去一年你喝酒的日子里每次喝几杯?	
1 或 2	（0 分）
3 或 4	（1 分）
5 或 6	（2 分）
7 至 9	（3 分）
10 以上	（4 分）
问题 #3：过去一年，你有多少次喝 6 杯或以上的饮料?	
从不	（0 分）
少于每个月	（1 分）
每个月	（2 分）
每周	（3 分）
每日或几乎每天	（4 分）

AUDIT-C 评分从 0-12 分（分数 0 表示无乙醇饮用）。在男性，4 分以上被认为是阳性；在女性，3 分以上被认为是阳性

生围术期并发症的高危患者（表 6-3）[53]。一项随机对照研究包含 41 名酗酒者（定义为饮酒 > 60 g 乙醇 / 每天），结果显示在择期结直肠手术前禁酒 1 个月与心脏并发症降低有关，包括心肌缺血（23% vs. 85%，$P<0.05$）和心律失常（33% vs. 86%，$P<0.05$），也与整体并发症发生率降低有关（31% vs. 74%，$P = 0.02$）[54]。目前尚不清楚为最大限度降低风险而在择期手术前进行的最佳戒酒时间，虽然研究人员推荐 3～8 周，但在此期间，密切询问并监测患者十分重要 [55]。

烟草

多个研究已经证明吸烟会增加围术期肺部风险、伤口感染、神经系统并发症和 ICU 入住风险 [56]。减少风险的最佳方法是择期手术前鼓励患者戒烟。以前有人认为，术前戒烟不足 8 周，可增加肺部并发症，可能与分泌物代偿性增加有关。现在这一观点已被众多大型研究推翻。对 522 名接受胃癌手术的吸烟者进行的一项大型试验中，分三组比较术后肺部并发症的风险：①正在吸烟者或术前戒烟不足 2 周者；②术前戒烟 4～8 周者；③术前戒烟 8 周及以上者。术后肺部并发症的比值比分别为第 1 组 2.92（95% CI 1.45—5.90）、第 2 组（0.28—3.45）、第 3 组 1.42（0.66—3.05）[57]。因此，无论手术时间如何，建议鼓励戒烟，但是理想状态是戒烟 4 周后进行手术。

阿片类药物

有多种不同类型的慢性阿片类药物依赖患者，包括海洛因等街头毒品滥用、阿片类处方药物滥用、既往阿片类药物滥用患者使用美沙酮等长效药物维持、因慢性疾病使用长效麻醉药物。总体而言，处方阿片类药物的使用在美国呈上升趋势，因此外科医生越来越多地遇到阿片类药物滥用的情况 [58]。对所有使用麻醉药物的患者，外科医生均应在术前询问用药的原因、用了多久、有无副作用（如便秘）、有无戒药计划以及开处方者。患者回答应与处方医师和（或）病历记录吻合。无论是否由于病情需要，阿片依赖都会增加围术期麻醉药物的用量。如有可能，急性疼痛管理团队应术前介入，以提供最佳的围术期疼痛管理。也可考虑非麻醉镇痛辅助治疗，包括胸段硬膜外导管、腹横肌平面阻滞（TAP）以及酮咯酸（Toradol）、对乙酰氨基酚和加巴喷丁（Neurontin）等。术前应就术后疼痛管理，尤其是由谁开具药物，使用多久，与患者及为其开具慢性阿片类药物的医生制订清晰的计划，以避免门诊使用阿片类药物过量或疼痛复发。

其他违禁药物

对于所有接受择期手术的患者，均应检查是否使用违禁药物。除“街头毒品”外，还有包括其他无医疗指征的处方药，如苯二氮䓬类药物。对于择期手术患者，应在计划手术前花大力气鼓励停用相关药物。这需要与患者的初级保健医生和（或）精神科医生进行明确沟通。讨论具体的药物超出了本章的范围，但更多信息在 2014 年的麻醉文献中有很好的汇总 [59]。

药物治疗

在联合治疗的时代，结直肠外科医师仔细评估患者的用药清单很有必要。新的抗凝药、化疗药及免疫抑制药可能被长长的、难以发音的陌生名字所掩盖，因此外科医生必须熟悉这些新的药物。在很多时候，患者维持用药但漫无边际，这可能显著增加围术期风险。术前与处方医师就此讨论很有必要，因为手术可能是停用这些不再必要或适合的慢性用药的契机。

抗凝血药

近年来，出现了一些市售的口服抗凝新药，被广泛用于房颤或有卒中史的患者以及安装冠脉或血管内支架的患者。在决定如何处理围术期抗凝时，必须权衡出血风险与血栓栓塞并发症的风险。另外，应决定是否需要采用短效抗凝药“桥接”。尽管目前有基于循证医学的指南，但决策应因人而异，且应与患者的心内科和（或）血液科医生密切合作。应事先进行患者教育，使其知晓潜在风险，了解术后能否恢复用药取决于手术大小及相关的出血风险。

氯吡格雷（Plavix）属于血小板受体 PY12 阻滞剂类药物，用于有心肌梗死或卒中史的患者以及新近接受冠脉或外周血管支架置入的患者。对于多数患者，每天的口服维持剂量为 75 mg。如在择期手术前决定停用该药，则应在术前 5～7 d 停药 [23]。

术后应该尽早恢复使用氯吡格雷。在“冠脉支架管理”一章有关于氯吡格雷更详细的讨论。

华法林是一种维生素 K 依赖性凝血因子（Ⅱ、Ⅶ、Ⅸ和Ⅹ）的合成抑制药。其半衰期为 36 ~ 42 h。治疗剂量根据凝血酶原时间（PT）来确定，在大多数情况下，以维持国际标准化比率（INR）在 2.0 ~ 3.0 为目标。有心脏瓣膜病的患者可剂量稍大，维持 INR 在 2.5 ~ 3.5。对于择期手术，华法林需要停药 5 d。INR≤1.4 时，多数腹部手术是安全的[60]。如果可以，较为理想的是术前一天查 INR 值。紧急手术（1 ~ 2 d 内）时，可用维生素 K（2.5 ~ 5 mg 口服或静脉推注）拮抗华法林。急诊手术时，可用新鲜冰冻血浆（FFP）拮抗华法林，因为 FFP 中含有必要的凝血因子[61]。如术中止血确切，华法林可在术后 12 ~ 24 h 内以原有剂量恢复使用，当然具体时间应根据抗凝的指征（如人工机械二尖瓣患者短期内血栓栓塞风险高于房颤患者）。

肝素与抗凝血酶原Ⅲ结合并使之失活，半衰期为 45 min。普通肝素通过静脉注射给药，根据体重计量表决定剂量[62-63]。与低分子肝素相比，普通肝素更加便宜，拮抗更快、更容易，是肾功能不全患者的首选（剂量不受肌酐清除率影响）。普通肝素应在术前 6 h 停用。伊诺肝素（Lovenox）是一种低分子肝素，效果与普通肝素相似但有不少优点。使用方便，可皮下注射（因此门诊即可使用），无须监测。其半衰期为 3 ~ 5 h，可以使用预防剂量防止静脉血栓栓塞症，也可根据体重给予治疗剂量。术前准备时，如一天两次给药，则手术前晚的一次药应停用。如采用每天一次给药，则术日早晨应注射一半的剂量[60]。在美国，尚有其他低分子肝素，包括达肝素钠（Fragmin）和亭扎肝素钠（Innohep）。使用肝素衍生物的患者应密切关注肝素诱导的血小板减少症，尽管低分子肝素很少出现这种副作用。肝素产品可通过硫酸鱼精蛋白拮抗。

阿哌沙班（Eliquis）是一种新型 Xa 因子抑制药的口服制剂，用于房颤，也用于静脉血栓栓塞症的预防与治疗。另外，阿哌沙班也被用于髋关节手术后深静脉血栓（DVT）的预防[64]。与华法林相比，阿哌沙班的主要优势在于不必常规检测药物浓度（尽管它的确会延长 PT/PTT/INR）。该药每天两次，不受饮食影响，可碾碎经鼻胃管给药。对于肌酐≥1.5 mg/dL（注：原文无单位）、年龄 >80 岁或体重≤60 kg 的患者，必须减量。该药一般耐受良好，副作用轻微。在腹部或肛门直肠手术前，阿哌沙班至少应停药 48 h，但是如果还有抗凝治疗的指征，从风险的角度考虑，对于直肠肛门手术前停药 24 h 也是可以接受的。由于从停药至手术干预的最佳时间间隔尚不明确，因此该药对脊髓麻醉和脊髓或硬膜外血肿风险（可能导致短暂或永久瘫痪）有加框警示。因此，如果计划行硬膜外导管或椎管内麻醉，不建议使用阿哌沙班。尽管不常规用于检测药物浓度，但抗Ⅹa 因子（Anti-FⅩa）浓度有助于指导用药。目前该药没有特异性拮抗剂。

阿司匹林主要通过不可逆抑制环氧化酶 -1（COX-1）所致下游效应，减弱血小板功能。服用 30 min 即可发挥抗血小板效应，并可在血小板的整个生存周期中持续发挥作用，即 8 ~ 10 d。

尽管对于非心脏手术的围术期是否使用阿司匹林，外科医生尚无共识，但文献中已对阿司匹林导致术后出血的风险进行了深入研究。在随机对照研究中，低风险的腹部手术患者（为一级预防心血管血栓性事件）围术期继续使用低剂量（81 mg）阿司匹林，并未导致术后严重出血并发症的增加[65]。其他样本量更大的随机对照研究结果也类似，研究对象为心血管血栓栓塞性不良事件的高危患者，为二级预防心肌梗死与卒中，长期口服低剂量阿司匹林。STRATAGEM 研究将 291 名中 - 高风险的非心脏手术（其中腹部手术 20%）患者随机分为低剂量阿司匹林组（75 mg）和安慰剂组，术前 10 d 开始用药，患者均使用长效阿司匹林或其他抗血小板药，作为心血管血栓栓塞事件的二级预防[66]。尽管入组困难降低了研究的可信度，但研究人员发现阿司匹林组与安慰剂组在术后 30 d 内的严重出血并发症方面没有统计学差异：6.5% vs. 5.5%，P=0.81。重要的是，他们发现两组的心血管栓塞事件发生率也无差别：3.4% vs. 2.7%，P=0.75。让人意外的是，极少研究特别评价大剂量阿司匹林（325 mg）的围术期风险，很多更大型的研究甚至不考虑阿司匹林的剂量[67]。一项关于 1017 例择期胰腺切除术患者的回顾性研究比较了阿司匹林组（55 例剂量为 325 mg，234 例剂量为 81 mg）和对照组（n=728，不服用阿司匹林），发现两组在术后 30 d 内输血率方面没有明显差异（29% vs. 26%，P=0.37）[68]；而大剂量阿司匹林组因样本量太小，无法按照阿司匹林剂量进行风险分层。

在我们的实践中，对于肛门直肠或腹部手术，无论有无应用指征，我们术前不中止低剂量阿司匹林的使用，而对于使用大剂量阿司匹林（325 mg）的患者，决定停药与否更具个体化，我们考虑心脏病或血管外科医师的意见。如决定术前停用阿司匹林，则应在手术前 7 d 开始停用。

免疫抑制药

动物实验与临床研究已经表明皮质类固醇影响伤口愈合。动物模型显示，皮质类固醇可改变多种独立的信号通路，影响伤口愈合的全部三个阶段：炎症、增殖和重塑。临床研究也显示长期使用类固醇的患者吻合口并发症发生率高[69]。20 世纪 80 年代进行的一项前瞻性研究评估了类固醇对克罗恩病患者的风险，多因素分析显示皮质类固醇与克罗恩病患者肠吻合术后总体并发症增加显著相关（15.4% vs. 6.7%；*P*=0.03）[70]。一项观察结直肠患者吻合口漏的大型研究入组了 250 例左半结肠切除吻合患者，吻合口漏的总体发生率为 7.5%。多因素回归模型显示，患者应用类固醇，无论围术期使用还是长期使用，使吻合口漏的发生率增加 7 倍（OR=7.52，标准误为 4.47，*P*=0.001，95% CI 为 2.35—24.08）[71]。一项研究皮质类固醇对结直肠吻合口影响的荟萃分析收纳了 12 项研究的 9564 例患者，发现总体吻合口漏发生率为 6.77%（95% CI 5.48-9.06），未使用类固醇的吻合口漏发生率为 3.26%（95% CI 2.94-3.58）[72]。而且，类固醇影响伤口愈合，是表浅手术部位感染与深部手术部位感染的危险因素，甚至增加手术死亡率[73]。这一认识使外科医师能更好地考虑可能的术后并发症，尽可能于围术期停用类固醇，在手术室做出适当决策（如决定造口转流及伤口关闭方式），以改善患者预后。

免疫调节剂包括硫唑嘌呤和 6- 硫嘌呤，用于克罗恩病和溃疡性结肠炎在类固醇诱导缓解后的维持治疗。这类药物常服用 3 ~ 4 个月直到出现明显临床获益，偶可出现罕见的严重副作用，如白细胞减少、肝功能异常、胰腺炎和淋巴瘤。一项回顾性研究分析 417 例接受肠管吻合手术的克罗恩病患者资料，发现免疫调节剂对吻合口并发症发生率并无影响（10% vs. 14%，*P*=0.263）[74]。与前述研究类似，多因素分析显示使用皮质类固醇（术前运用 20 mg 或者更多的泼尼松）是吻合口并发症发生的预测因素（OR=0.355，95%CI=0.167 — 0.756；*P*=0.007）。因此，这些药物会一直用到手术为止。

生物制剂中的英夫利希（Remicade，类克）是一种肿瘤坏死因子的嵌合单克隆抗体，而肿瘤坏死因子是一种促炎症细胞因子，在 IBD 患者的炎症组织可见升高。已证实包括英夫利希在内的生物制剂可对中 - 重度克罗恩病和溃疡性结肠炎患者诱导缓解、控制症状。随着生物制剂在其他炎症性疾病（如风湿性关节炎、银屑病）中的广泛应用，外科医生将遇到更多围术期使用生物制剂的患者。Krane 等人回顾性研究了 518 例接受腔镜下肠切除术的 IBD 患者资料，其中 142 例患者术前使用英夫利希[75]。结果显示两组吻合口漏发生率并无差别，总体发生率都很低（使用英夫利希组为 2.1%，未使用组为 1.3%，*P*=0.81）。使用英夫利希者具有更高的类固醇使用率（73.9% vs. 58.8%，*P*=0.006），也并不影响吻合口漏的发生率。总之，现有文献有限且具争议，生物制剂被认为可影响伤口愈合，因此外科医生大多选择在术前 4 ~ 6 周停用生物制剂[76]。

化疗

通过一系列机制，细胞毒性化疗药的共同通路是导致细胞死亡。理想化的状态是对非肿瘤细胞杀伤效应最小，对吻合口愈合影响最小。大型研究期望评价新辅助及辅助化疗对吻合口漏发生率的影响，但是得出的结论并不一致。在最近 Lucan 等人开展的一项针对 797 例单一吻合口患者的单中心临床研究中，多因素分析表明术前化疗是吻合口漏的最强独立危险因素之一，比值比为 2.85（95% CI 1.21-6.73，*P*= 0.017）[77]。而 Morse 等的一项为期 5 年的相似研究中，观察 682 例肠吻合的患者，通过双变量分析发现化疗（手术 6 周内化疗）并非吻合口漏的危险因素。

贝伐单抗（Avastin）是血管内皮生长因子 A（VEGF-A）的人源化单克隆抗体，被认为是通过抑制对实体肿瘤不可缺少的肿瘤血管新生发挥作用。它是第一个被批准用于转移性结直肠癌一线治疗的抗血管生成药物，也被用于其他实体肿瘤如乳腺癌、肾癌、卵巢癌及肺癌等。贝伐单抗与伤口愈合不良、吻合口漏等术后并发症的发生相关。因此，贝伐单抗的Ⅱ、Ⅲ期临床试验均不纳入 4 周内有过大手术史的结直肠癌患者[78-80]。Yoshioka 回顾性分析了 78 例可切除的进展期或转移性结直肠癌患者，术前均接受贝伐单抗新辅助治疗（其中 46 名患者行直肠切除，4 名患者行结肠切除），末次贝伐单抗治疗与手术的中位间期为 9 周[81]，术后出现 6 例吻合口漏，其中 4 例需要再次手术。术后吻合口漏发生时间平均为 15.8 d（范围为 4 ~ 34 d）。虽然作者并未记录平均住院时间，但估计多数吻合口漏发生在出院后。多因素分析表明，结直肠一期吻合是术后严重并发症的独立危险预测因素（OR 8.285；P = 0.013）。有趣的是，末次贝伐单抗用药与手术的间隔时间并非是术后并发症发生的独立危险因素。贝伐单抗也与晚期吻合口并发症相关[82]。当然，在小样本研究与个案报道中，也报道了其他更新的抗血管生成药物如帕唑帕尼和阿柏西普，这两种药物均与吻合口漏的发生相关[83]。同多数化疗药物一样，如有可能，抗血管生成药物应在大手术前 6 周停药。

结论

结直肠手术的术前评估应该全面，且常常需要多学科医师参与。心肺危险因素的评估研究深入，多数外科医师往往会重点关注。但对其他器官系统与合并情况，包括药物滥用、营养不良与肥胖也应特别关注。使用抗凝药物及免疫抑制药的患者很常见，最佳处理（或停药）需要权衡疾病治疗和出血风险及伤口愈合。进行充分的术前评估并降低围术期并发症风险，有望使患者预后最佳。

（参考文献参见 www.pumpress.com/home-specific-edu/5599.html）

第 7 章

以加速康复改善患者预后

Conor P. Delaney, Raul Martin Bosio　著
周晓俊　何宋兵　张德庆　单治理 译　吴永友 审校

要点

- 加速康复临床路径（ERPs）包括术前管理、术中护理、术后康复和临床路径质量评价等措施。
- ERP 是通过在循证医学文献和当前实践指南基础上建立标准化诊疗路径，来提高医疗护理质量。
- 改良虚弱指数（modified frailty index，MFI）可用于术前风险分层，甄别出需要消耗额外医疗资源的患者。
- 术前口服抗生素联合术中 1 h 内静脉给予抗生素似乎是减少手术部位感染（SSI）的最有效策略。
- 为确保每一项路径措施均得以落实执行，评价 ERP 依从性很有必要。

概述

在临床实践中，以成功手术为目标，提供高质量的、以患者为中心的医疗措施，同时保持较低的手术相关并发症和再住院率是最重要的。尽快促进患者康复，帮助他们安全恢复日常活动，也是这些目标的一部分[1]。实现这些目标不仅有利于患者，而且能减少住院天数（LOS）和并发症诊疗相关的费用，因而也有助于提高医疗效率[2-5]。

在捆绑支付时代，“按表现支付”、持续削减医疗报销费用，从而减少医院运营开支可能有助于增加或至少维持医院的财务活力[6]。如成本分析数据显示，一个特定的医疗保健系统能够以更低的成本提供类似的医疗服务，则医疗保险公司就会更偏向于与该医疗保健系统合作。

微创技术已对术后恢复产生重大影响，减少了住院天数和费用[6]。在不少亚专业，这些技术已取代开放手术，成为诊疗标准。然而，优化患者康复远远不是仅依靠某一特定技术手段，它需要多学科参与，不仅包括外科医生、麻醉师、护士，其中也有患者本人。加速康复临床路径（ERPs）始于外科医生将患者引入这一过程，调整他们的期望值，并将他们从被动的接受者变成这个康复团队中积极的一员。我们采用标准化的围术期护理措施联合结直肠癌微创手术，使平均住院天数减至 2.6 d，且对再入院率无影响显著[7-12]。

什么是 ERP？

传统上，术前、术中和术后管理因所涉医疗团队各成员的习惯偏好差异而有所不同，这使医疗处理措施产生明显差异性。外科医生、麻醉师、卫生设施管理人员和辅助科室人员会根据过去做住院医生或学校培训时获得的经验来管理患者。这种差异性会增加并发症和医疗费用，因为患者并不一定被按照现有推荐来进行诊疗[2, 4-5, 10-33]。

为减少术后并发症的发生以及降低或控制费用，需要建立基于循证医学的特定方案和路径，列出术前、术中及术后处理的各种构成要素，使参与医疗过程中的每个成员在任何医疗阶段都有标准可遵循[2-3, 10, 16-17, 23]。

这些最初被称为“快通道”路径，现在通常被称为快速康复路径（ERP），指的是多学科诊疗，患者的医嘱是明确基于循证医学文献和现行实践指南。这些医嘱被常规执行，尽量减少异质性，以降低并发症发病率和病死率，提高诊疗质量。并发症

减少及住院时间缩短降低了费用，减少了医疗资源的消耗[10, 15, 21, 23, 25]。随着患者经历医疗过程，各种专科特异性医嘱明确界定在不同时间点的患者处理，包括从进入围术期到诊疗结束（常常为至出院为止）整个过程。

运用专科特异性路径的直接结果已有大量文献报道，包括降低并发症发生率、病死率并减少住院天数（LOS）。与未进入加速康复路径的病例相比，住院天数的减少不仅见于腹腔镜手术，也见于开放手术。当采用围术期路径时，结直肠开放手术与腹腔镜手术相比，住院天数减少更为明显，即便是把再入院的住院天数算在内，总住院天数仍存在差异[7, 10, 12, 21, 22, 16-18, 27, 30-32, 34-42]。

ERP 的内容

从实践的角度来看，ERP 可分为四个部分：（a）术前管理；（b）术中护理；（c）术后康复；（d）路径质量评估的措施。

每部分包含以下一系列措施或步骤：

（a）术前管理：①术前评估（即虚弱评分、预康复评估）；②术前禁食、机械肠道准备、术前抗生素的使用；③患者教育；④镇痛（出于实用目的，镇痛贯穿术前、术中及术后，因此在术中部分统一对其进行阐述）。

（b）术中护理：①尽量行微创结肠直肠手术；②术中液体复苏标准化；③镇痛；④预防静脉血栓栓塞（VTE）。

（c）术后康复：①镇痛；②静脉补液管理；③早期经口进食和下床活动；④预防术后恶心呕吐（PONV）和术后肠梗阻（POI），鼻胃管及促胃肠动力药的作用；⑤预防静脉血栓栓塞（VTE）；⑥出院计划、随访和多科配合。

（d）路径质量评估的措施：①建立电子医嘱组套并及时更新，与最佳实践准指南和循证医学文献相符；②路径应用实施与监控；③质量改进措施。

术后加速康复路径（ERPs）：挑战“传统”患者医疗管理

传统上，术后护理根据外科医生的偏好和对患者临床状况的理解而有所不同。一般来说，医护人员会将自己以往所学的围术期管理经验运用在现有临床实践中，尽管有证据表明新的路径有助于减少术后并发症、住院时间和相关的医疗费用。此外，实践加速康复路径的依从性也与改善结局、缩短住院时间和减少费用相关[19, 43]。

多种因素都可能影响新诊疗模式的应用，在术前和住院期间与患者进行互动的时间有限，在进行诊疗模式改变时，会感觉难以掌控。外科医生适应当前实践模式，运用电子病历系统，使其在多家医院普及并提高效率，利用文献报道的新临床路径来修正基于他们个人经验的患者诊疗模式，但如果无任何临床经验，这一转变是很难的[44-46]。

然而，随着教学医院向学员展示这些新诊疗模式，新一代外科医生进入工作队伍后，他们会有知识和经验来实践并引领改变。

电子病历系统可创建医嘱组套，在消除患者管理的异质性方面也具有重要作用，因为它们提供了便于不同患者之间进行复制的蓝本。

这些新诊疗模式的成功实施不仅仅取决于外科医生，相反，还需要单位的大力支持，因为整个医疗体系需要多团队参与，以改善治疗、降低费用[47-48]。随着路径的开发和实施，麻醉师、护理人员、理疗师和肠造口团队的积极参与才能充分发挥其潜力。这种医疗资源利用的增加，可能表现为成本及医疗花费的增加，导致来自医院行政部门的支持缺乏。尽管起初会增加成本，但增加的医疗花费会被患者并发症及住院时间的减少抵消[49-51]。

“团队”的概念是成功改变诊疗实践的关键，因为缺乏合适的支持氛围，外科医生无法独自改善患者体验。对于既定路径的遵从情况进行监测，有助于对质量控制措施定期评估，确保不同团队的参与，并且在必要时适时修正路径[52-54]。

最后，在临床实践或医疗系统中纳入快速康复路径（ERP），可改善患者护理、降低并发症发生率和病死率、缩短住院时间（LOS）和医疗费用，同时保持甚至降低再入院率（表 7-1）[1]。

路径如何下手?

这个问题的回答需要从外科医生和医院的角度考虑。

从外科医生的角度来看，ERP 最简单的形式就

表 7-1 实施 ERP 与未实施 ERP 患者之间的质量评估

作者	实施 ERP	未实施 ERP	致病率（ERPvs. 非 ERP）	住院天数（天）（ERPvs. 非 ERP）	再入院率（ERPvs. 非 ERP）
Bradshaw et al.[155]	36	36	8%vs.11%	4.9vs.6	3%vs.3%
Basse dt al.[157]	130	130	25%vs.55%	3.3vs.10	21%vs.12%
Anderson et al[158]	14	11	28%vs.45%	3.9vs.6.9[a]	0%vs.0%
Raue et al.[156]	23	29	17%vs.24%	4vs.7	4%vs.7%
Delaney et al.[15]	33	31	22%vs.30%	5.2vs.5.8[a]	9.7%vs.18.2%
Gatt et al.[159]	19	20	47%vs.75%	6.6vs.9[a]	5.3%vs.20%
Khoo et al.[59]	35	35	25%vs.51%	5vs.7[a]	9%vs.3%
Serclova et al.[160]	52	51	21%vs.48%	7.4vs.10.4[a]	0%vs.0%
Muller et al. 2009[161]	75	76	21%vs.49%	6.7vs.10.3[a]	3.9%vs.2.6%
LAFA 2011 laparoscopic[153]	100	109	34%vs.37%	5vs.6	6%vs.6.4%
LAFA 2011 open[154]	93	98	34%vs.37%	6vs.7	7.4%vs.7.1%

[a] 平均住院天数（LOS）

表格数据来自 Wind et al.[153]，Vlug et al.[154]，and Adamina et al.[1]

是从外科医生实施专业特异性医嘱组套开始。由于 ERP 适用于大多数专业，并且影响医院支出与利润率，故更高层次上配置需要多个团队（手术、麻醉、护理等）的参与 [55]。

制订出专业特异性 ERPs 后，单位的支持推动 ERP 的引入与应用。设立专业特异性 / 科室特异性委员会，可让各团队整合进入 ERP。例如，将术前禁食流质时间改为 2 h 的做法，指南认为是安全的 [56-58]，但个别麻醉师由于个人偏好，不接受这种理念，不愿为患者麻醉，那么，改变也就没有意义。诸如此类的例子很多，因此，在单位推进开发这些路径的过程中，凝聚医务人员与辅助团队的共识很有必要。经常涉及（但不限于）的团队包括外科医生、护士、理疗师、信息技术人员、住院医师、呼吸治疗师和肠造口组成员等。由于路径在多专业已成功实施，针对具体的专业特殊需求，团队组成可以有所不同 [59]。

术前管理

术前评估：虚弱评分和预康复

结直肠择期手术后，几个患者相关因素可对结局产生负面影响。其中，营养状况与结局直接相关，应被视为 ERP 计划内患者术前评估的一部分 [60]。很多方法可用于评估营养状况。主观总体评估（SGA）可将患者分为营养良好、中度营养不良和重度营养不良（SGA-A、SGA-B 和 SGA-C）三类。患者营养状况恶化增加结直肠术后并发症及住院时间。并发症发生率从 SGA-A 的 11%增加到 SGA-B 和 SGA-C 的 31 % 和 41 %。住院时间也会延长，SGA-A、SGA-B 和 SGA-C[61] 的住院时间分别为 4 d、5 d 和 7 d。延长术前营养支持，无论是肠内（胃肠功能良好）或肠外营养，可在 2～3 周内改善营养状况并减少并发症。因此，术前营养评估和改善应该作为 ERP 的一部分，因为采取适当措施可减少术后并发症发生率和住院天数 [62-63]。

虚弱是指生理储备减退和多系统功能不同于正常衰老过程的损害，患者表现为肌肉质量下降和功能衰退、机体慢性炎症和代谢改变，常提示术后并发症发生率与病死率增加、住院时间延长 [64-65]。

改良虚弱指数（MFI）用于术前风险分层，可尽早甄别需要额外医疗资源的患者，并有所计划。共考虑 11 个指标，其中部分指标可术前改善，如慢性阻塞性肺疾病或充血性心脏衰竭 [66]。发表的数据表明其与住院天数相关，利用 MFI 可让外科医生早期甄别需要额外医疗资源的患者。有数据表明，MFI≤1 的患者，约 61% 住院天数为 1～3 d，而 MFI≥3 的患者，超过 50% 住院天数为 4～8 d[61]。

建议尽量进行术前优化，某些措施，如手术前 4 周停止饮酒或吸烟，可改善预后 [60-61, 64]。预康复是指结构化过程的术语，旨在提高患者应对手术应激的能力，减少术后并发症，是目前 ERP 方案中的一个研究领域。虽然结合术前运动训练、营养支持、优化慢性疾病过程，设计一个结构化程序，是合乎逻辑的术前管理，但迄今尚无足够的数据支持将资源配置至这类程序的设计。然而，它们可能是积极研究的方向，有可能对患者预后产生积极影响，在设计 ERP 时应加以考虑。

术前禁食、机械性肠道准备及术前抗生素的使用

经典的术前管理教学强调术前禁食、机械性肠道准备和抗生素的使用[60]。

传统的做法是，患者于手术前天的午夜开始禁食。已发表的文献评价了择期手术前摄入碳水化合物的作用。将限制固体和富含碳水化合物的液体摄入时间分别定为手术开始前 6 h 和 2 h。在减少术后胰岛素抵抗、住院天数和患者的满意度（即减少口渴）方面似乎具有一定优势，但证据级别低，尚需要进一步研究以确定它是如何影响患者康复的。有文献表明，术前摄入碳水化合物能改善术后恶心呕吐（PONV）并减少肌肉质量的损失，但仍需进一步研究，因为与术中静脉输注葡萄糖相比，术前口服葡萄糖不一定使患者获益更多。姑且不论其潜在获益，缩短术前禁食时间、术前 2 h 摄入碳水化合物是安全的，并未增加麻醉并发症风险[67-70]。

结直肠手术前是否行机械肠道准备一直备受争议，大量的文献显示是否进行机械肠道准备对手术结果并无影响[71-74]。一项包括 5805 例患者的循证医学综述分析显示，机械性肠道准备与否，对伤口感染、吻合口漏、腹腔感染性并发症及是否需要再次手术并无影响[75]。但行机械性肠道准备后，腹腔镜结肠手术时操作更容易。Jung 等人把 1343 例患者随机分为机械性肠道准备组与无准备组，也得到同样的结论。这项研究发表在 2007 年，评价了 1999 — 2005 年纳入的患者[76]。最近，这项研究的长期随访资料发现机械性肠道准备组癌症特异生存率有优势。机械性肠道准备组 10 年肿瘤特异生存率为 84.1%，而未准备组为 78%[77]。但 Van't Sant 等人回顾 382 例患者（中位随访 7.6 年）的数据，发现组间生存率无差异（肠道准备与否）[78]。尽管尚需要进一步研究以评估机械性肠道准备与长期特异生存率之间的关系，但诚如作者自己所说，外科医生应考虑审视他们目前的做法，因为机械性肠道准备可能并不影响术后短期结果，但却可能影响长期生存。

在我们的实际工作中，对于需要转流的患者、左半结肠或直肠切除术患者、计划行体内吻合的患者以及可能需要术中肠镜的患者应行机械行肠道准备。鉴于上述数据，我们团队中仅有部分同事对右半结肠切除术的患者行机械性肠道准备。

术前管理的第三个组成部分包括手术前使用抗生素。抗菌谱应覆盖需氧和厌氧菌群。Meta 分析表明，与安慰剂相比，使用抗生素可减少手术部位感染（SSI）。伤口感染率从 40% 下降到 14% ~ 6%，至少降低 75% 的风险[79-82]。目前，由于外科医生按照手术护理改善项目指南（SCIP），常规在术前 1 h 内应用抗生素，因此，目前的决策重点在于选择理想的方案。理想的治疗方案不仅要控制 SSI，还要考虑所选方案的成本和副作用。在术前（通常在患者行机械性肠道准备时）口服抗生素联合手术开始前 1 h 之内静脉注射抗生素，似乎是减少 SSI 最有效的措施（6.5%）。择期手术后抗生素持续使用超过 24 h 无益，现有指南不予推荐[79, 83]。我们的做法是在手术前一天肠道准备时给予抗生素，在手术室内追加一次用药，是否增加药量取决于所用抗生素的半衰期和手术时长。

患者教育

从医患互动的角度来看，ERP 始于首次就诊。“早期出院”并不是一个新概念，最早报道见于 20 世纪 90 年代。尽管那时就有成功实施的病例，但也表明处理患者期望十分重要，因为不少患者根据对住院患者术后恢复时间的认识，感觉他们出院太早，尽管他们达到了出院标准。

患者教育是 ERP 的重要组成部分。患者被动接受医疗的概念和观点应该转变。患者应积极参与康复过程，并让他们明白自己在减少并发症中的重要作用。一个积极的、目标明确的患者，更乐于配合围术期的任务，如运动、诱发性肺量测定、减少麻药使用等[1, 3, 60]。

这些目标和期望值可在术前会面中进行讨论，并通过如下途径得以强化：书面教育材料、必要时造口术团队的术前会诊、鼓励患者表达疑问或担忧等。顺畅的患者与医疗团队沟通渠道，如通过执业

护士或医疗助理，在发展“患者 - 医生 - 医疗团队”的关系中具有重要作用。从患者角度看，腹部大手术后 2 ~ 3 d 就出院回家是一个可怕的场景。通过医疗相关人员，轻易就能联系到医疗团队，有助于患者增加对这一系统的信任与满意度。在这一过程中，医疗机构的支持非常重要，因为需要有相应的资源整合进来，如执业护士。团队中，安排成员在患者出院后提供答疑（可通过电话或电子邮件）可减少再入院率，应被视为提高医疗水平和患者满意度所做出的努力的一部分。

术中路径

结直肠微创手术

现有资料表明，在美国，只有 50% ~ 70% 的结直肠切除术采用微创术式。据 Medicare 报道，结直肠术后，全国平均住院时间为 9 d；而腹腔镜结直肠切除的术后住院时间为 2 ~ 3 d，可见医疗质量差别很大 [1, 6, 14, 18, 23, 30, 42, 84]。从经济学角度来看，每名住院患者每天平均花费 1625 ~ 2025 美元（2010 年数据）。术后住院时间的差异意味着每名患者一次住院可节省约 9750 美元。

结直肠微创手术联合加速康复方案可将住院时长缩短至平均 2.6 d，部分患者甚至术后 24 h 内安全出院。同时，与非 ERP 病例相比，早期出院患者的再入院率并无差别。

ERP 可成功用于开放性结直肠手术患者，有资料显示，与非 ERP 病例相比，ERP 可降低并发症发生率并减少住院时长。但与微创手术患者相比，住院时间仍较长。因此，不管是开放性手术、腹腔镜手术还是急诊手术，均应按照现有加速康复路径进行管理，且应尽量采用微创手术 [5, 8, 10-12, 17, 24, 26, 31, 38, 40-41, 43, 86-87]。

术中补液

术中补液治疗是一个有争议的领域。体液平衡受术后几种激素变化的影响，术中的补液量因患者不同而存在很大差异。过去，液体复苏往往高估需要量，导致术后早期继发于液体潴留和第三间隙积液的体重增加 [55]。研究表明，限制液体复苏策略可减少心肺并发症、缩短住院时间，对吻合口并发症与外科特异性并发症无不良影响。但关于最佳策略，数据尚不明确，因为不同研究中采用的方案不同，液体种类不同（胶体液 vs. 晶体液），增加补液的指征也是基于不同麻醉医生对临床参数的解读 [88]。这种状况使研究之间难以比较，因此对于“理想方案”也就没有明确指南。有研究报道，采用经食管多普勒超声测量术中实时的容量状态，估计心搏出量及达到正常血量后的血管加压药的使用，使住院时间缩短至 2.7 d，甚至有亚组患者术后 23 h 内出院回家 [55]。这一方法被称为“目标导向性”治疗，根据患者个体需要决定补液量，结果与 Delaney 等发表的实验数据相似。Delaney 报道的住院时间相似，但无须额外的术中设备（比如经食管多普勒探头）及具备相关特殊技能的麻醉医师。对于择期手术病例或合并症轻微的患者，以上两项因素增加了费用，却并不明显改变患者结局 [88-97]。以上结果得到了 Senagore 等的进一步证实，对参加加速康复项目的微创手术患者，随机分为标准液体复苏组与目标导向性液体复苏组，发现标准组的住院时长更短（分别为 64.9 h 和 75.5 h）[98]。

目前，术中限制性补液似乎优于传统的术中体液复苏方案，而标准化的麻醉方案也应成为 ERP 的一部分。然而，目标导向性治疗的作用尚需进一步确定，无论是否应用术中经食管多普勒监测或手指探头监测，或许部分患者可从这些技术中获益 [55]。

镇痛

我们认为，疼痛控制始于术前，贯穿整个手术和住院期间，并根据患者的具体需要维持至出院后。疼痛管理在本章中讨论，但 ERP 应关注术前、术中和术后的疼痛控制。

术后充分疼痛控制至关重要，因为术后疼痛得到良好控制后，患者就可能早期恢复下床及部分日常活动。反之亦然，如疼痛控制不佳，患者很可能只能在床上活动，避免深呼吸，不能积极恢复训练，因为他们将疼痛视为活动的限制因素。同时，人们认为如疼痛管理不当，可对患者权利与满意度产生负面影响。很多情况下，这一点不仅是患者管理不良的表现，还可能影响到医院的赔偿，因为患者满意度与此相关 [55, 60]。

没有完美的镇痛方案，因为镇痛药的需求量因人而异，且所使用镇痛药的种类受患者的慢性麻醉药使用史、肝肾功能状况和年龄等因素的影响。理想情况是，所选镇痛方案应可控制患者疼痛，并尽量减少不良反应的发生，如术后恶心呕吐、术后低血压或肾损伤等。

在痛觉刺激之前阻断痛觉受体的激活，术语上被称为“超前”镇痛，在医学文献中被广泛讨论。但其应用尚缺乏高质量数据的支持。超前镇痛包括多种干预措施，从术前一天口服镇痛药到术前放置硬膜外导管、脊髓麻醉或在腹腔镜手术前行手术部位局部浸润。支持这些不同策略的资料差别很大，但简单的措施，如术前口服镇痛药应被视为 ERP 的一部分。非甾体类抗炎药（NSAIDs）如布洛芬或双氯芬酸，常被整合入 ERP 并在术前 24 h 或手术当天给药 [99-101]。加巴喷丁是一种作用于中枢的制剂，也可在术前应用，并作为学者们所采用的 ERP 方案的一部分。对于短效及长效抗焦虑药物的使用已有报道，但目前并未得到 ERAS 协会的推荐 [60, 102-106]。

术中对手术部位进行局部浸润并未被证实可降低术后镇痛需求。可采用布比卡因脂质体，但其使用尚无证据支持。相反，周围神经阻断，如腹横肌疼痛（TAP）阻断被证实可减少术后阿片类药品的应用。它是一项技术简单、费用低廉、可在腹腔镜或超声引导下完成的操作 [107-109]。

术后镇痛广受争议。相比硬膜外镇痛，患者自控镇痛（PCA）静脉内给予阿片类药物结合定时静脉内使用非甾体抗炎药 [如酮咯酸和（或）对乙酰氨基酚]，在多数病例可取得相似的疼痛控制效果。尽管应用硬膜外导管可能改善初始疼痛评分，但在总体疼痛控制、住院时长及患者满意度方面，后者似乎更有优势 [33, 110-115]。

术后早期（手术当天或术后第 1 d）采用阿片类药物患者自控镇痛（PCA）和静脉内给予酮咯酸或对乙酰氨基酚镇痛，一旦患者开始进食即改为口服这些药物。该方案受到了作者的青睐，并成为标准 ERP 方案及电子医嘱的一部分。

硬膜外镇痛联合静脉内使用阿片类药物及非甾体类抗炎药，应是长期使用阿片类药物者的一个选择。硬膜外镇痛仅限于给予局部麻醉药或联合应用局部麻醉药和阿片类药物。尽管胸段硬膜外麻醉的安全性已得到大量数据的支持，但毕竟是一种侵袭性操作，伴有相关的并发症，如皮肤瘙痒症、尿潴留以及术后低血压。在应用硬膜外导管时，继发于交感神经张力抑制的低血压尤其重要。在使用硬膜外导管时，患者获益来自药量的减少，而非静脉内液体的推注 [115-116]。

硬膜内一次性给予阿片类药物及局部麻醉药（0.5% 布比卡因），再结合应用 PCA 给予麻醉药和非甾体类抗炎药，似乎优于上述方法；但它是一种侵袭性操作，需要进一步的数据明确其对住院时长的实际影响 [116]。目前尚不是标准 ERP 的组成部分。

静脉血栓栓塞症的预防

静脉血栓栓塞症的预防是目前 SCIP 指南的一部分，常常被安装在强制电子住院医嘱版块内。SCIP 指南要求手术前 24 h 内开始血栓预防。这就允许采用不同的预防措施，医生可能选择在术前或 24 h 期间给药。有资料支持应用普通肝素或低分子肝素，这两种预防用药的效用差别很小。但关于术后预防用药时长，现有资料仍存在争议 [60, 117]。一项包含四个随机试验的 Cochrane 荟萃分析表明，经过四周预防用药，VTE 的发病率从 1.7% 降至 0.2%[118]。但对一项超过 52 000 名患者的数据库回顾分析表明，仅在住院期间采用预防措施，术后有症状的静脉血栓栓塞症的发病率为 0.67%[119-120]。一项最近发表的随机对照研究比较了腹腔镜结直肠手术后，1 周用药与 4 周用药对 VTE 的预防效果，发现两组的 VTE 发生率分别为 9.7% 和 0.9%[121]。但出现 VTE 症状的分别仅有 2 例和 1 例。两组均未出现肺栓塞。指南指出，预防应当持续四周，尤其是对于肿瘤患者 [60]。

在我们的实际工作中，活动受限、出院后进入专业护理机构、病态肥胖、进展期恶性肿瘤、伴凝血障碍或 VTE 或 PE 病史的患者，通常在出院后预防用药 4 周。

术后恢复

镇痛

疼痛控制应从住院开始延续到出院后。疼痛管理策略已在本章的前面部分进行了讨论。从门诊疼痛管理的角度来看，镇痛药物应逐渐减少。开具镇痛药（包括阿片类药物和非甾体抗炎药）应考虑到这一点，并考虑到滥用麻醉药的可能性。美国麻醉药物滥用明显高于其他国家，政府正在努力监控阿片类药物的使用。应在充分镇痛、患者满意度与防止药物滥用之间寻求平衡。

我们的做法是，如无特定的禁忌证，术后第一天开始联用乙酰氨基酚和非甾体抗炎药。这些药物定时使用，而阿片类药物用于剧烈疼痛的控制。腹腔镜手术后第1 d，常停用阿片类药物PCA。

静脉输液管理

ERP已显示出早期经口进食的安全性，从而减少静脉输液量。同时，发表的数据表明，与3 L/d的补液相比，<2 L/d的限制静脉补液可增加胃排空，促进胃肠道功能恢复，降低致病率，缩短住院时间[55]。我们的做法是术后24～48 h内限制或停止静脉输液。

早期进食、下床活动和鼻胃管的作用

大量文献显示，在70％～90%的患者中，术后24 h内开始早期经口进食是安全的。尽管Cochrane综述和荟萃分析未能显示早期经口摄食可缩短住院时间，但在过去10余年内，不少单中心的报告都表明住院时间仅2 d多一点，且术后第一天恢复经口摄食已成为他们ERPs的一部分[122]。虽然早期进食增加呕吐风险，但无论是早期进食还是肠功能恢复后再进食，发生吸入性肺炎的风险没有区别（绝对风险分别是0～6.3%与0～7.1%）[122-126]。早期进食可减轻胰岛素抵抗、减少高血糖及伤口感染。

在患者住院期间，在辅助人员的帮助下，鼓励和协助患者早期下床活动是缩短住院时间的关键。早期下床活动有助于减少肌肉消耗，避免因长时间卧床导致的胃肠运动减弱[125-126]。

预防术后恶心呕吐（PONV）、术后肠梗阻（POI）：鼻胃管和胃肠动力药的作用

ERP常规包括减少PONV及预防POI发生的药物。止吐药有几类，在处理PONV方面，有几种止吐药可选择，并且每类都被证明优于安慰剂。两种或两种以上药物联合使用甚至可进一步降低PONV的发生率[127-133]。

术中单剂量静脉注射地塞米松加昂丹司琼（血清素5-HT3受体拮抗药）似乎是预防PONV的最佳策略。如有必要，术后继续使用昂丹司琼，剂量为4 mg/6～8 h。研究表明，与甲氧氯普胺相比，昂丹司琼可以降低PONV的发生率。对于发生PONV的高危患者，与单独使用昂丹司琼相比，昂丹司琼联合透皮东莨菪碱贴片可显著提高疗效[131-132]。

术后肠梗阻（POI）是指导致无法经口进食的暂时性胃肠动力障碍。对于POI现有多种不同定义。经典定义是腹腔镜手术后3 d尚无法经口摄食或开腹手术后5 d尚无法经口摄食。Senagore等提出另一定义，认为POI是一种需要恢复“禁食水”或插鼻胃管的状态。进一步根据肠梗阻是/否继发于其他并发症（如吻合口漏），将其分为继发性与原发性两类[9, 128-129]。

原发性POI不仅引起患者不适、延迟出院，还是增加医疗费用的一个重要原因，每年花费约7亿5000万美元[55, 132]。

爱维莫潘是一种外周阿片受体拮抗药，已显示其可以缩短术后胃肠功能恢复的时间，降低开放或腹腔镜结直肠手术后POI的发生率并缩短住院时间。但它在腹腔镜结直肠手术及ERP中的作用尚不清楚。Delaney等人报道两组腹腔镜结直肠手术配对研究中，爱维莫潘使POI发生率降低了4%至12%。但两组的住院时间（3.6 d vs. 3.7 d）和再入院率（4% vs.4.2%）相同[134-141]。

口服氧化镁被用于促进结肠手术后肠道功能恢复，并已成为ERP的一部分，但现有数据尚少，未得到进一步验证。

比沙可口服或栓剂有助于肠道功能恢复，但不缩短住院时间，现有资料有限[142-143]。

术后咀嚼无糖口香糖可缩短肠功能恢复时间及住院时间，证据级别很高，且相应成本及报道的不良反应（即腹胀）很少[144-147]。

鼻胃管减压作为预防措施，对PONV或POI并无作用。尚可延迟肠功能恢复及出院时间。在治疗POI中，鼻胃管减压仍有作用，但仅有不足10%的患者需要行胃肠减压[148-150]。

静脉血栓栓塞预防（VTE）

根据SCIP指南，VTE预防应于24 h内开始。该话题已在前面章节的术中管理部分进行讨论，但根据目前实际工作的要求，在术后阶段讨论VTE的预防是必需的。

出院计划、随访和协同诊疗

出院计划、随访并与其他医疗团队协同诊疗应在住院期间及早进行（即根据需要，安排其他不同科室的协同诊疗，如肿瘤科）。电子病历系统和电子医嘱 / 预约可方便这一过程。将诊疗辅助人员，如护士、造口治疗师、社会工作者和理疗师整合进入 ERP 团队，有助于积极进行患者教育，早期识别可能需要家庭护理、躯体康复或延续护理的患者，减少由于规划不善或行政延误（如保险审批）导致不必要的住院时间 [2, 9, 15, 21, 29, 31, 151-152]。

路径质量评价措施

创建、更新电子医嘱组套，与最佳实践指南和基于循证医学证据的文献相符

创建专业特异性医嘱组套，需要从事日常患者诊疗及 ERP 实践工作的多方参与，包括外科医生、麻醉师、信息技术人员、护士、造口 / 伤口护理团队、物理治疗师、住院医师及社会工作者。有数据表明，实施 ERP 的初始费用可因随后并发症发生率及住院时间的减少而抵消。应定期召开会议，以确保 ERP 及相关医嘱组套符合实践指南、循证医学指南及政府与保险政策 [1, 43, 60]。

路径的实施与监控

ERP 中大量措施的遵从与应用在任何结直肠治疗组内成员之间也存在差别。ERP 成员的变化会影响 ERP 实施的方式，导致并发症发生率和住院时间发生相应改变。已出现基于移动互联网的应用，并在大型医学中心使用，以实时监控 ERP 的依从性，识别可能影响其应用效果的变量，如外科医生的偏好或缺乏人员支持。随着信息技术的进步和影响患者诊疗的变量被确定，有望出现进一步改善 ERP 的机会。目前还没有数据评估其对患者的整体体验、医疗质量和医疗费用的影响 [153-156]。

改进质量措施

自 20 世纪初以来，并发症发生率和病死率升高、医疗成本持续增加，催生了大量的项目以期实现医疗标准化。为提高质量、减少医务人员之间的差异和控制费用，SCIP 和国家手术质量改进计划（NSQIP）等项目应运而生。随着时间的推移，也出现了私人基金支持的地区性行动计划，因为将个人的实践模式转变为基于循证医学证据及最佳实践指南的模式是实现这些目标的有效途径。

遵从 SCIP 措施正成为日常实践的一部分，但部分标准化的措施并未能显著提高质量。只要纳入混杂变量（即三级中心患者的复杂性和术后并发症发生率），通过内部实践监测及与国家标准的对比，可使医生和医院及时修订实践准则并改善结果 [1, 36-38, 45, 48, 64]。本章资深学者介绍了一种易用的结直肠手术质量评估指标。HARM 评分包含住院时间、再入院率和死亡率，该评分将每一患者出院计为 1-10 分。当医院平均 HARM 评分从 <2 增加到 2 ~ 3、3 ~ 4 及 4 以上，则结直肠择期手术后并发症发生率从 15.2% 增加到 18.2%、24.0% 和 35.6%。该指标为外科医生提供了一种低成本的工具，用于进行质量比较并有助于识别真正的异常患者 [152]。

结论

ERPs 联合结直肠微创外科技术降低了术后并发症发生率、病死率、住院时间及再入院率。这种基于跨学科合作的多模式方法有助于实现患者治疗的标准化，从而提高医疗质量。使用专业特异性电子医嘱系统涵盖了整个治疗过程，包括术前管理至治疗结束。持续的路径监测有助于更新医嘱系统，使其适应最佳实践准则的变化，并提高路径依从性。总之，ERP 及结直肠微创手术减少了并发症，提高了医疗质量，同时，与路径外患者相比，降低了医疗相关成本 [1-3, 6-9, 13-16, 18, 21, 35-38, 45, 47-48, 62, 64, 84, 88]。

（参考文献参见 www.pumpress.com/home-specific-edu/5599.html）

第8章

术后并发症

Andrew Russ, Gregory D. Kennedy 著
周晓俊 何宋兵 张德庆 单治理 译 吴永友 审校

要点

- 术前全面评估，包括社会状况、认知功能和合并症的评估，有助于术后安全恢复。
- 腹腔镜方法进行结直肠手术降低术后并发症风险。
- 术后主要并发症导致的死亡风险反映了外科医生及其所在诊疗体系的水平。
- 术中仔细操作，尤其注重确切止血可获得更好的临床效果。
- 术后按照加速康复外科措施管理减少术后并发症。
- 以口服抗生素行肠道准备可减少浅表手术部位感染风险。

概述

结直肠术后并发症很常见，有研究报道其发生率甚至高达40%。许多研究已对并发症发生率及其特点做了报道。本章旨在重点总结相关文献，使读者对术后并发症的相关问题有大致的了解。

术前考虑和术后并发症预测

鉴于术后并发症的发生率及其对生活质量的影响，目前有大量工作关注并发症的预防。为此，许多学者利用美国外科医师学会（ACS，American College of Surgeons）国家外科质量改进计划（NSQIP，National Surgical Quality Improvement Program）的数据库来描述术后并发症[1-6]。最重要的进展之一可能是ACS NSQIP的手术风险计算器[7-8]。该工具利用手术特异性信息来准确预测各种并发症的风险以及住院时长。重要的是，ACS NSQIP计算器提供了风险分层，使患者能够在其他患者平均风险的基础上看到自己的风险等级。图8-1a、b是ACS NSQIP风险计算器的示例。这些类型的工具使外科医生不仅可以预见到各种并发症，还可针对预期结果指导患者咨询。这种知情同意让外科医生考虑到对患者最重要的术后结局是什么，利于他们做出符合生活目标的决策[9-10]。

虽然这个风险计算器看似能够准确预测术后的并发症[8]，但风险的预测取决于输入模型数据的准确性。此外，还存在影响临床效果但无法用特定模型评估的风险。例如，Senagore博士的团队研究了ACS NSQIP风险计算器对大样本微创结直肠手术临床效果的预测准确性[11]。作者发现，风险计算器往往高估了并发症的发生率[11]。作者提出，观察到的与预计的并发症发生率之间的差异，是由于风险计算器无法将外科医生的经验、手术量和以前的手术疗效考虑在内。但作者没有指出计算结果与患者实际结果的相关度，这是该研究的主要不足。然而，可以明确的是，通过更精确的数据输入可提高风险预测计算器的准确性。

很明显，合并症会影响术后并发症的风险[1]。NSQIP风险计算器及其他不少研究者均明确了这些合并症对术后并发症风险的影响。然而，随着外科疾病患者的年龄增加，外科医生必须能够处理老年人群特有的问题，尤其重要的是应开始理解虚弱、认知障碍和社会支持对患者预后的影响。这些变量在很大程度上被现有预测列线图所忽略，但很显然

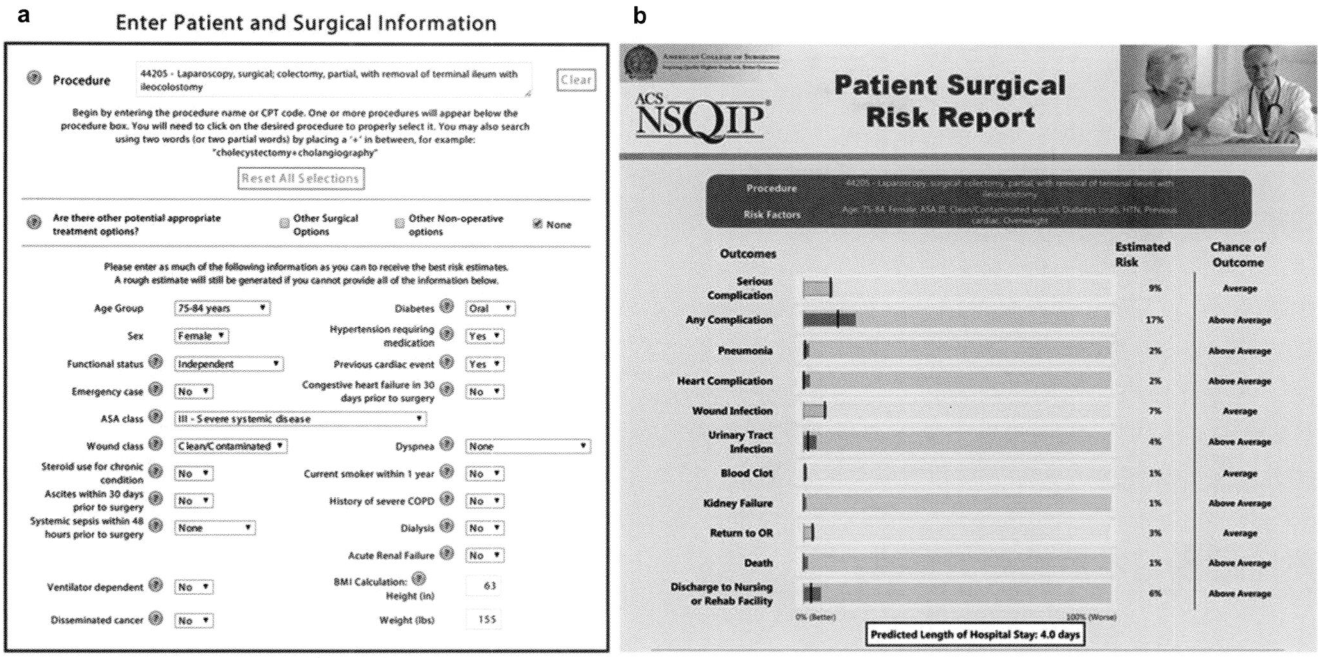

图 8-1 美国外科医师学会风险计算器示例图。登录链接 http://riskculator.facs.org/，根据使用说明，插入虚构的患者信息。a. 在本例中，一位 77 岁的女性患者将接受腹腔镜下右半结肠切除术。输入她的合并症后，运行风险计算器。b. 得出风险计算的结果，显示如下：该患者发生严重并发症的风险度为中危，发生并发症的风险稍高于中危。同时显示了特定并发症的风险。© 使用获美国外科医师学会授权

这些因素对术后结果会有影响。例如，认知障碍已被证明与老年人出院后需要更高水平的护理有关[12]。在这项研究中，简易精神状态检查（MMSE，mini-mental status examination）评分≤14 的患者中，41% 在出院后需要高级护理设施，而评分＞14 分的患者中，仅有 11% 进入高级护理机构，（OR 4.76，CI 1.72-13.17，P=0.003）[12]。这些发现表明术前认知障碍是出院后归属的重要预测因子。其他研究也发现术前认知障碍与术后并发症发生率增高有关（认知功能障碍组的并发症发生率为 42%，而障碍组为 24%，P=0.011）[13]。此外，认知功能障碍也与住院时间延长和 6 个月病死率升高有关。总之，以上数据表明，在处理老年人群时，认知障碍应该被认为是预后的重要预测指标。

对于高危老年人群，另一常被遗忘的因素是虚弱。虚弱是一种综合征，其特征是与年龄相关的、多个生理系统的功能储备下降。该综合征在老年人中非常普遍，会增加跌倒、残疾、住院和机构照料的风险。尽管该综合征在老年人中很普遍，且虚弱对术后结局影响的重要性也得到公认，但直到最近才有文献对其进行了很好的定义。多种不同的方法被用于测量虚弱[14]。最佳测量方法被称为虚弱表型，以体重减轻、能量减少、活动量及气力下降为特征[15]。很明显，虚弱直接影响老年人的术后结局[16-17]。事实上，针对老年患者的外科诊疗问题，美国外科医生学会召集专家小组，为这部分患者制订了优化术前评估的最佳实践指南[18]。

最后，对患者术前评估时，另一可能影响术后恢复的重要因素是患者的社会结构。许多学者研究了社会结构如何影响术后恢复，结果不太一致[19]。一般认为，社会结构在缓解焦虑、疼痛或对疼痛的反应方面有助于术后恢复[20-21]。最近，美国密歇根州的一个小组研究了社会联系的概念，因为它与术后恢复有关[22]。他们发现与社会联系少的患者相比，社会联系更多的患者（根据朋友和家人的数量以及网络互动）的主观疼痛体验及疼痛所致不快感更轻[22]。可以明确的是，患者的社会结构与其对恢复的认知有关，但社会联系是否有助于出现严重并发症后的康复工作、社会联系的概念是否与患者发生严重并发症的潜在风险有关还不得而知。社会联

系很可能与风险有关，因为独处的患者可能存在整体健康状况不佳和营养不良问题[23]。

当我们考虑患者结局时，我们必须开始考虑如何在术前正确指导患者。质量评估措施，包括与安全性、有效性和以患者为中心相关的结局评估，已用于临床实践的许多方面，例如授予证书和赔付款项。因此，所有外科医生都必须接受这些措施，更加注重细节，努力改善患者结局。危险分层系统，如 ACS NSQIP 风险计算器在术前评估中将会很重要。这些评估被如何用于改善管理和患者结局仍有待确定。今后的工作将侧重于加强评分系统以及了解外科医生如何改进治疗方法以改善患者结局。

术中因素对术后结局的影响

手术方法及术后影响

腹腔镜结肠手术最早报道于 20 世纪 90 年代早期，系小宗病例研究[24]。不久，Wexner 博士及其团队发表了他们最早的前瞻性研究结果：开放和腹腔镜辅助的结肠切除术患者结局无差别[25-26]。这些研究引发了腹腔镜在结直肠疾病治疗中的作用的争论。随后发表的多篇研究都强调了腹腔镜结直肠手术的优点。有趣的是尽管多篇研究报道都强调了腹腔镜手术的优势，但学术界仍争论不休。然而，为充分理解腹腔镜在改善患者结局方面的价值，重要的是应考虑受手术入路影响的分析终点。

术后肠梗阻是很多腹部和盆腔手术的常见并发症。由于术后肠梗阻出现时间难以预料，临床表现很可能延迟，故难以知道这一并发症的确切发生率。Beck 等人于 1999 年发表了一篇针对这一问题的具有里程碑意义的论文，使用自 1993 年以后的医疗资金管理数据库。他们发现，在初次接受盆腔或腹部手术 2 年内，有 12.4% ~ 17% 的医保受益人出现肠梗阻[27]。重要的是，该研究发现肠梗阻的发生率高于既往报道。此后，其他作者发现粘连性疾病所致肠梗阻的发生率不到 3%，并且取决于手术操作的部位[28]。如一项研究发现，下消化道手术发生肠梗阻的风险高于单纯的腹壁手术（3.8% vs. 0.5%）[28]。关于腹腔镜对术后肠梗阻的影响，证据并不一致[28-29]。一项单中心研究回顾近 300 例伴消化道重建的结直肠切除术，发现开放和腹腔镜手术后小肠梗阻发生率并无差异[30]。总之，腹腔镜手术可减少粘连形成，从而可能降低术后粘连性肠梗阻的发生率。

腹腔镜手术对其他并发症和患者结局的影响更加明确。外科治疗临床疗效研究组的一项前瞻性随机对照试验发现，与随机纳入开放手术组的患者相比，腹腔镜手术组患者围术期恢复更快，住院时间更短[31]。两组间术中并发症发生率、30 d 病死率、出院时及 60 d 并发症发生率、再入院率和再手术率相似[31]。同样，MRC CLASICC 研究结果显示，采用腹腔镜治疗的患者住院时间较短，30 d 或 3 个月的并发症没有差别。虽然这些随机对照研究没有显示不同手术方法短期内患者结局的差异，但值得注意的是，它们并非设计用于检测这些差异。而且，随机对照试验天生存在偏倚，并不能代表日常的医学实践和外科手术，凸显出观察性和有效性对比研究的重要性[33]。

一项文献回顾发现有几项有效性对比研究关注腹腔镜与开放结肠手术。总的来说，所有研究均发现微创技术可改善患者短期的结局。具体而言，这些研究报告腹腔镜手术患者的浅部手术部位感染减少 50%，深部伤口感染减少 50%，术后住院时间显著缩短[5, 34-42]。然而，这些研究都报道两种方法的病死率相同，提示虽然手术方式可以减少某些类型的术后并发症，但其他患者结局，如病死率更为复杂，受多重因素影响。事实上，在 1992 年 Silber 发表的研究所谓“挽救失败”现象中[43]，已经明确外科医生、手术量及其诊疗体系影响术后严重并发症所致的死亡率[44-46]。

总之，手术方法与术后并发症的发生明显相关。微创手术表现出保护作用，其具体机制尚不清楚，这种保护也没有表现在患者结局的所有方面。因此，今后研究应着眼于并发症表型，外科医生应努力减少手术方法的差异。

空腔脏器损伤及术后影响

2003 年，美国医疗研究和质量局（AHRQ，Agency for Healthcare Research and Quality）提出了一组患者安全指标（PSIs，patient safety indicators），以反映医院提供的医疗质量。在当前的 CMS 按绩效支付计划（CMS，Centers for Medicare and Medicaid Services）中，纳入了数个 PSIs，直接影

响了医保支付。这些PSIs被认为可通过术者或制度改变来预防，包括医源性事件，如操作过程中的意外刺伤或撕裂（APL，accidental puncture or laceration）。意外刺伤或撕裂被定义为操作过程中发生的血管、神经或器官的意外破裂[47]。将这一定义应用于进入退伍军人健康管理的超过200万患者，其中有7023人被标示为APL，包括浆膜撕裂、肠穿孔和输尿管、膀胱、脾及血管损伤。在真正的APLs中，27%是轻微损伤，如小的浆膜撕裂，并无临床意义上的影响[48]。在其他大样本研究中也发现浆膜撕裂的临床意义很小[49]。事实上，来自克里夫兰医学中心的证据发现，意外刺伤撕裂与手术的复杂程度具有相关性，且大都不影响术后恢复[49]。由于APL的发生率是公共数据，且被用于绩效支付模型，故必须理解PSI的局限性。这些数据表明，如果要公平、无偏倚地进行医疗机构之间的比较，那么APL的应用是有限的，需要更好的安全措施。

血管损伤和止血器械操作失败

大量研究显示，在各种不同的手术中，失血量与患者结局相关[50-52]。Greenblatt等人利用NSQIP PUF数据库，发现术中输血与直肠癌术后并发症显著相关[53]。这一结果与Gu等人发表的单中心研究中，行回肠储袋肛管吻合术的患者结局一致[50]。Halabi等人证明输血对患者结局具有“剂量”依赖性，与输血1～2 U者相比，输血≥3 U的患者结局更差[54]。所有数据都表明，术中仔细止血不仅体现良好的手术技术，也有助于减少术后并发症。

在结直肠外科手术中，严重血管损伤的确切发生率尚不清楚。外科文献检索表明，严重血管损伤相对罕见。例如，Meraney及其同事报道404例行腹膜后腹腔镜肾切除术的患者中，7例发生严重血管损伤。其中有3名患者需要中转开放或通过辅助切口进行修补。发生损伤组患者的整体术后并发症发生率约为25%[55]。其他作者研究了腹腔镜手术中穿刺器导致血管损伤的发生率[56-57]。一项研究统计了通过设备和放射卫生中心（Center of Devices and Radiological Health）向美国食品药品监督管理局（FDA）报告的穿刺器损伤总数[56]。在这项研究中，作者发现上报至FDA的穿刺器导致血管损伤为408例。由于没有分母，这项研究中的真实发生率无从得知，但他们确实发现408名患者中有26人死于血管损伤，病死率约为6%[56]。Larobina和Nottle结合病例报告及文献综述，报告了穿刺套管损伤的实际发生率[57]。他们发现其病例报告中的5900例患者无严重血管损伤，而文献综述中76万例患者的血管损伤发生率为0.04%[57]。他们的结论是，穿刺套管插入时损伤血管很罕见，可通过开放和Hasson技术避免[57]。

尽管很难知道血管损伤和失血对术后患者结局的确切影响，但有足够数据证明仔细止血的重要性。有大量的微创和开放手术器械可用于结直肠手术止血。这些器械可用于黏连松解、分离胚胎性黏连、结扎肠系膜甚至有名的血管蒂。此项技术仍在迅猛发展。最近一项循证医学综述分析已经商供的腹腔镜结肠切除手术器械，共评估了包含446例患者的六项独立随机对照研究[58]。这些研究评价了腹腔镜吻合器、血管夹以及双极电凝（EBVs，electrothermal bipolar vessel sealers）、单极电剪刀（MES，monopolar electrocautery scissors）、超声刀（UCS，ultrasonic coagulating shears）的止血效果[58]。综述发现，与单极电剪刀相比，使用超声刀的出血明显减少。总的来说，超声刀和双极电凝的止血效果优于单极电剪刀。综述中，这三种仪器的成本差异并无明确结论。该综述还发现，在结肠切除术中，与双极电凝相比，采用腹腔镜闭合器和止血夹闭合血管的失败率及成本更高[58]。另外，一项随机临床研究比较了腹腔镜结直肠切除术中双极电凝与闭合器及止血夹的成本和有效性，发现双极电凝可缩短止血时间，降低一次性耗材的费用[59]。Marcello及其同事进行的另一项前瞻性随机研究也发现，闭合器和止血夹结扎血管蒂增加止血失败率[60]。但是，双极电凝处理血管蒂时，器械操作失败造成的失血量更大[60]。

理想器械的选择在很大程度上取决于外科医生的偏好。目前有多种多功能仪器可离断7 mm血管。基于现有文献可知，双极电凝手术时间更短，失血更少，止血失败率更低[58]。但与血管闭合器和止血夹相比，能量设备止血失败通常会导致更多的失血[60]。因此，我们的做法是用双极电凝于血管根部离断，器械止血失败或闭合不完全时，我们会采用止血夹或圈套器，因为在出血部位盲目电凝容易导致并发症。对于已知伴动脉粥样硬化的血管，应考虑应用血管闭合器。

泌尿系统损伤及其处理

输尿管损伤

结直肠手术最可怕的并发症之一是输尿管损伤，庆幸的是，其发生率很低。在多数研究中，医源性输尿管损伤的发生率为 0.3%～1.5%。一项对 200 多万例结直肠外科手术的回顾性分析发现其发生率为 0.28%；但与该研究的前期病例相比，后期病例的发生率明显更高，表明该并发症的发生率存在上升趋势[61]。本研究发现输尿管损伤的危险因素包括直肠癌、粘连、转移性癌、体重减少 / 营养不良以及教学医院。Palaniappa 等对因不同指征接受结肠切除的 5000 多名患者进行了研究[62]。他们发现，与开放手术相比，腹腔镜结肠切除术的输尿管损伤率明显更高（0.66%，0.15%，$P<0.05$）[62]。他们还发现，女性、术中失血多和再次手术增加医源性损伤的风险[62]。输尿管损伤与并发症发生率、病死率增加、住院时间更长和增加住院费用超过 3 万美元相关[61]。经验及完成学习曲线后，可减少这类医源性损伤的发生[63]。

有时利用术前或术中输尿管插管协助识别输尿管，避免损伤。但多数资料显示，放置输尿管支架既不能减少输尿管损伤的发生，也不能确保术中对输尿管损伤的识别[64]。在 NSQIP 分析中，从 2005 年到 2011 年，输尿管支架的使用率从 1.1% 增加到 4.4%[65]。支架使用的独立预测因子包括憩室病、低位前切除术（LAR，low anterior resection）和经腹会阴联合切除术（APR，abdominoperineal resection）、近期接受放疗和近几年手术史[65]。调整患者和手术的基线特征后，任何主要或次要研究终点，包括总的肾并发症，差异无统计学意义。然而，Halabi 及其同事发现，使用支架延长了住院时间，具有显著统计学差异[61, 65]。

早期识别对降低并发症发生率、保存肾功能至关重要。对于疑似损伤的诊断，可通过静脉肾盂造影（IVP，intravenous pyelogram）、逆行注射亚甲蓝、静脉注射亚甲蓝、靛蓝胭脂红或输尿管导管造影加以证实。损伤可分为撕裂伤、结扎、去血管化及电灼伤。横断和撕裂伤可根据损伤部位进行修复。总的处理原则包括采用可吸收缝线缝合（防止结石形成）、内置支架后行无张力铲状吻合及放置封闭引流。对于近端 1/3 部位（2% 的损伤）的损伤，修复取决于受损节段的长度。单纯输尿管铲状吻合是最好的修复方法。长段游离输尿管，可行肾固定术，固定于腰大肌肌腱上。对于长段输尿管损伤，可行肠间置术。此外，输尿管膀胱脚吻合（Psoas-Hitch 术）或 Boari 膀胱肌瓣术可用于延长至上部输尿管；但这些手术更常用于中端或远端 1/3 输尿管损伤的治疗。中 1/3 输尿管损伤占 7%，短段输尿管损伤首选的修复方法是输尿管输尿管吻合。如无法行无张力吻合，则应选择 Psoas-Hitch 术或 Boari 膀胱肌瓣术，Boari 瓣是输尿管长段损伤和近段损伤的首选。最后，也可行输尿管及对侧输尿管吻合术（TUU，transureteroureterostomy）将受损输尿管缝合至对侧输尿管。输尿管远端 1/3 损伤首选输尿管膀胱吻合术。术后 4～6 周去除支架后继续保留气囊导尿管 7～14 d[64]。

膀胱损伤

膀胱损伤的处理对于结直肠外科医生来说也是重大挑战。膀胱损伤可为迟发性，也可在术中表现出来。危险因素包括既往手术、放射治疗、恶性肿瘤浸润、慢性感染和炎症状态。影像学诊断可通过 CT 或荧光膀胱造影。膀胱损伤漏诊可发展为结肠膀胱瘘或小肠膀胱瘘等并发症。为准确诊断，可行口服造影剂及造影剂灌肠后腹部盆腔 CT 检查[64]。

即刻发现的膀胱损伤首选一期修复（膀胱修补术）加闭式引流术。轻度腹膜外损伤可经球囊导尿管减压 7～14 d 有效治疗。大的或腹膜内膀胱损伤需要手术修补。如损伤位于膀胱前壁、膀胱底、膀胱后壁等远离输尿管开口的部位，可采用可吸收线分两层一期缝合黏膜及浆肌层。对于高危病例，可对第三层行 Lembert 缝合（垂直褥式内翻缝合）。为防止膀胱结石形成，应避免采用不可吸收缝线。对于涉及输尿管口附近膀胱后壁或膀胱三角区的损伤，需要检查输尿管，游离 Retzius 间隙，切开膀胱，充分暴露膀胱三角和内壁，静脉内注射靛蓝胭脂红，协助确定输尿管开口位置。然后，经该前入路膀胱切口完成后壁的修补[66]。迟发性膀胱尿漏常通过经皮穿刺引流和球囊导尿管持续减压加以治疗。最后，在遇到困难或特定并发症时，至少应考虑请专科会诊，这是明智之举。不仅能帮助修复，还能给出其他建议，这是困境中的重要支持。

尿道损伤

尿道损伤在术中泌尿系损伤中可能是最罕见的。在结直肠手术中，尿道损伤最多见于 Foley 导尿管放置的情况。在结直肠癌患者中，尿道损伤的确切发生率很难确定。Kashefi 等对该单位的男性患者进行超过 1 年的前瞻性研究，发现导尿管插入致尿道损伤的发生率为 3.2/1000[67]。通过对导尿管置管人员的教育项目，评估尿道损伤的危险因素如良性前列腺增生，尿道损伤的发生率下降至 0.7/1000[67]。直接损伤也见于根治手术中。这类患者多数具有放射治疗史，容易形成瘘管。术中行美兰注射盐水逆行造影有助于诊断。术中尿道损伤的最常见表现为术后瘘管形成。膀胱镜检查、逆行尿道造影、麻醉后检查以及口服造影剂与造影剂灌肠后 CT 检查有助于确定损伤的部位，这对修补方法的选择产生重大影响[64]。

利用可吸收线行两层法一期修补无疑是首选方法。对于组织条件不良或接受新辅助放疗的病例，利用网膜瓣或局部组织瓣可降低术后形成瘘的风险。如术中发现尿道组织大范围缺损，局部组织瓣可能有助于重建。如无法修复，应于耻骨上放置导管，数月后再行修复[64]。

术后发现的瘘管形成，必须根据瘘管部位、大小和放疗史进行分级，直肠尿道瘘的自愈非常罕见[68]：

1 级—低位（距离肛门边缘 <4 cm，无放疗史）
2 级—高位（距离肛门边缘 >4 cm，无放疗史）
3 级—小（直径 <2 cm，有放疗史）
4 级—大（直径 >2 cm，有放疗史）
5 级—大（坐骨压疮瘘）

修复的原则包括切断、关闭瘘管，局部、区域组织瓣间置或移植[69]。对于 3-5 级的患者，建议行预防性粪便转流。修复方法取决于局部组织的完整性和分期。除 Foley 导尿管外，推荐于耻骨上插导管以充分减压与引流[70]。单纯经肛门前移组织瓣可用于 1 级瘘管，也可联合其他技术用于更高分级的瘘管[71]。也有人报道经会阴、经肛和经括约肌的方法[72-73]。其他手术方法包括获取、间置局部肌筋膜瓣[74- 75]。肌肉间置修复可单独使用，也可联合腹会阴拉出法，并切除瘘管，手工行结肠肛门吻合[76]。

并发症的术后管理决策

静脉输液管理

毫无疑问，静脉输液管理与术后并发症相关。在 Lobo 等人发表的一项研究中，20 例患者被随机分入标准补液组或限制性补液组[77]。放射闪烁研究发现，随机分入限制性补液组的患者肠道功能恢复快，且住院时间短、并发症发生率低[77]。尽管这是一项小型研究，但其他大型研究将限制性补液视为术后加速康复外科（ERAS，enhanced recovery after surgery）的一部分加以考察，明确显示限制性补液是 ERAS 的重要组成部分[78-81]。在随机危险因素对照控制的荟萃分析中，Adamina 等发现与接受标准术后护理的患者相比，ERAS 方案治疗患者的住院时间平均减少 2.5 d，术后并发症发生率降低 50 %[80]。作者估计，每 4.5 个根据 ERAS 方案管理的患者中，避免了一例并发症的发生[80]。当然，除 ERAS 方案外，补液应根据患者进行个体化管理[82]。为支持这一原则，Mackay 等发表了一项针对非 ERAS 管理的患者大量补液与限制性补液的研究[83]。该研究中，限制性补液对肠功能早期恢复无影响[83]。相反，限制性补液组患者术后血清尿素氮（BUN）和肌酐（Cr）水平略有增加，但无统计学差别。一般来说，该数据显示，限制性补液是 ERAS 方案的重要组成，采用这类系统性路径的患者临床结局可得以改善。

伤口管理

尽管对于术后切口管理没有明确的指南，但某些一般性建议可减少术后浅表手术部位感染（SSI）的发生。覆盖敷料被视为手术伤口处理的标准方法，但并未标准化[84]。Dumville 及其同事发表了一篇关于伤口敷料及其对伤口感染影响的系统综述[84]。在文中，作者确定了 20 项随机对照研究，每一项研究均存在明显的方法学问题。尽管这些研究存在局限，作者对其进行了全面回顾，未发现任何证据表明伤口敷料类型与 SSI 的发生率相关[84]。简而言之，切口敷料的选择取决于外科医生，应尽可能方便、经济。表 8-1 所列为理想伤口敷料的特征[84]。

有些医生最近热衷于使用新技术来管理伤口。

例如，有人研究了负压伤口敷料用于预防一期关闭切口的感染[85-87]。总的来说，关于负压敷料的研究存在偏倚，该技术对切口感染的预防作用尚有待观察。

表 8-1　理想的伤口敷料特点

1. 敷料能够吸收并含纳伤口渗出液而不会渗漏或浸透
2. 不会因敷料导致伤口内微小物质遗留污染
3. 隔热
4. 对水和细菌具有不渗透性
5. 敷料适用于皮肤不同的对合方法（缝合或钉皮器）
6. 能够避免移除敷料时对伤口的损伤
7. 有辅料需要更换的间隔时间
8. 能够缓解疼痛
9. 美观而舒适
10. 对瘢痕组织形成有抑制作用

伤口感染的病因在很大程度上并不清楚。虽然术中污染会增加感染风险，但对于没有污染的病例，切口血肿或血清肿被认为是术后感染的触发因素。为消除伤口积液的影响，Towfigh 等将 76 例高危切口患者随机分为每日伤口探查组与标准伤口管理组[88]。每日伤口探查组患者 SSI 发生率较低（3% vs. 19%），术后住院减少 2 d[88]。尽管结果令人鼓舞，但遗憾的是，该方法并未被复制，也没有推广至更多的普外科或结直肠外科的患者。总之，没有证据显示何为伤口管理最佳策略。切口管理策略的选择应基于各单位的经验与当事外科医生的认同，最终应整合入医院的降低 SSI 集束方案，该方案涵盖围术期的各项医疗护理，以降低伤口感染风险[89-93]。

膀胱的管理

泌尿道感染（UTT，urinary tract infection）和导尿管相关尿路感染（CAUTI，catheter-associated UTI）是结直肠手术常见的术后并发症。NSQIP PUF 的一项研究发现，结直肠切除术后，UTI 的发生率为 4.1%，而其他普通外科手术，UTI 发生率仅为 1.8%[94]。作者认为，结直肠手术患者 UTI 的实际发生率高于预期模型的预期发生率。增加术后 UTI 风险的相关因素包括：女性；ASA 评分>2；全结肠切除术、直肠切除术或 APR；功能状态为全依赖或部分依赖；年龄>75 岁[94]。其他重要因素，如留置导尿管、导尿管放置天数以及术后发生尿潴留都与 UTI 风险密切相关，但遗憾的是，这些因素并未纳入 NSQIP 数据库。因此，尽管 NSQIP 数据库研究表明，结直肠手术 UTI 风险高，但对降低 UTI 的可控因素考虑极少。

2008 年，医疗和医疗救助服务中心（Centers for Medicare and Medicaid Services，CMS）实施了一项政策，减少住院期间出现可预防性并发症病例的资金支付[95-97]。从 2014 年 10 月 1 日开始的出院患者，CMS 根据住院期间出现的医院获得性状况对医院进行排名，排名位于后四分之一的医院减少 1% 资金支付。在这些医院获得性状况中，对导尿管相关性尿路感染（CAUTI）的监测是其中之一。已广泛发布最佳实践和集束化治疗，以期降低 CAUTI 的发生率[98-99]。尽管 CMS 已强调了 CAUTI，但不少医院获得性感染的专业人士指出这些监测具有局限性。例如，很明显，CAUTI 通常与因偶然因素行尿检诊断为无症状菌尿患者的护理无关[100-101]。但这种尿检所致的意外负面后果不可忽视[100-101]。这类检验结果导致不必要的抗生素使用，增加患者的风险暴露，增加患者微生物环境中的抗生素压力，最终导致多重耐药菌的产生。

考虑到 CAUTI 的上述不良影响，外科医生应重视这些措施，努力改善患者安全状况、减少医院获得性疾病。外科医师需要面对的问题是，在按照标准管理患者的同时，如何有效做到这一点。例如，如果术毕即拔除导尿管，必然可以降低患者的 CAUTI 发生率。然而，Kwaan 等发现，在接受盆腔手术的患者中，早期拔除导尿管增加尿潴留发生率[102]。尿潴留发生率增加提高了再次导尿的概率，增加术后尿潴留（postoperative urinary retention，POUR）患者的尿路感染概率。Coyle 及其同事对硬膜外麻醉患者开展了一项早期拔除导尿管的随机对照研究[104]。作者发现在硬膜外麻醉的患者中，术后第 2 天拔除导尿管与在硬膜外导管拔除后拔除导尿管的患者相比，POUR 发生率没有差异[104]。然而，鉴于该研究在数据和设计上存在明显局限，对于这些研究的结论应谨慎对待。因此，对所有结直肠手术患者制订早期拔除导尿管的规定之前，我们必须了解 POUR，并采取有效措施来处理这一复杂问题。

疼痛管理

围术期疼痛可触发应激反应，激活自主神经系统，对术后患者结局产生不利影响。尽管鲜有证据表明疼痛控制不佳本身可导致术后不良结局，但一项研究发现，在患者疼痛控制满意度评分低的医院，术后病死率高于同类医院 [105]。另外，有人发现，开胸术后疼痛控制不佳与发生长期慢性疼痛相关 [106]。尽管目前尚不明确疼痛控制不良是否与结直肠癌外科医生普遍担心的并发症（吻合口漏，伤口感染等）有关，但 Lynch 及其同事发现高术后疼痛评分和术后谵妄的发生相关 [107]。此外，剧烈疼痛常以大剂量阿片类药物治疗，这样增加呼吸抑制及其他过度镇痛相关的并发症 [108]。虽然缺乏高质量资料显示疼痛控制和术后并发症之间的明确关系，但为确保人道主义及对所有患者提供高质量的术后护理，极少有外科医生会反对良好的疼痛控制。

由于疼痛控制不良的诸多明显负面影响，很多研究对最佳镇痛途径进行了研究。特别是不少研究比较了静脉途径和硬膜外给药，发现总的来说，硬膜外给药可以改善术后疼痛控制 [109-113]。腹腔镜和开放结肠切除术的随机对照研究发现，腹腔镜结肠切除术的患者疼痛评分总体较低 [114]。因此，随着腹腔镜在结直肠手术中的广泛应用，术后硬膜外镇痛必须重新审视。事实上，最近发表的一项荟萃分析发现，尽管硬膜外麻醉可改善腹腔镜结肠切除术患者的疼痛控制状况，但对肠功能恢复和住院时间没有影响 [115]。其他研究发现硬膜外和静脉自控镇痛之间并无真正差别 [115-118]。ERAS 方案大多采用非阿片类药物为基础的镇痛方案，更多的工作是专注于局部阻滞镇痛，如腹横肌平面（transversus abdominis plane，TAP）阻滞，以改善疼痛控制状况 [119-120]。今后尚需进一步研究以确定腹腔镜和开放结直肠手术患者的理想镇痛方案。但无论如何，明确的是适当的疼痛控制可以改善患者的总体感受。

医院结构对术后并发症的影响

学术医疗中心

长久以来，关于住院医师培训对患者结局的影响，在学术界内外均存在争议。事实上，Kiran 等发现并发症发生率的增加与住院医师参与患者管理有关 [121]。尽管解读这些结果必须考虑到 NSQIP 参与者所用文件的局限性，但它们确实提示住院医师的参与可能对患者诊疗产生潜在的不利影响。他们还发现，住院医师的参与与抢救失败率更低相关，提示在学术医疗中心就诊的患者，虽然出现并发症的概率稍高，但并发症所致病死率反而更低 [121]。这可能是由于住院医师全天候常驻医院，可以快速评估并实施抢救。其他对不同年份 NSQIP 数据库的类似查询同样也发现住院医师的参与增加了术后并发症的发生率 [122-124]。尽管 NSQIP 数据库涵盖了对可能增加术后并发症的多种致病因素，但在仓促下结论之前，应考虑到这个数据库的局限性。首先，部分领域的数据缺失是该数据库的常见问题，限制了风险分层。此外，该数据库对主治医师的风险评估不加控制，影响了手术入路及最终的手术方式。

上述研究从“是与否”的角度分析了住院医师对患者结局的影响，其他学者从季节的角度分析了这一问题，尤其是 Englesbe 等利用 NSQIP 数据库，分析了每年不同时间的并发症发生率 [125]。他们发现后半学年接受治疗的患者具有较低的并发症发生率与病死率 [125]。尽管这些结果很有趣，但它们仍然无法控制混杂变量，包括可能影响并发症的环境差异。事实上，一项涉及超过 100 万名接受动脉搭桥手术患者的研究，分析了每年不同时间在学术医疗中心和非学术医疗中心接受治疗的患者结局 [126]。作者发现无论是否为教学医院，每年的第一阶段中，并发症发生率较高。但他们发现，非学术医疗中心的并发症所致病死率或抢救失败率更高。他们认为在医疗中心存在并发症与病死率的季节性差异，且无法单纯以是否有住院医师参与来解释 [126]。总之，住院医师的参与是否为术后并发症的独立因素尚不清楚；而且，在开展住院医师培训项目的医院，严重并发症导致的病死率更低。以上现象说明，有必要开展更多研究以明确住院医师培训与患者结局的关系，并揭示出现术后并发症发生率与病死率季节性差异的根源。

手术量与术后并发症

关于手术量对并发症的影响已有大量文献描述。表面上看，这类文章多有私心，结论是低手术量医生的术后病死率与并发症发生率高，应将患者介绍至大手术量的外科医生。虽然在某种程度上这个结论是对的，但对文献的严格评估表明，外科医生的手术量和医疗机构的手术量之间关系非常复杂。通过 Dr. Birkemeyer[127-128] 及其同事的两篇文章可以很好地认识这种相互关系。在这些文章中，他们首次描述某些复杂手术如胰腺切除术、食管切除术等的住院量与术后病死率的关系[128]。总的来说，他们发现所有切除术（包括直肠切除术）后病死率随手术量的增加而下降。随后，该团队将这项研究进行延伸，观察外科医生的患者数量对病死率的影响[127]。他们发现，外科医生的患者数量可抵消机构患者数量对某些手术的影响。但并非所有对病死率的影响都可通过医生的患者数量来解释。最终结果是，医生的患者数量与单位的患者数量具有复杂的关系，表明手术患者所处的诊疗系统对患者结局产生影响。多年来，不少文献采用不同数据库对该现象进行了阐述[129-136]。尽管多数文献表明较大的手术量与患者结局改善有关，但极少有研究有助于理解该复杂现象背后的机制。准确地说，真正理解医院系统对于患者结局的影响将是有趣的事情。在最近的文章中，Ghaferi 等[44] 研究了严重并发症后低病死率的医疗系统特征。在这项基于国家住院样本数据库的研究中，作者发现超过 200 张病床、教学医院、护士 - 患者比高、技术水平高的医院，救治失败率较低[44]。尽管该结果并不那么令人吃惊，但该研究为进一步调查医疗系统如何直接影响患者结局打下了基础。

特定并发症的预防和管理

切口并发症

切口并发症，准确地说是手术部位感染，是手术患者最常见的院内并发症原因。SSIs 与住院时间延长、死亡风险增加及健康相关生活质量下降有关[137-138]。这种风险在结直肠手术患者显著增加[139]。当然这与多数肠道手术属于清洁 - 污染切口以及有时需要肠道外置有关。切口感染通常被认为发生在浅表组织、深部组织或器官间隙。大量的讨论将关注浅表手术部位感染的预防与治疗。但所有的原则也适用于深部组织感染，不少原则同样适用于器官间隙感染。

据估计，根据感染程度不同，手术部位感染会使患者的医疗费用增加 10 000 美元至 25 000 美元不等[140-141]。考虑到 SSI 对患者预后和医疗费用的影响，人们已付出诸多努力以预防这些并发症。人们采取术前、围术期和术后干预措施，以期降低所有患者的伤口感染率。

术前评估

有无数的患者特异性因素可增加术后并发症风险。归为超重 [25 kg/m^2≤BMI＜30 kg/m^2（体重指数，body mass index，BMI）] 或肥胖（BMI≥30 kg/m^2）的人数比例显著增高。肥胖正越来越流行，显著影响普通人群的总体生存率。美国最新数据显示 40% 的成年男性和 30% 的成年女性属于超重行列[142]。BMI 增高是 SSIs 的确切风险因素，有人报道肥胖患者 SSIs 的发生率达到 60%[143-148]。但 BMI 并非与切口感染全部风险有关。为更好量化 BMI 对医疗和手术并发症的影响，最近有学者对腰围和腰臀比在心血管事件发展中的作用以及这些测量结果与结直肠手术围术期结局的确切关系产生了兴趣。腰围被认为能更好反映腹部肥胖，包括皮下脂肪层和腹腔内脏肥胖。INTERHEART 研究发现腰围和腰臀比增加是心肌梗死的预测因素。为评估腰围和腰臀比对手术并发症的影响，有人进行了一项涉及 1349 位择期结直肠手术患者的前瞻性、国际性、多中心研究。发现腰臀比增加是术中并发症、中转开腹以及医疗并发症的独立预测因素，而 BMI 增高仅为腹壁并发症的危险因素[149]。

另一 SSI 的明确危险因素是异体输血[139, 150-151]。据推断，其潜在机制可能为输血导致的免疫抑制[150]。输血除对结直肠癌患者无病生存率可能产生不利影响以外，降低 SSIs 风险也是结直肠手术患者输血要慎重的重要原因。

围术期处理

机械性肠道准备对 SSIs 的预防作用已有广泛研究与探讨。相关数据不一致，通常支持或反对肠道术前准备的争论多基于个人偏好而非证据。关于这个话题已有不少论述。例如，最近有 3 篇基于 RCTs（随机对照研究，randomized controlled trial）的荟萃分析评估了术前肠道准备的必要性。一项研究评估了 9 个 RCTs，显示行肠道准备的患者出现吻合口漏的比例明显增加（6.2% vs. 3.2%，OR 2.03）[153]。但其更新研究并未发现术前肠道准备与否可影响患者吻合口漏或 SSIs 的发生 [154]。第二项荟萃分析同样发现吻合口漏发生率无差异，但分析次要结局，发现 SSIs 发生率差别显著，支持无须机械性肠道准备 [155]。尽管结果如此，多数结直肠外科医生还是选择行术前肠道准备。其理由包括便于结肠操作、减少吻合口近侧粪便量。有趣的是，最近一项涉及近 10 000 名患者的大型回顾性研究发现，机械性肠道准备与否不影响患者 SSIs 发生率。但单纯口服抗生素可降低 67% 的 SSIs，口服抗生素联合机械性肠道准备可降低 57% 的 SSIs。此外，口服抗生素使用率高的医院 SSIs 发生率较低 [156]。

皮肤准备与切口感染风险的关系也已被广泛研究。临床上可用于结直肠手术的皮肤准备技术和产品种类繁多，但仍无明确证据表明何者更佳。在一项随机对照研究中，与聚乙烯吡酮碘相比，氯己定可显著减少浅表手术部位和深部手术部位感染，但在器官腔隙感染方面无明显差别 [157]。另一研究组在不同的时间段内先后使用不同的皮肤准备制剂 [158]，发现在特定的时间内使用异丙基碘酒的切口感染率最低；故医院采用了这种皮肤消毒剂 [158]。这是一个采用 FOCUS-PDCA 模式改进质量的完美例子（图 8-2）[159-161]。这种质量改进模型有助于针对既定目标，采取具体步骤，并最终实现改变，以加强患者护理。然而，需要注意的是，质量改进是一个自我循环过程。正如图 8-2 所示，FOCUS-PDCA 是一个不断重复自身的循环过程。这个循环让我们永远在探索更好的“最佳实践”。

术中另一个可以相对明确预防浅表 SSIs 的措施是使用切口保护器。尽管这些装置对预防腹部手术中切口感染的效果尚无一致的数据，但最近一项对 130 名择期开放结直肠手术患者的随机研究发现，切口保护器明显降低切口 SSIs 的发生率 [162]。最近一项荟萃分析支持以上结果，认为使用双环切口保护器可减少 SSIs 发生 [163]。

除直接干预降低微生物负荷以外，改善切口氧供的治疗也成为预防 SSIs 的研究内容。Murray 等人 [164] 对 1 类证据文献进行了回顾，以研究减少切口感染的非药物治疗，包括易于实施的、低风险的符合成本 - 效益要求的干预措施，如给予高浓度氧气、积极复温策略以及关腹技术的调整。几项前瞻性随机研究曾试图阐明麻醉时给予高浓度氧气对 SSI 的影响 [165-168]。一项基于此类研究的荟萃分析表明，在手术期间 80% 的 FIO2 可显著降低 SSIs 发生率，支持围术期高浓度吸氧。相反，最近一项多中心研究将患者随机分成两组，一组患者接受 80% FIO2 并维持至术后 2 h，另一组以相同的方式，但将 FIO2 降到 30%，发现两组患者结局并无显著差异 [164]。值得注意的是，这些研究均未报道高浓度吸氧的不良事件。另一降低结直肠手术患者 SSIs 的可行干预措施是积极的围术期保温策略 [169-170]。

不少文献报道在中线切口缝合中，采用缝线 / 切口长度比至少为 4 的缝合技术 [171]。该技术要求筋膜缝合边距应大于既往的推荐（>10 mm）或采用较小的边距（5 ~ 8 mm），但间距更小。一项随机性对照研究比较以上技术，发现前一种缝合方法的 SSIs 和切口疝发生率显著增加 [172]。对于结直肠手术而言，回肠造口关闭从感染的角度而言是一种特

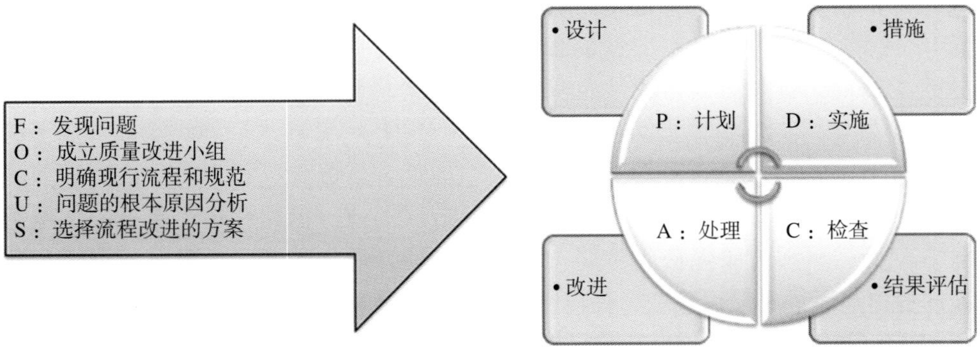

图 8-2　FOCUS-PDCA 循环。质量改进成功的关键在于如图所示的不断评估和改进

别的挑战。基于3项随机对照研究的荟萃分析表明，在这种情况下，荷包缝合关闭回肠造口可明显降低SSI发生率[173-174]。

总之，采用多种低危围术期干预措施有可能改善近期患者结局。在采取一系列措施以减少手术部位感染风险时，这一阶段的护理也不应被忽视。这些复合措施可能包括口服抗生素行肠道准备、使用氯己定进行皮肤准备、过度氧合、积极保温、仔细关闭切口，注意张力与止血，所有这些措施综合起来有望改善患者结局。

浅表手术部位感染的管理

鉴于手术部位感染的严重性，最好的管理策略无疑是预防。除预防这类院内感染所采取的措施外，似乎最有效的措施是在每一个手术中采用集束化医疗护理方案，实现操作的标准化。Cima博士等人最近发表了他们医院（Rochester，MN）集束化护理减少手术部位感染的经验。他们发现采用集束化方案后，手术部位感染率从9.8%降至4%[92]。对集束化护理的依从性监测也是至关重要的。根据Waits等人的研究，集束化护理依从性与切口感染风险降低有关（在依从性100%的医院，切口感染率为2.5%；而依从性最差的医院，切口感染率为17.5%）[175]。我们同样也采取了减少手术部位感染集束化措施，发现NSQIP监测的切口感染率降低至"预期"范围内，据最新网站报告显示，结直肠手术的切口感染率中等偏下（未见数据）。采取集束化护理确保手术组的所有成员均关注患者安全问题，并为团队提供工作模板。

即使努力预防结直肠手术的手术部位感染，但一般医院的感染率仍旧保持在约10%，因此理解治疗原则很重要。对于复杂性的手术部位感染，标准治疗是引流感染及局部伤口护理，不常规使用抗生素[176-178]。如患者出现休克的症状和体征，我们必须怀疑存在深部感染的可能。这种感染可能涉及深层组织（肌肉和筋膜），甚至可能累及器官间隙。为有效治疗深部手术部位感染，常需要激进的干预，而治疗器官间隙感染可能需要二次手术。外科医生熟悉患者治疗的方方面面，且保持警惕极为重要，因为这类感染的最佳治疗是通过早期识别和感染控制。

心血管系统和呼吸系统并发症

结直肠手术患者可能发生其他术后并发症，其中包括心血管系统并发症，如前所述，在高BMI及腰臀比的患者，其发生率增高。上文提到的涉及1349位患者的研究发现，高腰臀比是术后并发症的预测因子，卒中、深静脉血栓、心肌梗死、充血性心力衰竭和肺动脉栓塞的发生率均低于1%。与传统开放手术相比，研究发现腹腔镜结直肠手术的全部并发症，包括心血管系统、呼吸系统并发症及脓毒血症和感染性休克，均有所降低[34, 179]。

结直肠手术患者的术后静脉血栓栓塞的发生率为1.4%～2.4%，这是一种最重要的潜在可预防的并发症，增加并发症发病率、病死率、延长住院时间、增加住院费用[180-182]。最近有一项涉及116 029位患者的研究，根据ACS NSQIP数据库，分析结直肠手术患者的静脉血栓栓塞（VTE）发生率、风险因素及30 d内的患者结局[183]。据风险调整分析，静脉血栓栓塞症的相关术前因素包括年龄超过70岁、非裔美国人种、ASA（麻醉风险评估表）得分>2分、低蛋白血症、转移性癌、使用激素及肥胖。此外，开放结直肠手术的术后深静脉血栓（DVT）风险高于腹腔镜手术，急诊住院患者、病理发现溃疡性结肠炎及麻醉时间超过150 min的患者也属高风险。同样，对于肺动脉栓塞，年龄超过70岁、急诊入院、开放手术、低蛋白血症、使用激素及肥胖可显著增加术后肺动脉栓塞风险。另外，符合预期的是，诊断为肺动脉栓塞（PE）的患者死亡风险也显著增加。该分析发现，VTE和PE事件大多发生在术后第一周。但有趣的是，他们也发现34.6%的VTE与29.3%的PE患者是在出院以后才被诊断的[183]。

以上资料强调了围术期预防VTE与PE的重要性，并提示出院后抗凝治疗可能具有作用。若术后无禁忌证，我们在切皮前常规予5000 U普通肝素（UFH），并在术后第一天立即给予额外的普通肝素或低分子肝素进行预防。出院后，我们不常规进行抗凝治疗。但在评估了最近的文献后，我们认为这项治疗应加以考虑。最近一项随机前瞻性分析，评估腹腔镜结直肠癌根治术患者的1周预防与4周预防情况，发现低分子肝素4周预防的患者，VTE发生率显著降低，而两组的出血率相似[184]。

病死率与抢救失败

尽管择期结直肠手术罕有术后死亡[34-35]，但由于患者人群年龄大，风险增加，不考虑这一特殊患者结局是不负责的。幸运的是，在参加 NSQIP 计划的医院中，因结肠癌而行择期结肠切除术的患者，即使是年龄最大的患者群体，病死率最高也就 4%[185]。术后病死率相对较低，值得考虑的是导致术后死亡的原因。总的来说，择期手术后，死亡不是孤立的，而往往是其他严重并发症所致。事实上，卫生保健研究和质量局（Agency for Healthcare Research and Quality，AHRQ）将严重、可治疗并发症的住院患者病死率作为患者安全指标，以在医疗机构之间进行追踪、对比。将抢救失败定义为：18～89 岁、伴严重可治疗并发症的患者中，每 1000 例手术发生死亡的例数（这些并发症包括：深静脉血栓 / 肺动脉栓塞、肺炎、脓毒症、休克 / 心脏停搏或上消化道大出血 / 应激性溃疡）[186]。抢救失败是患者就诊医疗体系的衡量指标，上文已经在"学术医学中心住院医师对术后结局的影响"中进行相关讨论。Sheetz 及其同事[187]通过密歇根手术质量合作项目，研究了密歇根州的抢救失败率。即使控制患者特征差异，医院之间的抢救失败率也各不相同，病死率最高的医院并发症发生率也最高[187]。这些结果表明，抢救失败与医疗体系的相关性甚于与患者人群的相关性。同样，Ghaferi 等发现，医院床位数、教学医院、护患比和高科技使用率等医疗体系相关因素与较低的抢救失败率相关[44]。尚需更多研究，以进一步确定严重并发症后抢救失败的危险因素和相关缓解因素。

长期并发症

不少结直肠手术干预可导致患者长期生理改变。有效管理和给出患者建议需要对潜在的长期并发症及其自然病程有充分了解。

泌尿生殖系统并发症

结直肠手术后的膀胱功能紊乱往往与盆腔自主神经丛区域的根治性手术有关。腹会阴切除和低位前切除的术后膀胱功能紊乱发生率分别约为 50% 和 15%～25%[188]。结直肠手术中，自主神经损害最常见的后果是膀胱逼尿肌失去副交感神经的支配，损害膀胱收缩功能。大部分患者可恢复膀胱排空能力，但恢复过程可能长达 6 个月。在此期间，膀胱需要行清洁间断导尿加以管理。如忽视膀胱护理，肾盂积水、尿反流、肾盂肾炎以及肾功能减退等不良后果会接踵而至。尿动力学检查可通过客观的检查发现高危患者，治疗必须高度个体化[189]。

生殖系统并发症

对于接受盆腔手术的女性患者，术前应对发生生殖问题的潜在风险进行充分讨论。一项荟萃分析发现，与术前 15% 的不孕率相比，溃疡性结肠炎行结直肠切除吻合的患者术后不孕率为 48%[190]。此外，一项系统性文献综述评估了溃疡性结肠炎行结直肠切除吻合术对性功能、泌尿功能、生殖能力、妊娠及分娩的影响。据 7 项研究报道，在 945 位患者中，不孕率由术前的 12% 增至术后的 26%[191]。但有学者认为，这可能与疾病自然过程相关，而非所行手术类型。一项针对 FAP（familial adenomatous polyposis，家族性腺瘤性息肉病）患者的横向研究发现，不孕与手术类型无关，但确实发现，在早年接受过手术的女性出现生育问题的风险增加[192]。

肠功能紊乱

恢复肠道连续性的盆腔内手术不仅技术复杂，也会导致患者在生活中出现新的生理改变。例如，低位前切除综合征有多种症状，包括大便失禁、便急、便频及大便群集[193]。行直肠癌手术时，人们总是认为恢复消化道连续性、保留括约肌可改善患者生活质量，在肿瘤学预后相同的前提下，生活质量会优于永久性造口。然而，最近一项调查比较了直肠癌低位前切除术后与腹会阴切除术后患者的生活质量后，这一看法受到了挑战。一些前瞻性研究发现，腹会阴切除术患者具有更好的认知和社交功能，疼痛、睡眠障碍、腹泻和便秘等症状更少。低位前切除术患者的性功能更好，但 72% 的患者报告不同程度的大便失禁[194]。最近的一项循证医学综述进一步质疑恢复肠道连续性的手术生活质量（QOL）一定优于永久性造口；该综述未发现低位前切除患者生活质量优于腹会阴切除术或 Hartmann

手术患者的证据[195]。这种证据的缺乏使某些学者推测生活质量与术后肠功能有直接关系。事实上，50%～90%的保留括约肌的低位前切除术患者术后存在不同程度的肠功能紊乱[196-197]。利用已获验证的低位前切除术评分表（LARS评分），Juul等发现，直肠癌术后患者的生活质量与低位前切除术后综合征的严重程度密切相关[193]。

低位前切除术后综合征症状的病因不明，但常表现为某种程度的排便或排气失禁、大便群集、便频和便急。症状的严重程度似乎与肿瘤高度超过5 cm、全直肠系膜切除以及放疗有关[199]。事实上，Marijnen等发现，与未行术前放疗者相比，短程术前放疗明显延缓排便功能障碍的恢复，对男性和女性性功能产生负面影响，增加男性射精和勃起障碍[200]。但在该研究中，并未发现对健康相关生活质量有影响。有趣的是，将低位前切除患者与腹会阴切除患者相比，在生理与心理维度，后者生活质量更高[200]。另一项随机对照研究发现，短程术前化疗增加男性性功能障碍，加重排便失禁程度[201]。综上所述，术后肠功能紊乱风险直接与低位前切除术后综合征相关的症状有关。尽管既往报道假定与永久性造口术相比，恢复肠道连续性、保留括约肌手术的患者生活质量更高，但事实并非总是如此。当我们在评估直肠癌患者时，尤其是对于适合新辅助治疗的患者，必须就术后功能性结局与患者进行坦诚的沟通。

术后并发症对肿瘤学预后的影响

很明显，术后并发症对近期生活质量是有影响的，对治疗费用也有负面影响。而且，有证据表明，术后并发症对长期的肿瘤学预后也有影响[202-203]。术后并发症影响长期生存的确切机制尚不清楚，可能是由于具有明确系统治疗指征的患者，因术后并发症无法化疗或延迟化疗。Hendren及其同事利用SEER-Medicare医疗保险数据库1993 — 2005年的数据对放弃化疗的风险进行分析[203]，发现发生术后并发症的患者更容易省却化疗，但与长期生存并不相关[203]。Tevis及其同事针对直肠癌根治术患者研究了该问题[202]。在该队列中，与未发生并发症者相比，出现术后并发症患者的长期生存率更低。术后并发症是总生存率降低的独立相关因素，甚至在接受化疗的患者中亦是如此，这表明除化疗省却外，并发症本身就可能导致较差的长期生存状况[202]。尽管没有文献明确回答这个问题，但多数研究发现术后并发症与长期存活之间呈类似的负相关，表明两者之间存在关联。尚需进一步研究以充分理解这种关系。

结论

结直肠外科的术后并发症很常见。尽管我们应该努力将术后并发症变为所谓“永不发生的事件”，但鉴于医学专业的不确定、不可控特点，我们不太可能达成这一目标。因此，我们必须了解并发症的相关问题，并能妥善处理这些并发症。开展研究工作，更好地理解并发症发生的危险因素及减少术前风险，可能继续改善患者结局。如想继续改善患者结局，必须研究如何通过手术方法和术中管理调控风险。尽管努力改进质量很困难，也并不总是有回报，但显然持续关注术后并发症的预防不仅有助于患者的近期健康状况和生活质量，还能产生“下游”获益，如改善长期的生理学和肿瘤学预后。最后，不言而喻的是，改善近期结局，降低术后并发症相关费用，对医疗服务系统会产生积极影响。

（参考文献参见 www.pumpress.com/home-specific-edu/5599.html）

第9章

吻合

Steven R. Hunt, Matthew L. Silviera 著
赵 奎 刘天华 杨 明 译 吴永友 审校

要点

- 良好的吻合口周围引流并不能排除吻合口漏或脓肿。
- 完成回结肠吻合后，保留肠系膜缺损是安全的做法。
- 粪便转流可减少结肠肛管吻合患者感染性并发症的发生。
- 回肠袢式造口和结肠袢式造口术后并发症发生概率相近。
- 直肠吻合术中应行测漏试验。

前言

本章旨在回顾各种腹、盆腔吻合技术。尽管有很多独特或创新的吻合技术，但本章只着重于最常用的吻合技术及与其相关的问题。在保留功能的同时预防吻合相关并发症的发生，其重要性不言而喻。千差万别的临床实际情况与解剖变异要求外科医师熟悉完成同一吻合的不同方式。掌握各种技巧对保证满意的临床效果至关重要。无论术前如何周密计划，术中进行吻合时依然会遇到各种实际困难。顺利进行吻合是每个结直肠外科医师的必备技能。

吻合的总原则

外科吻合器

外科吻合器的雏形出现在20世纪早期；在20世纪70年代，随着预置多排交错吻合“U”形钉仓的出现而得到快速发展。材料上钛钉取代了原先的不锈钢吻合钉，并且具有不同的钉腿长度，以便在弯曲成“B”形时适应不同的组织厚度。外科吻合器分为直线型和环形两大类。最简易的直线型吻合器（thoracoabdominal，TA）有两排交错的“U”形钉，需要手工横断肠管。直线切割闭合器（gastrointestinal anastomosis，GIA）有四排交错的“U”形钉，并在中间两排“U”形钉之间切割，同时完成肠道的离断和吻合。环形吻合器（end-to-end anastomosis，EEA）有一个可拆卸的钉砧，一旦钉砧和吻合器头端对合并激发，两圈交错的“U”形钉就会钉合，环形刀头切割环内的组织，打通两侧管腔。环形吻合器有各种不同的直径，结直肠外科手术中最常选用25～31 mm的直径[1]。

手工吻合

在很长的时间里，胃肠道吻合是通过手工缝合完成的。对单层和双层缝合方法已有广泛的研究，一项随机对照研究和三个比较研究均显示这两种手工吻合技术的吻合口漏发生率无差别[2-6]。对于间断缝合和连续缝合也有类似研究，却无高级别证据区分两者的优劣[6]。关于缝合材料，临床研究未能显示有哪种材料优于另外的材料。吻合口缝合通常采用可吸收单股缝线或可吸收编织缝线。两项试验性研究对比发现，两者具有相似的吻合口崩裂张力和组织学特征[7-8]。鉴于文献并未明确支持某一种手工吻合技术，笔者偏好的手工吻合方法是以3-0号PDS缝线行单层连续缝合，因单股缝线易于穿过肠

壁，吻合简单、快捷。

压榨吻合

压榨吻合是通过物理外力将两段肠管连接在一起，并维持一段时间，在此期间吻合口逐步愈合。几天以后，压榨组织坏死，压榨吻合器脱落并排出体外。通过邻近坏死区的两侧肠壁组织的粘连实现吻合口肠管的连接，吻合口不残留可引发炎症、异物反应及狭窄的异物（缝线、吻合钉等）。压榨吻合最早在19世纪早期提出，随着两款商用产品的问世，20世纪80年代才重新出现。美国开发出一种生物可降解吻合环（BAR），并进行了深入研究。大量文献包括随机对照研究（RCT）都报道了BAR的安全性和有效性[9-14]。尽管令人鼓舞的临床数据不断累积，但也出现了几个术中发生问题的报道，因此BAR从未获得广泛认可。

最近，压榨吻合有了新进展：即应用智能金属（镍钛记忆合金）——一种温度依赖性记忆合金。两个压榨环预装在一个类似传统环形吻合器（EEA）的装置（ColonRing，结肠环）中。在应用时，两个环被镍钛记忆合金弹簧压榨在一起，同时激发环形刀头，完成压榨吻合。随着时间的推移，组织坏死与愈合同步发生，最终压榨环脱离并经肛门排出体外[15]。

最近发表了一项多中心前瞻性研究，观察了266例应用镍钛记忆合金吻合环进行的结直肠吻合。低位直肠前切除术后总的吻合口漏发生率为5.3%，感染性并发症的发生率为8.3%[16]。另外，一项登记了1180例应用镍钛记忆合金吻合环行左半结肠吻合的多中心研究报道，总的吻合口漏发生率为3.2%[17]。这些数据鼓舞人心，但对于结直肠吻合，我们仍然期待镍钛记忆合金吻合环与传统吻合器或手工缝合随机对照研究。目前在美国它已再度退出市场。

吻合口张力

吻合的原则之一是必须没有张力。对于小肠吻合和回结肠吻合，由于小肠活动度大，张力通常不成问题；而对于盆腔内的结直肠吻合，吻合口张力可能是一个大问题。为获得足够的降结肠长度，使其能下拉至盆腔，可有三个策略：①高位结扎肠系膜下动脉；②在胰腺下缘结扎肠系膜下静脉；③完全游离结肠脾曲和远侧横结肠系膜至结肠中血管。完全游离结肠脾曲远不止简单地分离脾曲处的腹膜附着，其技术要点将在本章的稍后部分详细讨论。对于位置较高的结直肠吻合，很多人省略了完全游离脾曲，但是笔者推荐在高位结扎肠系膜下动静、脉后常规游离结肠脾曲，以确保结直肠吻合无张力。

血供

确保吻合口两侧肠端的血供至关重要。第一步就是观察肠管是否健康、有活力，但仅此还不够。在拟吻合的肠管水平锐性切开一个肠脂垂观察是否有鲜血流出是一种令人安心的做法。另外，也可锐性切开（不可用电刀）肠管观察肠壁是否出血。对于左半结肠吻合，边缘动脉负责近侧肠管的血供。我们常规分离血管钳之间的边缘动脉，以确认有无搏动性出血。活跃的、搏动性的鲜红色出血可保证结肠肠管的良好血供。边缘动脉流出暗红甚至黑色血液通常提示静脉回流存在问题，须改变拟吻合肠管的水平。完全无出血同样也提示结肠没有足够的灌注。缺血区域的两端容易辨别，但边缘动脉缓慢出血的灰色区域比较麻烦，应该进一步审视肠管血供。

现已开发出一种利用吲哚氰绿（ICG）近红外荧光血管造影来评估术中血流灌注的新方法。分离肠系膜及边缘动脉，静脉推注ICG。应用合适的平台激发ICG的近红外光，直观显示肠管血液灌注（视频9.1）。联合特殊的直肠镜，腹腔镜可转化为经肛门内镜，评价结直肠吻合口黏膜的血液灌注（视频9.2）。目前，这种技术评价血供的各种方法都是主观的，尚无测量血液灌注的完全客观的指标。

Jafari等发表了PILLAR Ⅱ试验的结果，这是一项荧光血管造影用于结直肠吻合的前瞻性多中心临床研究[18]。分析了近140名患者，吻合口距肛缘的平均距离为10 cm，总的吻合口漏发生率为1.4%。另外，8%的患者因荧光血管造影血流灌注评价而术中改变吻合计划，这部分患者均未出现吻合口漏。PILLAR Ⅱ试验中的低吻合口漏发生率令人鼓舞，为PILLAR Ⅲ试验铺平了道路，PILLAR Ⅲ试验为比较荧光血管造影和标准治疗的前瞻性随机对照研究，以期验证通过ICG评估血流灌注是否可以降低吻合口漏的发生率。

预防性引流

通过预防性引流避免吻合口并发症颇具争议。外科医生应用预防性引流因人而异。有些外科医生常规行预防性引流，有些视情况决定是否放置引流，还有一些避讳放置预防性引流。大量研究得出的结果并不一致。一般而言，吻合口周围放置的引流有两种：一种是开放的，被动引流。这种引流管由合成材料制成，给液体提供流出的通路。另一种是闭式的、具有吸引力的引流，利用连接负压的柔软多孔管道，主动排出液体。预防性引流的支持者认为引流可以防止吻合口周围积液、积血，可早期发现吻合口漏，减轻吻合口漏的不良后果，并提供一个“观察腹腔的窗口”。

反对者则声称预防性引流给外科医生一种安全的错觉，负压引流可引起吻合口漏，且引流管为感染提供了途径。其他反对者则认为放置引流会引发疼痛，导致患者术后活动减少，不利于呼吸功能锻炼，并可导致相关并发症。

关于预防性引流的一项最大的荟萃分析包含了一组关于异质性很大的研究，关注了引流类型和吻合口位置[19]。该研究分析了包含共超过1000名患者的六项随机对照研究，结果显示常规引流组和未放置引流组之间在临床吻合口漏、影像学吻合口漏、伤口感染、再手术和病死率上并无显著性差异。纳入该研究的患者多为开放/被动式引流。研究同时包含有腹膜内和腹膜外吻合。

另一项较小的荟萃分析也表明常规引流组和未放置引流组之间在引流相关并发症方面并无差异[20]。有趣的是，在20例放置引流并发生吻合口漏的患者中，仅1例（5%）患者有证据显示引流液伴有肠内容物。这一发现对“观察腹腔的窗口”理论提出质疑，使“引流给外科医生一种安全的错觉”这一说法更具可信度。

最大的一项关于闭式负压引流的随机对照研究纳入了494名患者，其中既有腹膜内吻合也有腹膜外吻合[21]。引流组和无引流组在吻合口漏、再手术率、病死率和其他腹部并发症等方面并无明显差异。

更近的一项针对观察性研究的系统综述，严格选择腹膜外结直肠吻合病例，结果显示两组间吻合口漏的发生率存在差异，引流组吻合口漏发生率相对较低[22]。

虽然没有充足的证据支持常规行预防性引流，但是也没有证据表明放置引流可导致不良事件。是否放置预防性引流应由外科医生决定。重要的是，对于放置引流的病例，引流液貌似正常并不能排除吻合口漏或脓肿。怀疑吻合口漏时，正确的临床判断还是发挥主导作用。

肠系膜缺损的处理

在腹腔镜结肠切除术普及之前，常规关闭肠系膜缺损被认为是避免内疝导致肠梗阻或肠绞窄的关键操作。随着腹腔镜结肠切除术的普及，关闭肠系膜缺损的必要性受到质疑。经取标本的辅助小切口关闭肠系膜缺损非常困难，而在腹腔镜下关闭也很麻烦。

支持敞开肠系膜缺损的医生认为关闭肠系膜缺损有导致出血、肠系膜血肿和吻合口缺血的风险。尽管有敞开肠系膜缺损导致灾难性后果的个案报道，但也有专题研究显示在回结肠吻合后敞开肠系膜缺损是安全甚至是明智的[23-24]。

在回肠-直肠吻合和回肠储袋-肛管吻合时，小肠有沿肠系膜游离缘扭转的风险。一旦大量小肠肠管疝到系膜游离缘下方可能导致灾难性后果，故一些外科医生选择将小肠系膜的游离缘缝合至主动脉前方的后腹膜上，以关闭系膜缺损。但目前尚无证据支持这一做法。

转流术

转流术的深入探讨见第55章。简而言之，转流术对于漏发生风险大的远端吻合口具有一定的保护作用。通常转流性造口用于保护低位的盆腔内吻合口。与近端吻合口相比，距离肛缘不足5 cm的吻合口漏发生率增加5～6倍，因此，此类吻合均应考虑行转流术[25-26]。

保护性造口也可用于吻合距离肛缘5 cm以上，但存在吻合口漏风险而技术上难以有效保护吻合口的患者，包括营养不良、免疫力低下、组织接受放疗、存在炎症或吻合口污染者。在上述情况下转流术也应慎重，因为近端转流并非不顾临床情况进行吻合的保证。当吻合口的完整性受到危及时，回肠末端造口、二期还纳不失为一种安全的选择。

虽然造口转流的实际价值难以量化，但可以明确的是转流可以减轻吻合口漏的不良后果。考虑到吻合口漏的发生率相对较低，多数转流性造口并无必要。但困难在于预测哪些患者会出现吻合口漏。造口与还纳术均有各自的并发症[27-28]。不少患者的临时性造口可能根本没有机会还纳[29-30]。

最近，一项针对纳入国家外科质量提升计划（NSQIP）的低位前切除并结直肠吻合或结肠肛管吻合患者的研究分析了转流造口的临床疗效[31]。对于结直肠吻合，无论预防性造口与否，患者的脓毒血症、感染性休克或伤口并发症发生率并无明显差异；但对于结肠肛管吻合，预防性造口可降低患者的感染性并发症发生率和再手术率，并缩短了住院时间。然而，研究者也发现，造口患者的急性肾衰竭发生率明显增加。

理论上，近端转流可减轻吻合口漏发生后的污染程度，从而利用漏口愈合，减轻临床不良结局。不少研究显示，转流后的吻合相关粪性腹膜炎、脓毒血症和再手术率均有所降低[32-36]。

转流术式的选择往往视临床情况而定。袢式结肠造口术（图 9-1）和袢式回肠造口术各有利弊。研究发现，回肠造口与造口周围皮炎、储袋困难、脱水和急性肾衰竭有关；而袢式结肠造口易于脱垂，难于经造口周围切口还纳，且关闭造口时可能影响吻合口附近边缘血管的血供。

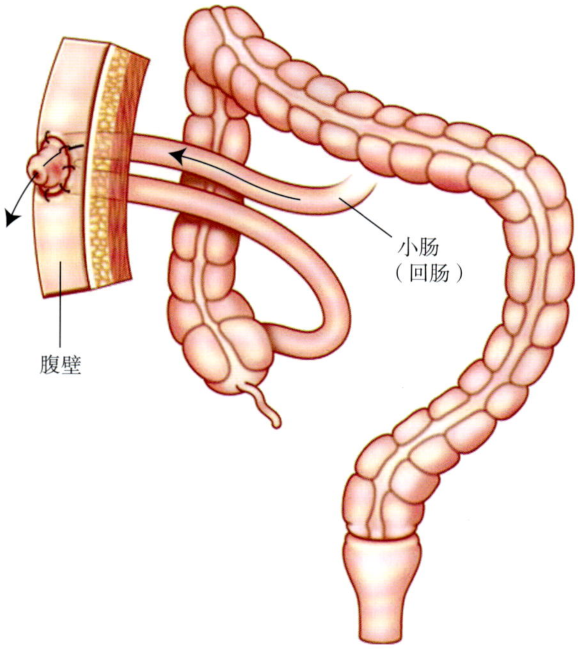

图 9-1 转流性袢式回肠造口术

一项针对随机对照试验的 meta 分析显示，袢式结肠与回肠造口在并发症与造口还纳时间方面没有明显差异[37]。

高危吻合

在某些情况下，经临床判断即使近端转流亦不宜进行吻合。这些情况包括严重营养不良、免疫力低下，术野明显或长时间污染，肠管严重扩张以及存在术后血流动力学不稳定风险等。在这些情况下，再好的吻合技术也可能导致失败，因为这些因素超出了外科医生的掌控。这时，与其冒吻合失败的风险，不如行近端末端造口，后期再重建肠道连续性。

腹腔内吻合

小肠吻合术

在回肠造口闭合、克罗恩病或小肠肿瘤切除术以及复杂粘连松解术时，往往需要进行小肠吻合。小肠吻合即可采用闭合器也可手工吻合。行吻合器侧侧吻合（功能性端端吻合）时，在直线闭合器离断远、近端肠管过程中，应确保闭合线由系膜侧向对系膜走行。此外，闭合线应自肠系膜侧斜行偏离标本侧。这一巧妙而简单的步骤可以确保吻合口肠壁血流充足。在离断肠管后，去除小肠对系膜侧的横行钉合线角，置入直线切割闭合器的两臂；在闭合直线闭合切割器时，将闭合器两臂所在肠管的系膜拉向侧方，以确保闭合器激发在对系膜侧肠管壁上；最后，采用闭合器（GIA 或 TA）或手工吻合关闭肠管共同开口。

事先不离断远、近两侧肠管，省却两个两排 GIA 钉仓，可降低费用。游离系膜至肠管拟横断处，切开标本的远、近两侧肠管对系膜侧，置入 GIA 直线切割闭合器的两臂，并沿对系膜侧肠壁激发闭合器，然后采用直线切割闭合器关闭肠管共同开口并移除样本。也可采用电刀离断拟切除标本的远、近端肠管，再以 GIA 闭合器沿对系膜侧肠壁行侧侧吻合，肠管共同开口以直线切割闭合器或手工缝合进行关闭。

在袢式回肠造口还纳时，经造口旁切口很难充分游离回肠远、近两端肠管行侧侧吻合。与其用手指盲目分解粘连导致潜在的肠管浆膜损伤，不如进行手工吻合。可切除造口，行手工端端吻合（单层间断或连续缝合），也可展开 Brooke 回肠造口的皱缩，横行缝合关闭回肠开口 [38]。Leung 等的一项 meta 分析表明，回肠造口还纳手术技术并无差别，但吻合器吻合术后较少出现肠梗阻 [39]。

回－结肠吻合术

回 - 结肠吻合常用于克罗恩病回肠结肠切除或右半结肠癌切除术后。近期，一项 Cochrane 系统评价纳入 7 个 RCT 研究、共 1125 名患者，对吻合器侧侧吻合和手工吻合进行了对比 [40]，结果发现，吻合器吻合组的总体吻合口漏发生率（2.5%）明显低于手工吻合组（6%）；其中，对 825 例癌症患者的亚组分析也显示，吻合器吻合组的吻合口漏发生率（1.3%）明显低于手工吻合组（6.7%），但其他临床观察指标没有差异。非肿瘤患者（包括克罗恩病患者）亚组中，两种吻合方法的临床指标没有差异。

对于克罗恩病患者，考虑行回 - 结肠吻合时，必须考虑如下几个因素，如患者的生理和营养状态、肠管的一般情况、有无其他活动期病变以及腹腔污染情况。此外，长期应用大剂量免疫抑制药也可增加吻合口漏的风险。有时，对于营养不良、免疫低下的克罗恩病患者，行末端回肠单腔造口或在袢式回肠造口的保护下行一期吻合，可能是更为安全的选择。如拟行保护性袢式造口，考虑到持续性高排量造口的可能，必须先清楚近端造口可以多近。克罗恩病患者回 - 结肠吻合的最佳术式目前仍无绝对共识，但一般认为吻合器吻合迅速而简单。

在行闭合器侧侧吻合时，为完成吻合口重建，可能需要多达 4 排钉仓。经典的回 - 结肠吻合先采用 GIA 分别离断近端小肠和远端结肠，再沿对肠系膜侧肠壁行侧侧吻合，最后关闭肠管共同开口。采用“巴塞罗那”吻合可降低手术费用，并避免闭合线重叠（图 9-2a ~ d）。该技术首先游离拟切除肠段的系膜，然后切开远近两端肠管的对系膜侧肠壁，置入 GIA 直线切割闭合器的两臂，并沿对系膜肠壁激发闭合器，最后采用直线切割闭合器关闭肠管共同开口，并移除切除标本。

另一种回 - 结肠吻合方式是采用吻合器行端侧吻合，需要用到 25 ~ 29 mm 的 EEA 圆形吻合器（图 9-3a ~ d）。研究表明，该吻合技术安全有效 [41]。具体操作如下：离断末端回肠，做荷包缝合，置入

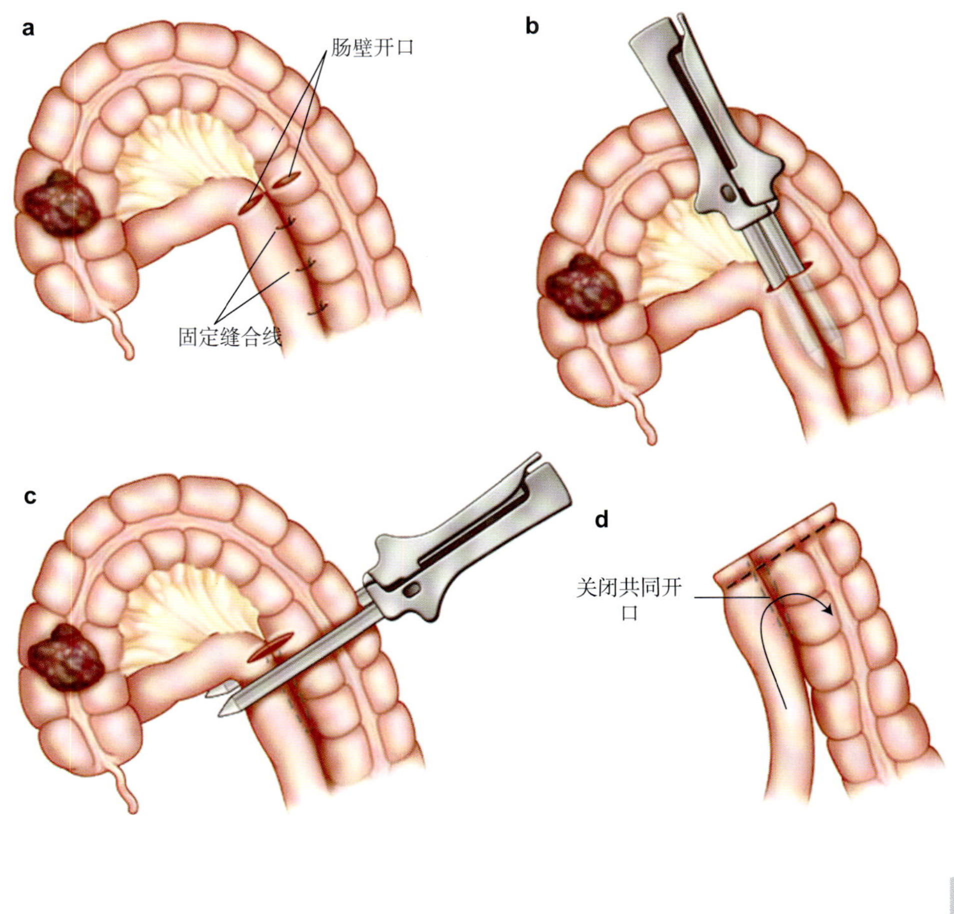

图 9-2 巴塞罗那吻合。a. 通过间断缝合固定拟行侧侧吻合的肠管，并切开对系膜侧肠壁；b. 采用直线切割闭合器重建肠道；c. 再以直线切割闭合器关闭肠管共同开口，并移除切除样本；d. 完成吻合

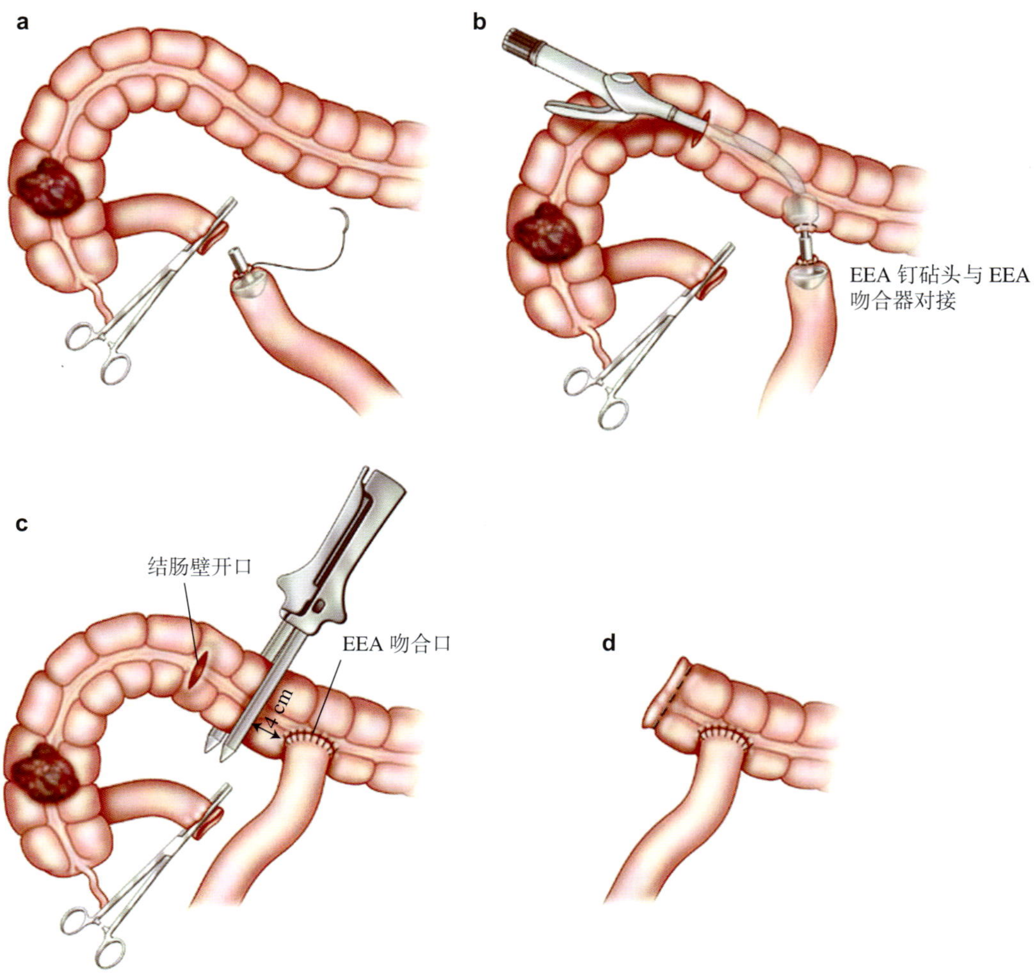

图 9-3 回肠 - 结肠端侧吻合。a. 离断肠管后，于肠管末端置入 EEA 钉砧头并行荷包缝合固定；b. 切开结肠，置入圆形吻合器，传出中心杆并与钉砧头对接；c. EEA 吻合器吻合后，以直切切割闭合器关闭结肠切口；d. 完成吻合

EEA 钉砧头并固定；于拟切除结肠肠壁做一切口，顺肠管走行置入 EEA 吻合器至肠管拟离断线的远侧数厘米处；经对系膜侧肠壁穿出中心杆，与钉砧头对接后，闭合并激发吻合器；以直线切割闭合器于 EEA 吻合口近侧数厘米处闭合离断肠管，以确保吻合口和盲端血供。

腹腔镜下回肠结肠切除术和右半结肠切除术日益普及。传统操作是于腹腔镜下游离结肠，结扎血管，经脐旁小切口于体外完成标本切除与肠管吻合。近年来，全腹腔镜下右半结肠切除及体内吻合越来越流行。提倡者认为该技术对肠管的干扰和肠系膜的牵拉较少，有利于术后肠道功能的快速恢复。此外，取标本的切口可改在不易发生切口疝的部位（如下腹横切口）。最常见的体内吻合技术是采用腔镜下直线切割闭合器行侧侧吻合（功能性端端吻合），共同开口可用吻合器或手工缝合加以关闭。体内吻合对于肥胖患者尤其有用，因为这类患者常常肠系膜增厚缩短，使体外操作较为困难，且往往需要延长切口以取出标本。一项基于非随机对照对比研究的 meta 分析显示，对于腹腔镜下右半结肠切除术，体内、外吻合对吻合口漏发生率并无明显影响，但体内吻合的短期并发症发生率似乎较低[42]。虽然体内吻合似乎是安全的，但这些研究是对比研究，尚无随机对照试验，故体内吻合的益处仍需要进一步研究证实[43]。

肠道旁路术

外科处理因不可切除恶性肿瘤或严重放射性损伤引起的低位盆腔肠梗阻可能比较困难甚至危险。遇到这种情况，可考虑行胃管减压、梗阻近端转流或肠道旁路术。如梗阻肠袢能够分离，可将梗阻近端肠管与远端肠管做简单的旁路手术，可采用手工或吻合器侧侧吻合（图 9-4）。对于远端回肠梗阻，常选择升结肠作为远端肠管行旁路术，此时常需要

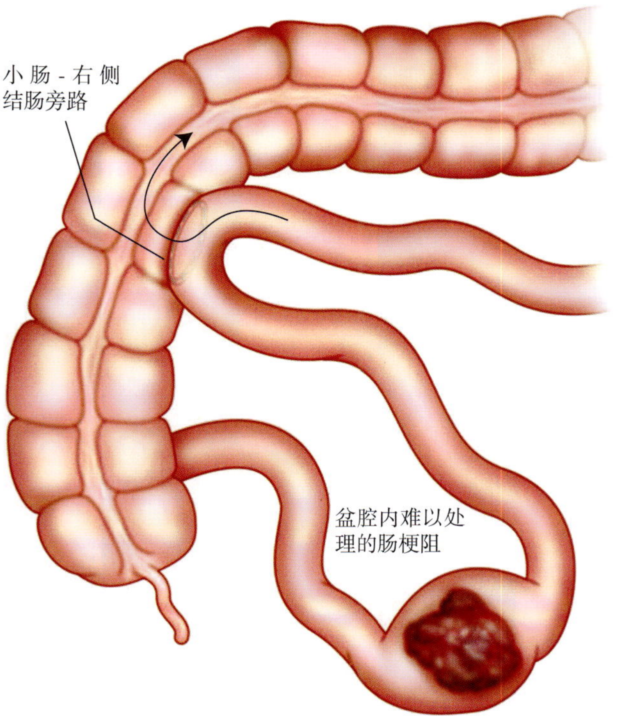

图 9-4　肠道旁路术

游离升结肠及结肠肝曲，以便结肠与梗阻肠管并拢，确保旁路吻合无张力。

考虑行肠道旁路手术时，应想到旁路远端肠管梗阻的潜在可能。不少患者已行结肠断端造口，盆腔巨大病变或致密粘连并不会引起旁路远端的梗阻。但如果患者消化道是连续的，则应该行术前造影剂灌肠，以评估远端结肠和直肠的情况。对于盆腔病灶大，而胃肠道连续性好的患者，应放宽回肠造口的指征，单纯进行肠道旁路手术后，再出现盆腔内远端肠管梗阻将会相当复杂。

盆腔内吻合

盆腔内吻合的基本原则

盆腔内吻合可能极具挑战性。研究表明低位盆腔吻合出现漏的风险明显高于高位吻合[44-45]。吻合口漏的增加从一个侧面反映了盆腔内手术的难度。受盆腔骨性结构的限制，手术操作空间狭小，暴露困难。此外，盆腔内的多种构造可干扰吻合，甚至被卷入吻合口。对于任何吻合，张力均需重点关注，而盆腔中吻合尤其如此，因为受解剖因素的限制，很难实现无张力吻合。在低位前切除时，直肠存储功能随直肠切除长度而下降，加之吻合不良，可严重影响患者术后生活质量。

行盆腔内分离和吻合时，充分暴露极为重要。理想的照明非常重要，可佩戴头灯，使用带光源的盆腔牵引器或配合外部光源。受视线的限制，往往无法允许多位医生同时看到盆腔结构。

行盆腔内吻合时，肠管外结构可能被卷入吻合口，最为严重的是阴道的卷入。在分离、离断直肠和吻合重建时，外科医师应反复确认，避免阴道损伤。在中高位直肠吻合时，应分离阴道至拟吻合处下方数厘米的位置。此外，采用吻合器吻合时，必须充分暴露阴道，并确保其远离 EEA 吻合线。

对于低位盆腔内吻合，尤其是结肠肛管吻合，很难获得良好的视野。此时，需要采用其他手段明确阴道不在吻合处，改善盆底深部视野的最简方法是让助手离开无菌区域，以拳头顶住并上推会阴部。吻合器关闭后如见不到阴道，则应触摸阴道壁以确保其不在吻合处。手工吻合时，前部进针应小心以避开阴道壁。与位置较高的吻合一样，应将阴道自直肠和肛管充分游离，直至拟吻合处以下。

与其费力游离结肠以获得足够长度，降低吻合张力，不如利用迂曲的乙状结肠作为吻合口的近端更有诱惑力。但几个原因决定了在行结直肠吻合时，优先选择降结肠而非乙状结肠。切除肿瘤时要在起始部结扎肠系膜下动脉，以充分切除淋巴结，这种高位结扎加上来自远侧直肠中血管血流的丧失，往往导致乙状结肠血供不充分，增加吻合口漏与狭窄的风险；此外，乙状结肠的肌层较厚或合并憩室，也不宜作为吻合肠段用于本已存在风险的吻合。总之，最好尽力充分游离结肠，行降结肠 - 直肠无张力吻合。

吻合器结 – 直肠吻合

随着 EEA 圆形吻合器的广泛应用，外科医生越来越倾向行吻合器结肠直肠吻合（图 9-5）。在此，分别介绍单吻合器和双吻合器技术。

在两种技术中，钉砧头均通过荷包缝合固定，荷包缝合行小针距的全层缝合，以防缝线系紧后在钉砧头周围组织过多。此外，应确保钉砧头周围无明显的肠系膜和网膜组织，即避免任何脂肪组织被

低位前切除

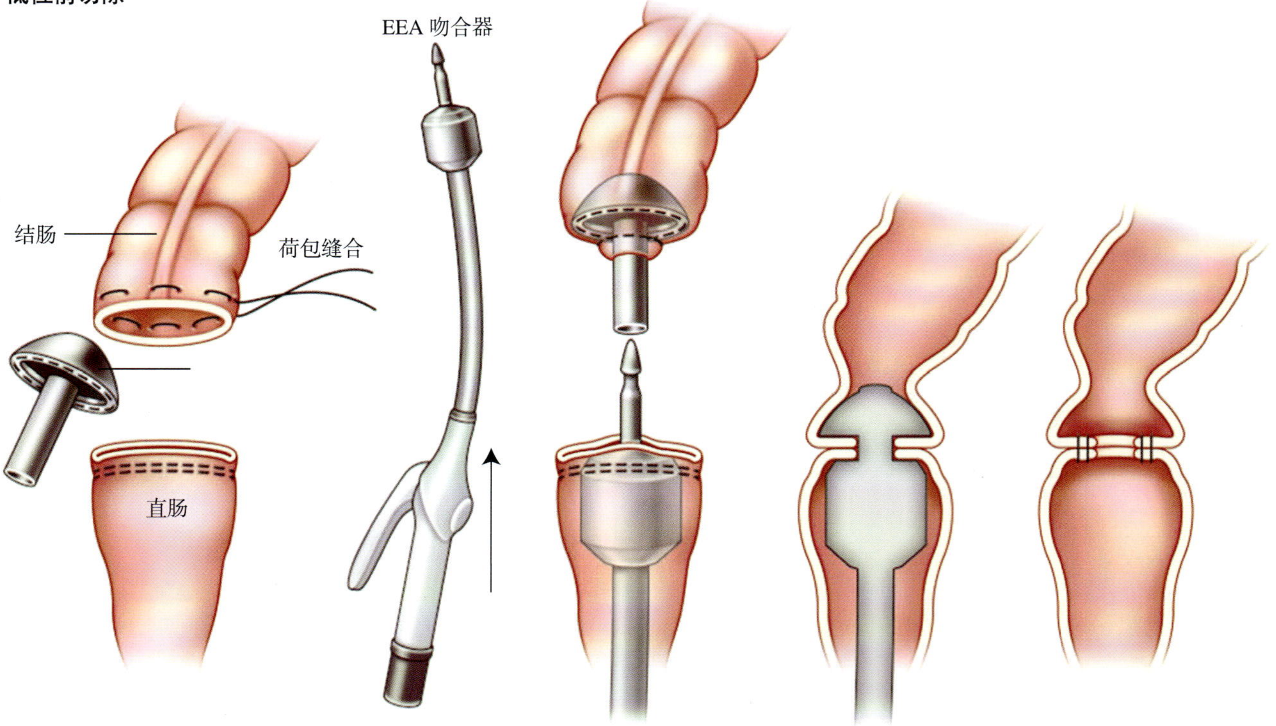

图 9-5 吻合器结 - 直肠吻合术。低位前切除后，采用 EEA 圆形吻合器行端端吻合

钉入吻合线，又同时避免影响吻合处的肠管壁结构与血供。

取出标本后，应行吻合前准备。首先，应追溯结肠至屈氏韧带左侧，并确认结肠可轻松到达盆腔，同时保持结肠系膜无扭转；只要看上去吻合可能存在“任何”张力，则需要进一步游离肠管，详见后述。

然后，再次评估结肠血供，确保其呈现健康的粉红色，无缺血分界线且无充血现象。此外，应仔细检查结肠静脉淤滞征象，包括暗红色或黑色的条纹状或点状淤血。如怀疑拟吻合肠管活力存在问题，应在疑问得到满意解答后再进行吻合。评估血流的简单方法是锐性切割钉砧头旁的肠脂垂，尽管很少有搏动性，如见到鲜红色出血则说明血供令人放心；若仅有暗红色血液从切口流出或出现其他血供不足的表现，则应选择更近端的部位做吻合。

如血供和张力满意，即嘱无菌区域外的助手经肛管和残余直肠小心置入 EEA 吻合器。主刀和助手应保持沟通。对于女性患者，助手必须确认吻合器没有插入阴道。由于会阴部视野不佳，在插入吻合器后，助手应将手指插入阴道以确认吻合器的位置。在行双吻合器吻合时，最为理想的是将吻合器插入直至远端肠管的横行吻合线处，在旋出中心杆前，腹部组术者应确认吻合器已到达直肠残端顶部。如遇到直肠瓣或其他堆积的直肠组织，吻合器的边缘将无法到达残端顶部，则需要重新调整吻合器位置。当吻合器难以顺利通过直肠，则需要腹部组术者一只手伸出无菌区域插吻合器，无菌区域的另一只手引导插入方向。

吻合器到达合适位置后，在腹部组术者的严密监控下缓慢旋出中心杆，穿出部位应尽量靠近残端横行吻合线的中间部。待中心杆完全旋出后，将直肠残端顶部平铺在吻合器上，然后，连接钉砧头与中心杆，在直视下闭合吻合器，避免外部组织卷入吻合器内。此时，腹部组术者应再次确认无结肠系膜扭转，这一过程中需要追踪系膜缘直至结肠中动脉。腹腔镜手术中，确认操作可能比较困难，如有必要应重新建立气腹。腹部组术者引导助手激发吻合器后，打开吻合器，稍加扭转，使之与吻合口组织分离后退出吻合器。如退出困难，应小心吻合失败。最后，采用本章后面描述的方法之一再次评估吻合口的完整性。

单吻合器技术不同于双吻合器技术，直肠残端无横行吻合线。取而代之的是，锐性切断直肠，开放的残端作荷包，置入吻合器至直肠顶端，经荷包穿出中心杆，收紧荷包线，其余操作同双吻合器技术。虽然该技术避免了吻合线的交汇，但短暂开放的残端可能导致粪便，甚至腔内肿瘤细胞溢入腹腔内。基于这一考虑，单吻合器吻合通常仅为补救方案。

罕见情况下，即使采用腹会阴联合的方法，吻合器也很难到达直肠残端顶部，此时不应硬插，对直肠系膜筋膜平面的直肠进一步环周游离往往可以消除阻挡吻合器顺利进入的扭结或折叠。如还是失败，可在直肠闭合线下方数厘米处行直肠前壁与结肠的端侧吻合。若采用这种方法，应保证圆形吻合线的上缘与直肠横行闭合线之间有足够的距离，以避免两条吻合线之间的组织桥缺血。另外，也可以尝试小号的吻合器，但需要取出并重新放置结肠内的钉砧头。

手工结 – 直肠吻合术

对于中高位直肠，手工结 - 直肠吻合是可行的（图 9-6a ~ d）。有证据表明，手工与吻合器吻合的吻合口漏发生率相当。事实上，手工结 - 直肠吻合术后狭窄率反而略低[46]。选择手工或吻合器吻合应依据手术医生倾向、患者体质、临床条件、解剖部位可操作性、有无吻合器和费用等因素。至于粪便

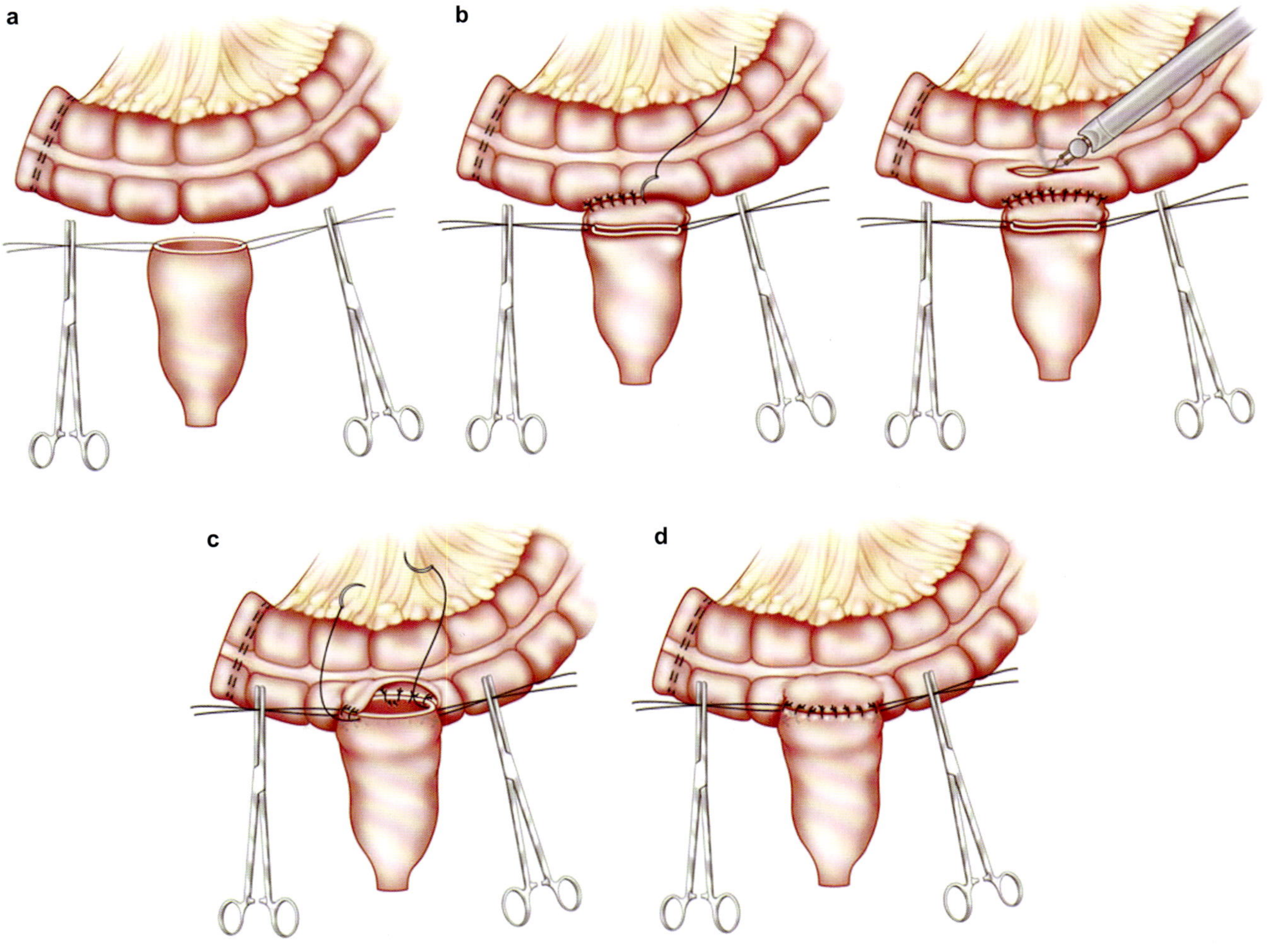

图 9-6 手工结 - 直肠吻合。a. 闭合远端结肠，直肠残端缝合固定；b. 将直肠后壁与结肠壁缝合固定（左），根据直肠残端肠腔大小切开结肠（右）；c. 两个缝线连续缝合直肠和结肠后壁进行吻合；d. 间断缝合直肠和结肠前壁

污染或恶性细胞溢出是理论上的可能，至今尚未经科学证实。

对于手工吻合，暂无证据支持双层吻合还是单层吻合。我们将仅介绍双层吻合法，单层吻合法与之相似。

对于结肠和直肠系膜肥厚者，手工端端吻合比较困难。而且，近端肠管与直肠管径不同。因此，Baker 提出的结肠直肠端侧吻合更加符合实际，且暴露更好 [47]。以吻合器或手工关闭结肠远端，于断端近侧数厘米处的对系膜肠侧壁进行吻合。为便于吻合，在吻合口两侧缝合两针作为固定，以将两者并拢。首先后壁采用间断浆肌层缝合，后壁缝合后，大致按照直肠管径，于结肠对系膜侧肠壁纵行做切口，然后以两根单股可吸收缝线自后壁中间处分别向两侧连续缝合后壁的内层，当缝合转至前壁时，改为 Connel 法连续全层内翻缝合前壁内层，再以浆肌层间断 Lembert 法缝合加强前壁。尽管也有其他方法，但这种方法简单且能保证黏膜内翻。

回 – 直肠吻合术

经腹结肠切除术后，回 - 直肠吻合的方法与注意事项同结 - 直肠吻合。通常回肠腔径较小，无法使用大口径的 EEA 吻合器，需要 25 mm 的小号 EEA 圆形吻合器。由于小肠存在沿系膜游离缘发生轴性扭转的可能，因此，有些外科医生将游离的系膜缘固定于后腹膜中线处。

超低位结 – 直肠和结肠肛管吻合术

低位盆腔内吻合技术与高位直肠吻合相同。但除低位吻合固有的技术难度以外，外科医生还必须留意切除直肠后直肠储备功能丧失的功能性影响。“前切除综合征”是指便频、便急、里急后重、失禁和排便困难等一系列症状（第 56 章），大多数低位结 - 直肠吻合或结肠肛管吻合的患者均会出现程度不等的此综合征 [48-49]。这些症状的危险因素包括围术期放疗及吻合口与肛缘的距离 [50]。出现该综合征的患者常需要服用肠蠕动抑制药物或使用护垫或尿布。极端严重的患者可能无法出门或需要行结肠造口。

新直肠储袋

许多人将低位吻合术后的功能性不良症状归结于直接结 - 直肠吻合或结肠肛管吻合后丧失了原有的直肠存储功能 [51]。由于结肠的扩张性不如直肠，因此，有人认为容量减少导致了相关症状。为减少低位吻合后的功能性症状，Lazorthes 和 Parc 采用修复性结直肠切除术，提出了结肠储袋重建的方法 [52-53]。早期研究显示，结肠 J 型储袋重建的患者术后肠道肠功能有所改善。

在随后的几年里，大量的研究证实了这些发现，表明结肠 J 型储袋在术后排便频率、失禁和生活质量方面优于结肠肛管直接吻合 [44, 54-59]。尽管大多数研究仅评估了术后 1 ~ 2 年内的功能情况，但评价长期效果的研究发现，这种功能性优势可持续 5 年以上 [60-62]。此外，Cochrane 系统评价也支持结肠 J 型储袋优于直接的结肠肛管吻合 [63]。

虽然与直接结肠肛管吻合相比，J 型储袋重建患者的几乎所有排便问题均有改善，但早期研究系列中的不少患者报告了明显的便秘和排便困难 [53, 64]。最初报道的新直肠储袋较大，为 10 ~ 12 cm 的结肠 J 型储袋。有作者提出，排便困难可能与储袋较大有关。后续数个研究发现小储袋（5 ~ 6 cm）优于大储袋 [64-65]。

制作结肠 J 型储袋时，首先需要确保结肠充分游离，使得储袋顶端可在无张力的情况下顺利到达盆底（图 9-7a ~ c）。然后，离断结肠断端近侧 5 ~ 6 cm 处的对系膜侧肠壁做一切口，然后自切口插入直线切割闭合器，两臂分别插入结肠盲端与结肠近侧端。避开系膜组织，关闭闭合器，两端的系膜向侧方旋转，确保吻合线位于对系膜侧结肠。固定好系膜位置，关闭闭合器后，激发闭合器，制作储袋。如行吻合器吻合，则沿结肠切口边缘做一荷包，在储袋内置入并固定钉砧头，最后，与其他结 - 直肠吻合一样完成吻合。

吻合口漏是低位盆腔吻合术后的严重并发症，常导致明显纤维化反应，对排便功能产生灾难性的后果 [66]。有证据表明，结肠 J 型储袋术后相关并发症可能更少。多普勒血流研究显示，储袋尖端血供较结肠直肠直接吻合的结肠血供更加丰富 [67]。事实上也有研究表明，与结肠肛管直接吻合相比，结肠 J 型储袋可明显减少吻合口漏的发生 [44-45]。

尽管低位直肠和结肠肛管吻合可从结肠储袋获益，但距离肛缘超过 5 ~ 6 cm 以上的储袋吻合口可能导致排空障碍。因此，对于中位直肠及以上的吻合，建议行结 - 直肠直接吻合 [45, 68-69]。

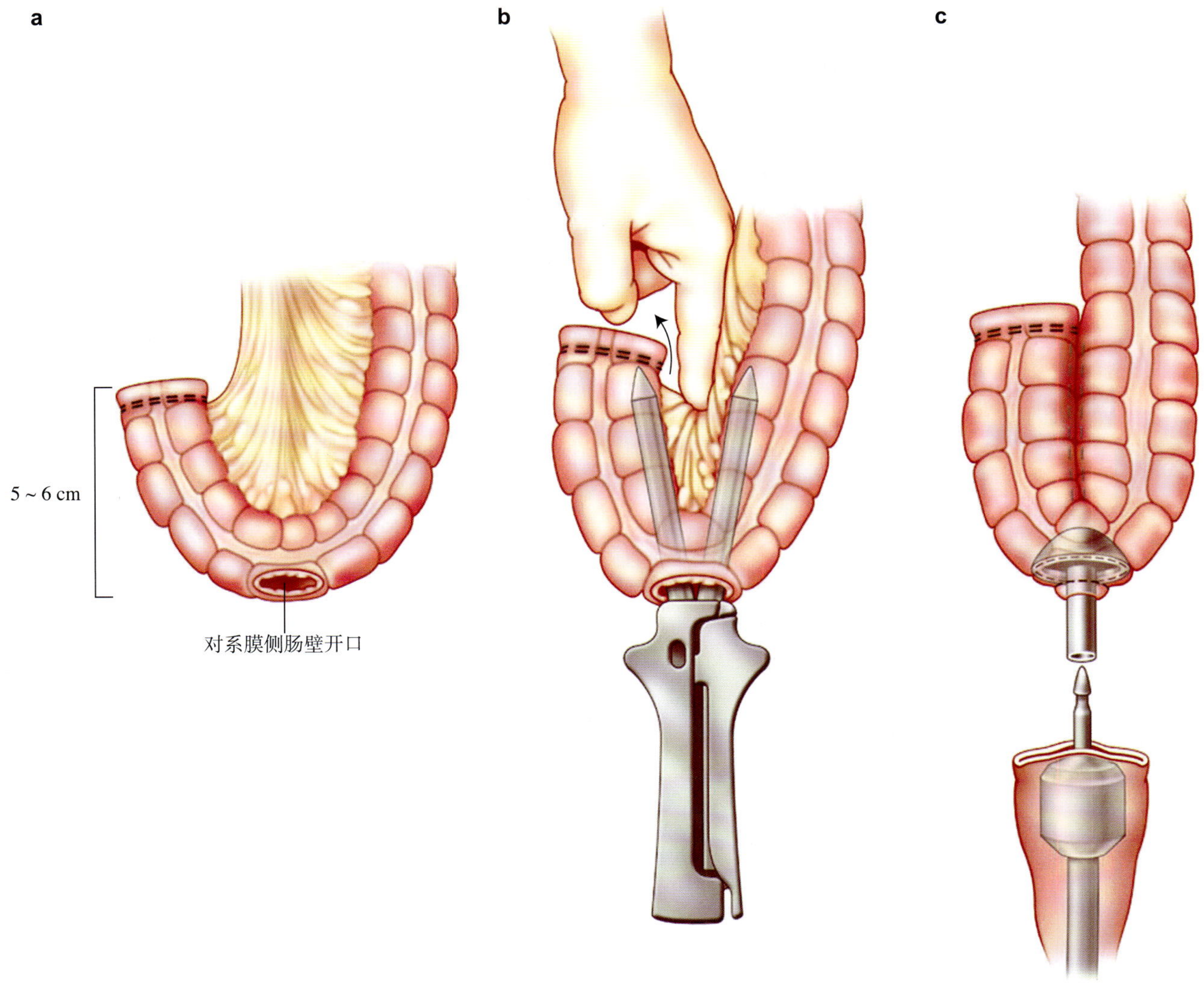

图 9-7 结肠 J 型储袋。a. 制作长 5～6 cm 的结肠 J 型储袋，于对系膜侧肠壁做一切口；b. 以 1～2 排直线切割闭合器钉仓制作储袋，确保结肠系膜不被卷入吻合线；c. 用 EEA 圆形吻合器行结肠直肠吻合

偶尔因临床情况不同，使制作结肠 J 型储袋非常困难，盆腔狭小、肠系膜肥厚、广泛憩室病、接受过黏膜切除术或结肠长度不足等患者均不适合行 J 型储袋术。研究显示，这些技术性因素使 1/4 的患者无法制作结肠 J 型储袋 [70-71]。此时，结肠横行成形术不失为另一种选择。

Z'graggen 首先提出结肠横行成形术可替代结肠 J 型储袋术，并指出该术式具有 J 型储袋的功能优点，可避免排便困难这一问题 [72]。结肠成形术是于对系膜侧肠壁沿结肠带做 8 cm 纵行切口（图 9-8a～d）。做荷包并在结肠内放置钉砧头，于距离钉砧头约 4 cm 处向近端切开结肠。在结肠切口两侧中点处各缝合一针作为向两侧的牵引。再采用 Heineke-Mikulicz 狭窄成形术的方式横向缝合切口，制作储袋。早期研究比较该术式与传统结肠 J 型储袋术，发现术后肠道功能、大便失禁或生活质量并无差别，但这些研究均为小样本的单中心试验 [70, 73, 74]。

在一项大规模多中心随机对照研究中，Fazio 等比较了上述两种术式 [71]。在该研究中，考虑到有相当部分患者因技术问题无法行 J 型储袋术，故作者将结肠横行成形术患者与无法制作 J 型储袋而行结 - 直肠直接吻合的患者进行了比较。肠管切除后，术者评估结肠 J 型储袋术的可行性，若可行，则随

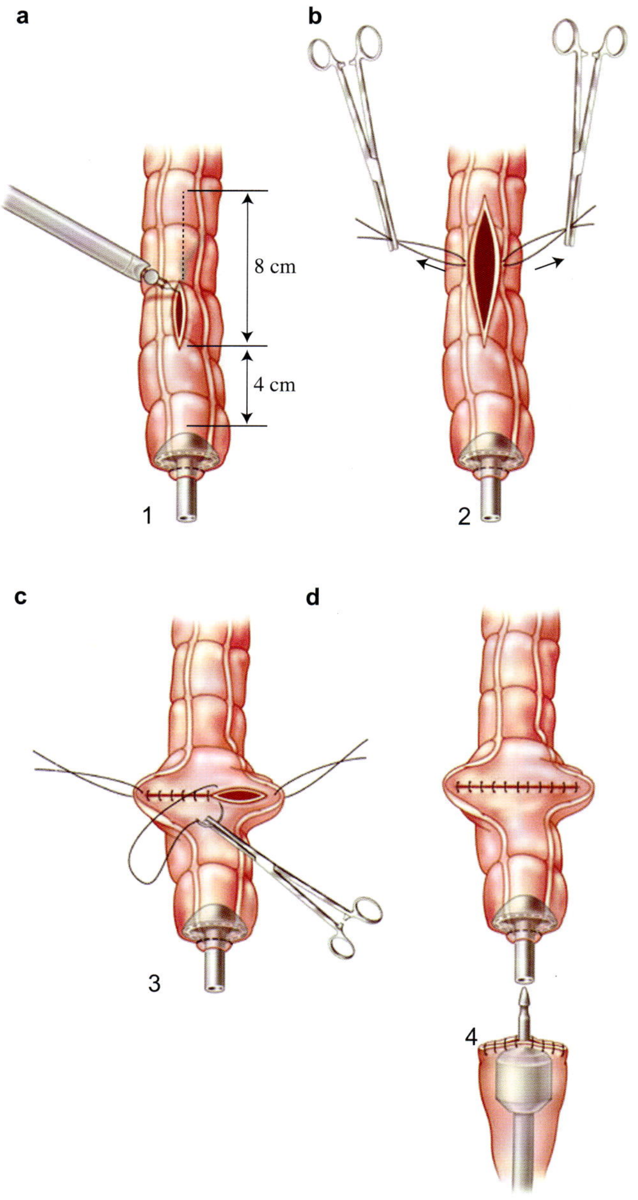

图 9-8 结肠横行成形术。a. 距结肠断端 4 cm 的近端做一 8 cm 的切口；b. 将钉砧头固定在结肠断端，在结肠切口两侧中点处各缝合一针作为牵引；c. 横向关闭纵向切口；d. 行端端吻合

机分至结肠 J 型储袋术组或结肠横行成形术组；若不可行，则将患者随机分至结肠横行成形术组或结 - 直肠直接吻合术组。术后 2 年发现，结肠 J 型储袋术后患者的排便频率、粪污和失禁情况好于结肠横行成形术。虽然样本量偏小，但该研究表明，结肠横行成形术并不优于结 - 直肠直接吻合术。

Huber 等提出端侧吻合术代替结肠 J 型储袋术[75]（图 9-9a，b）。一项纳入 100 名患者的随机对照试验对这两种技术进行了比较，发现两者术后 1 年排便频率、失禁和功能评分相近[76]。在术后两年，两种技术的肠功能相似，但结肠 J 型储袋术后的新直肠容量比端侧吻合术后多 40%[77]。一项系统回顾研究也对端侧吻合与结肠 J 型储袋手术进行了比较[63]。由于纳入人数较少，该分析未能显示两种技术在术后功能方面的差异。

新直肠储袋改善功能的生理学基础仍不十分清楚。早期的结肠 J 型储袋提倡者认为储袋可增加直肠容积，但也不乏质疑新直肠“储袋”理论的人[78-79]。通过一项小样本随机对照研究，Ho 等率先对该理论提出质疑，在该研究中，他们比较了 8 cm 结肠 J 型储袋与结肠肛门直接吻合后的功能差异与结肠肛门生理。尽管 J 型储袋在功能方面占优势，但两组生理学检测显示新直肠的容量相近。

随后 Furst 等人比较了 5 cm J 型储袋术与结肠肛管直接吻合术，得出了相同结论：J 型储袋术后的功能改善并不是直肠容量增加的结果；作者提出，J 型储袋发挥功能的机制是通过对抗肠道的正向蠕动。

基于以上发现，Ho 等发明了一种核医学研究方法，将放射性同位素与固态或液态粪便混合，对结肠 J 型储袋术和结肠直肠直接吻合术进行了一项小样本的随机对照研究[80]。与既往结果相似，他们发现结肠 J 型储袋术后功能更好，但两组最大耐受容积相近。利用闪烁显像，他们发现两种手术后，结肠内固态粪便的传输速度相同。有趣的是，他们发现 J 型储袋手术后，储袋以上结肠中液态粪便的滞留更佳。尽管他们没能直接证明液态粪便的滞留与 J 型储袋肠段抑制肠动力有关，但他们的发现为该理论提供了支撑。“改善液态粪便滞留”这一现象，无疑可以解释 J 型储袋的功能改善效果，同时也可以说明为何其他储袋技术并无优势。

综上所述，对于低位结 - 直肠或结肠肛管吻合，结肠 J 型储袋可发挥最佳的功能，但长期获益与否尚不清楚。如无法行结肠 J 型储袋术，结肠横行成形术或结肠肛管直接吻合术也获得近似的功能，结肠肛管侧端吻合术的疗效仍不明确。

手工结肠肛管吻合术

双吻合器法行结肠直肠吻合术与手工吻合相比

图 9-9 结肠肛管侧端吻合。a. 在结肠断端近侧做一切口；b. 通过断端置入顶钻头；c. 采用直线切割闭合器关闭结肠断端，再用 EEA 圆形吻合器行侧端吻合

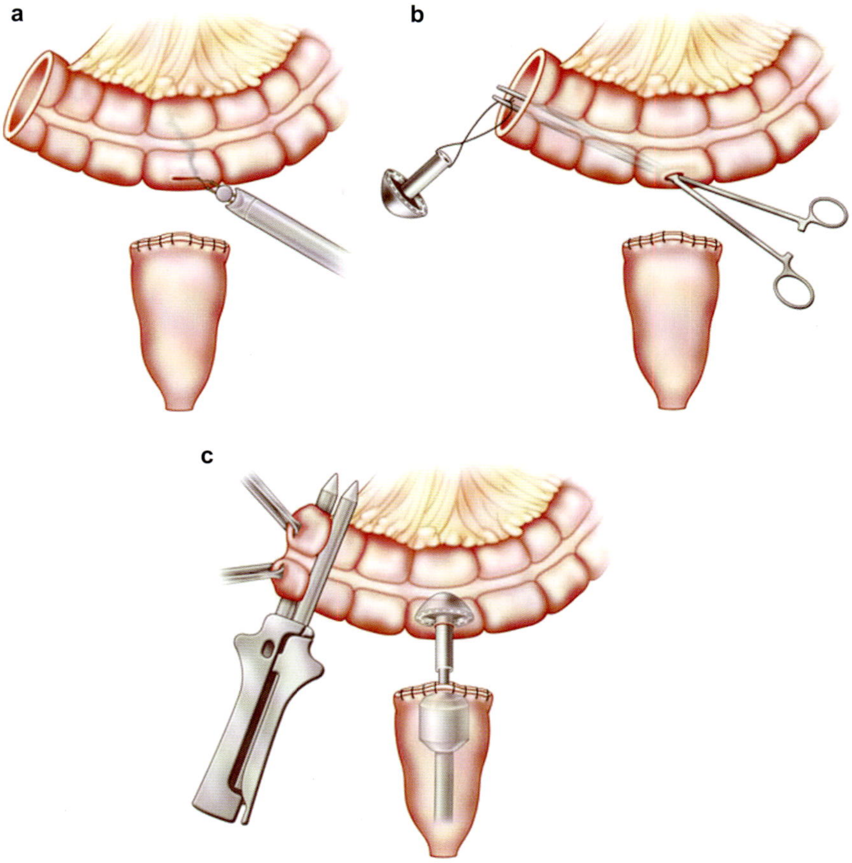

简单、快捷，已成为多数外科医生的首选。但在不少情况下，手工结肠肛管吻合是避免造口唯一的选择。这些情况包括黏膜切除术、直肠直线闭合器闭合失败以及需要联合经腹和经肛操作以获得足够切缘的肿瘤等。开展直肠切除手术的医生必须掌握手工结肠肛管吻合的知识与技术，因为很难预测何时需要用到。

为进行手工吻合，外科医生必须看清肛管切缘。采用自留式弹性肛门牵开器有助于牵开肛门，充分暴露吻合部。对于大个子患者或暴露困难时，可将肛缘与数厘米之外的大腿、臀部或腹股沟皮肤缝合数针，以更好地暴露肛管。如病理学上合适，应行经肛分离，包括括约肌间切除或黏膜切除。应保证足够的结肠长度，使其可顺利达到耻骨联合以下。如无法到达耻骨联合以下，在吻合前应进一步游离增加长度。吻合前应先明确结肠系膜方向，由会阴部操作者经肛插入两把无损伤钳，正确定位后，维持结肠方向不变，由腹部操作者将开放的结肠标本放入肠钳内，然后前后摇晃结肠，经盆腔将其拉至肛管吻合口水平。腹部术者可双手协助结肠进入盆腔深处。于四个象限分别将肛管与结肠行单纯全层缝合，确保结肠断端肠腔等分缝合至吻合口环周，最后在缝线之间补充缝合。

Baik 等报道一组因癌症行直肠切除术后行手工结肠肛管直接吻合的病例 [81]，发现术后 6 个月时 31% 的患者存在肛门失禁，术后 1 年时肛门失禁率将降至 14%；也观察到便频现象，术后 1 年时，20% 的患者排便频率高于 6 次 / 日。

在仅有的一项比较手工与吻合器结肠 J 型储袋吻合的随机对照研究中，Laurent 等将 37 名患者随机分入两种技术组 [82]。虽然两组肿瘤至肛缘距离相当，但手工吻合口至肛缘的距离比吻合器吻合组近 1 cm，两组患者肛门功能相近，但在解读结果时，必须考虑到该研究的样本量非常小。

手工结肠肛管吻合只适用于超低位吻合，如有可能，吻合器吻合还是首选；手工吻合仅限于吻合部分太低，无法行双吻合器吻合时采用。

盆腔内吻合的评估

盆腔内吻合时，应对术中吻合情况进行一定形式的评估。有多种已报道过的检测方法，如内镜下检查评价和物理检查方法，包括直肠充气试验、直肠灌注聚维酮碘或亚甲蓝等。术中物理检查方法检测出的吻合口漏发生率达 5%～25%[83]。直肠充气试验最为简单，多项研究显示该方法可降低术后吻合口漏发生率，故有人提倡将充气试验作为一项质量控制手段[84-87]。除漏气试验以外，术中软镜评价可直接观察吻合口。但迄今尚未证实术中内镜察看较单纯漏气试验更为有效[88-90]。主张内镜评价者指出，术中内镜评价可发现吻合口出血、黏膜血流灌注或吻合口缺损等情况。

无论利用直肠镜还是软镜行漏气试验，其基本原则是一样的。以手或肠钳夹闭吻合口近端数厘米处肠管，然后在盆腔中注入生理盐水没过吻合口，接着向直肠充入气体。虽然有人担心高压气体可能导致吻合口裂开，但不少作者的意见是，直肠内较高压力的充气试验可增加吻合口张力，模拟甚至超过术后可能出现严酷的生理状态。重要之处在于看到吻合口近侧结肠，以确保结肠确实被充气扩张。充气时，应向各个方向推动吻合口，以排除隐藏或被外部组织遮挡的小漏口。如有冒泡，应缓慢将生理盐水吸至吻合口平面，以便对漏口进行定位。

一旦术中发现漏口，可选择缝合修补、近端转流或拆除重新吻合。对于小漏口，缝合修补往往就足够了，但修补后应再次测漏。有人建议，对于任何术中发现的漏口，重新吻合是最安全的方法[87, 90]。但重新吻合常需要追加切除部分直肠，可能对功能产生不利影响。当吻合口的连续性存在问题时，转流仍是另一可选方法，而不是进行重新吻合。对于大的吻合口漏、全周性吻合口漏或看不到的漏以及无法满意修补的吻合口漏，毫无疑问应拆除后重新吻合。

盆腔内吻合的棘手问题处理

非计划性盆腔内吻合

术前考虑再周全，也难免会碰到术中需要行非计划性盆腔内吻合的情况。因患者体位原因，会阴无法显露的情况屡屡可见。如情况允许，可选择缝合皮肤，重新摆放体位，以便行标准双吻合器吻合。对于取膀胱截石位的患者，改变体位行结 - 直肠吻合有时并无必要或没有可能。尽管手工吻合仍是选项之一，但在低位盆腔中操作更为困难。即使处于仰卧位甚至侧卧位，也有可能行类似 Baker 吻合的吻合器端侧吻合。这种方法需要于直肠残端做一荷包置入圆形吻合器的钉砧头（图 9-10a～d）。打开闭合的结肠断端，插入圆形吻合器，进入数厘米后于对系膜肠壁穿出中心杆，与钉砧头对接后关闭激发吻合器，结肠断端开口可用直线切割闭合器闭合。

结肠长度不足

正如前面所强调的，吻合重建前应确保结肠长度足够。对于左半结肠切除术，通常采用游离结肠脾曲、根部离断肠系膜下动脉、在胰头下缘于脾曲引流静脉汇入头侧离断肠系膜下静脉等操作。脾曲游离并不仅仅是松解左上腹脾曲与腹膜的附着，完整游离需要分离结肠 - 网膜粘连至横结肠远端，小心分离肠系膜的肾 - 结肠粘连部分至左肾 Gerota 筋膜，切断胃后壁与横结肠系膜间的胃结肠粘连组织。此外，远端横结肠系膜可游离至结肠中血管。这种常规操作几乎可以满足任何结 - 直肠吻合和结肠肛管吻合的要求。

切除脾曲作为扩大左半结肠切除术的一部分，要获得足够长度的结肠来进行无张力吻合往往是一种挑战。由于横结肠受结肠中血管的牵拉，游离再多也无法增加结肠长度。此时，自左向右依次结扎结肠中血管可增加游离长度。离断结肠中血管仅限于需要增加游离结肠长度，以便到达吻合水平的情况。离断血管蒂后，远侧结肠的血供需要重新评价，因为供应吻合口的边缘动脉常依赖于结肠中血管。不幸的是，充足的血供与足够的结肠长度有时存在冲突。离断结肠中血管蒂后，如吻合处结肠的血供受损，应向近侧切除肠管，直至动、静脉血流至满意之处。

理想情况下，结肠游离到 Treitz 韧带左侧便可到达盆腔实现吻合。但如果结肠无法进入盆腔，则必须选择另外的入盆通路。简单地将横结肠跨过小肠表面拉至吻合部位并非良策。这条通路并不能提供足够的长度，在患者出现肠梗阻或肠管扩张时，可能导致吻合口撕裂。避免这一隐患的方法是在末端回肠肠系膜开窗，使结肠经回肠后间隙进入盆腔

（图 9-11a，b）。开窗位置选择在回结肠动脉和远端肠系膜上动脉之间的区域。Rombeau 等首先报道这一技术，使结肠可顺利到达吻合部位，即使患者出现术后肠梗阻或小肠扩张，也可避免吻合口裂开[91]。此技术通常需要通过离断网膜结肠粘连和胃结肠韧带，以游离近端横结肠。此外，窗口大小应足以容纳结肠，避免绞窄。在确保预吻合处结肠血供充分后，可进行常规吻合。

有时，当横结肠切除过多，即使经回肠后开窗也无法使结肠到达盆腔。此时，游离结肠肝曲并逆时针旋转结肠也许是挽救结肠直肠吻合的最后机会（图 9-12a ~ c）。由于 Deloyers 首先报道这一术式，

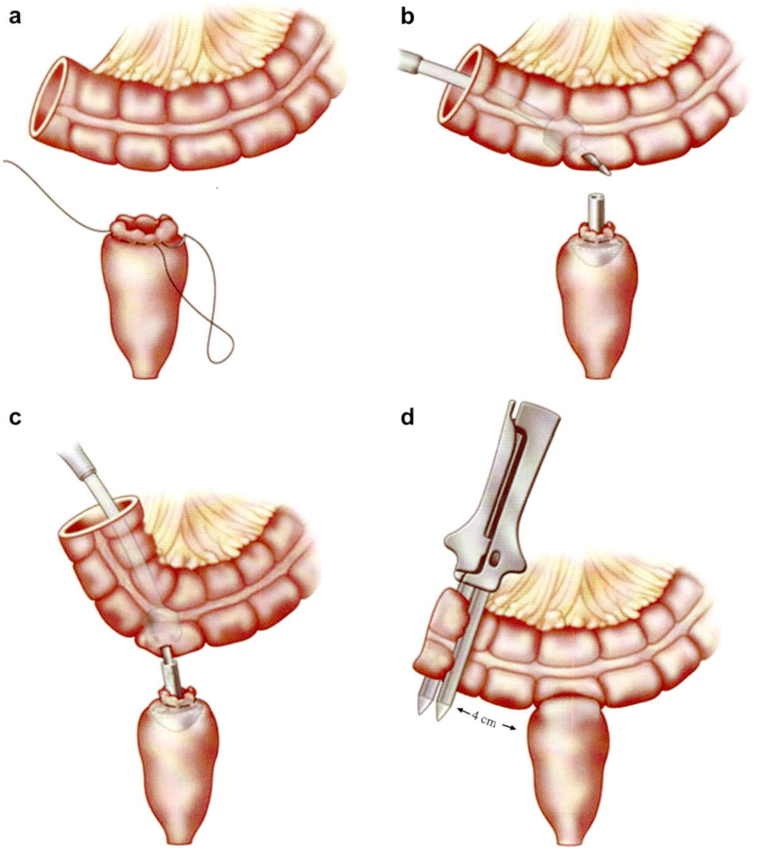

图 9-10 非计划性结肠直肠吻合。a. 荷包缝合直肠残端；b. 经残端放入钉砧头，自结肠断端逆向插入吻合器；c. 激发圆形吻合器完成吻合；d. 以直线切割闭合器关闭开放的结肠断端

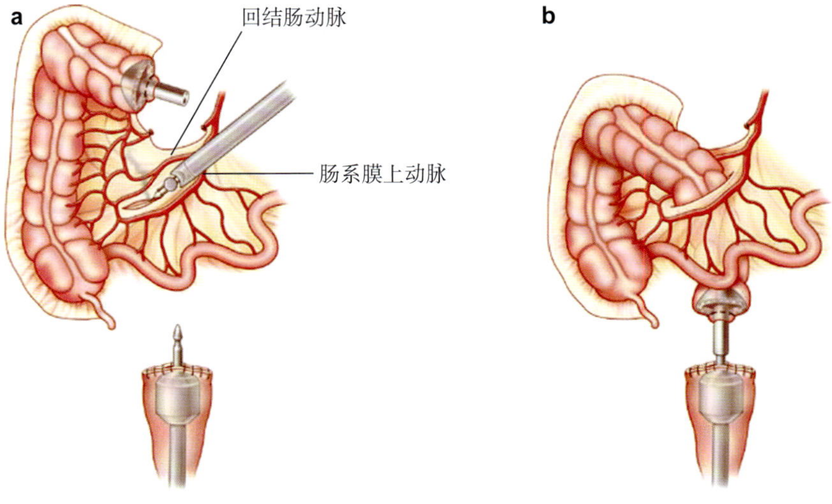

图 9-11 回肠后入盆通路。a. 将末段回肠自后腹膜游离后，于回结肠血管蒂前面开窗；b. 将结肠经此小窗拖入盆腔行端端吻合

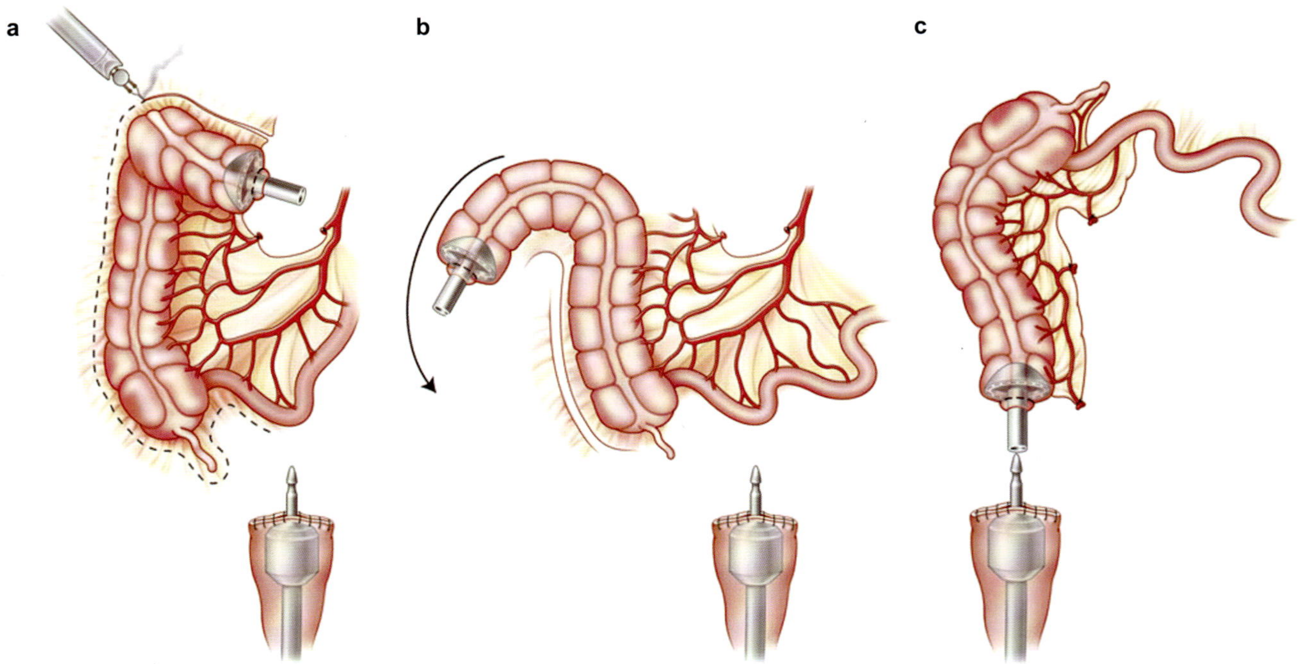

图 9-12 Deloyers 技术。a. 将结肠肝曲与右侧结肠、末端回肠自后腹膜游离；b. 沿逆时针方向旋转结肠并将其拖入盆腔；c. 重建吻合

故有时也被称为 Deloyers 术 [92]。该技术需要完全游离结肠肝曲和右半结肠，包括游离右半结肠与后腹膜的所有粘连，游离小肠系膜至十二指肠部，结扎所有残留的结肠中血管，使肠段血供完全依赖回结肠动脉。然后，沿逆时针方向旋转结肠，将结肠拖拽至盆腔并吻合。

如上述补救手段均无法实现肠管血供充足、吻合无张力，则只能行全结肠切除术加回 - 直肠吻合或行结肠末端造口术。

术中吻合失败

不幸的是，在盆腔手术中，吻合失败很难避免。因此，外科医生应该具备安全有效地处理这类情况的能力。运气不佳，出现横行闭合线裂开或圆形吻合器吻合失败，对外科医师都是巨大挑战，尤其是低位盆腔手术。

当盆腔内吻合失败时，应尝试切除吻合口，重新进行标准吻合。重建吻合过程中，为获得足够吻合空间，在分离直肠与周围结构时务必小心，尤其是阴道。

吻合失败或横行闭合线裂开后，有时难以在其下方重现安放直线闭合切割器。此时，应该切除吻合口或钉合线。以长 Allis 钳抓住开放的直肠残端，做荷包缝合。盆腔内位置过低，缝合困难时，助手于会阴部用力向头侧上顶可方便缝合。使用直肠内径测量器有助于分辨直肠断端各层组织和进行荷包缝合。做好直肠荷包后，将钉砧头常规放入并固定于结肠远端，然后，经肛插入圆形吻合器直到直肠残端荷包下方，缓慢穿出中心杆，待完全穿出后，围绕中心杆收紧荷包线，确认荷包完整后，对接中心杆和钉砧头，然后小心闭合、激发吻合器。根据外科医生偏好选择常规的吻合口评估方法。如前所述，吻合失败重新吻合后，应考虑行转流术。

（参考文献参见 www.pumpress.com/home-specific-edu/5599.html ）

第 10 章

吻合口并发症

Konstantin Umanskiy, Neil Hyman 著
彭 巍 汤 成 王 镇 译 吴永友 审校

要点

- 肠切除吻合术后出现弥漫性腹膜炎的患者必须立即进行剖腹探查。
- 关腹前应常规测试结直肠吻合口。
- 乙状结肠切除术后出现的吻合口漏，如血流动力学不稳定，应行 Hartmann 手术。
- 迟发型漏往往症状轻微、隐匿，如表现为营养不良。
- 对于短段吻合口狭窄，内镜下球囊扩张是首选。
- 吻合口出血多数可保守治疗。
- 吻合口持续出血应行肠镜下去甲肾上腺素注射和 / 或内镜下止血夹止血。

吻合口漏

概述

吻合口漏估计是肠切除术后最令人担心和可怕的并发症 [1]。结直肠吻合口漏对于患者、家属和外科医生都可能是一场灾难。处理吻合口漏往往会延长住院时间，增加并发症发生率和痛苦，并很可能耗费巨额费用与资源 [2]。这包括增加 ICU 住院时间，为控制脓毒症需要在凶险、不利的条件下再次进行手术或计划外肠造口 [3]。患者常需要接受反复影像学检查、种类繁多的有创操作，另外，围绕合适的诊断与治疗干预的必要性、时机、风险 / 效益比等，需要做许多艰难的抉择。

尽管吻合口漏可导致严重后果，但对于具体的患者，我们并不知道漏的发生原因。很多因素可增加吻合口漏的发生风险，至少部分因素是可以避免的 [4-10]。总体而言，病情重、合并症多的患者风险大。但我们很少知道哪些相关因素是具体诱发因素并值得关注，因为同一患者身上存在多重因素。例如，克罗恩病患者发生吻合口并发症的风险大，但这些患者可能同时正在使用类固醇或其他免疫调节制剂、局部存在感染及术前低蛋白血症 [11]。

尽管预防吻合口漏、了解这一灾难性问题的病理生理具有重要意义，但实际上我们很少知道它们为什么会发生。避免吻合口张力，保证两端肠管的充足血流仍是有效的外科基本原则，处理合并症与可疑危险因素也具有一定价值 [12]。但即使没有技术失误、外科判断缺陷或患者特异性因素，吻合口漏仍会发生。由于我们不能确切识别吻合口漏的决定性因素，我们往往没有机会进行改进及采取措施，以避免下一个患者发生吻合漏及承受相应后果。简而言之，似乎可以明确的是，关于吻合口漏的原因与预防，我们迄今尚无概念，急需新的理论与预防策略。

问题的严重性

根据所采用的定义、吻合口位置与随访时长，文献报道肠切除术后吻合口漏的发生率从 1% 到大于 20% 不等 [13-21]。最常报道的吻合口漏发生率为 5% ~ 8%。总体而言，小肠吻合口漏发生率最低，低位直肠或直肠肛管吻合发生率最高。在评价临床资料时，吻合口漏的定义与判断标准极其重要，各医疗单位间诊断标准化对于有效解读这一重要并发症的报告数据具有重要意义。“吻合口漏”表现多样，既可表现为无临床意义的影像学改变，也可表现为

复杂感染，并可迅速恶化、多脏器衰竭甚至死亡。在其系统性综述中，Bruce 发现在 97 项涉及胃肠吻合的研究中，有 56 种“漏”的不同定义 [22]。

似乎可以明确的一点是，肠吻合术后患者的一系列的影像学所见与感染性并发症可以提示漏的发生。对于肠切除术后出现腹膜炎的患者或剖腹发现吻合口裂开的患者，诊断自然毫无疑问。但对于胃肠吻合术后出现腹腔内脓肿的患者，我们如何解释？对于那些吻合口周围有脓肿形成，但初始影像学检查无造影剂外溢的患者，能否诊断为吻合口漏？如果随后的 CT 检查发现结直肠吻合口和脓肿相通，那么究竟是吻合口漏导致了脓肿，还是脓肿腐蚀了吻合口？类似问题有无数的组合，理性的外科医生各执一词。事实上，许多胃肠吻合术后出现感染的患者，其病理生理学并不明确，导致不同研究之间的对比分析结果难以解释。

例如，我们曾描述一组低位盆腔吻合后可产生明显后果的临床表现 [23]，包括游离“漏”、吻合口窦道、吻合口周围脓肿、吻合口瘘管形成。有趣的是，仅存在盆腔积液，即便没有漏的证据，也会对患者的长期功能产生损害。吻合口感染性并发症可分为漏、器官腔隙手术部位感染（SSI）和深部 SSI。对于某一具体的术后并发症，有时难以进行归类。但这种简单分类的方法有助于得出有价值的结论，避免外科医生对肠吻合后感染并发症的所有细微表现进行武断的区分。

后果

吻合口漏是一种可能危及生命的并发症，报道病死率为 10%～15%[24-29]。死亡多与败血症和进行性多脏器功能衰竭有关，特别是术后早期出现的漏。因此，在严重的多脏器功能不全发生之前及时诊断和处理，是降低术后吻合口漏病死率的关键因素；而进展没有那么剧烈的患者，可能因住院时间延长、活动受限或持续的炎症状态，而表现为静脉血栓栓性并发症及其他间接并发症。

如上所述，出现吻合口漏的患者往往需要在不利的局部条件下接受复杂、困难的再次手术，增加额外的术后并发症机会。住院时间延长，需要行肠造口，反复影像检查，插管、重新插管等都是常事 [30]。功能、体力、精神和心理的真正恢复时间需要以月计，甚至以年计，尤其是考虑需要额外治疗的患者，如急性期过后仍需要行造口还纳的患者。长期的伤口护理、腹壁疝、肠梗阻及处理解剖改变后胃肠适应方面的问题，可能在很长一段时间内都是必须考虑的问题，需要消耗大量资源，患者回归正常生活的时间延迟，更有甚者，不少患者可能由于吻合口漏只能接受永久性造口 [31]。

此外，局部感染也会导致功能损害，尤其是低位盆腔内吻合后，纤维化可导致吻合口僵硬、狭窄，显著破坏结直肠的储粪功能 [32]。令人好奇的是，吻合口漏和结直肠癌术后复发相关，其原因有几种解释 [33-36]。吻合口漏可破坏局部或全身免疫力，或者也可能只是成为了肿瘤侵袭性更强、手术不理想或其他未知宿主 - 肿瘤相关因素的替罪羊。

预防

对于几乎所有的疾病进程或术后并发症，预防始终优于治疗。不幸的是，对于多数吻合口漏，我们并不知道其发生的原因，在预防方面也就能力有限。但即使在手术量大的外科医师之间，吻合口漏的发生率也存在明显差异，说明技术和（或）判断失误至少是部分漏发生的关键原因 [37]。长期以来的原则，如避免吻合口张力和保证吻合口两段肠管的充分血供，仍是中肯的重要考虑因素。近年来，术中吻合口血供评估重新受到重视。

许多患者及术者特有因素与吻合口漏的风险增加有关（表 10-1），但不少因素仅仅反映了患者的病情更为严重，或只是各种疾病过程和（或）宿主抵抗力受损的“替罪羊”。对于长长表单中所列的因素在吻合口漏发生中的权重我们并不知晓，也就不知道应花多大力气重点弥补它们；而且许多因素（例如性别、年龄、疾病过程）只是生活的实态，无法改变。尽管如此，花精力控制某些危险因素还是谨慎而有价值的，包括戒烟、优化营养状态、降低体重等 [37-44]。

如有可能，术中应测试吻合口，因为通过测试可以发现并有效处理隐匿的裂口 [45-47]。一项系统回顾表明，术中通过测试评价结直肠吻合口完整性可显著降低吻合口并发症 [11]。当术中发现漏口，必须按原则冷静处理。有时，貌似完美的吻合口存在局灶性的、边界清楚的缺损，可通过缝合轻易修补。但在其他情况下，如担心肠管血供问题、缺损难以分辨或吻合口存在大的破口，则最好重做吻合并重

表 10-1　文献报道吻合口漏的危险因素

患者因素
全身生理状况
应用甾体类药物
低位直肠 / 肛管吻合
应用免疫调节药物
营养不良 / 体重减轻
急诊手术
肥胖
男性
高龄
酗酒
COPD
吸烟
放射治疗史
腹部手术病史
右半结肠 vs. 左半结肠（左半结肠发生率增加）
基础疾病（如克罗恩病、憩室炎）
外科术者因素
手术时长
失血
盆腔引流
肠道准备
应用血管活性药
近端肠管转流
血供

新检测。对显露不佳的烂糟糟的组织胡乱缝合以期修补缺陷是掩耳盗铃的做法。对于远端低位吻合，常需要行近端回肠袢式造口。成熟的外科判断，有时甚至通过术中请教有经验的同事，可使决策更加优化、客观。

Alverdy 及其同事报道了微生物和吻合口漏之间关系的有趣研究结果[48-49]。局部微生物环境可能在吻合口愈合中发挥了关键作用。能产生局部破坏性溶胶原蛋白的某些细菌（如某些肠球菌、假单胞菌、沙门菌属）可能是吻合口漏的重要原因，在围术期抑制或根除这些微生物也许可以减少吻合口漏的发生。一项大型多中心研究正在进一步验证这一假说。

诊断

多年以来，关于吻合口漏最大的谬论就是认为其临床表现明显，诊断简单直接。各种外科并发症会议对这类病例的回顾进一步加深了这一误解。一提到异常的生命体征、实验室指标以及影像学检测，所有与会者就知道或高度怀疑吻合口漏（因为是在并发症会议上提交的病例）。

当然，有些患者在术后几天即出现严重腹痛、血流动力学不稳定、弥散性腹膜炎以及临床病程的急剧变化，诊断显而易见，几乎不需要（甚至完全不需要）辅助检查。然而，不幸的是，在实际临床实践中，对于一个考虑吻合口漏的实际患者，医学决策要困难得多，因为多数吻合口漏通常症状轻微、发病隐匿[50-51]。我们回顾 452 例连续的肠切除吻合病例，即使是“无并发症”病例的恢复过程中，心动过速和呼吸急促也几乎是常态，频发于半数以上的患者。低血压、发热、白细胞增多等常被当成佐证吻合口漏的可靠指标，却在所有患者中都十分常见，并非吻合口漏的良好指标。异常生命体征或白细胞增多的预测价值也只有 4% ~ 11%[52]。

同样，影像学表现也往往模棱两可，需要仔细研究并结合临床表现。一方面，对比造影和 CT 扫描确诊吻合口漏的敏感性在 50% 以内，因此，影像学阴性结果也必须保持怀疑的态度[53]，另一方面，Power 强调术后患者不论有无吻合口漏，影像学表现也存在高度重叠。例如，在没有吻合口漏的术后患者，术后 9 d CT 可见腹腔游离气体，术后 26 d 可见肠管外的局限性气体。在被认为可以提示吻合口漏的多种不同影像学表现中，只有分隔积液伴有气体的现象（图 10-1），更常见于吻合口漏的患者[54]。

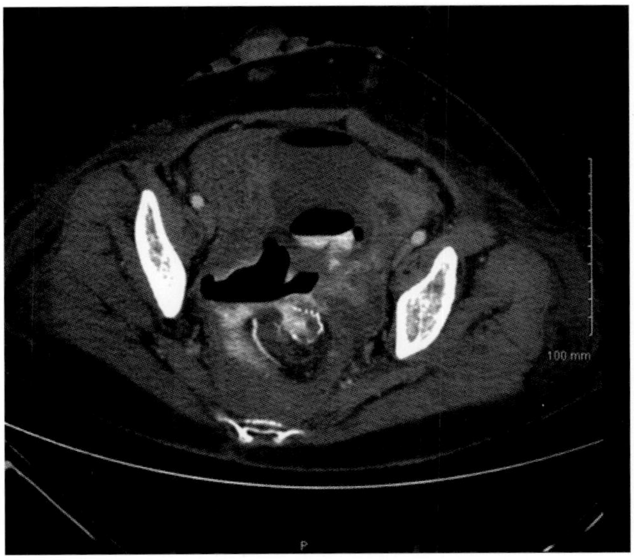

图 10-1　CT 显示低位直肠前术后吻合口漏

从以上内容可知，由于吻合口漏的形式与表现多样，常被延误诊断并不令人惊讶。我们回顾1233例小肠切除吻合术后患者，吻合口漏发生率为2.7%，值得注意的是，14/33的患者是再入院时被诊断的，12%的患者是术后30 d以后被诊断的。CT扫描和对比灌肠的阳性预测率分别为89.5%和40%。不过，这些研究的临床背景有所不同，CT也通常被认为对吻合口漏具有提示作用，而非确诊作用[55]。将CT发现归为“阳性”或“阴性”显得有点武断，因为临床常用开放式的模糊术语来描述影像学表现。

由于术后无并发症的患者与诊断为吻合口漏的患者在生命体征、临床表现以及影像学所见方面存在较大重合，吻合口漏与其他常见并发症的表现也存在相似性，故吻合口漏的临床诊断往往并非易事。事实是，外科医生往往在患者情况尚好的时候承受担心甚至痛苦，而在患者事实上存在吻合口漏的时候，却被“令人放心的”临床资料误导。更可靠的临床、实验室、影像学手段无疑意义重大。

治疗

在决定吻合口漏患者的最佳治疗选择时，需要考虑多种因素[56]，包括患者特异性因素，如血流动力学紊乱程度、生理储备、营养状况、合并疾病、最初外科治疗指征/目的以及是否需要其他治疗（如恶性疾病的化疗）等。同样，吻合口漏的特征，如位置（腹膜内还是腹膜外）、缺损大小以及是否存在组织缺血，也对外科术者的决策至关重要。

也许决定治疗原则的最有用的分类莫过于症状出现的早晚。出现早期漏的患者，通常在术后第一周出现腹膜炎症状和体征、脓毒血症引起的器官功能障碍以及血流动力学不稳定。这种情况下，患者病情重，诊断一般很明确，需要立即手术（图10-2）。影像学检查常常并非必要，甚至如上所述给人错觉。抱一线希望只会延误治疗，加快脓毒症的发展。手术室是唯一能最终解决问题的场所。

然而，需要反复强调的是，即使在术后早期，吻合口漏患者的症状、体征也常常使外科医生迷惑，可能提示为肺栓塞、心脑血管事件、急性冠脉综合征等其他严重术后并发症。这是由于吻合口漏患者通常出现气短和精神状态改变，基本的急诊检查常提示胸部x线片和心电图异常。此时，外科团队需要高度怀疑吻合口漏，并警惕其他诊断。

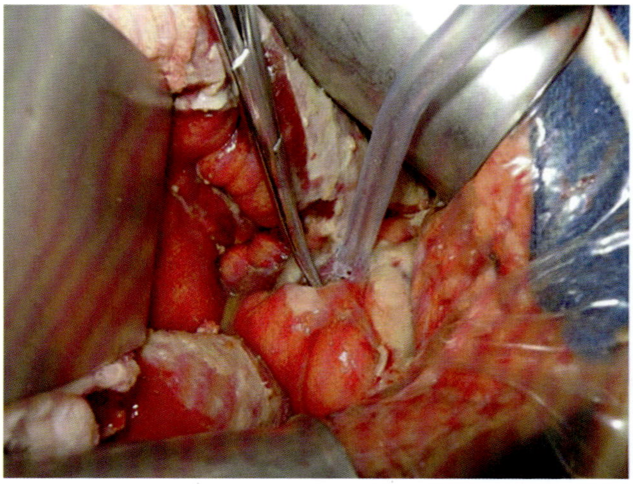

图 10-2 吻合口大破口导致弥漫性腹膜炎

初次术后数日一旦诊断为吻合口漏，多数患者需要接受手术探查。个别经高度选择的小而局限的吻合口漏，且一般情况良好的患者，可以静脉应用抗生素并密切观察，这类患者往往是低位结直肠吻合患者，尤其是有预防性造口者。否则，应再次手术，彻底冲洗腹腔并进行适当的细菌培养。一般来说，小肠-小肠吻合或回-结肠吻合的患者最好切除吻合口，重新吻合。血流动力学不稳定的患者可行近端回肠造口和断端袢式造口，肠管远端与回肠造口自同一开口提出腹壁（图10-3a-c）。这样可以显著简化以后的胃肠道重建，无须开腹就可完成。艰难手术后的这一小小操作，可能决定造口是永久性的还是可回纳的，因为不少适合吻合口回纳的患者，在出现吻合口漏以后不一定能承受再一次的剖腹大手术。与近端袢式回肠造口吻合是另一选择，因为一期吻合注定是不明智的。

当结肠-结肠吻合失败后，离断吻合口，行断端结肠造口常常是最佳选择。对于血流动力学稳定的患者，切除并重建吻合口，近端回肠造口也是一个选择。对于血流动力学不稳定的患者，无预防性造口保护的直接吻合将会出现再次吻合口漏的诊断，而患者无法安全承受再次打击。

直肠前切除术后的吻合口漏为治疗决策带来挑战。如切除吻合口行结肠造口，几个月后与短Hartmann残端行低位盆腔内吻合，是一件艰巨的事情，通常需要行结肠肛管手工吻合。如无缺血且漏

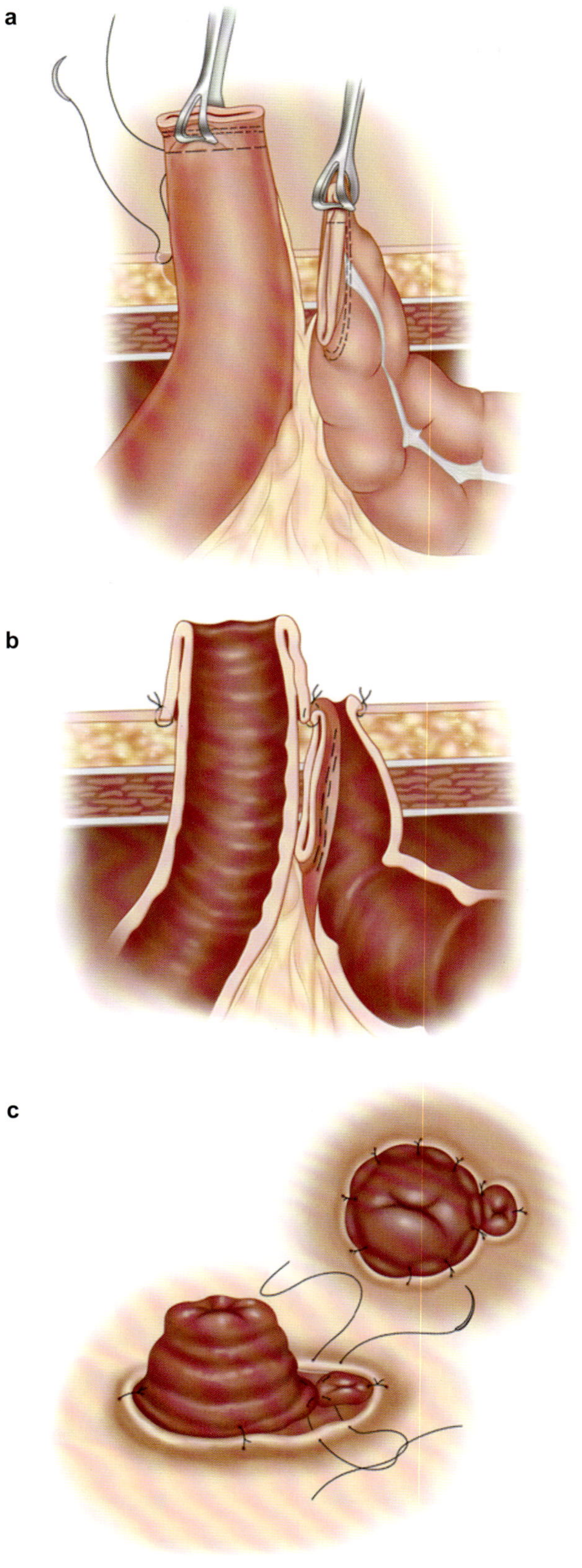

图 10-3　断端 - 袢式造口。a. 离断肠管，远、近两端肠管均由同一造口拖出腹壁；b. 近端肠管完全敞开，远端肠管打开一角；c. 造口的侧面观和正面图

口相对小而局限，袢式回肠造口加吻合口周围引流通常是最合适的选择。对于病情稳定，漏口大的患者，切除吻合口重新吻合，并行近端肠管造口也是一个选择。

早期漏与晚期漏并无硬性的规定，但术后一周至 10 d 以后诊断的吻合口漏，往往临床处理过的很多方面与早期漏有所不同。这些患者大多临床表现隐匿，轻微，无特异性。临床特征通常包括食欲缺乏、低热、术后肠梗阻缓解不彻底以及精神状态不佳。仔细的影像学检查，包括腹盆腔静脉 / 肠道（包括直肠）对比增强 CT 检查是确诊和制订治疗方案的关键。再次手术通常没有必要，且往往会使情况更糟。术后一周到 10 d 以后，患者通常出现局限性腹膜反应，手术切除本身就困难，还可能损伤周围肠管，使局部情况更糟。粘连往往致密、坚韧，导致手术时间长，出血多，需要吻合、修补或切除固定、脆弱的肠管。如确实需要手术控制感染，则需要小心计划、目标明确、操作规范、专注重点。

多数晚期吻合口漏患者，最佳处理往往是耐心、抗生素以及经皮穿刺引流。即使是明显的吻合口漏，单纯经皮穿刺引流也可完全控制局部感染，促进吻合口漏的最终愈合。但不幸的是，这通常是一个缓慢的过程，需要耐心、反复的影像学检查与经皮穿刺。在个别报道中，覆膜支架和真空吸引装置也有成功的先例 [57-59]。

不应忽视营养支持，如有可能，行肠内营养。根据外科习惯，患者长时间禁食或仅限清流质饮食，但并不清楚这是否有助于吻合口的愈合，反而增加患者不适（生理和心理），降低他们耐受术后长期康复所需要的反复影像学检查和侵袭性干预的能力。

吻合口狭窄

吻合口狭窄相对多见于结直肠吻合、储袋肛管吻合术后，发生率为 3%～30%[60]，其他部位的大肠吻合发生较少。其确切病理生理学原因尚不可知。局部缺血、吻合器重建的吻合环不完整、吻合口漏、出血和放射治疗都是潜在的原因 [61-66]。吻合口狭窄可定义为慢性狭窄或肠内容物阻塞引起不全或完全性肠梗阻的症状和体征 [62]。直肠吻合口狭窄的最常见症状是不断加重的便秘和部分大肠梗阻。其他症状包括大便变细和不受控制的腹泻。

已行预防性造口的无症状吻合口狭窄患者可在造口还纳前通过直肠指检、影像学或内镜检查得以明确。诊断往往依据影像学检查（如灌肠造影）或内镜检查（狭窄处无法通过 12 mm 的乙状结肠镜）[60]。除术后早期吻合口水肿病例以外，吻合口狭窄常在术后经过一定时间才表现出来。Luchtefeld[60] 发现，123 例患者中，术后 1 ~ 6 个月内诊断吻合口狭窄者为 66 例（54%），半年以后诊断为吻合口狭窄者为 17 例（14%）。Schlegel 报道 27 名患者，吻合口狭窄的中位诊断时间为 7.2 个月 [62]。因此，为诊断吻合口狭窄，随访时间不仅必须包括术后近期，还应覆盖更长的时间。在决定治疗方案前，应考虑到肿瘤复发是吻合口狭窄的原因之一。

低位结直肠、结肠肛管以及回肠 - 肛管储袋吻合口的短段狭窄可在门诊或麻醉下行手指扩张；而指检无法通过的远端狭窄可使用宫颈扩张器，有效扩张吻合口，且狭窄复发率低。

对于结肠或结直肠吻合的短段狭窄（<1 cm），内镜下球囊扩张是非常有效的、最常用方法（图 10-4a，b）。几项研究表明，对于结肠吻合口狭窄，球囊扩张的成功率高达 86% ~ 97%[5-7]。用于扩张的球囊有两种类型：整体交换球囊（over the wire，OTW）和内镜直视球囊（through the scope，TTS）。这类技术的机械原理相似，都是使扩张力放射状传导到整个狭窄段。扩张成功的标准是，12 mm 标准结肠镜足以通过狭窄段且扩张操作后肠梗阻症状减轻。如狭窄复发，可能需要重复扩张。

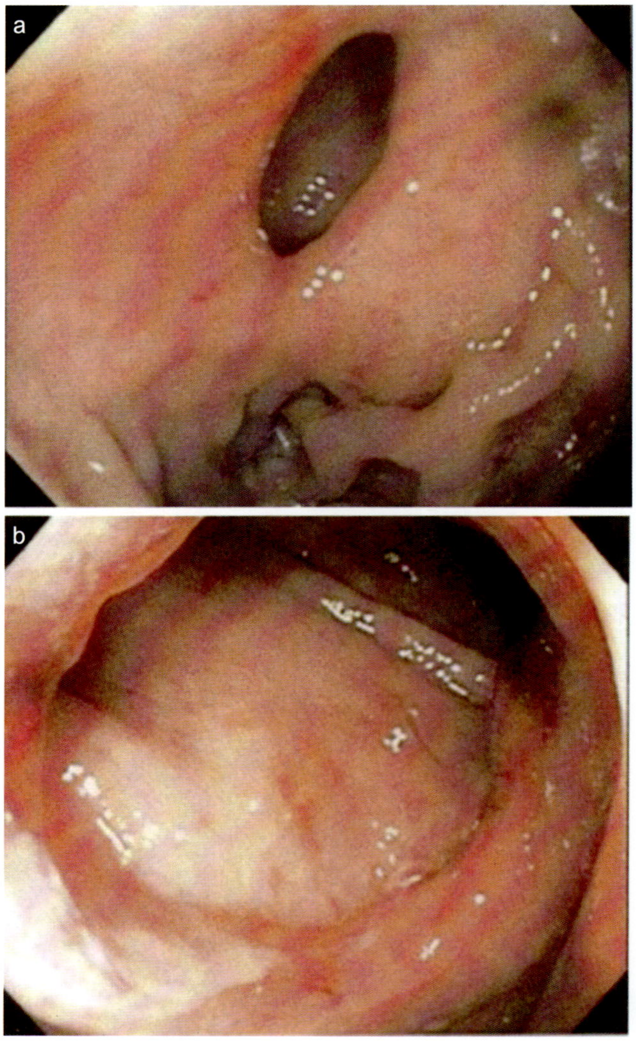

图 10-4 a. 结直肠吻合口狭窄，扩张前；b. 球囊扩张后的吻合口

另一种较少采用的是在探条扩张的同时，将轴向力量放射状传导。Werre[67] 采用聚乙烯探条（Savary-Gilliard）治疗 15 例直肠前切除术后出现良性吻合口狭窄的患者。经平均 19 个月的随访，10 名患者恢复正常排便，5 名患者的症状部分改善，其中仅 3 名患者需要接受其他方法治疗。所有病例均无并发症。Pietropaolo[68] 发现，就单次扩张成功率而论，球囊扩张器优于探条扩张（76.9% vs. 51.8%）。

复发性瘢痕狭窄可采用瘢痕切开联合球囊扩张的方法 [69]。Luck[70] 采用内镜下掺钕 - 钇铝石榴石激光瘢痕切开联合球囊扩张术治疗 10 名患者。其中 9 位患者治愈，无复发与并发症（中位随访时间 82 个月），剩下一名患者于 6 年后出现狭窄复发。Brandimarte[71] 利用改良的乳头切开刀，于内镜下做 6 个放射状切口治疗 39 位结直肠吻合口狭窄的患者，平均随访 25 个月，所有患者狭窄扩张效果满意，未见并发症与复发。采用电刀和激光行狭窄成形术的并发症很少，仅有一组报道技术失败率约 2.7%[72]。另外，也可于肛门镜下行电刀切开和激光狭窄成形。据报道，经平均随访 6 ~ 92 个月，内镜、肛门镜或狭窄成形术的有效率为 90% ~ 100%[69, 70, 72-74]。

如吻合口狭窄不规则、明显成角、固定、长度超过 1 ~ 2 cm，可能不适合内镜下治疗。美国结直肠外科医师协会（ASCRS）的调查表明：34 名患者需要手术治疗（28%），包括 18 例行切除手术，13 例行永久性结肠造口[60]。因前次手术或持续局部感染导致瘢痕化的患者，直肠再次手术技术难度大，万不可低估。Shleigel[62] 报道了 27 例吻合口狭窄矫正手术，其中 7 例上段直肠吻合口狭窄的患者行结直肠吻合，20 例中下段直肠吻合口狭窄的患者行结肠肛管吻合，所有患者均恢复了肠道连续性（19 例行 Soave 手术，1 例行结肠 J 型贮袋吻合术）。

远端直肠大段狭窄或局部治疗失败，推荐立即或延期进行经腹、会阴联合入路的结肠肛管吻合[75]。有一种利用端端吻合（EEA）吻合器技术，创伤较少，不必开腹，可用于矫正中高位直肠吻合口狭窄。吻合前，以硬质乙状结肠镜评估并扩张狭窄。圆形吻合器的钉砧头和吻合器主体均由肛门置入，当狭窄处肠壁位于钉砧头与吻合器之间后，固定并激发吻合器，冠状切除狭窄，并完成吻合。这种方法最大的弊端是 EEA 钉砧头未必能通过致密狭窄。另一种办法是剖腹手术或腹腔镜辅助下切开近端肠管，置入钉砧头，经肛门插入吻合器，直至狭窄处。吻合器放置位置正确后，将吻合器与钉砧头对接并旋紧，激发切除狭窄。平均 12 ~ 49 个月的长期随访表明，该狭窄切除技术可使 89% ~ 100% 的患者恢复正常肠功能[62, 76]。

对于不适宜手术的顽固性结直肠良性狭窄患者，为较长时间缓解症状，可考虑置入自膨胀金属支架（SEMS），但可增加穿孔、移位、再次梗阻等迟发性并发症的发生，发生率可高达 38%[77]。SEMS 也可考虑用于临时缓解急性梗阻，以便进行择期手术。对于新型的生物可降解支架[78]、全覆膜自膨胀支架[79]也已有评估，但在良性结 - 结肠、结 - 直肠吻合口狭窄治疗中的应用价值仍未确定。

当然，对于所有治疗措施都失败或不宜手术矫正吻合口的患者，回肠、结肠造口也许是解除梗阻症状的唯一选择。

吻合口出血

结直肠、结肠及小肠器械吻合后，吻合口出血是常见的自限性并发症，经治疗后，多数可自行停止。结直肠吻合术后出血率约 5%[80-82]。当肠系膜被卷入闭合线时，可能出现吻合口出血，而术后应用抗凝药或抗血小板药物可加重出血。持续性出血罕见，一旦发生，则需要进一步处理。

吻合口出血的临床表现与其他原因引起的低位胃肠道出血相似，但由于存在吻合口缺血和裂开的风险，治疗更为困难。最佳治疗方案有赖于出血部位、患者因素、外科医生与内镜医生的技术等，治疗手段包括保守治疗（输注浓缩红细胞和凝血因子）、内镜下治疗、血管造影栓塞、局部应用血管活性药物以及吻合口重建等。

避免肠系膜卷入闭合线可显著减少术后出血，笔者建议术中用乙状结肠软镜检查评估结直肠吻合口。Ishihara 发现结直肠器械吻合的术中吻合口持续活动性出血率高达 9.6%[83]。术中见到活动性出血，可通过直视下缝合、内镜下局部注射 1：200 000 肾上腺素以及小心电凝进行止血。

吻合口出血可在术后 4 h 至 9 d 内发生。初始治疗包括纠正凝血障碍、必要时输血及血液制品[84]。应注意的是，患者便血与血凝块的量对出血速度的判断更为准确，而血红蛋白和红细胞压积可能在出血数小时后才出现变化。吻合口出血的保守治疗可能需要输注 2 ~ 10 U 浓缩红细胞[16]。补液加热、患者保暖、防止低体温尤为重要。

如吻合口持续出血，首选的下一步措施通常为肠镜下评估和治疗。肠镜可直接检查吻合口并采用多种方法止血。吻合口周围黏膜下注射 10 ml 1：200 000 的肾上腺素盐水可有效控制出血[84]。Cirocco 报道了电凝成功止血，尽管 6 名患者中，1 例出现可能与治疗相关的吻合口漏[85]。其原因可能是出血处存在吻合钉，使能量分布不均，局限化不佳，加重了组织损害。

内镜钛夹吻合口止血安全有效，可取代电凝止血[81]。内镜下治疗优势明显，患者生理应激小，不像手术矫正吻合口，无须全身麻醉，是一种明显创伤更小、成本 - 效益比更好的治疗方法。结肠镜下止血应由掌握高级内镜操作技术的经验丰富的专家操作。如出现内镜下治疗不成功，特别是出血严重，无法看清腔内出血点时，应采取备用措施。

吻合口出血快速迅猛时，可利用血管造影明确、处理出血部位。可选用血管加压素局部输注和血管栓塞来控制出血。输注血管加压素可能导致心肌、小肠局部缺血和坏死等明显并发症，使用时应仔细权衡[86]。

血管栓塞是另一选择，虽不会引起心肌并发症，但仍可能因阻断肠管末梢血供导致肠管缺血、坏死[87]。血管造影技术对于其他肠吻合，如小肠吻合是最佳手段，因为肠镜止血明显受限。大肠切除吻合口明显出血虽然非常罕见，但偶尔也可严重到需要再次手术矫正或重建吻合口。

（参考文献参见 www.pumpress.com/home-specific-edu/5599.html）

第 11 章

肛门疼痛的诊疗

Amir L. Bastawrous 著
张 辰 译 于向阳 审校

要点

- 详细的病史采集对肛门疼痛患者的诊断具有指导性意义。
- 一项细致而全面的体格检查通常会通过肉眼观察病灶或触诊发现的异常来确立诊断。如果在诊室内不能完成上述检查，那么就应该在麻醉下进行。
- 很少需要影像学检查来确定病因。
- 肛裂通常会在一次排硬质大便过程中及排便之后引起尖锐的、剧烈的肛门疼痛。
- 与血栓性外痔相关的肛门疼痛通常是持续的，伴有明显的肿胀，但没有全身感染的迹象。
- 癌症应始终在鉴别诊断考虑之内。

前言

对于那些找结直肠外科医生、普通外科医生和初级保健医生进行咨询的患者来说，肛门疼痛大概是最常见的主诉之一。在西方文化中，肛门通常是社交谈论的禁忌之一。此外，对个人来说它还是一个很难自己进行检查的身体部位之一。然而，肛门和直肠疾病却可能给人带来诸多不便。对于一个患有严重的血栓性外痔或者肛周脓肿的患者来说，完全可能因为疼痛而丧失活动能力。肛门疼痛作为一种症状包含了广泛的诊断范围，从良性的、自限性肿瘤直到威胁生命的恶性肿瘤都有可能。一个经过深思熟虑的、合乎逻辑的方法对于有效诊断和治疗肛门疼痛是至关重要的。

病史

和医学门类里的大多数学科一样，仔细的病史采集是评估肛门疼痛的基础。来听患者用他们自己的话讲故事，把他们的话全部当成重点，通常会为潜在的问题提供线索。一个有经验的结直肠外科医生通常可以通过聆听患者的关键描述来推测患者的诊断。强调疼痛的特征是很重要的一点。对于疼痛持续时间、部位（肛门内部、肛门外部）、特点（烧灼、尖锐、闷痛）、致病因素（排便、腹泻、硬便、运动、大便失禁、引流）、相关的体征和症状（发烧、发冷、体重减轻、排便习惯改变），以及任何可能导致症状缓解的情况（如温水浴、大便、外用药膏）等应加以关注。

患者病史的其他方面也很重要，可以提供一些辅助证据。个人的糖尿病史可能暗示肛门脓肿或福涅尔坏疽。炎性肠病的病史可能提示肛裂、肛瘘或脓肿。英夫利昔或者应纳西普的用药史可以表明，银屑病是瘙痒的原因之一。非常明确的结直肠癌家族史可能会引导人们将直肠癌考虑为肛门疼痛的原因之一。肛交这一性行为历史可能会引起对性传染病、肛门发育不良或肛门癌的关注。

最后，不应被患者或转诊医师的初步诊断所误导；例如，对于被告知有肛裂但病史不适合的患者，应该考虑另一种诊断方法。通常情况下，肛门部位的症状或体征容易被称为“痔疮”，但实际上，真正的病理范围可以从瘙痒到肛门癌，偶尔被正确诊断为血栓外痔。

一些症状为多种疾病所共有，这几乎是普遍存在的。

肛裂（图 11-1）

肛裂患者通常描述的疼痛性质是尖锐的“刀割状”，即在排便时和排便后立即发生的疼痛[1-2]。如果疼痛持续时间没有太过漫长，他们可能会回忆并描述成一次硬的、便秘般的排便过程。他们说疼痛可能会在大便后持续数分钟至数小时。有时疼痛如此严重，以至于让他们害怕排便。有患者反映说他/她在擦拭肛门后会在厕纸上发现血迹，这并不罕见。有时一些患者也会用温水坐浴来缓解疼痛症状。

急性血栓性外痔（图 11-2 和图 11-3）

患者通常可以准确地告诉你他们什么时候患上了严重的血栓性外痔。他们描述了剧烈的、持续的疼痛，或者是排便（放松或便秘）或举起重物。疼痛将与他们感觉到的在肛门附近的“隆起”相一致。疼痛会持续一整天，通常会逐渐加重，然后在一周内逐渐减轻[3-6]。根据患者就诊的时间，疼痛可能增加或者减弱。他们会说坐着或触摸这个区域会很痛，但一般不会发热。

肛周、直肠周或坐骨直肠脓肿（图 11-4）

那些患有急性脓肿的患者恐怕是最不舒服的患者了[7-11]。他们的病史就是逐渐加重的局部压力和疼痛的过程。在排便之前和排便期间，疼痛更严重。之后可能会有轻微的改善，但痛苦依然存在。他们通常会发热、寒战。这些患者经常因为疼痛而拒绝坐着，与血栓性外痔患者有一些相似的症状，但是主要区别是有全身感染症状。不能小便是一种常见的并发症。

肛门瘙痒症（图 11-5）

肛门瘙痒患者的症状有时被描述为疼痛[12-13]，但并不常见。只有经过进一步的讨论，疼痛才会被澄清为灼烧或瘙痒。很明显，肛门和肛周皮肤在个体之间的感觉反应是不同的，并且可能比身体其他部位的差异更小（或者可能只是不同）。在对灼烧

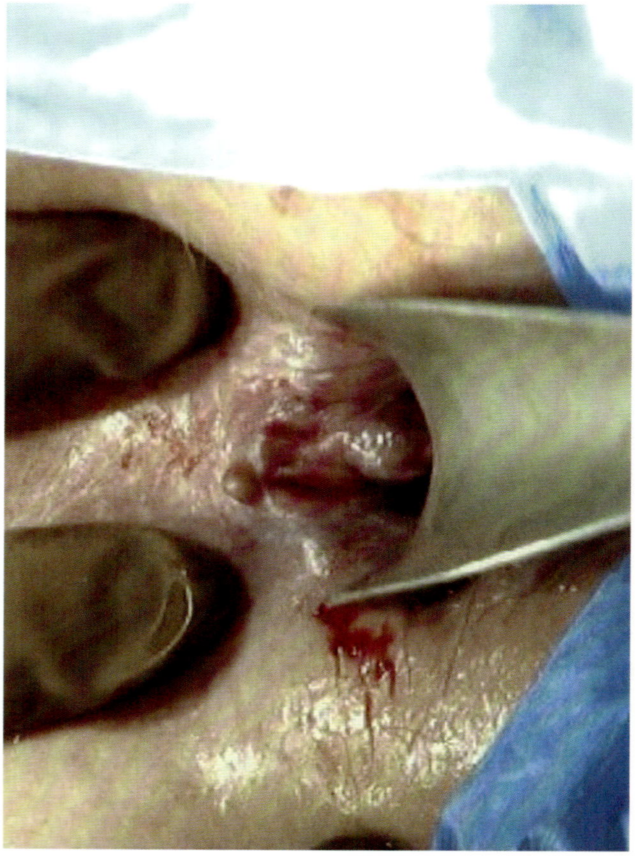

图 11-1　肛裂

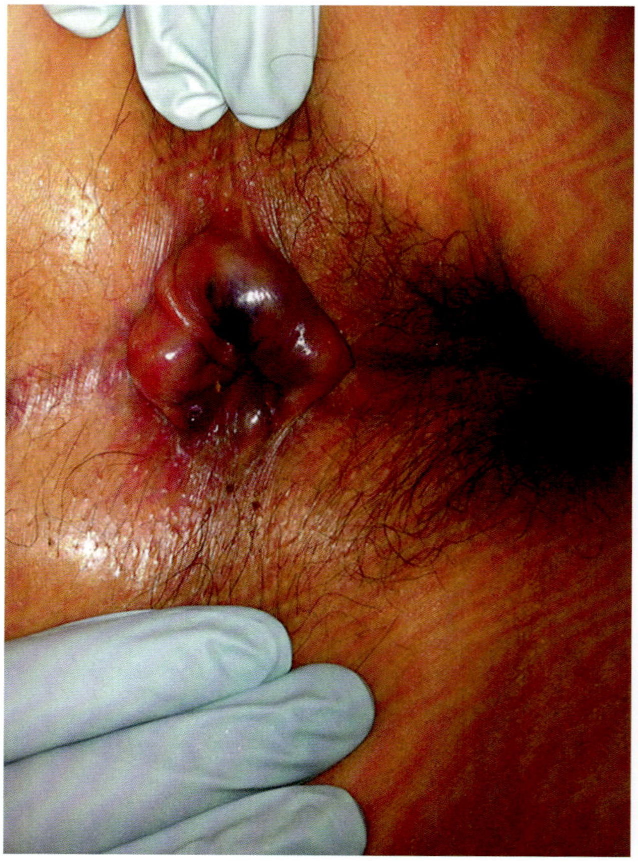

图 11-2　急性血栓性外痔

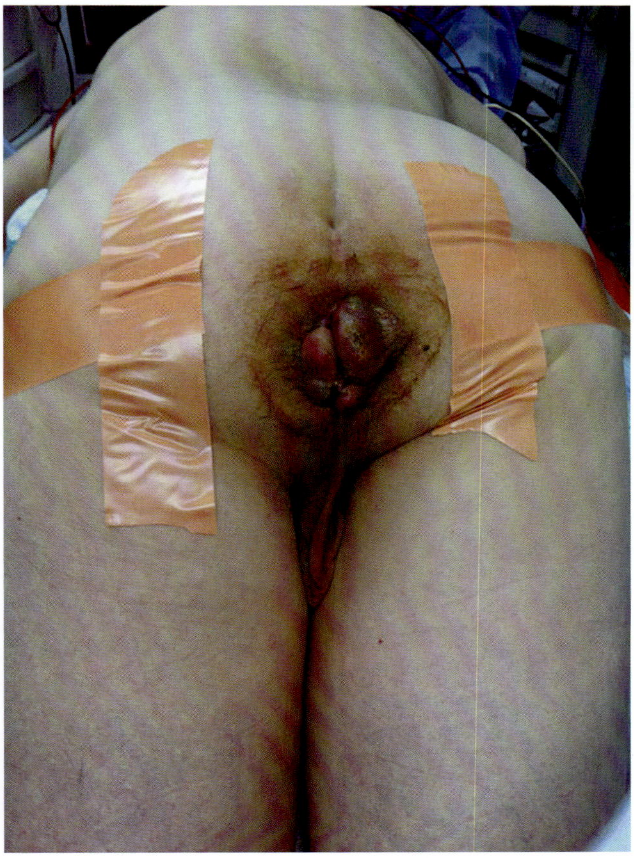

图 11-3　痔危症

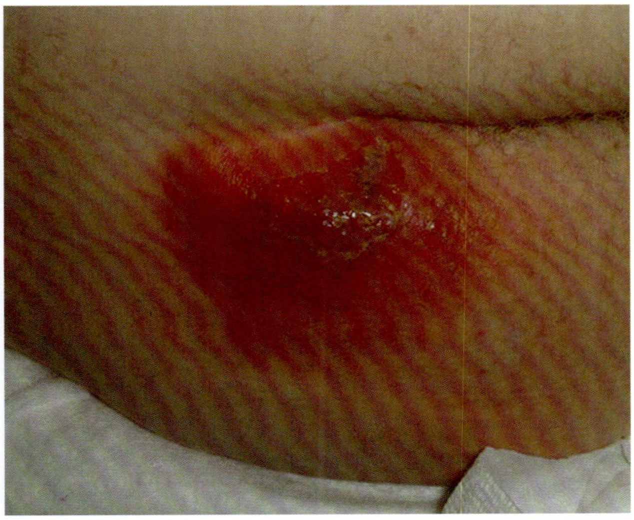

图 11-4　肛周脓肿

感、瘙痒感和疼痛感的描述中似乎有一些重叠。这种刺激在自然界中几乎是普遍存在的，并且可能与其他同步诊断有关。

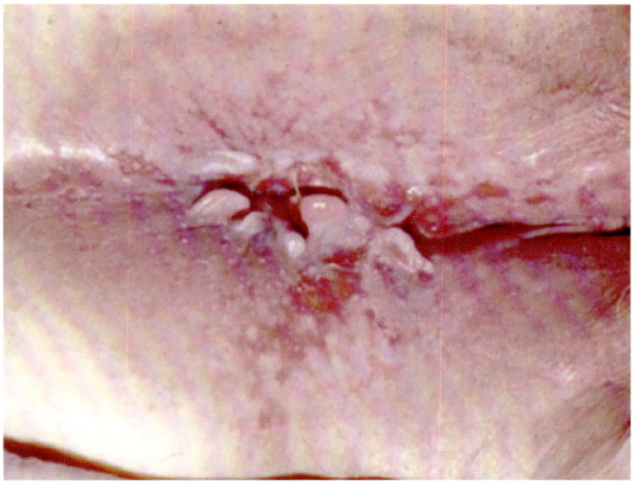

图 11-5　肛门瘙痒症

肛提肌综合征

盆底功能障碍患者（肛提肌综合征、普氏综合征、出口梗阻性便秘）所描述的疼痛史比目前列出的其他诊断更加多变 [14-15]。这种与典型模式不相符的情况本身经常可指向该诊断。疼痛可能是尖锐的、钝的、烧灼的或难忍的。它可能是间歇性的或持续的。用温水坐浴可以缓解疼痛，也可能不会改善。它可能因肠蠕动而恶化或改善。通常疼痛是慢性的，而且在一天的晚些时候更严重。除非有其他的合并症，否则他们不会描述伴有发烧或出血。有些人会抱怨说大便的时候会有困难。

肛门或直肠癌（图 11-6）

对恶性肿瘤的恐惧通常是患者寻求治疗肛门疼痛的部分原因。值得庆幸的是，绝大多数肛门疼痛的患者都是良性疾病；然而，在鉴别诊断中，警觉的医生总是会考虑癌症。在看到几个典型的肛裂患者后，医生不应该感到自满，否则就容易误诊像肛门边缘鳞状细胞癌合并后中线溃疡那样的患者。肛门和直肠癌症会带来疼痛 [16-19]。直肠癌会导致疼痛（特别是低位和晚期）伴随出血和排便习惯的改变 [16]。通常情况下会伴有体重减轻。肛门癌可以表现得更微妙。症状可能与肛裂重叠：在排便期间和排便后会在厕纸上发现血液。患者可能有或没有相关的肿块。发烧、寒战、体重减轻和腹股沟淋巴结肿大也可能包括在患者的病史陈述中。

图 11-6　肛门鳞状细胞癌

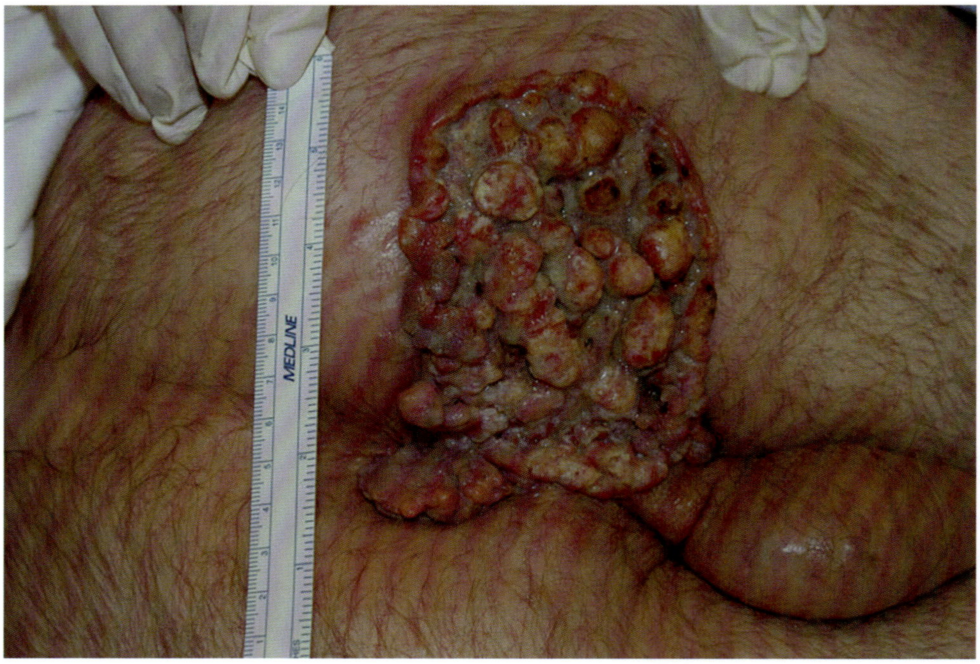

体格检查

尽管一个机敏的医生通常能从病史中找出患者肛门疼痛的原因，但仍需要仔细的、系统的体格检查来确认诊断。虽然全面完整的体格检查很重要，但检查的重点区域应该包括腹部、腹股沟、肛周皮肤和软组织、臀部和臀沟、肛管和直肠。

腹部检查

肛门疾病有时会通过腹部异常发现表现出来。导致肛门堵塞的癌症会引起腹胀及肠鸣音的改变，转移时可伴有肝大[20]。除了腹部疼痛或触痛外，还可以表现出肛门脓肿或瘘管。先前手术瘢痕可能意味着相关的诊断。克罗恩病患者如果有肛门疾病和肠道症状，可能会伴有消瘦。

腹股沟检查

腹股沟检查可能会发现淋巴结肿大。直肠腺癌如果位于直肠穹窿的位置较低或者在髂血管周围有大量淋巴转移性疾病，就会出现腹股沟淋巴结肿大。肛管和肛门边缘鳞状细胞癌在转移的时候遵循解剖引流模式[21-23]，经常出现腹股沟淋巴结肿大。这个检查结果可提示放疗的范围，并可监测肿瘤消退或复发。

肛周、臀肌和臀间检查

肛门检查需要对患者的身体和心理状况保持高度敏锐。他们可能会感到尴尬、痛苦或恐惧。让患者放轻松。许多人会对体格检查的仔细描述及解释表示欣赏。在开始任何侵入性的检查之前，要注意提醒他们。让患者放轻松可以培养信任感，以帮助医生在分析中获得更有成效的数据。

对肛门的视觉检查是必要的。医生应该寻找皮肤的异常，包括颜色、鳞状皮肤、增厚褶皱、肿块、肛管直肠瘘管的二次开口（图 11-7）、脓肿肿胀或发红、皮垂和外部痔肿大。通常情况下，肛裂可以通过在肛门镜检查前的观察来诊断，轻轻推开两侧臀部，使肛门皮肤外翻而显露肛裂。在臀沟中，寻找肛门窦、脓肿和枕头状的凹坑。有的肛门手术后可以看到肛门狭窄（图 11-8）。罕见的皮下肿块可能是良性或恶性的；对大小、固定情况、特征、硬度和压痛的评估有时有助于诊断（图 11-9）。

直肠指诊

接下来，医生应该对皮肤进行评估。皮肤在触感上是否黏着？与瘙痒的变化是否一致？应该检查

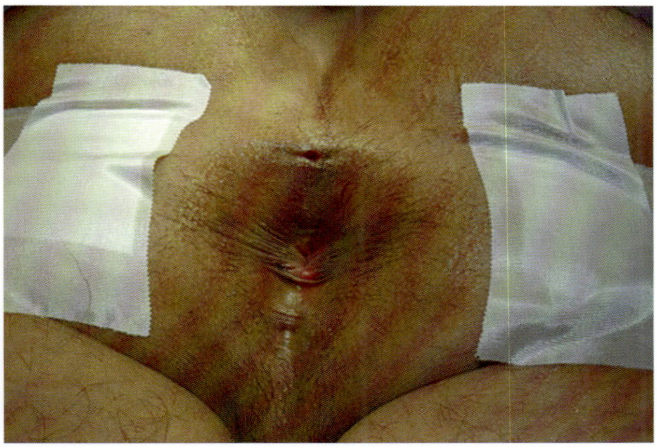

图 11-7 肛瘘

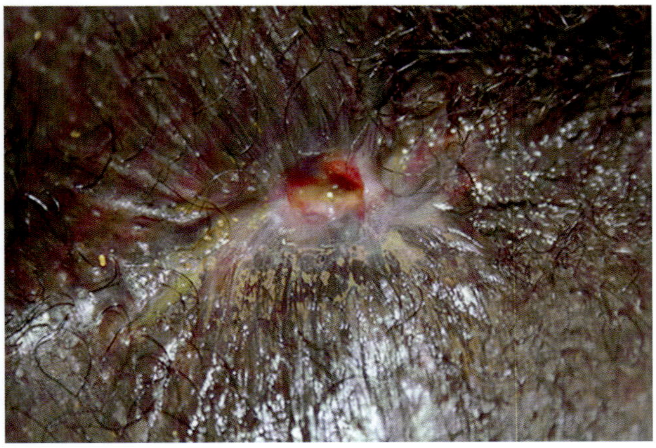

图 11-8 肛门狭窄

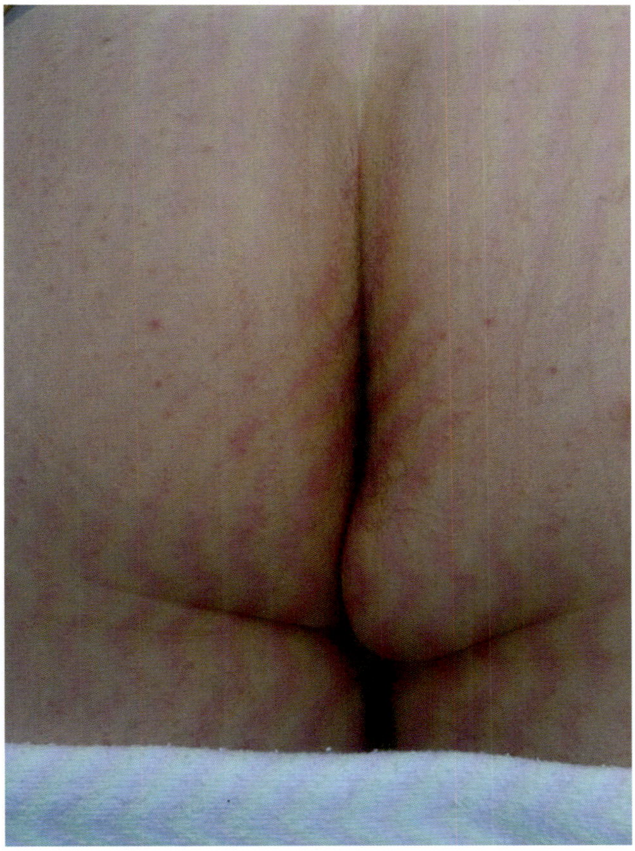

图 11-9 孤立性纤维瘤

特殊的疼痛部位、温度或肿块。在进行直肠指诊之前，肛门通常应该被充分润滑，并使用局部麻醉剂，特别是在患者疼痛的情况下。如果由于某种原因怀疑淋球菌，在进行之前应避免润滑。医生应该感觉任何肛门异常、远端直肠肿块和肛门的张力。如果张力低，大便的渗漏可能是导致瘙痒的原因。如果张力高，肛门括约肌抽搐，即使没有明显的裂痕，也可能会诊断出肛裂疾病。肛提肌的紧绷性应该在尾骨开始的两侧进行评估；这通常会重现肛提肌痉挛的疼痛或压力。医生应该对典型的脓疡肿胀进行评估，并检查骶骨是否有肿块或囊肿。尾骨应该被分散去评估尾骨痛；前列腺应该被触诊，因为前列腺炎可能是肛门疼痛的原因。如果疼痛太强烈，患者不能忍受在诊室内的检查，那么麻醉下的检查应该是合适的。

直肠检查、肛门镜检查和乙状结肠镜检查

在直肠指诊后，特别是如果诊断仍不清楚，患者在没有忍受太多疼痛的情况下接受了上述检查，那就应该进行肛门镜检查或乙状结肠检查。这些内镜工具将有助于识别肛门和直肠病变。肛门黑色素瘤偶尔会被发现（图 11-10）。更常见的异常可能包括各种性传播疾病、炎症性肠病的黏膜变化、内痔病或罕见的疾病，如黑色素瘤。

影像和诊断测试

病史和检查有时会需要进一步进行确认或诊断

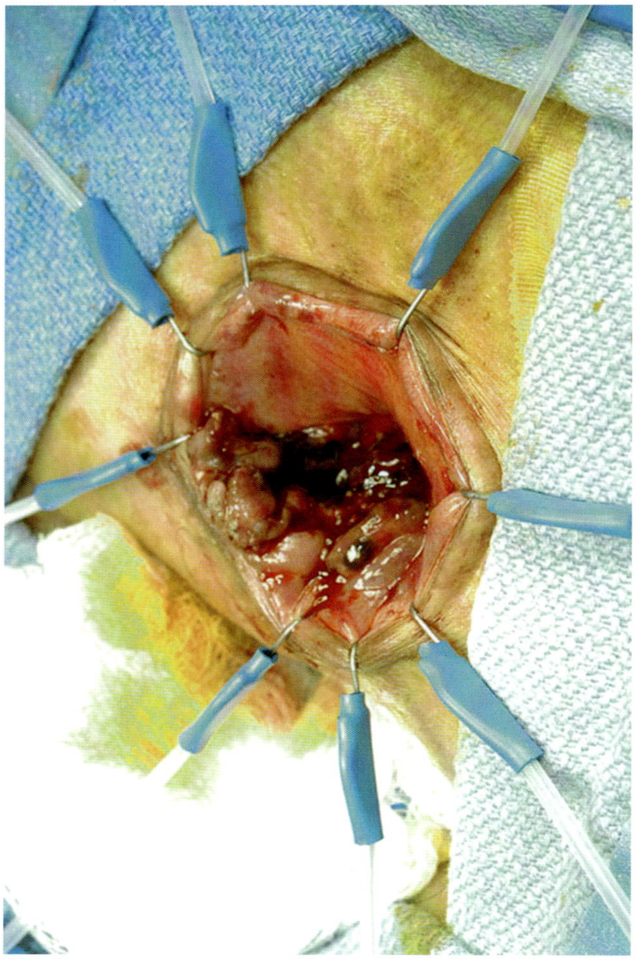

图 11-10 肛门黑色素瘤

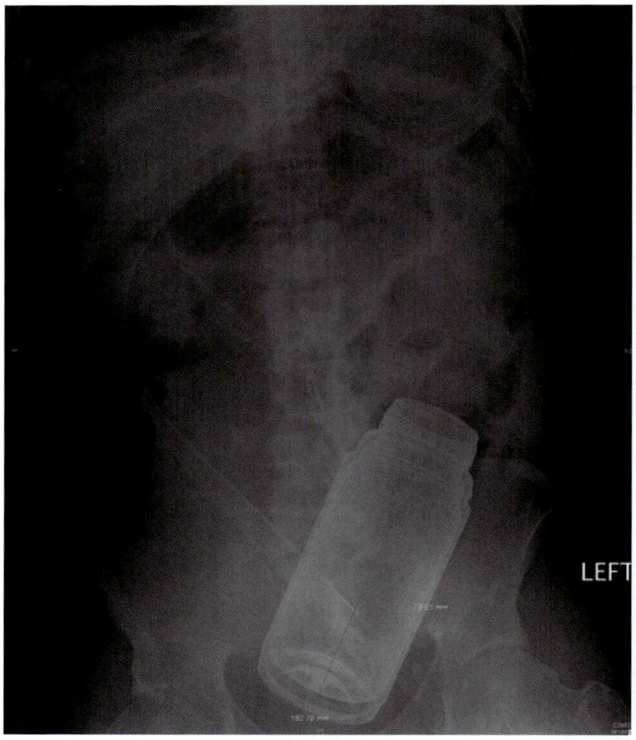

图 11-11 异物

性的影像学检查。一名罕见患者，其病史与肛门直肠脓肿相一致，但在体格检查中却没有发现脓肿，这就可能会从骨盆的 CT 检查中受益。骨盆动态 MRI 可以帮助确诊普氏症或其他骨盆底障碍。高分辨率的肛门直肠测压术和球囊排出试验可用于鉴别便秘患者是否为出口梗阻型 [24]。如果在检查中发现肛门或直肠癌，用超声波、MRI 和 CT 进行分期是适当的。骨盆放射图像可以识别一些异物（图 11-11）。

结论

针对肛门疼痛的系统研究方法将确保有效的诊断和治疗（图 11-12）。通过详细病史采集和系统全面的体格检查相结合的方式来获得正确的诊断几乎是被广泛认可的。然而，在罕见的情况下，疼痛仍然病因不明，因此在麻醉下进行检查就成为必要。更少见的是除了对检查时的异常发现进行描述，还需要进行影像学检查。

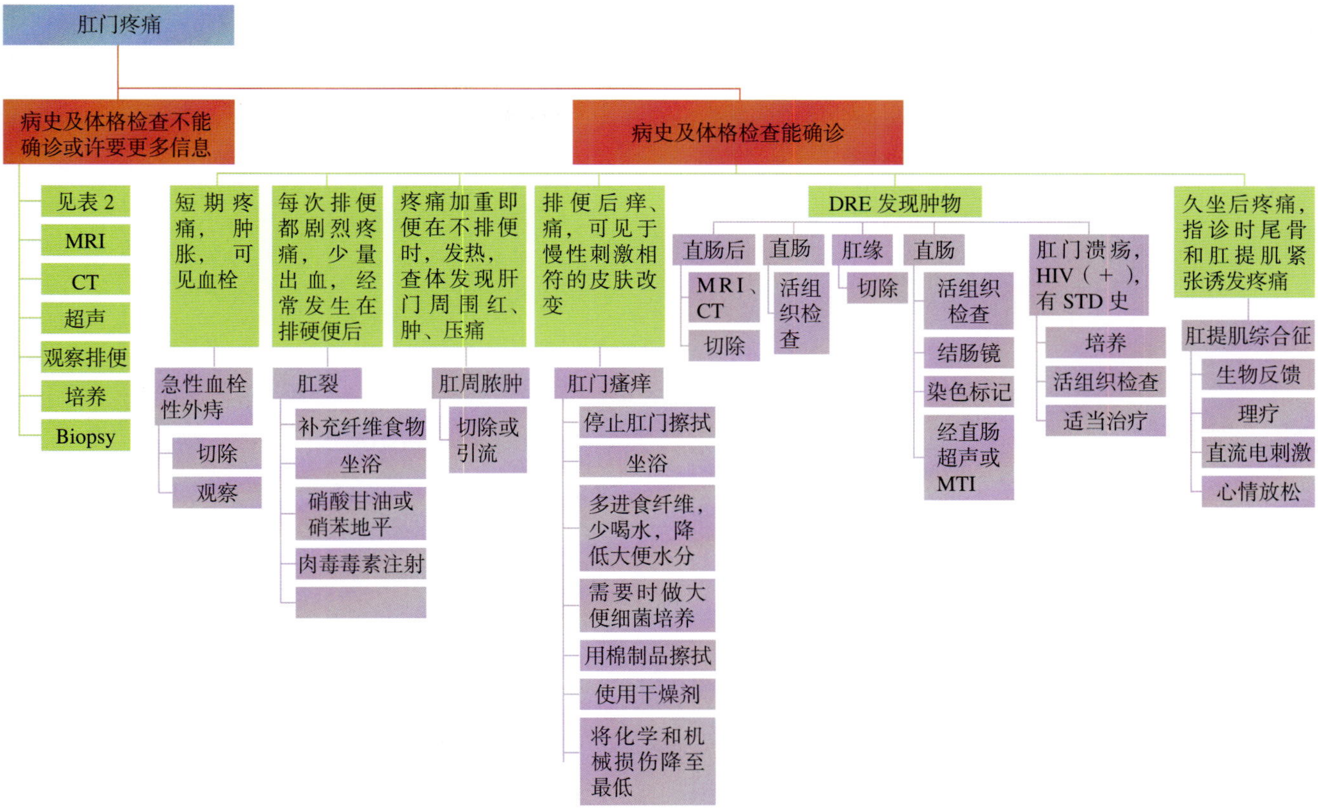

图 11-12　针对肛门疼痛的系统方法。获得 Billingham R 允许，摘自 Steele, S.R., Maykel, J.A., Champagne, B.J., Orangio, G.R. (Eds). Complexities in Colorectal Surgery. Decision-Making and Management. Springer, New York, 2014. © Springer.

（参考文献参见 www.pumpress.com/home-specific-edu/5599.html）

第12章

痔

Martin Luchtefeld, Rebecca E. Hoedema 著
邵 伟 译 于向阳 审校

要点

- 痔疮的分级是基于查体时发现的临床脱垂程度。
- 针对痔疮的症状，内科保守治疗应该作为最初的治疗建议，可能包括饮食调节、增加饮水量、补充纤维和药膏治疗。
- 诊室的处理主要针对内痔疾病，最常见的处理是胶圈套扎。
- 对于正接受抗凝治疗的患者，考虑到纤维化反应的影响，可采用注射硬化剂治疗，几乎不会增加出血风险。
- 痔切除术是所有外科治疗手段进行比较的金标准。
- 术后出血可发生在两个不同的时段，一个是手术后立即发生，一个是术后 7 ~ 10 d 发生的迟发性出血。
- 只有痔疮并发绞窄、嵌顿、坏疽时，才考虑急症痔疮手术。

痔是结直肠外科医生最常遇到的疾病之一。痔疮的表现各不相同，故而许多其他的疾病常常被患者和医生误诊为“痔疮”。

解剖

痔是肛管的正常结构。1975 年 Thomson 发表了基于解剖学和放射学研究的硕士论文并首次使用了“血管衬垫”这一术语[1]，自那以后，我们对痔解剖学的理解并没有太大的改变。按照 Thomson 理论，黏膜下层不会形成一个由增厚组织构成的连续的环，而是一系列不连续的衬垫结构。在解剖学上，三个主要的衬垫位于左侧、右前和右后位置。这些厚垫中的黏膜下层均富含血管和肌肉纤维。肌肉纤维来自内括约肌和联合纵肌。肌肉纤维被认为是维持痔完整性的重要结构，其减少可能导致痔疮出现症状。痔动脉血供主要来自痔上动脉的终末支；痔中动脉的分支也参与血供。静脉血经痔上、痔中、痔下静脉回流（图 12-1）[2]。

病因

痔疮出现症状的原因有很多种。其中，膳食结构、行为因素、任何导致过度用力的因素，以及括约肌功能障碍是最常见的原因。Thomson 的血管衬垫理论指出正常的痔组织表现为不连续的黏膜下层团块。用力时，血管衬垫充血并可能阻止排泄物或气体的排出。然而，年深月久，组成肌肉黏膜下层的解剖结构变薄，痔组织滑动或脱垂，出现典型的痔疮症状。Haas 等注意到 20 岁至 30 岁时，通过显微镜可以观察到支持组织的退化[3]。

许多研究调查了这种退化发生的原因以及局部微血管的变化。基质金属蛋白酶（MMPs）存在于细胞外空隙，可降解胶原蛋白、弹性蛋白和纤维连接蛋白。研究发现痔组织中 MMP-9 的高表达与弹性纤维的分解有关[4]。一旦痔开始脱垂，内括约肌可以减慢静脉回流速度，使痔疮更加充血肿胀。

血供增加和新血管形成可能使痔疮的症状更加明显。Aigner 发现，与正常志愿者相比，痔疮患者痔上痔动脉终末支的内径更宽，血流量更大，峰值速度和加速度更快[5-6]。痔中微血管密度也有所增

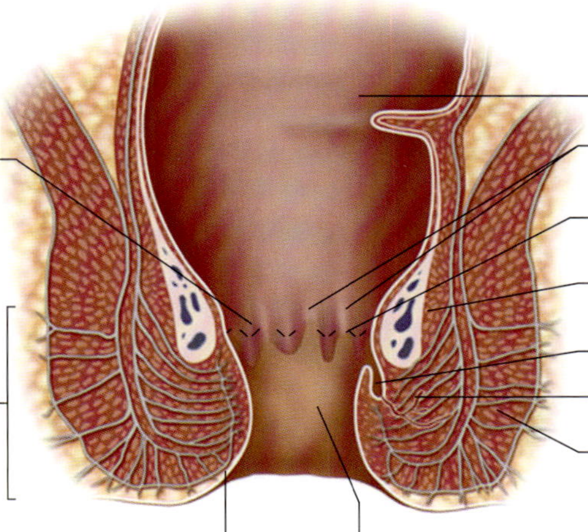

图 12-1　痔解剖学

加。内皮素（CD105）是 TGF-B 的结合位点，也是新血管生成的增殖标志物。Chung 等人在一半以上的痔组织标本中发现了内皮素，而在正常肛门直肠黏膜中没有发现[7]。其他研究人员发现了痔标本中血管生成相关蛋白的高表达，例如血管内皮生长因子（VEGF）[4]。

任何能够阻碍静脉回流的因素均会使痔疮的症状更加明显。括约肌自身张力的增加可以减缓静脉回流[8-9]；事实上，有研究表明，与正常受试者相比，有症状的痔疮患者的肛管静息压更高[10-11]。痔切除术后，肛管压力下降，所以肛管压力可能是痔疮的结果，而非其发病原因[12]。其他可能的致病因素包括怀孕、慢性咳嗽、盆底功能障碍或者单纯直立。Burkitt 和 Graham-Stewart 认为西方社会的低渣食物会增加排便时的应力[13]，导致静脉回流增加，进而使痔疮的症状恶化。

尽管已经提出了许多理论，但其中大多数仅仅处于推测阶段，几乎可以肯定的是，痔疮的症状是由多种不同因素共同作用的结果。

流行病学

痔疮确切的发病率很难得知。正如前文所述，许多认为自己患有痔疮的患者实际上患有其他疾病。1990 年的一项研究表明，美国的痔疮患病率为 4.4%，其中年龄在 45 — 65 岁、社会经济地位较高的白种人群患病率最高[14]。这类研究很可能存在明显的偏差。2004 年，国立卫生研究院指出，在美国，320 万次的门诊就诊、30.6 万次的住院治疗以及 200 万张处方与痔疮有关[15]。

分类

痔通常分为内痔、外痔或混合痔。内痔位于齿状线以上，外痔位于齿状线以下。这一分类对于治疗具有重要意义，因为与外痔相比，内痔中痛觉纤维相对较少，所以可以有更多的治疗选择。

此外，根据临床脱垂程度，还有一个内痔的分级系统（图 12-2）[16]。它十分有用，诸多研究所涉及的不同治疗方法可以借助这一系统进行比较。另外，脱垂是促使患者就诊的主要症状之一。不幸的是，这个系统并没有涉及痔疮的其他临床表现，如疼痛、出血和血栓形成，而大多数的痔疮均表现为综合征。

临床表现

大多数以肛肠疾病前来门诊就诊的患者会觉得自己患有“痔疮”。出血、疼痛和突出物是痔疮最常见的症状。就患者而言，各项临床表现的严重程度各不相同，这取决于病变是以内痔为主还是以外痔为主，抑或是组合型占主导。患者还有可能主诉瘙

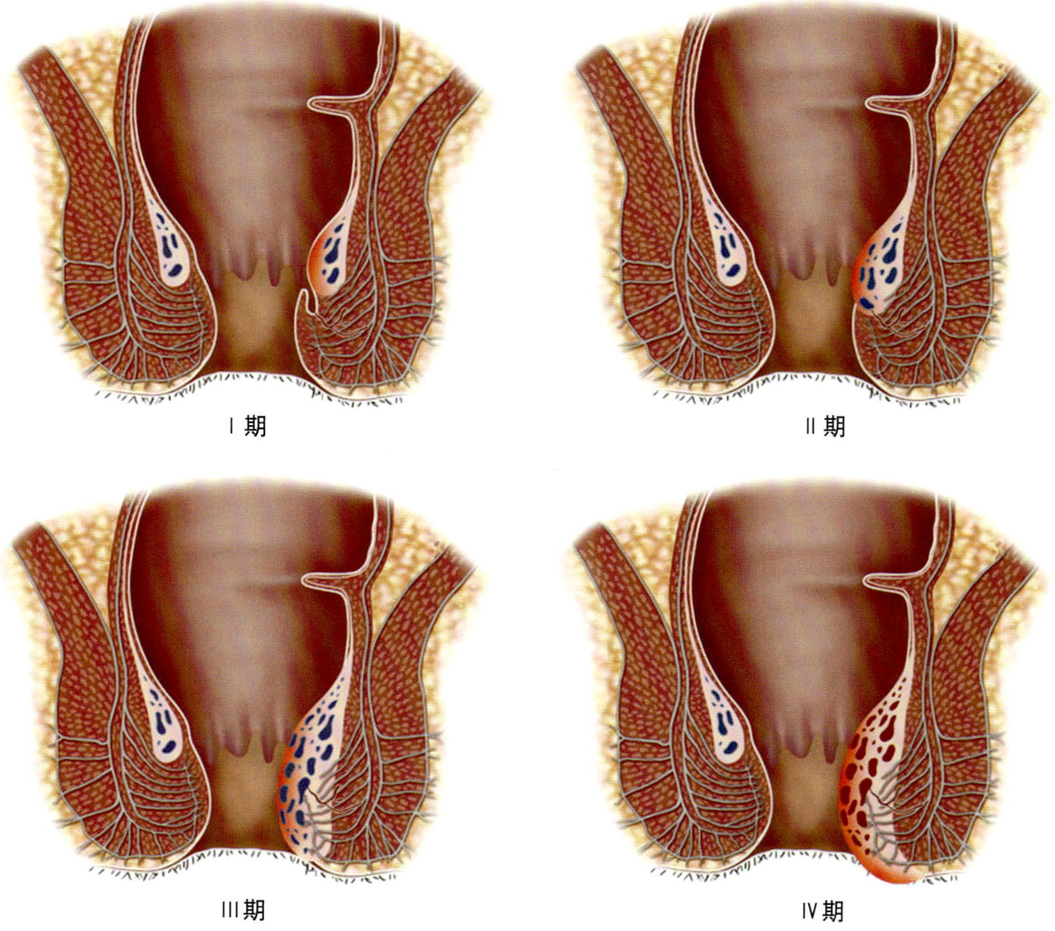

图 12-2 痔疮分类表 / 分级系统

痒，但仅有瘙痒表现更常见于肛门瘙痒症。

当内痔是造成临床问题的主要因素时，典型症状是直肠出血伴脱垂。内痔几乎不会引发疼痛，事实上，当遇到以疼痛症状为主诉的患者时，医生应该考虑是否存在其他疾病的可能。痔疮出血的典型特征为鲜红色，每天很少至几次不等。患者常诉卫生纸染血、便盆内滴血，甚至血液从肛门中喷出。通常，随着时间的推移，发作次数更频繁，出血程度更严重。尽管非常罕见，但出血过多时甚至可以导致贫血。内痔的另一个常见症状是脱垂。患者的表现各不相同，有人表现为单纯的肿胀，每次便后迅速消退，严重者出现长期脱垂且不能消散的内痔。内痔和外痔的许多症状相同。和内痔一样，外痔也可以导致直肠出血。另外，外痔的肛管内部分也可以与内痔一起从肛管中脱垂。仅仅通过症状很难鉴别充血肿胀的外痔和脱垂的内痔。

另一方面，外痔更有可能表现为疼痛，特别是充血或红肿时。疼痛的存在有助于临床医生鉴别肿块的主要成分是内痔还是外痔，从而明确他们所面对的主要临床问题。

血栓形成是痔疮可引起显著的症状的独有的病理基础（图 12-3）。一旦痔疮伴有血栓形成，患者典型的表现是肛周突发疼痛和肿胀。肿胀通常会持续至少几天，甚至几周，而脱垂或水肿造成的突出物通常消散得更快。痔疮血栓形成而引起的疼痛虽然严重程度各异，但通常持续不缓解。痔疮血栓形成常发生于外痔，但严重时可以持续进展，最终也会累及内痔。之前患过痔疮但症状轻微的患者可发生痔疮血栓形成。

熟悉肛肠疾病广泛的鉴别诊断至关重要（表 12-1）。虽然许多患者确实患有痔疮、肛裂或肛瘘，但他们或许还存在更为严重的恶性疾病，如肛门癌

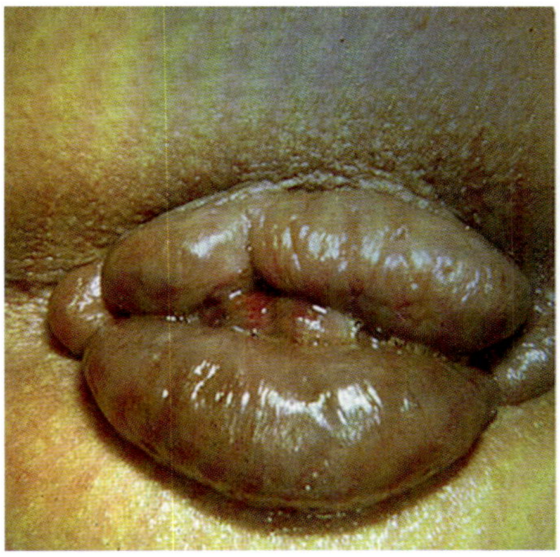

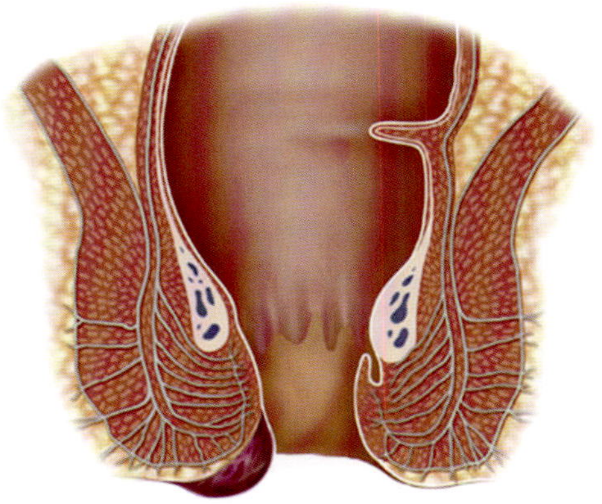

图 12-3 血栓性外痔。Richard Billingham 提供

表 12-1 痔疮症状

- 直肠出血
- 大便中鲜红色血液
  - 便盆中滴血
  - 便后卫生纸染血
- 排便时疼痛
- 肛门瘙痒
- 直肠脱垂（行走时，举重物时）
- 血栓
- 如果发生绞窄，表现为剧烈疼痛、出血，有时还会有全身性疾病的体征

或直肠癌。医生应开放思路，考虑其他疾病的可能，如尖锐湿疣、克罗恩病、直肠炎、Paget's 病或其他的皮肤病。

评估和查体

病史

仔细询问病史有助于医生做出准确的诊断。此外，还要了解哪些症状最困扰患者，这一点很有意义。在某些情况下，患者只要知道他们的症状与痔疮有关，而非更严重的疾病，就会十分满意。病史中应包括患者的排便习惯。如果患者便秘，那么便秘的治疗应成为治疗计划的重要一环。严重腹泻的患者应考虑溃疡性结肠炎和克罗恩病。如果排便习惯发生显著变化，还必须考虑可导致这一变化的各种可能性。

对于直肠出血患者，应注意出血的性质、颜色和出血量。如果同时伴有排便习惯改变，则应该怀疑恶性肿瘤或炎性肠病。

如果临床表现以疼痛为主，应注意疼痛的强度、发作频率和持续时间。如果疼痛剧烈，而且排便时有一种撕裂的感觉，则应考虑肛裂。如果每次发作时，疼痛持续数日，则应该考虑将痔疮血栓形成或肛周脓肿作为可能的诊断。

直肠区域的突出物或肿胀可能是许多不同的疾病。如果突出物持续存在数周、数月甚至数年，它很可能就是皮赘一样的东西。但是，即使在这种情况下，也要注意不要忽略某些疾病的诊断，例如尖锐湿疣和肿瘤。

查体

医生应该对患者进行常规查体，重点部位是腹部、腹股沟和肛周。通常情况下，先取仰卧位，然后转换成俯卧折刀位或左侧卧位（Sims 位）(图 12-4)。这种检查势必会让患者感到尴尬和不安，所以检查过程中尽可能让患者舒心是很重要的。向患者讲解检查的步骤常常是有帮助的，可以减少意外，并将不适感降至最低。

开始检查时，先轻轻扒开患者臀部，检查皮肤、会阴和肛门外观。通常采用这些简单的方法就能够诊断肛裂，但如果医生没有考虑这种可能性，则很容易漏诊。此外，还可以明确许多其他的疾病：皮炎、肛瘘、脓肿、肛门癌、皮赘和尖锐湿疣。然后进行直肠指诊，评估肿块、疼痛和括约肌张力。如果有粪便流出或失禁，应嘱患者在直肠指诊时主动收缩肛门，以评估括约肌张力。

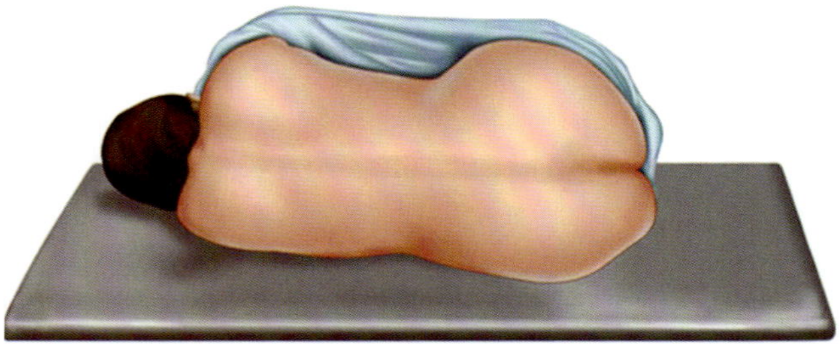

左侧卧位

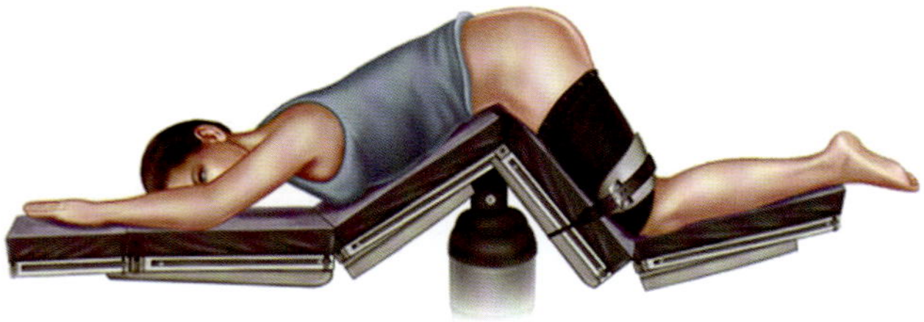

俯卧折刀位

图 12-4 患者体位。a. 左侧卧位；b. 俯卧折刀位

全面评估痔疮，需要进行肛门镜检查（图 4-3）。选用开槽的或可以侧视的肛门镜非常重要，由此可以获得内痔的最佳视图。当肛门镜到达最佳位置时，嘱患者用力，能够更好地评估痔疮问题的严重程度，特别是脱垂的程度。

许多患者最起码还应该接受一次硬质的直肠镜检查。外科医生借此可以排除那些与痔疮相仿的恶性肿瘤或炎症疾病。对于出血、体重减轻、贫血或排便习惯改变的老年患者尤其必要。

直肠出血的患者常常应该考虑对结肠进行全面评估。仔细询问病史对于决定是否进行结肠镜检查非常有帮助。通常情况下，典型的痔出血的年轻患者对治疗有反应，如果没有结肠癌家族史，则可能不需要进一步评估。在众多典型的“出口”出血中，结肠镜检查发现腺瘤的比例小于 2%，50 岁以下的患者无人患癌。将所有年龄组的患者汇总分析，6.7% 的患者存在明显的病变（如癌症、巨大息肉或原位癌）[17]。尽管有这一证据，但一些临床医生仍会建议 40 岁以上的患者行结肠镜检查，无论其出血属于何种类型。

治疗

是否进行治疗取决于症状的严重程度。很多患者痔疮巨大且发炎，他们希望通过确诊消除疑虑，除此之外别无他求。一些患者的症状或许比查体所见更为糟糕。痔疮的治疗方法可分为内科治疗、诊室处理和手术治疗。

内科治疗

饮食

最常见的与痔疮相关的临床问题是便秘。因此，膳食管理的目标是尽量避免便秘，食谱中应包括高纤维饮食和充足的液体摄入。推荐的膳食纤维剂量为每天 25 g（女性）至 38 g（男性）[18]。这一目标很难达到，而且远远超过美国人每天 16 g 的平均纤维摄入量。尽管建议增加纤维摄入量，但这一数字在过去的 10 年里并没有发生改变[19]。许多患者发现尽可能多地摄入纤维会引起腹胀和胀气，这可能是一个制约因素。在增加纤维摄入的同时，每天还应该至少服用 64 盎司的液体。增加纤维和液体摄入的目的是使大便松软成形，可以毫不费力地排出。Meta 分析证实补充纤维可以缓解痔疮出血，但对疼痛、脱垂和瘙痒没有帮助[20]。通常纤维治疗持续 6 周可以显效[21]。

其他的一些治疗适用于那些纤维补充效果并不理想的患者。大便软化剂简单安全，对大便异常坚硬的患者很有帮助。高渗性导泻剂，如聚乙二醇，对于那些纤维补充效果并不理想的患者来说是一个很好的选择。从根本上说，这些制剂的目的与膳食纤维和水一样。

对于偶尔遇到的腹泻患者，饮食成分必须调整。如果腹泻严重，必须进行评估以明确病因。即使未明确诊断，一些基本的原则也可以应用于腹泻患者。一般来说，饮食成分应该是高纤维低脂肪。众所周知，咖啡因、乙醇和辛辣食物会加剧腹泻。肠易激综合征患者服用洛哌丁胺可以非常有效地缓解腹泻。

在许多患者中，痔疮的症状与他们的如厕习惯密切有关。上文提到的饮食调整就是为了减少排便时过度用力，缩短如厕时间。有些患者尽管大便松软，但如厕时用力排便的时间依旧过长。在这种情况下，应考虑诊断排便梗阻综合征（ODS）。任何治疗痔疮的外科手段均不会使 ODS 改善，所以理想的情况是，ODS 发病伊始就被确诊并治疗。

医生常常推荐坐浴作为痔疮治疗的一部分。坐浴可以缓解便后的疼痛、灼烧和瘙痒。坐浴还有助于保持肛周卫生和降低肛管压力。在某些急性情况下，如痔疮血栓形成或痔疮急性发作时，采用温水坐浴疗效更佳[22]。一些残疾患者不能独立进出浴缸，故而难以进行坐浴治疗。这样的话，便携式坐浴器，甚至温水淋浴均可有所帮助。尽管坐浴本身十分舒服，但过度使用可浸破皮肤，甚至极不舒服。每次的浸泡时间应限定在 10 ~ 15 min，每天 2 ~ 3 次。

局部治疗

局部使用药膏和栓剂的内科治疗方法值得讨论。相当多的患者会去药店购买非处方药来治疗痔疮。其中，许多产品包含黏膜保护剂和某种活性成分两部分。活性成分包括血管收缩药、局部麻醉剂、消炎药和收敛剂[23]。使用这些药物缺少科学依据的支持；但是，一些患者声称采用这些产品可使症状获得缓解，而且使用过程中似乎很少发生或完全没有不良反应。

治疗痔疮的另一种方法是局部应用硝酸盐，业已证实，此项治疗对于括约肌张力高的患者和痔疮患者有益[24]。据报道，当痔疮发生急性血栓形成时，钙通道阻滞药有明确疗效[25]。上述两种方法均可降低内括约肌张力，这可能就是其作用机制。

患者有时也会尝试使用栓剂，或者听从照顾者的意见购买栓剂。与前文提到的药膏相似，栓剂通常是几种药物的合剂。尽管很难保证栓剂始终停留在理想的解剖位置，但其应用确实使一些患者得以改善。

口服治疗

黄酮类是一种自植物中提取的静脉活性药物，最初用于治疗慢性静脉疾病和水肿。据报道，它们能增加血管张力，减少静脉容量，降低毛细血管通透性[26]，增加淋巴回流[27]，并具有抗炎作用[28]。当作为治疗痔疮的口服药时，一项荟萃分析指出，黄酮类可以减少出血、缓解疼痛和瘙痒[29-30]。然而，在美国，许多黄酮类制剂还不能作为药物使用。羟苯磺酸钙是一种合成的静脉活性药物。业已证明，在减少痔疮出血、消退炎症方面，该药也是有效的[31]。

诊室治疗

很多治疗痔疮的方法可以在诊室里进行。除了血栓性痔疮的局部切除术外，所有操作都用来治疗内痔。内痔的躯体神经支配相对缺乏，因此这些治疗伴随的疼痛要比外痔切除产生的疼痛弱得多。接下来，我们要讨论胶圈套扎、红外线光凝和硬化疗法。

胶圈套扎

Barron 在 1963 年首次报道了采用胶圈套扎治疗内痔[32]。而在那之前，人们就使用各种丝线和细绳索结扎痔疮了[33]。自从 Barron 报道以后，胶圈套扎已成为一种最常用的治疗内痔的技术。将一个橡胶圈套在内痔的底部，将内痔固定在肛管近端，防止脱垂，并通过减少尾部血流，使痔疮萎缩。

胶圈套扎技术虽然简单，但操作时仍需小心谨慎，以尽量减少患者不适感（图 12-5）。尽管一些外科医生建议术前灌肠，但实际上不必进行特殊准备。根据医生的选择，患者取俯卧折刀位或左侧卧位。然后进行肛门镜检查以确定哪些痔疮需要套扎。助手和充足的照明对于获得最佳的视觉效果至关重要，由此便可以精确地完成手术，而患者几乎不会感到不适。当前，有许多不同的套扎器可用（图 12-6）。一些套扎器采用抓持器，而另一些套扎器通过负压吸引将内痔拉入套扎装置中。

一旦套扎器就位，就可以将胶圈套扎在内痔的底部。将胶圈放置在齿状线上至少 1 ~ 2 cm 的地方是十分重要的。肛管移行区分布着大量神经，在此区域放置胶圈会导致明显的疼痛。即使采取了适当的预防措施，并将痔疮胶圈放置在理想的解剖位点，仍会引起明显的疼痛。在任何地方都可以一次性放置 1 ~ 3 个套圈。Lee 等人发现，放置多个套圈会使疼痛加剧，导致尿潴留和血管迷走神经反射[34]。Maria 等人也发现多个套圈会使疼痛加剧[35]，而其他人则报告了非常相似的并发症比例[36-37]。

术后护理很简单。术后不久，患者就可以恢复正常饮食和活动。应该提醒他们，套扎后 5 ~ 7 d 可能会出现血迹。2 ~ 4 周后应到门诊复诊，以评估套扎是否成功。

套扎后的并发症并不多见，但应让患者了解这些可能性。大约 1% 的患者发生了明显的延迟性直肠出血[38]。血栓形成也可能发生，尤其是在套扎部位远端的内痔血管中[38-39]。脓肿或排尿功能障碍非常罕见[39]。一个可能致命的并发症是盆腔脓毒症。这

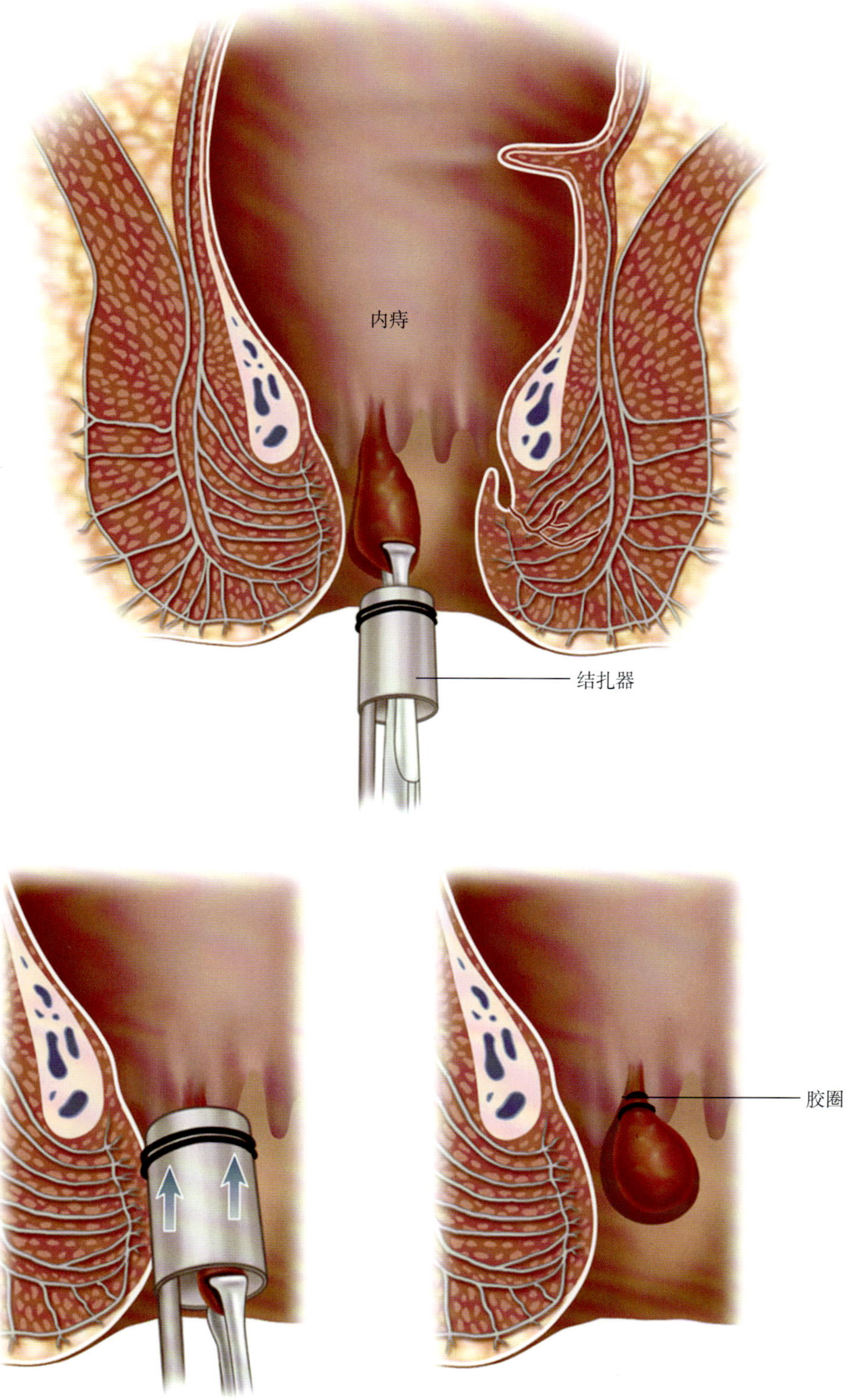

图 12-5 痔疮套扎技术

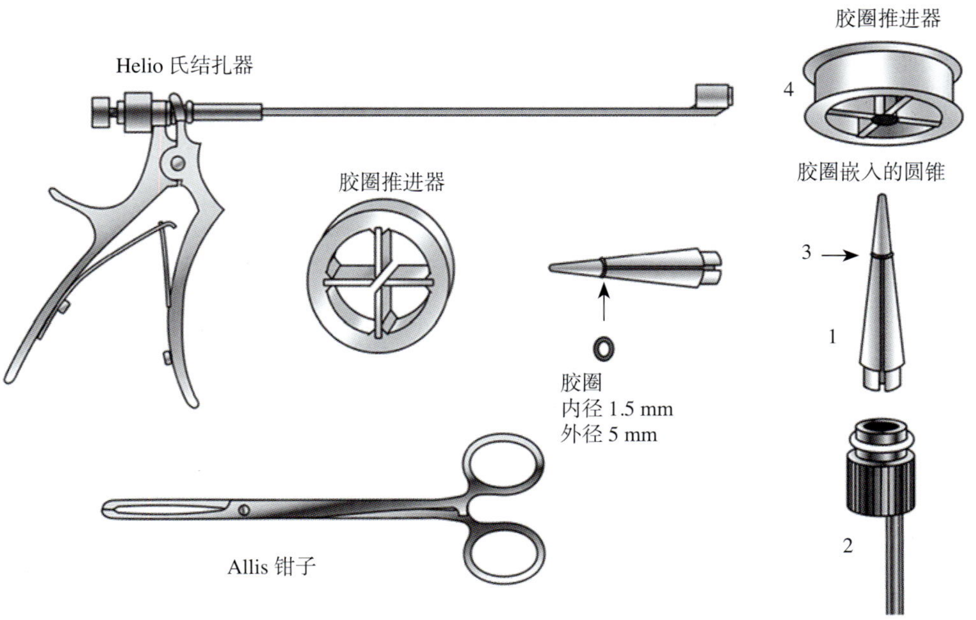

图 12-6　痔疮套扎器。Helio 公司的产品很容易安装套圈。它的组件中配备了一个套圈安装圆锥（1），套扎前将胶圈嵌入圆锥的末端（2），使用胶圈推进器（4）将胶圈推至圆锥的底部（3）。*With permission from Hyung Kyu Yang, Nonsurgical treatment of hemorrhoids. In: Hyung Kyu Yang, ed. Hemorrhoids. Springer, New York, 2014; pp: 47–63. ©2014 Springer.*

一并发症虽然罕见，但已有几例死亡病例报道[40-42]。

与痔疮套扎相关的脓毒症常常表现为三大典型症状：疼痛加剧、发热和尿潴留。一旦发生，任何做过痔疮套扎的医师都应该意识到这一潜在的并发症，并做好积极治疗的准备。骨盆的 CT 扫描可以提示直肠外气体和（或）炎症。在手术室里，通过麻醉下的检查，医生也可以做出诊断。对于早期确诊且病情轻微的患者来说，清创和静脉注射抗生素治疗可能就足够了。而对于更为严重的病例，剖腹探查、结肠造瘘和盆腔引流或许是必需的。

对于 1 ~ 3 级痔疮，胶圈套扎治疗是非常有效的。多项研究的 meta 分析表明，套扎是最有效的非切除性治疗方法[43-45]。然而，应该注意的是，长期随访发现 18% ~ 32% 的患者需要再次行套扎治疗[46-47]。尽管如此，许多患者会接受这一治疗，因为它可以替代痔切除术。

红外线光凝术

能量消融可用来治疗内痔；这些方法包括红外线光凝术、双极热疗和直流电疗法。在这些方法中，红外线光凝是最常用的（图 12-7）。胶圈套扎的原理也适用于红外线光凝。换句话说，内痔血管复合体的缺血会导致正常解剖部位的瘢痕形成和纤维化[48]。红外辐射产生的热量使蛋白质凝固，形成一个炎性

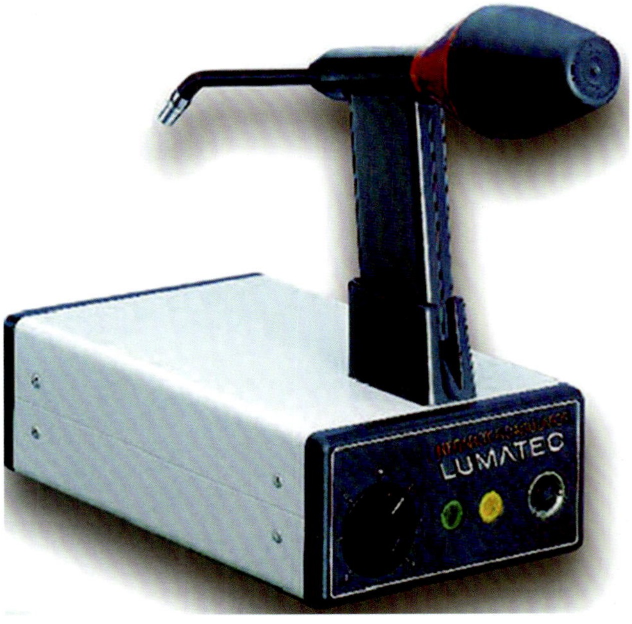

图 12-7　红外线光凝机。*With permission from Hyung Kyu Yang, Nonsurgical treatment of hemorrhoids. In: Hyung Kyu Yang, ed. Hemorrhoids. Springer, New York, 2014; pp: 47–63. © 2014 Springer .*

病灶。对内痔进行辐射时，通常会在每个痔疮上选取四个不同的位点。穿透深度大约 3 mm，形成热凝固性坏死，组织破坏，最终导致纤维化和瘢痕形成。

治疗时患者的体位与痔疮套扎时采用的体位相同，取决于医生的习惯（图 12-4）。患者摆好体位后，红外线凝固器的探头在每个内痔的顶部实施 3 ~ 4 次照射。每次照射时间 1 ~ 1.5 s（尽管设备可以提供 0.1 ~ 3 s 的照射时间）（图 12-8）。和痔疮套扎相同，治疗时精确定位非常重要。如果位置过低或过于靠近齿状线，则术后会引起剧痛。通常，治疗完成时会有极轻微的不适，而且一次治疗可以对三个痔疮复合体实施照射 [49]。

红外线光凝对一度、二度痔疮最为有效，其疼痛程度可能比痔疮套扎还要轻 [50]。照射对于治疗痔疮出血非常有效，但对严重的脱垂没有太大的作用 [41, 51]。红外线光凝的并发症非常罕见，主要是照射剂量过大引起的疼痛和出血。

据报道，双极热疗和直流电疗法的作用方式与红外线光凝相同。双极能量不必像单极能量那样深入穿透，据报道，双极热疗的成功率为 88% ~ 100% [52]。尽管成功率很高，但值得注意的是，多达 20% 的患者可能因为痔疮脱垂而需要手术切除 [53]。这两种能量消融技术都不像红外线光凝那样受欢迎。

硬化疗法

1869 年，John Morgan 首次尝试注射硬化疗法 [54]。与红外线光凝和痔疮套扎的原理相似：将溶液注射到内痔复合体的顶部，导致瘢痕形成和纤维化，最终使内痔复合体固定。人们尝试过多种试剂，包括苯酚、石炭酸、溶于尿素的奎宁、鱼肝油酸钠和十四烷基钠。

患者的体位、暴露方式和硬化剂注射位点与红外线光凝治疗相同。治疗时，使用一根脊髓穿刺针将 1 ~ 1.5 ml 的硬化剂注射到内痔顶部的黏膜下层（图 12-9）。精确定位后，将硬化剂注射到黏膜下层十分重要，如果注射部位过于表浅，会导致黏膜脱落，而位置过深则会导致感染风险增加、脓肿或剧痛。并发症的出现常常是因为将硬化剂注射到了一个与治疗无关的间隙 [55]。注射硬化治疗后发生尿潴留和阳痿的病例也有报道 [56]。

据报道，硬化疗法的成功率很高，但仍然不能与胶圈套扎相媲美，尤其对于 3 级痔疮而言 [57]。硬化疗法的最佳适应证可能是那些需要抗凝治疗的患者，因为这种技术的出血风险最小。硬化疗法仅仅会诱发纤维化反应，并不会造成黏膜脱落，对于正在接受抗凝治疗的患者来说是安全的。虽然痔疮套扎后发生的出血非常罕见（大约 1%），但对于接受抗凝治疗的患者而言，出血风险显著增高，因此这

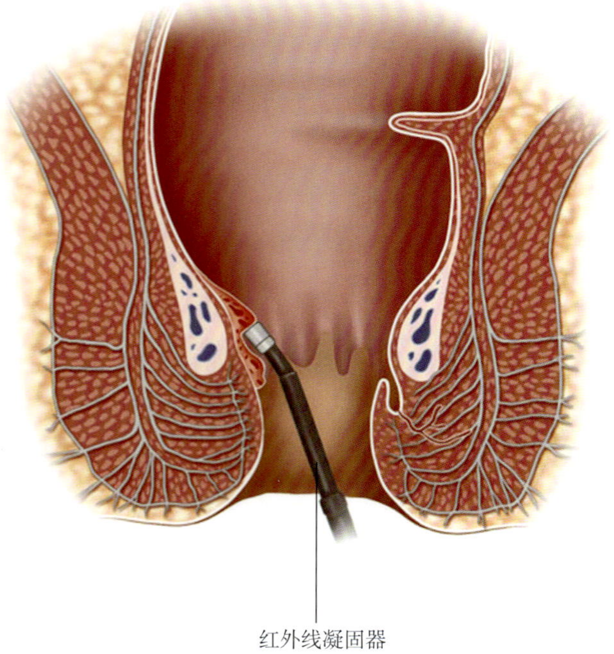

图 12-8 红外线光凝技术

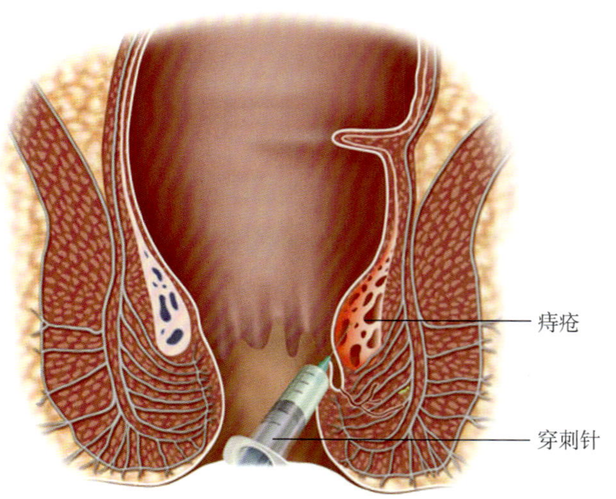

图 12-9 硬化疗法

一群体的患者应考虑选择硬化疗法。多次重复操作会增加局部狭窄的风险，应尽量避免。

痔疮的手术治疗

痔疮手术通常适用于那些内科治疗无效的患者。另外，部分患者尽管采用了前文提及的各种内痔治疗方法，症状依旧反复发作或持续存在，也应考虑手术治疗。只有 5% ~ 10% 的痔疮患者需要行痔切除术 [58]。有时，患者表现为巨大的血栓性痔，或者发病伊始就异常严重，那么必须采用更为积极的治疗措施。绞窄、坏疽性痔疮通常需要及时关注并尽早手术干预（图 12-10）。

痔切除术疗效显著，复发率低，并发症少，始终是外科治疗痔疮方法的金标准。但是，术后也有可能发生剧烈疼痛。因此，一些新疗法已经被开发出来，不仅能够有效地治疗痔疮，同时尽量减轻了术后不适感。其他主要的手术治疗方法还包括吻合器痔固定术和经肛痔血管阻断术。

闭合性痔切除术

19 世纪 50 年代初，Ferguson 诊所的 Lynn Ferguson 博士首次报道了闭合性痔切除术 [59]。从那以后，它一直是美国最常见的痔切除手术 [60]。术前无须进行机械性肠道准备，但灌肠有助于排空直肠。可以根据患者的具体情况实施麻醉，各种麻醉方式均可采用，最简单的莫过于局麻联合静脉镇静药，

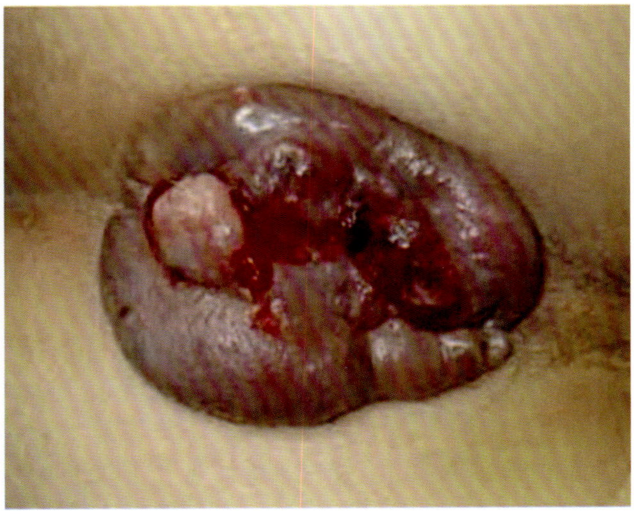

图 12-10　绞窄、坏疽性痔疮

而有些患者需要全麻和气管插管。患者体位取决于外科医生的习惯，包括截石位、俯卧折刀位和左侧卧位。

手术开始时首先行直肠指检，而后再行肛门镜检查，有助于明确哪些痔疮复合体需要切除（图 12-11）。向肛周皮肤和痔疮注射局麻药和 1∶200 000 的肾上腺素，可以减少术中出血。从肛周边缘开始，在痔周围做一椭圆形切口，切口的长度为其宽度的 3 ~ 4 倍。然后，分离出痔疮，将其暴露在括约肌纤维上面。用器械牵拉痔疮可以使解剖过程变得更加容易。采用同样的手法分别对外痔和内痔部分进行解剖。用剪刀、手术刀或电刀锐性分离出痔疮组织和其下面的括约肌复合体。

在痔疮的底部，钳夹血管蒂，然后切除痔疮。接下来用可吸收缝线缝扎血管蒂；再用同样的缝线缝合组织。关闭伤口时，可附带少量的括约肌，避免遗留无效腔。如果解剖部位出血较多，可采用连续锁边缝合，止血效果理想。第一个痔疮复合物被切除后，可以对其余的痔疮病变进行检查，以确定是否还需要继续切除。

当切除多个痔疮时，切除部位之间必须保留足够的皮肤和组织结构，以降低术后肛门狭窄的风险 [61]。如果手术结束时还能放置一个中号的 Hill Ferguson 牵开器，那么肛门狭窄的风险就愈发小了。

该技术的一个显著变化是能量装置的使用，例如 LigaSure 双极装置或谐波装置，两者均适用于痔切除术。切除和解剖采取相同的方式。据报道，这种方法基本上不会引起术后不适，稍后再做详细讨论 [62]。

开放性痔切除术（Milligan-Morgan 术式）

开放性痔切除术在英国非常普及。这一术式与 Ferguson 技术非常相似，区别在于缝扎血管蒂后伤口保持开放 [63]。

手术开始阶段与 Ferguson 闭合性痔切除术非常相似。首先，钳夹住外痔组织，然后钳夹内痔组织，再将二者稍微向尾部回送。接下来，在肛周皮肤做一切口，并延伸至肛管。在解剖过程中，不要损伤括约肌，这一点至关重要。然后缝扎血管蒂的顶端，切除痔疮。切除的部位保持开放，表面会变得粗糙（图 12-12）。

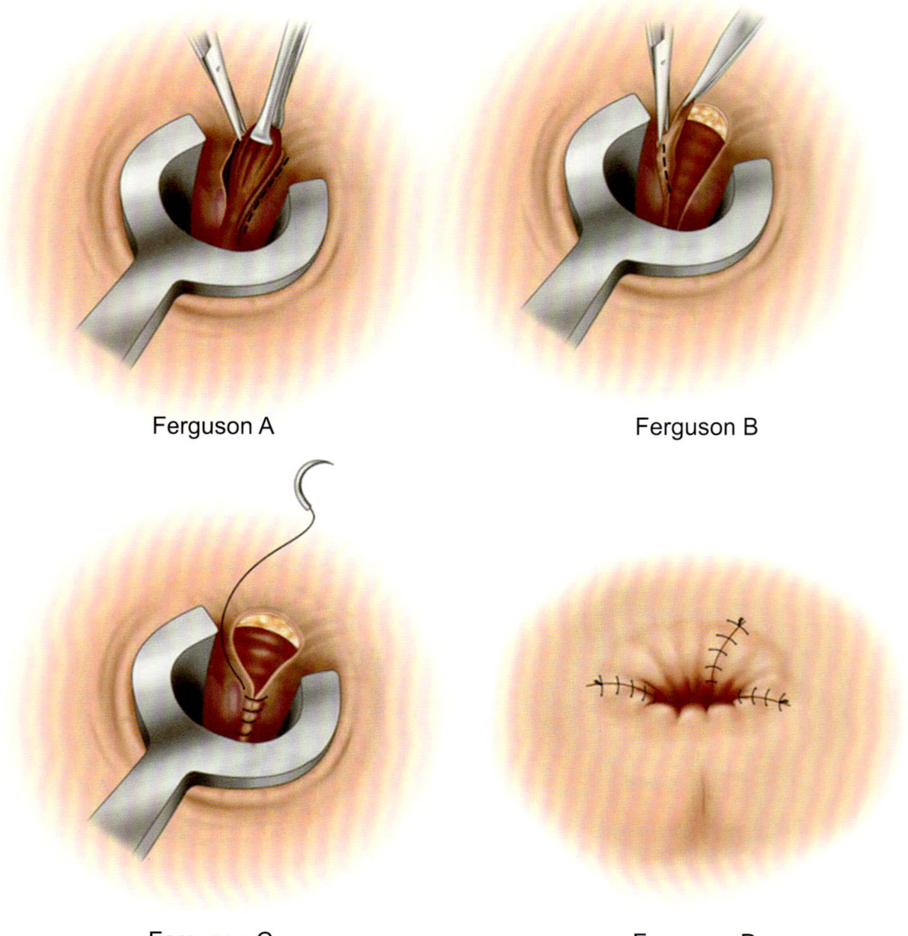

图 12-11 闭合性痔切除术

痔切除术（环切术或 Whitehead 术式）

Whitehead 痔切除术可以在手术时将全部痔疮完整地切除[64]。首先在齿状线水平做一环状切口，然后将黏膜下层和皮下的痔组织剥离出来并切除。多余的直肠黏膜也会被切除，然后将残存的近端直肠黏膜和肛管黏膜缝合在一起。由于 Whitehead 畸形这一并发症，目前环切术已不常用（图 12-13）[65]。

痔切除术的治疗效果

就痔疮症状的远期治疗效果而言，痔切除术仍是金标准。尽管缺少纵向研究的支持，但 MacRae 等人进行的荟萃分析证实痔切除术后无须进一步治疗，症状得到了很好的控制[44]。

关于开放性手术和闭合性手术孰优孰劣的问题，存在较大争议，但在对随机前瞻性试验进行细致的分析后，可以发现两种方法几乎没有差异[66-69]。一项荟萃分析回顾了六项试验研究，共涉及近 700 例患者，结果发现两者在治愈率、住院时间、疼痛指数最高分或并发症发生率方面无差异[70]。

痔切除术所带来的不适促使医生去探求无痛的治疗方法[71]。其中一种方法是使用超声刀或 LigaSure 双极刀等高能量器械进行组织解剖。一项 Cochrane 评价将 LigaSure 痔切除术与传统痔切除术进行了比较[72]。该评价证实，使用 LigaSure ™（Covidien，CT）时，术后早期疼痛较轻，但到术后第 14 天时，这一差别就消失殆尽了。LigaSure 痔切除术的手术时间略短。超声刀（Ethicon，

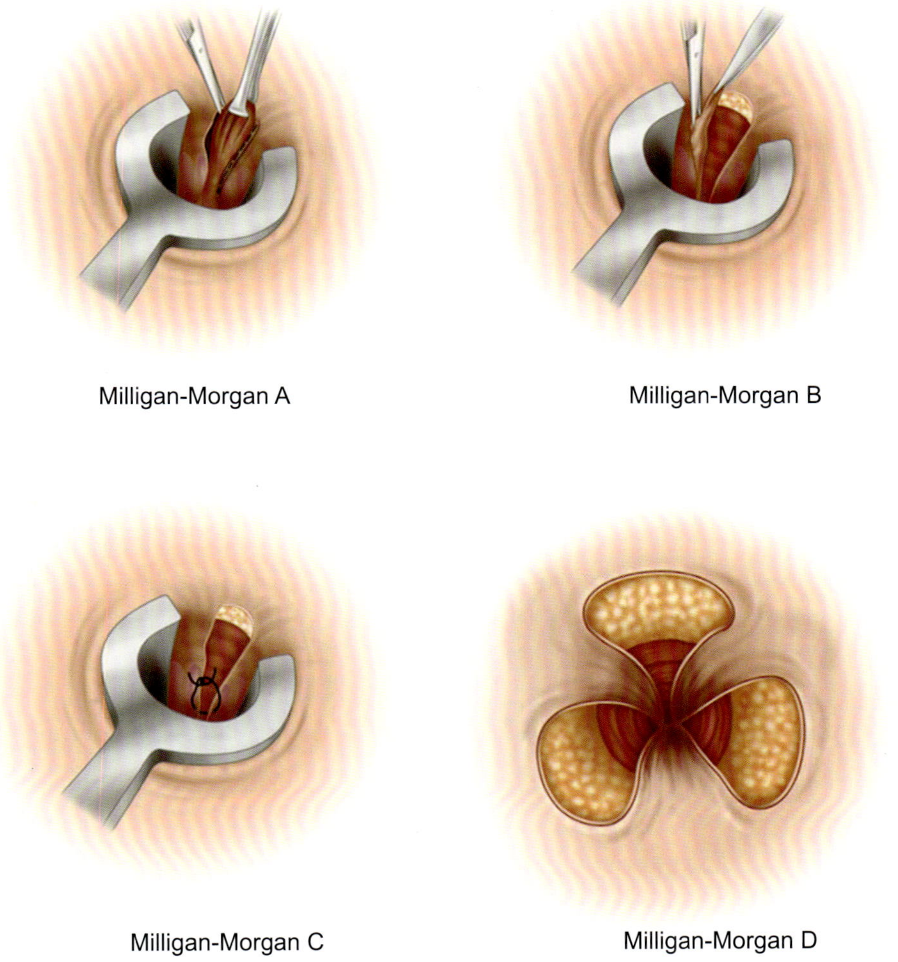

图 12-12　开放性痔切除术

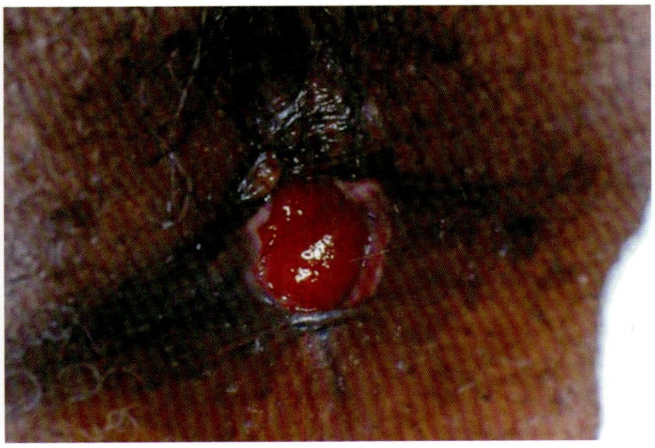

图 12-13　Whitehead 畸形。American Society of Colon and Rectal Surgeons 提供

Brunswick，NJ)痔切除术似乎也具有同样的优势[73]。LigaSure 设备或超声刀设备的成本明显高于传统痔切除术，目前尚不清楚手术时间缩短的优势能否抵消成本劣势。应用 LigaSure 和超声刀似乎可以减轻术后疼痛，但缺乏远期随访数据。其他减轻疼痛的方法并没有显示出任何显著的差异，如电热疗法和激光疗法[74-76]。

医生还尝试采用其他的方法缓解痔切除术引起的疼痛。Mathai 等报道了痔切除术的同时行内括约肌侧切术[77]。附加的手术可以缓解疼痛，或许是由于其减轻了术后疼痛引起的括约肌痉挛，但因为要切开括约肌，所以这种术式未获广泛认可。业已证实，局部涂擦硝酸甘油软膏也可以缓解术后疼痛[78]。口服和局部使用甲硝唑也可缓解疼痛，但机制尚不清楚[79]。

痔切除术的并发症

尿潴留

尿潴留是痔切除术后最常见的并发症之一，可以延长住院时间[80]。Zaheer发现，对痔切除术后患者来说，疾病的严重程度和镇痛需求是主要的危险因素。疾病的严重程度指的是痔疮切除术所涉及的象限数目。虽然确切的病因尚不清楚，但很明确的一点是，围术期的液体限制和镇痛治疗对于预防这一并发症十分重要[81-82]。有几个报道指出，吻合器痔切除术（PPH）发生术后尿潴留的比率较低[83]。

术后出血

术后出血是痔切除术后较为常见的并发症之一，但风险相对较低。出血主要发生在术后两个时间段内。大约1%的病例术后很快发生出血。这种出血通常与手术操作失当有关，大多数需要返回手术室，在麻醉下实施检查并止血。

多达5.4%的患者会发生迟发性出血，常常发生在术后7~10 d[84-85]。过去，人们认为痔切除术后出血与血管蒂结扎后的脓毒症密切相关，但Chen等人发现男性患者和手术医生或许是迟发性痔切除术后出血的风险因素[86]。一旦术后出血，立即填塞肛管或用Foley球囊导管压迫可有效止血。如果不成功，那么可能必须在麻醉下进行检查。通过直肠灌洗可以确定患者是否需要重返手术室治疗[87]。无论如何，重返手术室探查出血原因并进行止血治疗总是安全的选择。

肛门狭窄

如果在痔切除术时过度切除了肛管黏膜，可能会导致肛门狭窄。最常见的情况是，因血栓性痔疮脱垂而急症行痔切除术时，术后保留的皮肤结构过少。缓泻剂或许可以轻而易举地解决问题，但也有可能需要行扩张术和（或）肛门成形术（图12-14）[88-89]。

术后感染

术后感染非常罕见。术后感染的风险小于1%，但由于存在脓肿自发性减压的情况，此发病率有可能被低估。比较罕见的情况是发生脓肿或蜂窝织炎，需要手术引流，必要时还需要抗生素治疗[90]。择期痔疮手术并不是预防性抗生素治疗的指征[91]。

大便失禁

痔切除术后可能发生大便失禁，但相当少见。大便失禁可能是多种因素共同作用的结果，例如手术过程中括约肌收缩导致的牵拉、括约肌复合体的直接损伤或痔疮组织的切除，而目前认为痔疮提供了10%~15%的控便能力。

吻合器痔固定术

在意大利，吻合器痔固定术普及率非常高，已成为痔疮手术治疗的一种替代方式[92-93]。将这一手术视为“痔切除术”是不正确的，它实际上是一种

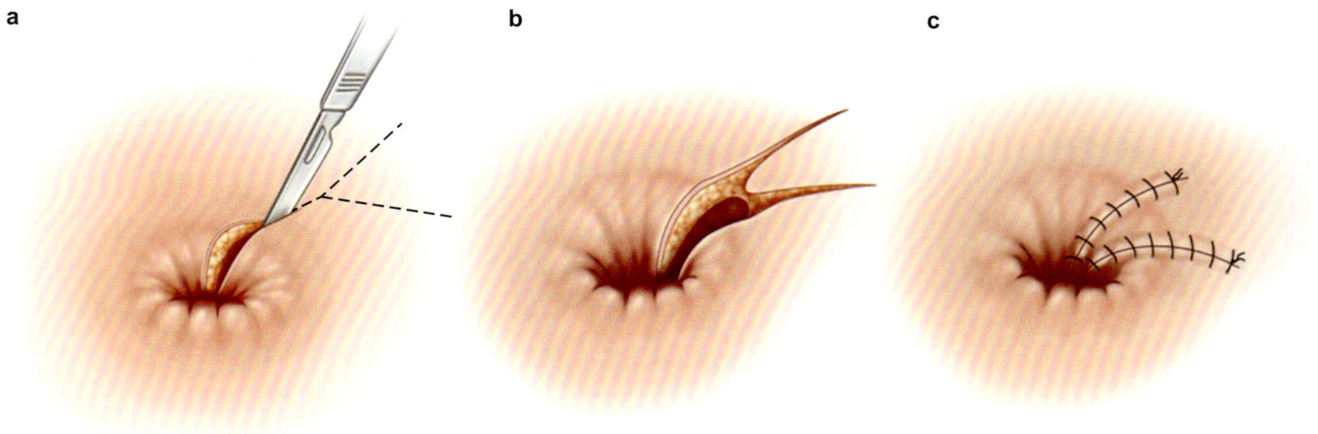

图12-14 Y-V肛门成形术

通过痔固定技术治疗脱垂的手术（图 12-15）。术中，使用圆形的端端吻合器切除环状内痔，切除范围包括齿状线上方的黏膜和黏膜下层（图 12-16）。手术的结果是将其余的痔疮拉入肛管并固定。这些痔疮的部分血供会被阻断，从而减少充血。

具体手术部位是在齿状线以上，已有报道，与痔切除术比较，术后疼痛较少 [94-96]。吻合器痔固定术的适应证主要是二度或三度痔疮，一部分患者因非手术方法失败而需要手术治疗，还有一些患者因为合并非常严重的内科疾病需要直接采取较积极的治疗手段。一般情况下，这一术式不适用于四度痔疮患者或血栓性痔疮伴脱垂的患者；然而，一些资料支持其应用于四度痔疮患者，前提是通过手术治疗使痔疮缩小 [97]。

此手术的准备与痔切除术相同。圆形吻合器的工具包中，配备了一次性圆形透明肛门镜。插入肛门镜后，在过渡带上方约 2 cm 处沿圆周做黏膜下层的荷包缝合。然后将吻合器（与 EEA 吻合器类似，但头部不可拆卸）的头部穿过荷包缝合引入直肠。收紧黏膜下的荷包缝合，使其环绕吻合器，然后缓慢合拢吻合器手柄，同时轻轻收拢外部的荷包缝合。手柄一旦合拢，吻合器就会完成切割吻合，之后与切除的组织一起移除。应仔细检查吻合口是否有出血，因为这种情况屡见不鲜，或许需要缝扎。对于女性患者，应在击发吻合器前仔细检查并触诊阴道，以确保周围的阴道组织没有嵌入其中。

吻合器痔固定技术被报道后不久，进行了许多

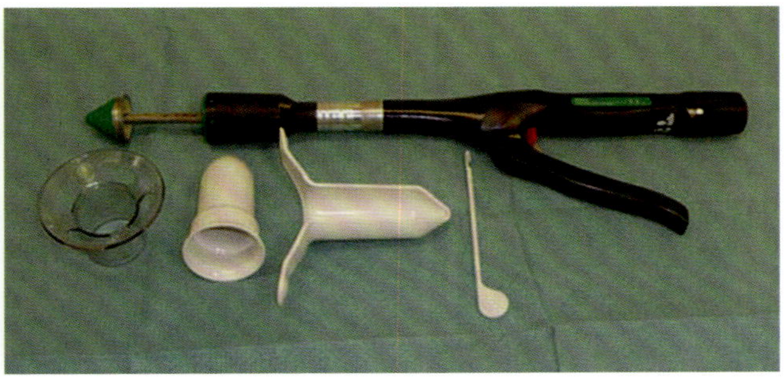

图 12-15 吻合器痔切除术（PPH）。*With permission from Schwandner O. Procedure for Prolapse and Hemorrhoids (PPH; Stapled Hemorrhoidopexy). In: Wexner SD, Fleshman JW. Colon and Rectal Surgery: Anorectal Operations. WolterKluwers, 2011.© Copyright Wolters Kluwer 2011*

随机对照研究，结果证实，与痔切除术相比，术后疼痛明显较少，而对痔疮症状具有同等的疗效 [94-96]。

吻合器痔固定术后患者的远期随访资料正在不断积累。新近完成的 Cochrane 评论纳入了七项试验，共涉及 537 名患者，对吻合器痔固定术和痔切除术进行了比较。与吻合器痔固定术相比，痔切除术后脱垂的复发率更低，症状更少 [98]。

多项研究证实，痔固定术是痔切除术的安全替代方案；但据报道，这种手术有一些特有的并发症，包括直肠穿孔、直肠顽固性疼痛、腹膜后脓毒症、直肠梗阻和直肠阴道瘘。吻合器痔固定术的并发症发生率与传统痔切除术相近，但吻合器痔切除术后痔疮复发的比率较高 [99]。

经肛痔血管阻断术

1995 年 Morinaga 最先报道了一种相对新颖的技术，即经肛痔血管阻断术（图 12-17）[100]。借助多普勒的引导，结扎供应痔疮的动脉血流。虽然最初的时候 Morinaga 并没有提及直肠缝合固定术，但血管阻断术后再实施直肠固定术有助于减少脱垂。

患者准备和体位摆放与痔切除术相同。体位摆放满意、麻醉起效后，将携带多普勒探头的专用肛门镜插入肛管（图 12-18）。旋转肛门镜，用多普勒探头探测，直至发现滋养动脉并缝扎。多普勒也可用来确认动脉结扎是否理想。反复旋转肛门镜，直到所有重要动脉均被识别并结扎（通常 4 ~ 6 条动脉，但不同患者可能存在明显的差异）。如果需要治疗脱垂，可在结扎后使用相同的缝线，立即行黏膜缝合固定。

动脉结扎和黏膜固定的部位均在齿状线近侧，因此与痔切除术相比，术后疼痛减少。早期的研究似乎证实，与痔切除术相比，这一手术术后疼痛更少，但安全性没有差别 [101-104]。支持这一方法的良好数据似乎相对匮乏。2009 年，Giordano 对相关研究进行了系统评价，尽管纳入了 17 项试验 1996 例患者，但其中只有一项是随机对照研究。人们普遍认为这些研究的整体质量偏低。经过 1 年或更长时间的随访，可以发现脱垂的复发率为 10.8%，出血的再发率为 9.7%，而排便疼痛的再发率为 8.7%，看来这一手术是一种安全的替代方式 [105]。

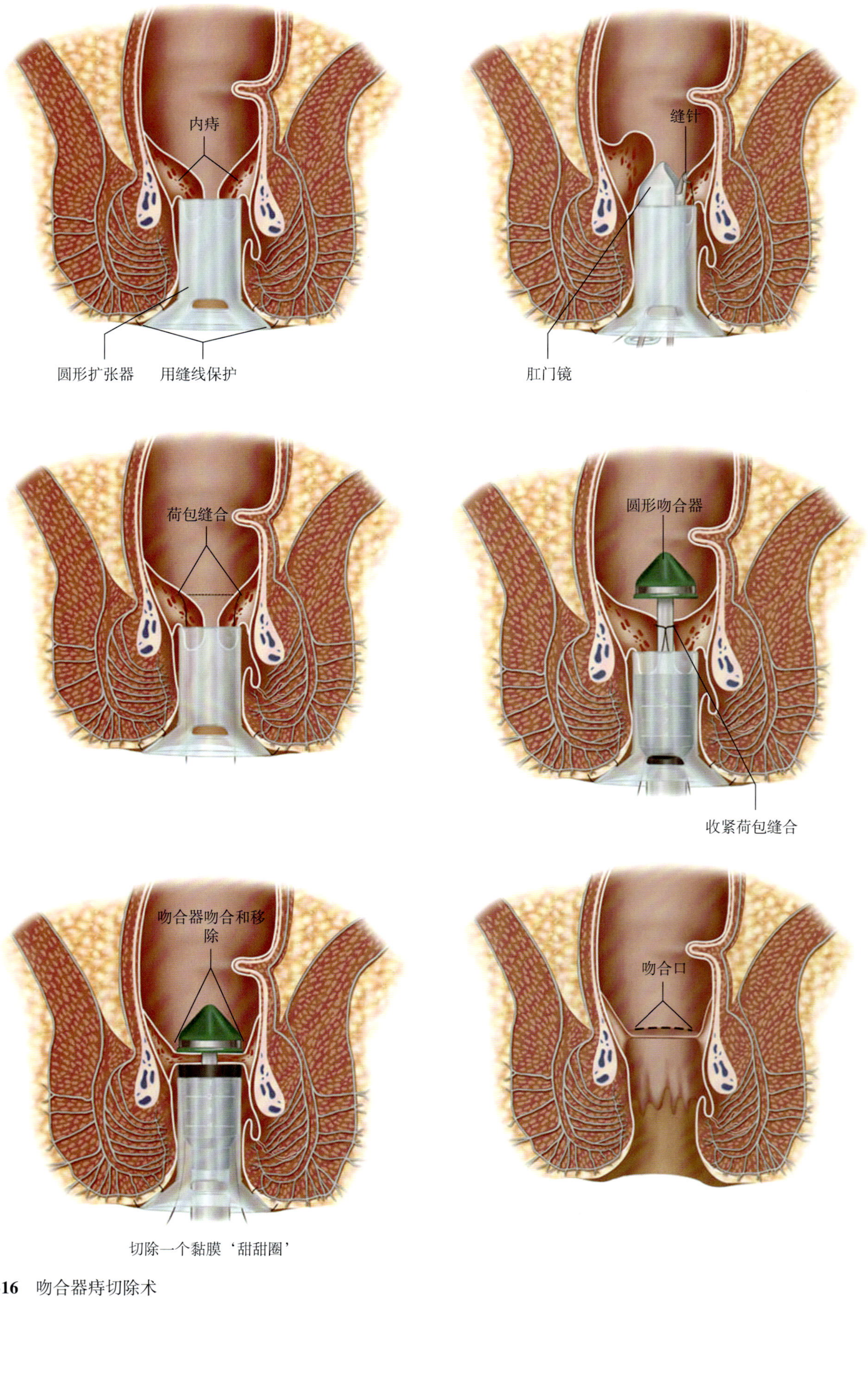

图 12-16 吻合器痔切除术

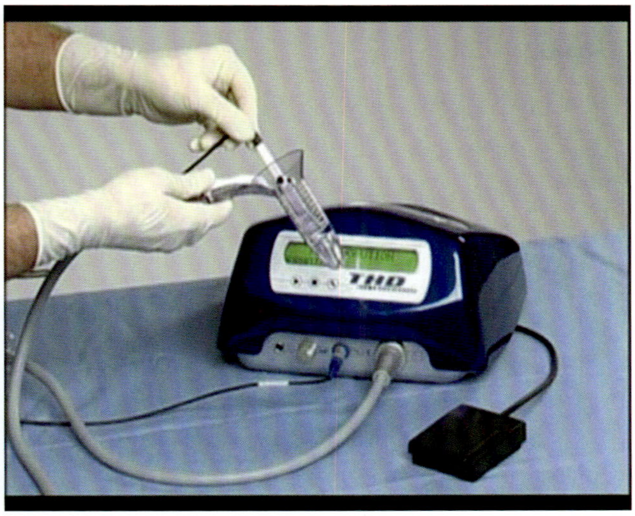

图 12-17 经肛痔血管阻断术设备

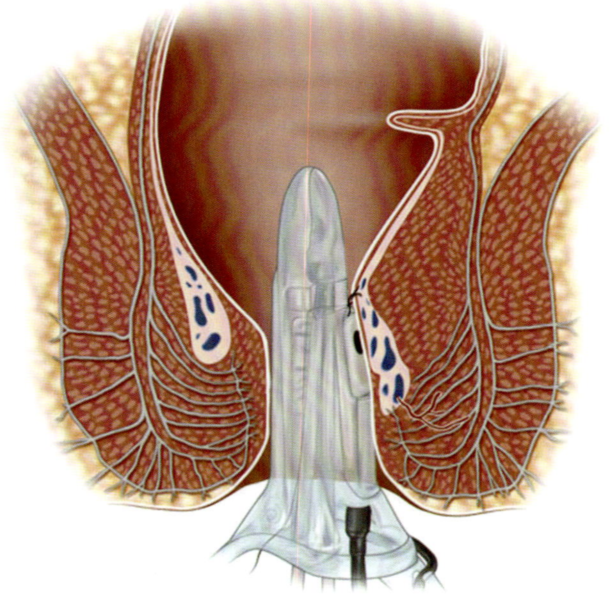

图 12-18 经肛痔血管阻断术

特殊的临床情况

血栓性外痔

急性血栓性外痔常表现为急性发作的肛门疼痛及肛周硬结（图 12-3）。虽然可能存在诱发因素，如便秘或排便用力，但大多数时候血栓形成可能没有明显的原因。肛周疼痛和不适持续存在，而且可能在第 3 天或第 4 天时变得愈发严重。如果患者一直没有就诊治疗，血栓形成有时会引起压力性溃疡，最终导致皮肤坏死，血块自行脱落。在这种情况下，患者常常会表现为疼痛突然缓解。

是否采取比较积极的治疗措施取决于患者的症状。无论血栓的大小如何，如果患者症状相对轻微，那么最好的做法就是等待血栓自行溶解。另一方面，许多患者因为严重的、持续的疼痛到门诊就诊，在这种情况下，取栓可能是非常有帮助的。

通常这一手术可以采用局麻方式在门诊完成，但有些患者或许需要镇静甚至全身麻醉（图 12-19）。诊室中，在血栓性痔疮部位施以局部麻醉。麻醉起效后，切除血栓表面的皮肤，可以尽可能多地清除血块。出血通常都不太严重，可以压迫止血，或用硝酸银止血，如有必要，还可以缝扎血管控制出血。伤口可以保持开放或用可吸收缝线缝合，最终取决于外科医生的习惯（视频 12-1）[106]。

绞窄性（血栓性脱垂性）痔疮

绞窄性或血栓性脱垂性痔疮指的是嵌顿的、不能还纳的内痔（图 12-10）。患者通常会有痔疮脱垂的病史，临床表现为疼痛急性发作和不能还纳的脱出物。患者也可以表现为尿潴留和牵涉性痛。详细的查体可以发现脱垂的嵌顿性内痔和血栓性外痔。绞窄性痔疮可以表现为严重的水肿，如果不及时治疗，病情进展，可以发生溃疡、坏死，最终导致坏疽。

单纯取栓治疗是不够的，并不适用于这一临床情况。患者应立即进手术室行急症痔切除术。痔切

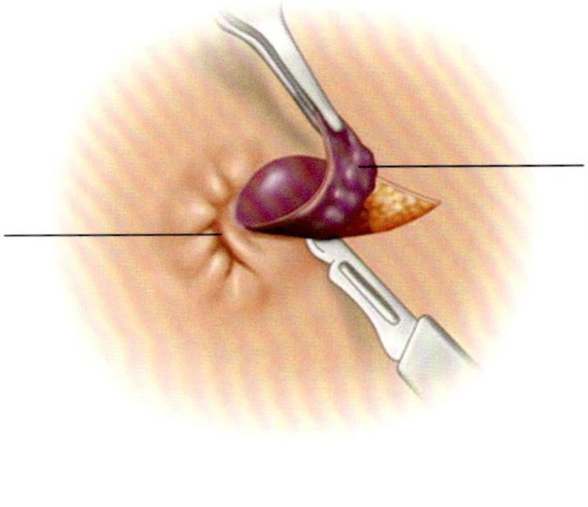

图 12-19 血栓性痔疮的取栓治疗

除术可以采用开放性术式或闭合性术式，但有些医生建议当存在坏死时应采用开放性术式。应用双极设备的痔切除术是一种较新的治疗手段。

如果患者不愿意进手术室，或拒绝手术治疗，又或者无手术间可用，则可以在诊室或急诊实施另一种治疗方案。这一方案包括注射局部麻醉剂，通过加压和（或）按摩减轻组织水肿，然后再行胶圈套扎和血栓切除术。患者的症状可以立刻缓解，而且一般情况下，以后也不再需要行痔切除手术[107]。

门脉高压和痔疮

门脉高压患者的“痔疮”或直肠静脉曲张与普通人群的痔疮在本质上截然不同。门脉高压患者的直肠静脉曲张为门体静脉间的血液流动提供了侧支循环。如前所述，内痔静脉回流入直肠中静脉，然后是髂内静脉，最后进入体循环。外痔静脉回流入直肠下静脉，然后是髂内静脉。门脉高压症患者痔疮的发病率与普通人群的发病率十分接近[108]。

直肠静脉曲张在门脉高压患者中非常普遍。据报道，多达 78% 的门脉高压患者存在直肠静脉曲张[109]。大多数门脉高压患者同时存在食管静脉曲张，但与其不同的是，直肠静脉曲张很少引起出血。在这些患者中，只有不到 1% 的大出血是由直肠静脉曲张或“痔疮”引起的。

对于这一患者人群而言，直肠静脉曲张出血的治疗方案多种多样。推荐意见包括内科保守治疗、降低门脉压的内科治疗、硬化疗法、缝扎止血、吻合器肛管固定术，当然也包括门腔静脉分流术和门体静脉分流术[110-111]。

妊娠

妊娠期间发生痔疮的情况并不少见，而且随着妊娠期生理学的改变有可能进一步加重，这些生理学变化包括循环血量增加、静脉回流障碍以及排便习惯改变（便秘）、分娩时用力等等。通常，妊娠期间出现的痔疮症状在分娩后便会缓解，基本上不需要干预。妊娠期间，除非患者出现绞窄性坏疽性痔疮，否则无须手术治疗。手术时，推荐局部麻醉，同时患者应取左侧卧位，以便子宫位置发生旋转，不再压迫下腔静脉。据报道，只有大约 2% 的孕妇因绞窄性痔疮需要急症行痔切除术[112]。

克罗恩病

克罗恩病患者也会发生痔疮，而且可能需要外科干预；但是，病例选择非常重要。由于排便习惯改变（腹泻），克罗恩病患者的痔疮症状可能十分严重。克罗恩病患者术后容易并发伤口延迟愈合和溃疡形成，因此任何的肛肠手术都必须小心谨慎。如果克罗恩病控制良好，也没有使用类固醇，并且几乎没有活动性炎症，那么克罗恩病就不是手术治疗的绝对禁忌证。据报道，克罗恩病患者术后并发症的发生率很高，即使采用了保守性治疗手段，外科并发症有时仍然难以控制，或许应该行直肠切除术[113]。

随着新型克罗恩病治疗药物的面世，伤口延迟愈合及相关并发症也越来越少见。Wolkomir 和 Luchtefeld 的研究证实，如果回结肠克罗恩病的治疗效果良好，那么这些患者接受痔切除术后，治愈率高达 90%。然而，痔切除术不适用于肛肠克罗恩病患者或克罗恩直肠炎患者[114]。

免疫力低下患者

治疗免疫力低下的痔疮患者非常具有挑战性，业已成为临床治疗中的棘手难题。与克罗恩病患者相似，在考虑对这类患者实施手术治疗时应格外谨慎。同样，免疫力低下患者术后伤口愈合困难，容易并发感染，这些都是临床决策时必须考虑的首要问题。HIV/AIDS 患者痔切除术后并发症的发生率更高[115]。中性粒细胞减少症患者痔切除术后的病死率并没有升高，尽管如此，非手术治疗仍应作为首选[116]。

症状性痔疮

图 12-20 为症状性痔疮的治疗方案。

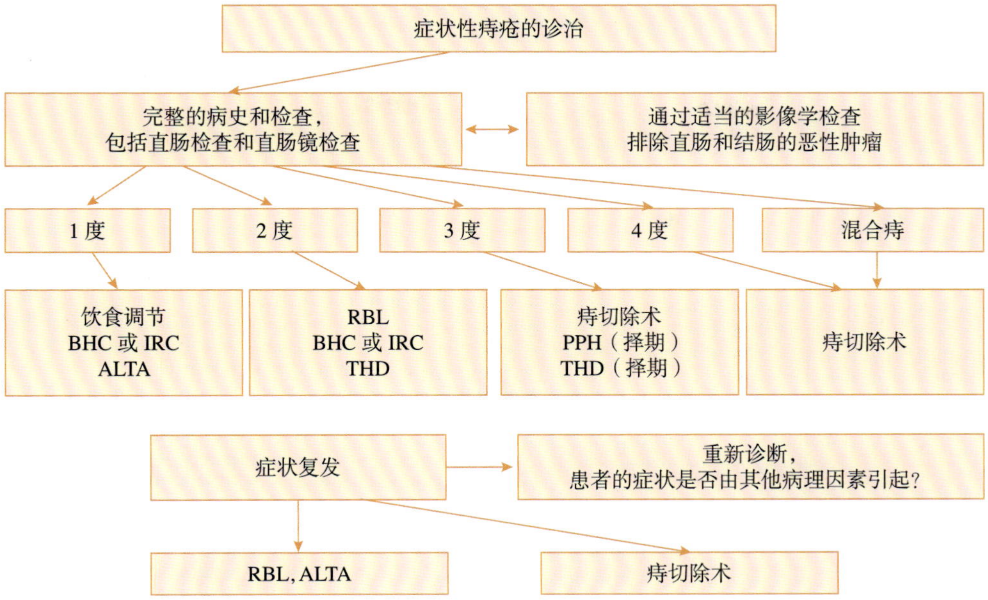

图 12-20 症状性痔疮的治疗方案。RBL. 胶圈套扎；IRC. 红外线凝固术；THD. 经肛痔血管阻断术；PPH. 痔疮脱垂的治疗措施；BHC. 双极高热量凝固；ALTA. 硫酸铝钾和鞣酸（硬化疗法）。Adapted from Song G, Kim S. Optimal treatment of Symptomatic Hemorrhoids. J Korean Soc Coloproctol. 2011 Dec; 27(6): 277–81.

（参考文献参见 www.pumpress.com/home-specific-edu/5599.html）

第 13 章

肛　　裂

Kim C. Lu, Daniel O. Herzig　著
李　博 译　崔志刚 校

要点

- 急性肛裂（症状 <6 周）多数通过饮食调整和支持治疗治愈（87%）。
- 慢性肛裂（症状>6 周）外用硝酸甘油或钙通道阻滞药略优于安慰剂诱导愈合。
- A 型肉毒毒素注射到肛门内括约肌能愈合外用药膏难治的裂隙；但是不像侧向肛门内括约肌切开术一样有效。
- 侧向内括约肌切开术是治疗肛裂最有效的治疗；但是有增加大便失禁的风险。
- 对于肛裂合并肛门括约肌张力下降，推进皮瓣是一个合理的选择。

定义 / 临床表现

肛裂是肛管远端皮肤层的撕裂 [1]。虽然这可能是一个非常常见的情况，但很难确切地知道其普遍程度。许多人认为这是一个痔疮问题，并且一开始就避开了正规诊断。此外，许多肛裂在没有干预时消退。然而，持续的肛门疼痛和出血最终促使许多患者寻求医疗帮助。一所单纯结直肠外科门诊在过去 5 年里有 1200 多例肛裂患者就诊 [2]。

肛裂可分为急性和慢性、典型与非典型的。急性肛裂在排便时引起新鲜的出血，剧烈、烧灼、撕裂样肛门疼痛或痉挛，可以在排便后持续数小时。体格检查发现包括一个线性的肛门皮肤裂开，有时明显伴有臀部分离（图 13-1）。通常，直肠指诊时肛门静息压力升高。能忍受的患者使用麻醉润滑剂后，疑似诊断可以通过肛门镜观察肛门皮肤裂开处后确认。如果只有一个区域可以检查，后中线应首先评价，因为它是高达 90% 的典型肛裂发病部位。其余的少数典型肛裂见于前中线 [3]。急性肛裂一般在适当处理 4～6 周内缓解，慢性肛裂被定义为那些症状超过 6～8 周的。慢性肛裂有另外的查体发现，包括前哨痔、暴露的内括约肌、肥大的肛乳头（图 13-2）。

典型肛裂通常位于后或前正中线，有上述典型表现，并且与其他疾病无关。与此相反，非典型的肛裂可以发生在肛管的任何地方（图 13-3），可以有很多表现，并且可能与其他疾病有关，包括恶性肿瘤、克罗恩病、人类免疫缺陷病毒（HIV）感染、梅毒和肺结核（图 13-4）。

发病机制

尽管这个长期存在的问题有共同性质，但确切病因尚不确定。许多人述肛裂发生在排大量的干燥粪便或肛门外伤后。从机械理论看，发生在后中线可能是因为直肠肛管角在这个位置造成最大的压力 [4]。括约肌张力过高已在该病的早期报道经常被提及，并在多个研究中的测压记录中有记载 [5-6]。然而，目前尚不清楚，升高的压力是疾病的原因还是结果 [7]。

第二个共同的理论是后正中线相对缺血。这一部位的肛管相对缺血已经通过动脉造影研究和激光多普勒血流仪所证明 [8-9]。高张力和缺血理论可能有一定的关系，尤其是高张力可能加重相对缺血。不管怎样，肛门皮肤撕裂毫无疑问是发生频率很高的，不论是因为便秘、肛门性交，还是手术操作器

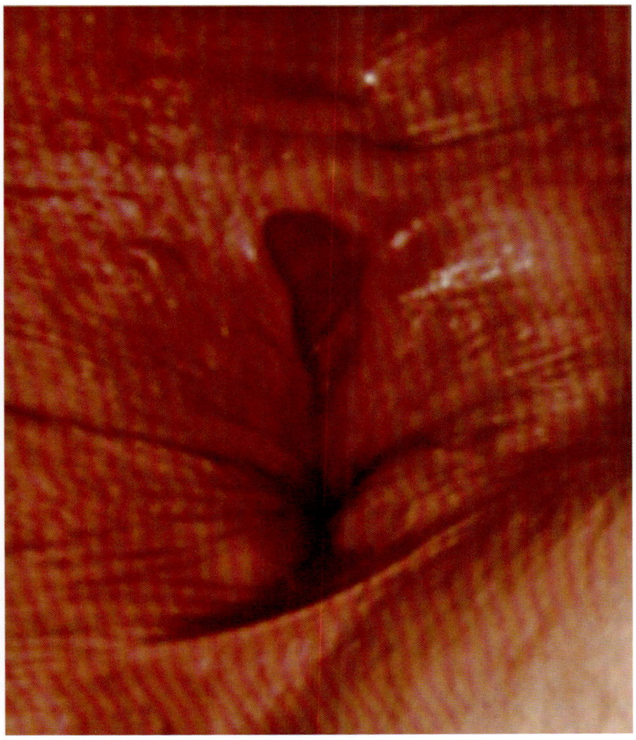

图 13-1 急性肛裂边缘清晰、无慢性长期性括约肌肥厚性征像（Dr. Richard P. Billingham, MD 提供）

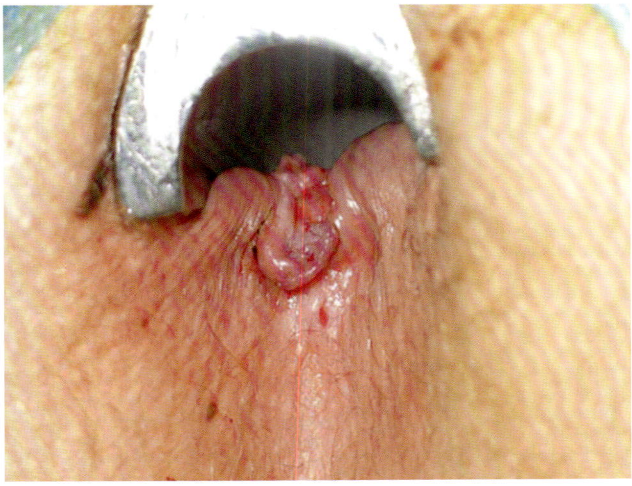

图 13-2 慢性肛裂有前哨痔，肥大的肛乳头，增厚的肛门内括约肌

械的原因，慢性肛裂的缓解仅见于其中很小一部分病例。

此外，肛裂可以发生在没有任何创伤或便秘时。

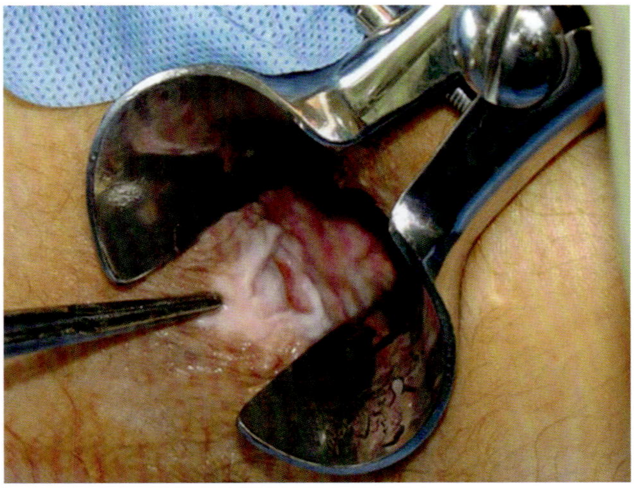

图 13-3 非典型裂隙伴皮肤改变，基底宽，侧方位（Sam Atallah, MD. 提供）

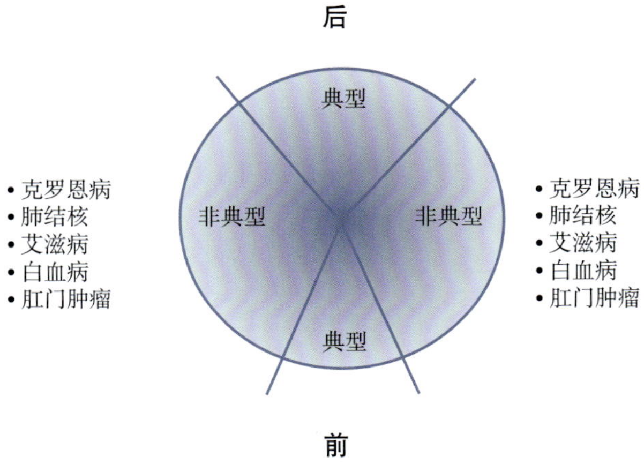

图 13-4 按位置划分的肛裂类型

非手术治疗

急性肛裂愈合率

美国结肠直肠外科医师学会的实验表明保守治疗是安全的，并且副作用很少，通常应该是首选治疗[10]。Jensen 报告了一个在急性肛裂患者中做的随机试验。在这项试验中，对照组每天服用两次 10 g 未经加工的麦麸，并每天两次用温水坐浴 15 min，如果可能，排便也坐浴 15 min。总体而言，91% 的患者能够遵守研究协议。对照组的肛裂愈合率为 87%[11]。

慢性肛裂愈合率

对外科医师来说，一个更常见的问题是患者出现症状已经有好几个星期，并且最初按照类似Jensen所描述的方法已经失败了。在这些患者中，自发愈合可能只会出现在少数患者中。最近一份关于肛裂非手术治疗的Cochrane综述，分析了70项慢性肛裂的随机试验[12]。与急性肛裂试验者不同，联合安慰剂组治愈率为35.5%。

因为肛门内括约肌张力过高与肛裂有关，最初的非手术治疗目标是通过硝酸甘油和地尔硫䓬这两种外用药物和A型肉毒毒素这种注射剂来减轻肛门内括约肌的活力。

外用药

硝酸甘油

一氧化氮在1990年初被证明是介导肛门内括约肌松弛的神经递质。外用0.2%硝酸甘油软膏（GTN）随后在肛门测压研究中被发现能导致肛门括约肌松弛[14]。一个里程碑式的随机试验在1997年被报告。这项试验证明应用硝酸甘油软膏治愈率为68%，而安慰剂组为8%[15]。但是最近Cochrane分析的18项试验（四项包括儿童）显示GTN治愈率为48.9%，安慰剂或对照组为35.5%。长期随访发现复发率从51%到67%不等[12]。

外用硝酸甘油软膏治疗最常见的副作用是头痛，在一项汇总分析中报告率为27%，并且可能高达50%[16]。虽然通常是轻微和暂时的，但它可能会导致10%～20%的患者停止治疗[17-19]。在一个前瞻性随机试验中比较肛门内应用与肛周应用硝酸甘油，0.4%硝酸甘油肛门内应用会减少头痛的频率和严重程度[20]。外用硝酸甘油的第二个潜在缺点是快速耐药性，增加剂量或频率无效。

在美国，直到2011年FDA才批准使用硝酸甘油。硝酸甘油外用制剂最初为2%软膏。为了达到0.2%的浓度，处方往往需要在药房配制。Jonas等报道称，应用0.2%硝酸甘油后平均肛管静息压力的降低只持续了大约2 h，这也许可以解释部分患者使用GTN治疗后失败[16]。2011年，FDA批准Rectiv（0.4%硝酸甘油）应用6～8周。24周的随访发现，愈合率为77%[20]。

钙通道阻滞药

地尔硫䓬和硝苯地平被发现口服或局部应用都引起肛门内括约肌的平滑肌松弛。口服和外用硝苯地平已被证明能降低平均静息肛门压力[21]。同样，地尔硫䓬已被证明减小平均静息肛门压力，然而外用地尔硫䓬效果更强[22-23]。由于钙通道阻滞药的研究中，药物、剂量和途径有更多的可变性，因此很难将数据用于分析。多个小的试验表明，愈合率相当于硝酸甘油但副作用较少[24-25]。无论地尔硫䓬还是硝苯地平都被FDA批准用于治疗肛门裂隙。在美国没有外用制剂，所以药房需要把口服制剂制成外用凝胶。

肉毒杆菌毒素A

A型肉毒毒素是由肉毒梭状芽胞杆菌家族合成的神经麻痹蛋白。它们抑制神经肌肉接头处乙酰胆碱的释放[26-27]。这些药物可用于诱导持续几个月的局部麻痹，这取决于所使用的子类型。根据毒素免疫学特性标记为A到G，在美国最常用A型。肉毒杆菌毒素被食品药品监督管理局批准用于治疗某些痉挛性疾病，但不包括肛裂。他们已经被使用在药品说明书标识以外的其他疾病，包括慢性肛裂。没有统一推荐的注射剂量或部位。A型肉毒毒素提供粉剂100单位的单患者使用剂量小瓶。一旦溶解后，任何使用后剩余溶液必须丢弃。在几天内出现肌肉松弛，并持续2～4个月。这具有理论上的优势，即促使肛裂治愈的同时避免永久性大便失禁。

在1994年初步报告后，各种注射方法都已被描述，包括注射到内部或外部括约肌、在单个或多个位置、用各种剂量[28]。在一项对50例后肛裂患者的小型研究中，患者被随机分为前后肛门内括约肌注射术组。那些注射在前肛门内括约肌的显然更容易愈合[29]。

将肉毒素注射肛门内括约肌与安慰剂以及其他治疗方法进行比较，结果好坏参半。在一个广泛引用的、早期、双盲、安慰剂对照的随机交叉试验中，共纳入30例患者，注射肉毒杆菌毒素A后结果优于注射生理盐水，使用肉毒杆菌的愈合率为73%，安慰剂组为13%（$P=0.003$）。

比较A型肉毒毒素注射与侧方内括约肌切开术治疗局部难治的肛裂。Arroyo等人报告80例患者的随机对照试验，发现侧方内括约肌切开术组愈合率为 92.5%，A 型肉毒毒素组为 45%。但是他们总结肉毒杆菌毒素仍然是 50 岁以上患者或者失禁风险患者的首选，而括约肌切开术后尿失禁发生率较高，但无统计学意义[31]。其他的一些研究认为肉毒毒素组治疗失败的次数较高，但并发症少[32-33]。在最近的一项含七个随机对照试验的 meta 分析中，比较 A 型肉毒毒素注射与侧位内括约肌切断术，A 型肉毒毒素的愈合和复发率更差[34]。最近的一项前瞻性随机试验比较侧方内括约肌切开术和肉毒杆菌注射 / 局部应用地尔硫䓬，显示侧方内括约肌切断术的 1 年治愈率远远更好（94% vs. 65%）[35]

关于肉毒杆菌毒素的长期有效性的数据有限。在对 411 例局部应用地尔硫　失败的患者进行的一项回顾性研究中，患者为用 100 单位的肉毒杆菌毒素 A 治疗，并在全身麻醉下进行裂切除术，74% 的患者在 2 年的随访中愈合。值得注意的是，将肉毒杆菌毒素注入括约肌间隙。

手术治疗

肛门扩张

最早的治疗方法之一是肛门扩张，首先在 1829 年描述，并在以后的各种试验中研究肛裂[36-37]。虽然研究面广泛，但是在技术和众多报告结果中有相当大的可变性。很少有控制良好的研究存在。最近 Cochrane 回顾包含了七个随机对照试验的分析，比较人工肛门与内括约肌切断术[38]，显示扩张并不比括约肌切开术更有效，并有较高的失禁率（OR = 4.03，95% CI = 2.04 ~ 7.46）。一个更标准化和客观的肛门扩张方法——球囊扩张已被报道。Renzi 等在一项前瞻性随机试验中评估使用球囊扩张与侧内方括约肌切开术相比[39]。两组治愈率均较高，并且组间差异无统计学意义。然而，经过 24 个月的随访，球囊扩张组尿失禁是零，而侧方内括约肌切开术组为 16%（$P < 0.0001$）。手动扩张不适用于肛裂时，球囊扩张可能是一种选择。

肛门括约肌切开术（技术）

有学者同时也介绍了自 19 世纪早期开始的各种方式，肛门内括约肌分离（括约肌切开术）是由 Eisenhammer 在 1950 首次描述的[40]。他在裂缝部位的后方内括约肌切开术导致后正中“沟”或“锁孔”畸形，导致 30% ~ 40% 的患者大便失禁。Notaras 描述了一个简单的改良方法：侧向进行括约肌切开术，解决了这个问题[41]。此后，侧方内括约肌切开术已成为内科治疗失败后采取的主要手术。该程序可以在门诊局部麻醉下进行。目前的变化包括开放式和封闭式技术和保守与传统切开术。封闭的技术是通过将手术刀片插到括约肌间沟，然后均匀牵拉破坏内括约肌纤维（图 13-5）。开放技术是通过在括约肌间沟上的放射状切口。在剖开远离肛门内括约肌后，直视下分离远端肛门内括约肌（图 13-6）。分开术最初描述为齿状线，但最近的报告描述了一个更保守的方法，无论是分离肌肉到裂隙尖或到肥大的括约肌带都会被释放。

封闭和开放式肛门括约肌切开术的效果

考科蓝实证医学资料库（Cochrane Library）中，一项关于肛裂手术程序的系统回顾在 2011 年更新[38]。开放式和封闭式括约肌切开术已在多个报告中进行比较，包括五个符合考科蓝纳入标准的随机对照研究[42-46]。综合这些报告显示两种技术在持久性的裂缝或尿失禁两方面的差异。一项前瞻性队列研究评估了 140 例接受开放或封闭括约肌切开术患者术后超声内镜图像[47]。术后肛管内超声显示开放括约肌切开术与括约肌切开的完整比例高度相关。失禁和治疗失败在开放和闭合组间无明显差异，但是随着括约肌切开长度增加失禁评分显著增加（$P < 0.001$）而复发率降低（$P < 0.001$）。

括约肌切开术的程度

对于在手术室决定括约肌切开的程度是一个有争议的话题。过多的切开增加了失禁的风险，但切开不足增加持续或复发的风险。虽然许多课本描述切开至齿状线，但最近的研究为更保守的括约肌切开术。Mentes 等前瞻性地将 76 例慢性肛裂随机分为横向内括约肌切断术至齿状线和至裂缝的顶点[48]。随访 1 年后在传统组治疗失败率为零，保守组为 13%，大部分的治疗失败在 2 个月后发生。两组治疗术后失禁评分差异无统计学意义。但是在传统组术后失禁评分增长；这项研究可能不足以发现可能的差异。用类似的方式，Elsebae 等前瞻性地随机

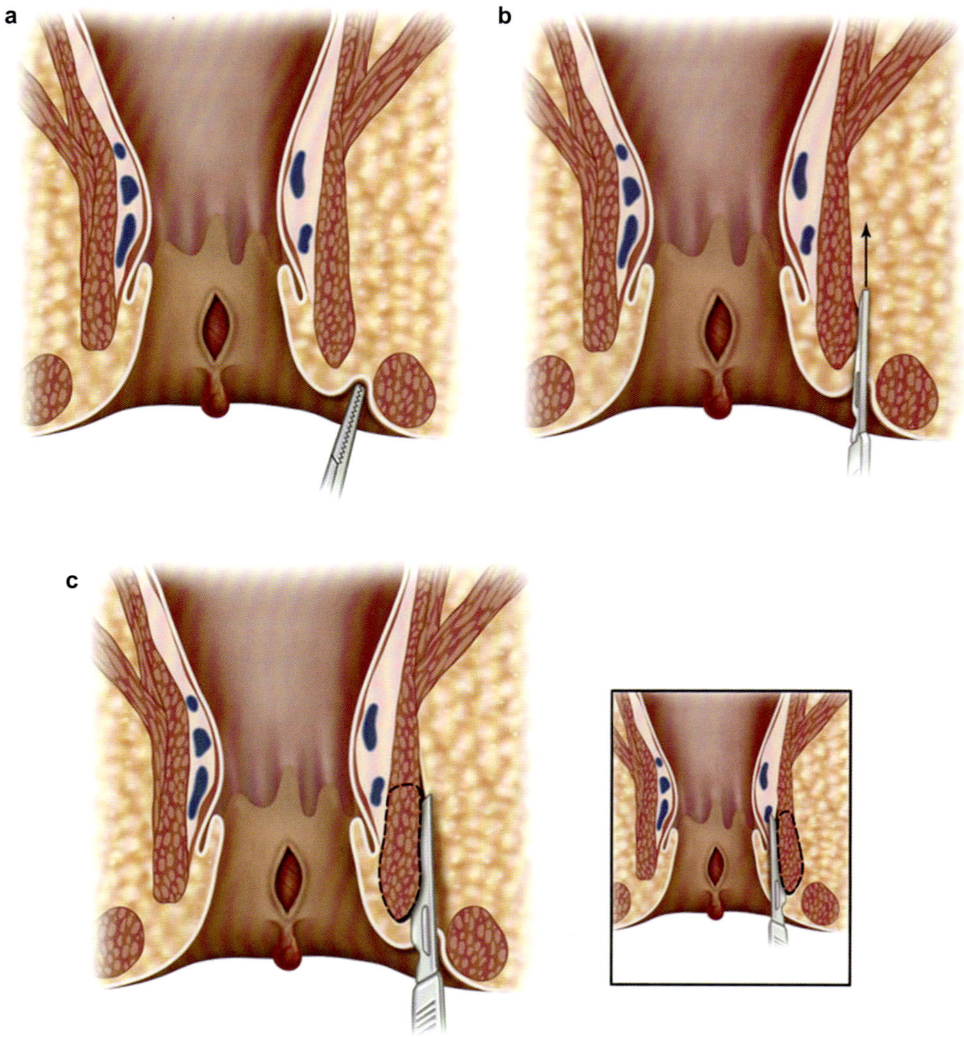

图 13-5 封闭侧切开术。a. 对括约肌间沟的位置；b. 在肛门内括约肌平面插入刀片；c. 外侧向内侧分离肛门内括约肌（插图：肌肉的内侧至外侧）

将 92 例患者分为括约肌切开术至齿状线（传统组）或括约肌切开术至裂隙顶点（保守组）[49]。传统组治疗失败率为零，保守组为 4%（P = NS），传统组持续性失禁占 4%，保守组为 0%（P = NS）。然而随访时间仅 18 周。在更近期的研究中，Magdy 等将 150 例患者随机分为传统切开术组、V-Y 推进皮瓣组，或保守的括约肌切开术 + V-Y 推进皮瓣。传统组治愈率为 84%，保守组 / 推进皮瓣组治愈率为 94%。失禁率分别为 14% 和 2%。但是，有点难以置信的是传统切开术组治愈率低 [50]。

切开至齿状线或裂隙尖部技术有客观的定义，然而，许多外科医生倾向于括约肌切开术为一种更主观的工作。肛门内括约肌的肥厚带可能会也可能不会涉及这两个地方。虽然肥厚肌肉段的切开是主观的，但是 Mentes 等随后的报告中，试图通过创造一个达到 30 mm 口径的肛门的括约肌切开术来比较这种方法。他们前瞻性地将这一技术与切开至裂隙顶点进行比较 [51]。结果显示，在接受切除至尖部的患者中，平均肛门口径越大，失禁率越高，治疗失败率无显著差异。

裂切除术

慢性肛裂的标志是内括约肌肥大、肛乳头肥大、前哨痔（三联征）。乳头和痔的切除，或全裂切除术是非强制的，但如果裂缝边缘出现卷曲和上皮时特别有用，因为这可以促进伤口愈合。关于裂切开术（从裂隙尾部浅道延伸的去顶术）的新兴趣作为裂缝主要治疗方法最近有报道 [52]。

图 13-6　开放式内括约肌侧切术。a. 径向切开皮肤至齿状线暴露远端括约肌间沟；b. 内括约肌的提起和分离；c. 原发性伤口闭合。肛门口径 30 mm

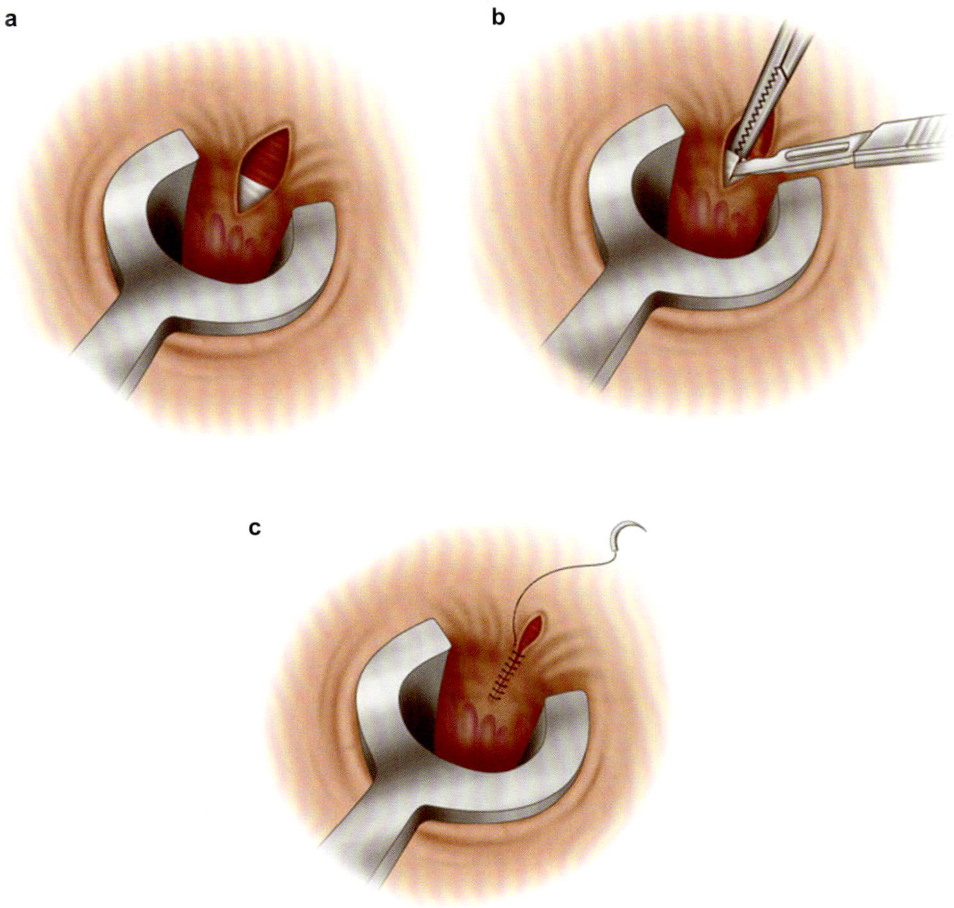

括约肌切开术结果

除了这些随机对照试验，许多额外的研究报告描述一个侧方内括约肌切开术的效果。虽然大多数报告援引治疗失败率低，但是失禁率是广泛可变的，高达 30%～40%。[53-54]。通过被设计的使永久性失禁风险降至最低的多模态研究，趋势显然不是侧方内括约肌切开术，而更趋向于医学治疗和（或）使用肉毒杆菌毒素。考虑到发病率、成本和病人满意度，目前尚不清楚这一战略是否是最有效的长期解决方案。然而，这种疾病在很大程度上是由患者的主观经验来衡量的，他们是最终的、最好的判断，判断哪些治疗是值得追求的并且哪些风险值得承担。Floyd 等报告称，给患者提供多种选择时，最终愈合时间延长，但 72% 的患者可以避免手术治疗，97% 的患者可以治愈 [55]。

在一项有 47 个月的中位随访报告中，Lysy 等报道了从局部药物、A 型肉毒毒素到括约肌切开术逐渐升级的方法的结果 [56]。像 Floyd 等描述的队列中，71% 的患者不需要侧括约肌切开术。他们还指出，括约肌切开率低是以增大完全愈合前的复发率为代价的，并且治疗时间较长。

无肛门紧张的裂

针对肛门括约肌松弛的治疗，无论是药物还是手术，解除肛门紧张即治愈。但是一部分患者可能不表现为过度紧张，而表现为过度松弛。Giordano 等最近报道了一项前瞻性研究的结果，关于单纯皮肤推进皮瓣 51 例并对所有患者随访 6 年，不考虑肛门紧张度 [57]。他们发现该手术接受性良好，治疗成功率为 98%。Nyam 和他的同事评估了 21 例低于正常肛管压力的肛裂患者。在本组中，孤立推进皮瓣导致完全愈合，所有患者无失禁 [58]。一份来自 St. Mark's 的 2002 年的报告指出，在一个小组中推进皮瓣治疗肛门低紧张肛裂效果良好，7 个月的中位随访成功治疗 7/8 的患者 [59]。虽然这项技术对于所有难治性裂的患者来说并没有用，但它在解决低紧张肛裂方面有特殊的希望。视频 13-1 展示了一个肛门皮瓣技术。虽然视频描绘肛门狭窄，但手术的技术要点得到很好的演示。

克罗恩病（Crohn's disease）

Crohn 病患中常伴肛裂，影响了约 30% 的患者[60-61]。当肛裂出现时，他们往往是在非典型的位置，更深，并合并其他病变，尤其是瘘。这些裂隙也具有非典型的外表，往往造成深溃疡，也可能造成明显的变形。与 Crohn 病的其他表现一样，只有当并发症发生时才干预是合理的。一些作者报告了这些患者干预措施的可接受的结果[62-63]，但谨慎应该是惯常的。括约肌的挽救是小心的。多学科的护理在解决 Crohn 病患者的肛肠疾病中是至关重要的，因为适当的医疗管理可能解决该种肛门直肠疾病 50% 或更多[64-65]。

人类免疫缺陷病毒

与 HIV 相关的肛门疾病包括典型的肛裂和肛门直肠溃疡，这些溃疡可以表现为深、宽或空泡病变。与典型病变相比，非 HIV 相关肛裂的高紧张性、括约肌张力和功能较差更常见。部分研究报告了成功治疗典型的裂缝，并且艾滋病毒的治疗效果继续改善[66-67]。但是令人担忧的是伤口愈合延迟和感染性并发症增加仍然存在。

结论

肛裂是一种常见的疾病，在急性形态时保守治疗有效。慢性肛裂通常需要医学治疗，大多数患者医学治疗是有效的。初始治疗包括膨胀剂、控制便秘、外用药物，以松弛肛门内括约肌。A 型肉毒毒素和侧向内括约肌切开术都可以考虑用于难治性肛裂的治疗，并且 A 型肉毒毒素的人气正在增加。括约肌切开术仍然是一个有效的手术，解决症状的速度非常快，但有永久性失禁的风险。图 13-7 中是建议的处理步骤。

（参考文献参见 www.pumpress.com/home-specific-edu/5599.html）

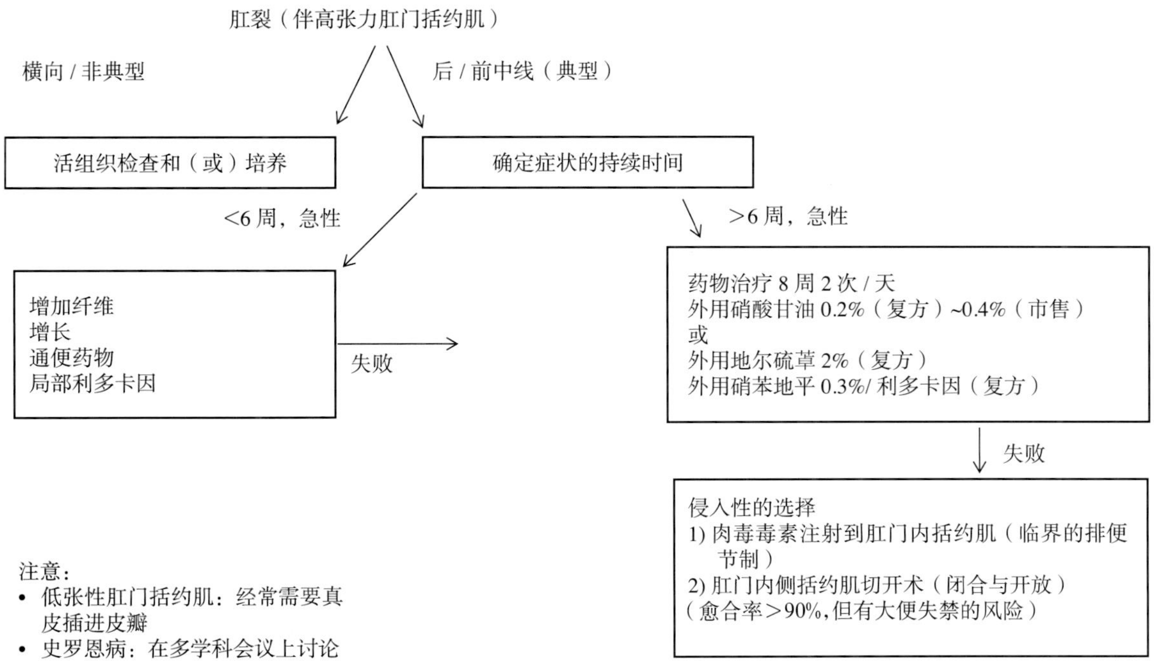

图 13-7　肛裂的治疗方法

第 14 章

肛周脓肿和肛瘘

Bradley R. Davis, Kevin R. Kasten　著
李　博 译　谢忠士 审校

要点

- 成功处理肛周脓肿需要对骨盆底解剖和感染能够蔓延的潜在间隙有深入的了解。
- 根据脓肿所在的间隙与肛门和解剖学标志的位置可以确定脓肿的命名——肛周脓肿、坐骨直肠窝脓肿、肛提肌上脓肿和括约肌间脓肿。
- 多数的引流术能在处置室操作而不需要引流或挂线，如果遇到肛瘘在瘘管与括约肌之间的关系能够清晰辨别的情况下只需要进行标记。
- 坏死的软组织感染是危及生命的紧急事件，需要积极的手术、清创和对受侵肛腺进行处理。
- 直肠周围脓肿有很高的比例会合并瘘管形成，并且根据它们和肛管括约肌的关系进行分类。
- 体格检查通常是唯一确定肛瘘管道情况和选择治疗方案的检查；术前影像学检查（MRI、US）通常是不必要的，除非患者是具有多个外口，而内口不能明确的病例或是复发的病例。
- Goodsoll’s 原则很有用处，它对于 60% 的患者是准确的，并且对后部的瘘量更为准确。
- 瘘管切开术是最为成功的手术方案，但是也伴随着最高的大便失禁率，一些非切除性技术已经被描述过了。所有非切除性方案都有局限性，并且成功率变异较大。

引言和流行病学

虽然不是不可能，但是很难去准确评估肛周脓肿的发病率，因为它们经常自行破溃，需要引流或者在医生处置室、急诊室或门诊手术中心切开引流。

——Herand Abcarian[1]

虽然看上去过程较为温和，但肛周脓肿可以产生明显的痛苦和远期发病率。诊断延迟、处理失误或是认证失败可以导致多种结果，增加花费，延长患病时间，进一步混淆肛周脓肿和肛瘘的相互关系，容易导致不适当的治疗，同样重要的是进行诊治的临床医生需要有诊断和治疗方面良好的知识储备，或是将患者介绍到专科专家处就诊。

肛周脓肿真实的发病率和流行情况难以确定，手术处置数据提供了一个基础性的推断依据，据报道，肛周脓肿的发病率在 0.4% ~ 5%，这些患者接受了手术治疗[2-3]，换算一下就是每 10 万人口中有 8.6 ~ 20 人患病[4-5]；按照这个算法，整个美国每年有 68000 至 96000 个肛周脓肿患者[1]。患者男女比例为 3：1，两种性别患者的中位数年龄都是 40 岁（范围是 20 — 60 岁）[6]，尽管经常被患者问及，但几乎没有数据显示肛周脓肿的形成风险与不注意卫生、肛交、肛道溃疡改变、糖尿病、肥胖及种族相关。

病理生理学

解剖

处理肛周脓肿需要对骨盆底解剖和脓性物质能够蔓延的潜在间隙（见第 1 章）有深入的了解，一个骨盆的简要描述阐明了内括约肌被盆底器官（外括约肌、肛提肌和耻骨直肠肌）包绕，并且被括约肌间水平分割，肛管是连接肛门缘和肛周交接点的长为 2 ~ 4 cm 的移行区域。在肛肠的中点有齿状线，

表现为近端是沿纵轴方向波浪形折叠的柱状内皮细胞，而远端为鳞状上皮细胞，肛柱的数量为 6 ~ 14 个，在肛柱之间有参差不齐分布的肛隐窝，与肛腺管的分布不一致，重要的是，肛隐窝可能延伸至内括约肌、括约肌间隙，或者穿过内括约肌进入外括约肌[7-8]，作为这些延伸的结果，选择肛管直肠周围间隙，具有传送细菌的风险，继而形成了脓肿。

肛周间隙（图 14-1a）位于肛缘周围，向中间延伸至齿状线，并且向侧方延伸至臀部皮下脂肪，这个间隙通过括约肌间隙，在外括约肌的上方与直肠壁相连，坐骨直肠窝是个锥形的潜在间隙，在会阴和肛提肌之间，它的中间是肛提肌和外括约肌。侧边是沿着坐骨分布的闭孔内肌肉和筋膜（图 14-1b）。它向前受到会阴横肌膜限制，从臀部的角度看，坐骨直肠窝的边缘是臀大肌和骶结节韧带、坐骨直肠窝两侧在肛尾韧带的下方（图 14-1b）。在肛尾韧带的上方和肛提肌下方与肛管后深间隙相连，肛提肌上方在骨盆壁和直肠之间是骨盆直肠间隙。由于这个空间的上缘是腹膜，脓肿可能在括约肌间形成并向上蔓延，或者是腹部感染源沿着腹膜腔蔓延下来。

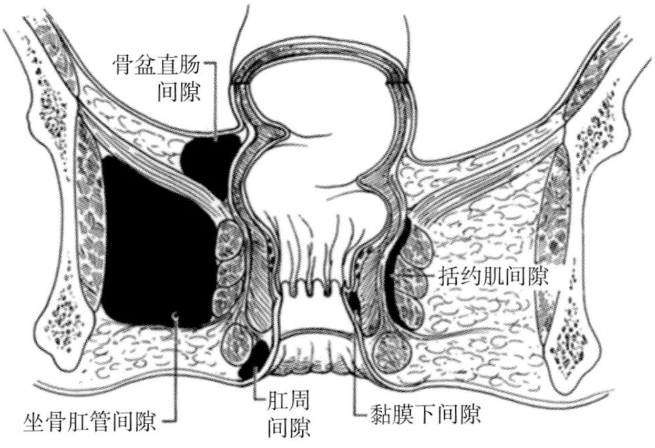

a

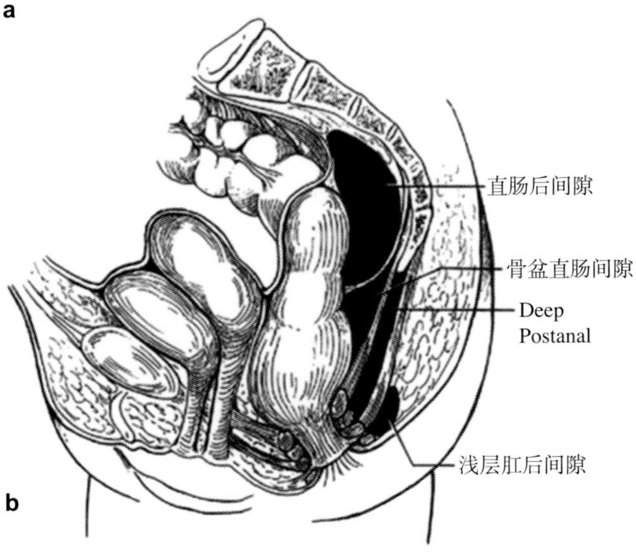

b

图 14-1 肛管直肠周围间隙：a. 块状切面；b. 横断面（Vasilevsky CA. Anorectal abscess and fi stula-in-ano[168] © 1997 David Beck, MD, with permission）

病因学

肛瘘现在被认定为退化的器官（除了作为产生气味的物质外），基本上没什么作用了，它被认做是形成肛周脓肿的首要原因[9]，这个肛周脓肿形成的隐窝理论最初被 Eisenhammer[9] 提出，随后由 Parks[10] 提倡，它们假设脓肿的形成源于肛腺和导管的阻塞，形成隐窝脓肿的高危因素导致 90% 的感染，主要包括稀便进入肛门腺管、外伤、烟草滥用和腺管的囊性膨胀导致排空障碍，剩下 10% 的原因是炎性肠病、创伤和恶性肿瘤等特异性疾病（表 14-1）。

分类

每一种肛周脓肿都按照它所在的潜在腔隙进行分类（图 14-2）。总的来讲，肛门周围脓肿和坐骨

表 14-1 肛周脓肿的病因分析

非特异性
肛腺
特异性
炎性肠病
克罗恩病
溃疡性结肠炎
感染
肺结核
放射菌病
性病淋巴肉芽肿
创伤
刺伤
体内异物
外科手术
会阴切开术
痔切除术
前列腺切除术
恶性疾病
癌
白血病
淋巴瘤
放疗

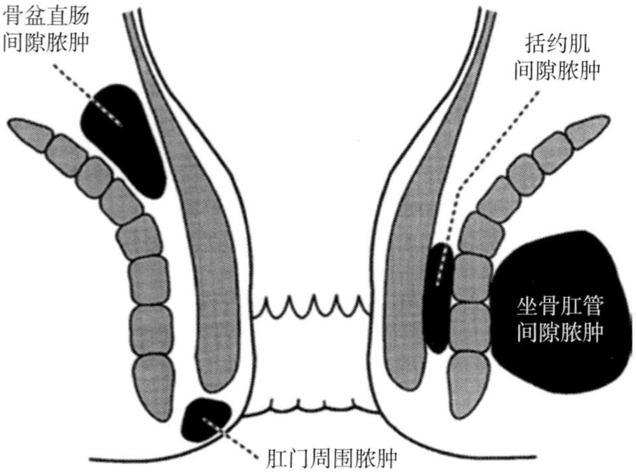

图 14-2 肛管直肠周围脓肿分类（© 1997 David Beck, MD, with permission）

直肠窝脓肿是最为常见的，占诊断比例的 80%[11]，尽管如此，一些括约肌间脓肿通常能够蔓延至任何方向[5]，与我们的预期相似，骨盆直肠间隙脓肿是最不常见的类型。众所周知的马蹄型脓肿描述的是双边疾病，将包括括约肌间脓肿、骨盆直肠间隙脓肿、坐骨肛管间隙脓肿的间隙相连接，认识到这一过程能够防止过度手术的介入，减少患者的痛苦。

诊断：

病史及症状

肛周脓肿的最常见症状是肛门直肠周围的急性疼痛。疼痛症状导致了该疾病在急诊室或医生办公室就得到诊断。疼痛通常是坐着和排便加重。对于慢性直肠疼痛的患者，应考虑到括约肌间脓肿。此外，如果合并有泌尿系统功能障碍则提示为骨盆直肠间隙脓肿。对于骨盆直肠间隙脓肿，疼痛可能被描述为骨盆或腰部的“隐痛”。值得注意的是，其他症状还包括发热、寒战、肿胀、红斑、自发引流和不适。大多数患者不会出现直肠出血。临床医生通过询问过去的病史能够警觉到有导致直肠疼痛的其他因素的可能，包括肛裂、痔疮、肛提肌痉挛、性传播感染、结核病、人类免疫缺陷病毒（HIV）、炎性肠病、恶性肿瘤和创伤。对于这些患者，由于存在手术干预的可能性，确定括约肌功能和导致大便失禁的任何病史都是非常重要的。

体格检查

体格检查对于怀疑直肠肛管脓肿的患者仍然是最重要的诊断手段。在俯卧位，通过外部评估就能够揭示的经典症状包括红斑、硬结、波动感、疼痛和自发性引流。完成检查时，应确保疾病对侧的评估，以确定马蹄型脓肿是否存在。对于患者括约肌间脓肿或骨盆直肠间隙脓肿，外部体格检查不可能发现明确的迹象。尽管如此，通过直肠影像学检查，波动感或极度的不舒服将会提醒临床医生做出诊断。在这种情况下，如果进行肛门内触诊，那些脓性引流将会引起查体者的注意。不幸的是，患者往往由于疼痛而排斥直肠检查。因此当诊断有怀疑时，应考虑在麻醉下进行肛门镜和乙状结肠镜检查。对于怀疑骨盆直肠间隙脓肿的患者，或者患者具有复杂病史，进一步的影像学检查可能是必要的。

影像学检查

一般情况下，影像学检查很少在肛周脓肿患者的诊疗中使用。一些人主张对于年轻患者或肛瘘复发的患者进行钡剂灌肠，以排除肠道炎性疾病。然而，计算机断层扫描（CT）技术、磁共振成像（MRI）、直肠内超声（EAUS）和经会阴超声（TP-US）对于任何复杂型肛周脓肿和瘘管的诊断都特别有帮助。

计算机断层扫描技术（CT）

将 CT 用于直肠肛管脓肿的诊断存在争议[12]。然而，这种成像技术对于任何不能明确诊断的肛周脓肿患者、复杂的化脓性肛肠疾病患者，以及漏诊肛周脓肿将产生严重并发症的患者，可以作为外科手术诊断的一种可能的替代手段。它也能用于肛周克罗恩病的患者区分直肠炎症和肛周脓肿[13]。虽然高分辨率扫描仪对于详细图像收集至关重要，利用技术最大限度地可视化也同样重要。三种模式的对比往往是必需的，包括口服（PO）模式、静脉注射（IV）模式、经直肠（PR）模式。2.5 mm 的切片适合进行矢状面和冠状面重建（图 14-3a-c）。当正确完成扫描，脓肿会表现为一个边缘强化的椭圆形的积液，内部可以带或不带空气。此外，气体或液体填充结构出现在肛门括约肌内，会使得瘘道的管状结构更易于识别[6]。

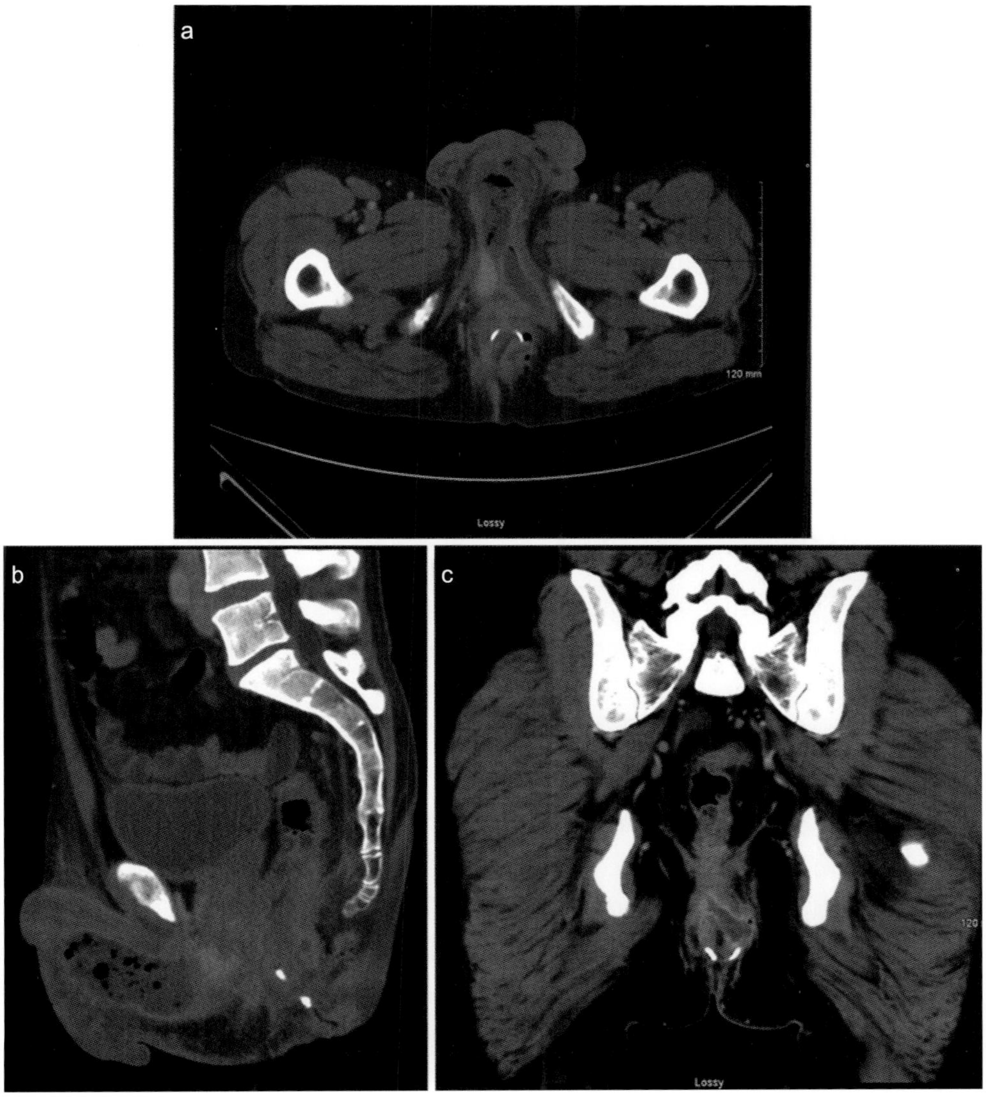

图 14-3　复杂肛周脓肿向前延伸到阴囊 CT。a. 轴像；b. 冠状面像；c. 矢状像

核磁共振成像（MRI）

核磁共振成像很少用于直肠肛管周围脓肿的评价，而更多地用于复杂性肛瘘的诊断。一些学术团体建议对于任何的因引流不完全而复发的脓肿应用盆腔核磁去辨别马蹄形脓肿 / 肛后间隙脓肿、骨盆直肠间隙脓肿和其他复杂的脓肿[14]。然而 MRI 对急性肛周脓肿的诊断价值有限。

直肠内超声

作为大多数结直肠外科医生熟悉的检查方式，直肠内超声利用探头应用的 2D 或 3D 功能的频率在 5 ~ 16 MHz。直肠内超声的感觉不舒适程度和肛门镜相似，这项技术使脓肿和肛瘘的报告准确率达到 85%[13]。正常 EAUS 演示界面分为表层和黏膜下层（混合回声）、内括约肌（低回声）、括约肌间空间（高回声）和外括约肌（混合回声）[15]。探头覆盖去除空气的保护套，轻轻插入超过耻骨直肠肌再慢慢移动。流体识别为低回声，在特定的平面之间或可压缩的椭圆形。这种技术的局限性包括操作者依赖、从探头探测距离有限（括约肌外、骨盆直肠间隙脓肿），并要求清肠，可能因为急性肛周脓肿的疼痛不适而被阻止检测。

经会阴超声

作为一个在结直肠癌领域鲜为人知的技术，经会阴超声可以准确地诊断积液、内部开放，甚至瘘管的存在。最重要的是，有经验的医生能够区分肛周脓肿和直肠周围脓肿。患者采取左侧卧位，使用的技术类似于血管结构划分。在经会阴超声与 MRI 的比较中，前者能够更为精确地诊断浅部液体，后者更为准确地诊断直肠周围感染。总的来说，MRI 和经会阴超声之间在诊断肛周脓肿时具有一致性，这个模式在诊断急性期[16]脓肿时具有显著优势。掌握这种技术的临床医生考虑对于合适的患者使用该技术，帮助界定积液、瘘道、内口，并且与 MRI 和 CT 相比降低了成本。

治疗

抗生素的作用

一般来说，适用于肛周和直肠周围区域脓肿的手术原则是及时进行引流和清创。抗生素在患者合并有蜂窝织炎时应用，或者那些进行了适当引流后仍无法改善的患者，以及那些处于免疫抑制状态的患者。尽管如此，应用药物很少能在不进行切开引流的情况下达到足够的治疗效果，并且在情况良好时也不能预防后续肛瘘的形成，情况不好时更会增加风险。一项随机对照试验评估直肠肛管脓肿的抗生素治疗，显示瘘管形成的风险与抗生素的使用无关。然而，形成肛瘘的风险与位置相关，坐骨直肠窝脓肿形成肛瘘的风险是肛周脓肿的 8 倍，而括约肌间脓肿的风险是肛周脓肿的 3 倍[17]（在隔离的情况下，抗生素能够成功控制肛周克罗恩病，并可以覆盖其他地方）。抗生素对于免疫功能正常的患者，针对的是大肠埃希菌、肠球菌和脆弱类杆菌，对于免疫功能障碍的患者，针对的是淋球菌、沙眼衣原体、巨细胞病毒、单纯疱疹病毒[18]。伤口环境仅考虑高风险患者人群和复发或非治愈性疾病的个体[13]。

切开引流

脓肿引流是否适当取决于脓肿的位置和临床医生的经验。简单的、表浅的肛周或坐骨直肠窝脓肿需要在皮肤水平进行外引流，可以在医生办公室、急救室或病房的床边进行操作。一个简单的经验法则建议当脓肿进入或通过骨骼肌（例如肛提肌、外括约肌）[19]时“向外”引流。所有其他的脓肿应通过直肠 / 肛门内引流。标准程序包括适当的定位、使用消毒剂、选择局麻药物和 1∶200 000 的肾上腺素。从疼痛最明显位置上方的皮肤开始进行区域局部麻醉阻滞，往往比单独注射到腔隙内进行麻醉镇痛效果好。切口应选择椭圆形，或十字切口联合皮瓣切除，防止早期闭合及脓肿复发（图 14-4）。在可能的情况下，切口尽可能靠近肛门边缘，以限制任何潜在瘘的长度。此外，主要的切口应平行于外部括约肌纤维。在这种情况下不需要包扎，在不包的情况下恢复更快，痛苦更少[20]。

需要内部引流的患者，以及那些复发或双侧患病的患者，和那些脓肿较大，床边引流容易不充分的患者，均应进行手术引流。对于体积巨大的脓肿，应考虑多个切口及挂线治疗，或者用彭罗斯引流以加速愈合。术后的 2～3 周如果该空腔已经新鲜并缩小，可以拔除引流。以下情况需要进行内部引流：①黏膜下脓肿；②括约肌间脓肿；③上提肌脓肿与括约肌间瘘和④盆腔疾病引起的上提肌脓肿[19]。经括约肌间瘘的诊断应该使患者痛苦的比例有所缓解。明确的管理准则包括在脓肿内括约肌切开长度、有无伤口边缘的袋形缝合术。延迟超过 2 周复发的人可能存在肛瘘，因此需要 EUA 进行确定，并进行瘘管的处理。

骨盆直肠间隙脓肿需要在手术前通过影像学描绘轨迹。当刺激源头在腹腔内时，大多数情况下需要进行经直肠引流。尽管如此，腹腔引流也可以被考虑，取决于通往脓腔的容易程度和脓腔的方向。当感染源位于腹腔内，经皮管理可以防止瘘管轨迹生成，通过肛提肌平面经坐骨直肠窝引流不当，而且往往比经直肠引流更成功。骨盆直肠间隙通过括约肌间瘘管，扩展出了坐骨肛管间隙脓肿，需要进行坐骨直肠窝引流。例如把骨盆直肠间隙脓肿形成作为一个括约肌间瘘的向上延伸，通过内括约肌切开内引流术是最好的（图 14-5）

双侧脓肿病或马蹄形脓肿需要手术引流，以规划和控制感染源。这种难治性的实体通常来自一个深肛门后间隙脓肿。许多患者以前有自行排脓的病史，因此可能有复杂的瘘管。处理方法包括 Hanley 法或改良 Hanley 的流程，包括通过肛尾韧带打开后引流，打开臀部内括约肌的中点，刺激肛窦，为控制横向的管道打开双侧坐骨直肠窝引流（图 14-6）[21]。改良的流程包括内括约肌切开限制性引流，随后行双侧坐骨直肠窝的椭圆形切口。如果有必要，一个挂线（切割或不切割）放置在后正中线，

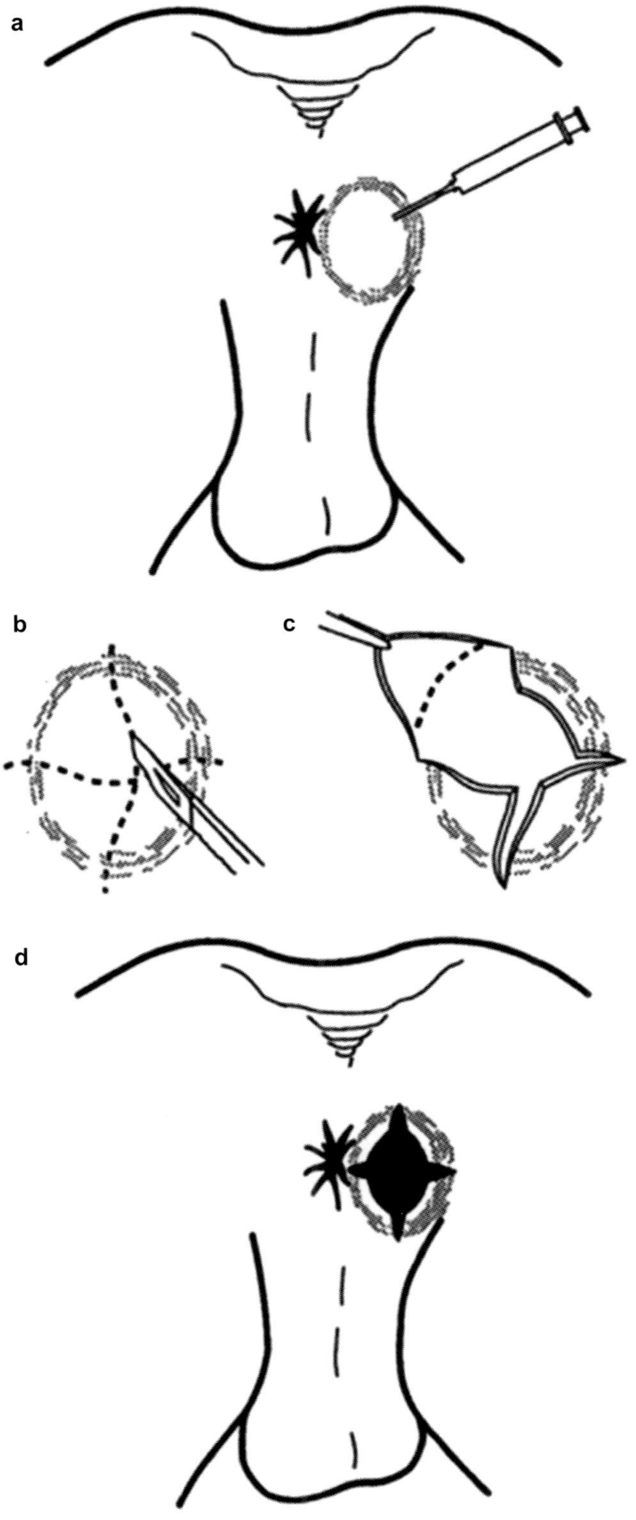

图 14-4　脓肿引流：a. 注射局部麻醉；b. 十字切口；c. 皮肤切除；d. 引流脓腔

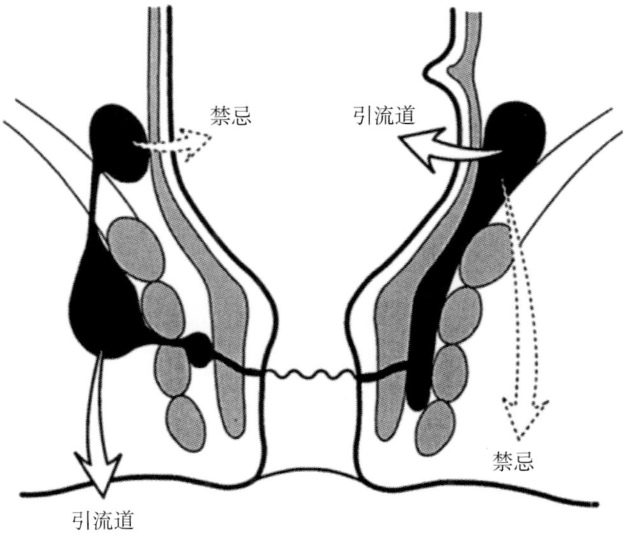

图 14-5　引流骨盆直肠间隙脓肿

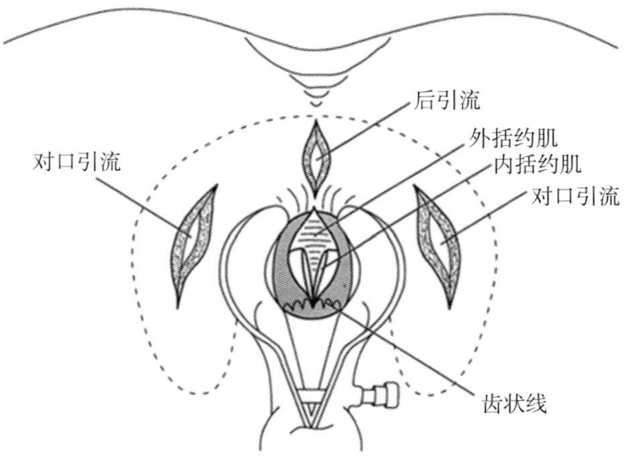

图 14-6　引流马蹄样脓肿

随后晚些时间进行后续处理（图 14-7）。最近，深部肛后间隙脓肿采用内括约肌方式处理。内括约肌的空间解剖后正中线至分辨出肛腺管，随后继续引流及刮深肛后间隙。应用松弛挂线技术与切割挂线技术相比能够减少必要程序、降低大便失禁风险，更易于外科医生学习 [22]。

置管引流

肛周切口的最小化是可能的，可以在脓腔内放置引流管。适当大小的外固定导管是必要的，以确保能够达到足够的引流效果，尤其是对于大脓肿腔，严重的全身性疾病患者，或存在潜在的合并

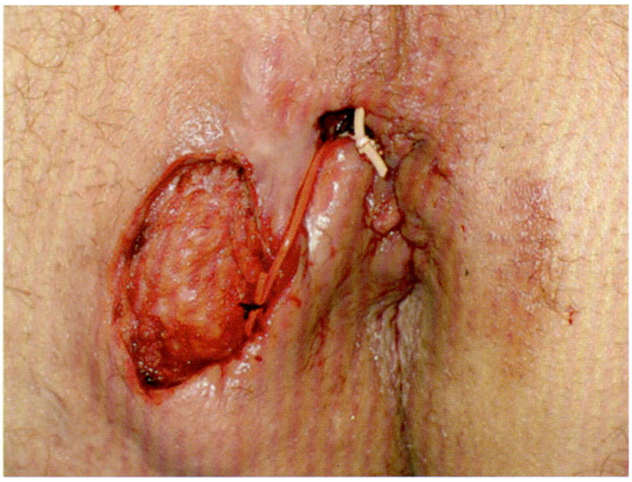

图 14-7 马蹄样瘘管成功进行挂线引流

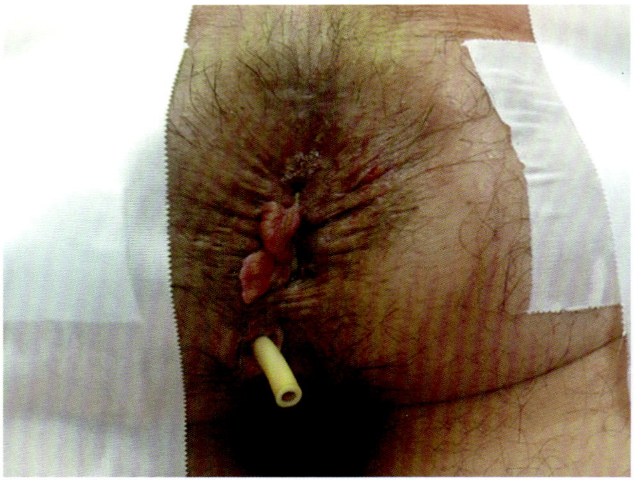

图 14-8 坐骨直肠窝脓肿 Pezzer 引流管引流

症，包括糖尿病和病态肥胖的患者。开始时，在脓肿内侧的麻醉皮肤上做一个小的刺切口。把一个 10～14 号的蘑菇导管（de Pezzer，Malecot，库克医疗）插入全脓腔深度。导管的外部分切断，只留下一个 2～3 cm 的区域以确保与肛周皮肤安全地永久缝合（图 14-8）。建议治疗时间从 3 d 到 21 d 不等。在可去除引流管之前停止引流可能导致脓肿复发，应该尽量避免。对于非愈合的伤口，引流管用于引流脓汁的研究，以阐明肛瘘轨迹或其他相关的病理。

原发性瘘管切开引流

尽管缺乏近期对肛周脓肿的研究，但在脓肿引流的同时是否进行主瘘管切开术存在争议。从历史上看，主瘘管切开引流脓肿时可能进行源头控制，因此提高愈合率不需要后续程序 [11]。在六个随机对照试验荟萃分析中，主瘘管切开进行并发脓肿引流时复发，持久性脓肿 / 瘘及重复手术明显减少（RR =0.13，95% CI 0.07～0.24）[23]。然而，急性炎症可能抑制肌肉参与和合并大便失禁的相对危险性在每年是 3.06，灵敏度分析的范围是 2.03～4.77。由于这个风险相比于切开组并没有统计学意义，该研究的作者认为在脓肿引流时切开原发性瘘管是必要的。当一些急性病变导致准确的肌肉损伤程度无法预估的时候，由于可能会增加肌肉过度切除的风险，安置挂线可能会防止后续出现的大便失禁 [24-25]。

尽管有这些建议，所有相关的患者出现大便失禁的风险仍然会限制其应用 [26]。事实上，一些报告表明在只进行有效的脓肿引流并自发性愈合的情况下 [27-28]，脓肿的发生率为 30%，随后瘘管形成的概率在 26%～50%[23, 29-30]。这个复发率甚至比辨别并切开瘘管患者的还要低，因此对于选定的患者来说，更确定了原发性瘘管切除的作用有限 [23, 31]。

在引流急性脓肿时努力确定炎症起源的肛腺，探针可以小心地插入可疑的导管，直接观察。助手定位导管的工作包括：挤压脓腔、观察脓汁挤出的位置、确定导致炎症的导管，或者简单的盲探查。当确定后，将探针温和地沿导管推动，但应小心，防止制造假道。不幸的是，最近一项研究报告成功地通过人工挤压脓腔进行内部开放（IO）的识别率只有 36%，符合先前公布的失败率超过 65% 这一数据 [32-33]。有趣的是，一项随机对照试验报告使用单纯脓肿压缩的成功率为 83%[34]。因为确定受感染管道是困难的，而误判容易导致并发症，其他替代的办法是可用的。对于通过脓肿压迫识别失败的患者，用 2 ml 2% 的过氧化氢和 1～2 滴亚甲基蓝放入脓腔，对内口的识别率达到 90%。中位的随访时间为 16.5 个月，而那些接受了原发瘘管切除的患者复发率为 2.8%，对比单独切开引流的患者复发率为 40%[29]。

不幸的是，对于脓肿引流时是否进行原发瘘管切除没有明确的答案。事实上，ASCRS 实践参数对肛周脓肿提出“可能降低复发率，但有轻度增加控便能力障碍的潜在风险”[13]。那些不熟悉肛周区域病理学变化的外科医生应该停止尝试寻找瘘管，因为这可能导致更高的不良事件发生概率和更差的预后。那些没有肛瘘病史的健康病人、炎症性肠病，或同时存在先前肛瘘的患者能够在有经验的外科医生做脓肿切开引流时行原发瘘管切开术中获益。较浅和较低的经括约肌瘘管（＜30%～40% 外括约肌受累）伴有很少量的括约肌受累，为在进行脓肿引流的同时行原发瘘管切开术提供了最好的机会[5]。

术后管理

术后护理与大多数肛肠手术相似。局部伤口处理包括坐浴每日两到三次后用纱布覆盖伤口。包扎是没有必要的，应该避免。应用导管引流的，在导管末端应该给予覆盖敷料，防止弄脏衣服。冲洗引流管是没有必要的。目前还没有数据支持使用局部抗生素。医生对进行切开引流术后的患者随访 2～3 周，对下蘑菇头引流管的患者随访 7～10 d。拔除引流管的时间点是引流管停止脓性引流，引流管周围伤口闭合。随访患者，直到伤口或脓腔完全愈合，特别是因为肛周脓肿复发和肛瘘形成与延迟 / 缺乏手术随访有关。疼痛控制与综合治疗，包括在手术当中局部麻醉与术后在家里口服的毒麻药物和非毒麻药物。一旦患者从麻醉中醒来，饮食就要规范，第一个月建议用大体积纤维素食物补充。活动级别没有限制。除非术后出现蜂窝组织炎，或在免疫功能低下的患者，抗生素在术后没有必要。

并发症

术后即刻

脓肿引流、瘘管切开相关并发症包括出血和尿潴留。切口和引流术后显著出血发生率为 1%～2%。文献报道无并发症切开引流术后尿潴留率为 2.3%，行瘘管切开术或瘘管切除术后者发生率增加到 6.3%[35]。相比之下，毫不逊色的是有报道痔疮患者的尿潴留发病率为 22%。在肛肠手术尿潴留的普遍风险因素包括年龄大于 50 岁、女性、围术期静脉输液（IVF）大于 1 L[35]。

脓肿复发与瘘管形成

引流后脓肿复发率为 4%～31%，中位数为 13%[36]。对于第一次患脓肿而没有其他诸如炎性肠病复杂因素的患者来讲，唯一的预后因素就是从疾病发生到引流的时间长度。对于那些出现发病症状 7 d 后才接受治疗的患者，其复发率明显增高[37]。早期复发通常是不恰当的技术处理的结果，早期皮肤复位和脓肿再生。引流不足会导致持续炎症，迁延不愈，瘘管形成[1, 38-39]。亚急性复发的原因包括未能处理分隔脓腔、伴有瘢痕提前介入、感染所致的天然屏障的破坏[26, 40-41]。由于大量患者脓肿复发的原因是自发引流没有得到足够的治疗或仅仅接受了门诊处置，一个团体主张：即使脓肿出现了明显的收缩，也要对所有患者进行麻醉下检查[39]。马蹄形脓肿复发更为频繁，报道的发病率在 18%～50%，通常需要多次手术才能愈合[42]。临床医生必须在引流前明确脓肿情况，确定马蹄脓肿的可能性，以有效地诊断和治疗。

误诊

当脓肿在最佳医效和外科手术干预下无法有效控制，那就必须接受另一种诊断。脓肿必须与藏毛疾病、化脓性汗腺炎、肺结核、单纯疱疹病毒、HIV 及炎症性肠病（特别是 Crohn 病）鉴别诊断[39]。而藏毛疾病的发病率为 1∶4000，只有少数病例报告说明其表现与肛周脓肿或肛瘘类似[43]。艾滋病毒和其他感染源的发病率是很难估计的，将根据周围的患者人口预测。5%～19% 的 Crohn 病患者肛周症状比其他症状出现得更早，这是一个进行早期诊断的重要机会。

特殊情况考虑

坏死性肛周感染

（Fournier 坏疽）

坏死性肛周感染是罕见的，占医院接诊比例不到 0.02%，发病率为 1.6～3.3/100 000[44]。男性多于女性，比例在 9～50∶1[45]。目前的平均年龄在 45 — 55 岁，随着全球人口年龄的增长稳步上升。儿童的诊断很少。一些国家报告的发病率越来越高，但是，在美国很少有数据支持这一结论。常见的与坏死性软组织感染有关的内科危险因素包括糖尿病、高血压、老年、肥胖、免疫抑制（尤其是由于营养不良、肝病、恶性肿瘤）、药物使用和近期手术[46]。正如预期的那样，肛周病患者坏死性筋膜炎的发生率增加。通常，无论长期或管理不当肛周疾病都会使坏死性筋膜炎发作时间提前。确诊为 Fournier 坏疽的患者有 50% ~ 60% 的应激源为肛周脓肿[45]。

诊断

症状包括与查体不成比例的严重的疼痛、发烧、寒战、红斑，并在局部出现硬结（图 14-9）。表现为多种细菌和梭状芽胞杆菌感染，经常发现捻发音。不幸的是，坏死性软组织感染沿筋膜平面发展，因此疾病的扩展程度很容易被低估。疾病进展的时间为 2 ~ 5 d。实验室值是非特异性的，但可表明疾病的严重程度。白细胞计数、肌酐激酶和乳酸估计感染的严重程度最有帮助，并可确诊。培养和革兰氏染色在早期诊断中是没有帮助的，但可以指导适当的术后抗生素治疗。由于假阴性，床边活检除了依靠三级护理中心的经验外，在诊断中发挥了很有限的作用。当诊断不明确时，建议使用腹部 / 骨盆 CT 来确定感染的来源和程度。

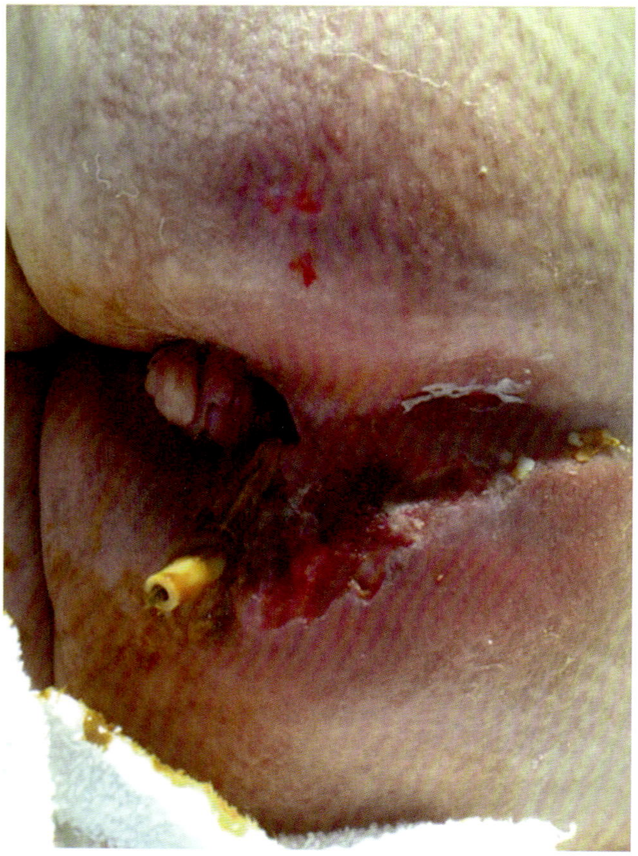

图 14-9 骨盆直肠间隙脓肿和瘘管引流不畅的患者出现坏死性软组织感染

治疗

及时诊断和治疗是保障最大生存概率的必要条件。经过诊断，治疗包括选择晶体进行积极的液体复苏和应用广谱抗生素（青霉素、甲硝唑、三代头孢菌素、庆大霉素）。其次，对患者感染的组织进行广泛性局部切除术（图 14-10）。由于迅速蔓延，手术切除应超越明显受感染的组织。此外，患者应定期评估在 ICU 的任何伤口的变化。通常在 24 ~ 48 h 内返回手术室以重新修边，并确保对感染源的适当控制。松散的挂线技术对于直肠肛管周围脓肿引起的坏死性筋膜炎治疗是一个有益的补充[47]。在这里，多个径向切口在外部括约肌外缘。切口手动加宽，松散挂线放置在其他引流切口之间。当一开始结合标准的广泛局部切口后，随着整体伤口大小缩小，去手术室的机会逐步减少。一些人主张进行结肠造口术，以帮助伤口护理后广泛的解剖。虽然目前没有数据支持这种做法，更多考虑的是患者括约肌严重感染、肛周穿孔，或处于免疫功能低下的状态。抗生素的调整应在培养结果返回时进行。

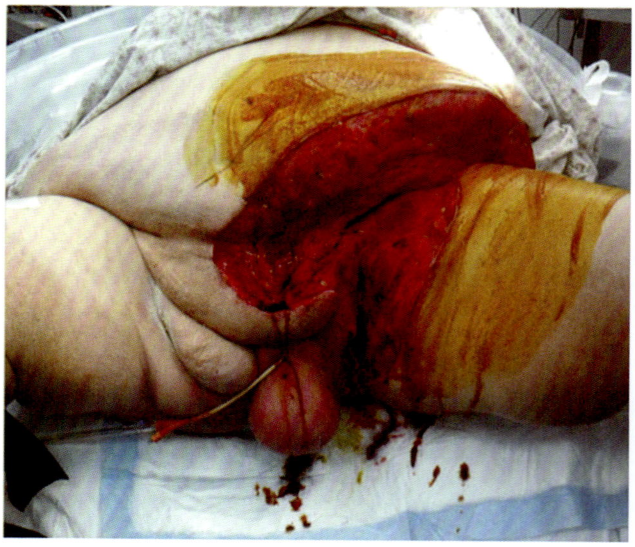

图 14-10 为肛周脓肿的坏死性软组织感染做广泛软组织清创

结果

尽管在诊断、外科护理和支持管理方面取得了重大进展，坏死性筋膜炎仍然是一种致命的疾病。文献中报道的病死率为 4% ~ 80%，但是，大多数大型研究一致表明范围为 7% ~ 10%。死亡通常是脓毒症和多器官系统衰竭后遗症的结果 [45]。对于幸存者，长期发病率取决于伤口清创和器官系统恢复的程度。利用 Fournier 坏疽严重指数（FGSI）预测病死率：九个参数如温度、心率和其他的临床价值。在这个预测表中，分数 >9 预测病死率为 75%[48]；相反，分数≤9 预测可能的生存率在 78%。自 1995 以来，多个研究已经验证了这个评分系统 [45]

免疫抑制患者肛周感染

免疫抑制血液学异常

恶性血液病患者，或 T 管患者骨髓抑制疗法、免疫抑制和低的中性粒细胞计数使肛周脓肿发病率接近 10%[49]；发病率高，诊断往往较为困难和延迟。这是由于中性粒细胞计数降低，由此非波动性硬结与微小的红斑容易逃避未受过训练的医生的眼睛，会导致一半的患者 [50] 误诊。如果中性粒细胞计数增加，脓肿的正常临床症状可能出现，从而做出诊断。

血液免疫抑制患者的肛周周围脓肿的并发症与健康的患者相似，包括复发、瘘管形成和尿失禁。然而，全身并发症的脓毒血症更可能在这个人群中发生，包括死亡。未经处理，病死率接近 60%[51-52]。因此，肛周脓肿一旦被怀疑，应采取积极的处理措施。

这些高风险患者的适当治疗包括确定免疫状态和量身定制的治疗。对于这类患者应用抗生素是标准治疗，旨在覆盖常见的胃肠道菌群即采用局部抗菌。对于绝对中性粒细胞计数（ANC）小于 1000/mm^3 的，抗生素是第一线的治疗方案，治愈率是 30% ~ 90%[49, 53]。中性粒细胞计数更高的患者会出现脓肿，需要切开引流。对这类患者来说，体格检查提供的信息是有限的，而影像学资料能够提示病变的大小、范围和所涉及的结构。CT 扫描快速，容易获得，并展示了高精度的骨盆直肠间隙结构的情况。如果存在更为复杂的直肠肛管周围感染，并且可能是坏死性感染，MRI 提供了较好的成像诊断依据。使用 T_1 和 T_2 加权图像，医生可以确定脓肿还是炎症，相应地调整治疗方案 [50]。

手术干预时机的决定并不总是明确的。中性粒细胞减少症患者术后复发率较高，病死率为 45% 以上，在一项研究中，只用抗生素治疗的患者病死率仅有 9%[54]。已发表的文献中中性粒细胞减少患者治疗失败的概率是 30% ~ 37%[50]。如果抗生素治疗失败的基础上脓肿形成，缺乏改善措施，或坏死性感染继续进展，应进行手术清创。而血小板减少症患者一般采取非手术治疗，当波动感出现，红肿和脓性物质出现则应进行适当的引流手术 [55]。由于脓性物质不完全排出的患者发病率和病死率较高，手术引流是首选的床边处理措施。术后护理和管理类似于健康患者。

人类免疫缺陷病毒

HIV 感染者与其他健康的肛周脓肿患者管理之间的区别不大。尽管如此，需要关注免疫抑制状态，及时识别和治疗。在这个患者人群中，被误诊为其他疾病包括性传播感染疾病或巨细胞病毒感染很常见。此外，如果为了规避肿瘤的风险，需要在引流时进行组织活检。

肛瘘

如果不能彻底了解肛瘘的病因学、肛管和括约肌复合体的解剖，就无法实施对肛瘘的治疗。这种疾病既具有广泛性又具有复杂性，而缺乏经验的外科医生或内科医生往往会出现误诊或者治疗不佳。复杂性在很大程度上是因为患者和外科医生都不愿意承担在处理瘘管时可能出现的大便失禁的风险，事实上值得强调的是在过去 30 年中使用非切割技术治疗肛瘘的病例显著增加 [56]。

病因学

瘘管被定义为两个上皮衬里的表面之间的异常连接，如一组器官或血管，正常情况下并不连接，例如远端消化道和皮肤之间的连接。发病率被认为是每年每 10000 人当中有 2 个，而流行病学情况不明 [57]。肛瘘的病因中肛腺感染占 90%，术后或外伤原因占 3%，炎症性肠病占 3%，由肛裂引起的占 3%，肺结核相关的小于 1%。

肛窦中引起肛瘘的结构是肛腺，它起源于肛柱的底部，它是内衬上皮的管道，能够穿透到黏膜下层，偶尔进入或通过内括约肌。尽管称之为“腺”，但这些结构并不一定存在功能，并且可能是胚胎发育退化的遗迹。它们的频率和位置是不同的，但往往集中在后方，男性更为常见[7, 58]。Kratzer 和 Dockerty 对超过 100 个解剖标本进行组织学检查，55% 的标本发现肛门腺；33% 的腺管穿透内括约肌[59]。Parks 对 44 个标本进行鉴定，发现了 6 ~ 10 个腺起源于肛窦，并且相信它们产生黏液。腺体的终止位置多变，可以到黏膜下层、内括约肌，或括约肌间沟。他推测这些腺体提供了一个自由的通道，使感染从肛门腔深入到括约肌。他认为，慢性感染存在于肛腺的囊性部分，如果深入到内部括约肌，会导致与皮肤形成窦道。虽然从技术上说它是上皮衬里的管道，实际上就是瘘[10]。

人们相信，肛窦可以被食物残渣或大便阻塞。结果是，感染发展到肛腺，沿着阻力最小的路径延伸，形成括约肌间脓肿，进而导致肛瘘形成[9]。此外，肛瘘可以由 Crohn 病、恶性肿瘤、创伤、结核、性病淋巴肉芽肿和放线菌病所致。不是所有的肛窦感染都可以导致肛瘘形成。Scoma 等对 232 例接受了引流术的患者进行了回顾性分析，发现其中 66% 的患者随后发生肛瘘[60]。在他们的研究中，没有将瘘或脓肿的类型分类，但他们的患者中有 77% 是男性。Hamadani 等对 148 例患者进行了类似的调查，平均随访 38 个月。肛瘘的累积发生率为 36%，在多变量分析中男性和女性之间、不吸烟者和吸烟者、围术期抗生素使用或 HIV 状态均无统计学差异。在他们的研究结果中，年龄小于 40 岁是唯一能够预测瘘管形成的因素[36]。Wang 等回顾了 1342 例经证实的肛瘘患者的病例，并将这些病例匹配了一个除了肛瘘外的其他肛肠疾病的独立队列中。利用多因素分析，BMI 超过 25kg/m^2，有糖尿病史，高脂血症、皮肤病、久坐不动的生活方式，经常饮酒、吸烟、非肛瘘肛肠手术，坐马桶排便时间延长，和肠炎史都是肛瘘形成风险的独立因素[61]。

脓肿形成后肛瘘的真正发病率很可能接近 30%，并且对于肛周脓肿复发特别是在同一位置复发的患者，应当怀疑肛瘘的可能性。肛瘘已被认为是 40% ~ 50% 的肛周脓肿复发的原因。

分类

肛瘘能被分类成简单型肛瘘和复杂型肛瘘。一个复杂瘘的定义不规范，但大多数作者同意任何高位经括约肌瘘或当肛瘘切开会导致大便失禁的应该被认定是复杂的。这个定义还包括括约肌上、括约肌外、所有女性的先前的经括约肌瘘管，和 Crohn 病导致的肛瘘，恶性肿瘤、手术和外伤引起的肛瘘。约 50% 的瘘被认为是复杂的，给这个疾病的治疗带来了重大的挑战。

肛瘘也根据与肛门括约肌复合体的关系进行分类。在 1934 年，Milligan 和 Morgan 建议根据内口与肛管直肠环之间的关系进行肛瘘分类。这随后被 Parks 等人进行了修订（表 14-2）。Park 等基于对超过 15 年间治疗的 400 个肛瘘病例进行分析[63]，他将他的分类标准设定在手术管理中发挥重要作用的外括约肌（图 14-11a-d）。

括约肌间瘘（图 14-11a）发生在 20% ~ 45% 病例[64]，其不穿透外括约肌，“分支只在肛门内括约肌平面。Parks 等额外分类了七个亚型的括约肌间瘘，最常见的是有高位盲管的瘘，这正如它的名字所暗示的有一个延伸的侧向直肠括约肌间沟。其他亚型较少见。

一个经括约肌瘘（图 14-11b）在 30% ~ 60% 的

表 14-2　肛瘘分类

括约肌间型
单纯性低位括约肌间型
高盲管型
直肠开口的高位瘘管型
高位伴有直肠开口，无会阴开口
直肠外延伸型
继发于盆腔疾病型
经括约肌型
无合并症的
高盲管型
括约肌上型
无合并症的
马蹄形延伸型
括约肌处型
继发于肛瘘
创伤相关
盆腔炎
炎症性肠病或其他肛门疾病

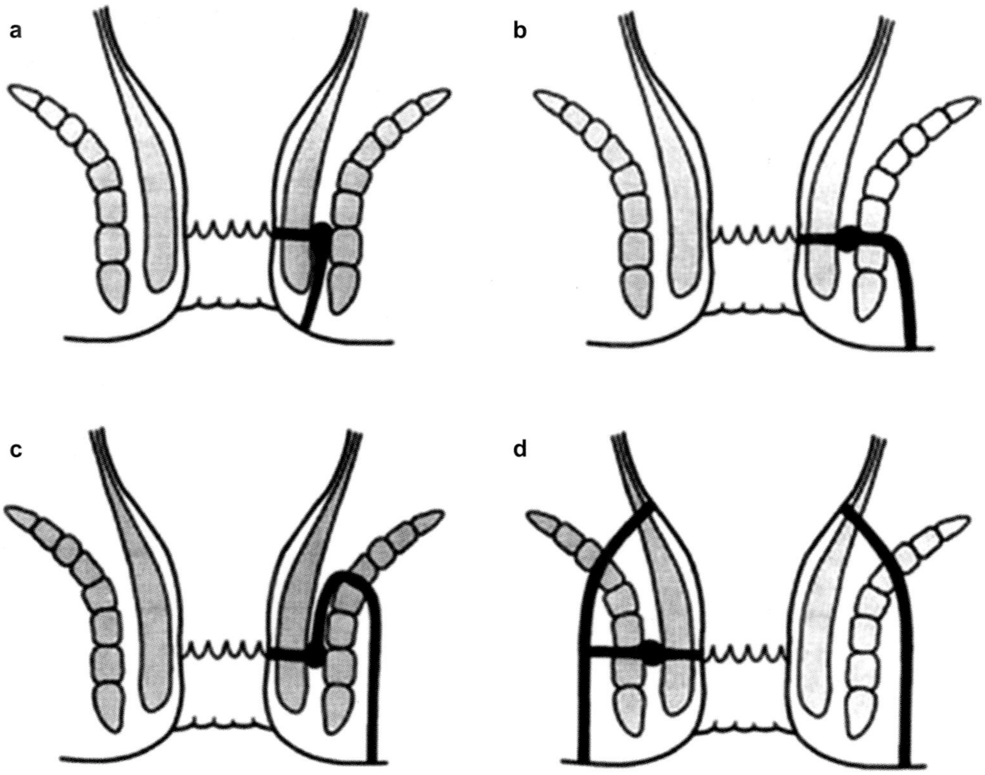

图 14-11 肛瘘分类。a. 括约肌间瘘；b. 经括约肌瘘；c. 括约肌上瘘；d. 括约肌外瘘

病例中出现，并且穿透耻骨直肠肌下方外括约肌，退出到不同水平的坐骨直肠窝。高位盲管也可能与经括约肌瘘相混淆，并且能够在坐骨直肠窝顶点结束或者通过肛提肌平面进入真盆腔。如果探头是从会阴皮肤的开口处穿过，直肠末端的尖端可以通过直肠壁到达直肠肛管环上，就可以感觉到后者。注意不要在直肠穿出假道，否则将导致括约肌外瘘的形成。这种高位盲管的意义是无法建立内部开口，使用探针通过会阴部皮肤会优先遵循高盲道和不经括约肌部分这样的一个直角。可能用一个右斜角的探针经肛门将导管插入内口以确保挂线是否可行肛瘘切开。当遇到锐利的角度时，可以用尖端锐利的滑线，却又必须注意避免创建一个虚假的通道（图 14-12）。

一个括约肌上瘘（图 14-11c）出现在 Parks 等人研究的系列患者 20% 的病例当中。但是由其他作者报道的频率要低得多（＜2%）[64-65]，这组瘘管在耻骨直肠肌的上方，然后再向下穿过肛提肌平面到坐骨直肠窝，最后是皮肤。通过耻骨直肠肌上方解剖学上是上提肌空间，并且脓肿在这里形成，能够被直肠指诊所察觉。在这个空间的脓肿形成可能以马蹄型围绕直肠延伸。

最后，括约肌外瘘（图 14-11d）只有在 5% 的情况下发生，通过会阴部皮肤经坐骨直肠窝的脂肪和肛提肌至直肠。它是外括约肌复合体。一个括约肌外瘘可能来自一个具有高位窦道的经括约肌瘘，如前所述的穿过肛提肌平面，或者可能是由于外伤、炎症性肠病、恶性肿瘤或盆腔炎，需要通过肛提肌到会阴皮肤（阑尾炎破裂、末端回肠 Crohn 病或憩室炎是最常见的原因）。

黏膜下瘘很可能是由于在黏膜下层终止的肛门腺作用的结果，在黏膜下层下面正好没有括约肌复合体。这些瘘可以打开，而不影响粪便节制。

诊断

肛周瘘的症状是多变的，影响因素包括外口的位置、瘘管的复杂程度、患者的耐受性，以及潜在的问题。由肛窦感染引起的肛瘘先前经常有形成肛周脓肿并引流的病史（无论有意还是自发的）。患者往往会认为他们的症状与“痔疮”相关和（或）通过医生进行外口活检。超肉芽组织的开放创面出血是常见的，并且经常由于慢性湿疹或粪便接触导致肛

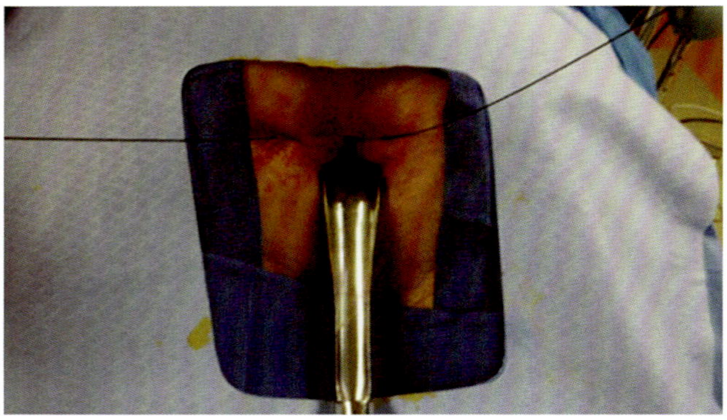

图 14-12 灵活的滑移线划定经括约肌瘘高位扩展

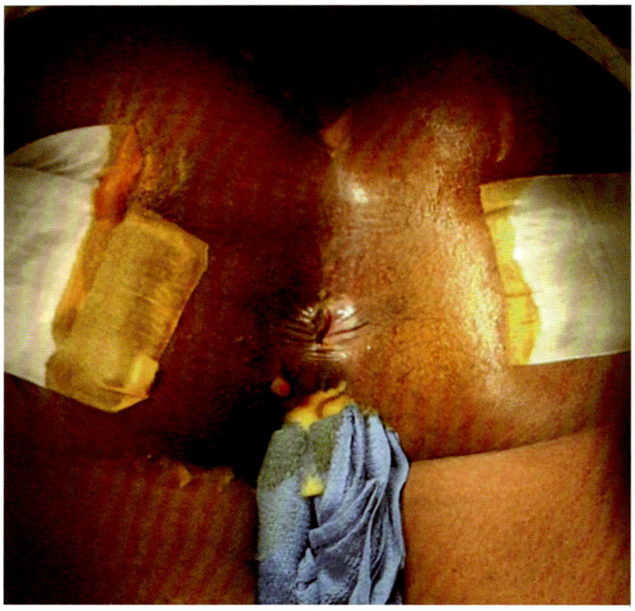

图 14-13 外口在左前外侧堆积的边缘

门周围刺激症状。疼痛可能是慢性感染或持续性炎症患者的特点，往往是周期性的自发脓肿形成和引流的结果。严重的疼痛应该是另一种病因，如恶性肿瘤或 Crohn 病。如果患者有伴随的胃肠道症状，如腹部绞痛、腹胀、早饱或体重减轻，必须排除相关的诊断如炎性肠病病或恶性肿瘤。

查体经常能够发现肛瘘的特征性表现，肛门瘘管在肛门周围皮肤有肉芽组织堆积，并且经常排肛瘘（图 14-13）。根据瘘管的不同，引流的性质变化很大，可能是浆液性、脓性或混浊的液体。通常瘘管的位置可以告诉检查者两件事：内部开口的位置和通过括约肌的瘘深度。外口在臀部中线上方离肛门缘较近的经常是黏膜下瘘，而开口在中线下方离肛门缘较近的经常是经括约肌瘘。低位经括约肌瘘已被证明在前位置更常发生，不太可能在之前得过脓肿 [66]。在坐骨直肠窝的外口通常是经括约肌或括约肌上瘘，检查者应该怀疑外括约肌受侵。此外 Goodsall 的规则可以应用于帮助找到内口。Goodsall 于 1900 年在书中的章节 [67] 描述了肛瘘的观察。他将肛门边缘皮肤分成两条线，在肛门孔的中心处以直角相交。第一个连接坐骨结节，被称为横向分析线和第二从尾骨至耻骨联合（图 14-14）。横向分析线对于肛瘘外口至关重要，位置居前的假设引流至内口，而后部的外口引流至后部正中线。这一发现已被证明对后面外口的瘘管准确有效，但是对前部开口瘘管准确度稍低。Cirocco 等证明，他们回顾性分析了 216 例经括约肌瘘，瘘引流到中线占 81%。他们证实，后位瘘管引流至后中线占 90%（97% 为女性，87% 为男性），而 71% 的前位瘘管引流至前中线 [68]。越来越多的出现肛门疼痛的患者在急诊室进行直肠 CT 扫描，偶尔会发现肛瘘。Goodsall 原则的阳性预测值据估计为 59%，并且对后部位瘘来说更为准确 [69-70]。

有经验的医生做肛门指诊，通过肛膜的微妙变化经常能发现内口 [71]。肛门镜检查有助于排除肛管炎症和其他因素造成的肛瘘，但是内口很少被看到，除非在挤压时有脓汁溢出。

在有腹部症状或发现在腺隐窝以外的地方导致有症状发生的病人，可以考虑用结肠镜检查。然而，一般情况下，大多数肛瘘患者除了体检外几乎不需要进行任何后续检查。

术前成像对于有多个外部开口的患者有帮助，特别是在术前或术中或手术后复发的情况下无法在体检中发现内部开口，尤其是预期治愈的瘘管切开术。越来越多的病人在急诊室表现出肛门疼痛，他们正在接受直肠造影 CT 扫描，偶尔可以看到肛瘘。然而，这不能作为一个评估肛瘘的有效方法，并且这不能够作为常规检查 [72]。

瘘管造影

水溶性造影剂通过小管注入外口，在透视下分析被证明对复杂肛瘘的评价具有历史意义（图 14-15）。Weisman 等对 27 例肛瘘患者进行回顾性评估

图 14-14　Googsall 肛瘘定律

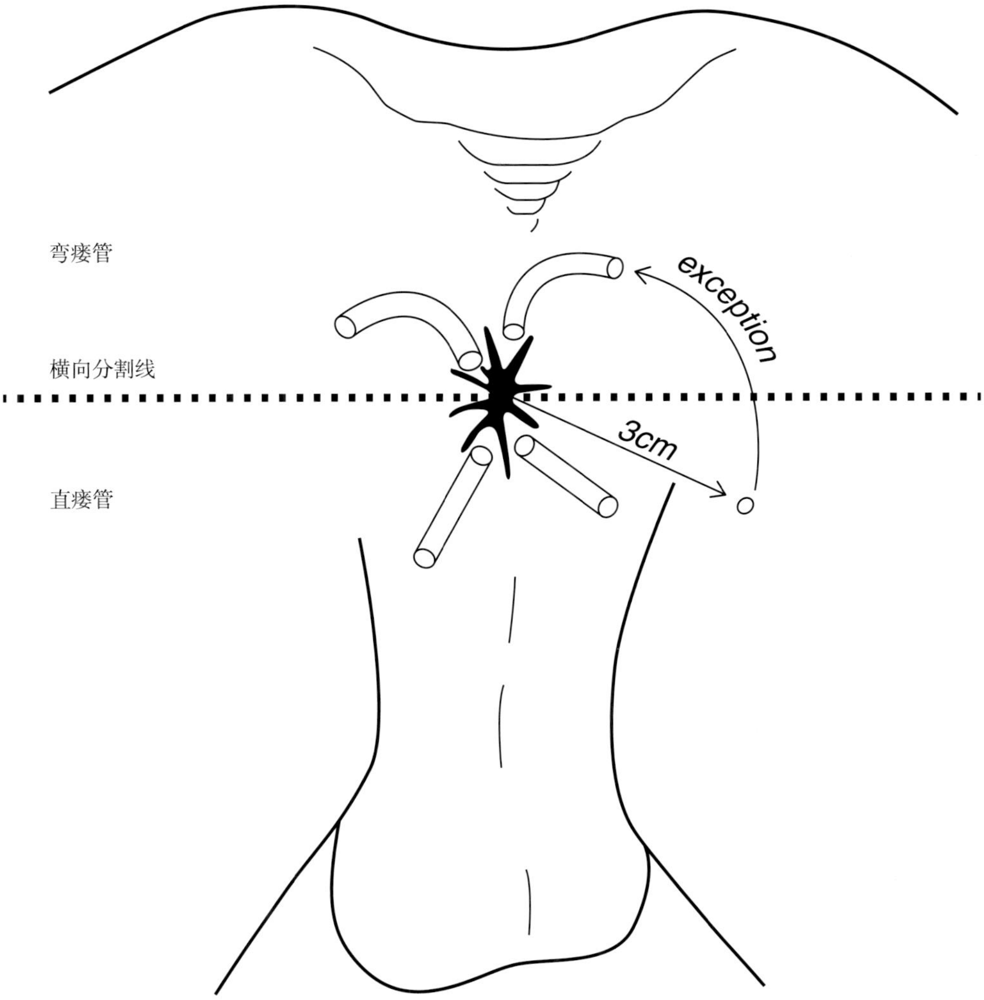

瘘管造影的效用，其中发现有 13 人（48%）从瘘管造影中获得有效信息，揭示了意想不到的病理状况（n=7），或直接改变手术治疗方案（n=6）[73]。然而 Kuijpers 等人发现瘘管造影对于检测内口是不准确的（5/21 例），并且和术中所见相比扩展得更高（9/21 例）[74]。Pomerri 等使用改进的技术，应用 Foley 导管插入直肠，注入对比剂，和手术相比表现出的内口检测准确率为 74%，第二条瘘管的检测准确率为 92%[75]。

由于平片成像对于解剖结构描绘的限制，近期将瘘管造影与 CT 成像相结合，并使用对比剂。梁等前瞻性地评估了 18 例肛瘘患者，发现 CT 瘘管造影同手术中所见具有良好的一致性，包括瘘轨迹、识别内口和深部脓肿情况 [72]。他们未能证明 CT 瘘管造影优于术中评估，也未能将其结果与其他的成像技术对比。CT 瘘管造影是否是协助复杂肛瘘患者管理的有效工具仍需要更多的资料来确定。尽管如此，瘘管造影作为一个针对复杂肛瘘的诊断手段价值有限，因为还有现代放射学及结直肠诊查室的替代方法。

经直肠腔内超声

外科医生可以在办公室进行直肠腔内超声（EAUS）检查来描述复杂肛瘘与括约肌之间的关系。肛瘘表现为低回声管道，这可以通过灌注过氧化氢或一种左旋体而增强 [76]。这些药物在进行彩超检查时通过外口注入，以在瘘管中产生气体，增加低回声信号，虽然这些药物的优势没有得到很好的体现 [77- 78]。EUS 也有助于确定第二条瘘管及马蹄型扩张。穆罕默德等人进行了一项 meta 分析

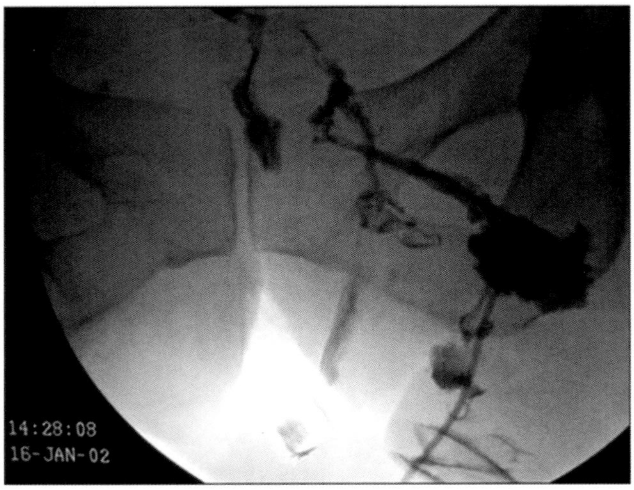

图 14-15 复杂肛瘘瘘管造影（箭头对瘘管）

研究，将 EUS 与 MR 对比其发现及描述肛瘘的能力。240 例患者在 EUS 组接受评估。其探知肛瘘的敏感性和特异性分别为 0.87（95% CI：0.70～0.95）和 0.43（95% CI：0.21～0.69）[79]。EUS 进行经括约肌瘘的检测比括约肌间瘘效果更好，而括约肌上瘘最难被定位 [80-81]。Buchanan 等评价 EUS 在 104 例肛瘘患者术前临床评估中的价值。EUS 优于体格检查，可正确预测 87 例患者（81%）而体格检查仅为 66 例患者（61%）（$P<0.01$）。它在识别内口中的作用也优于体格检查（91% vs. 78%），发现未排出的积液能力也占优（75% vs. 33%）[82]。Nagendranath 等评估了过氧化氢增强直肠腔内超声在接受肛瘘手术治疗的 68 例患者中的情况。EUS 没有比术中所见表现出更好的确定肛瘘存在和主要瘘管走行的能力。EUS 探查第二条瘘管的能力优于术中所见（92.65 vs. 79.41%；$P<0.001$）和走行（91.18 vs. 77.94%；$P<0.001$）[78]。13 例患者 EUS 结果改变了手术方式，由肛瘘切开变成挂线，但作者对于这一结果不做评论。相反，Toyonaga 等能够证明，在 400 例患者的前瞻性研究中对于急性和慢性肛瘘鉴别 EUS 优于术中发现。EUS 在正确识别瘘道上优于查体（88.8% vs. 85.0%，$P=0.0287$），同样在马蹄形扩展（85.7% vs. 58.7%，$P<0.0001$）、定位内口（85.5% vs. 69.1%，$P<0.0001$）[83] 上也占优势。EUS 与术中所见一致，并未提高肛瘘手术的远期结果 [84-85]，但需要更多的资料才能确定哪些患者多久需要外科医生进行 EUS 对肛瘘的管理。这些研究的结果受内镜超声工作者的专业知识水平和经验丰富程度影响，结果可能在所有的外科医生手中是不能重复的。图像并未做详细解释，标准并未得到很好的描述。有既往手术史、瘢痕和创伤，以及脓汁未排净的情况下，可以对 EUS 产生负面影响。脓肿的存在可能导致声学阴影和渲染结果不准确 [86]。MRI 开始取代 EUS 对直肠癌的评价，很可能腔内超声技术专家将逐渐减少。

磁共振成像

括约肌复合体 MRI 在肛瘘诊断中具有优势：不需要肛门检查，检查结果不依赖于操作者。MRI 的重要性在于它能证明脓毒症和继发性扩张的隐蔽区域，两者都容易导致术后复发率增高。此外，磁共振成像可用于定义瘘管的解剖关系，以预测术后大便失禁的可能性。

两种线圈可以用：肛门内部和外部相控阵线圈。肛门内线圈用来提高肛瘘的影像学评价效果，但患者对肛门插入的耐受性较差 [87]。外部相控阵线圈具有更宽的视野，更适合评估复杂的横断面，横向延伸和穿过肛提肌的肌腱。另外，具有相控阵列表面线圈的 MR 成像不需要患者准备或在肛门内插入任何东西。在图像采集中引入 1.5-T 和 3.0-T 磁体已经否定了在肛门和直肠疾病评估中需要肛门内线圈。一项前瞻性试验比较了使用肛门内线圈和体线圈发现使用体线圈的手术一致性更好（96% 对 68%），可能是由于视野的限制。3.0T 成像提高了 1.5-T 磁体的空间分辨率和诊断精度。更精细的细节有助于检测和描绘出甚至更小的瘘道。然而，与 1.5-T 或 3.0-T 的比较研究还未见报道。

轴位 T_2 加权图像中，内部和外部的肛门括约肌出现低信号强度的圆形结构。静脉注射钆后，通过不同的对比度增强可以很好地区分 T_1 加权图像的内外括约肌。内括约肌比外部括约肌增强的程度更高 [89]。在 T_2 加权像，活跃的瘘管和脓肿呈高信号。

MRI 对肛瘘评估潜力通过 16 例肛窦瘘患者进行研究，将 MR 表现与随后麻醉下的查体结果 [90] 相比较。作者得出结论，磁共振成像是确定肛门瘘存在和走行最准确的方法，它可能有助于减少由于不准确的手术评估引起的复发。33 例患者的随访研究证实了这些结论，其中 35 例患者的 MR 成像评估正确（94%），其中 2 例在麻醉下未能识别远处

脓肿 [91]。在一项前瞻性研究中，42 例疑似肛瘘患者 [92] 进行直肠数字造影，动态增强磁共振成像和手术探查的结果进行了比较。磁共振成像用于检测瘘的敏感性为 97%，特异性为 100%。此外，它能识别更多的分支窦道，比单独的直肠数字造影或手术探查更准确地识别复杂的肛瘘。Beets-Tan 等报道，术前 MRI 在 56 例肛瘘患者中有 12 例提供了重要的附加信息（21%）。这进一步细分为 17 例患者中的 4 例复发性瘘（受益于 24%）和 15 例患者中的 6 例 Crohn 病（40% 的好处）[93]。在一项对 71 例复发性肛瘘患者进行的更为广泛的研究中，在初次瘘管手术后发现 MR 影像学检查结果，医生总是根据 MRI 表现发现被遗漏的感染区域，术后复发率低至 16%，相反，当外科医生仅仅偶尔行 MR 检查和 57% 的 MR 成像结果被忽略时，复发率为 30%。此外，在需要进一步进行非计划手术的 16 例患者中，MR 图像在所有病例中正确地显示了疾病的部位 [94]。磁共振成像、直肠腔内超声及查体用来比较以确定分类肛瘘的最佳方法。得出的结论是 MR 成像是区分复杂和简单肛瘘的最佳技术 [95]。最后，对于一小部分患有骨盆直肠间隙脓肿的患者来说，MRI 用于正确地描述瘘道是经括约肌还是括约肌间，那对于决定引流方式很重要（经直肠或经会阴）[14]。

总体考虑，这些研究结果证实，磁共振成像是一种准确的方式，用于评估肛周瘘和相关并发症。管理所有肛瘘患者最有效的方法尚未建立，但术前影像学检查应该在多外口存在的复发性瘘管进行后续治疗时、解剖不清、在术前或手术时被考虑到。

治疗

肛瘘的治疗一直很困难，据说这是 1836 年在英国开办圣马克医院的主要原因。尽管如此，任何手术治疗的目标总结如下：

1. 消除脓肿。
2. 闭合瘘管。
3. 保留患者大便控制能力和括约肌功能。
4. 减少复发。

外部和内部开口的识别是至关重要的，并已描述了一些相关技术。

在手术室查体确定内口的结果是相当可靠的，但如果不能触及瘘管，则可以用肛门内的牵开器将肛门牵开，用亚甲蓝或过氧化氢注射到外口处。这样能成功识别 83% 的内口 [71]。

一种替代技术是用根微微弯曲的探针插入外口寻找内口（图 14-16），但必须注意不要创建一个假道，最好是尝试用探针引导之前了解受侵肛窦的位置。慢性瘘管内部有肉芽组织，当瘘管切开术时若发现肉芽组织缺失，应该怀疑是否已经创建了一个假道。

治疗方案的最终选择将取决于括约肌受到瘘管侵犯的程度，对于括约肌间瘘和低位的经括约肌瘘更多采取切开的方式，其他所有类型的肛瘘采取非切割技术。患者的偏好也会影响手术选择，大多数患者会选择保护括约肌的技术 [96]。

外科医生必须依靠他们的经验和各种非切割技术的舒适程度作为整体质量的评估依据，以指导决策差 [97]。

开放式技术（瘘管切开术）

医生为了能够自信和成功进行肛门直肠瘘的外科治疗，必须练习并熟练地触诊和辨认肛门直肠环，因为如果切断肛门直肠环，必然会导致大便失控；只要保留最窄部位完整的肌内环，控便功能就能保留。只要不损害控便功能，任何肛门括约肌都可以随意分离。

Lockhart-Mummery [58]

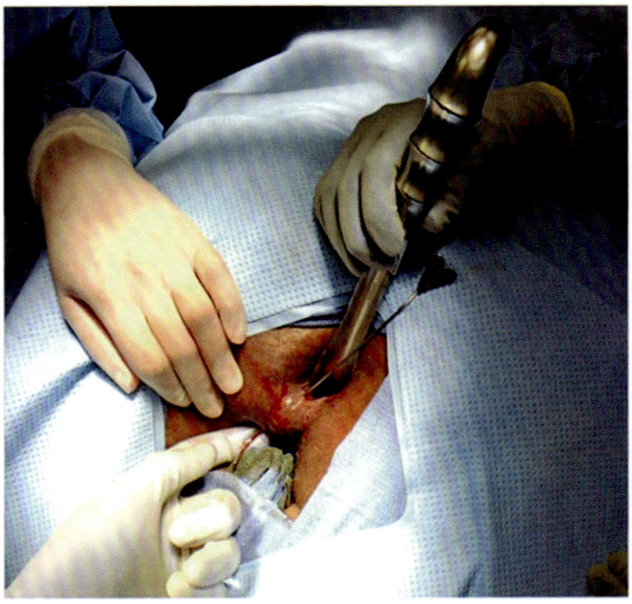

图 14-16 探针通过肛瘘的外口和内口

对于简单的和低位括约肌间瘘，外科常规治疗横断瘘管和肛膜之间的组织敞开瘘管是非常有效的（表 14-3）。瘘管切开术后伤口愈合通常在 4 ~ 6 周后，可通过袋状缝合伤口边缘缩短这一时间 [98-99]。这种技术也可以减少术后出血的发生率 [100]。

复发和大便失禁是最重要的并发症，而且各个作者报告的概率相差很大。包括 365 例患者的回顾性研究报道，Garcia Aguillar 报告了括约肌间瘘的复发率为 4%，经括约肌瘘为 7%，括约肌上和括约肌外瘘为 33%[101]。手术治疗这些瘘管发生大便失禁的概率也随着瘘管的复杂程度上升，最低为括约肌间瘘（37%），最高为括约肌外瘘（83%）。与复发相关的因素包括肛瘘的类型和走行方向、未识别或横向位置的内口、肛瘘手术史，和外科医生的经验。大便失禁与女性、高位肛瘘、手术类型和既往肛瘘手术史相关。Visscher 等报道了 116 例接受了肛瘘手术（切割和未切割）的患者情况，这些人既有大便失禁，又有生活质量问卷。从第一次肛瘘手术后的中位随访时间为 7.8 年（范围，2.1 ~ 18.1 年）。39 例患者（34%）有失禁经验。瘘管切开手术、多发性脓肿引流术和高位经括约肌或括约肌上瘘管与肛门失禁相关。和简单性肛瘘（Wexner 评分，1.2[SD, 2.1]）相比，复杂性肛瘘（Wexner score，4.7[SD, 6.2]，P=0.001）在手术后出现大便失禁的更为严重，生活质量要素的差别，包括生活方式（P=0.030）、抑郁（P=0.077）和尴尬（P<0.001）[102]。

挂线术

挂线术是当切开术不能完成或不适合完成时用来治疗肛瘘的方法。多数复杂型肛瘘和与 Crohn 病相关的肛瘘都是最具体的例子，它们应用切开术时会造成显著的或完全性大便失禁，或者随着伤口愈合上述症状不会发生（图 14-17）。多种材料已被描述为应用于挂线术，包括金属丝、不可吸收缝合线如丝、血管环和硅橡胶导管。挂线可以松一些，努力促进引流及纤维化瘘管，挂线也可以作为非切割修复的桥梁，或作为明确的治疗方式；或者它们可能会随着时间的推移顺序逐渐收紧，作为一个切割线，努力缓慢切割括约肌，通过切割终点和括约肌复合体之间形成的瘢痕保护控便能力。

表 14-3　瘘管切开术治疗肛瘘的体会

作者	年份	手术操作	患者	结果	随访
Kronborg	1985	瘘管切开术	26	复发 11%	12 个月
Hebjorn	1987	切开引流术和瘘管手术	20	复发 10% 轻度便失禁 8.3%	12 个月
Schouten	1991	切开引流术和瘘管手术	36	复发 3% 轻度便失禁 39%	42.5 个月
Tang	1996	切开引流术和瘘管手术	24	复发 0% 轻度便失禁 0%	12 个月
Ho Y	1997	切开引流术和瘘管手术	24	复发 0% 轻度便失禁 0%	15.5 个月
Ho	1998	瘘管切开术	52	治愈时间 10 周 轻度便失禁 11%	9 周
Belmonte Montes	1999	瘘管切开术	24	便失禁 5%	12 个月
Oliver	2003	切开引流术和瘘管手术	100	复发 5% 轻度便失禁 6%	12 个月
Pescatori	2006	瘘管切开术	52	轻度便失禁 8.3% 复发 8.3%	10 个月
Atkin	2011	瘘管切开术	180		
Tozer	2013	瘘管切开术	50	复发 7% 轻度便失禁 20%	11 个月
Hall	2014	瘘管切开术	146	复发 6%	3 个月

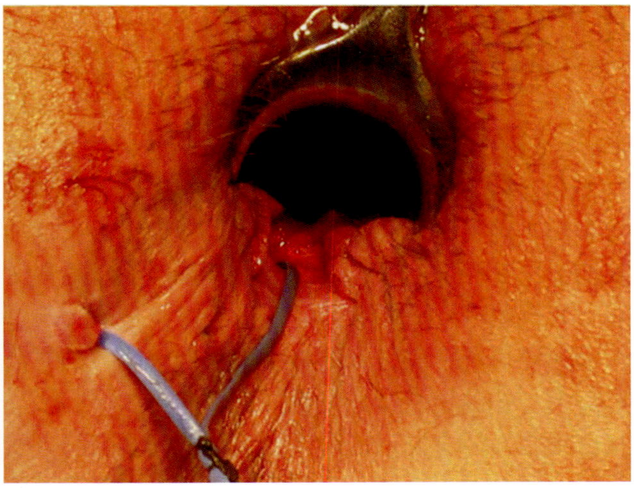

图 14-17 肛瘘挂线

肛周外覆的皮肤和肛膜在手术时就已经切开，同时挂线。挂线紧贴着剩余的括约肌复合体固定，并且经过不同的时间间隔在处置室进一步收紧。各种创造性的方式有利于紧缩挂线[103-104]，并且间隔时间从几天到几周，但一般有足够的时间慢慢将括约肌切断。完全愈合的时间取决于挂线组织的组成及紧线的周期，并且被报道的时长在 1 个月到 1 年之间[105-106]。患者在收紧肛周挂线后经常会感到疼痛，并急切了解预期的病情恢复和伤口愈合时间。

在 18 项包括 448 例患者的 meta 分析切割挂线治疗中，复发率为 3%～5%。报告中，整体大便失禁情况为那些在先前的手术当中内括约肌没切断的是 5.6%，而切断的是 25.2%[107]。另外一项 meta 分析包括 520 例挂线治疗肛瘘的患者，其大便失禁的平均概率为 12%。大便失禁率随着瘘的内口的位置在肛管内靠上移动而增加。在描述大便失禁的类型研究中，紧随排气后出现的液体便是最常见的类型[108]。在一个包括 112 例患者的回顾性研究中，接受切割挂线的经括约肌瘘或括约肌上瘘（$n=84$）和括约肌外瘘患者（$n=28$），平均切割时间是 28.7d。伤口愈合的平均时间为 9.3 周。中位随访时间是 38.6 个月，有 1 个患者复发（0.9%）。27 个患者（24.1%）有大便失禁，包括 21 个患者（18.6%）出现气体失禁，6 个患者（5.4%）有液性粪便失禁。没有固体大便失禁的事件发生[109]。

非切割或引流挂线通常作为确定性治疗的桥，努力促进纤维化，减少炎症反应，并有助于在进入第二程序[110]时确定内口。对于患有 Crohn 病的肛瘘患者以及那些不被视为能够进行额外手术的患者，挂线也可以留在那里，以防止复发性脓肿形成。任何类型的挂线都会由于磨损破碎。血管循环往往是持久的，可以留在那地方多年。如果挂线要留在那里去延长时间，它们应该保持松弛，但不能大到成为患者的卫生和皮肤刺激问题。挂线固定在一个环形的可以旋转的装置上保护起来，线结有时能够移动至瘘管，导致阻塞和不适。如果发生这种情况，患者可以偶尔扭一下。结本身也会由于过于笨重引起对侧皮肤的刺激。

直肠推进皮瓣

直肠推进皮瓣（AF）被提倡作为高位经括约肌或括约肌上瘘的有效治疗方法。使用的技术是可变的，但基本要素包括清创或切除瘘道、带血管蒂皮瓣的取材、无张力的黏膜瓣，和内部开口的覆盖面，通常应用可吸收缝线关闭。这个过程可以进行局部麻醉，但如果要优化和暴露肛管及直肠下段，进行脊髓麻醉才是有利的。需要完整的肠道准备口服泻药，建议结合术前抗生素使用。

技巧

1. 患者取折刀位或截石位，瘘管内口暴露，这样能够借助孤星牵引系统完成肛管外翻。
2. 确定内口位置和切除腺管支撑组织。
3. 在内口的下方，切除环状的肛膜，以创建一个新的齿状线。
4. 在肛门内括约肌缺陷时用可吸收缝合线关闭（2-0 vicryl，爱惜康公司，Somerville，NJ）（图 14-18b）。
5. 在横向延伸的内部开口处做曲线切口，以形成宽组织瓣。
6. 切开黏膜下层平面，包括黏膜、黏膜下层和一些肛门内括约肌的浅表组织，然后移动到距离 4～6 cm 的近端。
7. 瘘管可以刮除或切成空心，肛门内括约肌缺陷用可吸收缝合线关闭。
8. 皮瓣缝合用先进的可吸收缝合线缝至内口的顶部（图 14-18c）。
9. 皮瓣的血管供应通过黏膜下丛维持。

经报道皮瓣修复后愈合率为 60%～100%[111-119]。

Ortiz 等报道 91 例患者接受 ERAF，中位随访时间是 42（范围 24～65 个月）个月。18 例肛瘘患者术后随访复发，中位复发时间为 5.0（范围 1.0～11.7 个月）个月。1 年后没有复发的病例[120]。VanOnkelen 等进行了一系列报道，252 个由肛腺起源的高位经括约肌瘘患者接受了 ERAF 治疗，中位随访时间 21 个月（范围 6～136 个月）。手术前，患者接受直肠内 MRI 描绘瘘道的走行，确定和相关脓肿位置的存在。17 例患者和瘘相关的变量进行了评估，以确定其对复发的影响。在第 3 年的失败率为 41%（95% CI，34～48）[121]。失败率不受年龄、性别、吸烟或肥胖的影响，也不受先前尝试修复、术前挂线引流、合并脓肿的存在、内口的位置或术后引流的影响。有 46% 的患者的瘘有马蹄样的扩展。马蹄样扩展的存在与成功修复的关系 32.0%[95% CI，23～41] vs. 51.0%[95% CI，40.6～61.4]；P= 0.005.

尽管有很多研究表明患者、疾病和技术因素关系到应用 ERAF 治疗复杂肛瘘的结局是好还是坏。这是真实的，这是不是很难发现由于异质性的患者和研究方法以及缺乏高质量的证据。文学知识以及经验将有利于同患者讨论复杂肛瘘在接受了 REAF 治疗后的复发风险和并发症发生率。

在一项研究中，通过“除芯”的方法对瘘管刮除与切除术进行了比较，发现复发情况无差异[116]。在这项研究中，应用除芯技术的患者术后最大肛压降低，但这没有临床相关性。内口开放的位置（后与前）在已发表的文献中对推进皮瓣修复的结果没有影响，即使在进行后切除时更难获得足够长度的皮瓣，这是由于肛周交界处[122]的角度靠后。通过对 278 例患有肛腺瘘的患者进行皮瓣修复的结果进行回顾性分析发现，术前挂线的位置对治疗结果没有影响。挂线优先于最终修复留置至少 2 个月[123]。在肛瘘复发后重复进行肛周推进皮瓣已被证明是可行的，整体的结果良好[124-125]，但已被证明具有失败的风险[126-127]。直肠推进皮瓣的成功率与以前尝试修复的次数呈负相关，对于以前没有或只有一次修复的患者修复愈合率为 87%。既往有两次或两次以上的修复的患者愈合率下降到 50%[126]。纤维蛋白胶与推进皮瓣修复相结合跟单独进行皮瓣修复相比结果较差[128]。使用富含血小板的血浆结合改良皮瓣有更好的结果，但数据有限[129]。药物引起的肠道功能限制没有被证明能够改变治疗效果[130]。

有几个研究证明全厚度皮瓣优于部分厚度皮瓣[131-132]。在一个系列研究中 34 例患者接受手术使

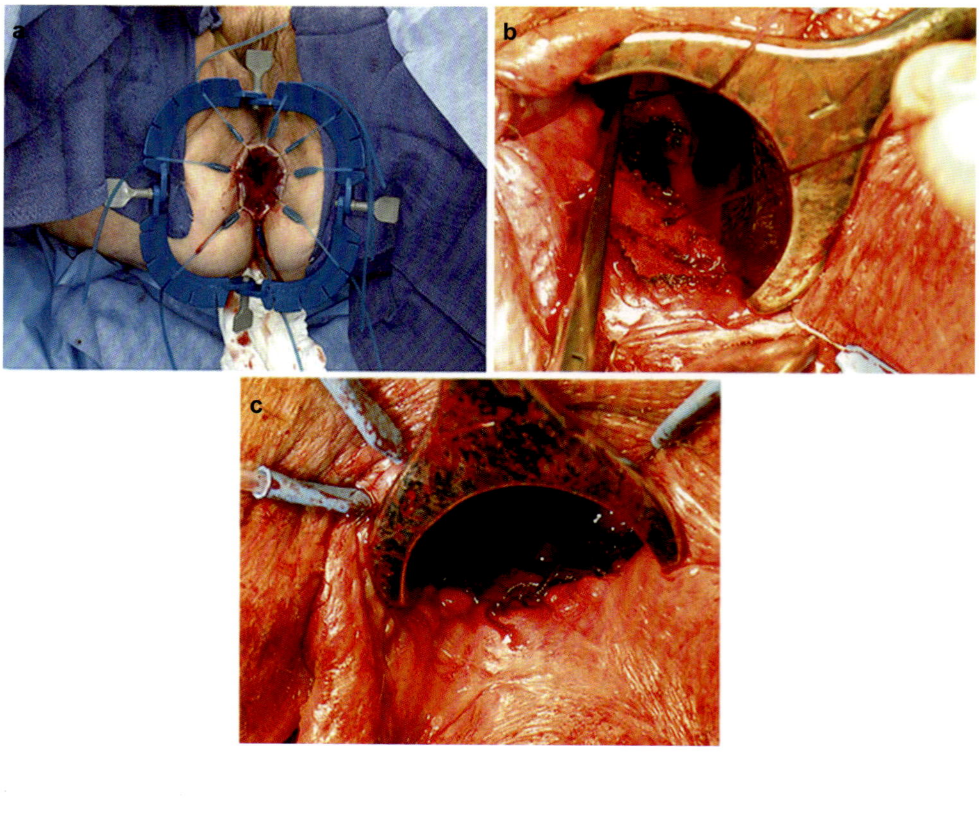

图 14-18 a. Lone star 扩肛器应用于肛管；b. 关闭内口；c. 确保皮瓣

用部分厚度皮瓣和 20 例患者使用全层皮瓣。大便控制力不受技术选择的影响。复发率分别为 35% 和 5%。

影响患者预后的相关因素包括吸烟，吸烟既降低黏膜血流 [133] 又负面影响皮瓣修复成功率 [134]。在 220 例复杂的肛瘘进行推进皮瓣的研究中，肥胖对推进皮瓣修复具有负面影响。中位随访 6 个月后，整个队列的治愈率为 82%（180 /220）。在非肥胖患者中，复发率明显低于肥胖患者（14% vs. 28%；$P<0.01$）。此外，失败组由于复发性脓肿需要挂线引流的再手术率肥胖患者著高于非肥胖患者（73% vs. 52%；$P<0.01$）。多因素分析认为肥胖是成功或失败的独立预测因子（$P<0.02$）。Crohn 病也被证明是失败的危险因素 [136]。

尽管肛周推进皮瓣选择保留括约肌，但许多报告已经证明在手术后能够出现一定程度的大便失禁。Uribe 等证明复杂性肛瘘修复术后 3 个月肛门最大静息压（83.6 ± 33.2 vs. 45.6 ± 18.3，$P<0.001$）和最大挤压压力（208.8 ± 91.5 vs. 169.5 ± 75，$P<0.001$）显著降低。在手术前有 5 个患者（8.9%）报告有大便失禁的症状。在手术后，78.6% 的患者有正常的控便能力，7 例（12.5%）抱怨有轻微的失禁，5 例（9%）有严重的大便失禁问题 [113]。

经括约肌间瘘管结扎

括约肌间瘘管结扎是保护括约肌的手术方式，可以在局部、脊髓麻醉或全身麻醉下实施。该术式在成型的瘘管已经建立后适用于所有高位的经括约肌瘘。

这个方法的优点是简单，并对大多数肛瘘患者都适用（表 14-4）。

技巧

手术当天清晨给予术前直肠灌肠。患者置于俯卧折刀位，使用区域麻醉。所涉及的步骤如下 [137]。

1. 通过外口注入过氧化物或生理盐水来识别内口。
2. 在肛门周围内括约肌平面处切割 3～4cm 的环形切口。
3. 确定括约肌间瘘管用软导管或 Lockhart-Mummery 管和泪道探针。
4. 在括约肌间解剖肛瘘管道，注意不要损伤和破坏瘘管。使用一个直角探针能够达到这样的目的。使用窄锻牵开器可以促进括约肌平面暴露。一个孤星牵开器也可以完成这种暴露。
5. 用小直角钳钩括约肌间瘘管。
6. 以 2-0 薇乔线（爱惜康公司，Somerville，NJ）在靠近内外括约肌处双重结扎瘘管，在结扎线之间切断瘘管。一些医生喜欢穿针固定缝合。
7. 往外口注入液体以确认瘘管完全切断。
8. 用刮匙处理外部瘘管。
9. 引流外口。
10. 在靠近括约肌间切口处松弛地切断 3-0 薇乔线（爱惜康公司，Somerville，NJ）。

这种技术的变化包括放射状切口和进行部分瘘管切开至外括约肌 [138-139]。其他的修改包括从内部开放瘘管至括约肌间沟，结扎瘘管，但保留外括约肌 [140]。为了提高这个术式的成功率，生物制剂也被应用到了治疗中，包括在括约肌间沟插入生物网，或像个插头一样插入外部瘘管内 [141-143]。样本量比较小，而且并不能得出这些方法有疗效的结论。

术后患者保持口服大量泻药，可以规定口服环丙沙星和甲硝唑，虽然抗生素在术后的优势还没有被评估。

Abcarian 等回顾了他们治疗完全经括约肌肛瘘的经验，应用 LIFT 治疗 [144]。中位随访时间为 18 周，愈合的患者占 74%。手术的成功率与既往手术次数呈负相关，其他学者根据他们的 LIFT 手术 [145] 结果有所发现。无大便控制力变化的报道。Hall 等人报告了他们应用 LIFT 技术治疗肛瘘的多中心前瞻性试验，经过 3 个月的随访，该术式的成功率为 79%。进行更多的 LIFT 手术的医院有更高的愈合率 [115]。

在一个观察 LIFT 手术成功率的 meta 分析中，18 项研究得到了回顾，包括 592 例患者（65% 男性）。肛瘘最常见的类型是经括约肌瘘（占总数 73.3%），中位愈合率经报道是 74.6%。失败的危险因素是肥胖、吸烟、以前多次手术和瘘管长度。愈合组的中位瘘管长度比失败组更短（4cm vs. 6cm，$P=0.004$）。

中位愈合时间是 5.5 周，并且中位随访时间是 42.3 周。患者满意率从 72% 到 100% 不等。在第二次 LIFT 手术中没有再次的大便失禁发生。没有足够的证据表明手术技术的变化能够得到更好的结果（生物 LIFT 手术，LIFT 插头，LIFT- 加）[146]。

表 14-4 经括约肌间瘘管结扎术（LIFT）的治疗经验

作者	年	患者	术式	随访（周）	愈合率（%）	研究方式
Rojanasakul 等	2007	18	LIFT	4	94	前瞻性研究
Shanwani 等	2010	45	LIFT	7	82	前瞻性研究
Ellis 等	2010	31	bioLIFT	6	94	回顾性
Bleier 等	2010	39	LIFT	10	57	回顾性
Ooi 等	2011	25	LIFT	6	96	前瞻性研究
Tan 等	2011	93	LIFT	4	92	回顾性分析
Steiner 等		18	LIFT	6	83	回顾性
Aboulian 等	2011	25	LIFT	24	68	回顾性分析
Mushaya 等	2012	25	LIFT	4	68	前瞻性随机对照
Abcarian 等	2012	50	LIFT	15	74	回顾性
Lo 等	2012	25	LIFT	2	98	回顾性
van Onkelen 等	2012	42	LIFT	12	51	前瞻性
Chen 等	2012	10	LIFT	6	100	回顾性
Lehmann 等	2013	17	LIFT	4	47	前瞻性
Liu 等	2013	38	LIFT	26	61	回顾性
Madbouly 等	2014	35	LIFT	56	74	前瞻性随机对照
Ye 等	2015	43	mLIFT	60	87	回顾性
Bastawrous 等	2015	66	mLIFT	21	71	回顾性

bioLIFT. 生物学 LIFT；mLIFT. 改良 LIFT

一项最近的 meta 分析 24 篇原创文章，包括 1110 例患者进行的研究，其中包括 1 个随机对照研究、3 个对照研究和 20 个系列研究。大多数研究包括经括约肌瘘或复杂瘘患者，不适合进行切开。平均随访 10.3 个月，平均成功率为 76.4%。虽然大便失禁，但术中、术后并发症发生率可以忽略不计（分别为 0%、0% 和 5%）。预 LIFT 引流挂线和手术 [147] 成功之间并无关联。

在另一个回顾性研究中，498 例接受了 LIFT 手术的患者成功率为 40%～95%，综合起来成功率为 71%（495 例患者中有 352 例；498 例中有 3 例失随访）。随访时间为 1～55 个月，平均或中位数为 4～19.5 个月。183 例患者进行了正式的大便控制力评估，其中有 11 例（6%）有轻微的影响 [148]。

当 LIFT 手术失败时，几个作者都注意到了在括约肌间切口残留的流出物，或是肛门内超声确定那是简单肛瘘，随后能被瘘管切除或局部伤口护理所控制 [149-150]。这已被其他研究所证明，但结果不一致 [151]。

纤维蛋白胶

纤维蛋白封闭剂在 20 世纪 90 年代被引入，是一种针对复杂肛瘘患者替代侵入性外科手术，努力缩短恢复时间，防止大便失禁，简化手术的材料。Hjortrup 等人给在先前的手术中未能闭合瘘管的 8 例患者注入纤维蛋白胶，进入肛瘘瘘管，在简单的注射 [152] 后取得了 50% 的成功率。纤维蛋白胶的优点是简单可重复、无明显的学习曲线、括约肌无损伤。

一般纤维蛋白封闭剂由纤维蛋白原浓缩物和凝血酶两部分组成。因子ⅩⅢ被加入以稳定纤维蛋白单体。抑酶肽也被加入以防止纤溶。把胶注入肛瘘瘘管是依据胶原蛋白在瘘管中形成会刺激愈合的想法。它还能刺激成纤维细胞和多能干细胞的迁移和增殖来治疗瘘口。术后 7～14d，在周围组织的纤维蛋白溶酶溶解瘘管中的纤维蛋白凝块，取而代之的是合成的胶原蛋白 [153]。

技巧：

1. 将患者置于俯卧折刀位麻醉（脊髓麻醉、全麻或局部麻醉）。

2. 要识别瘘管的内口和外口，进行机械刮除，用生理盐水或过氧化氢灌洗。
3. 如果遇到了扩展侧分枝或未引流的脓肿，取消原计划流程，改为挂线治疗。
4. 一种双管注射器，含胶的两部分，插入外口直到提示在内口发现蛋白胶（图 14-19）。
5. 在这一点上的内口可以进行多种缝合关闭或敞开，取决于外科医生的偏好。没有一种技术比其他技术有显著的优势[154]。
6. 注射器是令人沮丧的，它将两部分成分混合，向管道内注入蛋白胶，并取出注射器。肛瘘瘘管完全被填充，直到一个外口看到蛋白胶。
7. 该蛋白胶被设置为 30 ~ 60 s 形成其稳定的团块。

术后应用抗生素和饮食限制似乎并没有经任何患者带来好处[155]，但应避免坐浴、过度用力，或剧烈运动，以防止蛋白胶脱落。

纤维蛋白胶注射液作为一种治疗方法其疗效仍存在疑问。成功率很大程度上取决于瘘的病因和复杂程度、用的纤维蛋白胶型和患者随访时间（表 14-5）。

Cintron 等报道了最大数量的用纤维蛋白胶[156]治疗肛瘘的系列患者。将在非随机前瞻性研究中，79 位患者使用的都是三种不同类型的纤维蛋白胶中的一种：自体、Viguard-FS（V.I. 技术，InC，纽约，NY）和纤维蛋白 VB（Baxter，Deerfield，IL）。大部分肛瘘为经括约肌瘘，有 8% 的患者继发于 Crohn 病。总成功率为 66%，平均随访时间为 1 年。

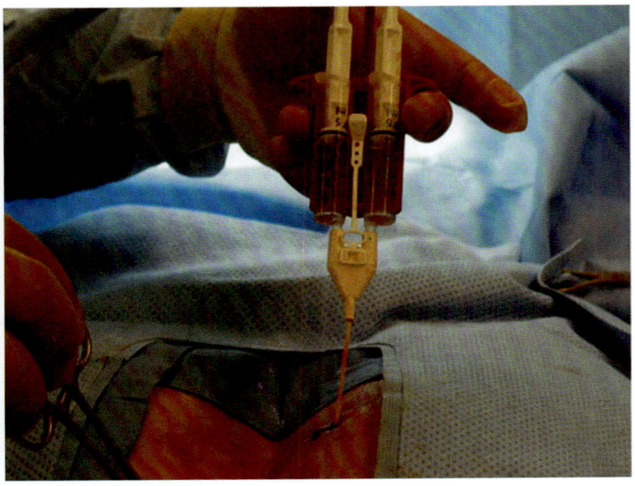

图 14-19　纤维蛋白胶注射入肛瘘

治愈率与瘘管的复杂程度相关：括约肌间肛瘘是 82%，经括约肌瘘是 62%，和 Crohn 病相关的肛瘘是 33%。使用的胶的类型不影响成功率，与自体胶相比推荐使用商业胶，因其易于准备，在实验室评估中强度更好，黏接更一致。瘘管复发的平均时间为 3.3 个月，而最新的数据报告是 11 个月。这促使作者强调长期随访的重要性。

许多作者提出了应用纤维蛋白胶治疗肛瘘失败的原因，但很少有证据支持这些结论。据推测，使用的蛋白胶类型、肉芽组织的去除不足、瘘道的填充不全和瘘管长度在肛瘘的复发或持久性中发挥重要作用[153]。在 12 个已发表的 meta 分析研究中，378 例复杂肛瘘患者的愈合率为 53%，在各个研究中这一数值变化较大（10% ~ 78%）。造成这种多样性的唯一因素是肛瘘复杂程度，那些复杂肛瘘占比更高的研究报告的结果更糟糕[157]。

对瘘管愈合的患者进行 6 个月的长期随访表明其很少复发。60 例患者接受纤维蛋白胶治疗中有 32 例愈合。这些患者中有 23 个（72%）可以用于长期随访，有 17 个人（74%）保持无病状态，平均随访 6.5 年。6 个（26%）患者有不同程度的复发，4 个需要进一步的手术干预，还有 2 个只需要使用抗生素治疗。复发性疾病的发生平均在手术后 4.1 年（范围为 11 个月至 6 年），有时是在肛周区的不同位置。经过这项治疗后没有出现大便失禁的病例[158]。

尽管用纤维蛋白胶治疗的成功率变化较大，但有很好的证据表明治疗结果没有大便失禁，并且应用纤维蛋白胶治疗不排斥使用其他替代方式进行随后的治疗。然而，根据公布的数据，这种治疗成功的异质性使它难以被推荐作为治疗复杂肛瘘的第一线方案。

肛瘘栓

这个“填充”肛瘘瘘管的概念刺激了应用生物材料的进一步革新，并且在 2006 年约翰逊等人进行了一项前瞻性试验，用一个生物补片（Cook Surgical，Inc，Blovmington，IN），用冻干猪小肠黏膜下层制成一个可吸收的异种移植物，塑造成一个插头并固定到 15 例复杂瘘患者的瘘管内，瘘闭合率达到 87%。正如纤维蛋白胶技术一样，由于没有括约肌损伤，所以大便控制力不受影响。这个初步研究的生物补片肛瘘栓（AFP）（Cook Surgical，

表 14-5　纤维蛋白胶治疗经验

作者	年	患者	成功率（%）	随访（月）
Cintron 等	1999	26	81	3.5
Cintron 等	2000	79	61	18
Patrlj 等	2000	69	74	28
Park 等	2000	29	68	6
Sentovich	2001	20	85	10
Lindsey 等	2002	42	63	4
Sentovich	2003	48	69	22
Loungnarath 等	2004	39	31	26
Zmora 等	2005	60	53	6
Gisbertz 等	2005	27	33	7
Singer 等	2005	75	21	27
Maralcan 等	2006	36	83	12
Ellis and Clark	2006	28	54	22
Dietz	2006	39	31	23
Witte 等	2007	34	55	7
Adams 等	2008	36	61	3
de Parades 等	2010	30	50	12

Blovmington，IN）已经被介绍为一个可以很容易地固定到肛瘘瘘道的预制的锥形装置。它作为一个宿主成纤维细胞的组织支架，促进愈合并且在瘘管中生长组织[159]。

技巧

1. 将患者置于俯卧折刀位麻醉（脊髓麻醉、全麻或局部麻醉）。
2. 识别瘘管的内口和外口，用生理盐水或过氧化氢灌洗。
3. 肛瘘栓要在插入前 3 ~ 5 min 用 0.9% 盐水进行水化。
4. 肛瘘栓的锥形端靠近肛门侧，用挂线或丝线拉入瘘管，通过初级开口直至紧贴。
5. 然后将插头与主开口平齐。用 2-0 薇乔（爱惜康公司、Somerville、NJ）将肛瘘栓缝合，固定到黏膜及黏膜下层和第一开口处的内括约肌，用八根针固定，在关闭缝合后完全覆盖黏膜。
6. 修剪从外口突出的多余部分肛瘘栓。

自从肛瘘栓技术被推广以来，其成功率变化很大，在 14% ~ 87%（表 14-6）。几个技术和围术期因素被归于失败原因，包括术前挂线位置缺失、瘘管挂除过度导致瘘管变宽、内口固定不足和多瘘管存在。缺乏一个手术技术比另一个更好的相关数据支持。较大规模的研究是由 Citron 等人完成的。73 个应用肛瘘栓技术的患者中有 72 例是经括约肌瘘，有 1 例是括约肌上瘘[160]。克罗恩病继发肛瘘 8 例。手术前由手术医生决定病人手术方式，否则都使用标准化程序。在研究中，塞挤压率为 9%（7/78）。原发性瘘管与复发性瘘管闭合率无显著差异。（原发性瘘管 20/53＝38%，复发性瘘管 8/20＝40%），全部患者成功率为 39.5%。8 例克罗恩病患者中 4 例瘘闭合（50%）。术中无并发症，术后脓肿 4 例（4/73；5%）。麦基等人 39 个月的时间里观察了 41 个患者接受了肛瘘栓技术治疗，关闭了 42 个瘘管。42 例患者中有 18 例（43%）的瘘管平均随访 25 个月内达到了完全愈合。瘘管关闭与患者性别、年龄、瘘管位置，挂线时间，或随访时长无关。成功的关闭与瘘管的长度增加显著相关，因为瘘长度超过 4 cm 的与短的瘘相比，其愈合能力提高了近 3 倍（14/23，61%）vs.（4/19，21%），*P*= 0.004；相对危险度 =2.8；95% CI 1.14 ~ 7.03）[161]。

研究设计和结果的多样性使 O'Riordan 和他的同事总结在一个同质的人群中克罗恩病和非克罗恩

表 14-6　肛瘘栓治疗经验

作者	年	研究方式	患者	成功率（%）	随访月
Johnson 等	2006	前瞻性	25	87	3
Champagne 等	2006	前瞻性	46	83	12
O'Connor 等	2006	前瞻性	20	80	10
Ellis	2007	回顾性	13	92	6
Ky 等	2008	前瞻性	45	55	6.5
Christoforidis 等	2008	回顾性	47	43	6.5
Safar 等	2009	回顾性	36	14	4.2
Ortiz 等	2009	前瞻性随机对照	15	20	12
El-Gazzaz 等	2010	回顾性	33	25	7.4
van Koperen 等	2011	前瞻性	31	29	11
Chan 等	2012	前瞻性	44	50	10.5
Cintron 等	2013	前瞻性	73	42	15
Tan 等	2013	回顾性	26	13	15
Adamina 等	2014	前瞻性	46	43.5	68

病相关肛瘘应用肛瘘栓治疗的文献[162]。研究包括有和没有克罗恩病的患者的结果是否不同，并报告平均或中位随访时间超过 3 个月。全部 530 例患者进行了分析（488 例非克罗恩病和 42 例克罗恩病患者）。肛瘘栓挤出率为 8.7%（46 个患者），非克罗恩病的患者达到瘘口愈合的比例在多项研究中差异很大，研究范围为 0.2（95% CI 0.04 ~ 0.48）到 0.86（95% CI 0.64 ~ 0.97）。非克罗恩病肛瘘患者达到愈合的比率集中后是 0.54（95% CI 0.50 ~ 0.59），克罗恩病相关肛瘘患者达到愈合的比例与前者相似（0.55，95% CI 0.39 ~ 0.70）。作者指出，由于结果不同使得医生在术前接受患者咨询肛瘘栓法治疗肛瘘效果时很难引用一个可接受的治疗成功率。

治疗肛瘘的一个相对较新的装置是一个综合的肛瘘栓（图 14-20）组成的共聚物（聚乙醇酸：三亚甲基碳酸酯），逐渐被人体吸收（Gore® Bio-A® Fistula Plug，W. L. Gore & Associates，Elkton，MD）。评估这种新技术的疗效仅有有限的数据。Stamos 等进行了一项多中心前瞻性研究，93 例非克罗恩病相关复杂经括约肌肛瘘应用该装置治疗。研究的主要终点是置入后 6 个月和 12 个月的愈合率。13 名患者失随访和额外有 21 个人撤回（19 个由于肛瘘复发在 6 个月前）。在剩下的 66 例患者中肛瘘在 6 个月内闭合的占 41%（95% CI，30% ~ 52%），到 12 个月时改善至 49%（95% CI，38% ~ 61%）[163]。

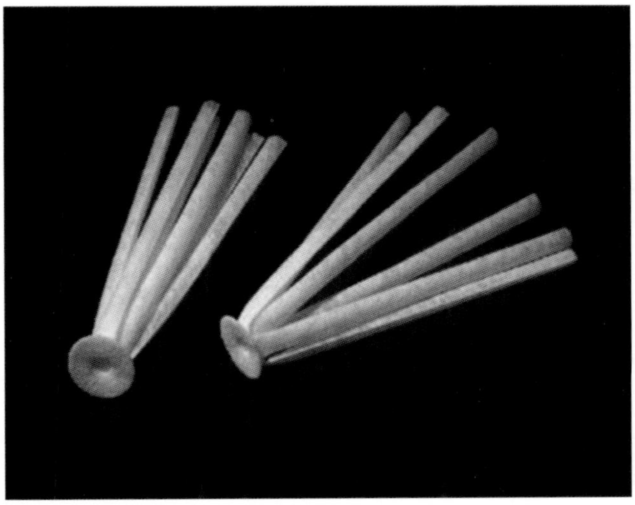

图 14-20　生物可吸收肛瘘塞 (W.L. GORE & Associates, Newark, DE, Courtesy of Michael Stamos, MD, with permission).

新技术

激光在肛瘘治疗中的应用最初是在 2011 年 Wilhelm 的初步研究中描述的[164]。这项保护括约肌的技术用一个发射激光探针 [瘘管激光闭合（FiLaC™），Biolitec，德国] 破坏瘘管上皮，同时消除剩余的瘘管。该过程还包括应用直肠肛管皮瓣关闭内口。在本试验研究中，11 例肛瘘患者接受

FiLaC™）治疗，总体有 81% 成功。一个后续的研究显示 35 例 71% 患者愈合[165]。

只有有限的证据证明用脂肪干细胞（ADSC）治疗复杂性肛瘘，患者大多同时患有克罗恩病。自体脂肪干细胞可以通过吸脂术容易获得，对患者的不利影响最小。在一项多中心随机对照试验中，Garcia- Olmo 等[166]利用脂肪干细胞治疗复杂的隐窝、阴道和克罗恩病肛瘘。最初，他们应用脂肪干细胞取得了 71% 的成功率，相比较下对照组只有 16%（只有纤维蛋白胶）。然而，在 1 年后这一数值下降到 62.5%，3 年后是 33%。

Permacol 注射剂（组织学实验室，卡温顿，GA）是一种猪脱细胞胶原基质，进行离心成糊状，已被用于治疗肛瘘（注射联合 ERAF）。研究数量是很有限的，但经报告成功率却在非克罗恩病的肛瘘患者中已高达 82%[167]。

（参考文献参见 www.pumpress.com/home-specific-edu/5599.html）

第 15 章

复杂性肛瘘

Giulio A. Santoro, Maher A. Abbas 著
沈可欣 译 谢忠士 审校

要点

- 在许多病例中，病史及体格检查是重要的第一步，可以为区分单纯性或复杂性肛瘘提供合适的信息。应当使用如佛罗里达州克利夫兰临床大便失禁评分体系（Cleveland Clinic Florida Incontinence Score，CCF-IS）来评估肛门的自制能力。
- 影像学检查方法包括（按作者的偏好）：二维与三维的肛门内超声（2D/3D EAUS）、盆腔核磁共振成像（MRI）、计算机断层扫描（CT）以及瘘管造影。影像学检查可以为瘘管的解剖提供重要的信息，包括主要瘘道、内口、马蹄状延伸、继发腔隙或者延伸以及相关的括约肌损伤，并且影像学检查在手术治疗中是一种实用的指引方法。
- 复杂性肛瘘的治疗是具有挑战性的，因为其具有术后肛门失禁的风险以及较高的复发率。三种因素决定着外科治疗的结果：患者相关因素、瘘管特性以及术者对包容性技术操作的选择。
- 每种术式都具有优势与劣势，手术治疗应当基于患者的相关因素及瘘管的特征进行个体化选择，同时应考虑到成功的概率以及对患者肛门自制力的影响。
- 通常直肠尿道瘘是由前列腺癌的治疗造成的，无论是手术还是放射治疗。包含泌尿外科医师及结直肠外科医师的多学科诊疗是非常必要的。小的末端瘘管和那些非放疗导致的瘘管可以通过局部肛门修补进行治疗，如直肠内推进式皮瓣。大的瘘管、由放疗导致的瘘管或持久的 / 复发的瘘管最好的入路方式是经会阴入路，并以股薄肌席间皮瓣修补。在特定的病例中通过腹部入路手术修补，并联合直肠切除术。因为直肠尿道瘘比较少见，所以最好在有治疗经验的三级或四级中心进行治疗。
- 回肠储袋瘘并不常见，由于各种与发病相关的干预因素、多种术式的失败率以及患者的远期结果，使其在治疗上非常具有挑战性。在考虑使用更为复杂的术式之前应先尝试简单的术式。由于发病率较低，世界范围内仅有少数治疗中心在回肠储袋瘘的治疗上积累了足够的经验。尽早安排这样的中心为宜。

前言

根据美国结直肠外科医师协会（ASCRS）实践工作小组的标准，当肛瘘具备以下一种或几种条件时，可以被定义为复杂性肛瘘：瘘管穿过超过 30% 的肛门外括约肌（高位穿过括约肌伴或不伴高位盲管、括约肌上及括约肌外）、马蹄状瘘管、女性患者的前位瘘管、多条瘘管、复发瘘、克罗恩病、放疗或基线失禁 [1]。另外，肛管直肠瘘出现以下解剖结构及病因时被认为是复杂性肛瘘：直肠阴道瘘、直肠尿道瘘、结直肠术后吻合口瘘、外伤后的瘘管以及恶性疾病造成的瘘管。本章概述了复杂性肛管直肠瘘的定义、分类、病理生理学、临床评估、诊断评估、手术治疗以及转归。使读者全面了解复杂性肛管直肠瘘患者涉及各种影响转归因素的治疗情况。

复杂或复发的隐窝瘘

定义、分类及病理生理

当肛瘘的瘘管穿过超过30%的肛门外括约肌（高位穿过括约肌伴或不伴高位盲管、括约肌上及括约肌外）、瘘管呈马蹄形、女性患者的前位瘘管、多条瘘管、复发的瘘管或存在失禁时可以被定义为复杂性肛瘘[1]。肛瘘治疗的目标是根除瘘管，防止复发，减少术后感染并发症以及对肛门自制力最低限度的影响。选择一种既安全又有效的手术技术是具有挑战性的。括约肌保留手术如注射黏合剂及栓塞导致失禁的风险较低，但具有较高的疾病迁延或复发概率[2]。非括约肌保留手术如瘘管切开术或瘘管切除术具有较高的成功率，但在一些患者中可能会导致排便失禁。当为一名患者选择术式时，对各种手术技术结果的了解以及良好的手术判断是非常重要的。

临床评估和诊断评估

根据ASCRS实践工作小组的标准，疾病特异性病史（人口统计学、特征、吸烟史、肛管直肠手术史、症状）和体格检查［视诊、触诊、直肠指诊、仔细的探查、肛门镜检查和（或）严格的直肠镜检查］是重要的第一步，在大多数病例中可以为区分单纯或复杂性瘘提供适合的信息（基于低质量证据强烈推荐：1C）[1]。病史包括之前肛门手术的类型、女性生育史、胃肠道疾病史如炎症性肠病、合并症如糖尿病、盆腔放疗史以及是否戒烟。询问患者的排便习惯可以为术后护理提供有益的信息。肛门自制能力应使用经过验证的评分系统如佛罗里达州克利夫兰临床大便失禁评分体系（CCF-FIS）（图15-1）[3]，其报道了各种失禁的类型（气体、液体、固体）、使用垫、失禁对患者生活方式的影响以及出现的频率。0分表示完全自制，20分表示日常气体、液体及固体失禁。体格检查有助于描绘瘘管的解剖并提高辨别表面瘘管（100%）或经括约肌瘘管（100%）的识别精度，但对于肛提肌上瘘管（63.6%）和括约肌间瘘管（33.3%）的识别精度不足[4-6]。Deen及其团队仅可以识别50%的内口和27.3%的马蹄形瘘管[4]。同样，Poen及其团队报道了仅在38%的患者做出了主要瘘管的正确诊断，而62%的患者未辨明[5]。其他人一直在强调单纯体格检查的局限在于对术前主要瘘管的辨别准确率约65.4%[6]。外科医师遇到额外的挑战包括无法识别括约肌上或括约肌外瘘管，无法确定内口及描绘瘘管向坐骨肛管、骨盆直肠的继发延伸以及马蹄形延伸[6]。

失禁类型	从不	很少 ＜1次/月	有时 ＜1次/周 ＞1次/月	经常 ＜1次/天 ＞1次/周	总是 ＞1次/天
固体	0	1	2	3	4
液体	0	1	2	3	4
气体	0	1	2	3	4
穿着护垫	0	1	2	3	4
生活方式改变	0	1	2	3	4

图15-1 克利夫兰诊所失禁评分表（CCF-FIS）。0=完全节制，20=完全失禁[3]

鉴于体格检查的局限，根据ASCRS实践工作小组的标准，推荐实施影像学检查［2维及3维肛管内超声（2D/3D EAUS）、盆腔核磁共振成像以及瘘管造影］在术前精确辨明主要瘘道及其延展瘘管[1]。这些评估方法可以提供瘘管的解剖信息，包括主要瘘道、内口、马蹄形延伸、继发腔隙或延展瘘道以及相关的括约肌损伤[7-8]。在2D/3D EAUS中，瘘道呈低回声结构，并且可以追踪瘘管与内外括约肌的关系（图15-2）。瘘道的过氧化氢增强检查可以确定其走形，如穿过肛门括约肌复合体，并且可以提供精确的分类信息（图15-3）。同样，核磁共振成像可以为精准确定复杂性肛瘘的解剖提供非常重要的信息（图15-4）。以肛瘘解剖的清晰描述来指导手术治疗有助于制订手术计划并可以影响手术结果[9-10]。一项复发性肛瘘的大宗病例研究显示，当外科医师总是以MRI检查结果来指导手术治疗时，术后复发概率较低（16%）。然而，当外科医师偶尔参考MRI结果时复发概率上升到30%，忽略MRI结果时上升到57%[10]。许多研究者直接对比了EAUS（2D/3D伴或不伴经外口注射过氧化氢增强检查）及MRI（外相控阵/肛管内线圈），这些对比结果发现EAUS优于[11]、等同[12-15]、或劣于MRI[16]。对比这些方法的难点与确定肛瘘的准确参考标准有关，潜在偏倚的原因如下：EAUS或MRI

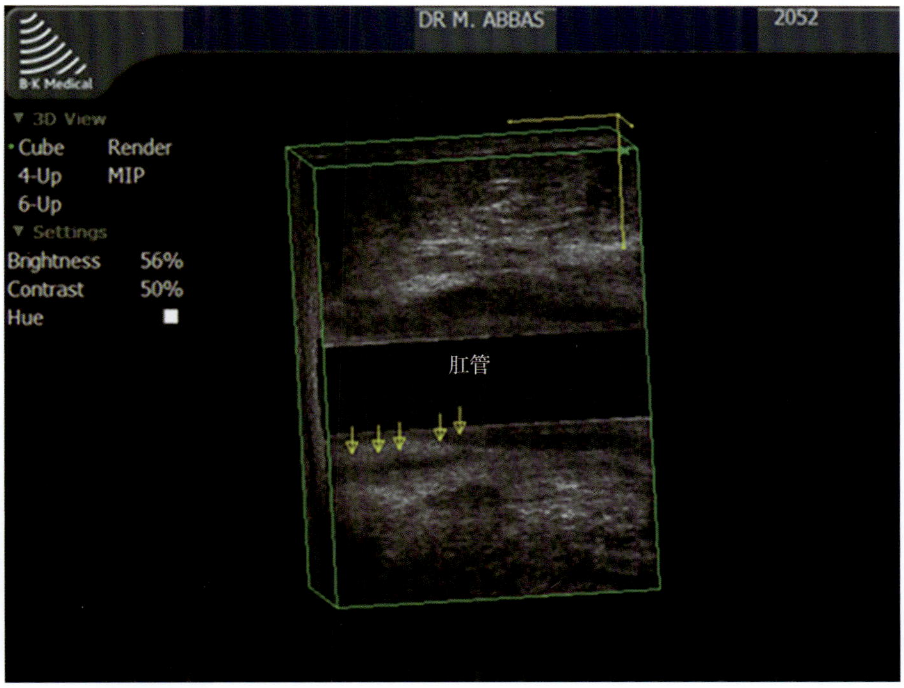

图 15-2　继发于隐窝腺疾病的低位经括约肌型复发肛瘘 [肛管内 3D 超声]

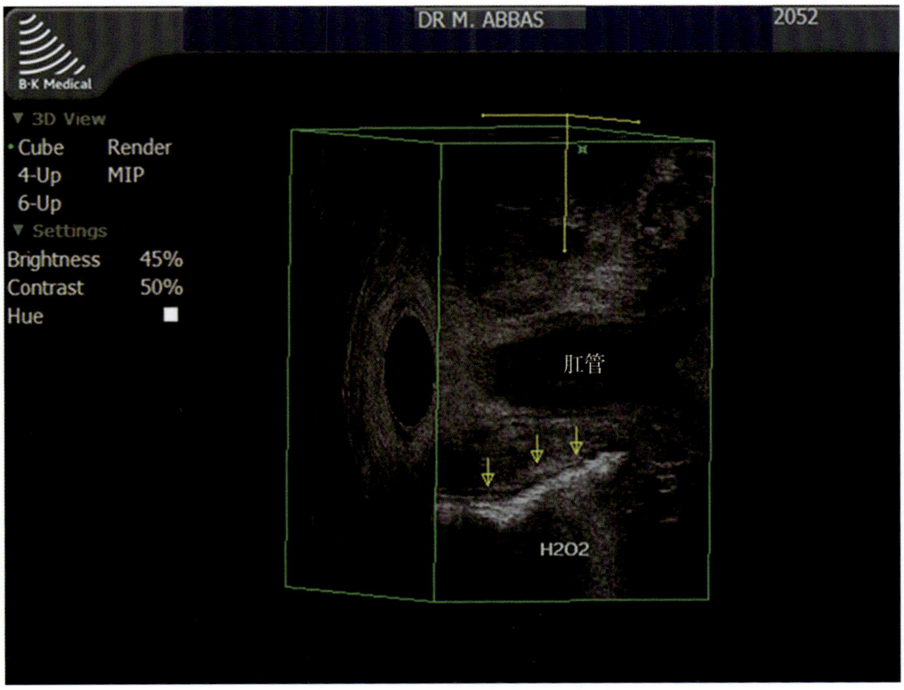

图 15-3　继发于隐窝腺疾病的高位经括约肌型持续性肛瘘 [肛管内 3D 超声]

评估的操作者经验水平不同，同样，手术医师的经验水平也不同。因此，Buchanan 及其团队推荐“结果推断”参考标准[13]。如果在 EAUS、MRI 及外科检查结果中存在差异，与肛瘘治疗有关的结果应被认为是正确的。Sahni 及其团队使用“循证医学”方法来评估肛瘘分类的最佳方法[17]。区分复杂性和单纯性肛瘘时，MRI 检查（0.97）比临床检查（0.75）更为敏感，但与 EAUS（0.92）相比无明显差异。在某些病例中，MRI 和 EAUS 可以提供互补的信息。然而，当都可用时我们更倾向于采用 EAUS 作为最

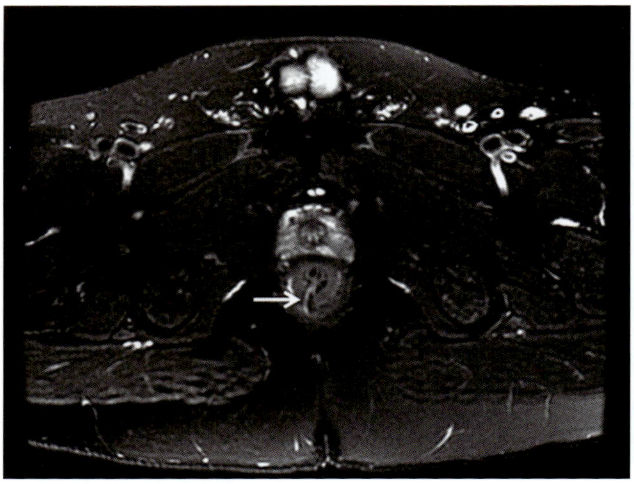

图 15-4 继发于肛管创伤的括约肌上型肛瘘 [核磁共振成像]。白色箭头指了瘘道

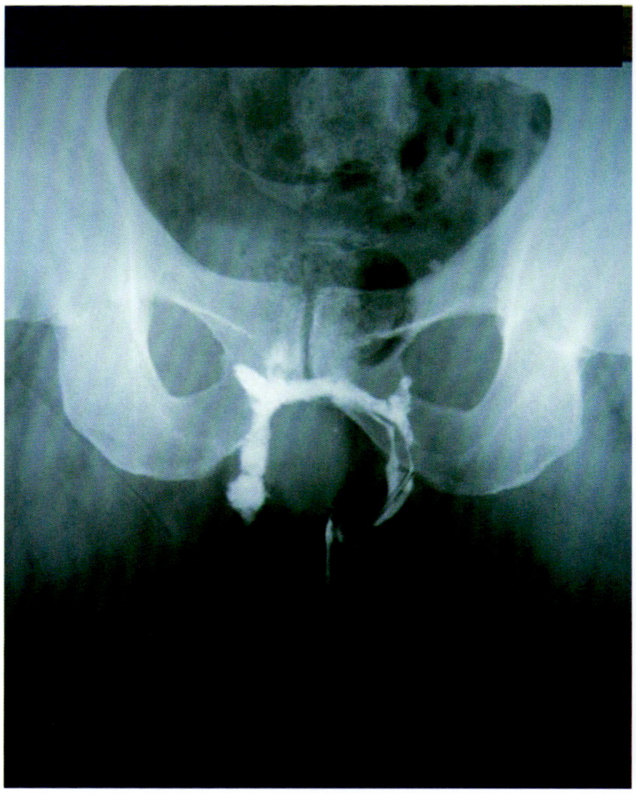

图 15-5 瘘道造影显示出马蹄形瘘管

初的检查手段，因为 EAUS 与 MRI 相比是一种更简单、更经济的方法。在一些中心 EAUS 和 MRI 不可用时，瘘管造影可以用来描述瘘道的走形，如马蹄形瘘管、高位延伸盲管、或继发分枝瘘管（图 15-5）。然而，传统瘘管造影的局限在于对有肌肉参与的瘘道的评估。计算机断层扫描在特定的情况下有助于确定复发脓肿继发的复杂性肛瘘（图 15-6）。在这种情况下，计算机断层扫描可以指导急性脓肿的引流处理，但在一般情况下，CT 对于选择慢性瘘管的根除手术计划是没有帮助的。

另外，在一些特定患者中，应用直肠肛管测压有助于评估括约肌功能的基线，如多产的女性或经历过直肠肛管手术的患者 [18-19]。有两种测压体系，包括低顺应性水灌注系统及 3D 高分辨率直肠肛管测压。低顺应性水灌注系统装备 6 个液体灌注管道并在横截面呈放射状排列（图 15-7a，b）。通过每条注入管道中与图表记录器连接的压力传感器记录压力。3D 高分辨率直肠肛管测压可以同时提供生理学及瘘道走形相关的数据。登记应包括最大的静息压力和最大的挤压压力 [19]。

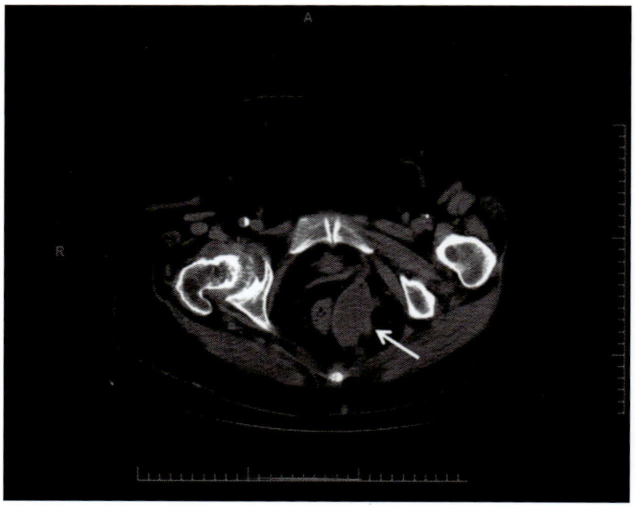

图 15-6 CT 检查显示复发的肛提肌上脓肿及瘘道。白色箭头显示的是位于患者左侧的脓腔

手术治疗

涉及肌肉重要部分的复杂性肛瘘的手术治疗会给外科医师带来严重的挑战，并会对患者的预后造成长期影响。根除瘘管的目标应与尽可能保存括约肌完整性的目标平衡，来避免对肛门自制力造成影响。同样，对于复发性瘘病例，常常能发现肛管局部结构的改变，如纤维化或肛门括约肌破坏。在这种情况下，因为失禁的风险较高，限制了手术方式的选择。良好的手术判断和掌握各种术式结果数据对手术治疗的现代医疗设备选择是十分重要的 [20]。

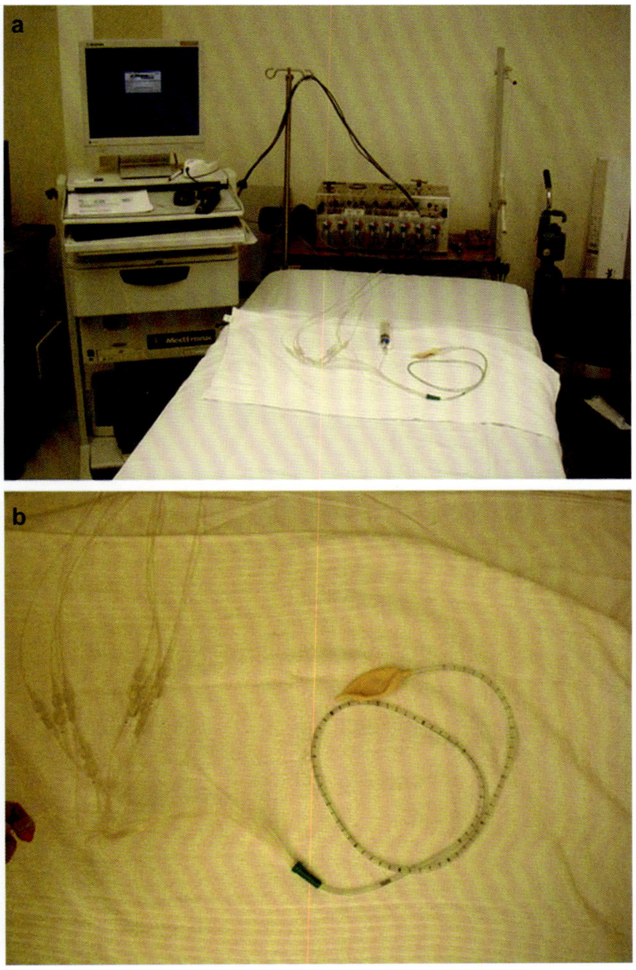

图 15-7 a. 低顺应性水灌注肛管直肠测压系统；b. 肛管直肠测压管

图 15-8 为肛瘘患者的程式化诊疗指导提供了一种综合性的诊疗过程。它的形成基础是我们对各种病因和复杂性肛瘘治疗的广泛经验。

挂线疗法

挂线疗法是一种重要的治疗方式，它可以临时控制肛瘘的症状或者可以作为控制或根治慢性肛瘘的治疗方法。许多材料被用于挂线疗法，包括缝合材料（缝线、丝线、尼龙线、聚丙烯线：根据瘘道宽度选择 2.0 号 -2 号）、血管的血管环、Penrose 引流、橡皮筋和化学浸渍材料[21]。挂线疗法的一种方法是引流挂线。挂线松弛地系在瘘道周围来提供引流，以此来减少急性脓肿的形成，并促使瘘道瘢痕化。虽然在一些患者中如多发复杂性肛瘘患者、放疗导致的肛瘘或活动期克罗恩病患者（图 15-9 和图 15-10），挂线引流疗法可以用作最终的治疗，但当患者等待最终手术治疗时，挂线引流疗法常用作临时的治疗方法。挂线引流疗法的时间以 12 周以上为宜，期间周期性的评估患者来确保充分的引流。当需要将如过氧化氢、盐水、抗生素或防腐剂等溶液灌注到瘘管中时，挂线可以用于引导液体灌注。当挂线引流在原位时，需要警惕因引流不充分而形成新的脓肿或瘘，这可能是因为在留置挂线是没有穿过正确的瘘道或者是因为疾病的进展。充分引流后，可以实施保留括约肌的肛瘘手术。

挂线疗法的另一种方法是切割挂线法，切割挂线通常需要包绕瘘道。在手术室中将皮肤与瘘管的皮下部分分离，暴露出肛门肌肉，并以挂线材料环绕（图 15-11a）。挂线与烟卷式引流连接，烟卷式引流可以在几天到几周的时间内使挂线逐渐穿过瘘道的肌肉部分（图 15-11b）。挂线的逐渐切割作用产生了一种缓慢的瘘管切开术的效果，这可以使分离的肌肉所形成的瘢痕最小化。切割挂线疗法的另一种变化是多根挂线技术。多根挂线是指将两根或更多的串线穿过瘘管，在不同的时间间隔，取出之前收紧的已经变得松弛的挂线后，逐个收紧每根挂线。

肛门皮瓣

两种类型的肛门皮瓣可用于治疗肛瘘，包括经肛门直肠内推进式皮瓣和肛门皮瓣。对于大多数复杂性肛瘘，直肠内推进式皮瓣是一种良好的选择。直肠内推进式皮瓣通常位置较高，并涉及更多的肛门括约肌复合体。在最终的皮瓣修复手术之前，往往留置一种非切割引流的挂线，时间超过 12 周，以使瘘管纤维化。我们更倾向于使用直肠内推进式皮瓣来治疗大多数复杂性肛瘘所继发的隐窝疾病，但后位的马蹄形瘘除外。手术通常在全麻下采用俯卧位进行。皮瓣修复时移出引流挂线。瘘道内灌注过氧化氢，并使用瘘管探针探明瘘道。肛管直肠采用强力碘灌注，标明设计皮瓣的区域并以 1% 利多卡因行浸润麻醉，利多卡因中按 1：100 000 加入肾上腺素用于止血（图 15-12a，b）。切除外口的皮下部分，并用刮匙清除瘘管（图 15-12c）。于距内口约 1 cm 处弧形切开直肠黏膜，提起 3 ~ 4 cm 宽的部分或全层厚度的广基底的直肠内皮瓣（图 15-12d）[22]。需要注意的是应避免形成仅有黏膜层的皮

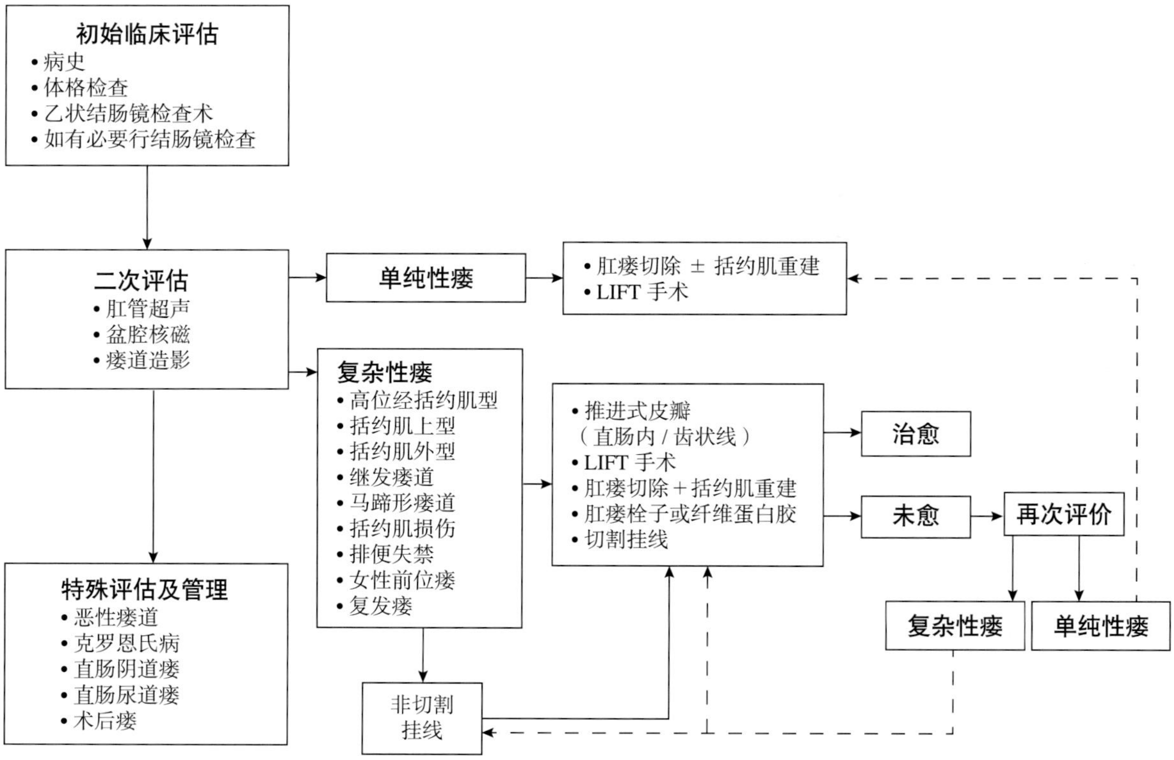

图 15-8 用于评估和治疗隐腺病继发的复杂肛门瘘的流程

瓣，因为这种皮瓣往往因缺血而导致较高的失败概率。皮瓣应向头侧游离，以保证皮瓣可以充分到达低位肛管。提起皮瓣时，以 3.0 薇乔间断缝合关闭内口的肌肉间部分（图 15-12e）。修剪含有内口黏膜部分的皮瓣的远端。将皮瓣覆盖于肌肉床表面，并以 3.0 薇乔间断缝合（图 15-12f）。需要注意整个皮瓣的牵扯张力，使皮瓣能够充分覆盖内口的肌肉间部分。皮瓣成形后，在肛管内留置抗生素浸润的明胶海绵。

括约肌间瘘道的结扎

2007 年，泰国的 Rojanasakul 及其团队提出了括约肌间瘘道的结扎（LIFT）[23]（Videos 15.1，15.2，15.3，15.4，15.5，15.6，15.7，及 15.8）。LIFT 手术是一种保留括约肌的术式，要求在括约肌间平面进行瘘道的分离与结扎。对于经括约肌的肛瘘，LIFT 是一种很好的选择。当无法采用直肠内推进式皮瓣治疗时（如肛门狭窄、失禁的患者，之前皮瓣修补失败），笔者更倾向于采用 LIFT 手术。括约肌前的和马蹄形的肛瘘会带来技术上的挑战，并且它们不是 LIFT 手术的适应证。在瘘管纤维化时，实施 LIFT 手术之前并不必进行引流挂线。然而，对于引流量较多的湿瘘管以及伴随空腔的患者，LIFT 术前的引流挂线可以使他们从中获益。将金属探针插进外口，柔和地进入瘘管从内口穿出（图 15-13a，b）。在外部确定了括约肌间的凹槽，并且在瘘管表面的皮肤沿环绕肛门走行方向切开皮肤，进入内、外括约肌之间的间隙。在此间隙内游离，直到瘘管，并包绕瘘管（图 15-13c）。需要注意的是在周围括约肌中游离出瘘道，并且在准确识别瘘道之前不要切开瘘道。这是通过在游离过程中触摸瘘管探针实现的。随后使用直角钳绕过瘘道，并使用两根可吸收缝线结扎瘘道的内侧和外侧，两侧之间留下空间用于切开瘘管（图 15-13d）。应注意避免结扎线结松脱（图 15-13e）。为了确定瘘管完整切除，在伤口仍开放时经内口和外口注入过氧化氢。括约肌间平面以 3.0 单根薇乔间断缝合两层（肌层和皮肤）（图 15-13f）。残余的内口和外口用作引流。外口的硬化结节可以切除，并敞开。患者在手术当日正常饮食，并在 24 h 内出院。BioLIFT 是传统 LIFT 手术的一

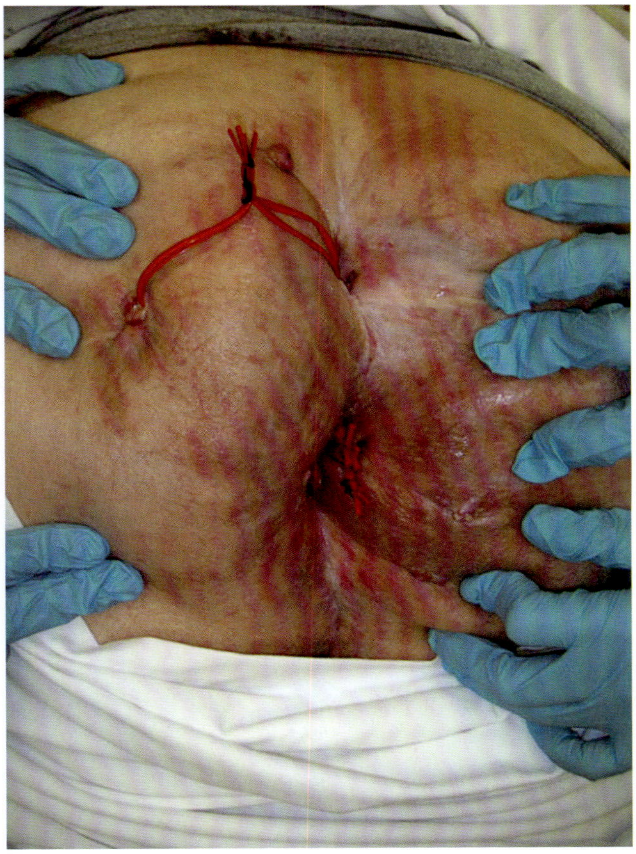

图 15-9　引流挂线术在骨盆放疗前复杂性肛管直肠瘘患者中的应用

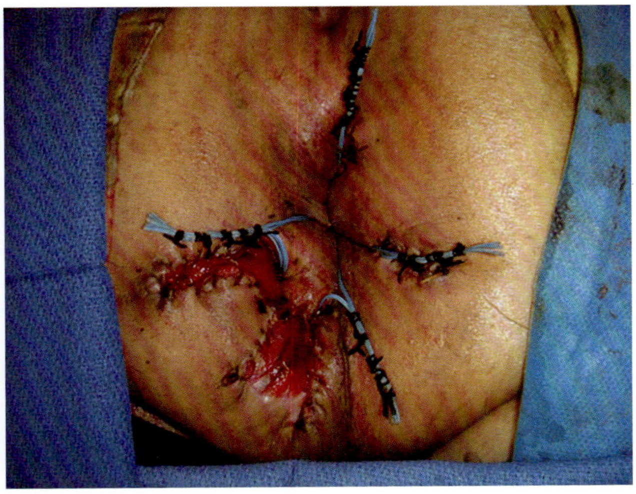

图 15-10　引流挂线术在四个肛门象限内多个不同内口的瘘道患者中的应用

种变革。BioLIFT 手术需要使用生物修复材料加强结扎和瘘道的关闭 [24]。将材料插入内外括约肌之间，覆盖瘘道结扎处及所分离的 1 ~ 2 cm 区域。另

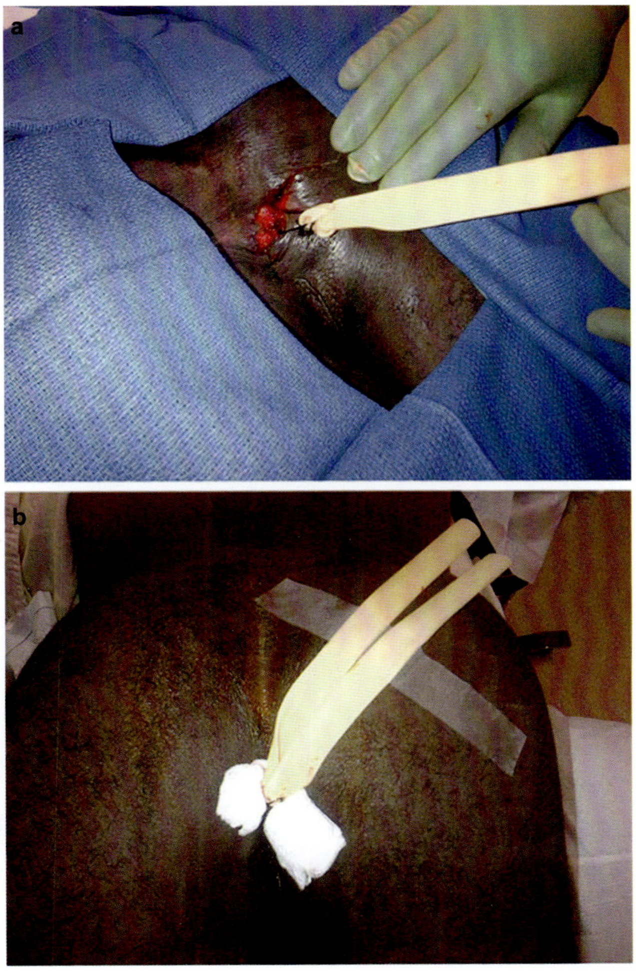

图 15-11　a. 切割挂线在括约肌上型肛瘘患者中的应用。在收紧挂线前，切开瘘道处的皮肤及皮下组织。b. 切割挂线与烟卷引流连接，使患者逐渐通过瘘管

一种改进 LIFT 手术的术式是 LIFT-PLUS 手术。该手术在 LIFT 的基础上，切除瘘道位于皮肤到外括约肌之间的皮下部分，并联合实施直肠内推进式皮瓣修补术 [25]。

括约肌重建的肛瘘切除术

对于已经出现失禁或失禁风险较高的复杂性或复发性肛瘘患者，括约肌重建的肛瘘切除术是一种合适的技术 [26]。术前一日夜间或手术当日早晨给予患者两次灌肠。手术时静脉应用预防性抗生素，并在术后持续一周抗生素治疗。手术在全麻下进行，体位采用折刀位。如果之前留置了引流挂线，移除挂线，经外口插入瘘管探针沿瘘管走形直到自内口

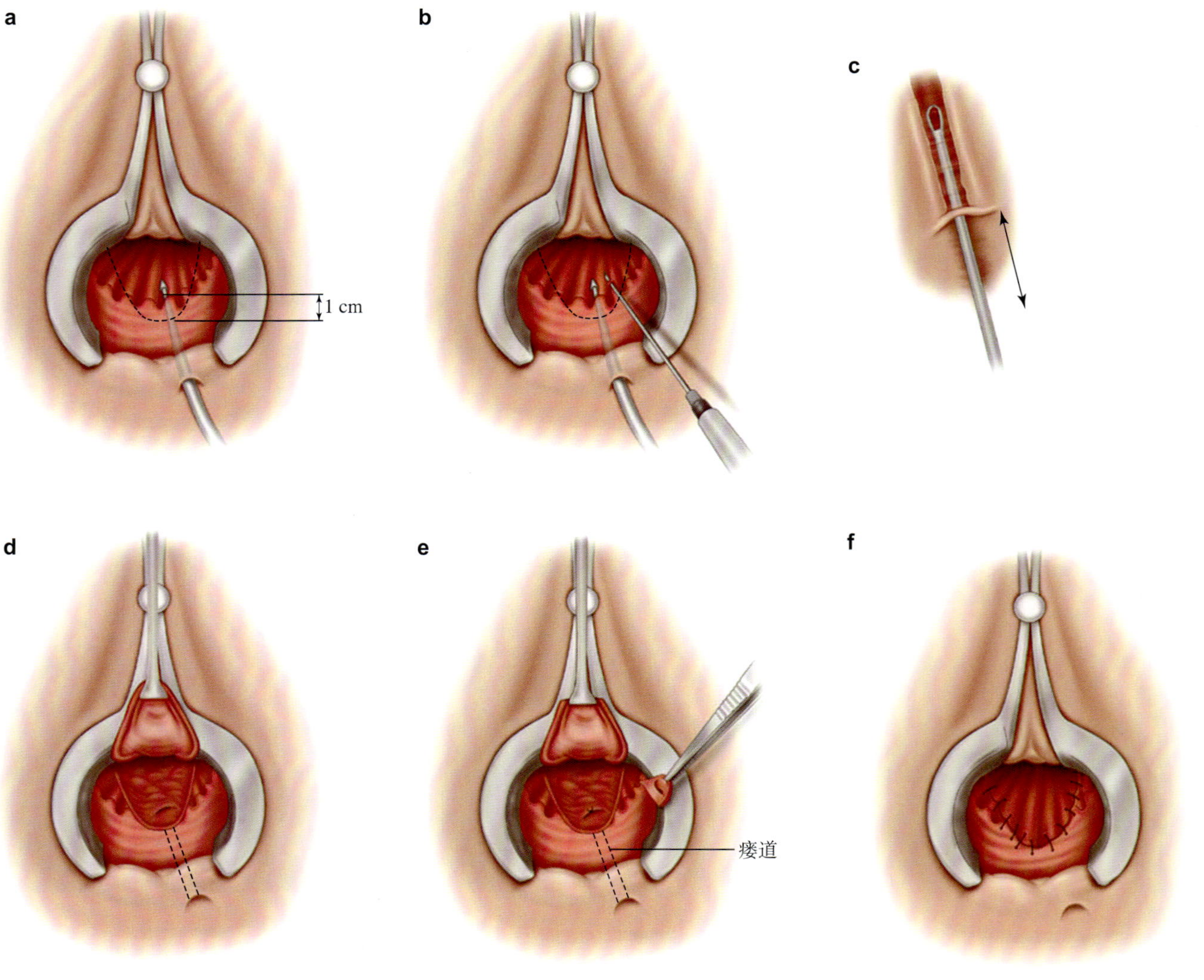

图 15-12 a-d. 肛管直肠内推进式皮瓣的步骤

穿出（图 15-14a）。使用电刀完整切除瘘道（图 15-14b）。随后刮除瘘道及相关的腔隙来确保清除所有颗粒化的组织。可以选择将纤维化的瘘道切除，注意不要切除任何肌肉，或者将纤维化的瘘道留在原处。仔细评估涉及瘘管被切开的括约肌总量，并识别出断缘的肌肉横断面用于重建。以 2.0 薇乔或 PDS 线采用水平褥式缝合行端 - 端括约肌成形术（图 15-14c）。将瘘道切除后的瘘道床一并缝合，从而完全清除任何在肌肉重建术后潜在的空间。开放伤口的边缘，最终通过将游离的黏膜及黏膜下层固定到肌肉来形成袋（图 15-14d），保持伤口最表层敞开，便于引流。3.0 薇乔或 3.0 铬缝线用于袋形缝合术。当需要时可给予粪便软化剂和镇痛药。

肛瘘栓子

肛瘘的栓子用于关闭主要的内口，并作为封闭瘘道的填充物。最初引入市场的是由猪肠黏膜冻干制成的圆锥形可生物吸收的栓子（Surgisis® AFP，Cook Medical，Bloomington，Indiana，USA）[27]。用探针穿过瘘道，并随后刮除瘘道。用 2-0 丝线系在圆锥形栓子的末端，用探针带线穿过内口，牵拉丝线使栓子完全进入瘘道（图 15-15a，b）。用剪刀剪去栓子在肛管内多余的末端（图 15-15c）。将栓子的末端与内口及内括约肌以 3.0 薇乔缝合固定（图 15-15d），并将内口处的黏膜 / 黏膜下层以同样的缝线缝合固定。修整栓子锥形末端后，肛瘘的外口继

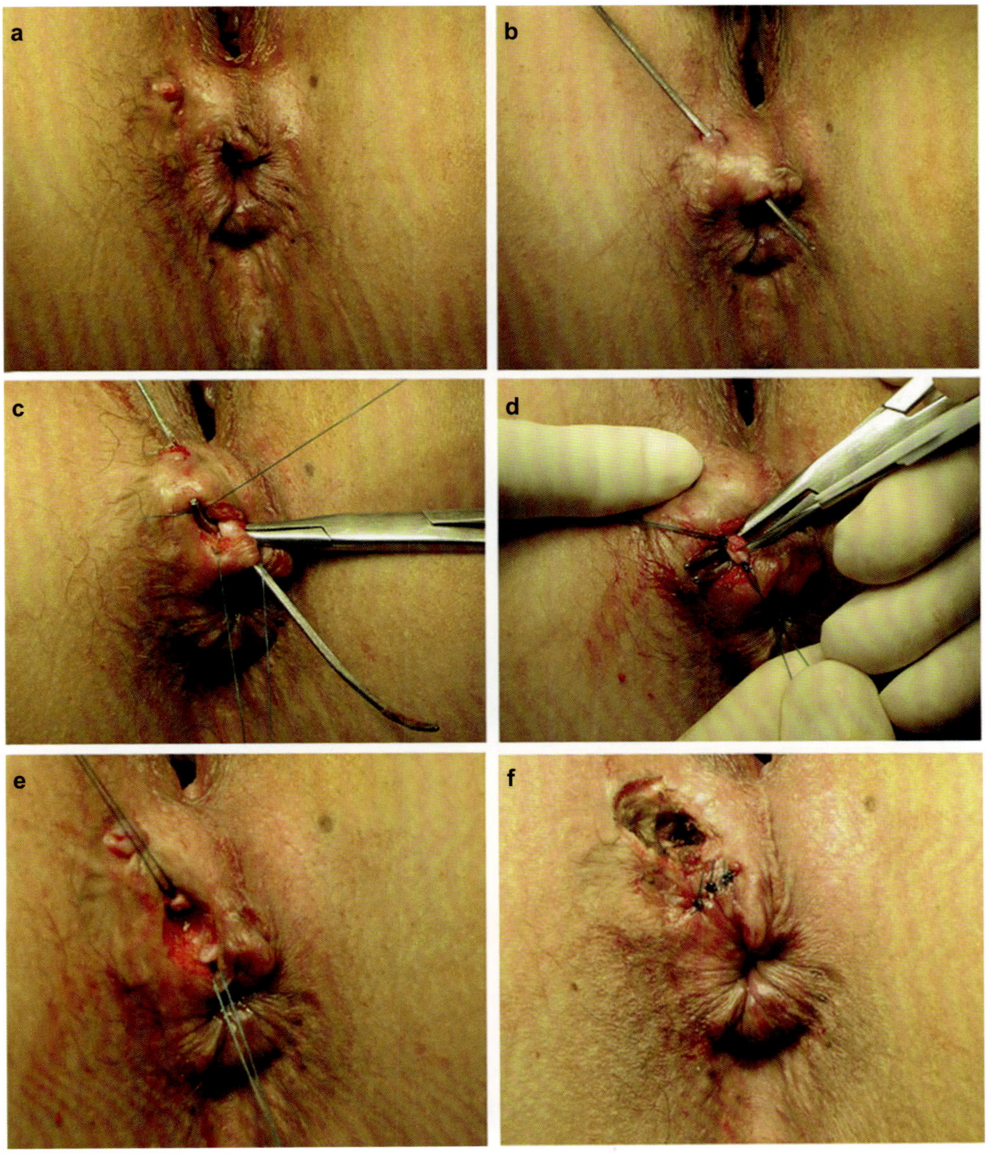

图 15-13　a-f. LIFT 术中图片

续敞开用作引流（图 15-15e）。由于 Surgisis® AFP 移动、挤压和感染导致失败，随后一种新型的可吸收栓子被引入市场（GORE® BIO-A® Fistula Plug，W. L Gore & Associates，Inc.，Flagstaff，Arizona，USA）[28]。这种新型的栓子具有一个特殊的平面圆顶以及 6 条栓子分枝，使之可以更好地固定到组织上（图 15-16a）。这种栓子由 100% 生物可吸收材料合成，在第 6 周开始被吸收，并于 6～7 个月后完全吸收。应用 GORE® BIO-A® 的手术步骤与 Surgisis® AFP 的步骤相似，并有一些小的改动。确认瘘管后，用刮匙清除瘘道。外口完成充分的引流。在肛管内，内口区域提起一片小的黏膜下皮瓣。栓子经内口穿出（图 15-16b）。如果瘘管过于狭窄不能容纳完整的栓子，可以在栓子顶部的分枝连接处剪掉一条或几条分枝。栓子的顶部以 2.0 薇乔缝合固定于内括约肌，随后用小的黏膜下皮瓣覆盖。

纤维蛋白胶

纤维蛋白胶（Tisseel®，Baxter，Deerfield，Illinois，USA）以及合成胶（cyanoacrylate glue，Glubran®2，GEM S.R.L.，Viareggio，Italy）是可用于直肠肛管瘘治疗的注射产品[29]。这些产品具有组织密封性，并被认为可刺激纤维母细胞及多功能内皮细胞生长进入瘘道。这种生理响应触发胶原沉积

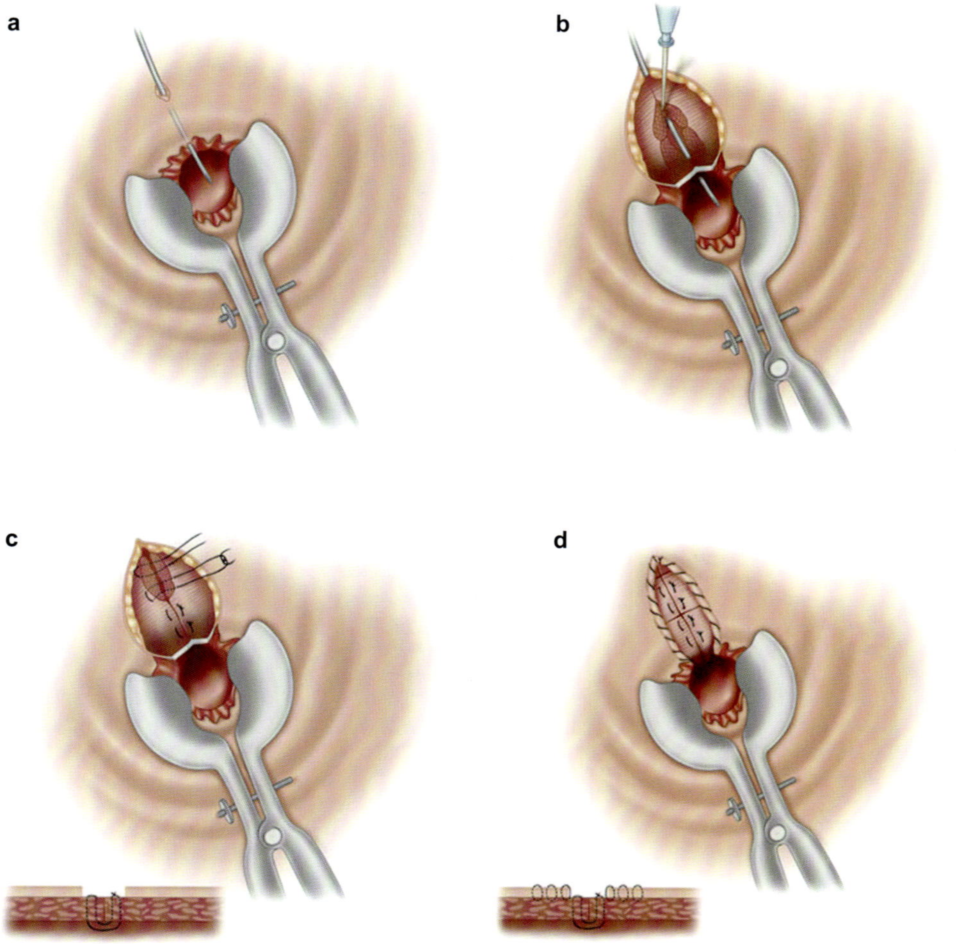

图 15-14 a-d. 瘘管切除及括约肌重建的技术步骤

以及伤口的愈合。纤维蛋白胶的治疗简单易行，且具有可重复性，也许对于高位肛瘘患者是一种良好的初始选择。虽然这种疗法总体的治愈率较低，但即使不能根除瘘管，也不影响进一步治疗方式的选择，并且保存了括约肌功能。此术式需要首先确认瘘管的外口，随后刮除瘘道。将大约 5 ml 的重组纤维蛋白胶经外口注入（图 15-17a），直至蛋白胶自内口区域溢出（图 15-17b）。再以 3.0 薇乔缝合内口。

新型和发展的技术：VAAFT、FiLaC 和干细胞

过去的十年中，引入了三种新型技术：视频辅助肛瘘治疗（VAAFT）、肛瘘激光封闭（FiLaC）以及干细胞疗法[30-32]。在这个发展的阶段，辨明这些新型技术在直肠肛管手术中的作用还为时过早。这三种术式的专业技术知识集中在全球有限的几个中心。因此，他们还没有正式的纳入图 15-8 中所列出的管理规范。但依赖于长期数据积累而作为未来潜在的治疗方式选择，这些技术值得在本章进行概括。

意大利的 Meinero 最早提出了视频辅助肛瘘治疗[30]。手术的实施需要一套器械，包括硬的瘘管镜（Karl，Storz，Tuttlingen，Germany）（图 15-18）、一个密封装置、一个单极电透热探针、一个内镜刷、一个内镜下抓持器以及合成的氰基丙烯酸盐黏合剂。瘘管镜视频设备是带有 8 度角的内镜，这些设备由一条光学操作通道来介导，以及一条注水通道。VAAFT 包括诊断期以及随后的手术期。在诊断期中，瘘管镜通过外口插入瘘管并灌注 1% 的甘氨酸甘露醇扩宽瘘道。通过瘘管镜探查原发的和继发的内口以及瘘管。确定内口后，以可吸收缝线在直肠或肛管内缝合一针用于牵引。在随后的手术期中，目标是在瘘管内部使用刮匙破坏、清除瘘道，并闭合内口。通过瘘管镜的操作通道刮除瘘道，并使用内镜刷冲洗清除坏死组织。最后，通过缝合、应用直线型或半圆型吻合器钉合、或通过推进式皮瓣的

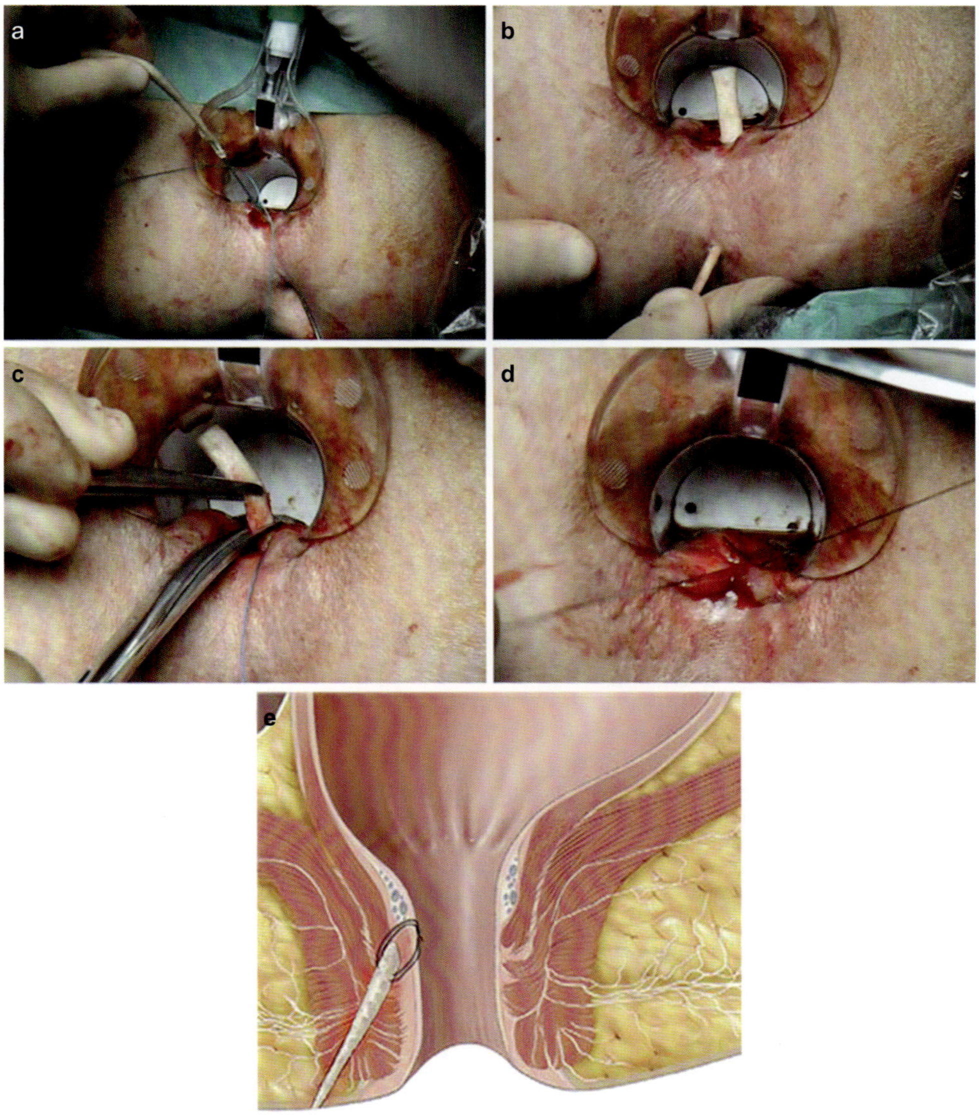

图 15-15　a-e. 肛瘘栓子（Surgisis®AFP）在高位经括约肌型肛瘘患者中使用的图片。去除瘘道后置入栓子的解剖视野

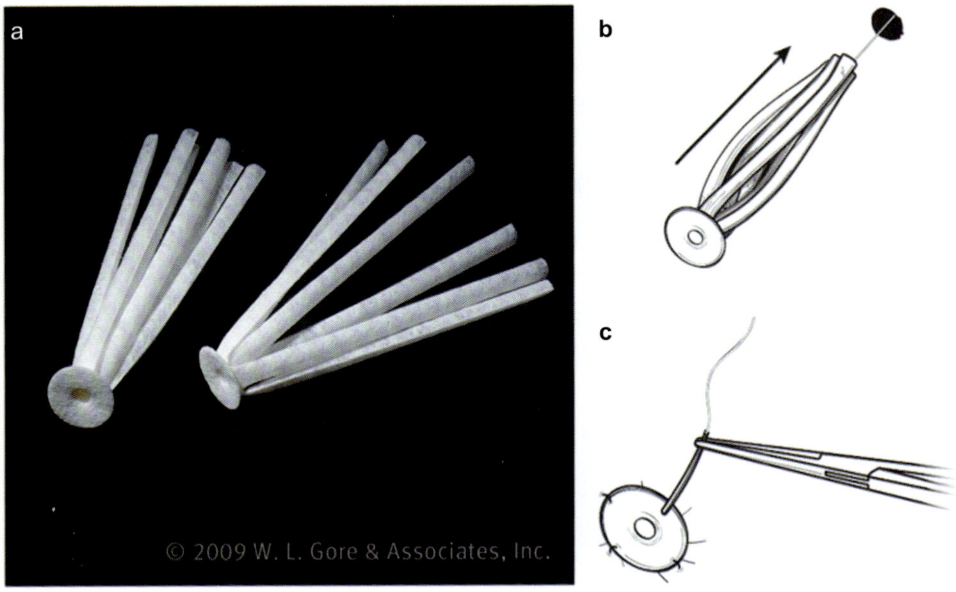

图 15-16　a. GORE®BIO-A® 肛瘘栓子；b. 将 GORE®BIO-A® 肛瘘栓子拉入内口；c. 将 GORE®BIO-A® 肛瘘栓子的平顶固定覆盖住内口

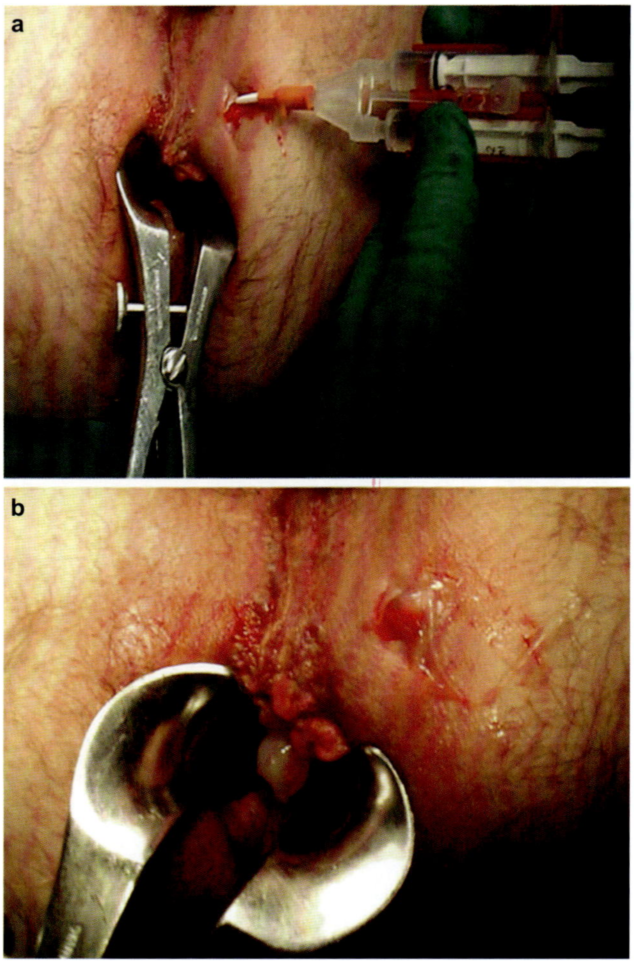

图 15-17 a. 通过高位经括约肌型肛瘘的外口注射纤维胶；b. 使用纤维胶密封瘘道。图示纤维胶自肛管内的内口处溢出

方式闭合内口。用 0.5 ml 合成的氰基丙烯酸盐黏合剂加固缝合或吻合处。

瘘管激光封闭是一种新型的括约肌保留技术，使用发射激光的探针（FiLaC ™，Biolitec, Germany）破坏瘘道上皮，并随后清除残余的瘘道[31]。由于主要的失败原因是瘘道迁延时间过长或瘘道上皮残留，因此通过这种新设计的放散发射激光探针清除肉芽和纤维瘘管组织还是一种假设。FiLaC ™ 以环形的方式清除瘘管上皮和肉芽组织，导致瘘道的缩紧和闭塞。这种手术的第一步是通过在外口注射过氧化氢或亚甲基蓝来辨别和定位内口。使用刮匙清除瘘道，并使用牵引线置入 14 French 塑料空心管。400 μm 的一次性放散发射激光探针插入导管中，使激光探针尖端到达内口处。光

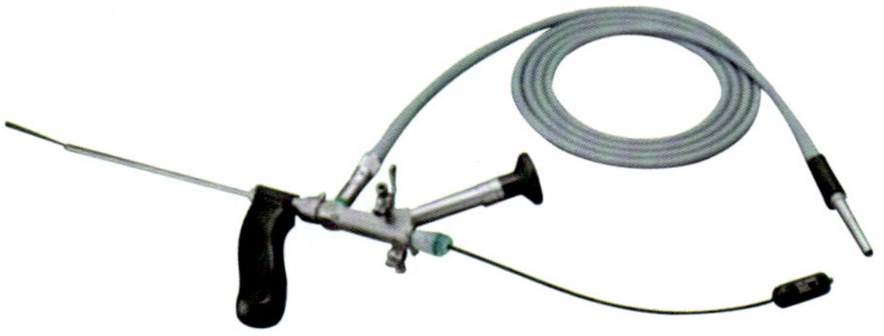

图 15-18 肛瘘镜（Karl Storz, Tuttlingen, Germany）

纤呈 360 度均匀传递激光能量，而且通过使用连续的能量，在以每秒 1 mm 的速度撤出激光探针时，瘘道也被同时闭合。该术式还包括使用直肠肛管内皮瓣闭合内口。当一些瘢痕组织妨碍皮瓣时，可使用黏膜或肛门皮肤皮瓣来封闭内口。改良的激光手术通过激光闭合瘘管，不需要使用直肠内皮瓣。依靠激光的收缩作用来封闭内口。

间充质成体干细胞可以分化成不同类型细胞的特性也许可以在肛瘘的治疗、抑制炎症及促进分化中起到作用。自体脂肪干细胞（ASCs）的应用代表了一种新型的增强坏死组织再生的方法[32]。ASCs 可以通过抽取皮下脂肪获得，并且这种方式获得的干细胞数量是骨髓抽取方法的 100 倍。刮除瘘道并缝合内口后，将 ASC 溶液注射到瘘道及瘘道壁中。随后用纤维蛋白胶闭合瘘道。

结果

复杂性肛瘘即使对于最有经验的外科医师也是一种挑战。成功的治疗需要良好的外科判断、直肠肛管解剖知识以及熟练掌握可使用的手术方法，以此来尽量确保术后肛门的自制力及伤口愈合。与单纯性肛瘘患者比较，复杂性或复发性肛瘘的治愈率较低。往往需要超过一种的手术来根除瘘管。因为肛瘘的复杂程度、复发或持续性肛瘘和（或）前次手术的失败导致术后失禁的风险较高。对于各种术式的优点、缺点、局限性及结果的基本理解是十分必要的[33-34]。基于患者个体的瘘管特性、身体状态、性别、自制力基线水平以及手术史情况来选择特定的手术方式是极为重要的。

挂线

根据 ASCRS 实践工作小组的标准，基于中等

质量证据，强烈推荐使用挂线疗法和（或）瘘管切除术来治疗复杂性肛瘘[1]。非切割挂线通常是无效的，常用于衔接另外的手术治疗。当移除非切割挂线后，形成持续性肛瘘的概率较高[35]。切割挂线报道的失禁率较高（38%）。在我们的实践中，我们很少使用切割挂线，通常切割挂线用于经历过多次手术失败的高位复杂性肛瘘患者或其他技术无法治疗的肛瘘患者，如臀间沟较深的高位后位肛瘘患者。在一项由 Garcia-Aguilar 及其团队开展的研究中，对比了切割挂线和两步法挂线肛瘘切除术在高位肛瘘治疗中的应用。两种技术在瘘管根除上效果相同，并且有相似的失禁率[36]。在一项由 Vial 及其团队开展的对 19 个系列 448 名患者的系统回顾中报道，当使用紧张挂线或切割挂线时，术中保留内括约肌可以降低术后排便失禁的概率，并没有在实质上增加复发概率[37]。总体来说，肛门内括约肌保存时，失禁概率为 5.6%，而当肛门内括约肌离断后，失禁概率为 25.2%。Hasegawa 及其团队报道了他们对 32 例肛瘘患者（81% 经括约肌型）采用切割挂线治疗的结果[38]。54% 的患者出现了自制力失调，且肛瘘的复发概率为 29%。有经阴道分娩史的女性患者会出现明显的失禁，因此作者建议在这一亚群患者中避免使用切割挂线，尤其是对于前位的肛瘘患者。切割挂线与气体失禁有关。Isbister 和 Sanea 报道了他们关于经括约肌型肛瘘采用切割挂线治疗的经验[39]。术后 9.5% 的患者出现频发排气失禁，21.4% 的患者出现偶尔的排气失禁。Mentes 及其团队发表了他们关于采用切割挂线法治疗涉及超过 50% 的括约肌复合体的经括约肌型肛瘘的结果。复发率较低（5%），但术后失禁的概率为 20%。

推进式皮瓣

根据 ASCRS 实践工作小组的标准，强烈推荐采用推进式皮瓣治疗复杂性肛瘘是基于中等质量证据（1C）的。大不列颠及爱尔兰大肠肛门病协会（ACPGBI）推荐当单纯肛瘘切除术有可能导致自制力受损时，使用推进式皮瓣治疗肛瘘[41]。直肠内皮瓣展示出了介于 60% 和 93% 之间的成功率，并被认为是复杂性肛瘘的治疗选择[41-42]。对于后位肛瘘的男性患者以及臀间沟较深的患者在技术上是存在挑战的。报道的术后失禁率为 7% ~ 38%[43]。Zimmerman 及其团队报道，对经括约肌型肛瘘的患者进行中位时间为 14 个月的随访中，治愈率在 69%[44]。Ortiz 和 Marzo 报道，高位经括约肌型肛瘘或括约肌上型肛瘘的复发率低至 7%[45]。当检查因素影响成功时，肛瘘的水平并不影响结果。8% 的病例中出现了自制力紊乱。Abbas 及其团队在中位时间为 30 个月的随访中最初的成功率为 83%，复发率 14%[42]。Schouten 及其团队报道，在他们的患者中复发率为 25%，自制功能紊乱占 35%[46]。前期的非切割性挂线引流被认为可以增加成功概率。最初皮瓣修补失败的患者可以考虑重复采用皮瓣修补。Jarrar 及其团队报道了他们采用推进式皮瓣治疗 98 例患者的经验[47]。一期愈合率为 72%，二期愈合（在初次失败后再次行皮瓣修补）率为 57%，总体愈合率为 93%。在皮瓣修补后明显改善了自制能力，并降低了紧迫感。皮瓣技术可以影响成功率。Dubsky 及其团队比较了全层厚皮瓣和黏膜皮瓣[48]。他们回顾了 54 例高位肛瘘继发隐窝腺感染患者。总体复发率为 24%，且在全层厚皮瓣组复发率低至 5%，黏膜皮瓣组为 35.3%。经历了 4 次以上肛门手术的患者失败概率最高。亚组之间在术后失禁上没有明显差异。Van der Hagen 及其团队报道了在 26 个月的随访研究中成功率为 90%，据其报道，补充自体富含血小板的血浆可以增加成功率[49]。吸烟史一直与较低的成功率有关。Zimmerman 及其团队回顾了直肠内推进式皮瓣在 105 例患者中的结果[50]。在中位时间为 14 个月的随访中，吸烟者的治愈率为 60%，不吸烟者治愈率为 79%。在其另外一项研究中，他们在直肠内推进式皮瓣手术中测量了血流速度。与不吸烟者比较，吸烟者的血流速度明显减缓[51]。

括约肌间瘘道结扎术

根据 ASCRS 实践工作小组的标准，LIFT 手术治疗复杂性肛瘘的数据积累太少而无法做出正式的推荐[1]。最初报道的 LIFT 手术成功率为 94%[23]。然而，随后长时间随访的研究显示出更为宽泛的成功率，为 40% ~ 95%（表 15-1）[23-25, 52-62]。Wallin 及其团队回顾了 93 例通过 LIFT 治疗的患者[58]。初始的肛瘘治愈率为 40%，且二次手术治愈率增加至 57%。有趣的是作者报道了在那些复发的患者中，LIFT 技术使复杂性肛瘘转变成了单纯性的括约肌间肛瘘，并可以通过随后的括约肌间肛瘘切除

表15-1 LIFT术式的结果

	年份	患者数量	随访（月）	治愈率（%）	失禁率（%）
Rojanaskul et al.[23]	2007	18	6.5	94	0
Ellis[24]	2010	31	15	94	0
Shanwani et al.[52]	2010	45	9	82	0
Aboulian et al.[53]	2011	25	6	68	0
Tan et al.[54]	2011	93	5.8	85	0
Abcarian et al.[55]	2012	40	4.5	74	0
Mushaya et al.[56]	2012	39	16	92	0
Ooi et al.[57]	2012	25	5.5	68	0
Wallin et al.[58]	2012	93	19	40	0
Han et al.[59]	2013	21	14	95	31
van Onkelen et al.[60]	2013	22	19.5	82	5
Lehmann et al.[61]	2013	17	13.5	65	0
Sirikurnpiboon et al.[25]	2013	41	4.8	83	0
Sileri et al.[62]	2014	26	16	73	0

术进行有效的治疗。Tan 及其团队在持续流脓的患者中也报道了 LIFT 术后瘘道的可视化或有经括约肌型肛瘘转变成括约肌间型肛瘘[54]。最近一项回顾了 13 篇文章及 498 名患者的研究报道了总体的成功率是 40% ~ 95%，合并成功率是 71%[63]。6% 的病例出现轻微的自制力紊乱。这项研究的结论是对于复杂性肛瘘的治疗，LIFT 术式似乎是一种有效的保留括约肌的手术方法。Vergara-Fernandez 及其团队在另一项研究中回顾分析了包含 592 例患者的 18 项研究[64]。报道的平均治愈率为 74.6%。LIFT 术后没有继发的失禁。一项最近的包含 24 篇原创著作的荟萃分析报道平均成功率为 76.5%，失禁率为 0% 并且术后并发症发生概率为 5.5%（平均随访 10 个月）[65]。Lehmann 及其团队评估了 LIFT 手术在 17 例复发肛瘘患者中的效果[61]。长期治愈率为 65%。没有出现再次失禁。Tan 及其团队在一项回顾性研究中比较了 LIFT 手术与黏膜推进式皮瓣[66]。肛门皮瓣比 LIFT 手术效果更好（分别为 93.5% 和 62.5%）。然而，一项最近的前瞻性随机试验研究比较了 LIFT 手术和黏膜推进式皮瓣在高位经括约肌型肛瘘的效果，发现在长期治愈率、复发率、自制能力以及生活质量上没有明显差别[67]。Ellis 及其团队在一项包括 31 例患者的前瞻性研究中报道了 BioLIFT 手术的成功率为 94%[24]。而 Chew 及其团队报道了 LIFT 和 BioLIFT 类似较低的成功率 63%[68]。在一项包括 41 例患者的前瞻性研究中比较了 LIFT-PLUS 手术与传统的 LIFT 手术[25]。LIFT-PLUS 手术的治愈率为 85%，LIFT 组为 81%，均未出现失禁。

肛瘘栓子

根据 ASCRS 实践工作小组的标准[1]，采用 AFP 治疗复杂性肛瘘基于中等质量证据（2C）的推荐程度为弱。几项研究报道了这种微创手术的不同结果。为了将这种手术技术及生物修补 Surgisis® AFP 的使用标准化，2007 年举行了共识会议[27]。依据共识，推荐 Surgisis® AFP 应在没有急性炎症或感染的经括约肌型肛瘘中使用。同时也表明一种常见的影响 Surgisis® AFP 手术的问题是在留置栓子技术上的失败[27]。不同研究中所报道的成功率为 13.9% ~ 87%（表 15-2）[28, 69-83]。术后形成脓肿 / 败血症的概率为 4% ~ 29%。失败与技术问题、栓子挤压及感染有关。O'Riordan 及其团队在 488 例患者的 22 项研究中系统地回顾分析了肛瘘栓子[83]。在 54% 的患者中实现了瘘管的闭合。在多条瘘道的患者中成功率一直较低[69]。这可能是因为继发的瘘道中没有插入栓子而导致处理不足。在一项研究中，瘘道长度是结果的预测因素，长的瘘道保持着较高的成功率[80]。没有研究评估在置入栓子前非切割挂线在闭合率上明显的作用。然而，因为在许多研究中描述了患者人群及瘘管特征的异质性，需要进一步随机对照实验来解决这一问题。Muhlmann 及其团队在 55 例患者中比较了 Surgisis® AFP 和肛门皮瓣对复杂性肛瘘的

表 15-2　肛瘘栓子的结果

	年份	患者数量	随访（月）	治愈率（%）	溢出率（%）
Johnson et al.[70]	2006	15	3.5	87	N.R.
Champagne et al.[71]	2006	46	12	83	4
Schwandner et al.[72]	2008	18	9	61	2
Christoforidis et al.[73]	2008	47	5	38	14
Theckkinkattil et al.[74]	2008	36	11	50	10
Starck et al.[75]	2008	32	12	59	N.R.
Lawes et al.[76]	2008	20	7.4	24	N.R.
Safar et al.[77]	2009	35	4.2	13.9	9.7
Ortiz et al.[78]	2009	15	12	20	15
Wang et al.[79]	2009	29	9	34	N.R.
McGee et al.[80]	2010	41	24	44	5
Anyadike et al.[81]	2010	33	14	73	N.R.
Van Koperen et al.[82]	2011	31	11	29	13
Ommer et al.[28]	2012	40	12	57.5	N.R.
ORiordan et al.[83]	2012	488	3～24.5	54	8.7

治疗作用[84]。皮瓣的治愈率为 33%，栓子的治愈率为 32%，这一结果是令人失望的。Van Koperen 及其团队在一项双盲多中心随机试验中比较了 Surgisis® AFP 与黏膜推进式皮瓣在隐窝腺高位经括约肌型肛瘘中的治疗作用[82]。在随访 11 个月时，栓子的复发率为 71%，黏膜推进式皮瓣的复发率为 52%。两者在术后疼痛、术前及术后失禁评分、遗粪和生活质量上没有明显差异。Ortiz 及其团队分析了一项比较 Surgisis® AFP 和直肠内推进式皮瓣治疗高位隐窝腺肛瘘患者的随机临床试验[78]。这项试验因为栓子相比较于皮瓣（12.5%）的高失败率（80%）而过早地中止了。

关于 Surgisis® AFP 报道的各种成功率以及在大多数实践中无法复制的高成功率，为开发另一种采用其他材料制成的栓子提供了机遇，其目的是提高成功率。GORE® BIO-A® 肛瘘栓子是第二种进入肛瘘手术领域的栓子。一项德国的多中心研究调查了 GORE® BIO-A® 肛瘘栓子在高位肛瘘中的治疗作用[28]。在 40 例患者中，总体治愈率为 57.5%，且无肛门自制力损伤。Heydari 及其团队报道了 48 例患者采用同样的栓子治疗，总体治愈率为 69.3%，且肛门自制力水平没有变化[85]。没有栓子漏出或术后感染发生。目前尚缺乏 Surgisis® AFP 与 GORE®BIO-A® 肛瘘栓子比较的数据。Buchberg 及其团队发表了一项比较两种栓子的回顾性研究[86]。12 例患者采用 Surgisis® AFP，治愈率为 12.5%，而 10 例患者采用 GORE® BIO-A® 肛瘘栓子，治愈率为 54.5%。由于回顾性研究的局限以及病例数量较少，在未来获取更多数据之前，辨明这种趋势为时尚早。

生物蛋白胶

根据 ASCRS 时间工作小组的标准[1]，基于低等质量证据（2C），采用清创术及生物蛋白胶注射的方法来治疗复杂性肛瘘的推荐程度为弱。生物蛋白粘合剂的使用最初展示出了有前景的结果，其成功率在 60%～80%[29]。但随后较长的随访研究报道成功率较低，为 32～54%[29]。Cintron 及其团队报道在注射生物蛋白粘合剂商品 1 年后，肛瘘的封闭率为 64%[87]。大多数的复发病例发生在注射后 3 个月之内，但有一些可达到 11 个月。Sentovich 治疗了 48 例肛瘘，在中位时间为 22 个月的随访中，治愈率为 60%[88]。使用生物蛋白胶二次治疗可提升闭合率至 69%。Loungnarath 及其团队发现长期的治疗不能持续，仅在 31% 的患者中可以实现[89]。大多数失败发生在 3 个月之内。在之前治疗失败的患者中，成功率并没有不同。Swinscoe 及其团队报道，在注射生物蛋白胶后，与较长的瘘管（>4 cm）比较，较短的瘘管（<4 cm）更易复发，复发率分别为 11% 和 54%[29]。一种可能的解释是较短的瘘管保存胶水的效果不如较长的瘘管好。Van Koperen 及

其团队分析了一项回顾性研究来评估生物蛋白胶联合经肛门推进式皮瓣与单纯推进式皮瓣相比的潜在价值[90]。隐窝腺高位经括约肌肛瘘治疗的总体复发率为 26%。在没有经历肛瘘手术的患者中，单纯推进式皮瓣的复发率 13%，而注射生物蛋白胶组的复发率为 56%，而在之前经历过肛瘘手术的患者中，复发率分别为 23% 和 41%。作者推断生物蛋白胶所导致的瘘道封闭与直肠推进式皮瓣术后较差的结果有关。Singer 及其团队前瞻性地随机将患者分成三组，第一组接受抗生素加密封胶注射治疗，第二组采用手术封闭内口，第三组同时接受第一组和第二组的治疗方案[91]。在平均 27 个月的随访中，最初治愈率分别为 21%、40% 和 31%（P=0.38）。因此，这些技术均没有提高成功率。根据 Jain 及其团队的报道，为了改进注射疗法的治愈率，他们采用氰基丙烯酸盐黏合剂治疗复杂性肛瘘取得了良好的效果[92]。20 例患者中的 17 例（85%）通过初次的注射获得了治愈，2 例患者经过两次注射后未再出现肛瘘症状。正如 Barillari 及其团队所报道的，二次注射是有益处的，他们将治愈率从 71.4% 提高到 90.2%[93]。

一些研究中所报道的生物蛋白胶注射疗法的高成功率在大多数实践的情况下是不可重复的，并且谨慎评估采用注射生物蛋白胶治疗患者的研究，报道了较低的成功率。St. Mark's 医院的 Buchanan 及其团队进行了一项前瞻性研究来评估生物蛋白胶注射疗法对复杂性肛瘘患者的治疗效果[94]。在中位时间为 14 个月的随访中，治愈率为 14%。采用体格检查和核磁共振成像对患者进行谨慎的长期评估。与生物蛋白胶注射疗法相关的高失败率归因于难以确保胶存留在瘘道中、内口闭合的失败以及瘘道缺乏自体组织生长。Cochrane 数据库系统地回顾分析了 10 项随机对照研究[95]。对各种治疗方法进行了比较。在所研究的手术方式中，除了拥有较高成功率的推进式皮瓣外，其他治疗方式在复发率或失禁率上没有明显的差异。当直肠内推进式皮瓣联合生物蛋白胶注射时，复发概率较高，因此更倾向于单纯皮瓣修补术。虽然生物蛋白胶注射和推进式皮瓣都拥有较低的失禁率，但皮瓣修补具有更好的成功率，相比较于生物蛋白胶，笔者更支持皮瓣的使用。

重建括约肌的肛瘘切除术

对于复杂性肛瘘，肛瘘切除及括约肌重建是一种有效的手术治疗方法。这种技术适合于伴随失禁的患者、具有失禁风险的患者（如经产妇女、女性前位肛瘘、前次肛门手术存在括约肌损伤）以及复发瘘患者。总体治愈率为 83.3% ~ 97.4%，失禁率在 3.7% ~ 21.4%（表 15-3）[26, 43, 96-100]。然而，对于采用这种治疗方法的患者失禁程度的研究报道了较轻的失禁程度（排气失禁和遗粪）。Ratto 及其团队在 72 例复杂性肛瘘患者中进行了一项前瞻性研究[26]。复发率为 4.2%，新发生的失禁（遗粪）率为 11.6%。在另一项 70 例复杂性肛瘘患者的研究中，患者经历了括约肌重建的肛瘘切除术，70% 的患者伴随术前失禁，术后均得到了改善[100]。术后的改善通过主观的 CCF-IS 评分表来评估（平均分：6.75 ~ 1.88，P<0.005），并使用肛管直肠测压客观测量肛门压力。在 81 个月的随访期内，复发率为 8.6%，且大多数复发，通过重复一次手术得到了治愈。Perez 及其团队进行了一项 60 例患者的随机临床试验，比较重建括约肌的肛瘘切除术和推进式皮瓣的肛瘘切除术[43]。两组之间在复发率（7.1% vs. 7.4%）及通过 CCF-IC 评分测得的术后失禁上均未见明显差异。Roig 及其团队回顾性分析了经历肛门内推进式

表 15-3 肛瘘切除及括约肌重建的治疗结果

	年份	患者数量	随访（月）	成功率（%）	失禁率（%）
Parkash et al.[96]	1985	120	6 ~ 60	83.3	3.7
Christiansen and Ronholt[97]	1995	14	12 ~ 48	85.7	21.4
Perez et al.[43]	2006	35	32	92.9	12.5
Roig eg al.[98]	2010	75	12	89.4	18.3
Kraemer and Picke[99]	2011	38	N.R.	97.4	9.4
Arroyo et al.[100]	2012	70	81	91.4	16.6
Ratto et al.[26]	2013	72	29.4	95.8	11.6

皮瓣（71 例患者）或括约肌修补的肛瘘切除术（75 例患者）的 146 例患者[98]。42 例为复发性（28.7%）、98 例为经括约肌型、37 例为括约肌上型。26 例（17.7%）患者具有术前不同程度的节制功能紊乱，在两组之间没有明显差异（P=0.47）。平均随访 13 个月后，在推进式皮瓣组和括约肌重建组，瘘管持续或复发的比率分别为 18.3% 和 10.6%（P=0.19）。在 2011 年，德国关于肛瘘治疗的第一条指南将“肛瘘切除及直接重建”认定为一种治疗选择[101]。基于这项技术广泛的经验积累，我们与德国指南的观点相同，确信肛瘘切除及括约肌重建在复杂性肛瘘患者的治疗中有一定的作用。虽然大部分可获得的数据都是来自欧洲的中心，但我们希望未来能有更多的美国研究的报告。

更新的进化的技术：VAAFT，FiLaC™ 及干细胞

Meinero 和 Mori 使用 VAAFT 术式在 136 例非克罗恩病相关的肛瘘患者中取得了 73.5% 的总体治愈率[30]。在 2～3 个月的随访中，复发率为 26.5%。在其研究中没有发生更严重的失禁。Kochhar 及其团队在一项 82 例患者的前瞻性研究中检验了 VAAFT 术式的效果[102]。复发率为 15.8%。术后疼痛及不适的程度很轻。最近的一项关于 VAAFT 术式的报道显示了 17% 的复发率，且没有发生严重并发症及失禁[103]。因为 VAAFT 数据优先且其最近才引进，因此对其长期效果、额外收益以及与现有术式比较的局限做出可靠的结论还为时过早。未来需要更多的研究来确定 VAAFT 在肛瘘患者治疗中的作用。

Giamundo 及其团队在 35 例隐窝腺和克罗恩病相关肛瘘的患者中研究了 FiLaC ™ 的结果[31]。在 20 个月的随访中，总体成功率为 71%。在所有患者中没有出现对自制力的影响，但在 8 例（22.9%）使用 980 nm 二极管激光治疗的患者中出现了明显的术后疼痛及肛门痉挛。因此，作者认为 FiLaC ™ 使用 1479 nm 二极管激光优于 980 nm 激光。另外，他们推荐在使用激光治疗前留置引流挂线，以此来创造更均匀的通道口径，并且也许有助于封闭继发瘘道。最近，Oztürk 及其团队报道了 50 例括约肌间型和经括约肌型肛瘘患者的治疗结果[104]。在 12 个月的随访期间治愈率为 82%。当前 FiLaC ™ 仍处于临床使用阶段，并且在对其应用做出可靠建议之前需要更多的数据。目前它似乎不影响自制水平；然而长期成功率是未知的。盲性导入激光管进入瘘道中不能提供继发瘘道的直接图像，而继发的瘘道可能导致疾病迁延。基于早期接受者的报道，学习曲线似乎较短，但在设备上需要明显的投资，并且这可以证明其在长期使用中的低效率成本。

自体脂肪干细胞是一种复杂性肛瘘治疗的新方法[32]。已经开展了一个多中心、随机、单盲、扩展的三期临床试验来研究其安全性及有效性[105]。在这个试验中，来自 19 个中心的 200 名成人患者在封闭内口后，被随机分配接受 2 千万干细胞（A 组）、2 千万脂肪干细胞及生物蛋白胶（B 组）、或者生物蛋白胶（C 组）。瘘管治愈被定义为外口的再上皮化以及通过 MR 成像检查没有超过 2cm 的图像。如果瘘管在 12 周时没有治愈，再次给予注射（在 A、B 组中 4 千万干细胞）。在 24～26 周（初级终止点）及 1 年（长期随访）时对患者进行评估。在复杂性肛瘘的治疗中，单独引用 2 千万或 6 千万干细胞或联合使用生物蛋白胶被认为是一种安全的治疗方法，在 6 个月时取得了近 40% 的治愈率，并在 1 年随访时治愈率超过 50%。这一结果与单独应用生物蛋白胶的结果相当。在对这三组进行比较时，没有发现明显的统计学差异[105]。迄今为止，对这项技术尚难以判断，因为可获得的数据有限，且许多问题仍没有答案。

直肠尿道瘘

定义、分类及病理生理学

尿道前列腺部与直肠壁靠得非常近，并且通过前列腺被膜和邓氏筋膜与直肠区分。直肠尿道瘘（RUF）并不常见，可以由先天因素、后天因素、手术因素、放疗、炎症性肠病、恶性肿瘤、盆腔感染或创伤所致。直肠尿道瘘是一种非常复杂的情况，会对患者的生活质量造成消极影响，可造成永久的排尿障碍，并且经常需要多种初始治疗来控制症状，且在许多患者中需要额外的修补（图 15-19）。在西方国家中，直肠尿道瘘最常见的原因是前列腺癌的多方式治疗，包括手术、外放疗（EBRT）或近距离放疗，在接受这些治疗的患者中，RUF 概率

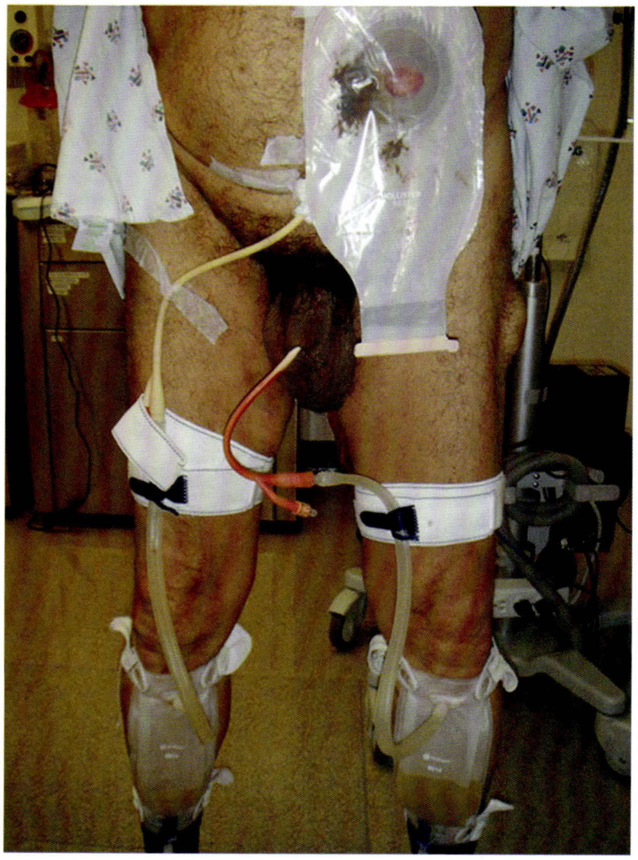

图 15-19 放疗介导的直肠尿道瘘患者，进行了转流性结肠造口、耻骨上导尿、尿道导尿

为 0.1%～3%[106]。由直肠或肛管癌治疗造成的 RUF 较为少见。放疗造成微血管损伤以及黏膜局部缺血。有报道表明多达 50% 的 RUF 患者既往有放疗史[107]。Hechenbleikner 及其团队的一项回顾研究报道了放疗所导致的 RUF，其中 17.8% 的病例是因为 EBRT，29.6% 的病例是因为近距离放疗，42% 是因为联合放疗[108]。从最后一次放疗到诊断 RUF 的平均时间从 14 个月到最长 14 年，表明 RUF 是放疗的远期并发症。很可能近距离放疗和 EBRT 使用的增加会提高这种情况的概率[109]。其他造成 RUF 的原因包括手术治疗（65%）、创伤（22%）和炎症性肠病（6%）。RUF 可以发生在前列腺癌的开腹、腹腔镜或机器人前列腺切除术后，或者腹会阴低位直肠癌或肛管癌切除术后。前列腺根治性切除造成直肠损伤并不常见，报道的总体概率在 0.12%～9%（腹腔镜病例为 0.47%～2%）[110]。如果直肠损伤在手术时没有被辨别或当直肠一期修补未痊愈，则可导致 RUF[111]。创伤相关的 RUF 主要类型是穿透伤、骨盆创伤 / 骨折，以及机动车事故。因为放疗与非放疗 RUF 存在着巨大的不同，因此瘘的病因极大地影响治疗的选择及治疗的成功。

临床评价和诊断性评估

疾病特异性的病史（人口学数据、既往病史、手术史、外伤史、放疗史、出现的症状）来自患者。RUF 的症状包括粪尿、气尿、血尿、直肠出血、尿路感染以及直肠或盆腔的严重疼痛。进行体格检查（视诊、触诊、直肠指诊）来确定瘘的大小和位置，以及与肛缘的关系。与前列腺癌治疗相关的 RUF 在直肠前壁，并且在正常成人距肛缘 5～6 cm 的位置。瘘管的大小根据损伤的机制和放疗史从 5 mm 到几个厘米。诊断方法包括膀胱镜检查（图 15-20）、结肠镜或纤维乙状结肠镜检查（图 15-21）、膀胱排尿造影、逆行尿道造影、泛影葡胺灌肠（图 15-22）、CT 扫描以及 MRI 成像检查。这些检查使瘘管直接可视化，并可提供伴随的结直肠、尿道或膀胱病理学的信息[112]。如果可行，可以在术前实施尿流动力学评估，评定排尿功能。这可以影响临床决定，如在完全性尿失禁或严重排尿功能障碍的患者行永久性尿路改道治疗。这些诊断方法有助于患者的基准评估，并且对于保守治疗后的愈合、单纯粪便转路或者最终的 RUF 修补是必不可少的。在粪便转路的患者关闭造瘘口前，完全愈合的评估是至关重要的。

手术治疗

RUF 的治疗对外科医生提出了巨大的挑战。在这种少见情况的治疗中，鲜有中心积累了大量的经验。多学科综合治疗小组的方式包括一名结直肠外科医生、一名泌尿外科医生并在一些案例中根据优化治疗的需求配备一名重建外科医生。重点注意的是 RUF 的治疗还没有形成标准化，并且因为这种罕见的状况在治疗方式中存在巨大的变化，包括外科医生对于特定手术技术的熟悉，和（或）患者群体在一个特定的医疗机构。最近有资深作者在一家三级中心经过 10 年的时间以其治疗这种疾病的经验为基础提出了一种以计算为基础的方法[106]。

图 15-23 列出了这种治疗路径的演算法。根据

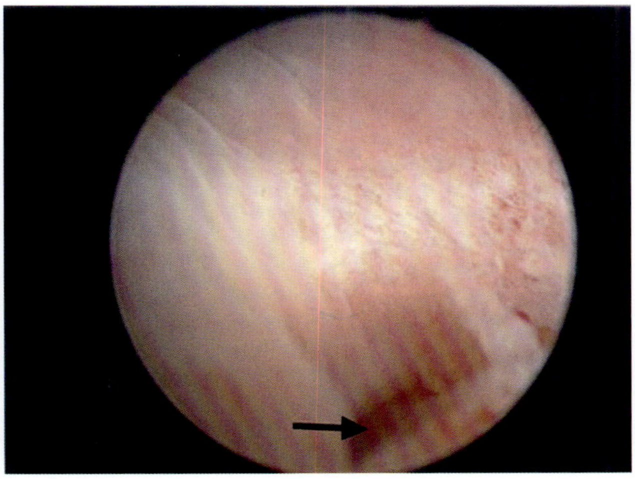

图 15-20　放疗介导的直肠尿道瘘患者膀胱镜下显示的外小梁

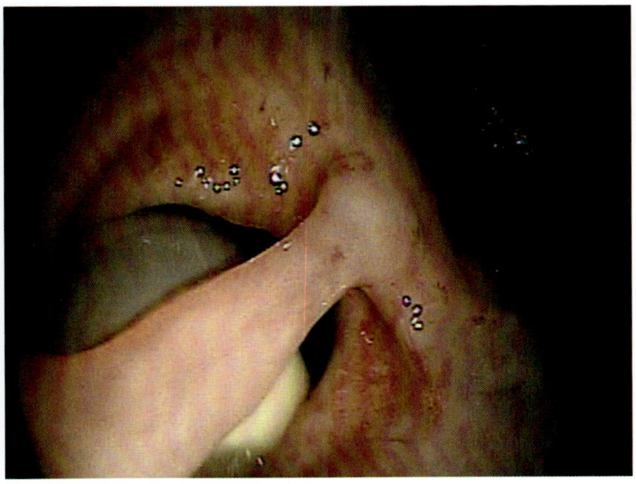

图 15-21　后侧远端前列腺切除术后直肠尿道瘘患者乙状结肠镜下前壁视野。注意膀胱侧的尿道导尿管

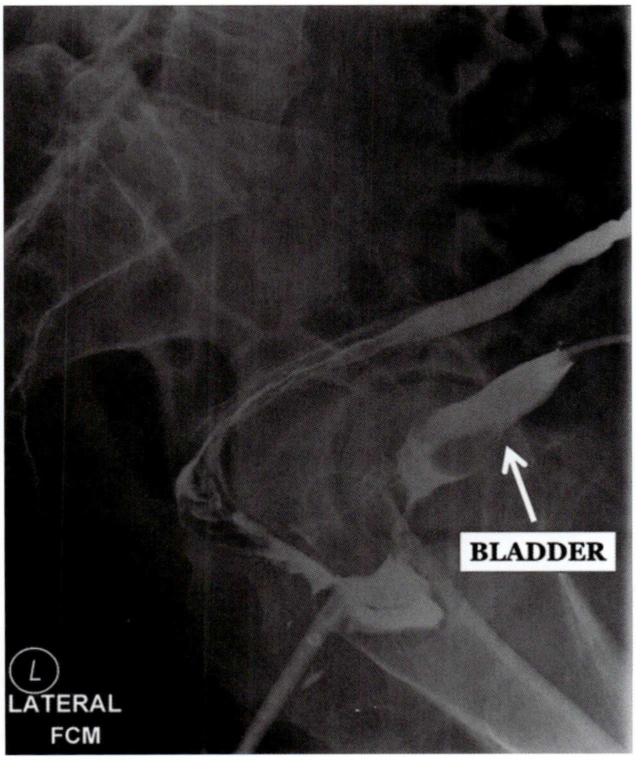

图 15-22　泛影葡胺灌肠显示了继发于内镜前列腺远端切除术的直肠尿道瘘。注意膀胱内的对比剂（白色箭头）

这些状况特异治疗演算法来治疗与恶性肿瘤或克罗恩病相关的 RUF。与放疗、冷冻治疗、创伤或前期手术治疗如前期前列腺切除术相关的 RUF 根据病因、症状学程度、是否存在盆腔脓肿、尿路狭窄程度以及前期修补手术史进行分类。RUF 较小、症状轻微且未经过放疗，最初可以通过导尿管治疗，并且且如有必要可通过耻骨弓上引流管进行治疗。尽管在文献中大量建议常规粪便转路 [113-117]，达到规定标准的病例有些时候未行粪便转路也可自然愈合。这些病例包括腹腔镜或机器人前列腺根治性切除术后的患者。Chun 和 Abbas 报道 60% 由腹腔镜前列腺根治性切除术导致的 RUF 患者经尿转流伴或不伴粪便转路可以自然愈合 [110]。如果 RUF 迁延 2 个月或更久未愈，通常需要手术治疗。对于非放疗造成的小的 RUF，经肛门局部皮瓣修补术是一种很好的选择。如果局部皮瓣修补后仍未愈合，进一步可以选择行转流造口及额外的局部皮瓣修补或使用股薄肌席间皮瓣或肉膜皮瓣经会阴修补。

RUF 较大（>1 cm），前期放疗或冰冻治疗、症状明显、严重的尿路狭窄或前期修补失败的患者需要粪便转路及耻骨弓上导尿管引流。术后或创伤导致的 RUF 患者需要行盆腔 CT 扫描检查，如果存在脓肿，需要在成像引导下行经皮穿刺引流。粪便转路 3 个月后对 RUF 进行再次评估。如果已经愈合，患者可以进行造瘘还纳手术。在还纳造口之前通过膀胱及直肠至少进行两种诊断性检查（内镜或影像），确认 RUF 完全愈合。RUF 未愈合的患者有几种选择，包括永久粪便转路。需要最终修补的患者可以通过经腹入路（直肠切除术伴或不伴网膜瓣）、经括约肌或经骶入路 [106-132]。根据我们的观点，前

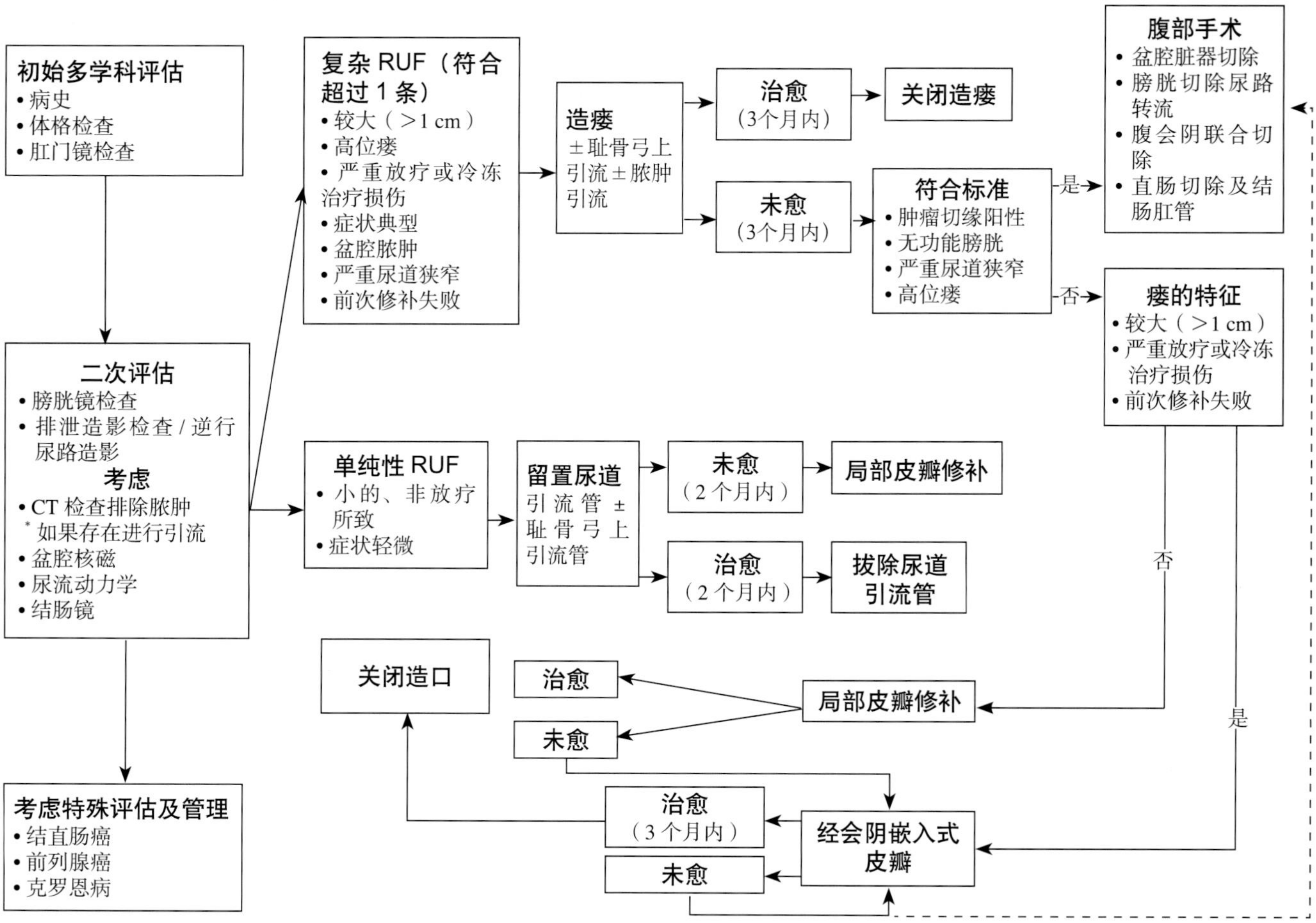

图 15-23 以演算法为基础的直肠尿道瘘管理流程

三种方式是最合适的。对于肿瘤切缘阳性或膀胱无功能的患者，我们考虑一种以盆腔脏器切除方式的经腹部入路手术（可以是肛门括约肌保留）。否则考虑经肛门入路或经会阴部入路。经肛门修补包括直肠内推进式皮瓣，伴或不伴生物补片加固 [117]。这种方式对于无放疗或冷冻治疗造成广泛组织损伤的小的瘘最为有效。经肛门修补失败的患者以及那些伴随广泛组织损伤、大的瘘或明显尿道狭窄的患者最好采用经会阴部修补及股薄肌席间皮瓣的方法。可以通过颊黏膜瓣或生物网片进行尿道重建。向患者转达手术治疗的期望与局限性是非常重要的，包括需要多次手术、失败的风险、直肠肛管及尿道潜在的功能损伤。

经肛门手术

对于非放疗导致的小的 RUF，如果患者没有肛门狭窄，经肛门入路的直肠推进式皮瓣修补术是一种很好的选择 [117, 121, 129]。皮瓣手术的技术细节在本章前面复杂性肛瘘的章节已有描述。皮瓣移动之后，能够确定尿道开口。对颗粒化的组织进行柔和的清创手术。这种手术通常在脊髓麻醉或全身麻醉下采用折刀位进行。前面概括了经肛门直肠内皮瓣的生物补片加固方法 [117]。生物材料的应用对于缺损较大且血管组织良好的患者是有帮助的，生物材料可以促进组织的内向生长。图 15-24a-h 演示了将补片放置在前列腺与直肠壁之间的皮瓣修补术的技术步骤。移动皮瓣，并对前列腺侧瘘管边缘进行柔和的清创。如果可获得足够的柔软组织，将其推近到尿道开口处。使用多根 2.0 薇乔缝线穿过生物补片的一面和暴露的皮瓣床的顶端，最理想的是距离瘘管开口 1 ~ 2 cm。将生物补片放置到暴露的皮瓣床中并以缝线固定。补片多余的部分沿着直肠内皮瓣远端剪切掉。最后用 2.0 薇乔缝线将皮瓣固定在分离处的边缘。在术后瘘管愈合的评估前留置导尿管 4 ~ 6 周。

经肛门入路的一种局限性是在一些肛管较长的患者以及臀间沟较深的患者中受限的术野显露，这使直肠皮瓣的充分移动变得困难。

后入路手术

高位 RUF 可以通过后入路或通过一种 York-Mason 经括约肌分离或一种 Kraske 入路进行治疗 [123]。York-Mason 技术进入瘘管涉及肛门括约肌和肛提肌的后矢状部以及直肠后壁。修补瘘管后，闭合切开的直肠及分离的组织平面。Kraske 入路需要切除尾骨，分离尾骨与括约肌之间的组织到达直肠后壁，随后切开直肠后壁进入瘘管。在过去的几年里，经括约肌入路的使用明显减少，因为直肠肛管括约肌手术发生排便失禁的风险较高。另外需要关注的是经历放疗的患者组织愈合较差。我们很少考虑这种入路方式，并且如果高位 RUF 需要，我们更倾向于使用腹部入路方式。

经会阴手术

对于大多数 RUF 患者，更倾向于使用经会阴入路的方式，这种方式需要插入健康及良好血管化的组织。这种技术可以为低位及中位 RUF 提供良好的解剖和显露平面。这种技术可以为较大的放疗所致 RUF 患者提供包含肉膜瓣或股薄肌的间位组织 [120, 122, 125, 128, 132-133]。肉膜瓣可自阴囊后下方获得，并向内旋转插入到修补的直肠与尿道之间。手术在折刀位下进行。获得肉膜瓣后，经过会阴切口将肉膜瓣插入。经括约肌股薄肌席间皮瓣对于较大的放射损伤所致 RUF 来说是一种极佳的选择。这种术式需要两步：首先于截石位获得股薄肌瓣，然后于折刀位切开会阴部修补 RUF。股薄肌瓣的体表标记在内收肌肉后方约 4 cm 处（图 15-25a）。在肌肉全程做三个切口，并以 Penrose 引流管分隔开来（图 15-25b）。在膝盖内侧面分离肌肉的远端，然后由远及近将股薄肌自周围组织中游离出来，逐渐向内侧旋转。从表浅的股血管剪开穿入小穿孔器。小心注意保护通常位于耻骨联合 10 cm 以内的主要神经血管束（图 15-25c）。肌肉的游离部位自最近的皮肤切口处取出，并旋转确保其长度足够覆盖会阴部（图 15-25d）。用大钳子在皮下打通一条从大腿内侧到会阴的通道（图 15-25e）。在大腿内侧的皮肤切口内留置皮下引流后缝合切口。随后将患者摆放成折刀位。以会阴部为中心采用弧形切口切开皮肤，在肛门括约肌前进行游离，并通过直肠前列腺平面（图 15-25f）。一旦进入瘘管的平面，再向头侧游离 3 ~ 4 cm。如果需要尿道重建，则在手术期间进行，采用生物网片或获得自口腔的颊黏膜瓣 [124]。下一步是插入股薄肌瓣。使用 2.0 薇乔（UR6 针）缝合肌肉边缘，并且游离端向头侧到瘘管水平（图 15 ~ 25 g）。随后将肌肉放置到切口中，并柔和地覆盖到完整的游离床上（图 15-25h）。如有需要另行缝合以确保肌肉在恰当的位置。随后在引流管上方逐层缝合切口的皮下部分，并缝合皮肤（图 15-25i）。

经腹手术

总的来说，对于特定的 RUF 患者我们保留经腹部入路的手术。可以使用经腹部入路手术治疗前列腺或直肠手术后且病理切缘阳性的患者。其他适应证包括不适于经肛门或经括约肌手术的高位 RUF、放疗照射后膀胱无功能的患者或尿道严重狭窄需要切除狭窄尿路转流的患者，以及前期修补失败的患者。基于患者和疾病的相关因素，个体化选择腹部手术的方式。手术方式包括尿路转流的膀胱切除术、直肠切除结肠肛管吻合术、腹会阴联合切除术以及盆腔脏器切除术。根据需要插入大网膜瓣或腹直肌皮瓣。切开大网膜保留胃网膜左动脉作为主要的血液供给。盆腔游离并切除瘘管后，将皮瓣置于直肠与尿路之间。直肠壁进行一期修补并用大网膜瓣覆盖。如果直肠缺损过大难以闭合且组织条件较差，采用保留或不保留括约肌的直肠切除术。游离到肛提肌达到瘘管水平以下。对于高位 RUF，如果技术可行，在直肠肛管结合处水平采用闭合器切断直肠，并钉合结肠肛管。对于中低位 RUF，自下而上采用黏膜切除术或括约肌内分离以达到完全分离，并采用手工吻合重建消化道。如果没有括约肌存留，可以选择腹会阴联合切除术。

结果

RUF 的治疗结果难以评估，因为缺乏大宗病例研究的报道。在许多报道中存在明显的异质性，因为患者人口学和手术技术存在着差异。表 15-4 分析

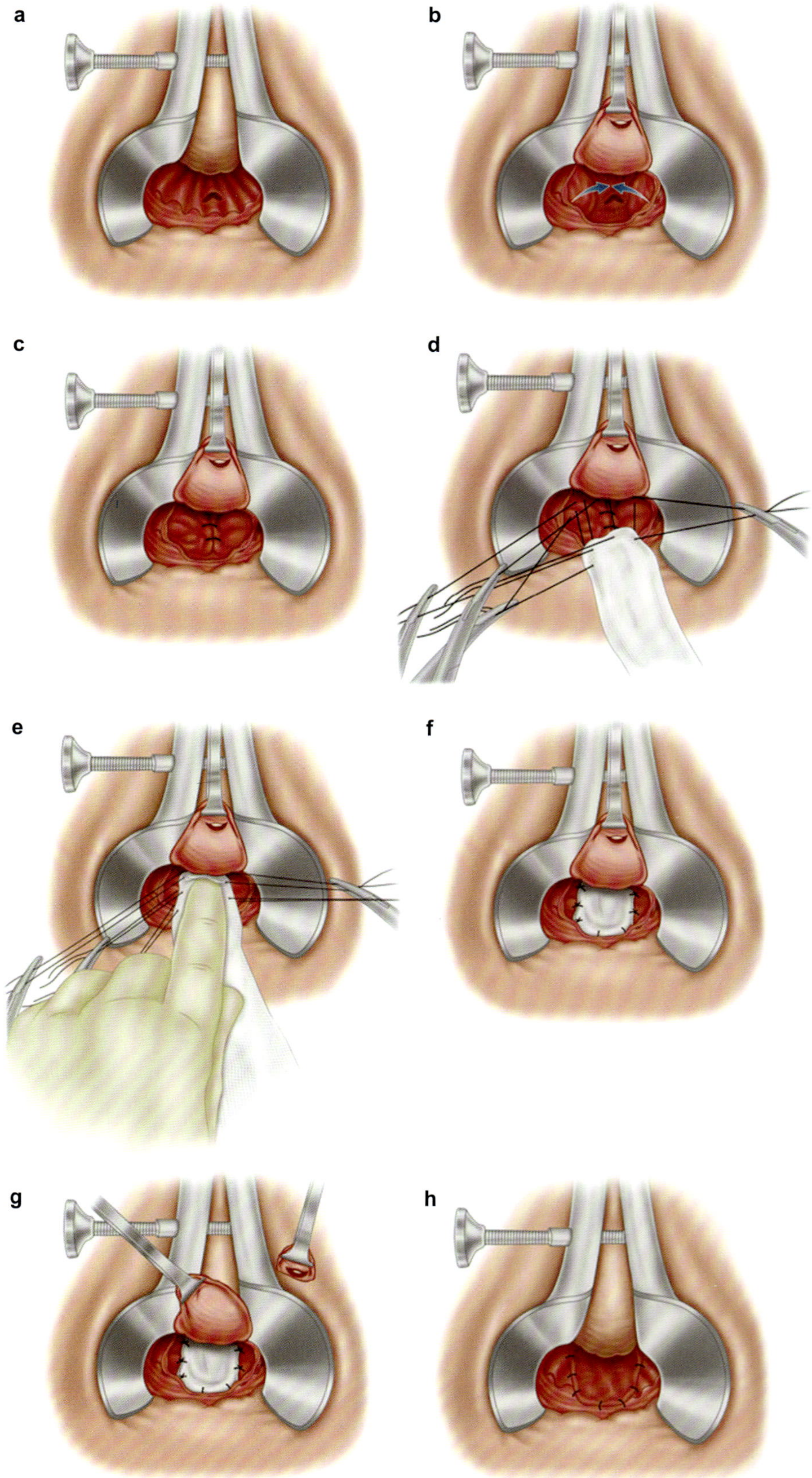

图 15-24 a-h. 经肛门直肠内推进式皮瓣及生物网片置入

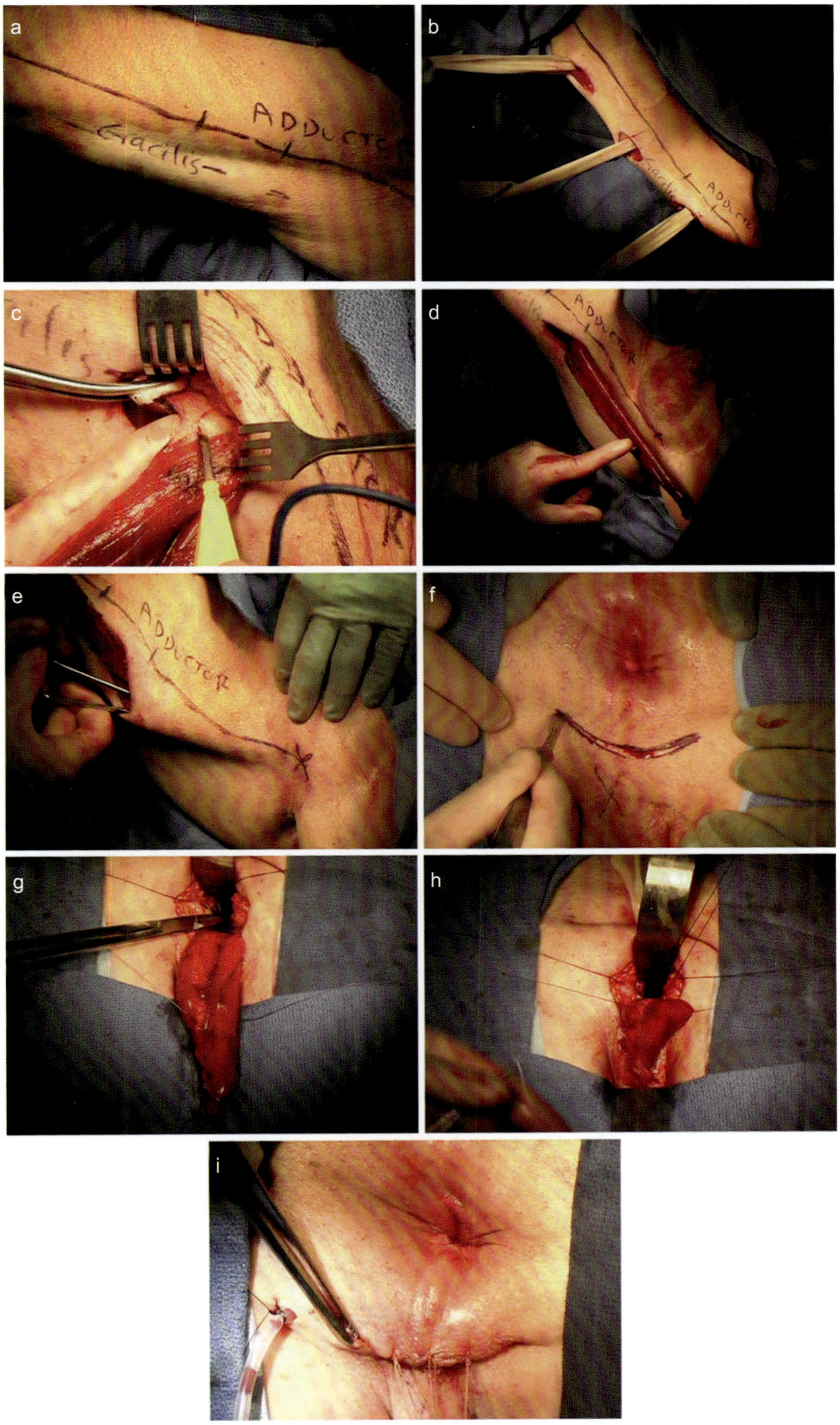

图 15-25 a-i. 采用股薄肌嵌入式皮瓣经会阴修补直肠尿道瘘的术中图片

了几项大序列研究的结果[106-108, 120-128]。所报道的手术治疗后的成功率为68%～100%。然而，重要的是强调在公开报道中的不同的治疗策略。并不是所有的患者都需要最终的修补。粪便转路后自发愈合率的报道为14%～46.5%，且通过单纯尿管引流一些小的RUF患者可以愈合[106]。在一项系统的回顾中，Hechenbleikner及其团队报道，非放疗（89%）和放疗（90%）所致的RUF患者RUF闭合率相似，但放疗患者的永久粪便转路率为25%，而非放疗患者为3.8%[108]。总体尿路转流率为8.3%，且放疗患者的转流率（42.5%）明显高于非放疗患者（4%）。

对于前期没有放疗的患者，经肛门入路及直肠推进式皮瓣是安全有效的方式[106, 121]。Garofalo及其团队报道，在Cleveland诊所的12例患者中采用这种技术的闭合率为85%[121]。局部皮瓣的适应证是小的非放疗瘘管，然而较大的瘘需要更复杂的术式。目前治疗复杂、大的、复发和（或）放疗所致的RUF最常用的方式是股薄肌插入手术。在一项系统回顾中，包含了416例患者［40%经历了盆腔放疗和（或）消融］，大多数RUF（90%）经历了下列四种治疗策略中的一种：经肛门（5.9%）、经腹（12.5%）、经括约肌（15.7%）及经会阴部（65.9%）[108]。以股薄肌为主的插入式皮瓣在修补术中的使用率为72%。瘘管闭合的成功率为87.5%。总体永久性粪便和（或）尿路转流率为10.6%和8.3%。Wexner及其团队报道了他们在36例男性患者中使用股薄肌插入的方法治疗主要由前列腺癌治疗所造成的RUF结果[122]。13例患者（36%）经历了平均1.5次的修补失败（1～3次）[122]。17例患者（47%）出现了术后并发症。初始成功率为78%。8例患者经历的二次手术，总体临床愈合率为97%。

结肠肛管吻合的直肠切除术可考虑在特定的病例中使用，如敌对骨盆、前期放疗、前期修补尝试及非功能性造口。Patsouras及其团队报道了采用这种技术治疗4例患者取得了50%的成功率[118]。

术后瘘

定义、分类及病理生理

恢复性结直肠切除术（RPC）及回肠储袋肛管吻合（IPAA）已经成为了难治性溃疡性结肠炎及家族性息肉病主要的手术治疗方式。回肠储袋瘘并不常见，但却是一种高度病态的并发症。瘘道可以分为储袋肛管瘘、储袋阴道瘘和储袋会阴瘘。储袋肛管瘘被定义为瘘管内口位于回肠肛管吻合口处或在其之上，并且外口在肛管或会阴处皮肤位于IPAA之下。储袋阴道瘘也许是相对于吻合口的缝线进行分类的（在吻合口水平，或吻合口上、下）。如果有多条瘘道，和（或）内口位于IPAA处或其上，则被

表15-4 不同术式治疗直肠尿道瘘的结果

	年份	患者数量	术式	随访（月）	治愈率（%）
Youssef et al.[120]	1999	12	肉膜瓣	9～42	69
Garofalo et al.[121]	2003	14	直肠皮瓣	31	68
Lane et al.[107]	2006	22	经腹（68%）	29	88
Wexner et al.[122]	2008	36	股薄肌瓣	N.R.	78
Ghoneim et al.[125]	2008	25	股薄肌瓣	28	100
Gupta et al.[126]	2008	10	股薄肌瓣	24	100
Ulrich et al.[127]	2009	26	股薄肌瓣	22	100
Kasraeian et al.[123]	2009	12	经括约肌	22	75
Vanni et al.[124]	2010	74	股薄肌瓣＋直肠组织瓣	20	92
Samplaski et al.[128]	2011	13	股薄肌瓣	2.5	92
Hechenbleikner et al.[108]	2013	416	股薄肌瓣（72%）	N.R.	87.5
Keller et al.[106]a	2015	30	经会阴（54%）	72	90
			经肛（31%）		
			经腹（15%）		

[a]43%需要明确瘘的修复

定义为复杂性瘘[134-135]。会阴瘘可以是超低位前切除术、结肠肛管吻合术、Hartmann 手术、腹会阴联合切除术或远端直肠癌的经肛门内镜下显微手术的术后并发症[136-137]。与术后瘘的发展相关的主要风险因素包括高龄、糖尿病、血管病变、吸烟、术前/术后放疗、手术技术和术后盆腔脓肿。良好的手术技术、术后盆腔脓肿的防范、经直肠阴道膈仔细分离，避免旋紧吻合器时夹入阴道、血供良好的无张力吻合、分期的程序和临时的转路手术对于肠道吻合的成功愈合和避免这些并发症是比较重要的。

临床评估和诊断性评估

特异性的病史包括人口统计学特点、前期直肠肛管手术的诊断（炎症性肠病、家族性息肉病、直肠癌）以及手术的类型（结肠肛管或结肠直肠吻合；一步法、两步法或三步法 RPC；不同步骤间的平均时间；储袋结构；钉合或手工吻合；吻合口距肛缘的平均距离；术后盆腔脓肿）、症状和出现瘘的中位时间。瘘经常伴随盆腔或肛周脓肿，或引流和疼痛发生。应进行仔细的体格检查（视诊、触诊、直肠指诊、探查）。急性储袋肛管脓肿或并发肛周疾病或临床评估不充分的患者应在麻醉下进行检查。术前影像学检查可用于评估瘘的解剖，包括肛管内超声、盆腔 MR 成像、CT 扫描、储袋造影和瘘管造影。

手术治疗

因为这些瘘发生率较低，最理想的治疗方法仍有争议。指导原则是控制盆腔和肛周感染，并消除瘘道。急性脓肿需要引流，如果有需要可以留置非切割性挂线来控制直肠肛管感染。手术技术包括股薄肌插入、开放瘘管切除、胶原蛋白胶注射、回肠推进式皮瓣、经阴道推进式皮瓣、生物蛋白胶、经会阴修补、Martius（也就是球海绵体肌）皮瓣、储袋切除或储袋重建[134-142]。储袋阴道瘘可以无限期存留并复发，甚至在重复修补之后。如果有成功的机会，在使用更复杂的术式之前，应首先尝试简单的术式。回肠储袋瘘的患者应考虑采用临时转路回肠造口术、永久回肠末端造口术伴/不伴储袋切除，以及重建 RPC。对于直肠癌患者应考虑采用临时转路结肠造口术伴/不伴结肠肛管/结肠直肠吻合或永久性结肠造口术伴/不伴吻合口切除或全直肠切除术[138]。在 APR 或盆腔脏器切除术后发生的复杂性会阴瘘可以通过使用网膜成形术或腹直肌肌皮瓣，将血供良好的组织填充进入盆腔坏死区域的方法来治疗。如果网膜不够充足或腹直肌因为结肠造口和尿道造口经过两边的肌肉而无法使用时，可以利用生物补片和（或）臀部皮瓣。对于延迟性储袋瘘和怀疑克罗恩病导致瘘的患者，包括抗 TNF 药物在内的药物治疗应作为一线治疗方案。

结果

Gaertner 及其团队对 342 例经历 PRC 的患者进行了一项回顾性研究，发现 25 例患者（7%）出现了有症状的回肠储袋瘘[140]。在中位时间为 29 个月随访中，64% 的患者出现了瘘的完全愈合。手术技术是多种多样的，并且每个患者平均经历了 2.8 次手术。Mallick 及其团队回顾了 Cleveland 诊所关于储袋阴道瘘的经验[141]。102 例女性患者出现了瘘：59 例在 12 个月之内（早发型瘘）及 43 例在 12 个月以上（迟发型瘘）。77.3% 的患者进行了局部修补（49.5% 的患者采用回肠储袋推进式皮瓣及 27.8% 的患者采用经阴道修补）。当回肠储袋推进式皮瓣作为一期手术时，愈合率为 42%，而当其作为其他术式的二次手术时，愈合率为 66%。经阴道修补作为一期手术时愈合率为 55%，而作为二次手术时愈合率为 40%。19 例患者经历了回肠储袋重建，且总体储袋保留率为 40%。在中位时间为 83 个月的随访中，102 例患者中的 57.7% 达到了储袋阴道瘘的愈合，然而，34 例患者发生了储袋失败（35%，12 例早发型及 22 例迟发型）。Heriot 及其团队对圣马可医院中 68 例 RPC 后储袋阴道瘘患者的手术修补的短期结果和长期结果进行了分析[142]。87% 的患者进行了手术：24% 储袋切除/转路或挂线引流，66% 一期修补。总体一期愈合率为 40%。对于储袋阴道瘘患者的总体储袋失败率为 35%。

（参考文献参见 www.pumpress.com/home-specific-edu/5599.html）

第 16 章

直肠阴道瘘

Jamie A. Cannon 著
崔晓峰 译 谢忠士 审校

要点

- 直肠阴道瘘的修补应根据瘘管的解剖和相关因素进行个体化定制。
- 在最终的修补之前需要控制肛周感染。
- 由产科创伤导致的 RVFs 患者应对并发的括约肌缺陷进行评估。
- 克罗恩病相关的 RVFs 患者在瘘管修补之前应对其进行医学上的优化。
- 对于存在坏死组织或经历多次修补失败的患者应考虑健康、血供良好组织的介入，如 Martius 皮瓣或股薄肌插入皮瓣。
- 经历大型修补的患者应考虑粪便转流手术。

直肠阴道瘘（RVFs）是指肛管或直肠与阴道之间非正常的相通。在总体人群中，RVFs 并不常见，但对于结直肠外科医师来讲比较常见。这种状况可以是失去能力的，并与受到影响的女性遭受严重痛苦相关。患者可以经阴道出现粪便，导致失禁，或经阴道出现气体或引流液。这些症状也可以导致盆腔疼痛并干扰性行为。

直肠阴道瘘的成功治疗可以为改善患者的生活质量提供机会。不幸的是，成功率不与其他常用手术相关。令患者和外科医师沮丧的是许多患者经历了多次修补的尝试。Hoexter 等报道，他们之前尝试修补的患者中有 33% 与其外科医生发生诉讼 [1]。

修补手术后较差的成功率与多种不同因素有关。解剖学上，在薄弱的直肠阴道膈中鲜有肌肉，这使得这一区域更难以愈合。不宜使用对于肛瘘治疗最成功的瘘管切除术，因为这种术式总是导致某种程度的失禁，或者归因于括约肌肌肉在女性前侧的不足或导致闭孔缺陷。

目前已有多种不同的手术方式用于直肠阴道瘘的治疗，这也反映出了尚没有统一高成功率的理想手术。通过解释文献来确定最好的方法可能是一种挑战。大多数文献报道的患者系列较少，并且患者特征并不统一。如果可能，患者不同的表现使多种不同方法的标准化变得困难。另外，外科医生经常轻微地改变技术、使用不同的术语或联合其他方法，禁止左右比较。总的来说，更复杂的且广泛的修补与成功率的提高无关，唯一一个可以相信的是更倾向于较少的侵害性方法。然而，对于瘘管复杂程度选择的主要术式产生了对这些修补方法的选择性偏差。术前的粪便转流没有显示出一贯的更好的结果，但这可能在这些选择转流的患者中再次出现选择性偏差。这些因素使比较不同修补方法的随机性试验的可能性变得不切实际。

因此，对于外科医生来说，彻底了解患者解剖、疾病的过程以及为了确定最好的术式而进行修补术的选择是十分必要的。在本章中，我们将回顾直肠阴道瘘的病因、不同的修补方法并最后讨论在选择适合的手术方式中的决策过程。

直肠阴道瘘的病因

直肠阴道瘘可以是产科损伤、隐窝腺疾病或克罗恩病的结果。后面讨论了这些病因。其也可由恶性疾病的放疗或结直肠、结肠肛管或回肠储袋肛管吻合的瘘造成。这些超出了本章的范围，将在本书的其他章节中讨论。

产科损伤

产科损伤是 RVFs 最常见的病因。然而在许多报道的病例中，一大部分患者具有其他病因，如克罗恩病，这是一种特定转诊模式及不同的中心中患者的人口统计学特点的反应。报道的经阴道分娩发生直肠阴道瘘的概率为 0.1 ~ 0.5%[2]。产科瘘管可以由修补失败的四度撕裂造成。这种类型的瘘通常在分娩 1 ~ 2 周后出现临床症状并且很多时候位于肛门括约肌水平。产程延长导致胎儿头部压迫直肠阴道膈，可以引起直肠阴道膈坏死并引起直肠阴道瘘。这些通常发生胎儿头部朝向直肠阴道膈薄弱的盆底。器械分娩造成的创伤会立即出现瘘，并且通常也出现在直肠阴道膈的薄弱部分。

相比较于其他原因造成的 RVFs，修补分娩所致的 RVFs 更易于成功。Halverson 等报道了前期修补失败的 15 例分娩相关的 RVFs 患者[3]。所有的瘘最终都得以修复，总体成功率为 100%，但总共需要 23 次手术，每次手术的成功概率为 65%。克罗恩病所致的复发性 RVFs 患者与这一患者队列相比较，其总体成功率只有 50%（总共 21 次手术，12 例患者中的 6 例愈合）。

隐窝腺疾病

隐窝腺疾病是单纯性肛管直肠瘘最常见的原因，也可以导致直肠阴道瘘。这种情况发生在位于前面的肛腺或其相关脉管堵塞；所形成的脓肿可以位于直肠阴道膈，并进入阴道减压。如果相同的地方没有愈合，就可以导致直肠阴道瘘。这些通常在直肠侧位于齿状线水平，并穿过肛门括约肌到达低位阴道或阴道入口。

克罗恩病

由克罗恩病所引起的直肠阴道瘘在表现和位置上有许多不同。因为其是源自直肠肛管的透壁感染，其经常与肛周脓肿、分枝状瘘管、额外的直肠皮肤瘘、直肠肛管的瘢痕和狭窄有关。近似 10% 的女性克罗恩病患者会发展成为直肠阴道瘘，并且在患有结肠克罗恩病的患者中更为常见[4-5]。

由克罗恩病引起的直肠阴道瘘的修补不如有分娩或隐窝腺起源的直肠阴道瘘那么成功。在尝试任何的修补之前，需要控制肛周的感染。这可能需要脓肿引流及留置挂线。在尝试修补之前，应展现出不连续的上皮形成的瘘道，这可以通过最初的留置挂线来实现。多条瘘道、壶状会阴或直肠黏膜的活动性感染是修补的禁忌。图 16-1 展示了一个克罗恩病导致的直肠阴道瘘。在会阴区可见多个外口及粪便。这个患者将会自留置挂线获益，留置挂线使瘘管在最终修补前成熟。

存在直肠活动性感染时不宜修补，因为修补不易愈合。那些直肠肛管有明显克罗恩病相关病理的患者不太可能是修补的良好适应证，并且应通过药物、挂线或直肠切除术治疗。Athanasiadis 等发现具有克罗恩病和直肠阴道瘘的患者只有 51% 被认为适合于尝试修补[6]。总体来说，19% 的患者最终经历了直肠切除术来治疗他们的疾病。

英夫利昔的应用在克罗恩病中显示出可以导致瘘的自发性愈合。Kraemer 等报道了 19 例克罗恩病相关的直肠肛管瘘患者中的 8 例在手术之前采用英夫利昔治疗后愈合[7]。其在直肠阴道瘘治疗中的特

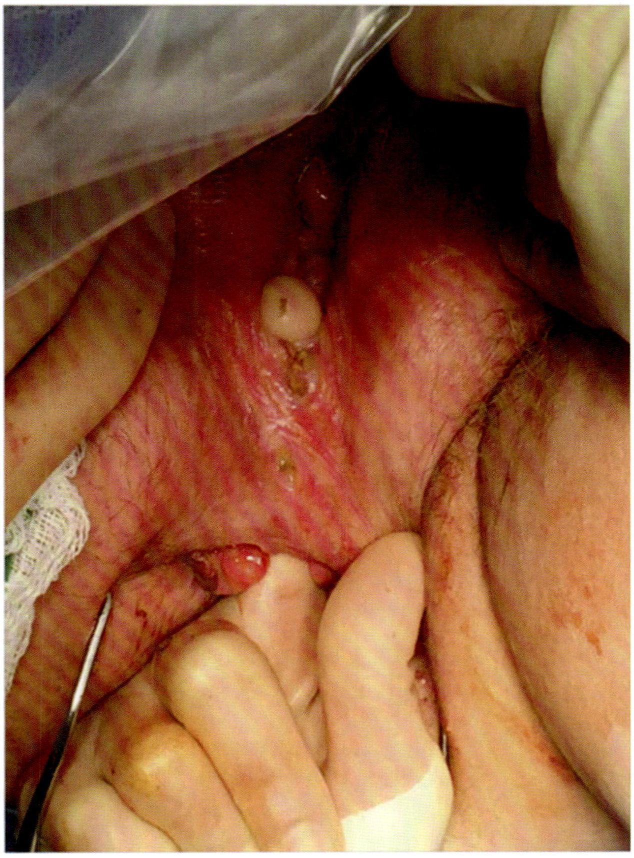

图 16-1　较大的克罗恩病所致的直肠阴道瘘，在会阴区有多个外口

异作用并没有被很好地描述，但是多个报道显示了RVFs的自发性愈合。一旦停用免疫调节剂，这些结果不会持久[8]，但是具备足够的希望来确保手术干预前的药物治疗试验。如果瘘管没有自发闭合，减轻相关的炎症总量将很可能提高手术修补的成功机会。Sands等回顾了ACCENT Ⅱ试验，这一试验研究了英夫利昔在克罗恩病瘘管中的作用[8]。这项试验中29例患者具有直肠阴道瘘。在英夫利昔治疗14周时对患者进行评估，13例患者（44.8%）发现瘘管已经愈合。在其他研究中也证实了使用英夫利昔单药治疗的愈合，但这一成功率不可复制。表16-1中总结了这些发现。

克罗恩病相关的RVF成功的手术治疗在文献中的报道有所不同，成功率从30%到70%。选择偏差也许是这些不同的原因；对于候选者越高的选择，成功机会越大。没有其他肛周疾病的孤立的RVF及静止期克罗恩病患者更可能成功修复。相比较于克罗恩病相关的RVFs的修补成功率，与克罗恩病无关的单纯性瘘的成功率为74%[9]。

Luffler等报道了45例克罗恩病相关的RVFs患者[10]。这些患者共经历了95次手术，平均每个患者2.1次。患者的长期成功率为53%，但10例患者（22.2%）需要直肠切除术。他们发现肛提肌成形术及直肠内推进式皮瓣具有相似的成功率，接近50%。

Drs. Hull和Fazio报道了48例患有RVF的克罗恩病患者[11]。9例患者需要直肠切除术，5例患者仅使用挂线治疗。35例患者尝试了最终的修补术，19例获得了成功（54%）。5例失败的患者经历了二次成功的手术，总体成功率为24/35（69%）。他们也发现在已经粪流转移的患者中更易成功，8/9转流的患者获得了成功修复。

表16-1 克罗恩病相关的RVFs的药物治疗

作者	年份	药物	患者数量	成功数量（%）
Present[45]	1980	6-MP	6	2(33.3)
Ricart[46]	2001	英夫利昔	15	5(33.3)
Bodegraven[47]	2002	英夫利昔	4	0(0)
Sands[48]	2004	英夫利昔	29	13(44.8)
Parsi[48]	2004	英夫利昔	14	2(14.2)

El-Gazzaz等报道了65例克罗恩病女性患者经历了RVF修补[12]。其中30例获得了成功（46.2%）。他们发现许多失败都是迟发性的，并因此推荐长期随访以确定成功。这是很困难的，但是其目的是辨别实际的治疗失败与伴有新发克罗恩病相关瘘发展的疾病复发。

直肠阴道瘘患者的评估

通常可以通过患者的病史来确定瘘的病因。病史采集应直接指向患者的生产史、腹部及肛管直肠手术史、放疗史以及克罗恩病或憩室炎的症状和体征。体格检查从视觉外观检查开始。需要仔细搜索持续性肛周脓肿的体征，如未引流脓肿或会阴区流脓。应寻找肛周克罗恩病的依据。严重生产损伤可以发现泄殖腔缺损。

在直肠指检中应注意会阴体的情况和直肠阴道膈。应仔细分析肛门括约肌的质地及强度。直肠检查可以轻易发现较大的直肠阴道瘘。为了发现小的瘘也许需要使用双合诊。用两手的手指对直肠阴道膈整体仔细地诊察可能会发现小的瘘。需要注意有之前的或活动性克罗恩病所造成的肛管狭窄或瘢痕。应确定瘘的位置与括约肌及盆底的关系，因为这可能会影响修补方式的选择。

如果无法触及瘘，则需要进一步检查。Baig等发现74%的患者可通过体格检查确定瘘[9]。如果体格检查无法确定，应考虑不同的病因来解释患者的症状，如结肠阴道瘘而不是直肠阴道瘘。由憩室炎造成的结肠阴道瘘是一种较为常见的情况，在这种情况下，腹部和盆腔的对比CT扫描会证实乙状结肠炎症直接覆盖在引导上。然而，体格检查也许无法触及非常小或高位的RVFs。

虽然经常采用其他影像学研究，但常规成像方式难以发现RVFs。影像学检查包括泛影葡胺灌肠及阴道造影。这些方法收益较低，并且在远端瘘的成像中少有成功。它们依赖于肛管或阴道入口的闭塞，以提供足够的压力来显示穿过瘘管的对比剂通道，并且球囊自身的放置可能会封闭瘘管开口。图16-2显示了泛影葡胺灌肠的RVF。Baig等发现在5例患者中采用阴道造影检查均为确定瘘管[9]。排便造影检查很少使用，但是可以用于确定其他盆底疾病。

对于确定瘘管，肛门内超声检查及 MRI 检查是最有价值的影像学检查[13]。MRI 对于识别其他盆腔内疾病也具有优势。图 16-3 显示了 MRI 下的 RVF。据报道在 73% 的患者中可肛门内超声识别瘘道[9]。在瘘道内注射过氧化氢有助于识别瘘道[14]。超声检查也有助于评估肛门括约肌。在继发于分娩创伤的 RVF 患者中应常规使用超声检查，因为这种患者常伴有括约肌损伤。也应该考虑肛门测压法。克罗恩病患者应对其克罗恩病进行完整的评估，包括结肠镜检查及 CT 或 MR 肠管造影。虽然结肠镜检查很少能发现瘘，但可以识别活动性疾病及其他克罗恩病相关并发症。图 16-4 证实了结肠镜下瘘管内口的存在。

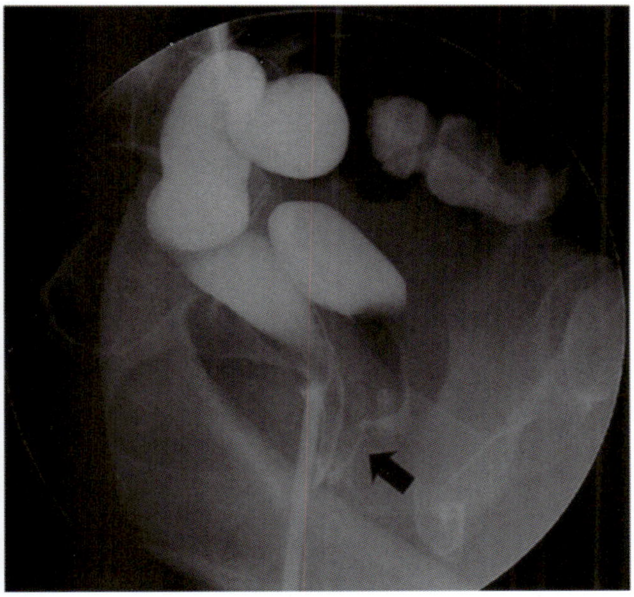

图 16-2　泛影葡胺灌肠显示对比剂通过直肠阴道瘘道

识别隐蔽 RVF 最好的选择是在麻醉下进行检查。这可以使用瘘管探针探查直肠阴道膈来阐明位置（图 16-5）。这也可以观察肛管、直肠和阴道的黏膜来识别炎症或凹陷处，以此来进行更有针对性的检查。如果这种方法不成功，可以使用其他技术。采用特伦德伦伯卧位和截石位，阴道中装入盐水而直肠中吹入空气（图 16-6）。空气经过直肠阴道膈在阴道中冒出气泡可以定位瘘的位置；或者在阴道内放入棉塞或手术海绵。亚甲基蓝盐水溶液经软式乙状结肠注入直肠中，阴道内棉塞蓝染可以证实瘘的存在，但不能精确定位瘘的位置。

直肠阴道瘘的外科修补方法

许多不同的技术已经被用于直肠阴道瘘修补，而且对于许多患者来说，需要尝试一种以上的修补方式。单纯性直肠阴道瘘定义为位于中位或低位阴道，不伴有克罗恩病，Baig 等报道在 19 例患者中使用各种技术修补的成功率为 74%[9]。对于不同病

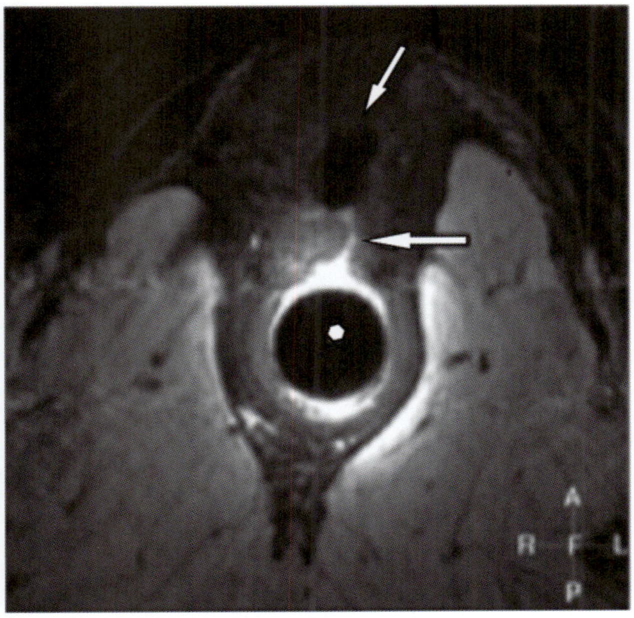

图 16-3　MRI 显示的直肠阴道瘘

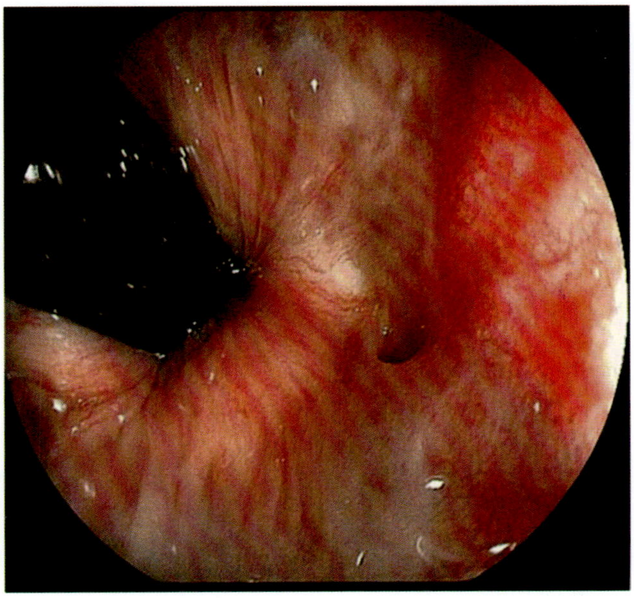

图 16-4　结肠镜的翻转视野显示的直肠阴道瘘

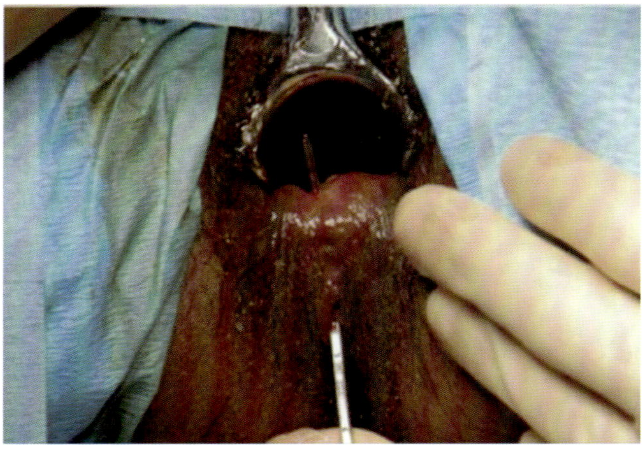

图 16-5　瘘道探针穿过直肠阴道瘘

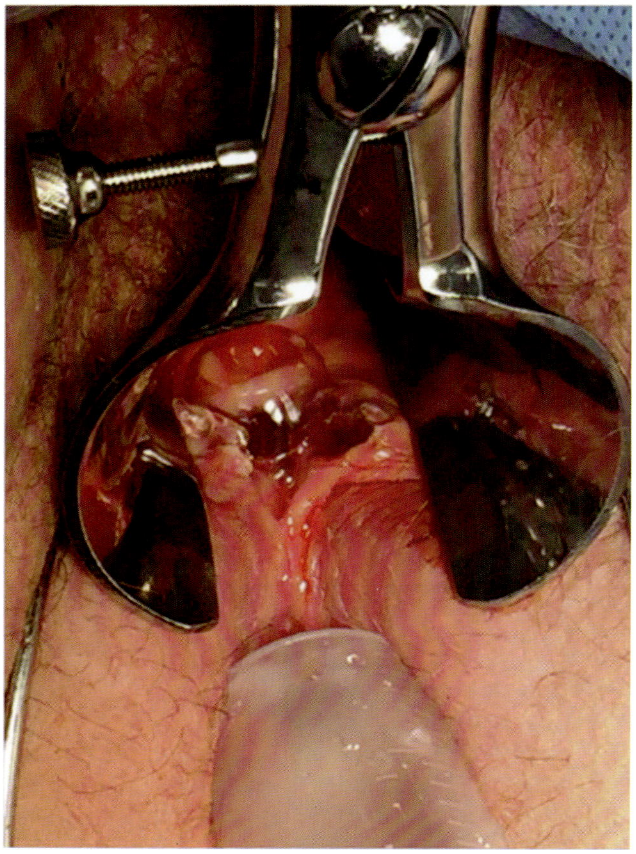

图 16-6　病人采取特伦德伦伯卧位，阴道内注入盐水。使用无菌注射器向直肠内注入空气。阴道内的气泡反映了直肠阴道瘘的位置

因的复发性瘘，Halverson 及其团队报道在 29 例患者中，48 次手术成功 23 次（48%），总体治愈率为 79%[3]。Pinto 及同事研究了 118 例 RVF 患者，并发现每次手术的成功率为 58.8%，且最终 103 例患者（87.3%）完全治愈[15]。在克罗恩病患者中，每次手术的成功率仅有 44.2%，但最终 78% 的患者获得治愈。他们发现在各种修补方式后复发率是相似的。吸烟是认定的一个复发风险因素。

直肠阴道瘘多种手术方式的列表是非常宽泛的。各种术式基于他们的相似性按类分组，每个单独的序列经常对之前的报告描述有轻微调整。患者也经常采用一种以上的修补方式作为治疗，这些治疗是根据瘘的情况定制的。例如，直肠推进式皮瓣可以与经会阴部修补或括约肌成形术联合。这可以使各种技术疑难问题直接比较。这里分组回顾了修补方式，包括直肠内手术（直肠推进式皮瓣或袖状推进式皮瓣）、经会阴部手术（外阴直肠切开术或括约肌成形术）、组织换位手术（Martius 皮瓣或股薄肌瓣）、经阴道手术及经腹部手术。

直肠内修补

直肠内推进式皮瓣是治疗直肠阴道瘘最常用的治疗方法。此术式由 Rothenberger 等在 1982 年提出[16]，与今日大量报道的术式相似，在技术上仅有很小的变化。患者取折刀位，使用 Partt 双瓣肛门镜显露直肠前壁。于瘘的位置远端切开黏膜及黏膜下层，并向下到内括约肌。在直肠近端提起皮瓣。然而一些报道仅提起黏膜及黏膜下层，一般包括内括约肌的环形肌纤维，这也是 Rothenberger 描述的术式。皮瓣大小为距瘘口位置 4 cm，以达到无张力吻合的目的。当皮瓣被提起，瘘本身将被内括约肌的纤维所封闭。切除包含瘘的皮瓣的远端部分。健康的皮瓣向下覆盖于瘘口并确保在适当的位置。图 16-7 描述了这些步骤。

最常见的失败原因被认为是皮瓣的回缩或坏死。因此，最重要的是移动足够的皮瓣，确保吻合处无张力。皮瓣的基底应最少是尖端宽度的两倍，以确保充足的血供。Rothenberger 报道了这种技术良好的成功率，35 例患者中 30 例采用这种术式修补获得了成功（86%）。这一成功率与 Lowry 等在同一中心治疗的 49 例患者中 43 例（88%）成功的概率相似[17]。

然而，其他人没有报道与这种技术相似的高成功率。Ellis 报道了 44 例患者中 66% 的成功率[18]。Sonoda 等报道的成功率为 6/37（43.2%）[19]，而 Hull 及其团队在非克罗恩病患者中取得了 23/37

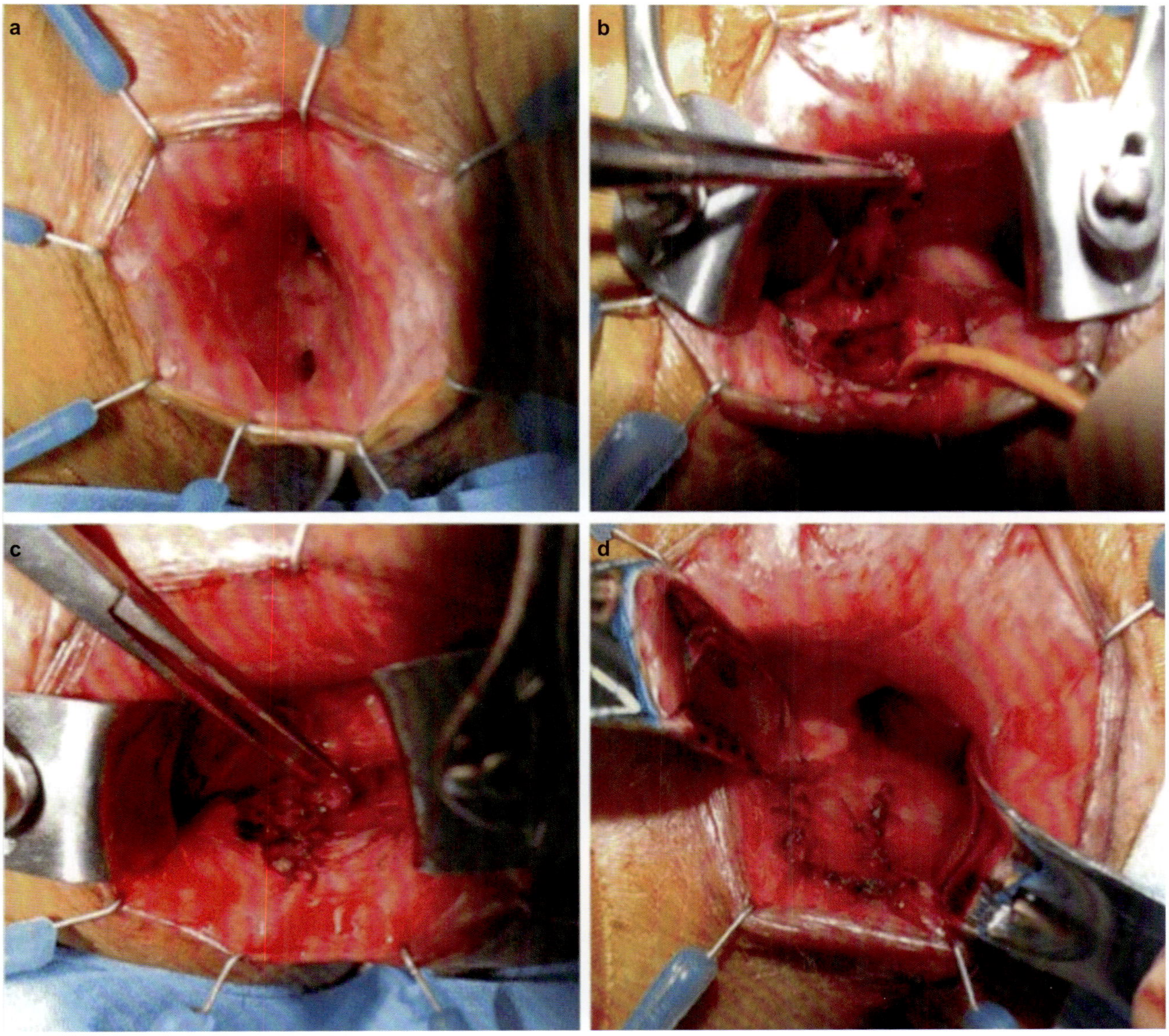

图 16-7　直肠内推进式皮瓣用于直肠阴道瘘。从肛门可见直肠阴道瘘（a）。提起黏膜、黏膜下层及环状肌的瓣膜（b），采用水平褥式法缝合环状肌（c）。瓣膜超过修补区域（d）。瓣膜在其顶端并沿其侧方进行缝合

（62%）的成功率[20]。

Athanasiadis 和同事在克罗恩患者群中比较了直肠内推进式皮瓣与其他多种封闭技术[6]。样本数较小，他们报道了这种技术令人失望的成功率。仅有 2/7 的直肠推进式皮瓣获得了成功（29%），而其他修补技术总的成功率为 37/49（76%）。表 16-2 中总结了直肠内推进式皮瓣的各种数据。这种技术有其他修改类型。Schwandner 等提出使用生物移植材料作为这种术式的一部分[21-22]。当直肠内皮瓣提起时，将一块 2×2 cm 大小的猪小肠黏膜移植物放置在直肠阴道之间，并将皮瓣在移植物之上缝合。他们报道的成功率为 15/21（71%）。

值得注意的是，如果患者之前经历过修补，直肠内推进式皮瓣成功修补的可能性将降低[18, 23-26]。Halverson 等报道，在经历过修补的 30 例患者中，采用这种技术的仅有 9 例（30%）成功[3]。同样，Lowry 报道一期修补的成功率为 88%，而对于经历过两次修补的患者，成功率下降到 55%[17]。

表 16-2 直肠内推进式皮瓣

作者	年份	患者数量	成功数量（%）
Rothenberger[16]	1982	35	30(86)
Jones[49]	1987	23	16(70)
Lowry[17]	1988	44	56(78)
Watson[50]	1995	12	7(58)
Sonoda[19]	2002	37	16(43)
Ellis[18]	2008	44	29(66)
Hull[20]	2011	37	23(62)

经会阴修补

在实施经会阴部修补时，技术上存在着许多不同，并且文献中的术语也不同。这段讨论的目的是收集不同的技巧，分享一些常见的要点。这些技术包括外阴直肠切开术及分层闭合、肛提肌成型的经会阴修补、LIFT 术式、括约肌成形术。这些术式均以会阴部切口为起始，切口可以是以肛门为圆心的弧形切口、横行切口、垂直切口。沿着直肠阴道膈向头侧连续分离。直肠和阴道彼此分离，并分离出瘘道，如图 16-8 中所示。切口是逐层闭合的。理想状态下，在直肠与阴道之间插入一些组织，以肌肉为先。这可以通过肛提肌成形术或括约肌成形术来完成。直肠和阴道的修补区域也可以是鳞状的。在术式中可以增加直肠推进式皮瓣。

Athanasiadis 及其团队报道，在克罗恩病群体中，他们取得了良好的成功率，14/20（70%）获得了成功修补[6]。Lowry 的 25 例联合括约肌成形术和直肠内推进式皮瓣有 22 例取得了成功（88%），而单独采用推进式皮瓣修补成功率为 78%[17]。Hull 和同事报道，50 例患者经括约肌修补后 39 例获得了成功（78%）[20]。值得注意的是排除了克罗恩病患者。此研究中重要的是他们发现修补术后失禁率只有 8%，作为比较，直肠内推进式皮瓣失禁率为 38%。因可以同时解决，经会阴修补联合括约肌成形术对于有括约肌损伤（通常有产科损伤造成）的女性患者是最适合的。

修补之后，一些学者提倡在直肠与阴道之间放置生物移植材料。Ellis 描述了经会阴修补并将猪小肠黏膜制成的移植材料置于直肠阴道膈[18]。他报道的成功率为 81%（22/27）。表 16-3 总结了经会阴修补的现有数据。

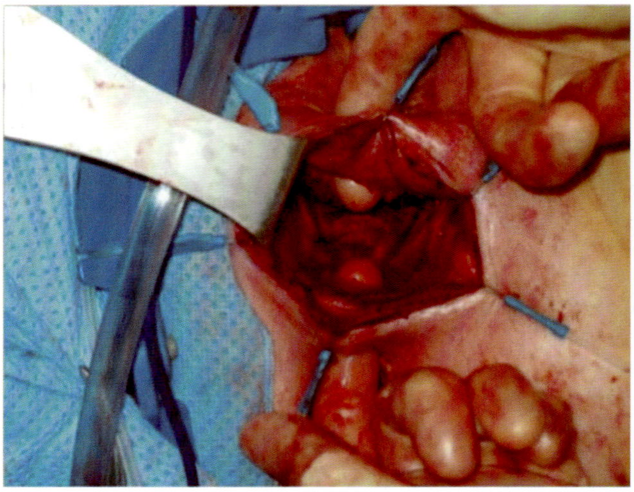

图 16-8 经会阴修补术中，直肠与阴道分离后可见两侧的缺损区

表 16-3 经会阴修补

作者	年份	患者数量	成功数量（%）
Athanasiadis[6]	2007	20	14(70)
Hull[20]	2011	50	39(78)
Wiskind[51]	1992	21	21(100)

组织换位修补

组织换位修补为在直肠与阴道之间介入健康的、灌注良好的组织提供了优势。在直肠阴道膈中加入组织并增加直肠与阴道之间的距离，并且通过他们自己带来的血液供应也许有助于愈合。这些修补的方式具有所有经会阴修补术中最高的成功率；然而这些修补可以伴有疼痛、延期愈合以及捐献部位美观的不良影响。

适合换位修补的患者是微创技术失败的患者或者原生组织不足的患者。由于这种手术的复杂性，通常在手术之前或手术时实施粪便转流手术。这种手术通常由结直肠外科医生和整形科医生联合进行。在这些技术中培训的结直肠外科医生可以实施整个手术。唇垫脂肪和球海绵体肌（Martius 皮瓣）或股薄肌移植是换位最常用的组织，并在此对其进行回顾。其他肌肉的应用包括缝匠肌和臀肌也进行了描述。对于供体组织 Martius 皮瓣还是股薄肌的选择是基于所需的组织块及外科医师个人的经验。

Martius 皮瓣

Martius 皮瓣最初由 Dr.Heinrich Martius 在 1928 年提出，使用球海绵体肌和唇脂肪垫进行换位 [27]。2015 年 Kniery 等对此手术的技术细节进行了良好的描述 [28]。首先在瘘口远端阴道开口处切开皮肤，显露直肠阴道膈。在直肠阴道膈内向头侧连续分离直至瘘管（图 16-9）。用刮匙刮除瘘道，并首先在直肠侧封闭瘘道。在阴道瓣上切除瘘管的阴道部分。为了获得供体组织，垂直切开大阴唇（图 16-10）。唇脂肪垫及其下面的球海绵体肌自其周围组织中游离出来。肌肉组织的量因人而异，并且在一些患者中并不可见。皮瓣的血供来自于下方和后方的阴唇后血管。沿侧方向中间的方向进行游离，注意不要损伤血液供应。皮瓣在上方横断，并穿入到直肠阴道膈。期间仔细旋转，避免将血供扭结（图 16-11 和图 16-12）。皮瓣放置在直肠阴道膈之间，并将阴道瓣缝合在 Martius 皮瓣上（图 16-13）。图 16-14 展示了术后的表观。作者报道 5 例之前修补失败的患者中 3 例成功愈合。使用 Martius 皮瓣修补的最大宗病例由 Pitel 等在 2011 年发表 [29]。他们报道了 23 例患者中 65% 的成功率。其他小样本的研究报道成功率范围从 92% 到 100%[27, 30-34]。并发症罕见，但包括局部伤口裂开和性交痛。在表 16-4 中总结了可获得的数据。

股薄肌移植

股薄肌移植修补的优势在于可以为分离直肠和阴道提供大块血供良好的肌肉。其起始位靠近会阴处，使之成为一种便利的供体。然而这种大肌肉的移动与换位也与高的发病率有关。成功率是相当有前景的，并且对于多次复发或局部组织较差的患者应考虑这种修补。通常在手术之前或手术时实施粪便转流手术。

手术包括一个经会阴的切口，在切口中分离直肠与阴道。分离出瘘道，并首先在直肠与阴道将瘘

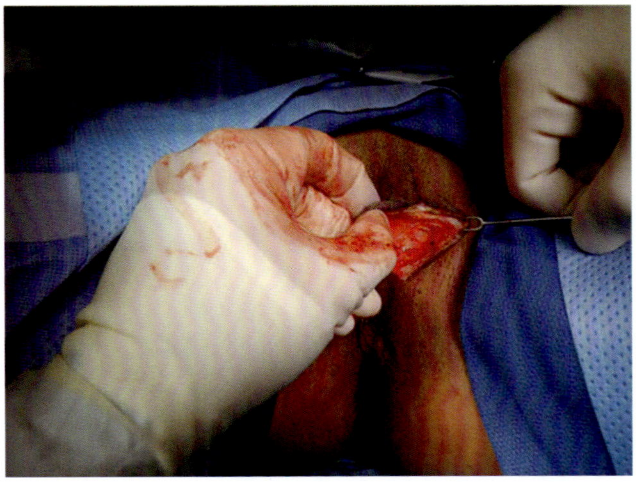

图 16-10　Martius 皮瓣修补。切开左侧大阴唇，显露脂肪垫和球海绵体肌。Courtesy of Drs. Eric Johnson and Scott Steele

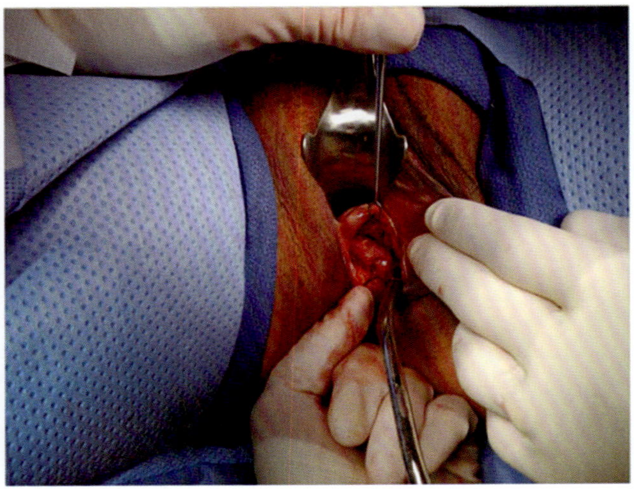

图 16-9　Martius 皮瓣修补。提与阴道瓣后暈露直肠阴道瘘。Courtesy of Drs. Eric Johnson and Scott Steele

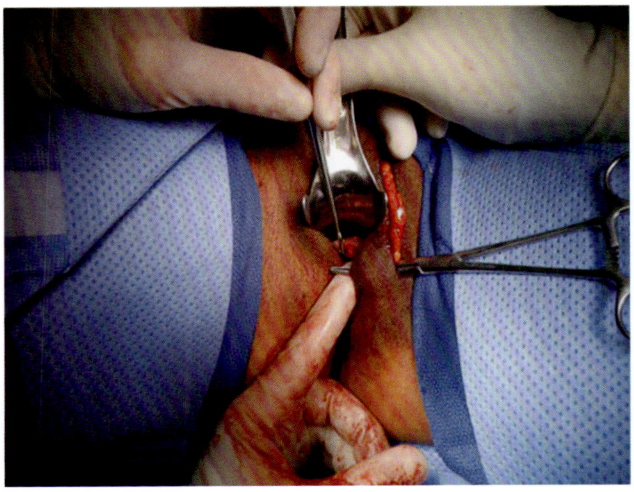

图 16-11　Martius 皮瓣。自球海绵体肌起始部至阴道切口建立通道。Courtesy of Drs. Eric Johnson and Scott Steele

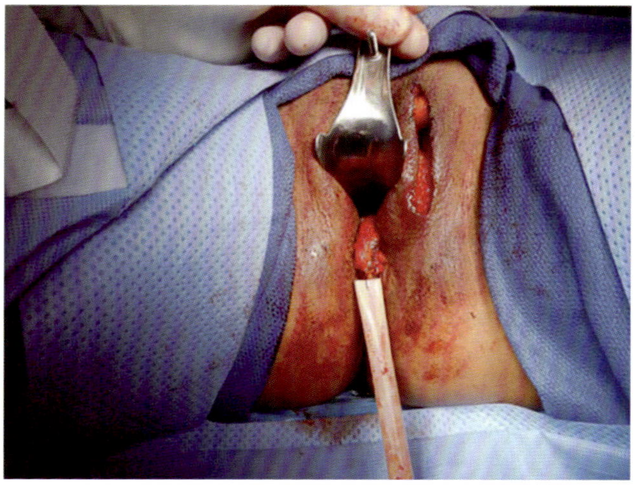

图 16-12 Martius 皮瓣。供体组织放入直肠阴道膈中。Courtesy of Drs. Eric Johnson and Scott Steele

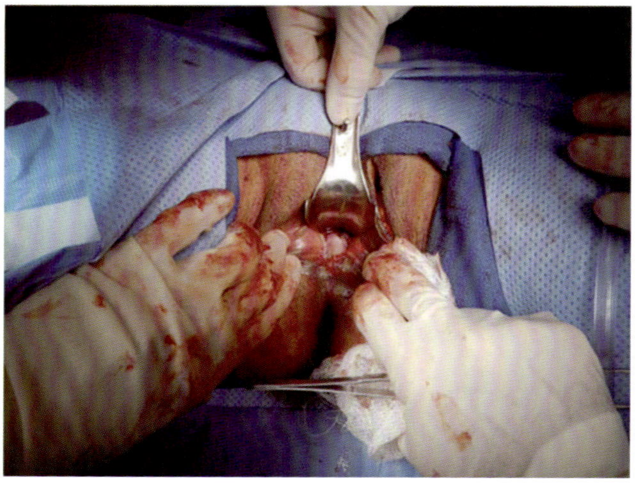

图 16-13 Martius 皮瓣。使用 Martius 皮瓣封闭阴道切口。Courtesy of Drs. Eric Johnson and Scott Steele

口闭合。应继续向头侧游离瘘道，直至健康组织。同时可以附加直肠内推进式皮瓣。会阴部切口在图 16-15 中展示，且与其他经会阴部手术没有区别。游离出股薄肌。这可以通过与股薄肌长度相当的长切口，或者在肌肉起始部及插入部位附近单独的小切口进行操作。肌肉与其穿支血管一同移动。股薄肌在其插入部位上方分离。股薄肌瓣从最接近切口的部分穿行到会阴切口，如图 16-16 所示。必须注意勿将皮瓣旋转过度，并且勿扭结其血供。如图 16-17 中所示，将肌肉固定到直肠阴道切开处的顶

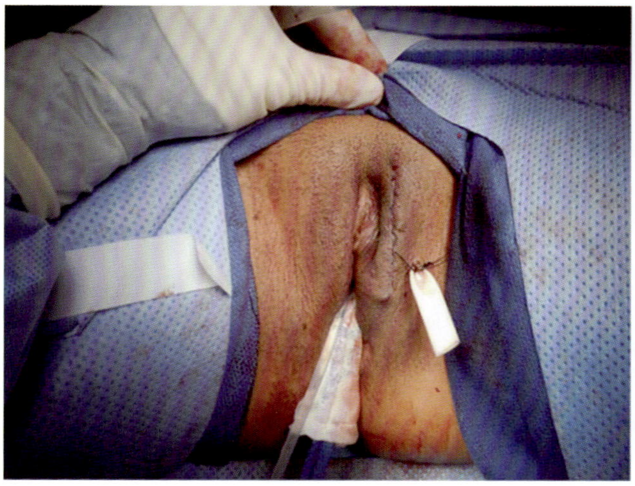

图 16-14 Martius 皮瓣术后外观。Courtesy of Drs. Eric Johnson and Scott Steele

表 16-4 Martius 皮瓣

作者	年份	患者数量	成功数量（%）
White[27]	1982	14	13(93)
Aartsen[30]	1988	14	13(93)
McNevin[31]	2007	16	15(94)
Songne[32]	2007	14	13(93)
Pitel[29]	2011	23	5(65)
Kniery[28]	2015	5	3(60)

点，并缝合经会阴部切口。报道的成功率在 47%[35] 到 92%[35-36]。Pinto 等报道了最大宗的病例 [15]。他们报道在 24 例患者中获得了 79% 的成功率。表 16-5 总结了可获得的数据。

经阴道修补

经阴道修补在文献中报道较少，通常在妇产科文献中比在结直肠科文献中更为常见。然而，这是表明经阴道修补具有可接受的成功率的良好证据。经阴道修补的支持者强调这种方法相对容易，并且相比较于经肛门术式可以获得更佳的显露。通常首先在正常组织取切口，作为疾病的源头在直肠侧。然而，由于直肠是瘘管的高压力侧，因此如果不处理直肠侧任何修补都难以成功。因此经阴道修补应包括直肠侧瘘口的封闭而不仅是在阴道侧。

Sher 等报道了克罗恩病相关的 RVF 中经阴道皮瓣的应用 [37]。他们描述了这一技术，这种技术

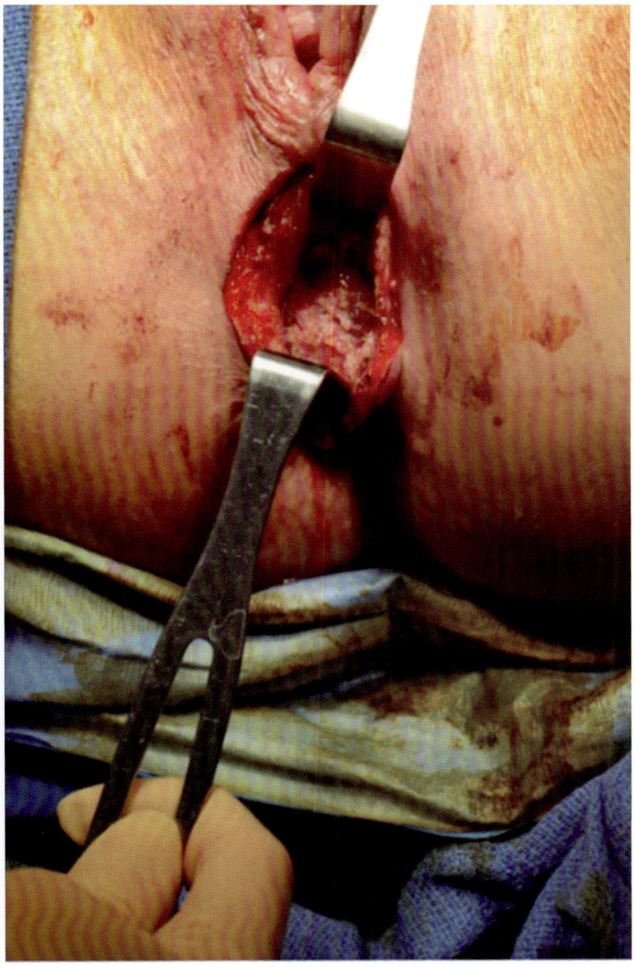

图 16-15 股薄肌植入术。取经会阴部切口，分离直肠与阴道。Courtesy of Drs. Januie Cannon, Ardre Levesque, and James Long

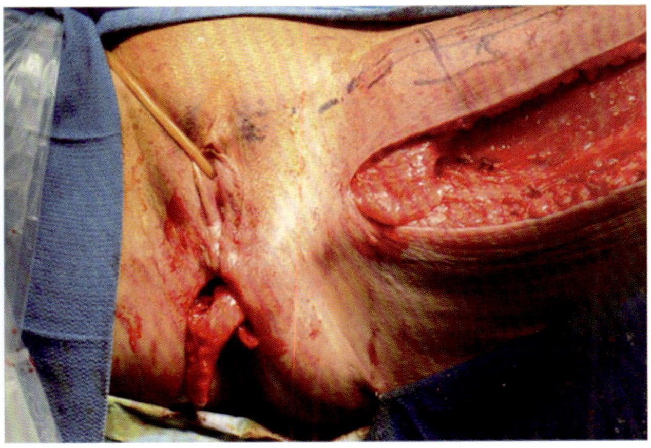

图 16-16 股薄肌植入术。将股薄肌自左侧大腿转向经会阴部切口。Courtesy of Drs. Januie Cannon, Ardre Levesque, and James Long

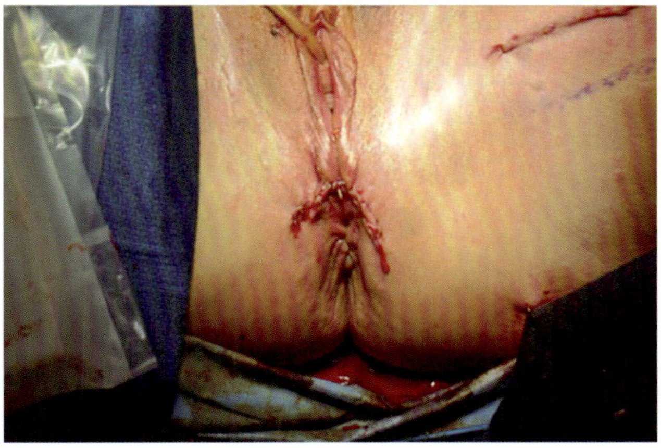

图 16-17 股薄肌植入术。术后外观。Courtesy of Drs. Januie Cannon, Ardre Levesque, and James Long

与直肠内推进式皮瓣非常相似。在阴道瘘口远端做一切口。提起皮瓣暴露直肠阴道膈。闭合直肠侧与阴道侧瘘口。在修补之间将肛提肌拉至中线。随后在阴道瓣上切除瘘，并将皮瓣在修补之后缝合在适当的位置。在他们的研究中，所有患者均进行粪便转流手术，他们报道 14 例患者中有 13 例成功愈合（93%）。

经腹部修补

经腹部修补通常应用于位于中位直肠的瘘，且内口位于阴道穹隆处，因为这种瘘从会阴部或肠腔内难以触及。经腹部修补通常包括低位前切除术，需要进行包含瘘管的直肠部分切除及结肠直肠或结肠肛管吻合。根据瘘管的高度，可以仅通过经腹部入路完成修补或通过经腹部经肛门（TATA）入路修补。可以先行封闭阴道侧的缺损。

Van der Hagen 及其团队报道了他们应用经腹部入路的经验，其间没有采用正规的切除术 [38]。他们首先在腹腔镜下分离直肠和阴道，并分别进行修补。将大网膜移动并铺放在直肠与阴道之间。他们报道在 40 例患者中获得了 38 例成功。Chu 和同事也报道了同样的术式，他们在 6 例患者中获得了 100% 的成功率 [39]。Mukwege 报道在 10 例患者中采用腹腔镜腹部入路手术获得了相似的成功 [40]。然而手术技术因患者情况而有所不同，包括传统 LAR、TATA 和瘘管切除大网膜嵌入，总体有 9/10 修补成功。

表 16-5　股薄肌植入术

作者	年份	患者数量	成功数量（%）
Furst[36]	2008	12	11(92)
Wexner[35]	2008	17	9(53)
Lefevre[52]	2009	8	6(75)
Pinto[15]	2010	24	19(79)

其他修补

同时存在许多其他技术。瘘管栓子的使用已被提出，但应限制于那些瘘道较长的 RVF。Ellis 报道了他们的方案，如果 RVF 的长度在 1 cm 以上，可使用栓子作为一线治疗方案 [18]。栓子从直肠进入到阴道侧，切除栓子多余的部分，并将其以可吸收缝线缝合在适当的位置。他以这种技术在 7 例患者中获得了 6 例成功（86%）。Gajsek 等也报道，在 9 例患者中使用栓子治疗获得了 4 例成功（44%）[41]。在失败的患者中再次放置栓子治疗，但没有一例获得成功。Weerd 等在一个非常小的病例样本中成功将脂肪注入瘘管周围的组织中 [42]。D’Ambrosio 通过经肛门内镜下显微手术（TEMs）的方式实施修补，并报道了采用这种术式在 13 例患者中获得了 12 例成功 [43]。

修补技术的选择

上述讨论的许多修补方式证明一体适用的方式是不切实际的。这也是对其难以治疗的现实情况的反映。

在外科手术的选择中，外科医师应对患者持续性炎症或进行性盆腔脓肿进行评估。这些情况需要在手术修补前进行控制，否则成功概率将下降。进行性盆腔脓肿应采用脓肿引流、抗生素、留置挂线的方法治疗直到解决。留置挂线 6 周后对患者进行重新评估以确定脓肿已被解决。如果有脓肿残留或分枝状瘘道的证据，必须解决这些情况。一旦出现成熟孤立的瘘道，可以考虑行最后的修补。

在所有克罗恩病患者中，术前应考虑抗 TNF 药物治疗。如果克罗恩病持续处于活动期，患者应采用药物治疗，并且相比较于尝试治愈瘘管，应尽可能延后治疗。留置挂线是理想的适合的方法。不是所有克罗恩病伴发 RVF 的患者都适于修补。对于发展成为成熟孤立瘘道、没有分枝、没有其他引流区域并且具有健康直肠黏膜的患者应考虑修补手术。如果没有可能，留置分切割挂线可以是控制症状的长期方法。对于留置挂线难以治愈的严重疾病患者，可考虑行直肠切除术并辅以药物治疗。静止期疾病伴肛门狭窄的患者并不是修补的禁忌证，因为瘘和狭窄可以采用如皮瓣重建或袖状推进等直肠内技术同时处理 [44-65]。当采用直肠内推进式皮瓣治疗时可以将瘘道和狭窄的环周部分一并切除。如果这种方式不能修正狭窄，可以选择袖状推进及狭窄处环周切除。

外科医师也必须决定术前是否采用转流手术。如上所述，转流手术不能降低瘘的复发，虽然这很有可能是由于接受粪便转流的患者具有更多的并发疾病。外科医师应估计选择的修补方法成功的可能性，以及手术的大小。当预期成功率较低时（如前期多次修补、组织顺应性差），应考虑行术前粪便转流。这在单纯性直肠阴道瘘的修补中通常不是必需的。对于接受经腹部切除或肌肉换位手术的患者应进行粪便转流。

瘘管的解剖位置将决定局部修补还是经腹部手术。瘘管位于中位直肠及阴道上部，通过局部入路无法接近瘘管，并且因此应采用经腹部入路手术。

对于局部修补，应对患者的组织质量进行评估。如果患者组织健康、顺应性正常并没有瘢痕，直肠内推进式皮瓣是适合的第一种方法。如果 RVF 继发于产科损伤，采用直肠内超声确定同时存在的括约肌损伤。如果确定了括约肌损伤，经会阴部修补及括约肌成形术应同时进行。推进式皮瓣的成功概率随着每次修补的尝试而降低；因此，对于前次肛门内推进式皮瓣修补失败的患者应考虑经会阴入路手术。无论对于肛门内推进式皮瓣或经会阴修补，外科医师均应考虑使用生物移植材料来加强修补。如果局部组织不足以修补，应考虑健康组织的换位移植。最常见用于换位移植的组织是 Martius 皮瓣或股薄肌。图 16-18 提供了总结上述建议的流程图。

结论

直肠阴道瘘对于患者是一种痛苦的疾病，并对外科医师提出了挑战。无论瘘的病因是产科损伤、

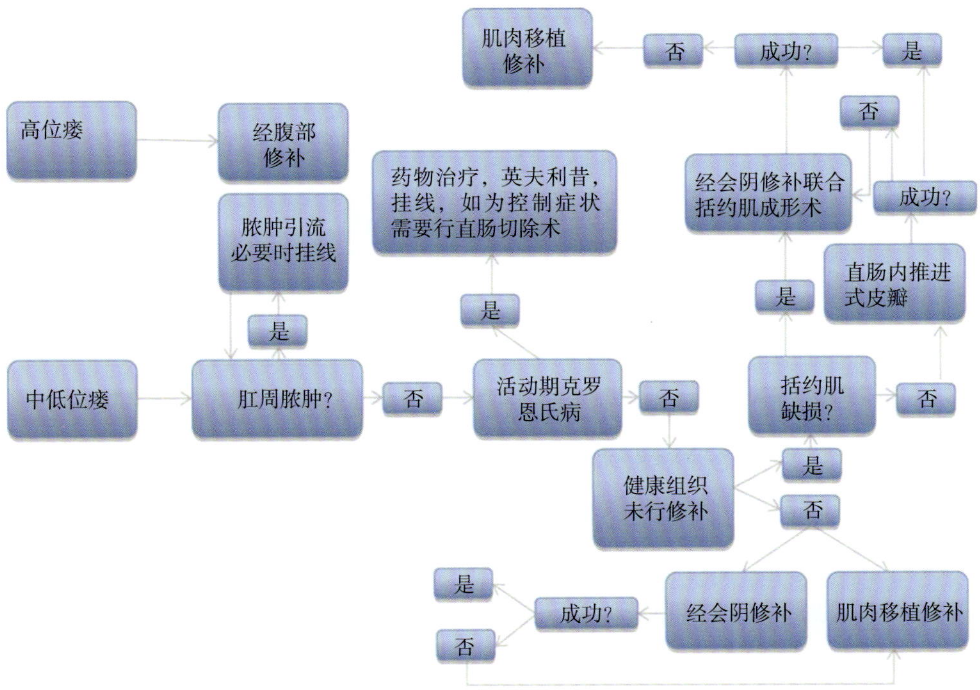

图 16-18 直肠阴道瘘治疗流程

克罗恩病还是隐窝腺感染，为了选择正确的修补方法需要对患者解剖进行全面评估。虽然不是所有的患者都适于手术治疗，但大多数患者最终会接受他们 RVF 的成功治疗。对各种所描述的手术技术的熟悉程度以及针对患者应用适当手术的能力会增加成功治疗的机会。

（参考文献参见 www.pumpress.com/home-specific-edu/5599.html ）

第 17 章

藏毛疾病和化脓性汗腺炎

Eric K. Johnson 著
崔晓峰 译

要点

- 藏毛疾病表现为广泛的症状并存在多种治疗选择。我们应该根据疾病的严重程度、疾病的解剖和患者的期望来制订治疗方案。
- 藏毛疾病有多种手术方案，治疗藏毛疾病的外科医师应该掌握其中的 3～4 种方法，以根据不同的疾病表现选择适当的治疗手段。
- 用于治疗藏毛疾病和化脓性汗腺炎的治疗手段不可以给患者带来比疾病本身更大的伤害。
- 治疗化脓性汗腺炎的医学手段很多，在采取侵略性的根治手术之前，我们应该先考察并尝试这些手段。
- 根治性切除化脓性汗腺炎并进行外科重建为避免疾病复发提供了最大希望。

背景

“藏毛”一词来源于词根“毛”(毛发)和“病灶”(巢)。自从 1880 年 R.M. Hodges 医生创造了“藏毛窦”这一术语以来[1]，藏毛囊肿、藏毛窦和藏毛脓肿的诊断被交替使用，并在某种程度上被随意地认为是一样的，即使它们显然是不一样的(存在脓肿的情况下)。主要因为此，更新式的术语“藏毛疾病”被用来描述可能遇到的疾病谱。1847 年当 A.W. Anderson 医生叙述了“从溃疡中提取毛发”的病例后，这一疾病第一次被刊出描述[2]。第一例藏毛脓肿是在 1854 年被记述的[3]，虽然毫无疑问人们在更早的时候就遇到了这种情况，但直到第二次世界大战期间，外科医师们才因为在军队中出现大量的病例而开始熟悉这个疾病。事实上，这中病态在当时被称为“吉普车病”，并认为与要求士兵长时间乘坐汽车的现代机械化战争有关[4]。

从早期的出版物中我们可以清楚地看到，患者和外科医师所面临的问题几乎没有改变。一个来自退伍军人管理局健康系统的刊物揭示了敞开还是缝合创口的争论并不是最近才出现的[5]。在这个研究中，接受创口一期缝合的患者在当时出现了 40% 的复发率，并且被要求住院大约 17 d，而接受创口敞开技术治疗的患者需要住院 30 d，其复发率达到了 35%！虽然现在我们看到了住院时间和复发率明显下降，但显然我们还没有对这个疾病的治疗给出理想的答案。

病原学

关于藏毛疾病是先天性还是获得性疾病这一问题存在相当激烈的争论，最近大多数学者同意它是获得性疾病这一观点。人们普遍认为引发事件是臀沟内的皮肤创伤和周围的毛囊。这继发于毛发捕获，但并非必须要在臀沟局部产生。局部的解剖带来了不理想的环境，这里摩擦、温暖、潮湿，可能还会局部缺氧，导致了局部创伤并继发了毛发的倒刺结构，是一种肉芽肿性的异质体反应的结果。甚至有些组织学和免疫组织化学证据表明藏毛疾病可以表现为一种独特的局部化脓性汗腺炎[6]。本病初始的典型表现为一个小的窦道并有液体流出，后来进展为与囊状扩张和脓肿形成相关的多个窦道。在一些病例中，除非这个过程被中断，否则它会变得更为广泛并引发更加恶化的症状。疾病的表现可以轻至偶然发现的无临床症状的单个窦道，也可严重到局部破坏性进程，进而导致明显的残疾。

藏毛疾病并不仅仅发生在臀沟区域，有多个在理发师的指间区域发现藏毛疾病的报道[7]，也有发生在脐等其他部位的[8]。在这些非典型的部位出现这种疾病更进一步支持了上述理论。根据报道，相比较于女性，藏毛疾病更多地出现于男性；然而最近来自武装部队的数据显示男性和女性的发病率相似，分别是 1.9 和 1.7 每 1000 人每年[9]。多个危险因素与藏毛疾病的发生发展密切相关，包括疾病阳性家族史、体重指数升高（BMI> 25）、卫生习惯较差、多毛症、深的臀沟解剖、要求长时间坐着的职业和过度出汗[10-12]。然而，在缺乏许多或大部分这些因素的人身上发生这种疾病的现象也并不少见。一项前瞻性研究对比了 587 名藏毛疾病患者和 2780 名健康人，发现如果多毛的人每天保持坐姿的时间超过 6 h，而且每周洗澡 2 次或更少的话，患骶尾部藏毛疾病的风险将增加 219 倍[12]。阳性家族史不仅使人更容易患病，也与手术之后复发率的增加和更早的发病相关[11]。

临床表现 / 诊断

表现轻者体现为偶然发现的完全没有临床症状的疾病，重的可以由于局部破坏性疾病而导致显著的残疾。常见的情况是发生急性藏毛脓肿的患者需要引流，那些急性脓肿引流术后的患者以及由于长期中等严重程度疾病而影响生活质量的患者来到外科办公室讨论确切的外科治疗方案。但在军队中，手术治疗常常被忽略，因为手术可能使一个人在体力要求高的项目上和严峻环境下的表现能力产生影响。

建立诊断是相当简单的，而且不需要大量的检查和影像资料，简单的病史采集和体格检查可以在大多数情况下确立诊断。患者常主诉为骶尾部的疼痛伴有流液或出血，急性脓肿的病例还可能出现发热。体格检查可以在中线处发现小洞，小洞可以是多发的，也可以是单发的，如果检查者没有考虑到藏毛疾病的诊断就很容易忽视这个小洞（图 17-1）。检查时还经常在中线旁发现硬结，它们可以位于单侧，也可以是双侧的，这可能也与额外引流窦道相关。在一些显著的病例中，可能会有大范围的开放创口（图 17-2 a-c）。急性脓肿的典型表现是表面红

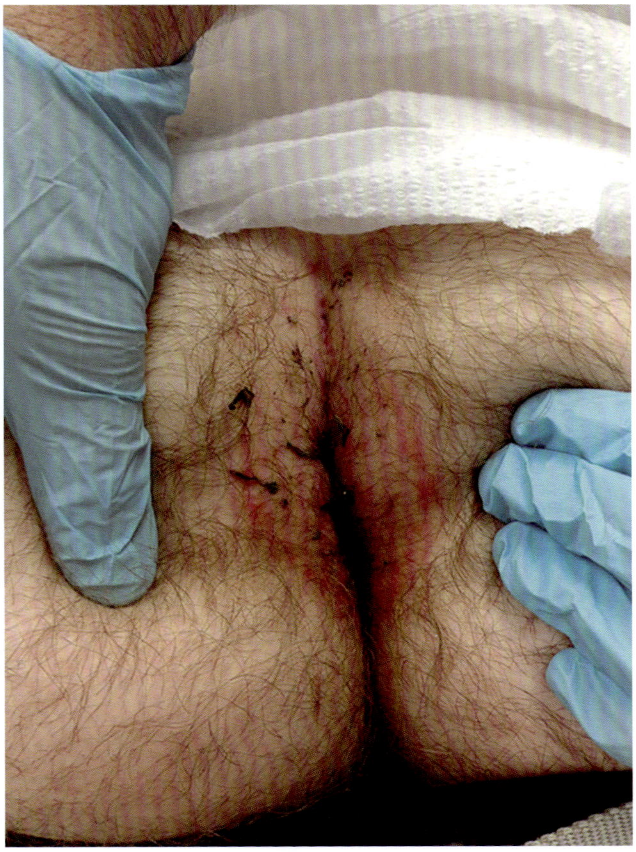

图 17-1　这张图片显示了一个多毛的个体，其中线处的小洞容易被忽视。请注意不良的卫生状况

肿、波动感和局部严重压痛（图 17-3）。在某些少见的情况下，若窦道距离肛门很近，检查者可能误把藏毛疾病当成肛瘘。检查中线处骶骨上是否有小洞是很重要的，如果它们存在，藏毛窦的诊断就要包含在这些患者的鉴别诊断中（图 17-4 a，b）。

外科手术后复发是另一种常见情况（图 17-5），复发可以发生在早期（一年以内），也可以发生在晚期。实际上早期复发往往在术后持续存在未愈合的开放创口，这可能被认为是藏毛疾病，但事实上在很多病例中，这只不过是中线处未愈合的骶尾部创口而已。位于中线的创口常显示出延迟愈合或者不愈合。与未愈合伤口相关的病理生理学事实上可能与藏毛疾病不同；但我们治疗这些疾病的方法是相似的。复发的表现与原发藏毛疾病相似，而且可能与粗劣的外科手术技术、患者依从性差或者在第一时间修正之前已经存在可能诱发疾病的危险因素。复发也可能只是疾病的自然过程。

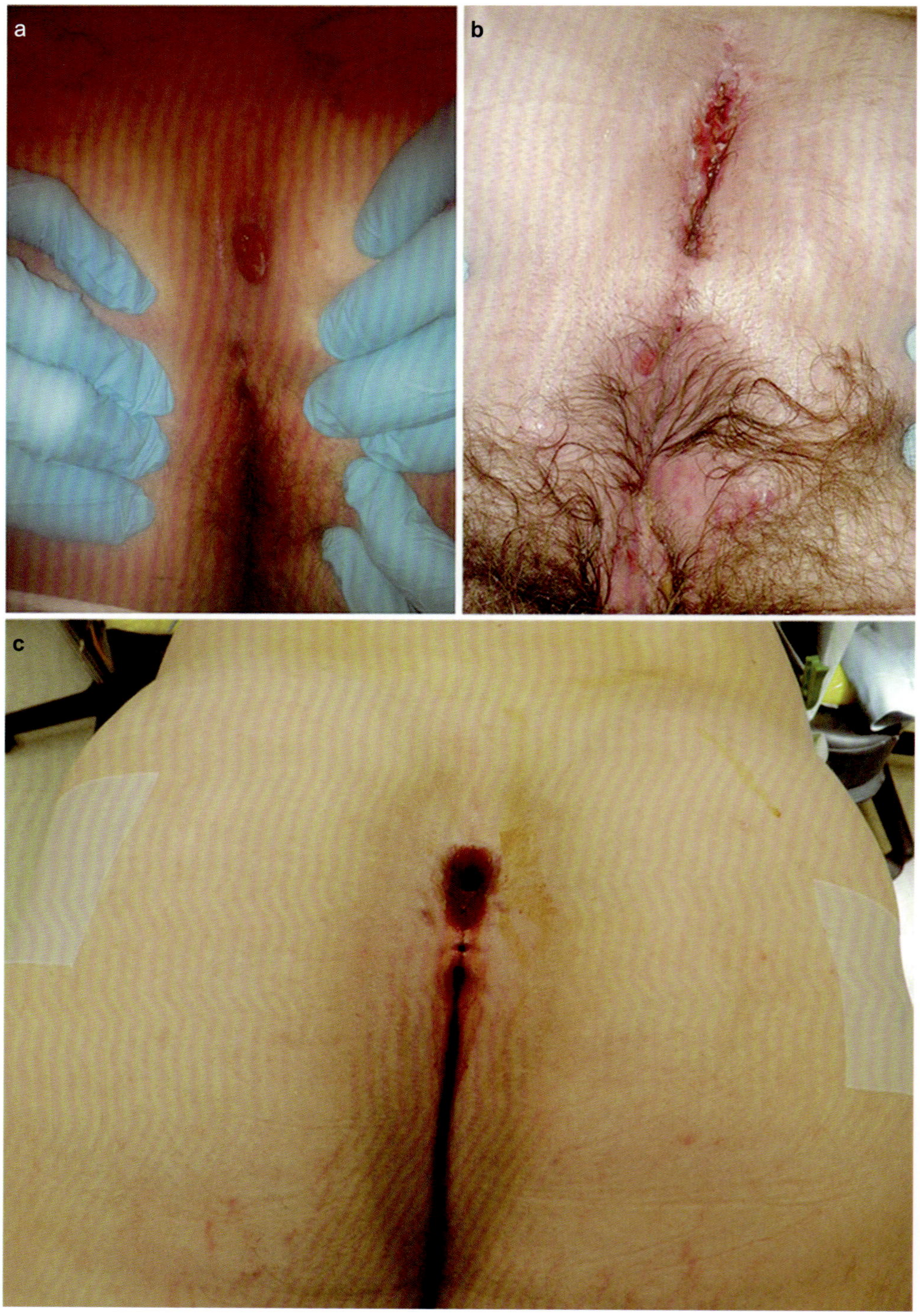

图 17-2 a-c. 这些图片显示了在藏毛疾病中可能看到的开放创口的范围

治疗

藏毛疾病的治疗有很多选择，一个必须要清楚的最重要的理念是要根据患者的期望、疾病的解剖和疾病的严重程度选择从非手术治疗到广泛的局部切除结合局部皮瓣重建的手术治疗。关于开放还是缝合创口的争论一直未曾停止，即便是接受了一期缝合，伤口需要长时间护理，体力限制也需要较长时间来恢复。鉴于有大量的手术选择，我们很难精通所有手术术式。建议是熟悉三到四种难度不同的手术方法，并根据不同解剖结构特点的疾病提供合适的解决方案。

非手术治疗

首先要认识到在何种情况下藏毛疾病完全不需要侵入性治疗。正如之前所述，一些患者仅仅是偶然发现了臀沟中线处有小洞。如果这个患者没有临床症状，而且体格检查也无相关表现，则他们不需要手术治疗。医生永远不希望治疗的结果比疾病本身更糟糕，这也恰恰正是人们在治疗这种患者时将要发现的。患者也可以通过咨询如何降低发展成为有症状疾病的风险而获益。通过减肥、避免在工作中长时间保持坐姿、改善卫生习惯和每周剪除臀沟内及周边的毛发等修正危险因素的措施，可以降低患者出现藏毛疾病相关症状的概率，以上措施也适用于活动性的和有症状的藏毛疾病患者。这些手段既可以改善症状，还可以使轻微的病例趋于稳定。发表于 1994 年的一项研究表明，对于急性脓肿患者，与切除治疗相比，这些修正危险因素的措施结合局限的侧切开引流可以减少住院时间 [13]。通过 17 年的随访，发现 101 个病例中只有 23 例需要进一步行切除手术治疗。

鉴于每周剃毛发与治疗成功相关，很多人主张将激光除毛作为藏毛疾病保守治疗的长期选择。尽管人们对这种治疗感兴趣，但我们缺乏强有力的数据来支持它的应用。一项包含 6 ~ 14 个患者的小型研究发现，复发的藏毛疾病患者可以通过激光脱毛获益 [14-15]。这个过程对于患者来说并不舒服，而且常常需要局部麻醉。每隔 6 ~ 8 周要进行 3 ~ 11 次治疗，且其费用相当昂贵。一项研究关注了激光脱毛在青少年藏毛疾病治疗中的作用，接受激光脱毛的 28 人中有 25 人在初始阶段接受了手术治疗，在

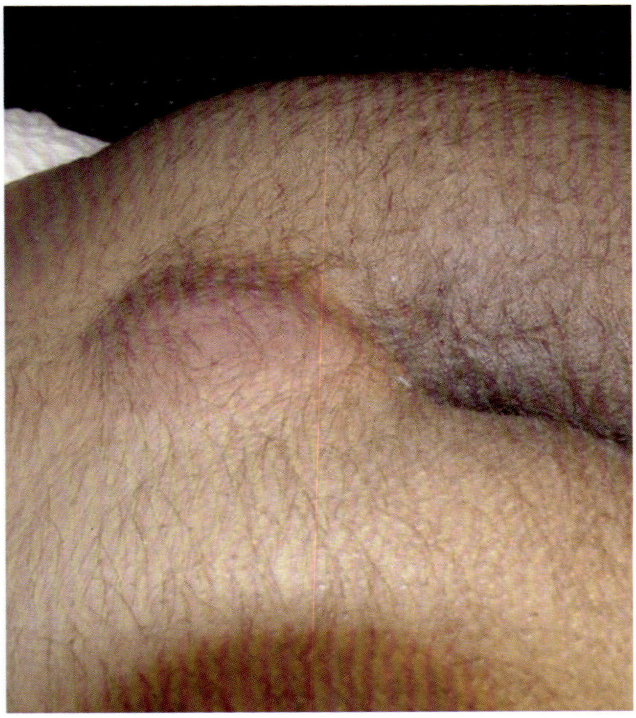

图 17-3 这张图片描述了急性藏毛脓肿

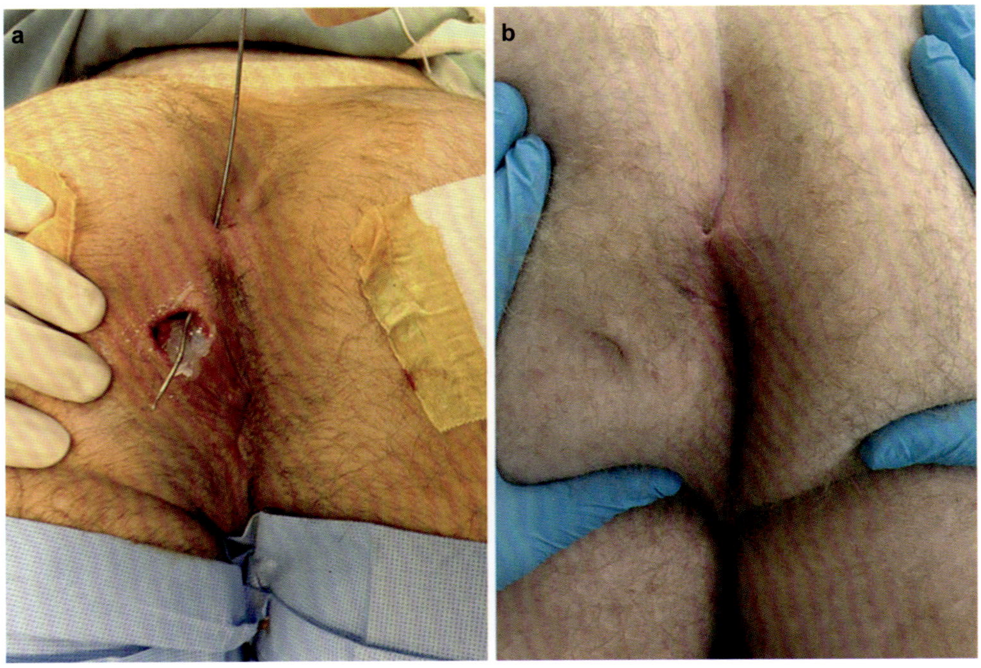

图 17-4 a，b. 这些图展示了两例表现为肛周流液窦道的患者

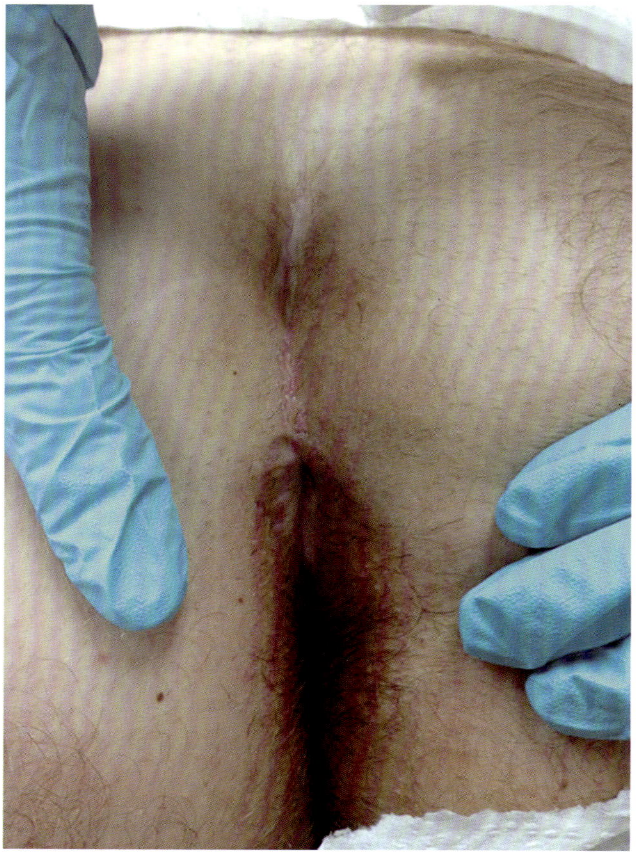

图 17-5 这张图展示了一个臀沟抬高术后复发的病例，错误处理远端部分可能导致这种复发

平均 2 年的随访中，这 25 个病例里只有一个人出现了复发[16]。作者们总结说应用激光来处理臀间的毛发是一种安全的、可以降低复发率的方法。

一项随机研究比较了激光脱毛和传统方法在藏毛疾病术后辅助治疗中的作用，发现激光治疗组有更低的复发率[17]，这似乎与患者在术后一年中不能遵从传统除毛方法有关。然而，除毛是否能让手术后的藏毛疾病患者获益仍存在一些争议。有一个回顾性分析关注了手术治疗后藏毛疾病患者中接受剃刀脱毛者和未接受者的复发情况[18]，剃毛组中有 30% 发生了复发，而未接受剃毛的人群中只有 19% 出现了复发（$P= 0.01$）。这个结果提示了术后的剃刀除毛可能有潜在的负面影响。未来的研究应该专注于比较激光脱毛和不脱毛在辅助治疗中的作用。

虽然某种形式的脱毛可以降低复发率和手术治疗的需求，但是单纯依靠这种方法来治愈疾病是很困难的，尤其是对于一些严重的病例。在窦道中发现的毛发往往是一些来自身体其他部位的比较长的毛发，我们推断这些长的毛发落入臀沟中并被困住，从而导致了疾病的发生。显然，仅用局部脱毛的方法难以消除这种威胁。

虽然不被认为是必要的非手术（也许是非切除）治疗手段，但是苯酚和纤维蛋白胶注射消除窦道的方法仍被许多人在小系列报道中介绍[19-26]。这些技术常常借助窦道刮除术、清创术和脱毛等方法显著提高成功率。应用苯酚作为烧蚀剂与 60% ~ 95% 的治疗成功率相关[19-21]。纤维蛋白胶注射结合多种技术可以在 90% ~ 100% 的病例中获得成功[22-25]。最近的一项对接受纤维蛋白胶治疗的患者进行的调查评估显示，79% 表示满意，71% 在 2 周之内恢复日常活动，74% 的患者不需要行进一步治疗[26]。应用 4 mm 刚性宫腔镜的视频辅助烧蚀技术也被描述[27]，这一技术包括连续冲洗、脱毛和用双极电极烧蚀腔和窦道。27 个患者中只有一名在 12 个月的随访期间出现复发，这可能是一个微创或者非手术切除治疗的潜在选择。相比较于手术切除的方法，这些治疗的优点是能更快地恢复，并且治疗后疼痛较轻。

手术/切除治疗

治疗藏毛疾病的手术方式很多，文献中充满了关于各种治疗手段结果的报道。典型的稿件是回顾性评论接受一种特殊手术治疗的一个小系列患者的数据。还有许多随机研究通过分析多方面结果来比较两种术式。实质上，这是为了找出一些证据来支持医生更喜欢实施的某种治疗手段。结论可能因术后护理以及手术方式的不同而出现变化。开始时最好先阅读些常见的、简单的手术方法，并逐渐向复杂的过度。一个好的外科医师需要熟悉大部分手术方法，并根据疾病的严重程度、疾病的解剖以及患者的期望来制订治疗方案。

基本方法

除了切开引流藏毛脓肿以外，最简单的方法是把囊肿和窦道完全敞开。它也被称作“去顶术”。去顶术结合直至骶后筋膜的局部广泛切除术在藏毛疾病治疗的早期被普遍应用，去顶术常常与创口的袋状缝合联合，但 15% ~ 35%[5] 的复发率让很多人去寻找更有效的外科治疗手段。因为中线处的创口往往难以愈合，故保证尽量多的手术创口远离中线是很重要的。简单的窦道去顶术和刮除术对于肛周的轻微病变（常被误认为肛瘘）很有效，创口的主体与中线保持一定距离并快速愈合（图 17-6a-c）。尽管最近的数据提示手术切除的标本越大与手术部位的感染率升高越相关，并且可能增加疾病复发风险[28]，但关于哪种治疗更先进的争论将持续存在。下一个合理的步骤是实施病变切除并行创口一期缝合，这个术式往往需要轻微的皮瓣游离。

在一些情况下，一期缝合结合了引流术。人们对这种引流术进行了研究，发现就患者满意度、创口愈合或感染而言，结果并没有改善[29]。一项关于这个主题的荟萃分析显示，在一期缝合创口的患者中应用或者不应用引流，结果并没有显著的统计学差异[30]。最近的一个随机对照研究比较了敞开切口和切除并一期缝合这两个术式，发现一期缝合组更快地开始发生愈合，但在一年随访时两组并没有差别[31]。有趣的是，这组的研究者并没有尝试着把大部分的创口远离中线。在 2010 年发表的前瞻性随机对照研究中，Rao 和同事们比较了敞开技术和通

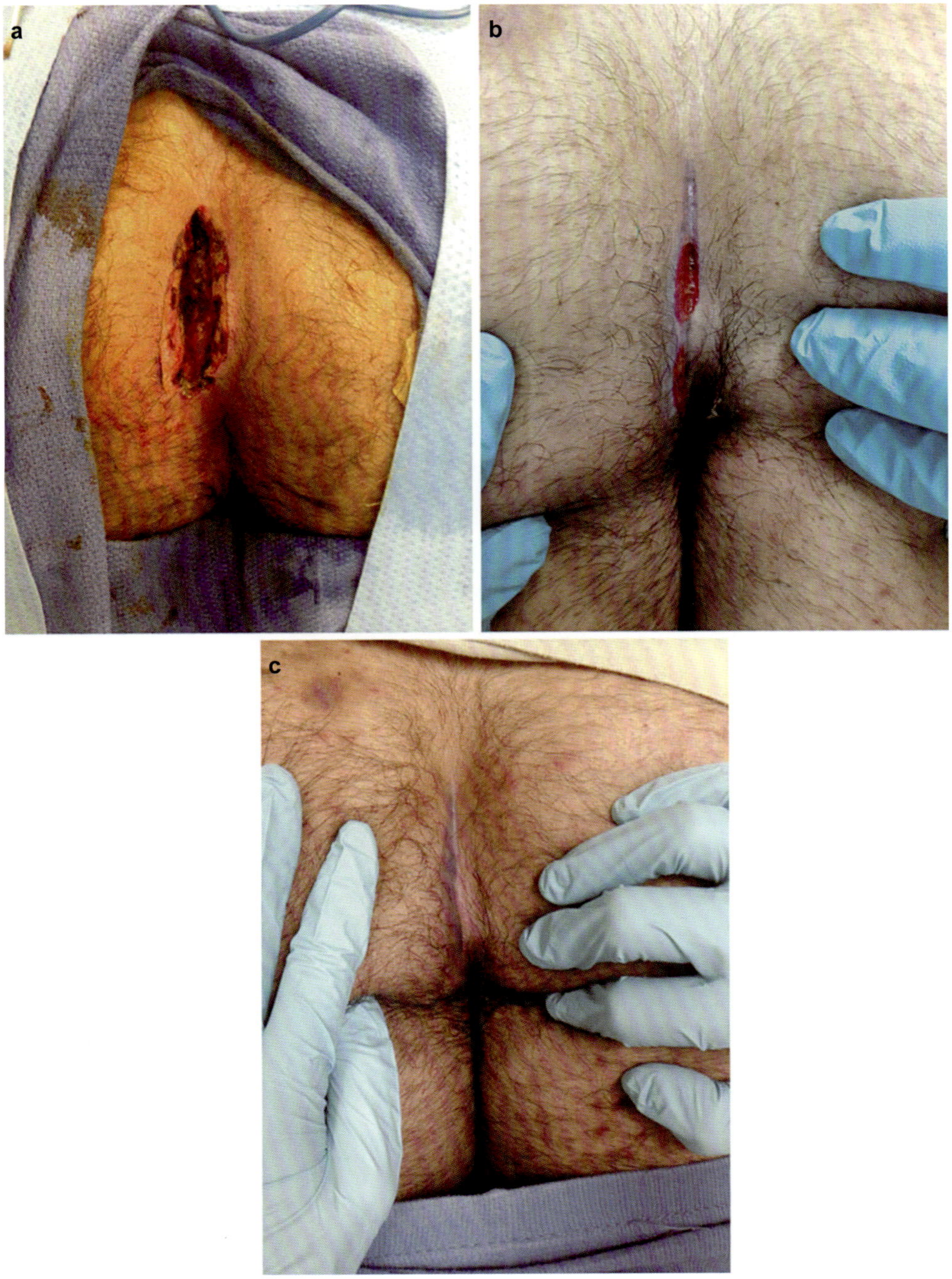

图 17-6 a-c. 这几张图展示了另一个被认为是肛瘘的患者。中线处的洞被注意到，本病例应用切除并敞开的方式治疗，其愈合速度很快。值得注意的是，这可能是化脓性汗腺炎

过放置庆大霉素浸渍胶原增强了的一期缝合[32]，抗生素浸渍材料被放在了伤口的底部并缝合了其上的组织。结果发现4周时，创口愈合和术后疼痛都有了改善，并且一期缝合组的花费更低，但5年复发率没有差异。

另一组研究者做了一个随机试验，比较了一期缝合、一期缝合结合过氧化氢冲洗、广泛局部切除以及广泛局部切除结合过氧化氢冲洗这四种术式[33]。发现广泛局部切除联合过氧化氢冲洗组的复发率最低，而且愈合时间最短。研究者们将其归因于过氧化氢冲洗可以清楚地划定窦道和疾病范围，进而让他们实施精准而体积小的切除。还有一组学者对接受手术治疗的藏毛疾病患者做了回顾性研究，也获得了相似的结论，即用亚甲蓝注射的方式划定疾病范围与低复发率相关[34]。

多年来，许多人描述了“洞剔除”这一治疗方式。这些治疗中切除的组织量比较少、创口小，对于轻度到中度疾病的治疗可能是理想的，但该方法不适用于有大的开放创口的患者和严重的复发性病例。这一方法的基本前提是中央的小洞连同周边少量组织被切除，毛发和组织碎片被清除，邻近的脓腔或“囊肿”通过侧切开和潜行分离的技术切除，一期缝合小洞切除的部位，部分缝合侧切口以利于引流。这样达到了美观的效果并且疼痛轻、恢复工作和愈合较快（图17-7）[35]。适当大小的钻孔活检刀可以用来实施洞的切除，并且是该项技术的理想工具。很多人稍微改良了这个治疗过程，但是以上的基本原则始终贯穿于各种方法中。用苯酚作为硬化剂并结合洞切除获得了好的结果[36]。

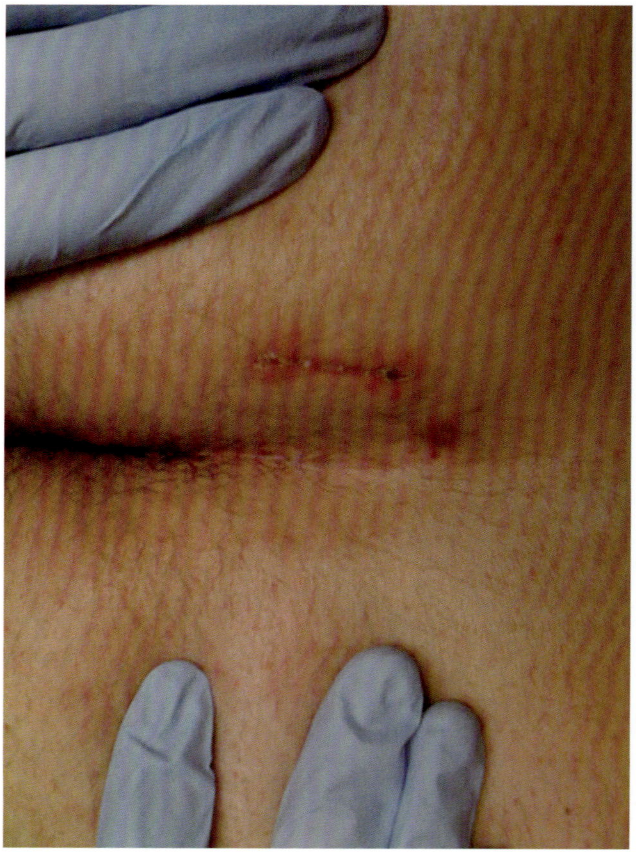

图 17-7 此图展示了一个 Bascom 术后 2 周的病例

复杂治疗方法

所有复杂治疗方案的共同主线是游离邻近的组织以达到创口一期缝合——事实上就是局部皮瓣的创建。其中有些方法是将广泛的局部切除病变组织和皮瓣重建结合，而另外一些则尽可能多地保留局部组织，这些方法也从简单到复杂多种多样。虽然有很多种选择，但我们需要更多地讨论 Karydakis 皮瓣、Bascom 臀沟抬高术、菱形或 Limberg 皮瓣及其改良术式。还有一些其他皮瓣方案，比如Z-成形术、V-Y 推进皮瓣和其他旋转皮瓣技术我们将不进行讨论。许多学者支持在初发的藏毛疾病患者中应用皮瓣技术，而另外一些学者则建议只在初始手术后复发的病例中应用该技术。这些手段在治疗疾病时可能是更有效的，因为它们改变了臀沟的解剖，大部分这些技术使臀沟变得平坦，阻止了疾病的复发。

Karydakis皮瓣

首先在中线处切除受影响的组织，这通常留下一个椭圆形的缺损。随后创建一个斜行的皮瓣并游离跨过中线，以助于在中线外侧做一期缝合（图17-8），使用或者不使用封闭的引流装置都是可以的。这个技术声称的优势是中线以外的无张力缝合，再加上部分填平臀沟，这可能是最简单的皮瓣技术。从患者满意度、复发率和术后并发症发生率等方面来看，Karydakis 皮瓣都优于简单的中线处一期缝合[37]。在另外一些研究中，这一技术也被用来与其他复杂的皮瓣技术进行了比较，例如改良的 Limberg 皮瓣。

臀沟抬高术（请看视频17-1）

臀沟抬高术最初由 John Bascom 医生介绍并推

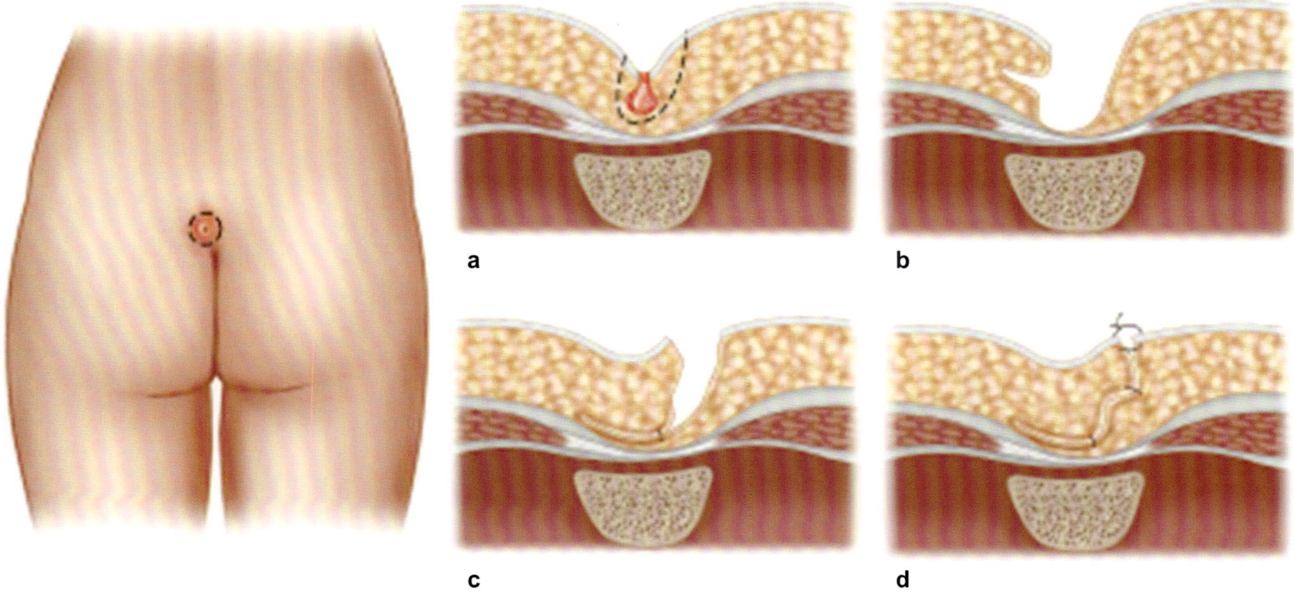

图 17-8 这幅图描绘了一种 Karydakis 皮瓣的实施方法

广，因此通常被称为 Bascom 臀沟抬高术。这是一个简单而又复杂的手段，它的目的是抬高臀沟并在中线以外关闭切口。有趣的是，我们并不需要广泛的切除。事实上，需要切除的组织仅仅是臀沟一侧的疾病所在部位的皮肤。在切开之前我们首先要对患者进行标记以建立“安全区”，不在这个安全区以外进行任何切开分离操作。患者俯卧位并且将两侧臀部挤在一起（图 17-9），将臀沟两侧皮肤互相接触的区域用记号笔标记，此处即为安全区域，然后用胶带将两侧的臀部分离以便显露病变（图 17-10）。完成皮肤准备以后，用另一支记号笔将拟切除区域标记（图 17-11）。计划的切口应该是部分椭圆形的，并且从中线处的小洞延伸至安全区的一侧。这个切口的远端部分呈弯刀形，以便于缝合肛门附近切口的同时不造成局部的缺陷。

局部麻醉后切开至皮下脂肪水平，其上的皮肤被切除，但注意保留皮下脂肪。游离皮瓣穿过中线直达对侧安全区的边界（图 17-12）。这个皮瓣的厚度大约相当于在乳房切除术时创建的乳腺皮瓣。当游离至切口远端的时候（邻近肛门），皮瓣应该更厚，以防止肛门附近形成凹陷。所有疾病相关的碎片和肉芽组织都应该被轻柔地用外科海绵纱布清除并用生理盐水冲洗。任何剩余的“囊壁”或者挛缩组织被手术刀或者电刀分为方块。然后用可吸收线缝合皮下组织。重建表层，最后进行皮内缝合（图 17-13 a，b）。可以选择应用引流，当然这并不是必须的。

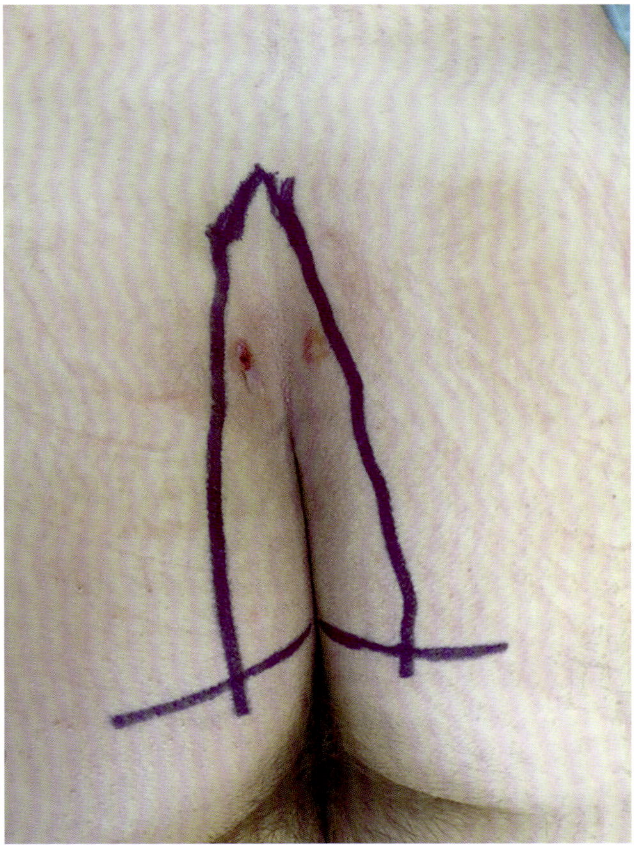

图 17-9 将两侧臀部挤向中线处后标记安全区域

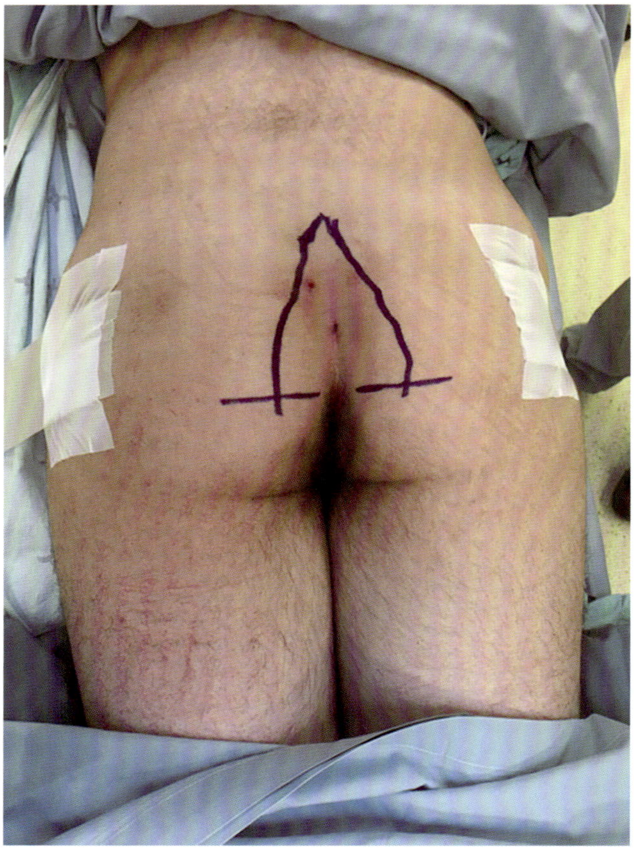

图 17-10 此图展示了两侧臀部用胶带拉开分离后，为手术提供了良好的暴露

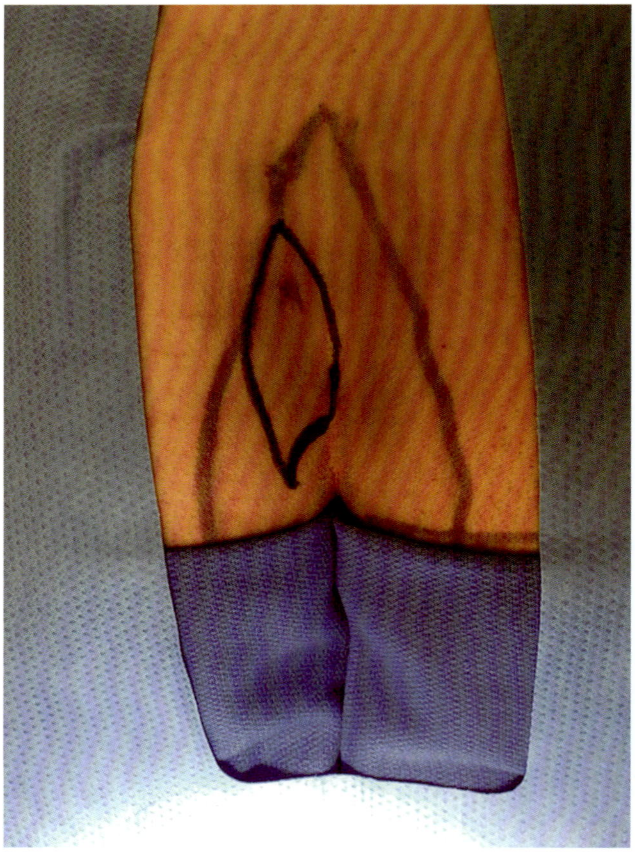

图 17-11 拟切除部位被标记。通常切除是在硬结或者“囊肿”所在的一侧

发表于 2011 年的一项病例对照研究在 70 个患者中比较了臀沟抬高术和广泛切除结合填塞包扎术的治疗效果[40]。接受臀沟抬高术的患者中有 97% 达到了完全愈合，而这一数据在行广泛切除的患者中只有 73%。在 9 例慢性难愈创口患者中，有 3 例随后接受了臀沟抬高术并获得了 100% 的成功率。臀沟抬高组的复发率是 2.5%，广泛切除组的复发率是 20%。而另一些人的研究则显示臀裂抬高术、广泛切除结合填塞包扎以及切除结合一期中线处缝合这三种术式在愈合方面的成功率是相似的[41]。在一项随机前瞻性研究中，臀沟抬高术也被用来和 Limberg 皮瓣进行比较[42]，通过分析 122 个患者的短期疗效结果，显示臀沟抬高术的手术时间短、切除组织少、疼痛评分得到改善，并且在术后第十天时生理限制较少。但在创口愈合、并发症和早期复发方面没有差异。

毫无疑问，比起像菱形皮瓣这样的复杂皮瓣技术，臀裂抬高术易于实施、用时较少、切除组织少，它可能是使臀沟变得平坦的可取技术。遗憾的是，并不是所有的藏毛疾病患者都适合行这一方式治疗。那些复杂的复发病例和大的开放创口的病例不是该技术的理想候选人，他们需要更广泛的皮瓣

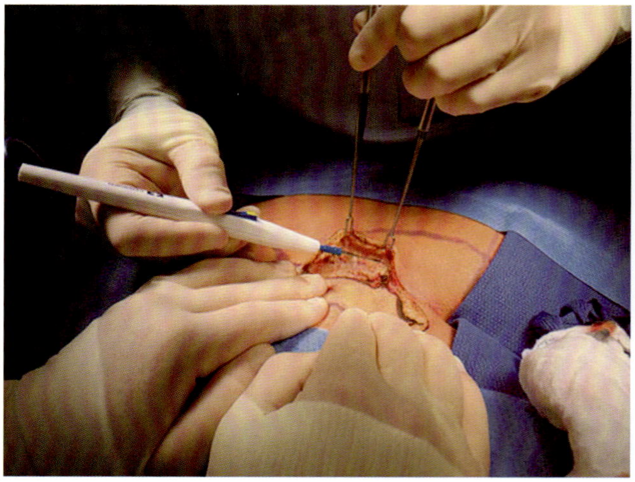

图 17-12 这张图展示了臀裂抬高术中创建皮瓣的过程

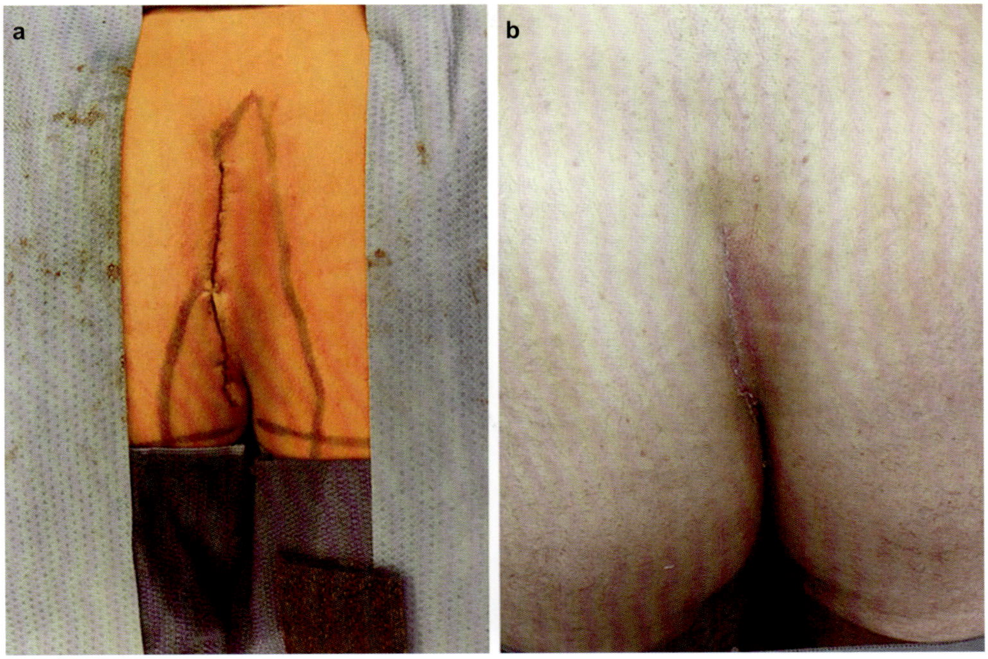

图 17-13 a，b. 这两张图展示了手术完成阶段和 3 周后切口完全愈合时的情况

手术。十分靠近肛门的病变给这项技术带来了困难，但如果开放创口能从中线处移开的话，它们可能仍会愈合。

菱形/Limberg皮瓣（请看视频17–2）

菱形皮瓣是一种有效而复杂的技术，它可以应用于任何类型的藏毛疾病患者，但通常被保留，以便用于严重的病例。手术过程包括钻石形或菱形切除中线处的所有病变（图 17-14），虽然大部分人喜欢切除组织直至骶后筋膜水平，但这不是完全必要的。然而，术者必须要保证游离的脂肪皮瓣的厚度和切除的组织厚度相当，这项技术尤其适用于复杂的复发病例。标记预定的切口，然后用电刀游离皮瓣，建议在游离皮瓣时操作要轻柔。重要的是要小心分离皮瓣附近的区域，以便最大限度获得无张力缝合（图 17-15）。一旦皮瓣游离完毕（图 17-16），它被用可吸收线固定在骶后组织上，放置封闭负压引流后用可吸收线分层缝合。关闭皮肤的方法有很

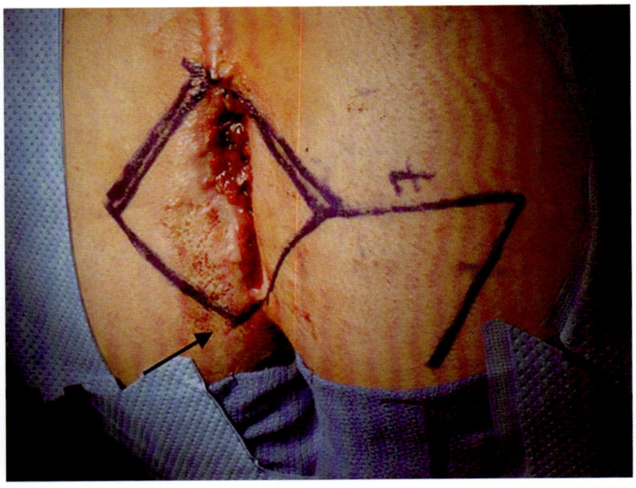

图 17-14 此图展示了菱形皮瓣手术的拟切开线。请注意菱形的尾部并没有直接位于肛门处。这种修改使创口不再处于最高风险的位置

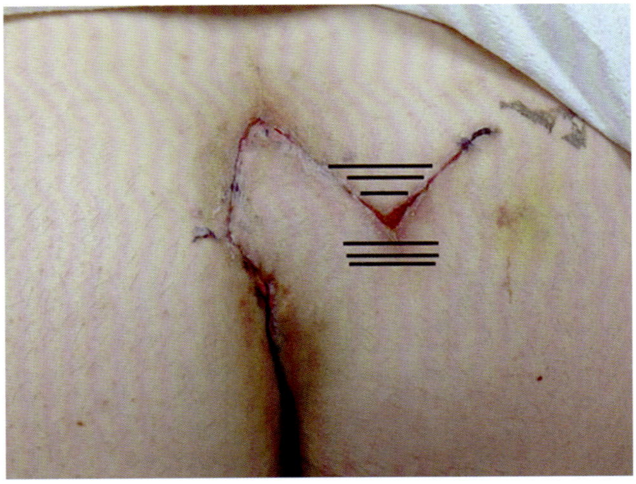

图 17-15 此图展示了张力最大的部位，这些部位必须良好地游离以利于缝合

多种，但没有哪一种被证明更为先进。有些人用胶水覆盖最后一层缝合的表面，使其形成防水密封层（图 17-17）。改良 Limberg 皮瓣的出现是为了使菱形切口的尾部远离肛门（图 17-14）。

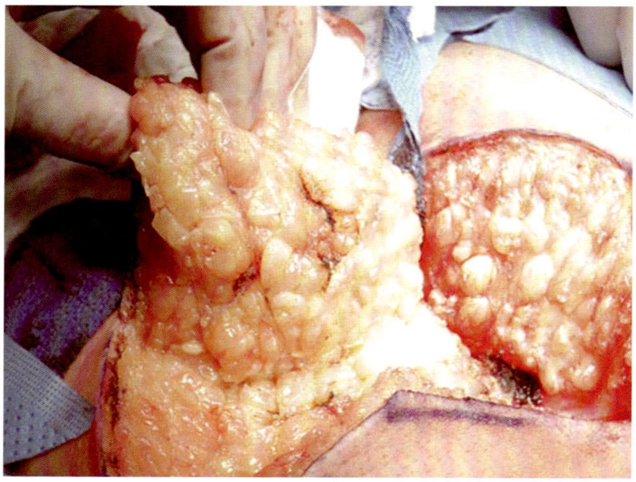

图 17-16 完全游离后、缝合之前的 Limberg 皮瓣

引流管可以保留 48 h 或者在连续两天引流量≤30 ml 时拔除。患者在 2～4 周内要避免一切剧烈活动。在术后的两周内切口有一到两个区域出现轻微的分离并不罕见（图 17-18），这需要简单的伤口护理，通常患者的耐受性良好。偶尔有些病例需要 4～8 周来完全愈合。在有些情况下，病变的范围很大，由肛周向头侧延伸至骶骨，很多人在接受如此大范围的切除和皮瓣重建后感到不舒服。在这种情况下，该技术仍可以使用，但可能需要改进。最难达到愈合的区域是靠近中线处的切口尾部。手术切除完成后，中线处尾部被皮瓣覆盖，但在头侧保留一个小的创口（图 17-19）。这个残留的创口可以有很多种处理方式，但应用负压伤口治疗装置使这一过程变得简单（图 17-20a，b）。我们可以常规使用这个装置，直至残留的创口小到可以用常规换药来处理的时候。这个区域通常会很快愈合，而且不以任何方式影响皮瓣。

潜在的手术部位相关术后并发症包括切口裂

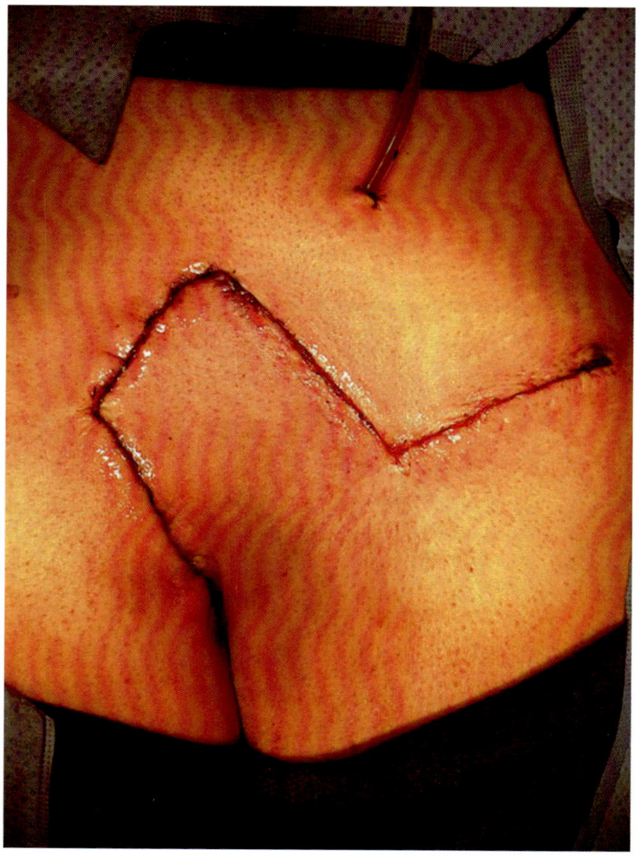

图 17-17 Limberg 皮瓣手术完成时的表现，创口被胶封闭

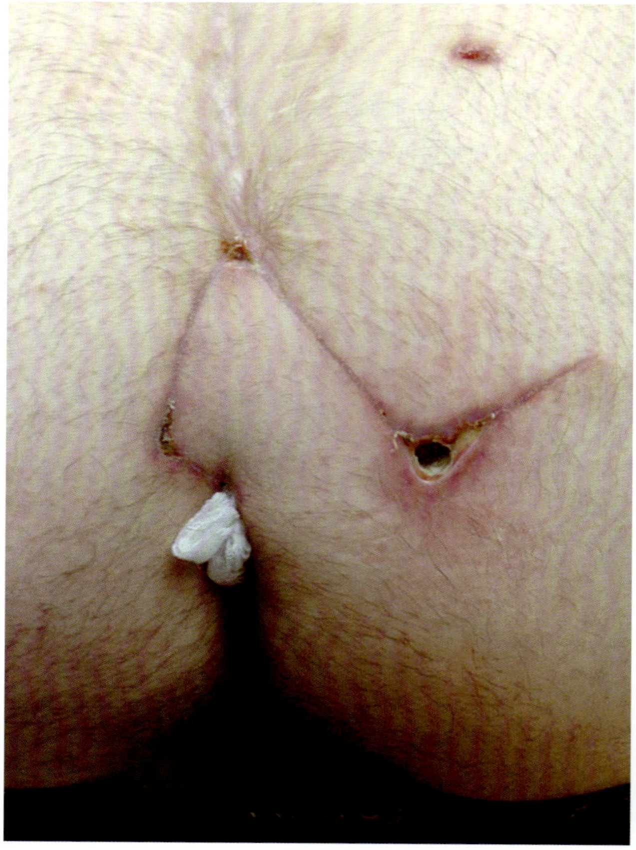

图 17-18 随访过程中常常发现一些轻微创口分离的区域，这些部位需要继续进行基础创口护理

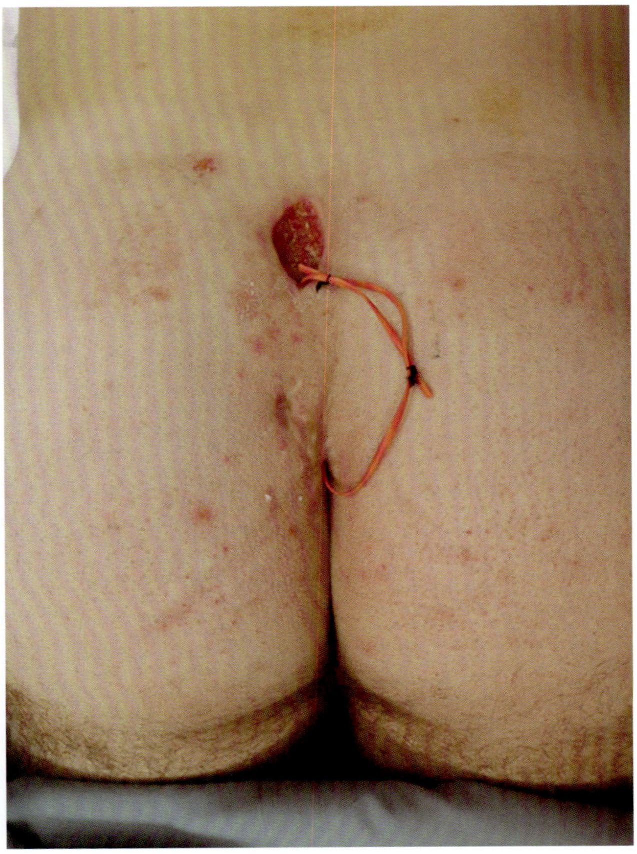

图 17-19　此图展示了一个术后复发导致大的脓肿的病例，这个病例需要引流和清创术。这导致了一个大的病变区域需要处理

开、皮瓣坏死、血肿、切口感染和皮下积液。它们的发生率分别是 4%、0 ~ 2%、1%、3% ~ 5% 和 3%[43-44]，复发率大约是 4%[44]。许多研究比较了 Limberg 皮瓣（LF）、改良 Limberg 皮瓣（MLF）和切除结合一期缝合的治疗效果[45-48]。证据表明 LF 和 MLF 组恢复工作更快、手术部位感染发生率较低、术后复发率低，切口裂开发生率更低。LF、MLF 和 Karydakis 皮瓣技术的比较研究显示，LF 和 MLF 有相似的优势[49-50]，但其他研究显示它们是没有差异的[51]。

疾病复发

鉴于我们已知有很多危险因素倾向于促进藏毛疾病的发生，许多学者开始尝试研究可能预示疾病复发的因素。家族史、增多的窦道数目、较大的腔径和创口一期缝合被发现与较高的复发率相关[52]。有趣的是，吸烟和体重指数大于 25 并不增高复发率[53]。相比较于自发性脓肿破裂的患者，在确定手术之前接受切开引流的患者复发率较低[54]。根据这些线索，在“下班后业余时间”和潜在紧急情况下进行手术被认为和较高的复发率有关[55]。许多关于复发率报道的文章因为缺乏长期随访而被批评。Doll 和同事分析了德国军方成员的数据，并通过电话调查的方式专门研究了复发情况[56]。通过收集更长时间的随访数据，他们能够证明复发率比之前报道的要高 22%。他们观察了术后长达 20 年的复发情况，并建议调查长期预后的研究至少应该有 5 年的随访。

化脓性汗腺炎

背景

化脓性汗腺炎又称逆向性痤疮，是在 1864 年

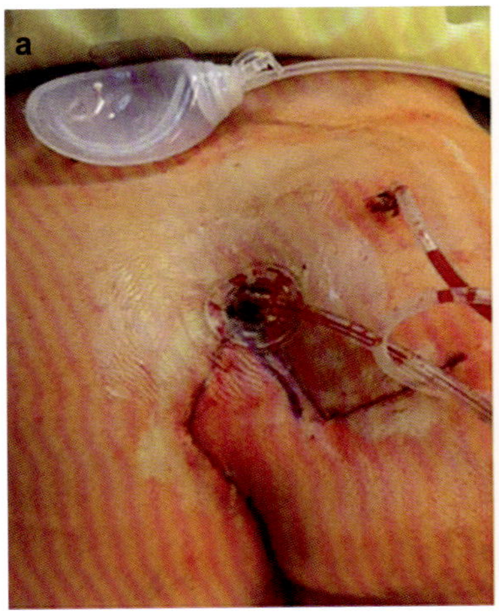

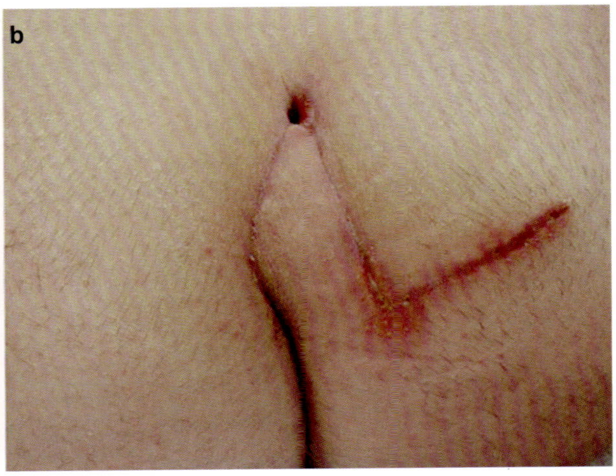

图 17-20　a，b. 此图展示了一个和图 17-19 相似的病例。皮瓣被创建并缝合，应用负压创口治疗的手段处理残留的敞开创口很容易获得了愈合

由 Verneuil 提出的[57]，字面上的意思是指“汗腺炎症并产生脓液”。这是一种发生在皮肤大汗腺分布区的慢性炎症性疾病，这些区域通常包括会阴部、腹股沟、乳房下和腋窝区。结直肠外科医生经常遇到肛周和会阴此类疾病而寻求帮助的咨询。化脓性汗腺炎通过影响罹患该病的患者身心健康而极大地影响了他们的生活质量[58-59]。欧洲相关医师表示，化脓性汗腺炎在所有皮肤病中对患者生活质量影响最大[60]。

根据罗切斯特流行病学项目的数据，化脓性汗腺炎的患病率约为每 100 000 人中有 127.8 人或 0.13%，其在女性中的患病率更高[61]。这可以理解为美国有不到 200 000 的该病患者，其中 93% 的患者年龄在 18 — 64 岁[62]。报道的平均发病年龄为 20 — 24 岁，13 岁发病的患者比例不到 8%[63]。早发性病例似乎与家族史有关。与另一种慢性皮肤病银屑病相比，化脓性汗腺炎患者消耗更多的医疗资源，产生更高的医疗费用[64]。

病因 / 表现 / 诊断

就像藏毛疾病一样，化脓性汗腺炎的病因争论了很长一段时间。它曾经被认为是单纯的大汗腺感染导致的，但现在普遍的共识认为这是不对的。该病的特征是慢性毛囊闭塞导致大汗腺的继发性炎症[65]。初始的诱因被认为是角化过度，导致毛囊闭塞[66-67]。也有人认为毛囊闭塞是由于毛囊支持系统的缺陷造成的[68]。不管怎样，整个毛囊皮脂单元最终的功能失调导致了毛囊破裂并继发了大汗腺的细菌感染。疾病最初表现为开放的粉刺，通常有几个“头”和质软的皮下丘疹[69]。这在许多病例中导致了症状的慢性进行性恶化，包括额外的结节形成、破裂，流出恶臭的黏稠脓性黏液。随着时间的推移，这将导致窦道形成，纤维化皮下瘢痕，并有可能使患肢出现挛缩残疾[69]。

许多可变因素被证明为该病的危险因素。吸烟和肥胖与疾病的发生和低缓解率有关联[70]。有报道显示，胃旁路术后的快速减重使疾病静止，反映出减重和疾病的暂时缓解有关[71-72]。出汗、剃须、除臭剂的使用和摩擦也被作为潜在的加重因素[73]。人们还认为，可能是饮食引发了疾病的恶化（高碳水化合物饮食，牛奶摄入）[74]。

诊断通常是基于普通体格检查，包括皮肤增厚、变硬，形成脓肿，引流窦道的存在，以及身体风险区的挛缩。还应考虑与其他的诊断进行鉴别（表 17-1）。可以通过标本活检在组织学上确立诊断。鉴于疾病有广泛的严重性，有两套分类和分期系统可以用来评估疾病的等级——Hurley 系统和 Sartorius 系统（表 17-2 和表 17-3）。Hurley 系统因为似乎更适于临床而不是研究使用而更常被应用。由于一些对 Hurley 分期系统过于简单的批评，一个法国小组引入了一个潜在的分类系统，它能更好地将化脓性汗腺炎患者分成三种不同表型（表 17-4）[75]。尽管它存在缺点，但 Hurley 系统对于医师给患者做出治疗建议仍是最有意义的。

众所周知，许多共同发生的疾病与化脓性汗腺炎有关。痤疮以及藏毛疾病与化脓性汗腺炎的关联已被大家接受[66]。其他常见的相关疾病包括炎性肠疾病（尤其是克罗恩病）、脊柱关节病、遗传性角蛋白病和鳞状细胞癌[76]。在一些病例中，很难鉴别这些疾病，尤其是当藏毛疾病和克罗恩病累及肛门的时候。所有这些相关疾病的治疗都有相当大的重叠，这并不奇怪。

表 17-1　在化脓性汗腺炎的鉴别诊断中应该考虑到的疾病列表[67]

鉴别诊断中应该考虑的疾病
痤疮
放线菌病
肛瘘
痈
猫抓病
蜂窝织炎
Crohn 病
皮肤芽生菌病
皮样囊肿
腹股沟肉芽肿
丹毒
疖疮
发炎的表皮样囊肿
淋巴结肿大
性病性淋巴肉芽肿
诺卡菌感染
结节溃疡性梅毒
直肠周围脓肿
藏毛疾病
结核性脓肿
兔热病

表 17-2　化脓性汗腺炎的 Hurley 分类描述，可能是临床上最实用的

化脓性汗腺炎的 Hurley 分期系统	
Ⅰ期	脓肿形成，单发或多发，无瘢痕或窦道
Ⅱ期	复发脓肿伴窦道和瘢痕形成，单发或多发，病灶广泛分离
Ⅲ期	遍及整个区域的多个相互连接的窦道和脓肿

表 17-3　Sartorius 评分或分期系统

Sartorius	分期系统 /Sartorius 评分
累及的具体身体部位	每个部位 3 分
结节	每个 2 分
瘘	4 分
瘢痕	1 分
其他发现	1 分
两个病变之间的最长距离	2 ~ 4 分
病变是否被正常皮肤分隔	是—0 分　否—6 分

有些人通过增加疼痛的程度、引流或臭气改良了这个系统。这可能对研究时量化疾病的严重程度更有用

表 17-4　由 Canoui-Poitrine 等提出的潜在或表型分类

潜在分类	表型	受累及区域
LC1	腋窝 - 乳腺	腋窝，乳腺，会阴，腹股沟
LC2	毛囊	耳朵，胸部，背部，腿部，腋窝，乳房
LC3	臀部	臀沟

治疗

对于任何疾病的治疗，重要的是要明确治疗目的和患者对治疗结果的期望，以及他们为了达到期望的结局必须经历什么。以控制疾病为最终目标的药物治疗，配合偶尔的脓肿引流，也许对 Hurley Ⅰ期或Ⅱ期患者是最合适的。相反，Hurley Ⅲ期（图 17-21）患者可能会因为受到疾病的影响太大，以至于希望通过根治性手术过程达到"治愈"。获得最低复发率的最佳方法是积极切除受影响区域内所有的大汗腺组织，这往往需要一个复杂的重建方法 [67]。

药物治疗

有若干种不同形式的药物治疗可以考虑，其中许多药物是通过不同的机制起作用。与单一治疗相比，似乎联合治疗的方式最为成功 [66]。药物治疗的

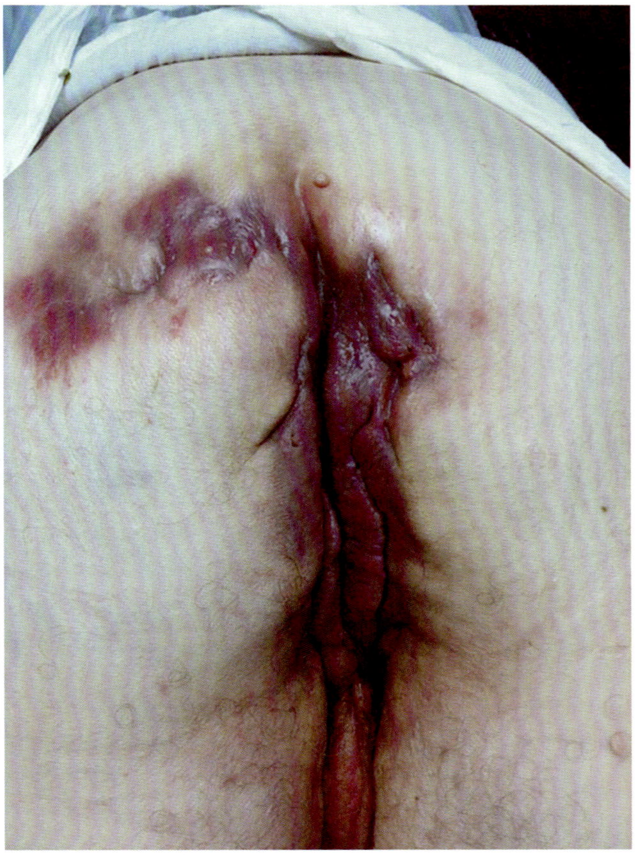

图 17-21　这张图显示了一个 Hurley Ⅲ期的化脓性汗腺炎患者

形式包括抗菌剂冲洗、局部应用抗生素、全身应用抗生素、局部和全身的维 A 酸类药物、抗雄性激素药物、病灶内和全身应用糖皮质激素及免疫抑制药 [77]。口服二甲双胍对于那些对传统治疗无反应的患者也被证明是有效的 [78]。不能长时间全身应用抗生素，以避免继发耐药菌株的选择。虽然细菌感染可能是化脓性汗腺炎的继发事件，但从已经发表的研究中我们可以清楚地看到，持久的、可能是通过生物膜形式的细菌定植对疾病的进展起到了一定的作用 [79]。维 A 酸类药物可能是通过正常化上皮细胞的增殖和分化而起作用的，这一过程可以减少毛囊闭塞的发生 [80]。尽管这些药物对于育龄妇女非常有效，但由于其有致畸风险，必须谨慎使用。有许多关于因使用这些药物而获得治疗成功的报道 [81-82]。虽然抗雄性激素治疗常常被用到（雌激素 / 孕激素组合，非那雄胺、螺内酯），但支持其使用的证据相当薄弱 [83]。

鉴于化脓性汗腺炎与炎性肠病的相关性，一些学者认为化脓性汗腺炎是一个全身性的过程，而且

可以用相似的方法治疗[84-86]。有一些应用肿瘤坏死因子α抑制药治疗化脓性汗腺炎的报道，比如英夫利昔单抗得到了大多数可获得数据的支持[87-94]，也有学者支持使用其他肿瘤坏死因子α抑制药[95]。如果英夫利昔单抗的作用减退或患者对新的药物敏感，那么使用这些更新药物可能是有效的。更新的报道报告了使用光动力疗法[96-97]和强脉冲光治疗[98]获得成功的病例。激光已被用于化脓性汗腺炎的表面局部治疗[99]，并在手术中成为替代手术刀或其他能量装置的工具[100]。

手术/切除治疗

对于不能耐受或不愿接受药物治疗的患者，以及疾病非常严重的患者，手术切除治疗可能是唯一可行的选择。切除治疗是基于广泛切除受累区域内的大汗腺分布组织，是维持低复发率的最佳方法这一前提的。这通常是通过一种将全部受累皮肤及皮下脂肪切除直至筋膜水平的根治性手段实现的。这常常导致一个巨大的缺损，并且无法通过简单的一期缝合得到解决。一般需要行局部皮瓣闭合或刃厚植皮术（图 17-22a-d）以获得足够的组织覆盖伤口，这可能需要整形外科医生的介入。单纯窦道去顶术似乎与高复发率相关。一项被称为 STEEP（应用电外科剥离的保留皮肤组织的切除）的技术被提议作为上述技术的替代手段[101-102]。与“去顶术”相似，这项技术应用金属丝套圈电外科工具切开窦道顶。然后单纯局部切除受累组织，保留窦道底部和周围皮下组织。创口留至二期愈合。这项技术背后的前提是“保留组织”的，并由此引发更快的愈合，改善预后。

有数个病例系列报道了采用不同重建技术的多种根治性切除手术的相关结果[103-105]。任何时候都应该根据疾病的解剖、患者的期望、复发的风险和出现功能限制的可能性来决定选择何种技术。真空辅助封闭装置对那些因创口太大而无法一期缝合的病例有帮助，而且不需要复杂的重建方式[106]。在需要植皮的病例中，人们描述了一个两阶段的方法[107]，首先行根治性切除术，紧接着覆盖以人工真皮。使肉芽组织形成和周围创口收缩，这减少了植皮的需求并提高了移植成活率。在几乎所有的病例中，移植的皮肤必须放置在一个经常运动和有潜在摩擦的区域，这对新移植的皮肤是不利的。也许分期移植的方法减少了移植物的运动，可能会改善效果。

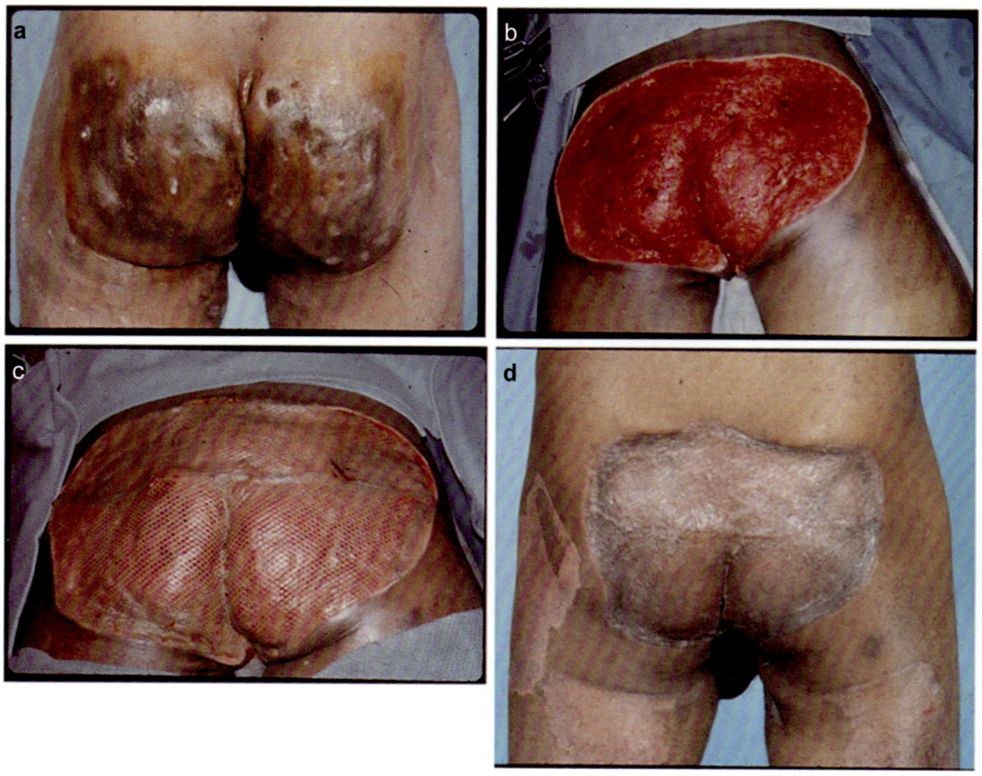

图 17-22 a-d. 这一系列图片显示了一个接受根治性切除和刃厚植皮术的 Hurley s Ⅲ患者

结论

藏毛疾病和化脓性汗腺炎都是慢性炎症性过程，其严重程度多样，但它们总是会致残，并导致患者生活质量实质性降低。虽然治疗这些疾病的过程似乎并不是充满吸引力的，但它肯定会引发患者的感恩。藏毛疾病很常见，而化脓性汗腺炎却很少见，但任何一名结直肠外科医师都可能会治疗许多患有这些疾病的患者。为了保证最佳的治疗方案和效果，关键是要根据疾病的严重程度、疾病的解剖以及患者对风险和预期结果的期望来量身定制治疗建议。

（参考文献参见 www.pumpress.com/home-specific-edu/5599.html ）

第 18 章

皮肤病和肛门瘙痒

Wolfgang B. Gaertner, Genevieve B. Melton 著
邵仟仟 译 林国乐 审校

要点

- 肛门瘙痒是一种皮肤症状，其特点为肛周发痒或烧灼感。
- 肛门瘙痒分为原发性（特发性）或继发性。
- 原发性肛门瘙痒是最常见的肛门瘙痒类型。在继发性肛门瘙痒中，最常见的病因为局部刺激和肛门直肠疾病。
- 所有的慢性肛周皮肤疾病均需要进行详细的病史采集和体格检查，包括既往所行的所有诊断性试验及接受的治疗方式。
- 在复发性或持续存在的肛门瘙痒中，唯一最有价值的诊断性试验为皮肤活检。
- 肛周瘙痒的治疗方式很多。根据循证医学的诊治流程，重点治疗潜在或可疑的病因。

简介

肛门皮肤疾病是一组炎症性、感染性及坏死性疾病，其诊断及治疗具有一定难度。虽然患者通常不会与医务人员公开讨论相关症状，但是这些疾病经常会对其生活质量造成严重影响。患肛周皮肤疾病的患者通常会就诊于不同的医务工作者，包括全科医生、胃肠病学家、皮肤科医生和结直肠外科医生。一些医务工作者，例如初级内科医师不常遇到这类病症，因此制订有效的循证治疗策略至关重要。

1660 年，Samuel Hafenreffer 将“痒”定义为“一种可引起挠抓欲望或反射的不适感”[1]。具体来说，肛门瘙痒被定义为一种皮肤症状，其特点为肛门区域持续性的令人不适的瘙痒感或烧灼感[2]。据估计，肛门瘙痒在一般人群中的发病率为 1%～5%，男性发病率高于女性，其比例为 4∶1，并且最常于 40 — 60 岁间确诊[3-5]。

肛门瘙痒分为原发性或特发性（占全部病例的 50%～90%）和继发性[6]。大量疾病均可引起肛门瘙痒，其中肛周湿疹可能为最常见的病因。因为肛门瘙痒通常有多种病因且为慢性疾病，因此大多数患者症状可持续数年，且接受过大量处方或非处方治疗。恰当的治疗很难获得，并且需要通过详细的评估来明确病因。

肛周症状和体征的病理生理学

痒的感觉是一种由表皮和皮下的无髓鞘 C 纤维介导的表面现象，可分为本体感受性的（C 纤维介导的）、神经病性的（即带状疱疹感染后）和中枢性或神经源性的。长久以来，痒被视为一种疼痛的亚形态。强度假说认为神经元同时被疼痛和引起瘙痒的刺激所激活，但是较弱的伤害感受器活化同样可引起瘙痒[7]。最新证据显示，瘙痒的全部神经生理学比最初认为的要复杂得多。例如，当局部应用较低浓度的致痛原时，他们通常会引起低强度的疼痛而非瘙痒[8]。

Schmelz 等[9]开展的显微神经试验发现了传入 C 神经纤维，它们对组胺敏感，但是对机械刺激不敏感。这些发现支持瘙痒的示踪理论（labeled line theory of pruritus），该理论假设散在的和互斥的传入纤维能够探测到疼痛或瘙痒[10]。这些组胺敏感性 C 神经纤维的刺激证明在一部分脊髓丘脑束神经元中存在中枢性应答[11]。相反，皮下注射的组胺诱导

的瘙痒可激活大脑的多个区域，这表明瘙痒是一种多维感觉，且不存在单一的神经瘙痒中枢[12]。

在生化上，组胺、激肽释放酶、缓激肽、番木瓜（蛋白）酶和胰蛋白酶可试验性地、单独引起发痒。这可以解释抗组胺药物在瘙痒的治疗中缺乏有效性。虽然已发现多个瘙痒介质，但是这些介质的拮抗作用会产生多变的临床结局（表 18-1）。这强烈提示特定的神经通路在外周和中枢水平上参与瘙痒的调节。

人们认为搔抓无法产生充分的反馈来抑制进一步的瘙痒。持续性搔抓会引起皮肤创伤，进而刺激产生更多瘙痒和额外的搔抓；因此，这会导致慢性恶性循环。替代搔抓的其他刺激，例如应用乙醇或辣椒提取物（辣椒碱）产生热、冷、疼或刺感可能会引起负反馈，进而降低搔抓的欲望。

愈合相关性瘙痒也很常见，可由常见的直肠肛门疾病（例如肛裂和痔），以及肛门直肠术后或创伤后引起的炎症应答引发。组胺和多种激肽及前列腺素的释放是该刺激的驱动因素；因此，抗组胺药、局部抗炎药（激素）和局麻药对这些患者有效[13]。

引起瘙痒的神经生理学机制的复杂性以及瘙痒的外周及中枢介质数量的庞大均提示，有效的抗瘙痒策略需要多种方法。

表 18-1　瘙痒介质及相应的抗瘙痒药物

瘙痒介质	抗瘙痒药物
组胺	抗组胺药
乙酰胆碱	多塞平（主要为抗组胺机制）
5- 羟色胺	帕罗西丁，氟西汀（SSRIs）
	米尔塔扎平（5- 羟色胺反向激动药）
	枢复宁（5HT3 拮抗药）
类罂粟碱	纳洛酮，纳曲酮（μ 受体拮抗药）
	纳呋拉啡，布托啡诺（kappa 受体拮抗药）
白细胞三烯	扎鲁司特，弃白通
前列腺素	NSAIDs
P 物质	阿瑞匹坦
TRPV1	辣椒碱
TRPM8	薄荷醇
TNF-α	反应停
GABA	加巴喷丁，普加巴林

SSRI. 选择性 5 羟色胺再吸收抑制药；*TRPV1.* 瞬时受体电位香草酸亚型 1；*TRPM8.* 瞬时受体电位 M8 型；*TNF.* 肿瘤坏死因子；*GABA.* γ- 氨基丁酸；*NSAIDs.* 非甾体类抗炎药；*5-HT.*5- 羟色胺

病因及致病因素

虽然肛门皮肤病的所有鉴别诊断包括大量的炎症、感染性疾病、性传播疾病和肿瘤，但在本章，我们将重点介绍最常见的原发性和继发性病因。

原发性和继发性肛门瘙痒常见的病因包括解剖、饮食、卫生、心理、局部刺激和药物（表 18-2）等。在很多病例中，原发性和继发性病因同时存在，但是细致的病史采集和体格检查有助于发现最重要的致病因素。例如，一名肛门瘙痒的患者可出现肠易激综合征、腹泻和大便失禁。该患者的原发性和继发性病因包括粪便污染、肛门渗漏、焦虑、饮食和卫生；一些病因可能与另一病因直接相关。因此每一个病例均需要个体化，重点关注最重要的致病因素，同时将重叠的不同病因均考虑在内。继发性肛门瘙痒的原因可分为几大类：感染性疾病、皮肤病、系统性疾病和肛门直肠疾病（表 18-3）[3-4]。

若不存在原发性皮肤疾病，通常认为肛门瘙痒有两类可能的病因：①黏液、粪便物质或其他会阴部湿气（例如患尿失禁的老年患者的尿液）；②引起神经源性瘙痒或感觉异常性背痛的骶区神经卡压。

表 18-2　原发性或特发性肛门瘙痒的病因

解剖学因素	肥胖，深裂，多毛症，紧身衣
饮食	咖啡（包括脱去咖啡因的咖啡），巧克力，辛辣的及重口味食物，柑橘类水果，番茄，啤酒，乳制品，维生素 A 和 D 不足，脂肪替代品，摄入大量液体
个人卫生	不良清洁习惯，因其创伤的过度肛周卫生
局部刺激	粪便污染，潮湿，肥皂，香水，局部药物，厕纸，湿巾，乙醇，金缕梅
药物	奎尼丁，秋水仙碱，Ⅳ激素
心理性的	焦虑，神经衰弱，精神错乱，神经性皮炎、神经病变，“瘙痒综合征”

改编自 Stamos MJ，Hicks TC，Pruritus ani: diagnosis and treatment. In Perspectives in Colon and Rectal Surgery，1998, 11（1）:1-20. Thieme Medical Publishers[17]

表 18-3 继发性肛门瘙痒的病因

感染性	
	细菌性
	真菌 / 酵母
	病毒性
	寄生虫
皮肤病	
	银屑病
	扁平苔藓，慢性单纯苔藓
	硬化性苔藓
	接触性皮炎
	特发性皮炎
	局部恶性肿瘤（鳞状细胞癌，Paget 病和博温病）
系统性疾病	
	糖尿病
	白血病，淋巴瘤，真性红细胞增多症
	肝病（黄疸）
	慢性肾衰竭
	甲状腺疾病
结直肠及肛门病因	
	出血（内出血及外出血）
	直肠脱垂（黏膜层及全层）
	肛裂
	肛瘘
	腹泻（感染性，炎性肠病，肠易激综合征）
	分泌性绒毛状瘤
其他	
	放射性皮炎
	便失禁及肛门渗漏
	妇科疾病（外因瘙痒，阴道病，阴道溢液）

虽然有充分的证据支持粪便污染为肛门瘙痒的诱因，但是这更容易产生刺激作用而非变态反应[14]。与身体其他部位的皮肤相比，粪便污染更容易对肛周皮肤产生刺激作用[14]。单独的肛门渗漏常与肛门瘙痒相关，并且与肛门抑制反射相关[15]。焦虑、压力和疲劳，以及性格、应对技巧和强迫症可能会使肛门瘙痒病情恶化[16]。

刺激

肛门瘙痒可由多种物质引起，包括羊毛脂、新霉素、对羟苯甲酸酯、“卡因”类局麻药和某种卫生纸[18]。Bowyer 和 McColl[19] 连续对 200 例肛门瘙痒患者进行研究，并发现局麻药为最常见的诱因。可引起肛周皮肤刺激的来自粪便污染的酶包括脂肪酶、弹性蛋白酶和糜蛋白酶[20]。进一步的皮肤刺激通常由多种不同的治疗手段及过度的卫生措施引起。这会对肛周区域产生致敏作用，随之产生过敏性接触性皮炎或肛周湿疹。

有 6 种常见的食物与肛周刺激和瘙痒相关：咖啡、茶、可乐、啤酒、巧克力及番茄（番茄酱）。在一些病例中，彻底戒断这些食物可使瘙痒在两周内消失[21]。在为期两周的戒断期后，可再次食用相关食物以明确该食物与肛周刺激和瘙痒的相关性，并确定引起症状可能的暴露阈值。

激素引起的瘙痒

尽管局部和全身使用激素均会出现肛门生殖器瘙痒，但瘙痒最常见于激素撤药后的反跳现象[22-23]。局部使用激素仅两周便可引起急性皮炎，外观类似去顶并暴露于空气中的水疱[24]。只有为了获得特定效果时，才可在肛门生殖器区域使用激素。激素的强度和剂量应按计划逐渐减量，目标是从维持剂量将激素完全减停。有大量文件记载局部使用激素可引起过敏性接触性皮炎，且具有种类特异性。换用去羟米松（一种相对不太常用的激素类制剂）可能会缓解症状，但完美的解决方案为撤销所有激素。神经钙调蛋白抑制药（他克莫司和吡美莫司）不会引起上述激素类副反应，且具有显著的抗炎效果。

感染

与瘙痒相关的肛周感染可为细菌性的、病毒性的、真菌性的或寄生虫性的。整体而言，感染常常被描述为肛周瘙痒的罕见病因[25]。但是，越来越多的数据证明真菌感染在肛周瘙痒患者中，真菌感染可能比既往认为得更为流行[26]。

常见的细菌性病因包括乙型溶血性链球菌、金黄色葡萄球菌和微小棒状杆菌[27]，其中乙型溶血性链球菌为儿童肛周皮炎的首要致病因素[28]。金黄色葡萄球菌引起的肛周感染在成人患者中更为常见，并且通常表现为难治性和迁延性皮炎[29]。据报道，红癣（一种由微小棒状杆菌引起的擦烂皮肤的浅表感染）在温热气候下可引起高达 18% 的肛周瘙痒[27]。

真菌感染占继发性肛周感染的 10% ~ 43%[4, 26-27]。白色念珠菌为引起肛周瘙痒最常见的真菌[26, 30]。但是，白色念珠菌通常可在皮肤上繁殖，并且在正常受试者的肛周皮肤上同样可培养出白色念珠菌。皮肤癣菌不常引起肛周瘙痒，但在肛周瘙痒患者中应将其视为致病性的，且一经发现需妥善治疗[27]。

多种病毒性和性传播疾病可表现为肛周瘙痒，包括疱疹综合征、梅毒、淋病、传染性软疣和尖锐湿疣。尖锐湿疣与人乳头状瘤病毒感染（详见“肿瘤”章节）为引起瘙痒的常见原因（图 18-1）。尖锐湿疣易于确诊，且不应与原发性或特发性病因混淆。疱疹综合征的典型特征为疼痛、灼烧感伴红色斑点，可进展为小囊泡并破裂、溃疡，并且可出现继发性感染。尽管寄生虫感染为肛周瘙痒罕见的感染因素，若临床上相符应将其考虑在内。常见的肛周寄生虫包括蛲虫、疥螨和阴虱病[3]。蛲虫为夜间肛周瘙痒及便后肛周瘙痒尤为常见的病因，特别在儿童中。

皮肤病

多种皮肤疾病可表现为肛周瘙痒。这些疾病包括牛皮癣、脂溢性皮炎、特应性皮炎、接触性皮炎、扁平苔藓、硬化性苔藓、慢性单纯苔藓和局部恶性肿瘤。精确的诊断很大程度上依赖全面的病史采集和对肛周皮肤及全身皮肤的体格检查[18]。

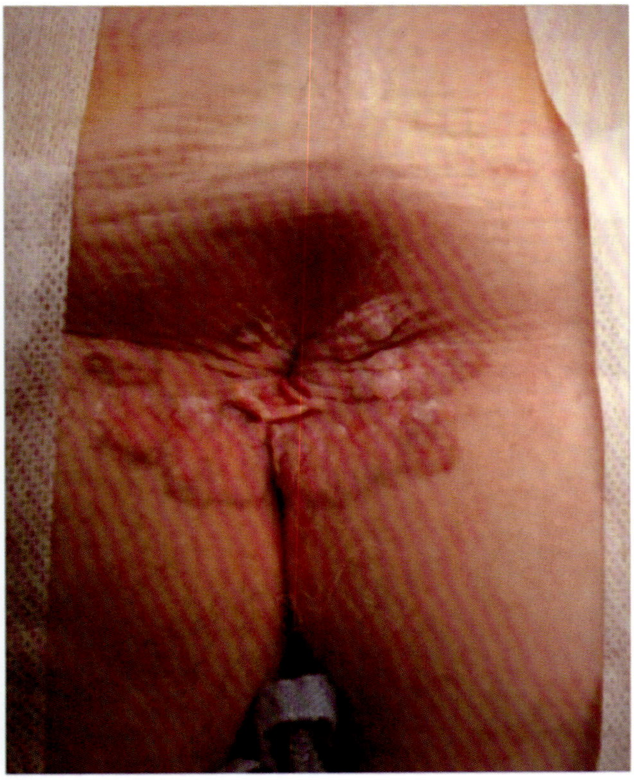

图 18-1　患肛门外尖锐湿疣及肛周真菌感染且表现为肛门瘙痒的患者。尖锐湿疣电灼疗法及抗真菌治疗可有效缓解瘙痒

肛门湿疹可能为肛周瘙痒最常见的皮肤疾病，并且通常认为其最初表现为应用于肛周区域的化学物质和药物引起的接触性皮炎。高达 57% 患肛门生殖器不适主诉的患者均使用过这些物质，其中包括常用的痔疮软膏，其内含强效致敏剂（局麻药、乳香木霜、丁苯羟酸）、带香味的厕纸和肥皂中所含的染料和香料、女性卫生喷雾剂和除臭剂，以及药用滑石粉和皮肤清洁剂[31-33]。肛门湿疹患者更容易患哮喘和花粉症。大多数评估某种变应原在肛门湿疹中所起作用的研究显示，局麻药、氨基糖苷类抗生素和硫柳汞为最常见的致病因子[25, 31, 34]。检测患者的自身产物同样重要，因为一些研究发现这些排泄物很常见且为临床相关的致敏原。虽然人们已经开始关注干的、湿的及回收厕纸的作用，但是设计优良的研究并没有发现厕纸中的成分具有毒性作用[33, 35-36]。

例如，Kranke 等[26]对 126 名假设性诊断（presumptive diagnosis）为肛门湿疹的患者进行为期 4 年的前瞻性研究。所有患者均遵循诊断公式，其中包括用药史、体格检查、生化及分子检测、斑贴试验、直肠镜检查，必要的话还需要行组织活检。大多数患者出现症状的时间超过 1 年。58 例患者（46%）确定患接触性湿疹，且主要的非致病性病因为念珠菌相关的擦烂皮炎，存在于 54 例患者（43%）中。最常见的阳性接触性致敏原为硫柳汞。

特异性皮炎为肛门瘙痒最常见的遗传性病因，人群中发生率占 15～20%。特异性皮炎为表皮屏障功能受损所致。在特异性皮炎患者中，因发生中间丝相关基因突变，中间丝相关蛋白（表皮黏固剂）失效或缺乏[37]。中间丝相关基因完全丢失可见于寻常鳞癣，这是一种与特异性皮炎相关的常见的角化疾病，可发生于臀部和肛周皮肤[38]。银屑病在普通人群中的患病率为 1%～3%，是继发性肛周瘙痒的重要病因，占全部病因的 5.5%～55%[19, 39-41]。

引起肛周瘙痒的其他不太常见的皮肤病包括脂溢性皮炎、扁平苔藓、硬化性苔藓和慢性单纯苔藓。脂溢性皮炎为肛周瘙痒的罕见病因，其特点为会阴部广泛的潮湿红斑[4]。扁平苔藓是一种相对常见的炎性疾病，累及皮肤和黏膜，由细胞介导的免疫应答所致。常在其他疾病进程中出现，例如溃疡性结肠炎、原发性胆汁性肝硬化、丙型肝炎和重症肌无力[42]。病程通常呈自限性，于 8～12 个月后缓解。

硬化性苔藓是一种病因不明的疾病，在女性患者中更为常见，累及外阴并向后扩展至肛周区域[4, 18, 43]。当其出现于阴茎时，则称干燥性龟头炎。慢性单纯苔藓也称为神经性皮炎，是反复搔抓或摩擦引起创伤区域出现的一种继发性皮肤表现。在许多病例中也许无法找出原发性病因，且瘙痒通常呈间断发作，夜间或患者安静状态时为著[44]。

肿瘤

肛周瘙痒可作为皮肤肿瘤的一种不常见的症状，例如湿疣、Paget 病和博温病。尖锐湿疣伴肛门上皮内瘤变是人乳头状瘤病毒感染所致，指的是齿状线和肛门移行带区域出现的癌前改变。虽然在肛门上皮内瘤变患者中尚无针对肛门瘙痒的大型研究[45-46]，但在肛门疣患者中常出现这一症状（图 18-2）。乳腺外 Paget 病（原位皮肤腺癌）罕见，更好发于 60 多岁的白种人，女性患者中更为常见（3～4：1）[47]。肛周区域为乳腺外 Paget 病最常累及的部位，且瘙痒为最常见的症状[48]。一经确诊，通常提示与潜在的顶质分泌或小汗腺腺癌相关。尤其是，与肛周 Paget 病相关的肛门直肠恶性肿瘤所占比例为 33%～86%[48-49]。因此，需要对消化系统、泌尿系统和妇科系统进行全面的检查，以发现可能相关的恶性肿瘤。肛门原位上皮内鳞状细胞癌也称博温病，同样罕见，瘙痒也是其主要症状[50]。

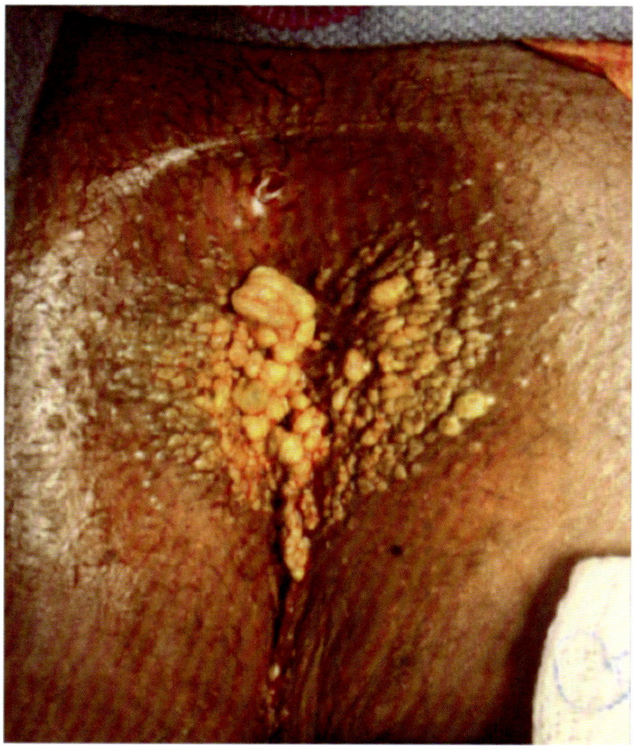

图 18-2 患肛门外尖锐湿疣且表现为肛门瘙痒的患者。尖锐湿疣电灼疗法可有效缓解瘙痒

肛门直肠疾病

痔、皮赘及肛门慢性肛裂为肛门瘙痒患者常见的病理[51-52]。这些疾病单独可引起瘙痒，但是通常伴不同程度的渗漏、脱垂和粪便污染（soiling）。在肛周患者中纠正这些疾病通常是正确的。但是，患者对治疗的反应以及纠正这些疾病会对肛门瘙痒症状产生的影响尚不清楚，仅在一些小型回顾性研究中有所报道[39, 40, 52]。治疗方式包括以办公室为基础的操作性措施（office-based and operative strategies），成功率各异。

例如，Murie 等[52]发现在 82 例痔患者中，瘙痒在年龄、性别匹配的非痔对照患者中更为常见，并且痔得到纠正（结扎法或痔疮切除术）后通常能消除瘙痒。Bowyer 和 McColl[19]报道，在 200 名肛门瘙痒患者中，痔是 16 名患者的独立病因，在另外 27 名患者中，痔是瘙痒的影响因素。有 5 名患者需要纠正渗漏才使症状得以缓解。另外 5 名皮赘患者，在切除皮赘后症状消失。整体而言，很难得知肛门直肠疾病是肛门瘙痒的病因还是影响因素。在大多数瘙痒患者中，需要通过手术治疗避免进一步形成瘢痕或纠正便失禁或渗漏。

系统性疾病

多种系统性疾病与肛门瘙痒相关；但是，确切的致病因素尚不明确。据报道，糖尿病是最常见的系统性疾病。其他经常报道的相关疾病包括肝病、淋巴瘤、白血病、糙皮病、维生素 A 和 D 缺乏、肾衰、缺铁性贫血和甲状腺功能亢进[3-4, 27]。

肛周疾病的诊断

想建立精确的诊断很困难，主要是因为其临床表现通常是非特异性的。这常常导致患者多次就诊于不同领域的数名医生，满意度低下。因此，患者的症状常持续数年，接受过大量处方药和非处方药物治疗[53]。

为了准确描述肛门皮肤疾病的病因，推荐询问患者当前的饮食、当前和既往用药史、过敏史、排便习惯及肛周卫生用品，包括排便后他们常规如何清洁肛门区域。回顾患者的病史非常重要，包括所有肛门直肠病史及手术史。其他相关病史包括既往皮肤感染，尤其是外生殖器的真菌感染、STDs、肛门渗漏及尿便失禁的症状。

强烈推荐包括完整病史和体格检查、生化及微生物检测、直肠镜检查及斑贴试验（包括患者自身产物）的诊治流程（图 18-3）。

体格检查

病变的形态学是诊断的起点，但可能不具有特异性，并且一些疾病可出现不同表现。体格检查还应包括其他相关部位皮肤表现的评估，包括腹股沟、腋窝、臀裂及其他擦烂区或皮肤褶皱处。在随访中，同样应记录这些部位的治疗反应。华盛顿医院根据体格检查结果对肛门瘙痒进行分类：0 级为正常皮肤，1 级为发红和发炎皮肤，2 级出现苔藓化皮肤，3 级出现苔藓化皮肤、边缘粗糙和溃疡[18]。该分类系统在与其他医务人员交流时很实用。

感染

出现肛周细菌性皮炎时，肛周皮肤的典型表现为出现湿润、发亮和边界清楚的红斑疹，且不存在卫星状病变。患者通常不存在上呼吸道症状[28]。慢性感染性肛门排泄物可能导致臀裂区色素沉着过多。这一表现常见于长期患肛门直肠疾病的患者中，包括藏毛窦疾病、肛门直肠瘘和化脓性汗腺炎。红癣常与鳞状的、边界清晰的斑块相关，这些斑块出现于其他擦烂区，最初表现为红色随后变成褐色（图 18-4）[54-55]。当微小棒状杆菌为致病菌时，在伍德灯下病变呈现特征性珊瑚红色荧光。微小棒状杆菌也常出现于身体其他褶皱处（腋下、腹股沟、乳房下皱褶）和指蹼（toe webs）中，且为致病性的[54]。

传染性软疣具有特征性表现，其特点为成片出现的小的、可触及的肉色丘疹，中央有脐凹。整体而言，除继发性真菌感染外，人免疫缺陷病毒（human immunodeficiency virus，HIV）相关性疾病

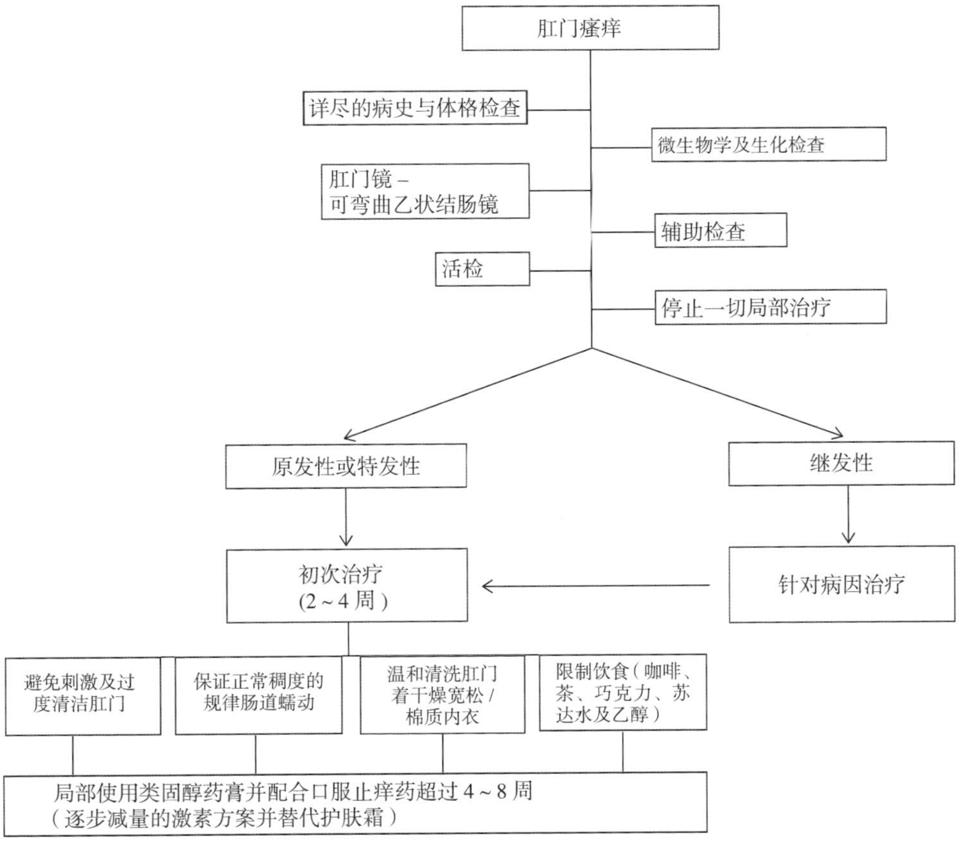

图 18-3　表现为肛门瘙痒患者的诊治流程

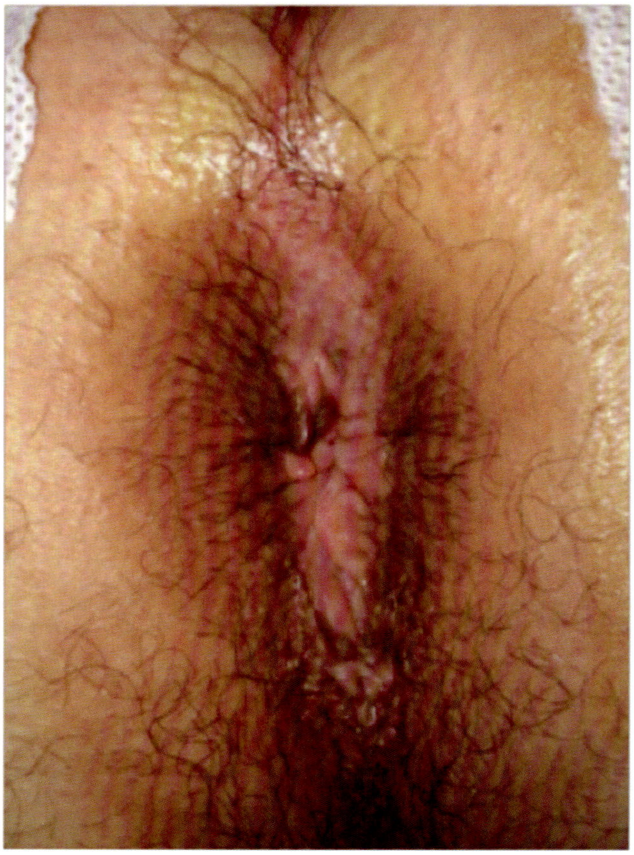

图 18-4 色素过度沉着及肛周皮肤苔藓化出现于红癣患者中

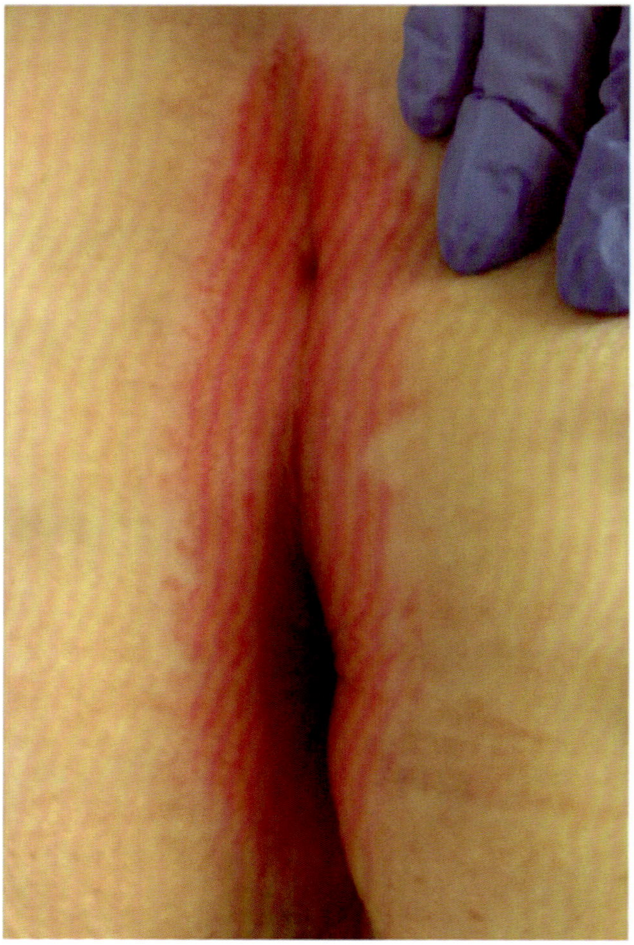

图 18-5 肛门渗液及便失禁患者中的肛周真菌感染。该感染的特点为肛周区域发亮的红斑，且臀间皮肤皱褶呈“蝴蝶状”分布

极少出现瘙痒。肛周真菌感染的特点为发亮的红疹，不伴奶酪样渗出（可见于身体其他部位）(图 18-5)。经过全身抗感染治疗及局部或全身激素治疗后，这些感染可能仍然存在[56]。在常见的肛门直肠疾病（例如痔、肛裂）继发的肛门瘙痒患者中常存在念珠菌感染，且对原发病进行充分治疗后常可消失[57]。皮肤癣菌引起的感染常表现为瘙痒，且与白色念珠菌引起的感染相比，通常认为皮肤癣菌引起的具有致病性[30]。局部使用激素可导致对菌丝直接刮除呈阴性，但常促进皮肤癣菌生长。

皮肤病

肛门湿疹或接触性皮炎的特点为红斑、脱屑和水疱。相似的表现可出现于面部、颈部、手背部及腘窝和肘前窝。特应性皮炎表现为非特异性的弥漫红斑，常伴皮肤表皮脱落的体征。相关表现包括毛发角化病（后二头肌和大腿部呈粗糙砂纸样质地）、摩根皱襞或摩根 - 丹尼线（眼睛下方多余的皱褶）、“sniffers”线（横跨鼻中部的细横褶痕）、荨麻疹和白色皮肤划痕。当缺乏足够的上皮屏障时，由接触剂引起的继发感染和刺激在特应性皮炎患者中常见。

银屑病常表现为界限清楚的、鳞状的、斑片状病变，颜色发红发亮（图 18-6）。典型的病变常见于头皮、肘部、膝盖、指关节和阴茎[18]，但肛周银屑病可表现为独立的病变。在肛周区，由于持续浸渍，病变常界限不清，呈苍白和非鳞状，因此该术语与银屑病相反[4, 18]。在脂溢性皮炎中，过度的肛周湿度为常见的标准，并且应特别注意头皮、胸部、耳朵、胡须和耻骨上区域，因为这些部位经常受累。

扁平苔藓表现为有光泽的平顶苔藓，颜色暗于周围皮肤，通常起病于手腕掌侧及前臂。生殖器及

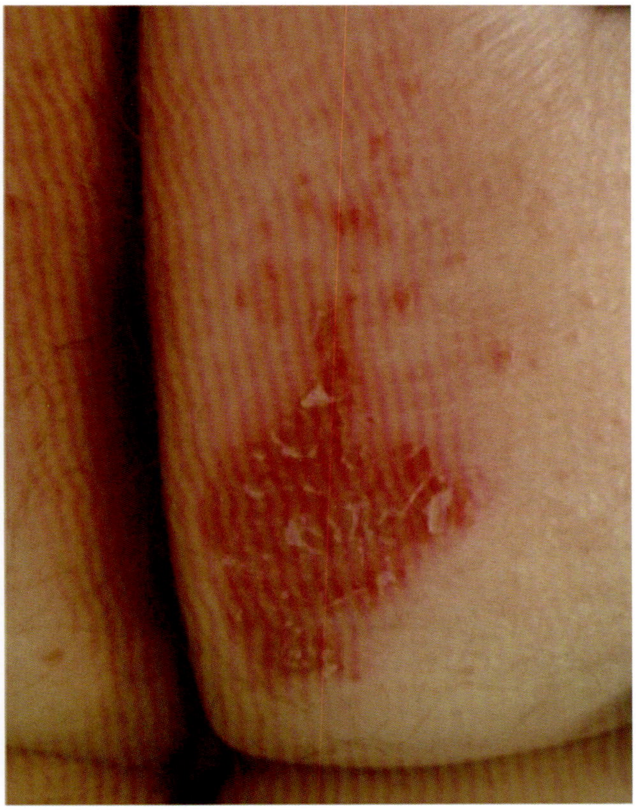

图 18-6 肛周银屑病或银屑病反相表现为分界清楚的、有鳞的、亮红色、扁平状病变

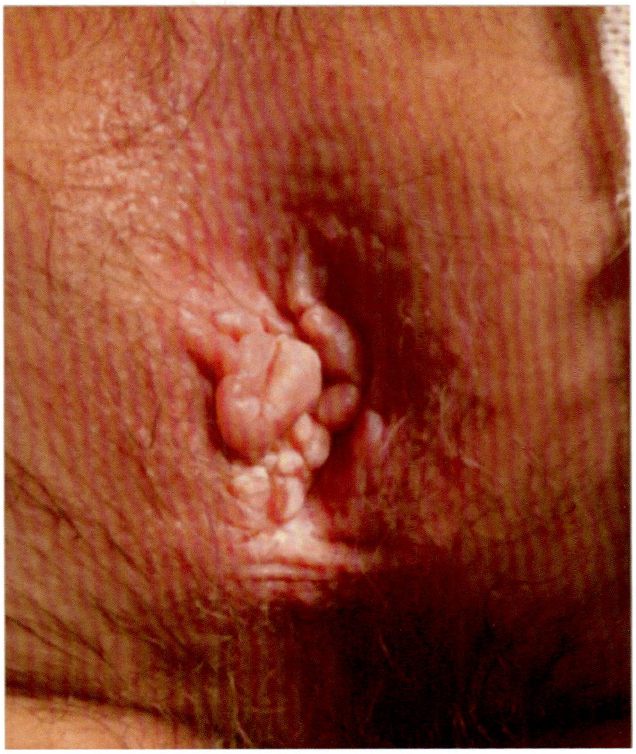

图 18-7 慢性愈合的肛门硬化性苔藓表现为受累区域慢性炎症、坏死及萎缩

黏膜面常常受累[18]。如果将矿物油涂抹于苔藓表面，可出现相互交叉的灰色线条，称为威克姆线条，有助于扁平苔藓的确诊。硬化性苔藓主要累及女性阴部，但通常向后延伸至肛周区域。这一疾病的一期表现为象牙色的、萎缩性丘疹，它们会破裂并暴露于红斑性露肉组织下。该过程非常瘙痒并疼痛。当伤口愈合时，相应区域会被慢性炎症、受累区域的硬化和萎缩所取代（图 18-7）。典型的表现为外阴和肛门周围的白斑[4, 18]。组织学上，这些病变与慢性瘢痕相符，缺乏淋巴细胞界面（图 18-8）[41, 58-61]。因为发展为鳞状细胞癌的风险为 4%～6%，所以所有非应答者或者出现复发的患者均应行皮肤活检以除外恶性肿瘤[27, 62]。对该疾病的治疗无法降低恶性肿瘤的风险[63]。

苔藓化是慢性单纯苔藓或神经性皮炎患者的典型表现。肛周皮肤出现增厚，通常被描述为裂化或结垢。患者通常有肛门直肠手术史且存在慢性伤口或延迟愈合。

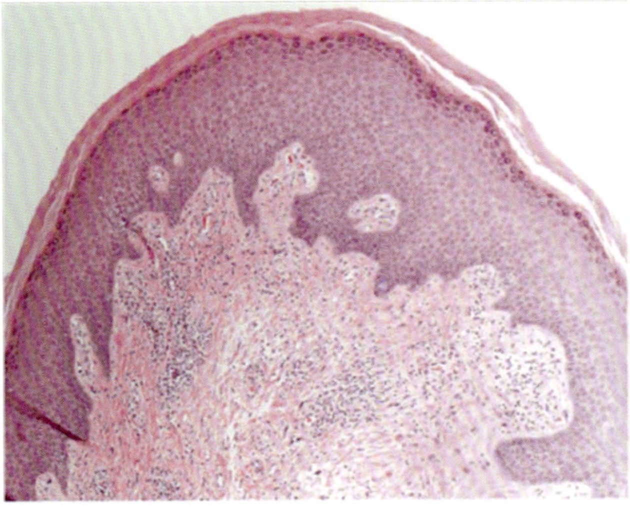

图 18-8 硬化性苔藓的镜下表现显示慢性结痂及缺乏淋巴细胞界面皮炎的体征

肿瘤

皮肤恶性肿瘤（例如 Paget 病和博温病）可表现为轻度皮疹至鲜红色湿疹，这些皮肤表现有时与

硬化皮肤相关。典型的表现为红斑样和湿疹样的肛周斑块（图 18-9）。Paget 病的浸润过程定义尚不清楚。瘙痒和出血为最常见的主诉[48]。其他症状包括疼痛、黏液渗出、肿块和排便困难[64]。

生化检测

若局部治疗失败，怀疑存在系统性疾病后，可进行生化检测。常见的用于除外系统性和感染性病因的实验室检测包括肝肾功、血糖水平、白细胞分类计数、C 反应蛋白和血沉。这些检测在失代偿慢性系统性疾病患者（如肝衰竭和肾衰竭、严重的肛周感染）中最有价值。

微生物检测

肛周皮肤渗出物及感染性材料的培养简单直观，但是若操作不当会具有误导性。感染性材料需要用注射器抽取，并置于无菌容器中。同样，可用拭子来收集标本，但这不是最理想的选择。培养用标本需要置于恰当的介质（厌氧的、细菌性的、真菌性的和病毒性的）中并立刻冷藏。病毒培养需要在冰上进行。囊性病变中的液体应用拭子从去顶病变的底部取样并置于细胞培养基上，若怀疑带状疱疹，还可将标本置于载玻片上行细胞学涂片检查[65]。如果需要对拭子进行润滑，应使用生理盐水，因为常规的水溶性润滑剂对于包括淋病双球菌在内的一些生物体而言是细菌性的。进行真菌培养时可采用皮肤刮除术。刮除术同样可用于检测 KOH 制剂中的菌丝，但是由于缺乏训练有素且经验丰富的操作人员，该项检测很少开展。为了确保标本处理和检测恰当，在获取标本前与实验室人员和护理人员（临床病房或手术室）就合理的安排进行讨论是很重要的。

在腹泻患者中，对三份不同的粪便标本进行细菌培养及寄生虫和虫卵培养很有帮助。在可疑或确诊链球菌或葡萄球菌所致的肛周感染患者中，鼻拭子或喉拭子很少检测到致病菌，因此无须进行此项检测[42]。若怀疑蛲虫感染，可在清晨行玻璃纸或苏格兰胶带测试，若发现成虫或虫卵可确诊[4]。

斑贴试验

存在大量食物或药物相关性过敏原的患者是斑贴试验的良好受试者。当医务人员对肛周皮肤病特别感兴趣时，皮肤病咨询会很有帮助。作为诊断流程的一部分，在临床可疑肛周湿疹患者中开展的前瞻性研究中，Kranke 及其同伴[26]发现斑贴试验在 57% 的患者中（33/58）具有确证性：至少一项变态反应阳性（表 18-4）。检测患者的自身产物也很重要，因为这些是肛门瘙痒的重要病因[1, 26]。

内镜评估

所有肛门瘙痒患者均应行肛门镜检查和可屈性乙状结肠镜检查。对于患肛门直肠病变和炎性肠病的患者而言，这些检查尤为重要。对于年龄上具备结直肠癌筛查的患者，以及便血、缺铁性贫血和结直肠癌家族史阳性的患者，可行全结肠镜检查。

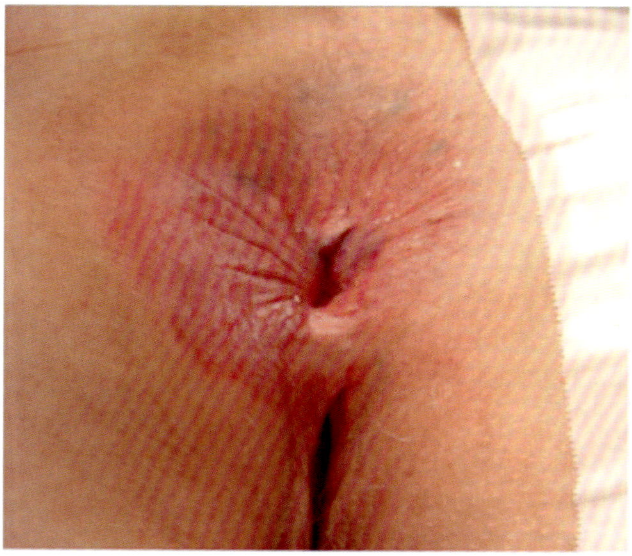

图 18-9 表现为肛门瘙痒的肛周 Paget 病

表 18-4 58 名可疑过敏性接触性肛门湿疹患者的斑贴试验结果[26]

接触性过敏原	N（%）
硫柳汞	11（19）
患者自身产物	6（10）
秘鲁香胶（秘鲁香酯）	5（9）
爱美高	3（5）
羊毛脂醇	3（5）
硫酸镍	3（5）
芳香剂 / 香水	3（5）
利多卡因，苯佐卡因	2（3）
蜂胶	1（2）
新霉素	1（2）

活检

对治疗无应答或可疑恶性的皮肤病变需要行活检。在原发性肛门瘙痒患者中，这是最具价值的单项检测，对紧邻病变的正常皮肤也应行活检。对于临床可疑的诊断，应向皮肤病理学专业的病理学家进行特定的咨询。使用无菌包装内各种尺寸的 11 号刀片或皮肤凿刀（Keyes 皮肤凿）可方便地进行活检。用硝酸银或局部凝血酶为基础的止血药可有效控制出血。

以循证医学为基础的治疗

在实践中，肛门皮肤疾病的治疗因为种种原因极具挑战性。这些疾病经常藏匿于身体的私密部，因此患者往往出现疾病进展才就医。此外，肛门瘙痒治疗相关的 A 类证据数量有限。

治疗目标

任何形式的肛门皮肤炎的治疗目标均为快速缓解症状、治愈皮肤炎和预防复发。通过避免接触过敏原和刺激物，以及治愈潜在的肛门直肠疾病或症状，可在很多患者中长期预防病情复发。在治疗选择上，需要将不同的致病因素考虑在内：接触刺激、过敏性接触、感染、原发性炎性疾病和肿瘤。从患者初次就诊开始，就应对潜在的肛门直肠疾病（出血、肛瘘、失禁等）进行治疗。

原发性肛门瘙痒

由于原发性或特发性肛门瘙痒更为常见，推荐采取一般性治疗。这在超过 90% 的患者中均有效[6]。该治疗策略重点在于重建理想的肛门卫生状况，并确保不存在引起症状的潜在疾病。治疗应该从避免刺激物开始，例如肥皂、乳液、霜、香粉、药用婴儿湿巾及任何含金缕梅的产品。患者必须知晓如何避免对肛周皮肤造成进一步创伤，例如搔抓、使用干厕纸和搓澡。推荐使用湿厕纸、棉球或柔软的、无香非药用婴儿纸巾轻柔地将皮肤擦拭干净。一般来说，应避免所有类型的婴儿纸巾，尤其是怀疑接触性皮炎和特应性皮炎时。原发性肛门瘙痒初期治疗的重要部分为避免潮湿和保持肛周区域干燥。患者应避免穿紧身的、含合成材料的内裤，还可使用一小片棉花或卸妆棉来吸收过多的水分。简单地用吹风机的冷风是肛门清洁后保持肛周皮肤干燥的另一种方法。Unscented Dove ®（Unilever，London，UK）不含传统香皂，是理想的沐浴品。患者保证正常稠度的规律肠道蠕动也很重要。肛周皮肤避免渗漏和粪便污染尤其有效。推荐摄入不含过多液体的高纤维膳食，以及按需正确使用氯苯哌酰胺或消胆胺。正如本章前文所述，在大多数肛门瘙痒患者中，强烈推荐两周内摄入不含“高危”饮食成分（例如咖啡、茶、巧克力、苏打和乙醇）的剔除食谱。Smith 等[39]报道，剔除食谱可使 48%（27/56）的患者的症状部分或完全缓解。

在 4 ~ 6 周初期治疗无效的患者中，应将注意力直接放在除外继发性肛门瘙痒的多种潜在病因上。若无法发现继发性病因，推荐进行局部治疗（表 18-5）。在确保一般性治疗和适当的肛门卫生后，局部激素治疗是安全有效的治疗选择。胰腺局部治疗方法包括含低强度局部激素的制剂（例如 1% 的氢化可的松），使用周期不可超过 8 周。在一项双盲随机分组试验中，11 名原发性肛门瘙痒患者接受为期 2 周的 1% 的氢化可的松或安慰剂治疗，在接下来 2 周接受与前两周相反的治疗[67]。在治疗之间有 2 周的洗脱期。接受 1% 的氢化可的松可使瘙痒的 VAS 评分降低 68%，且 75% 的患者生活质量得到显著提高。应避免强效或广泛使用局部激素，因为这会导致皮肤萎缩、感染和肛门瘙痒恶化（图 18-10）[18, 27]。在 44 名原发性肛门瘙痒患者中对辣椒素进行随机研究[68]。这一局部制剂可降低 P 物质水平（一种触发痒感和烧灼感的神经肽）。局部辣椒素（0.006%）使 70% 的患者症状得到缓解，相比而言，在接受安慰剂（1% 薄荷醇）治疗的患者中，只有 2% 症状缓解。

大多数伴中度症状和微小皮肤改变的患者对低剂量局部激素或局部辣椒素应答良好。这些制剂可夜间或早上沐浴后使用。若使用局部激素，应恰当地设置激素减量方案，并且最后涂抹防护脂如 Calmoseptine®（Calmoseptine，Inc.，Huntington Beach，CA）。慢性肛周皮肤病变的患者应用中等强度或高强度激素治疗（表 18-6）。需要向患者强调高强度激素的使用期不应过长，通常是 4 ~ 8 周。一旦皮肤开始正常化，患者可转为小剂量激素治疗，并通过 2 周逐渐减量直至全部减停。

表 18-5　用于治疗肛周皮肤炎的已上市最常见的局部产品[66]

活性成分	商品名
单药活性成分	
氢化可的松	Procto-Kit，DermoPosterisan
三苄糖苷	Borraza-G
辛可卡因	Dolapostern
三硝酸甘油酯	Rectogesic
类固醇 + 局麻药	
氢化可的松 + 普莫卡因或辛可卡因或利多卡因或苯佐卡因 + 阿米卡因 + 七叶灵	Pramosone，Proctofoam，Proctocream-HC，Proctosedyl，Xyloproct
泼尼松龙 + 辛可卡因或 + 地索奈德 + 利多卡因 + 肝素 + 维生素 A 和 E	Scheriproct，Cirkan
双氟可龙 + 利多卡因	Neriproct
氟轻松醋酸酯 + 利多卡因	Jelliproct
氟轻松醋酸酯 + 利多卡因或辛可卡因	Doloproct，Ultraproct
氟轻松醋酸酯 + 利多卡因（+ 薄荷醇 + 铋粉）	Synalar Recta
类固醇 + 抗生素 / 防腐剂	
氢化可的松 + 苯甲酸苄酯 + 秘鲁香脂 + 铋 + 锌伴或不伴间苯二酚	Anusol-HC
类固醇 + 局麻药 + 抗生素 / 防腐剂	
氢化可的松 + 辛可卡因伴新霉素 + 七叶灵或新霉素	Proctosedyl
局麻药 + 抗生素 / 防腐剂	
辛可卡因 + 聚甲酚磺醛	Faktu
其他复合物	
三甲丁酯 + 鲁斯可皂甙元	Proctolog
秘鲁香脂 + 铋 + 锌	Anusol
氢化可的松 + 大肠杆菌悬浊液	Posterisan
氢化可的松 + 苯肾上腺素 + 石蜡油 + 鱼油	Preparation H
利多卡因 + 角菜酸盐 + 锌	Titanoreine

根据巴西、法国、德国、日本、英国和美国的 IMS 数据，2011 年产品处方数量＞10000[66]

在初始治疗阶段，推荐使用无刺激清洁剂，尤其当患者无法直接沐浴时。用棉球蘸取稀释的白醋（一汤勺兑 8 盎司水）是价廉物美的非肥皂类清洁剂。在肛周皮肤潮湿和患肛门瘙痒的患者中，我们倾向于使用茶树油，这是一种具有抗细菌和真菌特性的精油。患急性中度至重度肛周皮肤病变的患者可接受 Berwick 染料（结晶紫 1%+ 碱性亮绿 1%+95% 乙醇 50%+ 蒸馏水 100%），用吹风机吹干，随后表面覆盖安息香酊作为屏障，再用吹风机吹干。如果仅用清水来清洁，这种局部治疗可持续数日，并可迅速缓解症状，使得破损的皮肤再度上皮化。在肛周皮肤应用 Berwick 染料对于肛门直肠术后出现的肛门瘙痒尤为有效。

应避免搔抓或清洗时过度用力引起皮肤破坏或撕碎。局部联合全身治疗比单独治疗效果好。多塞平（局部用药及口服）和安他乐是降低或消除瘙痒的有效成分。多塞平是一种三环抗抑郁药，兼具抗 H1 和抗 H2 活性。安他乐是一种强效 H1 受体反相激动药，与口服多塞平相比具有相同的抗瘙痒效果，但是镇静效果更强[70]。虽然中枢作用制剂（例如加巴喷丁和帕罗西丁）在尿毒症患者和胆汁淤积患者中显示具有抗瘙痒效果[71]，但其在肛周瘙痒患者中的有效性研究尚未开展。我们的经验显示，加巴喷丁对重度难治性肛门瘙痒患者极为有益。患者可能无法意识到夜间搔抓，这在许多原发性肛门瘙痒病例中为重要的致病因素。因搔抓欲望而在夜间醒来的患者应轻柔地清洁肛周皮肤，并再次涂抹隔离软膏。

对于难治性病例或原发性肛门瘙痒，皮内注射亚甲蓝能产生一定效果（图 18-11）[27, 72]。有假说认为症状改善的机制是通过破坏神经末梢实现的。治疗方式最初由 Eusebio 及其同伴提出[72]，患者在手

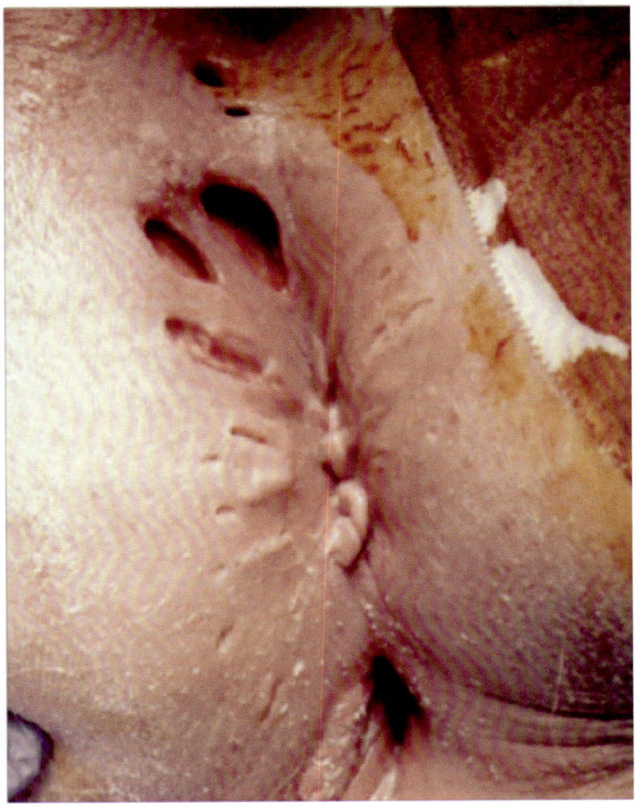

图 18-10　在一名使用激素长达 8 年的患者中，继发于肛门瘙痒的慢性皮肤改变（萎缩和溃疡）左臀部感染

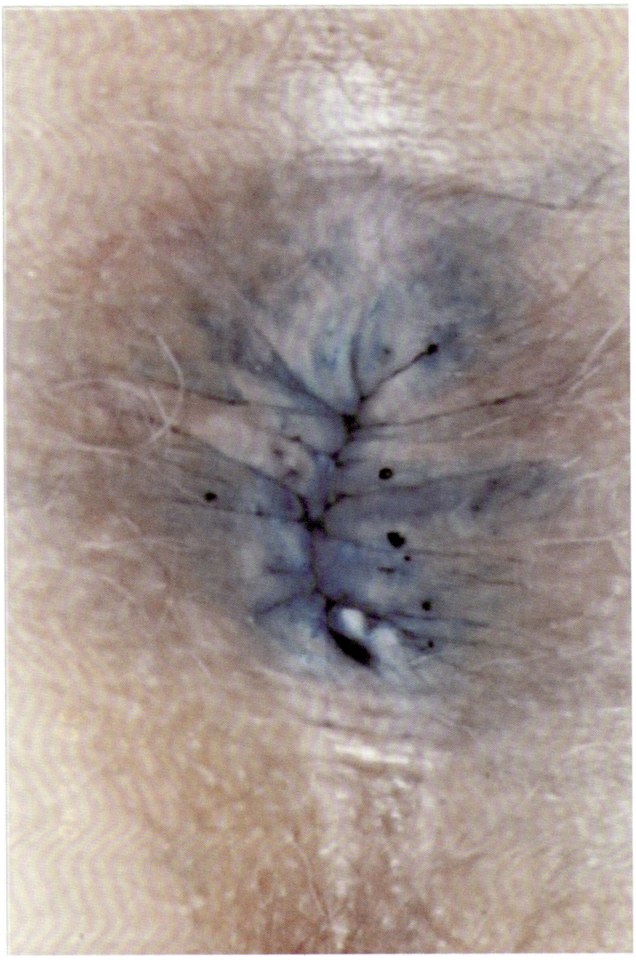

图 18-11　甲基蓝用于治疗严重性难治性特发性肛门瘙痒。Courtesy of C.O Finne，St Paul，MN.

表 18-6　局部激素的相关强度

第 1 组（最强）
二丙酸倍他米松 0.05%（Diprolene®）
丙酸氯倍他索 0.05%（Temovate®）
第 2 组
去羟米松 0.25%（Topicort®）
氟轻松醋酸酯 0.05%（Lidex®）
第 3 组
戊酸倍他米松软膏 0.1%（Valisone®）
曲安奈德 0.5%（Aristocort®）
第 4 组
去羟米松 0.05%（Topicort LP®）
氟氢缩松 0.05%（Cordran®）
第 5 组
戊酸倍他米松乳膏 0.1%（Valisone®）
氢化可的松丁酸酯 0.1%（Locoid®）
曲安奈德 0.1%（Kenalog®）
第 6 组（最弱）
二丙酸阿氯米松 0.05%（Aclovate®）
氢化可的松 1%

Finne CO，Fenyk JR，Dermatology and pruritus ani. In:Fleshman JW，Wolff BG，editors. The ASCRS textbookof colon and rectal surgery. New York: Springer；2007.p. 277-294）[69]. © Springer

术室处于深度镇静下，在肛膜及肛周区行皮内及皮下注射 30 ml 0.25% 的布比卡因伴 1：200 000 肾上腺素混以等体积 0.5% 的利多卡因。此后，在同一部位用 25-G 脊髓穿刺针注射 20 ~ 30 ml 0.5% 的亚甲蓝。21/23 的患者上报短期及长期疗效很好。但是，作者报道有 3 名患者出现了全层皮肤坏死。Mentes 等[73] 在 30 名难治性原发性肛门瘙痒患者中采用类似的技术。患者在未行局麻或深度镇静状态下，行皮内或皮下注射 7 ~ 8 ml 2% 甲基蓝和等量 0.5% 利多卡因的混合液。对于在 1 个月随访期时仅出现部分应答的患者，可接受“补救治疗”。在 1 个月时，80% 的患者症状消失。5 名患者行额外的“补救”注射，其中 4 名患者症状完全缓解。没有上报重大并发症或皮肤坏死病例。患者认为这归功于注射体积较小。

继发性肛门瘙痒

感染

肛周区域的细菌感染应接受全身抗感染治疗。如果尚未确定特定制剂，抗生素应覆盖革兰氏阳性及革兰氏阴性球菌。静脉抗生素在金黄色葡萄球菌感染中尤为有效[74]。当难治性肛门瘙痒患者中细菌培养提示白色念球菌生长时，应给予抗真菌治疗，尤其是在免疫抑制患者中，包括糖尿病患者及近期接受全身激素或抗生素治疗的患者[27]。口服氟康唑（大扶康）2～3 周和局部应用 1% 卢立康唑联合治疗疗效显著。同样，若在肛门瘙痒患者中出现皮肤癣菌，同样需要对相关的真菌感染进行妥善治疗[27]。红癣的治疗包括全身抗感染治疗，代表性治疗方案为琥乙红霉素 250 mg qid，为期 10 d。四环素可作为次选方案[54-55]。在细菌性肛周皮炎患者中，磺胺嘧啶银是一种有效的局部制剂，尤其是对于出现溃疡和皮肤开裂的患者，因为磺胺嘧啶银具有润滑作用，并可促进再上皮化。值得注意的是，当全身抗感染治疗及抗真菌治疗基础上给予局部治疗时，主要用于缓解症状而非作为首要的抗细菌或抗真菌制剂。

皮肤病

对于肛门湿疹，欧洲及美国过敏、哮喘及免疫学指南推荐将基础皮肤护理作为初始治疗。治疗成功的关键包括避免过敏原、刺激物及紧身内裤，自由行温水坐浴以感到舒适，在其他时候保持受累区域干燥。正如上文所述，推荐在沐浴时用肥皂代用品（例如 Dove）轻柔但全面清洗肛周区域[75]。若上述方法全都失败，推荐使用为期 2～3 周的轻度至中度局部糖皮质激素。有一项小型、双盲随机对照研究对比了局部激素与安慰剂的有效性，结果显示局部激素疗效优于安慰剂[66]。在肛门湿疹患者中，局部神经钙蛋白抑制药（例如他克莫司和吡美莫司）同样可有效减轻炎症及瘙痒，还可避免皮肤萎缩。在 53 名慢性特发性肛门瘙痒患者中开展了两项局部他克莫司 0.1% 与安慰剂的随机对照研究，结果显示在长达 6 周的随访期内，局部他克莫司 0.1% 均能显著缓解症状[76-77]。其中一项研究通过皮肤病生活质量指数调查问卷显示，接受局部他克莫司 0.1% 治疗无法显著改善生活质量[77]。尽管系统性 γ 干扰素和窄谱 UVB 治疗在特应性皮炎及胆汁淤积和尿毒症患者中均能产生满意的疗效[78-79]，但在肛门瘙痒患者中尚无相关证据。重要的是，在接受多种治疗或长期治疗后仍失败，应怀疑细菌及真菌感染。

特应性皮炎的治疗应从提供屏障，例如 Vaseline ®（白凡士林 USP）或 Calmoseptine ®（Calmoseptine，Inc.，Huntington Beach，CA）、使用抗炎药物（全身或局部）及抗瘙痒药物开始。银屑病无法根治，但是使用轻度局部激素类制剂（如 1% 氢化可的松软膏）可使症状得到良好控制。脂溢性皮炎对 2% 硫黄伴 1% 氢化可的松或咪康唑乳液应答良好[80]。保持肛周区清洁干燥对于治疗成功至关重要。

硬化性苔藓应用局部激素进行初始治疗。短期（4～6 周）应用强效局部激素乳膏（例如氯氟美松 0.05%），继而用较弱效的皮质醇乳膏进行维持治疗。全身激素治疗仅适用于极度严重的病例[18, 42]。对于强效糖皮质激素治疗失败或存在激素治疗禁忌证的硬化性苔藓患者而言，局部免疫抑制药是有效的替代方案[81]。维 A 酸及睾丸激素乳膏治疗在特定病例中有效[28, 43]。对于存在隆起性病变或无法愈合的溃疡患者，需要定期进行随访，这有助于解释部分患者但外阴及肛周病变的表现永远不会消失，尽管症状已得到缓解[43]。慢性单纯苔藓或神经性皮炎的治疗应从局部激素开始，来减轻炎症并打破瘙痒 - 搔抓 - 瘙痒循环。抗组胺软膏、多塞平或辣椒碱软膏是局部激素的有效替代品。在局部激素疗效不佳的患者中，局部阿司匹林（乙酰水杨酸）/ 二氯甲烷或免疫调节剂（例如他克莫司）疗效满意[44]。

肛周 Paget 病需要广泛的局部治疗。显微镜下切缘足够干净及除外浸润性疾病对于避免临床复发非常重要[82]。皮肤边缘阳性患者术后常出现复发；因此，术前及术中计划应就标本部位及方向与经验丰富的病理学家进行详细讨论。浸润性疾病应行经腹会阴切除术，若切缘阳性需要再次切除。软组织及皮肤重建通常需要 V-Y 臀部皮瓣，需要整形手术的辅助。让患者知晓有可能行根治性切除、对切缘及吻合口行延迟再切除非常重要。疾病复发很常见，并且在初始治疗后十年内均可发生[18]；因此，必须行规律及长期的随访。

系统性疾病

在控制不佳或恶化性系统性疾病的肛门瘙痒患者中，应对潜在疾病进行适当治疗。有时，肛门瘙痒可作为肝衰竭及糖尿病的外在表现症状。适当的皮肤清洁、使用局部保护剂以及抗瘙痒药物是治疗的最重要部分。据报道，西咪替丁（甲氰咪胍）可消除由淋巴细胞增多症和真性红细胞增多症所致的瘙痒。在我们的经验中，多塞平和加巴喷丁在系统性疾病引起的肛门瘙痒患者中同样有效。这些患者中的慢性瘙痒同样可导致苔藓化和继发感染。应保证适当的全身抗感染及抗真菌治疗。

总之，肛周皮肤疾病包括各种各样的诊断，需要全面及分级诊治流程。这些疾病比既往文献估计的发病率更常见，主要因为患者就医时感到尴尬，以及特发性病因的易复发性和长期性。患难治性原发性肛门瘙痒的患者应当意识到疾病的慢性特征，将治疗重点置于控制症状而非消除症状。患者还应理解可能需要对复发性疾病进行治疗。

（参考文献参见 www.pumpress.com/home-specific-edu/5599.html）

第19章

性传播感染

Cindy Kin, Mark Lane Welton 著
邵仟仟 译 林国乐 审校

要点

- 对于筛查沙眼衣原体感染和淋病双球菌感染，核酸扩增试验优于培养。最好的标本为来自女性阴道或宫颈内拭子以及男性的第一次尿液标本。
- 除生殖器外，沙眼衣原体感染和淋病双球菌的核酸扩增试验可用于直肠和口咽标本，以增加检测的敏感性。
- 若淋球菌感染经标准化抗生素治疗后出现可疑失败，需要行培养来评估抗生素敏感性。
- 与非溃疡性 STIs 患者相比，引起直肠或生殖器溃疡感染的男性和女性患者出现 HIV 感染的风险增加。
- 确诊的梅毒患者应行 HIV 检测。HIV 患者应定期行梅毒检测。
- 对于 STIs 高危人群，应在评估病情时便开始对直肠炎进行经验治疗，而不应等待检测结果，并且应包括淋病、衣原体 / 性病性淋巴肉芽肿和生殖器疱疹的治疗。
- 单纯疱疹病毒是男男性行为者中直肠炎的常见病因，且常不表现为可见的外溃疡。

简介

本章将讨论结直肠外科医生可能遇到的性传播感染（sexually transmitted infections，STIs）。临床医师必须对 STIs 保持高度怀疑，以避免延误诊断或误诊。应真诚地讨论患者的性经历，来指导 STI 检测和经验性治疗。

相当一部分 STIs 患者完全无症状。整体而言，7% 的男男性行为者（men who have sexwith men，MSM）在接受 STI 筛查检测时，至少一种感染阳性。上报 STI 暴露的无症状的 MSM 有 17% 的机会存在至少一种 STI 阳性。HIV 阳性且患 STI 的 MSM 表现为无症状的概率为 HIV 阴性 MSM 的两倍[1]。

“性传播疾病”和“性传播感染”为可互换的术语，但是后者被越来越多地采用，以强调感染有可能不会引起疾病症状，也不会导致疾病进展。例如，人乳头瘤病毒感染可能不会发展为宫颈癌或肛门癌。该术语相对不带侮辱色彩，因此可能使得检测率增加。

本章将讨论 STIs 的诊断及治疗，以及感染的危险因素和与感染相关的公众健康问题。

无症状高风险患者的筛查指南

接触性 STIs 的首要危险因素为高风险性行为。其他危险因素包括溃疡性 STIs 感染和 HIV 血清阳性。MSM，尤其是参与无保护肛交的个体，代表了 STIs 最高风险的人群，应当定期进行 STIs 的通用检验。高风险性交网络里的人（例如性伴侣不固定者）患 STIs 的风险同样很高，并且应当行 STIs 的通用检验。通用检验的政策有助于组织 STIs 在这些网络中继续传播[2]。

此外，MSM 和其他包括妓女和性伴侣不固定者在内的高危人群应当对肛门直肠、口咽部和泌尿生殖部位行 STIs 的通用检验（主要是衣原体和淋病），因为在 MSM 和高危女性中，孤立的非泌尿生殖道感染占感染的大部分。通过在多个解剖部位进行检测，超过 10% 的 MSM 存在衣原体感染，6%

的 MSM 存在淋病，而分别有 7% 和 6% 的女妓和嫖客存在衣原体感染和淋病。考虑到大多数感染为孤立的非泌尿生殖系感染，保密治疗无法合理控制这些感染传播[3]。

有症状患者的筛选指南

STIs 的症状包括疼痛或无痛性肛周或生殖器病变，直肠、阴道或尿道分泌，或直肠炎。表 9-1 详述了可疑的病因、推荐的检测及不同症状的经验疗法。

肛周或生殖道病变

累及肛门及肛周皮肤的病变或其他症状很容易误诊为其他疾病，例如肛裂或出血性疾病，继而延误了恰当的治疗。肛周皮肤病变还可能误诊为肛周瘘或肛周脓肿、毛囊炎、汗腺炎或肛门瘙痒。患者（及部分医师）可能会认为肛门区域的任何不适均可能是出血引起的，因此未经确诊便开始对出血进行经验性治疗。因此，当评估任何肛门直肠不适时，有必要至少应对肛周皮肤及肛管进行视诊。若患者可以耐受，还应用肛门镜行肛门指诊。

在性活跃年轻患者中的生殖道病变最有可能由生殖器疱疹或梅毒引起。相对少见的软下疳和腹股沟肉芽肿同样可能为生殖器溃疡的病因。患者应行梅毒血清学试验和 HSV 培养或 PCR，以及 HIV 检测。开始应对最可能的病原体行经验性治疗。无痛病变可能为湿疣或其他 HPV 相关的异型增生。触染性软疣的生殖器病变也可引起瘙痒。

直肠炎

直肠炎为直肠炎症，引起肛门直肠疼痛、里急后重和排泄等症状（图 19-1）。可疑的病原体为淋病双球菌、沙眼衣原体、梅毒螺旋体和 HSV。患者的不适可能会妨碍直肠镜检查，但是应该行衣原体、淋病及 HSV 的肛门内拭子检查。鉴于润滑油的抑菌特性，应当在直肠检查使用润滑油前行拭子

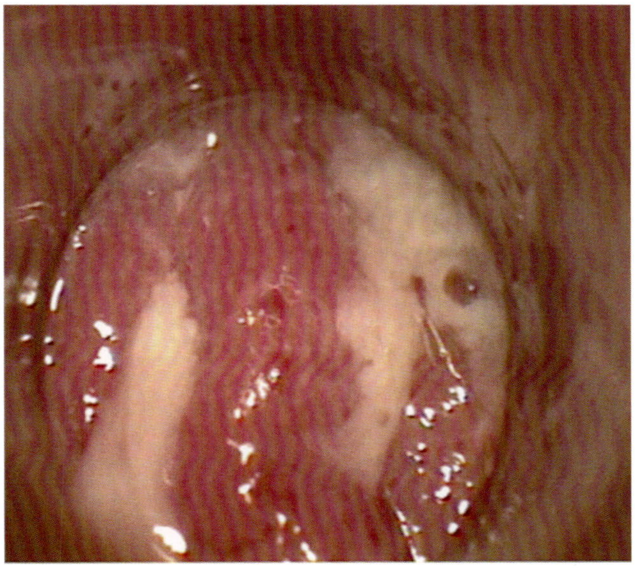

图 19-1　STIs 患者可能出现直肠炎，特点为肛门直肠疼痛、里急后重和脓性黏液溢。可能因为疼痛无法行直肠镜检查

表 19-1　初始性传播感染（sexually transmitted infections，STI）检测和根据症状的经验性治疗

症状	可疑病因	检测	经验性治疗
生殖器、肛门、肛周溃疡	疱疹 梅毒 软下疳 腹股沟肉芽肿	梅毒血清学 HSV 培养或 PCR HIV 在软下疳流行地区行杜克嗜血杆菌检测	根据临床怀疑进行 HSV 或梅毒治疗
直肠炎	淋病 衣原体 梅毒 疱疹	衣原体和淋病的肛管内拭子；HSV 培养或 PCR	根据临床怀疑及危险因素对淋病、衣原体 /LGV 和疱疹进行治疗
直肠结肠炎	淫乱弯曲杆菌、碱性志贺氏菌和痢疾变形虫 LGV	对衣原体行粪便检测和 NAAT	
肠炎	贾第虫属	粪便检测	

HSV. 单纯疱疹病毒；LGV. 性病淋巴肉芽肿；PCR. 聚合酶链式反应；NAAT. 核酸扩增试验

检查。感染性直肠炎同样可误诊为炎性肠病，因此清楚地询问性生活史很重要，这样有助于鉴别感染性直肠炎和炎性肠病。肛门直肠疼痛及出血还可能提示存在恶性肿瘤，例如肛门或直肠癌。

存在直肠炎和肛门溃疡的患者很有可能患 HSV（83%）和淋病[4]。但是，由于超过 2/3 的 MSM 合并 HSV 直肠炎的患者不伴发外溃疡，在这些不伴典型的疱疹性溃疡的患者中，行 HSV 的检测是很重要的[4]。

HIV 阳性且出现直肠炎的 MSM 比 HIV 阴性者更易感染 HSV-1（14% vs. 7%）或 HSV-2（22% vs. 12%）、腹股沟淋巴肉芽肿（8% vs. 0.7%）或多发 STIs（18% vs. 9%）。两者感染衣原体或淋病的风险相同[4]。直肠炎的经验性治疗应在评估时便开始，而不应等待检测结果，且治疗应包括淋病（头孢曲松 250 mg 肌内注射 ×2 d）、衣原体 /LGV（多西霉素 100 mg bid × 21 d）和 HSV（伐昔洛韦 1 g bid × 10 d）。用局麻药和滑润性泻药控制症状同样是有益的。当检测结果回报后，应对用药方案进行调整。

直肠结肠炎

直肠结肠炎会引起直肠炎的症状（肛门直肠疼痛、里急后重和排泄）以及腹泻和腹部绞痛。低位内镜显示直肠及远段结肠黏膜存在炎症。粪便检测可发现白细胞。可疑的病原体包括淫乱弯曲杆菌、志贺菌和痢疾变形虫。沙眼衣原体的 LGV 血清型同样可能引起直肠结肠炎。传播途径可能为经口或口肛。

肠炎

肠炎的症状包括腹泻和腹部绞痛；由于直肠未受累，患者不会表现出直肠炎症状。肠炎作为一种 STI 而患病时，可能是经口肛接触所致。最常见的病原体为兰伯贾第虫。

性传播细菌感染的诊断及治疗

衣原体和淋病检测

核酸扩增试验（nucleic acid amplification tests，NAATs）检测衣原体和淋病的敏感性和特异性分别为 86% 和 97%，不管使用何种标本[5]。由于标本转运越来越容易，NAATs 同样优于其他形式的检测；疾病控制中心（Centers for Disease Control，CDC）推荐在所有环境下均使用 NAATs 来检测衣原体和淋病，除外涉及青春期前患者的特殊情况，及培养提示可能会治疗失败[6]。

淋病

流行病学

淋病双球菌为淋球菌感染的病原体，并且为美国第二常见的法定报告的传染病，2011 年上报至 CDC 的病例超过 300 000 例。由于诊断不足及上报不足，实际疾病负担被严重低估。尽管美国的公共卫生工作已经在淋病感染的控制上取得巨大进展，但是人群中仍有大量患者群体患淋病，包括 MSM、HIV 阳性患者、非裔美国人、青少年和年轻人[7]。

临床表现

大多数感染淋病的男性会出现尿道炎，表现为排尿时疼痛。他们还可能出现附睾炎或播散感染。在肛交患者中还可能出现直肠炎。尽管双球菌感染可能会引起宫颈炎、尿道炎、直肠炎以及迟发的盆腔炎性疾病，但是女性淋病双球菌感染倾向于无症状。

淋病奈瑟球菌的筛查和检测

伴高危性行为的 MSM（例如多个匿名性伴侣以及无保护口交和肛交）患淋病感染的风险更高，多累及口咽和直肠。鉴于这一原因，CDC 推荐对所有性活跃的及存在 STI 风险的 MSM 行口咽部、肛门直肠及泌尿生殖器部位的筛查。

NAATs 为推荐的检测方法，因其敏感性和特异性均很高[5]。推荐将晨尿或尿道拭子作为男性的采样标本。在女性中，推荐的采样标本为阴道拭子，可以自行采集或由临床医师采集，若存在盆腔检查指征，还可在阴道镜拭子采样。与其他标本类型相比，采用女性晨尿可能会漏掉 10% 的感染[6]。直肠及口咽标本也可用于检测 NAATs。CDC 推荐对生殖器外的部位进行检测，以增加筛查的敏感性。NAAT 检测阳性的患者无须行常规重复检测，因为这样不会增加检测的阳性预测价值 [6]。

淋病的治疗及处理

对于非复杂性淋病感染，CDC 推荐头孢曲松 250 mg 肌内注射 + 单次口服阿奇霉素 1 g 或多西霉素 100 mg 每日两次 ×7 d 联合治疗方案 [8]。首选阿奇霉素，因为四环素耐药性很高。对头孢菌素类过敏的患者可接受单次口服阿奇霉素 2 g，但是淋病奈瑟菌株系对阿奇霉素耐药（图 19-2）。

若临床上怀疑出现治疗失败，或 NAAT 持续阳性，应对直肠或口咽拭子、女性阴道镜拭子或男性尿道拭子进行淋病奈瑟菌培养，以评估抗生素敏感性 [6]。

已接受淋病治疗的患者应向项目组提议降低 STI 风险，在 3 个月时还应行淋病检测。感染患者两个月前的性伴侣同样应接受头孢曲松和阿奇霉素

图 19-2　淋病奈瑟菌感染患者的治疗流程

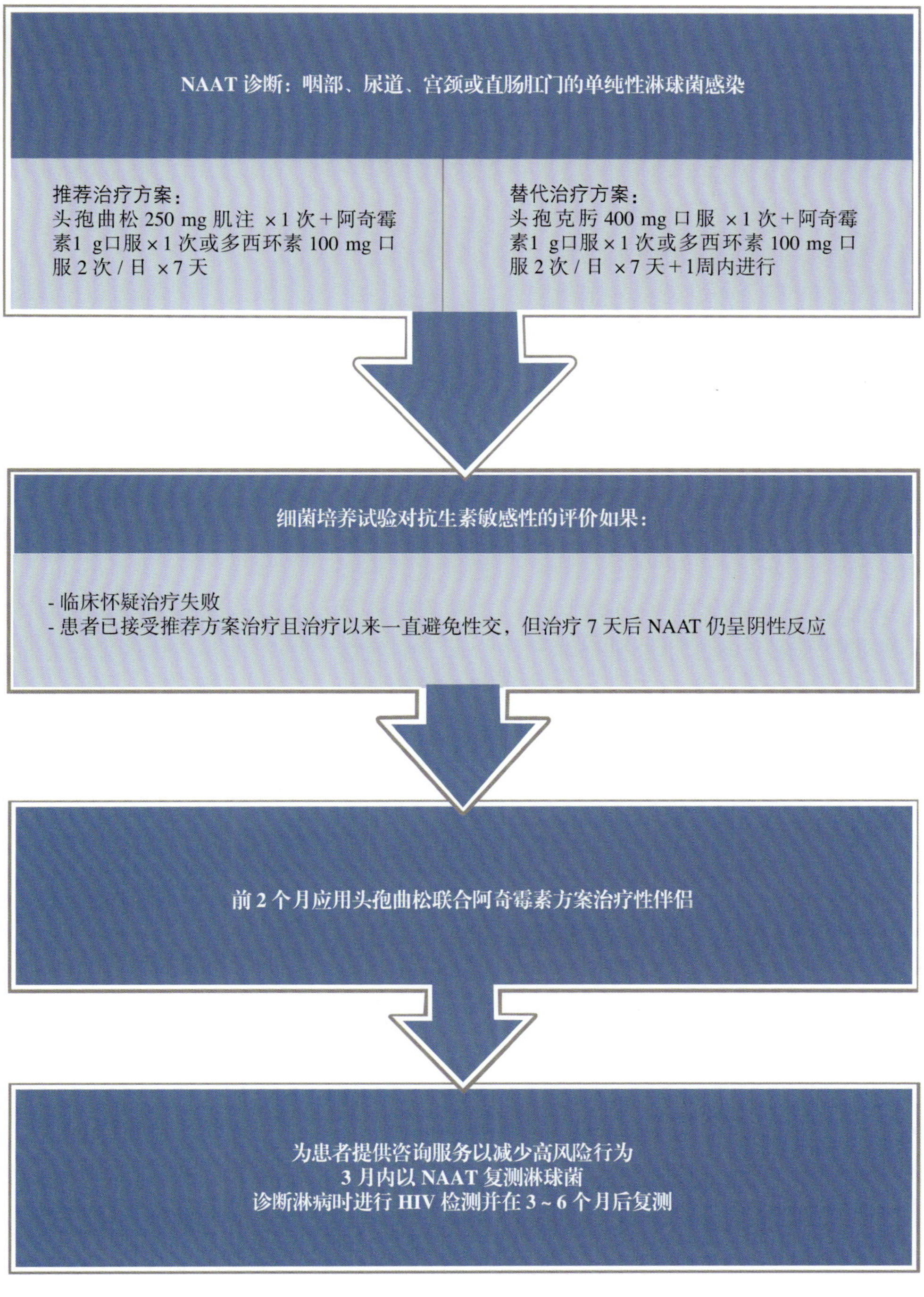

治疗[9]。由于淋病患者感染 HIV 的风险更高，他们还应在检测到淋病时以及 3 ~ 6 个月后行 HIV 检测。

出现抗生素耐药

淋病奈瑟菌对抗生素的耐药性已有所记录，在 20 世纪 80 年代记录到其对青霉素和四环素类耐药，在 21 世纪对氟喹诺酮耐药[7]。后来开始对头孢菌素耐药，使得治疗方案仅限于三代头孢[9-10]。MSM 比异性恋男性更容易感染淋病奈瑟菌的耐药株[11]。由于不常规行抗生素敏感性检测，临床医师需要对治疗失败保持高度怀疑，并且必须上报[12]。

衣原体

流行病学

沙眼衣原体感染是美国最常上报的疾病，在 2010 年，上报至 CDC 的病例超过 130 万。在行 STI 评估的女性中，泌尿生殖器及肛门直肠衣原体感染的患病率分别超过 11% 和 8%[13]。

临床表现

大多数衣原体感染患者是无症状的，或者出现一些无须就医的轻度非特异性症状，且患者绝不会意识到他们被感染了。因此，筛查对于控制疾病及预防可能的严重盆腔炎症性疾病至关重要，其中盆腔炎症性疾病会增加不育症（20%）、慢性盆腔疼痛（18%）和异位妊娠（9%）的风险。沙眼衣原体感染的男性最常出现尿道炎的症状；一小部分患者会出现附睾炎，更少数患者会出现不育症。因为无保护的肛交（图 19-3），累及直肠的感染通常无症状。但是，一些患者可能会出现直肠结肠炎。眼部感染及反应性关节炎也可能出现。

沙眼衣原体的筛查和检测

对于淋病，推荐的沙眼衣原体的检测方法为 NAAT。推荐将晨尿或尿道拭子作为男性的采样标本。对于女性，推荐的采样标本为阴道拭子，若存在盆腔检查指征，阴道镜拭子同样为可接受的标本类型。女性的尿液标本敏感性较低。直肠及口咽标本也可用于筛查，以增加检测的敏感性。NAAT 检测阳性时无须行常规重复检测[5-6]。

在女性中，同时存在肛门直肠及泌尿生殖系衣原体感染的发生率高，超过 94% 肛门直肠感染的女性同样存在泌尿生殖系衣原体，超过 71% 泌尿生殖系感染的女性同样存在肛门直肠感染[13]。

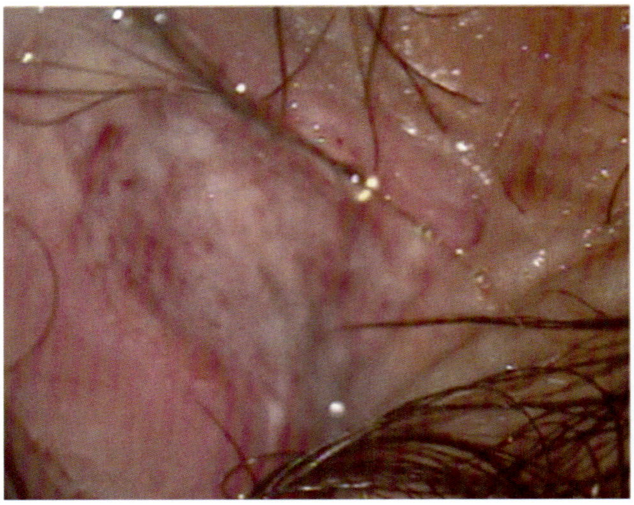

图 19-3 衣原体感染可能表现为无症状、轻度症状、尿道炎、溃疡或直肠炎。图示为衣原体感染所致的溃疡。照片由 Stephen Goldstone，MD 提供

因患病率高、后遗症重，并且可能降低盆腔炎症性疾病的发病率，CDC 及美国预防服务工作组推荐对不超过 24 岁的性活跃女性，以及感染风险增加的老年女性行衣原体筛查[5, 14]。基于症状和性生活史的选择性检测无法充分识别大多数衣原体感染病例[13]。

由于男性中衣原体感染的并发症很少见，因此不推荐对全体男性行常规筛查。基于流行病学数据，推荐对某些高危男性人群行衣原体筛查。这些人群包括 STI 门诊、国家工作培训计划（National Job Training Programs）和少儿管教所机构内的男性，部队及监狱里年龄不超过 30 岁的男性，以及性伴侣诊断患衣原体感染的男性[15]。对于所有上报行肛交的 MSM，推荐行直肠衣原体筛查[16]。

治疗及重复检测

推荐单次口服 1 g 阿奇霉素治疗沙眼衣原体感染，对于患急性非淋病性尿道炎或可疑的或确诊感染的女性，应经验性给药。多西霉素 100 mg 每日两次 ×7 d 同等有效[17]。选择性方案包括 7 d 的红霉素、左氧氟沙星或氧氟沙星（表 19-2）[18]。除沙眼衣原体外，阿奇霉素用于治疗非淋病性尿道炎的其他感染性病因（包括生殖器支原体和尿素分解尿

表 19-2 疾病控制中心推荐的细菌性性传播感染（STIs）的抗生素方案[18]

感染	推荐方案	替代方案
沙眼衣原体	阿奇霉素 1 g PO × 1 次 或 多西霉素 100 mg PO 每日两次 × 7 d	红霉素 500 mg PO 每日四次 × 7 d 或 琥乙红霉素 800 mg PO 每日四次 × 7 d 或 左氧氟沙星 500 mg PO 每日一次 × 7 d 或 氧氟沙星 300 mg PO 每日两次 × 7 d
淋病奈瑟菌	头孢曲松 250 mg IM 注射 × 1 次 加 阿奇霉素 1 g PO × 1 次 或 多西霉素 100 mg PO 每日两次 × 7 d	头孢克肟 400 mg PO × 1 *加* 阿奇霉素 1g PO × 1 或 多西环素 100 mg PO 每日两次 × 7 d 加 1 周内行治疗检测
近期行肛交的急性直肠炎患者，伴肛门直肠渗出物或革兰氏染色涂片上可见 WBCs	经验性治疗： 头孢曲松 250 mg IM 注射 × 1 次 加 多西霉素 100 mg PO 每日两次 × 7 d	
LGV 直肠炎 / 直肠结肠炎（伴肛门直肠衣原体和直肠炎或 HIV 的 MSM）	多西霉素 100 mg PO 每日两次 × 3 周	红霉素 500 mg PO 每日四次 × 3 周
原发性、继发性或早期隐性梅毒	苄星青霉素 G 2.4 万单位 IM × 1 次	多西环素 100 mg 口服每日两次 × 2 周 或四环素 500 mg 每日四次 × 2 周（青霉素过敏且感染梅毒的妊娠妇女应进行脱敏并接受青霉素治疗）
三期或晚期隐性梅毒，或病程不明的梅毒	苄星青霉素 G 2.4 万单位 IM × 每周一次 × 3 周	
神经性梅毒	青霉素 G 注射粉剂 18 ~ 24 万单位每日，每 4 小时静脉给药 3 ~ 4 万单位，或连续输注 × 10 ~ 14 d	
软下疳	头孢曲松 250 mg IM 注射 × 1 次 或 阿奇霉素 1 g PO × 1 次 或 环丙沙星 500 mg PO 每日两次 × 3 d 或 红霉素 500 mg PO 每日三次 × 7 d	
腹股沟肉芽肿	多西霉素 100 mg PO 每日两次[a]	阿奇霉素 1 g PO 每周一次[a] 或 环丙沙星 750 mg PO 每日[a]两次 或 红霉素 500 mg PO 每日四次[a] 或甲氧苄氨嘧啶 / 磺胺甲噁唑 800 mg/160 mg PO 每日两次[a]

WBC. 白细胞计数；HIV. 人体免疫缺陷病毒；MSM. 男男性行为者；LGV. 性病淋巴肉芽肿

[a] 所有方案至少持续 3 周，且应继续使用直至所有病变均缓解

素原体）同样有效[19]。首选单次给药的阿奇霉素，因为可在检测时直接给药，使得依从性最大化。应指导患者在阿奇霉素单次给药后 7 d（或者直至其他抗生素方案满 7 d 疗程后）勿行性交，并且为避免再次感染，在性伴侣获得治愈前应避免性交[18]。建议患者在确诊衣原体或出现症状前 60 d 内有过性接触的所有人接受检测及治疗。

若患者已接收恰当的治疗，且无症状并不存在再感染的可能，CDC 不推荐在衣原体治疗后数周内行常规检测。但是，在男性及女性中，治疗后因再感染而出现复发性衣原体感染很常见，在治疗后 3 个月应再次进行检测[15, 18]。

腹股沟淋巴肉芽肿

流行病学

沙眼衣原体血清型 L1、L2 和 L3 引起腹股沟淋巴肉芽肿。最近的流行病学显示，L2b 型为最主要的病原体[20]。虽然非 LGV 沙眼衣原体血清型 A-K 引起的肛门直肠感染为轻度且通常无症状，但是 LGV 血清型会引起严重的炎症及侵袭性感染。由于 MSM 性交网络内的爆发，LGV 最近又以直肠肛门形式再次出现。感染可能跟参加性派对以及 HIV 血清学阳性相关。LGV 引起的出血性直肠炎仅上报于 MSM[21-24]。LGV 直肠炎的危险因素包括 HIV 血清学阳性和衣原体伴复发性溃疡性疾病、既往诊断为 STI、与临时性伴侣行未经保护的肛交、MSM、在性派对中做爱以及与 HIV 阳性性伴侣做爱[16, 25]。患肛门直肠衣原体感染的 MSM 应行 LGV 检测；若无法进行该检测，患肛门直肠衣原体感染或直肠炎的 MSM 若肛门直肠涂片白细胞＞10/ 高倍视野或 HIV 血清学阳性，应对 LGV 行经验性治疗[16]。对于上报肛交的 MSM，推荐的衣原体和 LGV 的检测及治疗流程可详见图 19-4。

临床表现

根据初始种植部位（生殖器 vs. 肛门直肠），患者会表现出不同症状。伴腹股沟综合征（生殖器种植）的患者会出现单侧痛性腹股沟或股部淋巴结肿大（炎性淋巴腺肿），可能伴生殖器溃疡。伴肛门直肠综合征的患者会出现溃疡性直肠结肠炎或直肠炎，特点为脓性黏液和里急后重，以及全身症状（图 19-5 和图 19-6）[20]。未经治疗的 LGV 感染可

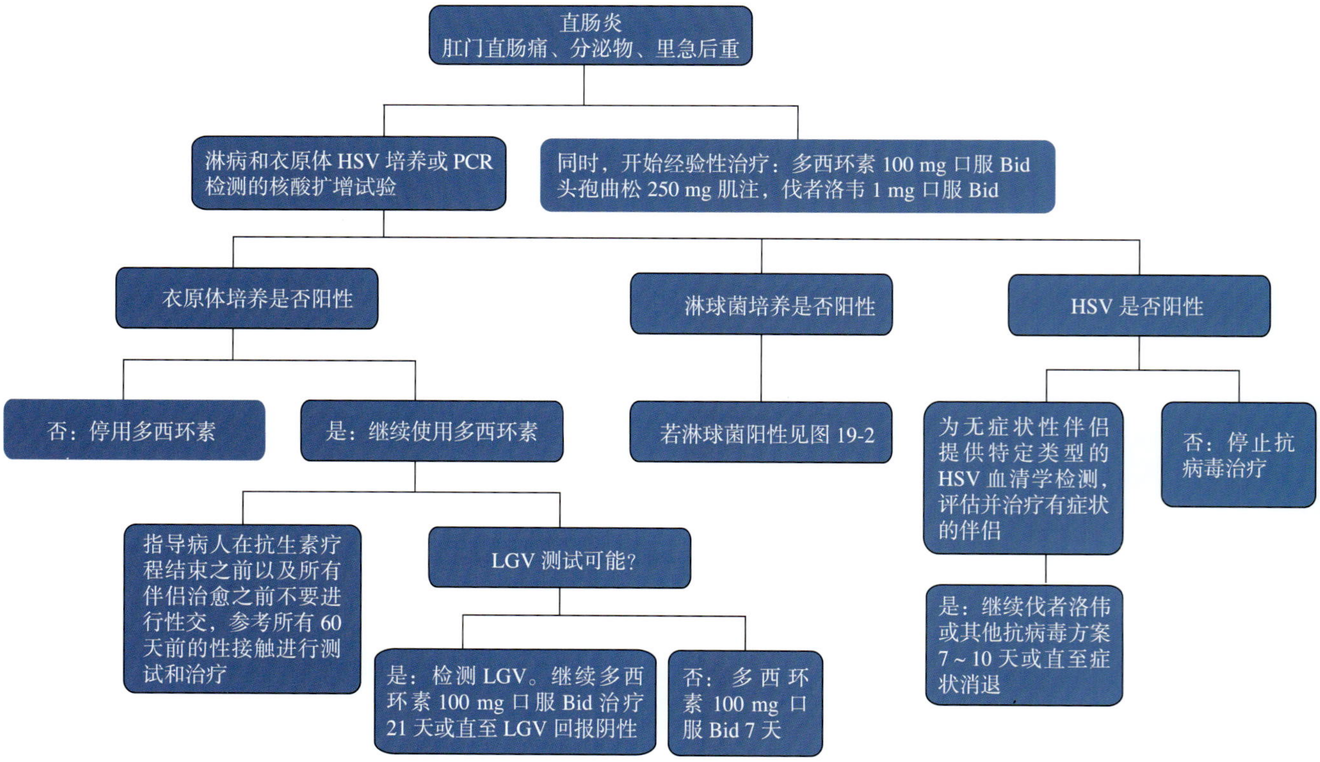

图 19-4 肛交的 MSM 直肠炎患者的治疗流程

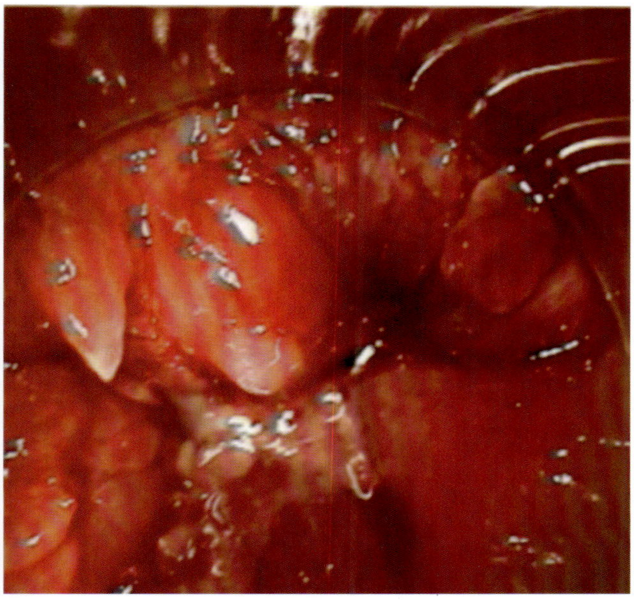

图 19-5　性病淋巴肉芽肿所致的直肠炎，治疗开始后一周出现显著的炎症。照片由 Stephen Goldstone，MD 提供

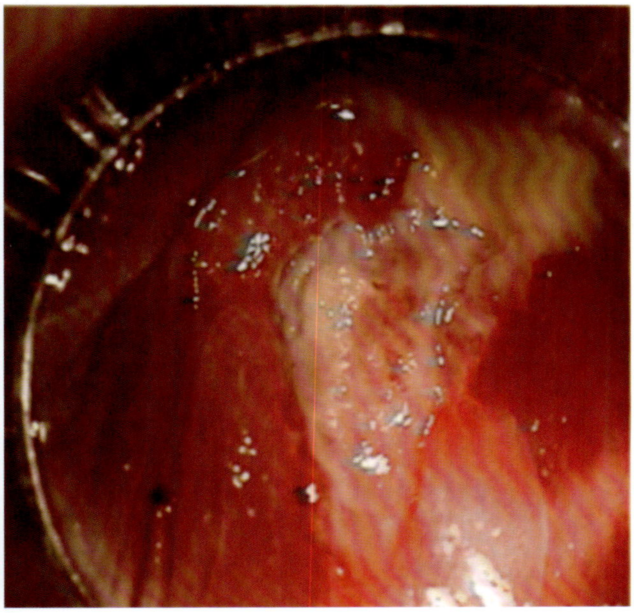

图 19-6　性病淋巴肉芽肿治疗两周后，直肠炎缓解，溃疡愈合。照片由 Stephen Goldstone，MD 提供

导致严重的并发症，包括直肠肛门瘘和狭窄、象皮病、不育症及盆腔纤维化[21]。

LGV 的正确诊断经常会被延误，因为症状可能存在误导性，临床医师可能对疾病不熟悉，并且 LGV 血清型缺乏常规的诊断性检测[20]。由于 LGV 直肠结肠炎表现为出血、疼痛和里急后重，可被误诊为炎性肠病[21-22]。即使来自内镜检查的病理学标本也可能令人混淆，因为黏膜溃疡、隐窝炎、隐窝脓肿和肉芽肿同样为炎性肠病常见的组织学表现[22-23]。

治疗

LGV 直肠炎的推荐治疗为口服多西霉素 100 mg，每日两次，为期 3 周或直至肛门直肠症状消失。炎性淋巴腺肿可能需要行抽吸术或切除术，并且需要通过引流来预防溃疡。应持续行临床随访，直至症状和体征完全缓解。既往 60 d 内的性伴侣应行衣原体检测并接受相关治疗（单次口服阿奇霉素 1 g 或接受为期 1 周的多西霉素治疗）（表 19-2）[20]。

梅毒

流行病学

原发性和继发性淋病的发生率多年来持续下降，至 2000 年将为最低值 2.1/100 000 例，在 2013 年出现再现，发生率增加了 1 倍，变为 5.3/100 000 例。超过 90% 的原发性和继发性淋病发生于男性，且淋病发生率的增加主要见于男性[26-27]。20 岁左右的男性、MSM、黑种人和西班牙男性增加得最多。女性淋病的发生率在 21 世纪中期出现增加，但从那以后便再次下降。与男性相似，黑种人及西班牙女性中的发生率比白种人女性高[27]。1/3 至半数感染梅毒的 MSM 合并感染 HIV，且在感染梅毒后，HIV 的血清转化率很高[27]。

临床表现

梅毒由梅毒螺旋体引起，其初始形式的典型表现为孤立的无法触及的生殖器下疳，但是其还可表现为多发下疳或直肠炎伴出血、疼痛和里急后重（图 19-7、图 19-8 和图 19-9）。仅 1/3 患者在初始感染期间得到诊断，因为初期下疳很小且不明显。HIV 阳性患者出现无症状性初始下疳的概率更高，可能会出现更多进展性继发感染，且出现神经梅毒的风险增加[28]。

检测推荐

有两种类型的血清学检测可用于梅毒的假设性诊断。非密螺旋体试验包括性疾研究所（Venereal Disease Research Laboratory，VDRL）和 RPR 试验，

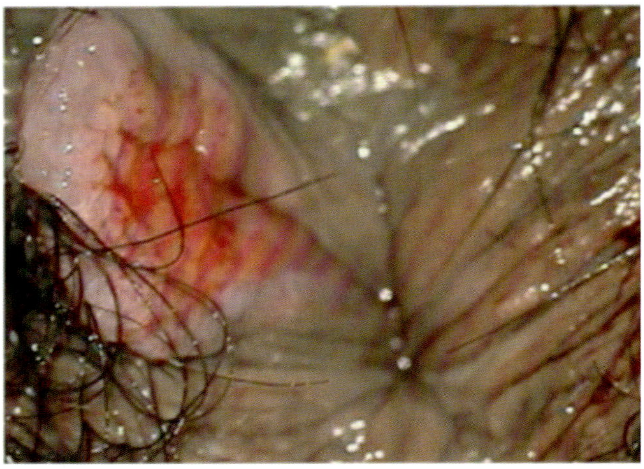

图 19-7 原发性淋病所致的下疳。照片由 Stephen Goldstone，MD 提供

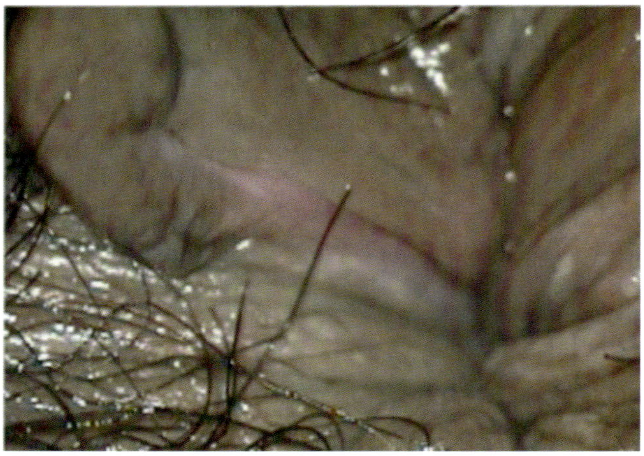

图 19-8 原发性梅毒缓解后已愈合的下疳。照片由 Stephen Goldstone，MD 提供

并且有助于筛查，因为在出现初始下疳 3 周内为阳性。用于检测病变渗出物或组织内梅毒螺旋体的暗视野检查可能有助于早期诊断梅毒，因为非密螺旋体试验在早期可能为阴性。一些患者可能表现为血清固定，导致非密螺旋体试验长期升高 [26]。密螺旋体试验包括荧光螺旋体抗体吸收试验、梅毒螺旋体被动颗粒凝集分析以及其他免疫测定法。对于在某一时刻行活性检测的患者，这些试验经常终身保持活性。非密螺旋体试验阳性的患者应当行梅毒确证试验。VDRL 或 RPR 阴性但是存在很强的初期梅毒临床指标的患者应在两周后重复非密螺旋体试验 [18, 26]。梅毒确证试验必须上报至当地或国家卫生部门。

由于 MSM 中梅毒呈不同比例的复现，所有性

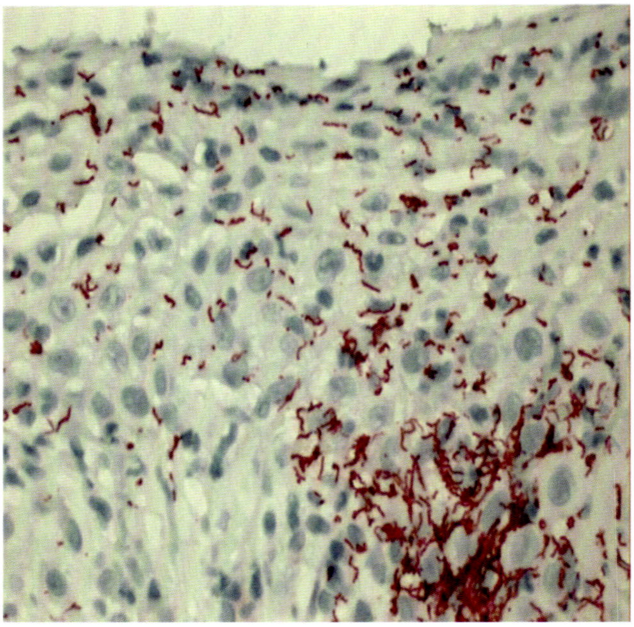

图 19-9 螺旋体的免疫组化染色，提示存在梅毒感染。照片由 Stephen Goldstone，MD 提供

活跃的 MSM 至少每年应行梅毒筛查，若他们参与高风险性行为（例如多个性伴侣或匿名性伴侣），应更加频繁地进行筛查 [18, 27]。由于合并感染 HIV 的概率高，梅毒患者应行 HIV 检测，且 HIV 患者均应常规行梅毒筛查 [18, 28]。

治疗

对于初期梅毒、二期梅毒及早期隐性梅毒，CDC 推荐单次肌内注射 2.4 万单位的苄星青霉素 G[18, 26]。合并感染 HIV 的患者应接受神经梅毒的推荐方案治疗，且由于复发率高，应密切监测 [28]。吉海反应，一种以头痛、肌痛和发热为特点的急性发热反应，可能在治疗后 24 h 内出现，且最长见于早期梅毒患者。青霉素过敏的患者应接受多西霉素、四环素、头孢曲松或阿奇霉素治疗。青霉素过敏且感染梅毒的妊娠妇女应进行脱敏并接受青霉素治疗。与初期梅毒、二期梅毒及早期隐性梅毒患者有过性接触的人群，应接受假设性治疗。

初期及二期梅毒的治疗会在接下来数月内使非密螺旋体试验滴度降低。在治疗后 6 个月及 12 个月，应再次行非密螺旋体试验检测 [18]。复现的再次治疗应包括每周肌内注射 2.4 万单位的苄星青霉素 G，为期 3 周（表 19-2）[18]。

软下疳

软下疳由软性下疳嗜血杆菌引起，发病率在世界范围内出现下降，但是仍为生殖器溃疡性疾病的常见病因，是 HIV 传播的危险因素；通常表现为多发的由小脓疱进展为溃疡阶段的痛性化脓性生殖器溃疡，还可表现为痛性腹股沟淋巴结肿大伴淋巴结炎。肛周软下疳没有生殖器软下疳那么常见，但是可出现于 MSM。因为罕见，使得其诊断困难。在美国，尚无 FDA 批准的软下疳检测。因此，软下疳的诊断基础是痛性生殖器溃疡和腹股沟淋巴结肿大，且不存在梅毒和 HSV[18]。

软下疳的一线治疗包括阿奇霉素、红霉素、头孢曲松和环丙沙星，详见表 19-2[29]。HIV 阳性患者接受单剂量方案出现治疗失败的风险较高。腹股沟淋巴结炎形成需要至少为期两周的抗生素治疗，还可能需要吸引术或切除术，并需要引流以防止出现自发性破裂[30-31]。

腹股沟肉芽肿（aka Donovanosis）

腹股沟肉芽肿为罕见的热带生殖器溃疡性疾病，由肉芽肿杆菌（既往称为肉芽肿荚膜杆菌）引起，为巴布亚新几内亚、南非、印度、巴西和澳大利亚的地方病。传播模式为经性接触、粪便污染和自身接种[32]。临床表现包括丘疹或结节，后进展为同性溃疡，通常见于生殖器部位。转移性疾病可引起宫颈溃疡、盆腔淋巴结肿大及脓毒性关节炎，可被误诊为宫颈癌或卵巢癌[32-33]。合并感染 HIV 可使病程恶化，伴更多的溃疡后组织破坏，因此需要延长抗生素治疗。在 HIV 阳性患者中还可出现恶性转化[34-35]。采用来自病变的组织涂片进行检测，显微镜下可发现特征性胞浆内内含体（杜氏体）。近期还可行 PCR 检测。治疗方案包括为期三周的多西霉素、环丙沙星、红霉素碱，或甲氧苄氨嘧啶 / 磺胺甲噁唑[32]。

性传播病毒感染的诊断和治疗

疱疹

流行病学

单纯疱疹病毒 1 型和 2 型（HSV-1 和 HSV-2）在人群中常见，其血清阳性率分别为 54% 和 15.7%[36]。两者均可引起肛门生殖器疱疹感染。虽然大多数病例由 HSV-2 引起，但是 HSV-1 正越来越多地成为肛门生殖器疱疹的病原体，尤其在异性恋女性及年轻 MSM 中[37-38]。在过去 20 年内，14 — 49 岁美国人群中 HSV-2 的整体血清阳性率出现下降，从 20 世纪 80 年代晚期到 20 世纪 90 年代早期的 21.2% 下降为 21 世纪晚期的 15.5%。但是，HSV-2 的整体血清阳性率主要在白种人中出现下降，而在黑种人中没有变化，这表明种族差异变大。超过 90% 的生殖器疱疹患者没有意识到自己已患病[39]。生殖器疱疹的一级预防很困难，因为未识别感染率很高[40]。HSV 常常可在短时间内（小于 12 h）再活化，随后迅速清除，不引起任何临床症状，可能由外周黏膜免疫系统完成。这些亚临床再活化也可能增加传播[41-42]。HSV 感染的男性，当无症状时，HIV 脱落的发生率更高，因此 HIV 传播风险增加。

临床表现

HSV 感染典型表现为多发的痛性泡状溃疡，但不是所有感染的患者均出现这些症状（图 19-10）。在 HIV 阳性男性中，HSV 为直肠炎最常见的病因，发生于超过 1/3 的 HIV 阳性 MSM。在 HIV 阴性的

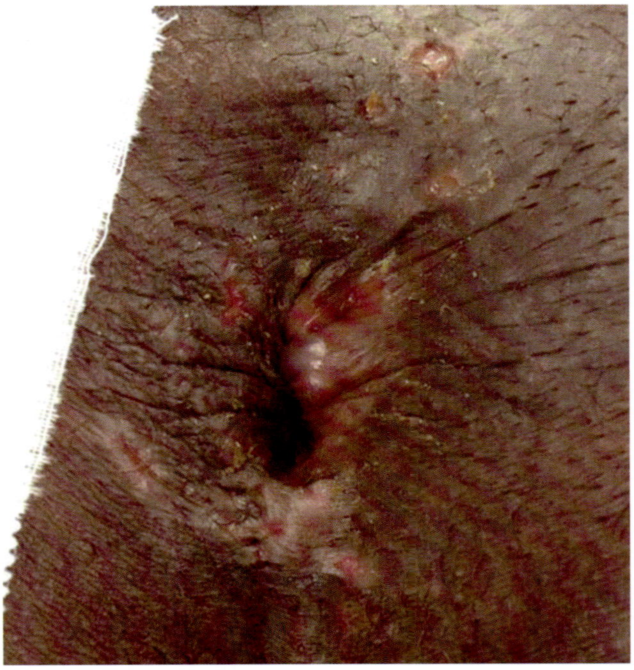

图 19-10 已经开始缓解的肛周疱疹病变

直肠炎男性中，HSV 占直肠炎病因的 20%[4]。仅 1/3 的 HSV 直肠炎患者出现外溃疡，因此应重视 MSM 直肠炎患者中疱疹的检测及治疗必要性，不管是否存在溃疡[4]。HSV-2 感染比 HSV-1 感染更容易出现复发。HIV 患者更容易出现更严重的痛性病变，HSV 脱落增加，即使当患者无症状时。

检测和筛查

可以通过细胞培养或 PCR 进行 HSV 检测，但是阴性结果可能是由于间断性病毒脱落所致。也可进行特异性 HSV 血清学试验，用于评估伴生殖器疱疹症状、但 HSV 培养阴性的患者，性伴侣患生殖器疱疹的患者，寻求 STI 评估的患者，HIV 阳性患者以及 HIV 感染高风险的 MSM。不推荐对一般人群行常规筛查。

治疗

生殖器疱疹的临床第一次发作可引起严重的溃疡及全身症状。因此，推荐行抗病毒治疗（阿昔洛韦、法昔洛韦或伐昔洛韦）来缩短发病的时间。抑制性抗病毒治疗可降低频繁复发（每年至少 4 次）患者的复发次数[43]。抑制疗法还可以降低向性伴侣传播的风险，尤其当患者的性伴侣 HSV 阴性时，或者当患者有多个性伴侣时[44]。使用避孕套及复发期间避免性生活可为疾病向 HSV 阴性伴侣传播提供额外的保护[45]。复发性生殖器疱疹的另一选择是采用断次治疗。临床首次发病、抑制疗法及断次治疗的推荐方案可详见表 19-3。极少数情况下，HSV 可引起严重的并发症，需要住院接受静脉阿昔洛韦治疗。对于合并感染 HIV 的患者，用伐昔洛韦行抑制性疱疹治疗同样可降低直肠、精液及血浆的 HIV 水平[46-51]。对阿昔洛韦、法昔洛韦或伐昔洛韦耐药的 HSV 可能会导致持续性感染，因此需要接受替代方案（例如膦甲酸或西多福韦）治疗。无症状性伴侣应提供 HSV 感染的特异性血清学检测，症状性性伴侣应根据情况接受评估与治疗。

人乳头瘤状病毒

流行病学

超过 40 种不同的 HPV 亚型均可引起生殖器感染，且大多数感染为无症状和自限性的。性生活活跃的人群若未接受疫苗接种，在他们的一生中至少存在一次 HPV 感染的风险至少为 50%。低危 HPV 亚型包括 HPV 6 型和 HPV 11 型，且这些为生殖器疣最常见的病原体，而高危 HPV 16 型和 18 型与肛门、宫颈、外阴和阴道癌相关。生殖器疣还可潜伏超过一种高危 HPV 亚型（HPV 16、HPV 18、HPV 31、HPV 33 和 HPV 35），并且可能包含高级别异型增生。这些前期病变在高危人群（例如 MSM 和 HIV 阳性患者）中很常见，发生于超过半数的 HIV 阳性 MSM 及超过 1/3 的 HIV 阴性 MSM[52]。

临床表现

虽然大部分 HPV 感染为无症状和自限性的，但是根据病毒类型不同，一些患者可能出现生殖器疣、异型增生病变或癌症。生殖器疣或湿疣，表现为生殖器黏膜、肛门黏膜及肛周皮肤的生长（图 19-11）。肛管内的疣患者可能有肛交史，但并不绝对。根据疣的部位和大小，症状可包括疼痛、瘙痒、不适或出血。HIV 感染患者或另一种免疫抑制状态的患者更容易出现生殖器疣，但是这些疣对治疗的应答率低且更容易复发。

高危 HPV 亚型可导致肛门侵袭性上皮细胞癌。上皮细胞癌更容易出现于免疫抑制患者中，尤其当患者合并感染 HIV 时。肛门黏膜的外周免疫功能紊乱可解释进展为侵袭性肛门癌风险增加[53-56]。

检测

HPV 检测可用于筛查宫颈癌女性，但是 HPV

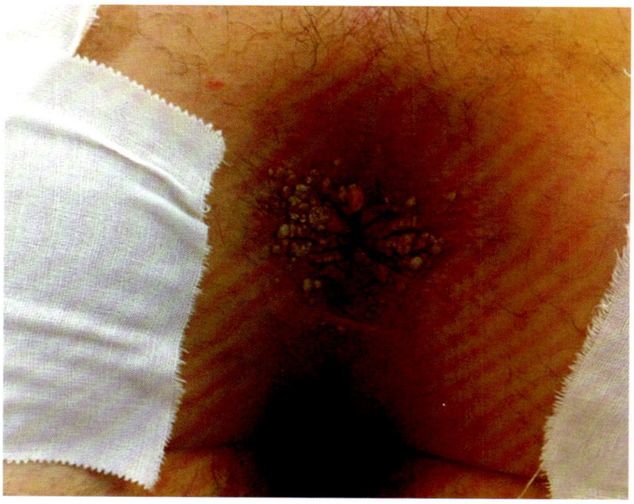

图 19-11 HPV 感染所致的肛周湿疣

表 19-3 疾病控制中心推荐的病毒性 STIs 治疗方案 [18]

感染	推荐方案
生殖器疱疹（HSV-1 或 HSV-2）：首次临床发作	阿昔洛韦 400 mg PO 每日三次，持续 7 ~ 10 d 或 阿昔洛韦 200 mg PO 每日五次，持续 7 ~ 10 d 或 泛昔洛韦 250 mg PO 每日三次，持续 7 ~ 10 d 或 伐昔洛韦 1 g PO 每日两次，持续 7 ~ 10 d
复发性生殖器疱疹（经常复发）的抑制疗法	阿昔洛韦 400 mg PO 每日两次 或 泛昔洛韦 250 mg PO 每日两次 或 伐昔洛韦 500 mg PO 每日一次 [a] 或 伐昔洛韦 1 g PO 每日一次
HSV 和 HIV 共感染患者的抑制疗法	阿昔洛韦 400 ~ 800 mg PO 每日两至三次 或 泛昔洛韦 500 mg PO 每日两次 或 伐昔洛韦 500 mg PO 每日两次
复发性生殖器疱疹的场景治疗	阿昔洛韦 400 mg PO 每日三次，持续 5 d 或 阿昔洛韦 800 mg PO 每日两次，持续 5 d 或 阿昔洛韦 800 mg PO 每日两次，持续 2 d 或 泛昔洛韦 125 mg PO 每日两次，持续 5 d 或 泛昔洛韦 1000 mg PO 每日两次，持续 1 d 或 泛昔洛韦 500 mg PO 一次，然后 250 mg PO 每日两次，持续超过 2 d 或 伐昔洛韦 500 mg PO 每日两次，持续 3 d 或 伐昔洛韦 1 PO 每日一次，持续 5 d
HSV 和 HIV 共感染患者的场景治疗	阿昔洛韦 400 mg PO 每日三次，持续 5 ~ 10 d 或 泛昔洛韦 500 mg PO 每日两次，持续 5 ~ 10 d 或 伐昔洛韦 1 g PO 每日两次，持续 5 ~ 10 d
外生殖器疣（HPV） 患者提供	0.5% 普达非洛溶液或胶：用棉签蘸取每日两次 ×3 d，随后 4 d 不接受治疗．可循环使用 4 个周期（最大 0.5 ml 每天） 或 5% 咪喹莫特软膏：每周使用三次，最多可使用 16 周，6 ~ 10 h 后用肥皂水冲洗治疗区 或 赛儿茶素杂质 15% 药膏：每日使用 3 次，最多可持续 16 周
外生殖器疣（HPV） 医务工作者提供	用液氮或冷冻探针行冷冻疗法 或 安息香复方酊剂中的鬼臼树脂 10% ~ 25% 或 三氯乙酸（trichloroacetic acid，TCA）或二氯乙酸（bichloroacetic acid，BCA）80% ~ 90%：可按需每周使用 或 手术切除
肛疣（HPV） 医务工作者提供	用液氮行冷冻疗法 或 三氯乙酸（trichloroacetic acid，TCA）或二氯乙酸（bichloroacetic acid，BCA）80% ~ 90%：可按需每周使用 或 手术切除

HIV. 人体免疫缺陷病毒；HSV. 单纯疱疹病毒；HPV. 人乳头瘤病毒

[a] 对于每年复发超过十次的患者，该方案可能不如其他方案有效

筛查不适用于男性、已知 HPV 感染的女性性伴侣、青春期女性或其他 HPV 相关的恶性肿瘤（例如肛门癌）[18]。

由于特定的高危人群（例如 HIV 阳性 MSM）中，侵袭性肛门上皮细胞癌的发病率升高，已开展筛查项目来发现前驱病变，进而阻止病变进展为浸润癌 [52]。肛门直肠液基细胞学检查标本为筛查高级别肛门异型增生的首选标本类型 [57]。患者自采标本敏感性低于临床医师采集的标本 [52]。伴阳性结果的患者应就诊于专家，行高分辨肛门镜检查或常规肛门镜检查及监督。

治疗

肛门生殖器疣的治疗适应证为缓解症状。未经治疗的生殖器疣可能自我缓解或恶化。治疗不会影响 HPV 的传播风险。外生殖器疣可用多种方法治疗（表 19-3）。患者可在家采用普达非洛溶液或普达非洛胶、咪喹莫特乳膏或中华辛酸盐软膏自行治疗。医务工作者提供的治疗包括冷冻疗法、鬼臼树脂或三氯乙酸或二氯乙酸。后面的化合物应保守应用，以免破坏邻近组织，但是若治疗引起疼痛或意外应用过多酸剂，可使用肥皂、滑石粉或碳酸氢钠（小苏打）来中和酸剂。外生殖器疣的患者可能需要行手术治疗。

肛门湿疣——包括肛管和远端直肠疣——可采用冷冻疗法、TCA 或 BCA 或手术治疗。也可采用高分辨肛门镜来检查高级别异型增生。

高级别肛门异型增生、癌前病变或浸润性上皮细胞癌的治疗仍然是备受争议的话题。虽然一些临床医师将消融或破坏高级别异型增生视为防止病变进展为浸润癌的重要策略，但是其他人不赞成使用该方法。行消融术的高级别肛门内异型增生患者整体复发率约为 50%（HIV 阳性患者中更高），但是进展为肛门癌的风险较低 [58-62]。将在肛门恶性肿瘤部对该争议进行更为全面的讨论。

疫苗

两种可获得的 HPV 疫苗为二价疫苗，可使患者免受高危致癌性 HPV16 和 18 亚型感染，且在个体开始性生活前应给予对抗 HPV 6、11、16 和 18 的四价疫苗。两种疫苗均获批适用于 9 — 26 岁的男孩和女孩 [18]。四价疫苗可在 MSM 中降低高级别肛门异型增生的风险，并且有助于降低肛门癌的风险 [63]。

HIV 和 AIDS

流行病学

在美国，超过一百万人感染 HIV，且超过半数感染者为 MSM。1/4 患者存在高危性行为，例如与临时性伴侣行无保护的性交、或为钱财或毒品行性交易，近半数患者上报在过去一年内使用非注射性毒品 [64]。

检测

推荐对所有行 STI 检测的患者行 HIV 筛查。HIV 抗体筛查阳性者在明确诊断前需要行确证性检测。若怀疑患者存在急性 HIV 感染，除抗体检测外，还需要行核酸扩增试验，且患者应立即就诊于感染病学专家 [18]。FDA 近期批准联合检测 HIV 抗原和抗体，还推荐行检测以鉴别 HIV-1 与 HIV-2[65]。

肛门直肠问题

肛门直肠并发症，例如肛裂引起的疼痛，可能为 HIV 感染患者的主要症状。HIV 阳性患者中的肛裂可能为 HIV 的一种表现，但是还可表现为其他 STIs（例如 HSV 或梅毒）的合并感染。HIV 患者中肛裂的治疗应当与一般人群所接受的肛裂治疗相同。应对控制腹泻及避免肛交给予特殊关注。

肛门溃疡为 HIV 患者中肛门疼痛的另一病因，并且位于肛管的近端，常高于齿状线，比肛裂更宽，更具溃疡性。它们可能为下面的括约肌受损的证据。

肛周脓肿及肛瘘在 HIV 阳性患者或 AIDS 患者中常见。当控制良好的 HIV 患者及 CD4 细胞计数正常的患者出现脓肿及肛瘘时，可接受与 HIV 阴性患者相同的手术治疗。但是，AIDS 患者中的脓肿应做小切口切除，便于在更大的切口下放置引流装置。患进展性或控制不佳 AIDS 的肛瘘患者不应接受肛瘘切除术，而应放置引流泻液线以避免形成不愈合伤口。

HIV 阳性患者或 AIDS 患者中的外部血栓痔应与 HIV 阴性患者接受相同的治疗。症状性内痔应接受纤维及改善排便习惯的一线治疗。应行低位内镜检查来除外近段肠道出血。非手术治疗失败的患者可对内痔行橡皮带结扎法。在 HIV 阳性但不患

AIDS 的患者中，痔疮切除术是安全的；患进展性或控制不佳 AIDS 的患者，以及患严重痔疮但无法行结扎手术的患者可能会出现伤口愈合问题。

触染性软疣

触染性软疣为一种由软疣痘病毒属引起的常见皮肤病毒感染，可产生小的、蜡状的、圆顶状、脐形凹陷的丘疹（图 19-12）。触染性软疣为仅次于生殖器疣的最常见的费溃疡性 STI，在一般人群、免疫抑制患者及进展性 AIDS 患者中，受累率分别为 5%、18% 及 30%[66]。若患者搔抓病变部位，尤其容易出现继发性细菌感染。接触传染性软疣最常见于幼儿，但是在成人中出现时常将其视为 STI，且常累及耻骨区。危险因素包括剃毛。通过皮肤接触发生传播，也可通过自体接种播散至其他部位，尤其在病变周围出现湿疹反应且引起瘙痒的患者中，发生率为 30%。性接触可使疾病由外生殖器向口腔黏膜、结膜和角膜传播[67]。可通过视诊确立诊断，若诊断困难，皮肤镜检查显示关口、血管及特异性血管分型可有助于确诊[68]。针对传染性软疣病毒，最近还开展了一项 PCR 试验[69]。

具备免疫活性的患者在数月至数年内可自行分解病变，因此大部分患者更喜欢接受治疗。治疗包括移除病变，与生殖器疣的治疗相似。刮除性切除和冷冻疗法为最常见的治疗手段[70-71]。由于存在伤口不愈合及其他细菌、病毒或真菌的超感染风险，免疫抑制患者不应接受这些治疗。对于这些患者，局部治疗（例如 5% 咪喹莫特软膏）可能有帮助，而不会引起开放性手术伤口的风险[72]。

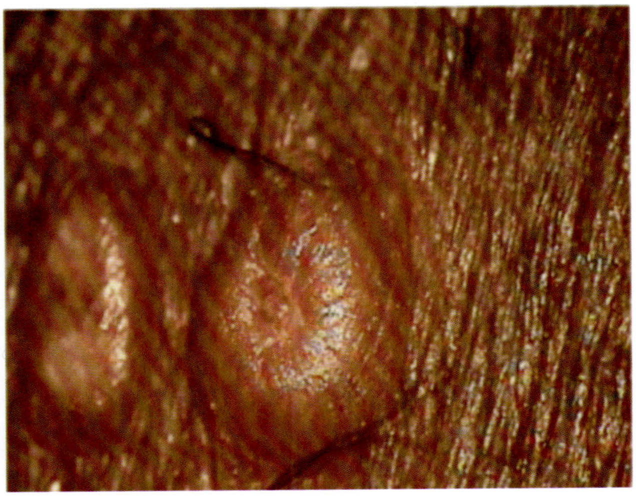

图 19-12　表现为蜡状的、圆顶状、脐形凹陷丘疹的触染性软疣

阴虱

阴虱为专性吸血性寄生虫，会阴部毛发中发现虱虫可诊断（图 19-13）。由于虱虫既不能跳也不能飞，因此只能通过亲密接触传播。因此，阴虱的诊断应提示其他 STIs 的检测。在世界范围内，阴虱感染累及 2% ~ 10% 的人群[73]。由于去除阴毛可破坏阴虱的自然栖息地，因此去除阴毛可降低阴虱感染的发病率[74]。

CDC 推荐将 1% 扑灭司林软膏或 0.3% 除虫菊酯 /4% 胡椒基丁醚软膏作为阴虱的一线治疗方案。替代方案包括 0.5% 马拉硫磷洗液或口服伊佛霉素。由于治疗剂量无法杀死虫卵，扑灭司林应在确诊当日使用，且 7 ~ 10 d 后需要再次用药以彻底根除感染。应在热水中洗烫衣物与床上用品，以预防再感染与传播[18, 75]。

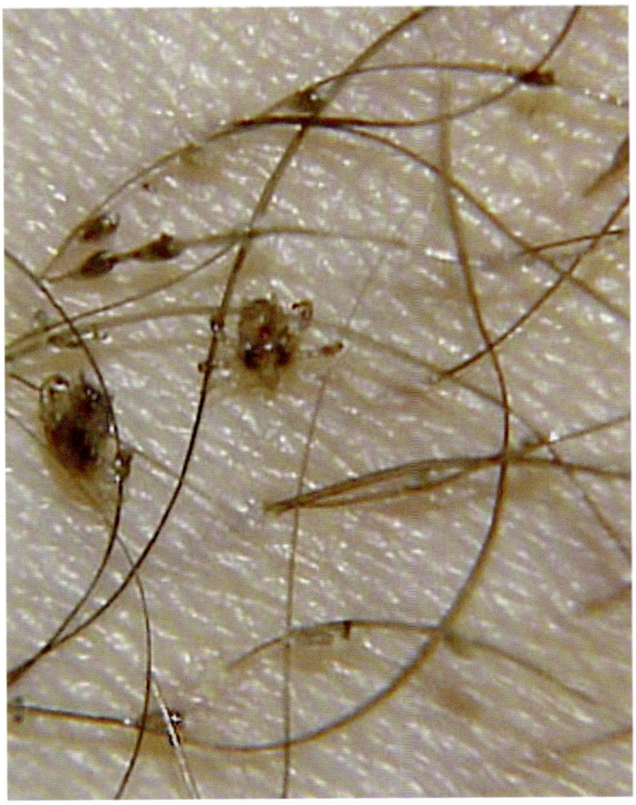

图 19-13　阴虱感染引起严重的直肠炎，可用 1% 扑灭司林软膏进行治疗。照片由 StephenGoldstone，MD 提供

疥疮

疥疮由人型疥螨引起。由于疥螨既不能跳也不能飞，其传播经皮肤间接触完成。疥疮最常见于幼儿，但在过度拥挤、卫生状况不佳、无家可归的环境下，同样可出现于成年人，还可经性接触在成人间传播。螨虫钻入皮肤，在皮肤表面波浪形鳞状线，通常位于手足，掌蹼为经典受累部位。疥疮感染会引起强烈的痒疹，在腋窝、肘窝皱褶、手腕及腹股沟区域呈典型分布（图 19-14）。新生儿、儿童及免疫抑制的成人也可能出现更严重的水疱疹及脓疱疹。可通过视诊及病史诊断。可对疥疮窦、丘疹及小囊泡行皮肤刮片，方法是在皮肤上涂抹矿物油，随后用手术刀在病变表面刮除，并且用显微镜对刮下的碎屑进行检查，寻找螨虫、虫卵及粪球。

疥疮的一线治疗为使用局部 5% 扑灭司林软膏，若不存在耐药性，该药十分有效 [76]。对颈部往下的所有身体区域涂抹软膏，并于 8 ~ 14 h 后冲洗掉。一周后需要再次涂抹软膏以确保根除。瘙痒可持续至治疗后 2 周。若扑灭司林软膏治疗无效，口服伊佛霉素也可作为一线治疗或二线治疗 [18]。衣物及床上用品应用热水清洗并用电吹风烘干，以防止再感染和传播。若简单的疥疮不经治疗，会形成结痂性疥疮。治疗包括第 1 日、第 2 日、第 8 日、第 9 日及第 15 日口服伊佛霉素，以及每日涂抹 5% 扑灭司林软膏，持续一周，随后改为一周两次直至疾病完全治愈 [77]。

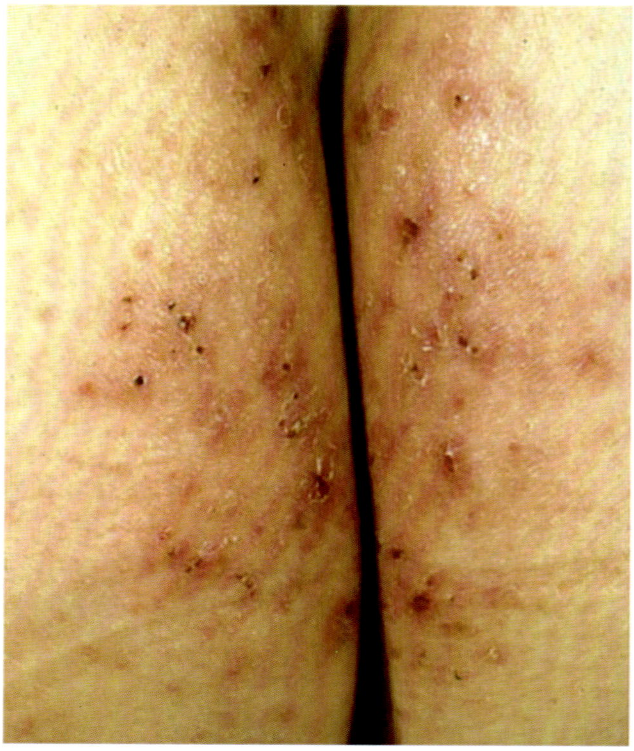

图 19-14 引起强烈痒疹的疥疮感染可用 5% 的灭司林软膏进行治疗。照片由 StephenGoldstone，MD 提供

（参考文献参见 www.pumpress.com/home-specific-edu/5599.html）

第 20 章

肛门上皮内瘤样病变

Rccco Ricciardi 著
邵仟仟 译 林国乐 审校

要点

- 肛门上皮内瘤样病变是一种上皮组织发育异常性病变，被视为肛门癌的恶变前阶段。
- 其组织学表现及细胞学异常类似宫颈不典型增生。
- 在高危人群中，肛门细胞学检查是识别肛门瘤变的有效方法。
- 若细胞学存在异常，需要对肛门瘤变行进一步评估，包括细胞学检查和高分辨纤维性，一种类似于阴道镜的技术。
- 与一贯采用的局部扩大切除和皮瓣转移术相比，经显微镜行病灶切除的靶向方法应用较少。
- 应根据患者的病变程度、危险因素、免疫状态、耐力、症状及可能的病情进展来制订治疗方案。

简介

肛门上皮内瘤样病变是一种上皮组织发育异常性病变，被视为肛门癌的恶变前阶段。肛门上皮内瘤样病变（anal intraepithelial neoplasia，AIN）可进一步分为 3 个等级：AIN Ⅰ，AIN Ⅱ及 AIN Ⅲ，分别定义为低度、中度及高度异常（图 20-1）。其组织学结果包括细胞学改变、有丝分裂活性、核膜改变及细胞学异常[1-2]，与宫颈不典型增生分级相似。术语的使用比较混乱，因为肛门上皮内瘤样病变有很多名字，包括肛门不典型增生、上皮内癌变、黏膜内癌变、原位鳞状细胞癌和博温病。此外，近期提出了高级别肛门上皮内瘤样病变（high-grade analintraepithelial neoplasia，HGAIN）和低级别肛门上皮内瘤样病变（low-grade analintraepithelial neoplasia，LGAIN）的术语，分别对应 AIN Ⅲ / Ⅱ和 AIN Ⅰ[1]。在本章，我们将使用肛门上皮内瘤样病变这一术语，与宫颈上皮内瘤样病变、外阴上皮内瘤样病变和会阴上皮内瘤样病变相似。

症状

绝大多数患者不会出现人乳头状瘤病毒（human papillomavirus，HPV）感染的外在表现，同样，大多数 AIN 患者不会出现明确的症状。少数患者自述偶尔出现直肠出血，甚至有少数患者排便时会出现疼痛。由于 AIN 会进展为肛门癌，报道的症状越来越多。实际上，50% 患浸润癌的患者出现疼痛和出血[3-4]。少数肛门上皮内瘤样病变患者描述肛门皮肤无毛区的可触及病变，但是大多数患者不存在疾病的外在体征。然而，伴外生殖器疣和免疫抑制体征的患者存在 AIN 的高危因素。

流行病学

肛门上皮内瘤样病变通常是由于直接暴露并接触 HPV 发展而来[1, 5-6]。据估计，超过 100 种 HPV 亚型但不是所有 HPV 病毒可引起 AIN。事实上，正如之前所述，多数与 HPV 有过接触的患者不存在实际症状，且没有出现外在表现。对于接触过病毒的患者，大约 90% 的患者为无症状的，且在 2 年内不经任何治疗感染可自行缓解[7]。少数患者发展为持续性无症状性感染，但是更少数患者会发展为湿疣。为什么一部分患者会发展为 AIN 的肿瘤形

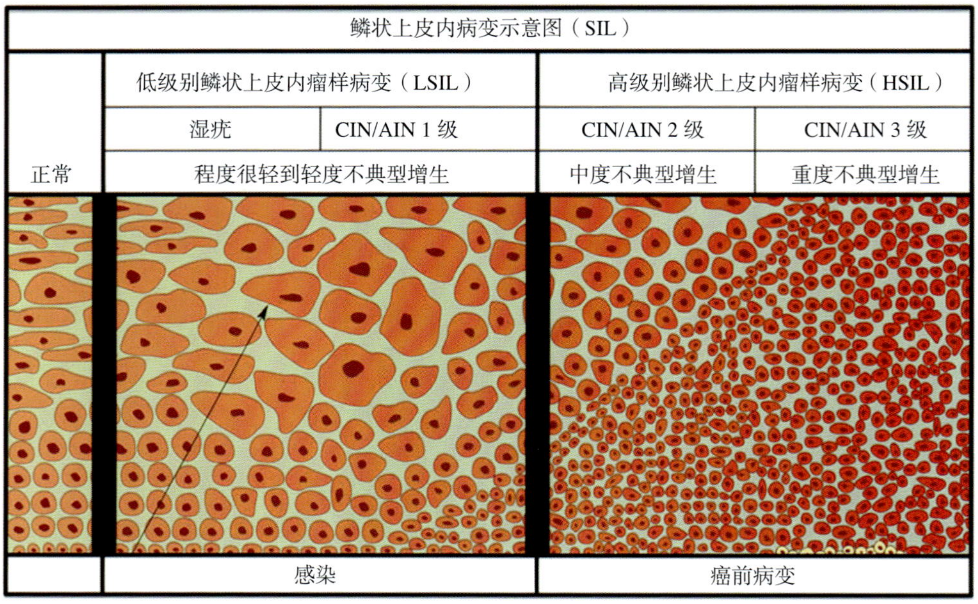

图 20-1 鳞状上皮内瘤样病变（squamous intraepithelial lesions，SIL）示意图。如图所示，随着肛门 SIL 严重程度增加，上皮细胞被大核质比的不成熟细胞替代的比例增加。浸润癌可能是从一个或多个高级别 SIL（HSIL）病灶进展而来，正如图中所示，上皮细胞穿过 HSIL 区域下方的基底膜。（BrickmanC，Palefsky JM Human papillomavirus in the HIV-infected host: epidemiology and pathogenesis in the antiretroviral era Curr HIV/AIDSRep 2015；12: 6-15 版权所有 Springer[73] 允许转载）

式，随后进展为上皮细胞癌，原因尚不知晓。

为什么 HPV 在一些患者中引起湿疣或肿瘤，而在其他患者中不会引起相应病变，对于这一现象的解释目前尚处于推测阶段。可能跟患者的免疫功能、HPV 亚型、重复感染、和（或）潜在的合并感染（例如其他性传播感染）相关。例如，在 HPV 亚型中，与癌症相关的亚型（即亚型 16、18）相比，亚型 6 和 11 引起 90% 的生殖器疣[8]。我们知道，所有患肛门鳞状上皮癌和可能患 AIN 的患者在其人生的某一时刻曾暴露于 HPV。HPV 暴露可能发生于鳞状组织出现实质性改变的数年前。

HPV 作为 AIN 的致病因素，在发达国家和发展中国家均广泛流行。据估计，在同一时间，世界上 1/10 的女性携带 HPV 病毒[9]。在引入 HPV 疫苗之前，国内外 HPV 的感染率呈稳步上升趋势。但是，随着 HPV 疫苗的引入，在青少年及年轻女性中，经细胞学样本检测出的 HPV 亚型 6、11、16 和 18 的患病率降低了一半多。此外，正如所预期的那样，老年女性患者的 HPV 患病率未出现下降，而这些患者未接种过 HPV 疫苗[10]。美国国家疾病与治疗索引（National Disease and Therapeutic Index）中的数据显示，尽管在 20 世纪 90 年代后期至 2011 年间，初次就诊于医疗机构而发现的外生殖器疣病例数呈增加趋势，但是自 2011 年起，外生殖器疣病例开始减少[11]，可能是因为疫苗使用率的增加（图 20-2）。

描述 HPV 感染及湿疣发病趋势的数据很容易获得，但是在过去数十年内 AIN 的发病率是否发生变化仍不清楚。没有相关的公共数据，癌症监测数据也没有记录不典型增生病变的发病率及治疗。美国全国癌症发病率数据显示，肛门癌的发生率在近年内呈上升趋势。统计学分析模型显示，在过去 10 年，新发肛门癌病例的发生率平均增加了 2.2%[12]。根据 2007 — 2011 年间的数据，肛门癌新发病例数为 1.8/100 000 人 / 年，且女性患者约发病率略高于男性患者[12]。

关于从 AIN 向上皮细胞癌转变的已知信息，都是从宫颈癌文献中获得的。对肛门癌患者病例的最新综述显示，患者普遍存在高级别上皮内瘤变，即肛门上皮内瘤样病变的病史[13]。因为在很多无症状患者中均可检测到 HPV 病毒，因此病毒基因组整合入宿主后持续存在病毒感染[14]很可能是为了产生基因变异。病毒原癌基因最终负责直接整合入致癌增强子和启动子，进而通过整合和无限扩增持续

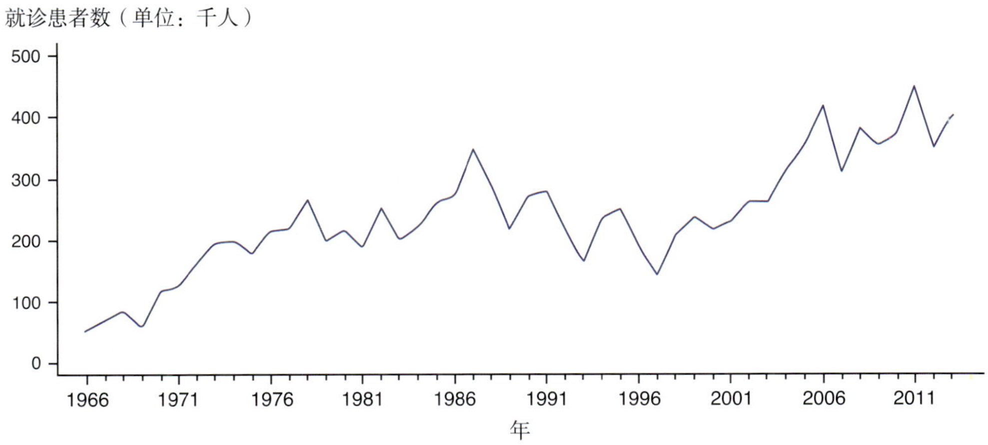

图 20-2　生殖器疣。原始数据来自 Physicians' Offices, United States, 1966-2013 http://www.cdc.gov/std/stats13/figures/49.htm. 来源：IMS Health，Integrated Promotional Services ™ IMS Health Report，1966-2013.

表达[14]。一些基因变异可能发生于病毒整合导致出现鳞状上皮表型改变之后。据报道，1、3、7、8、11、15 和 20 号染色体出现不同程度的异常[15-16]。最常见的染色体结构改变之一为染色体 3q 长臂增加[17]，这一改变还发生于从低级别宫颈不典型增生转变为严重的宫颈不典型增生和（或）宫颈癌[15]。虽然介导这一转变的基因目前尚不清楚，但是其机制可能是通过磷脂酰肌醇（-3）激酶实现的，其中磷脂酰肌醇（-3）激酶是位于 3 号染色体上的原癌基因，使得参与细胞生长的其他蛋白发生磷酸化。该原癌基因在卵巢癌[18]和宫颈癌[19]的发生中受累情况相似，但不参与肛门癌的肿瘤发生。

在病毒基因组整合入宿主 DNA 后，出现细胞改变和上皮组织不典型增生[1, 13, 20]。最终这些改变与 AIN Ⅰ相符，继而进展为 AIN Ⅱ和 AIN Ⅲ，并最终去分化为鳞状细胞癌。肛门肿瘤的发展是否必须经历所有步骤，或者上皮细胞癌是否可以跳过一期或多期，即从 AIN Ⅰ直接转变为 AIN Ⅲ，目前尚不清楚。细胞学异常的程度及细胞学改变的水平与各时期相对应；AIN Ⅰ中上皮细胞发生微小改变，AIN Ⅲ对应上皮细胞全层改变，伴随着结构异常和细胞异型性（图 20-1）。最终，肿瘤发生途径与宫颈癌中描述的途径相似，是从宫颈上皮内瘤样病变蜕变而来。

筛查 / 随访

大多数存在肛门肿瘤风险的患者需要行肛门指诊、肛门细胞学检查和肛门镜检查。肛门细胞学检查与阴道细胞学检查相似，为上皮内瘤样病变的检测提供细胞学材料。这项技术作为全面的体格检查的一部分，通常还包括肛门指诊和肛门镜检查。必须在使用任何肛门器械及润滑剂之前行细胞学检查。用湿润的拭子在肛管内进行这项操作，此前无须做任何准备。完成细胞学检查后，可以行肛门指诊和肛门镜检查。如果发现明显的显疣性病变就应当引起警惕，尤其在免疫抑制患者中，同时应该进行局部切除或治疗，并进行密切的随访。

肛门细胞学涂片由细胞学家进行分级，采用与妇科样本相同的分类标准。肛门细胞学检查报告可能为取材不充分、正常、显著性不确定的非典型鳞状细胞、高级别鳞状上皮内瘤样病变或肛门癌。根据这些结果和既往病史，建议继续随访或用高分辨肛门镜检查行更详细的评估。病变分类为显著性不确定的非典型鳞状细胞或更高级别病变时，通常需要进一步行高分辨肛门镜检查。但是，有大量患者细胞学检查结果存在异常，导致相当数量的患者行内镜评估。此外，考虑到肛门细胞学检查的敏感度为 69% ~ 93%，特异度为 32% ~ 59%[21-23]，结果可能很难解释。需要牢记的是，在高危患者人群（例如男男性行为者）中，在 HIV 阴性和阳性患者中，肛门细胞学检查假阴性率可分别高达 23% 和 45%[24]。因此，对于所有高风险患者进行密切随访可能是最佳策略（图 20-3）。

由于社会学和其他行为学因素，对高风险且需要进一步评估的患者人群进行界定非常困难。总体

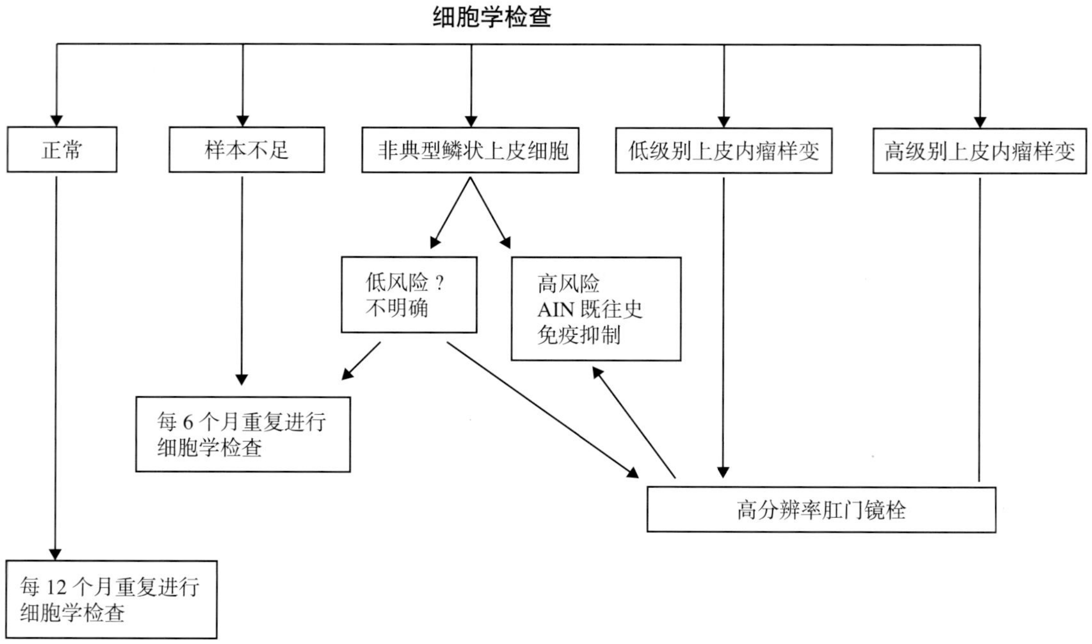

图 20-3 肛门细胞学结果的处理流程。提供通用指南。个案治疗基于很多因素，可能会延长或缩短评估间期

而言，免疫抑制个体患肛门肿瘤的风险最高，因为他们很难将病毒从体内彻底清除。在所有性别危险分组中，HIV 感染患者的肛门不典型增生发生率很高，说明肛门癌筛查对所有 HIV 感染患者都有价值[25-26]。免疫抑制群体还应包括器官移植患者[27-28]，以及其他医学相关的免疫抑制状态。男男性行为者且同时合并 HIV 感染者患 HPV 相关疾病的风险最高，因此患肛门肿瘤的风险也最高[29]。存在 HPV 感染既往史的患者、行肛交的患者以及一生中性伴侣数量众多的个体同样是患肛门肿瘤及肛门癌的高危人群[30]。

高危人群还包括既往患宫颈肿瘤、外阴肿瘤及会阴部肿瘤的女性。一些基于人群的研究报道，既往患浸润性宫颈癌的女性出现肛门肿瘤的风险增加[31-32]。除了浸润性宫颈癌外，随访、流行病学及预后数据相关的最新综述显示，对于宫颈和外阴原位癌及浸润性癌，以及阴道原位肿瘤而言，妇科肿瘤和肛门癌之间存在着显著关联性。研究显示，肛门癌的最高危人群为患原位或浸润性外阴上皮细胞癌的女性[33]。肛门与外阴距离相近也许可以解释为什么外阴肿瘤患者患肛门癌的风险最高，但是患原位肿瘤的风险也显著增加。因此，妇科肿瘤，尤其是外阴肿瘤患者应密切随访，以防出现肛门癌。

既往存在性传播感染的个体同样为重点筛查人群。湿疣的既往史通常提示既往接触过 HPV。为什么容易患湿疣（不伴有任何肿瘤体征）的个体倾向于患良性疣而非癌症，目前尚不清楚。需要进一步研究来探索湿疣既往史和肛门肿瘤间的关联。此外，很难证明 HPV 与其他可能加速向 AIN 转变的性传播感染之间存在任何协同作用。但是，HIV 感染的同时伴肛门合并感染梅毒、淋球菌、EB 病毒、巨细胞病毒或单纯疱疹病毒，是不典型增生癌症的独立危险因素[34]。这些数据提示，疱疹病毒和 HPV 之间存在关联，但是这些感染对肛门肿瘤发生产生的影响尚不明确。

很难量化肛门癌筛查的价值。有几项研究通过计算机模型来确定这些检测的意义。用肛门细胞学检查对 HIV 阳性的同性恋及双性恋男性行肛门不典型增生筛查，可以改善生存质量，延长预期寿命，且花费与其他公认的临床预防性干预措施相当[35]。其他筛查方法没有得出相同的结论，这表明很多评估筛查项目必要性的标准不适于肛门不典型增生的筛查，且成本效益无法被接受[36]。这些模型缺乏一致性可能是因为证据不足时，对于模拟临床情境的不确定性尚未达成共识。对于既往患高级别病变及免疫抑制的患者，考虑到这些人群疾病复发风险高，对其进行随访可能会获益[17]。在 HIV 感染的男男性行为者中，肛门肿瘤治疗后第 6 个月和第 12 个月，用高分辨率肛门镜检查和细胞学检查行联合检测成本效益高[37]。

对 30 个地区和国家的 HIV 患者筛查指南进行回顾，结果显示只有两个协会推荐指诊和肛门直肠检查[38]。"欧洲艾滋病临床协会指南"推荐每 1～3 年对 HIV 阳性的男男性行为者行肛门指诊。在纽约，卫生署推荐对 HIV 阳性的男男性行为者、HIV 阳性的湿疣患者及 HIV 阳性的妇科肿瘤女性患者每年行肛门癌筛查。但是，在 HIV 感染的成年人及青少年中机会感染的预防和治疗指南推荐对 HIV 阳性的一般人群每年仅需要行肛门指诊[38]。

诊断

大多数患者通过肛门指诊、肛门细胞学检查、肛门镜检查和（或）内镜检查确诊。肛门指诊对于发现肛门肿瘤的敏感性相当低，因为很多 AIN 病变无法触及。肛门镜检查常规由结直肠外科医师操作，可用于发现 AIN 的肉眼范围，这些病变外表像良性湿疣，但是活检结果可能会回报 AIN（图 20-4）。此外，内镜检查对 AIN 的识别率高，尤其在肛门的后屈视野下。病变活检结果应咨询对这些疾病经验丰富的外科医生。最后，大量的患者在常规筛查中通过细胞学检查发现肛门非典型增生。这些患者用显微镜检查进行充分评估，并且就诊于具有相关技术及设备的机构。

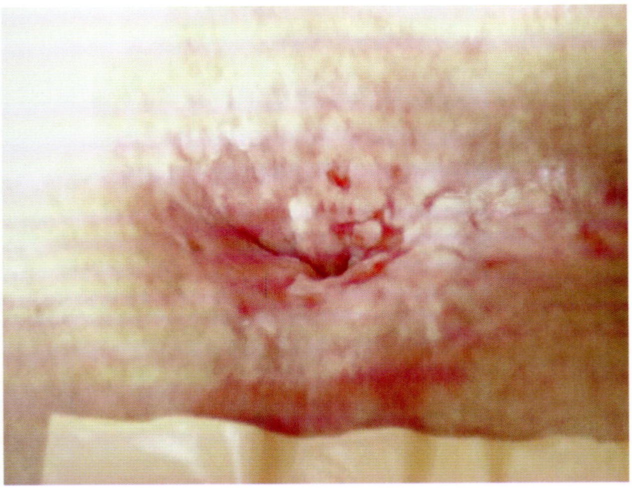

图 20-4 AIN 3。由 Richard Billingham，MD 供图

在诊断性评估期间，必须谨记需要对 AIN 患者进行全面完整的病史采集及体格检查。牢记肛门不典型增生和其他 HPV 相关疾病（例如口腔癌、妇科肿瘤）[33] 及其他生殖器病变之间的联系是十分重要的。在我们的实践中，我们对所有女性患者行妇科评估并询问口腔检查情况。考虑到口部和所有淋巴结，体格检查应包括全身的鳞状细胞癌检查。基于检查结果和病史，可以考虑就诊于妇科或泌尿科。

在全身查体后，可继续通过肛门细胞学检查和高分辨率、内镜检查（一种类似于妇科肿瘤阴道镜检查的技术）进一步评估 AIN。事实上，不同级别的肛门上皮内瘤样病变的阴道镜下表现与宫颈病变的描述相似[39]。在高分辨率肛门镜中，用阴道镜或另一个内镜来更详细地检查肛缘和肛管。可在任何体位下行这项操作，但是左侧卧位或右侧卧位可以为困难区域（例如男性前列腺下方）提供更好的视野。无须行肠道或肛门直肠准备，且该操作无须在麻醉下进行。摆好体位后，用 3%～5% 的醋酸溶液对要检查的组织擦拭 2～5 min。一些阴道镜专家选择加用复方碘溶液，以进一步协助发现病变组织。复方碘溶液的起效机制为只有健康的上皮组织才会吸收复合物，使得正常组织呈仿木样。但是，病变组织不会吸收复合物，使得病变组织表现为淡黄色。尽管复方碘溶液已被很多阴道镜专家采用，但是我们的方案中不使用该溶液，因为会干扰对病变的分型（即 AIN Ⅰ与 AIN Ⅱ或 AIN Ⅲ）。

对于不使用复方碘溶液的人来说，内镜辅助下的醋酸白现象足以识别不典型增生组织。应对整个肛管及肛缘进行检查，但是我们发现不典型增生组织最长见于转移带，因为这一区域具有易感性和不成熟的上皮组织最多。醋酸白现象尤其有助于描述不典型增生的程度及特点。不典型增生上皮会吸收醋酸，并且与柱状上皮组织相比，表现为鳞白色。无须活检，便可在高倍视野下实时确定不典型增生组织的特点及 AIN Ⅰ、Ⅱ或Ⅲ的分型。异型增生组织的特点为鳞白色斑块，且不典型增生分级越高，血管分型越杂乱。我们还发现，与肛门镜或拭子接触时，高级别不典型增生组织表现得更脆（图 20-5）。

用于评估 AIN 的器械价格昂贵，且高分辨率内镜操作耗时长、很难学会。其他人采用简单的肛门

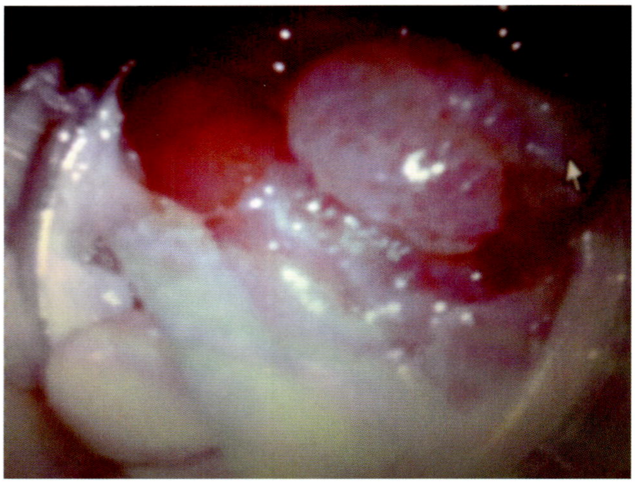

图 20-5 高分辨率肛门镜下的 AIN。箭头表示高级别异型增生区域。由 Rocco Ricciardi，MD 供图

镜检查或内镜法来诊断 AIN。目前，尚无数据证明高分辨率肛门镜优于其他方法。但是，一项多中心随机试验正在表明密切随访的价值。有趣的是，俄亥俄州的一项最新研究发现，常规检查与高分辨率肛门镜检查在检查肛门癌进展中不存在差异[40]。但是，由于该研究无法检测较小的结局差异，因此随访时间的长度、诊断精确性及随访方案尚不明确。其他研究证明，在男男性行为者中，用肛门细胞学检查、肛门指诊和致癌 HPV 检测进行密切监测，肛门癌进展的发生率很低。筛查发现的异常可行高分辨率肛门镜检查及切除治疗[41]。

治疗

应该明确的是，HPV 感染尚无有效的治疗方法。正如前文所述，感染为自限性的，因此治疗仅集中于感染引起的肉眼病变（即生殖器疣）或病理性病变（即癌前病变）[42-43]。认为所有的亚临床 HPV 感染无须治疗便可缓解，因此，不建议尝试任何抗病毒治疗[43-44]。当出现不典型增生，不管位于肛门、外阴还是宫颈，有多种方法可用于处理或治疗这些肿瘤组织，包括从无须干预到非常积极的治疗手段。目前，对于所有类型的患者及所有程度的肛门不典型增生，尚无明确的最佳治疗方案。最终，最佳的治疗方法必须能有效预防肛门上皮内瘤样病变向癌症进展，同时能降低治疗的并发症并保留肛门功能。此外，治疗中还应考虑的一点是降低病毒向其他人传播的可能性（表 2-1）。

对于低级别不典型增生患者，观察是最好的选择。特别是，对于无症状且最不可能转变为肛门癌的患者而言，这是最容易接受的方案。处理应包括每 4～12 个月进行随访[45]。“观察等待”策略的支持者引证，疾病进展的可能性及恶性潜能（尤其对于低级别病变）很低，且局部切除与反复破坏病灶相关的并发症增加[1]。当然，在低级别不典型增生的患者中，疾病进展的风险极低，有证据表明，一些患者未经治疗便出现疾病退化[45-46]。我们的指南推荐根据危险因素、合并症及可获得资源对特定的

表 20-1　肛门不典型增生治疗中的常见选择

治疗	优点	缺点	疗效	复发
观察	费用低 无副反应	治愈率低 时间长	差	高
咪喹莫特	疼痛轻 便于使用	烧灼感 费用中等	差	高
5-FU	便于使用	烧灼感 费用中等	差	高
红外线凝结法	门诊使用	需要设备	好	在免疫抑制患者中，中等
消融	一次应用	疼痛 费用高	好	在免疫抑制患者中，中等
广泛局部切除	切除所有组织	毁损外观 疼痛	好	低

病例进行观察。在一项最新的肛门不典型增生病例回顾中，如果患者对治疗方案有抗拒，用期待疗法或高分辨率肛门镜检查对患者进行随访，患者很少出现鳞状细胞癌[40]。

经验证，局部治疗对高级别及低级别不典型增生均有效。局部治疗制剂包括咪喹莫特和 5-FU。咪喹莫特是经过反复验证的制剂之一[47-49]，且规律用药可有效治疗病变。尽管在免疫抑制[47]及具有免疫功能的患者中均有效，但是停止治疗后复发率高[47-48]。很多复发性病变与原发不典型增生性病变无关，而是源于未检测到的 HPV 亚型[48]。有趣的是，最近的一项荟萃分析无法证明咪喹莫特对于治疗肛门上皮内瘤样病变的效果具有显著的统计学意义，但是咪喹莫特可使高级别 AIN 向低风险阶段降级[50]。与咪喹莫特相比，5-FU 的临床试验较少，但是同样能有效降低不典型增生的分级，其中 39% 的患者获得完全缓解[50]。不幸的是，接受 5-FU 治疗的患者复发率高（50%），副作用发生率更高[50-51]。有少量报道证明其他局部制剂的有效性，例如三氯乙酸[52]、西多福韦[53]以及光动力疗法[54]。

手术是治疗肛门肿瘤的有效方法。数据显示，电灼术可高度有效地使 AIN 得到完全缓解，与免疫抑制个体相比（51%），电灼术对于具有免疫功能的患者尤为有效（72%）。通常在手术室用电灼术结合高分辨率肛门镜行病变切除术；但是，也有人在门诊局麻下行此项操作。该技术极具选择性，仅适用于存在不典型增生证据的区域。手术医师应记住疾病局限于表皮，无须破坏更深层的皮肤组织。此外，无须切除边缘，因此电灼术目标性很强，不会破坏邻近的健康组织。实际上，应尽可能保留健康的皮桥。在切除期间，外科医师应留心可能的瘢痕、狭窄形成，并且要尽可能保留健康组织。保留患者的胃肠功能及排便功能是至关重要的。此外，患者可能需要进一步观察，并且限制性电灼烧可减少瘢痕，便于在门诊行进一步内镜检查。

除消融和切除外，红外线凝结法同样可用于摧毁病变。红外线仪使用一束红外线，经一次性塑料外壳覆盖的光纤传导，来切除与尖端直接接触的表面组织和血凝块[56]。红外线可在不同的间隔下发出脉冲，以避免对更深层的组织造成损伤。1 s 脉冲可渗透大约 1 mm 深度的组织，以上皮为靶点并摧毁不典型增生组织[56]。红外线凝结法的另一优势是可在门诊操作，无须全身麻醉[57]。据报道，该技术是一项有效的电灼术方式，且认为该技术带给患者的疼痛更少[1]。

过去，推荐在肛门上皮内瘤样病变患者中通过广泛的局部切除来定位活检。不幸的是，很多健康的未受累的组织会连同不典型增生组织一起被切除，且该治疗方法复发率可高达 13%～63%[58-60]。此外，因为广泛的组织损伤，使得广泛局部切除的局部伤口并发症（例如狭窄和便失禁）发生率很高[59]。虽然曾常规通过广泛的局部切除来定位活检[61]，但是通常不用于治疗最难切除的及弥漫性的病变。

当考虑为个体患者选择最佳治疗方案时，医师应考虑患者的治疗目标、症状、免疫抑制病史、不典型增生的既往史及肠道功能。HPV 亚型、合并性传播感染及其他症状在治疗选择上所起的作用目前尚不明确。一项在 HIV 阳性的男性患者中开展的咪喹莫特、外用氟尿嘧啶和电灼术的对比试验发现，在电灼术患者中，完全缓解率更高，副作用更少[62]。但是，考昆的一项综述没能为肛门上皮内瘤样病变提供治疗指导，原因是缺乏高质量随机对照试验[50]。

治疗策略

对于 AIN Ⅰ，采取简便的方法可能为最有效的策略。此外，在宫颈相关的文献中，大量患者会蜕变为正常上皮，但是在肛门中尚无相似的数据。考虑到在健康的免疫功能患者中缺乏低级别不典型增生进展的相关数据，大多数临床医生主张观察。但是，在切除或其他干预后很可能获得治愈，这使得手术方法很具吸引力，尤其是患者不希望定期行内镜检查时。在免疫抑制患者中，低级别不典型增生很可能出现复发，同样更可能出现进展。因此，反复对肛门行消融有可能会出现瘢痕、狭窄、出血和慢性疼痛，使得很难对患者进行更积极的治疗。对于具备免疫功能的高级别不典型增生患者，最简单的治疗方法为消融。有些人会尝试局部治疗，但是手术消融是有效的，并且可以通过右手用高分辨率肛门镜进行定位。对于免疫抑制的高级别不典型增生个体，最佳的治疗方法尚不明确（图 20-6）。这些患者很有可能出现复发、多灶病变、其他合并症及健康问题，以及其他的困难。我们的方法是，当疾病出现恶化或当患者的随访结果可疑时，联合采

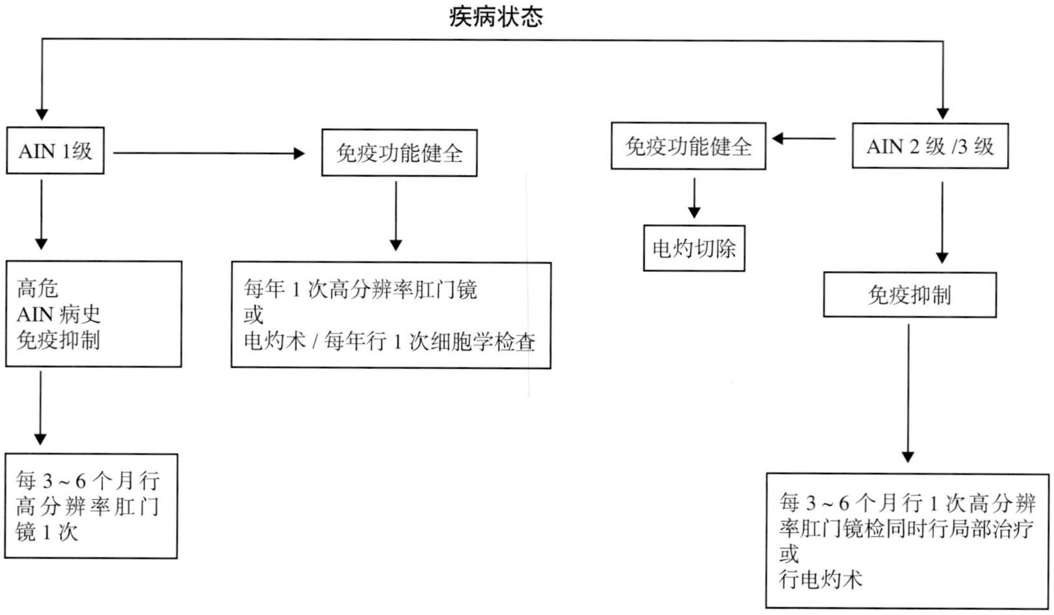

图 20-6 基于免疫状态和活检结果的 AIN 的治疗流程

用局部治疗、用高分辨率肛门镜进行密切观察和消融。对于高危患者，我们选择限制性消融干预，并且密切随访，仅对最可疑恶化的区域行消融术。此外，广泛局部切除在手术设备中的作用尚不明确。

进展

肛门上皮内瘤样病变向肛门上皮癌的进展与宫颈不典型增生向宫颈癌进展的途径相同[63]。一旦肛门上皮出现不典型增生，便很少出现逆转[64]，这使得患者及其医治者非常忧虑。对于存在症状的患者而言，疾病的持续状态尤为困扰，但证明疾病持续的数据是不完整的，因为不是所有肛门不典型增生的患者都会参与随访。此外，为什么肛门不典型增生比同等程度的宫颈不典型增生更为持久？目前尚不清楚（这两种疾病具有相同的发病原因）。事实上，据估计，60% 的低级别宫颈病变会自发性退化[45-46]。尽管宫颈中的结果是有利的，但是相似的肛门疾病却预后不良。尽管缺乏随访数据的病例报道详述了癌前病变向肛门癌进展的发生率很高，但是未经治疗的肛门不典型增生缺乏对自然病程观察[65-66]。与具备免疫功能的患者相比，免疫抑制患者的进展风险更高[65]。

预防

对于所有可经性接触传播的感染性疾病，最好的预防措施是安全的性行为或限制性接触[67]。除单配偶外，合理并坚持使用预防性避孕套可降低 HPV 传播风险[68]。虽然乳胶避孕套在大部分时候可预防感染，但是病毒仍然可以在未被避孕套覆盖的区域引起感染。除避孕套外，对社会和经济地位低的女性进行教育，完善谈话技巧，至少可短期内降低性行为风险[69]。因此，教育干预确实能降低 HPV 传播的可能，并有可能降低上皮癌的发生率[69]。

除原始预防技术外，疫苗同样可有效降低 HPV 感染的发生率。在普通筛查人群中，对于宫颈上皮内瘤样病变、外阴和阴道上皮内瘤样病变以及肛门生殖器湿疣，HPV 疫苗的有效率接近 100%[70]。在男男性行为者中，使用四价的 HPV 疫苗可显著降低高级别肛门上皮内瘤样病变的病死率[42]。尽管接种人群为 HPV 阴性，但是部分数据显示，HPV 疫苗可有效预防疾病再感染和再活化[71]。沿着同样的推理，一项非即时性队列研究显示，在既往接受过高级别肛门上皮内瘤样病变治疗的男性中，接种 HPV 疫苗可减少肛门上皮内瘤样病变的复发[72]。

总结

肛门癌在美国的发生率正在升高，表明 AIN 的患病率在升高；因此，筛查项目正处于发展阶段，以早期识别疾病。越来越多的数据表明，高分辨率肛门镜检查并行消融可降低肛门癌发展的风险[41]。但是，肛门上皮内瘤样病变的最佳治疗方法尚不明确。该病存在多种状态，且临床医师应平衡多方面因素，例如症状、疾病严重程度、不典型增生的多灶性、免疫抑制状态和既往病史。在治疗疾病的同时应保留排便功能、降低术后瘢痕形成和狭窄，同时减少疾病进展为浸润癌的可能。

（参考文献参见 www.pumpress.com/home-specific-edu/5599.html）

第 3 部分
恶性疾病

第21章

肛 管 癌

Tushar Samdani, Garrett M. Nash 著
李心翊 马延磊 译

要点

- 放化疗(CRT)(丝裂霉素 + 5-FU + 放疗)是肛门鳞状细胞癌患者的主要治疗方法。放疗的剂量根据肿瘤的大小和淋巴结的浸润情况有所不同。
- 手术(局部切除)可用于切除未侵及肛门括约肌的一些体积较小的鳞状细胞癌(通常测量 <1 cm 或 1/2 英寸)。
- 手术治疗后进行放化疗，在完成治疗后 8～12 周对患者进行肛门区域的复查，然后以 6～8 周的间隔进行评估，直至解决任何可疑的问题。病情持续但非进展的患者可以追踪至放化疗后 6 个月，以对完全缓解情况进行评估。
- 放化疗后疾病进展或复发的患者被认为需要进行经腹会阴直肠切除术(APR)。
- 免疫功能缺陷患者的放射治疗和化疗的剂量可能会根据患者的 CD4 细胞计数和血细胞计数进行调整。
- 肛管黑色素瘤侵袭性强，一般采用局部切除术(LE)治疗。
- 肛管腺癌采用 APR 治疗，通常采用新辅助放化疗，例如治疗远端直肠腺癌。

引言

肛管癌在下消化道所有癌症中仅占很小的比例(4%)[1]。根据 2009 – 2011 年的数据，肛管癌发病率大约为 0.2%。根据 2015 年美国癌症协会肿瘤发病率数据统计，2015 年美国肛管癌的新发病例约为 7270 例；2015 年肛管癌的死亡人数约为 1010 人(表 21-1 和表 21-2)[2]。

风险因素

肛管癌的发病率在过去几年中有所上升，这可能是因为肛交的发生率较高，或者性伴侣增加。这些因素增加了人乳头状瘤病毒(HPV)感染的可能性，与肛管鳞状上皮内瘤变和肛门鳞状细胞癌的发展密切相关[3]。

与肛管癌相关的危险因素：

- 性传播疾病。
- 肛门接触性交。
- 超过十个性伴侣。
- 存在癌前病变风险，如尖锐湿疣或高级别上皮内瘤变以及宫颈、外阴或阴道癌。
- 继发于实质器官移植或慢性糖皮质激素治疗所致的免疫抑制。

表 21-1　世界卫生组织对于肛管恶性肿瘤组织学的分类

• 癌症	• 类癌肿瘤
—鳞状细胞癌	• 恶性黑色素瘤
—腺癌	• 非上皮肿瘤
直肠型	• 继发性肿瘤
累及肛管腺体	
伴有肛管直肠瘘	
—黏液性腺癌	
—小细胞癌	
—未分化癌	
—其他类型	

WHO. 世界卫生组织。
来源：AJCC 癌症分期手册和 EZTNM，第 6 版

表 21-2　肛管癌 TNM 分期

	原发肿瘤（T）
T_X	原发性肿瘤无法评估
T0	无原发肿瘤的证据
Tis	原位癌（Bowen 病，高级别鳞状上皮内病变 HISL），AIN Ⅱ - Ⅲ
T1	肿瘤最大径为 2 cm 或更小
T2	肿瘤最大径大于 2 cm 但小于 5 cm
T3	肿瘤最大径大于 5 cm
T4	任何大小的肿瘤侵及相邻器官，例如阴道、尿道、膀胱（直接侵犯肠壁，直肠周围皮肤，皮下组织或括约肌并不能定义为 T4）
	区域淋巴结（N）
NX	区域淋巴结无法评估
N0	无区域淋巴结转移
N1	直肠周围淋巴结转移
N2	单侧髂内和（或）单侧腹股沟淋巴结转移
N3	直肠周围和腹股沟淋巴结和（或）双侧髂内和（或）腹股沟淋巴结转移
	远处转移（M）
M0	无远处转移
M1	远处转移

来源：AJCC 癌症分期手册和 EZTNM，第 6 版

- 血清 HIV 阳性，CD4 细胞计数低。
- 吸烟。

肛管解剖

完整的解剖学标志和肛管的组织学特征，对于了解不同类型肛管肿瘤的起源并确定其治疗手段是至关重要的（第 1 章）。外科肛管从耻骨直肠悬带括约肌间沟延伸的解剖被称为 Hilton 白线。组织学上通过齿状线分为两个不均等的部分（上 2/3 和下 1/3），这是肛管与后尿道以上直肠融合的位置（图 21- 1）。

- 肛门正上方的肛管（1 ~ 2 cm）被称为肛门移行区（ATZ）。在这个移行区之外，（外科上的）肛管内覆盖衬柱状上皮。其下端通过称为肛瓣的黏膜褶皱连接。肛门上 2/3 由直肠上动脉供血，是肠系膜下动脉的分支。
- 肛门下 1/3 由分层的鳞状上皮排列，与皮肤融合。由直肠下动脉供血，是阴部内动脉的分支。

肛管边缘从括约肌间沟横向延伸至半径约 5 cm 的范围，其组织学特征在于角化分层的鳞状上皮，其括约肌间沟为角化鳞状上皮与非角化鳞状上皮之间的结合部[4-5]。肛管鳞状细胞癌通常来源于肛门下部的鳞状上皮，它几乎全部来自肛管的移行区（ATZ）。另一方面，鳞状上皮细胞（SCC）的组织学变异，例如移行性的、基底细胞样的和泄殖腔源的变异来自于肛管移行区。肛管腺瘤起源于肛管上部的结肠直肠区或肛管移行区黏膜的腺细胞，而肛管鳞状细胞癌移行括约肌间沟。值得注意的是，肛管黑色素瘤的组织学特征与鳞状上皮的基底细胞层产生的皮肤黑色素瘤相似。

有些学者对肛门区域进行了简化分类，根据视诊将其划分为三个容易识别的区域[6]。

肛内病灶是肛周检查无法肉眼直视的病变，直

图 21-1　肛管解剖

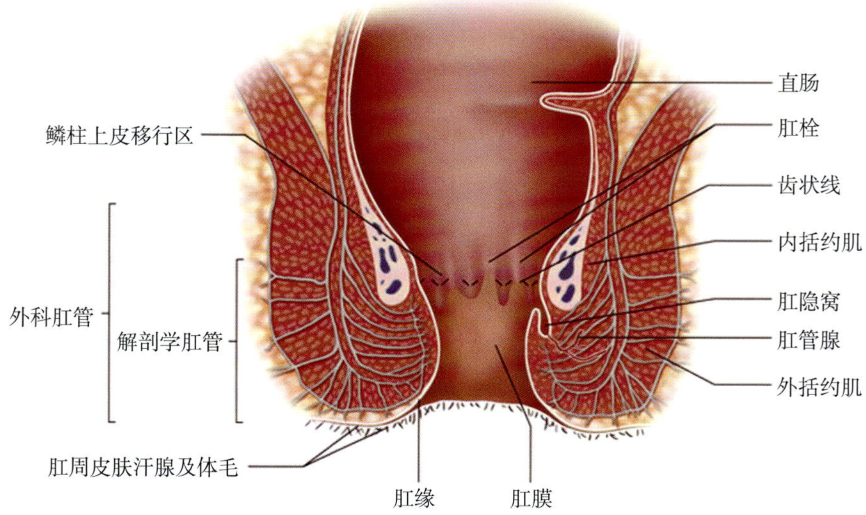

到臀部施加轻度牵引。

肛周病变则完全可见，臀部无需牵拉，其范围延伸至距肛门边缘 5 cm 以内。

皮肤病变位于从肛门开口处 5 cm 半径以外的范围。因此，有些人将其分为三个不同的区域：肛门内（臀部需轻度牵引）、肛门周围和皮肤肿瘤（超过肛门开口半径 5 cm）。

肛管鳞状细胞癌

在美国，肛管鳞状细胞癌（SCAC）诊断的中位年龄为 60 — 65 岁，女性发病率略高[3, 7]。

症状

大约 1/3 的 SCAC 患者是无症状的，或呈现非特异性症状。肛管肿瘤的临床表现主要与肿瘤大小和浸润程度有关。最常见的症状是出血，约占 45%，其次为肛门疼痛或肛门有肿块的感觉，约占 30%[8-9]。其他症状包括肛门瘙痒、坐姿不适、排便习惯改变、便失禁（由于肿瘤浸润到括约肌）、肛瘘、出血、肛裂或腹泻。诊断可能因为初次发强的症状无特异性而导致延迟，并且肛门通常是难以检查的位置。此外，由于肛管癌发生比较罕见，许多初级医师在诊断方面几乎没有经验。

肛管肿瘤的临床诊断最终要通过组织学检查证实，可以进行镊子咬取或针刺活检以建立诊断。记录活检部位的位置和准确描述外观非常重要，因为这有助于规划放疗区域和后续随访。如果病变范围很大或累及括约肌，切除活检是不合适的，因为活检后的伤口延迟愈合可能会延误最佳的放化疗（CRT）时机。也可以在影像学引导下切除肿大的淋巴结或用针吸穿刺活检[3, 10]。

体格检查

详细的体格检查是非常重要的，因为肛管的病变很容易因为粗略检查而漏诊。体格检查包括评估肿瘤的位置、大小和程度，以及通过肛门镜、直肠镜、乙状结肠镜进行可视化检查。数字直肠镜检查应评估括约肌功能，以及肿瘤与括约肌的关系（图 21-2 和图 21-3a，b）。肿瘤可以呈现出小溃疡或裂隙、微小的赘生物，以及肛管的不规则增厚。如果由于肛门周围的疼痛或痉挛导致肛管检查无法暴露充分，则可以在麻醉下进行检查以评估肿瘤。对肛管局部检查的同时，应注意检查腹股沟淋巴结（LN）的情况以排除转移的可能。传统上建议患有肛管癌的患者进行结肠镜检查以评估同时性的结直肠病变[3, 10]。然而，应该注意的是，并没有明确的证据表明 SCAC 与结肠或直肠的腺瘤形成相关。在患有肛管癌的妇女中，可以进行骨盆检查以确定病变侵及阴道后方的程度。考虑到女性患者可能伴有其他 HPV 相关疾病（如宫颈不典型增生）的风险（图 21-4），所以针对女性患者应进行常规的妇科检查[11]。

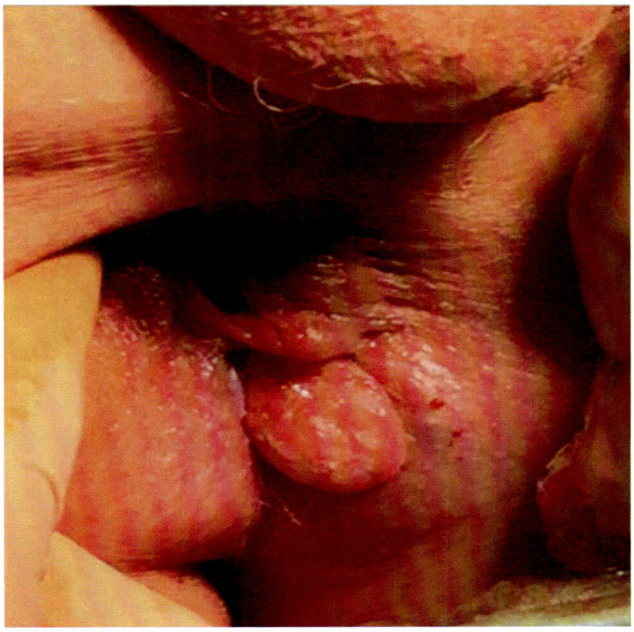

图 21-2 肛管癌

辅助检查

肛管癌治疗的选择主要基于肿瘤的分期。因此，全面的体格检查应辅以影像学辅助检查，从而确定局部或全身转移的可能性。

辅助检查的选择

- 局部分期：直肠 / 盆腔 MRI，有无超声内镜。
- 远处转移：胸部、腹部或骨盆的 CT 扫描；或 PET/CT 检查。

直肠 / 盆腔 MRI

MRI 提供了关于原发性肿瘤的位置、大小、周

图 21-3 肛管鳞状细胞癌侵及直肠黏膜。a. 低倍镜视野；b. 高倍镜视野

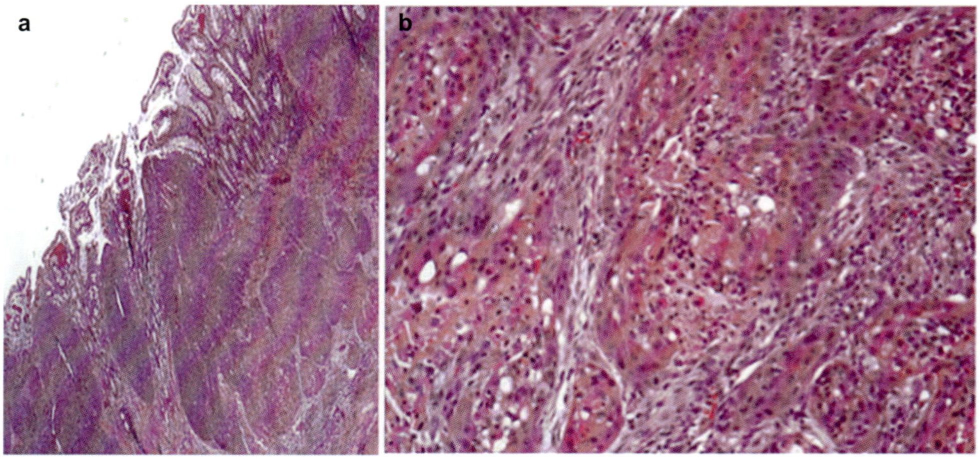

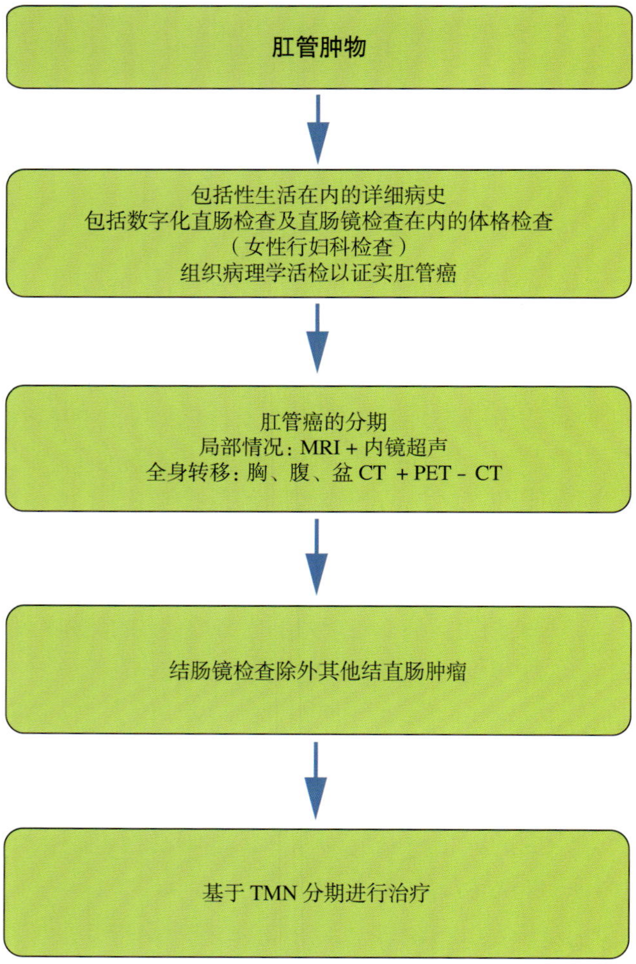

图 21-4 肛管肿物评估和处理流程

围浸润程度以及包括括约肌在内的相邻结构受累情况的高分辨率、多层面的信息（图 21-5）。据报道，MRI 在识别 SCAC 中的敏感性接近 90% ~ 100%[12]。

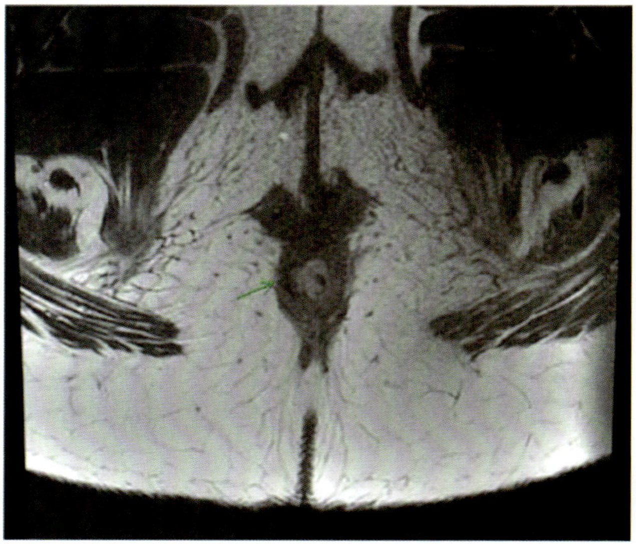

图 21-5 肛管癌：治疗的 MRI T2 加权相，怀疑肿瘤局部侵及右侧肛管内括约肌（绿色箭头）

随着原发性肿瘤评估工作的发展，MRI 也可以用来评估骨盆和腹股沟淋巴结的浸润情况。MRI 根据淋巴结大小、标准形态和核心脂肪缺失、内部 T1 和 T2 信号异质性以及不均匀增强等各种标准确定淋巴结的转移情况；并且已经提出了 8 mm、5 mm 和 10 mm 的短轴阈值分别为盆腔、直肠和腹股沟淋巴结增大的判别标准[13-14]。

经肛内镜超声

经肛内镜超声检查可用于评估肛管癌的局部分期（图 21-6）。在评估浅层肿瘤时，其优越性明显超过了 MRI[15]。然而，经肛内镜超声检查也有一定

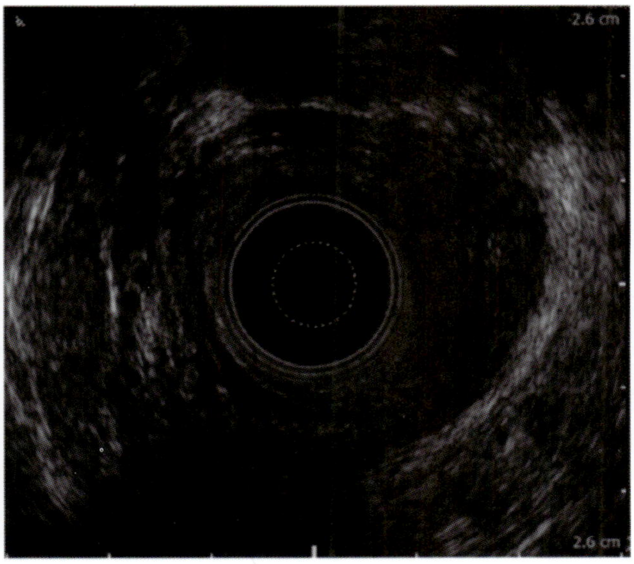

图 21-6　经肛门内镜超声可用于评估肛管癌的局部分期

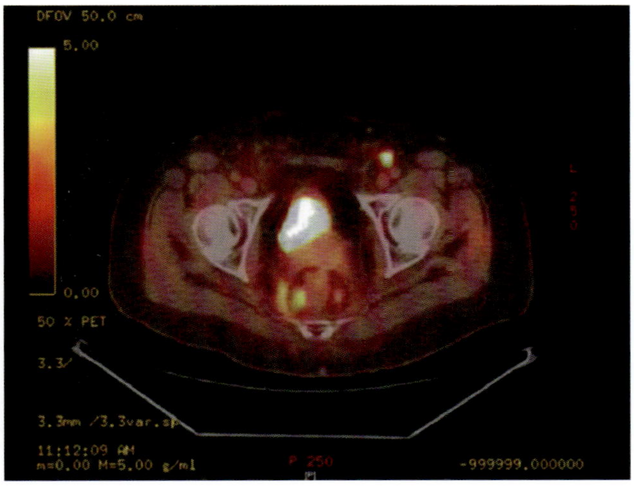

图 21-7　肛管癌：PET/CT 上显示左腹股沟和直肠的病灶

的局限性，包括无法确定近端盆腔或腹股沟淋巴结的情况，并且难以用于评估伴有狭窄或疼痛的肛门病灶；同时，其准确度也依赖于操作医师的经验。

胸部、腹部和盆腔平扫与增强 CT

胸部、腹部和盆腔的平扫与增强 CT 有助于发现可能的转移性病灶[16]。

FDG-PET/CT

大约 98％的肛管肿瘤对 ^{18}F 标记的葡萄糖（FDG）是高度摄取的。因此，FDG-PET/CT 在肿瘤的分期与治疗反应的评估中发挥着重要的作用[17]。PET/CT 可用于评估原发肿瘤大小、淋巴结转移状态和远处转移的情况，并可通过明确肿瘤部位的代谢活性来帮助制订放射治疗方案；并且在治疗后随访中也发挥着重要的作用（图 21-7）。PET/CT 用于检测阳性结节和浸润深度为 T2～T4 的肛管和肛周癌，以确定治疗前的分期。PET/CT 在肛管癌的评估中已经作为标准的评估手段，特别是在 CT 评估淋巴结转移情况不明确时，有助于选择治疗方案并作为治疗前的临床证据。PET/CT 检查的灵敏度 >90％，特异性 >80％。有证据显示 PET/CT 改变了约 20％肛管癌患者的临床分期评估，以及 3％～5％患者的潜在治疗方案。PET/CT 对肛管癌患者治疗方案选择的主要优势在于其可以评估盆腔或腹股沟淋巴结的情况，使得放疗学专家可以将其纳入放射治疗的靶区[18-20]。PET/CT 也同时影响了约 18％的肛管癌患者治疗后随访（图 21-8），在一定程度上其可能监测病灶的持续状态或局部复发，影响转移性肛管癌患者化疗方案的决策[3, 21]。PET-CT 具备的高度敏感性可以避免肛管癌患者放化疗后不必要的活检。

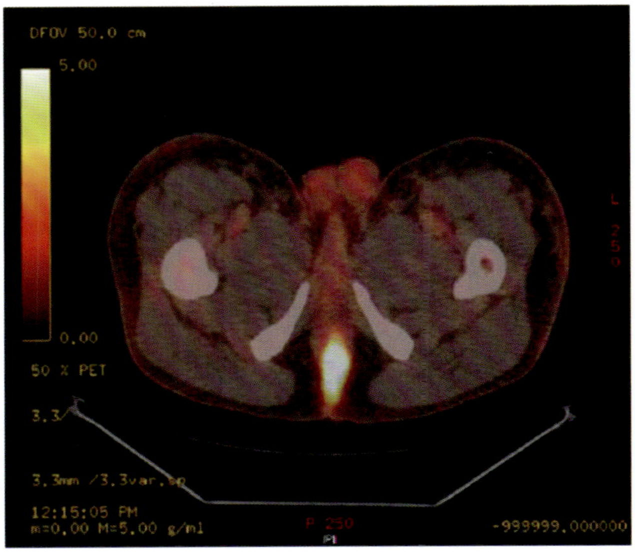

图 21-8　肛管癌：治疗前的 SUV = 18.1

肛管癌初次治疗的要点

1. 对于 T1 的肿瘤，经过全面的体格检查，直肠 / 盆腔 MRI 或经肛超声内镜可用于局部分期的评估。在没有淋巴结转移的情况下，胸部和腹部 CT 可用于远处转移病灶的评估。

2. 对于 T2 ~ T4 肿瘤或淋巴结阳性的肛管癌，PET/CT 可用于 MRI 或经肛超声内镜检查不能确定的远处转移病灶、放化疗治疗反应的评估，并作为肛管癌患者随访的监测手段。

肛管癌的治疗

30 年多年前，经腹会阴直肠切除术（APR）是肛管癌的首选外科手术。进行这种根治性手术以获得足够的切除范围 [8]。对较小的病灶进行局部切除。仅行外科治疗的肛管癌患者有 27% ~ 47% 的局部复发率 [22]。研究显示，早期肛管癌患者可以通过 APR 手术治愈，5 年生存率为 50% ~ 70%。然而，APR 需要永久性造口，并且具有较高的复发率。所以，在随后的 30 年中，对上皮来源的肛管癌的治疗措施发生了重大变化，更多的患者接受非手术治疗。

肛管癌的治疗进展（图 21-9）

放射治疗

剂量

放射治疗的剂量根据肿瘤的大小和是否存在可疑淋巴结而不同。一般而言，较大的肿瘤需要更高剂量的照射。RTOG 9811 试验的数据表明，肿瘤大于 5 cm 的患者预后不佳 [29]。剂量范围为 30 Gy，同

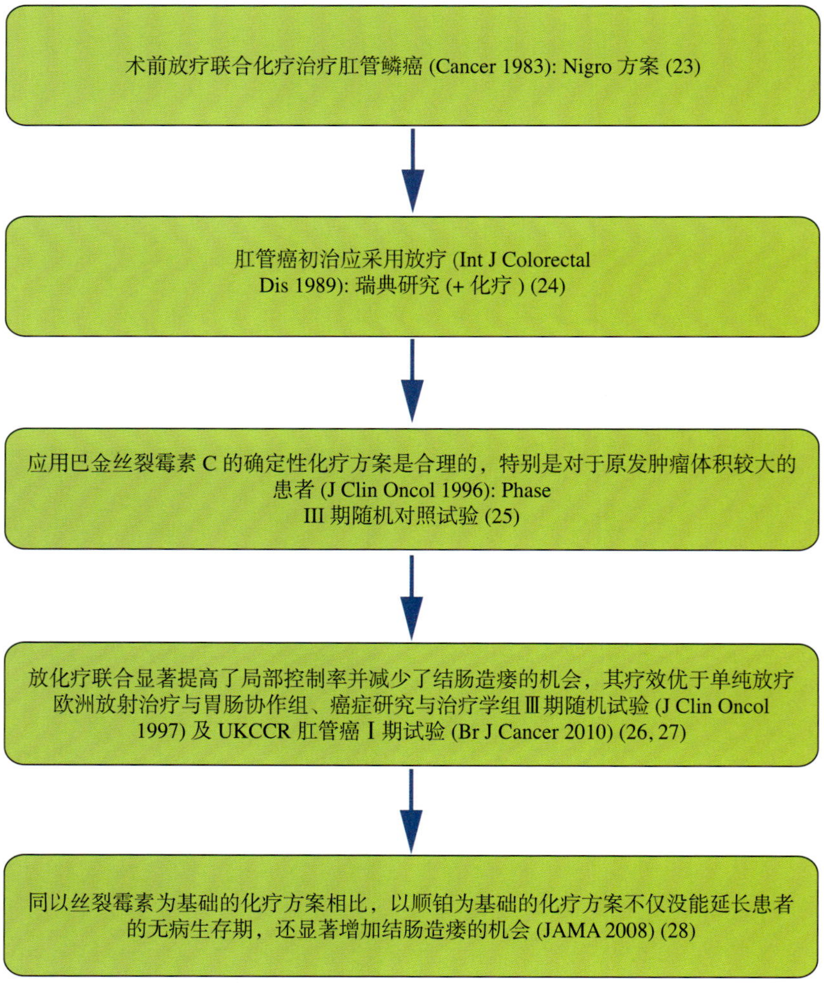

图 21-9 肛管癌的治疗进展（示意图）

时使用丝裂霉素 C 和 5-FU 可以有效缩小肿瘤（临床治愈率达 86%）。ACCORD-03 试验比较了 25 名患者在接受 45 Gy 放疗剂量的基础上增加 15 Gy 照射量的疗效，其初步结果显示，患者并未从更高剂量的放疗中获益，并且当剂量超过 59 Gy 时治疗的副作用相应增加 [30]。RTOG 92-08 试验中也显示了类似的试验结果 [31]。

对于 SCAC 患者的原发性病灶推荐的最低照射剂量为 45 Gy；对于盆腔、肛门、会阴和腹股沟的病灶，推荐的初始剂量为 30.6 Gy；若初始剂量为 30.6 Gy，辐射范围应包括上至 L5 ~ S1 椎间隙下至骶髂关节底部。在没有淋巴结转移的患者中，应用 36 Gy 后，腹股沟淋巴结不应该包括在照射区内。临床分期评估为淋巴结阳性或 T3 ~ T4 或 T2 肿瘤残留的患者就应用 45Gy 后再接受额外增加的 9 ~ 14 Gy 照射剂量 [28]。

放疗区域

使用具备高电压射线（射线能量 >6 mV）的适形放射技术每次以 1.8 Gy 的剂量分次（5 周共 25 次）对原发肿瘤进行照射，总剂量为 45 Gy。RTOG 小组建立了三个选择性临床靶区（CTV）：CTVa 针对肛周、髂前和髂内区域；CTVb 针对髂骨淋巴结；CTVc 针对腹股沟淋巴结，这些靶区被推荐应用于所有的肛管癌的放射治疗。照射区域上边界包括直肠乙状结肠交界处（L5 ~ S1 椎间隙）；下边界包括肛门、肛门和肿瘤周围至少 2.5 cm 的范围；外侧边界包括横向腹股沟淋巴结（基于影像或身体标志）。应该尽量减少对股骨头的照射剂量 [32-33]（图 21-10）。

副作用 [34-36]

放疗的近期副作用：

- 皮炎。
- 暂时性的肛门肿胀和疼痛。
- 排便频繁和里急后重。
- 恶心，乏力。
- 阴道不适和阴道瘘。

这些副作用在辐射停止后通常会得到改善。

远期副作用：

- 肛门狭窄。
- 骨盆骨折。
- 慢性放射性直肠炎。
- 阴道狭窄（女性患者应鼓励使用阴道扩张器）。

图 21-10　外部射线放射治疗

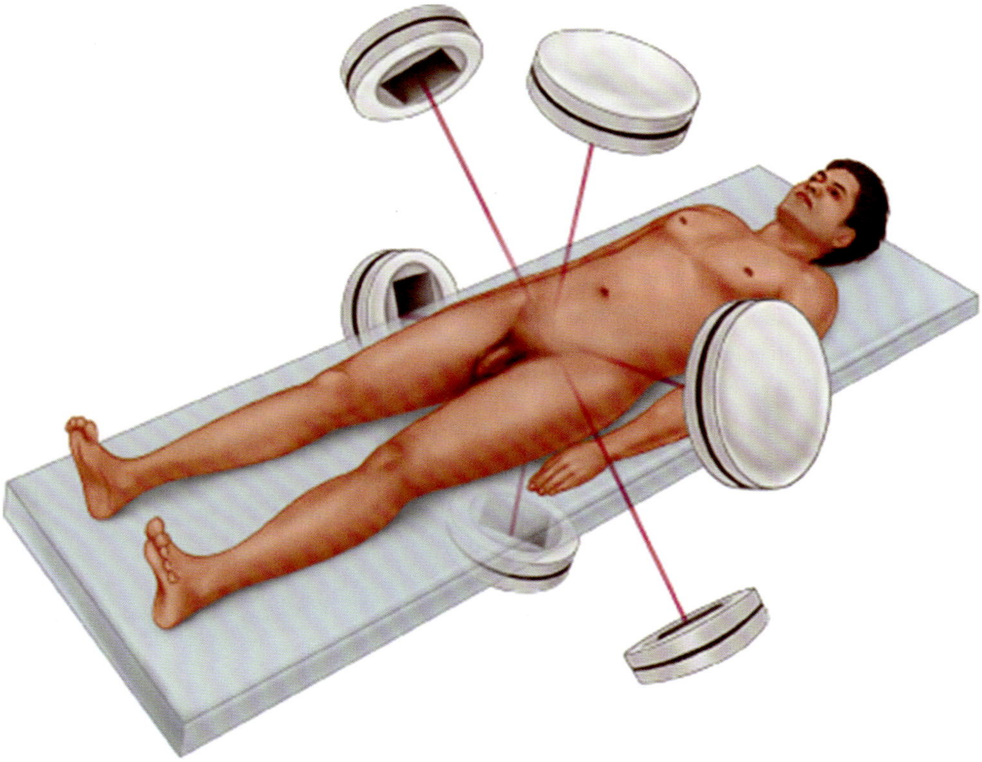

- 辐射可能会影响男性和女性的生育能力（患者应了解精子和卵子的储备情况）。
- 性交困难。
- 淋巴水肿。

特别注意事项

调强放疗

调强放疗（IMRT）利用特定的射线集束，能够根据目标肿瘤和正常组织的在放射野内分布对剂量强度进行精确的调节。与常规三维适形放疗（3D）（图 21-11 和图 21-12）相比，IMRT 可避开会阴部皮肤、外生殖器和膀胱，减轻对周围正常解剖结构的副作用，并防止副作用相关的延迟效应，从而完成相应的治疗，并且改善治疗效果[3, 72-73]。1991 — 2007 年在斯隆凯特琳纪念医院癌症中心接受 CRT 治疗的 221 例肛门 SCC 患者的回顾性研究中，有 44 例接受 IMRT 和 177 例接受 3D-CRT。IMRT 组的 2 年局部无复发存活率、远处无转移存活率、行结肠造瘘存活率和总存活率分别为 88%、83%、96% 和 92%、81%、88%、91% 和 89%，结果显示组间差异无统计学意义[74]。

当前治疗策略（图 21–13）

局限性病灶：Ⅰ-Ⅲ分期（任何 T，任何 N、M0）

局部切除术可用于切除一些未侵及括约肌的体

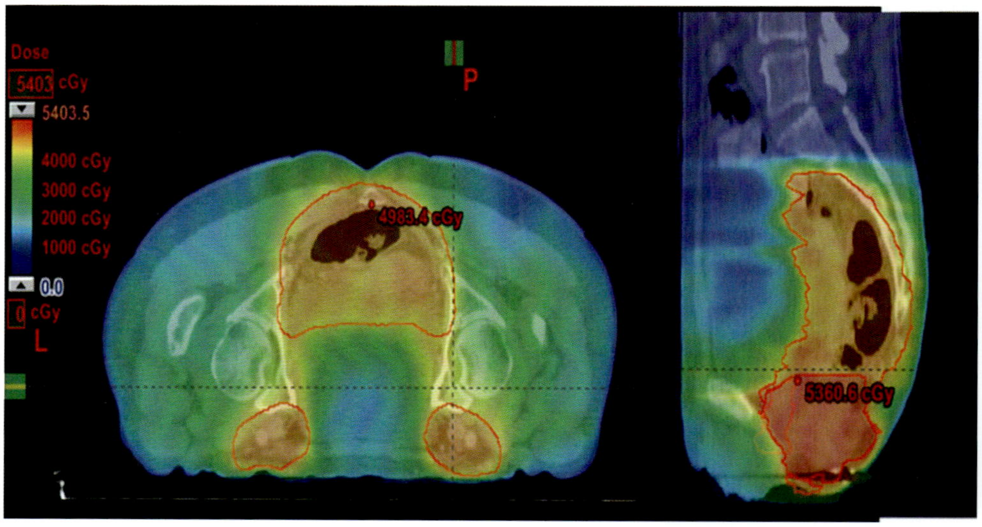

图 21-11 T1N0 肛管 SCC-IMRT：总剂量 4500 cGy 按每次 180 cGy 剂量作用于盆腔，总剂量 500 cGy 按每次 200 cGy 作用于原发肿瘤（红色）

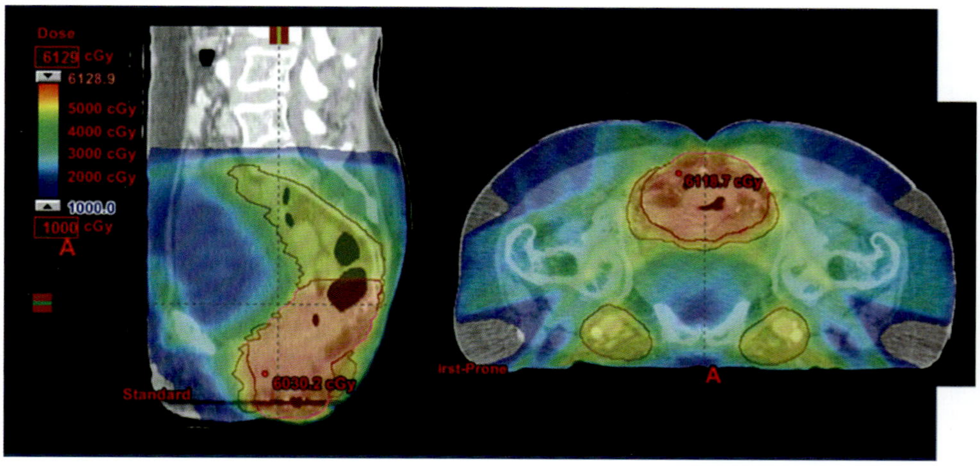

图 21-12 T3N1 肛管 SCC-IMRT：总剂量 450 cGy 按每次 180 cGy 作用于盆腔（棕色）；总剂量 500 cGy 按每次 200 cGy 作用于原发灶（红色）；原发灶额外增加总计 600 cGy 放射剂量按每 200 cGy 照射

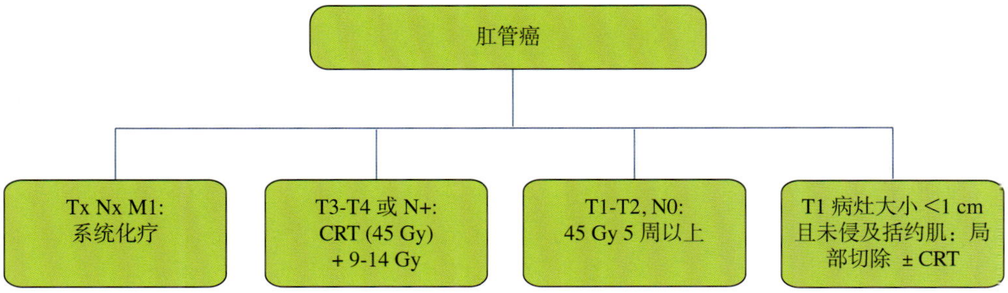

图 21-13　肛管癌的治疗

积较小肿瘤（通常测量 <1 cm 或 1/2 英寸）。在某些情况下（放化疗后），如已确定肿瘤边界时特别推荐使用。对于不能手术切除的肛管癌，同时在不损伤肛门括约肌的前提下，其标准的治疗方案是放射治疗与化疗联合使用（CRT）。

目前治疗非转移性肛管癌的主要建议包括 CRT；常用的治疗药物包括 5-FU 和丝裂霉素。

丝裂霉素 + 5-FU + 放疗（RT）

该方案在第 1～4 d 和第 29～32 d 静脉连续输注 5-FU（1000 mg/m²/d）（5-FU 最大日剂量为 2000 mg /d）连续静脉输注，在第 1 天和第 29 天加用丝裂霉素（10 mg/m²）和 5-FU 1000 mg/m² /d 静脉推注（最大剂量 20 mg）[28]。放疗（RT）可以应用在疾病的所有阶段，至少 45 Gy 剂量分 5 周进行。对于 T3、T4 或淋巴结阳性患者或行 45 Gy 初始剂量放疗后仍有残留病灶的患者，可考虑使用 9～14 Gy 的额外剂量的放疗 [37-38]。

转移性肛管癌（Ⅳ期）：任何 T，任何 N、M1

转移性疾病通常用含顺铂（5-FU + 顺铂）的化疗方案。

顺铂 + 5-FU

该方案在第 1～5 d 连续静脉输注 5-FU（1000 mg/m²/d），第 2 天开始加用顺铂（100 mg/m²），每 28 天重复一次 [39]。接受全身化疗的转移性肛管癌患者在 1 年生存率约 60%，5 年生存率 32% [8, 39]。另外，对于一些转移性肛管癌患者，可能需要外科手术来缓解并发症，如疼痛、出血或大便失禁。

预后因素

原发肿瘤的大小和淋巴结转移或远处转移情况是影响肿瘤患者预后的主要决定因素。原发肿瘤 >5 cm 的患者 APR 术后复发的风险明显增加，这类肿瘤与患者的无病生存期和总生存期较短密切相关；另外，男性和 HIV 阳性可能也是影响患者长期生存的不利因素 [8, 40-41]。

疗效评估

目前，评估肿瘤治疗效果的主要手段是临床随访。在放化疗完成后 8～12 周，以每 6～8 周的间隔重新进行肛管区域的检查评估，直至解决所有可疑的问题。基于评估情况，患者按缓解方式分类如下。

- 肿瘤持续状态：肿瘤持续存在但无进展的患者应密切随访，观察病灶是否进一步消退。根据 ACT Ⅱ研究，持续但无进展性的患者可以在放化疗后 6 个月进行随访，直到确定完全缓解为止。
- 完全缓解：完全缓解的患者应每 3～6 个月接受评估，直至 5 年。评估包括直肠指检、内镜检查和腹股沟检查。在肿瘤持续状态和初期有局部晚期表现（T3/T4）或淋巴结转移阳性的癌症患者中应每年进行胸部、腹部和盆腔 CT 或 PET/CT 检查，共 3 年。
- 6 个月的肿瘤进展或肿瘤持续状态：如果病灶在 6 个月内持续存在，或同时发生进展，则可进行活检以确认肿瘤状况。在肿瘤持续性进展或疗效不满意时，推荐早期进行活组织检查 [3, 8, 10, 36]。然而，应尽量避免不必要的活检，以降低软组织感染、组织坏死或肛门功能受损的风险。

补救治疗

10%～30%的患者在初始 CRT 后有肿瘤持续存在或复发的情况。与初治失败有关的危险因素包括：

- HIV 呈阳性状态。
- 初始发病时 T 和 N 分期较晚。
- CRT 治疗中断。

病情进展的患者补救治疗前需要进行活检并重新分期[42-44]。一些研究者推荐额外行 9 Gy 放射治疗，而不是立即实施 APR 手术。然而，补救手术通常被推荐用于进展期肛管癌。手术治疗是基于肿瘤进展的程度。残存肿瘤非常局限的患者根据具体情况可以考虑实施局部切除术，其他具有较大残存病灶的患者应接受补救性的 APR 手术治疗。补救性 APR 可以使 30%～77%的患者获得 5 年的局部区域控制[43, 45-46]，5 年的总生存率为 30%～60%。多达 80%的 CRT 患者接受补救性 APR 后出现手术伤口的并发症。为了减少这类伤口并发症的发生，可以考虑行会阴肌肉瓣的重建[47]。

复发性肛管癌的治疗

如果肛管癌在初次治疗后局部复发，则进行重新分期以排除全身转移，包括胸部、腹部和盆腔 CT 或 PET/CT 评估。CRT 后局部复发通常用补救性 APR 手术进行治疗。腹股沟淋巴结复发如果没有先天性腹股沟病史，可以使用放疗（联合或不联合化疗）治疗腹股沟局部病灶。如果腹股沟淋巴结孤立性复发，可以进行腹股沟淋巴结清扫而不进行 APR 手术[25, 48]（表 21-3）。

HIV 阳性患者的治疗

HIV 与肛管癌的发病率显著增加有关，主要原因可能是免疫抑制和 HPV 感染继发于肛门接触性交[49-50]。肛管癌的初始治疗方案为 CRT；然而，某些因素如患者的 CD4 细胞计数在 RT 剂量的调整方面起着重要作用；RT 剂量范围为 32～63 Gy；化疗可以按常规剂量制订方案，方案包括联合丝裂霉素或顺铂联合 5-FU。研究表明，CD4 细胞计数 >200 个 /ml 的患者有一定的治疗相关副作用发生，但可以控制在可接受的程度；CD4 细胞计数 <200 个 /ml 的患者治疗相关的副作用发生率明显增多与患者整体生存率降低无关，可能需要根据患者的血细胞计数来调整化疗剂量。

丝裂霉素 + 5-FU：如果 WBC 计数 <2400 个 /ml 但 >1000 个 /ml，或者如果最低血小板计数 >50 000 个 /ml 但 <85 000 个 /ml，则第二次注射丝裂霉素的剂量应从 10 mg/m^2 降至 7.5 mg/m^2。

如果 WBC 计数 <1000 个 /ml 或血小板计数 <50 000 个 /ml，则第二次注射丝裂霉素的剂量应从 10 mg/m^2 降至 5 mg/m^2。在第 28 天，如果 WBC 计数 <2400 个 /ml 或血小板计数 <85 000 个 /ml，则化疗推迟 1 周[25]。

同性恋和双性恋男子的原位肛管癌发生率较高，无论其 HIV 状况如何。数据表明，这类男性每 2～3 年行肛管细胞学筛查可能具有较高的价值，并在预期寿命内产生明显的益处[51]。

肛管黑色素瘤

肛管黑色素瘤占所有肛管直肠恶性肿瘤的 1%～4%。肛管是（除外皮肤和视网膜）较为常见的黑素瘤发生部位，肛管黑色素瘤占所有黑素瘤的 1%左右[52-53]。其中以女性最为常见，平均年龄为 60 岁[54]。这类肿瘤由肛管的移行区上皮、肛管或黏膜皮肤交界处产生。

症状

肛管黑色素瘤最常见的症状是出血。部分患者可能会呈现肛门部疼痛、排便习惯改变或里急后重。早期病变可能被认为是血栓性痔疮[53]。

体格检查

应进行全面的体格检查，包括对腹股沟的评估。肛门黑色素瘤可能出现部分皮肤色素沉着、息肉状或溃疡、病灶边缘隆起等。卫星病变也可能存在。

组织病理学诊断

肛管黑色素瘤的特征类似于皮肤黑素瘤。肿瘤细胞表达 S-100、HMB-45 和黑色素瘤神经侵袭性，这些是重要的预后因素（图 21-14 和图 21-15）[5, 55]。

治疗

肛管黑色素瘤的总体预后不佳，明确诊断后有 10 ~ 19 个月的存活期[56-57]。黑色素瘤对化疗或放疗均不敏感；因此，手术是肛管黑色素瘤主要的治疗手段。目前，手术切除的范围仍是一个有争议性的问题。肛管黑素瘤具有很高的侵袭性，约 35% 的患者在疾病初期就会出现转移。肿瘤 >1 cm 的患者不可能通过任何治疗手段来治愈。一些学者主张，APR 是肛管黑色素瘤治疗的首选方案，特别是对于肿瘤较小、无淋巴结转移证据的患者。然而，由于肛管黑色素瘤患者大多数死于远处转移，主要手术方式如腹腔镜切除术可能无法提供生存优势；因此一些学者将主张局部切除作为黑素瘤的治疗手段。当行痔疮局部切除时，有时会将肛管黑色素瘤视为附属物一并切除，如果在行痔疮的局部切除期间实现了 R0 切除，患者则不需要进一步干预，结果显示了较好的治愈率。对于肛管黑色素瘤引起局部症状的患者，应考虑姑息性局部切除术（表 21-3）[53-54, 58-62]。

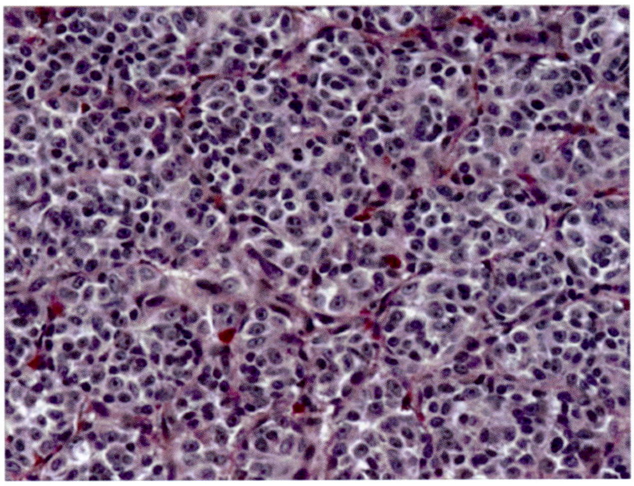

图 21-14　肛管黑色素瘤具有上皮样形态

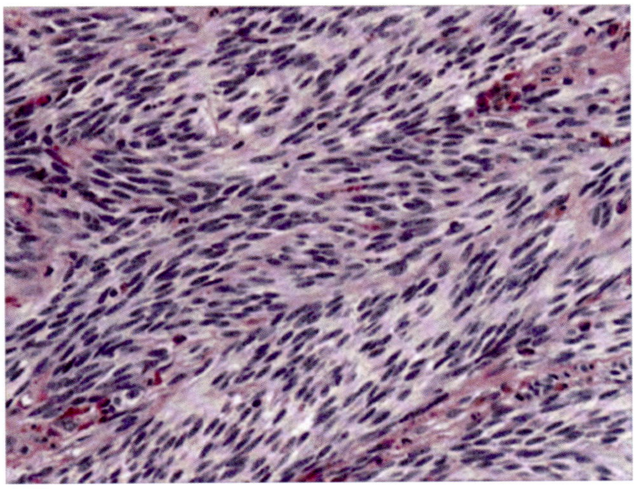

图 21-15　肛管黑色素瘤具有梭形细胞形态

肛管鳞状上皮细胞癌（图 21-16）

肛区的范围从毛发生长的肛周皮肤边缘开始，延伸到肛周皮肤半径 5 cm 的范围。肛门边缘的 SCC 与皮肤任何其他类型的 SCC 类似，并且可转移至区域性淋巴结，如腹股沟淋巴结。肛门边缘 SCC 占所有肛管 SCC 的 1/4 ~ 1/3[63-65]。

流行病学

肛门边缘的 SCC 通常发病于在 65 ~ 75 岁的患者中，与患者性别无关[63-64]。

症状

与其他肛管肿瘤一样，由于症状的非特异性和位置因素，会拖延对于肛门边缘的 SCC 的诊断。其最常见的临床表现为肛周区域的肿块或持续性瘙痒。任何有肛周区域持续性瘙痒症的人群应对肛门

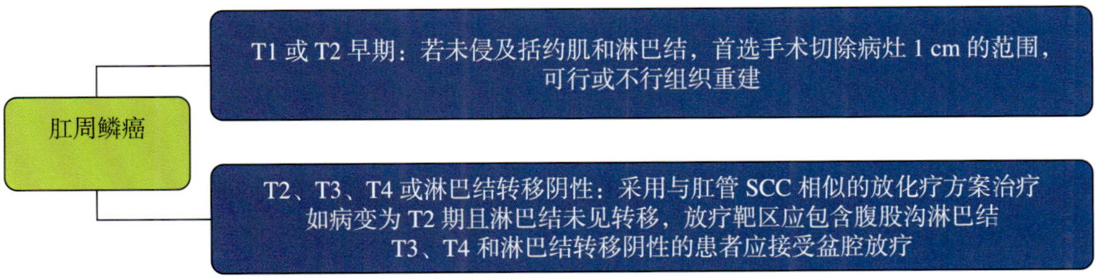

图 21-16　肛门边缘鳞状上皮细胞癌的治疗方法

区域进行全面检查；对于可疑病变应进行活检。

检查

肛门肿瘤患者应进行全面检查，包括评估腹股沟情况；并且必须确定肿瘤与肛门括约肌的关系[68]。

分期

应进行胸部、腹部和盆腔 CT 检查以排除远处转移。

淋巴结受累：研究表明，T1 病变中淋巴结转移的概率极低。然而，T2 病变中淋巴结转移的概率为 24%，T3 病变中高达 67%[63]。

治疗（图 21-6）

治疗方案取决于：

- 肿瘤大小
- 淋巴结累及情况。
- 是否侵及括约肌。

T1 N0 病变：如果没有括约肌或淋巴结受累，首选治疗方式是尽可能切除肿瘤边缘 1 cm 的范围的组织；缺损可以予以一期缝合；然而，大的缺损可能需要行 V-Y 推进式皮瓣或皮肤移植；如果缺损不能行推进式皮瓣缝合，则可能需要行带蒂皮瓣转移。

T2 N0 病变：如果没有淋巴结受累，可以用手术治疗早期的 T2 病变；然而，晚期病变可以考虑应用 CRT 治疗，因为隐匿性淋巴结转移的概率很高。如果手术能够切除肿瘤周边确定无瘤的边缘，则整个较大的创面可能导致无法关闭的手术创面缺损。

T3、T4 或淋巴结阳性病变：应用类似于肛管 SCC 的 CRT 方案。阴道淋巴结包含在 CRT 中。T3 和 T4 和腹股沟淋巴结阳性病变应接受盆腔的放射治疗（RT）[63-69]。

肛管腺癌

肛管原发性黏液性腺癌是罕见的恶性肿瘤，约占肛管癌的 3%。大多数肛管腺癌起源于肛管上部的结肠直肠区，或来自肛管移行区（ATZ）黏膜的腺细胞。

肛门腺癌可以根据原发区域分类（图 21-17）。

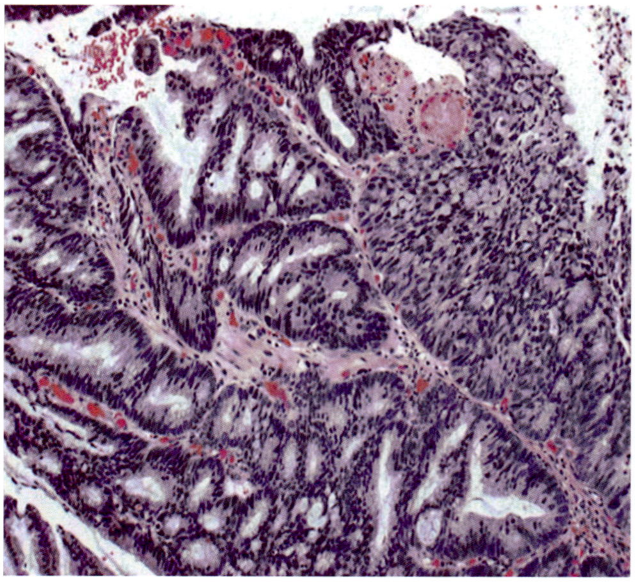

图 21-17 肛管腺癌的浅表部分显示低级腺体形成成分和具有更多实质性生长的高级腺体成分

- 结肠直肠型腺癌：在大体和组织学上，这些病变与普通的结肠直肠腺癌无法区分。然而，这类肿瘤转移至腹股沟和股骨周围的淋巴结的风险更高。免疫组织化学染色显示细胞角蛋白（CK）20 和 CDX2 阳性，CK7 阴性，其兼有与结肠直肠亚型肛门腺癌相似的部分特征。
- 肛管直肠内腺癌：炎症性疾病如克罗恩病可能引起肛管直肠瘘。
- 肛管腺腺癌：如果肿瘤原发于肛管并且位于肛管直肠区域的中心，没有预先存在的瘘道并且没有表面黏膜的不典型增生，则无论黏蛋白产生的程度如何，都可以给出此诊断。肛腺腺癌为 CK7 阳性[5]。

临床表现及诊断

肛管腺癌呈现与任何其他肛门肿瘤相似的临床症状，需要进行全面的体格检查和活检来确诊。

分期

分期与肛管 SCC 相似。

预后因素

肛门腺癌的预后因素包含[70]：

- T 分期。

- N 分期。
- 组织学分级。
- 治疗方式。

治疗（表 21-3）

由于此类疾病罕见，很少有学者报道肛门腺癌的相关治疗情况。目前治疗方案选项包括局部切除术、联合或不联合化学疗法的根治性手术（APR）或 CRT。历史上，APR 是首选的治疗方法；然而，近期随着 CRT 的发展，包括 APR 联辅助 CRT 的综合治疗被认为是最佳的治疗方案[70-77]。

生物靶向治疗

肛管 SCC 通常过表达 EGFR；EGFR 和 KRAS 突变较为罕见[76-77]。在 Lukan 等学者的一项研究中，通过西妥昔单抗作为单一药物或西妥昔单抗联合伊立替康治疗的 5 名野生型 KRAS 肛管癌患者取得部分缓解、轻度缓解或无进展，此研究在一定程度上提供了 EGFR 抑制的潜在生物学作用的证据；研究中有两名 KRAS 突变患者对西妥昔单抗无反应，并且疾病持续进展。因此，研究者得出结论，西妥昔单抗治疗可用于患有转移性 KRAS 野生型肛管癌的患者，或作为顺铂 / 5- 氟尿嘧啶（FU）治疗的替代方案[77]。

表 21-3 肛管癌的特殊类型和首选治疗

肛管癌的类型	优选治疗
复发性鳞状细胞癌	放射治疗和化学治疗后的局部复发需用补救性 APR 治疗
肛管黑色素瘤	局部切除
肛管腺癌	联合治疗方式包括 APR 联合辅助 CRT 进行最佳治疗

结论

肛管癌是一种较为罕见的胃肠道肿瘤；其诊断需要进行全面的临床检查。应用 5-FU / 丝裂霉素 C 联合放射治疗（RT）是肛门 SCC 患者的主要治疗方法；如果切除不影响括约肌功能，早期 T1 肿瘤可以考虑手术治疗。转移性肛门 SCC 患者最常用基于顺铂的化疗治疗。目前的治疗方式（包括 IMRT）和生物靶向治疗（如西妥昔单抗）的进步可为肛管癌患者的治疗提供更多的帮助。

（参考文献参见 www.pumpress.com/home-specific-edu/5599.html）

第22章

骶前肿瘤

John Migaly, Christopher R. Mantyh　著
冯　波　严夏霖 译

要点

- 除非有手术禁忌证，否则骶前肿瘤均推荐手术切除，以防止恶性肿瘤的可能；
- 术前完善 MRI 检查，明确肿瘤性质及制订手术方案；
- 低于 S4 平面的肿瘤，可通过后入路 / 会阴入路切除；
- 完整的切除是预防肿瘤复发与感染的关键。

前言

骶前肿瘤的范围极为广泛，包括先天性病变（潜在恶性可能）、炎性疾病和恶性病变[1-2]。总体而言，直肠后肿瘤极为罕见，各类文献报导差异很大[1-3]。根据梅奥诊所的数据，40 000 例住院患者里仅有 1 例骶前肿瘤[4]。骶前肿瘤通常无特异性症状，多在行常规体检或影像学检查时无意中发现[4]。影像学检查对肿瘤的术前肿瘤定性及手术方式的确定尤为重要。虽然绝大多数患者都会接受 CT 检查，但 MRI 检查对肿瘤的术前分期更加重要。尽管术前是否应用穿刺活检存在较大争议（其可能引起肿瘤复发和穿刺道上的种植），但一项单中心的研究数据仍表明，在术前选择性应用穿刺活检利大于弊[5]。

解剖概要

骶前间隙或直肠后间隙是一个潜在的手术操作间隙（第 1 章），同时，此处也是胚胎发育过程中的一个重要部位，因为多种类型的胚胎细胞均在此完成胚胎细胞生长发育的最后阶段。正是这一特点才导致了骶前间隙中会产生各种良性、恶性、囊性和实性的肿瘤[1]。直肠后间隙是指位于直肠后的空间区域，其上界是腹膜折返，两侧为输尿管和髂血管，前界为骶骨，后界为直肠后壁，下界为肛提肌和尾骨肌（图 22-1）[3]。

直肠后间隙因其特殊的解剖学特点，给外科医生带来多方面的挑战，对于那些不熟悉盆腔手术的术者，我们不推荐施行此类手术。骶前间隙内有重要的骶前神经丛，一旦术中损伤了这些神经则会永久性损伤肛门功能及性功能。如果双侧 S3 神经根损伤，会造成大便失禁[6-7]。

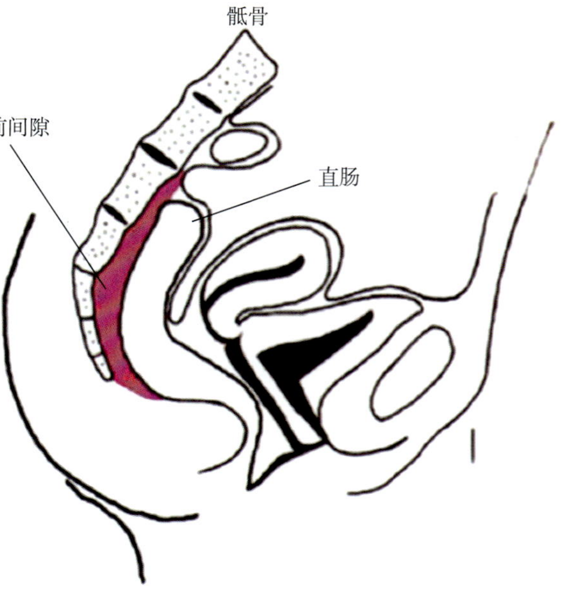

图 22-1　骶前间隙（图片来源于 Ghosh J，Eglinton T，Frizelle FA，Watson AJ. Presacral tumours in adults. Surgeon. 2007 Feb；5（1）:31-8 © 2007，Elsevier Ltd.）

分类

组织学 / 病理学

骶前肿瘤可根据肿瘤来源和组织类型划分（表 22-1）。Uhlig 和 Johnson 在 1975 年首先对骶前肿瘤进行了系统性分类，并沿用多年，包括先天性、获得性、神经源性、骨源性肿瘤及其他来源性肿瘤。正确理解不同类型骶前肿瘤对制订相应的诊疗计划至关重要。

表 22-1　骶前肿瘤的分类

1	先天性病变
	发育性囊肿
	表皮样囊肿
	皮样囊肿
	畸胎瘤
	恶性畸胎瘤
	脊索瘤
	前脑膜膨出
	尾肠囊肿
	肾上腺肿瘤
2	神经源性肿瘤
	神经纤维瘤
	神经鞘瘤
	室管膜瘤
	节神经细胞瘤
	神经纤维肉瘤
	恶性外周神经鞘瘤
3	骨源性肿瘤
	骨瘤
	骨肉瘤
	骶骨囊肿
	尤文瘤
	骨巨细胞瘤
	软骨肉瘤
	软骨黏液肉瘤
4	其他类型肿瘤
	转移或复发性疾病
	脂肪瘤
	纤维瘤
	平滑肌瘤
	血管瘤
	硬纤维瘤
	脂肪肉瘤
	平滑肌肉瘤
	纤维肉瘤
	间皮瘤
	肉芽肿
	会阴脓肿
	瘘

先天性病变

先天性病变占了所有骶前病变的 2/3。先天性病变大多源自三胚层细胞的混合，肿块可呈囊性，亦可呈实性[8]；并且先天性病变多发生于女性[4,8]。

皮样囊肿和表皮样囊肿

皮样囊肿和表皮样囊肿都被覆复层鳞状上皮细胞，也可能包含各种皮肤附属器，像毛发、指甲等（图 22-2）。这些病变大多源于胚胎发育过程中的外胚层。患者常因为囊肿形成的肛隐窝而被误诊为肛周脓肿并行脓肿引流[9-10]。这也就是近年来脓肿继发感染概率这么高的原因。

肠源性囊肿

与皮样囊肿、表皮样囊肿不同的是，肠源性囊肿呈分叶状生长，起源于原始后肠，也有发生恶变的可能。

尾肠囊肿

尾肠囊肿也被称为直肠囊性错构瘤，是起源于正常蜕变的原肠残留。可包含所有消化道的各层结构（图 22-3）。尾肠囊肿亦有恶变可能[11]。

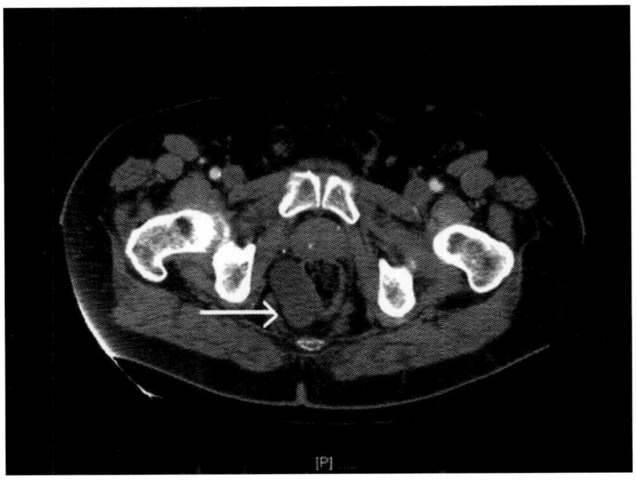

图 22-2　表皮囊肿 CT 表现

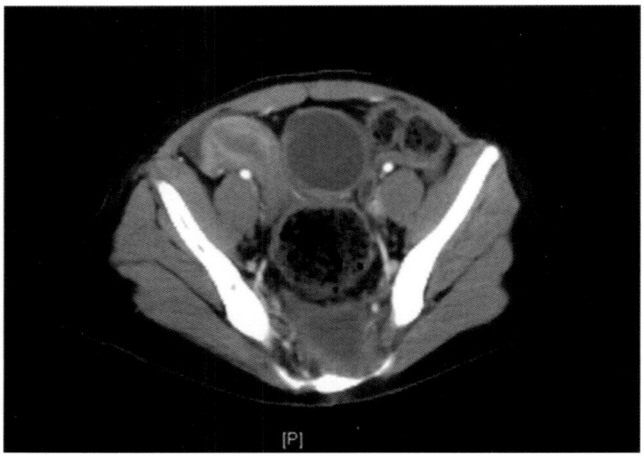

图 22-3　尾肠囊肿的 CT 表现

畸胎瘤

畸胎瘤含有三个胚层的组织成分，但更重要的是畸胎瘤是真性肿瘤。畸胎瘤可同时包含囊性和实性成分。高达 10% 的畸胎瘤具有恶变潜能，因此我们推荐积极手术切除畸胎瘤。由于畸胎瘤含有各个胚层的细胞，畸胎瘤可发展成鳞状细胞癌、横纹肌肉瘤或是未成熟畸胎瘤 [1]。另外，畸胎瘤中可见人体中所有器官系统的组织，如消化组织、呼吸组织及骨组织。同其他先天性病变一样，畸胎瘤同样也是女性多见，并且儿童比成人更为多发。肿瘤的复发多与手术切除不完整或尾骨未去除相关 [1,12]。

脊索瘤

骶前间隙中最常见的恶性肿瘤就是骶尾部脊索瘤。脊索瘤一般认为起源于残留的胚胎脊索组织，多发于 40 岁以下的男性，发病率约为 0.08/10 万。脊索瘤可以发生在脊髓的任何部位，但骶尾部是其好发部位。患者通常没有特异性症状，多表现为腰骶部疼痛。尽管手术仍然是首选的治疗方案，但仍有较高的复发率，其 5 年及 10 年生存率分别为 67% 和 40%[13]。

骶前脊膜膨出

骶前脊膜膨出是由硬膜囊发育缺陷形成的。在 X-Ray 平片中经常能看到典型的“弯刀征”。患者通常无典型的症状，主要包括伴随体位改变的头痛和 Valsalva 征 [4,14]。MRI 通常可快速诊断此类病变，应避免穿刺活检以防止脑脊液细菌污染和医源性脑膜炎。

神经源性肿瘤

神经源性肿瘤起源于周围神经，约占所有骶前间隙肿瘤的 10%（图 22-4），包括神经鞘瘤、神经节瘤、神经纤维瘤、神经母细胞瘤、节神经母细胞瘤和室管膜瘤。其中最常见的是室管膜瘤。神经源性肿瘤较难区分良恶性，并且常以某种神经病变为主要症状。

骨肿瘤

骨肿瘤约占所有骶前肿瘤的 10%，包括巨细胞瘤、骨母细胞瘤、动脉瘤样骨囊肿、骨原性肉瘤、Ewing 肉瘤、骨髓瘤、软骨肉瘤等。骨肿瘤可能是所有骶前肿瘤中最具侵袭性的肿瘤，其极容易造成局部骨质破坏并极具转移潜能 [1,16]。

诊断

病史及体检

因骶前肿瘤位置的特殊性，患者通常无特异性的症状，大多数都是直肠指检中无意发现，实际上 97% 的骶前肿瘤可在直肠指检中触到 [4]。大多数患者可有腰骶部疼痛感，但总体上没有任何特异的症状。先天性囊肿 / 肿瘤患者常常伴有肛后窦结构，但是肛后窦结构常多见于肛周瘘管病患者。因此这些患者在经过多次治疗后肛瘘仍不见好转，随后进一步检查时才被真正诊断出来。由于肿块局部压迫，

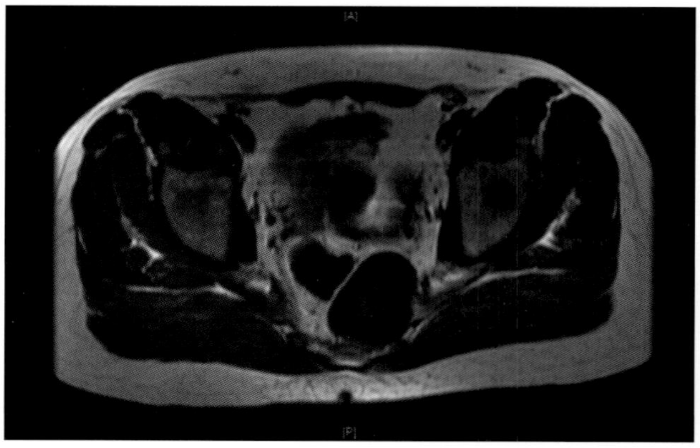

图 22-4　神经节细胞瘤的 MRI 表现

进展期肿瘤患者可出现便秘、性功能障碍、尿失禁，或其他腿部和臀部等症状。因此在进行神经系统检查时应特别注意以上症状，用以完善术前准备和评估肿瘤的局部侵袭状况。

影像学检查

骶前肿瘤的术前评估首选乙状结肠镜检查，通过乙状结肠镜可正确评估肿块的大小及黏膜的完整性，同时还可明确肿瘤的上下界和肿瘤与肛门括约肌的关系。直肠腔内超声（ERUS）可用于评估肿瘤与直肠肌层、肛门括约肌的关系。尽管大多数的病变都较局限，但仍有部分肿瘤具有恶性和侵袭性的可能。ERUS 可对骶骨的骨质破坏进行初步评估。

平片的效用有限，但有时可以显示骶骨内部的骨质破坏或肿瘤本身的钙化。骶前脊膜膨出的患者常常在平片中看到典型的“半月征”，但仍需要行横断面 CT 扫描来确诊。MRI 检查是骶前肿瘤的首选方法，不仅能够准确诊断，还能明确病变的范围和指导制订最佳的手术方式。相较于其他检查，MRI 检查在明确肿瘤的位置、大小、形态、与周围组织的关系上能提供更精细的数据 [17]。术前通过 MRI 来明确病变与骶椎椎体的关系，从而选择手术是腹部入路、后入路还是联合入路。MRI 检查可快速鉴别肿瘤是囊性还是实性，但是肿瘤中的一些细微部分需要更精细的检查来确定亚型（图 22-5）。MRI 还可明确肿瘤是否侵犯到周围组织，如周围骨质侵蚀、肿瘤浸润或者盆腔侧壁的侵犯。另外动静脉血管解剖在 MRI 中也可更好地显示。相对于 CT 检查，MRI 在判断肿瘤是否侵犯直肠壁更具有优势，尤其是骶尾部脊索瘤 [18]。骶前肿瘤多学科手术方案的制订，即直肠切除、部分骶骨切除、动脉重建或血管内的操作技术均基于上述诊断方式而得以展开。

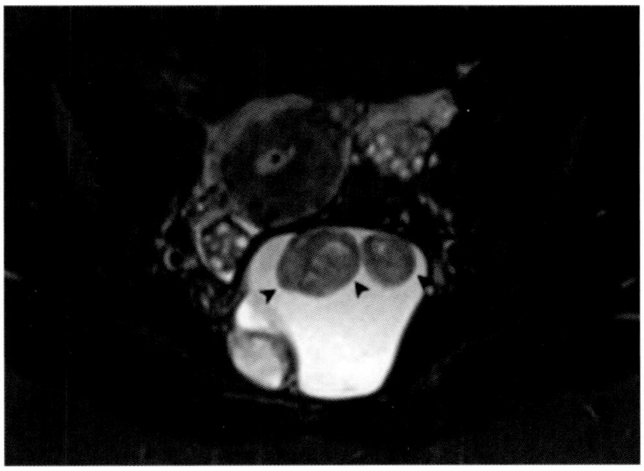

图 22-5　骶前囊肿的 MRI 表现。T2 加权相表皮囊肿呈分叶状，其中较大的一叶内含有一些角化的碎屑（箭头所指）（图片来源于 Loock MT，Fornès P，Soyer P，Rousset P，Azizi L，Hoeffel C. MR imaging features of nongynaecologic cystic lesions of the pelvis. Clin Imaging 2013；37（2）：211-8 © 2013 Elsevier Ltd，with Permission from Elsevier[31]）.

术前活检

骶前肿瘤的术前活检还存在两个有争议的问题。第一，术前活检是否会导致更高的局部复发率？第二，术前活检对于骶前肿瘤治疗方案的制订是否必不可少？比如，不同的活检结果是否对采取何种手术方式有影响？通常情况下，囊性病变的活检只有在经验丰富的放射科医生读片后对囊肿性质提出异议后才进行。通过直肠或阴道途径的骶前肿瘤穿刺活检，全球范围内都是不被认可的，因为这种穿刺方式可能导致囊性病变的感染。此外，为了预防肿瘤的复发，经直肠或阴道的骶前肿瘤穿刺活检必须连同肿瘤和穿刺针道一同切除。对于骶前脊膜膨出病例，任何形式的穿刺均不推荐，因为有发生脑脊膜炎的可能。

一些早期研究表明，骶前肿瘤穿刺活检可导致局部肿瘤复发 [19-21]，因此不予推荐。最近的一些研究数据表明，经皮骶前肿瘤穿刺后不会增加肿瘤复发风险。在一项包含 87 例患者的单中心研究中，Messick 等对 24 例患者进行了术前活检，术前与术后均无肿瘤复发。这 24 例患者中，有 4 例患者施行了肿瘤切除和活检部位切除，这些患者同样也没有发现肿瘤的复发 [5]。在我们现在的临床实践中，即使是固体肿瘤也并非全部予以穿刺活检，囊实性或囊性病变活检则更少。对于不能手术切除的肿瘤，或者体积过大的肿瘤 / 抑或是具有侵袭性的肿瘤如尤文肉瘤、骨肉瘤，术前需要通过新辅助放化疗来增加局部肿瘤切除的可能性，对于这些病例，活检还是有一定价值的。我们目前的做法是在明确手术时切除活检道和部位。

治疗

术前新辅助治疗的作用

骶前肿瘤能表现出多种多样的生物学行为，并且在被确诊时可能已经体积很大并发生了局部浸润。另外，这类盆底肉瘤具有十分明显的全身转移倾向。考虑到这一点，对这些肿瘤的治疗来说，新辅助化疗有着十分明确的作用。对于局部进展的体积较大的骶前肿瘤病例，当病灶组织尚能手术切除时，新辅助放疗有利于减小肿瘤体积并提高手术切除率。

手术治疗

由于 30%～40% 的病灶为恶性，且即使是良性病灶也有恶变的可能，因此，除非病灶不可切除或已有证据表明已发生远处转移，骶前肿瘤均应行手术切除。此外，有近 10% 的囊性病变将最终继发慢性感染而造成手术困难 [2-5]，所以手术切除仍是首选治疗方案。

术前方案

术前方案的设计关键在于明确切除范围。对于病灶直接侵犯直肠肌层者，切除直肠是必要的；对于病灶侵犯骶骨者，切除部分骶骨乃是必要的；骨盆壁有侵犯者，则需要行术中放疗，并予以血管或输尿管的重建。上述手术操作需要由结直肠外科、泌尿外科、神经外科、骨科、血管外科、整形外科等多学科医生组成治疗团队，共同协作完成。

手术入路

肿瘤的位置、形态、浸润深度及骨盆其他结构的受累情况直接决定了手术的方式。通常情况下，一个边界清晰、能够被直肠指诊触及的骶前肿瘤病灶往往能通过后入路切除。几项单中心研究均认为，S4 水平区分是经腹入路和后入路的分界 [3,5,22-25]。对于位于 S4 水平以上的病灶，需要采用单纯经腹入路；而位于 S4 水平以下的病灶需要采用后入路；对于同时跨越 S4 水平上下区域的病灶，联合经腹入路及会阴入路是更优选择。

后入路手术

患者行后入路手术前夜予以导泻，以做肠道准备。在麻醉插管后，患者取俯卧折刀卧位。予以生理盐水稀释的碘伏灌肠。该入路通常行上至骶骨下部，下至肛门的中线切口，亦可做横切口（图 22-6）。我们团队的方式则有所不同，通常采用自

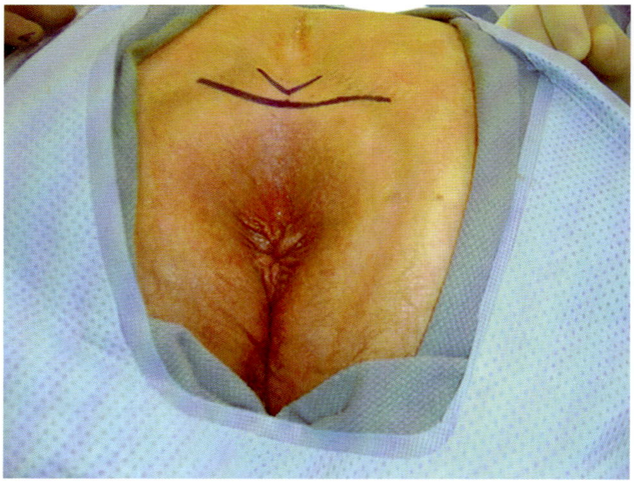

图 22-6 后入路的手术标记，骶尾骨及横切口

骶骨下部，并在尾骨侧方沿尾骨向中线和臀间肌靠近尾骨顶端的弧形切口。当行至臀间沟（尾骨顶端下方）时，切口转向下拓展，在中线向下延伸至距肛门口 2～3 cm 处（图 22-7）。弧形切口的优势在于能够更容易进入尾骨外侧，从而常规进行的尾骨切除。

皮肤切口完成后，继续深入解剖，直到尾骨和尾骨韧带被显示出来。分离肛尾韧带，此时应注意明确后侧括约肌的解剖结构，以便完整保留之。随后，尾骨两侧均被游离从而能予以切除（图 22-8 和

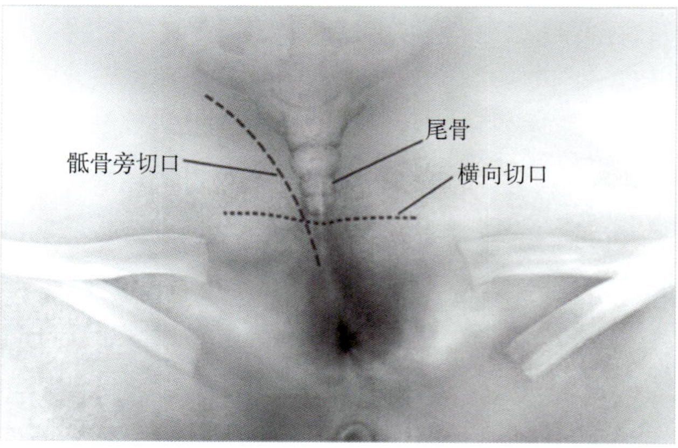

图 22-7 后入路切除骶前肿瘤患者手术体位及手术切口设计。患者取俯卧折刀位，切口可为沿肛尾韧带的水平切口或起自下端骶骨 / 尾骨左侧至臀间沟的弧形切口（图片来源已获许可：LudwigKA，Kalady MF. Transsacral approaches for presacral cyst: rectal tumor. Operative Techniques in General Surgery 2005；7:3-126-136 © 2005 Elsevier Ltd.[32]）

图 22-9)。我们团队在术中切除尾骨，原因有二：第一，许多先天性囊肿都系在尾骨上，并起源于尾骨，因此保留尾骨将增加复发概率[3, 26]；第二，尾骨切除后，术野更广阔，更容易暴露直肠及肿瘤，以便于切除病灶。该术式有助于病灶完整切除，并能减少病灶引起的穿孔，从而降低复发率和感染率。

病灶通常自骶骨处“剥离”，并将肿瘤拖至从头侧到尾侧切口的最近处，然后慢慢地从直肠上切除（图 22-10，图 22-11 和图 22-12)。病灶近心端的许多滋养血管需要处理。这可以通过一个长的双极能量器械来安全轻松地完成。在完成肿瘤的切除后（图 22-13)，冲洗术野，并通过直肠镜予以直肠充气的方式检查是否有直肠损伤。逐层闭合软组织和切口，并置闭式负压引流（图 22-14)。

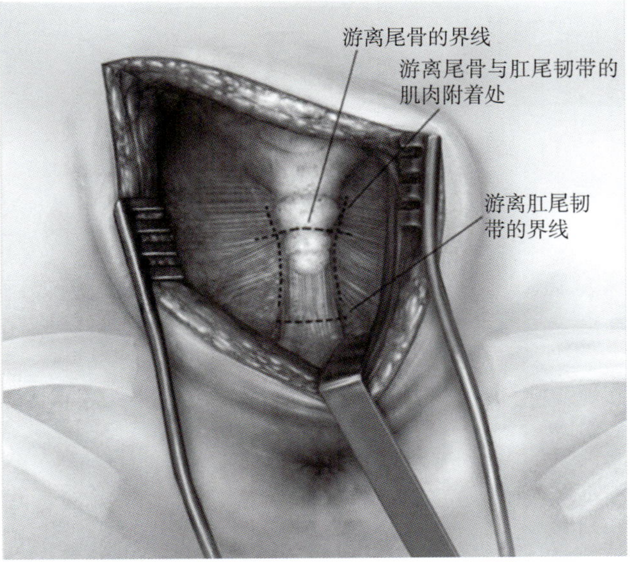

图 22-8　切除肛尾韧带，随后游离尾骨并切除，从而使得沿骶骨解剖游离更容易（图片来源已获许可：Ludwig KA, Kalady MF. Transsacral approaches for presacral cyst: rectal tumor. Operative Techniques in General Surgery 2005; 7:3-126-136 © 2005 Elsevier Ltd.[32])

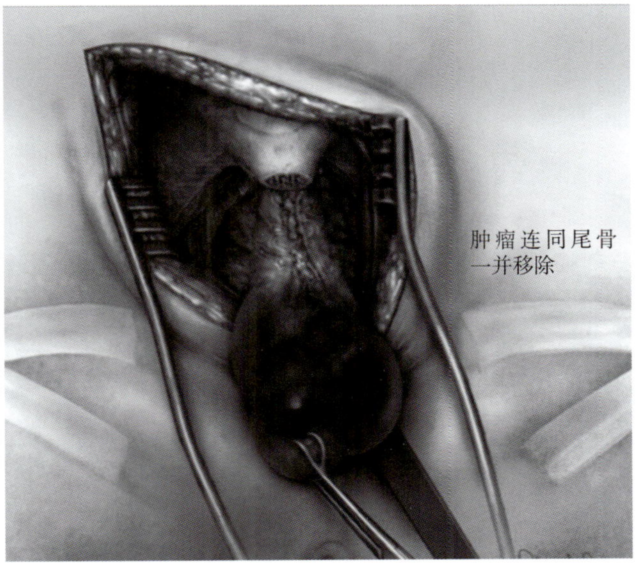

图 22-10　进入骶前间隙，小心将囊肿从骶骨上剥离，并将其从头侧“滚动”到尾侧（图片来源已获许可：Ludwig KA, Kalady MF. Transsacral approaches for presacral cyst: rectal tumor. Operative Techniques in General Surgery 2005; 7:3-126-136 © 2005 Elsevier Ltd.[32])

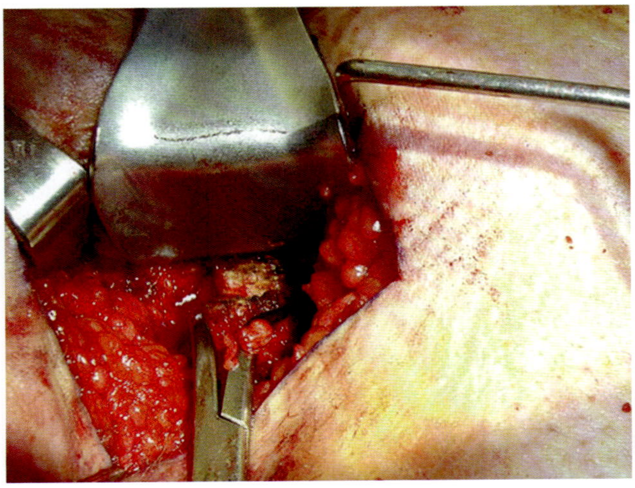

图 22-9　完整切除尾骨尖及切除后的标本

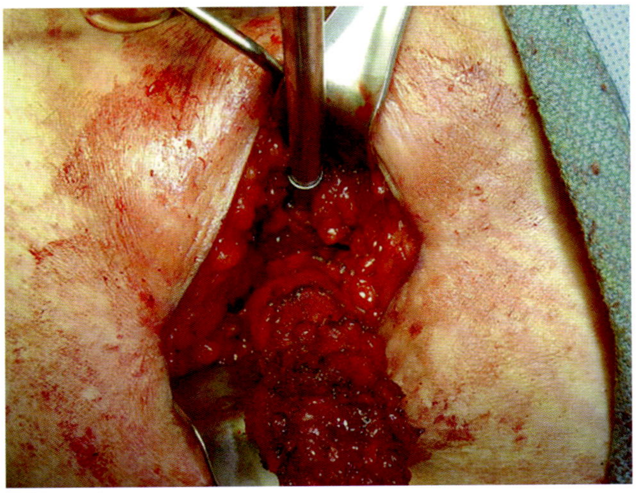

图 22-11　将骶前肿瘤自直肠壁上游离

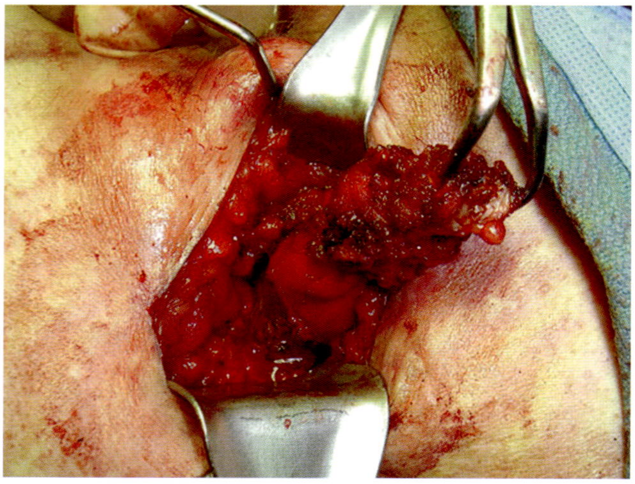

图 22-12 尾骨尖及肿物从直肠壁上切除的侧视图

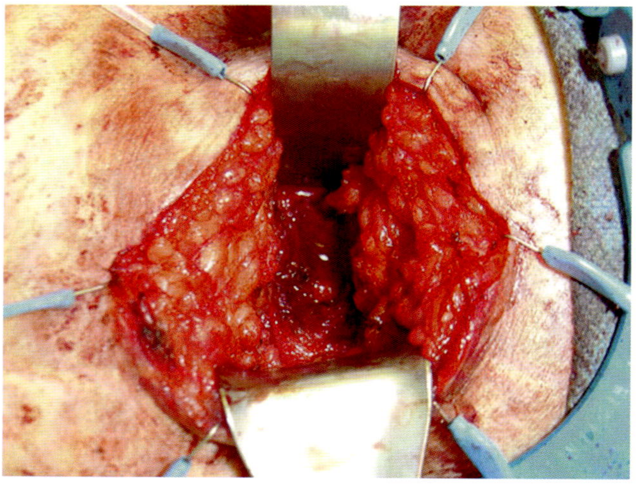

图 22-13 肿物标本拖出后，手术区域将有较大的空间，从而能看到直肠后壁

腹会阴联合入路手术

虽然有一些肿瘤适用于单纯经腹入路，但建议按照行腹会阴联合入路的手术要求做术前准备，以免发生意外情况。患者取截石位，以便在需要联合会阴或后侧入路时方便进入骶前区域。输尿管支架可用于体积较大的高位肿瘤。

经标准正中切口，需要探查腹腔四个分区以明确是否有转移灶。沿 Toldt 白线游离乙状结肠，自骶骨岬水平进入骶前间隙，具体操作同全直肠系膜切除术。明确两侧腹下神经解剖位置并予以保留。向前牵拉直肠，进而将病灶从直肠系膜上剥离并保

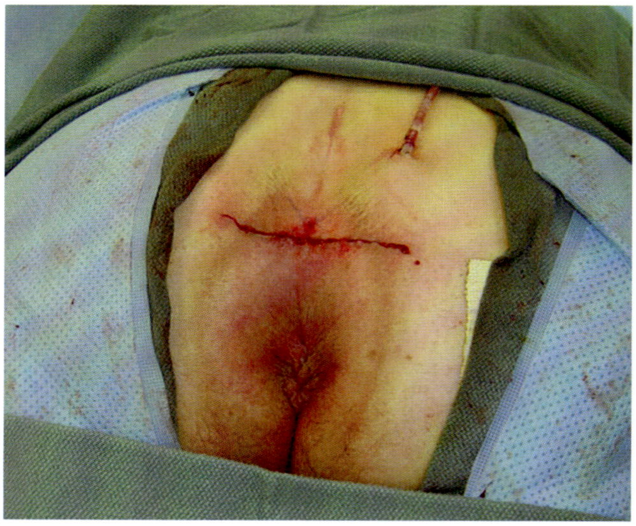

图 22-14 逐层闭合切口并放置闭式负压引流

留直肠。

当病灶过大（图 22-15）且骶前操作间隙过小、术野暴露不清晰时，尚有一些操作技巧有助于术野暴露及手术操作。侧方的拉钩可深至肛提肌水平，直肠可向前游离至盆壁，以便于在骶骨岬水平离断直肠上动脉，从而降低系膜张力。乙状结肠根部和左结肠肠系膜可以自后腹膜和沿主动脉一直至肠系膜下动脉的根部游离。上述操作技巧可以使得直肠被从骨盆中拉出，以便暴露切除平面，有利于手术。在中线处常有肿瘤的供血血管，且结扎中骶骨血管常有助于预防潜在出血。肿瘤通常沿直肠后壁、骶骨前壁及两侧壁切除，如肿瘤与直肠后壁紧密附着，在行肿瘤切除时还需要辅以邻近直肠段的切除以确保根治。通常情况下，采用吻合器吻合低位结直肠的肠段，然而对于直肠 - 肛管的吻合则需要在必要时辅以手工吻合。

如不可避免地需要切除髂内动静脉，须在结扎血管前与麻醉师沟通，因为离断上述血管将造成血容量剧烈改变，同时须备好库存血以备紧急输血需要。如术前已探明累及上述血管，那么在术前需要做好准备以预防动静脉栓塞。

如肿瘤最下极经腹腔途径难以触及，则有两种推荐策略：其一，患者取高截石位，并借由后入路操作；其二，关闭腹腔，患者取俯卧折刀位。由于高截石位术野的暴露和手术操作均较困难，且俯卧折刀位术野暴露更佳、囊肿穿孔率更低，因此我们

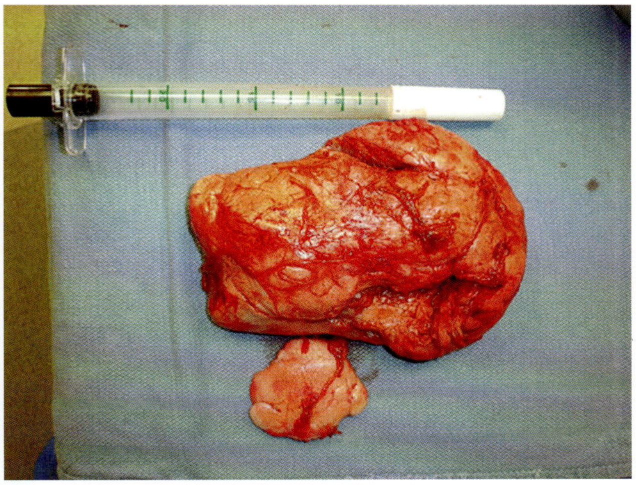

图 22-15　巨大骶前肿瘤

更推荐后者。此外，必要时切除部分骶骨下部（包括神经分支的切除）在俯卧折刀位下也更容易操作。

对于肿瘤体积较大、预计切除后骨盆及阴部缺损较多的患者，有下述几种策略用于修补缺损及盆底重建。经腹腹直肌（TRAM）皮瓣转移能够修补盆部的大片组织缺损。对于更常见的中等程度缺损，V-Y 筋膜皮瓣、单侧或双侧股薄肌转移则是更优选择。

此类患者均需要留置盆部及会阴的闭式负压吸引。

预后

恶性肿瘤

Messick 等报道的单中心研究中，87 位患者切除了直肠后肿瘤，总体复发率为 16%，其中恶性肿瘤切除后的复发率为 30%。在某些研究中，恶性肿瘤组的复发率较低，中期生存率为 47.5 个月 [5]。在一些肿瘤分块切除或手术过程中肿瘤破裂的，其复发率可高达 65% 甚至更高 [21, 27]。

尽管直肠后肉瘤有局部浸润的倾向，大部分患者还是有较好的长期生存率。Dozois 等研究指出其中位生存期约为 4.7 年，2 年生存率及 5 年生存率分别为 75% 和 55%[24]。一组来自于 SEER 项目的数据表明，McMaster 及其同事报道称骶脊索肿瘤占所有脊索肿瘤的 29%，且 5 年生存率、10 年生存率分别为 74% 和 32%[13]。Cody 在纳入 39 例直肠后恶性肿瘤的一项研究中指出，5 年生存率、10 年生存率分别为 50% 和 37%。该研究还表明，在上述 39 例患者中脊索肿瘤占总数的 38%，神经源性肿瘤占 15%[2]。

最后，Wang 及同事在研究中报道，在 45 例骶前肿瘤患者中，48% 为恶性肿瘤。病灶的不能完整切除与不良预后高度相关。恶性肿瘤的 5 年生存率为 41%[28]。

良性肿瘤 / 囊性病变

克利夫兰诊所的一项研究表明，仅局限于 S4 水平以下的肿瘤有 95% 仅通过单纯后入路的方式切除，良性肿瘤队列中的局部复发率为 11%。51% 的患者施行了尾骨切除。然而，切除尾骨组和不切除尾骨组复发率并无差异 [5]。Glasgow 发表了一项纳入 34 例直肠后肿瘤的病例研究，其中 26 例为良性肿瘤。在平均随访时间为 22 个月的随访期内，良性肿瘤组均未见复发 [29]。另一项研究中，Jao 指出，在 66 例直肠后良性肿瘤中，女性：男性为 15：1，绝大部分采用后入路的方式切除。66 例中有 10 例在术后复发 [4]。

结论

骶前肿瘤包括了以先天性囊性病变为主的一大类肿瘤。这类肿瘤通常没有明显的特异性症状，且少有在早期即明确诊断的病例。许多肿瘤往往在直肠指诊及偶尔通过影像学检查以明确某些非特异性症状的病因时发现。肿瘤可为实性、囊性及混合性。由于约 1/3 的肿瘤多为恶性或存在恶变的可能，因此，手术切除往往是首选治疗方案。MRI 对术前准备、明确手术方案及多学科团队诊疗尤为重要。组织活检须用于可能无法切除或已有转移的病例。绝大部分在 S4 水平以下的病灶可通过后入路手术切除。体积更大、局部进展更快的肿瘤可能需要联合腹部入路和会阴入路，并辅以部分骶骨和直肠的完整切除。病灶完整切除者较手术中肿瘤破损者预后更好。

（参考文献参见 www.pumpress.com/home-specific-edu/5599.html）

第 23 章

结直肠癌的分子基础与遗传性结直肠癌综合征概览

Matthew F. Kalady, Y. Nancy You 著
杨春康 卓长华 译

要点

- 结直肠癌是一种遗传异质性疾病，其发病涉及至少三种主要的肿瘤发生通路：染色体不稳、微卫星不稳和甲基化表型。这些发生通路中每个通路均会产生本质不同、但又互相重叠的临床表型。这些发病通路既存在于散发性结直肠癌中，又表现在遗传性结直肠癌综合征中。
- 对结直肠癌综合征的辨认与确诊，需要高度的怀疑意识和足够的知识水平，以对患者及其高危家庭成员进行评估。该病具有独特的遗传和临床特征，大致可分为两大类：息肉病型（腺瘤、错构瘤、锯齿状腺瘤）与非息肉病型［家族性非遗传性结直肠癌和林奇（Lynch）综合征］。
- 家族性腺瘤状息肉病（FAP）是一种多系统疾病，可导致几乎 100% 的结直肠癌恶变风险。因此密切的肠镜检查和适时的结直肠切除手术对降低 FAP 的恶变风险是十分必要的。纤维瘤病和十二指肠腺癌是发生 FAP 并发症及导致死亡的其他重要原因。
- MutYH 相关性息肉病（简称：MAP）是一种隐性遗传综合征，在患者的一生中大概有 75% 的结直肠癌患病风险。需要每年一次的内镜随访。对于无法控制的腺瘤负荷或已发展成腺癌的患者，有手术指征。健康的患者需要行扩大的结肠切除手术。
- 错构瘤综合征（幼年性错构瘤、Peutz-Jeghers 和 PTEN 错构瘤综合征）较为罕见，但与结直肠癌病及肠外多系统恶变密切相关。需要在疾病早期进行确诊和全面的筛查及复查。
- 锯齿状息肉病综合征的特征表现为大量的和（或）较大的锯齿状息肉。虽然其遗传病因学尚未明确，但有约 25% 的结直肠癌病风险。需要每年一次的内镜随访。对于无法控制的腺瘤负担或已发展成腺癌的患者，有手术指征。健康的患者需要行扩大的结肠切除手术。
- Lynch 综合征是最常见的结直肠癌综合征，在所有的结直肠癌中约占 3%。对新确诊的结直肠癌患者进行广泛的 DNA 错误修复缺陷筛查和全面的分子检测，可为高危患者排查 Lynch 综合征提供一种有效的方法。
- Lynch 综合征患者发生结直肠癌和肠外多系统脏器病变的风险大幅提高。患者可从内镜随访及参与遗传学咨询小组中获益。
- Lynch 综合征患者首次发生大肠癌后，并发其他同时性结直肠肿瘤的可能性明显增加。对有些患者而言，广泛的手术切除方式（包括全结肠切除治疗结肠癌、全结肠、直肠切除术）是必要的，但需要评估患者的日后患病风险与生活质量之间的平衡。

引言

对于导致大肠癌进展的遗传学和分子改变，我们的认知还在不断演变中。机体在细胞分裂和复制过程中存在一个复杂的检查与平衡系统，以维持结直肠黏膜的内稳态和完整性。这些机制若发生改变，就可能导致恶变。总体而言，结直肠癌的发生是一

个漫长的遗传学改变与表观遗传学异常累积而成的多阶段过程。癌基因的突变有可能导致某个基因或通路的过度表达，由此发生系统性的细胞信号激活或增殖。相反，抑癌基因的突变或功能丧失，有可能使某个抑制性信号缺失，从而导致不受控制的异常细胞增殖。另外，看家基因的突变因失去诱导凋亡和修复受损 DNA 的能力，可能导致肿瘤的发生；导致结直肠癌发病的遗传学与表观遗传学上的主要改变，影响着大肠癌的病程特征，包括临床表型、预后及对治疗的反应。

对于大肠癌的临床处理和研究须贯彻一种理念，那就是大肠癌是一种异质性的肿瘤而非单一的实体瘤，且每个患者都是不同的。在这种知识背景下理解大肠癌并基于其分子学基础来进行肿瘤分类，是进行真正的研究和有意义的临床分层处置所必需的。这种理念既适用于散发性也适用于遗传综合征所引起的大肠癌。据报道，大肠癌的发生至少存在三条主要的肿瘤发生通路：染色体不稳、微卫星不稳和甲基化表型。每条通路都有其独有的特征，但在各通路间又互相重叠，在同一个患者身上可能存在着两种甚至更多的通路。本章内容并非对肿瘤遗传学甚或大肠癌遗传学的全面复习，而是提供给执业的外科医生们当前对于散发性和遗传性结直肠癌的认识进展的概述。

染色体不稳

染色体不稳是大肠癌中一种最常见的基因组不稳定的形式，在所有大肠癌发病中占 75%[1]。染色体不稳定指的是染色体拷贝数或结构的异常。某个染色体片段的物理性丢失有可能导致某些基因的全部丢失，由此产生这些基因的杂合性丢失（LOH）。也就是说，基因中一个等位基因缺失，只剩下另外一个等位基因存在并起作用，对这条基因而言就不再是冗余基因了。若第二条等位基因也发生丢失，就可引起整个基因功能的完全丧失。APC 和 P53 就是肿瘤抑制基因（抑癌基因）的典型例子，它们就是通过这种机制导致基因功能缺失，由此发生染色体不稳定型大肠癌。

Vogelstein 和 Fearon 报道了经典的腺瘤 - 癌过程，其特征是随着时间累积而成的遗传学改变和染色体不稳定型大肠癌的雏形[2]。这种发病通路概览见图 23-1。临床上，经由染色体不稳发生的大肠癌倾向位于左半结肠，男性患者为主，相对高龄发病。遗传学上，这条通路上发生突变的主要基因包括 *APC*、*KRAS* 和 *P53*。

APC

大肠腺瘤样息肉（APC）基因是一种抑癌基因，又称为看守基因，是因为在很多大肠癌发病过程中，它的突变是向恶变转化的关键起始步骤。APC 蛋白通过在胞内结合 β-catenin 对 WNT 信号通路进行调控。*APC* 基因突变导致无蛋白或无正常功能蛋白的转录表达。APC 蛋白数量或功能的减少会导致 β-catenin 在胞内异常聚集进而转运入核增多，由此作为转录因子参与了细胞信号传导、增殖和细胞间黏附。遗传性 APC 基因突变是家族性腺瘤性息肉病（FAP）的原因，在本章其他部分进行讨论。

KRAS

KRAS 基因是一种原癌基因，涉及丝裂原活化蛋白激酶（MAPK）信号通路，其上游信号受体为

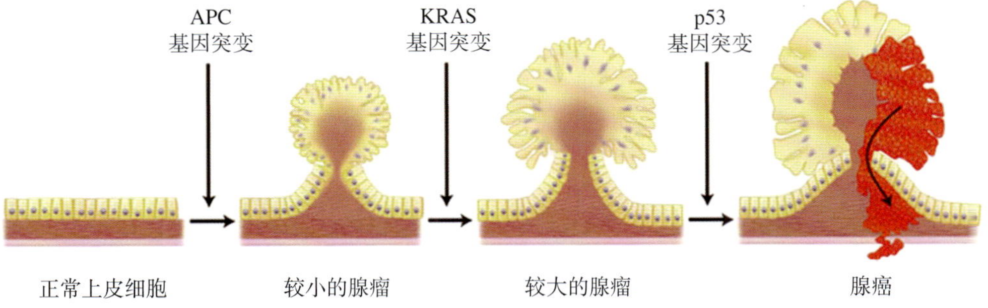

图 23-1　染色体不稳导致经典的腺瘤 - 癌过程的示意图

表皮生长因子受体（EGFR）。MAPK 信号通路驱使着细胞增殖的核内转录。癌基因突变与上游信号无关，它开放了 KRAS 信号通路并促进细胞生长失控。因此，在决定大肠癌患者是否使用 EGFR 信号通路靶向单抗治疗时，KRAS 基因的突变状态是一个非常重要的因素。KRAS 突变可导致系统性 MAPK 信号激活，对上游的 EGFR 信号进行阻断，无助于阻断整个 MAPK 通路[3]。RAS 基因突变发生在近 40% 的大肠癌患者中[4]。在临床实践中，如果患者要考虑使用抗 EGFR（如西妥西单抗）治疗，需要先进行KRAS 突变的检测。如果检测到KRAS 突变，就不应使用 EGFR 单抗治疗，因为已证实在这种情况下相比于支持治疗，使用抗 EGFR 治疗并非更加有效。

p53

P53 蛋白由 tp53 基因编码，其功能为维持细胞周期和基因组的稳定。作为肿瘤抑制物，p53 会在 G1/S 时相使细胞周期停止，以允许其对发生突变或复制错误的部分进行修复。如果损伤无法修复，p53 可引导细胞凋亡。现在认为 p53 在促进病灶的侵袭性上是必不可少的。p53 在腺瘤中罕见表达（5%），在恶性息肉中表达增加（50%），而在侵袭性的大肠癌中表达率高达 75%[5]。

微卫星不稳定

微卫星不稳定是 DNA 错配修复（MMR）功能缺陷所导致的。常规的 DNA 复制与沿易于出错的 DNA 链上的特定位点的高出轨性相关。这些位点是重复的 DNA 序列区域，称为微卫星。微卫星是一些含有一至四个重复的核苷酸序列的非编码 DNA 片段。在基因组中有成千上万的微卫星，而不同的微卫星形式可提供了独特的 DNA 指纹。当 MMR 功能缺陷未能修复这些复制错误时，微卫星区域的长度将发生变化并导致 DNA 指纹的改变，譬如存在各种不同长度的 DNA 片段。因此，通过 PCR 技术检测不同的片段模式，可以得到不同的微卫星状态，由此产生的名称如微卫星不稳定或高度微卫星不稳定（MSI-H）。图 23-2 所示是一个 DNA 片段长度的指纹改变的例子。

功能学上，MMR 功能的缺失可导致未能修复的错误不断累积。几个主要的肿瘤抑制基因均有多个短重复序列片段，使之易于发生 DNA 错配，MMR 功能的缺失导致这些基因的突变累积，随

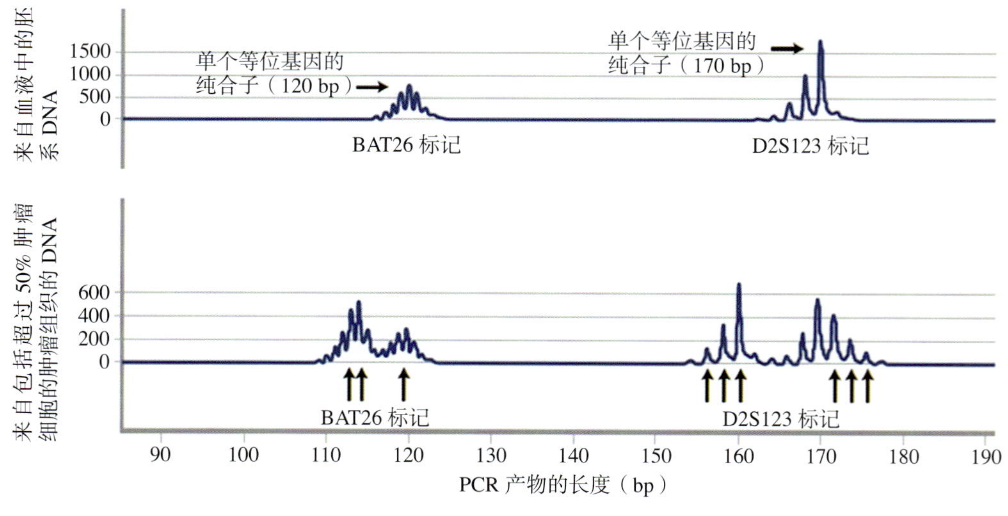

图 23-2 用于确定微卫星不稳定的聚合酶链反应（PCR）产物的 DNA 片段长度检测实例。这里显示两个标记物 BAT26 和 D2S123。上方的读数来自患者血液的胚系 DNA。下方的读数来自组织学证实的患者的一部分至少含有 50% 的癌细胞的肿瘤组织。在胚系 DNA 中，BAT26 显示一个单峰（箭头），表示患者对于该标记物是纯合性的。在肿瘤 DNA 中，BAT26 标记物有两个峰，第二个峰代表肿瘤中新出现的等位基因（双箭头），比正常等位基因小 5 个核苷酸。这构成该标记物的微卫星不稳定性。标记 D2S123 在胚系（箭头）中是纯合性的，但在肿瘤 DNA 中存在两种不同的新等位基因（三箭头）。左侧的等位基因已经丢失了约十个核苷酸，右侧的等位基因已获得了两个核苷酸。因此，该标记物也显示了微卫星不稳定

之引起腺瘤的发生和癌症的形成。这些基因包括 TGF-β 受体 II、BAX 和 IGF2R。通过这种分子通路发病的肿瘤往往呈高突变性，因此被称为突变表型，约占所有大肠癌的 15%[4]。DNA 错配修复基因上一个等位基因的先天性突变导致的 Lynch 综合征将在本章的其他地方进行讨论。

CpG 岛甲基化表型（CIMP）

表观遗传学机制如 DNA 启动子区域的高甲基化可影响着基因表达和蛋白质翻译，而不改变其固有的 DNA 序列。胞嘧啶的甲基化是发生在整个基因组中的一种常见的生物学现象，并控制着多个过程。几个关键的肿瘤抑癌基因在启动子区域均包含有易于发生高甲基化的胞嘧啶 - 鸟嘌呤（CpG）重复序列。启动子区域的高甲基化沉默了基因的转录功能，由此不会编码产生有功能的蛋白。由于易于高甲基化的区域为含有富含胞嘧啶和鸟嘌呤二核苷酸重复子区域（或称 CpG 岛），所以它们被称为 CpG 岛甲基化表型（CIMP 或 CIMP-H）。CIMP 的确切定义仍存在争论，但其特征在于存在一揽子标记物的高甲基化[6]。大约 20% 的大肠癌可以重现这种模式，并与错配修复基因 MLH1 的异常甲基化有关。通过 DNA 超甲基化引起错配修复基因 hMLH1 的功能丧失，约 85% 的高度微卫星不稳定（MSI-H）大肠癌是通过这种机制发生的。其他关键基因的甲基化及其对大肠癌的起始发病的贡献，是一个正在密切探索和研究的领域。

与通过染色体不稳产生的大肠癌（其前体病变是腺瘤性息肉）不同，CIMP 癌症中的前体病变是锯齿状息肉。突变发生的序列和作为致癌基因改变的始动因素和驱动者的特定突变的贡献仍有待查明。最常见的初始突变发生在 BRAF 癌基因中[7]。BRAF 突变促进了从正常黏膜转化为异常隐窝病灶（ACF），或增生性息肉，或扁平锯齿状息肉（SSP）。作为保护机制，这些改变的细胞通过衰老机制以便不再传播突变的细胞。衰老由 p16 控制。随着甲基化变得越来越普遍，p16 基因启动子区域过度甲基化使之保持细胞衰老的功能丧失，从而息肉进展到更晚期的地步[8]。不断增加的甲基化程度导致了 CIMP 和最终 MLH1 基因的甲基化，这反过来也沉默了其转录功能。MLH1 的功能丧失导致了 MMR 功能的缺陷，从而导致了 MSI-H 大肠癌的发展。由于 CIMP 大肠癌是通过锯齿状息肉中间体而发生，该通路就被称为锯齿状途径。该过程的概述如图 23-3 所示。临床上，CIMP 大肠癌倾向发生于右半结肠，高龄发病且在女性中更为多见[9]。

疑似遗传性综合征的一般模式和分类

警醒和怀疑意识是识别遗传性大肠癌综合征的关键。虽然只有 5%～10% 的大肠癌起源于已知的

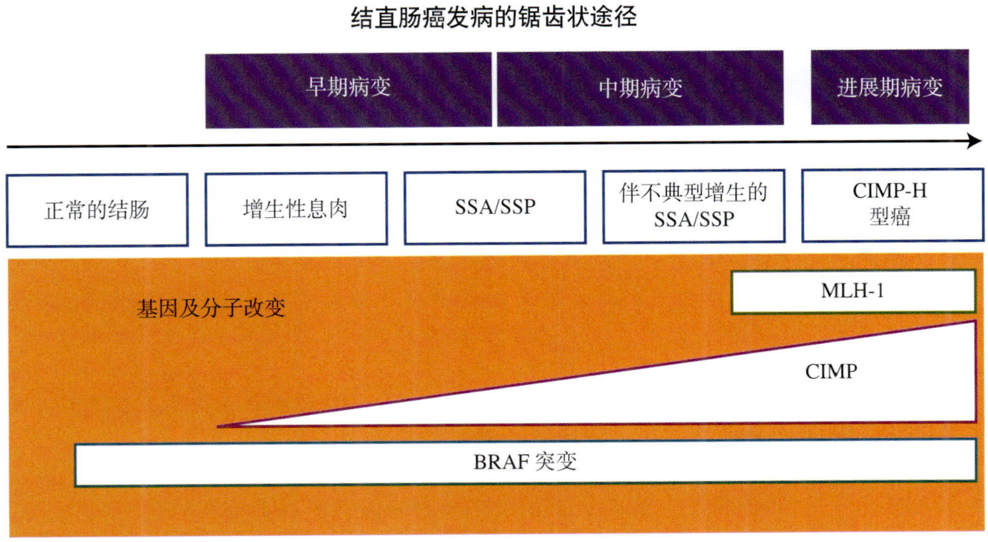

图 23-3　锯齿状途径结直肠癌的发病示意图

遗传性综合征，但对这些病例的识别并做出正确的诊断，影响到患者及其亲属包括后代子孙的治疗。临床评估应包括个人史、家族史、体格检查、胃肠息肉或癌症的记录以及肠外表现的确定。如果患者或其家人有大肠息肉，应注意记录其组织学类型、大小、位置和发病年龄。家族史可为遗传模式及综合征提供线索。大体上，通过上述信息我们可将综合征分为息肉病或非息肉病。息肉的组织学类型（腺瘤、错构瘤或锯齿息肉）可进一步细化诊断可能类型的综合征。腺瘤性息肉病综合征主要为家族性腺瘤性息肉病（FAP）和 MUTYH 相关性息肉病（MAP）。错构瘤息肉综合征极其罕见，其中常见的有 Peutz-Jeghers 综合征（PJS）、幼年息肉病综合征（JPS）和 PTEN 错构瘤综合征。根据临床标准，对以锯齿状息肉为主或存在大的锯齿状息肉的患者，应怀疑锯齿状息肉病综合征（SPS）的可能。非息肉病综合征一般称为遗传性非息肉性结直肠癌（HNPCC），并根据家族内的癌症模式来进行定义。在临床上，HNPCC 的诊断是基于阿姆斯特丹标准，而林奇综合征的特征在于对结直肠癌和肠外肿瘤的遗传倾向性[10-11]。

确切的诊断有助于评估肿瘤发展的风险，并指导监测和预防性干预措施的施行。初始评估获得的信息可用以指导进行诊断所需要的特定的诊断性检测。遗传学咨询是评估的关键组成部分。建议在患者做遗传学检测之前就可进行遗传学咨询，以讨论检测结果的潜在意义。遗传性大肠癌综合征的分类与概述见表 23-1。每一个综合征的关键点将在本章的其他部分中进行讨论。

表 23-1　遗传性大肠癌综合征的分类与概况

综合征	基因	主要息肉类型	遗传类型	主要临床特点	近似 CRC 风险
息肉综合征					
FAP					
经典的	APC	腺瘤	AD	100～1000 个腺瘤，十二指肠腺瘤和癌，胃底息肉，硬纤维瘤，表皮样囊肿，额外的牙齿，骨瘤	100 %
类型丰富的	APC	腺瘤	AD	＞1000个腺瘤，十二指肠腺瘤和癌，胃底息肉，硬纤维瘤，表皮样囊肿，额外的牙齿，骨瘤	100 %
衰减的	APC	腺瘤	AD	＜100个腺瘤，胃底息肉，硬纤维瘤，表皮样囊肿，额外的牙齿，骨瘤	80 %
MAP	MYH	腺瘤	AR	0～100 个腺瘤，CRC 发病＜50岁，胃底息肉，十二指肠腺瘤和癌，	80 %
JPS	BMPRA, SMAD4	错构瘤	AD	≥5个幼年息肉，幼年息肉(数量不限)伴JPS 家族史，HHT	40 %
PJS	STK11	错构瘤	AD	Peutz-Jeghers 息肉，眼底色素沉着，PJP 家族史，小肠，结肠，胃，胰，乳腺，卵巢，睾丸	40 %
PHTS	PTEN	错构瘤	AD	结直肠腺瘤，脂肪瘤，纤维瘤，神经节瘤，幼年错构瘤，结直肠癌，畸形巨头，毛根鞘瘤	10 %（Cowdne）
SPS	未知	锯齿状息肉	未知	＞20个锯齿状息肉，锯齿状息肉(数量不限)伴SPS家族史，＞5个锯齿状息肉，邻近乙状结肠2个直径＞2 cm	25%～40%
非息肉病综合征					
Lynch 综合征	MLH1, MSH2, MSH6, PMSZ, EPCAM	腺瘤	AD	微卫星不稳的 CRC，高级别腺瘤，累及胃，十二指肠，小肠，移行细胞，胆囊，胰，子宫内膜，卵巢	60%～80%
家族性 CRC X 型	未知	腺瘤	AD	阿姆斯特丹标准阳性，微卫星稳定的肿瘤	12%

缩略语：FAP，家族性腺瘤性息肉病；MAP，MUTYH 相关息肉病；JPS，幼年息肉综合征；PJP，息肉病；PHTS，PTEN 错构瘤综合征；SPS，锯齿状息肉综合征；CRC，结直肠癌；HHT，遗传性出血性毛细血管扩张；AD，常染色体显性；AR，常染色体隐性

腺瘤样息肉病综合征（APS）

家族性腺瘤息肉病

临床表现

FAP 是一种常染色体显性遗传病，发病率约为 1∶1 万出生人口，男、女性发病均等，所有种族均可发病。FAP 患者可无临床症状，也可发生出血、腹泻、腹痛，或排黏液样便。其他症状如贫血、梗阻或体重减轻通常发生在息肉变大或数目变多，也可能预示着癌变可能。FAP 的标志性特征是结直肠腺瘤息肉病，但每个患者甚至在同一个家庭里的患者的临床表型都不相同。严重的 FAP 表现为成千上万个腺瘤。腺瘤息肉之间常可见到正常的肠黏膜。轻型患者的息肉数目在 100 ~ 1000 个。少于 100 个腺瘤的称为轻型 FAP。若不治疗，几乎 100% 的 FAP 将会发展为大肠癌。图 23-4 为一个中 - 重度息肉病的例子。

FAP 是一种多系统疾病，可能表现为多种肠外病变，包括胃与十二指肠腺瘤或癌，硬纤维瘤病、骨瘤、表皮样囊肿、甲状腺乳头状癌、小肠息肉和癌，先天性视网膜色素上皮增生（CHRPE）和牙齿异常。这些肠外表现及其治疗建议稍后进行讨论。

基于特定的肠外表现症候群，FAP 中有两个特殊的亚型：Gardner 综合征为 FAP 伴有硬纤维瘤、骨瘤、表皮样囊肿及消化道外的牙齿[12]；Turcot 综合征为 FAP 伴有中枢神经系统恶性肿瘤[13]。这两种综合征都是由 APC 基因突变引起。

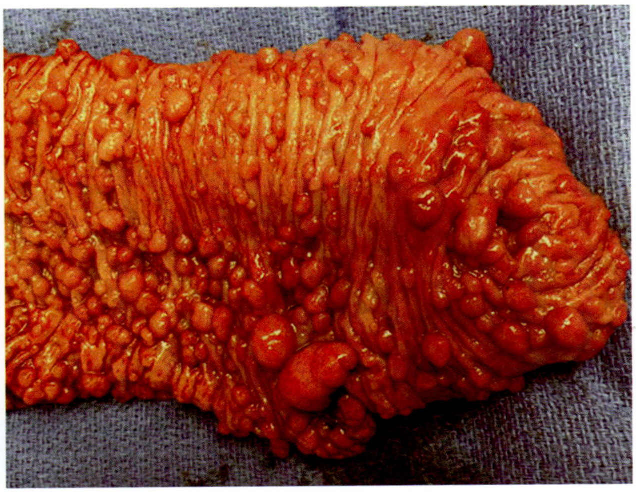

图 23-4　一例患有 FAP 的 22 岁女患者手术切除标本的中 - 重度息肉病大体图。照片由 Matthew F. Kalady 医生提供

遗传学基础

FAP 是由染色体 5q21 上的 APC 基因的遗传突变引起的。由于患者出生时的看守基因只有一个有功能的等位基因，通过散发性机制使得第二等位基因丢失，将很快导致生成数百上千个结直肠腺瘤。目前发现超过 850 种不同的 APC 突变，其中大多数会产生造成蛋白质翻译停止的终止密码子而生成截短的 APC 蛋白。取决于"停止"的位置，截短的蛋白质具有多变的功能，可能解释了不同突变所表现出来的某些表型变异。约 25% 的 FAP 患者存在全新的突变，因此没有家族史。

诊断

FAP 的诊断可在遗传学或临床上 2 个方面进行。遗传学检测显示约 80% 病例中存在 APC 胚系突变。遗传咨询指导和检测的适应证包括 FAP 家族史、超过十个腺瘤的个人史、腺瘤个人史加上 FAP 的肠外表现。对于已知突变家族中的危险个体，基因检测需要针对这种突变。约 20% 的患者不具有确定的胚系突变，但仍然存在临床表型。另外，有些患者或家属因各种原因拒绝进行遗传学检测。在这种情况下，可做出腺瘤性息肉病的临床诊断。

结直肠癌的风险

FAP 有近 100% 的患大肠癌的风险。癌变的中位年龄为 39 岁。监测和干预的目标是在患者癌变前通过全结肠切除或全结直肠切除术来降低结直肠癌死亡的风险。轻型 FAP 的大肠癌风险约为 70%，与经典 FAP 相比，癌变时的年龄相对较晚（平均 58 岁）[14]。

FAP 结直肠外临床表现

上消化道

90% 的 FAP 患者可发生十二指肠腺瘤。尽管腺瘤发病率很高，但只有 5% ~ 10% 的患者会发生壶腹部周围癌[15]。非肿瘤性胃底腺息肉较为常见，可发生在约 50% 的 FAP 患者中。这些肿瘤的恶变风险很小[16]。约10%的FAP患者可出现胃癌，较为罕见，一般是位于胃窦的胃腺瘤恶变形成的。

硬纤维瘤

硬纤维瘤病影响约5%的FAP患者。大约一半的FAP相关纤维性肿瘤起源于腹腔内肠系膜处，40%来自腹壁。其余的可见于背部、颈部或四肢。硬纤维瘤病的表现可为扁平状、纤维样、片状的病变或不相连的肿块（图23-5）。硬纤维瘤与女性、纤维瘤家系史以及1440密码子3'末端的APC突变存在关系。大多数的硬纤维瘤病是在腹部手术后5年内发生的，可能为炎症反应的一部分[17-18]。Church提出了一种硬纤维瘤病危险因素评分来细化其风险，评分中包括了性别、肠外FAP表现和硬纤维瘤病家族史（基因表型有或无）[19]。克利夫兰诊所最近的一项研究指出，无论APC基因突变的位置如何，几乎任何突变均可引起硬纤维瘤病。但是，当突变位于基因的3'末端时，硬纤维瘤病发生的可能性会增加，且临床上其严重程度会更高[20]。

甲状腺癌

虽然FAP患者发生甲状腺癌的风险只有2%，但其风险却是一般人群的两倍。女性的发病率比男性高17倍；平均发病年龄为27岁；主要的组织学类型为乳头状癌[21-24]。

其他恶性肿瘤

有数个与FAP相关的罕见的肠外恶性肿瘤，其发生率高于普通人群，包括胰腺癌（相对风险：4.5；终生患病风险：1.7%）[25]、儿童肝母细胞瘤（相对风险：750-7500；绝对风险：2%）[26-27]和髓母细胞瘤（相对风险：7；终身风险：0.025%）[28]。

其他良性肿瘤

有几个与FAP相关的良性病变，虽不一定需要治疗，但可用于帮助确诊FAP。先天性视网膜色素沉着（CHRPE）患者的特点是在60%～85%的FAP患者视网膜中观察到界限清楚的灰黑色或棕色椭圆

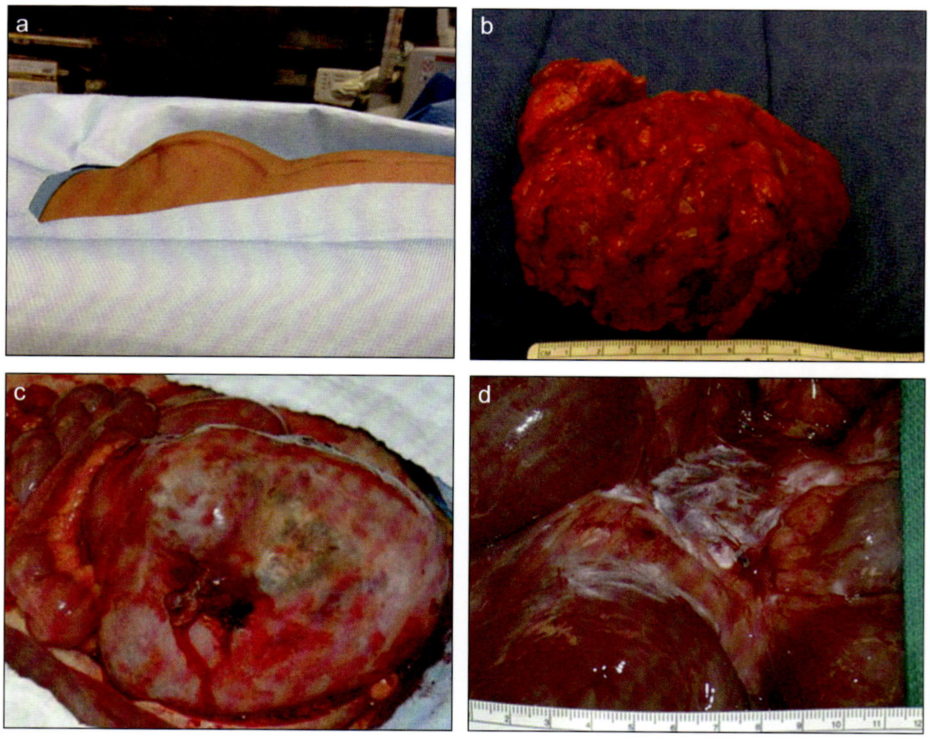

图23-5 不同表现的硬纤维瘤病：a.在FAP全切除术后1年发生在腹壁上的硬纤维瘤病变；b.切除的腹壁硬纤维瘤；c.起源于小肠系膜根部的巨大的腹内硬纤维瘤病变；d.起源于肠系膜的片状硬纤维瘤，伴有相关的纤维瘤化反应。a和b中的照片由Matthew F. Kalady医生提供；c和d中的照片由James Church博士提供

形斑点[29]。在约 20% 的 FAP 患者中可检出包括畸形牙、下颌骨和颅骨骨瘤等骨性病损。有多个与 FAP 相关的皮肤和皮下病变，包括表皮样囊肿、脂肪瘤和纤维瘤。这些都是良性病变，除非引起症状，否则不必要治疗。这些出现在年轻患者面部、头皮和四肢而背部存在的病变，应怀疑有 FAP 的可能。

处理

筛查

结直肠：FAP 中结直肠筛查和随访的目标是通过对患者的适时干预和外科治疗来降低患结直肠癌的风险。FAP 的筛查应在有基因学确诊的所有个体或有临床诊断的一级亲属中进行。如果家族中没有发现基因突变，但有临床诊断，那么所有的一级亲属都要进行筛查。筛查可从 12 岁开始，先选择纤维的乙状结肠镜。如果发现息肉，则需要进行全结肠镜检查。如果初次没有发现息肉，则应每 1 ~ 2 年复查，或出现症状时更早地进行复查。对于那些没有明确的遗传学诊断且一级亲属中都未发现任何息肉的，在 40 岁后可安全地过渡为普通人群筛查方案。

十二指肠与胃：胃十二指肠镜筛查是 FAP 疾病管理的关键组成部分。筛查应从 20 — 25 岁开始且使用带侧视的内镜进行。根据 Spigelman 分期系统确定筛查的间隔时间（表 23-2）。

表 23-2　十二指肠腺瘤的特征和基于 Spigelman 标准的管理建议

十二指肠疾病分级		评分	
指标	1	2	3
息肉数量	1 ~ 4	5 ~ 20	>20
息肉大小（mm）	1 ~ 4	5 ~ 10	>10
组织学	管状	管状绒毛状	绒毛状
不典型增生	轻度	中度	重度
基于 Spigelman 评分的建议			
总分	Spigelman 分期	推荐	
0	0	5 年内重复内镜检查	
1 ~ 4	Ⅰ	5 年内重复内镜检查	
5 ~ 6	Ⅱ	2 ~ 3 年内重复内镜检查	
7 ~ 8	Ⅲ	6 ~ 12 个月重复内镜检查	
9 ~ 12	Ⅳ	外科手术评估	

硬纤维瘤：目前没有硬纤维瘤病的常规筛查建议。

甲状腺：对 FAP 患者每年都要使用超声波对甲状腺进行筛查。一项针对 192 例无症状的 FAP 患者使用甲状腺超声行每年一次检查的前瞻性研究报告显示，有 5 例（2.6%）被发现有甲状腺癌，其中 4 例为乳头状癌；更重要的是，在筛查期间发现另外 72 例（30%）检出其他甲状腺结节[24]。

其他肿瘤：由于 FAP 患者其他罕见肿瘤的总体发病率较低，故不推荐进行常规筛查。如果家族中某种特定类型的肠外肿瘤的外显率较高，则可考虑行具体的检查。

治疗

结直肠癌

FAP 治疗的目标是消除或降低患者大肠癌的风险，同时最大限度地提高患者生活质量。一旦确诊为大肠癌，手术切除是主要的治疗方法。手术时机和手术方式的选择需要考虑疾病和患者的多个方面。接下来我们讨论这些选择的方法。

手术时机

FAP 患者决定行结直肠手术主要根据其症状表现、诊断时的年龄以及患者的个人情况。有症状的患者应予手术治疗以缓解症状和预防性治疗可能存在的隐匿癌。对于无症状的青少年 FAP 患者，手术可以合理推迟到 20 岁前后，这时候他们的身体条件和情感方面都逐渐达到成熟。20 岁以前的结直肠癌是极其罕见的，且通常伴有症状。由于癌变风险随着年龄的增长而增加，若患者在 30 岁甚至 30 岁以后确诊为 FAP，应及时进行手术治疗。

在某些特殊情况下，对于无症状的患者可考虑延迟手术。例如息肉情况不严重的有生育愿望的女性患者，由于盆腔手术会降低生育能力[30]，只要患者保持严格的随访间隔，可考虑延期行结直肠手术，这种考虑是合理的。对于拟接受回肠储袋 - 肛管吻合（IPAA）的病态肥胖的 FAP 患者，若能减肥，可考虑延迟手术，因此选择恢复性的直肠切除术可能更为可行。另外，家族中有硬纤维瘤病或存在危险因素的患者可延期手术，因为大多数患者术后会出现硬纤维瘤病。手术延期只适合在无症状、积极主动且遵从随访医嘱的患者中进行。

切除范围

结直肠癌手术切除范围尚无定论，手术方式包括结肠切除加回肠 - 直肠吻合（IRA）或全大肠切除术（TPC）(加或不加胃肠道重建手术)。这两种手术都有肿瘤学和功能性方面的影响，需要由患者和外科医生一起权衡利弊。术式选择是基于平衡患者将来患癌症的风险和与肠功能有关的生活质量。TPC 可以消除所有或几乎所有的高危黏膜，近乎消除将来患结直肠癌的风险。与结肠切除加 IRA 相比，TPC+IPAA 重建可引起排便次数增多、失禁发生率更高及生活质量下降[31-33]。但是，结肠切除 +IRA 的功能改善可被残余直肠的癌变风险所抵消。

正确的患者选择是降低癌变风险的关键。对于相对较轻的大肠息肉患者，IRA 是首选。Church 等使用“息肉负荷”作为手术切除范围的一个参考。在一个中位随访时间为 12 年的研究中，有 95 例患者的腺瘤数目在结肠中少于 1000 个、在直肠中少于 20 个。患者接受了结肠切除加 IRA，他们均未接受直肠切除术。相反，另 33 例超过 1000 个结肠腺瘤和 20 个直肠腺瘤的患者接受了 IRA，结果有 56% 的患者因息肉症状、失控的息肉负荷或高级别上皮内瘤变而接受了后续的直肠切除术[34]。基因型 - 临床表型的相关性潜在地影响了切除范围。APC 基因密码子 1309 和 1328 的突变与严重的息肉病密切相关，是 FAP 患者行 TAC 后接受直肠切除术的独立危险因素[35]。

当结肠癌合并转移时，对于是否仅行结肠切除术或全结肠直肠切除术，应根据患者治愈的可能性和不处理直肠息肉时日后发生异时性直肠癌的风险大小来定。局部进展期肿瘤（或那些可能发生转移）与直肠息肉病变较轻的患者，可以选择经腹结肠切除加结肠 - 直肠吻合（或全结肠直肠切除加末端回肠造口术），这比全结肠直肠切除术加肠道重建要好，因为后者的手术并发症更常见，且可能会延误后续的辅助化疗。对于合并直肠癌变的患者行全结肠直肠切除术，如果可能尽量做 IPAA 以恢复胃肠道功能。对于Ⅳ期直肠癌患者且期望生存期有限的，若结肠无癌变、息肉情况较轻或可控，则考虑行直肠切除术。若直肠癌是局部进展期且需要行放疗的，放疗宜术前进行；若拟行肠道恢复性的全结肠直肠切除术，则暂不考虑放疗。这是考虑到术后放疗的毒性反应和回肠袢吻合口瘘等风险。如果未计划行 IPAA 且术前未予放射治疗，则应考虑用带蒂大网膜瓣或生物补片封闭骨盆入口来阻止小肠进入盆腔，以防术后计划外需要放射治疗。Ⅲ期癌症患者术后需要辅助化疗。

在决定手术范围时，应考虑并发症和生活质量。与结肠切除术和 IRA 相比，直肠切除术使泌尿系和性功能障碍等并发症发生率增加[32]、女性生殖能力下降[30]和生活质量评分降低[33]。鉴于接受手术的很多是年轻患者，其潜在的并发症可能更具有破坏性。因此，如果符合肿瘤学原则且患者能坚持随访复查，仅做经腹结肠切除术是更有利的。

尽管有人认为 TPC 消除了大肠癌变的风险，但很少一部分患者可能会在肛门移行区（齿状线）或回肠袋中发生癌变[36]。在行 TPC 加 IPAA 时，为降低术后癌症风险，是行黏膜切除术加吻合口手工缝合，还是使用双吻合器技术做吻合还存在争论。理论上，剥除到齿状线的黏膜切除术可去除所有的有风险的结直肠黏膜。但是，若黏膜切除不彻底可能会造成直肠黏膜细胞的残留，所以这种技术有失败的可能。据报道，在先前接受黏膜切除术的患者中，多达 21% 的患者的回肠袢外或回肠袢 - 肛门吻合口附近可检出残留的直肠黏膜结构[37]。

这种风险须与吻合器法 IPAA 术后存留的一小片肛门移行区域黏膜的癌变风险进行比较。把有风险的黏膜留在肠腔内可能会更好，因为可以长时间地观察它；比起在黏膜切除术后被植入回肠袋外、不能被随时观察的为好。在直肠不典型增生或患直肠癌的情况下，许多临床医生主张进行黏膜切除术，尽管缺乏关于降低癌症风险的确切数据。

Ⅰ吻合器法 IPAA 术保留远端肛门黏膜，并且对肛门括约肌群的操作较少，术后肛门失禁风险小。克利夫兰诊所报告了一组用两种不同方法行 IPAA 的共 119 例患者的治疗结果。接受黏膜切除术和手工缝合吻合的患者渗漏情况更差、肛门失禁率较高，要更经常地使用内衣垫以防止粪漏[38]。但上述较差的功能结果反而有更低的癌变风险。黏膜切除组有 14% 的患者在肛门移行区可发展成腺瘤，为非黏膜切除术、吻合器吻合口重建组的一半。Lovegrove 等的一项 meta 分析纳入了 21 项研究、共 4000 多名患者，他们比较了上述两种方法。在黏膜切除组中，夜间失禁更为严重，这与肛门直肠生理学有关，表明该手术后静息压和挤压力变小[39]。

十二指肠腺瘤

十二指肠腺瘤可演变为癌，但发生率相对较低，因此，可通过内镜下手术进行治疗。Burke 等经过 7 年随访，报道了 11% 患者从十二指肠腺瘤到发生癌变的过程[40]。对于腺瘤大于 1 cm 或重度不典型增生，应行内镜下积极治疗[41]。如果小息肉未完全切除，需要对息肉组织进行代表性的活检，以利于行准确的 Spigelman 分期法以进行监控和治疗[42]。Spigelman 分期系统评估十二指肠癌变风险主要根据以下几个因素，如表 23-2 所示。早期病变多发现有较低癌变的可能性。然而，那些 Spigelman Ⅳ期患者有 36% 的可能为腺癌[43]。对于腺癌、持续性或复发性重度不典型增生，或 Spigelman Ⅳ期均应考虑手术治疗。外科治疗包括胰十二指肠切除术或保留胰腺的十二指肠切除术。

硬纤维瘤病

在临床上，硬纤维瘤病可能是毁灭性的，是 FAP 死亡的第二位原因。可表现为无临床症状到严重的疼痛、肠梗阻或瘘管形成。硬纤维瘤病的治疗取决于症状、肿瘤位置、大小和严重程度。Church 提出过一种用于腹部硬纤维瘤的分期系统（表 23-3）[44]。克利夫兰诊所也使用这种分期系统来指导医疗处理。对Ⅰ期患者，可观察或选择使用非甾体抗炎药，如舒林酸（150 ~ 200 mg/d，每天两次）[45]。Ⅱ期患者的治疗包括舒林酸和抗雌激素治疗[46]。Ⅲ期患者经常采用甲氨蝶呤和长春瑞滨或 Doxil（阿霉素脂质体）进行化疗[47-48]。Ⅳ期较难控制，需要使用更为强烈的抗肉瘤药物如 Doxil 或 Adriamycin（亚德里亚霉素）进行化疗[49]。尽管硬纤维瘤对放疗敏感，但是因其较为靠近小肠，考虑到副作用因而限制了放疗的应用。

表 23-3　腹部内硬纤维瘤病临床分期系统推荐

分期	临床特征
Ⅰ	无症状、未在增长的且肿瘤最大径小于 10 cm 的息肉
Ⅱ	有轻微症状且未在增长的，或肿瘤最大径大于 10 cm 的息肉
Ⅲ	有症状，或缓慢增长，或伴有梗阻性并发症的息肉
Ⅳ	有症状且快速增长或带有严重并发症的息肉（如瘘管）

手术通常用以治疗腹部硬纤维瘤的并发症，包括肠梗阻、小肠 - 皮肤瘘和输尿管梗阻等。只要有可能，手术目标应该是切缘阴性。腹腔内的肿瘤常位于小肠系膜根部，由于邻近重要的小肠血管，因此常不可切除。这种情况下，小肠 - 小肠或小肠 - 结肠短路可为姑息性治疗的一种选择。小肠和多脏器联合移植已作为硬纤维瘤病及其并发症的治疗方式。肠移植是硬纤维瘤病的一个新生领域，已报道许多成功的案例[50-51]。

手术通常是有症状的腹壁硬纤维瘤病的一线治疗手段。由于病变位于腹壁，切除这些肿瘤常较为安全、并发症较少。腹壁的缺损可使用组织皮瓣或生物补片进行修复。

甲状腺新生物

对 FAP 患者通过症状评估和常规超声筛查，常能发现甲状腺疾病。直径大于 1 cm 的结节需要做细针穿刺活检（FNA）检测。由于甲状腺癌常为多病灶，因此对患者须行全甲状腺切除术及放射性 ^{131} 碘治疗[52-53]。

高危亲属的评估

由于 FAP 为常染色体显性遗传，患者的所有一级亲属均有 50% 的患病概率，因此这些亲属均应接受评估。由于检测结果既有积极也有消极的影响，最好与遗传咨询师进行预先咨询。对潜在受影响的家庭成员应在诊断时进行评估，对已达到 12 岁的儿童也需要行评估。评估潜在受影响的家庭成员取决于家庭情况。如果家庭中存在已知的 APC 突变，那么胚系 DNA 测试是合适的。重要的是，如果没有检测到 APC 突变，则在家庭成员中行遗传突变检测是没有指征的。FAP 的临床诊断可起到指导复查和治疗建议的作用。没有遗传学确诊的家庭中有风险的亲属，应该在 12 岁时接受乙状结肠镜筛查；对于已完成初次筛查的成年人，需要行结肠镜检查。对儿童的检测间隔取决于初次的肠镜检查所见，若发现息肉，需要行全结肠镜检查；若未发现息肉，应每隔 1 ~ 2 年重复检查一次，若有症状应提早检测。对于没有遗传学确诊的、40 岁以下的、未发现息肉的一级亲属的筛查，可较安全地转为普通人群的筛查方式和间隔。

MUTYH 相关息肉病

临床表现

约 0.3%的大肠癌患者具有 MAP。MAP 患者的临床表现与其他结直肠息肉或癌症没有明显区别。也可发生出血或梗阻，但是在结肠镜筛查时的一些发现应怀疑该病的可能。该综合征的主要表现为多发性结直肠腺瘤，且年龄较小（40～50 岁）的患者发生大肠癌的风险增加，但结直肠息肉的表型却高度可变。中度的息肉病（少于 100 个腺瘤）是最常见的表型，占已报告病例的 11%～42%[54-56]。在多发性腺瘤性息肉病患者中，发生 MUTYH 双等位基因的突变是罕见的[57]。

息肉对于 MAP 的诊断并非必须，多达 20% 的大肠癌患者并无大肠息肉史或同时合并息肉[58]。由于相当多的一部分患者没有息肉病的表现，一些作者担心会对诊断产生误导，因此建议用 MYH 相关肿瘤（MAN）取代 MAP[59]。MAP 是遗传性结直肠癌综合征中唯一的隐性常染色体遗传病，因此对于怀疑该病的患者，其家族史可用以指导咨询和检测。

尽管结直肠相关的临床表现和 FAP 患者相似，但 MAP 患者较少有类似 FAP 的肠外表现。约 20% 的 MAP 患者有十二指肠息肉，胃底腺息肉罕见。骨瘤、硬纤维瘤病和先天性视网膜色素沉着均和 MAP 无关。

基础遗传学

MAP 由编码 DNA 碱基切除修复蛋白的 MUTYH 基因的先天性双等位基因突变引起。普通人群中 1%～2% 携带有 MUTYH 基因突变。Y179C（过去称 Y165C）突变和 G396D（过去称 G382D）突变在北欧血统的 MAP 患者中约占 80%[60]。MUTYH 位于 1 号染色体短臂上，编码 MYH 糖苷酶（一种 DNA 碱基切除修复蛋白）。MYH 糖苷酶特异性地修复 DNA G: C 到 T: A 的碱基错误，由此修复潜在的突变[61-62]。MUTYH 突变导致碱基切除修复功能出现缺陷，并使氧化损伤导致未修复的 G: C 到 T: A 的碱基错误不断蓄积。更为重要的是，MAP 的表现和受损的基因相关。比如，APC 基因含大量的鸟嘌呤核苷酸，当 MYH 功能受损时，这些碱基错误无法被修复，因此临床表型和 APC 缺陷类似。这也解释了为什么 MAP 和 FAP 有相似的临床表现。当 G: C 到 T: A 错误在一个 DNA 错配修复基因发生且未修复时，则突变体表型和微卫星不稳定肿瘤随之发生[63]。如果该碱基错误严重影响了参与甲基化控制的基因，且突变的 MYH 蛋白无法修复这种错误，则会发生高甲基化型的肿瘤[64-65]。

诊断

确诊 MAP 可通过检测 MUTYH 基因突变进行。以下患者应行胚系 MUTYH 检测：具有隐性的结直肠癌或息肉家族史特征的；具有 FAP 或减毒型 FAP 的临床表现，但 APC 基因无突变的；有超过 10 个腺瘤病史的。近 30% 无 APC 基因突变的具有 FAP 表现的患者存在 MUTYH 双等位基因突变[66-67]。

大肠癌风险

MUTYH 双等位基因突变患者在 70 岁时，发生结直肠癌的终生累积风险为男性 75%、女性 72%[68]。MAP 癌变比散发性大肠癌早，据报道诊断时平均年龄在 45～56 岁[54, 67, 69-70]。MUTYH 单个等位基因突变携带者发病危险性尚未明确。结肠癌家系登记系统（Colon Cancer Family Registry）数据显示，MUTYH 单等位基因突变患者至 70 岁时结直肠癌的累积终生风险为男性 7.2%、女性 5.6%[68]。

肠外肿瘤风险

MAP 的肠外肿瘤疾病谱尚未明确。一直以来都有报道其上消化道息肉及癌发病危险性增高[67, 71-72]。约 17% 的患者合并十二指肠息肉，其息肉癌变危险性为 4%。总的消化道外恶变发生率为 38%，几乎为普通人群的两倍。德国、英国和荷兰的一项包含 276 个病例的国际研究结果显示，最常见的消化道外肿瘤为膀胱癌、卵巢癌和皮肤癌，标准发病率分别为 7.2，5.7 和 2.8[71]。一些研究报道患甲状腺癌的危险性约为普通人群的两倍，诊断的平均年龄为 25 — 33 岁[71-72]。也有报道发现 MAP 患者可罹患良性和恶性皮脂腺肿瘤。

处理

筛查

由于大多数患者在检测到结直肠癌时才被确诊为 MAP，因此筛查和监测较为困难。有时一个患者被诊断患有 MUTYH 双等位基因突变（可通过适当的遗传学咨询和测试进行），但没有结肠切除术的指征，这种情况较罕见。此时应当从 25 ~ 30 岁开始行结肠镜检查。若未发现肿瘤，则需要每 3 ~ 5 年复查一次；且随着年龄增长，应减少检查的时间间隔 [73-74]。肠镜下发现的任何息肉都应切除并做组织学检查。若发现息肉，根据肠镜发现，需要将检测间期缩短为 1 ~ 2 年。若患者息肉过多无法用内镜治疗时，推荐行结肠切除术。

带有侧视功能的上消化道内镜可用于十二指肠腺瘤的评估。患者筛查应于 30 岁时开始，若检测结果为正常，则检测间期为 3 ~ 5 年。对于有十二指肠腺瘤的患者，处理方式和 FAP 患者相似 [74]。美国胃肠病学会推荐 MAP 患者每年都行甲状腺超声筛查。尽管肠外恶变发病危险性增高，但是其发病率较低，尚不足以推荐行常规的筛查 [71]。

如上所述，虽然单个等位基因突变携带者的结直肠癌发病危险性尚未明确，但是很可能是增加的。对于这些患者是否需要进行常规筛查尚无统一意见。一些临床医师建议每 5 年进行一次结肠镜检查，开始检查的年龄为家族中最年轻患者的年龄减去 10[74]。

治疗

根据 MAP 的表型决定其治疗方案。息肉应该在每年一次的肠镜随访中切除。外科手术指征包括：确诊结直肠癌；无法在内镜下切除的高级别上皮内瘤变；肿瘤负荷无法用结肠镜安全地切除。手术方式包含全结肠切除、次全结肠切除或结肠直肠切除术。对于已经发生转移或者具有医学禁忌证的患者，可行结肠节段切除术。因为整段结肠都具有癌变危险，所以对于可治愈的健康患者推荐行全结肠切除并行回肠 - 直肠吻合。MAP 患者若有直肠癌，应该行结肠直肠切除术加 IPAA。须注意每年复查一次任何存留的结直肠段，并切除发现的息肉。尽管理论上是合理的，但是尚无前瞻性数据显示扩大切除手术可减少结直肠的癌变可能。一个回顾性研究报告了 11 例带有 MUTYH 双等位基因突变并有息肉的患者，这些患者都行全结肠切除并行回肠 - 直肠吻合，并用内镜每年监控残留的直肠。中位随访时间为 5 年，未见患者发生直肠癌 [75]。

高危亲属的评估

由于该综合征为常染色体隐性遗传，患者两个等位基因都发生突变才会发病。发病患者的兄弟姐妹有 25% 的发病概率。基于所遗传结直肠癌症状的不同，带有 MAP 的兄弟姐妹相比父母和孩子，具有更高的发病风险。特异的针对 MUTYH 突变的家庭遗传学咨询和检测必须在满 18 岁时进行，以降低发病率和病死率。带有双等位基因突变的子代，亲本中至少有一名为单等位基因突变携带者。普通人群中大约有 1% 为单等位基因突变携带者。如果患者的配偶为携带者，则子代 MAP 发病率为 50%。因此，患者的配偶必须做检测以评估子代发病风险。

聚合酶校对相关性息肉病

近来出现了一个新的名为聚合酶校对相关性息肉病（PPAP）的综合征。该综合征仅在少数一些家系中发现，确切定义尚在完善 [76-77]。这是一个常染色体显性遗传病，由校对区域两个 DNA 聚合酶，即 POLE 或 POLD1 中的一个发生胚系突变引起。该突变引起的癌症为微卫星稳定、染色体不稳定型。其临床表型为寡腺瘤样息肉早发型结直肠癌和子宫内膜癌中的一种。虽然指南一直在更新，但是专家建议从 20 ~ 25 岁开始，每 1 ~ 2 年行结肠镜检查和每三年行上消化内镜检查。对于带有 POLD1 突变的女性患者，推荐从 40 岁开始行超声检查以筛查子宫内膜癌。

错构瘤综合征

错构瘤是于解剖位置可见的、几种组织混合而成的非肿瘤性组织。幼年性息肉病和 Peutz-Jeghers 息肉分别属于小肠和结直肠错构瘤息肉病。尽管认为这些病变并非肿瘤，但却是遗传性错构瘤息肉病综合征的特征性表现，如幼年性息肉病（JPS）、Peutz-Jeghers 综合征（PJS）和 PTEN 错构瘤综合征（PHTS）。这些综合征比较罕见，但是因患者更倾向于患结直肠和其他癌症，因此具有重要的临床意义。少于 1% 的结直肠癌与错构瘤息肉病综合征存在相关。辨别这些症状非常重要，由此能够进行适当的遗传学咨询和检测，进而准确地进行监测随访工作。

幼年性息肉病综合征

临床表现

幼年性息肉通常呈圆形、光滑有长蒂樱桃红色形态。由黏蛋白填充的过度生长的固有层是它的组织学特点。息肉中可见慢性炎症细胞，可能造成炎性息肉的不正确诊断。在一二十岁时幼年性息肉可出现于整个消化道，包括胃、小肠、结肠及直肠。息肉的数量从几个至几百个不等。该综合征可以息肉、急性或者慢性胃肠道出血、缺铁性贫血、直肠息肉脱垂、腹痛及腹泻为常见症状[78-79]。JPS 也可能导致先天性的肠外畸形如心脑畸形、重复肾、腭裂、肠扭转不良及多指畸形等[78, 80]。伴有 SMAD4 基因突变的 JPS 可能表现为遗传性出血性毛细血管扩张症（HHT）[81]。HHT 可表现为皮肤及黏膜毛细血管的扩张、脑肺肝的动静脉畸形以及相关出血风险的增高[82-83]。

遗传学基础

JPS 是一种由 *BMPRIA* 或 *SMAD4* 胚系突变导致的常染色体显性遗传病。近 20% 的 JPS 可以检测到 *SMAD4* 的突变，*SMAD4* 的常规功能是在转化生长因子 β（TGF-β）信号通路中起到肿瘤抑制基因的作用[84]。另外，25% 的 JPS 患者中出现 *BMPRIA* 基因的突变[84-86]。此基因也是通过 SMAD4 调节细胞内 BMP 信号传导来影响 TGF-β。近期部分 JPS 患者也可以检测到 ENG1 基因的突变[87]。大约 60%JPS 呈家族型，而剩下的 40% 为散发型[88]。

诊断

JPS 的诊断应遵循如下的临床标准：①结肠或直肠的幼年性息肉数量多于 5 个；②胃肠道外的幼年性息肉[80]；或者③任意数量的幼年性息肉和阳性家族史。任何符合这些临床标准的患者都应该进行基因检测或者基因咨询。大约有 50% 的患者可以明确致病基因。

大肠癌及肠外癌的风险

JPS 患者一生中有 50% 的机会患大肠癌，相关的报道其发病率为 17% ~ 68% 不等[89-91]。被诊断出大肠癌的平均年龄约 43 岁[92]，但是大肠癌也可能在更小的年龄发生，有一例 15 岁相关大肠癌患者的报告[80]。在 JPS 患者中有较高的患胃癌、十二指肠癌、胰腺癌及空肠癌的风险；有 15% ~ 20% 患胃癌及十二指肠癌的风险[90, 93]。相对于 *BMPRIA* 突变患者，*SMAD4* 突变的患者有更高的概率患肠外癌[94]。

处理

筛查

结肠镜筛查应该在 12 ~ 15 岁时开始或者当症状出现时应在更早的年龄开展。结肠镜的间隔应根据其检查结果决定[74, 95]。如果肠镜未发现息肉，可以每 2 ~ 3 年进行一次肠镜检查。任何息肉均应该在肠镜发现时钳除并行组织学检查。当息肉出现并被切除后，应每年行一次结肠镜检查直到肠镜检查阴性为止，以后检查间隔可延长至每 2 ~ 3 年一次。上消化道的筛查应在 15 ~ 25 岁时开始或者当病情进展时可提前开始筛查。内镜的筛查原则应遵循上消化道腺瘤的原则。

治疗

外科手术指征包括分化程度差的息肉或者癌变或内镜无法有效治疗的息肉。预防性结肠切除适用于那些随访依从性差或有家族史的患者。至于大肠癌，外科选择包括结肠切除及回肠直肠吻合术、结肠大部切除及回肠乙状结肠吻合术或全直肠结肠切除术。笔者最倾向的腹部手术方法是回肠直肠吻合，除非出现直肠癌或者 JPS 导致的严重直肠疾病。一个 6 ~ 34 年的小型回顾性研究表明 9 年内结肠切除术后再次行直肠切除术的风险约为 50%[96]。

上消化道外科手术适用于那些有明显的症状、恶性肿瘤、不断进展的胃病及肠病导致蛋白丢失的患者。至于那些胃癌患者，胃大部切除术是最常用的术式。节段性小肠切除术适用于小肠病变。

高危亲属的评估

如果家系中有一人检测到一种特异基因的突变，那么家系中其他的高危成员均应行此基因的咨询或者检测。大约有 75% 的患者可以找到家系中上一代的患者。如果一位患者携带致病基因，那么该患者的兄弟姐妹以及先证者的兄弟姐妹有 50% 的概率也携带有该致病基因。先证者的子女应该在青少年时经咨询和检查后行致病基因检测。如果家系中未发现基因突变，那么高风险的个体应行胃肠道息肉的初筛并依据结果行后续的检测或治疗。

Peutz-Jeghers 综合征

临床表现

将近 90% 的 PJS 患者将进展为错构瘤性息肉，最常见于小肠，在结肠、胃、直肠的概率逐渐下降[97]。息肉从几毫米至几厘米不等，当息肉逐渐增大时往往有带蒂的倾向。PJS 的息肉与 LPS 息肉在组织学上有很大的不同，前者是黏膜肌层而不是固有层的过度生长。相较于 JPS 息肉，JPS 息肉有较少的炎性浸润及黏蛋白。在显微镜下黏膜肌层的多分支可表现为树状。虽然息肉的负荷通常很低（＜20 岁），但是较大的息肉常常呈梗阻症状、疼痛、消化道出血、肛门息肉脱垂或小肠套叠。PJS 通常在患者十几岁或者二十岁出头时进展。

常见的 PJS 肠外病变是良性的皮肤黏膜色素沉着，95% 的患者均可出现皮肤黏膜的改变。色素沉着可表现为微小的、暗棕色或蓝棕色斑点，其在婴儿期时比较明显并在青少年时逐渐消退。最常见的位置是嘴唇的唇红处（94%）、脸颊部（66%）、手（74%）和脚（62%）[98-99]。

遗传学基础

PJS 是 *STK11* 位点突变的常染色体显性遗传病[100]。该基因是肿瘤抑制基因，是编码丝氨酸 / 苏氨酸激酶家族的成员。

诊断

PJS 的临床诊断应遵循以下世界卫生组织标准中的任意一条：① 3 个或更多经组织病理学证实的 PJS 息肉；②任意数量的 PJS 息肉，但有家族史；③特征性的、突出的及有家族史的皮肤黏膜色素沉着；④任意数量的 PJS 息肉，及特征性的、突出的皮肤黏膜色素沉着[98]。任何符合上述标准的个体均应该进行遗传咨询和测试。

大肠癌及肠外癌的风险

PJS 患者有发展为大肠癌及肠外癌的风险。PJS 患者一生中有超过 90% 的概率发展为癌症[101]。乳腺癌、结肠癌、胰腺癌和胃癌发生的风险分别为 54%、39%、36% 和 29%。另外，男性有患睾丸支持细胞癌的风险，而女性有患伴环状小管的卵巢性索肿瘤及宫颈恶性腺瘤的风险。

处理

随访

鉴于 PJS 的广谱性，监测的方式比较复杂并且应当包括多个器官。没有相应的对照试验以评估癌症检测的有效性，那些公布的指南仅仅是一些专家的建议。特异性的检测应根据患者的年龄与性别实施。NCCN 指南建议从 8 — 10 岁开始通过小肠镜的评估进行筛查，检查的间隔由检查的结果决定。如果最初的结果正常，建议在 18 岁时进行重新评估，然后每 2 ~ 3 年一次[73]。男性应从 10 岁开始进行一年一次的睾丸检查，女性则在 18 ~ 20 岁开始行一年一次的盆腔及巴氏染色检查。从 25 岁开始，女性应每 6 个月行乳腺体检和一年一次的乳腺 X 线及 MRI 检查。消化内镜的检查不论男女均应该从青少年开始每 2 ~ 3 年行一次检查。胰腺癌的筛查应从 25 ~ 30 岁开始每 1 ~ 2 年进行一次超声内镜或者 MRCP 及血清 CA199 检查。其他的学者也提出了其他的筛查方法[95, 98-99]。

息肉切除术

内镜介入在 PJS 的管理中起到关键的作用。息肉切除术的目的在于治疗息肉引起的相关症状和预防性阻止症状的进展。与检测指南一样，干预性的建议都是基于专家们的共识。大于 1 cm 的无症状性胃及结肠息肉应该在内镜下治疗。大于 1 ~ 1.5 cm 的小肠息肉或者先前发现后迅速生长的息肉应及时切除，防止出血和肠梗阻等并发症的出现。对于一些症状性的息肉，传统内镜技术可能无法有效处理，需要推进式小肠镜或者在手术室通过腹腔镜 / 剖腹与内镜相结合，以此引导内镜进入远端的小肠。

手术

外科手术是为了解除症状（常见的是小肠梗阻和出血）。肠梗阻常常引起肠套叠。多数情况下梗阻可自行缓解，但是如果梗阻持续数个小时以上，则需要外科手术处理。手术的目的是移除受影响的部分，并尽可能多地保留肠道。如果进行手术的话，建议术中进行清扫以减少将来再次手术的概率[102]。

手术需要评估整个小肠及完整切除所有的息肉。内镜可以通过开放手术的肠断端或通过肠切开术进入。

与其他的综合征一样，高级别不典型增生、大肠癌或失控的大肠息肉负荷均是结直肠癌手术的指征。经腹结肠切除及回肠直肠吻合术是首选的方案，除非病理学证实病灶在直肠。

高危亲属的评估

家系中如果一个患者被证实携带一个已知的特定突变基因，那么家系中有风险的其他成员均应该进行该突变基因的检测。大约 50% 的患者其父（母）亲也可能受累，因此父母亲也应该进行 PJS 症状的评估。通过适当的遗传咨询和知情同意后，8 岁以下的高危家庭成员也可以进行基因检测 [98]。如果患病的个体未发现特定的基因突变，那么家系中有可能患病的高风险成员也应该进行相应的调查。评估应包括结肠、胃、小肠、胰腺、乳腺、卵巢、子宫、宫颈的监控，睾丸的检查如上所述。

PTEN 错构瘤综合征

PTENS 是一种发生在胃肠道、颅骨、骨骼、皮肤的错构瘤性息肉，是极为罕见的遗传性综合征，包括 Cowden 综合征和 Bannayan-Riley-Ruvalcaba 综合征（BRRS）。

临床表现

约 95% Cowden 综合征患者的结直肠广泛分布几个到几百个的息肉 [103-104]。最常见的是错构瘤性息肉，约占所有息肉的 30%[103,223]。其他类型包括腺瘤性息肉、幼年性息肉、炎性息肉、平滑肌瘤、脂肪瘤、纤维瘤、神经纤维瘤、神经节细胞瘤等。这些息肉均可以引起梗阻或出血。大多数患者的息肉在组织学上是多种多样的。约 30% 的 Cowden 综合征患者伴有巨头畸形。易有毛发膜细胞瘤是特异性的表现。其他的乳腺、甲状腺、子宫和皮肤的良性或者恶性病变在 Cowden 综合征患者中也可以见到。

遗传学基础

Cowden 综合征和 BRRS 是与 *PTEN* 突变相关的常染色体显性遗传性病。*PTEN* 是一种与 PI3K/AKT 信号通路有关的编码磷酸酶的抑癌基因。它在细胞凋亡中起关键作用。大约 80% 符合 Cowden 综合征的诊断标准的患者及 60% 的 BRRS 患者有 *PTEN* 突变 [105-106]。

诊断

国际 Cowden 协会制订了 Cowden 综合征的临床标准，包括主要和次要标准 [99, 107]。主要标准包括乳腺癌、甲状腺癌（尤其是滤泡癌）、巨脑畸形、子宫内膜癌以及 Lhermitte-Duclos 病。次要标准包括甲状腺良性病变（如甲状腺肿）、精神发育迟滞、错构瘤性息肉、乳腺纤维囊性瘤、脂肪瘤、泌尿生殖系统肿瘤（如肾细胞癌或子宫肌瘤）或畸形。如果患者有巨头畸形或者 Lhermitte-Duclos 病加上另外一个主要特征，则可以诊断为 Cowden 综合征。当一个患者有一个主要特征和三个次要特征或者至少有四个次要特征时也可以诊断为 Cowden 综合征。最终诊断基于 *PTEN* 基因的突变。

BRRS 的特异性诊断标准仍未明确，但是有巨头畸形、错构瘤性结肠息肉病、脂肪瘤和龟头色素斑的患者均应该考虑进行基因检测 [108]。

大肠癌及肠外癌的风险

最新的研究报告表明在 Cowden 综合征中有 13% 的 *PTEN* 突变基因携带者发病年龄较早，均在 50 岁以前发病。调整后的标准化发病率为 224（95% 可信区间，109.3-411.3；$P < 0.0001$）[103]。其他的研究支持终身有 9% ~ 16% 的概率患结直肠癌 [104, 109-110]。PHTS 患者中结直肠癌的发生并不能确定是否与错构瘤或腺瘤性息肉有关。PHTS 以肠外癌比较常见。女性患者一生中有 50% 的概率患乳腺癌，5% ~ 10% 的概率患子宫内膜癌。男性及女性 Cowden 综合征患者一生中有 10% 的概率患甲状腺癌。

大约一半的 BRRS 患者会发生消化道的错构瘤性息肉，特别是回肠和结肠 [108]。这些息肉可表现为有症状，但是一般不会进一步发展为癌症。Cowden 综合征患者和 BRRS 患者在患肠外癌的风险上并无差别。

患大肠癌风险的管理

PHTS 患者肠镜筛查方面有一定的争议。鉴于近期发现大肠癌的风险增加，我们建议在 35 岁时开始结肠镜检查，每 1 ~ 2 年一次。当内镜下无法有效处理息肉或癌症发生时应考虑结肠切除术。

高危亲属的评估

高危亲属应进行 *PTEN* 基因突变的检测和遗传咨询。对于那些未检测到突变基因的家系，高危个体应进行是否患病的初筛。初筛检查包括结直肠、胃、小肠、甲状腺、乳腺、子宫、肾和皮肤等[74]。

锯齿状息肉病综合征（SPS，serrated polyposis syndrome）

临床表现

SPS 患者通常无症状，经常通过结肠镜筛查发现。如果息肉较大或者数量较多，患者可能会出现便血和腹泻。超过 90% 的 SPS 患者是欧洲白种人。男性和女性的发病率相当，女性略高。发病的中位数年龄为 44 — 62 岁，其中最小的为 10 岁，最大的是一位 80 岁的男性患者[111-114]。

SPS 包含不同的临床特征，可能是一种异质性疾病，但是目前尚未在遗传层面完全认识清楚。它具有多个或者较大的锯齿状结直肠息肉（见 WHO 诊断标准所述）的特征。锯齿状息肉是一个息肉家族，分为经典锯齿状或者腺体排列为锯齿状。该家族包含高度可塑息肉、无柄锯齿状腺瘤（SSAs，sessile serrated adenomas）即无柄锯齿状息肉（SSPs，sessile serrated polyps）、发育不良的 SSAs 或者 SSPs 以及锯齿状腺瘤。可以根据锯齿状息肉的大小和数量来描述不同的表型。一些患者具有多个小的弥散分布于整个结肠的息肉，而一些患者有比较大但是数量较小且仅分布于右半结肠的息肉。这两种表型罹患结直肠癌的风险是相似的[114]。除了锯齿状息肉，SPS 患者也经常易于患腺瘤病[114-115]。一级亲属结肠外恶性疾病罹患风险并没有增加[116]。

遗传学基础

导致 SPS 的胚系基因突变还未确定。目前尚未有针对 SPS 基因检测的方法。

诊断

世界卫生组织制订了 SPS 的临床诊断标准：①任意大小的超过 20 个的锯齿状息肉，并弥散分布于整个结肠；②至少有 5 个锯齿状息肉邻近乙状结肠，而且有 2 个或者 2 个以上大于 10 mm；③具有任意数量并邻近乙状结肠的锯齿状息肉，其一级亲属患有 SPS[117]。

CRC 风险

尽管还没有前瞻性研究给出 SPS 患者患 CRC 的准确发病率，但是现有的报道一致认为与正常人群相比，SPS 患者罹患 CRC 的风险明显增高。报道来自多个不同的规模相对小的系列的研究，发病率从 0 到 77% 不等，其估算值大概为 25%[112-114, 118-125]。SPS 最初确诊经常是从 CRC 患者诊断中发现，因此尚不清楚 SPS 到 CRC 的自然演变过程[111, 114]。一个包含了 77 个 SPS 患者（诊断为 SPS 时没有患 CRC）长达 5.6 年的回顾性研究中[111]，Bopari 报道了 SPS 患者有 20% 的 CRC 发病率。CRC 的危险性似乎和息肉的表型无关[114]。对 SPS 遗传学病因的阐释将有助于更加精确地评估癌症的患病风险。

处理

筛查

对于已经确诊为 SPS 的患者，必须每隔 1 ~ 2 年进行结肠镜检查。目的是通过检测及时切除癌前息肉来减少甚至消除 CRC 的发生（具体见下述治疗部分）。处理的原则基于临床经验和专家意见[126-127]。尽管一些研究暗示该病涉及结肠外恶性病变，但是现有数据并不足以支持对结肠外肿瘤进行监控。

治疗

根据临床表型和患者意愿选择相应的治疗。SPS 患者的治疗目的在于通过切除息肉来减少甚至消除 CRC 风险。专家组建议切除所有单个大于 5 mm 的息肉，并进行组织学评估。对于成簇（3 ~ 4 mm）的左半结肠息肉，这些可能是良性的高度增生息肉，可以选择一部分做代表性的活检。结肠镜筛查必须每年都进行，并根据息肉数量、大小和组织学特征调整检测间隔。如果连续的结肠镜检查都没有发现息肉，则下次的检查间隔可以延长至 2 ~ 3 年，但是必须针对具体的病例进行分析[126]。

Hazewinkel 等通过对 50 名 SPS 患者的研究，证明了患者每年经结肠镜切除大于 3 mm 的病灶能够有效降低罹患 CRC 的风险。CRC、高级别腺瘤和较大的锯齿状息肉（大于等于 10 mm）累积的检出风险分别为0、9%和34%。值得注意的是，有12名患者施行了预防性手术[128]。

内镜经常难以单独处理大的、平坦的右半结肠息肉。如果无法通过内镜下息肉切除术来控制息肉负荷，则必须考虑手术干预。无法安全有效地运用内镜切除时，如CRC进展或者伴有高级别不典型增生的腺瘤，也是手术的指征。另外，无法每年进行充分检测或者切除息肉的患者，还有每次检测时发现息肉显著增大、增多的患者也可以考虑手术。由于新生肿物并不局限于某些特定部位，而是分布于整个结直肠黏膜，因此必须行扩大的结直肠切除术。每名患者都必须考虑结直肠扩大切除术，并且要评估并发症和肛门括约肌功能。对于病灶局限（较少的大的右半结肠息肉）和不适合行结直肠扩大切除术的患者，可以考虑行结肠部分切除。残留的结直肠每年都要进行内镜检查以预防未来形成新的肿物[126-127]。

高危亲属的评估

SPS患者的一级亲属罹患CRC的可能性约为正常人群的5倍[111, 129]。由于尚无基因检测用于SPS筛查，目前仍使用结肠镜作为筛否方法。Hazelwinkel通过每年行结肠镜检查，评估了77名无症状的SPS患者的一级亲属。他们在43%的一级亲属中辨认出典型的息肉（腺瘤、SSP或者近端HP），包括8%高级别腺瘤和9%的多发息肉。虽然没有发现结直肠癌，但是大量的息肉使作者认为筛查是有必要[130]。专家组推荐一级亲属尤其是年龄超过40岁的应进行结肠镜筛查。内镜的检查结果以及息肉病理学结果用于指导下次检查的间期。结肠镜检查结果为正常的患者，检查间隔可为5年。随着对SPS越来越多的了解，我们可以对其施行更精确的评估和确定检查的间隔。一级亲属结肠外恶变危险性并不增加[116]。

林奇综合征

林奇综合征过去被称为遗传性非息肉病性结直肠癌，在结直肠癌患者所占比例为3%～5%，而占50岁时诊断为结直肠癌患者的10%～19%[131-134]。该病的潜在遗传学病因为生殖系细胞DNA错配修复基因突变，导致错配修复蛋白失能。错配修复系统的功能是检测并校正DNA复制错误，因此该系统的缺陷使错误的基因不断累积，并且使机体对结直肠癌、子宫内膜癌和其他癌症的易感性增加。该疾病为常染色体显性遗传。如下所述，当患者出现临床表现而被怀疑患有林奇综合征时，必须通过遗传咨询和基因检测来辨别生殖系细胞突变造成的病理表型和病变。这些信息对指导先证者治疗和建立疾病遗传危险预测十分重要。另外，也能有效评估家族其他成员的发病危险性，以此防止和降低患癌危险性。

历史回顾、命名和定义

100多年前，Aldred Scott Warthin爵士首先报道了具有显著家族性的肠道和妇产科癌症家系，最先发病的是当地一名G姓的女裁缝师[135]。这段时期出现了各种各样的命名和定义，反映了人们对这个疾病认识的不断进步。1966年，亨利·林奇全面地描述了两个有子宫内膜癌和胃癌高亲病率的家族，并且应用了“部位-特异性结肠癌综合征”和“家族癌症综合征”两个专业术语[136]。1984年，“林奇综合征”被用来描述这种疾病，并且用林奇Ⅰ型和Ⅱ型来定义两个主要的疾病类型：林奇Ⅰ型仅涉及家族性结直肠癌，而林奇Ⅱ型指包含其他恶性肿瘤的家族性结直肠癌。之后，产生了“遗传性非息肉病性结直肠癌”这一术语以区分来自遗传性息肉病综合征和结直肠癌倾向的林奇综合征。为了更精确地描述那些正在接受治疗和研究的家族，遗传性非息肉病性结直肠癌国际协作组于1991年在阿姆斯特丹召开了会议，并制订了阿姆斯特丹标准（表23-4）。随着对该综合征结肠外恶性肿瘤发病的日益重视，协作组在1999年制订了更完善的阿姆斯特丹标准Ⅱ（表23-4）。一旦鉴定出遗传性非息肉病性结直肠癌的基因缺陷，就能够对该疾病进行更精准地识别[137]。到2004年，经修订的贝塞斯达指南（表23-4）用于确定患者的肿瘤是否需要评估MSI或者接受遗传咨询及评估[138-139]。此时，由于患者会罹患非结直肠癌和一种或多种息肉或腺瘤，让人觉得“遗传性非息肉病性结直肠癌”这一术语会产生误解。所以，“林奇综合征”被重新引入，继续用来定义那些带有遗传性病理性生殖系细胞DNA错配修复基因突变的患者。因此，林奇综合征是独立于个人史和家族史的遗传学上的定义。

表 23-4　遗传性非息肉性结直肠癌临床诊断标准和检测结直肠肿瘤微卫星不稳定性的贝斯赛达指南修订版

阿姆斯特丹标准 I（1991）:
3 个以上亲属患结直肠癌，并满足以下所有条件。
1. 其中一名患者是其他两名患者的一级亲属 2. 结直肠癌发病至少涵盖两代人 3. 至少一例患者在 50 岁之前诊断为结直肠癌
阿姆斯特丹标准Ⅱ（为经修订的 1998 年遗传性非息肉病性结直肠癌国际协作组标准）
3 个以上亲属罹患遗传性非息肉病性结直肠癌相关癌症（结直肠癌或者子宫内膜癌、小肠癌、输尿管癌、肾盂肾癌），并满足以下所有标准。
1. 其中一名患者是其他两名患者的一级亲属 2. 2 个以上的连续代际发病 3. 至少一例患者在 50 岁之前发病 4. 排除家族腺瘤性息肉病 5. 癌症的病理诊断已经明确
检测结直肠肿瘤微卫星不稳定性的版贝斯赛达指南修订
具有以下情况的肿瘤患者应该检测 MSI。
1. 50 岁之前确诊的结直肠癌患者 2. 与年龄无关的同时性 / 异时性结直肠癌或者遗传性非息肉病性结直肠癌相关的肿瘤表现[包括：子宫内膜、胃、卵巢、胰腺、输尿管、肾盂、胆道、脑（通常是恶性胶质瘤）、皮脂腺瘤、角化棘皮瘤和小肠癌] 3. 60 岁之前确诊的带有 MSI-H 组织学特征的结直肠癌（其定义为肿瘤淋巴细胞浸润、克罗恩样淋巴细胞反应、黏蛋白 / 印戒细胞分化或者髓质生长模式） 4. 结直肠癌患者至少一名一级亲属带有遗传性非息肉病性结直肠癌相关肿瘤，其中一种癌症在 50 岁之前被诊断出来 5. 结直肠癌患者至少两名一级或者二级亲属带有与年龄无关的遗传性非息肉病性结直肠癌症相关肿瘤

修订版来自基因 / 家族高危评估：结直肠。版本 1.2015 www.ncc.org. and from Umar A，Boland CR，Terdiman JP，Syngal S，de la Chapelle A，Ruschoff J，et al. Revised Bethesda Guidelines for hereditary nonpolyposis colorectal cancer（Lynch syndrome）and microsatellite instability. Journal of the National Cancer Institute. 2004；96（4）:261-8

上述定义的几种情况必须和林奇综合征区分开来。首先，有一小部分的遗传性非息肉病性结直肠癌患者满足阿姆斯特丹标准，并带有微卫星稳定性而非不稳定性。这些患者被称为家族结直肠癌 X 型。结直肠发病危险性介于普通人群和林奇综合征之间。与林奇综合征相比，结直肠癌发病的年龄更大，结肠外恶性肿瘤发病危险性并不增加。该病准确的基因型尚未明确 [140-142]。其次，与林奇综合征遗传突变发生于错配修复基因单个等位基因的拷贝处不同，一些罕见的患者两个等位基因都发生突变。这些患有原发性的错配修复缺陷综合征。这些患者具有不同的表型，包括很早就罹患结直肠癌（20 岁之前）、多个腺瘤性息肉（数量在 10 ~ 100）、咖啡样皮损、血液恶性肿瘤以及脑肿瘤 [143]。最后，还有些患者有 MSI-H 的表现，但是之后的生殖系细胞突变检测却未能检测出任何主要错配修复基因的病理性突变。因此，出现了“林奇样综合征” [144]、“疑似林奇综合征” [145-146] 和“突变阴性林奇综合征” [147] 这些术语来描述以上疾病。这些疾病的分子特征是目前的研究热点。本章主要研究林奇综合征。

遗传学和分子基础

林奇综合征患者具有错配修复基因单个等位基因上的显性遗传突变。该生殖系细胞的突变传递至所有的体细胞，使机体对癌症更易感。但是，向恶性转化需要特异体细胞组织经历“二次打击”（图 23-6）。“二次打击”改变了野生型等位基因拷贝，导致 DNA 错配修复功能彻底丧失，进一步发展为癌细胞。因此，林奇综合征患者的恶性肿瘤细胞具有两个等位基因突变（一个源自遗传，另一个由“二次打击”获得）。

有四个主要的 DNA 错配修复基因和林奇综合征相关，分别为 *MLH1*、*MSH2*、*MSH6* 和 *PMS2*。另外，*MSH2* 上游的 *EPCAM*（或 *TACSTD1*）突变能沉默并扰乱 *MSH2* 表达，产生和林奇综合征相似的临床表现 [148-149]。基于国际胃肠道遗传性肿瘤协会（InSiGHT）数据库 12 624 例患者的观察结果，发现这些基因突变在患者中所占的比例分别为 *MLH*

占 39%、*MSH2* 占 34%、*MSH6* 占 20%、*PMS2* 占 8% 而 *EPCAM* 占 3%[150-151]。

肿瘤细胞潜在的基因突变和错配修复缺陷导致分子改变，可以应用于林奇综合征的诊断中。如前面所述，MSI 是林奇综合征结直肠癌的特征性标志。DAN 微卫星是一串单个、两个或三个重复的核苷酸序列，其在错配修复功能受损时尤其容易产生复制错误。这种 MSI 差异可以用 PCR 来检测，该方法评估癌和癌旁组织一系列（典型的 5 类）标准的微卫星标志（图 23-6）。目前一致认为，MSI-H30% 及以上的标志物不稳定，而 MSS 为无标志物，显示不稳定性。低度 MSI 指肿瘤的微卫星标志物不稳定，但是所占比例少于 30%[152-153]。低度 MSI 比较少见，而且现在认为其临床意义和 MSS 肿瘤形似。

利用免疫组化来检测错配修复蛋白表达是另外一种检测肿瘤错配修复功能的方式。错配修复蛋白产物在体内以二聚体形式发挥功能，其中 MSH2 和 MSH6 形成复合体，而 MLH1 和 PMS2 构成复合体（图 23-7）。因此，*MSH2* 或 *EPCAM* 基因突变导致 MSH2 和 MSH6 蛋白产物免疫组化染色阴性，而突变引起的 MLH1 蛋白丢失也使 MLH1 和 PMS2 蛋白产物免疫组化染色阴性。另一方面，*MSH6 和 PMS2* 基因突变仅导致自身表达的相应蛋白丢失[154]。虽然目前免疫组化广泛应用，但是其准确性取决于抗体稳定性和其他技术问题[155]。而且，蛋白表达丢失无法区分突变是源自生殖系细胞突变还是体细胞突变。尽管如此，免疫组化有 92% 的敏感性能区分出带有生殖细胞病理性突变的林奇综合征患者肿瘤中的 dMMR[155]。如上所述，通过对甲基化途径的分析发现，大量的结直肠癌内 MSI-H 是由 *MLH1* 基因启动子甲基化引起。*BRAF* 癌基因突变和甲基化途径密切相关，而且很少和林奇综合征相关的结直肠癌关联。因此，结直肠癌体细胞 *BRAF* 突变常用来排除是否需要进行诊断林奇综合征的进一步筛查[156-157]。dMMR 肿瘤很少通过两次 MMR 基因体细胞突变引发。这些患者中，血液和其他正常组织中的生殖细胞系 DNA 没有 MMR 基因缺陷[158]。

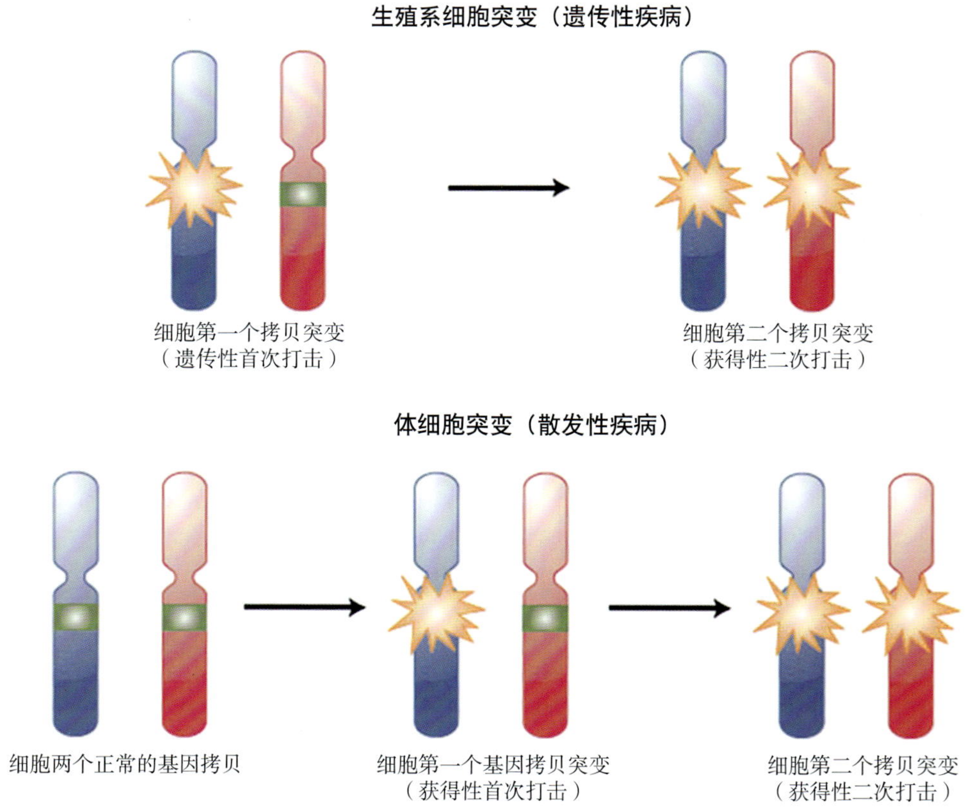

图 23-6 单个生殖系细胞错配基因突变使其对癌的易感性，但是特定的体细胞组织必须经历“二次打击”才会发生恶变。“二次打击”令野生型等位基因拷贝也突变，从而 DNA 错配修复功能丧失，进而导致癌症发生

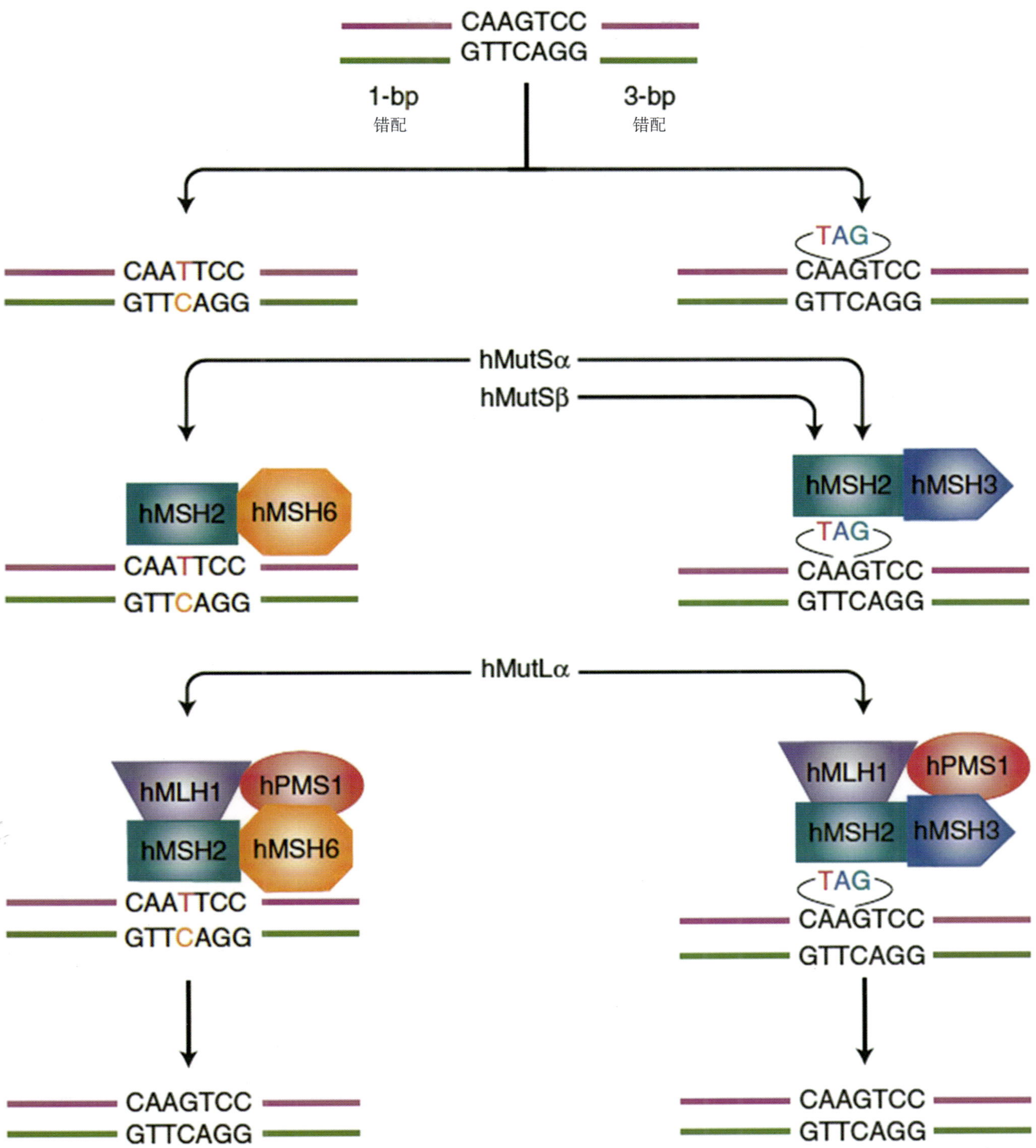

图 23-7　DNA 错配修复系统修复单个碱基对错误配对或较大的环状不匹配的 DNA。MSH2 和 MSH6 形成二聚体复合物，共同识别 DNA 错配区域。之后，MLH1 和 PMS2 形成的第二个二聚体复合物被招募到该区域切除并校正错配的区域

区分林奇综合征和散发的表观遗传学改变：MLH1 基因启动子的甲基化

大约 85% 结直肠癌错配修复失活是由 *MLH1* 基因启动子甲基化引起的。这种表观遗传学现象沉默了肿瘤组织 MLH1 基因表达[159]。这些肿瘤特征性地发生于老年女性的右半结肠[159]。辨别肿瘤组织 *MLH1* 启动子甲基化可以帮助排除林奇综合征的

诊断。然而，在 *MLH1* 启动子甲基化检测如林奇综合征建议的那样纳入有家族史的年轻患者进行诊断时，临床上还需要留意两种罕见的例外：①带有遗传性 *MLH1* 突变和 *MLH1* 启动子甲基化的林奇综合征患者可能经过“二次打击”导致癌症发生[154]；②少见患有林奇综合征相关癌症的家族有生殖系细胞 *MLH1* 高甲基化[160]。

临床表现和疾病谱

基因型与临床表型的相关性

虽然林奇综合征的临床特征表现是结直肠癌和结肠外恶性肿瘤，但其家族成员癌症发病风险仍然具有高度可变性。基因 - 表型相关性研究表明，林奇综合征相关的恶性肿瘤生命周期风险性根据性别和基因突变的不同而不同（表 23-5）。例如，和 *MLH1* 突变相比，*MSH2* 突变恶变发生更晚，并有较高的性别特征和结肠外恶变倾向。另一方面，子宫内膜癌在 *MSH6* 突变中危险性最高[161-162]。现在已经发现了可以通过调节错配修复基因进而调控癌症发生危险性的危险修饰基因。例如，先前的研究已经证明 8 号和 11 号染色体上的两个变异体（rs16892766 和 rs3802842）与散发性结直肠癌相关，并能够增加林奇综合征患者的结直肠癌发病风险[163-164]。危险调控因子在临床应用中的潜在影响尚需进一步验证。

表 23-5　已报道的 70 岁林奇综合征患者结直肠癌和结直肠外恶性肿瘤累积危险性统计

癌症	突变基因	累积危险性，%	诊断平均年龄（岁）
结直肠癌	*MLH1/MSH2*	男性：27~74 女性：22~53	27~46
	MSH6	男性：18~22 女性：10~18	54~63
	PMS2	男性：20 女性：15	47~66
子宫内膜癌	*MLH1/MSH2*	14~54	48~62
	MSH6	17~71	54~57
	PMS2	15	49
卵巢癌		4~20	43~45
胃癌		0.2~13	49~55
泌尿道生殖癌		0.2~25	52~60
肝胆管癌		0.02~4	54~57
小肠癌		0.4~12	46~49
脑 / 中枢神经系统癌		1~4	50
皮脂皮肤新生物		1~9	未知

并不能依据上述报道中的危险度和诊断的平均年龄来排除有典型临床表现的患者患 Lynch 综合征的可能性和。摘自 Modified from Giardiello FM, Allen JI, Axilbund JE, Boland CR, Burke CA, Burt RW, et al. Guidelines on genetic evaluation and management of Lynch syndrome: a consensus statement by the US Multi-society Task Force on colorectal cancer. The American Journal of Gastroenterology. 2014; 109(8):1159–79[11].

Muir-Torre 综合征（MTS）

MTS 是林奇综合征临床上的一个变异型，这些患者患有皮肤皮脂腺新生物（皮脂腺瘤或皮脂腺癌）和（或）毛囊肿瘤（角化棘皮瘤）。MTS 可以和任何错配修复基因突变相关，但是最常出现于 *MSH2* 突变[165]，特别是发生于多个或者源自躯干或四肢的皮脂腺瘤被认为是 MTS[166-167]。皮脂腺瘤可以发生于其他癌症发生之前、之中或者之后，结直肠癌和泌尿生殖系统肿瘤是和 MTS 相关的最常见的腹部恶性病变。应该推荐皮脂新生物患者，尤其是具有个人史和家族史的患者进行遗传咨询和结肠镜检查。然而，目前尚没有统一的系统性的用于皮脂新生物 dMMR 筛查的检查方法[166, 168]。

特科特综合征（Turcot Syndrome）

特科特综合征用于描述同时患有结直肠癌和脑肿瘤的患者。目前认为特科特综合征并不是一个独立的疾病，它和两种主要的生殖细胞系基因缺陷相关：一种是和间变型星形细胞瘤、室管膜瘤或成神经管细胞瘤相关的 *APC* 基因突变；另一种是经常和恶性胶质瘤相关的错配修复基因突变[28]。虽然已经报道特科特综合征患者有较理想的生存期，可超过 3 年，但是伴有林奇综合征的特科特综合征患者是否预后更好尚未明确[169]。

结直肠癌风险

对于 *MLH1*、*MSH2* 基因突变携带者，终生罹患结直肠癌的可能性为 30% ~ 74%，而 *PMS2* 和 *MSH6* 基因突变携带者，该比例仅为 15% ~ 20% 和 10% ~ 22%[75, 161, 170]。林奇综合征相关结直肠癌平均诊断年龄为 44 ~ 61 岁，明显低于美国结直肠癌平均发病年龄（72 岁）。与散发性大肠癌相比，林奇综合征相关结直肠癌好发于右半结肠，但左半结肠癌、直肠癌、结直肠同时性多原发癌也是常见的表现形式。林奇综合征患者发现第一处结直肠癌时未进行结肠全切除术，那么其在 10 年、20 年、30 年内发生另一处原发性结直肠癌的概率分别为 16%、41% 和 62%[171]。此外，林奇综合征患者从腺瘤到癌的序列进展更快，仅次于错配修复基因缺失导致的 DNA 复制错误不断累积引起的癌变。一般人群结直肠中的腺瘤发展到腺癌需要 4 ~ 10 年，而林奇综合征患者仅需要 2 ~ 3 年[161, 172]。高达 70% 的 MMR 基因突变携带者在 60 岁前至少长出一处结直肠腺瘤[173]。患者在确诊时病灶往往更大，更平坦，肿瘤病理学分级更可能为高级别。据估计，内镜治疗可使每 2.8 名林奇综合征腺瘤患者中有 1 名不发展为腺癌，而这一数字在一般人群中为 41 ~ 119[174]。最后，MSI-H 的大肠癌具有特定的组织病理学特征，包括较大比例的低分化肿瘤、黏液腺癌或印戒细胞癌、肿瘤区域大量的淋巴细胞浸润以及宿主淋巴反应［克罗恩样淋巴反应和（或）瘤周淋巴细胞］[138]。总之，林奇综合征相关结直肠癌的特点包括早期发病、近端结肠癌多见、同时性或异时性多原发癌发生率高、快速的致癌作用以及独特的组织病理学特征。虽然这些特点常见，但并不是诊断的必备条件。

子宫内膜癌与卵巢癌风险

子宫内膜癌是林奇综合征患者最常见的肠道外恶性肿瘤。*MSH6* 和 *MSH2* 基因突变的女性是高危患者，终生子宫内膜癌患病率可能性高达 44%（表 23-5）。*PMS2* 突变的患病风险最低（15%）[175-176]。平均诊断年龄在 48 ~ 62 岁。林奇综合征相关子宫内膜癌为常见的子宫内膜癌组织学结构，子宫下段受累比率高[177-178]。7% ~ 21% 的女性林奇综合征患者同时患子宫内膜癌和卵巢癌[179]。

其他林奇综合征相关肿瘤风险

其他林奇综合征相关肠道外肿瘤范围广泛。一般认为林奇综合征和泌尿系肿瘤终身患病风险增加有关，包括输尿管、肾盂和膀胱的移行细胞癌以及胃癌、胆管癌、小肠癌、脑癌和皮肤癌（表 23-5）[180]。近来研究表明，与一般人群相比，林奇综合征患者前列腺癌的风险增加了 2 ~ 2.5 倍[181]，胰腺癌的风险增加了 8.6 倍[182]，乳腺癌的风险可能也有增加[180, 183]。林奇综合征患者患乳腺癌和前列腺癌的实际风险有待进一步研究与探讨。

诊断

林奇综合征的诊断需要上述 MMR 基因中的一个存在种系突变。目前商业化的种系突变检测包括针对基因序列改变和大量基因重排的检测。通常从外周血或口腔黏膜采样获取 DNA。种系突变检测不依赖肿瘤组织，无论患者是否发生恶性肿瘤都可检测。

基因检测之前需要进行遗传咨询，以确保患者充分了解其意义、利弊。遗传咨询要点包括：①基于个人史和家族史的遗传风险评估；②遗传综合征与基因检测知识的教育；③确保检测相关项目的知情同意，包括保险费用和基因歧视；④说明检测结果和推荐检测计划；⑤注重心理咨询及情感需求[162]。在 2008 年，基因歧视法案（GINA）禁止了投保及就业前进行基因种系检测以发现致病种系突变的行为[184]。

筛查和诊断策略

恰当地判定患者是否需要遗传咨询和检测目前仍是一个挑战。筛查策略基于临床特点和费用情况，从所有结直肠癌患者筛查微卫星不稳定情况到只有满足严格标准的才进行筛查。诊断方法一定程度上依赖于下面提及的临床情况。

具有未知林奇综合征的结直肠癌患者

这是临床实践中最常见的指征。在过去的几十年里，诊断试验经历了从选择性检测（即通过临床病理试验标准来认定患者 MMR 基因变异风险增加）到普遍检测（即结直肠癌患者筛查 MSI 检测或者免疫组化检测）的改变。

选择性检测利用了临床病理标准和预测模型来选择患者做种系突变检测。阿姆斯特丹标准Ⅰ和Ⅱ（表 23-4）需要先证者和一级、二级亲属结直肠癌发病年龄和其他林奇综合征相关肿瘤的相关信息。使用这些标准诊断林奇综合征的敏感性仅为 22%[133,185]。改良贝塞斯达标准（表 23-4）不仅纳入了上述标准，还包括肿瘤性质的信息。满足这些标准则进一步行免疫组化或 MSI 检测以判定有无 MMR 蛋白表达缺失。MMR 蛋白表达缺失的结直肠癌患者需要接着进行遗传咨询和明确种系突变的检测。当患者满足五项改良贝塞斯达标准中的至少一项时，诊断林奇综合征的敏感性可高达 82%[186-187]。此外，近来引入了一些计算机临床预测模型计算患者 MMR 基因突变的可能性。MMRPro 模型（http://www4.utsouthwestern.edu/breasthealth/cagene/）[188] 和 PREMM1，2，6 模型（http://premm.dfci.harvard.edu/）[189] 是美国最常用的模型。不同模型输入的信息不同，但都包含结直肠癌和子宫内膜癌的个人史和家族史、肿瘤发病年龄、结直肠癌组织病理学、位置、同时性 / 异时性多发癌。另外，如果肿瘤免疫组化检测结果亦纳入模型中，模型就会得出 *MLH1*、*MSH2* 和 *MSH6* 种系突变的可能性。当种系突变检测的截止标准为 5% 时，预测模型的敏感性将近 90%[162, 187, 190-191]。总体上，虽然选择性检测不依赖于肿瘤组织病理学及肿瘤分子检测（如免疫组化，MSI），但受监测方法的精确性、可行性和获取个人史和家族史的回忆偏倚的影响。

由于肿瘤分子检测应用的普及化，对所有结直肠癌患者检测 MMR 蛋白表达缺失情况被推荐为判定林奇综合征的最敏感方法。这项方法要包含两步，首先检测以证明 MMR 蛋白表达缺失并非来源体细胞突变，其次是检测种系 MMR 基因突变确诊林奇综合征。对肿瘤标本可检测 MSI 和（或）MMR 蛋白的表达。如果肿瘤 MSI-H 和（或）MMR 蛋白表达缺失，需要更多的检测来明确诊断。由于大部分结直肠癌微卫星不稳定不是由 MLH1 蛋白缺失引起，而是继发于 *MLH1* 基因启动子区域甲基化，免疫组化 MLH1 阴性的患者于基因检测前应评估 MSI 情况。结直肠癌 MLH1 的表达缺失需要进一步评估 *MLH1* 基因启动子区域甲基化或 *BRAF* 基因突变（和散发的 MSI-H 肿瘤高度相关）。如果存在甲基化和（或）BRAF 基因突变，林奇综合征的可能性较小，不需要行 MMR 基因检测，除非基于临床或家族史原因而强烈怀疑者。如果 MSH2、MSH6 或 PMS2 缺失，那么发病原因与种系突变高度相关，对于这些特定基因则直接进行基因检测。筛查林奇综合征相关结直肠癌的流程如图 23-8 所示 [150, 185, 187,192]。

普遍检测筛查方法的成功及有效实施依赖于肿瘤组织的获取、精确的肿瘤分子检测和伴随遗传咨询需要开展的以肿瘤为基础和胚系突变的检测所需要的重要设施 [151]。实际上，普遍检测的成本效益的关键因素是有林奇综合征危险的患者血亲行相关检查的参与率 [193]。此外，如果更多有发病风险的

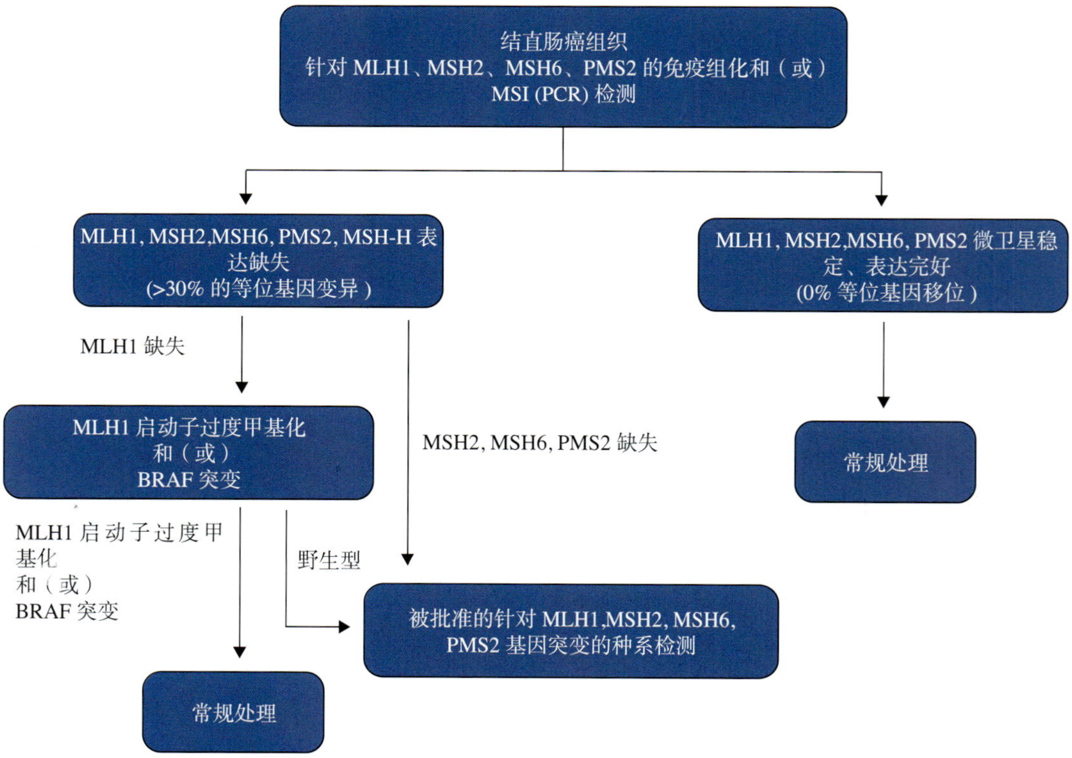

图 23-8 林奇综合征结直肠肿瘤患者 MMR 基因缺失的筛查流程

亲属于肿瘤进展前进行筛查和诊断，将使更多的人有效地参与适当的预防性监测项目。预防和实践中基因检测方法的评估项目（EGAPP）[194]、美国国立综合癌症网络（NCCN）[191]、美国结直肠癌多学科工作组[162]推荐进行结直肠癌全部检测筛查的方法。成本效益分析表明如果全部检测筛查用于年龄小于等于 70 岁的结直肠癌患者，则其每生命年成本为无年龄限制使用的一半[193]。

不论采取何种策略，我们必须能够解释种系突变检测结果并采取相应措施。总的来说，种系突变检测可得出以下三种可能结果：①有害（致病）突变；②意义未明的形式，或者③阴性或者没有发现突变。发现致病突变证实了林奇综合征的诊断。后两种结果不能直接下结论，可能是无 *MLH1* 基因启动子区域甲基化和（或）BRAF 突变的 dMMR 肿瘤。MSI-H 肿瘤和 MMR 蛋白表达缺失但无明确种系突变被认定为“林奇样综合征”[146]。目前无法常规采用商业化肿瘤检测方法检测体细胞双等位基因突变，但大约 50% 的患者可以用体细胞双等位基因突变且无林奇综合征来解释[195]。由于无法明确界定“林奇样综合征”患者的肿瘤风险，目前按照林奇综合征的路径来管理这些患者及家系仍需慎重[145, 172]。应警惕只行种系检测（即基于阿姆斯特丹标准或预测模型）而忽略 MMR 蛋白表达检测的方法，该方法有遗漏“林奇样综合征”患者的风险。

患者致病突变与无定论的比例和选择性检测方法的敏感性成反比[147]。意义未明是基因测序结果的一种，其临床意义和与疾病相关的风险还尚未知晓。重新分类的工作量浩大，包括临床和家族史数据的整理、功能研究和电脑预测[147]。因此，出现新的基因数据时应鼓励种系检测没有结论的患者定期重复评估。VUS 的患者应按照家族史和临床怀疑林奇综合征的路径来管理。

具有林奇综合征家族史的个体

对于已知的家族性突变，一旦明确先证者有致病突变，所有具有患病风险的血亲应该行该特定位点的种系检测。这些特定位点的检测（对于患病亲属）或者预测试验（对于未患病亲属）有两种可能结果：①真阳性，明确有特定位点突变且被诊断为林奇综合征，和②真阴性，明确的阴性结果和排除林奇综合征的诊断，患恶性肿瘤的风险和一般人群一样[151, 162]。

家族满足阿姆斯特丹标准但是没有任何临床表型的个人

满足阿姆斯特丹标准的家系中的健康个人寻求筛查推荐的咨询并不常见。初始应该详细评估个体和家族肿瘤史。最有用的个体评估是有亲属特别是年轻者患有林奇综合征相关性肿瘤。如果能取得肿瘤标本，按上述讨论的方法进行筛查。如果发现致病突变，那么可以直接对有患病风险的亲属行种系突变检测。如果无法行肿瘤筛查，在适当的遗传咨询背景下，对受影响的个体行种系检测是一种选择。由于收益低且没有定论的结果（比如意义未明的或者不提供信息的阴性结果）难以在临床上对未发生肿瘤的个体进行解释，我们不推荐对未发生肿瘤的人行普遍的基因检测[162]。近来，预测结直肠癌发生风险的多基因检测平台已经出现，成为区分有家族史（包括林奇综合征、非息肉病性综合征或其他综合征）患者的最有效方法[196]。推荐这些患者进行正规的遗传咨询。

临床管理

筛查

对于林奇综合征患者，终身医疗管理的关键因素包括非肿瘤个体的癌症筛查，肿瘤复发、异时性肿瘤或者其他相关性肿瘤的监测（表 23-6）。对于结直肠癌，基于林奇综合征发病年龄的低龄化、加速致癌作用以及近端结肠癌为主的特点，目前建议患者在 20～25 岁开始每 1～2 年进行 1 次结肠镜检查[161-162,191]。与未行结肠镜检查的患者相比，结肠镜检查著可降低结直肠癌发病率（降低 62%）、诊断时的分期和肿瘤相关病死率（降低 72%）[197]。近来指南建议基于家族史决定首次结肠镜检查的年龄（至少在最早诊断此疾病前 2～5 年开始行肠镜检查）。

林奇综合征患者肠道外恶性肿瘤的风险也有增加，筛查无症状个体能够获得潜在收益。前瞻性研究已证明了进行筛查有明确的生存获益，可根据专家共识和出版的临床实践指南进行管理。应该教受女性林奇综合征患者子宫内膜癌相关症状的知识，包括不正常的子宫出血和疼痛。没有明确证据表明患者需要每年进行筛查，但是盆腔检查、CA-125、

表 23-6　林奇综合征患者可行的监测方案总结

癌症	检测	频率（年）	开始年龄（岁）
结直肠癌	结肠镜	1~2	20~25 岁或结肠癌发生前 2~5 年 25 岁前
子宫内膜癌和卵巢癌	经阴道超声和子宫内膜取样；血清 CA-125	1~2	30~35
胃 / 小肠癌	扩大的上消化道内视镜	3~5	30~35
泌尿系统肿瘤	尿检	1	25~30
皮脂腺肿瘤	体格检查	1	25~30
脑 / 中枢神经系统肿瘤	体格 / 神经系统检查	1	25~30

摘自 the National Comprehensive Cancer Network Guideline on Genetic/Familial High-risk Assessment: Colorectal. Version 1.2015. www.ncc.org

经阴道超声和子宫内膜活检（镇静后在内镜配合下执行）目前已经是常规检查项目 [191]。上消化道内镜和小肠 X 线可用于筛查胃癌和小肠癌，同时尿液分析和细胞学检查被用于泌尿系肿瘤检测 [198]。最后，每年行 1 ~ 2 次皮肤科检查以筛查林奇综合征相关皮肤癌 [161-162]。筛查方法范例见表 23-6。

改善大肠癌和其他癌症的患病风险

对于林奇综合征患者而言，生活方式和环境因素可能是腺瘤和结直肠癌的危险因素。GeoLynch 的研究前瞻性地分析 486 例不同生活方式的林奇综合征患者。膳食结构中摄入高热量肉类和零食者结直肠腺瘤发生率增加了 1.7 ~ 2.2 倍 [199]，而吸烟 [200] 和肥胖（体重指数≥25 kg/m^2）[201] 相比无吸烟和体重正常的人群而言，发生结直肠肿瘤的可能性大大增大。

研究显示，在林奇综合征患者中，限制淀粉类食物摄入和服用阿司匹林是两种化学性预防方法。CAPP2 研究随机将 727 名参与者分成限制淀粉摄入（每日 30 g）和使用安慰剂组以及 693 名参与者分成服用阿司匹林（每日 600 mg）和使用安慰剂组，并设计成 2 × 2 组间对照 [202]。中位随访 52.7 个月后，结果显示限制淀粉摄入对结直肠癌的发展没有影响。然而，平均随访 55.7 个月后，两组分别有 18 和 30 个参与者发展成结直肠癌 [203]。一项意向性治疗分析显示所有林奇综合征相关癌症（包括结直肠、子宫内膜、卵巢、胰腺、小肠、胆、胃、肾输尿管和大脑）都能从服用阿司匹林和安慰剂中获益（危险系数 =0.65，P=0.005）。治疗期间，比较使用阿司匹林组和安慰剂组发生不良反应事件无明显差异 [204]。CAPP3 研究提出患者是否能从增加阿司匹林的剂量中获益。但是，目前仍然没有充分的证据显示加大阿司匹林剂量能使林奇综合征患者获益 [161-162, 191]。

结直肠癌的手术治疗

林奇综合征相关性结肠癌的外科治疗原则与其他散发性结肠癌相同。结肠切除术需要保证近端和远端的切缘足够远，同时进行区域淋巴结清扫，达到所有肿瘤组织的整块切除和 RO 切除 [205]。手术切除范围（结肠部分切除或全结肠切除 + 回肠直肠吻合术）取决于术后并发症、患者的合并症和意愿，以及剩余结直肠发生恶性肿瘤的风险。同时需要考虑病理因素的存在、患者的年龄、疾病的预后与预期寿命、异时性结直肠癌的风险、期望的随访依从性、复发后再手术、肠道功能和个体差异。美国结直肠外科医师协会认为对于结肠癌和林奇综合征的患者应行结肠扩大切除，其原因主要是基于发生异时性癌的风险。多项回顾性研究证明，结肠部分切除相比结肠扩大切除发生异时性结肠癌的概率更大 [195, 206-209]。一项大型国际性研究中，通过调查结肠癌家族史，其中 332 例结直肠癌的林奇综合征患者选择部分结肠切除术，50 例患者选择结肠扩大切除术治疗。异时性结直肠癌在结肠切除术后 10 年、20 年和 30 年的累积患病风险分别为 16%、41% 和 62%[171]。这些风险可能会依患者内镜检查的依从性和内镜下癌前息肉切除的可行性而改变。目前没有前瞻性研究证明结肠扩大切除术能延长患者生存期。在马尔可夫模型中，与结肠部分切除相比，27 岁、47 岁和 69 岁行结肠扩大切除可延长寿命 2.3 年、1 年和 0.3 年；若是 I 期结肠癌患者，则可延长寿命为 3.4 年、1.5 年和 0.4 年 [210]。因此，结肠扩大切除术可能对年轻的早期病变年轻患者有益。结肠癌的最新分期、严重并发症及其他林奇综合征相关恶性肿瘤，这些因素均影响患者预期生存时间。

每次都应与患者交流手术的功能预期。对 201 例接受全结肠切除 + 回肠直肠吻合术后肠功能情况进行回顾性研究，56% 的患者出现饮食受限且 20% 的患者需要日常药物治疗。与术前相比，患者的社会活动（32%）、家务（20%）、娱乐（32%）和旅游（43%）[211] 受到限制。另一项针对林奇综合征患者手术治疗的研究中，52 例行结肠扩大切除术的患者与 51 例行结肠部分切除的患者相比，出现排便次数增多、社会活动受限和排便困难 [212]。研究显示上述 2 组患者的肠功能与生活质量在统计学上无显著差异，这表明大多数患者随着时间的推移能够适应手术治疗的影响。目前的指南建议，结肠扩大切除是林奇综合征相关性结肠癌首选的治疗方法，但部分结肠切除是老年患者的首选方案 [161-162, 198]。

林奇综合征相关直肠癌涉及复杂的决策管理，应和其他直肠癌综合治疗的适应证和原则一样。然而，林奇综合征的结肠癌切除程度受许多因素的影响。医生和患者必须根据肿瘤的位置决定是否行直肠切除术和全结肠直肠切除（TPC）以及是否保肛。与全结肠直肠切除 + 回肠造瘘术相比，单纯直肠切除较少导致排便次数增多和大便失禁 [213]。然而，直肠癌行直肠切除术后仍有复发的可能，同时原有的结肠仍有发生癌变的可能。有一些回顾性研究报道，尽管研究组没有统一的纳入标准，但林奇综合征相关直肠癌行直肠切除术后发生结肠癌的风险在 15% ~ 54%[37, 214-217]。

来自结肠癌家族登记处的数据报道了 79 例林奇综合征患者发生异时性结肠癌 10 年、20 年和 30 年的累积风险分别是 19%、47% 和 69%[214]。

行回肠造瘘术时需要考虑盆腔放疗。最近一项研究分析显示 157 例 IPAA 行术前盆腔放疗的患者相比未接受盆腔放疗的患者 30 天并发症发病率无显著提高 [218]。然而，小样本试验显示盆腔放疗对 IPAA 远期疗效有显著的改善，但带来一些不良反应如放射性肠炎、盆腔纤维化及造口功能障碍。

部分直肠切除术后发生异时性肿瘤的风险较高，因此必须讨论权衡所有林奇综合征患者非Ⅳ期直肠癌行全结肠直肠切除（TCP）+ 回肠造瘘术（IPAA）的利与弊。林奇综合征直肠癌患者是否应行全结直肠切除仍有争议，包括患者的年龄、合并症、直肠癌分期、是否需要盆腔放疗、肛门括约肌功能、依从性等因素都应纳入患者临床情况的评估。

子宫内膜癌和卵巢癌的预防性手术

对于接受 CRC 手术治疗的妇女，可与患者讨论行预防性的妇科手术。在一个病例对照研究中，林奇综合征妇女接受预防性全子宫切除术、输卵管卵巢切除术可以成功消除患子宫内膜癌和卵巢癌的风险 [219]。一些降低风险的策略包括每年的妇科检查（CA125，经阴道超声，子宫内膜活检）和在 40 岁行预防性手术，其中前者成本低，更受欢迎 [220]。因此，患者的年龄和符合预期筛查的可行性是决定林奇综合征患者行预防性妇科手术的关键因素。

高危亲属的评估

当林奇综合征患者已经确定出现 MMR 的致病突变时，应进行所有一级亲属（父母、兄弟姐妹、子女）相应的遗传咨询和致病突变位点检测。由于相当多的种系突变检测涉及社会心理问题，因此通常不建议应用于年龄小于 18 岁的高危个体。监测无症状高危亲属的癌前病变或癌症的早期表现是有必要的，最好比家族中癌症发病的最小年龄早 5 ~ 10 年或者从 20 ~ 25 岁开始 [161, 191]。这些均可优化对林奇综合征高危亲属的评估，最终实现降低发病率和减少病死率的目标。

林奇综合征的先证者和高危亲属可以从遗传性 CRC 注册中获益。该注册网络通常包含已建立的具备基础设施的机构，并拥有专业的临床护理路径、创新研究、患者教育和支持网络。多学科治疗团队包括胃肠科专家、外科医生、肿瘤内科医生和遗传咨询专家，共同提供终身的多器官癌症筛查和监测系统。注册家庭可以获得新研究进展得出的诊断、筛查、治疗或预防策略。最后，注册还为家庭提供了一个支持网络和经验交流的平台 [221]。注册和筛查可以降低林奇综合征患者的发病率和病死率 [222]。从临床判断和基因诊断到癌症治疗以及家庭长期护理的指导，外科医生在林奇综合征患者的护理中起着不可或缺的作用。

（参考文献参见 www.pumpress.com/home-specific-edu/5599.html）

第24章

结直肠肿瘤：筛查和息肉切除后随访

Evie H. Carchman, Charles P. Heise 著
李心翔 俞文成 译

要点

- 筛查可以降低结直肠癌病死率。
- 筛查建议是基于息肉/肿瘤发展的风险[肿瘤或息肉家族史，肿瘤或息肉个人史，遗传性综合征（FAP、MYH以及炎症性肠病）]。
- 息肉切除后的监测取决于息肉的组织学结果和切除的完整性。
- 含癌细胞的息肉是否行结肠切除术取决于其侵袭程度（带蒂息肉的Haggitt分级和无蒂息肉的Kikuchi分型）。

引言

在美国，结直肠癌是占男女性总体第二位的肿瘤相关致死原因[1]。在2014年，国立癌症研究所（National Cancer Institute，NCI）预计将有96 000例新发的结肠癌以及40 000例新发的直肠癌患病，预计结直肠癌的总体死亡人数将达到50 310。正面的消息是，20年以来，结直肠癌病死率在不断下降。新发肿瘤和肿瘤相关死亡数字的下降是目前筛查项目推广的结果[2-3]。其根本原因是腺瘤性息肉被认为是癌前病变，而通过早期内镜下切除，可以预防癌症发病。结肠镜除了治疗作用以外，还可发现具有加速癌变风险的个体[如多发性息肉、不良组织学类型、不典型增生和大息肉（≥1.0 cm）]，并能够从更密集的筛检中获益。

值得进一步关注和患病的是，按照目前推荐的常规筛查，还发现了大量潜在的腺瘤性息肉携带者。对这类患者的监测，会给医疗系统带来巨大的成本（花费、风险和资源）。

筛查指南建议

美国癌症协会（American Cancer Society，ACS）、美国结直肠外科协会（American Society of Colon and Rectal Surgeons，ASCRS）和美国胃肠病协会（American Gastroenterological Association，AGA）的指南都推荐仅有一般风险（如没有结直肠癌家族史，没有炎症性肠病个人史以及无症状等）的男、女性从50岁开始进行结直肠癌筛查[4-6]。这些公认的指南是基于2008年美国癌症协会、美国结直肠癌多学科工作组和美国放射学会（the American College of Radiology，ACR）提出的共识[7]。筛查方案可以被分成两类：粪便检查和结构性检查。结构性检查用来发现息肉和癌症，而粪便检查主要用来检测已经形成的肿瘤或可能的进展期腺瘤。以上机构的观点是结直肠癌筛查的主要目标在于预防。无症状的人群有不同的筛查选择。以下列举推荐的时间间隔，并会在本章节进一步讨论[7]。

一般筛查风险人群的筛查选择及时机

- 每10年一次结肠镜检查
- 每5年一次CT结肠成像（仿真结肠镜）
- 每5年一次可曲式乙状结肠镜检查
- 每5年一次双对比钡灌肠造影
- 每年一次粪便潜血试验（guaiac-based fecal occult blood test，gFOBT）
- 每年一次粪便免疫化学试验（fecal immunochemical test，FIT）

- 每 3 年一次粪便 DNA 检测

重要的是，要使以上筛查起到有效作用，以上每项检查都需要定期进行。除此以外，如果任何一种非结肠镜检查的结果有异常，都有必要行全结肠镜检查，且患者需要在筛查开始之前明确无这个可能性。

有家族史的高危人群的筛查指南

1. 如果有一个一级亲属在 60 岁之前或两个及以上一级亲属在任何年龄发现结直肠癌或腺瘤性息肉（非遗传综合征），则筛查应在 40 岁或最年轻发病年龄前 10 岁开始进行，以较早者为准。这种情况下推荐进行结肠镜检查，每 5 年进行一次筛查。
2. 如果有一个一级亲属在 60 岁及之后或至少两个及以上二级亲属在任何年龄发现结直肠癌或腺瘤性息肉，则筛查应在 40 岁开始。可推荐使用用于一般风险人群的全部筛查措施，并按相同的筛查间隔进行 [8]。

遗传学高危人群的筛查指南

1. 对于有家族性腺瘤性息肉病（familial adenomatous polyposis，FAP）基因检测阳性结果的患者，或未经遗传学检查的疑似 FAP 患者，则筛查应从 10～12 岁开始。筛查需要包括每年行可曲式乙状结肠镜检查。如果未行基因检测的则应考虑检测。如果检测结果阳性，推荐考虑行结肠切除术。
2. 对于遗传学或临床诊断为 Lynch 综合征或患 Lynch 综合征风险增加的个体，筛查应从 20～25 岁开始，或最年轻发病年龄前 10 岁开始。筛查应包括每 1～2 年一次结肠镜检查，如未行基因检测的则应检测。除此之外，如果发现 Lynch 突变，则应对所有一级亲属进行基因检测。
3. 患有炎症性肠病（慢性溃疡性结肠炎或克罗恩病）的个体需要在发生全结肠炎 8 年后或发生左半结肠炎 12～15 年后开始筛查。每 1～2 年一次结肠镜进行筛查，并做活检评估不典型增生 [8]。

筛查终止

美国预防服务工作组推荐筛查年龄最高到 75 岁。76～85 岁的个体如果已经进行过常规筛查，则应该终止筛查。但是如果之前未做过筛查，那么可考虑进行筛查，还要基于不同个体的健康状况及风险。85 岁以上人群不应进行筛查 [9]。

筛查方法

结肠镜检查

自从 Wolf 和 Shinya 在 1969 年首次使用结肠镜以来，结肠镜检查已经成为广泛使用的筛查和治疗手段 [10]。2009 年，美国进行了 1150 万例结肠镜检查 [11]。事实上，结肠镜检查已经成为了目前最常用的医疗手段之一。结肠镜检查作为一种筛查方式其主要优势在于它可以观察整个结肠，同时可以识别、活检或切除检查中遇到的息肉或肿瘤。虽然结肠镜检查在美国被广泛应用于结直肠癌的筛查，但仍无前瞻性随机试验证明结肠镜检查可以降低结直肠癌的发病率和病死率。然而，由于其他筛检方法发现息肉后促使了后续的治疗性结肠镜检查，有间接的证据证明结肠镜检查对降低癌症发病率有利益。这个结果在明尼苏达结肠癌对照研究中是显著的。这项随机对照试验显示，在 FOBT 筛查和后续的结肠镜检查和随访中，结肠癌的发病率下降了 20%[12]。此外，在针对初次全结肠镜检查行息肉切除后肿瘤发病率的研究中，结果也显示结直肠癌发病率显著降低，依据参照人群的不同，减少范围在 76%～90%[2, 13]。最近，全美息肉研究的后续随访中，在结肠镜息肉切除后经过中位时间 15.8 年的监测，结果也显示结直肠癌相关病死率下降 53%[14]。因此，结肠镜检查显然可以有效筛查和去除腺瘤性息肉，并由此降低结直肠癌发展和死亡的风险。

虽然结肠镜检查作为一种筛查手段在降低风险上有重要的价值，但也有其弊端。结肠镜检查通常在镇静下进行，因此在进行时需要一名陪护人员陪同患者。此外，需要做完善的肠道准备。这通常对患者来说是检查过程中最困难的部分，然而，这也是顺利完成这个流程中最重要的步骤之一，完成的质量也很关键。针对由美国胃肠道内镜协会（American Society for Gastrointestinal Endoscopy，ASGE）和美国胃肠病学会（American College of Gastroenterology，ACG）内镜质量工作组提出的一些质量标准，Rex 等发布了一项更新 [15]。在这次更新中，针对结肠镜检查在检查前、检查中和检查后阶段的质量标准和完成目标做了总结（表24-1）。每一个内镜医师都需要熟悉这些目标，并且将它们作为筛查时的指导，这是十分重要的。选定的重要标准包括：①筛查检查的盲肠插管并成像的成功率≥95%；②总体腺瘤检出率≥25%（男性≥30%，女性≥20%）；③平均退镜时间≥6 min；④筛查检查穿孔率<1∶1000；⑤息肉切除术后出血率<1%；以及⑥合适的复查结肠镜的时机记录并告知≥90%的患者。除此之外，这种情况下充分的肠道准备也是必要的，并被列为一项检查前完成质量的标准。肠道准备充分完成推荐目标是≥85%。Sherer 等报道，相比充分的肠道准备，在肠道准备完成较差的情况下，病变组织的检出率明显受到影响[16]。

不幸的是，尽管尽了最大努力，还是有结肠镜

表 24-1 推荐的结肠镜检查质量标准

质量标准	推荐等级	评估项目	完成目标（%）
检查前			
1 结肠镜检查符合适应证的比例。其适应证包含在一个已出版的适应证的标准列表中，并记录下来	1C+	过程	>80
2 获取知情同意的比例。同意书包括与结肠镜检查相关风险的详细论述，并完整记录	1C	过程	>98
3 结肠镜复查符合推荐的时间间隔的比例。包括息肉切除后和肿瘤切除后符合推荐的监测间隔，以及一般风险患者充分清洁肠道后的检查结果阴性，结肠镜检查时间间隔为 10 年（优先指标）	1A	过程	≥90
4 溃疡性结肠炎和克罗恩病患者被推荐以合适的间隔进行随访的比例	2C	过程	≥90
检查中			
5 操作记录记载了准备质量的比例	3	过程	>98
6 肠道准备充分，并可以以推荐的间隔进行随访和筛查的比例	3	过程	≥85 门诊检查
7 通过标准的成像暴露盲肠的比例，每一步都有标准成像记录（优先指标）	1C	过程	
盲肠插管并成像（所有检查）			≥90
盲肠插管并成像（筛查）			≥95
8 无症状的一般风险个体中腺瘤检出的比例（筛查）（优先指标）	1C	结果	
男性 / 女性人群腺瘤检出率			≥25
男性患者腺瘤检出率			≥30
女性患者腺瘤检出率			≥20
9 a. 退镜时间测量比例	2C	过程	>98
9 b. 结肠镜检查阴性结果的平均退镜时间	2C	过程	≥6 min
10. 慢性腹泻适应证行结肠镜检查时活检标本获取比例	2C	过程	>98
11. 溃疡性结肠炎和克罗恩病行结肠镜检查监测时依据推荐组织取样的比例	1C	过程	>98
12. 在转诊外科前尝试内镜下去除带蒂息肉和小于 2 cm 的无蒂息肉的比例	3	结果	>98
13. 操作原因导致的穿孔率（所有迹象 vs. 结直肠癌筛查 / 息肉监测）和息肉切除术后出血	1C	结果	
穿孔率——所有检查			<1∶500
穿孔率——筛查			<1∶10 000
息肉切除后出血率			<1%
14. 息肉切除术后出血非手术处理的比例	1C	结果	≥90
15. 组织学发现经审核后，合适的结肠镜复查时间推荐经记录并提供给患者的比例	1A	过程	≥90

这张潜在质量标准的列表旨在成为一张可测得终点的全面列表。工作组的意图不是要所有的终点在每一次实际情况中都需要达到。在多数情况下，一个终点指标在可以被普遍采用之前需要进行验证。

经 Rex DK，Schoenfeld PS，Cohen J，Pike IM，Adler DG，Fennerty MB 等许可。Quality indicators for colonoscopy. Am J Gastroenterol. 2015；110（1）:72-90. ©Nature Publishing Group[15]

检查息肉和肿瘤漏检的报道。一项系统综述评估了当日结肠镜检查漏检率，显示≥10 mm 息肉的漏检率达到 2.1%，5 ~ 10 mm 息肉的漏检率达到 13%[17]。联合 CT 结肠成像比结合结肠镜检查的漏检率更高，用这种方法，≥10 mm 息肉的漏检率达到了 11.8%[18]。同样，基于 3 年内接受结肠镜筛查诊断患者的评估，潜在的肿瘤漏检率据报道达 3.4%，特别是病变在近端结肠时（5.9%）[19]。虽然还有一些可能使得肿瘤检出失败的原因，但报道还是特别强调了充分的肠道准备和执行评估指南以尽可能减少漏诊率。

漏诊率可能还取决于结肠的位置，近端结肠可能无法被可靠和一致地评估。Bressler 等也记录了，相比左半结肠，大多数漏诊的肿瘤位于右半结肠（5.9% vs. 2.3% 位于乙状结肠或直肠）[19]。同样，Baxter 等研究显示结肠镜筛查可以减少左半结肠癌引起的死亡，而对右半结肠则不然，暗示了结肠镜筛查对于右半结肠病变还不够有效[20]。这项发现对于用 CT 结肠成像来说差别并不显著。然而，Pickhardt 等揭示了漏诊可以发生在全结肠范围内，通常会出现在一个褶皱的近端，甚至可以出现在距肛缘 10 cm 以内范围[18]。就算用最好的筛查手段，筛查的可靠性也不能保证万无一失。

未完成结肠镜检查

如表 24-1 中所示，推荐的结肠镜检查未完成（盲肠插管不成功的）筛检应该小于 5%，总体应该小于 10%。不幸的是，对于未完成结肠镜检查病例的最佳管理策略还没有明确的准则或共识。在这部分病例中，记录的进展期肿瘤形成于结肠镜检查中未暴露部分的比例是 4%[21]。当结肠镜检查未能完成时，可选项包括复查结肠镜、使用其他内镜（如更小的内镜、双气囊内镜等）、CT 结肠成像或钡灌肠。何种手段最合适，取决于结肠镜检查未完成的原因以及具体机构可用资源[22]。

结肠镜辅助技术

为了改进结肠镜筛查，更多新的结肠镜成像的技术进展将以提高息肉检出率作为目标。这些进展包括①应用到当前结肠镜检查的技术，包括高清显示屏、色素内镜或者帽辅助结肠镜（cap-assisted colonoscopy，CAC）和②当前结肠镜检查成像的增强技术，比如窄带成像（narrow band imaging，NBI）、自体荧光成像（autofluorescence imaging，AFI）和富士通智能色彩增强（Fujinon intelligent color enhancement，FICE）。

将高清白光（high-definition white light，HDWL）和高清显示屏融合到目前的标准结肠镜检查中可以优化黏膜呈现效果。一项 meta 分析评估了五项比较高清技术和传统结肠镜的研究，显示高清技术略微提高了腺瘤检出率（3.5%）[23]。

全结肠色素内镜（pan-colonic chromoendoscopy，PCC）是在结肠镜顶端包含一个喷洒染色剂的装置，染色剂通常是 0.4% 的靛胭脂。染色剂不会被吸收，并可以凸显出那些不规则的、平坦型或者微小的相对不明显病变。两项前瞻性随机研究对比了色素内镜和标准或 HDWL 结肠镜，说明了其可能的优势。相比 HDWL，色素内镜在总体腺瘤检出率上有微小的提高（提高并不显著）。与此同时，色素内镜在平坦型腺瘤的检出率上有所提高[24]。相比之下，Pohl 等发现在平坦型腺瘤和总体腺瘤检出率上都有提高，但是完成 PCC 操作需要更长的时间[25]。

CAC 是在结肠镜顶端连接一个透明帽。可推开褶皱这使得覆盖黏膜的褶皱不会遮挡视野，也就此可提高这些部位的检出率。但是，随机对照研究关于 CAC 相比传统结肠镜的腺瘤检出率是否有提高？研究结果各不相同[26-27]。

NBI 是一项虚拟的色素内镜技术，它在光源后安置窄带过滤器，来去除红光并由此增加蓝绿波长。它增强显示了黏膜表面血管并由此加强息肉的显露。一项 meta 分析比较了 NBI 和标准结肠镜，结果显示联合 NBI 技术对腺瘤的检出率并没有提高[28]。同样，高清 NBI 和 HDWL 肠镜之间的系统比较也没有显示其腺瘤检出率有所提高[29]。然而有观点认为，就息肉和腺瘤漏检率最小化而言，高清 NBI 相比标准结肠镜可能是有优势的[30]。

其他虚拟技术还包括 AFI，它可以利用一个蓝光过滤器，创造一个组织的自体荧光图像。肿瘤组织相比周围的正常黏膜会呈现红绿荧光[31]。同样，FICE 利用一种计算机光谱分析技术，无须过滤器即可缩窄光的带宽，使得不同的波长可以被显示，特别是可以凸显黏膜血管和凹凸形态[32]。在一项超过 1600 例的随机研究中，与标准结肠镜相比，NBI 或

FICE 都不能提高腺瘤检出率[33]。一篇纳入 42 项研究的 meta 分析评价了以上讨论的每项结肠镜检查的增强手段，包括每一项提高腺瘤检出率的虚拟功能，与标准的高清 / 白光结肠镜进行比较。比较过后，只有使用靛胭脂的色素内镜显示出潜在的提高[34]。

并发症

与结肠镜检查相关的并发症包括心肺事件、出血、穿孔、憩室炎和息肉切术后综合征。结肠镜检查后突发心肺事件的风险是 1.1%，通常与清醒镇静的影响有关[35]。在 Rutter 等的综述中，结肠镜检查后严重副作用的 30 天总风险率结肠镜筛查为 4.7/1000 结肠镜随访为 6.8/1000。筛查肠镜的穿孔风险是 0.04%（经息肉切除后达 0.07%），随访肠镜则是 0.12%。大多数出血出现在息肉切除后，筛查肠镜的出血率是 0.27%，息肉切除后达到 0.50%。息肉切除后出血可以是即时性或延迟性的。年龄较大与更高的穿孔和出血率相关[36]。息肉切除后综合征与电灼全层烧伤导致的局限性腹膜炎有关。在 Ko 等做的综述中，发生息肉切除后综合征的风险为 0.003% ~ 0.1%，憩室炎的风险为 0.04% ~ 0.08%，总体的死亡风险为 0 ~ 0.09%[37]。总的来说，结肠镜检查后发生以上并发症的入院率为 1.17%。

CT 结肠成像或仿真结肠镜

CT 结肠成像（CT colonography，CTC）或仿真结肠镜是用于结直肠癌筛查的一个微创、放射线的检查手段。它利用计算机断层扫描形成二维（two-dimensional，2D）图像，以此通过软件技术进一步行三维（three-dimensional，3D）重建。通过一并分析 2D 和 3D 图像可以进行精准的肿瘤检测。图 24-1a-d 展示了一个乙状结肠带蒂息肉的 2D 和 3D 图像以及后续结肠镜确认。

CTC 还需要充分的肠道准备，同时为了检查充

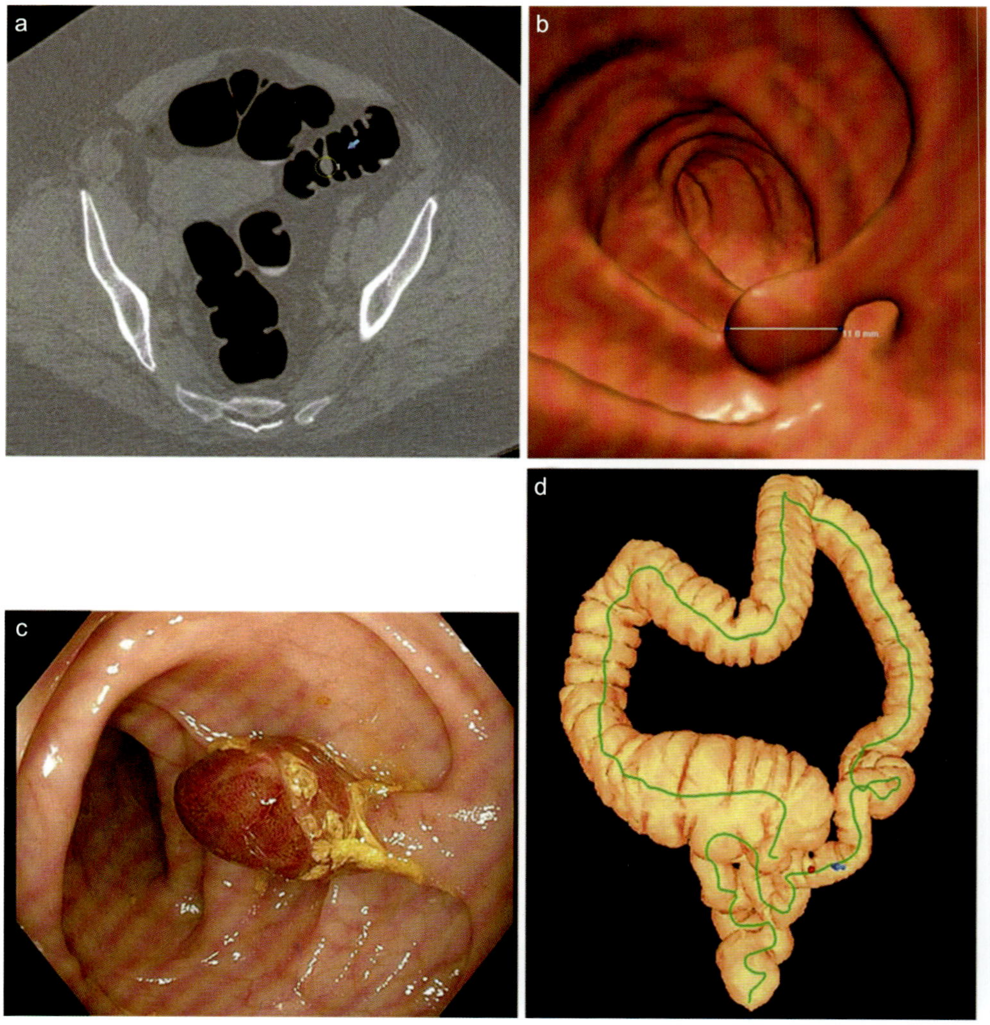

图 24-1 CT 结肠成像展示了一个乙状结肠带蒂息肉的（a）2D 和（b）3D 图像，以及后续（c）结肠镜确认（d）通过 CT 成像展示了息肉的虚拟定位

分，还需要对结肠进行气体扩张。这需要插入直肠导管，来手动或自动充入二氧化碳气体，并连续充满直到获取图像。口服稀钡（2%）标记残留的粪便内容物以及用水溶性碘对比剂（泛影酸盐）来标记残留的液体，进一步提高了检查的敏感性[38]。就像光学结肠镜一样，达到合适的质量参数对于 CTC 也是重要的。这些参数如 ACR 推荐应该包括①充分的肠道准备和充气扩张；②结肠和直肠达到完全的暴露；③每一个结肠段至少从一个角度暴露；④经过 CTC 解读和操作训练的医师；⑤正规记录与交流临床发现[39]。

CTC 不需要药物镇静，而且检查可以很快完成。但是如果检出息肉，还是需要后续的治疗性结肠镜检查。理想情况下，结肠镜应该在同一天进行，因为肠道准备已经充分。这需要消化科和放射科的合作。对于发现息肉的病例，发现一个或以上≥10 mm 的息肉或者发现三个或以上≥6 mm 的息肉时，需要进行后续的结肠镜检查和息肉切除。虽然还有些许争议，但孤立的 6～9 mm 息肉也可进行治疗性干预[38, 40]。由于微小的息肉（≤5 mm）只有较低的临床风险，目前不推荐报告并处理这些孤立的病变[39, 41]。CTC 的另一个优势是还可以对肠外发现进行有限的评估[42]。对于这些潜在的发现，有数据表明，其中 7.4% 是临床相关的，2.1% 是可以从检查中总结临床价值的[43]。

CTC 相关的并发症十分罕见。来自仿真结肠镜工作组的一项调查中报告，超过 11 000 例 CTC 筛查中没有一例穿孔，超过 10 000 例符合诊断适应证的检查中有两例穿孔，只有其中一例是有症状的[44]。虽然经常被讨论，但 CTC 相关的辐射暴露剂量其实相当低；为达到筛查目的，检查的暴露剂量只在 5 mSv 左右即可[45]。远低于通常可能造成相关健康风险的 100 mSv 的阈值[46]。

早先一项对超过 1200 例无症状的同一天行 CTC 与光学结肠镜检查的案例评估中，≥1 cm 的腺瘤检出敏感性为 94%，≥6 mm 的腺瘤检出敏感性为 89%[47]。最近，美国放射学影像网络学院（American College of Radiology Imaging Network，ACRIN）的全美多中心 CTC 试验对超过 2500 位患者进行了评估。每位患者其≥10 mm 的息肉或肿瘤的检出敏感性为 90%，≥6 mm 息肉的检出敏感性为 78%[48]。此外，只考虑肿瘤检出率的话，meta 分析在 3.6% 的发病率下，给出了 CTC 检出敏感性达 96% 的结果[49]。这些结果可以与光学结肠镜相媲美。在一项对超过 3100 位患者利用结肠镜与 CTC 的平行筛查项目中，两者对于进展期肿瘤形成（息肉或肿瘤）的检出率结果是相似的（分别是 3.4% 与 3.2%）。在光学结肠镜检查组中进行了明显数量更多的息肉切除，也有更多的操作相关并发症[50]。对超过 1000 例 CTC 筛查结果为阴性的病例分析中，经过平均 4.7 个月的随访，发现了 1 例随访间期癌和 11 例较大腺瘤[51]。这些研究结果表明，CTC 是光学结肠镜检查的一项可考虑的替代选择，目前 5 年的筛查间隔也是合理的。

可曲式乙状结肠镜

可曲式乙状结肠镜对于结直肠癌筛查方案来说是一种有用的组成部分。标准的乙状结肠镜长度是 60 cm。为了筛查手段的有效性，检查评估必须质量足够高。因此，推荐肠镜长度至少扩至 40 cm，以尽可能降低漏诊远端结直肠癌的风险[52]。而且，如果发现远端病变，需要适当的活检，以便判断是否需要进一步评估。行腺瘤切除的患者，其在近端还有伴随病变的风险（至少是两倍），因此需要正式的结肠镜检查[53]。可曲式乙状结肠镜检查的优势在于操作过程中患者无须药物镇静（虽然患者可能有一些潜在的不适），可由不同的医疗卫生专业人士进行操作并只需要最低限度的肠道准备。

乙状结肠镜检查的主要问题在于其无法评估更近端的结肠。尽管如此，meta 分析研究显示，经乙状结肠镜检查相比未经筛查的患者，在结直肠癌发病率以及远期病死率上有所减少并从中获益[54]。只考虑意向治疗分析的话，其在远端结直肠癌发病率和病死率的减少分别是 31% 和 46%[55]。一项大型随机临床试验的研究结果显示，结直肠癌发病率减少了 21%，病死率减少了 26%。但是，对近端结肠癌的病死率并无影响，只考虑远端结直肠癌其病死率则减少了 50%[56]。最后，在一项更近期公布的随机对照研究中，单用可曲式乙状结肠镜检查和联合使用粪便潜血试验（fecal occult blood testing，FOBT）作为在始于 50 岁和 55 岁两个年龄组的一次性筛查方案。有任一试验阳性发现的患者之后进行了结肠镜检查。这项研究显示筛查的依从率是 63%，结直肠癌的发生率降低 28%，病死率降低 12%。有趣的是，单用可曲式乙状结肠镜检查和联合 FOBT 的患者两者结果之间没有显著差异 [57]。

并发症

可曲式乙状结肠镜检查发生包括穿孔在内的胃肠道并发症的风险是极低的，有报道发生率是 0.02%[58]。Gatto 等报道了 65 岁及以上患者行可曲式乙状结肠镜检查后穿孔的发生率是 0.88/1000[59]。

粪便潜血试验 / 粪便免疫试验

FOBT 的目标是要检测胃肠道内的微量失血。基于随机对照试验，推荐一般风险患者从 50 岁开始每年行 FOBT，以检测肿瘤和癌前息肉。依据分析物的不同，有两种常规 FOBT 检测：愈创木脂法和免疫化学法。如有阳性结果，患者需要在一年内对异常结果进行恰当的诊断试验（结肠镜或可曲式乙状结肠镜）。早先的报告显示只有 25%～59% 的患者在 FOBT 阳性结果后接受了诊断评估 [60]。

粪便愈创木脂检查（gFOBT）是将粪便涂在一张经过化学处理的吸水纸上。然后将过氧化氢加到纸上，如果存在微量血液，那颜色就会改变。发生颜色变化的原因是亚铁血红素有过氧化物酶活性，分解了过氧化氢。最佳使用方法需要在收集粪便样本前遵循严格的饮食调整方案。这项试验结果阳性需要一天至少 2 ml 的失血量。有一些随机对照试验显示，FOBT 可以使结直肠癌的病死率降低（约减少 15%）[61-62]。

FIT 利用特殊的抗体来检测血红蛋白。FIT 因为其价廉和可定量，已经替代了大部分的 gFOBT。有证据显示 FIT 相比 gFOBT 有着更高的灵敏度和特异度（81% vs. 13%～25%）。FIT 可以检出粪便中少至 0.3 ml 的血液，而且患者无须在检测前遵循任何饮食限制。近期一项系统综述显示 FIT 对结直肠癌检出的总体准确性达 95%，灵敏度为 79%，特异度为 94%[63]。但是，FIT 对腺瘤检出的灵敏度较低（只有 28%）[64]。

粪便 DNA 检测

最新的结直肠癌筛查进展包括粪便样本 DNA 检测的使用，肿瘤 DNA 随肿瘤细胞和被持续不断地排泄入粪便。肿瘤 DNA 只占粪便内容物很小的一部分，因此分析需要一个体积较大的粪便样本。这项方法检测了与结直肠癌相关常见基因的 DNA 突变与甲基化（如 KRAS 突变）。与 FIT 相似，检验也可测定血红蛋白。这项检验同时能测定 β- 肌动蛋白，使得能够估计标本中人类 DNA 的总量。检验的结果得到一项复合评分，与标准值比较来判断结果为阳性或阴性。检查不需要饮食限制。在最近一项针对无症状患者的研究中，粪便 DNA 检测明显比 FIT 检出了更多的肿瘤，但也有更多的假阳性结果 [65]。在筛查与监测中，不像 FIT 检测，粪便 DNA 可以检出大于 1 cm 的息肉 [66]。对于大于 1 cm 的息肉，检测的灵敏度是 57%，大于 2 cm 的是 73%，大于 3 cm 的是 83%（与检测高级别不典型增生息肉的检出率相同）[67]。

双对比钡灌肠

随着以上描述的筛查的广泛使用，将对比剂灌肠作为筛查手段应用得相对少了；但是在其他筛查手段不可用的一些地区，它还在被使用。双对比钡灌肠（double-contrast barium enema，DCBE）包括用钡涂覆结肠黏膜表面，然后通过直肠导管经充入空气使结肠膨胀。在不同体位变化下利用荧光屏和标准的放射成像来评估整个结肠。检查前也需要进行肠道准备，使黏附的粪便内容物得以去除。

少量研究利用结肠镜和 DCBE 一起来检出肿瘤。Winawer 等报告了 DCBE 检出≤5 mm、6～10 mm 和＞10 mm 的息肉的灵敏度分别为 32%、53% 和 48%[68]。同样，Rockey 等记录了≥10 mm 病变检出的灵敏度为 48%，6～9 mm 病变为 35%[69]。除此之外，一项 meta 分析比较了 DCBE 和 CTC，显示 DCBE 检出≥6 mm 的息肉的灵敏度更低 [70]。仅就检出结直肠癌而论，DCBE 的灵敏度提高到了 85%[71]；但是，据报告 DCBE 检查后肿瘤新发或漏诊率高达 22%[72]。这些结果表明 DCBE 效果逊于其他筛查方法。此外，由于 DCBE 检查的自身特点和复杂程度，使用它被患者和放射科医生的接受程度较低 [7]。

筛查现状

虽然目前结直肠癌筛查有多种手段，但 ACS 报告在 2012 年仅有 59% 的 50 岁以上美国人按照目前指南要求进行了筛查。除此之外，居住地不同其筛查模式也似乎有很大的差异[73]。

随访

息肉切除术后的随访指南

历史

在 20 世纪 70 年代，息肉切除后的随访包括每年复查一次（结肠镜检查）。1997 年，胃肠协作组基于 1993 年全美息肉研究[2]结果颁布的指南中，推荐息肉切除后于第三年进行首次随访检查。这些指南于 2003 年更新，基于危险分层为低危和高危腺瘤，目标是要确定未来进展期腺瘤和肿瘤的预测指标，为患者提供危险度分层。≥3 个腺瘤、高级别不典型增生、绒毛状腺瘤或者≥1 cm 腺瘤的被归类为高危患者；低危患者则是有 1～2 个腺瘤、无高级别不典型增生。该分层系统，次要目标是减少对医疗系统的随访负担，并通过基于风险定制随访方案来降低患者的风险。重要的是，目前的监测指南是只应用于接受了高质量的常规结肠镜检查并完整切除所有检出病变的患者。两个标准中任一个未达到，就需要计划重复检查。此外，严重合并症患者预期寿命不满 10 年的应考虑停止随访。最后，这些指南只应用于无症状的个体；出现新的症状需要诊断处理。

基于息肉病理学的随访

增生性息肉及锯齿状息肉

结直肠的锯齿状病变被世界卫生组织（World Health Organization，WHO）归纳为基于细胞学特征、结构特征和位置的三种类别。这种分类包括了增生性息肉（hyperplastic polyps，HP）、无蒂锯齿状腺瘤 / 息肉（sessileserrated adenoma/polyps，SSA/P）和经典的锯齿状腺瘤（traditional serrated adenomas，TSA）（图 24-2a，b）。这些病变通常分布于近端，呈无蒂或平坦的形态，颜色苍白，没有明确的边界，通常有一个黏液层覆盖。由于其形态边界不清，导致其不完全切除的率较高。NBI 和色素内镜技术可用于帮助识别和界定边界。既然大于 1 cm 的锯齿状腺瘤不完全切除率较高，因此有理由标记这些病变，以便 3～6 月后结肠镜复查时能够识别[74]。

对于锯齿状腺瘤，国际上大多数息肉切除后随访指南不推荐随访。然而，人们越来越意识到，这些病变对大约 1/3 结直肠癌病例来说可能是肿瘤发展主要的癌前病变。美国多学科工作组对于息肉切除后随访时间的指南推荐是 1～5 年，具体取决于数量、大小和是否存在不典型增生。最近关于锯齿状病变管理的建议推荐所有的病变（除≤5 mm 的乙状结肠或者直肠病变外）都需要完整切除。那些小病变需要随机留取组织活检。

那些结肠镜检查中发现的小的直肠增生性息肉患者被认为检查结果正常，因此应该每 10 年进行一次筛查。例外的是那些患有增生息肉综合征（hyperplastic polyposis syndromes，HPS）的患者。HPS 是种罕见的综合征，以许多增生性和（或）锯齿状腺瘤为特征。综合征患者终身患结直肠癌的风险达 50%[75]。HPS 的 WHO 标准定义为符合以下标准之一：乙状结肠的近端存在 5 个或以上的锯齿状病变（其中两个大于 1.0 cm）或者全结肠存在 30 个以上的锯齿状病变。对于这些患者，还没有基于证据的监测指南，但大多数医师对患者每年或每两年

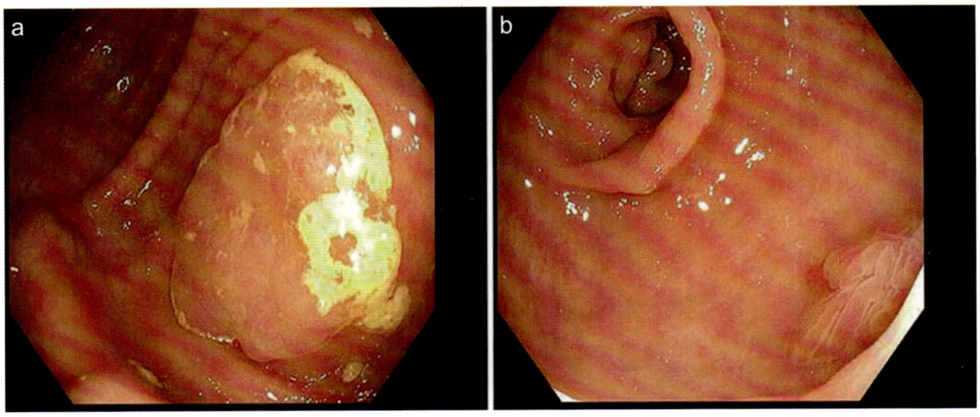

图 24-2 两种不同类型的锯齿状息肉的内镜下表现。a. 盲肠的锯齿状腺瘤 / 息肉；b. 直肠的经典锯齿状腺瘤

进行一次筛查[76]。HPS 患者的一级亲属需要在 40 岁或者诊断 HPS 年龄的前 10 岁接受结肠镜检查。对于那些患有锯齿状腺瘤但没有 HPS 的患者，能给出强烈的随访推荐的观察性研究十分有限。但是，2012 年达成了共识推荐，给出了基于组织学（HP、SSA/P 或者 TSA）、程度大小、数量和位置的随访间隔（表 24-2）[77]。

腺瘤

腺瘤从组织学上被分为管状、绒毛状或管状绒毛状。依据 WHO 标准，绒毛状成分小于 25% 的是管状腺瘤，25%～75% 的是管状绒毛状腺瘤，75% 以上是绒毛状腺瘤[78]。管状腺瘤是最常见的腺瘤，之后依次是管状绒毛状和绒毛状腺瘤。管状腺瘤有＜5% 的概率携带恶性肿瘤，而管状绒毛状腺瘤是 20%～25%，绒毛状腺瘤是 35%～40%[79]。筛查研究腺瘤的患病率是 15%～30%。加上高清结肠镜检查，这一数字更可高达 50%[80]。

对于有 1 个或 2 个小于 1 cm 大小息肉的患者，依据不同的推荐，息肉切除后随访每 3～10 年一次。ASGE 和 ACG 的息肉指南推荐每 5 年进行一次随访；ACS 推荐每 3～6 年随访 1 次；多学科工作组和 ACS 与多学科联合工作组则推荐每 5～10 年[81]随访一次。这些患者病理发现低级别不典型增生，随访建议也不需要改变。有 3～10 个腺瘤、任一腺瘤≥1 cm、任一腺瘤有绒毛状特征或高级别不典型增生的患者，在整个息肉整块方式切除的前提下，应在 3 年内接受下一次结肠镜检查（图 24-3）。

对于无蒂腺瘤被非整体切除的患者，需要在 2～6 个月内接受复查以确保切除完全。如果在随访的结肠镜检查中只发现 1～2 个管状腺瘤，那随访的间隔则增加至 5 年。一项 meta 分析评价了内镜下切除尤其是大息肉（大于 2 cm）切除的安全性和有效性。他们发现复发率为 14%，其中大部分复发适合于进一步内镜下治疗。有数据显示内镜黏膜下剥离术可以降低复发率，而肿瘤组织学的侵袭性是内镜下复发的主要原因[82]。

在一次检查中发现＞10 个腺瘤的患者，需要在 3 年以内进行随访，同时需要向遗传咨询师咨询。

炎性息肉

炎性息肉包括良性淋巴样息肉和假性息肉（比

表 24-2　对锯齿状腺瘤患者基于腺瘤组织学、数量、位置和大小的共识建议的筛查间隔推荐[a]

组织学	大小（mm）	数量	位置	间隔年数
HP	＜10	任意数量[b,c]	直肠乙状结肠	10
HP	≤5	≤3	乙状结肠近端	10
HP	任意	≥4	乙状结肠近端	5
HP	＞5	≥1	乙状结肠近端	5
SSA/P 或 TSA	＜10	＜3	任意	5
SSA/P 或 TSA	≥10	1	任意	3
SSA/P 或 TSA	＜10	≥3	任意	3
SSA/P	≥10	≤2	任意	1～3[d]
SSA/P 伴不典型增生	任意	任意		1～3[e]

[a] 在此给出的监测间隔推荐代表的是基于低或很低质量证据的共识意见。高质量证据可用时它们可能会发生改变，替代方案也可能同样合理。

[b] 直肠乙状结肠有＞20 枚 HP 的患者如果在乙状结肠近端还有锯齿状病变，则符合 WHO 定义的锯齿状息肉病。

[c] 如果在直肠乙状结肠发现许多 6～9 mm 大小的 HP，一些专家组成员则遵循每 5 年进行随访的策略。

[d] 近端结肠有两个或以上＞10 mm 锯齿状腺瘤的患者如果在乙状结肠近端另外发现任意大小的 3 个锯齿状病变，则符合 WHO 定义的锯齿状息肉。

[e]SSA/P 伴细胞学不典型增生是比 SSA/P 更严重的病变。取决于病变的大小、内镜下完整切除的可靠性以及是否有其他伴随病变，小于 3 年的监测间隔有时也可能合适。

注解 1：有重要的锯齿状病变发现并伴随腺瘤的患者可能在肿瘤进展中处于一个病情更严重的阶段。基于临床判断，在一些情况下可能需要更严密的随访。

注解 2：一般来说，这些监测的推荐是针对首次检查后的随访。对于随访推荐较短间隔的患者，如果在随访检查中结果有改善，比如数量、大小和（或）病变组织学严重程度有减小或降低时，则随后可以应用更长的随访间隔。

注解 3：由于观察者之间对于 HP 和 SSA/P 病理学区分的差异，被认定为 HP 的近端结肠＞10 mm 的锯齿状腺瘤也可能被临床医生认定为 SSA/P。

经 Rex DK，Ahnen DJ，Baron JA，Batts KP，Burke CA，Burt RW 等许可。Serrated lesions of the colorectum: review and recommendations from an expert panel. Am J Gastroenterol. 2012；107（9）: 1315-29；quiz 4，3 经转载许可 ©Nature Publishing Group[77]

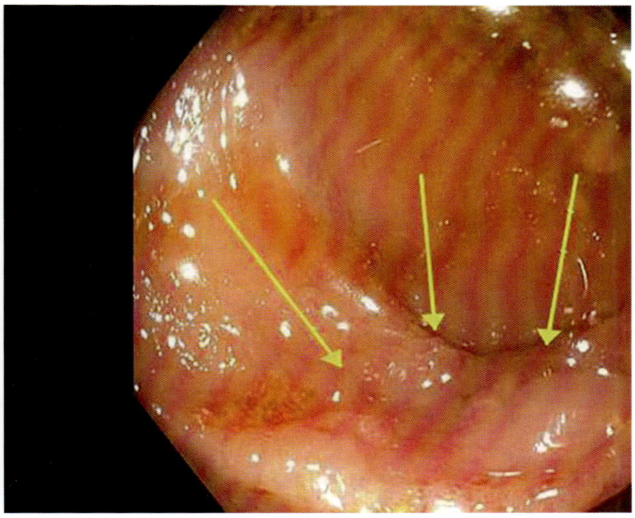

图 24-3　一个盲肠溃疡的内镜下表现，其活检后病理结果显示结肠黏膜呈腺瘤样改变，以及局灶性重度不典型增生

如在溃疡性结肠炎中所见）。良性淋巴样息肉由正常的淋巴样组织组成，如果病理证实，则不需要任何随访。假性息肉会在以下炎症性疾病部分讨论。

错构瘤

结肠和直肠的错构瘤包括幼年性息肉和见于 Peutz-Jeghers 疾病中的息肉。幼年性息肉，顾名思义，多发生于儿童。15 岁之后的病例不常见到。在 70% 的病例中只发现一个息肉。幼年性息肉病综合征（juvenile polyposis syndrome，JPS）是一种多发幼年性息肉疾病。这些息肉可能会引起出血、腹痛或梗阻。满足以下任一项即可诊断：①结肠或直肠有多于 5 枚幼年性息肉；②胃肠道其他部位的幼年性息肉；③任意数量的幼年性息肉以及一个或以上家庭成员受累。依据征兆和症状的不同，已经描述了三种不同种类的 JPS。大多数幼年性息肉是良性的。据估计，JPS 患者有 10%～50% 的风险会发生胃肠道肿瘤（最常见于结肠与直肠）。此疾病与 BMPR1A 和 SMAD4 基因的突变有关。它是常染色体显性遗传病。治疗取决于发现息肉的大小和数量。当只发现少量息肉而且息肉足够小时，可以通过内镜下切除。如果息肉太大或者数量太多不能如此切除的，则可能需要手术切除。如果内镜下发现息肉，那么它应该被去除，并且每年进行筛查，直到未发现息肉。如果内镜结果阴性，那发现幼年性息肉的患者此后应该每 3 年筛查一次[83]。

Peutz-Jeghers 综合征（Peutz-Jeghers syndrome，PJS）是一种常染色体显性遗传病，以小肠错构瘤伴随皮肤及黏膜黑色素沉着的远处表现为特征。这些患者与一般人群相比发生小肠肿瘤的风险增加 15 倍。这种综合征被识别的突变基因是 STK11 基因（也称作 LKB1）。PJS 的临床诊断需要满足以下条件之一：①两个或以上经组织学证实的 PJ 息肉；②有 PJS 家族史的患者中检出任意数量的 PJ 息肉；③有 PJS 家族史的患者中出现特征性的皮肤黏膜色素沉着；④有特征性的皮肤黏膜色素沉着的患者检出任意数量的 PJ 息肉。符合临床标准的患者需要行种系突变的基因检测。在随访方面，这些患者需要从青春期后期开始进行每 2～3 年一次的结肠镜检查。他们还需要每 2～3 年接受上消化道内镜检查。小肠检查（CT 小肠造影）也需要每 2～3 年进行一次[84]。

炎症性肠病

对于炎症性肠病（inflammatory bowel disease，IBD）患者，慢性炎症的存在使他们出现不典型增生和肿瘤的风险增加。IBD 患者检出的息肉又称为不典型增生相关性病变或肿物（dysplasia-associated lesion or mass，DALM）。DALM 病变根据内镜下表现和位置被分成三类：①如果息肉从内镜下和组织学上类似腺瘤，而且它位于组织学证明的结肠炎范围之外，则属于散发性腺瘤。完整的息肉切除以及常规随访对于这些病变已经足够。②如果病变在内镜下和组织学上类似腺瘤，而且位于结肠炎范围之内，则属于 IBD 相关腺瘤样息肉状不典型增生。对这些病变，如果它们与平坦型不典型增生或肿瘤无关，则推荐息肉切除并进行缩短间隔的筛查。③最后，IBD 相关非腺瘤样不典型增生是一种不规则和广基的并在结肠炎范围之内的病变，被认为是真正的 DALM。这些病变发生相关肿瘤的风险很高，应该在诊断不典型增生并由有经验的病理医师证实后行结肠切除术（图 24-4a，b）[85]。

肿瘤切除后随访

对于接受结肠癌根治性切除的患者，推荐在切除后 1 年行结肠镜检查。如果 1 年后的检查结果正常，那么检查间隔可以延长至 3 年。如果随后的检查也正常，那么检查间隔可以增加到 5 年。

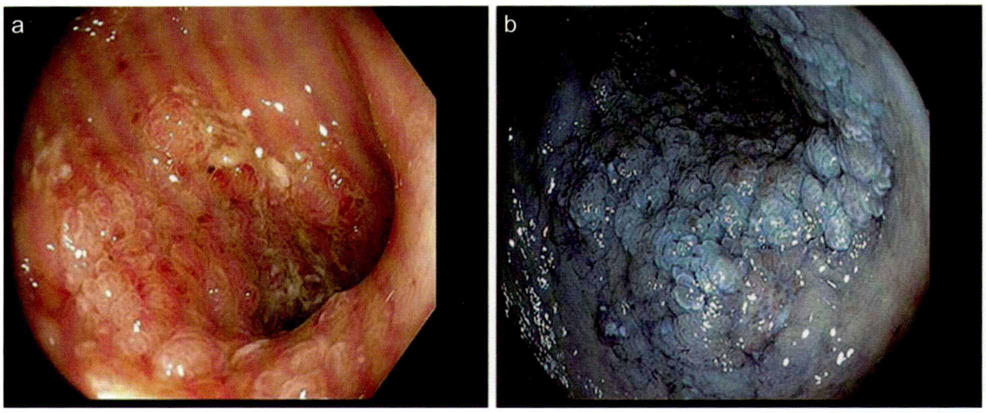

图 24-4 a. 一名溃疡性结肠炎患者的乙状结肠息肉的内镜下表现；b. 图 4B 中使用色素内镜，与图 4A 中未用靛胭脂的图像相比，对息肉边界的观察会更理想

对于接受直肠癌根治性切除的患者，随后要接受周期性检查以发现早期复发。通常在术后 2 ~ 3 年需要进行每 3 ~ 6 个月一次的直肠镜检查。

息肉内早期癌（T1）

目前已经建立了两种认识息肉内肿瘤的分类系统。第一个是 Haggit 分级，被用来量化带蒂息肉的侵袭程度；第二个是对无蒂息肉的 Kikuchi 分类。

Haggit 分级

- Haggit 级别 0：非侵袭型。
- Haggit 级别 1：肿瘤侵及黏膜下层但限于息肉头部。
- Haggit 级别 2：肿瘤侵及息肉颈部。
- Haggit 级别 3：肿瘤侵及息肉茎部。
- Haggit 级别 4：肿瘤侵及息肉茎部下方碗型内壁的黏膜下层。

对于 Haggit 1 ~ 3 级，肿瘤淋巴结转移的概率小于 1%。对于 Haggit4 级，淋巴结转移概率为 12% ~ 25%[86-87]。

Kikuchi 分类对侵入黏膜下层分成了三个级别：

- SM1 侵及黏膜下层最上 1/3 层。
- SM2 侵及黏膜下层中间 1/3 层。
- SM3 侵及黏膜下层最下 1/3 层。

Haggit 1 ~ 3 级相当于 SM1，Haggit 4 级则相当于 SM1、SM2 或 SM3。已经发现了一些因素可能增加淋巴转移的风险。这些因素包括淋巴血管侵犯、低分化、性别、广泛增殖以及 SM3 侵犯[88]。

对于低危肿瘤、Haggit 1 ~ 3 级、Kikuchi SM1 或者没有低分化和血管侵犯证据的，病变已经整块完全切除并且切缘阴性，内镜下或局部切除可被认为治疗充分。但是，患者需要知晓虽然淋巴结转移的风险很小，但并不是没有，而且没有有效的随访手段可以准确地在远处转移之前检出淋巴结转移。虽然已经推荐较密集的结肠镜随访（比如每年），但肿瘤生长的风险在于淋巴结内而不在于肠腔内，这也引起了对密集结肠镜检查的质疑。随访通常会持续 5 年。然而对于这个问题还有些争论，有研究表明复发的风险延长至息肉切除术后 5 年以上[89]。对于高危肿瘤（Haggit 4 级、Kikuchi SM3、淋巴血管侵犯、低分化或切缘阳性、无蒂病变以非整块的方式切除）则需要进行正规的外科切除。

息肉切除后何时需要标记位置

目前的指南强烈推荐在结肠镜检查中标记可疑的病变。由于在全美肠道肿瘤筛查项目中，当息肉大于 1 cm 时，息肉发展成肿瘤的概率会明显增加，大多数人会推荐标记所有大于 1 cm 的息肉（图 24-5a，b）。此外，当无蒂病变以非整块的方式切除时，复发的风险较高。应考虑在息肉切除的位置标记，以便在后续的结肠镜检查中有助于识别原区域。

随访的益处

已经有一些研究验证了息肉切除后随访的益处在于肿瘤的预防[90-91]。这些研究发现腺瘤切除后结直肠癌的风险不仅取决于腺瘤的特征（进展期或非进展期腺瘤），还取决于结肠镜随访的实施。这些研究中没有随机对照试验，因此没有直接的证据说明通过随访可以确切地获益。大多数研究强调了随访的重要性，尤其是对高危腺瘤，但对于低危腺瘤，也有证据说明了随访的重要性。一项最近的 meta 分析发现，低危腺瘤患者与没有腺瘤的相比，

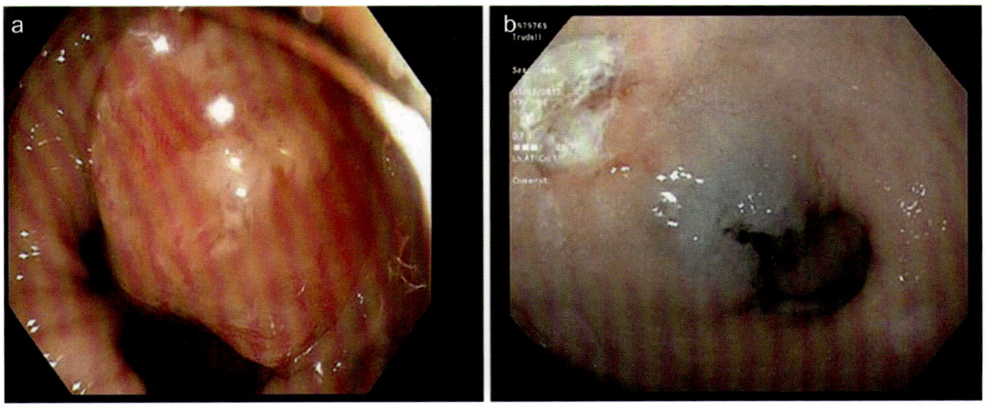

图 24-5　a. 内镜下记录的一枚 2 cm 的直肠息肉；b. 息肉被切除并依据大小标准标记。最后病理显示中分化侵袭性结肠腺癌，伴由管状绒毛状腺瘤发展出的黏液性特征。烧灼边缘存在癌细胞

发生异时性进展期肿瘤的相对危险度为 1.8（95% CI: 1.3 ~ 2.6），虽然记录中两组的绝对危险度都较低[92]。

随访的现状

调查显示 50% 的内镜医师没有遵循息肉切除后的随访指南[93]。Levin 指出没有遵循这些指南的原因是由于不知晓、担心治疗不当以及经济上的原因[94]。

化学预防

各种口服药剂已经被视为可能的针对腺瘤和肿瘤形成的化学预防策略。这些药剂已经包括非甾体类抗炎药、叶酸、钙剂以及各种抗氧化剂。一项系统综述纳入了几项随机对照试验评价了这些药物的潜在收益[95]。他们总结对于有腺瘤或结直肠癌（colorectal cancer，CRC）病史的患者服用阿司匹林（81 ~ 325 mg/d）可以降低 21% 的腺瘤复发率。在评估加大阿司匹林剂量（300 ~ 1500 mg/d）的研究中，虽然在延长随访时间（23 年）后，结果并不明显，但还是在一般人群中记录到 CRC 发病率有 26% 的下降。此外，非阿司匹林的抗炎药物比如塞来昔考（400 mg/d）也对有腺瘤病史的患者显示出了获益，表现为腺瘤复发率下降 34%。

虽然服用叶酸未对腺瘤复发呈现获益，但是发现摄入钙剂（1200 ~ 2000 mg/d）可以让有腺瘤病史的患者获益，使其腺瘤复发率下降 18%。最后，摄入抗氧化剂（维生素 A、C 和 E，β 胡萝卜素或硒）对腺瘤切除后的腺瘤复发没有明显的获益。

结论

恰当的筛查建议应依据年龄和考虑个人史及家族史的患病风险。目前对于结直肠癌的筛查有几种选择，而目前结肠镜筛查仍是最常用的。CT 结肠成像虽然不是治疗性的，但也是结肠镜检查的一种理想替代方式。它也有发现肠外病变的潜力。结肠镜下息肉切除术后的随访取决于息肉的类型、大小和数量。如果在结肠镜下切除的息肉中检出隐匿性肿瘤时，疾病管理需要考虑组织学和息肉的形态学（无蒂或有蒂）。在结肠镜检查中，依照推荐的指南以及遵循已颁布的质量标准，将会改善检查效果并将息肉的漏检率降到最低。

（参考文献参见 www.pumpress.com/home-specific-edu/5599.html）

第25章

结肠癌：术前评估和分期

Cary B. Aarons, Najjia N. Mahmoud 著
李心翔 梁 磊 译

要点

- 建议术前对全结肠进行评估以排除可能改变手术计划的同时性大肠肿瘤。
- 推荐在外科手术之前通过横断面成像评估转移性疾病，可能改变治疗决定。
- 术前检测癌胚抗原（CEA）水平、CEA的变化可能预示肿瘤复发。
- 术前应确定肿瘤位置。
- 肿瘤分级、淋巴脉管侵犯、切缘状态以及免疫组化评估错配修复蛋白可能具有预后意义，应该在病理中常规报告。

背景

结直肠癌在全球范围内仍然是一个具有挑战性的肿瘤，每年患病人数超过一百万[1-3]。结直肠癌发病率存在明显的地域性差异，并且工业化国家明显高发，可能是由于饮食和环境的差异[2-3]。在美国，结直肠癌是癌症相关死亡的第三大原因，并且是位列肺癌、男性前列腺癌、女性乳腺癌之后的第四大常见肿瘤[2-4]。近年来，据估计每年大约有10万例新发结肠癌和超过4万例直肠癌[5-7]。幸运的是，近30年来，结直肠癌发病率和病死率稳步下降，主要归功于更有效的筛查方案和治疗方式的改善[5-7]。然而，尽管取得了长远的进步，但发病率和病死率仍然有明显的差距，特别是在非裔美国人[8-10]。总的来说，在美国，一生罹患结直肠癌的风险约为5%，并在50岁以后可能性显著上升。据统计，多达90%的病例发生于50岁以上[11]。

一旦诊断为结肠癌，术前评估的目标在于：明确肿瘤位置；评估转移性病变；相邻器官侵犯情况；明确可能影响治疗结果或改变医疗或手术方法的其他个体和肿瘤因素。结肠癌分期的重要性在于排除影响治疗方式的病理性疾病和远处转移性疾病（Ⅳ期）。这不同于直肠癌，局部肿瘤的分期对治疗计划有更大的影响。

临床表现

结肠癌存在三种常见临床表现方式：常规检查时发现无症状的病变；并不明显但是可疑的症状：如大便习惯改变、消瘦和乏力，需要进一步检查；急诊症状，包括穿孔或肠梗阻。

早期结肠癌常常无症状，这突显了常规筛查的重要性。即使如此，估计大约有30%的癌症在内镜确诊时并无症状[12]。常规筛查可检测到大多数早期癌症，但是在美国，中危人群中结肠镜的“有效筛查”在总量和依从性上依然低于50%。各个州和地区之间的筛查率可能会有很大差异。疾病控制和预防中心对适时筛查进行调查，包括1年内单独进行粪便潜血检测、3年内乙状结肠镜检查或者10年内进行结肠镜检查，调查发现东北部地区筛查率最高，约为75%，西部最低，约为54%[13]。结肠癌出现临床症状时，患者常有腹痛、胃肠道出血、缺铁性贫血、大便习惯改变或者模糊的非特异性症状，如嗜睡、消瘦、纳差等[4, 14-15]。症状根据肿瘤位置和大小往往表现不同。晚期表现包括可触及的腹部肿块、严重的消瘦、肠梗阻以及极少数情况下的穿孔导致的腹膜炎或与邻近器官形成的瘘管。

结肠癌的腹痛常常难以定位，因此是非特异性症状。患者可能描述模糊的内脏不适，进而由于管腔狭窄进展为痉挛性绞痛，导致部分或完全性肠梗阻。消化道出血是一种常见的临床表现，症状多变，因此，仔细询问病史是必要的。左侧远端结肠癌患者通常会出现鲜红色血便，而近端病变会出现黑便或由隐匿性出血导致的缺铁性贫血[3, 14]。贫血最终导致头晕、虚弱或全身疲劳。与此类似，大便习惯的改变也受结肠肿瘤位置的影响。通常患者会主诉大便粗细、频率的变化。左半结肠肿瘤大便习惯改变更为明显，这通常是由于肿瘤导致结肠管腔狭窄，引起固体大便通过障碍。由于近端结肠管腔直径更大，而且粪便稀薄，所以出现大便改变通常是伴有大的、外生性的或者堵塞回盲瓣的肿瘤。

20%～25%的结肠癌在诊断时伴有转移性病变，因此，评估转移性病变伴随的症状同样重要。总体而言，广泛转移肿瘤可导致全身症状诸如无法解释的消瘦、恶病质、乏力和纳差[3]。

结肠癌通常通过淋巴、血行或腹膜种植转移。最常见转移部位包括肝、肺和腹膜。转移到脑、中枢神经系统和骨骼较为少见。肝转移的症状并不常见，当肝转移肿瘤负荷较高时，有些患者会出现右上腹痛、腹胀、纳差、乏力或黄疸。结肠癌直接浸润相邻的器官例如小肠、膀胱或腹壁，可导致肠梗阻、腹腔脓肿、气尿、粪尿或者肠外瘘。Virchow 淋巴结（左锁骨上淋巴结）或 Sister Mary Joseph 结节（脐结节）是另一个结肠癌远处转移相关的罕见现象[3]。出现症状的结肠癌患者相比较通过常规筛查证实的患者有着更高的患进展期肿瘤的概率。例如，在一项超过 1000 例结直肠癌患者的研究中发现，经筛查确诊 217 例，而由症状就诊的患者相比筛查确诊的患者、Ⅲ期病变发生率高 2 倍，其远处转移的发生率高 3 倍，此外复发率增高 2 倍[16]。

术前评估

对新诊断的结肠癌患者的评估应该从详细的既往史和全面的体格检查开始[11]。既往病史应该着重于原发性肿瘤相关的症状的持续时间、严重程度，例如肠梗阻症状、贫血和腹部疼痛，以及与转移性病变相关症状如消瘦和乏力。既往史同样需要采集全部结肠癌的家族病史以及和遗传性肠癌相关的其他肿瘤病史。最后，有关患者总体健康的细节将有助于为手术介入提供直观印象，重点体检将提供重要的体征，例如可触的肿块、远处淋巴结肿大、压痛或肠管的扩张[11]。

遗传风险评估

绝大多数结直肠癌是散发性疾病。然而，有一些因素和结直肠癌的发展相关。可能危险因素包括低纤维素高脂肪饮食、肥胖、吸烟和酗酒。结直肠癌的主要内在危险因素是年龄的增长。结直肠癌个人史、息肉或炎症性肠病将会显著增加风险。55～10%的结直肠癌和遗传综合征相关，最常见的为家族性腺瘤性息肉病（FAP）和 Lynch 综合征。确定这些风险因素非常重要，特别是对于炎症性肠病、有结直肠肿瘤既往病史者、遗传性结直肠癌综合征的患者。因为他们将会对治疗选择、随访策略和筛查高危亲属有着指导意义。例如，患有长期溃疡性结肠炎合并癌变的患者应该考虑行全大肠切除术。怀疑林奇综合征的结肠癌患者应该考虑次全结肠切除术，女性应同时行经腹全子宫切除术和双侧输卵管卵巢切除术。

结肠镜检查

如果诊断时没有完成内镜检查，那么进行彻底的结肠镜检查是至关重要的，因为可以同时提供多原发肿瘤及腺瘤信息，需要术前摘除或者标记。同时多原发癌发生率约 5%，而因同时性肿瘤或腺瘤而改变手术方案的比率更高一些[17]。如果在预定切除原发性肿瘤的范围之外同时发现原发息肉样肿瘤，最好术前进行内镜下切除。这将提供组织病理分析——如果确定是癌症，将会进行比原计划更广泛的结肠切除术[4]。结肠镜检查可以对原发性肿瘤进行定位和活检；然而需要牢记的是软性结肠镜可能不会提供精准的距离。因此了解肿瘤的位置非常重要，需要尽可能用内镜标记肿瘤的位置，特别是腺瘤癌变行内镜切除的患者。对于较小的病变，术中可能不容易触及或者计划行腹腔镜手术，术前定位尤为重要。内镜医生切除大的腺瘤后发现隐匿性癌变需要手术切除的情况并不少见。

通过结肠镜检查重新快速评估切除部位是必需的。通常，如果在 2 周内重新检查可以确定和标记切除后的溃疡区域。

近年来，一些内镜下标记染料已应用于临床。只有印度墨水和 SPOT（GI 提供，Camp Hill，PA）已被广泛接受。两种染料都是碳颗粒的胶体悬浮液。印度墨水是经过高压灭菌或通过 Millipore 过滤灭菌后以 1∶100 稀释于 0.9% 的生理盐水中。SPOT 是高纯度、纯碳颗粒，并且是 FDA 批准的唯一指定内镜标记染料。两者都经过广泛测试并且是安全耐用的。内镜标记后 1 年多仍然可以良好标识，并且通常可以持续 2 年以上。其他使用的标识试剂包括亚甲基蓝、苏木精和甲苯蓝。然而标记时间短及黏膜溃疡等缺点限制了其临床应用。染料注射技术已经过广泛研究。采用四象限注射法即在病变部位处或附近注射 2～4 cm^3 的试剂可以准确定位肿瘤，即使肿瘤位于肠管的系膜缘。黏膜下注射方法可明显限制染料经腹膜弥散，减少术中识别困难。有人主张在肿瘤或者息肉的近端和远端进行标记以确定病变的范围或长度；然而，如果只有一处标记可见则会导致术中判断困难。另有外科医生建议在肿瘤远端进行标记。虽然目前没有关于标记的相关建议，但是对该技术的规范报告是必要的，以减少临床应用的误导或混乱 [18]。由于淋巴结可以吸收胶体碳颗粒，术前标记额外的好处是可以增加淋巴结切除获取数量。大量的前瞻性和回顾性研究均证实，术前染料定位可以显著增加清扫淋巴结 >12 个的标本数量 [19-20]。

另外一个可以替代染料标记的方式是经内镜金属夹定位，然后摄腹部平片，肠镜后肠腔内积气使得结肠轮廓清晰可见。由于金属夹通常可以保留，数天内同样也可以通过 CT 对肿瘤明确定位。另一个策略是在术中进行结肠镜检查以定位小肿瘤，这可以在术前或腹腔探查过后进行。建议使用二氧化碳作为充填气体，以限制肠扩张。

如果术前无法完成结肠镜检查，则可以采取适合的放射学检查，如 CT 结肠成像或对比灌肠，或通过肿瘤近端行术中结肠镜检查。对于梗阻性大肠癌，术前无法行充分的肠镜检查或放射学评估，应考虑术中结肠灌洗和结肠镜检查。如果无法应用，则术中应探查近端结肠，如果没有检测到明显的病变，则在术后安全时间内进行全结肠镜检查 [4]。

癌胚抗原

术前评估还应包括常规实验室检查，包括全血计数（CBC），术前需要纠正贫血。另一个重要的检测是血清 CEA 水平，已证明可以提供一些预后信息 [21]。CEA 是一种主要参与细胞间黏附的糖蛋白 [22]。它是由正常结肠黏膜柱状细胞和杯状细胞分泌。此外，健康人外周血也可发现低水平 CEA。多种肿瘤可出现 CEA 升高，包括结直肠癌。此外，重度吸烟者和良性病变例如胰腺炎、炎症性肠病以及胃肠道系统外的恶性肿瘤也可出现 CEA 升高 [22]。因此，CEA 并不是结直肠癌敏感性或特异性强的筛查指标 [3, 23]。然而，它是一个重要的结直肠癌根治术后的监测指标。指标的升高可能是局部复发或转移的最初表现 [24]。

相比低水平 CEA 患者，术前血清 CEA>5 ng/ml 预后较差，肿瘤分期较晚。研究证实，术前 CEA 水平升高和较差的生存期和高复发率相关。然而，也有研究提出相反的结果 [23, 25-29]。因此，术前升高的血清 CEA 水平指导术后辅助化疗的绝对指征证据仍不充分 [4, 28]。

美国临床肿瘤学会（ASCO）指南建议结直肠癌患者术前均需要检测血清 CEA 水平，以便于术后随访及预后评估。术前升高的 CEA 水平术后仍不正常意味着肿瘤残留。此外，应对Ⅱ期和Ⅲ期结肠癌进行 CEA 的连续监测，持续 5 年。术后 CEA 水平升高提示复发的可能，应及时考虑放射学和内镜检查 [28]。

影像学评估

术前影像学检查是初诊结肠癌或复发结肠癌的分期基础 [4]。计算机断层扫描（CT）是应用最广泛的方法，可以提供术前关于肝、肺转移有价值的信息，并且价格低，前提是无禁忌（过敏反应或肾功能障碍）。该检查需要口服和静脉注射对比增强试剂，以最大化增强腹部内脏的可视性、突出血管结构以及更好地确定淋巴结，输尿管、血管的关系 [30]。另外，横截面成像也有助于更精确地了解肿瘤位置，以及肿瘤向毗邻脏器及腹壁侵犯的程度，为手术计划提供重要信息 [31]。CT 检测远处转移的灵敏度范围为 75%～90%，但是检测淋巴结转移或微小腹膜转移的准确性相对较差。相比直肠癌，对初诊结肠癌常规进行胸部 CT 检查进行分期仍有争议。无症状结肠癌患者肺转移率很低，胸部 X 线片已足够。胸部 X 线片有任何可疑结果则可行胸部

CT 平扫。

随着影像技术水平的提高，肝转移 CT 扫描灵敏度也相应提高。然而，研究表明对比增强磁共振（MRI）对评估较小的肝可疑病变特别有价值（特别是存在脂肪肝的情况下），灵敏度高达 97%[3, 32]。在常规临床实践中，MRI 应用于手术前 CT 扫描未能明确的可疑肝病以及肝转移肿瘤。

正电子发射断层扫描 - 计算机断层扫描（PET/CT）已经成为许多肿瘤评估中有效的成像方式。但是，对于结肠癌的初始分期，常规使用 PET/CT 仍然存在争议。虽然已有研究证实与常规 CT 扫描相比，PET/CT 检测肝转移及肝外转移更加敏感，但其他研究表明并没有增加重要的临床信息[14, 33-35]。PET/CT 评估结直肠癌最大优势在于诊断肿瘤复发[34-36]。对疑似转移患者除常规影像学检查外，PET/CT 通常是有帮助的辅助检查，特别是 CEA 水平升高的患者[31, 37]。此外，对转移灶潜在可切除患者中，PET/CT 已经在随机试验中可证实可以减少不必要的剖腹探查[38]。

术前评估合并的内科疾病

无论何种方式，结直肠手术都有内在风险，可分为手术相关风险与心肺风险。因此，彻底询问病史和检查患者的合并症也是至关重要的。手术的发病率和病死率可以通过仔细评估器官特异性风险而大大降低。如果可行，需要术前优化评估。此外，了解患者既往腹部手术史将有助于手术计划的实施。

常规术前检查应包括全血细胞检查、血生化检查，老年心脏病患者应行 12 导联心电图检测。肝功能检测对肝转移并不敏感，因此在初始的术前检查并非必须。同样，营养检测也非常规，除非担心患者存在潜在营养不良。彻底评估营养参数，包括肠外或者肠内通常需要数周时间，将会不必要地拖延手术时间。

目前有数种术前评估系统，旨在衡量手术的总体风险。美国麻醉学会（ASA）分类是最为简单和常用的系统，该系统强调了可能会影响手术结果的潜在性疾病[39-40]：

- ASA Ⅰ——一般状况良好的患者
- ASA Ⅱ—合并轻微系统性疾病的患者
- ASA Ⅲ—合并严重系统性疾病的患者
- ASA Ⅳ—合并严重的危及生命的系统性疾病患者
- ASA Ⅴ—病情危重，生命难以维持的濒死患者
- ASAE—急诊患者

术前心脏评估应包括近期或既往的心肌梗死、心绞痛、瓣膜疾病、心律失常或心力衰竭病史。基础功能状态需要通过代谢当量（METs）定量检测[41]。围术期心脏事件风险可以使用 Goldman 心脏评估风险指数或修订后的心脏危险指数评估（表 25-1），该方法是目前使用最广泛的心脏风险评估的工具[39]。

慢性阻塞性肺疾病（COPD）、肥胖症、阻塞性

表 25-1　修订的心脏风险指数（RCRI）

分险因素	
1. 外科高危型手术（腹腔、胸腔、或腹股沟血管手术）	
2. 缺血性心脏病	
3. 充血性心力衰竭	
4. 脑血管病史	
5. 胰岛素治疗的糖尿病	
6. 术前血清肌酐 >2 mg/dl	
风险分类（每个风险因素 1 分）	主要心脏并发症发生率[a]（%）
Class Ⅰ（0 points）	0.50
Class Ⅱ（1 point）	1.30
Class Ⅲ（2 points）	3.60
Class Ⅳ（≥3 points）	9.10

[a] 心脏并发症包括心肌梗死、肺水肿、室颤或心搏骤停、完全性心脏传导阻滞

摘录自 Lee，TH et al. Derivation and prospective validation of a simple index for prediction of cardiac risk of major noncardiac surgery Circulation.1999；100（10）：1043-9[63]

睡眠呼吸暂停、肺动脉高压、近期呼吸道感染、吸烟是术前最需要考虑的重要呼吸系统危险因素。这些合并症可以从既往史中获取，并应行进一步检查。然而，检查应该是有选择性的。胸部X线片是否作为常规项目因机构而异，对肺部重要疾病的评估价值有限。因此，美国内科医师学会推荐用于已知心肺疾病或50岁以上患者[42]。因为胸部摄片是结肠癌分期的一部分，需要纳入术前评估。肺功能检测与动脉血气分析并非是腹部手术术前常规检查[43]。高危复杂肺疾病患者建议术前肺部会诊，以优化围术期策略。

术前强调戒烟，但不因此延迟手术，因为任何实质性的获益不大可能在数周内实现。然而，短期内可见的获益可能提高术后伤口愈合能力[44]。近期一项前瞻性试验的meta分析显示戒烟可能减低41%术后发生肺并发症的风险[44]。

肾功能不全患者术前肠道准备需要谨慎。必须重视围术期体液平衡。此外，利尿药、血管紧张素转换酶抑制药和血管紧张素受体阻滞药应于手术前一天停药，以尽量降低术中低血压风险。

结肠癌分期

美国癌症联合会和国际抗癌联盟（UICC）推荐的TNM分期系统是结直肠癌首选的分期系统[4, 36]。该分期系统（表25-2）分为三大类：肿瘤浸润深度、淋巴结受累与远处转移。基于临床及病理资料，综合并形成最终分期，并和总体预后相关。近期，SEER（随访、流行病学及转归）数据库提供了以人群为基础的侵袭性结肠癌的大数据生存分析结果，并根据该结果对结直肠癌第7版AJCC TNM分期进行修订[45]。这些修订包括[6]：

- Ⅱ期结直肠癌进一步分为ⅡA（T3N0）、ⅡB（T4aN0）和ⅡC（T4bN0）。
- 结直肠周围脂肪组织肿瘤卫星结节归类为N1c。
- 根据生存结果修订了Ⅲ期分组。
- 根据侵犯的淋巴结数目及预后对N1和N2亚组进一步细分。
- T4病变细分为T4a（肿瘤穿透脏腹膜表面）和T4b期（肿瘤直接侵入邻近器官或结构）。
- M1细分为M1a（远处转移局限于单个器官或部位）和M1b（远处转移分布于一个以上的器官/部位或腹膜转移）

外科医生应该注明切除的完整性[4,6,46]。

- R0—肿瘤完整切除，切缘阴性。
- R1—肿瘤非完整切除伴有切缘镜下阳性。
- R2—肿瘤非完整切除伴有肉眼残留。

除了前述的TNM分期系统构成因素外，还有其他需要常规报告的病理学指标，包括组织学分级、肿瘤卫星结节、淋巴脉管侵犯、神经侵犯和切缘状态（远、近切缘及环切缘）。这些指标均提供重要的预后信息。

组织学分级

组织学分级一直被认为是一个不依赖于分期的预后因素，取决于结肠肿瘤的分化程度。大多数分期系统将肿瘤分为四个等级，从高分化（1级）至未分化（4级）[46]，组织学评估经常会因观察者间的差异受到影响。因此，AJCC推荐了两级系统：低级别（高及中等分化）和高级别（低分化和未分化）[21, 46-47]。

组织学变异如黏液腺癌和印戒细胞癌对评估整体预后也很重要。黏液性腺癌的特点是胞外黏蛋白大于肿瘤体积的50%。相比传统浸润性腺癌，黏液腺癌通常表现得更具侵袭性，特别是微卫星稳定患者（MSI）。印戒细胞腺癌罕见，但当发生于结肠时，与常规腺癌相比预后更差[14]。这些肿瘤组织学特征是大于50%的肿瘤细胞具有显著的印戒特征——突出的胞质内黏蛋白液泡将细胞核推到周围[47]。

淋巴结评估

除了环切缘状态外，淋巴结状态是结肠癌手术后最重要的预后因素[14]。至少检出12个淋巴结是评估结肠癌手术质量的一个关键指标[6]。虽然患者个体因素会影响淋巴结数量，但肠系膜切除的完整性和病理学家的仔细程度也是获得淋巴结最大检出量的重要因素。许多研究表明，淋巴结数目增加与Ⅱ期和Ⅲ期患者的生存改善相关[48]。结肠旁脂肪中的肿瘤结节未显示任何残留淋巴结证据的，被定义为N1c。这些结节的数量应常规报告，因为它们指向较差的预后[6, 49]。

在过去的20年里，人们一直致力于提高高危淋巴结获取量以及更好地识别淋巴结中的肿瘤细

表 25-2E　结肠癌第 7 版 AJCC TNM 分期

原发肿瘤分期（T）			
T0		没有原发肿瘤的证据	
Tis		原位癌	
T1		肿瘤侵及黏膜下层	
T2		肿瘤侵及肠壁固有肌层	
T3		肿瘤穿透固有肌层到达结直肠旁组织	
T4a		肿瘤穿透腹膜脏层	
T4b		肿瘤直接侵犯或粘连于其他器官或结构	
区域淋巴结分期（N）			
N0		无区域淋巴结转移	
N1a		有 1 枚区域淋巴结转移	
N1b		有 2~3 枚区域淋巴结转移	
N1c		浆膜下、肠系膜、无腹膜覆盖结肠 / 直肠周围组织内有肿瘤种植，无区域淋巴结转移	
N2a		4~6 枚区域淋巴结转移	
N2b		7 枚及更多区域淋巴结转移	
远处转移（M）			
M0		无远处转移	
M1a		远处转移局限于单个器官或部位	
M1b		远处转移分布于一个以上的器官 / 部位或腹膜转移	
分期	*T*	*N*	*M*
0	Tis	N0	M0
Ⅰ	1-2	N0	M0
Ⅱ A	T3	N0	M0
Ⅱ B	T4a	N0	M0
Ⅲ A	T1-T2	N1-N1c	M0
	T1	N2a	M0
Ⅲ B	T3-T4a	N1-N1c	M0
	T2-T3	N2a	M0
	T1-2	N2b	M0
Ⅲ C	T4a	N2a	M0
	T3-T4a	N2b	M0
	T4b	N1-N2	M0
Ⅳ A	任意 T	任意 N	M1a
Ⅳ B	任意 T	任意 N	M1b

摘录自 Chang GJ et al. Practice parameters for the management of colon cancer. Dis Colon Rectum 2012；55（8）:834. © Wolters Kluwer[4]

胞。一些研究人员提出手术时在肿瘤周围注射染色剂，以此作为识别最高转移风险淋巴结的一种方法（前哨淋巴结定位）。

前哨淋巴结定位研究主要注重淋巴结中转移性病变的检出，而这些通常在常规淋巴结获取及病理检测中容易发生疏漏。然而，除了少数研究外，研究中为获取的“哨兵”淋巴结通常会进行极端处理（显微微切割、免疫组化分析或 RT-PCR），而其他非淋巴结哨兵则只进行常规切片、苏木精和伊红染色，因此造成结果严重向前哨淋巴结侧重。即使有这种偏移，文献中也呈现不同的结果，假阴性率仍（“哨兵”淋巴结阴性而阳性非哨兵淋巴结人数 / 总体阳性淋巴结人数）为 9% ~ 60%[50-52]。已报告的成功率的变化也可能是由不同的数据分析方法所导致的。

所有拟定出的非标准模式的淋巴结测检方法的最终目标是识别出难于预期的淋巴转移节点，以便通过化疗来延长生存期，目前，还没有明确的证据表明，通过化疗可以延长发生非预期淋巴结转移患者的生存期。

切缘状态

治愈性手术切除需要切除整块肿瘤以及高危淋巴管和淋巴结，这些淋巴结由原发肿瘤的位置决定。显而易见，完整切除整个肿瘤对结肠癌手术至关重要。然而，直到近期，环周切缘的概念才被术者和病理人员所重视。类似直肠恶性肿瘤，对环周切缘墨汁染色然后行病理检测是非常重要的，因为环周切缘有重要的预后价值，并可作为评估手术质量的标准以及将决定术后辅助治疗方式。需要指出的是，结肠脏腹膜并不是手术切缘。病理医师在评估非腹膜面的过程中经常会遭遇困难，因此在该层面用墨汁染色显得非常关键。

手术标本的近端和远端切缘也应该进行病理检测并报告。传统上，一些研究主张在距离肿瘤上下缘 5 cm 处切断肠管，以避免肿瘤局部复发 [4, 46, 53]。然而，这个建议并无实质性意义，因为结肠癌很少沿肠壁纵向扩散。相反，充分切除肿瘤周围肠系膜以保证获取高危淋巴结显得非常必要。充分切除肿瘤周围肠系膜及附属血管，将导致肿瘤及周围肠管去血管化，并最终切除该区域结肠肠管。

其他预后因素

淋巴脉管和神经浸润已经证实和较差的预后显著相关 [21, 46, 54-57]。肿瘤芽殖指侵袭前沿的小簇未分化肿瘤细胞。这不是常规病理检查指标，然而越来越多的证据表明，结肠肿瘤芽殖数量反映肿瘤的侵袭性，这也是已证实的预后不良特征 [46, 54]。

DNA 错配修复 / 微卫星不稳定

DNA 错配修复（MMR）基因（*MLH1*、*MSH2*、*MSH6* 和 *PMS2*）中出现的胚系突变是林奇综合征的典型特征。散发性结肠癌中，错配修复基因缺陷发生率约 20%，并且和 *MLH1* 过度甲基化相关 [3, 58]。*MLH1* 免疫组织化学（IHC）阴性的患者可以通过免疫组化检测 *BRAF* 表达明确散发性或胚系突变。如果 *BRAF* 突变，则 96% 的概率为散发性肠癌 [59]。通常情况下，发现 MMR 表达缺失，需要行 *BRAF* 基因检测。如果 *BRAF* 基因证实为突变型，则 Lynch 综合征可能性不大，绝大多数情况下，患者为散发性大肠癌，可以考虑停止进一步的基因检测。然而，如果 *BRAF* 是正常的，则考虑为 Lynch 综合征，需要进行遗传咨询及基因检测。

肿瘤组织 MMR 蛋白可通过免疫组化进行检测。基于临床治疗规范，在怀疑 Lynch 综合征的患者中应该作为常规检测项目 [36]。在许多医院，50 岁以下大肠癌患者常规行免疫组化检测 MMR 蛋白。由于 MMR 蛋白对预后的影响，越来越多的机构对所有的结直肠癌患者进行 MMR 蛋白检测，以便于将病理、预后和治疗更好地结合。

MSI 是错配修复蛋白缺陷引起 DNA 修复错误的另一个指标。通常通过 PCR 扩增肿瘤组织 DNA 中重复单核苷酸位点或者微卫星位点证实。基于出现微卫星序列的数目，肿瘤被分为 MSI 高度不稳定（MSI-H）或低度不稳定（MSI-L）。如果肿瘤有两个或两个以上的突变序列，称为 MSI-H，而如果只有一个序列突变，则被归类为 MSI-L。最后，如果没有突变存在，那么定义为微卫星稳定（MSS）[47, 60]。最近的研究表明伴 MSI-H 的Ⅱ期肠癌患者，相比 MSI-L 和 MSS 患者（两者差异较小），并不能从 5-FU 为基础的辅助化疗中取得相似的获益 [36, 50-52, 61-63]。

总结

对患者及肿瘤进行术前评估已经显得越来越重要。如今，治疗决策的制订需要仔细评估术前患者的健康状况、肿瘤基因变化及肿瘤病变程度。通过一个复杂的、有组织的及合理的路径进行术前评估将产生最理想的远期效果。

（参考文献参见 www.pumpress.com/home-specific-edu/5599.html）

第 26 章

结肠癌的手术治疗

Matthew G. Mutch 著
李心翔 俞文成 译

要点

- 结肠癌完整的临床分期包括全结肠检查；胸部、腹部和盆部 CT 检查；血清 CEA 水平检测。
- 切除肿瘤的原则包括：全系膜切除，于主要血管的根部结扎，广泛的肠系膜切除并检出大于 12 枚淋巴结以及至少 5 cm 的断端切缘。
- 开腹和腹腔镜切除的肿瘤相关预后没有差异。
- 吻合评估与降低左侧吻合的瘘发生率有关。
- 对于结肠癌伴梗阻的患者，外科切除是最有效的治疗手段。
- 内镜下支架置入对于梗阻性结肠癌是 72 h 内的外科手术治疗过度的有效手段。
- 伴有穿孔的肿瘤应以根治性切除的方式治疗。
- 对转移性结肠癌及原发肿瘤无症状的患者，化疗是一线治疗手段。

引言

近 10 年以来，我们对于结肠腺癌的发病机制、分期以及治疗的理解有了巨大进展。目前公认的是结直肠癌通过三种不同的遗传学途径之一发展形成：①染色体不稳定；②错配修复和③ CpG 岛甲基化。对于结直肠癌遗传学认识的进展，使得出现了一些特定的分子标志物可以预测肿瘤的生物学行为以及临床表现。然而，利用 TNM 系统的病例分期仍然是目前最有价值的预后评估工具，浸润程度（T 分期）以及淋巴结转移（N 分期）则分别作为对区域和远处转移风险分层最好的标准。术前影像学检查使得进行更精确的临床分期以及更早诊断转移灶成为可能，可能调整患者的治疗方案。化疗的进展使得一部分的Ⅱ期、Ⅲ期和Ⅳ期肿瘤患者的预后得到改善。虽然有了以上这些进展，但外科切除仍然是结肠癌治疗中的基础和最重要的方式。精通结肠及其脉管和后腹膜间隙的解剖对结肠癌进行合理的根治性切除是至关重要的。本章将重点从技术方面介绍根治性切除原则，比如全系膜切除的重要性、主要脉管于根部结扎、切除足够数量的淋巴结来保证检查大于 12 个淋巴结以及在开放和腹腔镜下切除时达到合理的切缘。一些特定的情况也将会在本章涉及，比如腹腔镜结肠根治术、伴有梗阻和穿孔结肠癌的处理、原发肿瘤发生转移时的治疗以及结肠癌行结肠切除术后的短期和长期预后等。

术前准备

当为一个即将进入手术室行结肠癌切除术的患者做准备时，必须全面了解患者的生理状态、肿瘤位置、临床分期。由于患者的安全性和治疗效果越来越受到重视，为患者提供个体化的结直肠手术后并发症的风险分层也变得越来越重要。美国人口平均年龄在逐年增长，存在合并症的患者数量也在增多，所以外科医生在治疗结直肠癌而做决策时也将会面临越来越多的挑战。

生理状况评估

目前有多种针对患者接受常见消化系统手术后围术期并发症发生率和病死率的风险分层评分系统。各评分系统纳入的参数和测量结果有所不同。目前应用最广的评分系统是美国麻醉医师协会

（American Society of Anesthesia，ASA）评分，但这项评分只能提供在特定的生理状况下麻醉并发症发生的风险。相比之下，病死率及患病率计数资料的生理学和手术严重性评分（Physical and Operative Severity Score for the Enumeration of Mortality and Morbidity，POSSUM）和修订的朴次茅斯 POSSUM 评分系统提供了术后患者的并发症发生率和病死率的风险评估[1]。这项评分系统包括了 12 项术前生理因素，比如年龄、血压、心率、心电图、血红蛋白以及电解质等，加上另外六项术中的参数，包括手术操作、预估出血量、腹腔污染、肿瘤恶性程度以及手术的紧急程度等，它也可以在术后阶段再次进行评估。然而，POSSUM 和 P-P0SSUM 评分已经多次被证明低估了接受常见结直肠手术的患者的并发症发生率和病死率。为了改善对接受结直肠切除患者的预测结果，学者们发展了一项结直肠手术专用 POSSUM 评 分（colorectal-specific POSSUM，CR-POSSUM）[2]。多项回顾性以及前瞻性研究证实了 CR-POSSUM 相比 POOSSUM 和 P-POSSUM，在各种结直肠疾病如肿瘤和憩室炎的结直肠手术中，对术后病死率预测的准确性更高[3-4]。CR-POSSUM 评分系统的效能也在全球多个国家卫生系统中得到了验证，比如美国、英国、印度、中东、加勒比地区以及亚洲[5-6]。除此之外，相比 P-POSSUM，CR-POSSUM 评分系统对于大于 80 岁以上老年患者预测的准确性也有所提高[7]。也有意见认为，对于老年患者，在预测病死率时其生理健康状态比手术类别更重要。美国外科医师协会（American College of Surgeons）利用来自于全美外科手术质量提高计划（National Surgical Quality Improvement Program，NSQIP）的数据，创立了一项外科风险计算工具，以此来评估患者的多种并发症的术后个体化风险。这项评分系统基于超过 140 万例患者，涉及了超过 1500 项独特的当代操作术语集（Current Procedural Terminology，CPT）的代码，在预测病死率、总体并发症发生率，以及六项特殊的并发症（肺炎、心脏意外、手术部位感染、泌尿道感染、静脉血栓栓塞、肾衰竭和再次手术）方面有很好的表现[8-10]。NSQIP 风险计算工具也可能会低估结直肠切除后并发症的风险，也需要更多的外科医生和患者个体化的数据，但它仍不失为一个术前预测并发症和病死率的实用工具。风险计算工具可在以下网址获得：http://riskcalculator.facs.org.

肿瘤定位

肿瘤的精确定位是患者术前评估和手术计划中重要的组成部分。术中定位从几个方面来看都可能具有挑战性，如体积小或早期肿瘤、肥胖患者、存在粘连、腹腔镜检查或标记不确切等。利用肠腔内标志物进行肿瘤定位有 12% ~ 14% 的情况是不准确的，排除盲肠和直肠肿瘤则比例可能更高[11]。换句话说，在 1/7 的情况下结肠镜检查不能精确地定位肿瘤。内镜下标记定位是目前最准确的定位方法。标记需要放置于病变的远端，并在环绕管腔周径的三个独立的区域分别进行标记（图 26-1）。在系膜缘侧单独注射或者喷洒入腹膜腔会导致难以分辨。Chou 等报告了在 97 例内镜检查中标记了 94 例（98%）患者，结果提供了准确的肿瘤定位[12]。这项研究同时也检测了利用影像学方法进行肿瘤定位，发现钡餐造影和 CT 结肠成像的准确性分别为 93% 和 95%；另外，内镜下在肿瘤位置放置金属夹并即刻拍摄平片（或 CT），可以高度精确地定位肿瘤。最可靠的标识病变的手段是术中结肠镜检查，需要合理应用二氧化碳充气，以限制肠道扩张。

内镜下表现为阻塞性病变的患者可以利用 CT 结肠成像在术前对整个肠道进行全面检查。CT 结肠成像由于在检测病变上有更高的准确性并且常提供更好的肿瘤定位，因此已在很多情况下替代了气钡对比灌肠检查。在一项纳入了 411 例病例的研究中，对由结直肠癌形成狭窄造成肠镜检查不能完成的患者以 CT 结肠成像进行评估，将术前 CT 结肠

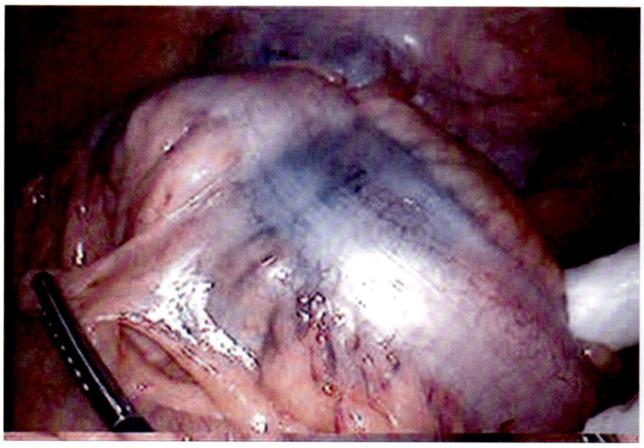

图 26-1 一个乙状结肠肿瘤的标记定位

成像与术中所见和病理发现进行比较[13]。这项研究显示 CT 结肠成像在检测同时性近端肿瘤上灵敏度为 100%，识别进展性肿瘤性病变（进展期腺瘤或肿瘤）的阴性预测值为 97%。其他研究也显示了相似的结果[14-16]。Maras-Simunic 等证明 CT 结肠成像可安全地应用于急性和亚急性病例[17]。他们对 44 名表现出大肠梗阻症状和体征的患者进行检查，发现 CT 结肠成像可以准确发现梗阻的原因，其中 41 例为肿瘤，9 例为良性疾病。在这项小样本的研究中，它也可以准确地检测出两例同时性肿瘤。因此，只要安全可行，表现为远端梗阻病变（临床上或内镜下）的患者如果 CT 结肠成像结果为阴性，则可安全地接受节段性切除，而没有遗漏同时性近端病变的显著风险。

外科技术

切除范围

美国国家综合癌症网络（National Comprehensive Cancer Network）提出了结肠癌外科切除原则的建议，包括获取足够长的近端切缘、远端切缘并行淋巴结清扫[18]。结肠癌倾向于沿着结肠管腔环周生长，径向延伸，沿着肠腔纵向生长程度更小。因此，一直以来推荐距离肿瘤边径 5 cm 的近端和远端切缘。切除所有可能转移肿瘤细胞的淋巴结和所有带黏膜的肿瘤同样重要。一项来自于 Rorvig 等的回顾性研究，比较了切除结肠癌标本中肿瘤切缘＜5 cm 和肿瘤切缘＞5 cm 两者最终的病理分期。肿瘤切缘＜5 cm 的淋巴结阳性率为 37%，而切缘＞5 cm 的阳性率为 51%[19]。这突显出虽然原发肿瘤不在纵向生长，但肿瘤淋巴转移可能沿纵向或跳跃扩散。为了清扫足够的淋巴结，切除肠段的滋养血管需要从其起始部结扎。例如，回结肠血管蒂需要在其肠系膜上动脉的发出点处结扎，而肠系膜下动脉需要在主动脉水平结扎。目标是要清扫所有区域淋巴结，并提供至少 12 个淋巴结用于病理评估。获取足够淋巴结的意义以及病理分期的准确评估将在 34 章详细阐述。对于主要滋养血管是行高位还是低位结扎一直以来都存在争论。历史数据和近期的前瞻性随机试验显示行高位结扎并发症发生率并无明显差异[20-23]。然而，据报道腹主动脉分叉水平以上肠系膜下动脉（inferior mesenteric artery，IMA）周围淋巴结阳性率可达 8%，并且切除后与更好的无疾病生存期有关[22]。因此，为了获取尽可能多的淋巴结并且保证可能转移的淋巴结完全切除，系膜需要一并切除，连同主要血管于起始部结扎，并且保证肿瘤远端和近端至少 5 cm 的切缘。

肠系膜切除

由 R.J. Heald 普及的全直肠系膜切除（total mesorectal excision，TME）这一概念也适用于沿适当筋膜平面的结肠和相关系膜的切除。类似直肠系膜被筋膜覆盖，结肠系膜也有一层脏层筋膜平面将其与腹膜后间隙（壁层筋膜）分隔开。肠和肠系膜上的一层浆膜表面将肠系膜的前方从会阴腔分隔开。因此，全结肠系膜切除（complete mesocolic excision，CME）是从脏层筋膜与腹膜后间隙壁层筋膜之间锐性分离，以及于近端心端结扎主要血管。Hohenberger 等在 20 世纪 90 年代中期采用了这个观念，并且公布了 1329 例连续患者的研究结果[24]。他们报道了在采用 CME 联合肠系膜血管近心端结扎后，5 年局部复发率从 6.5% 降低至 3.6%，5 年生存率从 82.1 提高至 89.1%。后续的研究结果显示了 CME 的其他一些获益，如增加获取的淋巴结数量、结扎血管更长、结外肿瘤结节切除更多以及更多比例的分期提高，在改善局部控制与生存率的同时，在并发症发生率方面没有差异[25-26]。在技术层面，就像 TME 原则在直肠癌中一样，将结肠和结肠系膜从腹膜后腔锐性分离、沿着切除线切除肠系膜以及血管近心端结扎对结肠癌也同样重要。

右半结肠切除术

位于盲肠至横结肠近端的肿瘤通过右半结肠切除术进行治疗是安全的。右侧肿瘤切除的基本原则包括充分的腹腔探查、完全游离右半结肠、肝曲，切除肠系膜并在起始处结扎回结肠血管和中结肠血管右支。开腹和腹腔镜途径都能够安全并有效地进行右半结肠切除。有关腹腔镜操作应用于结肠直肠癌的资料详细介绍如下。

开腹方法

可行正中切口进入腹腔，或者一些外科医生倾向于右侧横向切口。打开腹腔，探查，定位肿瘤之后，置入切口保护器保护切口。游离右半结肠的第一步是进入腹膜后间隙，横向沿着 Toldt 白线游离，下方靠近盲肠，后方在小肠系膜之下，上方穿过小网膜囊。一旦进入腹膜后间隙，肠系膜和肝区就游离了。识别十二指肠并将其推入腹膜后间隙。与切除肠段相连的大网膜也要一并切除。结肠完全游离之后，可以结扎血管蒂。不管用何种入路，步骤是相同的，只是顺序不同。

侧方入路

术者站在患者的左侧，第一助手站在患者右侧。抓住右半结肠在 Toldt 白线的前方切开腹膜，从盲肠游离至肝曲。由此可以进入腹膜后间隙或结肠和腹膜后间隙的脏层与壁层平面之间的无血管平面。重要的是不能破坏平面的系膜侧，以保证全系膜切除。右半结肠在保持张力下从腹膜后间隙锐性分离。识别十二指肠并将其推入腹膜后间隙。盲肠从腹膜后间隙分离，并一直分离小肠系膜后的韧带直到十二指肠，为小肠吻合提供灵活性。十二指肠安全地向后推入腹膜后间隙，使得肝区可以被游离。术者的左手放置于结肠和其系膜之下，横向展开以暴露上缘与肝下缘的韧带。最终进入小网膜囊，小网膜被分开。必须注意网膜和横结肠肠系膜之间的平面是分离的，并且要避免解剖到横结肠。这两个平面常在中线融合，越过这个点就进入理想的小网膜囊。右半结肠和肝区完全游离后，盲肠被拉伸，回结肠血管蒂可以轻松地识别。右半结肠及其系膜已经被游离，回结肠血管蒂近端及远端应有裸露的区域。腹膜沿着两头裸露区域切除线切除，以便血管蒂的分离，由此可以在肠系膜上血管的根部结扎。分离末端回肠系膜，以此可以获得末端回肠 5 cm 的切缘。提起横结肠系膜，找到中结肠血管的右侧支。在张力牵拉下或在显露小网膜囊的时候在解剖分离大网膜的地方应该有另一个裸露的区域，由此血管蒂变得明显。从结肠横断面的远端到血管蒂的根部切开腹膜并穿过血管蒂直到右半结肠系膜的切缘。然后可在血管蒂根部结扎。回结肠吻合技术将在后面讨论。

后方入路

拉出小肠并推向右上象限，暴露小肠系膜的后叶，从 Treitz 韧带到盲肠的部分（图 26-2）。腹膜

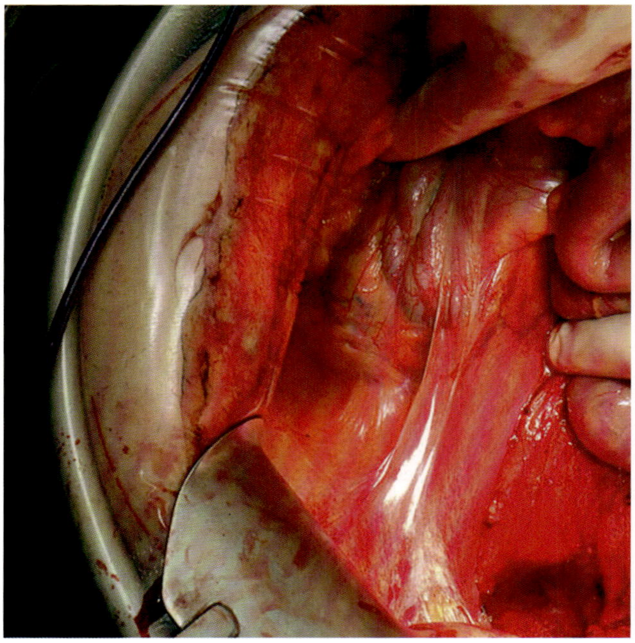

图 26-2 右半结肠后方入路，暴露小肠系膜后叶

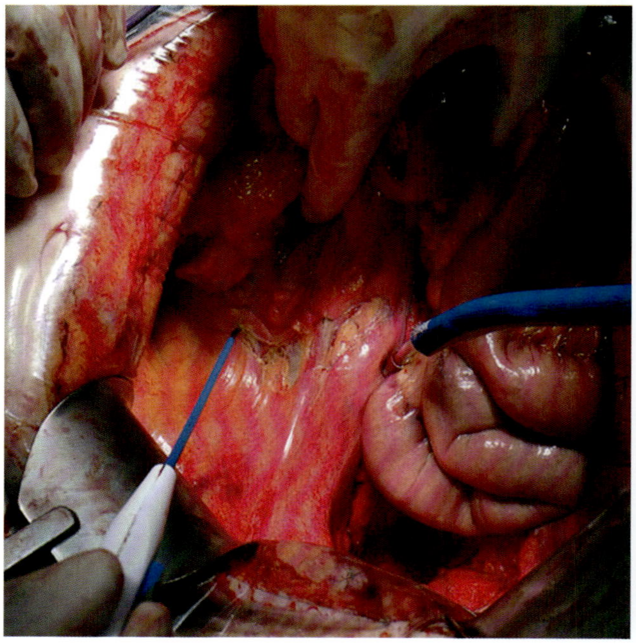

图 26-3 右半结肠切除术，从后方入路进入腹膜后间隙

沿此整个长度切开，进入腹膜后间隙（图 26-3）。十二指肠很容易识别，并推入腹膜后间隙。从腹膜后间隙掀起右侧结肠，越过侧面的降结肠和上面的横结肠。进一步分离可以沿从内向外的方向，从横结肠、肝曲到降结肠，横向分离变得更容易，因为剩下的是侧腹膜和小网膜。此时，从盲肠水平开始，

术者站在患者的左侧，将左手置于右半结肠系膜下方与结肠的侧方，来暴露侧腹膜。向上分离这些组织直到肝曲。如果分离容易，小网膜与横结肠系膜分离，以进入小网膜囊。如果这个平面分离困难，横断面的远端被识别，小网膜囊可以从这个点进入。从分离大网膜到结肠水平开始，小网膜从结肠及其系膜钝性分离，进入小网膜囊。一旦进入小网膜囊，平面分离直到肝区。最终，进入后腹膜后间隙分离平面。不受十二指肠影响后，肝脏下缘其他连接组织可以安全地分离，右侧结肠和肝曲完全游离之后，可以按上文描述来结扎血管蒂和切除系膜。

上方路径

分离从横结肠横断的远端部位开始。通过提起横结肠来暴露系膜的下面，以使中段结肠血管的右侧支可以被识别。它是十二指肠裸露区域内侧的第一个血管蒂，在牵拉横结肠时会呈弓状。分离大网膜一直到横结肠，小网膜从结肠和系膜分离以进入小网膜囊。由于这个平面一直延伸到肝曲，因此小网膜被分离。应识别前方的胃和后方的十二指肠，并与结肠系膜分离。一旦小网膜或肠肝连接组织被分离超过肝曲，肝曲便可在牵拉下被提起。分离腹膜后平面，识别并游离十二指肠，并分离连接右侧结肠的侧腹膜。腹膜连接分离后，剩余的结肠像侧方入路一样被游离。上方路径对于盲肠和近端升结肠的巨块或局部进展期肿瘤很适用，因为它可以在处理肿瘤所处位置前完全游离结肠和系膜。

吻合

吻合可以通过手缝或吻合器技术。对于手缝技术，吻合方向可以是端端或侧侧吻合，缝合可以是单层或双层缝合。然而，由于小肠和结肠肠腔管径有显著差距，端端吻合通常比较困难，因此这里只介绍侧侧吻合。对于手缝技术，肠管是用吻合器或刀刃分开，切缘用 3-0 单丝可吸收线缝合关闭。关闭肠腔时，Connell 连续全层缝合，埋在使用 3-0 可吸收缝线的间断 Lembert 缝合之下。然后将肠管摆向侧侧，逆蠕动的方位。使用单丝可吸收 3-0 缝线，连续或间断缝合，完成单层吻合。单层、间断缝合完成一段 6 ~ 7 cm 的肠切除。前两针在近端和远端互呈 180° 角，使得吻合的“后壁”对齐。吻合“后壁”翻转后，下一针在中间等分位置，再下一针继续等分，直到“后壁”缝合完整。对于吻合“前壁”，在肠近端和远端角交替缝合，直到在中间交汇。进针从第一个管腔由内向外到第二个管腔由外向内。这种技术将缝线的结置于管腔内，并且翻转了肠道的两边缘。最后一针需要由外向内再由内向外，这样使得结打在肠道外侧。对于连续手缝吻合，在吻合“后壁”的中央开始两处缝合，一处向近端方向，另一处向远端方向缝合，在完成“前壁”缝合后，两处缝合打结到一起。对于吻合的“后壁”，由于肠道两边缘已经翻转了，所以可以以交错的、棒球式的方式进行缝合。在吻合“前壁”时产生的每一个角，缝合应转变成 Connell 缝合，这样前缘也被翻转了。对于双层吻合，第一步是要沿着吻合长度进行后排的 Lembert 缝合。然后与 Lembert 缝合平行进行肠切除，并且内层以上述的连续吻合的方式产生。完成内层后，前外层缝合最后以 Lembert 缝合完成。

吻合器吻合最常使用在侧侧吻合，但也在端侧吻合中使用。传统的侧侧吻合器吻合分别用切割吻合器分离近端（图 26-4）和远端（图 26-5）肠管。

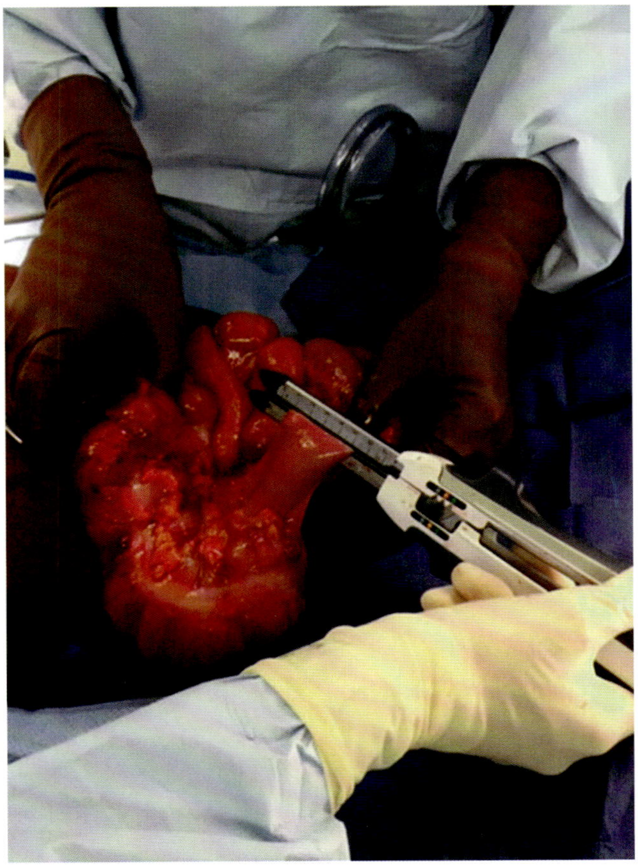

图 26-4　离断末端回肠。经由 Howard Ross，M.D 提供

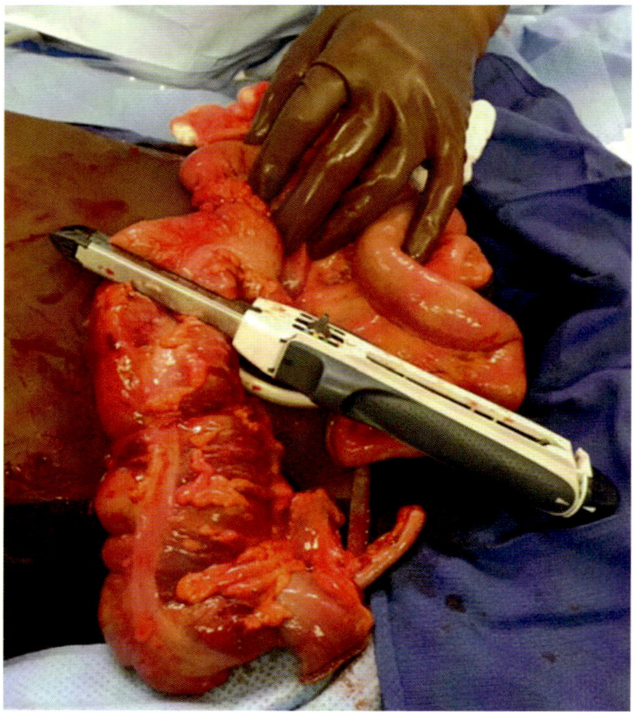

图 26-5 离断横结肠。经由 Howard Ross，M.D 提供

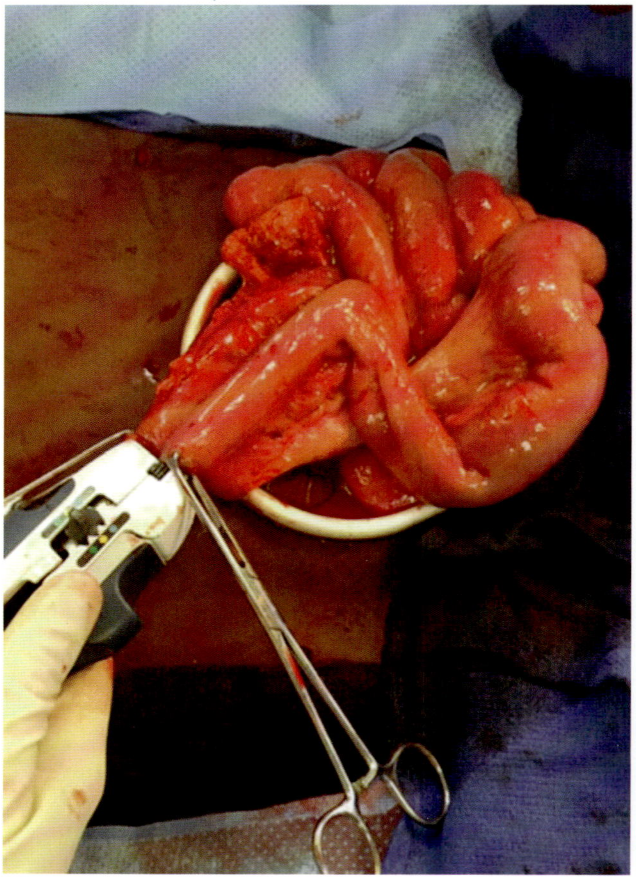

图 26-6 侧侧吻合器吻合，击发直线切割吻合器。经由 Howard Ross，M.D 提供

接着切断每一个切割吻合线的对系膜角，吻合器的两根叉分别置入每个肠管的内腔中。吻合器再组装并在逆蠕动和对系膜的方式下击发（图 26-6）。常规肠切除重新靠近，因此使得纵向吻合口对合，防止了两条以上钉线的交叉（图 26-7）。这种常见的肠切除可以通过缝合吻合或吻合器吻合（图 26-8 和图 26-9）。另一种侧侧吻合的方法不分离近端和远端肠管。肠切开在横断面位置的对系膜侧。吻合器的叉在每一处肠切开重组的地方穿过，并以逆蠕动和对系膜的方式击发。常规肠切除又与纵向钉线偏移重新靠近，然后吻合器击发关闭，合并肠道的近端和远端。这项技术节省了两个仓。

吻合器吻合也可以以端侧吻合方式进行。这种吻合是用一种端端吻合（end-to-end anastomotic，EEA）的切割吻合器来完成的。远端肠管锐性分离，置入荷包线，并在其中置入砧座，典型的为 28 mm 或 29 mm。近端肠管也锐性分离，将吻合器器身置入近端肠管的腔内。尖头对准对侧系膜缘穿出。尖头需要在足够近端的位置，使得环形钉线的远端至少在肠道切缘近端 4 cm 以上。这对于一旦切开肠端关闭后确保远端肠道保持活力是很重要的。然后，用直线切割吻合器或手缝的方式关闭近端肠管的末端。

腹腔镜方法

合理的空间布局和仪器使用是腹腔镜手术的关键。机械床是必需的，因此可将患者摆放在极端的位置，最大化利用重力来暴露。患者需要被安全固定在手术床上，为此有许多技巧来完成，如豆袋包、防滑垫和肩带等。放置可分离式脚蹬有可以使助手和术者站在双腿之间的优势，有助于在解剖方向上的视野，并将与摄像头视角的冲突减到最少。仪器的选择取决于外科医生的偏好，但推荐使用无损伤抓钳。有几种可用的需提供能量设备，如单极灼烧、双极血管闭合器以及超声刀等，可用于解剖和闭合合适的血管。关于孔道的放置，没有硬性的规则，应该基于外科入路和术者的偏好（图 26-10 a，b）。腹腔镜结肠切除术是一项多象限的操作过程，因此，放置镜头孔来最大化视野很重要。摄像孔最理

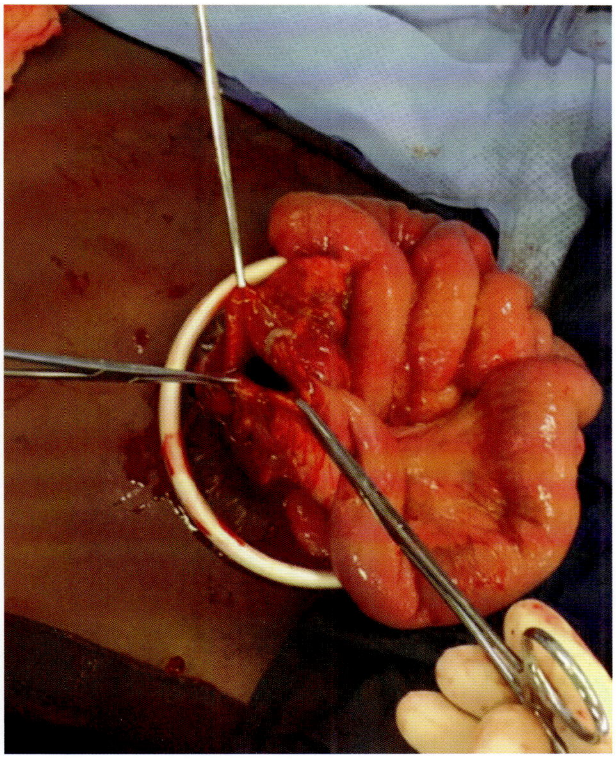

图 26-7　对合纵向吻合口，关闭肠切口。经由 Howard Ross，M.D 提供

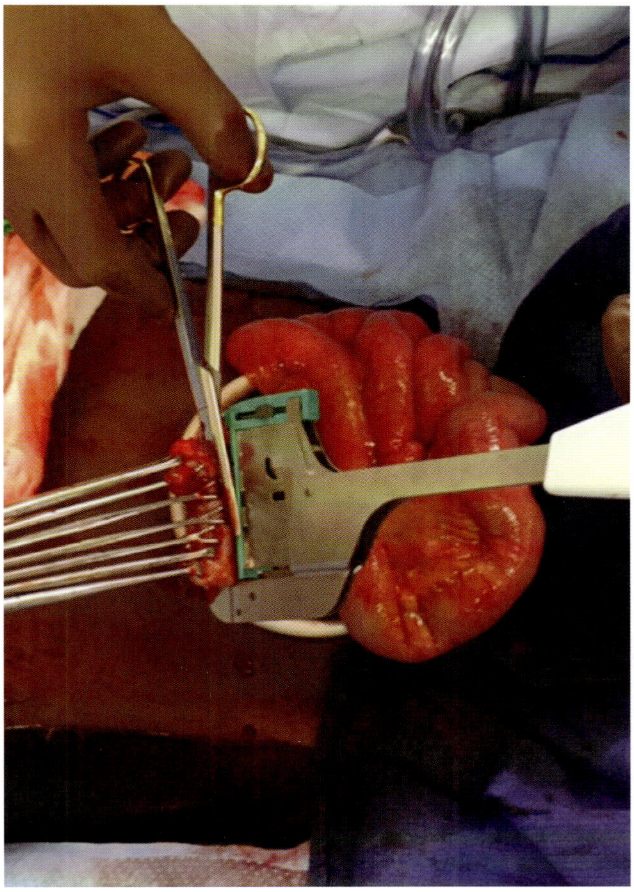

图 26-8　关闭肠切口，以行侧侧吻合。经由 Howard Ross，M.D 提供

想的位置是在气腹的顶端。这通常在中线上、在剑突和耻骨联合的中点，可以在脐的上方或下方。一旦建立气腹，腹部充分探查后，解剖可以以内侧到外侧、外侧到内侧或后方入路进行。在本章中，将介绍内侧到外侧和后方入路。

内侧到外侧入路

进入腹膜，气腹建立，放置孔道后，充分探查腹腔，定位肿瘤。然后将患者放置头低脚高仰卧位，右侧抬高。将网膜置于上腹部，暴露横结肠和肝曲。将小肠移动到腹腔左侧，充分暴露右侧肠系膜。解剖的第一步是要抓住末端回肠和盲肠交界处的肠系膜，并将其拉到右下象限。这可以使回结肠血管蒂保持张力，因在肠系膜中呈弓状而可以被识别。然后将血管蒂拉向近端，沿着平行于血管的方向切开尾侧的腹膜。切开范围更广，可以获得更好的暴露。通过肠系膜，进入后腹膜用钝性分离。一旦进入后腹膜，很容易识别十二指肠，并将其推入后腹膜。分离过程借助充分牵拉的张力，15 mmHg 的二氧化碳压力帮助分离后腹膜脏层和壁层筋膜之间的无血管平面。利用钝性分离，并尽可能向头侧和侧方分离，安全地将十二指肠与右半结肠系膜分离，以便可以在根部分离和结扎从肠系膜上血管发出的回结肠血管蒂。血管蒂可以用夹子、钉子或血管闭合设备结扎。为了识别并分离中段结肠血管的右侧支，要在张力下提起横结肠系膜。血管蒂在右结肠系膜切缘的内侧呈弓状，由此来识别血管。这会帮助识别结肠横断面的远端位置。将结肠内侧到血管蒂的腹膜折向血管蒂的根部，并穿过它到系膜切缘。沿着这个平面通过钝性分离，将血管蒂游离。一旦通过横结肠系膜，网膜在小网膜囊内可能与系膜粘连，因此在游离血管蒂时需要将网膜切除。血管蒂结扎后，通过肠系膜进入后腹膜的窗口更宽了，右半结肠系膜从横结肠中部到肝曲、外侧到降结肠的部分应从后腹膜间隙游离下来。理想的情况是，这时候剩下的是侧腹膜和网膜。抓取盲肠，并推向内侧和头侧，切开腹膜，进入切开的腹膜后间隙。腹

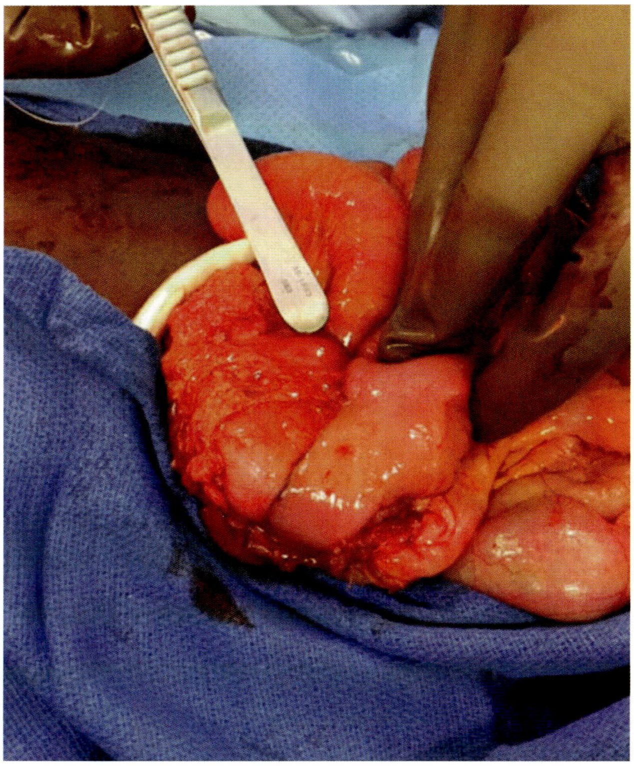

图 26-9 完成侧侧回结肠吻合。经由 Howard Ross，M.D 提供

膜后的小肠系膜应一直分离到十二指肠水平，小肠有足够的活动空间来取出、切除和吻合。右侧结肠的外侧附件在张力下一直分离到肝曲。如果解剖进展顺利，在将肝结肠韧带或小网膜与横结肠系膜分离以进入小网膜囊的过程中，肝曲可以在相同的方向上游离。如果获得足够的暴露很困难，可以改变方法，将结肠恢复到其解剖位置，识别将切开结肠远端的位置。大网膜在这个位置被分开，并通过将小网膜从横结肠和其系膜分离来进入小网膜囊。这是一个无血管平面，因此可以在张力下钝性分离。一旦进入这个平面，向肝曲的解剖通过分割小网膜进行，随着解剖越过幽门水平，应进入后腹膜平面，剩下的肝周围连接可以安全地解剖，因为十二指肠已经与其分离。结肠现已完全游离，可以依术者位置的选择来取出。对于肿瘤病例，取出时高度推荐使用切口保护器来尽可能减少切口肿瘤复发的风险。一旦切除结肠并取出，吻合可以利用之前介绍的各种吻合技术之一。

后方路径

进入腹膜腔，放置孔道，充分探查腹腔。患者置于头低脚高仰卧位，网膜翻至横结肠之上以暴露肝曲。小肠置于右上象限来暴露小肠系膜的后面。患者不应右侧抬高倾斜，因此小肠会停留在右上象限。为了获得暴露，要识别末端回肠，并推向右侧结肠。这将暴露小肠系膜融合入后腹膜间隙的转折处。将小肠移动至右上象限，沿着转折向头侧方向，将暴露十二指肠的第四部分（图 26-11）。术者右手的一个器械提起小肠系膜的近端面保持张力，第一助手通过右下象限的孔道提起小肠系膜的远端面，由此暴露了十二指肠和小肠系膜后腹膜。利用能量设备切开从十二指肠到盲肠的腹膜，进入后腹膜间

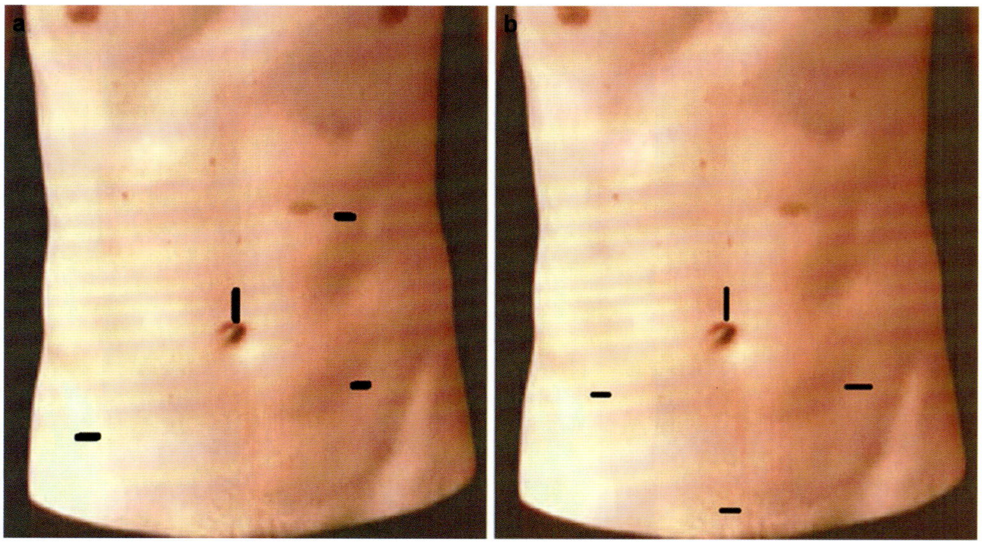

图 26-10 a. 腹腔镜右半结肠切除术的孔道位置；b. 腹腔镜右半结肠切除术的孔道位置

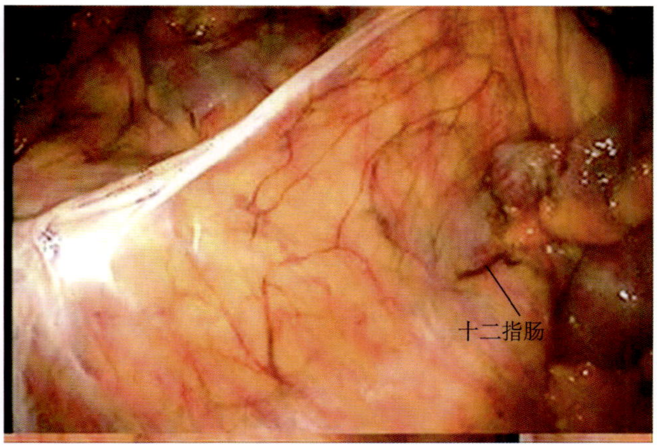

图 26-11 腹腔镜后方入路中暴露小肠系膜的后方

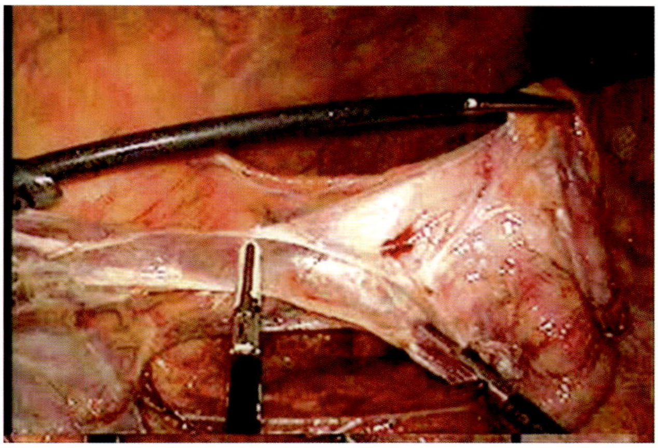

图 26-13 后方解剖后暴露外侧连接

隙，右侧结肠系膜可以从后腹膜腔抬起。十二指肠推向后，将系膜从横结肠中部抬起，外至肝曲，沿降结肠向下到盲肠（图 26-12）。向外侧和向上方越过结肠分离得越多，外侧和肝曲的游离就越容易。先将患者右侧抬高，将小肠和网膜拉到腹腔的左侧，来暴露右侧结肠的外侧面。通过抓取盲肠收向内侧和头侧，朝向脾的方向，来分离结肠的外侧连接（图 26-13）。连接应朝向肝曲的方向尽可能分离。就像在内侧到外侧方法介绍的那样，如果小网膜囊可以顺利进入，解剖可以沿这个方向进展。如果这个方向太困难，将结肠置回其解剖位置，并识别将切开结肠的远端位置。这通过提起横结肠系膜，并伸展中结肠血管的右侧支来完成（图 26-14）。血管在右结肠系膜裸露区的内侧。大网膜在这个位置切开，通过将小网膜与横结肠及其系膜分离，以此进入小网膜囊（图 26-15）。这是一个无血管平面，因

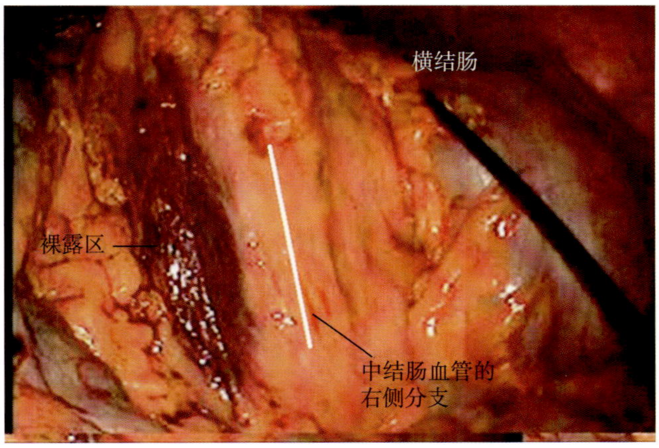

图 26-14 暴露中结肠血管的右侧分支

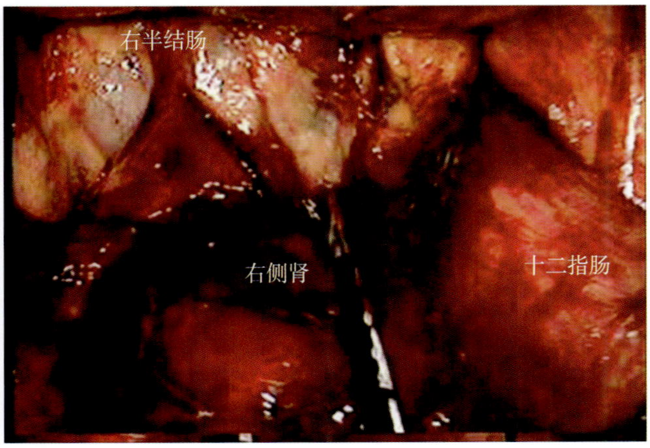

图 26-12 从后腹膜腔游离右侧结肠系膜后方

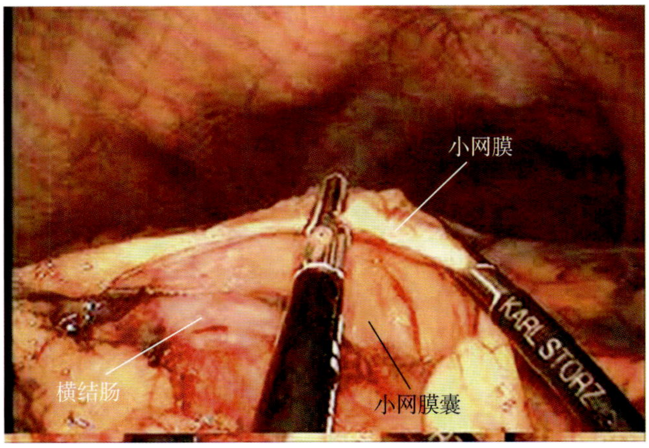

图 26-15 在切除远端位置，将小网膜从横结肠分离，进入小网膜囊

此可以在张力下钝性分离。一旦进入这个平面，向肝曲的解剖通过分割小网膜进行。解剖越过幽门水平后，后腹膜解剖平面可以由指示之前后方解剖的紫色组织平面识别。这个平面可以安全进入，肝周围剩余的连接可以安全地切开，因为十二指肠已经与右侧结肠系膜分离（图 26-16）。在这个时候，右半结肠和肝曲已近完全游离了。下一步是要分离和结扎血管。通过抓取回盲瓣内侧的肠系膜，并拉向右下象限，以此来识别回结肠血管蒂。血管蒂会呈弓状，由于它已从腹膜后间隙游离下来，裸露的区域可以从头侧和尾侧（越过十二指肠）观察到（图 26-17）。尾侧面的腹膜折向平行于血管蒂，通过肠系膜的钝性解剖可以进入后腹膜。十二指肠直视下保证其与血管蒂完全分离。腹膜翻折过血管蒂根部，朝向头侧的裸露区域，将血管蒂安全地分离并结扎。抓取靠近中结肠血管右侧支的肠系膜中间切缘并推向右侧，使得任何十二指肠、胃或将腹膜结肠折向血管根部，并穿过它到肠系膜切缘的连接处（可以被看见并轻柔地清扫干净）。提起横结肠系膜保持张力，使得右侧支呈弓状，理想情况下，血管内侧可见一裸露区域（图 26-18）。将腹膜结肠折向血管根部，并穿过它连接到肠系膜的切缘。钝性解剖裸露区域可以进入小网膜囊，并安全结扎血管蒂。由于进入小网膜囊前网膜已经解剖彻底，因此血管可以在没有损伤周围结构的风险下安全结扎。现结肠可以被取出、切除并按之前中间到外侧部分介绍的方法进行吻合（图 26-19）。

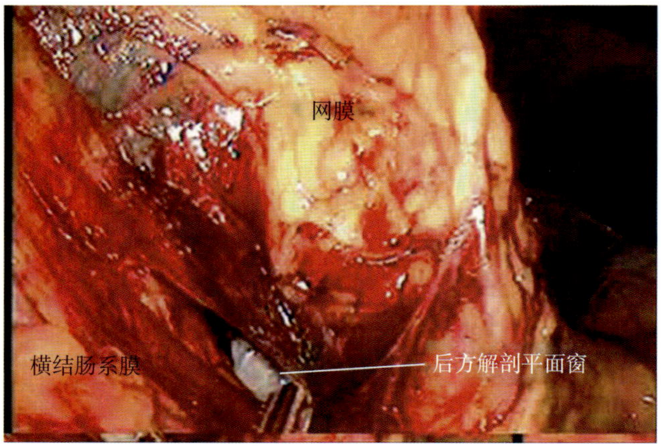

图 26-16 从上方路径暴露后方解剖平面

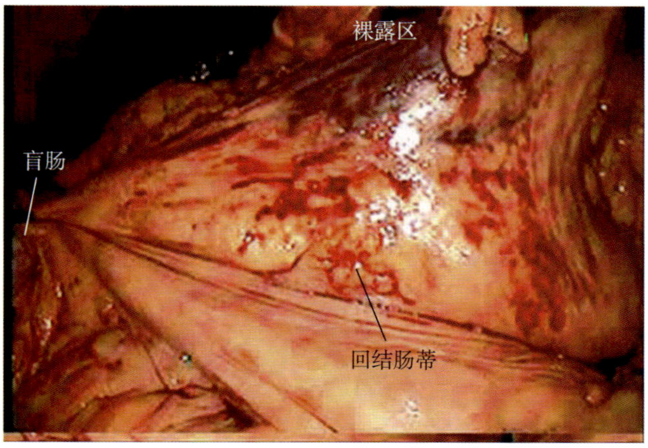

图 26-17 辨认回结肠血管蒂

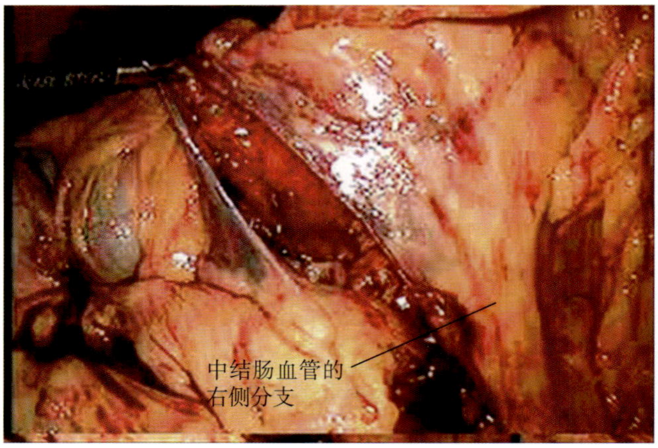

图 26-18 辨认中结肠血管的右侧分支

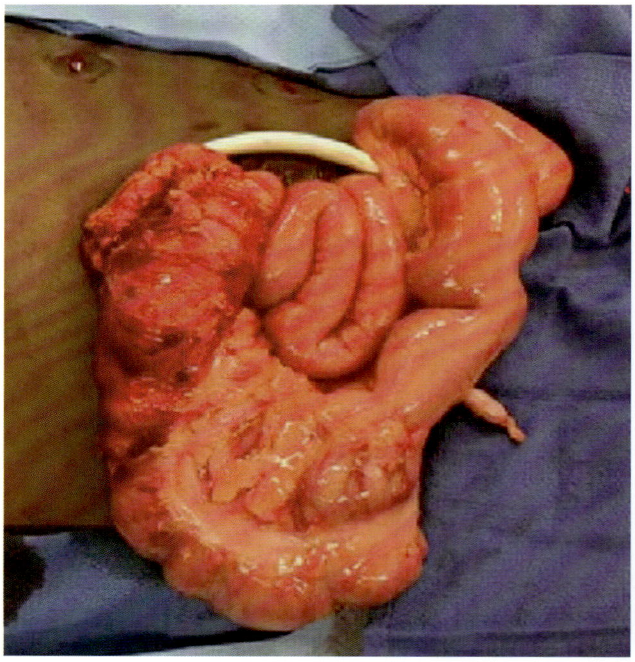

图 26-19 取出右侧结肠

左半结肠切除术

开腹方法

患者置于截石位以方便进入会阴进行吻合和吻合评估。患者的一个手臂可以放入他/她的身下，器械护士的器械台可以放置在患者的头上方，或者器械护士可避开患者的一侧臀部。通过中间切口进入腹膜，使得可以完全探查和游离脾曲。腹腔打开后，置入切口保护器，可以使用自动牵开器。左半结肠解剖的初始暴露是通过将小肠压至右上象限，因此左半结肠系膜的底部包括在根部暴露肠系膜下动脉（inferior mesenteric artery，IMA）（图 26-20）和肠系膜下静脉（the inferior mesenteric vein，IMV），因为它靠近 Treitz 韧带和胰腺下缘（图 26-21）。盲肠和末端回肠也一同移开，以完全暴露骨盆内和骶岬。切除从分离乙状结肠开始，以暴露从上段直肠到近端降结肠的 Toldt 白线。提起乙状结肠和降结肠并收到内侧，在腹膜上划长切口以进入后腹膜平面。结肠和其肠系膜上保持足够的张力，很容易辨认出围绕着后腹膜平面的网状平面。沿着一个解剖平面尽可能暴露和切开后腹膜连接，使得分离变得容易。乙状结肠及其肠系膜应完全集中到中线以暴露和辨认左侧输尿管。分离随后向脾曲进展。通过分离肠系膜的后方到胰腺下缘以完成脾曲

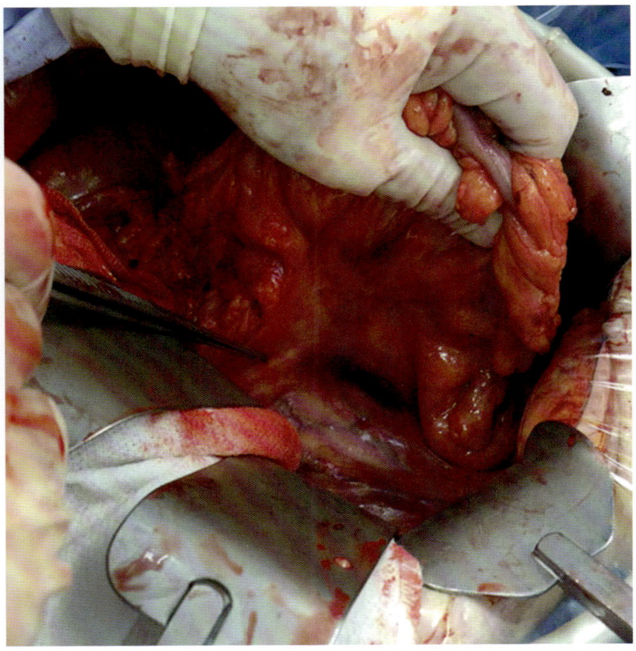

图 26-20 IMA 内侧暴露

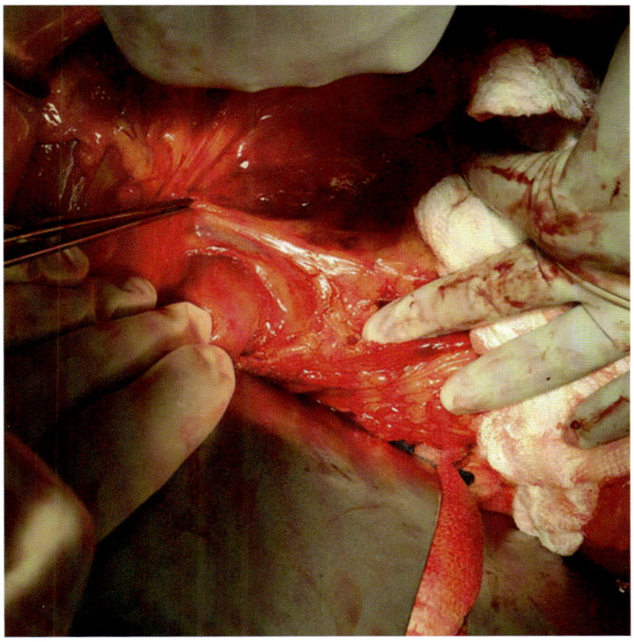

图 26-21 IMV 内侧暴露

的游离。脾曲的解剖会被网膜到降结肠或横结肠内侧面的连接遮挡。分离这些连接，恢复正常的解剖可以使脾曲的游离变得容易得多。下一步是要进入小网膜囊，通过将横结肠和网膜分离来完成。通过沿着横结肠切开腹膜层，最终进入小网膜囊，暴露和分离了网膜到横结肠系膜的后方连接。这使得小网膜囊从脾曲到越过中线都完全暴露。这也暴露脾曲剩余外侧的连接，可将结肠收到内侧或将一手伸入腹膜后间隙，在手上将结肠转到内侧，以此来分离这些连接。小网膜囊完全打开，脾曲游离之后，可以分离沿着胰腺下缘后方的连接。随着后方肠系膜分离一直延伸到胰腺下缘，术者的右手伸入（沿外侧到内侧的方向）腹膜后间隙。脾曲系膜的折叠可以触及，将其与胰腺下缘分开，覆盖在上面的腹膜在中线分开。由于在内侧解剖，要小心不要损伤 IMV。左半结肠和脾曲完全游离后，可以分离并结扎血管。提起乙状结肠并收到外侧，以在骶岬水平暴露肠系膜的基底部。从骶岬下朝向邻近的空肠连接和 Treitz 韧带切开腹膜。此举将有助于将直肠上动脉从腹膜后间隙提起并暴露解剖的外侧平面。术者随后将右手伸到直肠上动脉之下，并分离头端的连接，这样就可以在 IMA 从主动脉发出的根部将其分离（图 26-22）。通过在动脉头侧和 IMV 内侧开一窗口，可以将动脉分离。确保左侧输尿管不受

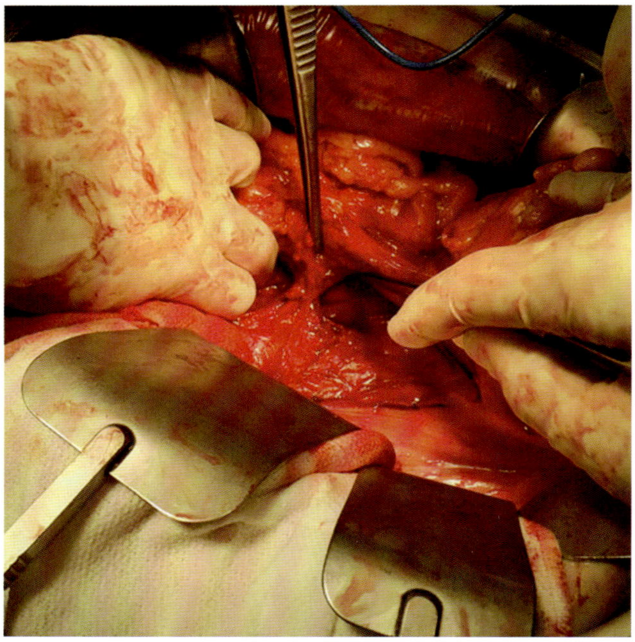

图 26-22 分离 IMA

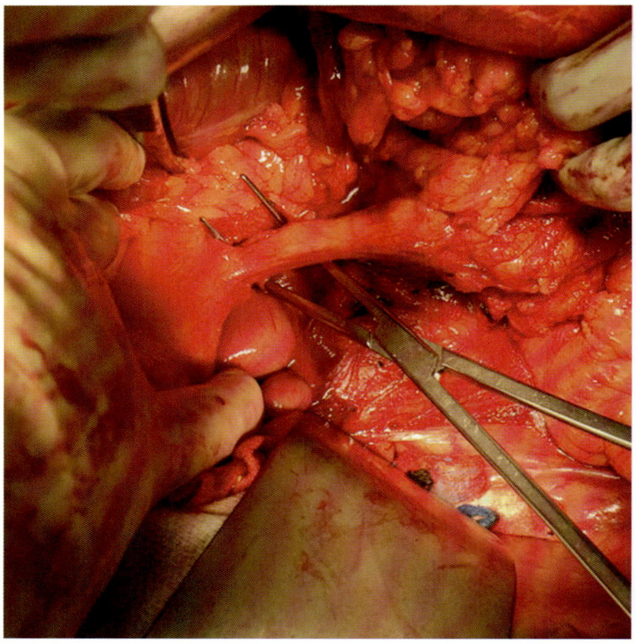

图 26-23 分离 IMV

损的情况下可以结扎动脉。IMV 从腹膜后间隙提起，并与胰腺下缘分离，对其结扎可以确保有足够的活动度进行无张力吻合（图 26-23），这样可以完全暴露后腹膜腔（图 26-24）。切断的近端位置取决于肿瘤的位置，应该确保最小距离肿瘤 5 cm 的切缘。远端位置应该在近端直肠，以确保足够范围的远端切缘，并避免在乙状结肠上进行吻合。直肠用直线切割器进行离断并吻合。吻合使用端端双吻合技术最易完成（第 9 章）。做好荷包线后，近端结肠切除中将砧座置入。确保结肠切除的边缘都外翻后，才将荷包收紧，因此结肠切除后的所有边缘都纳入到了荷包内。经肛将吻合器器身置入直肠残端顶端。吻合器头端应与横断的吻合线齐平。直肠的褶皱或盆腔粘连有时会影响吻合器头端的齐平。如果因为直肠的褶皱而受影响，可以进一步游离直肠并分离至低几厘米。如受盆腔粘连的影响，进一步游离直肠通常可以使吻合器对齐钉线。吻合器的尖端就在切除吻合线的前方或后方。重组砧座以确保左半结肠及其系膜没有扭曲。

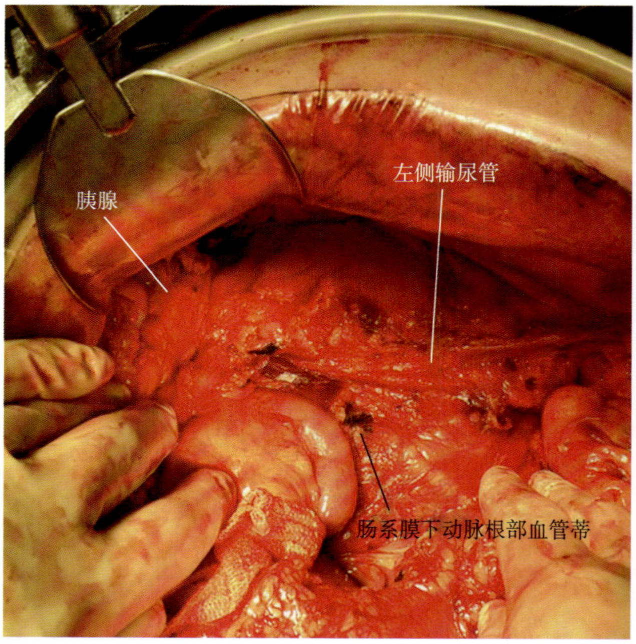

图 26-24 左侧后腹膜腔

吻合评估

单独利用漏气试验或结合内镜下观察进行吻合口评估对于确保安全吻合很重要。吻合评估已经被证明与降低左半吻合的吻合口瘘发生率有关。Kwon 等审查了来自华盛顿州外科护理和结果评估项目的数据，其中评估了与常规结直肠吻合检查有关的方法和结果[27]。在这项研究中吻合检查包括了注入碘伏、亚甲蓝或在压力下注入空气，不良事件包括了重返手术室进行造口、吻合校正或有记录的瘘相关的脓肿引流。术者常规行吻合口瘘试验的医院（定义为 90% 以上病例进行），减少了 75% 的吻合口瘘发生（调整后 OR，0.50；95% CI，0.05～0.99）相比选择性进行检测瘘试验的医院（调整后 OR，2.68；95% CI，1.14～6.26）。Ricciardi 等进行的一项回顾性综述显示 998 名接受左侧结直肠吻合未进行改道的患者，其总体瘘发生率为 4.8%[28]。90% 的患者接受漏气试验，漏气试验阳性组的瘘发生率为 7.7%，阴性组的发生率为 3.8%，没有进行漏气试验组的发生率为 8.1%（P<0.03）。此外，他们还评估了漏气试验阳性和相关结果的处理措施。单独行缝合修补与否的瘘发生率为 12.2% 比 0%（P=0.19），包括导致吻合校正或近端改道。缺少统计学意义的主要原因与瘘发生数量少有关。不管怎样，吻合检查很重要是明确的，瘘试验阳性经安全处理，可以减少临床瘘的发生。以上瘘试验的一个可接受的替代方案是内镜下评估。Li 等比较了接受左侧结直肠吻合的患者行常规术中内镜检查（107 名患者）与行选择性术中内镜检查（137 名患者）的结果[29]。常规内镜检查组吻合口瘘发生率为 0%，0.9% 的患者吻合口发生需要处理的出血。选择性评估组中 22% 的患者接受了内镜评估，5% 发生了吻合并发症。结果没有统计学差异，但它确实突出了在术中评估和解决吻合口并发症的安全性和实用性。第二项评估术中内镜检查实用性的研究连续纳入了 415 例患者，17 例发现了吻合口异常[30]。15 例患者吻合口有空气漏出，所有病例经过处理没有发生吻合口瘘。以上数据明确地支持了对于左侧吻合应该行常规吻合评估，可以只做漏气试验或结合内镜观察。但是，成功的吻合口愈合也依赖于肠道两端充足的血供以及用柔软、柔韧和正常的肠道完成无张力的吻合。

腹腔镜内侧到外侧入路

将患者按照以上介绍的腹腔镜右半结肠切除术一样的方式进行体位摆放和固定。通常患者手臂塞进患者的两侧，腿摆放成截石位。在脐上的位置，利用开放或封闭技术进入腹腔。孔道位置有几种不同的选项，选择依据术者的偏好（图 26-25）。通常有三个工作孔，术者两个，助手一个。进入腹腔，进行充分探查并定位病变后，将患者置于头低脚高仰卧位，左侧抬高。重力作用使得小肠收到右上象限，暴露了左侧结肠系膜。网膜翻到横结肠头侧以暴露它和脾曲。IMV 和直肠上动脉是需要辨认的血

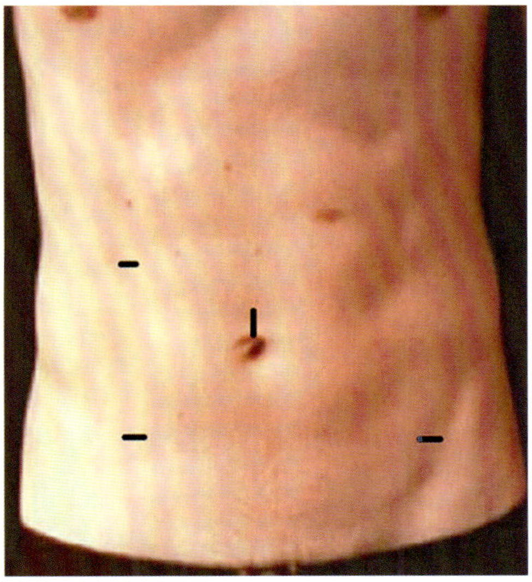

图 26-25　腹腔镜左半结肠切除术的孔道位置

管标志。在骶岬水平，术者用右手抓取直肠上动脉并提起。这样可以看清这条动脉的走向并追溯到起始部。使用术者左手的能量设备，切开从骶岬水平以下到 IMA 由主动脉发出的根部之间的腹膜。切开的范围越广，进入腹膜后间隙的窗口越宽，可以最大化腹膜后间隙的视野。一旦完成切开，就可以辨认动脉表面的覆盖物。早期的解剖中，合适的后腹膜平面通常很难辨认，因它遵循骨盆前缘的曲线，方向是向上的并远离这个视野。有了更宽的后腹膜的窗口，可以提起直肠上动脉，轻轻拉向镜头来寻找合适的平面。向后方清扫腹膜后间隙，直到辨认左侧输尿管。如果左侧输尿管难以辨认，需要使用替代的方法，将在后文介绍。左侧输尿管安全地清扫进入腹膜后间隙，直肠上动脉就解剖到了 IMA 在主动脉上的根部。腹膜随后翻折穿过 IMA 的基底和 IMV 的内侧。抓起静脉，并通过将腹膜划到 Treitz 韧带，将静脉从后腹膜腔提起。这将使得再次进入腹膜后间隙，平面向头端方向分离，与原来的腹膜后间隙解剖平面汇合。IMA 安全地分离出来，左侧输尿管可以从骨盆边缘追溯到肾附近。IMA 可以用任意能量设备进行离断。接下来，通过将肠系膜从腹膜后间隙分离到胰腺下缘，将 IMV 分离出来。分离出来，就可以安全地离断。进入腹膜后间隙有一个巨大的窗口，左侧肠系膜游离到结肠外侧。解剖应该从乙状结肠一直向上延伸到脾曲，因此剩下的都是外侧的连接。通过将乙状结肠拉向内侧和头

侧，外侧的腹膜从骨盆边缘附近开始切开。这样可以进入解剖的内侧平面，外侧解剖继续朝脾曲进行。当靠近脾曲的时候，需要有一个从切开外侧腹膜连接到分离结肠周围网膜的过渡，这取决于两个结构之间的粘连程度。游离脾曲通常需要第三个操作器械。高于连接结肠的网膜部分向前收，结肠向后收，使得要切开的平面呈一个垂直的位置，最终进入小网膜囊。进入小网膜囊后，可以分离网膜更深的连接和横结肠。通过将结肠向下拉到下腹部，来观察网膜移动或固定，以此来辨认这些更深的连接。在这个位置抓住网膜和结肠，通过使得平面垂直，两者可以被分离。小网膜囊以这个方式完全打开，因此剩余的连接都是胰腺下缘的腹膜连接。通过将脾曲收向内侧和头侧，从腹膜后间隙提起，可以分离这些连接。这样可以获得沿着这些连接的后腹膜侧和小网膜囊侧的视野。将这些连接分离到中线可以获得足够的活动度来进行取出、切除和无张力吻合。直肠可以在体内或通过开放的方式在一个耻骨上的位置离断。如果在体内离断直肠，结肠可以在左下象限或耻骨上的位置取出。选用任一种方式离断直肠后，取出并切除结肠，按之前介绍的端端吻合方式置入砧座。近端结肠放回腹腔，取出孔可以暂时或最终关闭。在腹腔镜视野下，将吻合器经肛置入到直肠残端顶端，重组砧座以确保左半结肠及其系膜没有扭转。在腹腔镜视野下进行漏气试验或内镜的吻合评估。通常，只有 10～12 mm 的孔道位置需要关闭筋膜缺损，可以通过皮肤切口或腹腔镜下使用经筋膜缝线传递器完成。

手辅助腹腔镜内侧到外侧方法

患者准备和体位与腹腔镜方法一样。手操作孔依据术者的习惯置于耻骨上、脐周或左下象限（图 26-26）。耻骨上放置手操作孔道有可直接进入盆腔的优势，可以帮助盆腔解剖、离断直肠、吻合和处理吻合并发症。孔道可以通过垂直正中切口或腹部横行半月状切口置入。耻骨上的手操作孔、镜头孔选择在脐上的位置，以避免与手操作孔有干扰。一个操作孔置于右侧，在手操作孔和镜头孔中点，直肠肌肉的外侧。第二个工作孔置于左下象限，以帮助外侧和脾曲的游离。这个孔放置在直肠肌肉的外侧，并尽可能低的位置，以使操作与摄像头冲突的时间减到最少。患者置于头低脚高仰卧位，左侧

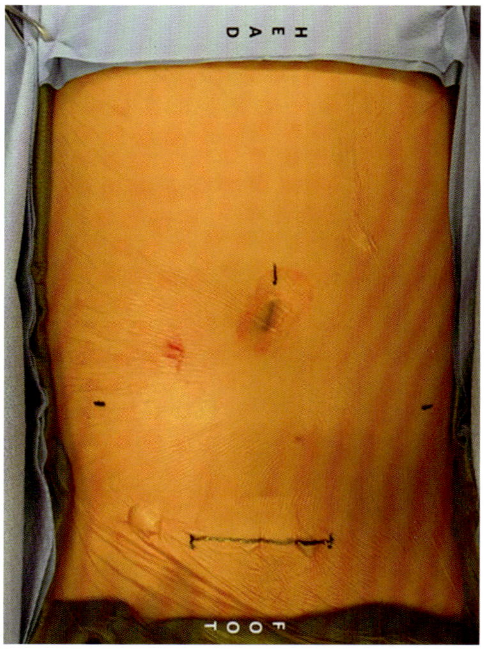

图 26-26 HALS 左半结肠切除术的孔道位置

抬高，小肠位置到了右上象限，网膜也倒回了上腹部。这样如前文介绍的那样暴露了左侧结肠系膜和脾曲。术者站在患者的右侧，将他 / 她的右手伸入患者腹中。在骶岬水平抓取并提起直肠上动脉（图 26-27），腹膜按照之前介绍的切开（图 26-28）。手起到拉钩的作用，提起血管来暴露腹膜后间隙。通过之前介绍的方式辨认左侧输尿管并纳入腹膜后间隙（图 26-29）。辨认左侧输尿管并从肠系膜分离后，用示指提起直肠上动脉并保持张力。中指可以钝性地朝向 IMA 的根部在后腹膜腔向下清扫（图

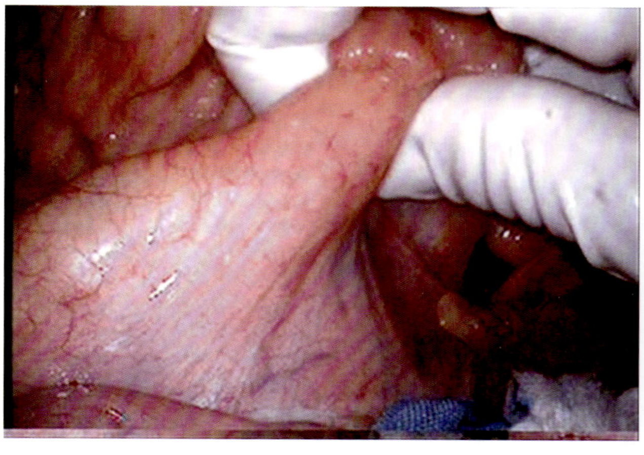

图 26-27 在骶岬水平分离直肠上动脉

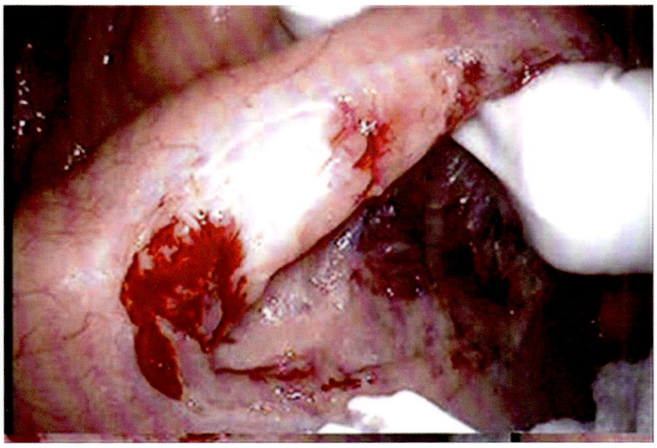

图 26-28　在骶岬水平进入腹膜后间隙

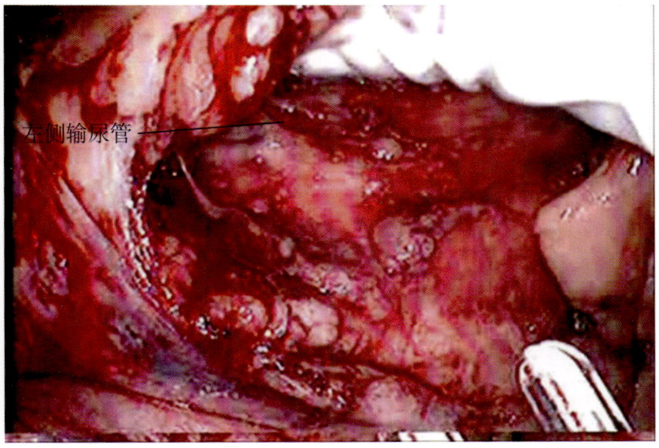

图 26-29　从内侧到外侧路径上辨认左侧输尿管

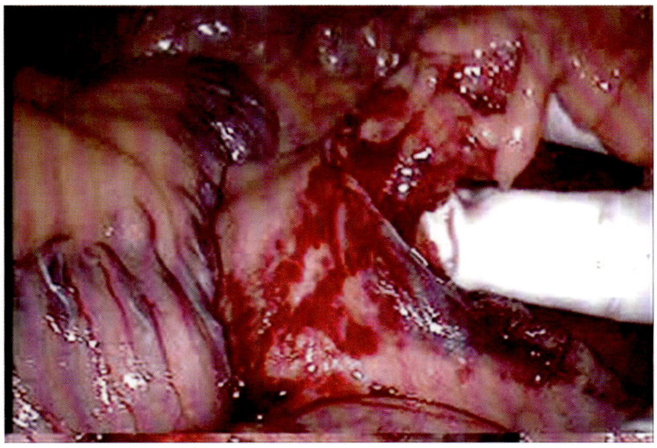

图 26-30　根部游离 IMA

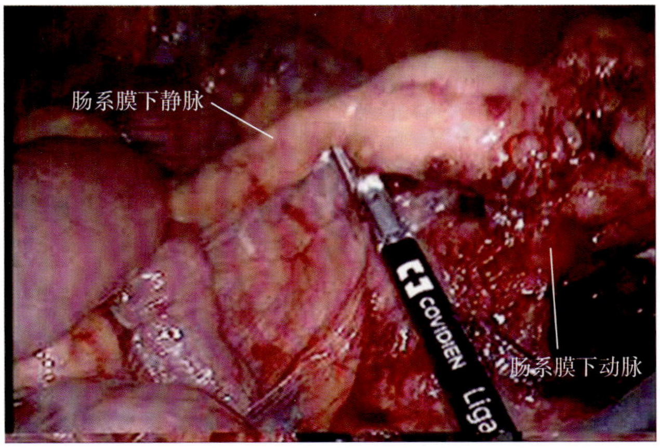

图 26-31　IMV 内侧进入腹膜后间隙

26-30）。清扫后腹膜组织和相关交感神经时要小心，避免在结扎血管时造成损伤。解剖在血管的头侧展开，暴露并提起 IMV 内侧的窗口。穿过 IMA 的根部切开腹膜，腹膜后间隙可以从 IMV 内侧进入。用手提起 IMV，腹膜向上一直切开到 Treitz 韧带（图 26-31）。分离腹膜后间隙，拇指提起 IMV 和肠系膜来保持张力。充分分离后腹膜平面后，用示指提起 IMV 使之在胰腺下缘隔离，中指扫下腹膜后间隙（图 26-32）。两个血管结构都安全地分离了，左侧输尿管也安全地在腹膜后间隙，则可以结扎两根血管（图 26-33）。在结扎动脉和静脉时，示指和中指放在腹膜后间隙血管后方来扩大空间，无名指和小拇指放在血管前面，以保护小肠，拇指可以帮助提起任何模糊视野的肠系膜或脂肪（图 26-34）。两个血管蒂结扎后，手掌心向下放在肠系膜之下。肠系

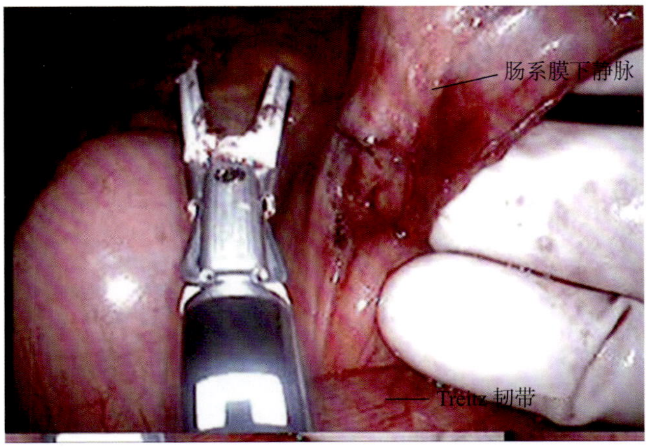

图 26-32　靠近 Treitz 韧带和胰腺下缘游离 IMV

膜在张力下被提起，后腹膜解剖可以在结肠外侧进行（图 26-35）。解剖的范围应该从乙状结肠尾侧向

上到脾曲头侧并且内侧沿着胰腺下缘。外侧解剖从游离乙状结肠开始。通常手阻碍了解剖，因此解决办法包括用手指压迫乙状结肠，手指间传递能量设备来获得合适的角度，或者将手撤出，将器械伸入手操作孔，开始腹腔镜下解剖。一旦进入后腹膜解剖平面（图 26-36），手可以伸入后腹膜腔，可以用手暴露外侧连接，就像开腹操作那样（图 26-37）。助手站在患者双腿之间，利用左下象限的操作空间来分离组织。继续向脾曲分离直到需要过渡到网膜。分离网膜连接的时候，用抓钳提起网膜拉到右侧视野，用手拉下结肠（图 26-38）。用抓钳把网膜拉到右侧使之在解剖过程中远离能量设备。沿着横结肠切开腹膜，最终进入小网膜囊。用手和器械，将结肠拉到下腹部，辨认出下一水平的网膜连接。这时候提起网膜，压下结肠使得连接可以被分离。继续分离直到小网膜囊从脾曲到中线都打开（图 26-39）。剩下的只有沿着胰腺下缘的连接。将结肠拉到下腹部后，可以看到游离的外侧切缘。手沿着胰腺下缘伸入后腹膜腔。很像开腹方法，肠系膜的褶皱

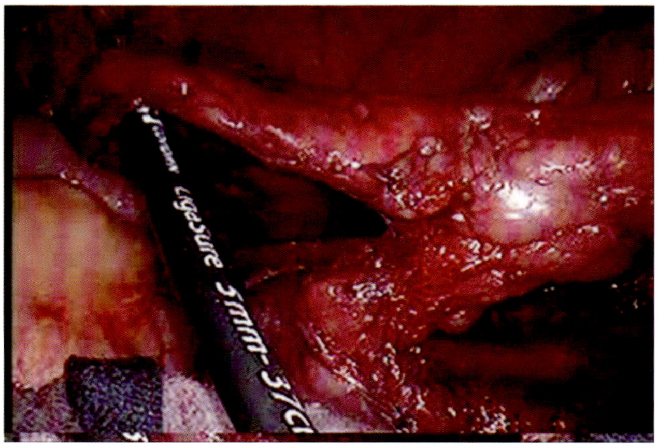

图 26-33 安全游离 IMA

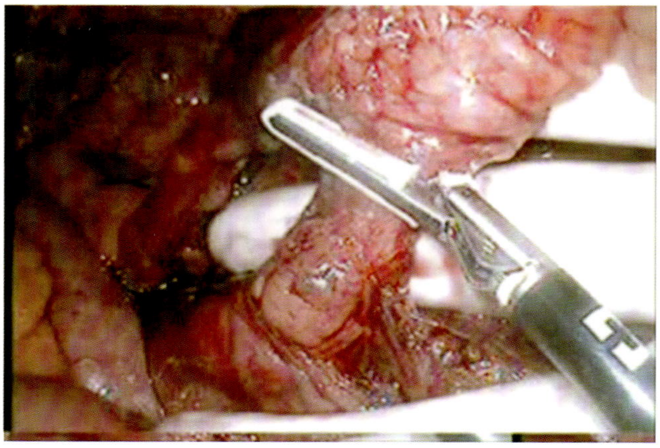

图 26-34 离断 IMA 和 IMV 手的位置

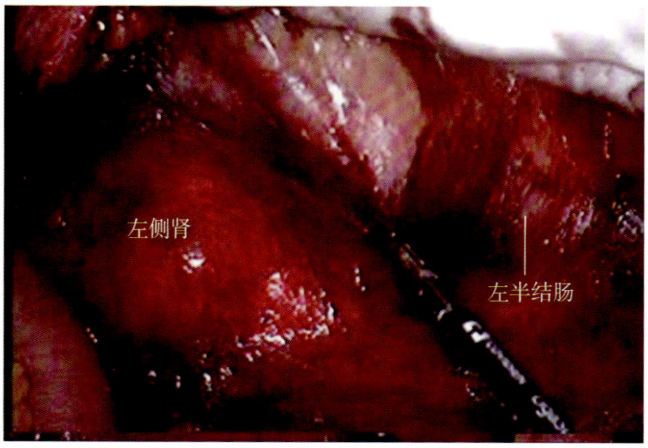

图 26-35 利用内侧到外侧法从后腹膜腔游离出左侧肠系膜

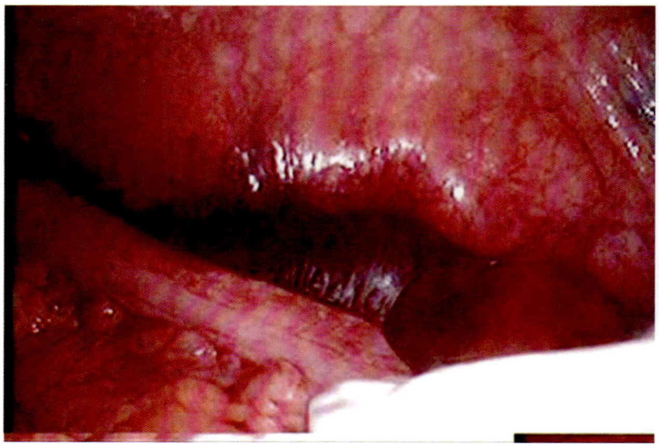

图 26-36 切除外侧连接并进入后腹膜平面

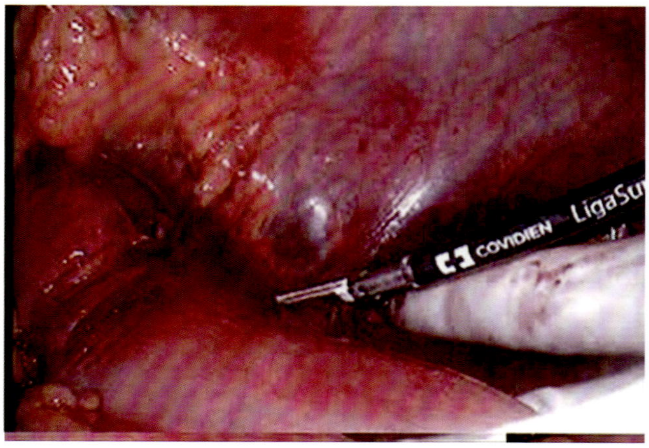

图 26-37 左侧结肠的外侧游离

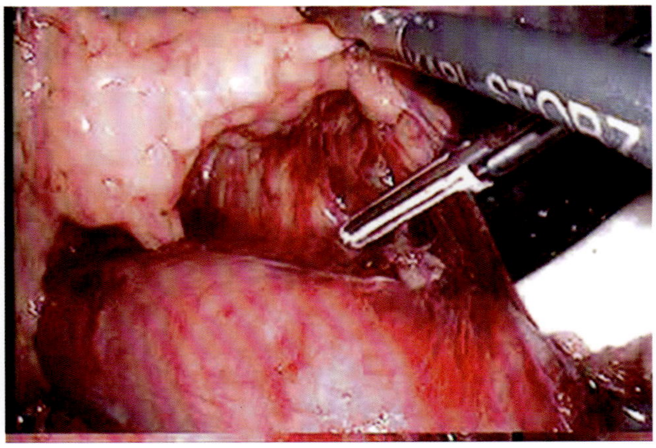

图 26-38　通过将网膜从横结肠分离出来进入小网膜囊

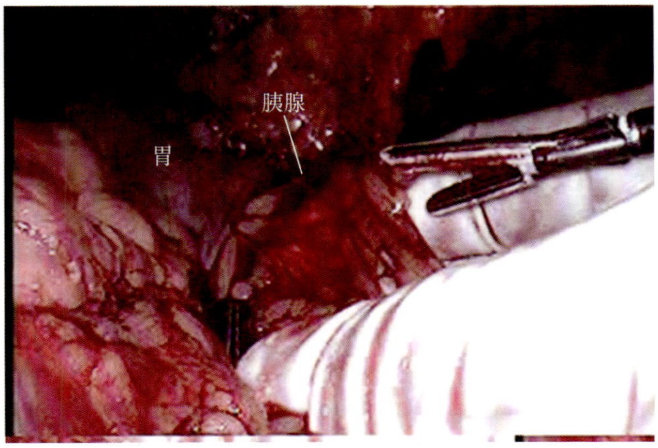

图 26-40　分离在横结肠系膜和胰腺下缘之间的腹膜连接

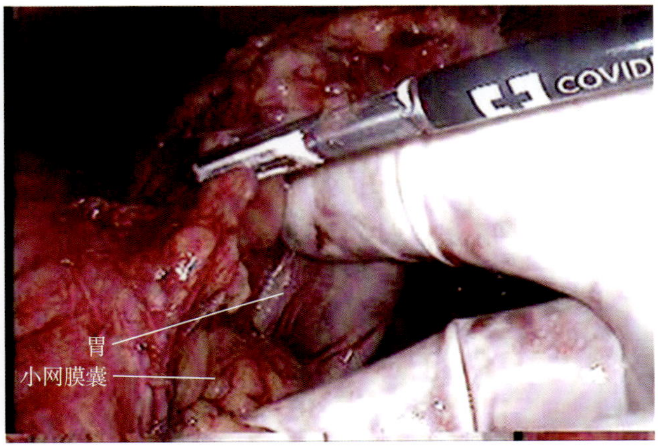

图 26-39　打开小网膜囊

可以被触及并与胰腺隔离，这样可以安全分离到中线（图 26-40）。这时候结肠已经完全游离，可以取出进行切除和吻合。通常先离断近端结肠，置入砧座然后离断直肠。这个过程之前已经介绍过。但是，这个过程对于肠系膜脂肪多或体积巨大的患者很困难。可以通过先离断直肠和肠系膜，使得近端结肠更容易取出来处理。吻合和吻合评估可以在手操作孔或腹腔镜下直视完成。

腹腔镜下辨认左侧输尿管

在辨认左侧输尿管并与左侧肠系膜分离开之前不应结扎 IMA 或 IMV。有一个简单的三步法则可以帮助安全辨认左侧输尿管。第一步是如之前介绍的在骶岬水平进入腹膜后间隙，然后在直肠上动脉水平进行辨认。如果输尿管不容易辨认，第二步要转到 IMV。抓起 IMV，切开腹膜内侧面。进入腹膜后间隙并分离平面。这部分的腹膜后间隙是平的，因此辨认合适的平面要容易得多。进入合适平面后，朝着尾侧方向解剖，判断开始于骶岬水平的原始平面是否可以进入，以此来辨认输尿管。如果左侧输尿管还是不能辨认，可以以外侧到内侧的方向游离结肠。如果这时候不能辨认输尿管，考虑转开腹，或者使用手操作孔，撤掉顶端的孔，通过手操作孔用开放的方式来辨认。输尿管支架应由外科医生酌情使用。

结肠次全切除术

横结肠肿瘤手术通常复杂性增加，因为需要分离几乎所有中段结肠血管的分支。扩大的右半结肠切除术适用于肝曲至中段横结肠的所有肿瘤。无论是开腹还是腹腔镜技术，在完全松解小肠系膜并充分将小网膜囊打开至脾曲的过程中，需要适当的肠定位并且避免张力，从而充分地松解来建立回结肠吻合。然而，远端横结肠肿瘤在操作过程中更有难度。有些外科医生推崇横结肠切除术，但是该技术伴随着许多挑战，包括充分的肠系膜切除、松解左右半结肠创建一个安全、无压的吻合。对于横结肠较为冗余和移动的患者，扩大的左半结肠切除术也是可行的。如果横结肠的移动度不能到达直肠顶部，实行结肠次全切除术可能更适宜。这就需要切除右半结肠及横结肠，并建立一个回肠降结肠吻合。

开腹方法

右半结肠游离像之前介绍的那样开始，肝曲游离后，通过将网膜从横结肠系膜分离来进入小网膜囊。中线右侧的平面趋于融合，但这是一个无血管平面，因此可以钝性分离。通过张力下的小心解剖，平面分离后可以正确地进入小网膜囊。尽可能向脾曲分离小网膜。游离右侧结肠和肝曲，完全打开小网膜囊后，可以结扎肠系膜。由分离和结扎回结肠血管蒂并分离末端回肠及其系膜开始，就像之前在开腹右半结肠切除术的部分介绍的那样。通过拉横结肠尾侧，以及站在患者左侧的术者，将他/她的左手伸入回结肠系膜缺损处，从后腹膜侧到腹膜侧来分离中结肠血管。示指提起 SMA 和中结肠血管根部的交界处，使得可以安全地高位结扎这些血管。接下来需要游离左侧结肠，术者转到患者的右侧，将小肠转到右上象限。按之前开腹左半结肠切除术部分介绍的那样，游离乙状结肠、左侧结肠和脾曲。抓起来分离 IMV，由此可以切开其内侧的腹膜。这样可以进入后腹膜解剖平面，IMV 可以在胰腺下缘分离并结扎。为了保留远端结肠的血供，没有分离或结扎 IMA。切开远端肠管和系膜，保证足够的远端切缘。为了进行侧侧的回结肠吻合，小肠的定向十分重要。如果末端回肠的吻合端越过小肠顶端在左侧完成侧侧吻合，这会造成小肠通过系膜缺损发生肠扭转的风险。为了避免这个并发症，需要将小肠逆时针旋转 180°，因此肠系膜的切缘置于剩余小肠之下。这使得小肠系膜的切缘在小肠下通过，并且以直线面对患者左侧；并且整个小肠从 Treitz 韧带到吻合端都在系膜缺损的顶端，因此没有小肠扭转的风险。这样就可以进行侧侧吻合器吻合。

腹腔镜方法

扩大切除可以在腹腔镜或手助腹腔镜下完成。对于标准腹腔镜方法，右侧结肠的游离和之前右半结肠切除术介绍的方式一样，进入小网膜囊后，尽可能向脾曲的方向分离小网膜。通过清扫后方肠系膜连接，尽可能暴露小网膜囊，帮助离断中结肠血管。结扎回结肠血管后，暴露了中结肠血管。一助通过一个或两个右侧孔道提起横结肠来完成。在 Treitz 韧带附近的腹膜折过血管基底部到右侧肠系膜切缘。这使得中结肠血管的各个分支可以分离并安全地离断。右侧结肠和横结肠游离，肠系膜离断后，注意力转向左侧结肠。患者体位按照腹腔镜左半结肠切除术介绍的那样摆放。辨认并提起 IMV，这样可以切开腹膜进入腹膜后间隙。在胰腺下缘游离、隔开并结扎 IMV。提起 IMV 的肠系膜侧和横结肠系膜的切缘，分离中间的肠系膜。理想情况下，在剩余的肠系膜中应该没有任何剩余的血管。随着要切除的肠系膜完全分离后，左侧结肠系膜在结肠外侧游离下来。为了保证有足够活动度进行取出和吻合，应该游离乙状结肠。切开乙状结肠开始的外侧连接，并朝脾曲分离。脾曲按照之前左半结肠切除术部分介绍的来游离。结肠完全游离，在其可以被取出之前，需要再次沿着远端切除边缘分离 IMV。如果在取出之前没有分离，标本会被血管拴住，阻碍了充分暴露。一些术者会在腔内离断整个手术标本。在吻合之前，小肠及其系膜的方向必须按照之前介绍的那样摆放。标本可以通过正中切口取出。

对于手助腹腔镜方法，孔道的位置与之前介绍的左半结肠切除术一样。解剖从右侧结肠的游离开始。在此介绍后方入路的方法。小肠放置在右上象限，将小肠系膜的后方连接暴露于腹膜后间隙。用左手中指和拇指抓取并提起肠系膜。示指指向头端摆动血管蒂，进一步暴露十二指肠（图 26-41）。从十二指肠到盲肠切开腹膜。手掌心向下，手指提起腹膜切口，进入腹膜后间隙。手继续提起右侧结肠系膜，暴露十二指肠并推向后方（图 26-42）。解剖继续在横结肠、肝曲和降结肠上方和外侧进行。患者右侧抬高，小肠到左侧腹腔，暴露外侧平面。外侧解剖从盲肠水平开始，通过将手伸入腹膜后间隙平面，盲肠和右侧结肠的外侧，以此来暴露外侧连接（图 26-43）。进入小网膜囊，朝向肝曲分离进

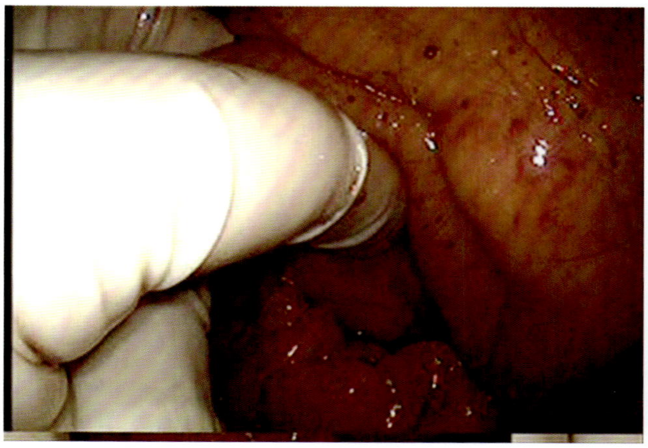

图 26-41 HALS 右侧结肠解剖暴露小肠系膜的后方

展。通过将小网膜从横结肠系膜分离来进入小网膜囊（图 26-44）。分离平面后，用抓钳抓取并提起小网膜的切缘，这样手可以控制结肠，在平面内分离进入小网膜囊。小网膜向脾曲尽可能分离。接下来可以离断右侧结肠和横结肠系膜。将回结肠血管蒂拉向右下象限来隔离它。尾侧面的腹膜被切开，分离肠系膜以此来暴露腹膜后间隙。示指和中指伸入肠系膜缺损，暴露血管和头端的裸露区域（图 26-45）。沿着切除线切开裸露区域，以分离和结扎回结肠血管蒂。为了分离中结肠血管，左手伸入肠系膜的缺口，进入后腹膜腔和小网膜囊。抬起手暴露横结肠系膜，一助在右下象限提起横结肠远端（图 26-46）。从 Treitz 韧带到右侧结肠系膜切缘切开腹膜。手可以触及每一条中结肠血管，帮助其分离和结扎。右侧和横结肠系膜分离后，注意力转向左侧结肠，左侧结肠按照之前段落介绍的方式游离，但使用左半结肠的手辅助技术。保留 IMA 以维持乙状结肠和降结肠的血供。IMV 在远端切缘再一次分

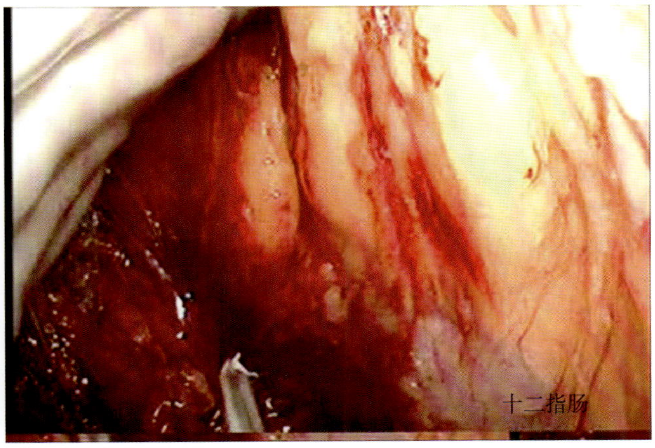

图 26-42　进入后腹膜平面：提起右侧结肠系膜，后方解剖十二指肠

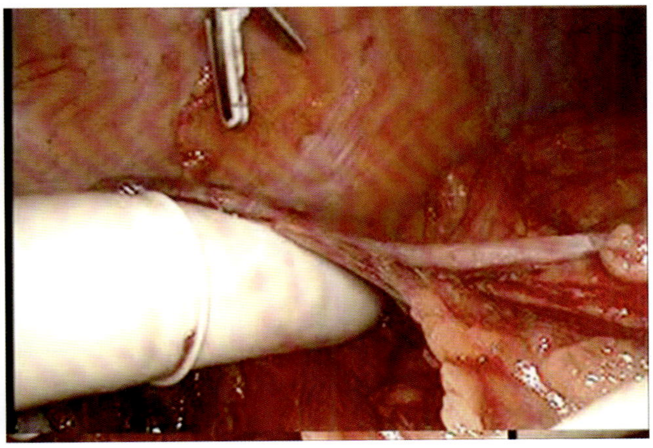

图 26-43　切开右侧结肠的外侧连接

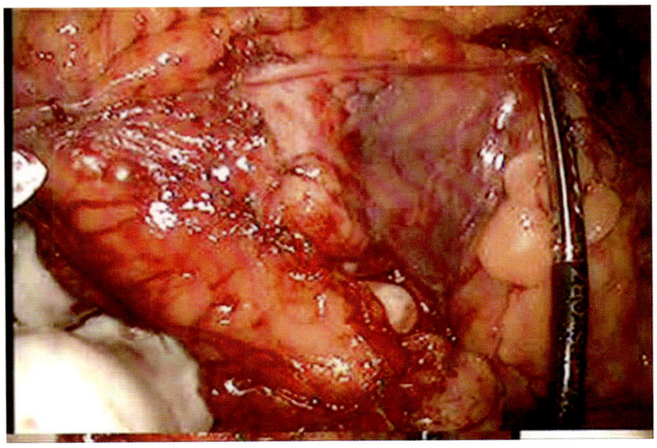

图 26-45　通过手伸入血管蒂回肠侧的系膜缺损来游离回结肠血管蒂

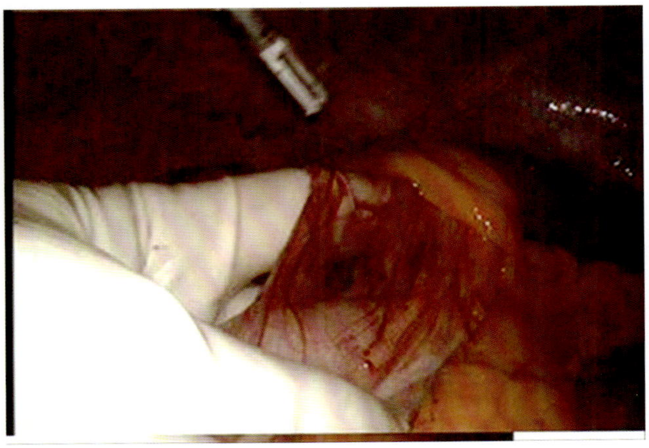

图 26-44　进入小网膜囊，以游离肝曲

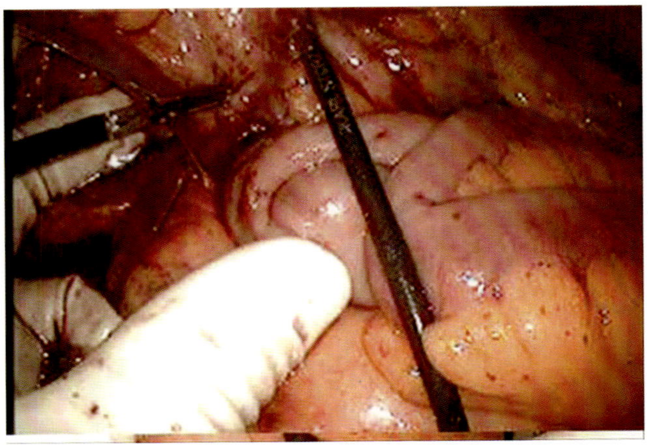

图 26-46　暴露中结肠血管

离，通过手辅助孔取出结肠并切除。就像之前介绍的开腹方法一样，小肠及其系膜逆时针旋转 180°，使得系膜切缘直面患者的左侧（图 26-47）。小肠方向正确摆放后，可以通过手辅助孔完成侧侧吻合。

全结肠切除术联合回直肠吻合

全结肠切除术适用于伴有同时性肿瘤或遗传性肿瘤综合征的患者，比如遗传性息肉性结直肠癌或家族型腺瘤病。腹部结肠被完全切除，并且回直肠吻合可以通过端端、端侧或侧侧的方式完成。术后肿瘤监测通常能在诊所完成，硬质或软质内镜都可以选择，并且不需要使用镇静药。

开腹方法

开腹操作从正中切口进入腹腔，进行充分探查开始。游离右侧结肠和横结肠，相关系膜按照之前在开腹右半结肠切除术和次全结肠切除术中介绍的方法切除。末端回肠系膜分离到大肠水平。为了完成端端吻合，肠道锐性分离，置荷包线，肠腔内置入 28 mm 或 29 mm 的吻合器砧座。确保所有肠道切除的边缘都外翻后收紧荷包。罕见情况下 28 mm 或 29 mm 的砧座不适合小肠，需要用到更小的环形吻合器的情况很少见。接着将小肠置于右上象限，左半结肠和脾曲按照介绍的开腹左半结肠切除术部分进行游离。IMA 在根部结扎，IMV 在胰腺下缘附近分离后，整个肠系膜已经分离完毕了。辨认直肠的顶端，游离上段直肠。在离断的远端位置，划下直肠系膜，在直肠前壁和直肠系膜之间开口。接下来离断吻合直肠，切除剩余的直肠系膜。标本取出后，经肛将吻合器器身置入直肠残端的顶端，完成吻合。下钉后，重组砧座确保小肠系膜没有扭转。小肠摆放应该放在左侧腹部，肠系膜切缘直面患者的右侧。吻合应该用漏气试验或内镜观察来评估。

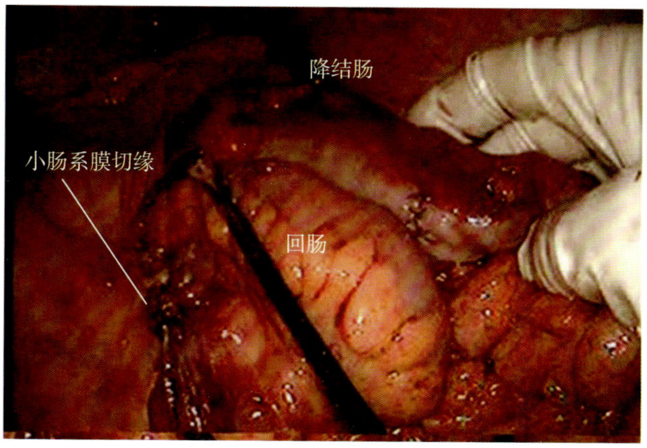

图 26-47 为回 - 降结肠吻合摆放小肠系膜

腹腔镜方法

手术操作可依据术者习惯使用标准或手助腹腔镜。孔道通常在摄像孔周围对称放置。换句话说，术者的工作孔与右侧和左侧结肠切除术的位置相同，所以两者是彼此的镜像。对于手助腹腔镜，手操作空通常放置在耻骨上的位置。同样，按之前腹腔镜右半结肠切除术和次全结肠切除术部分介绍的方法游离右侧和横结肠，并结扎系膜开始。左半结肠及其系膜按照腹腔镜左半结肠切除术部分介绍的进行切除。对于标准腹腔镜方法，直肠和直肠系膜体内分离，取出标本。标准腹腔镜方法的取出位置可以是脐周正中线，或耻骨上，或右下或左下象限的肌肉分离切口。分离末端回肠系膜，准备以末端回肠做吻合。对于手辅助腹腔镜方法，结肠通过手操作孔取出。在取出时，小肠必须在结肠下面，因此从腹腔取出时小肠系膜会摆放到合理的方向。切除末端回肠准备做吻合，直肠和直肠系膜经手操作孔分离。标准腹腔镜方法，末端回肠返回腹腔，关闭取出位置，在腹腔镜下完成并检查吻合。对于手助腹腔镜，可以开放下通过手操作孔完成。

特殊情形

腹腔镜结肠癌手术

自 2004 年美国多中心随机对照研究 COST 试验发表以来，腹腔镜技术在结肠癌治疗中的应用逐渐被外科医生所接受。随后，英国的 CLASICC 研究及欧洲的 COLOR 研究也相继发表，这些研究结果均证实在结肠癌的手术治疗中，腹腔镜技术不比开腹手术差。每一个临床试验的结果都是值得讨论的。

COST 试验

COST 试验是一项非劣效性研究，旨在评价是否腹腔镜技术治疗结肠癌患者的疗效等同于或不差于开腹手术[31]。该研究纳入的人群包括左右伴结肠，但不包括横结肠。48 个中心、66 名可信赖的外科医生参与了该临床试验。最终，435 名患者随机进入腹腔镜组，428 名患者进入开腹组。首次结果发表时，中位随访时间为 4.4 年，腹腔镜组在短期结局方面显示出优势，即住院时间更短（5.6 d vs. 6.4 d，$P<0.001$），口服或静脉镇痛治疗时间更短（3.2 d vs. 4.0 d，$P<0.001$；1.9 d vs. 2.2 d，$P=0.03$）[31-32]。腹腔镜组患者术后 2 周的总体生活质量优于开腹组；但是在疼痛及生活质量评分上，两组并没有显示出显著差异。COST 试验中的中转开腹率为 21%，且术中并发症、30 d 病死率或再次入院率无差异。最后，腹腔镜组及开腹组在 3 年复发率及存活率方面均无差异（16% vs. 18%，$P=0.32$；86% vs. 85%，$P=0.51$）。此外，不同分期的亚组分析中，2 组患者的 3 年生存率及复发率均无差异 [32]。该试验的初步结果显示，腹腔镜技术在结肠癌治疗上并不劣于开腹手术。5 年随访结果同样证实，复发时间、无疾病生存率（腹腔镜组：69.2%，开腹组：68.4%，$P=0.94$）及总生存率（腹腔镜组：76.4%，开腹组：74.6%，$P=0.93$）在 2 组间无显著差异 [33]。2 组患者在首次复发部位上也是相当的［肝（5.8% vs. 5.5%）> 肺（4.6% vs. 4.6%）> 切口（0.5% vs. 0.9%）］。中转开腹的患者相比完成腹腔镜及开腹手术的患者，其 5 年总生存期更差；但是 5 年无疾病生存率或复发率并没有影响。长期随访结果显示，术后 18 个月的总体生活质量上，腹腔镜技术显示出了微小的获益。此外，术前生活质量较差的患者，术后生活质量较差的风险更高 [34]。

CLASICC 试验

CLASICC 试验是一项英国发起的多中心随机对照研究，共有 27 个医疗中心参加。同 COST 试验相似，该研究中的手术医生的资质均是可信赖的。该研究的研究终点包括短期结局如病理发现、住院情况、生活质量，以及长期结局如 3 年、5 年生存率和复发率 [35]。患者按照 2:1 随机分入腹腔镜组或开腹组。此外，本研究同时纳入了结肠癌及直肠癌患者。273 名患者随机分入腹腔镜组，140 名患者分入开腹组。短期结局显示，2 组患者的住院时间、肠道功能恢复、根治术比例、并发症及生活质量方面均无显著差异。本研究中转开腹的比例为 29%，并且在后期入组过程中，该比例呈逐渐下降趋势。中转开腹的患者，其并发症的发生率更高、根治率越低，这也提示我们筛选合适患者的重要性。通过分析结肠手术中的费用及资源利用情况，发现总费用及手术室、设配、康复室、监护室、住院等费用均无差异 [36]。有趣的是，在直肠癌的治疗中，腹腔镜技术相比开腹手术，其费用更高。2007 年，研究公布了 3 年总生存率及复发率 [37]。对于结肠癌患者，腹腔镜组及开腹组的 3 年总生存率（$P=0.51$）及 3 年无疾病生存率（$P=0.75$）均无差异。此外，根据分期进行亚组分析也同样得到相同的结果。延长随访时间后发现，2 组患者的 5 年预后同样无明显差异 [38-39]。开腹组的中位总生存期为 105.7 个月，而腹腔镜组为 81.9 个月（log rank=0.87，$P=0.352$）。总生存期及无疾病生存期均无显著差异。然而，中转开腹是结肠癌患者的预后不良因素（HR 2.28；95%CI 1.47-3.63；$P<0.007$）。因此，根据 CLASICC 试验长期随访结果，在结肠癌的治疗中，腹腔镜技术与开腹手术的疗效是不相上下的。但是，为了确保理想的疗效，准确地筛选适宜人群是十分关键的。

COLOR 试验

COLOR 试验是欧洲发起的前瞻性、随机对照研究，旨在比较结肠癌腹腔镜手术非劣效于开腹手术，非劣效的界值定为 7%[40]。总共有 29 家欧洲的医院参与了该研究。主要研究终点为 3 年无瘤生存率。最终分析时，腹腔镜组纳入 534 名患者，开腹组为 542 名患者。腹腔镜技术被认为术后肠道功能恢复更快，住院时间更短，中转开腹的比例约为 19%[41]。在淋巴结清扫及总体病死率上无显著差异。分析不同手术量医院（分为：高、中、低手术量医院）：患者的短期结局显示高手术量医院的手术时间、中转开腹率、并发症最低，而低手术量医院最高 [42]。腹腔镜组的 3 年无疾病生存率为 74.2%，而开腹组为 76.2%，两组间的 3 年无疾病生存率仅差 2%，无统计学差异（$P=0.70$）[43]。然而，该研究结果并不能排除开腹手术优于腹腔镜技术，因为 95% 置信区间的上限超过了预设的非劣效界值 7%。尽管如此，作者们认为 2 组间的差异非常小，腹腔镜技术在结肠癌手术治疗中的安全性是可接受的。

其他试验

日本临床肿瘤组发起的 JCOG0404 是一项前瞻

性随机对照试验，纳入 T3 或 T4 结肠癌患者（无其他脏器累及）[44]。该研究中腹腔镜组纳入 524 名患者，开腹组为 533 名患者，从而进行腹腔镜非劣效于开腹手术的研究。短期结局显示，腹腔镜组的住院时间更短、肠道功能恢复更快、镇痛药使用更少、并发症更少。3 年的肿瘤相关性预后尚待后续报道。

一项澳大利亚及新西兰的前瞻性、随机对照试验比较了腹腔镜与开腹手术治疗结肠癌的差异[45]。研究纳入了 587 名患者，主要研究终点为 5 年总生存率、无疾病生存率及复发时间，长期结局显示 2 组患者之间无显著差异。

以上 5 项前瞻性、随机对照临床试验的结果均显示，腹腔镜技术能够改善结肠癌患者的短期结局，并且在长期总生存期、无疾病生存期及复发率方面与开腹手术无明显差异。因此，在结肠癌的手术治疗中开展腹腔镜技术是安全且有效的。

结肠癌伴梗阻

肠梗阻给结肠癌的治疗带来了特殊的挑战，急性或亚急性肠梗阻的治疗过程中牵涉原发结肠肿瘤的处理。初诊伴有肠梗阻或者梗阻症状的结肠癌患者，无论是生存还是复发情况都较差。因为一旦结肠癌引起了肠道梗阻，通常原发灶为 T3 或 T4，并且淋巴结转移、腹膜转移或远处转移的发生率更高。Cortet 等曾分析了结肠癌伴梗阻患者的复发及生存情况，该研究纳入 3375 名结肠癌患者，其中伴有梗阻的为 8.5%（287 名）[46]。伴有梗阻的结肠癌相比无梗阻的患者，无论是局部复发（HR 1.53，95%CI 1.01-2.34，P=0.047）还是远处复发（HR 1.25，95%CI 0.99-1.59，P=0.057）风险都更高。

针对结肠癌伴梗阻的治疗选择有许多，然而至今没有完善的指南。比如，近端造瘘能够缓解肠梗阻，但不能解决肿瘤问题。原发灶切除虽然能同时解决这两个问题，但是显著提高了病死率及吻合口瘘的发生率。支架扩张可作为进一步治疗的桥梁（手术或化疗），也可以作为姑息治疗不可切除肿瘤的额外选择。急诊进行造瘘术或一期吻合，如果伴有伤口并发症、深部组织感染或呼吸系统并发症，那么术后并发症高达 60%，术后需要进入重症监护室治疗的情况也不在少数[47]。因此，内镜下支架置入缓解梗阻的情况下，能够更好地进行肿瘤评估及筛选适应证，也为一期切除提供了机会。

早期单中心研究报道，结肠支架有助于将急诊手术转变为择期手术。这些研究同样报道了支架的技术及临床成功率超过 90%，并且无吻合口瘘的比例高达 60% ~ 90%[47-51]。结肠支架的主要并发症包括穿孔、移位及出血，但是发生率都相对较低。但是我们必须清楚，这些回顾性、单中心研究存在多种偏倚，包括选择偏倚、样本量小、数据缺失等。荷兰开展了一项多中心、前瞻性随机对照试验，旨在比较结肠支架与急诊手术在左半结肠癌伴梗阻患者中的差异[49]。该研究计划每组纳入 60 名患者，主要终点为总体生活质量，次要终点为并发症的发生率及病死率。该研究在支架组纳入 47 名患者、急诊手术组纳入 51 名患者时终止了，因为 6 名支架组的患者发生了操作相关的穿孔。该研究中的技术成功率为 70%，相比较前期报道过低了，因此研究被迫终止。有趣的是，2 组患者的总体生活质量、并发症发生率、病死率及吻合口瘘的发生率均无显著差异。后续有 2 项系统综述，分析了内镜支架作为择期手术的桥梁，其安全性及有效性如何。Cirocchi 等的系统综述中纳入了 3 项临床研究，支架组共 97 例、急诊手术组 100 例[52]。支架组的临床成功率（每个研究对于临床成功的定义不全相同）相较于急诊手术组显著提高（99% vs. 52%，P<0.00001）。支架组的一期吻合率更高（64.9% vs. 55%，P=0.003），且总体吻合口瘘的发生率更低（45.2% vs. 62%，P=0.02）。但是，术后总体或 30 d 内并发症的发生率无显著差异。更近期的一项系统综述中纳入了 7 项研究，再次证实了内镜支架提高了一期吻合率、降低了吻合口瘘发生率，并且在总体并发症的发生率上有下降的趋势[48]。内镜支架在治疗结肠癌伴梗阻的患者方面具有肯定的价值，但是选择适宜的患者是确保成功的关键因素[53]。完全性肠梗阻，尤其是钡剂灌肠确诊的患者，支架的成功率更低，支架相关的并发症也更高。对于伴有腹膜炎、血流动力学不稳定或高穿孔风险的患者，不宜做支架置入。内镜支架的适应证包括：有梗阻症状但非完全性梗阻、白细胞计数正常、无腹膜炎、正常或可纠正的实验室检测结果。通常在支架置入术后 72 h 或更多天以后进行手术切除治疗。内镜支架是否会对患者的肿瘤相关性结局产生负面影响，目前仍不得而知。关于这方面的问题，相关的数据非常有限，仅来自小型单中心的回顾性综述。但是，

这些研究中并没有发现支架会带来不良的肿瘤相关性结局[54]。

目前，手术干预仍旧是结肠癌伴梗阻的主要手段，它能同步缓解梗阻并切除肿瘤。手术范围高度依赖于患者的一般状况以及梗阻的程度。单纯近端造瘘仅适用于特定情况，比如：完全性肠梗阻伴小肠扩张导致切除困难；或者新辅助治疗可能获益的情况。手术切除的范围以及小肠完整性的保留目前仍存在争议，应根据患者的生理状况以及术中发现而定。如果近端结肠有即将穿孔或缺血的征象，那么推荐整体切除近端至梗阻的结肠，此外应避免一期吻合。如果近端结肠仅是扩张，应根据实际情况选择截断性结肠切除而不是扩大切除。近期一项综述发现，阶段性结肠切除与全结肠切除治疗结肠癌伴梗阻的患者，在术后并发症以及死亡率上无明显差异。但是，接受全结肠切除的患者，肠道功能紊乱的发生率更高。末端造口在技术上更简单，同时避免吻合口瘘的风险，但是有 40%～60% 的造口不能回纳[55-56]。一期吻合主要依赖于患者的状况以及近端肠道的质量。比较 Hartmann's 术联合末端造口与一期吻合的数据十分有限，但是近期的一项综述发现一期吻合后吻合口瘘的发生率为 2%～12%[55-56]。前期报道选择性左半结肠切除加吻合术中，吻合口瘘发生率为 2%～8%，两者的结果很接近。近端结肠灌洗对于减少一期吻合后的吻合口瘘及感染并发症都是有益的。

结肠癌伴穿孔

结肠癌伴穿孔给治疗带来了挑战：不仅要处理结肠穿孔引起的脓毒血症又要试图按照肿瘤治疗原则切除恶性肿瘤。急性脓毒血症对于患者的短期预后有巨大的影响，最终影响长期预后。这类患者典型的表现是包裹性穿孔（类似憩室炎），或是需要急诊手术干预的单纯穿孔。任何一种情况相比没有穿孔的患者，其预后都较差。Cheynel 等曾对比了 89 名伴穿孔的结肠癌患者与 5462 名无并发症肠癌患者的短期及长期预后[57]。研究发现，穿孔组患者的手术病死率更高（20.2% vs. 6.6%，$P<0.001$）；5 年的局部复发率及腹膜转移率均更高（15.7% vs. 7.8%，P=0.021；13.8% vs. 7.8%，P=0.036）。Zielinski 等曾对比 41 名单纯穿孔、45 名包裹性穿孔与 85 名无穿孔患者的预后，并根据年龄、分期、切除状态进行匹配[58]。研究发现，单纯穿孔组患者的造口率更高（79% vs. 39% vs 29%，P=0.008），并且初诊时的转移率更高。有趣的是，因为该研究的样本量较小，R0、R1、R2 切除率在 3 组之间没有差异。在单纯穿孔组中，有 67% 的患者接受了肉眼肿瘤的切除（R0 62%，R1 5%）。单纯穿孔组对比包裹性穿孔组患者的 5 年总生存率更差（24% vs. 62%，P=0.003）。此外，单纯穿孔组患者的手术病死率更高，并且 5 年无疾病生存率也更差。有趣的是，多因素分析结果显示，穿孔情况（单纯或包裹）并不是调整后生存的影响因素，但是术后肿瘤肉眼残留是预后的独立危险因素（HR 1.94，95%CI 1.09-3.46，P=0.02）。因此，在身体状况可耐受的情况下，伴穿孔的肠癌患者应当接受肿瘤学为基础的手术切除，因其能给患者带来最佳的肿瘤相关性预后。

转移性结肠癌的原发灶处理

化疗的进展显著影响了转移性结肠癌的治疗策略。目前推荐原发灶有症状的患者（出血或梗阻）在全身化疗开始前行原发灶切除。但是，如果患者原发灶无症状并且全身状况较好，应当一线选择全身化疗，因为大部分患者在原发灶出现并发症时往往死于转移灶。这种治疗理念的产生，来自于 FOLFOX 为基础的化疗能够较好地控制肿瘤的同时，原发灶并发症也很低。2007 年 Muratore 等报道，原发灶无症状的Ⅳ期肠癌患者接受 FOLFOX 化疗后，有 43% 转移灶降期至可切除，并且 35 名患者均没有在全身化疗的过程中出现原发灶相关的症状[59]。后续一项综述纳入了 7 项临床研究，研究初始接受化疗（314 名）对比原发灶手术联合术后化疗（536 名）的差异[60]。初始接受全身化疗的患者，原发灶相关的症状包括梗阻 13%、出血 3%、穿孔或瘘 6%。最终，超过 40% 的患者接受了根治性目的的肝病灶切除术。初始接受原发灶切除术的患者，严重并发症的发生率为 12%，轻型并发症的发生率为 21%。初始接受化疗组患者的生存期为 8.2～22 个月，初始接受手术组患者为 14～23 个月。多因素分析发现，肝病灶的程度、腹膜转移情况以及全身状况是影响预后的主要因素，但是原发灶是否切除对预后没有影响。近期 Lam 等的综述报道，FOLFOX 为基础的化疗能够使晚期肠癌患者降期，从而有机会行根治术[61]。该综述中纳入了 10 项研究，包括1886名接受新辅助化疗的肝转移患者。64%的患者肿瘤发生了退缩，其中22%的患者接受了根治性目的的肝转移灶切除术。这也带来了45个月的总生存期，并且15%的患者在此时仍保持无疾病复发状态。因此，该文献支持原发灶无症状的Ⅳ期肠癌患者应当首先接受全身化疗，因其能使转移灶降期、减小原发灶相关性症状的发展，并能提高总生存率。

结肠癌患者的预后

短期预后

短期预后包括结肠切除术后并发症、病死亡率、住院时间以及术中的参数如中转开腹。近期比较手术技术与围术期预后的临床研究大多数是多中心、前瞻性、随机试验，这些研究提供了有关短期预后的最佳数据。COST研究报道，腹腔镜手术的总体并发症发生率为21%，而开腹手术为20%（P=0.64）；两者术中的并发症分别为4%及2%（P=0.11）[32]。两组间30天病死率接近，但是特定的并发症没有报道。总体的病死率分别为2%及4%（P=0.40）。中转开腹率为21%，相应的住院时间及30 d并发症发生率均升高。CLASICC研究报道，腹腔镜组的总体并发症发生率为26%，开腹组为27%，中转开腹组为45%[35]。腹腔镜组及开腹组的病死率分别为2%及4%。该研究还比较了腹腔镜组、开腹组及中转开腹组之间特殊并发症的发生率，包括：伤口并发症分别为5%、5%、8%；腹膜炎分别为3%、3%、3%；深静脉血栓分别为2%、0%、0%。COLOR研究报道了相似的并发症情况及病死率[41]。腹腔镜组及开腹组的总体并发症发生率为21%及20%，其中伤口感染率分别为4%及3%；肺部并发症分别为2%及2%；心脏并发症分别为1%及2%；严重出血分别为2%及2%；泌尿道感染分别为2%及2%；吻合口瘘分别为3%及2%；相关性死亡分别为1%及2%。以上3项临床研究的并发症谱非常接近，这也表明这系列数据具有合理的水准。我们必须记住的是，这些研究中均排除了ASA及BMI，然而这些因素与术后并发症及病死率都是密切相关的。正如本章开头提到的，ACS-NSQIP分析计算能够评估手术及围术期并发症的风险。关于住院时间、肠道功能恢复、镇痛药使用及生活质量等结果已在前文中讨论过。

长期预后

结肠癌患者的5年生存率及复发率依赖于手术时的分期。根据2012年SEERS数据统计分析，Ⅰ期患者的5年总生存率为90%；ⅡA期为87%；ⅡB期为63%；ⅢA期为89%；ⅢB期为69%；ⅢC期为53%；Ⅳ期为13%[62]。自1975年以来，肠癌患者的生存率每5年就有提高，这也反映了在肠癌诊断、手术技术、辅助治疗方面的提高。从这些统计数据中，我们应当注意ⅡB期（T4，N0，M0）与ⅢB（T3-T4，N1，M0；T2-T3，N2a，M0；T1-T2，N2b，M0）肠癌患者的预后十分接近。因此，外科医生必须十分警惕地发现并注意ⅡB期患者，从而使他们及时适当地接受术后辅助治疗。外科医生在指引患者继续至肿瘤内科就诊的过程中起到了至关重要的作用，因此外科医生十分有必要了解术后辅助化疗的指征。另外需要注意的是，ⅢA期患者（T1-2，N1，M0；T1，N2a，M0）的预后与ⅡA期患者（T3，N0，M0）很接近。这一点强调了手术技巧的重要性，即切除所有潜在转移的淋巴结是十分重要的。此外，淋巴结阳性的结肠癌患者中增加FOLFOX为基础的辅助化疗能够将5年无疾病生存期从65%提高到78%[63-64]。辅助化疗带来的生存获益是显著的，但是手术质量仍是最重要的因素，因为手术清除潜在转移淋巴结为治愈提供了最大的机会。

（参考文献参见www.pumpress.com/home-specific-edu/5599.html）

第 27 章

直肠癌：术前评估与分期

Jorge Marcet 著
李心翔 黄利勇 译

要点

- 对直肠癌进行准确的术前分期有助于甄别出具有复发转移高风险的患者，并指导合理的治疗计划。
- 直肠腔内超声（ERUS）能准确判断肿瘤的浸润深度（T 分期），尤其对于可能考虑进行局部切除的早期直肠肿瘤（uT0，uT1）。
- 核磁共振成像（MR）能够描绘出局部进展期肿瘤的范围以及评估直肠系膜的侵犯情况。
- ERUS 和 MR 利用大小和结节的外观形态来判断淋巴结转移，但是在直肠系膜内没有多发肿大淋巴结的情况下是非常不准确的。
- 要意识到患者有可能被过高分期或过低分期的情况，在制订治疗计划时要考虑到这一问题。
- 高分辨率的计算机断层扫描（CT）能检查出直径大于 1 cm 的远处转移灶。
- 正电子发射断层扫描（PET）是最准确的针对全身肿瘤负荷的检查手段，尤其是联合 CT 时（PET-CT）。
- 当 CT 检查有可疑发现并且远处转移可能改变治疗方案时，是进行 PET/CT 检查的指征。

前言

对直肠癌患者进行准确的治疗前评估是成功治疗疾病的首要条件。在确定肿瘤的位置及分期后，外科医师就可准备与患者及家属讨论关于疾病的治疗计划和预后情况。因此，所有的直肠癌相关医师都应熟知疾病的分期评估。

术前分期参照恶性肿瘤的 TNM 分期系统，须评估肿瘤浸润直肠壁的深度（cT）、淋巴结转移情况（cN）和远处转移情况（cM）。判断肿瘤是否侵犯肛门括约肌、盆底肌、邻近器官、骨盆壁等同样重要。

前缀“c”代表临床分期，是基于体格检查和影像学检查进行的分期。遗憾的是，在这一点上会有一些混淆，比如一些作者会对明确是术前分期为“cT3N0”的患者提出治疗计划，但是他们会描述为“T3N0”。起初这种差异并不重要，但是如果临床医师没有理解术前分期评估仅仅是一种评估并且治疗计划要考虑到术前分期的不准确性，这可能会导致严重后果。例如，术前过低分期会错过新辅助放化疗并导致局部复发率的升高。相反，过高分期导致过度治疗，从而增加了整体并发症的发生率及治疗的费用。

治疗前的评估始于体格检查和结肠镜检查。影像学检查包括计算机断层扫描（CT，computed tomography）、直肠腔内超声（ERUS，endorectal ultrasound）、核磁共振成像（MR，magnetic resonance imaging）和正电子发射断层扫描（PET，positron emission tomography）。这些检查是互补性的，每项检查都有各自的优点与缺点，应该联合应用。实验室检查包括癌胚抗原（CEA，carcinoembryonic antigen）的测定。

体格检查

当患者诊断为直肠癌后，病史应该仔细询问，包括症状出现时间、体重变化、大便习性改变、肛门控制情况以及疼痛等。如果考虑实施储粪式直肠切除或局部切除术，术前应该获得肛门括约肌功能和既往创伤史（例如分娩史、肛门手术史等）的详细资料。要进行完整的全身体格检查，重点观察肌肉萎缩情况、腹部肌紧张、肝以及淋巴结有无肿大。要做仔细的肛指检查，判断肿瘤与肛缘距离，以及肿瘤与肛门括约肌和盆底的邻近关系。直肠前壁肿瘤可能会侵犯生殖器官，尤其要警惕肿瘤与邻近器官（如前列腺、阴道、骶前、耻骨直肠肌）可疑固定的情况。对于女性的直肠前壁肿瘤，盆腔检查能够明确肿瘤与阴道壁的侵犯情况。当肿瘤位于直肠后壁或侧壁时，则其有可能侵犯盆腔侧壁。此外，还要评估肛门括约肌的强壮程度与张力大小。

肿瘤的质地情况能够提示肿瘤分期。良性腺瘤质地柔软，有时肛指检查较难被发现。当肿瘤侵犯直肠壁时，会发生促结缔组织增生反应，由此形成的纤维化导致肛指检查可触及质硬肿瘤。肿瘤的活动性也可为评估肿瘤的浸润深度提供参考。肿瘤贴附于直肠壁，但却不完全固定，则很有可能肿瘤是侵入了肠壁，但未穿透肠壁。固定于盆腔的肿瘤已属局部晚期，表明肿瘤已侵犯肠壁全层，并可能侵犯周围盆腔组织。利用肛指检查所获取的直肠肿瘤与肠壁及盆腔的关系特点，Mason 提出了一种临床分期系统（CS- Ⅰ至 CS- Ⅳ），有助于临床治疗计划的制订[1]。肛指检查偶尔可触及肿瘤旁的肿大淋巴结，虽然很难。需要注意的是，肛指检查仅限于那些能被完全触及的远端直肠癌。此外，针对肿瘤浸润深度的判断，局部晚期肿瘤的准确性要高于早期肿瘤，这种差距会随着外科医生经验的不断积累而逐步改善[2]。

直肠癌患者都应通过全结肠镜满足近端肠管情况，以排除同时多原发肿瘤情况以及满足活检病理检查的要求。其他的影像学检查偶尔会应用如 CT 虚拟内镜、空气对比灌肠，但这些检查都有其固有的局限性，比如需要充分的准备工作和小病灶的漏诊，外科医生应该注意到这一点。术前因为肿瘤病灶梗阻而未能检查近端肠管情况的患者，应该在术后 6 个月内进行全结肠镜检查。内镜下观察到的肿瘤形态也能为肿瘤的浸润深度提供一定的依据。良性肿瘤表现为质地柔软并可内镜下摘除，而恶性肿瘤则表现为质地僵硬。溃疡性肿瘤提示肿瘤已浸润肠壁，而深溃疡提示肿瘤已侵犯肠壁全层。

对考虑为良性病灶的患者，术前做直肠指检和全结肠镜检查即可。但对于明确或疑似为直肠癌的患者，在任何治疗前（包括手术、化疗、放疗）都应进行局部和全身的影像学检查，判断治疗浸润深度和远处转移情况。

局部影像学检查

计算机断层扫描

被广泛应用的计算机断层扫描（CT）是直肠癌术前分期的主要手段之一。口服、静脉以及直肠造影剂对照可增加 CT 的准确性。CT 能够定位直肠肿瘤，但它不能准确分辨出直肠壁的层次。对于局部进展期肿瘤，CT 可以显示肿瘤侵出直肠壁的范围以及侵犯邻近器官的情况。多排螺旋 CT（MDCT，multidetector-row CT）能够提高直肠癌局部分期的准确性，但在细节方面仍然欠缺。相比单独轴位图像，利用多维（冠状，矢状）影像标准化轴位图像可以准确地对更高的 T 与 N 进行分期[3]。

CT 对直肠癌局部分期的局限性在于它不能够准确分辨直肠系膜筋膜以及直肠壁各个层次。尽管在 CT 上可以清楚地看到肿瘤周围的直肠系膜脂肪（MRF，mesorectal fat），但是由直肠炎症或肿瘤纤维化所导致的直肠周围脂肪的硬结很难与肿瘤本身区分。此外，在盆腔内 CT 对软组织的分辨性差，T4 期的肿瘤不易被诊断。由于肿瘤与邻近器官或脏器间缺乏脂肪层，判断肿瘤是否直接侵犯邻近器官或盆壁也很困难。

直肠腔内超声

在直肠腔内超声（ERUS）下，按照从高到低的回声情况将肠壁分为 5 个超声层次[4]。由腔内向腔外依次为：①黏膜与超声探头之间层；②黏膜与黏膜肌之间层；③黏膜下层；④固有肌层；⑤浆膜层或肠壁外脂肪层。前缀“u”代表 ERUS 对直肠癌的 T 和 N 分期（图 27-1，图 27-2，图 27-3，图 27-4，图 27-5）[5]。

相比 CT 和 MR，ERUS 的优点在于操作简单和价格便宜。患者只需要直肠灌肠准备后便可进行检查。ERUS 经常需要刚性或可弯曲的直肠乙状结肠镜配合检查。部分患者需要镇静以消除检查时的不

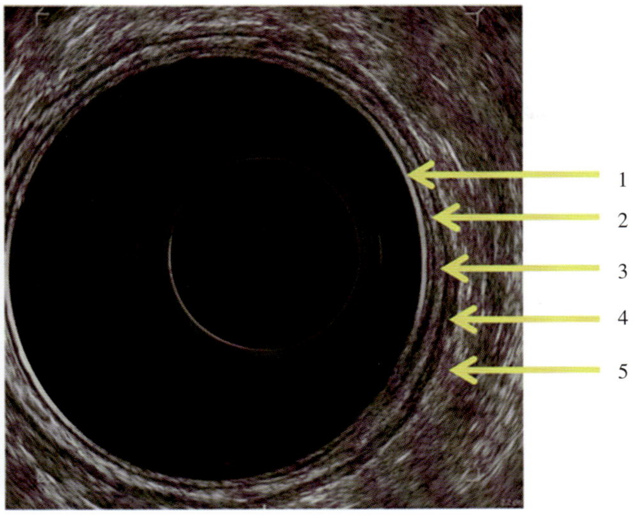

图 27-1　直肠的腔内超声层次：①黏膜与超声探头之间层；②黏膜与黏膜肌之间层；③黏膜下层；④固有肌层；⑤浆膜层或肠壁外脂肪层

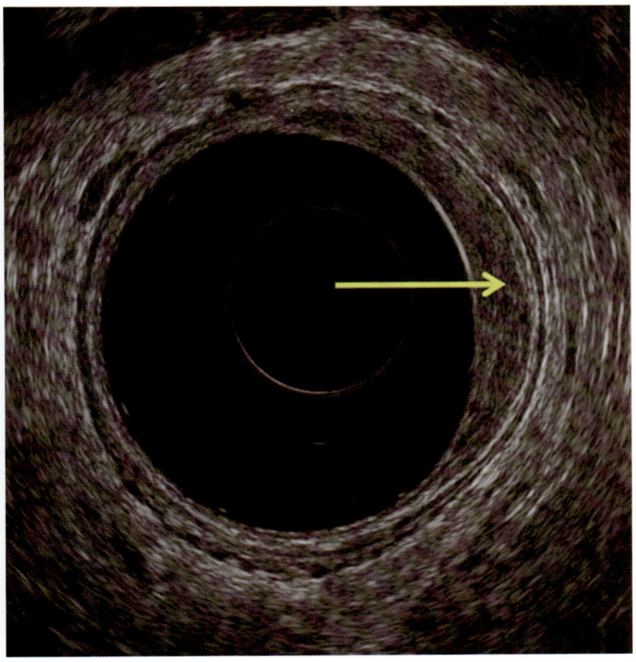

图 27-2　直肠腔内超声下的 uT0 肿瘤。低回声的肿瘤（箭头处）未侵犯高回声的第一层。表明黏膜下层（白色层）完整

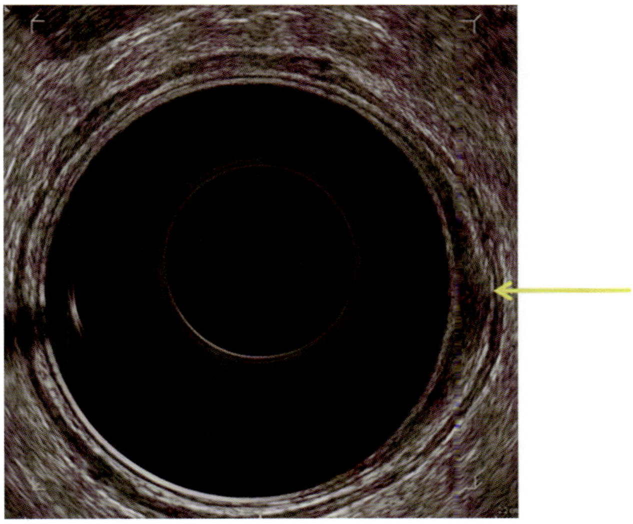

图 27-3　直肠腔内超声下的 uT1 肿瘤。低回声肿瘤侵入中间的高回声层（箭头处），但是未侵犯外侧的低回声层

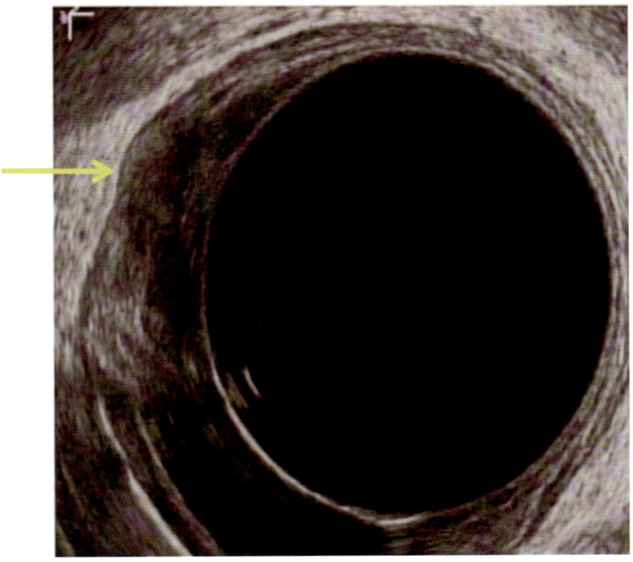

图 27-4　直肠腔内超声下的 uT2 肿瘤。低回声肿瘤侵出中间的高回声层，并且侵入外侧的低回声层

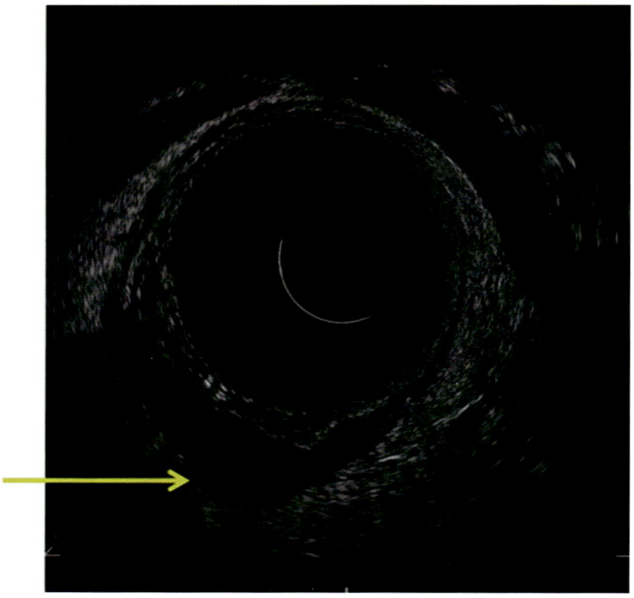

图 27-5　直肠腔内超声下的 uT3 肿瘤。肿瘤侵出了第二个低回声层，并且侵入外侧的高回声层（箭头所指）

适和焦虑。超声探头需要越过肿瘤的近端以对肿瘤进行整体检查，因此对于梗阻的病灶不适合此项检查。3-D 超声能够实时记录影像并且可以进行图像的轴、冠状和矢状位分析。转移的淋巴结表现为肿瘤周围结构中的低回声区，但良性淋巴结因为其与直肠周围脂肪等回声而不易被分辨出。

T 分期

文献报道 ERUS 对直肠癌的 T 分期总体准确性为 84%（63%～96%），而 CT 和 MR 的准确性偏低，分别为 65%～75% 和 75 % ～85%[6]。表 27-1 列出了包含 42 项关于 ERUS 的 T 分期准确性（与术后病理分期相比）的荟萃分析结果 [7]。作者报道的 ERUS 的 T 分期敏感性为 81%～96%，特异性为 91%～98%。相对于早期病灶的敏感性（88%），在局部进展期直肠癌中 ERUS 的敏感性更高（95%）。作者认为 ERUS 应是直肠癌术前分期的优选手段。

很多回顾性研究表明，操作者本身的经验在分期准确性中起了重要作用。德国一项包括 384 家医院参与的前瞻性多中心研究中，研究者分析了 7096 例未行新辅助治疗的直肠癌患者术前 ERUS 的 T 分期（uT）与术后病例分期（pT）的准确性 [8]。uT 的整体准确性为 65%，过低分期为 18%，过高分期为 17%。医院每年的 ERUS 检查量影响了分期的准确性，医院每年 ERUS 的检查量≤10 例时占据 uT-pT 关联度的 63%，每年 ERUS 的检查量为 11～30 例时占据 uT-pT 关联度的 65%，当检查量大于 30 例时为 73%。T2 与 T4 的直肠癌准确性最差。作者认为仅在经验丰富的检查医师操作下，ERUS 才是术前有效的分期手段。

一些文献报道，相对于 T1、T3 和 T4，T2 的 ERUS 诊断准确性最差 [9-11]。这是因为 ERUS 难以将浸润至深肌层的肿瘤与镜下浸润至直肠周围脂肪的肿瘤区分开，也同样难以鉴别是肿瘤周围的水肿炎症还是肿瘤的直接浸润。一项回顾性研究将术前 T2 患者亚分组为 uT2a（肿瘤局灶性浸润固有肌层）和 uT2b（肿瘤广泛性浸润固有肌层），结果发现当把 uT2b 归入扩大的 uT3 组时 kappa 准确度更高（从 0.89 到 0.94）[12]。

有文献研究利用 ERUS 来筛选早期直肠癌患者（T0、T1），这部分患者可以接受经肛门切除病灶，而不采用传统的经腹直肠切除术。在一项包含 552 例直肠肿瘤接受经肛切除的研究中，作者发现 ERUS 对 T0、T1 的临床分期准确性分别为 95% 和 78%，阳性预测值分别为 93% 和 85%，而特异性却相似（62% vs. 58%）[13]。一篇旨在调查 ERUS 对直肠肿瘤 T0 分期准确性的荟萃分析中，纳入了 11 项（*N*=1791）符合入选标准的研究。结果发现 ERUS 对 T0 分期的汇总敏感性为 97.3%（95% CI: 93.7-99.1），汇总特异性为 96.3%（95% CI: 95.3-97.2）[9]。

N 分期

ERUS 对直肠癌的淋巴结转移的分期准确性要低于 T 分期，文献报道的准确性在 63%～85%[6]。报道差异的原因部分是判断淋巴结转移的标准不同。Hildebrandt 等认为，低回声、非常清晰的结节以及异质性结节是转移淋巴结的表现 [14]。Katsura 团队发现，直径 >5 mm、边界清晰、低回声或不均衡回声的结节极可能为转移 [15]。Akasu 阐述了最大淋巴结的短轴长度与转移的关系：最大淋巴结的短轴长度 <2 mm，转移率为 9.5%；3～5 mm 时为 47%；当 >6 mm 时为 87%[16]。一个包含 35 项研究的荟萃分析发现 ERUS 对直肠癌的 N 分期敏感性为 73%，特异性为 76%。此结果提示 ERUS 排除淋巴结转移的准确性高于诊断其准确性 [17]。

ERUS 对淋巴结分期的准确性会随着 T 分期的

表 27-1　ERUS 相对于病理分期的分期准确性

包含 42 项研究的荟萃分析，*N*=5039		
T 分期	汇总敏感性	汇总特异性
T1	87.8%（95% CI 85.3-90.0%）	98.3%（95% CI 97.8-98.7%）
T2	80.5%（95% CI 77.9-82.9%）	95.6%（95% CI 94.9-96.3%）
T3	96.4%（95% CI 95.4-97.2%）	90.6%（95% CI 89.5-91.7%）
T4	95.4%（95% CI 92.4-97.5%）	98%（95% CI 97.8-98.7%）

摘自：Puli S，Bechtold M，Reddy J，Choudhary A，Antillon M，Brugge W. How good is endoscopic ultrasound in differentiating various T stages of rectal cancer? Meta-analysis and systematic review. Ann Surg Oncol 2009；16:254-265[7]

升高而升高（更高的 T 分期具有更高的淋巴结转移风险）。一项回顾性研究分析了 134 例未接受新辅助治疗的直肠癌患者，ERUS 对 pT1 期的肿瘤 N 分期的准确性为 48%，pT3 期使其准确性增加到 84%[18]。显然，早期直肠癌患者有更多的机会发生淋巴结微转移，其不易被 ERUS 分辨出。这也可以解释为什么早期 uT 分期的直肠癌患者在接受局部切除术后有比较高的局部复发率。另一方面，CT 的准确性为 55%～65%，MRI 的准确性为 60%～65%。ERUS 在分辨小于 1 cm 的淋巴结方面优于 CT，在敏感性与特异性方面与 MRI 相类似[19]。

直肠巨大肿瘤或其引起管腔狭窄从而导致检查不全面，这限制了 ERUS 用于直肠癌的术前分期。在女性患者中，这一点可以通过经阴道超声来克服[20]。超声探头与肿瘤接触不完全的原因还包括直肠内的空气、粪便或肿瘤本身所引起的成角。操作者的经验在 ERUS 的分期准确性中起着重要作用[21-22]。

核磁共振

由于携带相控阵骨盆线圈的高分辨率核磁共振（MR）具有很强的评估外科环切缘的能力，因此被越来越多地应用于直肠癌的术前分期。患者需要在检查日早晨清肠。3 mm 的薄层 T2 加权快速自旋回声影像系列是垂直于肿瘤平面获得的[23]。高分辨率的MR可以更好地分辨出肠壁与肿瘤的侵犯情况[24]。直肠腔内线圈的 MRI 目前已不推荐。虽然直肠腔内 MR 能够显示出直肠壁的五层结构，但图像局限并且直肠筋膜层通常不显示。此外，直肠腔内线圈会比腔外线圈给患者带来更大不适，在肠腔狭窄时也不能应用[25]。腔内线圈还可能会扭曲组织图像。

相控阵腔外MR可以显示出直肠壁的三层结构。最内的黏膜层表现为薄层低信号，当中的黏膜下层为高信号，最外的固有肌层为更低信号。在腹膜返折以下，直肠及直肠外纤维脂肪组织由直肠系膜筋膜所包绕，在前方由直肠前列腺筋膜 / 直肠阴道筋膜所分隔，在后方由骶前筋膜分隔。直肠外纤维脂肪组织仅完全包绕直肠下 1/3 段，在 T2 加权系列侧方清楚地表现为低信号薄层。再往下方，直肠外纤维脂肪组织逐渐变薄，当到达肛提肌平面即坐骨直肠窝的顶部时其完全消失。磁共振是辨别包绕直肠系膜无血管层面即环周切缘（CRM，circumferential radial margin）（图 27-6）最好的检查方法。

一项包含 21 项研究旨在评估 MR 对未行新辅助放化疗的直肠癌 T 分期（T1～T 2 vs. T3～T 4）、淋巴结转移、环切缘（CRM）准确性的荟萃分析中，MRI 对 CRM 的特异性为 94%，明显高于 T 分期的 75% 和淋巴结转移的 71%[26]。在诊断优势率方面，CRM（56.1）高于淋巴结转移（8.3），但是与 T 分期（20.4）无明显差异（表 27-2）。作者认为 MR 在判断 CRM 和 T 分期方面有较好的准确性，可用于直肠癌的术前分期（图 27-7）。

Park 等[27]通过对术前及术后病理淋巴结的一对一比对研究了 MR 在术前 N 分期的准确性。在两种情况中总体的比对成功率为 91%。术前 MRI 的一对一淋巴结的敏感性和阳性预测值分别为 58.0% 和 61.7%。在寻及的 341 枚淋巴结中，120 枚过小（<3 mm）而不能在 MR 上显示，其中有 18 枚淋巴结为转移（15%）。

患者身体内某些置入物是不能进行 MR 检查的。某些可以进行 MR 检查的置入物，如外科夹，也可能会影像图像质量。移动导致的伪像会降低对直肠壁观察的准确性。MR 不能搬动至手术室，而且费用方面远高于 ERUS[28]。

很多直肠癌治疗经验丰富的转诊中心已将 MR

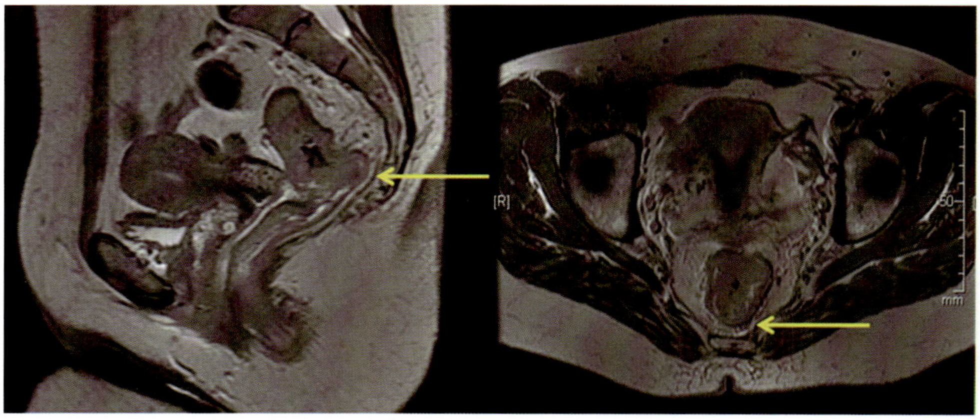

图 27-6 MR 下的 cT3 肿瘤。环周切缘显示完整（箭头所示）

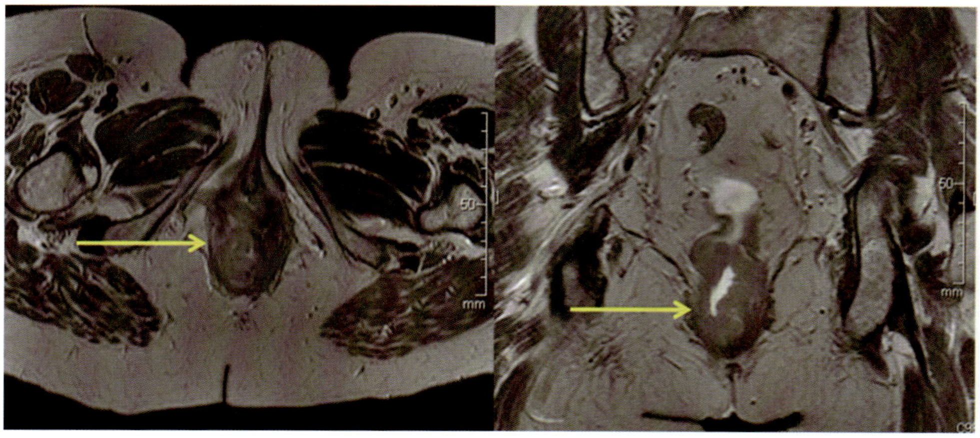

图 27-7 MR 下的 cT4 肿瘤。肿瘤侵犯肛门括约肌和肛提肌（箭头所示）

表 27-2 MR 在判断 T 分期、N 分期和环周切缘（CRM）准确性的荟萃分析

	特异性
T 分期 19 项研究（N= 1986）	75%（95% CI 68-80）
N 分期 12 项研究（N= 1249）	71%（95% CI 59-81）
CRM 10 项研究（N = 986）	94%（95% CI 88-97）

摘自：Al-Sukhni E，Milot L，Fruitman M，Beyene J，Victor J，Schmocker S，Brown G，McLeod R，Kennedy E. Diagnostic accuracy of MRI for assessment of T category，lymph node metastases，and circumferential resection margin involvement in patients with rectal cancer: a systematic review and meta-analysis. Ann Surge Oncol 2012；19:2212-2223[26]

列为局部分期首选的检查手段，尤其对于局部进展期直肠癌。ERUS 被用于评估早期病灶或者选择性地与 MR 联合应用。

全身影像学检查

计算机断层扫描

直肠癌患者须进行胸部、腹部和盆腔 CT 检查，判断有无远处转移，主要是肝和肺转移（图 27-8）[29]。多排螺旋 CT 对检出肝转移的总体敏感性在 77%～94%[30-32]。多数超过 1 cm 的病灶可以与其他良性病灶（如囊肿或血管瘤）相鉴别。然而，对于小于 1 cm 的病灶，其敏感性降至 41.9%[33]。检出发现小于 1 cm 的非特异性低密度结节（称之为“太小而不能明确性质”的低密度结节）很常见，存在于约 17% 的患者中[34]。多数情况下，即使有可能为恶性，这些肝内小的低密度结节更可能为良性（～90%），可以随访。

同样须通过多排螺旋 CT 来评判肺转移情况。

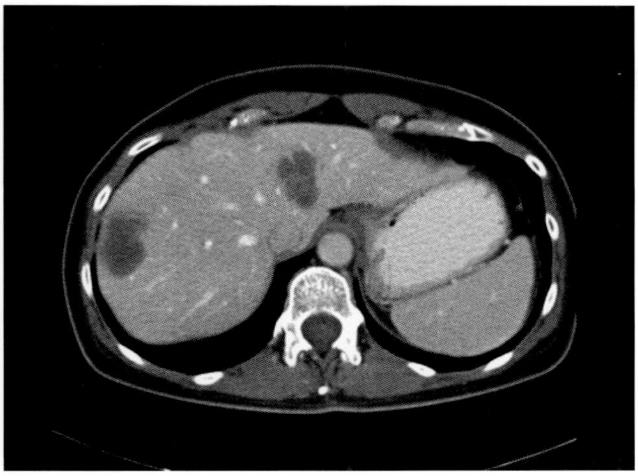

图 27-8　腹部 CT 显示的肝两枚转移灶

一项包含 56 例直肠癌的研究中，18% 的患者在多排螺旋 CT 上表现至少一个肺内病灶，并且肺内转移的风险随着肿瘤分期的升高而升高[35]。

正电子发射断层扫描

正电子发射断层扫描（PET）是利用 2-（^{18}F）氟 -2- 脱氧 -D- 葡萄糖［FDG，2-（^{18}F）fluoro-2-deoxy-D-glucose］可以通过检测肿瘤细胞糖酵解的增加情况而定位肿瘤的能力，从而对全身进行核医学影像检查。FDG 是一种葡萄糖相似体，能够被细胞葡萄糖转运系统吸收，并且被己糖激酶磷酸化。大多数肿瘤细胞糖代谢会增高，因此会比周围组织吸收更多的 FDG。由于肿瘤细胞内缺乏葡萄糖 -6- 磷酸酶活性，FDG-6- 磷酸盐作为细胞内的代谢产物而积聚。PET 能够识别增加的 FDG 摄取。这种增加的摄取能被定性（通过观测肿瘤组织和其他组织的摄取程度）和定量（通过测定 SUV 值）。传统 PET 可作为一项单独进行的检查，然而现在更多的是将它与 CT 联合以达到更高的解剖精确性[30]。

尽管 PET 比传统的影像学在全身肿瘤检查方面具有更高的准确度[31]，但它仍然有一定的局限性。由于扫描分辨率的限制，小于 1 ~ 2 cm 的病灶可能被遗漏。这对于结节性转移灶的判断变得困难。此外，原发肿瘤的活性会影响直肠肿瘤近端系膜淋巴结的检出。由于黏液性腺癌的 FDG 摄取比非黏液性肿瘤的摄取率低，PET 可能检测不出黏液性腺癌[31]。

PET 在直肠癌中的检查指征主要是针对 CT 上表现的可疑病灶，因为一旦诊断为转移灶，治疗计划将被改变。此外，在远处转移灶或局部盆腔复发灶考虑切除之前也应该行 PET 检查，以排除有可能使手术成为姑息性的隐匿不可切除病灶的存在。在直肠癌术后盆腔复发还是瘢痕的鉴别中，PET 作用尤其明显。

一项研究中，PET/CT 诊断准确性为 92%（多排螺旋 CT 为 87%），改变了 13.5% 的患者分期，鉴别出了 19.2% 患者的不确定病灶，改变了 11.5% 患者的手术计划，改变了 17.8% 患者的治疗计划[32]。另一项研究发现 PET/CT 提高了 50% 患者的分期，降低了 21% 患者的分期，改变了 27% 患者的治疗计划[36]。此项研究指出，由于低位直肠癌倾向盆腔局部淋巴结转移（特别是腹沟区、股动脉区和髂血管区），PET/CT 特别能够辨别出“不一致”的结果（例如在多排螺旋 CT 上未被鉴别的病灶），因为在此项研究中 PET/CT 发现了 13.5% 的在多排螺旋 CT 上未被诊断的淋巴结转移。

PET 在新辅助放化疗后反应性的判断方面具有一定的应用价值，它能够更好地筛选出适合局部切除或非手术治疗的患者。但是和 CT、MR 和 ERUS 一样，它不能准确评判盆腔肿瘤的残留情况[37]。目前，PET 不建议作为直肠癌患者的常规检查项目[38]，但是当 CT 检查有可疑发现时则建议进一步做 PET 检查，因为一旦诊断远处转移则有可能改变治疗计划。

（参考文献参见 www.pumpress.com/home-specific-edu/5599.html）

第 28 章

直肠癌：新辅助治疗

Andrea Cercek, Julio Garcia-Aguilar 著
李心翔 李清国 译

要点

- 相比单纯手术治疗，新辅助放疗有助于改善直肠癌患者直肠肿瘤切除术后的局部治疗效果。
- 新辅助放化疗有助于改善肿瘤盆腔局部治疗效果，而且相比辅助放化疗毒性反应更小。
- 相比长程的新辅助放化疗，短程新辅助放疗在总生存期、无病生存期和局部病变控制效果方面具有相似的效果，而且相比全身细胞毒性药物化疗，短程新辅助放疗耗费和耗时都更少。
- 如今的研究重点在于如何发现可以避免直肠切除手术或者放射治疗的患者，从而减少治疗相关的并发症。

简介

新辅助治疗是直肠癌患者多学科治疗的重要组成部分。不管是放疗、放化疗还是单纯化疗，新辅助治疗的目标在于减少手术治疗局部进展期直肠癌（LARC，locally advanced rectal cancer）局部复发的风险。同时新辅助治疗也可为直肠癌患者带来了其他的获益。我们可以早期评估肿瘤对治疗的反应，而治疗的反应性与肿瘤长期生存状态密切相关[1-3]。而且，新辅助治疗有利于提高器官保护性手术的概率，如有效的局部切除和非手术治疗（NOM，nonoperative management）方案的施行。最后，对于有远处转移风险的患者，手术前进行的全身化疗可以更早地杀灭微转移灶并提高治疗的依从性，从而提高生存率。当新辅助治疗的效果达到最理想的时候，不论是在肿瘤的转归还是在患者的生活质量方面，都具有非常重要的意义。

在这一章，我们主要关注的是 LARC 的新辅助治疗，也就是所谓的Ⅱ期（cT3-4，cN0）或者Ⅲ期（任何 cT，cN1-2）浸润性直肠腺癌中的新辅助治疗。我们将会对各种各样的治疗范例以及各自的数据支持进行回顾分析。

历史背景

直肠癌患者进行新辅助放疗和新辅助放化疗具有很长和曲折的历史，尽管就这个主题发表了很多的相关文献，但是人们仍没有就治疗方案达成共识。我们应该明白新辅助治疗经过了怎样的发展才到达今天的局面，这一点很重要，这样的话已发表的试验数据才能被放在合适的研究背景中去理解看待。

直肠癌患者实施新辅助治疗的概念最早由 Janeway 和 Quick 在 1917 年提出，他们注意到当把黄金过滤的氡放射源直接放置在直肠癌患者的体内时，对肿瘤治疗会产生非常好的效果[4]。在那个手术病死率仍然很高的年代，用带有镭盐或者氡的放射源进行接触式放疗被作为一种治疗的手段；而手术被作为肿瘤对放疗产生耐受时的一种挽救性手段[5]。随着肿瘤的手术治疗变得越来越安全，把放疗作为唯一治疗手段的治疗模式的局限性也愈发明显，放疗不再是治疗的主要措施，而成为手术治疗的一种辅助治疗措施。事实上，将单纯的直肠肿瘤切除术作为直肠癌的标准治疗方式已经存在了很多年。但是后来人们意识到单纯手术治疗的效果并不是最好的，据文献报道，5 年局部复发率为 25%～30%[6-8]。新辅助放化疗已被证实可以改善肿

瘤的结局，1990 年美国国立卫生研究院对Ⅱ期和Ⅲ期肿瘤患者推荐新辅助外放射治疗和化疗[9]。在美国，除了一些选择性转诊中心，直肠癌切除术后选择性放化疗是大多数患者常用的治疗方法。然而，术后放疗有较高的毒性反应而且患者的耐受性较差。在欧洲和美国一些中心的研究人员探索使用新辅助放疗和放化疗，随后术前新辅助化疗的效益得到了证实。正是因为有了这些数据支持，许多美国的临床医生就把术后放化疗改为了术前放化疗。然而奇怪的是，尽管许多短程放疗的临床试验数据证实了其在新辅助放疗中的益处，两项短程前瞻性随机试验[10-11]也证实新辅助放疗和长程新辅助放化疗有相似的肿瘤治疗效果，短程放疗在美国的应用仍然受到了限制。

在同一时期，新辅助放疗被证实比辅助放疗更有效而且毒性反应更少，人们认识到直肠癌患者直肠切除术后的结局具有高度的技术依赖性[12]。这些结果具有高度的可变性，主要在于实施手术的医生是谁以及手术的方式。所以人们又一次展开了激烈的辩论，一些外科医生认为放疗应该主要被用于手术治疗不尽完善的患者，而对于已经接受合适手术切除的非外侵固定的直肠癌，则没有必要再进行放射治疗了。来自荷兰直肠癌的临床试验数据以及其他研究表明，新辅助放疗和优秀的手术治疗在盆腔肿瘤控制作用方面是重复的，而不是弥补性的[13]。

临床工作者们认识到当前对直肠癌的治疗是有风险的，但确实是目前最有效的治疗方式；直肠切除术会增加长期的持续性的并发症。我们坚持在保证治疗效果的同时也积极寻找可以减少并发症的治疗方案，这特别是在非局部晚期的患者中尤为重要。根治性放化疗或者肿瘤的局部切除联合或不联合辅助放化疗可以避免根治性直肠切除。目前，化疗方案变得更为有效，对于术前影像学检查直肠系膜未有癌累及的患者则可以在直肠切除术后选择接受辅助化疗或者仅进行术前新辅助化疗，而这两种方案可以避免放疗的毒性反应，也是目前研究热点之一。另外一个在欧洲和美国部分地区被广泛应用的治疗策略是在直肠切除术前予以短程新辅助放疗，视具体情况再选择术后辅助化疗。以上提及的三种方案与术前长程新辅助放疗后再延迟等待手术治疗相比，使患者更早地进行快速有效的全身化疗。这种观念有其本身的意义，因为多数直肠癌患者治疗失败是因为远处转移而非盆腔局部复发，新辅助放疗降低了盆腔复发率而对总体生存期并没有改善。

对于直肠癌治疗指南的撰写，有一个困难是在于治疗方案的选择必须考虑到多种影响因素：肿瘤是否固定，肿瘤在直肠的位置，与盆底肌肉组织的关系，骨盆形态，T 分期以及 N 分期，出现的症状，是否出现转移，是否处于稳定状态，是否计划手术，等等。事实上，指南本身很难考虑到所有治疗影响因素。现在，临床医生关注的是直肠癌患者治疗策略的选择必须紧紧依据治疗的基本原则和广泛的数据支持，任何采取的治疗方法都应根据患者和肿瘤的特点去调整治疗建议。

术后辅助放疗

辅助放疗的价值现在并没有得到认可，直肠切除术后辅以辅助放化疗这种治疗策略的一个优势就是在放疗开始时就可获得准确的肿瘤分期，而对于可能无法获益的早期肿瘤患者就可以避免接受放疗了。大量研究证实，手术辅以放疗（每天 180 ~ 200 cGy，总剂量 45 ~ 50 Gy）在对于Ⅱ期或者Ⅲ期直肠癌患者获得局部控制方面比单纯手术治疗更加有效[14]。胃肠道肿瘤研究组（GITSG）的试验招募了 520 个肿瘤距离肛缘 12 cm 以内，侵袭至直肠周围脂肪或者有区域性淋巴结转移而没有远处转移证据的直肠癌患者。在接受直肠癌切除术后随机分成四组：观察组、术后放疗组（每次 1.8 Gy 或 2 Gy 总剂量 40 ~ 48 Gy）、化疗组（5-FU 大剂量注射和甲环亚硝脲使用 18 个月），以及放疗联合化疗组[6]。但是这项研究在入组患者数达到 227 人时停止了，因为中期分析表明在不同治疗组间差异明显。在预防复发方面联合治疗方式比之单纯手术切除好（33% vs. 55%；P= 0.42）。放疗联合化疗以及单用化疗比单纯手术复发危险更低，但他们之间的差异并没有统计学意义[6]。丹麦的一项大型研究发现接受术后放射治疗的 Dukes'B 期或者 C 期直肠癌患者比之单纯手术治疗有着更低的复发可能。但是放疗对远处转移的风险并没有影响[15]。医学研究委员会直肠癌组的试验也证实术后放疗可以降低 Dukes'B 期或者 C 期直肠癌患者局部复发的风险，而没有增加严重的晚期肠道并发症的风险。在这项研究中，放疗对发生远处转移的风险或者总生存期并没有产生影响[16]。最后，NSABP-R02 指南发现对于 Dukes'B 期或者 C 期直肠癌患者以 5- 氟尿嘧啶 / 亚叶酸钙、5- 氟尿嘧啶、长春新碱或者甲环亚硝脲化疗联合放疗，与单纯化疗相比可以降低局部区域复发的风险[17]。

术前放疗

大量临床试验将患者随机化分为术前放疗联合手术治疗或是单纯手术治疗组，经过比较研究得到了不同的结果[14-18]。这些研究采用不同的总放射剂量、分割次数、放射照射光数目、门控技术、目标体积、放射线剂量以及手术方式。总体来看，采用更高的照射剂量的和更多的放射源照射野比单纯手术治疗更能降低局部复发率。瑞典直肠癌协会的试验证实术前短程放疗（总计 25 Gy，连续 5 d 照射）不仅可以改善局部复发状况，还可以提高总生存期[8]。然而，这项研究后来因为手术并没有标准化以及对照组的局部复发率高于同期的标准而备受批评。荷兰直肠癌试验（CKVO95-04）是第一个证实术前放疗也可以降低完成全直肠系膜切除术治疗的患者局部复发风险[13]。这项研究比较了术前放疗（5 Gy × 5）联合标准化的 TME 与单独 TME 的治疗效果。在这项研究中，接受单纯 TME 手术治疗的患者发生局部复发的概率要远小于之前临床试验中接受手术治疗的患者。这两种治疗方式中手术技巧都有所提高，单纯手术治疗组 5 年局部复发率为 10.9%，而在手术辅以放疗组则降低到了 5.6%（$P<0.001$）。虽然整组患者在总生存期方面并没有获益，但是 12 年更新的数据证实短程术前放疗可以大大提高Ⅲ期和环切缘阴性患者的 10 年生存率，其益处还在于局部控制的一个持续化状态[19]。

放射增敏剂

放疗联合全身化疗可以进一步改善局部肿瘤控制状况。大量的化疗药，包括 5- 氟尿嘧啶、卡培他滨、伊立替康、奥沙利铂和抗表皮细胞生长因子药物西妥昔单抗和帕尼单抗都已经在放疗联合新辅助化疗中进行了研究，然而，除了二氢嘧啶脱氢酶，没有一种药在前瞻性临床试验中被证实有效。

二氢嘧啶脱氢酶

5- 氟尿嘧啶（5-FU）是直肠癌患者主要的放疗增敏剂。尽管其放疗增敏作用很早就得到了承认，但是大量的研究最终发现 5- 氟尿嘧啶的放疗增敏作用是和其用药方案密切相关的。5- 氟尿嘧啶必须在患者接受放疗后使用以建立放疗增敏状态，也正是因为这样，5- 氟尿嘧啶静脉推注方案很快就不为人们所青睐，而每天持续静脉注射 5- 氟尿嘧啶 225 mg/m^2 则成为了一种标准方案[18, 20]。

GITSG 证实了 Dukes'B 期和 C 期直肠癌患者可以从术后辅助化疗、联合放疗中获益[7]。北方癌症治疗中心小组（NCCTG）的研究将术后放疗联合静脉推注或持续静脉注射 5- 氟尿嘧啶增敏进行比较，NCCTG 试验中的部分患者在联合放化疗前接受了为期两个月的全身化疗[21]。这项研究结果表明联合放射治疗时，与静脉推注 5- 氟尿嘧啶相比，持续静脉注射可以大大减少肿瘤局部复发和转移的机会[21]。在其他临床试验中也有研究表明，持续静脉注射 5- 氟尿嘧啶与静脉推注 5- 氟尿嘧啶相比，血液毒性更低[22]。

欧洲癌症研究与治疗组织（EORTC）22921 研究旨在评估术前放疗联合化疗以及术后化疗在 LARC 中的价值[23]。1011 名患者被随机分成 4 组：①术前放疗组；②术前放疗辅以 5- 氟尿嘧啶和亚叶酸钙静脉推注；③术前放疗辅以术后化疗；④术前放疗，5- 氟尿嘧啶和亚叶酸钙静脉推注，联合术后化疗。尽管总体生存率上没有明显提升，但是所有的三组接受任何形式化疗（术前或术后）患者的 5 年局部复发率与单纯放疗相比都大大降低。Federation Francophone de la Cancerologie Digestive 的进一步研究证实，放疗辅以 5- 氟尿嘧啶增敏可以改善局部控制情况，但并没有改善生存率，这与 EORTC 22921 研究的数据是一致的[24]。近来，在一项Ⅲ期随机临床试验中，Hofheinz 和他的同事证明了口服氟尿嘧啶前体药物——卡培他滨与 5- 氟尿嘧啶相比具有非劣性，这也为我们帮患者选择治疗决策提供了方便[25]。卡培他滨和 5- 氟尿嘧啶的等效性也在 NSABP-R04 队列研究中得到了证实[26]。

奥沙利铂

已经有大量的大型Ⅲ期临床试验评估了奥沙

利铂提高放疗敏感性作用的研究。STAR-01[27]、ACCORD 12/0405-PRODIGE2[28] 以及 NSABP-R04[26] 试验都检测了氟尿嘧啶辅以奥沙利铂作为放疗增敏剂的作用。结果提示这种联合方案化疗对疗效没有什么改善，却增加了毒性反应。相反，CAO/ARO/AIO-04 试验[27-28]发现以 5- 氟尿嘧啶为基础的放化疗方案联合奥沙利铂可以提高完全缓解率，并且没有提高发生毒性反应的概率[29]。尽管这个结果很振奋人心，但是对照组和奥沙利铂组 5- 氟尿嘧啶的剂量有差别，而这很可能影响试验的结果。目前奥沙利铂并没有在直肠癌患者新辅助化疗中作为常规使用。

伊立替康

作为一种拓扑异构酶抑制药，伊立替康在转移性结直肠癌中表现出了巨大的抗肿瘤特性。尽管已经有小型Ⅱ期试验表明伊立替康联合 5- 氟尿嘧啶在放疗增敏中使用是安全有效的[30-31]，但是目前还没有任何试验表明伊立替康的效果比单独使用 5- 氟尿嘧啶和放疗更好。

EGFR 抑制药

EGFR 抑制药，如西妥昔单抗和帕尼单抗在 KRAS 野生型的转移性结直肠癌患者中较好的疗效引发了许多研究，这些研究旨在评估其在 LARC 术前治疗中的应用。当新辅助治疗中加用 EGFR 抑制药时有效性并不一致，有时有效[32]，但是大部分时候效果是模棱两可的或是无效的[33-34]。一些研究在使用中甚至得到更糟的结果，表明在肿瘤治疗中可能还有未被认识的机制。EGFR 抑制药目前还不在术前放化疗中使用。

术前放疗与术后放疗的比较

尽管这一话题曾有巨大的争论，但是有很多证据证明新辅助放疗优于术后辅助放疗。其逻辑依据在于：新辅助放疗时由于没有术后瘢痕形成以及盆腔组织低氧环境的存在，在获得相同的生物学效应时只需要更小的剂量；而且不管是短程还是长程，新辅助放疗的毒性反应与术后辅助放疗相比都更少。再者，大部分患者更愿意在术前接受放疗。Scandinavian 的一项小型临床试验比较了直肠癌伴肿瘤侵犯直肠周围脂肪有或没有局部淋巴结转移，接受术前短程放疗（一周 25.5 Gy）与接受术后长程放疗（7～8 周，60 Gy）相比，结果表明术前放疗的局部复发率更低（13% vs. 22%），但是两组生存率和不良反应的发生率是相似的[35]。RTOG 94-01 试验意欲比较术前和术后放化疗的优劣，初始试验设计总共需要收集 770 例患者，却在只收集了 53 例患者时就提前结束了。相似的是美国乳腺癌和肠癌外科辅助项目（NSABPR-03）也证实了以 5- 氟尿嘧啶为基础的放化疗在 LARC 治疗中的作用。尽管这项研究并没有达到纳入 900 例患者的目标，但是对 267 例患者的随机化分析结果显示术前放化疗有着更佳的无病生存期，其总生存期也可能更好，但是局部复发率却和术后治疗相似[36]。

具有里程碑意义的是德国直肠癌研究（CAO/ARO/AIO-94），该研究在 823 例 LARC 中比较了术前和术后放化疗的效果[37]，结果提示术前治疗组的 5 年局部复发率要更低（6% vs. 13%，P= 0.006），但在总生存期以及局部复发的概率上并没有明显差别。重要的是术前放化疗与术后放化疗相比，发生 3 级或 4 级毒性反应的风险更低（27% vs. 40%）[37]。正是这些研究，使得以 5- 氟尿嘧啶为基础增敏的术前放化疗后再施行直肠切除术和以 5- 氟尿嘧啶为基础的辅助化疗成为 LARC 的一种普遍采用的治疗方式。具体来说就是患者首先接受联合放疗（180 cGy /d，每周 5 d，持续 5 周，然后提升 540 cGy）和化疗增敏（持续 5- 氟尿嘧啶或者卡培他滨输注），等待 6～8 周后接受直肠切除术治疗，术后再全身辅助化疗，通常采用 mFOLFOX6 方案。影像学在术前肿瘤分期和患者的选择中已经变得越来越重要。目前这个治疗策略已成为美国的标准方法。

术前短程放疗 VS 术前长程放疗

放疗的效果取决于对肿瘤细胞的细胞毒性杀伤作用以及对相邻正常组织的保护作用的平衡。现有证据表明放疗的疗效和放疗剂量之间存在剂量依赖性关系，即放疗剂量越大，产生的细胞毒性作用越高。然而，放疗的总剂量依赖于每次的剂量、放疗的总次数以及放疗分割的方案。但是，每次的剂量和放疗的总次数在临床使用中有很大的差别。为了比较不同的剂量分割方案，放疗医师引进了生物等效剂量这一概念。直肠癌中最常见的剂量分割方案是每天 1.8 ~ 2 Gy，一周 5 次，连续 5 周（通常联合使用氟尿嘧啶）或是每天 5 Gy（连续 5 d），这两种方案被视为是生物等效的。每一种治疗方案的优势和劣势都成为了激烈讨论的话题。尽管相比于短程放疗（一般为 1 周），长程放化疗在直肠切除术前存在更长的时间延搁（一般为 6 ~ 8 周），但是长程放化疗的支持者指出其会产生更强的肿瘤学效应；而短程放疗的支持者则认为其方便、经济，在新辅助治疗期间产生相对较少的毒性反应以及在相对于有效的全身化疗需要更短的时间是短程放疗重要的优势。有两项研究对这两种方法进行了直接比较。

Bujko 和他的同事对这两种方法进行了前瞻性比较，他们将 316 名临床分期为 T3 或者 T4 的患者随机分配在长程新辅助放化疗组或者短程新辅助放疗组，他们发现长程新辅助放化疗组的患者阳性放射缘的发生率更低（4.4% vs. 12.9%，P= 0.017），病理完全缓解的发生率则更高（0.7%vs. 16.1%），但是在盆腔肿瘤控制、无病生存期以及总生存期方面，这两种方法并没有产生明显的差异 [10]；而且他们发现长程新辅助放化疗产生更大的放射毒性，使得患者对治疗方案的依从性更低。他们最后得出结论，认为短程放疗是长程放化疗的一个可靠的替代方案，和长程放化疗相比，短程放疗虽没有明显的长期的肿瘤治疗疗效，但其低成本以及低不良反应发生率可能是优点。最近，泰斯曼辐射肿瘤放疗学组 01.04 将 326 名 ERUS- 或者 MRI 分期为 T3、N0-2、M0 的患者随机分配接受短程放疗、手术和术后 6 个月辅助化疗或者接受放化疗后手术和术后 4 个月辅助化疗 [11]。他们的研究发现在预设统计学 5% 的差异性检验中，两组患者的 3 年局部复发率存在 10% 的差异。和 Bujko 等的研究类似，泰斯曼临床试验在两组患者的盆腔控制、无病生存期和总生存期方面并没有发现差异。但是两组患者存在入组患者基线不平衡的缺陷，低位直肠癌患者中接受长程新辅助放化疗的患者的比例低于接受短程放疗的患者（结果可能会夸大长程新辅助放疗的疗效）；并且，手术的质量以及 MRI 分期的准确性也受到了质疑 [38-39]。然而，有两项前瞻性随机试验证实长程新辅助放化疗与短程新辅助放疗在肿瘤治疗方面并没有明显的差别。

不同国家对于短程和长程的选择也是不同的，美国西部倾向于选择长程放化疗，而大部分的欧洲国家常常使用短程放疗。令人感到迷惑的是，除了一些专业的治疗中心，美国医生还没有习惯于使用短程放疗。也许有人会说更应该在前瞻性随机对照临床试验中研究最佳的新辅助放疗策略并与单纯手术比较，尽量缩短全疗程的细胞毒性药物使用的等待时间。

目前流行的趋势是探索传统辅助治疗联合新辅助治疗方案，不管是联合短程放疗还是长程放疗，都引起了巨大的关注。因此，不管是短程还是长程放疗都是有效的独立治疗模式，这一点再清楚不过了。

盆腔放疗对生活质量的影响

术前放疗的另外一个优点就是其可能降低肿瘤的分期，以提高保肛手术的概率，而这可以提高低位直肠癌患者的长期生存质量 [37]；但是括约肌的保留与否是一个复杂的问题。基于患者最初状态的评估，能否进行保肛手术是有些主观性的；而且，大量的研究证实如果放疗不能把所有肿瘤细胞杀死，残余的肿瘤细胞分散在肿瘤原先所在的肠壁中央，许多外科医生会辩称放疗后观察到的临床效果改变了手术治疗策略，这种决策可能是很危险的。但是，新辅助放疗提高了 R0 切除率并降低局部复发率，从而提高患者的长期生存质量。但是，盆腔放疗还是有着很大的短期或者长期的副作用。据报道，总的短期毒性反应的发生率在 50% 左右 [40]。盆腔放疗的长期副作用包括纤维化和自主神经损伤，可以导致肠道、排尿功能障碍、性功能障碍以及不孕症（由于激素和宫颈功能不全）。而且，因为盆腔是骨髓功能的活性中心，凡接受过盆腔照射治疗的患者都可能会有造血功能下降。

新辅助放化疗和直肠切除术后患者的全身辅助化疗

尽管防止局部复发对于患者的生活质量十分重要，但是不少直肠癌患者都会发生转移。因此，同Ⅲ期结肠癌患者相似，接受新辅助放化疗和直肠切除术的 LARC 患者不管术后切除标本的病理学检查结果如何，均被推荐进行术后辅助化疗 [41]。接受术前放化疗和直肠切除术的直肠癌Ⅱ期和Ⅲ期患者通常接受 5- 氟尿嘧啶或者卡培他滨联合奥沙利铂为基础的辅助化疗 [41]。尽管在一项前瞻性随机临床试验中术后辅助化疗在直肠癌中的作用并未明确，但最近的一项纳入 21 个随机对照试验的 meta 分析认为术后以 5- 氟尿嘧啶为基础的化疗在 LARC 患者中是有效的 [42]。

尽管有这些循证医学证据，但是因为术后并发症、术后恢复缓慢、无法关闭预防性造口 [43] 或者单纯的拒绝治疗 [44]，有超过 27% 的符合辅助化疗条件的 LARC 患者从未进行过辅助化疗，只有不到 50%[45] 的患者没有任何中断和延迟 [23, 29] 地完成了辅助化疗。一个对 10 项纳入超过 15 000 名患者的研究系统性回顾评估了术后辅助化疗的时机对其效果的影响，证实了治疗中每 4 周的延迟会导致总生存期降低 14%[46]。

很有趣的一点是，尽管化疗已被作为常规使用，但最近的一项关于 LARC 患者的辅助化疗的 meta 分析发现其并没有使患者在生存上获益。一共有 1196 名Ⅱ期和Ⅲ期根治性 R0 切除术后患者纳入研究，选择观察和辅助化疗组各有 598 名患者 [47]。然而，在被分析的 4 项研究中，只有 CHRONICLE 研究联合使用奥沙利铂与氟尿嘧啶化疗策略，只有 75 名患者进入了 meta 分析 [48]。并且，辅助化疗在所有研究中的完成率都偏低（43% ~ 76%）。这种较低的依从性肯定会影响治疗效果的评估 [47]。

由于辅助化疗的完成率较低，因此目前推荐采用分割辅助化疗次数来提高 LARC 患者的治疗反应性，即首先在术前施以一定次数的化疗，剩余次数在术后施行，大量的Ⅱ期临床试验汇报的结果不一，将治疗方案在术前和术后分次进行治疗和术后辅助治疗相比并没有产生明显的生存优势 [48-52]。

另一种可行的方案是提前施行所有的辅助化疗。这种新辅助化疗方案与标准的辅助化疗方案相比有些许的优势，这可以在理论上提前几个月治疗隐蔽的微转移病灶，并能提高治疗的依从性，而且可以提高化疗的效果并最终改善生存 [53-54]。新辅助化疗其他的益处还包括提高原发肿瘤的治疗反应性，尽早确定对治疗方案的反应性、对无反应者及早期回肠造口解除梗阻。最近斯隆凯特琳纪念癌症中心（MSKCC）研究了 FOLFOX 作为新辅助化疗的安全性和有效性，结果显示所有的患者依从性很好，没有严重不良反应导致治疗的延迟。所有纳入研究的患者都是 R0 手术切除，将近一半的患者有超过 90% 的肿瘤治疗反应，包括 30% 的病理完全缓解或者临床完全缓解 [55]。放化疗和直肠切除术前的诱导化疗现在被认为是新辅助放化疗后直肠肿瘤切除后继续全身辅助化疗治疗策略的替代方案（图 28-1）。

化疗也可以作为一种巩固方案（术前放化疗完成后至手术开始之间的巩固治疗）。在 2012 年完成的直肠癌对放化疗反应时间的临床试验结果表明，与单纯放化疗（18%）相比，LARC 患者放化疗后接受 2、4 或者 6 个周期的 FOLFOX 治疗可以将病理完全缓解率分别提高至 25%、30% 和 38%，同时并没有增加任何不良反应以及手术并发症发生率 [56]。80% 的患者可以按计划完成无间断的巩固化疗。这些研究表明在新辅助治疗的背景下，在放化疗前后实施全身化疗是可以被接受的，并且对患者有潜在的益处。尽管缺乏大型前瞻性研究的确切数据，但最新的 NCCN 指南将新辅助化疗作为 LARC 患者治疗的一个选择。然而，没有任何一项研究报道长期的肿瘤学治疗结果。

设定正确的限制

放化疗在提高 LARC 患者局部肿瘤控制方面的作用已经得到了确切的证实。我们发现这些证据也证实了在新辅助治疗背景下，全身化疗可以控制肿瘤的进展，这可能是通过杀灭潜在微转移病灶从而提高对远处转移的控制。尽管这些强化新辅助治疗方案的效果是很喜人的，但是这也引起了关于是否所有患者都需要这样的强化治疗的激烈讨论。LARC 患者治疗成功常常是以较高的并发症发生概率以及影响生活质量为代价的 [40]。我们眼前的主要任务是要争取肿瘤治疗效应最大化的同时，在强化的多学科治疗模式下尽可能减少不良反应 [57]。是否所有的 LARC 患者都需要放化疗、化疗以及直肠切除术治疗呢？这是强化多学科治疗模式下值得思考的一个问题。

欧洲方案

在很多欧洲国家，以 MRI 为基础的评估肿瘤侵袭性的方法可以为直肠癌分层治疗提供依据。一个纳入直肠癌原发灶与直肠系膜筋膜的距离、肿瘤

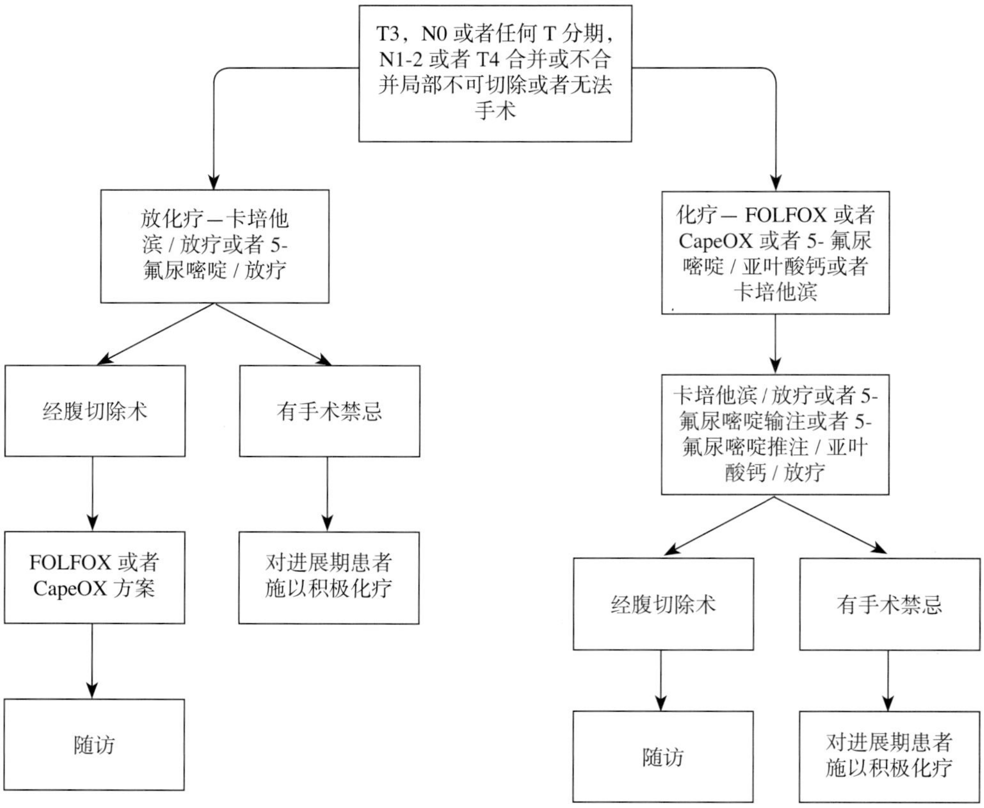

图 28-1 美国国立综合癌症网络局部进展期直肠癌指南。根据 JCO/NCCN 的规定（Cape. 卡培他滨；CRT. 放化疗；CT. 化疗；FLOX. 氟尿嘧啶、亚叶酸钙和奥沙利铂；FOLFOX. 氟尿嘧啶、奥沙利铂和亚叶酸钙输注；FU. 氟尿嘧啶；inf. 输注；LR. 局部复发；LV. 亚叶酸钙；MRF. 直肠系膜筋膜；RT. 放疗；TME. 全直肠系膜切除术）。With permission from Neoadjuvant chemoradiation therapy and pathological complete response in rectal cancer. Gastroenterology Report. Gastroenterol Rep 2015 doi: 10.1093/gastro/gov039 http://gastro.oxfordjournals.org/content/early/2015/08/19/gastro.gov039.full Copyright © 2015 Oxford University Press and Digestive Science Publishing Co Limited.

侵犯深度、系膜内淋巴结转移以及脉管内癌栓作为指标的风险评估模型将 LARC 患者分为“好”“不好”和“很差”三类[58-59]。对于低风险、评估为“好”的肿瘤患者，单纯直肠肿瘤切除术被推荐作为治疗方案；对于中等风险、评估为“不好”的肿瘤患者，推荐短程放疗后行直肠肿瘤切除术；而对于高危患者和评估为“很差”的肿瘤患者，推荐接受放化疗后再行直肠肿瘤切除术（表 28-1）。这些以 MRI 为基础的风险分层系统已经被应用到临床实践指南和临床试验设计（比如 Expert-C 和 RAPIDO）中。然而，这种以 MRI 为基础的风险评估模型基于相关专业人士的回顾性观察研究，目前还没有在前瞻性随机对照临床研究中验证。

选择性辅助化疗

许多 LARC 患者对肿瘤放化疗出现了不同的治疗反应，而肿瘤治疗后反应是 LARC 患者重要的预后指标之一[2, 57]。对于放化疗后有着完全或者接近完全的肿瘤退缩的患者是否有必要再进行辅助化疗已经受到质疑[60-62]。最近的一项关于 3133 名患者的多中心回顾分析显示，LARC 亚组中对于辅助治疗的获益是不同的，例如，分期为 ypT1-2 或者 ypT3-4 的肿瘤患者比 ypT0N0 患者更能从辅助治疗中获益[63]。现在一些治疗中心基于肿瘤对放化疗的反应来选择性施行术后化疗。最近公布的 ADORE Ⅱ期临床研究探讨了术后选择性辅助化疗的应用。接受以氟尿嘧啶为基础增敏的新辅助放化疗后分期为 ypT3-4N0 或者 ypTanyN1-2 的 LARC 随机分组为接受 4 个疗程的 5- 氟尿嘧啶和亚叶酸钙的辅助化疗或者 8 个疗程的 FOLFOX 方案辅助化疗。术后病理分期为Ⅲ期的患者可以从 FOLFOX 辅助化疗中获益，延长了无进展生存期，但在Ⅱ期患者中并没有这样的效果；而且，不管是Ⅱ期还是Ⅲ期患者，FLOFOX 都可以延长总生存期[64]。对那些很有可能从辅助治疗中获益的患者可以通过更好的分子病理检测以及与治疗抵抗相关的分子标志物的筛选来确定更合适的人群。

表 28-1　欧洲 / 斯堪的纳维亚基于核磁共振检查以及治疗方式的局部进展期直肠癌患者的分层模型

风险	治疗
低风险	
· T1-T3（＜5 mm）中高位直肠	全直肠系膜切除
· T1-T3（表浅）低位直肠	（TME）
· NO	
· 壁外血管侵犯，没有直肠系膜筋膜清扫	
· 局部复发风险＜10%	
中度风险	
T3（＜5 mm）	· 术前短期治疗
T4（仅阴道后壁）或	· 全直肠系膜切除
N1/2 或者	· 辅助化疗
壁外血管侵犯：	
直肠系膜筋膜清扫（＜1 mm）	
局部复发风险 10%~20%	
高风险	
T4（其他）	· 术前放化疗
N1/2	· 全直肠系膜切除
直肠系膜筋膜侵犯	· 辅助化疗
局部复发风险＞20%	

化疗只增强了肿瘤局部控制

LARC 盆腔局部治疗复发的风险主要取决于肿瘤分期、肿瘤与肛缘的距离以及肿瘤与直肠系膜筋膜的距离[13, 65]。远离直肠系膜筋膜的直肠上段肿瘤在接受直肠肿瘤切除术后局部复发率较低。对这些患者应用放疗的价值受到了质疑[40, 66-67]。越来越多的证据显示放疗在 MRI 评估为中等风险的直肠癌患者中可以安全避免（比如距肛 5 ~ 12 cm 的未侵犯直肠筋膜的直肠癌患者）[68-69]。MSKCC 的一项Ⅱ期临床试验中，32 名可切除的、临床分期为Ⅱ期 - Ⅲ期的直肠癌患者术前先进行 FOLFOX/ 抗 VEGF，再依据治疗后肿瘤退缩情况选择性放化疗。其中 30 名完成了术前化疗的患者肿瘤消退，这些患者接受了直肠肿瘤切除术而没有进行术前新辅助放化疗。8 名（27%）患者出现了病理完全缓解。4 年中没有出现局部复发的情况，而且无病生存率达到了 84%[70]。基于这些数据，一项大型的Ⅱ / Ⅲ期研究现在正招募患者。在 CALGB PROSPECT STUDY（术前放疗对比术前化疗联合 TME 手术的疗效评估）中[71]，患者随机接受标准治疗（放化疗、手术以及 FOLFOX 辅助化疗）或者 6 个疗程的选择性 FOLFOX 治疗，手术或者标准化疗后肿瘤反应的评估显示肿瘤退缩小于 20%（图 28-2）。入组患者必须符合三个条件，即病理活检为腺癌、原发肿瘤距离肛缘 5 ~ 12 cm 以及可施行保肛手术。Ⅱ期临床试验的主要研究终点是 R0 切除率和局部复发时间；Ⅲ期临床试验的主要研究终点是局部复发时间和无病生存期。无病生存期优于标准治疗组或者对于无病生存期和局部复发率均不劣于标准治疗组的情况下更推荐选择性放化疗。除了这个研究之外，有一

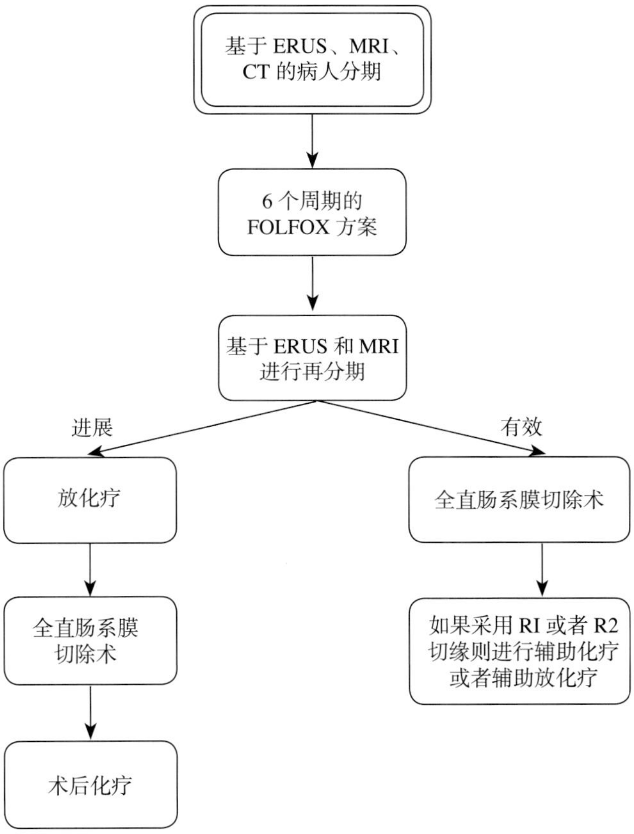

图 28-2　PROSPECT 研究流程图（单纯化疗或者化疗联合放疗作为局部晚期直肠癌的新辅助治疗方案）。一项Ⅱ / Ⅲ期随机研究被设计用于评估局部进展期直肠癌患者选择性放疗和非选择性放化疗疗效的对比研究。（FOLFOX. 氟尿嘧啶、亚叶酸钙和奥沙利铂输注；LAR. 低位前切除；FUCMT. 氟尿嘧啶或者卡培他滨联合放疗；TME. 全直肠系膜切除术。）With permission from Neoadjuvant chemoradiation therapy and pathological complete response in rectal cancer. Gastroenterology Report. Gastroenterology Report GastroenterolRep2015doi:10.1093/gastro/gov039.http://gastro.oxfordjournals.org/content/early/2015/08/19/gastro.gov039.full Copyright © 2015 Oxford UniversityPress and Digestive Science Publishing Co Limited.

项正在进行的GEMCAD研究，对MRI评估中等风险的直肠癌患者施以诱导化疗联合或者不联合放化疗。这项研究以摘要形式在2010年的ASCO大会上做了汇报，但是最终的数据并没有得到展现[72]。这项研究已经不再收集患者，基于MRI评估为T3或T1-2N1的肿瘤患者先予以贝伐单抗联合XELOX方案治疗3个疗程后复查MRI。对于肿瘤治疗有反应的患者进行直肠肿瘤切除术，而评估为肿瘤治疗无反应者则接受标准放化疗。第三个研究是一项比较新辅助FOLFOX/贝伐单抗与FOLFOXIRI/贝伐单抗应用于MRI评估为高风险直肠癌患者的Ⅱ期随机研究。这项研究还没有开始收集患者，该研究有助于评估术前单纯新辅助化疗的反应性[73]。这些研究通过在LARC中选择性实施放疗或者化疗探索更加个体化的治疗。

选择性非手术治疗

直肠肿瘤的根治性切除是LARC治疗的基石。然而，文献报道最高33%的接受新辅助放化疗的LARC在手术切除标本病理检查时出现了病理学完全缓解[74-75]。新辅助治疗后出现病理完全缓解的患者会有更好的预后，其局部复发率小于1%，而5年生存率则超过90%[3, 76]，让我们不禁怀疑和考虑直肠肿瘤切除术对这些患者的价值，如避免直肠肿瘤切除术可能会有更多的受益，如减少不良反应的发生率、提高生活质量以及减少医疗费用，这都是非常有意义的。现在的挑战在于如何确认哪些患者获得了病理完全缓解继而可以安全地避免直肠切除术[77]。尽管临床完全缓解并不总是与病理完全缓解有关，但现在的影像学检查并不能辨别肿瘤残留与组织纤维化[78-79]，一系列临床中心报道了他们在新辅助放化疗后肿瘤完全退缩的患者中选择性施行脏器保护手术或者非手术治疗（NOM）的方法和经验（表28-2）[80-84]。直肠癌患者接受NOM治疗最主要的经验来源于Sao Paulo Brazil的Habr-Gama团队[80-82]。新辅助治疗后肿瘤仍然继续存在的患者推荐接受直肠切除术，那些获得临床完全缓解的患者被推荐进入密切随访组。有肿瘤复发证据再推荐行手术治疗，如果1年后仍处于肿瘤完全退缩状态，推荐每3个月复查1次，持续1年，而后每6个月复查1次。根据这个方案进行治疗的27%的直肠癌患者有完全的临床缓解并避免了直肠切除术。对于治疗后随访超过1年并且没有表现出任何肿瘤进展迹象的患者，局部复发率约10%，一旦复发都可以继续直肠癌根治性切除。NOM治疗组的患者预后与直肠切除术后病理完全缓解的患者相似。然而，作者并没有在治疗意向基础上评估患者。如果考虑那些第一年内治疗失败的患者，那么研究者最终分析的结果是有明显的对NOM组有利的倾向性。荷兰马斯特里赫特大学的研究结果显示在2004—2010年，他们治疗了192名接受新辅助放化疗的直肠癌患者，治疗后通过体格检查、MRI评估以及内镜活检确认了21名临床完全缓解的患者接受NOM治疗[83]。平均随访25 ± 19个月后，有1名患者出现局部复发，接受了补救性的治愈性手术治疗。另外20个患者达到了无病生存。临床完全缓解后接受NOM方案治疗的患者预后与直肠癌根治术后病理完全缓解的患者相似。在MSKCC，自2006年起，对新辅助放化疗后临床完全缓解的直肠癌均进行NOM治疗。32名在2010年前开始非手术治疗的患者，在平均23个月后，6名患者出现了复发，局部复发的患者都接受了治愈性手术切除。其中也有3名患者发生了远处转移[84]。这一系列的治疗经验表明NOM可能是高度选择的远端直肠癌患者在新辅助治疗后获得临床完全缓解的一种替代方案（表28-2）。但是，NOM方案用于治疗直肠癌患者的安全性和有效性仍然是有争议的。现在基本明确的是即使使用最严格的筛查手段确定临床完全缓解，一些患者也会在随后发生局部复发，密切随访观察在其中也起着重要作用，因为这种方案的成功主要依赖于复发的早期诊断以及及时的补救治疗；而且，有完全临床缓解的患者发生局部肿瘤再生长以及发生远处转移的风险以及随后的转归还是未知的。因此，NOM方案对直肠癌患者来说主要局限在临床研究中。

这项关于NOM方案有效性的大型前瞻性随机试验的设计是充满挑战性的，因为只有相对小比例的患者在标准的新辅助放化疗后出现临床完全缓解，而且观察组和手术治疗组间治疗方案是有差异的。需要指出的是，目前大量的前瞻性观察研究[85-87]和Ⅱ期试验，其中也包括我们中心的研究（图28-3），正在积极探索将NOM方案应用于直肠癌多学科治疗模式中[88-89]。

表 28-2　有关放化疗后局部进展期直肠癌患者非手术治疗 vs. 手术治疗的大多数代表性论著的总结

系列	#cCRs	%	平均间隔 LR	# 患者	总生存率				无病生存			
					非手术		手术		非手术		手术	
					生存率	%	生存率	%	生存率	%	生存率	%
Habr-Gama 等 [80]	71	27	60	2	5 年	100	5 年	88	5 年	92	5	83
Habr-Gama 等 [81]	90	49	17	28	5 年	91	NA		5 年	68	NA	
Maas 等 [83]	21	11	22	1	2 年	100	2 年	91	2 年	89	2	93
Smith 等 [84]	32	NA	11	6	2 年	97	2 年	88	2 年	100	2	88
Dalton[90]	12	24	24[a]	6	26 个月	100	26 个月	100	26 个月	100	26 月	100[b]

cCR. 临床完全缓解；DFS. 无病生存期；LR. 局部复发；NA. 资料不可获取；NOM. 非手术治疗措施；OS. 总生存期；pCR. 病理完全缓解

a. 手术平均时间；

b. 所有 pCR 的 6 个

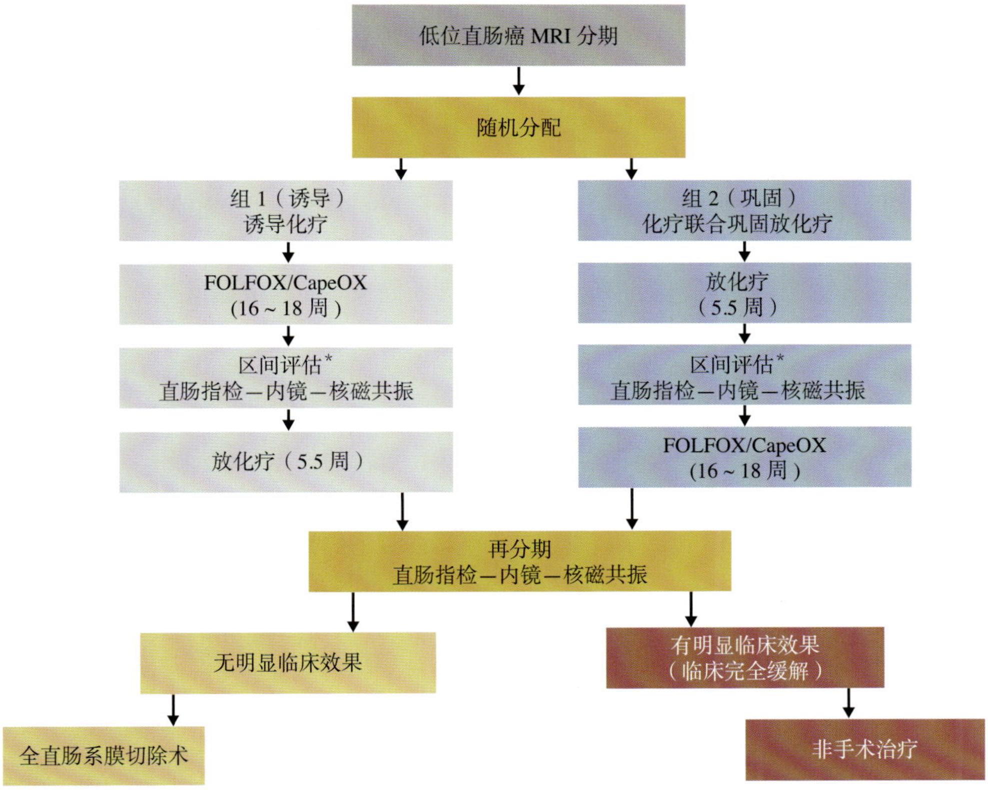

图 28-3　纪念斯隆凯特琳癌症中心的Ⅱ期试验计划正在研究在直肠癌患者中将非手术治疗（NOM）与多模式治疗合并。Cape. 卡培他滨；CapeOx. 卡培他滨联合奥沙利铂；FOLFOX. 氟尿嘧啶、亚叶酸钙和奥沙利铂输注 Courtesy of Julio Garcia-aguilar.

总结

几十年来的临床研究带来了多种多样的多学科治疗模式，实现了直肠癌患者空前的局部肿瘤控制水平的提高和生存期的改善。尽管这个是肿瘤治疗的非常有价值的研究成果，但是这种治疗效果的改善是以较高的治疗不良反应发生率以及长期的生活质量下降为代价的。基于肿瘤的基本特征和对治疗的不同反应性来进一步分层直肠癌的不同复发风险和死亡风险，从而进行进一步的个体化治疗，这样我们可以在某些病例中避免使用放疗或者手术，在不影响远期肿瘤学治疗效果的情况下降低不良反应的发生率。

（参考文献参见 www.pumpress.com/home-specific-edu/5599.html）

第29章

直肠肿瘤的局部切除

Mark H. Whiteford　著
李心翔　李艺伟　译

要点

- 对于解剖学位置合适的良性息肉，局部切除因其高成功率和低致残率而较直肠切除术更合适。
- 若要使用局部切除作为直肠癌的外科治疗，切除深度应达直肠壁全层。
- 早期直肠癌淋巴结转移的预测因素包括肿瘤浸润深度、淋巴脉管侵犯、低分化和肿瘤出芽。
- 直肠癌局部切除术后5年无病生存率低于直肠切除术后，而总体生存率是否存在差异目前尚不清楚。
- 新辅助放化疗后行局部切除的T2期直肠癌生存率和局部复发率与单纯接受局部切除的T1期直肠癌相当。
- 基于质量略差的比较性研究的证据，经肛内镜手术（TEM）效果可能优于传统的经肛切除（TAE）。

经肛手术：历史性观点

直肠肿瘤经肛切除（TAE，transanal excision）的最早报道见于19世纪初，Dr. Jacques Lisfranc经肛拖出切除直肠疼痛性、隆起性肿瘤[1]。作者没有提及麻醉方式，直肠壁缺损未修补而是通过连续性填塞来止血。20世纪60年代Alan Parks使现代TAE更加普及[2]。这一技术为大家更熟悉，采用麻醉下直肠自牵引，注射肾上腺素后黏膜下切除，保留缝合并最终一期闭合直肠壁缺损[2]。TAE的需求和优点显而易见：经自然腔道直达靶病灶，避免造瘘和经腹或经骶手术相关的并发症。

局部切除的目标是整块、完整切除靶病灶并获得阴性切缘。对于良性直肠息肉的切除必须是根治性的。对于直肠癌，若肿瘤尚未侵犯出直肠壁外，局部切除是潜在根治的。由于直肠肛管的解剖和外科设备限制，传统的TAE仅限于肿瘤距肛低于8 cm、处于或低于第一个直肠瓣位置、大小≤3 cm或环周≤40%。超过这些标准的病灶局部切除更具挑战性。

20世纪80年代早期，限于传统TAE较差的可视性和有限的可及范围，Gerhard Buess教授发明了一套新的技术和设备用于直肠肿瘤经肛切除，引领了当时经肛内镜手术（TES，transanal endoscopic surgery）的潮流[3]。这套技术设备被称为经肛内镜微创手术（TEM，transanal endoscopic microsurgery，Richard Wolf，GmbH，Knittlingen，Germany）。TEM将一个4 × 12 cm（或20cm）可重复使用的金属圆柱状手术直肠镜安装于手术床。直肠镜含有一个密封平板，后者带有多个通道孔，可同时用于直肠充气扩张并连接立体摄像机和改良腹腔镜设备。稳定的直肠充气依靠一个TEM专用的CO_2吸入泵。如今TEM可切除更大的和更高位至直乙结肠交界处（距肛外缘约17 cm）的肿瘤。

与传统TAE相比，TEM已被证实可更少分块地切除标本，切缘阴性率更高，因此局部复发率更低。如今更大的和高位直肠的肿瘤亦可经TEM切除而无须根治性手术。一种类似的可重复使用的直肠硬镜经肛内镜操作系统（TEO®，transanal endoscopic operations）目前已经商业投产（Karl Storz，GmbH，Tuttlingen，Germany）。然而，TEM和TEO的接受度目前仍比较低，缘于高成本的设备、需要专业训练、仪器和操作程序的复杂性和技术挑战性。另一障碍在于美国目前仍缺乏该技术的 CPT 1 类代码，使得医保报销成为问题。

2010 年，Atallah 首次描述使用单孔腹腔镜设备经肛置入联合标准腹腔镜和气腹设备用于经肛手术 [4]。这一技术被命名为经肛门微创手术（TAMIS，transanal minimally invasive surgery），其优势与 TEM 相当而设备更简单、前期成本更低。鉴于技术和临床结果的相似性，TEM、TEO 和 TAMIS 统称为 TES。

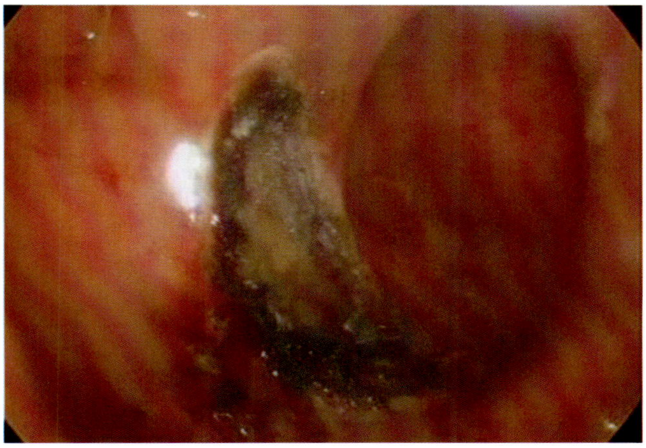

图 29-1　局部切除后开放创面

技术

传统 TAE 技术

患者常规评估手术病史和体格检查，包括合并症、肠道功能和控便功能 [6]。应使用电子直肠镜检查以明确病灶的纵向和环周位置、病灶范围和与括约肌距离。若结肠镜活检未明确，可重复或更深层活检。若考虑有恶性肿瘤的可能，可进行其他影像学检查，包括超声内镜、磁共振或 CT 扫描。

患者接受机械性全肠道准备和围术期抗生素治疗。麻醉方式多采用全身麻醉，脊髓麻醉也是可考虑的选择。患者体位取决于病灶位置：后壁病灶采用截石位，前壁和侧壁病灶采用俯卧剪刀位。术野的暴露取决于术者的喜好，包括肛门自牵引撑开、带光源肛镜、手术用直肠镜或 Lone Star® 撑开器（Cooper Surgical，Inc，Trumbull，CT）。头灯对于固定受限的手术野可提供良好照明。电刀切开病灶周围 5 ~ 10 mm 边缘，双侧可缝线牵引以暴露视野。自远端、双侧向近端锐性或电刀切除。对于良性外观的肿瘤或为避免损伤括约肌，切除深度至黏膜下平面；对于活检证实的恶性肿瘤或肉眼呈恶性表现的，应全层切除。往近端切除过程中可增加近端保留缝线牵引以保证近端切缘。多数学者提倡横向缝合，因为纵向缝合可引起肠道狭窄。有时肠壁缺损可能因张力过高无法缝合，此时可部分缝合，若缺损位于腹膜外甚至可保持开放，待其继发愈合（图 29-1）。

TEM 和 TEO 技术 [7]

肠道准备、麻醉选择和体位摆放同 TAE。扩肛至适合插入直径 4 cm、长度 12 cm 或 20 cm 直肠镜，固定于操作床。操作平板固定，管道连接抽吸装置。建立直肠充气，调整直肠镜至适宜的靶病灶视野，经立体显微镜或腹腔镜用显示屏观察。三个 5 ~ 9 mm 操作孔连接改良的、有角度的 TEM 用腹腔镜设备。使用电刀切开病灶周围 5 ~ 10 mm 边缘，而后开始黏膜下或全层切除。自病灶远端右侧角向近端左侧角切除最为容易。对于浸润更深的恶性肿瘤，直肠系膜的部分整块切除也已有报道 [8]。持续抽吸装置用于清除操作过程中产生的气体。复合抽吸装置可避免由吸气造成的直肠充气的丢失。标本切除后，可吸收线横向连续缝合缺损，线头两端各用金属钛夹夹闭以代替线结。随着 TEM 可及直肠近端的位置越来越高，进入腹膜内偶有发生，遇到这种情况，有经验的术者可通过 TEM 设备安全地关闭该腹膜内缺损 [9-10]。TEM 确实遭遇由硬直肠镜技术限制造成的显著的设备冲突，与其他经肛切除技术相比，其技术和设备修理的学习曲线仍较长（图 29-2，图 29-3 和图 29-4）。

TAMIS 技术

TAMIS 是 TEM 的改良版，是可重复使用的、直径 4 cm、手术用的硬直肠镜，被一次性使用的、可弯曲的、单孔腹腔镜设备替代。还可使用标准的腹腔镜气腹装置、摄像机、设备和血管闭合器。因操作设备长度更短且可弯曲，TAMIS 技术更易于操作无支持结构（下垂）的直肠壁，就如同 TAE 和

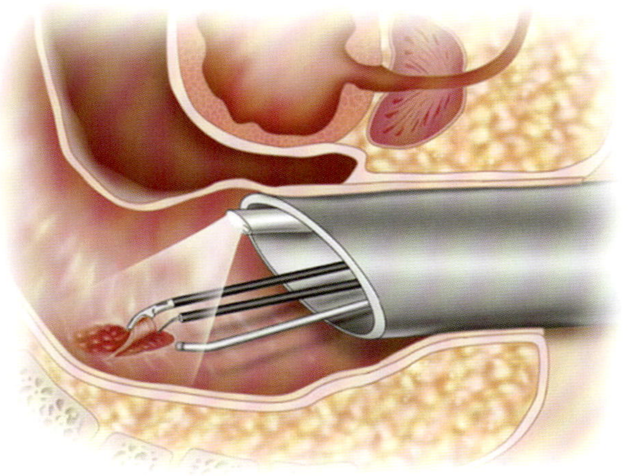

图 29-2　经肛内镜微手术

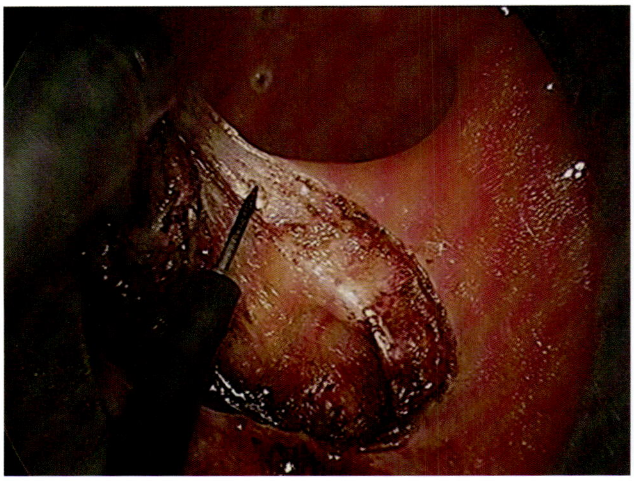

图 29-4　TEM 全层切除。Courtesy Mark Whiteford，MD.

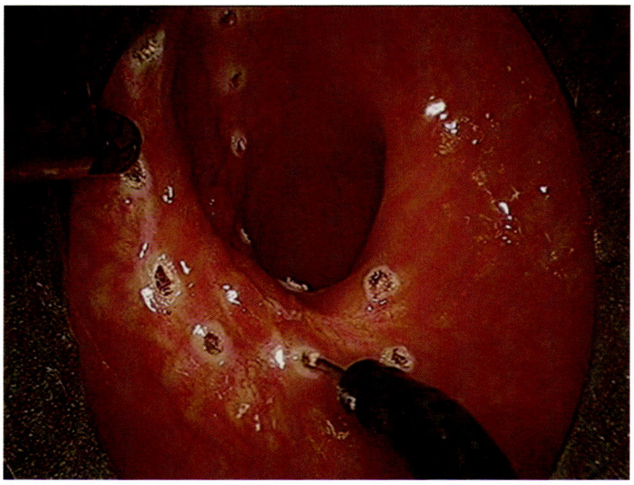

图 29-3　TEM 中单极电刀标记扁平息肉切缘。Courtesy Mark Whiteford，MD.

TEM 所需要的一样。正是这个原因，大多数病例可在截石位下完成。切除方法与 TEM 类似。腹腔镜抽吸必须适当以免影响直肠充气和术野暴露。腹腔镜血管闭合器的自由使用比单极电刀更易止血，从而减少抽吸的必要。缺损的闭合因术者而异，包括不同的腹腔镜下缝合器械或倒刺缝线[5]。TAMIS 过程中进入腹膜内后更可能需要腹腔镜辅助以关闭缺损，这是因为直肠充气缺失时缺损需要在经肛装置下直视[11]。由于 TAMIS 装置依赖于括约肌复合体上端的辐射状固定点，直肠扁平息肉对于经肛装置而言变得部分模糊，因而需要联合 TAMIS 和 TAE 技术，即先使用 TAMIS 技术切除病灶近端，而后移除 TAMIS 设备，使用传统 TAE 技术切除病灶远端并闭合缺损。

所有的 TAE 技术都有诸多限制，例如存在无法完整切除的可能、需要中转为其他技术包括经肛分期切除、中转开腹行切除或缺损修补。以下情况更容易发生这种事件：肿瘤巨大（缺乏足够的操作空间）、肿瘤近端位于肠管折叠处或乙状结肠弯曲处而无法直视、无法控制的出血或肠道准备不充分。幸运的是，这些情况并不常见，亦可通过合适的患者选择和充分的术前准备而避免。

经尾骨（Kraske）或经括约肌（York-Mason）直肠肿瘤局部切除已大部分被以上单纯的经肛切除技术取代。读者若感兴趣，可参照 ASCRS 手册相关章节[12]。

直肠良性息肉的 TAE 切除

TAE 的理想指征是直肠良性病灶的完整切除。对于良性病灶而言，直肠切除联合完整淋巴结清扫的根治性手术与 TAE 相比并未能提供更多临床获益，却会增加围术期并发症和远期尿路、性功能和排便功能异常的风险。局部切除具有“完整活检”以评估切除完整性和发现其他隐匿肿瘤的优点。

多数直肠息肉是无症状患者经结肠镜筛查发现

的。偶有直肠息肉引起诸如便血、黏液血便、大便变细或组织脱出等症状。大部分小息肉可经结肠镜下轻松切除，更大的息肉则大多需要分片圈套切除，因此更适合 TAE，后者有更多的机会完整切除，从而减少息肉复发概率。

较大的直肠息肉，尤其是绒毛状腺瘤，常具有良性的表观，但活检证据具有更高的发生隐匿癌的概率。基于这个原因，术前使用内镜超声评估其肿瘤和淋巴结分期总是情有可原的。全层切除术后内镜超声的解读更具挑战性，缘于瘢痕组织、烧灼产物以及反应性与恶性淋巴结肿大的鉴别。这些因素可能导致患者的过度分期。

良性息肉可经部分（黏膜下）或全层（深至固有肌层）切除。部分全层切除可通过黏膜下注射生理盐水、加或不加肾上腺素以使息肉和黏膜抬举离开固有肌层。肿瘤无法抬举是令人担忧的侵袭癌的征象，亦是中转为全层切除以获得完整的组织学评估指征。假如不考虑全层切除进入腹膜内的可能，真正的黏膜下切除是不需要闭合缺损的。此外，黏膜通常可良好移动，多数缺损可一期闭合。

必须注意的是，对于先前经历圈套分片切除或内镜下多次尝试切除的患者，黏膜下平面更可能发生瘢痕化或毁坏。这种情况下，如果直肠壁与瘢痕已融合，可能需要行全层切除[7]。

结果

TAE、TEM 和 TAMIS 等局部切除通常在门诊操作。TAE 的目标是以最低的并发症发生率和病死率完整地、整块切除靶病灶。大量的病例系列报道和一些对照研究证实 TAE 和 TEM 具有较低的围术期并发症发生率（10%～17%）和低于 1% 的病死率[13-15]。一些非随机性研究提示 TEM 切除质量优于 TAE，包括标本破碎发生率（1%～6% vs. 24%～35%）、切缘阳性率（10%～12% vs. 29%～50%）和局部复发率（5%～6% vs. 27%～29%）[14-15]。TAMIS 术后的远期复发率数据目前尚不清楚。

不幸的是，局部切除预后相关研究的质量是不乐观的。研究人群的异质性（混合良性息肉和不同 T 分期的恶性肿瘤）、缺乏合适的时间 - 终点事件分析、回顾性设计以及选择偏倚给这些发表的文献造成麻烦。同时需要铭记的是，截至该文撰写时，目前仍无比较各种局部切除差异的前瞻性对照研究。因此，尽管一些非随机性的、回顾性研究提示经肛内镜微手术（TEM）优于传统的局部切除[16]，然而，是否某种手术真的优于其他术式目前尚不清楚，尤其是对于远端直肠病灶。

一些更新的肠镜技术，包括内镜下黏膜切除（EMR，endoscopic mucosal resection）和内镜下黏膜下切除（ESD，endoscopic submucosal dissection），正被用于结直肠息肉的切除。EMR 通常是分片切除，而 ESD 多尝试单次整块切除。这些技术原来多用于亚洲患者，而北美和欧洲经验则有限。早期比较 TES 和 EMR 的研究提示 EMR 并发症发生率略微更低（3.8% vs. 13%）而局部复发率更高（11.2% vs. 5.4%）[17]。比较 TES 和 ESD 的研究提示，TES 整块切除率（99% vs. 88%）和切缘阴性率更高（89% vs. 74%），而并发症发生率相当（8.0% vs. 8.0%）[18]。

由于没有指南推荐直肠良性息肉 TES 术后的随访策略，许多中心每 6～12 个月行肠镜检查至术后 2～3 年。对于良性疾病而言，不推荐常规行内镜超声和影像学检查。

直肠癌 TES 切除

直肠癌的根治性手术旨在最大限度地清除原发肿瘤和系膜淋巴结。直肠切除术是直肠癌外科治疗的金标准，其 5 年局部复发率 5%～10%。然而，该术式带来显著的围术期并发症、远期排便、尿路和性功能障碍的风险以及常见的临时性或永久性造瘘[19-21]。

局部切除长期以来一直是直肠癌治疗一个吸引人的选择，因其并发症和死亡风险低、远期功能性后遗症较少且局限于肠壁的肿瘤可潜在根治。局部切除的理想人群为淋巴结无转移、肿瘤可完整切除且切缘阴性的患者。在这种情况下，局部切除必须是根治性的。然而，争议较大的是，我们预测淋巴结转移的能力令人失望地差，TAE 术后局部复发率仍较根治切除后高得多。

局部切除可作为获取肿瘤生物学特性、淋巴结转移风险等额外信息的手段。这可帮助临床决策患者是否可免于根治性手术。术前告知患者这个概念是明智的。局部切除将作为“整体活检”工具以帮助指导治疗建议，若整体活检提示高危组织学特征，则建议后续行根治性手术。然而，如果局部切除未提示高危特征且患者接受比直肠切除术更高的局部复发潜在风险，则局部切除是可以接受的治疗选择。对于不适合或不愿意接受根治性手术的患者，局部切除依然是最诱人的选择。

淋巴结状态戏剧性地影响患者预后和治疗决策与建议。现有预测淋巴结转移的努力由通过组织活检获得的高危组织病理学特征和选择性的影像学检查组成。局部切除对那些具有最低的局部区域转移风险的患者是必要的。

预测淋巴结转移的风险

直肠癌淋巴结转移预测是不确切的科学。目前既没有单一的组织学特征，也没有可用的基因或分子标记物可单独预测淋巴结转移风险。外科医生和患者尝试联合组织病理学特征和影像学检查的风险 - 获益评估以指导局部切除 vs. 根治性切除相关的临床决策。结肠镜活检仅获得一小部分肿瘤，而切除性全层活检则最完整地评估肿瘤的组织学特征、浸润深度和切缘状态。不良的组织学特征不能独立地预测淋巴结转移，多个不良因素同样具有叠加的风险[22]。

浸润深度

肿瘤浸润肠壁的深度一直是经典的预测淋巴结转移的最佳因素之一，在几乎所有的完整切除标本中都可评估。局限于黏膜下层的 T1 期肿瘤，有 10% ~ 15% 的病例在根治性手术时发现隐匿的淋巴结转移。浸润但未穿透固有肌层的 T2 期肿瘤，20% ~ 26% 存在淋巴结转移风险[22-25]。Kikuchi 进一步明确黏膜下浸润深度对于 T1 期肿瘤淋巴结转移和局部复发的重要性。他们分析了一批大样本量的患者，根据浸润深度至黏膜下层上 1/3、中 1/3 和下 1/3 层分为 SM1、SM2、SM3 亚组，证实随着浸润深度增加，淋巴结转移和局部复发风险增加。浸润至 SM3 的患者淋巴结转移和局部复发风险与 T2 期肿瘤相近[26]。

淋巴脉管侵犯

淋巴脉管侵犯在 T1 期肿瘤中可达 12% ~ 32%[22, 27]，是淋巴结转移强有力的预测因子，在多因素分析中其相对危险度达 3.0 ~ 11.5[22, 24, 28]。Bach 前瞻性随访国家直肠切除数据库 487 例直肠癌患者，基于肿瘤浸润深度、脉管侵犯和肿瘤直径的局部复发率列表 29-1[28]。

表 29-1　直肠癌 TEM 切除术后 36 个月局部复发率（%）

浸润深度	脉管侵犯	最大肿瘤直径（cm）					
		≤1	1.1~2	2.1~3	3.1~4	4.1~5	≥5.1
pT1 sm1	No	3.0	3.6	4.4	5.4	6.6	8.1
	Yes	5.2	6.4	7.7	9.4	11.4	13.7
pT1 sm2-3	No	10.5	12.7	15.3	18.5	22.1	26.4
	Yes	17.8	21.4	25.5	30.3	35.7	41.8
pT2	No	9.8	11.9	14.3	17.3	20.7	24.7
	Yes	16.7	20.0	23.9	28.5	33.7	39.4
pT3	No	19.7	23.6	28.0	33.2	39.0	45.4
pT3	Yes	32.2	37.9	44.1	51.0	58.3	65.7

pT = 肿瘤病理阶段；sm1 and sm2–3 = 菊池黏膜下阶段

With permission from Bach SP, Hill J, Monson JR, Simson JN, Lane L, Merrie A, Warren B, Mortensen NJ. Transanal Endoscopic Microsurgery (TEM) *Collaboration. A predictive model for local recurrence after transanal endoscopic microsurgery for rectal cancer. Br J Surg. 2009;96(3):280–90. Copyright ˜2009 John Wiley & Sons, Inc.*[29]

分化差

组织学分化差也可预测直肠癌淋巴结转移[22-24, 29]；然而，这一特性比较罕见，仅占早起直肠癌的 2%～4%[22, 28, 30]。分化差的直肠癌淋巴结转移的相对危险度为 4.8～6.1[31-32]。

肿瘤出芽

肿瘤出芽是指肿瘤侵袭前沿小巢分布的（5 个或更多）、通常为低分化的癌细胞。该组织学特性在北美的活检报告中不常规提及，却在越来越多的亚洲胃肠道文献[27, 30, 32]中被报道为结直肠癌淋巴结转移强有力的预测因子。肿瘤出芽在 T1 期肿瘤中占 16%～25%，多因素分析证实其淋巴结转移相对危险度为 5.1-5.8[31-32]。

肿瘤在直肠的位置也可能是淋巴结转移的一个危险因素。Nascimbeni 报道高位和中位直肠癌淋巴结转移风险为 8% 和 11%，而低位为 34%[29]。黏液腺癌和性别并不总与淋巴结转移风险增加相关[29]。分子标记物目前尚无法可靠预测淋巴结状态（图 29-5）[31]。

早期直肠癌影像学分期

影像学检查是直肠癌分期的标准建议[34]。尽管已有无数的医学技术进展，但影像学评估直肠癌淋巴结转移仍然造成不可靠和不恰当的分期。目前，经直肠内镜超声（EUS，endoscopic rectal

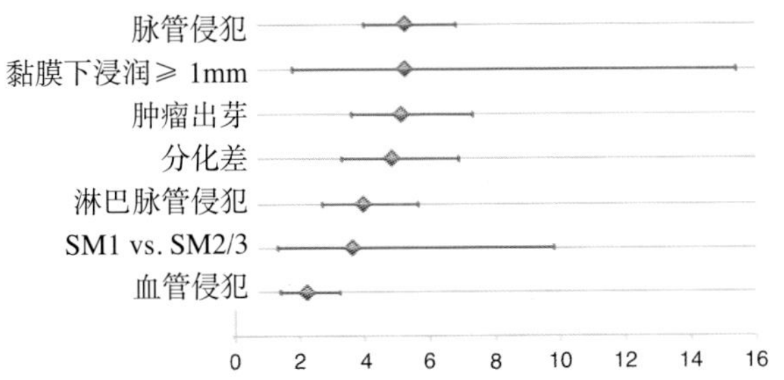

图 29-5　pT1 期直肠癌淋巴结转移相对风险（95% 可信区间）。（SM1. 侵犯黏膜下浅 1/3 层；SM2/3. 侵犯黏膜下中或深 1/3 层）经 Bosch SL, Teerenstra S, de Wilt JH, Cunningham C 和 Nagtegaal ID 允许 Predicting lymph node metastasis in pT1 colorectal cancer: a systematic review of risk fac-tors providing rationale for therapy decisions Endoscopy 2013 Oct; 45(10):827-34[30].）

ultrasound）可用于鉴别 T1 和 T2 期肿瘤。CT 扫描和 MRI 鉴别直肠肿瘤 T1 期与 T2 期肠壁浸润的分辨率较差，但对于较深的 T3 和 T4 期肿瘤较 EUS 更佳。

恶性淋巴结的影像学特征包括圆形淋巴结、内部信号异质性、边缘不规则，还有较低程度上的淋巴结大小。单一的淋巴结大小不是预测其阳性与否的可靠指标，然而，EUS、CT 和 MRI 发现大于 8 mm 的淋巴结应高度怀疑为阳性淋巴结。MRI 和 EUS 评估早期直肠癌淋巴结转移更为可靠[35, 37]，而对于局部进展期和转移性疾病，CT 和 MRI 更准确。钆膦维司增强 MRI 预测淋巴结转移的准确性更高[38]。

直肠癌局部切除的肿瘤学效果

如上所述，许多关于直肠肿瘤局部切除的文献报道，其方法学较不可靠。除了以上问题，直肠癌局部切除的临床试验还面临其他难题。其一为入选的肠镜下已完整或大部切除的息肉癌变患者，因切缘不明确而补充行局部切除。许多这样的患者在局部切除标本中将无肿瘤残留、局部盆腔复发风险极低，该偏倚使局部切除组效果更佳。其二为回顾性的亚组分析必须在完成组织学复审后病例才能入组。这使得剔除切缘阳性的、肿瘤超过 T1 期的或具有其他不良组织学特征的病例成为可能。这明显地使结果向局部切除组偏倚；而在临床实践中却无法重现，因为切缘、T 分期等在术前无法明确预知。局部切除相比直肠切除的非随机性、比较性研究因缺乏局部切除组淋巴结状态的信息，结果最可能利于直肠切除组。这种选择偏倚可通过各组根据 T 分期入选病例来减少，然而，仍有其他隐藏的选择偏倚无法完全消除。因此，对于局部切除在直肠癌治疗的整体策略中位置如何，目前仍无法下明确的定论。

T1 期肿瘤的局部切除

T1 期肿瘤局部切除是一种普遍可及的和技术上可行的治疗手段，具有较低的短期并发症发生率和病死率。约有 15% 的直肠癌表现为无淋巴结转移、局限于肠壁的 I 期肠癌。理论上，这些患者无法从低位直肠前切或经腹会阴直肠癌根治术相关的淋巴结清扫中获益。因此，以长期肿瘤学效果为妥协所获得的近期并发症率下降是否值得仍具有较大争议。正如前述章节讨论的，未解决的挑战源于无法可靠地预测哪些患者区域淋巴结无转移。文献报道的 TAE 后局部复发率差异相当大，然而却普遍高于直肠切除术。基于此原因，直肠切除术依然是直肠癌外科治疗的肿瘤学金标准。

CALGB 8984 研究报道接受局部切除的、距离齿状线近端小于 10 cm、直径小于 4 cm 的低位直肠腺癌的 2 期临床试验。59 例 T1 期直肠癌患者中位随访 48 个月。3 例患者出现局部复发，2 例单纯局部复发，1 例同时伴远处转移。6 年无病生存率为 83%[38]。然而，近 1/3 初始入组的患者被排除，多数原因是切缘阳性。随后美国一些单中心的病例队列研究证实局部复发率为 7% ~ 18%，肿瘤特异性生存率 89% ~ 92%，总生存率 72% ~ 75%[39-42]。You 报道了来自美国国家癌症数据库、中位随访 3.7 年、比较 T1 期直肠癌 TAE（n = 601）和直肠切除术（n = 493）最大样本量的队列研究[43]。与直肠切除组相比，TAE 组局部复发率更高（12.5% vs. 6.9%，P=0.003），5 年疾病特异性生存率更低（93.2% vs. 97.2%，P= 0.004），而 5 年总生存率相当（77.4% vs. 81.7%，P = 0.09）。

来自 Kidane 的一篇 meta 分析综述一项随机对照研究和 12 项观察性研究，比较了成人 T1N0M0 直肠腺癌局部和根治性切除的差异[44]。局部切除组 5 年总生存率显著低于根治性切除组 [relative risk（RR）1.46，95% CI 1.19-1.77]，这种差异在 TEM 切除亚组并不存在。局部切除组的 5 年局部复发率更高（RR 2.36，95% CI 1.64-3.39），不管是 TAE 还是 TEM 亚组。关于手术后并发症，与根治性手术组相比，局部切除组具有更低的围术期病死亡率（RR，0.31:95% CI 0.14-0.71）、术后并发症率（RR 0.16:95% CI 0.08-0.30）和永久造瘘概率（RR 0.17:95% CI 0.09- 0.30）。Meta 回归分析提示，当仅比较远端直肠癌局部或根治性切除时，两组的总生存率无差异（RR 1.13，95% CI 0.93-1.37）。这支持临床实践中观察的远端低位直肠癌比中高位更容易局部复发的观点[29]。作者推断基于中低质量的证据级别，TEM 是 T1N0M0 直肠癌较合适的手术方式，因其与根治性切除相比，并发症发生率、病死率和永久造瘘率更低，同时未以牺牲 5 年总生存率为代价。然而，正如前面所提及，在接受局部切除前根本不可能预知患者是否为真正的“T1N0”期。

有学者担心肿瘤局部切除可造成初始手术平面的肿瘤学污染并造成后续修复性根治术困难或导致局部复发率升高。在一篇纳入 63 例局部切除证实具有高危组织学特征、而后接受根治性直肠切除的报道中，这种担忧貌似并不存在。在这项研究中，53 例（84%）患者接受修复性手术。1 例 TEM 证实 T3 期肿瘤的患者局部复发，T1 或 T2 期患者均未出现局部复发[45]。尚无数据推断即刻的直肠切除术是否会导致更高的永久结肠造瘘率。

T2NX 肿瘤的局部切除

更深的 T2 期直肠癌因浸润至固有肌层，使其有更大可能转移至淋巴管，因此 T2 期直肠癌淋巴结转移和局部复发的风险是 T1 期肿瘤的两倍。因此，直肠切除术是合适的肿瘤学治疗选择。即便如此，如同 T1 期肿瘤，保留脏器功能的治疗已广泛应用，但需要联合辅助放射治疗。CALGB 8984 研究纳入 51 例接受术后辅助化放疗（5400 cGy 联合 5- 氟尿嘧啶）的 T2 期直肠癌。7 例患者出现局部复发，6 年总生存率和无复发生存率分别为 85% 和 71%，与美国国家癌症数据库根治性手术的历史数据接近[38]。

局部进展期直肠癌根治性手术前接受新辅助放化疗可减小肿瘤直径并降低分期。Read 等综述 649 例连续性直肠癌患者，结果发现 87 例（23%）原发灶对放化疗有一个很强的病理反应（ypT0-1）。这部分患者淋巴结转移率仅 3%（3/87），提示新辅助治疗有反应可预测直肠癌低淋巴结可转移风险[46]。Rullier 综述了 9 项关于术前放疗联合局部切除治疗 cT2-T3N0 期直肠癌的研究结果，发现局部和远处复发率分别为 28/365 和 24/302。完全缓解患者无复发生存率 87%，而部分缓解或未完全缓解患者为 64%[47]。这些数据提示，原发瘤对新辅助放化疗的粗略反应可作为预测低淋巴结转移风险的替代标记物，因此该类患者可作为保留脏器功能的局部切除的人选。这一标准已被纳入 GRECCAR 2 关于 uT2-3 N0 低位直肠癌的多中心、3 期随机对照临床研究。患者接受新辅助放化疗后再评估临床反应，反应佳者（$n = 120$）随机分为局部切除组或根治性直肠切除术组。反应差者退出随机化直接行根治性手术，因其淋巴结转移风险较高。研究终点包括随机入组后手术病死率、复发率、严重并发症率和严重副反应率。该研究目前已完成审核、随访和信息采集工作[48]。

ACOSOG Z6041 2 期临床研究纳入 84 例接受 5400 cGy 新辅助放疗联合卡培他滨和奥沙利铂化疗后行局部切除的 uT2N0 低位直肠癌患者（距肛≤8 cm）。44% 的患者病理完全缓解（pCR），64% 的患者肿瘤降期至 ypT0-1。39% 的患者出现 3 级毒性反应，高到足以在临床试验中期需要降低卡培他滨和放射剂量[49]。72 例接受局部切除的 ypT0-2 患者平均随访 4.2 年后，2 例出现局部复发，5 例出现远处转移。3 年无复发生存率和总生存率分别为 87% 和 96%，97% 的患者实现保肛[50]。该研究和其他研究的结果令人鼓舞，然而，目前尚缺乏足够的证据证明 uT2N0 直肠癌接受新辅助放化疗联合局部切除后的效果是否相当。一项单中心的随机对照试验纳入 70 例临床分期 T2N0 的低位直肠癌接受新辅助放化疗后行根治性手术或 TEM 的差异[51]，结果显示：两组各 49% 的患者降期至 ypT0-1；中位随访 84 个月后，局部复发率在 TEM 组为 6%，根治手术组 3%；两组 5 年生存率均为 94%。目前，这种联合治疗方案应作为不适合或不愿意接受标准直肠切除手术患者的保留选择。

直肠癌局部切除后的随访与补救

局部切除术后推荐常规随访以早期发现局部复发。目前尚无正式的指南推荐，仅能从一系列回顾性研究中总结建议，即术后 3 年每 3 ~ 6 个月复查直肠镜（或纤维乙状结肠镜）和高分辨率直肠 MRI（或直肠腔内超声），而后每 6 ~ 12 个月复查一次至术后 5 年。第 1、4、9 年行结肠镜检查，每年行腹部和胸部 CT 检查。

复发中位时间自 13 个月至 47 个月不等，以 12 ~ 24 个月最为常见。放疗的加入通常可延迟局部复发时间 1 ~ 2 年[28, 52-55]。不管随访多密切，复发患者的预后仍较差。79% ~ 96% 单纯局部复发的患者可通过手术 R0 切除获得 53% ~ 58% 的无复发生存率[53-54, 56]。这些补救性治疗预后不良的事实应提醒我们清醒地认识到根治直肠癌的最佳时机在于初始治疗时，待局部盆腔或远处转移发生时再试图去扫尾通常是徒劳的。此外，应时刻谨记，接受局部切除的患者恰好是那些肿瘤最小、病期最早、最容易经直肠切除而治愈的患者。

TAE 的并发症

直肠息肉和直肠癌局部切除后并发症发生率 5% ~ 25%，病死率为 0.3% ~ 0.6%[16, 57-58]。术中大出血极为罕见。出血通常可经单极电刀点凝、缝合、注射肾上腺素生理盐水或腹腔镜血管夹解决。起初，TEM 过程中进入腹膜是令人沮丧的并发症，因其可能造成腹腔内损伤或闭合口瘘。而后，Gavagan 通过小病例数的报道证实 TEM 过程中进入腹膜内是安全的，也是可以闭合的[9]，该结果也被其他研究团队所证实[10, 59]。现有的 TAMIS 操作平台不具有 TEM 系统含有的、可在误入腹腔内导致直肠充气丢失时撑开手术野的硬直肠镜，因此，一旦进入腹腔内，肠壁全层缺损修补的较大困难是需要联合经肛和腹腔镜辅助手术或中转开腹[11]。

局部切除术后最常见的并发症为术后尿潴留。该并发症发生率高达 11%，可能是由于直接压迫尿道、肛门收缩、局部血肿和疼痛综合作用的结果。这几乎都是自限性的，亦可经间断直接导尿或短期持续留置导尿治疗。术后出血较为罕见且多发生在术后数天，原因有缝合裂开、血痂脱落或抗凝物品重塑。小的出血通常为自限性，而明显的血肿则需要评估其体积和再出血风险，而后行内镜评估和治疗。缝线裂开在低位直肠切除或放疗后患者更为常见。患者多主诉术后数日感觉良好，之后出现肠蠕动后黏液黑便、直肠搏动性疼痛、发热和夜汗。只要无脓肿，治疗多以基于控制症状的非手术治疗为主。症状多在 2 ~ 3 个月后慢慢消失。

关于潜在括约肌损伤的担忧已被提及。有报道术后即刻出现控便失禁的患者，6 周内多能恢复术前基线水平和生活质量[60-61]。

结论

局部切除直肠良性息肉和高度选择的早期癌在技术上是可行的，与根治性手术相比其并发症发生率和病死率显著下降。局部切除技术包括传统的TAE和TES。早期直肠癌的局部切除并不对直肠系膜淋巴结进行切除或取样活检。目前无法确切地术前预测淋巴结是否阳性。淋巴结转移和局部复发风险增高的因素包括浸润深度、淋巴管或血管侵犯、低分化、肿瘤出芽和影像学提示异常淋巴结。由于不精确的分期和更大可能的切缘阳性率，局部切除的局部复发率相比根治性手术更高。不适合或不愿意接受根治性手术的患者可以选择肿瘤学上更不合理的局部切除，以避免增加根治性切除相关的短期和长期并发症。关于局部切除的决策必须是个体化的，这取决于患者的价值观和基于治愈与生活质量之间不同的个人喜好。

（参考文献参见 www.pumpress.com/home-specific-edu/5599.html ）

第 30 章

直肠癌：观察和等待

George J. Chang　著
胡焕新　康　亮　译

要点

- 直肠癌新辅助放化疗和手术治疗后，病理完全缓解者预后良好。
- 15% ~ 20% 新辅助放化疗后的直肠癌患者可出现病理完全缓解。
- 目前对新辅助治疗反应后的临床和影像学评估仍无最佳标准，这是安全实施观察和等待策略的首要挑战。
- 大约 1/3 表现为临床完全缓解的患者可出现肿瘤复发。
- 目前，观察等待策略只能应用于临床试验中的患者。
- 新辅助放化疗后局部切除的患者存在术后疼痛和伤口愈合不良的风险。

前言

数十年来，直肠癌的治疗方案变得越来越多元化。以往，直肠癌病死率高、治疗方法有限，往往需要行永久性结肠造口术这一具有代表性的方案；但目前直肠癌的治疗已形成了多学科评估和治疗模式，并在外科治疗方面取得了进展。在过去的一个多世纪，手术切除依然是直肠癌根治性治疗的基础。手术治疗的原则主要包括累及直肠肠段和系膜的肿瘤完整切除，保证切缘干净，以及盆腔淋巴结廓清术，并在可能的情况下重建肠管连续性[1]。由于以往单纯手术术后存在较高的局部复发风险，因此临床医师通过利用新辅助放疗或新辅助放化疗（nCRT，neoadjuvant chemoradiation therapy）的方式来提高局部肿瘤的控制率[2]。与结肠癌比较，现在直肠癌的治疗效果已基本相当[3]。尽管直肠癌的多模式治疗带来了肿瘤学预后方面的进步，但对患者的远期功能和生活质量仍具有显著的影响，如增加了排便障碍、排尿障碍、性功能障碍、术后疼痛的风险，以及潜在需要行永久性结肠造口的可能。因此，目前有大量的研究者关注新治疗策略的尝试，如选择性应用放疗、化疗或者手术，以期降低治疗的毒副作用。

新辅助放化疗后的直肠癌患者选择手术或非手术这一新理念的提出主要基于以下现实：10% ~ 20% 接受长程放化疗的直肠癌患者术后提示病理完全缓解（pCR，pathologic complete response）。2004 年，Habr-Gama 等首次报道了非手术治疗策略（又称“观察和等待”或“观望”）在达到临床完全缓解（cCR，clinical complete response）的直肠癌新辅助放化疗患者中的预后结果[4]。而后十年间，更多的研究者试图更加明确这种治疗策略的适应证，以及考虑一些重要因素的必要性，如评估和提高新辅助治疗的有效性、预测 PCR、确定实施观察和等待策略后局部治疗失败的危险性，以及了解治疗失败时需要行补救手术的潜在可能性和相应的远期生存预后结果。尽管手术切除仍然是治疗非转移性直肠癌的标准方案，但已经有越来越多的研究结果证实了在部分高选择性的直肠癌患者中，观察和等待策略这一保留器官功能治疗方案具有可行性。

新辅助放化疗

对于局部进展期，即通常认为的临床分期Ⅱ、

Ⅲ期的直肠癌患者，新辅助治疗有利于改善肿瘤的局部控制。Heald 提出的全直肠系膜切除术（TME，total mesorectal excision）的治疗效果已得到证实。以此为基础，荷兰结直肠癌组的研究者通过临床试验随机比较了术前放疗（5×5Gy）后立即行 TME 手术和单纯性行 TME 手术两组患者的预后[5-6]，结果显示术前放疗加手术组在减少肿瘤局部复发方面优于单纯手术组，但两组患者总生存时间没有差异[7]。同时，EORTC 22921 和 FCCD 9023 这两项研究的结果显示，在术前放疗基础上行同步化疗，并在放化疗结束后推迟 5～6 周再行手术治疗，术后无局部复发的生存时间优于单纯术前放疗组[8-9]。然而，德国直肠癌研究组的标志性研究结果则显示，术前（新辅助）放化疗后 6～8 周行手术治疗组与术后放化疗组相比，能够改善肿瘤的局部控制和括约肌保留情况[2]。

术前放化疗的经典方案是"长程"模式，即维持 5～6 周的放疗加放疗增敏化疗药物注射，休息 6～10 周后再行直肠切除术。如果肿瘤对治疗敏感，延长到手术的间期可使肿瘤退缩[10]。这将便于手术操作，比如由于肿瘤体积的缩小，手术时可准确分离新辅助治疗前肿瘤未侵犯但难以游离的邻近组织层面，因此得以保留约肌[11]。此外，放疗可能清除了镜下水平的肿瘤扩散，因此可在安全的前提下获得距离肿瘤更近的远端切缘，从而易于重建肠管连续性[12-13]。但外科医生应该注意，因为放射治疗对肿瘤细胞不是一次性（wave front）杀灭的形式，残留的癌巢可能存在于原肿瘤最初所累及的组织范围内，因此要小心避免肿瘤组织残留。最后需要注意的是，对于研究提及的括约肌保留的机会增加，结论不可尽信。因为术者依靠初始的临床检查来判断是否进行保肛重建的直肠切除术具有主观性。

正如所料，在短程术前盆腔放疗中并没有观察到类似的治疗反应，原因是以往的治疗策略选择了在放疗尚未起效，炎症反应和肿瘤明显退缩尚未发生之前 1～2 周内就进行了手术[14]。而在新近的一些研究中，直肠切除术推迟到短程放疗后的 4～8 周进行，结果提示延长间歇期有利于肿瘤退缩和提高病理完全缓解率[15]。另一方面，前瞻性随机对照研究结果显示局部进展期直肠癌患者接受短程放疗和长程放化疗的肿瘤学预后没有统计学差异[14, 16]。因此，两种治疗策略均可产生显著的肿瘤细胞杀伤作用，但长程放化疗之后经过一定间期再行手术治疗，可以发现直肠切除术切除标本的病理学评估中肿瘤退缩更明显。值得注意的是，术前同步化疗可能产生的全身性效果仍不明确。

对治疗反应的观察非常重要，有高达 50% 的患者在完成新辅助放化疗后可表现为临床完全缓解，其判断标准为临床检查或内镜检查发现原有瘤床被瘢痕或正常黏膜所取代[17]。10%～40% 新辅助放化疗后的患者出现病理完全缓解（标本未见残留肿瘤细胞）或病理近完全缓解（标本仅有单个或少量肿瘤细胞）[18-19]。但临床完全缓解并不必然能够预测病理完全缓解。一般认为新辅助治疗后肿瘤退缩是远期生存的预后因素，包括肿瘤体积减小、肿瘤降期、淋巴结无瘤及现有的用于描述治疗反应程度的病理分级系统等（表 30-1）。出现完全缓解或近完全缓解的较大治疗反应时，高度提示预后良好，也可视为肿瘤局部和全身控制有效性的病理学生物标记[20]。美国德克萨斯大学 MD 安德森癌症中心的一项研究纳入了 725 例局部进展期直肠癌患者，患者接受新辅助放化疗和 TME 手术，结果发现在病理

表 30-1 肿瘤退缩分级系统

TRG	Mandard[22]	Dworak[23]	Rödel[10]	Ryan[24]	CAP[25]
0		无肿瘤退缩	无肿瘤退缩		无肿瘤残留
1	无肿瘤残留	肿瘤细胞为主，伴明显纤维化和（或）血管病变	肿瘤＜25% 纤维化	无肿瘤残留或单个肿瘤细胞	单个或小簇肿瘤细胞
2	稀少残留	纤维化改变为主，少量肿瘤细胞或成簇肿瘤细胞	肿瘤 25%~50% 纤维化	纤维化多于肿瘤残留	纤维化多于肿瘤残留
3	纤维化多于肿瘤	纤维组织，可有正常黏膜覆盖；极少肿瘤细胞（镜下难发现）	肿瘤＞50% 纤维化	明显肿瘤残留，或侵袭性残留肿瘤不伴纤维化	无明显纤维化表现
4	肿瘤多于纤维化	完全退缩	完全退缩		
5	无肿瘤退缩				

完全缓解或病理 ypT0-2N0 的患者中，没有出现局部复发，且仅有低于 10% 的患者出现全身复发[21]。事实上，在现在施行 TME 手术的时代，远处复发应该比局部复发得到更多的关注。

直肠癌手术治疗

直肠癌根治性手术治疗原则的提出始于 20 世纪初期，由 Ernest Miles 最先描述了腹会阴联合切除术（APE，abdominoperineal excision）加末端结肠造口术在直肠和盆部结肠恶性肿瘤的应用[26]。此后，手术和多学科治疗方式的进展带来了治疗预后的改善、手术病死率的下降及括约肌保留的可能。对于低位直肠癌患者，新辅助放化疗和手术治疗的优势在于避免了结肠永久性造口，降低了结肠肛管吻合术后出现大便失禁等排便障碍的风险。

一篇纳入 35 项非随机对照研究共 5127 例患者的系统综述比较了直肠癌手术患者行或不行永久性结肠造口的术后生活质量。其中 14 项研究结果显示腹会阴联合切除术与低前切除术相比，直肠癌患者术后生活质量测定结果并没有更差。而其余的研究则显示存在差异，但不是所有的结果都显示非造口患者生活质量更优。这些结果可能部分地反映了保留括约肌的 TME 术后相关的排便障碍，即低前切除综合征（LARS，low anterior resection syndrome）[27]。在荷兰临床试验中，对随机分组到术前放疗加 TME 手术组和单纯 TME 手术组的患者进行长达 14 年的随访发现，56% 术前放疗加 TME 手术组的患者出现 LARS，而在单纯 TME 手术组为 35%[28]。

最后，直肠癌患者手术治疗后出现男性和女性性功能障碍的发病率高。将近半数的直肠癌患者术后出现性功能减退，1/3 的患者出现泌尿功能障碍[29-30]。尽管出现这些功能障碍的部分原因是放射治疗对盆腔自主神经的损伤，但主要应归结于手术过程中的神经损伤。对于拟行腹会阴联合切除术的低位直肠癌患者，应尤其注意。如果术者的经验不足，那么术后出现这些功能障碍的可能性越高。即使对于保留括约肌的直肠癌手术，这些问题依然是影响患者术后生活质量的重要因素。因此，寻找既能安全地保留功能又能提高术后生活质量的直肠癌治疗方案至关重要。

观察和等待方案

观察和等待方案是一种完全保留器官的非手术治疗方式，其提出恰到好处地解决了上述提到的问题。如果能够避免根治性手术，那么将不存在与手术相关的并发症和远期生活质量受损对患者的影响。然而在该治疗策略能够被广泛应用之前，首先必须保证肿瘤预后结果不受损害，尤其对于在接受手术治疗后局部和全身复发风险极低的这部分患者。同样未知的是，对放化疗的治疗反应仅是肿瘤本身良好的生物学行为的体现，还是可以通过提高患者的 pCR 率从而改善预后？考虑到新辅助放化疗能够改善盆腔局部控制情况，但不能延长总体生存时间这一事实，似乎前一种说法更准确。然而一系列证据甚至只是中等程度治疗反应与预后相关的现象显示，肿瘤行为具有从良好到差的连续性。另外已经明确，放化疗结束后到临床或病理学评估的时间长短能够影响完全缓解的发生率。有证据显示，即便超过 6 ~ 8 周的间期，肿瘤退缩也仍在持续。

在 Habr-Gama 首次报道观察和等待方案的结果后，其他研究者也开始对该方案的治疗结果进行了报道。不同研究的成功率差异性大，其中不乏局部治疗失败率达到 50% ~ 60% 者（远远高于 Habr-Gama 所报道的 3% 的失败率[31-32]）。尽管报道中未对原因进行完整解释，但可能原因包括初始肿瘤负荷的差异、新辅助治疗后观察等待患者的选择、肿瘤新辅助治疗后评估的方法和时间点，及新辅助治疗的方案等。此外，在 Habr-Gama 最初的研究中，非手术治疗患者的筛选方法对治疗结果的影响巨大[4]。该研究中，纳入观察和等待组的患者必须在放化疗结束后随访 12 个月再决定是否入组。换言之，采取非手术治疗的患者如在前 12 个月治疗失败，则分析时将其剔除。这样的入组方式可能导致明显有利于观察组的结果偏倚。

近期报道的数据（包括 Habr-Gama 研究的更新）提示，真实的局部治疗失败率可能接近 30%[17, 33]。这意味着部分一开始经过临床评估被认为达到 pCR 的病例，实际上在病灶中仍然存在未被发现的存活的癌细胞。由此可见观察和等待策略的应用仍然面临着较大的挑战和陷阱。应对这一挑战的潜在有效方法是，对于临床评估为 pCR 的患者必须坚持密切的随访方案。但其是否奏效取决于挽救性治疗方案是否有效。对此，笔者建议对于此部分随访的患者，应每隔 3 个月行直肠指检和内镜检查、检测癌胚抗原水平，对于任何怀疑的病灶进行活检。大部分肿瘤复发的发现时间均在前 12 个月，在此情况下患者仍有机会接受根治性手术。对于肿瘤未累及肛管、不影响括约肌部分切除后吻合的病例，可以选择行结肠肛管吻合。值得注意的是，越是推迟手术治疗的时间，施行挽救性手术的难度越大。尽管有研究报道非手术失败后行挽救性手术具有可行性，但是推迟手术时机以明确肿瘤复发的做法可能导致挽救性手术保留括约肌的机会减少 50% 以上[17, 33]。由于发生在黏膜以下的肿瘤复发在括约肌明显受累前难以早期明确，再加上放疗后盆底肌或肛门括约肌纤维化，挽救性的括约肌保留手术难以进行。

当出现肿瘤复发，则不能保证括约肌保留。事实上，对于低位直肠癌的患者，一旦选择观察和等待治疗策略，即使后续不能保留括约肌，也是可以接受和理解的结果。最后一个需要解决的问题是，达到 cCR 但非 pCR 的患者如果保留直肠，残留的癌细胞是否增加远处治疗失败的风险？最近来自斯隆 - 凯特琳纪念医院的一项纳入 73 例患者的研究结果显示，接受观察和等待的 cCR 患者出现远处转移的风险高于 pCR 的患者。但该研究的样本量相对较少，且对比的结果没有统计学差异（P=0.09）[34]。

尽管有以上的担忧，但已经有越来越多的证据支持观察和等待这一策略。有少量前瞻性研究报道了新辅助放化疗后进行观察等待的预后结果（表 30-2）。2012 年发表的一篇综述分析了 30 篇文献，来自 9 项系列研究共 650 例患者。尽管提供了研究的治疗原则，但由于在肿瘤分期、纳入标准、研究设计和随访等方面存在明显异质性，我们无法从中得出明确的结论[35]。

治疗反应的临床评估

治疗反应的临床评估困难可能是观察和等待方案安全应用于临床的最大挑战和制约因素。目前提出的评估方法包括临床评估、全层局部切除、代谢成像和高分辨盆腔磁共振成像等。

临床和病理评估的一致性较差，在发现 pCR 方面敏感性约 25%，在排除肿瘤残留方面特异性为 60% ~ 90%[38-39]。此外，目前也没有用于临床评估完全缓解的标准方法。有研究者提出联合直肠指检和内镜检查的方法，以发现残留肿块、溃疡、结节或狭窄等可能提示肿瘤残留的迹象[40]。提示完全缓解的证据包括黏膜正常光滑和局部变白或毛细血管扩张。近期的一项研究结果显示，术前临床评估预测 pCR 的假阳性率为 27%[41]。ACoSOG Z6041 研究对联合卡培他滨加奥沙利铂同步化疗方案后，再对分期为 cT2N0 以下的直肠癌患者行局部切除术，分析病理结果发现术前直肠指检加直肠镜检查预测 pCR 的敏感性为 85%，提示更高的完全缓解的验前概率可能提高临床检测发现 pCR 的能力。但事实上即使在以 pCR 为主要研究终点的前瞻性临床对照研究中，预测的假阳性率仍然高达 33%[42]。这些结果显示即使能够提高发现 pCR 的检测能力，仍然要注意其假阳性。

由于临床评估肠壁内肿瘤残留情况存在困难，有研究者提出将肿瘤所在部位进行局部切除，以诊

表 30-2　选择新近研究进行的对比

研究系列	观察组患者数	手术组患者数	中位随访时间（月）	cCR	局部复发	生存结果
Mass 2011[36]	21	20	15（观察组） 35（手术组）	100%	1 例	2 年 OS 100% 2 年 DFS 89%
Dalton 2012[31]	12	37	25.5（平均值）	24%	50%	随访时无疾病生存
Habr-Gama 2014[17]	93	90	60	49%	31%	5 年 OS 91% 5 年 LRFS 69% 5 年 DFS 68%
Smith 2015[34]	73	72			26%	4 年 OS 91%（观察组）vs. 95%（手术组） 4 年 DSS 91%（观察组）vs. 96%（手术组）
Smith 2015[37]	18	30	68.4（平均值）		1 例	盆腔带病生存 54 个月

断性评估病理治疗反应，同时也作为切除肠壁内残余肿瘤的治疗方法。肠镜下活检由于仅能够对肿瘤部位进行表浅组织的采样，因此具有明显的局限性，容易错失肠壁深层的残余肿瘤，或者采样部位不在肿瘤残留的位置。有研究显示，在 39 例经新辅助放化疗后达到临床缓解而非病理完全缓解的患者中，内镜下活检对 pCR 的阴性预测值仅为 11%[43]。

肿瘤病灶的全层切除可通过不同的手术方式来完成，如经肛门局部切除、经肛门内镜下内镜微创手术（TEM，transanal endoscopic microsurgery）或经肛门微创手术（TAMIS，transanal minimally invasive surgery）。病理检查虽然可以全面评估肠壁切除标本是否有肿瘤残留，但是不能提供并未切除的淋巴结的病理信息，而这些淋巴结中可能存在癌细胞。研究显示，术后病理为 ypT0 的患者出现淋巴结阳性的比例可达 9.1%；ypT1 的患者出现淋巴结阳性的比例可达 17.1%[18, 44-45]。但是，ypN+ 的状态受治疗前患者选择的影响，对于治疗前相对早期的患者，病理分期评估为 ypT0 者出现 ypN+ 的风险可能相对较低[46]。新辅助放化疗后局部全层切除的另一个局限性是由于治疗相关毒性作用的存在，包括伤口愈合不良和疼痛。有文献报道新辅助放化疗后局部切除的患者中，有 26% ~ 70% 的可能出现伤口裂开[47-48]。与单中心研究结果相一致，ACoSOG Z6041 多中心研究的结果也显示局部切除围术期相关并发症的发生率为 54%[42]。此外，新辅助放化疗后局部切除术后出现肛门直肠功能障碍和性功能障碍的风险也较高。一项纳入 44 例患者的研究结果显示，局部切除术后出现肛门排气失禁和排软便失禁的比例分别为 51% 和 46%。有 59% 的患者出现肛门坠胀，49% 的患者出现便急。此外，有 19% 男性患者和 20% 的女性患者性生活质量受到不良影响[49]。最后值得一提的是，对于肿瘤侵犯肛门括约肌以致几乎不可能保留括约肌的患者，观察和等待策略的吸引力可能是最大的。对于这部分患者，局部全层切除的同时可能需要至少切除部分内括约肌。综上所述，在观察和等待策略中，局部全层切除的作用仍存在局限性。

目前评估治疗反应的影像学手段主要有两种。^{18}氟-脱氧葡萄糖（^{18}FDG，^{18}fl uorodeoxyglucose）代谢成像正电子发射计算机断层扫描（PET，positron emission computed tomography）已经被广泛应用于评估不同恶性肿瘤对全身性治疗的反应，尽管将治疗前基线值与治疗后 12 周时标准化 ^{18}FDG 摄取值进行比较，结果有利于提高 PET 在测试方面的可靠性[51]。但在分辨治疗后完全缓解方面并不可靠（AUC 0.57-0.73）[50]。

高分辨 MRI 可能是最有效的影像学评估方法之一。在 T2 加权成像中，治疗反应和纤维化的区域表现为低信号。如果病灶显示为完全低信号强度，且病灶中未见中等信号强度区，则提示为 pCR。根据影像学表现和治疗前 MRI 的对比，Mercury 研究的学者提出一个肿瘤退缩分级系统（表 30-3）[52]：将 mrTRG1-3 和 mrTRG4-5 两组患者进行比较，发现前者生存结局优于后者，两组的差异相当于 ypT0-3a 组与 ypT3b 及以上组比较的结果[52]。目前，应用弥散加权或功能性动态增强 MRI 技术能否提高 MRI 对治疗反应评估的准确度已成为研究的热点，其他的一些技术仍然处在起步阶段[53]。在识别有显著治疗反应和预后良好的患者方面，MRI 也同样起到重要作用：有利于筛选适合于观察和等待策略的患者。来自荷兰马斯特里赫特大学的学者在研究中使用这一方法筛选 21 例患者进入观察和等待组，配对的对照组为 20 例术后病理证实为 pCR 的患者。研究组的纳入标准严格，要求入组患者必须有提示临床完全缓解的证据，包括治疗后高分辨 MRI 的结果，且随访第一年内每 3 个月、以后每隔半年必须行 MRI 检查。按照研究者的方法，75% 接受手术治疗的 pCR 患者应归类于 MRI 不完全治疗反应组。研究组中位随访 15 个月（手术组中位随访时间为 35 个月），仅 1 例患者出现局部复发[36]。TRIGGER 研究（来自 the Royal Marsden and the Pelican Cancer Foundation in the United Kingdom）将患者随机分为研究组和对照组，对照组直接接受手术治疗。研究

表 30-3 MRI 肿瘤退缩分级（mrTRG）[54]

mrTRG	描述
1	病灶完全为纤维化的低信号，无残留肿瘤的中等信号
2	病灶以纤维化为主，少量残留肿瘤的中等信号
3	以肿瘤的中等信号为主，但没有明显超过纤维化的低信号
4	少量纤维化
5	与基线相比没有变化

组的患者根据MRI评估的结果选择不同策略，疗效评估良好者（mrTRG1-2）选择观察和等待，暂不手术治疗；而疗效评估差者（mrTRG3-5）进行全身治疗，期待该部分患者转变为治疗后完全缓解。

提高完全缓解率

基于能保留器官的观察和等待策略适用于pCR患者这样的假设，一些研究者致力于改善新辅助治疗的pCR率的方法，可概括为以下四类：①增强放射治疗剂量，包括接触放射治疗；②使用更有效的化疗药物；③延长新辅助放化疗后到手术治疗的间期；④综合应用以上的方法。

增强放射治疗剂量的常用策略是对肿瘤靶区进行局部推量放疗，具有提高肿瘤靶区受照射剂量的同时不增加肿瘤靶区周围正常肠壁放射毒性的优势，可通过束流调强放射治疗或接触放射治疗的方法来实现[55]。有临床随机对照研究对一组患者术前进行39 Gy的外照射治疗（分为13次）+85 Gy的内照射治疗（分为3次），另一组患者术前只进行39 Gy的外照射治疗，对比两组的结果发现前者病理完全缓解率和近完全缓解率明显高于后者，分别为57%和34%[56]。虽然对原发肿瘤部位进行推量放疗能够明显改善肠壁内病灶的缓解率，但是淋巴结的缓解情况仍然不清楚。尽管如此，由于患者对治疗耐受性良好，因此增强放射治疗剂量仍是今后研究的热点。

有些研究试图通过联合使用更有效的同步化疗药物来提高治疗缓解率。文献报道相对早期的直肠癌患者，仅接受单纯全身化疗即有高达25%的患者病理史全缓解[57]。虽然目前有多个研究报道了以氟尿嘧啶为基础的奥沙利铂同步化疗方案的治疗效果，但仅有德国CAO/ARO/AIO-04研究的结果提示能够提高pCR的比例，而且NASBP R-04研究和STAR-01研究证实联合化疗药物还增加了化疗的毒性作用[58-61]。

新辅助放化疗后到手术治疗的间期为影响pCR的另一重要因素。Lyon R90-01研究对比了手术间期为6～8周和小于2周两组患者pCR的情况，发现前者出现完全缓解的比例显著高于后者，分别为26%和10.3%（P=0.005）[62]。然而远期随访（中位时间6.3个月）结果发现两组患者在局部复发和总生存时间方面并没有显著差异[63]。因此尽管延长间期可能提高pCR的发生率，但是延长手术检查间期或早期手术并不影响预后结果。新辅助放化疗介导的肿瘤细胞死亡在治疗期间就开始出现，但通过延长手术治疗前的间期就能够提高pCR的比例。因此，如果两种新辅助治疗后的间期长短不同，那么就不能根据pCR的比例来评价它们的优劣。

其他通过加强全身化疗来提高治疗缓解率的策略包括诱导化疗和巩固化疗等。诱导化疗可促进肿瘤退缩，诱导全身化疗并减少化疗毒性作用，因此有望改善生存结局。EXPERT和EXPERT-C临床II期研究结果显示，术前卡培他滨、奥沙利铂化疗联合西妥昔单抗虽不能显著提高pCR率，但能够改善治疗的影像学反应，提高高危直肠癌患者的R0切除率[64-65]。

Timing of Rectal Cancer Response to Chemoradiation研究显示，在标准CRT治疗后延长间期有利于在促进肿瘤退缩的基础上，继续给予6个周期的mFOLFOX6方案化疗，明显提高pCR率。与单纯标准CRT治疗组相比，两组患者pCR率分别为38%和18%[66]。追加的化疗方案并没有增加手术并发症的发生率和肿瘤进展的风险。有关巩固化疗的支持性证据也有文献报道，但其能否延长观察和等待患者的治疗缓解期目前仍无定论[67]。目前正处于入组阶段的RAPIDO研究中，研究组接受短程盆腔放疗（5×5 Gy）后进行6个周期的卡培他滨+奥沙利铂化疗，再行TME手术；对照组则接受标准新辅助放化疗+TME手术。研究的目的是在控制局部复发的基础上延长患者的无疾病生存时间和总生存时间[68]。正在进行的NCT02008656研究旨在对比诱导化疗和巩固化疗在接受新辅助放化疗的直肠癌患者中，是否相比于标准新辅助放化疗方案更能改善无疾病生存状况。尽管这些研究的设计不是为了评估观察和等待策略的可行性，但却有可能为巩固化疗在高危直肠癌患者中的应用提供依据。

探索前进的方向

直肠癌的治疗渐趋复杂多元化。目前大部分临床分期为Ⅱ期或Ⅲ期的患者应该接受新辅助放化疗或短程放疗后再行手术。但是，随着对放射治疗相关毒性防范意识水平的提高，对于部分初诊评估时没有高危因素的患者，有研究认为可以直接采取手术治疗，因为高质量的手术切除同样可以达到良好的治疗相关性[69]。此外，对于中等风险的中段直肠癌患者，可以考虑只接受新辅助化疗[57]。观察和等待策略的最佳适应证为中等风险的低位直肠癌，因为患者可能需要接受永久性结肠造口。对于这部分肿瘤体积较小但靠近或者累及肛门括约肌的患者，直接手术很可能需要永久性结肠造口术，但接受新辅助放化疗后可能达到完全缓解。

需要解决的问题还有很多。首先，观察和等待策略的肿瘤治疗远期有效性亟待证实，尤其是对于这部分患者群体，确定性手术治疗可以达到很高的治愈率。其次，虽然即使出现肿瘤复发也可以通过手术挽救，但是手术的延迟是否导致低位直肠癌患者丧失结肠肛管吻合的手术时机并不明确。此外，在非手术治疗情况下，患者出现肿瘤远期转移的可能性也有待考证。最后，目前尚无可靠的方法来筛选适合观察和等待策略的 pCR 患者，由于不能提供包括淋巴结状态的完整病理信息，肿瘤局部切除也存在明显的风险。现阶段选择观察和等待策略候选患者最为客观的手段是比较术前和术后高分辨 MRI 的结果，评估治疗反应，将 MRI 反应评估作为临床缓解的标准，配合密切随访的方案，可能是实施观察和等待策略的最佳方式，但仍远不够完美。全身化疗，无论是诱导化疗还是巩固化疗，是另一种增加 pCR 机会以及筛选低危患者以选择性接受手术治疗患者的方法，并可能降低远处复发的风险[66]。最后值得一提的是，尽管分子检测正逐渐得到大家的关注并广泛应用于今后的研究，但目前尚无能够准确预测 pCR 的分子指标。

虽然目前直肠癌的非手术治疗方案仍不被大多数外科医生所接受，但有越来越多的研究证据正在扭转这一局面[70]。目前尚无临床随机对照研究结果支持非手术治疗策略。入组患者的选择、诱导 pCR 的最佳方案、评估治疗缓解的方法及随访的密切程度仍然是有待解决的问题。

在该患者群体中，如果将肿瘤复发作为主要研究终点，那么主要终点仅有很低的发生率，因此设计非劣效性随机对照研究的可行性不大。严格有效的证据资料可能需要通过妥善进行前瞻性队列研究获得，以确保观察和等待策略作为直肠癌的治疗手段之一安全合理地运用。目前而言，根治性手术仍然是直肠癌治疗的标准，观察和等待策略只限于在临床研究中运用。

（参考文献参见 www.pumpress.com/home-specific-edu/5599.html）

第 31 章

直肠切除术

Emmanouil P. Pappou, Martin R. Weiser 著
李心翔 施德兵 译

要点

- 沿盆内筋膜的脏层和壁层间锐性分离进行规范的直肠切除术有利于获得阴性切缘，降低局部复发率并减少神经损伤相关的性功能障碍。
- 在进行规范的直肠切除术中，准确理解盆腔解剖（包括筋膜层面、自主神经和盆底肌肉）是关键。
- 直肠系膜切除术的质量和环周切缘的距离与盆腔局部控制有关。
- 直肠切除术可以采用开放的、腹腔镜和机器人辅助技术来进行。

背景和历史

在 20 世纪初，大多数欧洲和美国的直肠癌患者接受经会阴直肠切除术—当时的首选手术方式。虽然这一手术方式相比以前有改进，但是其并发症发生率高，肿瘤学效果差。1908 年，伦敦圣马克医院的 William Ernest Miles 承认，他的几乎所有的直肠癌患者在进行经会阴直肠切除术后 3 年内死于肿瘤复发。在尸检时，他发现大多数复发病灶是位于残留的直肠系膜内和（或）左侧髂总动脉附近的淋巴结内。Miles 把这些区域称作“向上播散区域”。他总结为经会阴直肠切除术对直肠癌治疗不够，因为该手术不能解决术后局部复发的最终原因：不完整的直肠系膜切除，包括其淋巴血管供应。

基于他的这些发现，他设计一种不同的手术方式，描述其为腹会阴切除术（APE），后来被称作腹会阴联合切除术（APR）。APR 很快成为治疗直肠癌的首选手术方式[1]。正如 Miles 所描述的，APR 实际包括两部分手术：腹部手术和会阴部手术。APR 的腹部手术部分包括分离解剖直肠及其系膜并完成结肠造口；会阴部手术部分包括将直肠、肛管和肛提肌与生殖 / 泌尿器官和坐骨直肠窝脂肪解剖分离。1910 年 Miles 在描述会阴部手术时强调，肛提肌应该从白线开始尽可能向外分离至其起始部位，这样可以把肿瘤播散的侧方区域包括在内[2]。与经会阴直肠切除术相比，这种新手术方式的长期预后得到显著改善。

Miles 强调必须完整切除直肠系膜成为当今全直肠系膜切除术（TME）的指导原则。今天，TME 仍然是直肠癌外科手术的金标准。TME 要求锐性（不是钝性）分离盆腔内筋膜的脏层和壁层，完整切除直肠及其系膜[3]。然而在 Miles 那个年代，大多数外科医生仍然采用传统钝性分离，这样就限制了 APR 手术的优势，结果导致 25% 的切缘阳性率，术后患者的复发率和病死率高。

1982 年 Bill Heald 再次强调，锐性分离解剖在每一例直肠癌手术中是绝对必要的，也就是说沿直肠固有筋膜外的间隙层面完整切除直肠及其系膜。Heald 把 TME 定义为沿肿瘤周围最佳解剖分离层面，这就必须清除所有被肿瘤累及的组织并保留可能未受累的组织，换句话说，沿合适的组织平面进行锐性分离切除直肠系膜。他把这一组织层面描述为直肠癌外科手术的“圣神”平面[4]。TME 的目标是切除直肠及其周围的系膜，包括血管和直肠周围的淋巴结，这些都在一个完好无损的脏层筋膜“信封”中；整块切除沿直肠上和肠系膜下动脉的淋巴结；并获得阴性切缘。

主张“全直肠系膜切除”应当关注肿瘤性直肠

切除的两个关键部分：直肠系膜切除的侧（环）切缘和远侧切缘。在直肠系膜周围的无血管层面进行锐性分离，以切除包裹在筋膜信封内的直肠系膜并获得足够环周径向切缘（CRM），这已被证实是避免盆腔内肿瘤局部复发的关键[5-7]。尽管这一理念并非新颖[8-9]，但是这可让我们重新重视直肠切除术中的外科技术，因为文献中报告的直肠癌术后局部复发率差异很大[10]。1985 年，Quirke 和同事报告盆腔内复发是 CRM 肿瘤残留的结果，他们是最先报道系统性评估 CRM 的学者之一[7]。自这篇文章发表以来，许多研究（包括前瞻性实验）已经证实 CRM 受累是直肠癌术后局部复发、远处转移和生存预后差的强有力的预测因子[11]。

TME 的第二个关键部分，正如 Heald 等首先倡导的，就是完整切除肿瘤远端的直肠系膜。然而，切除近端直肠癌远侧超过 4 ~ 5 cm 的直肠系膜的必要性并没有在直肠系膜内淋巴结受累的病理学研究中得到支持[9-10, 2-16]；而且，这样操作在早期研究中还会导致高的吻合口瘘发生率（17%）[17]，这在一项大规模的临床回顾中并没有显示获益[18]。目前，许多主张"全直肠系膜切除"的学者将直肠系膜切除限制在近端直肠癌远侧 4 ~ 5 cm[6, 19-21]，尽管一些作者仍然将这一技术称为"全"直肠系膜切除[19-22]（引起了混乱）。其他一些团体提出根据肿瘤位置进行个体化描述"肿瘤特异性的直肠系膜切除"这一概念[6]，这样可能更为准确。

总之，对所有直肠癌患者，关键是完整切除原发肿瘤。此外，淋巴结转移风险最大的肠系膜组织也应切除。对于中低位直肠癌患者，理想的直肠切除技术应完整切除直肠系膜。对于高位直肠癌患者，重点要切除肿瘤远端 4 ~ 5 cm 的直肠系膜，尽管切除再远距离的直肠系膜似乎也无获益。

直肠系膜 / 直肠筋膜的解剖

第 1 章深入探讨了结肠、直肠和肛门的解剖；然而，本章将研究与直肠切除术相关的外科解剖。直肠切除的外科技术是基于对直肠和直肠系膜筋膜解剖的理解。直肠位于大肠的末端，在此结肠带汇聚成完整的线性肌层。它由可见的环状信封包绕：直肠筋膜（或直肠系膜，外科医生对此结构很熟悉）。直肠系膜包含直肠和上段肛管的淋巴血管供应，里面有直肠上动脉的分支和直肠周围淋巴结，向尾侧方向引流至肠系膜下动脉。环绕直肠周围的是无血管层面，术中所见如蜂窝组织的蜘蛛网。

直肠系膜非对称分布。它的大部分位于直肠后方，形如两个突起（"直肠系膜脸颊"）；而在直肠前方和侧方，其周围组织较薄。同样，直肠系膜筋膜在其后方最发达，前方的直肠系膜较薄，以直肠生殖隔为界，被称作 Denonvilliers' 筋膜。在男性，Denonvilliers' 筋膜将直肠及其系膜与前列腺和精囊分开。在女性，菲薄的直肠阴道筋膜将直肠与阴道分开。腹膜反折下方和侧方的韧带与盆侧壁的壁层筋膜相连接。

广泛的交感和副交感纤维的自主神经系统支配直肠和泌尿生殖道，控制大小便和性功能。交感神经系统负责控尿和射精，而副交感系统则控制排尿和生殖器的勃起和润滑。准确知晓盆腔这一自主神经网络的解剖对直肠手术至关重要，因为在直肠切除术中损伤这些神经可导致性功能障碍和大小便失禁。起源于 T12-L2 脊髓连接处的腰交感神经发出交感神经丛，经过主动脉前方，在邻近肠系膜下动脉根部形成神经网络。这被称作上腹下丛，该神经丛在骶骨岬前方进入盆腔，并分成清晰的左右腹下神经（图 31-1）。在结扎肠系膜下动脉时损伤该交感神经丛，或游离直肠系膜时损伤腹下神经主干都可能导致尿失禁和逆行射精。腹下神经行走于直肠

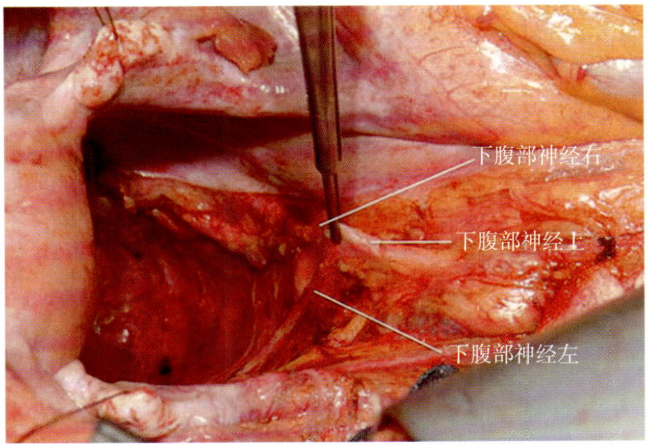

图 31-1　上腹下丛在进入盆腔时分成右和左腹下神经。副交感盆内脏神经也叫勃起神经，起源于 S2-S4 骶脊神经根，由左、右侧穿过骶前筋膜加入腹下神经，形成下腹下丛（未标示）。With permission from Lee-Kong et al.: Autonomic nerve preservation during rectal cancer resection J Gastrointest Surg 2010; 14:416-422 © Springer[104].

系膜后外侧，并最终连接副交感神经——也被称作盆丛、盆内脏神经或勃起神经——形成下腹下丛。并入交感神经系统的副交感神经起源于 S2-S4 骶脊神经根，该神经根沿直肠系膜筋膜行走于后外侧。保护盆内脏神经和下腹下丛，小心地将它们与直肠分开，这是直肠切除术中最具挑战性的工作。下腹下丛与左右交感腹下神经纤维铰链形成广泛的神经网络，副交感的盆内脏神经位于盆侧壁。下腹下丛发出各种神经支配直肠壁，而其余的神经血管束向前外侧延伸支配男性的精囊、远侧输尿管、输精管、膀胱、前列腺和海绵体，女性的类似解剖结构（下腹下丛的下部）支配阴道的下外侧壁。

直肠系膜的两侧有时无一层筋膜完全覆盖，直肠中血管（源于髂内血管，存在于 10%～20% 患者中）和起自下腹下丛的自主神经由此进入。直肠系膜向下外侧固定于下腹下丛，这就需要更具挑战性的解剖分离，要圆满完成这一任务需要精准的单极电凝和微妙的牵引与对抗牵引，这样就可以将控制小便和性功能的自主神经纤维仔细地从直肠系膜表面剥离开来。

直肠系膜的后面是骶前筋膜，覆盖于骶骨的凹面处。骶前筋膜是一增厚的壁层筋膜，覆盖于骶前静脉和脂肪前，并向外侧延伸，与前方的 Denonvillier's 筋膜相延续。在下方，第 3 和第 4 骶椎之间，直肠系膜与骶前筋膜融合。连接这两个独立筋膜的增厚结缔组织也被称作直肠骶骨筋膜或 Waldeyer 筋膜。Waldeyer 筋膜在游离直肠后方时是一个重要的手术标志，因为它与交感腹下神经和下腹下丛关系密切。在这一水平进行非精确解剖向前可穿破直肠系膜，向后使筋膜撕裂，最终导致骶前静脉大出血。在直肠的最远端部分，直肠系膜变薄直至最后 1 cm 直肠实际上无系膜覆盖。因此，远侧直肠癌较近侧直肠癌侵犯周围结构的风险更大，尤其是盆底 / 肛门外括约肌、阴道或前列腺，因为这一水平的直肠系膜相对缺乏。

直肠癌行直肠切除术的外科原则

直肠切除术的基本原则如下[23]。

1. 在盆内筋膜的脏、壁层之间的无血管网状层面，沿直肠系膜环周锐性分离解剖（图 31-2a）。
2. 识别和保护控制膀胱和性功能的自主神经丛（图 31-2b）。
3. 获得肉眼和显微镜下无肿瘤的环周切缘。
4. 保留肛门括约肌复合体和盆底，合适的时候恢复胃肠道的连续性。

病理学评估

除了评估近、远侧切缘和环周切缘 CRM 外，病理学家还需要评估直肠系膜标本的质量。这已被

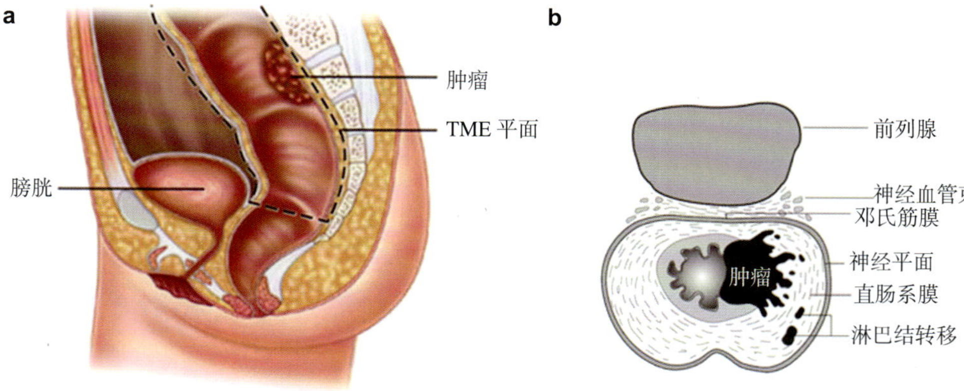

图 31-2 全直肠系膜切除。a. 沿虚线解剖分离。肿瘤结节常存在于包绕直肠的淋巴血管组织中（直肠系膜）。不完整的直肠系膜切除会残留肿瘤结节，这是局部治疗失败的最可能原因。With permission from Janjua AZ, Moran B, Heald RJ Open surgical management of rectal cancer Patel HRH, Mould T, Joseph JV, Delaney CP.（Eds）Pelvic Cancer Surgery: Modern Breakthroughs and Future Advances Springer, New York, 2015: pp: 531 © Springer 2015[105]。b. 全直肠系膜切除层面在保留神经血管束的同时完整切除区域淋巴结。With permission from Heald RJ et al.: Embryology and anatomy of the rectum Semin Surg Oncol 1998 Sep; 15(2):66-71 © John Wiley and Sons[106].

证实有预后意义。Quirke 等描述了一个分级系统，根据外科医生是否在直肠系膜筋膜外侧正确层面解剖分离（直肠系膜切除层面），或已破坏直肠系膜，在直肠系膜内层面分离并残留直肠系膜组织在盆腔（直肠系膜内层面）或直接在直肠固有基层上分离（直肠固有肌层面），将直肠癌标本进行分类[24]。这一直肠系膜分级系统在随后的研究中被评估，并发现该分级系统是直肠癌术后盆腔局部控制的独立预测因子[25-26]。一项研究报告手术层面与患者生存之间显著相关——即使在 CRM 未受累的直肠癌患者中[27]。然而，这些研究也显示外科手术层面与 CRM 阳性率相关，沿直肠系膜层面锐性解剖分离所获得的 CRM 阳性率最低。

切除的直肠手术标本的病理学评估可提供关于肿瘤分期和生物学的重要预后信息。它也是评估手术质量的一种手段，因为切缘状态和直肠系膜切除质量可用于肿瘤学效果的评估。美国病理学家协会（CAP）一直进行标准化的直肠癌标本的评估[28]。外科医生或病理学家应该墨染新鲜切除标本的非腹膜化环周切缘以帮助指导病理分析。一份标准的病理报告应该包括直肠系膜分级的主观评估和对 CRM 精确到毫米的定量测量。如果原发肿瘤或受累淋巴结侵犯至切缘 1 mm 以内即认为切缘阳性。

手术前准备

所有拟行直肠癌手术的患者都需要术前准备，旨在优化手术技术的成功和避免围术期并发症。用聚乙二醇进行口服肠道机械准备，以降低细菌负荷和术中粪便溢出风险：已被公认用于结直肠外科手术。然而，一些前瞻性实验并不能证实这种机械性肠道清洁在预防手术部位感染上有任何优势[29-30]。一项 Cochrane 系统综述回顾了 5805 例患者证实了这一结果，作者最后总结机械性肠道准备或直肠灌肠并没有明显统计学意义上的获益[31]。最近另一项由医疗保健研究和质量机构进行的系统综述得出类似的结论[32]。相比无肠道准备，口服机械性肠道准备似乎可预防腹膜炎或腹腔内脓肿，但是证据级别低。这一研究关于潜在危害没有得出任何结论，例如脱水和电解质紊乱与使用口服机械性肠道准备相关。

虽然缺乏关于肠道准备对伤口感染影响的坚实的数据，但是仍然有其他合适的理由在直肠前切除术前使用泻药进行肠道准备。最好是清除直乙结肠的粪便，这样可以在术中准确判断肿瘤位置。此外，如果肠腔内无粪便，就可以很容易离断结肠和直肠。最后，如果患者需要行临时改道的近端结肠造口，最好选取无大便的结肠改道，以防直肠吻合口瘘。虽然理论上采用术前灌肠可以清除直肠和乙状结肠的粪便，但实际上因为直肠肿瘤本身以及许多患者高龄导致的身体受限而常常很难实现。此外，灌肠没有清除近侧结肠的粪便，如果行肠吻合会减少近侧结肠粪便改道带来的优势。

高质量证据显示在结直肠择期手术中，术前经口、静脉或两种途径给予针对需氧菌和厌氧菌的抗生素可减少术后高达 66% 的伤口感染[33]。口服新霉素和红霉素为基础的抗生素治疗通常在手术前一天与口服机械肠道准备联合进行。对于无青霉素过敏的患者，可以在手术开始 60 min 内经静脉给予第二代头孢菌素（头孢替坦、头孢西丁），并根据药物半衰期和手术持续时间追加剂量。对于有青霉素过敏的患者，可以使用甲硝唑或克林霉素联合环丙沙星或庆大霉素，如氨曲南和氟喹诺酮类药物[34]。厄他培南，一种长效的针对革兰氏阴性厌氧菌的碳青霉烯类药物，可以替代第二代头孢菌素用于预防。其他预防 SSI 的措施包括严格控制糖尿病患者的血糖、戒烟、修剪而不是剃掉腹壁皮肤的体毛，并保持麻醉过程中体温正常和充足的氧合[35]。直肠癌手术患者也是发生深静脉血栓和肺栓塞的高危人群，应该在围术期和术后使用普通肝素或低分子肝素预防血栓栓塞疾病[36]。

直肠癌发病率随年龄而增长，许多患者在术前同时患有需要医治的心血管或呼吸道疾病。虽然技术进步已经使直肠癌手术更安全，但是获得最佳效果还需要特别处理，以确保患者健康状况在手术时令人满意。许多有其他合并症的患者，如糖尿病、高血压和冠心病，在手术前需要内科评估。合并症可影响治疗决策并影响近期和远期疗效。患者的临床和体能状态应该调整到最佳以降低围术期发生并发症的风险。生育问题应该和所有有生育能力的患者进行讨论。对 Lync 综合征的患者，讨论关于卵巢切除和子宫切除是合适的。可能需要行造口的患者手术前应就诊于造口治疗师。造口部位的适当标记可改善效果。术前患者教育可缩短患者有效管理造口的时间和减少住院时间[37]。

手术方法

根据 TME 的肿瘤学原则，直肠癌可以通过开放或微创（腹腔镜或机器人）的外科技术获得最佳切除。本章我们描述开放和微创手术方法。在“开放”部分详细阐述的常规观念如神经保护也同时适用于微创手术方法。

开放的低位直肠前切除术

患者被置于改良的截石位或仰卧分腿位。可以使用多种切口；但是重要的是要让切口线远离可能做造口和放置造口器具的位置，以避免术后干扰造口的管理。全面探查腹腔，尤其是肝和腹膜，以发现远处转移迹象。如果发现不可切除的远处转移病灶，那么外科医生应该慎重考虑是否有必要行低位盆腔吻合。伴有不可切除远处转移的患者通常需要长期化疗，临时性截流粪便的回肠造口可能会增加化疗引起的肠炎的严重程度。此外，结直肠或结肠肛管吻合口瘘的风险可能并不增加，因为如果发生吻合口瘘，可能全身化疗要延迟。另外，关闭回肠造口必须临时暂停化疗；如果第二次手术后出现并发症，那么可能需要再次延迟全身化疗。最后，如果患者接受细胞毒药物化疗，这会引起肠炎，低位盆腔吻合相关的功能性紊乱会加重。总之，对伴有不可切除远处转移的中、低位直肠腺癌患者，肿瘤未侵犯盆底肌或肛门括约肌，单纯行 Hartmann 切除术可能更合适。对不需要行临时性粪便改道，且吻合口并发症风险低的高位直肠癌患者，行直肠前切除一期吻合也是合理的，即使患者存在不可切除的远处转移病灶（如果这是初始的治疗方案）。

我们关于直肠切除吻合技术方面的偏好如下：仔细整理小肠并将其牵引至腹腔右侧，这样可进入盆腔。从外侧向内侧沿 Toldt 白线解剖游离乙状结肠和左半结肠。向内侧牵引乙状结肠。在这一疏松的结缔组织层面首先碰到的是性腺血管，然后偏内侧是左侧输尿管。继续在这一层面分离并将左半结肠与 Gerota 筋膜分开。在乙状结肠系膜根部，进入直肠后无血管层面。当乙状结肠从左外侧被抬高时，性腺血管、左侧输尿管以及左侧腹下神经就被保护在胚胎无血管层面，并进入了直肠系膜解剖平面。将乙状结肠向右侧牵引。然后在骨盆入口边缘处外科医生手的上方一窗口处从右侧进入乙状结肠系膜，通过这一窗口，游离出肠系膜下动脉并分别结扎动脉和静脉。分离并结扎直肠上动脉（就在左结肠动脉的远端）或肠系膜下动脉（从腹主动脉发出后 1 ~ 2 cm 处结扎），保护交感神经丛。当血管根部有肿大融合的淋巴结或必须行结肠肛管吻合并需要最大长度的左半结肠时，高位结扎肠系膜下动脉是有用的。当结扎肠系膜下动脉时，必须注意保护边缘动脉，否则会影响来自结肠中血管至左半结肠和吻合口的血供。

在十二指肠旁（Treitz 韧带）位置，就在胰腺下缘并邻近肠系膜下动脉的结扎部位结扎肠系膜下静脉。在 Treitz 韧带处离断静脉至关重要，这样可以充分游离结肠脾曲，达到最大长度进入盆腔。结肠脾曲的游离可以持续从外上方解剖分离降结肠，牵引并将降结肠从 Gerota 筋膜上分开。将结肠从胰腺附着处分开，仔细操作避免过度牵拉结肠，以免损伤脾包膜。然后将大网膜从横结肠远端分开，完全游离结肠。

分离乙状结肠系膜至肠壁，闭合切断肠管。将左侧结肠置于腹腔上方，有利于盆腔视野。将闭合切断的乙状结肠向前方牵引，暴露直肠系膜周围层面。直视下沿直肠系膜环周行锐性分离。在整个解剖分离过程中必须牢记后方有上腹下丛（图 31-3a）。先从后方开始分离，然后是侧面，按顺时针方向解剖分离，这样有利于确认正确的直肠系膜层面（图 31-3b）。如果在一个区域发生出血，在其对侧区域继续分离也是可行的，这样在继续分离时可以施加压力至出血部位。这一阶段的关键就是识别直肠系膜后方的网状纤维组织，应该在网状纤维组织持续拉伸状态下进行解剖分离。只要空间足够，可以将圣马克的盆腔牵引器放在直肠标本的后方。牵引与对抗牵引对盆腔解剖至关重要，使用牵引器可以优化手术过程。通过向前方扩展后面的解剖层面并绕到盆侧壁来进行侧方的解剖分离。在这个部位的解剖分离时，下腹下丛绕过直肠系膜表面，易于受到意外损伤。在向前方牵拉分离的直乙结肠时，需要仔细识别走形的腹下和盆腔副交感神经并将它们从两侧的直肠系膜表面分开（图 31-4a）。直肠切除术中这个区域神经与直肠系膜的粘连是最难处理和至关重要的。随着侧方的解剖分离向盆腔深部进展时，

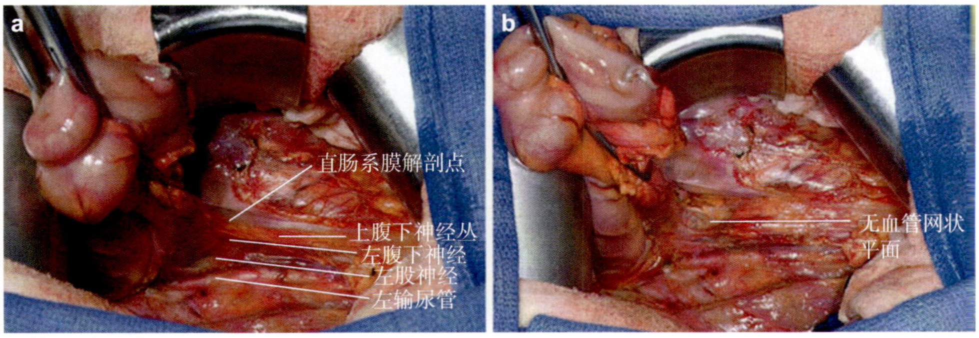

图 31-3　a. 向前方提拉乙状结肠远端 / 直肠近端，显露腹主动脉分叉和骶骨岬，确认左侧输尿管、左侧髂静脉和上腹下丛。腹下神经可以呈现明显分散的组织束带或多根更细的条索。b. 仔细解剖乙状结肠系膜远侧进入一无血管、网状层面，该层面将直肠系膜固有筋膜与骶前筋膜分隔开来。With permission from Lee-Kong et al.: Autonomic nerve preservation during rectal cancer resection J Gastrointest Surg 2010; 14:416-422 © Springer[104]

可能会遇到一支或两支直肠中动脉。直肠中动脉存在于不到 20% 的患者中，如果术中遇到该血管，可以很容易地电灼切断。前方沿 Denonvilliers 筋膜向下分离至盆底肌（图 31-4b）。用圣马克拉钩向前方牵拉有助于前方空间的拓展。直肠前壁的肿瘤需要切除 Denonvilliers 筋膜，这就使得副交感神经有损伤风险，因为它们向前方的前列腺延伸。对于直肠后壁的肿瘤，可以在 Denonvilliers 筋膜下方分离解剖。需要行直肠指诊和（或）内镜检查肿瘤下缘远侧离断是否足以确保合适的下切缘。当考虑直肠系膜前方和后方向下完全游离至盆底肌时，可以在盆底肌上方抬起直肠并阻断直肠。这时可以使用生理盐水或水冲洗直肠肛门残端。然后用直线切割闭合器（TA-45）横断直肠，移除标本。使用环形 EEA™ 吻合器行结肠和直肠残端吻合（图 31-5a）。视觉评估肠管浆膜和黏膜的血供是否充足。术中在盆腔内注入生理盐水并通过乙状结肠镜吹入空气进行充气试验，检查结直肠吻合口。图 31-5b 显示结肠肛管手工吻合并在下节单独讨论。

腹腔镜低位直肠前切除术

患者被置于改良的截石体位。一般使用 5 个戳卡孔技术，脐部为腔镜戳卡孔，左侧、右侧各两个操作戳卡孔（图 31-6）。主刀医生和第二助手站立于患者右侧，第一助手站于左侧。由内侧向外侧进行解剖分离，首先分离血管，然后游离结肠脾曲和结肠外侧附着处，最后进入盆腔切除直肠。将患者置于头低和右侧倾斜体位，这样外科医生就可以将

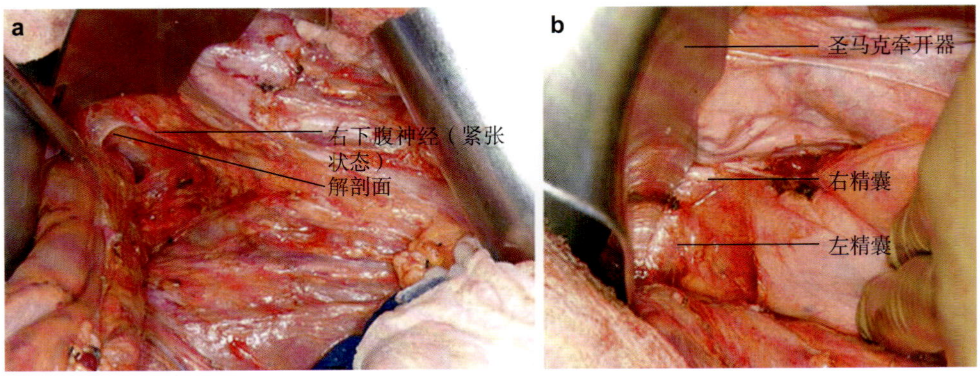

图 31-4　a. 后方中线处尾侧解剖分离，将直肠“向天花板”提拉可使得腹下神经“支起帐篷”，因为它们常常黏附在直肠系膜筋膜上；b. 全直肠系膜切除中前方解剖分离。With permission from Lee Kong et al.: Autonomic nerve preservation during rectal cancer resection. J Gastrointest Surg 2010; 14:416-422. © Springer[104]

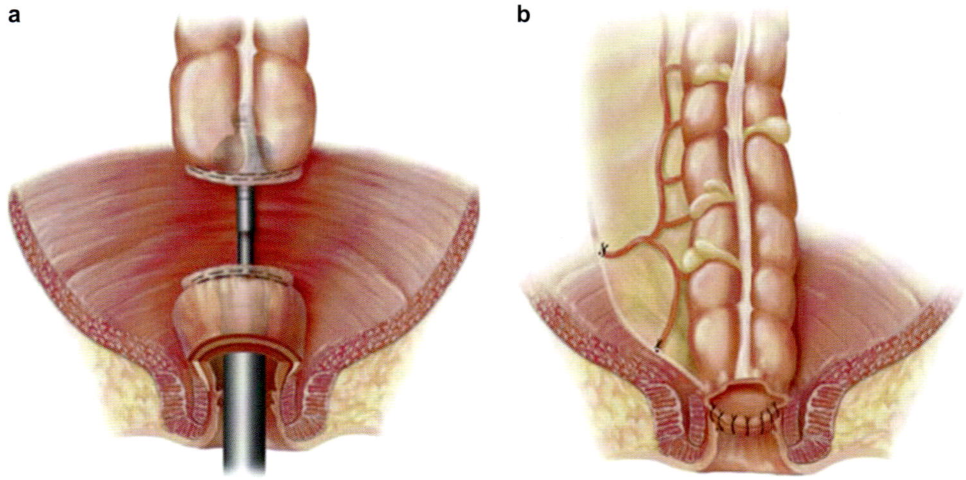

图 31-5 a. 结肠直肠端端吻合器吻合；b. 结肠肛门端端手工吻合。With permission from Wexner SD, Fleshman JW, editors Colon and Rectal surgery: Abdominal Operations, Master Techniques in Surgery Philadelphia: Lippincott Williams & Wilkins；2012[107]

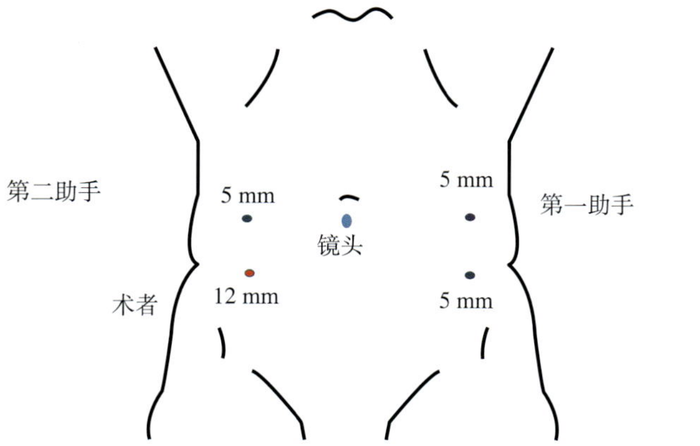

图 31-6 遵循 TME 原则的腹腔镜低位直肠切除术戳卡孔的首选位置

小肠系膜移出盆腔并与结肠系膜分开，在骶骨岬处开始解剖切开。向腹侧提拉直肠上血管，在乙状结肠系膜下方拓展解剖层面。紧邻血管下方进行解剖，这样可以将交感神经推向腹膜后。在肠系膜下方沿 Toldt's 筋膜由内向外进行解剖，保护好输尿管和性腺血管。在 IMA 上方再切开一窗口以显露 IMA 根部。结扎 IMA，注意不要损伤左结肠分支下方或 IMA 根部的主动脉神经丛。然后沿乙状结肠系膜切断 IMA。随结肠脾曲的游离进一步游离左侧结肠系膜。紧邻胰腺下缘切断 IMV，充分游离、旋转左侧结肠，这样可以使其进入盆腔进行无张力吻合。再次由内向外沿胰腺腹侧层面拓展解剖，进入小网膜囊。常可以采用内侧途径分离结肠脾曲的外侧附着处，暴露脾。然后向尾侧牵拉横结肠，从横结肠上分离大网膜并与前面的解剖分离处相交汇。最后向内侧牵拉结肠离断剩下的结肠外侧和脾曲附着处。

进行盆腔解剖时，需要将患者头部置于更低的体位，向右侧倾斜减少。向前方牵拉直肠，识别直肠后间隙。沿分界盆内筋膜脏壁层之间的网状层面进行直肠后方的锐性解剖分离。必须当心将腹下神经推向外侧，在直肠系膜后方解剖分离。一旦完成后方的解剖，应在盆腔侧壁直肠系膜周围的同一层面继续解剖分离。应用标准开放的 TME 外科手术原则进行直肠四周的游离。在解剖分离时可以使用电刀、超声刀或血管闭合器械。完成 TME 分离后，需要数字直肠内镜检查确认直肠横断部位。冲洗直肠，并使用内镜下切割闭合器进行直肠的闭合和切断。从脐部腔镜戳卡孔或将要行末端回肠造口部位在保护好伤口后迁出标本。切断近端乙状结肠 / 左侧结肠，固定好腹腔镜下圆形吻合器并吻合。充气试验检查吻合口完整性并选择性进行大便分流的回肠造口手术。

对骨盆狭窄或体重指数升高的患者，盆腔的解剖分离是具有挑战性的。在这种情况下，可以使用较低的正中切口或 Pfannenstiel 切口进行开放状态下的盆腔解剖、直肠离断和肠管吻合。这种方式的腹腔镜和开放手术组合常被称为“杂交”手术。

机器人低位直肠前切除术

机器人已经在盆腔解剖中成为一项实用的技术，与标准腹腔镜相比，它可以让外科医生拥有更好的手上的灵活性。笔直的腹腔镜器械使得在狭窄的骨盆中进行解剖分离很困难，而且也使外科医生遭受来自人体工程学的压力。机器人平台可以稳定牵拉；还有增强的三维（3D）和高分辨率显示以及器械的关节联动。有证据表明，与标准的腹腔镜手术相比，在直肠切除术中使用机器人可以降低中转开腹的比例（尽管关于这一主题的许多研究被指存在选择偏倚）[41]。

首次报道的是使用 da Vinci® Si ™ 达芬奇机器人的单一操控技术。这需要在整个手术过程中单一操控机器人，从结肠的游离到盆腔的解剖分离。患者被置于改良的截石体位，通过脐上切口应用 Hasson 技术建立气腹。使用机器人镜头探查腹腔，连同一个辅助的戳卡孔，再建立另外 4 个机器人戳卡孔，如图 31-7a 所示。把大网膜和小肠迁出盆腔。患者被置于 Trendelenburg 体位，向右侧倾斜。机器人平台车置于患者左下象限。首先安装机器人手臂，机器臂 1 置于右下象限，操作单极弯剪刀或血管闭合器，机器臂 2 置于右上腹部，操作开窗的双极组织钳，机器臂 3 置于左中腹部，操作用于牵引的 ProGrasp ™ 或 Cadiere 组织钳。开始时机器臂 3 位于机器人的左侧，与机器臂 1 在同一侧。如同标准腹腔镜手术，由内侧向外侧进行解剖分离。在离断 IMA 和 IMV，游离结肠脾曲和分离左侧结肠系膜后，重新调整机器臂 3 的位置（图 31-7b）。机器人不需要移动，保持患者的体位。有时为了让小肠移出盆腔，在进行盆腔解剖分离时需要让患者头部稍微更低并且倾斜最小，这样可确保所有器械在到达盆底时不相互干扰。如同上面标准腹腔镜手术所描述的，机器人直肠切除也是如此，但也有一些例外。在外侧沿直肠系膜层面小心解剖分离，避免进入盆侧壁。较早进行前方分离有帮助，因为如前所述，使用了关节联动的器械，机器人镜头视野清晰。我们常使用一条带子绑住直肠（如同薄的阴道填塞物），有助于直肠的牵拉。在行盆腔解剖分离时，床旁助手可使用外侧的辅助戳卡孔和右上象限机器人戳卡孔（用于血管根部结扎和结肠脾曲游离的）。术中内镜（带画中画技术）使得手术医生在机器人操控台就可看见直肠肿瘤并使直肠远侧切缘长度最佳。我们可以使用电刀和血管闭合器，连同机器人闭合器（EndoWrist® Stapler 45）完成低位盆腔的直肠闭合。机器人卓越的视觉和牵引，以及可关节联动的器械，大大方便了沿前列腺和在括约肌间沟中进行深部盆腔解剖用于结肠肛门吻合。当切断远端直肠时，拆除机器人，在脐部戳卡孔或将要行造口位置通过切口保护器拉出直肠。游离降结肠，固定底订座，进行腹腔镜下肠吻合。

达芬奇 da Vinci® Xi ™ 机器人的设置类似。该系统更加灵活，镜头是 8 mm，可用于任何一个戳卡孔。这被称为“戳卡孔”跳跃，如果解剖困难和需要新的优势点，这就有帮助了。da Vinci® Xi ™ 机器人的器械更长，消除了关于器械到达结肠脾曲和盆腔深部的问题。戳卡孔的布置如图 31-8a，b 所示。

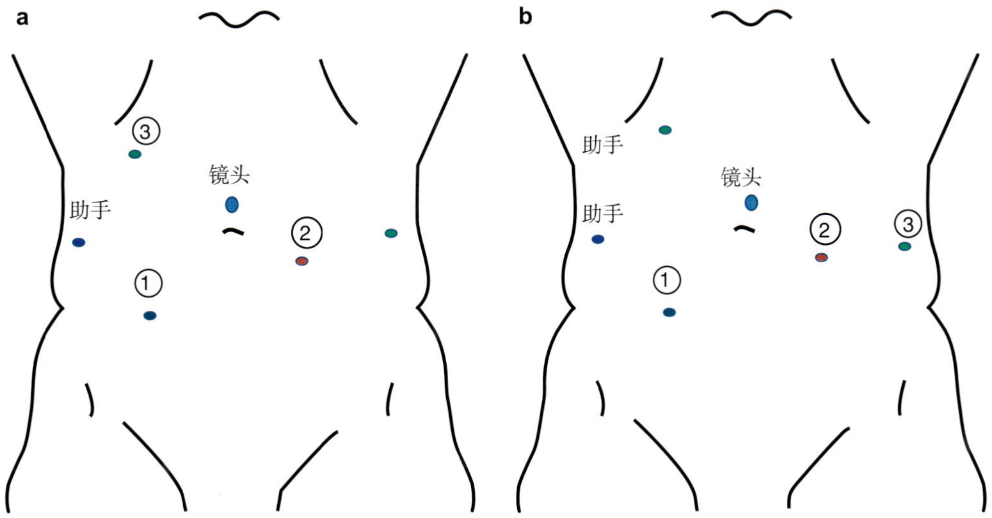

图 31-7　使用达芬奇 da Vinci® Si ™ 机器人行低位直肠前切除术（两个独立手术部分）的戳卡孔位置示意图。a. 血管蒂结扎和脾曲游离；b. 盆腔解剖分离

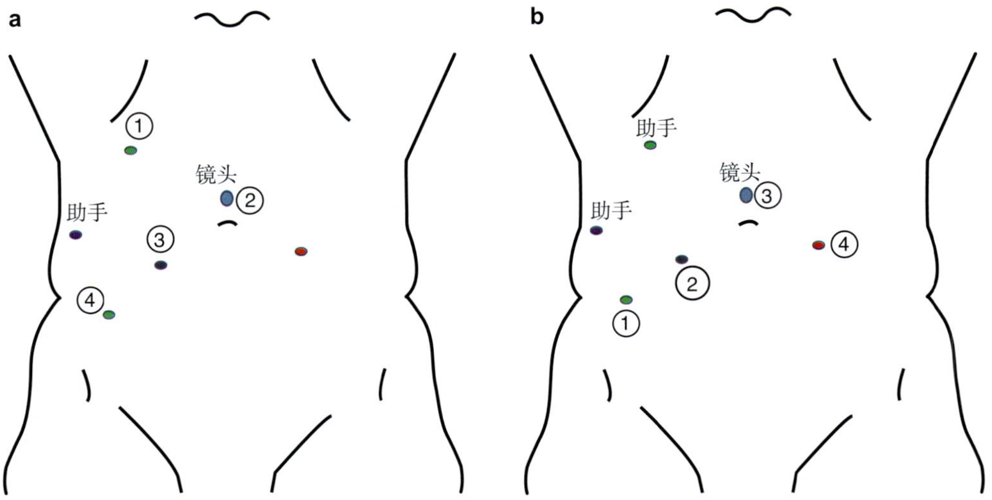

图 31-8. 使用达芬奇 da Vinci® Xi™ 机器人行低位直肠前切除术的戳卡孔位置示意图。a. 用于血管蒂结扎和脾曲游离的戳卡孔位置；b. 用于盆腔解剖的戳卡孔位置

腹会阴切除术

侵犯外括约肌或肛提肌的非常低位直肠肿瘤必须行腹会阴切除术（APR）。APR 的相对适应证包括患者任何时候检查发现外括约肌受累者。相对适应证包括术前基线肠道功能差、不适合行 Hartmann 切除术的患者；而且，对新辅助放化疗疗效差或进展的低位巨大直肠肿瘤患者，在计划手术时应当谨慎。这预示着肿瘤的生物学侵袭性高，沿淋巴血管和神经周围间隙扩散，进行切缘阴性的完整切除难度较大。在这样的情况下，应当考虑广泛切除，包括 APR。

在行 APR 时，不需要游离左侧结肠 / 结肠脾曲。通常解剖分离至盆底，然后开始会阴部手术。可以在截石位或俯卧位行会阴部手术。一些医生认为，俯卧位手术让外科医生更舒适而且有利于前方的解剖分离，但是在将患者变换为脸朝下体位之前需要关闭腹腔和做好造口。在开始会阴部手术时，要另外使用聚烯吡酮碘消毒皮肤并缝合肛门，减少污染。做一个包含括约肌复合体在内的宽的椭圆形切口，并继续解剖分离至坐骨直肠间隙。就在尾骨上方小心分离，切开盆底肌，这样会阴部切除与前切除相汇合。先广泛切开外侧盆底肌肉，然后进行前方的解剖，当心避免损伤阴道或尿道膜部。移除标本并灌洗盆腔后，多层缝合关闭会阴部以消灭无效腔。留置盆腔引流管以减少受污染盆腔的液体集聚。

肛提肌外或“柱状”APR

近年来，一些作者表示 APR 术后肿瘤学效果并没有改善到如同低位前切除术后的相同程度。实际上，与同期行低位前切除患者相比，行 APR 的患者局部复发率更高，生存率更低 [42-43]。这种肿瘤学效果的差异很大程度上与 APR 相关的切缘（CRM）受肿瘤累及和无意的肠穿孔风险增加相关，而这两个因素与肿瘤局部控制和患者生存显著相关。重要的是要记住远端直肠周围缺乏系膜；因此，肿瘤侵犯超出直肠固有肌层就可能侵犯周围组织，行标准切除就导致 CRM 阳性。2005 年来自英国的一项研究强调了较高的 CRM 阳性率，随后来自荷兰的一项联合标本研究证实了这一结果 [42, 44]。在后一项研究中，Nagtegaal 和同事评估了 846 例低位前切除和 373 例腹会阴切除的标本。他们发现在 1/3 以上的 APR 病例中，切除层面在括约肌内、黏膜下或肠腔，导致 APR 病例 CRM 阳性率为 30.4%，LAR 病例为 10.7%，穿孔率在 APR 和 LAR 分别为 13.7% 和 2.5%。其他学者报告了扩大解剖性切除范围可改善预后 [45-46]。

斯德哥尔摩的卡罗琳斯卡医学院提出一种降低 CRM 阳性率和减少标本穿孔的方法，称为肛提肌外或“柱状”APR，要求联同括约肌、肛管和直肠系膜在内的肛提肌整块扩大切除。该手术腹腔部分在盆腔的较高位置终止，沿肛提肌在盆侧壁附着处切断以避免标本“腰”的出现（图 31-9）。会阴部分广泛切除坐骨直肠窝组织并完成清扫。一项报告比较了柱状和传统 APR 标本，Holm 和同事证明柱状 APR 术的 CRM 阳性率和肠穿孔比率明显降低 [47]。然而，通常需要缝合关闭皮瓣，而且肛提肌外切除组患者会阴部伤口并发症和慢性疼痛明显增加 [48-49]。许多学者提倡在肿瘤区域进行“选择性肛提肌外切除”，强调术前要进行准确的影像学评估和检查 [50]。会阴部手术仰卧位并非强制需要，微创手术是可行的 [51-53]。对肛提肌外 APR 术，选择合适的患者、关闭盆底以减少伤口并发症和会阴疝的发生以及最佳的手术方法（开放、腹腔镜和机器人手术）是需要进一步研究的相关问题。

特别注意事项

直肠冲洗

有证据表明，脱落的恶性肿瘤细胞种植是结直肠吻合口腔内肿瘤复发的可能机制。术中用生理盐水或水进行直肠冲洗理论上可减少这些肿瘤细胞的数量和活性。来自瑞典的一项研究报道了直肠冲洗使得局部复发率由 10.2% 下降至 6%。然而，并没有关于直肠癌术后直肠冲洗对局部复发影响的结论性证据。虽然直肠冲洗可能只是一个需要注意的细节，但是我们术中常规进行直肠冲洗。这是一个简单的操作，并发症最少而且还有潜在获益 [54]。

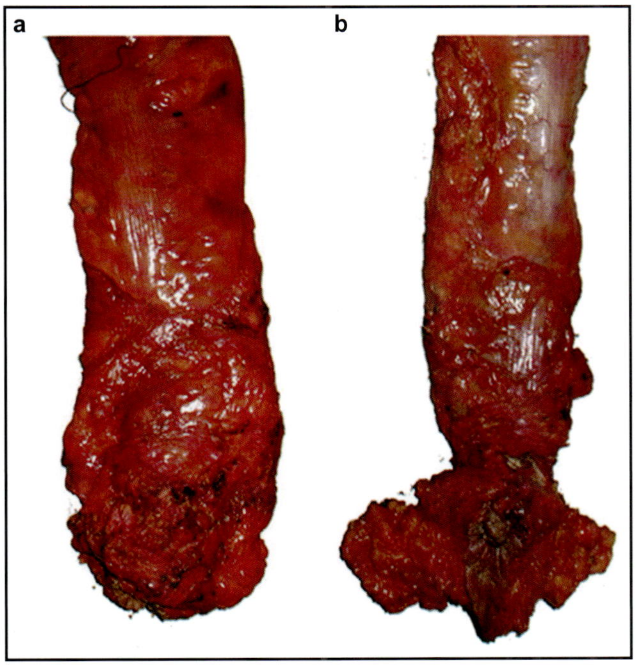

图 31-9　腹会阴切除标本。从上方和下方解剖分离并在肛管上方汇合。a. 有“腰”的 APR 术标本。Courtesy of Eric K Johnson，MD。b. 柱状切除、没有“腰”的标本（完整的直肠系膜）。Courtesy of Conor Delaney，MD

远侧切缘

远侧切缘是直肠癌手术中一个重要的注意事项。虽然直肠的淋巴引流一般是向头侧方向至主要的淋巴结站，病理研究已经显示远侧直肠系膜扩散最远达肿瘤可触及下缘以下 2 ~ 3 cm。因此，对于高位直肠癌，直肠系膜切除应包括至少肿瘤下缘以远 4 ~ 5 cm 的直肠系膜，垂直于直肠长轴切开直肠系膜进行肿瘤特异性直肠系膜切除。在进行这一手术时关键在于不要呈“锥形”而残留直肠系膜。对于中、低位直肠癌，在肿瘤下方 4 ~ 5 cm 解剖分离一般止于盆底肌。这样尽可能完整切除直肠系膜并获得原发肿瘤的阴性切缘，这样对远端直肠癌患者考虑行恢复肠道连续性的直肠切除、结肠肛门吻合是合理的 [55-58]。在这种情况下要获得足够远侧切缘的准确距离是一个有争议的话题，但是试图达到 1 cm 似乎是合理的。

结肠肛管吻合

谨慎选择超低位直肠癌病例，沿括约肌间层面（直肠固有肌层的延续）继续解剖分离有助于括约肌的保护。通常进行手工吻合，具有良好的肿瘤学效果，尤其是对术前放化疗有显著疗效的患者 [53, 58]。患者选择及咨询辅导至关重要，因为与行标准的结直肠吻合器吻合患者相比，行直肠肛管吻合的患者肠功能较差，潜在的生活质量较差 [59]。

胃肠道重建方式的选择

直肠切除后，患者常诉肠蠕动频繁、排空不尽、排便困难、里急后重，有时大便失禁。这些症状统称为低位前切除综合征，为了减轻这些症状，已尝试用各种技术恢复被切除直肠的贮袋功能，这些被称作结肠新直肠贮袋，包括结肠 J 型贮袋和端侧（或“Baker 型”）吻合。

构建结肠 J 型贮袋的方式类似构建回肠 J 型贮袋；然而，结肠 J 型贮袋更小，长度为 6 ~ 8 cm。

随机试验、荟萃分析以及 Cochrane 综述都得出结论：与端端吻合相比，结肠 J 型贮袋在术后至少 1 年可改善症状（肠蠕动频率下降、排便紧迫性和夜间排便好转），生活质量有提高 [60-62]。对骨盆狭窄行 J 型贮袋技术上困难的患者，结肠成形术、结肠纵向切开横向缝合是可以推荐的；然而，这并没有被证明较直接吻合有改进。额外的缝合有肠瘘风险，一旦发生很难治疗，而且结肠成形术一般已不再被采用。考虑到外科技术的变异，很难解释一些试验的结果：具体来说，是采用乙状结肠还是降结肠来重建新直肠。对有明显肌肉肥厚或憩室病的患者采用乙状结肠来重建新直肠会对术后功能有负面影响。

端侧吻合或 1950 年首次被报道的 Baker 吻合，最近已重新作为改善术后肠道功能的另一种选择。这种端侧吻合似乎具有许多结肠 J 型贮袋的功能优势。与直接吻合相比，这种吻合发生吻合口瘘的比例明显降低，总体而言，这种吻合比结肠 J 型贮袋更安全、更容易而且构建更快。2008 年一篇关于 4 项比较结肠 J 型贮袋和端侧吻合的随机试验的 Cochrane 综述以及最近一篇关于 6 项随机试验的荟萃分析均发现两组间有相似的功能效果 [63]。在多数情况下，没有足够长度的肠管或者盆腔太窄不允许构建贮袋。在盆腔确保足够长度的肠管对吻合口愈合和肠道功能至关重要。一些专家选择避免与构建贮袋相关的多条吻合器闭合线和吻合口瘘的风险；一旦发生很难治疗。

粪便改道

高达 1/4 的患者在直肠切除术后发生吻合口瘘。在直肠切除肠吻合术后构建预防性造口可减少后遗症吻合口瘘及盆腔脓毒症的发生。然而，多年来保护性造口的价值一直是有争议的话题。2009 年一项随机对照试验报告了造口使得吻合口瘘发生率由 28% 降低到 10%[64]。2009 年一项比较直肠切除术后预防性造口和无造口的荟萃分析结论是预防性造口组吻合口瘘和再手术率更低 [65]。这项荟萃分析纳入了 4 个随机对照试验和 21 个非随机研究，总共涉及 11 429 例患者。最近一项纳入 2004 — 2014 年发表的 13 项研究的荟萃分析，汇集 8002 例患者的资料，报告了类似的结论 [66]。然而，改道手术需要第二次手术，可能会导致患者脱水，增加肠梗阻风险且不受患者欢迎。因此，许多中心根据吻合口的高度及患者相关因素，如糖尿病、既往有盆腔放疗史，以及术中充气试验结果选择性进行粪便改道手术。

扩大切除术

高达 10% 的直肠癌患者表现为肿瘤侵犯邻近结构，需要整块切除受累脏器的 [67]。邻近盆腔脏器的整块切除如果病理检测显微镜下切缘阴性（R0）可有良好的肿瘤学效果 [68-69]。

女性患者子宫和阴道受累最好的治疗方法就是连同子宫和阴道后壁整块切除直肠以获得 R0 切除。部分阴道壁切除后可以很容易地用皮瓣重建或一期缝合关闭，保留性功能。

男性患者一侧或双侧精囊受累可以在精囊前方解剖分离，连同直肠整块切除精囊。起源于下腹下丛的神经血管束控制泌尿和性功能，这一解剖分离过程中有受损伤的风险，如同远侧输尿管，术中应该识别和保护。直肠癌侵犯前列腺常需要泌尿外科会诊，通常行部分前列腺切除或盆腔脏器切除，这要根据肿瘤侵犯的程度而定。应当注意的是，仅仅整块切除精囊，而保留膀胱和前列腺，是一个高难度的手术，往往比盆腔脏器切除更难。

局部晚期直肠癌侵犯远侧输尿管较少见，但是，一旦发生，最佳治疗方案就是整块切除输尿管，并根据输尿管缺损的长度决定行一期输尿管吻合支架固定或腰大肌固定。直肠癌累及膀胱需要行部分或全膀胱切除术，尤其当膀胱三角受累及时。

文献报道高达 20% 的 T3/T4 期直肠癌患者出现盆侧壁淋巴结转移 [70]。一般情况下，盆侧壁淋巴结转移与直肠癌位置低和预后较差相关 [71]。日本的研究报告选择性盆腔侧方淋巴结清扫有好的疗效。一项纳入 20 个研究的荟萃分析表明，对比标准的直肠前切除，扩大的淋巴结清扫并没有提高患者生存率或改善局部复发 [72]。然而，在一些选择性病例中，临床或影像学怀疑存在淋巴转移，有必要行扩大的淋巴结清扫以获得 R0 切除。

术中放射治疗

术中放射治疗（IORT）一直用于局部晚期原发性直肠癌和直肠癌术后 CRM 受累或可疑受累的患者。IORT 的目标是消灭一切微小肿瘤病灶，降低局部复发风险。IORT 中，将放射敏感的膀胱和肠道移出放射野，这样更高剂量的射线就可用于瘤床。在美国，最常见用两种不同技术进行术中放射治疗：术中电子束放射治疗（IOERT）或高剂量率（HDR）短程放射治疗。IOERT 是在几分钟的过程中通过直线加速器实施的；可在任何手术室使用，因为电子没有像传统放射一样穿透组织深度。通过一锥形物体，常朝向瘤床进行照射。然而，HDR 治疗只有在完全充分封闭的房间里进行，是在一软质塑料瓣中通过平行导管进行，被分割以适应危险区域并被包装到弯曲的盆腔表面。HDR 短程放射治疗可能需要长达一小时。

术中放疗用于治疗局部晚期直肠癌已有 30 多年，然而还没有令人信服的数据表明它能降低局部复发率或提高生存率。目前唯一一项多中心随机试验入组 142 例局部晚期直肠癌患者，患者接受术前放化疗并被随机分入单纯手术切除组或手术加 IORT 组[72]。随访 5 年后，该试验在局部复发或无疾病生存方面未显示任何明显改善。关于 IORT 有效性的观察性研究报告了矛盾的结果。最近一项纳入 15 个独立研究的系统综述（包括前面提及的随机试验），1929 例患者进入 IORT 组，2343 例患者进入非 IORT 组，结论是 IORT 在 R0 切除组或整个组（包括 R0、R1 和 R2 切除组）没有明确改善患者总体生存率或复发率[74]。对局部晚期原发性直肠癌，根据术前影像学检查，如果高度怀疑 CRM 受累或很近，我们推荐行 IORT 治疗。IORT 更常用于复发直肠癌的切除手术（如果组织层面在前次手术时已经被破坏和存在散在的肿瘤病灶）。

腹会阴切除术后皮瓣关闭

腹会阴切除术后会阴部缝合关闭需要特别注意。盆腔的骨性边界限制了组织塌陷，产生明显的无效腔。需要开放会阴部的盆腔感染，伤口愈合延迟以及慢性会阴部窦道形成均不少见。通常进行多层缝合关闭以缩小无效腔并使用引流。然而，在一些病例中，应考虑裁剪旋转血供良好的大网膜[75]或皮肤黏膜皮瓣[76]进入盆腔，为的是 APR 术后缩小无效腔并促进会阴部愈合，尤其是在接受盆腔放射治疗的患者中。通过分离胃结肠网膜附着处、左侧网膜和脾分离并结扎胃网膜左血管蒂和胃短血管可以很容易地裁剪出合适的网膜蒂状移植物。当心避免损伤胃网膜右血管，这样就可以使大块血供良好的左侧大网膜旋转并填充在盆腔中。基于胃网膜左血管，旋转右侧大网膜也是可行的。在盆腔脏器切除、骶骨切除、广泛的会阴部皮肤缺损或需要重建阴道的病例，可以使用肌皮瓣（垂直的腹直肌肌皮瓣、股薄肌或臀肌）。

功能学效果

在早年行直肠癌手术时，术后性功能和泌尿功能障碍发生率高是众所周知的，发生率为 20%～40%[77]。例如，来自挪威的注册数据显示，不到50%的性活跃男性在直肠切除后2年能够勃起。在一项队列研究中，患者行盆腔放疗和手术，这一比率降至 20% 以下[78]。

随着 TME 术中强调的锐性解剖和精准技术一起出现的是识别和保护盆腔自主神经的目标。作为手术过程的一部分，盆腔自主神经保护使功能学效果改善。

在一项早期研究中，42 例男性患者接受直肠癌保留括约肌手术，Enker 和同事报告神经保护的直肠切除术后高比例的正常性功能（87%）和正常射精（88%）[79]。在一项综合研究中，通过回顾性调查问卷评估男性和女性患者的性功能和泌尿功能，Havenga 和同事报告了 136 例接受保留神经的直肠切除术患者的结果[80]。他们发现，86% 的 60 岁以下患者和 67% 的 60 岁以上患者保持正常性交的能力。87% 男性保持获得高潮的能力。手术类型（APR 和 LAR）和大于 60 岁与男性性功能障碍明显相关。女性患者也有类似较好的效果：85% 的女性能够体验性唤醒和阴道润滑，91% 的患者可以获得性高潮。大多数患者很少有或没有与泌尿功能相关的主诉。未发生严重的泌尿功能障碍，如神经源性膀胱。

在一项由 Shirouzou 和同事开展的研究中也强调识别和保护盆腔自主神经的重要性，他们评估了 20 年间 403 例行直肠切除术（保护或不保护自主神经）患者的效果[81]。男性患者接受神经保护的直肠切除术，80% 以上泌尿功能正常，79% 勃起功能正常，65% 射精功能正常；当患者接受不保护神经的直肠切除术后，90% 以上发生泌尿功能障碍和几乎所有的患者都会发生性功能障碍，即使这些患者年龄小于 60 岁。

然而，在广泛盆腔疾病患者中，盆腔自主神经保护不可行或肿瘤学不适合。肿瘤或盆侧壁淋巴结转移累及自主神经，一般需要切除，这会永久影响神经功能。

与腹会阴切除术相比，低位前切除术后尽管有排便和排尿问题，但是生活质量一直表现较好。这已被比较研究和多项研究的荟萃分析证实[82-84]。与腹会阴切除患者相比，低位前切除患者一直身体形象较好，这可能与腹会阴切除导致的性功能低下有关。

低位前切除患者的肠道功能差与吻合口水平和盆腔放射治疗有关。与较高位吻合相比，低位吻合（<3 cm）和结肠肛管吻合伴有更多的气体和固体大便失禁[85]。新辅助放疗引起纤维化，导致直肠顺应性下降并损伤肠管肌（Auerbach's）丛，与排便紧迫感、频次高和大便失禁发生率较高相关[86]。荷兰的前瞻性直肠癌研究报告了一些最有说服力的数据，该研究中患者被随机分至直肠切除术组或新辅助短程放疗加直肠切除术组。单纯手术组有 38% 的患者出现白天大便失禁，而手术加放疗组为 62%。更值得关注的是放疗组肠道功能异常随时间而加重（研究在直肠前切除术后 2 年和 5 年）[87]。

肿瘤学效果

直肠切除术中对细节的关注，尤其是适当的直肠系膜切除，与局部控制率和生存率的改善相关。在优秀的治疗中心，直肠前切术后局部盆腔失败率现在已是个位数[19, 21, 22, 88-91]。相较于过去直肠切除术后局部盆腔失败率（比现在高出 3 ~ 5 倍），已是巨大进步。

适当的直肠切除技术的重要性也体现在一项卡罗琳斯卡医学院的研究报告中，在瑞典一半以上的局部复发病例中，在断层影像上发现残留的直肠系膜脂肪，这表明不完整的直肠系膜切除是局部复发的主要原因[92]。同一项研究表明，在所有局部区域性复发病例中，直肠系膜外侧方淋巴结转移仅占 6%。

已有证据证实适当的直肠切除技术培训的影响。瑞典、挪威和荷兰的 TME 外科教育项目已经显示可明显降低局部复发率、改善生存和减小永久性造口的概率[93-96]。在挪威一项观察性全国队列研究中，入组 3319 例患者进行 TME，结果局部复发率由 12% 降至 6%[96]。TME 后生存率为 73%，传统手术后 60%- 总体提高了 10% ~ 14%。在荷兰，广泛采用 TME 技术使得局部复发率下降 16% ~ 9%[93]。在瑞典，实施专业的直肠切除术培训，应用新辅助短程放射治疗以及将直肠癌患者转诊至专业医生治疗，这些已导致局部复发率下降：从斯德哥尔摩Ⅰ期试验的对照组 15% 和斯德哥尔摩Ⅱ期试验的 14% 下降到 6%[97]。癌症相关死亡率下降幅度从 15% 至 16% ~ 9%。在同一时期，瑞典进行的 APR 手术比例下降 50% 以上。随着参加学习班和外科医生专业知识的积累以及病例数的增加，这些都会直接影响患者的预后；将手术量高的外科医生与手术量低的外科医生相比，局部复发率有额外下降（10% 降至 4%），直肠癌死亡率更低（18% 和 11%）[94]。

与肿瘤学预后相关的另一个因素是手术医生的培训和经验。研究显示，亚专科培训、外科医生经验、病例数量以及在大的诊疗中心的治疗会影响和改善患者术后并发症和死亡率、局部复发以及远期生存状况[98-100]。

直肠癌多学科诊治

越来越多的证据表明，在多种类型的癌症中多学科团队诊治有助于改进临床决策、提高疗效以及患者获得更好的体验，包括直肠癌[101]。在过去十年中欧洲多个国家已成功组建优秀的癌症中心，以解决直肠癌诊治质量的差异和不均衡问题。美国也已经开始做出标准化诊疗的类似努力以改善患者预后。成立于 2011 年的 OSTRiCh 联盟（优化直肠癌手术治疗）包括全美的一组医疗机构，依赖循证和标准化的诊疗致力于改善直肠癌的诊治问题[102]。

最近一项研究分析来自国家癌症数据库的资料证实诊治的差异，研究审查了 30 994 例临床Ⅱ和Ⅲ期直肠癌患者对新辅助化放疗的依从性[103]。不同癌症中心应用新辅助放疗和化疗存在明显差异。与病例数少的中心相比，病例数多的中心依从性最高（78% vs. 69%；调整后比值比 =1.46；P<0.001）。这一差异从医院的地理位置反映出来，并在过去 5 年里很少有改善。这些结果进一步支持了对直肠癌患者实施标准化诊治的路径。

结论

已经明确证实了优化直肠切除技术对降低直肠癌复发率和远期生存率的影响。无病、无复发和总体生存状况的相关改善以及术后肠道、膀胱和性功能的进一步改善使得直肠切除术（适当的直肠系膜切除和自主神经保护）成为诊治标准和结直肠外科培训不可或缺的部分。应用锐性解剖完整切除肿瘤和引流淋巴结是 TME 的基本原则。注意术中保护自主神经可减少这种手术的并发症、改善功能学预后并使患者有更可接受的生活质量。应用多学科疾病诊疗团队并实施直肠癌的中心化治疗具有很大的潜力，可提供有效的循证医学诊治方法。

（参考文献参见 www.pumpress.com/home-specific-edu/5599.html）

第32章

直肠癌决策的制订

W. Donald Buie, Anthony R. MacLean 著
李心翔 王人杰 译

要点

- 制订良好的决策需要对原发病灶、转移灶、患者的手术风险以及治疗目标进行完整的评估。
- 黏膜下切除可以作为一种彻底的活检手段来评估息肉是否存在需要进行根治性切除的高危因素。
- 在内镜下切除恶性息肉之后，需要进行病理学复检并且用严格的标准判断是否有根治性手术的必要。
- cT2（临床分期 T2）病灶可以直接进行根治性切除，而 cT3 病灶需要根据术前 MRI 的分期以及多学科综合治疗决定来判断是否需要对一部分患者进行新辅助治疗。
- 治疗前的分期可能是不准确的，特别是对于系膜淋巴结的判断。治疗计划应当将病理分期发生变化的情况一同考虑进去。这种情况包括治疗前患者被认为淋巴结是阴性的，从而接受了前切除，而术后发现淋巴结阳性；或者接受了局部切除的患者术后发现 T 分期比预料得要高。
- 大多数的手术决策需要在进入手术室之前做出。患者和外科医生需要对所有的可能性做好准备。在某些情况下，外科医生可能会根据术中发现做出最终的决策。
- 对于潜在可治愈的Ⅳ期患者需要进行多学科讨论，肝胆外科医生以及肿瘤内科医生需要更早地参与，从而为患者选择合适的治疗顺序。

引言

如果说广泛的知识面和精湛的手术技巧对于直肠癌治疗是重要的部分，那么优秀的治疗决策就是必需的部分。无论是术前、术中还是术后，不良的决策都可能对患者的短期或长期生存造成深远的不可逆转的后果。因此，我们不仅需要知道我们能做什么，还需要认清我们应该做什么。

本章列举了是对结直肠外科医生在治疗直肠癌过程中所遇到的常见临床问题，并对决策的关键点进行分析。这些包括对影响治疗的决定因素的识别、可能的治疗方案的认知，包括方案各自的优缺点以及特定治疗背后的逻辑等。这一章按照先后顺序分别涵盖了早期直肠癌、内镜下切除的直肠癌、局部进展期直肠癌，伴有同时性转移的直肠癌以及其他一些特殊情况。当然，没有一章可以囊括所有的临床情况，但我们依然希望可以用以下一些原则来指导一些不常见的情况。

评估

就像每个患者都不同一样，每种情况都有其特殊性。对于外科医生来说，知识水平以及全面的理解是至关重要的。在第一次接触有直肠新生物的患者时，第一步需要采集信息。我们需要评估病灶的大小、部位（距离肛缘的距离、距离肛门直肠环上缘的距离，以及环切缘的位置——前 / 后 / 侧）、形态、固定度（固定、能推动、活动），以及大体外观。附加信息包括远处转移的情况[1-2]。最后我们需要对患者的外科风险包括麻醉风险、手术风险以及患者自身风险进行评估[3-4]。作为外科医生，你需要确保每个患者都进行了充分的评估并且在正确的时间、正确的治疗流程中，尽可能安全地得到了最

佳的治疗 [5]。

治疗目标是评估的重要部分。肿瘤手术要在治疗效果与并发症、病死率以及生活质量中寻求平衡。对于那些有明显伴随疾病或者高龄的患者，我们需要在做决策时更多地考虑生活质量而不是生存时间。你需要进行讨论并提供足够的信息从而帮助每一位患者做出最合适的决策。每种治疗的风险获益比都需要被列出并进行着重讨论。

评估的最后一个部分是对自己的能力、技术以及局限性有清楚的认识。请教高年资的同事提供参考意见或者在术中进行辅助是一个很好的选择。直肠癌的治疗应当是多学科的，你必须与相关学科（包括放射诊断科、肿瘤放疗科、肿瘤内科、病理科以及肝胆外科）的同事建立良好的关系。理想的直肠癌病例需要在常规的多学科会议中进行讨论从而获得更好的治疗和预后。在 Snelgrove 等的一项研究中，多学科讨论使得 29% 的患者的治疗决策发生转变，其中很大一部分是因为对 MRI 进行了重新解读 [6]。

早期直肠癌

局部切除

我们需要对早期病灶（良性或 cT1 恶性肿瘤）进行局部分期，特别是进行直肠腔内超声检查来确定病灶的浸润深度，同时进行盆腔 MRI 来判断区域淋巴结的情况并对盆腔的变化情况进行基线评估 [7-10]。如果病灶看上去是恶性或者已经活检证实为恶性，我们还需要安排患者进行系统性的分期检查，如胸部、腹部以及盆腔 CT。

只要没有活检或影像学证据表明有淋巴结转移的高危因素，我们会推荐局部切除作为“根治性活检”。我们一般会对大部分病灶选择使用经肛门内镜显微手术（TEM）技术，另外，TAMIS 也是一个很好的手术方式 [11-13]。对于距离肛缘 7 cm 之内的病灶，传统的经肛局部切除也是可以考虑的，虽然有数据显示经肛局切标本破碎的可能性较高，从而会导致较高的局部复发风险 [14]。

我们相信在患者接受局部切除之前进行充分的讨论是十分重要的。尽管大多数教科书中的普遍意见是主张所有病灶进行全层切除，我们主张选择性地进行全层切除。

对于活检以及影像学都表现为良性的病灶或者至多为 T1 的病灶，我们需要根据患者对活检结果的反应做出相应的判断。如果患者认为除了最早期最理想的恶性肿瘤都希望能够接受根治性手术，那我们认为部分深度切除就已经足够了，因为这已经能够提供明确的病理状况，同时能够评估高危因素，包括分化、淋巴脉管侵犯、肿瘤出芽以及微米级的浸润深度（表 32-1）。对于浸润深度 <1000 μm 并且没有病理学高危因素的病灶，单单局部切除加上密切随访是可以被接受的治疗方案 [16-18]。考虑部分深度切除的其他一些因素包括较低的围术期风险以及直肠周围脂肪组织不会导致明显的改变，从而对于那些病理结果不满意的病灶进行根治性手术时降低了难度。更重要的是，如果病灶是良性的，那么黏膜下切除就已经是治愈性的了，可以避免全层切除导致的并发症。

另一方面，如果患者强烈要求避免根治性手术并且能够接受稍高的局部复发率，对于术前已经活检证实为腺癌或者大体特征为恶性的病灶，我们认为全层切除是必要的。全层切除能够进行完整的病理学分析并且对于病灶能够获得更为满意的切缘。

在获得病理学信息后（通常情况下我们还需要咨询胃肠道病理医师的意见），我们需要与患者关于病理结果以及淋巴结转移的风险进行探讨。对于 T1 的腺癌合并有高的危险因素和（或）浸润深度大于 1000 μm（或 Kikuchi 分层 SM2）[15, 18-19] 时，我们推荐进行根治性手术。然而，当患者能够接受复发的风险并且倾向于避免根治性手术时，密切随访也是可以接受的方案。对于体弱的患者或者有严重伴随疾病无法进行根治性切除的患者，我们会考虑对恶性病灶进行扩大局部切除的适应证。

术后的随访时间间隔取决于切除病灶的特点、患者的年龄以及伴随疾病。通常情况下，在最初的两年内需要每 3 ~ 4 个月进行乙状结肠镜检查，因为前两年的复发风险是最高的。在接下来的两年内，每 6 个月行结肠镜评估。另外，在头两年需要每 6 个月行盆腔 MRI 扫描来观察淋巴结复发的情况。最后，前三年我们一般每年会安排做胸部、腹部以及盆腔 CT 用来排除远处转移。

内镜下切除的恶性息肉

我们经常会遇到一些恶性直肠息肉接受了内镜下切除的患者。在这种情况下，我们需要充分了解患者的病理结果然后试图去评估患者腔内复发、淋巴结转移以及远处转移的风险。我们需要用乙状结肠镜检查息肉切除的区域，如果没有标记过的话我们需要对完整切除后的瘢痕进行染色标记。这些患者的分期方法与以上早期直肠癌患者类似。然而，我们需要注意的是影像学诊断可能因大息肉切除术后对肠壁产生的热损伤而受到干扰。通常情况下局部炎症导致的淋巴结肿大可以清晰地显示，当然也可能与淋巴结转移相混淆。腔内复发的风险与切缘是否足够相关，许多教科书提倡切缘至少 2 mm。目前的证据显示，如果没有高危的病理学特征，1 mm 的切缘就足够了 [15, 20]。对于淋巴结转移，主要考虑的因素包括分化、淋巴脉管侵犯、肿瘤出芽以及浸润深度（表 32-1）。当病理学特征乐观并且切缘大于 1 mm 时，我们推荐术后密切随访；当病理学特征乐观但是切缘小于 1 mm 时，我们需要讨论是做经肛再次局部切除还是直接做根治性手术。当存在淋巴结转移的高危因素时，我们通常会推荐患者接受根治性手术。当高位患者不能接受根治性手术时，我们将会扩大等待观察的适应证范围。

表 32-1　淋巴结受侵风险

	肿瘤	淋巴结受侵（%）	比值比	*P* 值
肿瘤分级				
高	176	5.7		
低	75	29.2	2.9	0.023
脉管侵犯				
无	176	5.7		
有	75	30.7	2.7	0.039
筛状结构				
无	192	7.3		
有	59	32.2	3.9	0.002
肿瘤出芽				
阴性	213	8		
阳性	38	42.1	3.7	0.008

With permission from Ueno H, Mochizuki H, Hasiguchi Y, et al. Risk factors for an adverse outcome in early invasive colorectal carcinoma. Gastroenterology 2004; 127:385–394 © Elsevier 2004[15]

可手术的局部进展期病灶

对于无法进行局部切除的病灶，我们的做法是重新评估病灶的同时进行盆腔 MRI 分期以及系统性的胸腹盆 CT 分期。我们不主张在直肠癌术前常规运用 PET 扫描进行分期，除非需要通过 PET 来帮助判断 CT 或 MRI 所发现的可疑病灶。

对于影像学判断为 T2 的病灶，我们常规主张进行根治性手术。到目前为止，我们认为新辅助 [21] 或辅助放化疗 [22] 联合局部切除的证据是不够的。虽然目前对于这一治疗手段的兴趣正逐渐增强，但未来可能会有证据改变我们的这一观念。

当前标准的治疗方案是对所有临床分期为 2 期以及 3 期的直肠癌在术前影像学基础上进行术前新辅助治疗，然后行根治性手术；或当术后病理诊断为 2 期或 3 期时，术后接受辅助放化疗 [23]。然而，比较明确的是一些患者很少能够从放化疗中真正获益，但却遭受术后放疗所带来的长期并发症之苦，包括肛门直肠的纤维化 / 狭窄以及其他组织如小肠、膀胱以及性功能的异常 [24-26]。另外，可以明确的是接受术后辅助放疗的效果要远差于术前新辅助放疗。因此，如何识别能够从放疗中获益的患者至关重要 [27]。

目前的分期手段对于 T 分期以及肿瘤距离直肠系膜缘距离的判断已经非常准确了，但是对于 N 分期的判断还远远不够。腔内超声、CT 以及 MRI 对于系膜内淋巴结转移的预测都存在敏感性和特异性不高的缺点 [7, 28-31]。目前，所有的技术手段都有内在缺陷：需要通过淋巴结的大小和形态而不是直接显示肿瘤本身来判断是否为淋巴结转移。一般存在转移瘤的淋巴结体积不会超过 1 cm；事实上，超过 50% 的阳性淋巴结都小于 5 mm。相反，活检所产生的炎症反应或肿瘤本身导致的炎症反应通常会导致淋巴结增大，从而导致假阳性的判断。代谢影像学 18-FDG 正电子发射断层扫描（FDG-PET）在判断系膜淋巴结状态中也可能起不到作用，因为原发病灶的信号会使周围淋巴结的信号变得模糊不清或者由于转移淋巴结常常过小而无法清晰地显示。

考虑到术前分期的局限性，对于局部进展期病灶在制订最合适的治疗方案时需要进行充分的仔细的考量。我们可以认为所有的 2 期和 3 期患者都需要接受放化疗，从而强制所有的临床 2 期、3 期患者接受术前新辅助治疗并且所有未知的 2 期和 3 期患者接受术后辅助放化疗。另一种策略是更有选择性的，试图挑选出那些能够从放化疗中获益的患者，从而避免预后良好的患者遭受不必要的放化疗副反应。我们一般运用 Mercury 研究中的分组标准 [32-33] 来决定患者是否接受新辅助治疗。直肠周围脂肪的浸润深度小于 5 mm 且能获得阴性环切缘的 cT3a 的肿瘤特性与 T2 病灶更为类似，因此对于这些患者放射治疗的作用是微不足道的（图 32-1）[34]。对于根据分期 MRI 判断的环切缘较近但阴性（>2 mm）的 cT3 病灶，新辅助治疗则是必需的。在这一情况下，无论是短程放疗还是长程放疗都可以考虑。对于环切缘可能阳性的 cT3 病灶或者 cT4 病灶，需要进行长程的新辅助放化疗来对肿瘤进行降期。

然而，术前分期也不是决定治疗方案（包括新辅助治疗）的唯一因素。盆腔的形态 以及肿瘤的位置对制订治疗决策也起到重要的作用。例如，对于一个肥胖且骨盆狭小的男性患者以及位于直肠中段或远段的前壁肿瘤来说，直肠切除术是十分困难的。这种患者应当考虑新辅助治疗并且需要经过多学科讨论特别是影像科医生的评估。相反，对于有宽大骨盆的女性患者且位于后壁的肿瘤来说，手术获得阳性切缘的可能性较小，如果术前影像学显示肿瘤没有侵犯直肠系膜筋膜的话，手术可能是一种直截了当的治疗方式。

由于在术前无法准确评估患者的淋巴结转移状态，使得一部分术后分期为 pN1+（2）的患者由于术前被分期为 cN0 而直接接受了直肠切除。除了对这些淋巴结阳性的患者加以术后辅助放疗之外，我们应当知道术后放疗的效果要差于术前放疗，因此术后放疗应当加以更高剂量的同步化疗从而达到相同的治疗效果，但随之带来的缺点是高剂量的放化疗所产生的大的毒性反应 [35]。

一种方法就是为了避免那些术后意外发现淋巴结阳性的患者接受术后放疗，无论术前影像学结果如何，都对患者进行术前放疗。对于肿瘤不固定的患者，进行术前短程放疗是最好的选择，因为短程放疗的肿瘤学效应与长程放化疗类似。另外，短程放疗的治疗时间更短（缩短了患者的全量化疗的时间），花费更少，并且新辅助治疗的毒性更低。这一治疗手段的主要缺点是大量的不能从新辅助治疗中获益的患者进行了长时间的放射治疗。

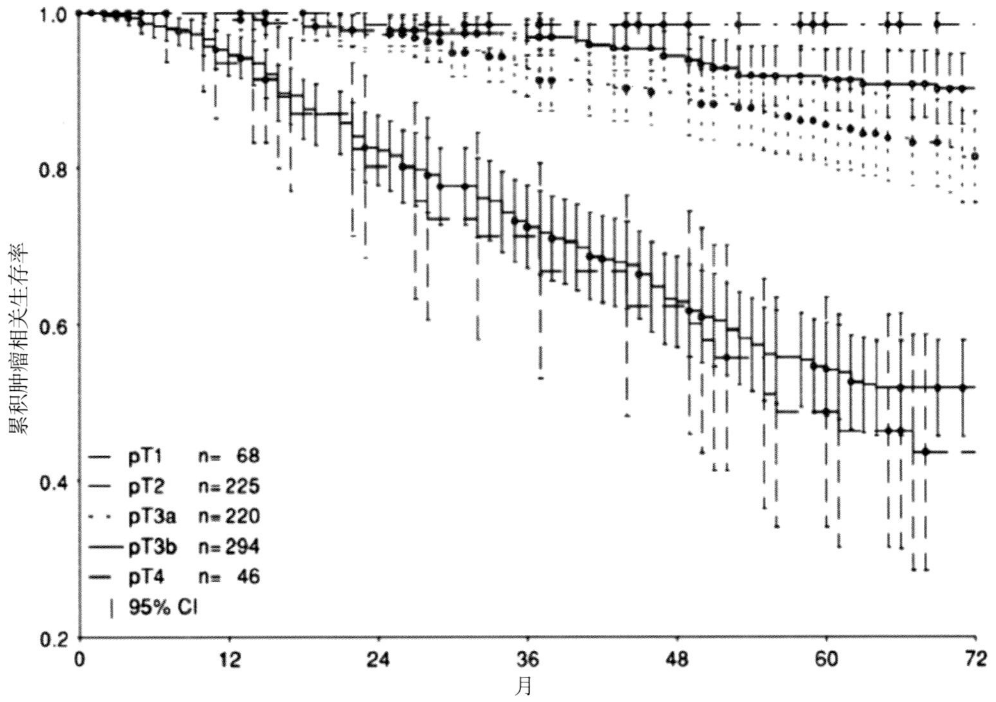

图 32-1 基于侵犯深度的 T 分期与肿瘤相关生存的关系：pT1 黏膜下，pT2 肌层，pT3a 肌层外侵犯 <5 mm，pT3b 肌层外侵犯 >5 mm，pT4 侵犯其他器官 With permission from Merkel S, Mansmann U, Siassi M, Papadopoulos T, et al. The prognostic inhomogeneity in pT3 rectal carcinomas. Int J Colorectal Dis 2001:16:298–304 © Springer 2001 [34].

另外一种方法就是遵从手术前多学科讨论的建议，对于直接接受手术的患者不考虑术后放疗，除非切缘阳性；对于术后发现淋巴结阳性但切缘阴性的患者只进行术后辅助化疗。这一治疗手段同样缩短了细胞毒化疗的时间剂量，并且能够避免术后放疗所带来的毒性。这一治疗方法的争论在于没有遵从标准的治疗方案，但是这一所谓的标准方案是十年前的，当时的临床研究没有手术及病理方面的质量控制，环切缘没有进行评估，化疗效果与现在也相距甚远。这一治疗方法正是我们目前对于直肠切除术后病理分期提高的患者所采纳的治疗方案。

最后，目前有学者对于新辅助治疗后获得完全临床缓解的患者采取“观察和等待”治疗方案也兴趣浓厚[36-38]。这一治疗方案的关键点在于临床上的完全缓解并不总是等同于病理上的完全缓解。除非由于患者体弱或合并症无法接受根治性手术，否则我们认为这一方案的实施仅仅能够作为临床试验[39]。当然这一观点可能会随着更多证据的获得而改变。

综上所述，直肠癌患者治疗决策的制订是复杂且微妙的。这些复杂的治疗方案并不能被简单地写入治疗指南。

外科考虑

术中决策

大多数的手术决策都应当在进入手术室之前完成。我们必须在进入手术室前把潜在的问题和解决方案都想清楚，这是不可替代的，因为只有在手术室外才能不受外界和情绪干扰地去计划和反思。在一些复杂情况下例如外科决策对患者的影响深远或者发生不可预料的情况时，我们需要求助于同事并且计划在术中行台上会诊。

尽管外科医生需要在术前做好充分的准备，但是仍然有可能最后的决定只能在手术中做出。外科医生必须灵活多变并有准确清晰的目标，知道为什么去做及如何去完成。在一些特殊的情况下，当情况出乎预料时，可能需要取消手术。手术的最佳时机是患者和外科医生都做好了心理和身体上的充分准备。

中位直肠癌

由于系膜内转移可能出现在距离肿瘤边缘 3 ~ 4 cm 之外，为了确保完整切除可能受侵的淋巴组织，需要确保有 5 cm 的系膜切缘[40-41]。对于高位直肠，我们推荐行根治性的直肠系膜切除术，这样在治愈性的前提下，可以充分地保留直肠的长度和功能。当肿瘤位于低位直肠时，距离直肠系膜末段只有 5 cm 或小于 5 cm 时，我们主张行全直肠系膜切除术（TME），从而清除所有的淋巴组织[40-43]。

对于位于中位直肠的肿瘤，特别是在肥胖患者中，行根治性的直肠系膜切除并保留 2 ~ 3 cm 的可用直肠是十分困难的。我们发现扩大切除 2 cm 或 3 cm 的直肠从而达到完整的 TME 在技术上更容易且更为安全。这一决定的做出基于保留残余直肠时行直肠系膜切除术的可行性。

低位直肠癌

低位直肠癌的治疗决策常常需要寻求根治与功能之间的平衡。在大多数情况下，根据病史、体格检查、影像学判断以及术前放化疗和是否能够获得满意的下切缘，在术前外科医生就会做出决定是行保留括约肌的直肠前切除术还是选择经腹会阴直肠癌根治术。另外，年龄、合并症、体质状态、便秘史以及患者的自我意愿也是决定是否行保肛手术的关键因素[44]。高质量的 MRI 及解读能够清晰地显示肿瘤是否侵犯肛提肌或外括约肌，这是是否行保肛手术的绝对适应证[45]。

在一些罕见情况下，由于体质状态、肿瘤大小或者骨盆大小不同，术前很难判断是否能够成功地行保留括约肌的手术。在这种情况下，需要得到患者充分的知情同意并且向患者交代所有的可能性及背后的原因、预期结果以及潜在的并发症。我们一般会告知患者将会行低位直肠前切除，并保留行腹会阴直肠癌根治术的可能性，从而强调我们会关注局部控制，因此在不影响根治的前提下才会行保留括约肌的手术。所以，我们会告知患者并做好行结肠造口或回肠造口的准备。

一般在术前所有牵涉远端直肠的手术都会考虑行不经或经括约肌间的吻合器结肠肛管吻合或手工结肠肛管吻合。虽然吻合器吻合使得功能保留更加出色并减少了并发症，但是经括约肌间切除术可以使得下切缘更为充分[46-48]。我们一般将这一技术用于肛门直肠环内没有侵犯盆底及肛门括约肌的肿瘤，并且这些患者能够接受一定程度的肛门功能损害[44]。术后的肛门功能主要与术前括约肌的功能、新辅助放疗的作用以及齿状线上残留括约肌的多少有关[49-52]。在我们看来，外科医生在考虑行经括约肌间切除术前，仔细评估患者的影像学检查和体格检查是十分重要的，因为为了得到满意的切缘从而避免高的复发风险，肿瘤必须与括约肌间平面有明显的间隙。

通常来说，我们能够接受 1 cm 及以上的下切缘，但是当术前行新辅助放化疗后，小于 1 cm 的下切缘也是可以接受的[53-54]。我们必须竭尽全力明确切缘是否足够。当切断直肠取出标本后，我们需要进行离体解剖，如果可能的话送冰冻病理来明确下切缘是否足够。如果下切缘不够时，将患者改为折刀俯卧位后，我们需要立即行全直肠切除术。

当遇到肥胖的男性患者，且肿瘤十分巨大而骨盆极其狭小时，不论是开腹还是腹腔镜手术，直视下行全系膜切除并保留括约肌都会变得很困难，这种情况下 APR 手术是获得满意切缘的唯一手段。在术前我们需要与患者讨论这种情况，让患者认识到外科技术的局限性以及潜在的可能性。经肛 TME（taTME）以及 TEM 或 TAMIS 是用于困难低位直肠切除的前景可观的新技术。这一技术通过经扩肛直视下行远切缘以及低位系膜切除同时联合腹腔镜或开腹 TME 手术扩大了这部分患者的保肛极限。尽管这一技术十分有发展前景，但目前还未得到广泛推广，因为这一技术本身还尚不成熟，适应证和禁忌证还没有明确，同时到目前为止还没有建立完善的学习曲线[55-57]。

完整的环切缘对局部控制来说同样十分重要。术前需要与影像科医生做好沟通来明确潜在的手术困难区域，从而在术中进行扩大切除并获得阴性的环切缘。如果术中决定行 APR 手术，我们需要通过行柱状切除来尽可能多地增加环周切缘。对于低位直肠癌，直肠系膜平面能够引导外科医生通过肛提肌裂孔找到游离的直肠区域，从而获得满意的环切缘[58-59]。在进行这些切除之前都需要考虑好所有的可能性。在术中，当我们进行低位切除时，我们经常在进入这一手术间隙前戴两副手套并再次触摸肿瘤。如果我们觉得括约肌保留可能会影响到环切缘，我们会让患者改为俯卧位行全直肠切除。我们经常会要求第二位外科医生一同参与决策，从而确保治疗方案的最佳效果。

低位 Hartmann 对比 APR

对于需要行低位前切除并行结肠肛管吻合但术前括约肌功能差的患者也可以考虑行低位 Hartmann 手术。虽然 Hartmann 手术避免了会阴部伤口可能造成的长期不愈合及慢性窦道发生的风险，但也会有残端裂开和慢性盆腔脓肿的可能[60]。通常情况下，我们会对没有行术前放疗的老年患者采用这种手术方式。

特殊情况

直肠癌伴梗阻

直肠癌伴梗阻症状时常常对外科医生的决策带来挑战，我们需要仔细的思考与计划，以确保在解决患者梗阻症状的同时使肿瘤的治疗效果达到最佳。在有广泛转移的不可切除的患者中，如果支架的末段能够保持在肛门直肠环之上从而避免患者产生疼痛及里急后重[61-62]，那么腔内支架是一个比较理想的治疗方式。此时，肿瘤需要非常固定从而确保支架能够保持原位。

另外，当患者只是不全性梗阻，没有近端结肠扩张时，及时给予放化疗通常能够缓解梗阻症状。

在可治愈的直肠癌中，我们应遵循以下几条治疗意见。

在需要进行临时造口但最终会行腹会阴联合切除手术的情况下，我们推荐行乙状结肠造口。在行 APR 手术时，如果原造口功能完好，可以行造口远端肠管的离断，保留原位乙状结肠造口；或者在必要情况下重做末段乙状结肠造口。这些患者不适用于腔内支架，因为支架接触肛管会导致一系列刺激症状。

在需要行临时造口但最终会行肠道重建手术的情况下，决策就变得更为复杂。当患者“接近梗阻”但临床上没有梗阻症状时，或者患者有明显的需要造口的症状时，我们选择造口的方式通常取决于狭窄的程度。如果结肠镜或胃镜尚能通过病灶且近端肠管能够看清时，我们通常会选择临时性回肠造口，若有必要，回肠造口在今后行低位前切除时可以继续保留。如果结肠镜或胃镜无法通过，我们一般会选择行乙状结肠造口。此时乙状结肠造口可以避免肿瘤与回盲部直接形成“闭攀”，从而在新辅助治疗时加重病灶的水肿与梗阻症状。同时，乙状结肠造口使得我们术前能够通过结肠镜自己检查剩余部分的结肠。如果完成肠道重建后需要行临时性造口，我们可以通过原左下腹造口部位行临时性回肠造口。横结肠造瘘也是一种选择，但是对于患者而言横结肠造口通常更难护理，所以我们尽量避免。

对于完全性肠梗阻需要急诊处理的患者，可以考虑通过腔内支架缓解梗阻症状的同时进一步行其他治疗。这一手段的优势在于患者能够迅速得到缓解症状，从而能够迅速加以新辅助放化疗或在不需要行新辅助治疗的情况下及时进行根治性手术。摆放腔内支架的风险在于有肠穿孔和支架脱落的可能。处理完全性肠梗阻的另一手段是行乙状结肠造口。这一手段能够缓解患者的梗阻症状，并使患者能够接受新辅助治疗，另外还能使患者在接受根治性切除前行术前肠镜检查。缺点是这些患者可能无法接受腹腔镜手术（比如由于扩张的结肠无法获得足够的手术空间），以及需要更长的时间从手术中恢复从而延长开始新辅助治疗的时间。手术还可能导致肠粘连从而使得将来的根治性手术变得更为困难。对于这些患者，我们的习惯一般是对于高位直肠癌考虑行腔内支架之后行限期根治性切除（全直肠系膜切除）；对于中段及低位直肠癌行乙状结肠造口后加以新辅助治疗，然后行根治性手术。

直肠癌伴穿孔

直肠癌伴穿孔一般有两种形式：腹膜内穿孔和腹膜外穿孔。

对于游离的腹膜内穿孔，急诊手术通常是必需的。理想的手术方式包括原发病灶的根治性切除。对于是否行一期吻合（行或不行近端造口）或 Hartmann 手术需要考虑几个因素，包括患者的身体状态、围术期生命体征的稳定性、粪便污染的时间和程度以及术中的技术难度。我们一般很少行单纯造口，因为这些患者仍然有肿瘤穿孔导致污染的风险。

对于可控的腹膜内穿孔，比如存在腹腔脓肿，我们一般会行经皮穿刺引流，确保患者生命体征稳定，而后再行一期或二期吻合的根治性切除。

对于可控的腹膜外穿孔，我们一般主张行近端造口、脓液引流、新辅助放化疗，而后再行根治性切除，切除范围包括所有可能被污染的组织。手术可能包括联合脏器切除和（或）筋膜外切除。

对于存在肛周脓肿或肛瘘的直肠癌患者，我们需要确保感染能够得到满意的控制，强烈推荐行腹腔镜乙状结肠造口，而后行新辅助放化疗。化疗后再行扩大的 APR 手术。这些患者会阴部的创面常较大，对这些患者利用腹直肌皮瓣行会阴部的重建会有所帮助。

同时性肝转移

对于存在同时性肝转移的Ⅳ期直肠癌患者，随着肝手术方式以及系统性化疗的进步，他们可以有机会考虑接受传统的原发灶切除。手术方式包括同时性切除（SR）和分期肝切除（PLR）[63]。考虑到不同亚组的患者情况不同，对于可切除的Ⅳ期直肠癌患者没有一个治疗共识[64]。SR 和 PLR 手术前需要对患者进行严格的筛选，同时需要患者共同参与并进行多学科讨论。

假设患者可以进行手术治疗，我们还需要回答三个问题：原发灶是否能切除？肝转移是否能切除？是否还存在肝外转移？

在考虑行肝切除前，需要对原发病灶进行分期并判断是否可切除，是直接手术还是新辅助治疗后手术。同时我们需要肝胆外科医生及早参与来判断肝部病灶是可切除、降期后潜在可切除还是无法切除的。有数据显示手术是否能够切除主要取决于肝胆外科医生的判断[65]。

假如原发病灶及肝转移灶都是可切除的，那么外科决策在于行直肠和肝转移灶分期切除还是在低危情况下行同期切除。一般情况下我们会考虑先行肝部手术而后行原发灶切除[66]。在一部分患者中可以考虑行同期切除，同期切除能够缩短总的恢复时间但是手术并发症发生率明显上升[67-69]。通常来说两个手术造成创伤、手术团队的经验、围术期的支持以及患者的并发症 / 手术风险决定了是否能接受同期切除[70-71]。比如说，在低危患者中高位前切除可以与肝楔形切除同期手术。相反，复杂的右半肝手术和复杂的低危前切除手术需要分期处理。术后残肝的体积是肝切除术后并发症的重要因素。在最近的一项回顾性研究中，肝切除术后发生并发症的患者的平均肝切除体积明显高于没有并发症的患者（350 g vs. 150 g）[72]。

当直肠病灶可切除而肝转移灶潜在可切除或需要扩大切除时，PLR 手术是最佳的选择[73]。在这种情况下，肝部病灶决定了患者的生存。对于没有经过选择的患者，PLR 的手术风险明显增高并且会延误对原发灶的控制，因此只有在特殊情况下才可以采用这种手术方式（表 32-2）[74-76]。虽然我们一直在试图扩大肝部手术的适应证范围，但我们必须牢记是患者承担了所有的手术风险。

表 32-2　肝优先协议的理想标准

1. 局部区域控制不需要通过新辅助治疗降期
2. 只要有足够的剩余的肝，肝转移很明显还是可以治愈的
3. 良好的整体手术风险患者具有正常的生理状态，没有已知的危险因素对围术期感染并发症和主要发病率
4. 手术可以在大容量肝单位下执行，这样具有较低手术死亡率和可接受的发病率
5. 意外术后并发症的延迟不会危及局部控制式治疗

肝转移灶和原发灶都需要行新辅助治疗的患者情况更为复杂。大多数“肝优先”的方案由于需要行新辅助放疗都没有涵盖局部进展期的直肠癌患者。另外，在新辅助放化疗中，化疗的剂量是相对不足的，导致了肝转移灶继续增大从而变得不可切除。肝转移灶的潜在可切除使得外科决策更为复杂。在这种情况下，我们一般通过足量的化疗来使得原发病灶和转移灶都获得降期[77]。如果患者在经过几个疗程化疗后病灶退缩满意，那么我们再考虑进行新辅助放化疗，而后根据多学科讨论对患者的风险获益进行充分的评估，再选择进行 SR、PTR 或者 PLR[77]。

对于这种情况还有一种新技术是运用短程放疗来进行局部控制，而后加以足量的化疗使原发灶和转移灶降期。目前已有临床试验正在对这一手段的有效性进行评估[78]。

存在肝外转移通常是Ⅳ期患者行根治性肝切除的禁忌证。然而在超选择的患者中，如果患者的手术意愿很强，可以考虑在原发灶和肝切除后行肺转移灶切除。手术应当分期进行并合理安排手术间隔时间，从而确保转移灶仍然是局部的且患者能够从手术中获益。

总结

对于结直肠外科来说，针对患者的长期生存问题做治疗决策比治疗直肠癌更为复杂和重要。

作为年轻医生，更多情况下我们需要参照上级医生的方案来进行决策。在有经验后，我们会发现不是所有情况都可以用条条框框进行决策，我们需要在没有完整数据的情况下进行决策或者某些情况下可能没有单一的正确答案，只有在有限的信息和特殊环境下所能做出的最佳答案。

随着越来越多新手段的运用，直肠癌的治疗方式一直在改变。外科医生需要与时俱进，同时对所有的可能方案有充分的认识（包括风险、获益以及替代手段）。另外，在运用决策的同时，每个患者都需要进行原发病灶、转移灶、手术风险以及治疗目标的充分评估。

虽然技术和知识对于患者的治疗至关重要，但是，一个外科决策是影响患者的最终预后。与外科技术一样，外科决策需要不断地分析和反思，从而确保每一个患者能够在正确的时间以最安全的方式得到最佳治疗。

（参考文献参见 www.pumpress.com/home-specific-edu/5599.html）

第33章

结直肠癌：术后辅助治疗

Stephen M. Sentovich, Marwan Fakih 著
李心翔 梁 磊 译

要点

- Ⅲ期结肠癌患者需要术后辅助化疗。
- 相比较未化疗患者，以奥沙利铂为基础的辅助化疗方案可提高Ⅲ期结肠癌患者 20%～25% 5 年绝对生存率。
- Ⅱ期结肠癌患者辅助化疗对生存率并无显著影响，但可以考虑对具有高危特征Ⅱ期结肠癌患者行辅助化疗。
- 结肠癌患者中，如果肿瘤穿透至其他固定结构（T4）应考虑放疗，并可在手术时放置金属夹定位。
- 尽管辅助化疗的效益并未完全证实，术前行新辅助放化疗的临床Ⅱ期和Ⅲ期直肠癌患者应考虑术后辅助化疗，无论最后的病理分期如何。

手术仍是结直肠癌患者的主要治疗手段，辅助化疗和放射治疗已发挥着越来越重要的作用。对于Ⅲ期结肠癌患者，1990 年来已经建议行辅助化疗[1]。最近，国家质量论坛已批准Ⅲ期结肠癌化疗的管理相关的指标，以确保Ⅲ期结肠癌患者能够和及时化疗[2]。对于Ⅰ期结肠癌，手术治疗即可，不建议辅助治疗。此外，Ⅱ期结肠癌可能从辅助治疗中受益，虽然目前仍是临床试验的焦点并有争议。最后，Ⅳ期结肠癌患者通常初始接受化疗——这是下一章的主题（第 36 章）。

对于直肠癌患者，Ⅱ期和Ⅲ期患者推荐辅助治疗，治疗包括化疗和放疗，并且通常术前应用（第 28 章）。术后，不管最终病理如何，临床Ⅱ期和Ⅲ期直肠癌患者建议辅助化疗。和Ⅰ期结肠癌类似，Ⅰ期直肠癌手术即已足够。本章将介绍当前关于Ⅱ期和Ⅲ期结直肠癌术后辅助治疗的建议。

结肠癌

Ⅲ期结肠癌

所有Ⅲ结肠癌患者均建议行辅助化疗，与仅仅手术相比，辅助化疗明显减少复发和增加生存[3-4]。单纯手术治疗Ⅲ期结肠癌 5 年生存率为 40% ～60%[5]。目前的化疗方案可将 5 年总生存率提高至 70% ～80%[6]。因此，通过辅助化疗，Ⅲ期结肠癌患者 5 年总体绝对生存率提高了 20% ～25%。表 33-1 总结了非转移性结肠癌辅助化疗疗效关键临床试验结果[4, 6-11]。如果所有患者Ⅲ期结肠癌均接受辅助化疗，将降低 1/3～1/2 的疾病复发率。

鉴于辅助化疗有显著生存获益，结直肠外科医生需要确保Ⅲ期结肠癌患者术后化疗。国家质量论坛已通过关于Ⅲ期结肠癌治疗的两个指标[2]。第一个指标估计了Ⅲ期结肠癌患者需要化疗的数量，第二个指标规定了化疗的时限。具体来说，第一个指标（测量 0385）评估了≥18 岁的建议辅助化疗人数，以及接受辅助化疗或过去 12 个月内接受化疗的患者比例。第二个指标（测量 0223）确定 80 岁以下患者在诊断 4 个月内需要进行及接受辅助化疗的百分比。因此，结直肠外科医生均明确了所有Ⅲ期结肠癌患者辅助化疗的重要性。

对于Ⅲ期结肠癌患者，国家综合癌症网络（NCCN）指南推荐给予 FOLFOX 或 CapeOx 方案治疗 6 个月[12]。FOLFOX 和 CapeOx 方案已经证实优于 5-FU / 亚叶酸钙方案[6, 13-15]。在转移性肿瘤患

者中频繁使用的生物治疗抗体 VEGF-A（贝伐单抗）和表皮生长因子受体抗体（帕尼单抗，西妥昔单抗）并不推荐用于Ⅲ期大肠癌的辅助治疗[16-19]。表 33-2 列出了目前 FOLFOX、mFOLFOX6 及 CapeOx 方案。这些药物以不同的方式作用于结肠癌细胞。5-氟尿嘧啶是一种嘧啶类似物，可阻止 DNA 合成。卡培他滨是一种口服 5-FU 序列，药理机制和 5-FU 类似。亚叶酸钙（CF）是一种维生素 B 的衍生物，可增加 5- 氟尿嘧啶细胞毒性。奥沙利铂通过形成 DNA 链间和链内交联抑制 DNA 合成、复制与转录。FOLFOX 方案在添加了奥沙利铂后，在生存获益的同时也增加了药物副作用，如外周感觉神经病变（PSN）。给予奥沙利铂化疗的患者中，40% ～50% 将出现 PSN，只有 10% ～20% 的患者发展为 3 级 PSN，定义为严重的影响日常生活的症状[20]。幸运的是，只有 1% 的患者在治疗 12 个月存在 3 级的 PSN[6]。5-FU/CF 方案中添加奥沙利铂在 70 岁以上老年患者是否能够获益依然未知，所以卡培他滨单药或 5- 氟尿嘧啶 / 亚叶酸钙仍适用于老年Ⅲ期结肠癌患者[12]。卡培他滨为基础的方案可引起手足综合征，但这种副作用可通过对症治疗得以控制，并且治疗结束后可以缓解[21]。

Ⅱ期结肠癌

Ⅱ期结肠癌患者单独手术者 5 年总生存率为 65% ～85%[22]。不同于Ⅲ期结肠癌，辅助化疗在Ⅱ期肠癌中的作用仍有争议，一些研究显示获益[10]而其他研究则无获益[23]。如果Ⅱ期结肠癌患者的辅助化疗可以获益，那么提高生存率不超过 5%，这与Ⅲ期患者的 25% ～30% 改善率明显不同[12]。

目前 NCCN 指南（2015 年 2 月）推荐Ⅱ期结肠癌术后观察（仅仅手术），纳入临床试验或辅助化疗[12]。此类患者对化疗的受益和风险需要进行仔细考虑。具有任何危险特征均需要确定和讨论（表 33-3）。伴或不伴高危因素患者应该考虑观察，临床试验或卡培他滨或 5- 氟尿嘧啶 / 亚叶酸钙化疗。只有那些具有高危特征的患者应该考虑 FOLFOX 或 CapeOx 辅助化疗。需要牢记的是，添加奥沙利铂并没有证实可以提高Ⅱ期结肠癌患者的生存率[6]。最后，也可以通过术后肿瘤组织的基因检测来帮助决定是否对Ⅱ期结肠癌行辅助化疗。

Ⅱ期肿瘤的基因检测已证明可以独立预测预

表 33-1　结肠癌辅助化疗的疗效关键的临床试验

试验	肿瘤分期	比较	结果	结论
INT 0035 1990	Ⅲ期	手术 vs 5-FU/左旋咪唑	3 年生存率 5-FU/ 左旋咪唑 71% 仅手术 55%	术后辅助化疗 提高Ⅲ期结肠癌生存率
IMPACT 1995	Ⅲ期	手术 vs 5-FU/左旋咪唑	3 年生存率 5-FU/ 左旋咪唑 71% 仅手术 62%	术后辅助化疗 提高Ⅲ期结肠癌生存率
QUASAR 2000	Ⅲ期	5-FU/ 左旋咪唑 vs. 5-FU/ 亚叶酸 vs. 5-FU/ 安慰剂	和安慰剂组比较左旋咪唑组生存率降低，复发增加	添加左旋咪唑辅助化疗不如安慰剂组
IMPACT 1999	Ⅱ期	手术 vs 5-FU/左旋咪唑	5 年生存无差异 5-FU/ 左旋咪唑 82% 单纯手术 80%	术后辅助化疗并不能提高Ⅱ期结肠癌患者生存率
NSABP（CO-1，CO-2，CO-3 和 CO-4）1999	Ⅱ期	手术 vs 5-FU	辅助治疗提高 5 年生存 结肠癌辅助治疗降低 30% 死亡率	术后辅助化疗 提高Ⅱ期结肠癌生存率
MOSAIC 2009	Ⅱ期和Ⅲ期	FOLFOX vs. 5-FU/ 亚叶酸	Ⅲ期结肠癌 6 年生存 FOLFOX 73% 5-FU/ 左旋咪唑 68%	Ⅲ期结肠癌 FOLFOX 优于 5-FU/LV
XELOXA 2011	Ⅲ期	XELOX vs. 5-FU/ 亚叶酸	3 年 DFS XELOX 71% 5-FU/ 左旋咪唑 67%	卡培他滨联合奥沙利铂优于 5- FU/ 左旋咪唑

表 33-2　目前推荐的Ⅲ期结肠癌辅助化疗方案

方案	药物和剂量	频率
mFOLFOX6	奥沙利铂 85 mg/m^2 静脉输注 超过 2 h，第一天 亚叶酸钙 400 mg/m^2，静脉输注，超过 2 h，第一天 5-FU 400 mg/m^2 静脉推注，第一天，然后 1200 mg/m^2/d × 2 天持续静脉输注	每 2 周
CapeOx	奥沙利铂 130 mg/m^2 静脉输注，超过 2 h，第一天 卡培他滨 850 ~ 1000 mg/m^2，每天两次口服，第 1 ~ 14 天	每 3 周

表 33-3　复发相关高危因素

- 组织学低分化（排除 MSI-H）
- 淋巴 / 脉管侵犯
- 神经侵犯
- 近的、不确定的或者阳性切缘
- 肠梗阻
- 局部穿孔
- 检出少于 12 个淋巴结

后。高度微卫星不稳定（MSI-H）或错配修复缺陷（dMMR）已证实与术后较低的复发率相关（11% vs. 26%）[24]。此外，MSI-H 肿瘤并不能从 5-FU 辅助治疗中获益 [24]。因此，建议在所有 II 期患者中行 MSI/MMR 测试，避免给予不能受益患者辅助化疗。除了 MSI/MMR 基因检测外，结肠癌多基因检测试剂盒例如 Oncotype Dx、ColoPrint 和 ColDx 也可用于预测预后和复发风险。这三个检测均可独立预测复发，而不依赖其他因素如 TNM 分期、MMR 状态、肿瘤分级和淋巴结情况 [25-31]。虽然这些检测可以提供额外的预后和复发风险信息，但是并不能预测化疗的潜在获益，因此到目前为止，临床价值有限。

结肠癌的放射治疗

放射治疗在结肠癌治疗中作用有限。一些回顾性的、单中心的研究表明辅助放疗改善结肠癌术后高复发风险患者的局部复发情况 [32, 34]。不幸的是，单纯化疗与化疗联合放疗的单中心前瞻性试验并不足以得出有效的结论 [35]。目前 NCCN 指南推荐 T4 肿瘤侵犯及毗邻结构的结肠癌患者应考虑放疗。放射野应包括术前影像定位瘤床以及术中金属夹放置的部位。建议剂量为 45 ~ 50Gy，25 ~ 28 次，同时予以 5-FU 化疗 [12]。因此，结直肠外科医生应该在 T4 期肿瘤手术时随时准备在瘤床及周围放置夹子，以备术后直接放疗。结肠巨大肿瘤侵犯其他结构患者应考虑术前新辅助放化疗。

直肠癌

由于存在众多治疗方案及时机，直肠癌患者的治疗远较结肠癌治疗复杂。此外，初始分期并不总是准确的，所以制订治疗方案时必须考虑到这种不精确性。初始分期、新辅助治疗、外科治疗将在其他章节论述，本章将重点放在术后治疗。

直肠癌术后辅助治疗方案的制订主要基于肿瘤部位、临床分期、组织学分级和新辅助放化疗史。近端直肠 / 乙状结肠肿瘤是指距离肛门至少 12 cm 以上以及腹膜返折以上肿瘤。虽然有些争议，但非进展型近端直肠 / 乙状结肠肿瘤在治疗方式上和结肠肿瘤类似，手术切除后Ⅲ期和Ⅱ期选择性行术后化疗。直肠中下段肿瘤定义为刚性直肠镜测量的距肛 0 ~ 12 cm 肿瘤 [36]。相比较高位直肠通常预后较差，因而治疗建议略有不同。

未经新辅助治疗患者

类似于Ⅰ期结肠癌，Ⅰ期直肠癌单纯手术后 5 年生存率超过 90%[37]。因此，T1-2N0M0 直肠肿瘤切除后如果切缘阴性不建议行辅助治疗。对于术后证实为Ⅱ或Ⅲ期患者，治疗决策更加复杂。建议临床Ⅲ期患者行术后化疗，但Ⅱ期患者获益并不确定。对于Ⅱ期和Ⅲ期患者应考虑术后放疗，但该建议主要是基于过去的数据，而当时几乎很少强调手术质量或评估环切缘状态。术后放疗存在明显长期毒性，特别在接受复原性直肠切除患者中最为明显，因此对于 T3N0 疾病，环切缘阴性患者常规术后放疗受到质疑，包括最新 ASCRS 直肠癌管理的实践指南 [38]。即使对于 N + 患者，目前还不清楚放疗局部控制的获益是否能补偿放疗所带来的毒性风险。

如果患者接受术后放化疗，通常采用三明治式的治疗方式，这包括给予化疗（FOLFOX 或

CapeOx），接下来是放化疗（卡培他滨 + 放疗或 5- 氟尿嘧啶 + 放疗），紧接着进行下一步化疗（FOLFOX 或 CapeOx）。放疗剂量通常是 45 ~ 50 Gy，25 ~ 28 次，3 ~ 4 个照射野。T4 肿瘤侵犯前方结构时需要照射髂外淋巴结。肿瘤侵犯远端肛门需要照射腹股沟淋巴结。Ⅱ期和Ⅲ期直肠癌患者术后应尽快给予化疗，化疗每延迟 4 周总生存率下降约 14%[39]。

行新辅助放疗 / 放化疗患者

行新辅助放疗 / 放化疗后，术后辅助化疗相对复杂。尽管最近 Cochrane 综述得出结论：直肠癌术后辅助化疗可以提高生存率，无论分期如何[40]。然而其数据最早可追溯到 1975 年，因此，鉴于一些患者并未接受新辅助治疗，也没有手术质控或环周切缘的评估，所以很难从这个荟萃分析得出任何可靠的结论。总体而言，直肠癌术后化疗目前仍然缺乏足够的数据支持，因为近 30 年，新辅助治疗方案、手术质控、病理学的发展非常迅速，并且目前仍在持续进步，包括新辅助治疗方案的选择。

ypT3 或 ypN + 患者常规推荐接受术后化疗[36]。然而，最近的一项荟萃分析公布的数据显示，以氟尿嘧啶为基础的辅助化疗不能改善总生存率、无病生存率，或远处复发状况，因此对该方案提出质疑[41]。关于化疗应用何种方案同样有争论。两个随机临床试验报道了经新辅助放化疗治疗后行直肠手术，术后辅助 FOLFOX 方案相比氟代嘧啶类单药方案治疗具有无病生存优势[42-44]。表 33-4 列举了一些关键的直肠癌放化疗临床试验研究[40, 42-44、48-52]。

临床医生应该了解目前 NCCN 指南对于临床Ⅱ期和Ⅲ期直肠癌的建议①术前放化疗，手术然后术后化疗或②术前化疗接着放化疗然后手术（表 33-5）[36, 45-46]。围术期治疗时间（术前放化疗以及化疗）不应超过 6 个月[36]。然而，以上这些建议是基于不完整甚至有时矛盾的临床数据。

局部切除患者

即使在高度选择的患者中，局部肿瘤切除的肿瘤学根治效果仍弱于直肠切除术。许多专家建议术前或者术后行辅助放化疗。术后放化疗的优势在于可以明确肿瘤 T 分期，并可确保放疗前局部伤口愈合。术前新辅助放化疗的优势是 ypT 分期和 ypN 的关联性强于 T 分期和 N 分期[53]，并且切除前肿瘤可能会缩小。新辅助治疗结合局部切除的主要缺点是伤口愈合可能会受到影响，患者可能会出现严重的并发症。

对于新辅助放化疗局部切除患者，通常给予标准放疗 50.4 Gy，超过 28 次，同时辅以 5- 氟尿嘧啶或卡培他滨化疗。临床 T2 期标准新辅助治疗后 PCR 率可以高达 40% ~ 60%[54-55]。虽然 5 年总生存率的数据并不充分，现有资料表明完全病理反应后 5 年生存率可达到 90%，但如果局部有残留病灶（ypT1

表 33-4　直肠癌新辅助放化疗关键临床试验研究

试验	肿瘤分期	比较	结果	结论
瑞典直肠癌研究 1993	Ⅱ、Ⅲ期	单纯手术 vs. 术前短程放疗	局部复发：27% vs. 12% 5 年生存率：48% vs. 58%	术前短程放疗减少局部复发，提高生存率（?）
丹麦 TME 直肠癌研究，2001	Ⅱ、Ⅲ期	单纯 TME vs. 术前短程放疗 +TME	局部复发：11.4% vs. 5.6% 生存：无差异	术前短程放疗改善局部复发 术前短程放疗不提高生存
德国 CAO/ARO/AIO-94 2003/2004	Ⅱ、Ⅲ期	术前化疗 + 短程放疗 vs. 术后化疗 + 短程放疗	局部复发：13% vs. 6% 毒性：40% vs 27% 生存：无差异	术前化疗及短程放疗减少毒性反应，并减少复发 术前 vs 术后：生存无差异
EORTC 22921 2006	Ⅱ、Ⅲ期	短程放疗 vs. 化疗 + 短程放疗	ypT0-2 反应者生存获益	化疗加上短程放疗可在有反应的亚组里提高生存率
Cochran 综述：术后化疗 2012	Ⅱ、Ⅲ期	无术后化疗 vs. 新辅助 + 术后化疗	复发率降低 25% 病死率降低 17%	术后化疗降低新辅助后复发率和病死率
ADORE 2014	Ⅱ、Ⅲ期	FOLFOX vs. 新辅助 +5-FU/左旋咪唑	3 年 DFS: 72% vs. 62%	新辅助后 FOLFOX 化疗优于 5-FU
德国 CAO/ARO/AIO-04 2012/2014	Ⅱ、Ⅲ期	新辅助 + 辅助 FOLFOX vs. 5-FU/左旋咪唑	PCR 率：17% vs. 13% 3 年生存率：76% vs. 71%	术前及术后加用奥沙利铂化疗提高生存和病理缓解率

表 33-5 Ⅱ、Ⅲ期直肠癌新辅助及辅助治疗

选择 1	卡培他滨 + 放疗 或者 5-FU 推注 + 放疗	➡	手术	➡	FOLFOX 或者 卡培他滨 + 奥沙利铂
选择 2	FOLFOX 或者 卡培他滨 + 奥沙利铂	➡	卡培他滨 + 放疗 或者 5-FU 推注 + 放疗	➡	手术

或 ypT2），5 年生存率只有 75%[55]。因此，选择性的Ⅰ期及合并有手术禁忌证患者可考虑采用新辅助治疗或者治疗后再经肛切除的方法（第 28 章）。

结直肠癌辅助治疗前景

结直肠癌辅助化疗方案的优化已经取得了显著的进步，仍有几个问题有待进一步解决：化疗持续时间、直肠癌放疗作用、直肠癌非手术介入的可能性以及新兴的免疫治疗。

Ⅱ、Ⅲ期结肠癌的临床实验

既往研究显示Ⅲ期结肠癌延长辅助治疗至 6 个月以上并无获益 [56]。然而，短期的化疗并未进行充分研究。CALGB 80702 目前正在研究Ⅲ期结肠癌术后行 6 个周期（3 个月）与 12 个周期（6 个月）FOLFOX 方案的效果（NCT01150045）。这是目前 6 个正在进行的评估 3 个月与 6 个月的以奥沙利铂为基础的辅助化疗临床试验之一。一项荟萃研究（IDEA）将开展 3 个月 vs. 6 个月的非劣性研究。除了研究结肠癌的辅助治疗持续时间之外，目前尚在进行应用 COX 抑制药对肿瘤复发的研究。护理健康研究（NHS）及分析卫生专业人员随访研究（HPFS）数据显示常规阿司匹林摄入可降低结肠癌复发率 [57]，而该获益局限于肿瘤 COX-2 过表达患者 [58]。这些均为回顾性研究，有局限性，需要得到进一步的前瞻性研究支持。CALGB 80702 试验随机入组塞来昔布与安慰剂组，以研究 COX-2 抑制药在结肠辅助治疗中的作用。同样，ASCOLT 临床试验（NCT00565708）针对Ⅱ期或Ⅲ期患者，随机化入组阿司匹林与安慰剂组，以研究阿司匹林对结直肠癌复发的预防作用。最后，免疫治疗作为结肠癌辅助治疗的可能性正在研究中。目前进行一项Ⅲ期临床试验，旨在评估细胞因子诱导的杀伤细胞在Ⅲ期结肠癌术后及完成辅助治疗后的免疫治疗作用（NCT02280278）。

Ⅱ – Ⅲ期直肠癌的临床试验（表 33–5）

最近的Ⅱ期和回顾性试验研究了 FOLFOX 方案在直肠癌新辅助治疗中的作用。这些研究显示了可观的病理完全缓解率以及局部的低复发率，该结果质疑了直肠癌联合治疗中辅助或新辅助的作用 [59]。为了验证这个问题，PROSPECT 临床试验（NCT01515787）随机化入组患者，一组采用 FOLFOX 新辅助化疗，选择行放化疗（反应不良者），另一组采用标准新辅助放化疗方案。其他试验采用强烈序贯化疗方案，随后行放化疗，以改善 DFS 和 OS。NEOFIRINOX 试验（NCT01804790）随机入组患者中，一组直肠癌患者采用奥沙利铂、伊立替康和 5-FU（FOLFIRINOX）强化化疗方案，随后行放化疗、手术，及进一步的辅助化疗（卡培他滨或 FOLFOX），对照组则放化疗后做手术，然后给予辅助化疗（卡培他滨或 FOLFOX 方案）。

为了使系统治疗效益最大化，临床试验正在评估所有术前化疗的管理。例如，RAPIDO 临床试验（NCT01558921）将直肠癌患者随机加入 5×5 Gy 放疗后 6 周期 CAPOX 化疗再手术组与标准放化疗联合进一步的辅助治疗（根据经治医生的指导）。最后，一些试验正在就新辅助放化疗后 PCR 的直肠癌非手术治疗展开研究。圣保罗癌症研究中心正引领该项随机临床研究（nct02052921），将 PCR 患者随机化分入观察组与手术切除组，研究主要终点为 3 年 DFS。

（参考文献参见 www.pumpress.com/home-specific-edu/5599.html）

第 34 章

结直肠癌：根治术后监测

Scott E. Regenbogen，Karin M. Hardiman 著
李心翔 杨永志 王 胜 译

要点

- 存在肝转移和局部复发的无症状患者更有机会接受挽救性根治术。因此，主动监测措施适用于需要行肝和（或）肠切除的患者。
- 癌胚抗原（CEA）和电子计算机断层扫描（CT）检查可提高患者结直肠癌根治性切除术后无症状复发的检出率。目前证据不支持在常规监测中使用任何其他实验室检查或正电子发射断层扫描（PET）。
- 因高龄和合并症而不适宜行根治性切除术的患者无须进行主动监测，而需要对提示复发的临床症状进行评估及对症治疗。
- 行直肠癌切除术的患者具有较大的局部复发风险。这种复发风险在局部晚期未行放化疗、切缘不足或阳性、组织学为 T_4 和 N_2 的因素影响下显著增加。针对以上高危患者需要考虑包括腔内和腔外的局部盆腔监测。
- 针对Ⅰ期结直肠癌切除术后的监测仍存在争议。虽然其总体上复发率较低，但是也存在复发的高危因素，包括切缘阳性、淋巴结状态不确定（如局部切除）、淋巴结取样不足，淋巴管浸润、组织学低分化和（或）T_2。当患者存在一个或多个高危因素时需要考虑主动监测。

概述

随着筛查、诊断、外科技术及辅助治疗的改进，接受手术切除后的结直肠癌患者有近三分之二生存率达到 5 年或 5 年以上[1]。因此，结直肠癌幸存者数量迅速增加，仅美国就超过 120 万[2]。这些患者在随后整个生存期中均面临不同程度的复发风险，而针对这类患者的最佳监测手段和生存护理方案目前尚缺乏共识[3-4]。

结直肠癌监测的首要目标是发现可治疗的复发性、转移性或异时性的结直肠恶性肿瘤，并优化潜在的治疗干预时机。因此，监测策略不仅需要评估肿瘤局部复发及远处转移的风险，而且需要评估发生异时性结直肠癌的风险。对于疑似或已确诊遗传性大肠癌综合征患者，监测策略还必须考虑到发生其他相关癌症的风险及潜在受影响家庭成员的筛选需求[5]。成功的结直肠癌监测最终需要通过总生存率、结直肠癌特异性生存率、伤残调整生命年或生存质量等指标的提高来评估。有研究评估了诸如以治疗为目的的转移灶切除率或结直肠腺瘤切除率等替代措施，但目前尚不清楚这些额外的干预手段在多大程度上使结直肠癌患者获得更广泛的益处。

为了证明主动监测的益处，必须拿出真实数据表明适于接受挽救性治疗的患者复发检出率有所提高并且有助于改善预后，这在逻辑上显然具有挑战性[6]。此外，由于各研究的比较或干预措施存在异质性，在各研究的监测密集程度上试验组可能低于对照组，并且如何获得足够的有统计学差异的生存指标或其他客观临床结局也存在挑战性，使得基于循证的系统评价结论趋于复杂化。

对不符合或不愿意接受复发治疗的患者进行适当监测也是非常重要的。由于结直肠癌患者中大多数为老年人[7]，因此，个人意愿、年龄、合并症和功能状态均为是否对患者进行主动监测的重要考虑因素。例如，对于不愿意或无法接受肝切除和（或）

化疗的无症状肝转移患者没有必要进行监测，只需行症状驱动的评估即可。

与此同时，针对疾病复发监测和治疗的手段正逐步演变。与二十年前基于密集监测的部分随机对照临床试验相比，目前基于放射影像的监测手段使得肝和肺的早期转移灶诊断敏感性增加了好几倍，而盆腔和（或）肝 MRI、直肠腔内超声和 PET 扫描的出现更是为疾病复发的监测提供了新手段。同时，针对肝和（或）肺转移的二线、三线化疗方案和消融技术的使用，也为疾病复发的根治或姑息治疗提供了更多的选择。超过三分之一的复发患者接受了挽救性切除术，术后的中位生存期超过了 3～5 年[8-11]。

监测时机与方案

监测强度

结直肠癌术后的监测手段包括临床表现、实验室检查、影像学检查和内镜检查等。各指南撰写机构所推荐的关于大肠癌监测方案和频率不尽相同，详见表 34-1。由于复发患者 80% 发生于初始手术治疗后 3 年内，且至少 95% 发生于初始手术治疗后 5 年以内，故大多数指南建议术后早期加强监测，至 2～5 年后再减少监测频率[10, 12-14]。若患者术后 3 年未复发则其癌症特异性死亡率显著下降，且具有较高的条件生存率[15]。

既往研究中仅有八项关于根治性切除术后监测结果的前瞻性随机对照试验[16-23]。目前尚缺乏高水平证据支持某项特定监测方案[24]，主要原因包括监测方案的异质性、诊断和治疗技术的变迁、样本量的多寡以及随访时限[25]。

早期的临床试验由于缺乏密集的影像学监测而往往表现为较少的临床获益。例如，Ohlsson 等[16]随机选取了 1983—1986 年未行随访或 CEA、结肠镜或胸部 X 线检查等任何监测方案的 107 例患者，结果发现患者的总生存率或复发并未见明显差异。Makela 等[17]随机抽取了 1988—1990 年间每年行钡灌肠检查或每年行内镜联合肝超声及 CT 检查的 54 例患者，两组均行 CEA 及胸部 X 线检查，结果显示在复发早期监测对比上干预组显著早于对照组（中位数为 10 个月 vs. 15 个月，P=0.002），但患者在接受挽救性手术（19% vs. 14%，P=0.67）和 5 年总生存率方面（54% vs. 59%，P=0.50）未见显著差异。Kjeldsen 等[18]于 1983—1994 年收集了近 600 例患者，应用相同监测方案（临床表现、结肠镜、胸片、血红蛋白、血沉、肝酶检测）对比了不同监测频率（每 6 个月 vs. 每 5 年）下的预后差异，发现 6 个月组无临床症状复发比例更高（50% vs. 16%，P=0.02），且行挽救性切除术（22% vs. 7%，P=0.15）的机会更多，但两组总生存率（70% vs. 68%，P=0.48）和癌症特异性生存率未见明显差异（79% vs. 79%，P=0.9）。Schoemaker[19]等随机抽取 325 例患者分为单纯临床评价组和监测组（每年行胸部 X 线检查、肝 CT 和结肠镜检查），发现只有三例可切除性无症状复发（结肠、肝、肺各一例），两组间 5 年生存率未见差异（P=0.20）。

相比之下，由于内镜检查和现代成像技术应用频次的增加，近年的许多临床试验显示术后监测具有更好的临床获益。在一项于 1997—2001 年随机抽取 259 例患者的研究中，Rodriguez-Moranta 等[20]对比了常规监测组（仅行常规临床、结肠镜和 CEA 检查）与加强监测组（增加了半年一次的腹部 CT 或超声检查、每年一次的胸片和结肠镜检查），发现加强监测组中Ⅱ期直肠癌的可切除性异时和局部复发检出率显著提高，且生存期显著改善。Pietra 等[21]比较了常规监测（每年行 1 次 CEA、超声、胸部 X 线、结肠镜检查）和密集监测（更频繁的 CEA 和超声检查，每年 1 次胸部 X 线、结肠镜和腹部 CT 检查）的差异，结果显示二组在复发率上没有差异，但在密集监测组中挽救性切除率显著高于对照组（65% vs. 10%，P<0.01），5 年生存率也明显改善（73% vs. 58%，P=0.02），尤其是在复发病例（38% vs. 0%，P<0.01）。Secco 等[22]根据原发肿瘤部位、T 分期、组织学分化和术前 CEA 水平将患者分层为高危复发风险及低危复发风险并随机分配至最低监测组及主动监测组，检查项目包括腹盆腔超声、胸部 X 片和直肠镜（直肠癌）。二者复发率无差异，但在主动监测组的高危患者中挽救性手术比例明显升高（34% vs. 12%，P<0.01），低危患者则无显著差别（22% vs. 24%），且高危组和低危组的 5 年生存率均显著提高（P<0.01，文章中未给出比例）。

表 34-1　结直肠癌术后监测指南

方式	美国结直肠外科医师协会（ASCRS）[37]	国家综合癌症网络（NCCN）[48-49]	美国癌症协会，美国结直肠癌多学会工作组（ACS/USMSTF）[70]	美国临床肿瘤协会（ASCO）[55]	加拿大安大略癌症治疗中心（CCO）[51]	欧洲临床肿瘤协会（ESMO）[52,79]	英国胃肠病学协会，大不列颠和爱尔兰肛肠协会（BSG/ACPGBI）[72-73]
病史及体格检查	每 3~6 个月至 2 年，然后每 6 个月至 5 年	每 3~6 个月至 2 年，然后每 6 个月至 5 年	未说明	每 3~6 个月至 5 年	每 6 个月至 5 年	每 3~6 个月至 3 年，然后每 6 个月至 5 年	未说明
CEA	每 3~6 个月至 2 年，然后每 6 个月至 5 年	每 3~6 个月至 2 年，然后每 6 个月至 5 年	未说明	每 3~6 个月至 5 年	每 6 个月至 5 年	每 3~6 个月至 3 年，然后每 6 个月至 5 年	“CEA 作用不确定”
其他实验室检查	不推荐	不推荐	未说明	不推荐	不推荐	不推荐	不推荐
腹部影像检查	每年行 CT 检查至 5 年，高危患者可增加监测频次[a]	每年行 CT 检查至 5 年	未说明	每年行 CT 检查至 3 年，高危患者每 6~12 个月行 CT 检查	每年行 CT 检查至 3 年，或者每 6~12 个月行超声检查至 3 年	高危患者行 CT 检查或增强超声检查，每 6~12 个月至 3 年	术后 2 年内适当行肝 CT 检查
盆腔影像检查	每年行 CT 检查至 5 年，高危患者可增加监测频次[a]	每年行 CT 检查至 5 年	未说明	每 6~12 个月行 CT 检查至 2~3 年，然后每年 1 次至 5 年	每年 CT 检查至 3 年（仅适用于直肠癌患者）	没有特别推荐	无明确推荐
胸部影像	每年行 CT 检查至 5 年，高危患者可增加监测频次[a]	每年行 CT 检查至 5 年	未说明	每年行 CT 检查至 3 年，高危患者每 6~12 个月行 CT 检查至 3 年	每年行 CT 检查至 3 年，或每 6~12 个月行胸部 X 线检查至 3 年	高危患者每 6~12 个月行 CT 检查至 3 年	无明确推荐
PET 检查	不推荐常规监测	不推荐常规监测	未说明	不推荐常规监测	不推荐常规监测	不推荐常规监测	不推荐
结肠镜检查	切除 1 年后复查（既往结肠镜检查不完全则 6 个月内复查）。若正常则 3 年后复查。若腺瘤则 1 年后复查。疑似家族性综合征且未行肠切除术的患者建议每年复查 1 次	切除 1 年后复查（既往结肠镜检查不完全则 6 个月内复查）。若正常则 3 年后复查，后 5 年复查。若进展性腺瘤则 1 年后复查。疑似林奇综合征且未行肠切除术的患者建议每年复查 1 次	切除 1 年后（或原发灶术前行结肠镜检查切除了同时性病灶 1 年后）复查，若正常则 3 年后复查，后 5 年复查。若高危腺瘤或疑似林奇综合征可增加监测频次	切除 1 年后复查。若既往结肠镜检查不完全则辅助治疗完成后复查。若正常则 5 年后复查。若有异常则根据内镜检查结果决定监测频率	切除 1 年后复查（或既往结肠镜检查不完全则 6 个月内复查）。若正常则 5 年后复查	切除 1 年后复查，后每 3~5 年复查	切除后每 5 年复查，直至收益大于合并症

续表

方式	美国结直肠外科医师协会（ASCRS）[37]	国家综合癌症网络（NCCN）[48-49]	美国癌症协会，美国结直肠癌多学会工作组（ACS/USMSTF）[70]	美国临床肿瘤协会（ASCO）[55]	加拿大安大略癌症治疗中心（CCO）[51]	欧洲临床肿瘤协会（ESMO）[52,79]	英国胃肠病学协会，大不列颠和爱尔兰肛肠协会（BSG/ACPGBI）[72-73]
分期特异性推荐	Ⅰ期：仅高危[b] Ⅱ期：所有 Ⅲ期：所有 Ⅳ期：当转移灶可切除	Ⅰ期：仅结肠镜监测 Ⅱ期：所有 Ⅲ期：所有 Ⅳ期：当转移灶可切除则 CT 检查每 3～6 个月至 2 年，后每 6～12 个月至 5 年	未说明	建议仅适用于Ⅱ期和Ⅲ期。尚缺乏针对Ⅰ期患者监测的数据	建议仅适用于Ⅱ期和Ⅲ期	未说明	未说明
直肠监测	有吻合口患者每 6～12 个月行直肠镜检查，局部切除患者每 6 个月行直肠镜检查，至 3～5 年。 高危患者行直肠腔内超声[c]	未推荐额外检测	有吻合口患者每 3～6 个月行直肠镜、乙状结肠镜或直肠腔内超声监测	未接受放射治疗的 T4 或 N2 期患者每 6 个月行直肠乙状结肠镜监测 2～5 年。直肠肿瘤需行盆腔影像检测	未接受放射治疗的患者每 6 个月行直肠乙状结肠镜监测 2～5 年。直肠肿瘤需行盆腔影像检测	未推荐额外检测	未说明

CEA. 癌胚抗原；C T. 计算机断层扫描；PET. 正电子发射计算机断层扫描

[a] 全身复发的高危因素，包括 N_2 期疾病或转移灶治愈性切除术后

[b] Ⅰ期疾病高复发风险因素包括：切缘阳性、淋巴结状态未知（例如行局部切除术后）、淋巴结采样不足、淋巴管侵犯、组织学低分化和（或）T_2 期疾病

[c] 局部高复发风险因素包括：组织学类型差（T_2+，低分化）且仅行局部切除术、切缘阳性、T_4 或 N_2 疾病

在名为结直肠术后随访（follow-up after colorectal surgery，FACS）的临床试验中，Primrose 等[23]的析因设计随机研究评估了 CT 在胸腹盆扫描中的作用。研究分组包括：最低随访组、仅 CEA 监测组（每 3 个月持续 2 年，然后每半年持续至 5 年）、仅 CT 监测组（每 6 个月持续 2 年，然后每年 1 次至 5 年）、CEA 和 CT 联合监测组。该研究在非 CT 组于术后 5 年时行结肠镜检查，而在 CT 组分别于术后 2 年和 5 年行结肠镜检查。从 2003 年到 2009 年，该研究随机抽取了英国 39 所医院的 1200 例患者。结果显示主动监测组中以根治为目标的挽救性手术率显著提高（仅 CEA 监测组 6.7%，仅 CT 组 8%，CEA 和 CT 联合监测组 6.6%），显著优于最低随访组（2.3%，P=0.02），但二者的总生存率无显著差异（主动监测 82% vs. 最低监测 84%），且 CEA 和 CT 联合监测并不增加可手术切除复发比例。

一些荟萃分析汇总了以上随机试验结论和其他非随机试验结果，并已普遍证实了上述随机临床试验的结果。Tjandra 和 Chan[26] 分析了以上七个前期 FACS 研究[20, 22, 27]和正在进行的中期数据[4]，发现密集监测可以更频繁、更早期地诊断出无症状性、可手术切除的复发病灶，并改善总生存率（78% vs. 74%，P=0.01）。Pita-Fernández 等[28]评估了 11 项根据各种不同方案随机分组的临床试验，纳入了超过 4000 例的患者，发现密集监测对于患者总生存率有微弱的改善（74% vs. 71%，P 值未报导），通过结肠镜、胸部 X 线检查、肝超声、CT 检查和临床评估的患者生存率显著提高。提高 CEA、肝超声和临床评估的监测频率也可显著改善生存率。以上结论与 Renehan 等[29]的荟萃分析结果一致。此外，一项国际 Cochrane 协作网系统评价协作组的前 FACS 试验荟萃分析发现密集监测可将挽救性手术概率提高一倍，且总死亡率减少约 27%。研究还发现增加监测频率和使用肝成像可有特殊获益[25]。

目前尚有两个正在进行的随机试验结果尚未公布，一个是在丹麦、瑞典、波兰、爱尔兰和乌拉圭进行的 COLOFOL 试验[30]。该试验对比了术后每半年一次的 CT 或 MRI 检查，或术后 12 个月和 36 个月的影像检查。另一个是在意大利、西班牙和美国进行的 GILDA 试验[4]。该试验评估提高结肠镜、胸部 X 线、肝超声和腹盆腔 CT（直肠癌）等检查频率的获益。截至 2004 年，GILDA 试验已经纳入了近 1000 名患者，中期结果表明死亡率在两组中无明显改善（密集监测组 7%，最低监测组 5%）。

综上所述，本文所罗列的监测指南的任何一个内容目前仍缺乏高水平的证据支持。我们可推断的是，提高监测频率并使用现代化成像手段可增加复发病灶的潜在治愈性切除机会，但在改善生存方面作用较小。

体格检查

大多数学会的指南推荐将临床症状和体格检查纳入了定期临床评估中。提示疾病复发的症状包括体重减轻、疲劳、贫血、咳嗽、腹痛、直肠出血或排便习惯改变。因此，体格检查的重点在腹部，包括伤口置入物评估、淋巴结和直肠检查（或腹会阴联合切除术后会阴伤口的检查）。

体格检查不仅可以进行疾病监测，而且对维持术后身心健康起重要作用。超过一半的行低位直肠前切除的患者术后伴有肠功能障碍[31-32]。结直肠癌患者常伴有发生率较高且持续时间较长的抑郁，部分患者伴随抑郁的时间甚至超过确诊后 5 年[33]。此外，健康的行为或生活习惯也能改善肿瘤愈后。例如，大量摄入红肉和饱和脂肪已被证实与结直肠癌术后生存率下降相关[34-35]，而每周定期锻炼可显著提高无病生存率[36]。因此，有利于健康的行为习惯等干预措施可改善肿瘤和合并症的预后。

美国结直肠外科医师学会（American Society of Colon and Rectal Surgeons，ASCRS）建议的体格检查随访模式为术后每 3～6 个月 1 次，持续 2 年，然后每 6 个月 1 次至 5 年[37]。由于许多复发患者有临床症状[18, 38]，因此，在多数情况下详细的病史和体格检查可以充分有效地监测疾病复发。需要注意的是，症状性复发的患者大多不适宜接受以治愈为目的的治疗手段[38-39]。

实验室检查

目前的主流指南并未把血常规、肝功能、粪便潜血试验或血生化检测作为常规监测指标。然而，在复发性结直肠癌患者中癌胚抗原（carcinoembryonic antigen，CEA）可能升高，故大部分指南推荐作为监测指标。CEA 检查只能监测到 30%～60% 的复发患者[10, 38, 40-43]，其阳性预测值仅约 65%[44]。有超过 15% 的无复发患者在监测过程中存在 CEA 假阳性升高[40]。此外，CEA 的升高可早于有临床症状的疾病转移出现之前，针对这类患者，临床试验显示包括定期 CEA 检测在内的密集监测可以取得最大收益[21, 23]。约有 23% 的复发患者在缺乏影像学证据时已被检测出 CEA 异常升高[46]。相比于肺转移、腔内或局部复发，这类 CEA 异常升高的患者在异时性肝转移患者中更常见[40, 42]。大约三分之一的结直肠癌患者并不产生 CEA[47]，在监测过程中出现的 CEA 显著性升高似乎与术前 CEA 水平无关[45]。然而，目前尚没有研究探讨术前 CEA 正常患者的 CEA 监测方案。

NCCN[48-49] 和 ASCRS[37] 指南推荐了无临床症状而 CEA 水平升高患者的处理方法。在确认 CEA 水平连续升高后，需行全面体格检查、内镜和胸腹盆 CT 检查。若以上检查都是阴性，需考虑行 PET-CT 检查和（或）每 3 个月复查 1 次的影像学检查，直至 CEA 水平下降或疾病复发。

腹部影像学检查

结直肠癌异时性转移最常见的转移部位是肝[50]。因此，指南所常规推荐的通过肝影像学检查监测肝转移在过去的十余年里得到了大幅推广。国际 Cochrane 协作网系统评价协作组的荟萃分析[25]显示肝影像学监测和患者生存获益明显相关，其死亡危险比达 0.64（95% 可信区间，0.49-0.85）。该结论基于 5 个随机对照临床试验结果[16-17, 19-21]，各试验采用不同的组合检测手段如肝超声、腹部 CT 或两者联合监测。

观察性研究也发现频繁使用高级肝成像技术更可能监测到可切除的肝转移灶。在一个单中心研究中，Fora 等[14] 报道了从实践中得出的结果，即在Ⅱ和Ⅲ期结直肠癌中行 CEA 检测加胸腹盆 CT，每 6 个月一次，持续 2 年，随后每年 1 次至第 5 年。在 177 例患者中有 44 例（25%）诊断为复发，其中 CT 检测发现了其中的 30 例复发患者（68%）。一半以上被诊断为复发的患者 CEA 水平升高，但通过 CEA 诊断复发仅 8 例（18%），在出现症状前通过 CEA 诊断复发仅 3 例（7%）。在 44 例复发患者中，有 25 例接受了挽救性手术（57%）。同样，Arriola 等[9] 发现通过 CT 诊断的复发患者较单纯 CEA 水平检测更有机会接受根治性手术。在包含五个监测试验的荟萃分析中，Renehan 等[29] 得出结论，即 CT 扫描联合高频的 CEA 水平检测是改善患者生存期的最佳方案。

加拿大[51] 和欧洲[52] 指南推荐 CT 或超声均可以用于肝成像进行术后监测。而鉴于挽救性手术的生存获益尚不明确，CEA 和 CT 检查为患者带来获益也缺乏明确证据，因此，2004 年 ASCRS 结直肠癌实践指南[53] 并不推荐常规肝影像监测。但现代肝肺成像检测技术的发展完全改变了以上推算[54]。由于 CT 检查可以提高早期诊断肝占位性病变的敏感性，增加腹盆腔残余转移和其他部位转移（例如腹膜后淋巴结和卵巢）的检出率，还可以鉴别手术床的局部复发病灶，当前的 ASCRS 操作指南[37] 和其他美国机构或学会的结直肠癌指南[48-49, 55] 均推荐常规行 CT 成像[37]。尽管仍缺乏不同成像间隔时间的对照研究，但 ASCRS 指南建议对那些高危复发风险患者如 N2 切除或Ⅳ期患者每半年行 CT 成像监测。

目前没有任何学会将 PET-CT 扫描或肝 MRI 检查列为常规检测项目。一个随机试验发现相比术后 9 个月和 15 个月后的 CT 检查，增加 PET 检查可获得更早的复发诊断时间（12.1 个月 vs. 15.4 个月，P =0.01）和更高的复发病灶切除率（44 % vs.10%，P ＜0.01）[56]。然而，另一项荟萃分析结果并不支持使用 PET 作为常规的监测手段[57]。回顾性研究还发现针对不明原因的 CEA 水平升高，PET 和 PET-CT 发现转移灶的敏感性超过 90%，但因假阳性存在导致特异性较低（70% ~ 80%）[58-63]。然而，在常规监测过程中，PET 由于其低空间分辨率及在联合 PET-CT 检查中使用非诊断 CT 成像而没有对比度增强，导致其相比于 CT 不能明显改善诊断的敏感性。

胸部成像

对于肺转移的监测手段，既往主要通过胸部平片，目前大多数指南推荐至少每年行一次胸部断层扫描。这种监测方法的转变主要基于研究进展，即肺转移可能是疾病复发的孤立病灶[8, 50, 64-65]，甚至可能代表了远端直肠癌最常见的远处转移部位[66-67]。然而在已发表的随机研究中，仅 FACS 试验[23] 包含了胸部 CT 扫描方案，而且该研究发现 CT 扫描未能比单纯 CEA 水平检测在临床获益上更具优势,（尽管该研究的权重尚不足以支撑该结论）。在对 530

例Ⅱ或Ⅲ期行结直肠癌切除术患者的回顾性研究中，Chau 等 [38] 发现胸部 CT 可发现 35% 的转移瘤，其中 73% 的患者为孤立的可手术切除的肺转移。因此，尽管目前缺乏高质量证据来支持胸部影像学检查在实践中的有效性，但胸部断层扫描影像仍是应该被推荐的监测项目。

结肠镜检查

结直肠癌切除后行结肠镜监测有三个目的：当术前结肠镜检查不完整时，结肠镜检查可进一步排除剩余结肠是否存在病变、吻合口局部是否复发以及是否出现异时性肿瘤。例如，部分患者因肿瘤梗阻导致在切除原发肿瘤前无法进行完整结肠镜检查，而由于同时性肿瘤的发病率超过 30%[37]，因此这类患者在术后 3 ~ 6 个月内建议行完整的结肠镜检查 [68-70]。结直肠癌术后很少发生吻合口复发（约 4%）[29, 65, 71]。另一方面，局部复发是直肠癌行低位前切除术后的常见问题，因此，直肠癌的局部监测将在以下章节详细讨论。

对于原发灶切除前已经通过完整结肠镜评估的患者，术后行结肠镜监测的主要目的是发现异时性肿瘤或在术前评估中被漏诊的息肉。虽然 BSG/ACPGBI 指南建议术后 5 年后行结肠镜检查 [72-73]，但是其他大多数指南则建议术后 1 年行一次完整的结肠镜检查，尽管发现阳性临床价值的概率不高。在一个包含了 17 项研究、纳入了近 8000 例行根治性结直肠癌切除术患者的荟萃分析中，研究人员发现仅 57 例患者在术后 2 年内发生异时性癌（发生率为 0.7%）[70]。该结果与其他研究中的比例一致 [74-76]。近年的一个单中心研究中，Cone 等 [71] 监测到 15% 的患者在术后 1 年的结肠镜检查中发现息肉，但其中只有 3% 息肉直径大于 1 cm。然而，该研究的恶性肿瘤及高危腺瘤检出率已至少与一般风险筛查一样高。考虑到一半以上的异时性癌在切除术后 2 年内被发现 [77-78]，以上数据已能说明大多数指南所推荐的术后 1 年行结肠镜检查的建议是合理的。

王等 [75] 的随机试验中评估了更频繁的结肠镜检查方案，即术后每 3 个月检查一次并持续 1 年，然后每 6 个月检查 1 次并持续 2 年，然后每年检查 1 次至第 5 年。对照组仅在术后第 6、30 和 60 个月行结肠镜检查的方案。该研究中吻合口复发的总发生率为 6.9%、发现异时性癌的概率为 2.8%。在高频监测组中，无症状复发的检出率和以治疗为目的挽救性手术率与对照组相比显著升高，但 5 年生存率差异无统计学意义（77% vs. 72%，P=0.25）同样，在荟萃分析中 Tjandra 和 Chan[26] 发现增加结肠镜检查次数可以增加以治愈为目的的再次手术率，但结肠镜检查的生存获益只在与无任何术后监测方案的对比时才有意义。

初次结肠镜检查 1 年后，有大肠癌病史的患者在他们余下的整个生存期内仍具有较高的发生异时性肿瘤的风险。第二原发结直肠癌的年发病率约为 0.3%，5 ~ 10 年发病率为 1.5% ~ 3.1%[74, 78, 81-82]。结直肠癌患者在原发病灶切除术后有多达一半出现异时性息肉 [83]。因此，相对于一般风险人群或腺瘤病史患者，具有结直肠癌病史的患者即使在术后的第一年仍需进行更频繁的内镜监测。ASCRS 指南 [37] 建议根据第一年的结肠镜检查结果和患者其他特殊危险因素来制订并调整后续的结肠镜检查计划。具有高危腺瘤患者（组织学属高度发育不良、大小超过 1 cm 或腺瘤数目大于 3 个）及确诊或疑似遗传性大肠癌综合征的患者，需每年进行结肠镜检查以加强监测 [5]。另外，预期生存期有限的患者不太可能从早期监测无症状癌中获益，这些患者可选择减少结肠镜检测频率或不行结肠镜监测 [84-86]。

对于其他的腔内监测方法在本章节不作正式解析。气钡对比灌肠检查不是一种结肠镜息肉切除术后的有效监测手段 [87]，这一结论可以类推至癌症切除术后患者。CT 结肠成像技术由于可同时评估管腔内和远处病灶，故而在近年来得到提倡 [88-89]，但其被用作结直肠癌监测时未获得满意评价，且其在结直肠癌诊断的敏感性上尚不能达到取代光学结肠镜的效果 [70, 90]。

Ⅰ期疾病

结直肠癌监测的大部分研究和指南主要涉及Ⅱ - Ⅲ期疾病和Ⅳ期肿瘤行根治性切除术后，而Ⅰ期患者基本被排除在许多随机临床试验之外。因此，针对手术切除后的Ⅰ期患者的监测方案目前仍存在争议（详见表 34-1）。部分指南推荐Ⅰ期患者不必行常规影像学监测。例如，NCCN[48] 和 ASCO[55] 只推荐对吻合口复发或异时性癌行结肠镜监测。而且Ⅰ期结直肠癌患者术后系统复发率低，5 年生存率超过 90%，术后很少发生异时性复发转移[91]。因此，术后监测这些患者的重点在于确定更多偶然发现的病灶而不是可治疗性复发。Chao 和 Gibbs[92] 估计需监测近 200 例Ⅰ期患者才可检测出 1 例可治愈性转移病例，因而提醒此方案可能存在的过度监测问题。

此外，外科治疗临床试验（clinical outcomes of surgical therapy）[93] 的二级分析[8] 比较了腹腔镜与开腹结直肠癌切除术的差异，结果显示早期患者（包括Ⅰ期和Ⅱa）术后 5 年总复发率为 9.5%，中位复发时间为原发灶切除术后 1.8 年。超过三分之一的复发患者行挽救性切除术，挽救性手术率在早期和晚期患者中无显著差异。早期患者复发经挽救性手术后中位生存期为 51 个月。由于早期患者术后复发行挽救性手术和生存期具有等效性，Tsikitis 等[8] 发现早期患者术后复发具有相似的挽救性手术率和更好的生存期。虽然该研究没有区分Ⅰ期（$T_{1\text{-}2}N_0$）和Ⅱa 期患者（T_3N_0），研究者仍推荐对早期患者行主动监测。因此，最新的 ASCRS[37] 实践指南推荐对Ⅰ期患者行主动监测，但仅限于高危患者，包括切缘不足或切缘阳性、淋巴结状态未知（例如局部或内镜切除术）、淋巴结取样不足、淋巴管浸润、组织学低分化和（或）分期为 T_2。

直肠癌局部监测

由于解剖和肿瘤生物学之间的差异[94-96]，直肠癌相对于结肠癌具有更大的局部复发风险[70]，因此建议额外监测。直肠癌局部复发可能发生在肠腔内（通常在吻合口处）或肠腔外，复发多由淋巴结残留、切缘不足或切除术中肿瘤脱落引起。虽然局部晚期直肠癌经放化疗和全直肠系膜切除（total mesorectal excision，TME）的一期治疗后大大减少了局部复发率[97-100]，但仍有 4%～22% 患者局部复发[98-99, 101-103]。直肠癌术前降期治疗也影响了对直肠癌复发风险的评估。ASCRS 实践指南建议，除非术后病理分期超过术前评估，否则应根据治疗前临床分期指导术后监测强度[37]。

早期识别局部复发可为患者行挽救性根治切除术提供机会。因此，直肠癌的结直肠吻合口监测和盆腔影像学检查的要求超过了对结肠癌的监测。体格检查应包括细致的骨盆和腹股沟检查，且应每 6 个月复查一次。对于低位吻合、远端肿瘤行局部切除或非手术治疗的患者，应该行吻合口或肿瘤部位的指检。对于经腹会阴联合切除术（abdominoperineal resection，APR）的患者推荐仔细触诊会阴部，女性病人需触诊阴道后壁。对于结节或随时间变化的区域应特别注意。低位前切除术后局部复发通常发生在会阴或骶前，因此对任何可疑的病变应进行活检[100]。

最新的 ASCRS[37] 实践指南推荐对低位直肠前切除术患者每 6～12 个月行直肠乙状结肠镜检查并持续 3～5 年，对具有较高局部复发风险的患者更需要加强监测。局部复发的高危因素包括男性、远端病变、切缘不足、TME 不完整、淋巴结阳性、治疗反应差、淋巴管浸润和（或）组织分化类型差[98, 103-108]。另一方面，考虑到 TME 联合放化疗的一期治疗具有较低的复发率，有一些指南建议对没有接受指南指导综合治疗的患者可进行额外的肠镜监测[51, 55]。然而，迄今为止尚缺乏高质量试验来评价经低位前切除术后行直肠乙状结肠镜检查在检测复发率、挽救性切除率或生存率的获益。

鉴于直肠乙状结肠镜仅能检查评估肠腔内表面而无法早期发现残余直肠系膜或其他腔外组织的早期病灶，最新的 ASCRS[37] 和 ACS/MSTF[70] 指南还建议对有局部复发高危风险的患者行直肠腔内超声内镜检查（endorectal ultrasonography，ERUS）。目前有 3 个研究已证实约 30% 的经直肠指检、CT 或 CEA 监测未检出的无症状性直肠癌复发灶可被 ERUS 确诊[109-111]。研究发现手术可切除复发病灶在 ERUS 组中更为常见，可见 ERUS 可早期识别复发病灶[111]。此外，ERUS 引导的活检可为腔外异常病灶组织学评估提供最佳机会[112-114]。腔外盆腔疾病也可通过断层 CT 检查进行评估。ASCO[55] 和 CCO[51] 均建议盆腔 CT 作为直肠癌术后局部复发的首选检查手段。骨盆 MRI 也可以高精确诊断盆腔复发[115]，但一项单中心临床研究发现，将 MRI 作为常规监测并没有提高可切除复发病灶的检出率[116]，其成本效益也没有得到评估。

对于行局部切除而非根治性切除的直肠癌，必须特别注意对肠腔内和直肠系膜的监测。相比于 TME，即使 T1 期和无高危风险的局部切除术患者仍有较高的局部复发风险，复发率达 4%～33%[117-119]。在临床分期更晚的肿瘤患者中行局部切除的复发率更高[120]。因此，对于行局部切除的患者推荐至少每半年行一次内镜检查，特别是 ERUS 监测。

经放化疗后获得完全缓解的非手术患者正逐渐被学者们关注[121-122]，这些患者术后也需要制订监测方案。上述患者的非手术治疗方案仅限于临床试验[123]，目前对于此类患者缺乏监测指南的正式建议。然而，迄今非手术治疗的临床试验采用了加强监测方案，包括高频次的体格检查、内镜检查和常伴有盆腔核磁共振的影像学检查[122-125]。

指南依从性

尽管目前已经发布了结直肠癌切除术后的监测建议，但在疾病监测依从性上对于患者和主诊医师而言仍然具有挑战性。研究表明依从指南行疾病监测的患者可获得最佳的复发病灶治愈性再手术治疗可能，并且显著改善总生存期和疾病特异 5 年生存率[126-127]。然而，仍有 25%～42% 的患者监测执行力差，甚至有 11%～21% 的患者完全未行术后监测[126-129]。一项针对加拿大[130]、荷兰[131-132]和挪威[133]的研究发现各地区所提供的监测方案具有实质性差异，并且常规方案通常与公布的指南不一致。另一项针对美国医疗保险受益人的研究发现监测强度有明显的地理学差异，约 60% 的患者未完成完整的推荐方案，而约 23% 的患者完成了比指南建议更强化的监测模式[134]。同样，针对 ASCRS 会员的调查发现结直肠外科医师采用的监测方法不尽相同，仅 30% 医师遵从国家或地区公布的监测指南[135]。

关于癌症监测到底应该由手术医师、肿瘤科医师、消化内科医师还是基层保健医师来管理目前也没有共识。对监测安排和管理的职责定义模糊可能是导致许多患者监测依从性较差的原因[136]。在针对加拿大结直肠癌专家的调查中，Earle 等发现专家们不仅对疾病监测高度认可，而且认为专科医师更能进行有效监测。无独有偶，在德克萨斯的一项研究中，经肿瘤科医师监测的患者更有可能遵守指南的最低监测建议，如门诊随访、CEA 检测和结肠镜检查[128]。两个对比全科医生和外科医师监测效力的随机试验发现，外科医师主导的监测费用更昂贵，频次也更高，但在复发率、复发诊断时间、总生存期或生活质量方面无明显差异[137-138]。接受全科医师监测的患者进行了更多的 FOBT 检测，而经外科医师监测的患者进行了更多的超声检查和结肠镜检查[137]。基层保健医师的随访监测更侧重于预防合并症[139]。

另外，在一个单中心研究中，Standeven 等[140]发现与社区初级保健随访相比，在转诊中心建立一个正式监测制度可改善监测依从性。Strand 等[141]将患者的随访监测管理者随机分为受专科监测训练护士或外科医师，发现二者具有相似的患者满意度和复发检出率。然而，如何将这种致力于结直肠癌临床监测的多学科综合治疗团队更广泛地普及开展仍是个挑战。

生活质量

除了重点关注的癌症特定结局外，密集监测对患者心理健康与生活质量的影响也是个关键问题。虽然可靠的监测可减少一些患者对癌症复发的恐惧，但也有部分人因监测造成额外的担忧，调查结果为假阳性或附带发现。

然而，许多患者认为阴性监测报告给患者带来的安慰和乐观情绪超过了监测本身给患者带来的焦虑和不便[142]。在 Kjeldsen 等[143]发起的一个随机试验中，随机接受高频次监测的患者取得了更大信心，并且减少了对疾病复发的担心，但是高频次监测对生存期的影响不大。同样，Stiggelbout 等[144]采访了超过 212 名行结直肠癌监测的患者，发现患者对于监测普遍持积极态度，而对测试结果并不十分担心。这些患者即使被告知监测可能不会提高复发检出率，但仍有 64% 患者表现出对主动监测的拥护。

成本

虽然影像学监测在最新指南中被广泛推荐，监测成本仍是一个重要的考虑因素。已发表的研究结果显示，在各监测方案之间总成本相差近 28 倍[145]，成本与效益之间也没有明确的相关性。与此同时，从 1999 年至 2006 年，CT 和 MRI 扫描在结直肠癌患者随访中的应用年增长率超过 5%，而 PET 扫描应用的年增长率则超过了三倍[146]。

在一组针对意大利患者的队列研究中，患者接受了包括临床检查、CEA 检测、腹部超声、胸片和结肠镜检查的监测，结果显示每名患者 5 年的平均监测费用为5400美元，但检测到潜在可治愈复发病例患者的费用超过100 000美元[147]。同样，在五项随机试验的荟萃分析中[16-19, 21]，Renehan等[148]估计平均每位患者的监测成本大约为2500英镑，或约为每年3000英镑的生存获益，这一成本在英国国民健康服务可接受的价格范围内。在法国一个类似的研究中，获得最低限度监测策略的成本为3144欧元（每质量调整生命年）[149]。

我们可以从以上这些有限的数据得出推论：大肠癌监测的成本效益位于可接受的干预措施范围。然而，若要进一步考虑增加测试成本、复杂性和频率，其成本效益必须严肃考虑。

结论

目前，根治性结直肠癌切除术后主动监测的获益大小和最佳监测方案仍未确定。鉴于复发诊断的影像技术有了极大改进，处理复发病灶的治疗手段也越来越多，建议可治疗的复发患者行主动监测。虽然监测方案的标准化有巨大价值，但需要根据患者的危险因素制订最佳的监测方案。也许在未来，利用生物标志物[150]或仿真模型[151-152]评估个人风险来选择监测方案是一种可行的选择[153]。未来，GILDA[4, 154]和COLOFOL[30]试验将公布关于癌症相关监测结果，以及健康相关生活质量和密集监测的成本效果比。然而，目前疾病监测的具体方案仍必须基于患者临床病理学的风险因素、对测试强度的偏好以及对积极监测和主动治疗异常病灶的个人意愿。

（参考文献参见 www.pumpress.com/home-specific-edu/5599.html）

第35章

结直肠癌：局部复发的处理

Eric J. Dozois, Dorin T. Colibaseanu 著
李心翔 杨永志 译

要点

- 结直肠癌患者局部复发的最高危因素包括梗阻或穿孔、肿瘤分期晚、组织病理学特征差、术中未严格遵守标准肿瘤学操作原则。
- 切缘阴性（R0）是预测肿瘤局部复发术后生存时间的最重要因子。
- 相比主动脉旁组织、骶骨或骨盆侧壁的复发，涉及吻合口或泌尿生殖系统的复发达到R0切除的概率更大。
- 专业的多学科治疗团队在处理结直肠癌局部复发上更具经验，且对复杂手术的决策能力更强，能大大提高患者的预后。
- 包括化疗和放疗的综合治疗可改善局部复发患者的局控率和5年生存率。

概述

针对结直肠癌的内外科治疗有着悠久的历史，治疗策略在过去100年来也有显著演变[1-6]。我们目前对肿瘤生物学的理解、放化疗作用的认识以及精准外科技术的意义上取得了显著进展。得益于以上进展，原发性结直肠癌患者术后的局部复发率显著降低，同时患者的5年生存率明显提高[1,6-9]。然而，结直肠癌患者术后局部复发仍然是一个广受关注的重大问题[4,10-18]。毕竟，术后局部复发对患者生存期和生活质量都有着巨大影响[19-21]。

在美国，大约每年有90 000名患者被确诊为结肠癌，其中8%~12%接受手术的患者存在局部复发[22-23]。另外，每年被诊断为直肠癌的40 000例患者中5%~30%出现局部复发[24-28]。结直肠癌患者术后局部复发的最高危险因素是临床分期晚、组织学分化差、淋巴管受累、肿瘤梗阻、穿孔或局部晚期肿瘤[29-34]。由非结直肠外科医师或每年行直肠癌手术少于20例的外科医师所操作的手术有较高的局部复发率[30]。最近研究发现环周切缘不足或切缘阳性是预测未来疾病是否复发的一个独立危险因素，这充分说明了精细外科手术的重要性[15,35-36]。因此，针对原发性结直肠癌的手术需要努力降低所有局部复发风险，而经验丰富的团队所进行的手术可帮助患者获得最好的预后[37-38]。

当结直肠癌患者术后出现局部复发，手术可为患者提供治愈的最佳机会[15,24,39]。在过去的20年中，局部复发手术变得更加安全，手术适应证也得到扩大，这对患者生存期的改善具有显著意义[17-18,40]。本章将重点回顾针对局部复发患者的所有治疗措施以及手术疗效。鉴于内科和外科决策制订的复杂性以及局部复发后外科专科技术的挑战性等因素，局部复发治疗应优先考虑在一个专业的、经验丰富的多学科团队中进行。

术前评估与患者选择

大多数行外科手术的结直肠癌患者复发发生在术后3年内[7,16,26,28,43]。但并非所有复发患者都出现诸如疼痛、不适、出血或部分梗阻等临床症状[21]。在部分患者中，癌胚抗原（CEA）表达水平会升高，这一发现有助于对无症状患者是否出现疾病复发进行检查诊断。

疑似局部复发的患者需获得组织病理确认。比

如，腔内复发患者可通过内镜获取组织。对于可疑的影像学发现，获取组织病理信息则具有一定挑战性。大多数复发性结肠癌患者可以通过影像学检查判断是否复发，这类患者应避免行腹腔穿刺检查。相反，疑似盆腔复发的患者则需采取各种方法以获得组织病理学信息。复发患者在未进行组织病理确认的情况下，行盆腔切除术前应慎重考虑。我们的经验中，CT 引导下经皮穿刺活检被证实是判断存在复发与否的有效方法。但是，在某些情况下，仅基于影像学成像技术很难区分可疑病变是肿瘤复发或术后改变。CT 引导下经皮穿刺活检的阳性结果可以确诊复发，但阴性结果不能排除复发。在没有获得病理组织检测结果时，CEA 水平的进行性上升、连续成像下病变范围有显著变化以及病变组织的 PET 浓聚可以预示肿瘤复发。

对复发性结直肠癌患者行根治性切除前，需通过影像学检查来评估局部复发的区域特征并排除远处转移灶 [17-18, 40]。ASCRS 指南建议对复发性直肠癌行胸部、腹部和盆腔 PET-CT 和磁共振成像（MRI）检查。另外，部分研究已证实 18- 氟脱氧葡萄糖 -PET 成像在诊断结直肠癌患者局部及远处复发中具有高灵敏度 [44-46]。在一项包含 58 例晚期或复发性结直肠癌患者的研究中，Ogunbiyi 等发现 PET 成像的敏感性和特异性分别为 91% 和 100%[47]。Chessin 等发现融合 CT 和 PET 成像技术比标准 CT 诊断敏感性（64%）更高，达 98%。其他研究还发现融合成像诊断可使58% 的患者改变治疗策略 [48-49]。此外，PET 在放疗后仍可保持诊断效力。如此，我们认为所有复发患者考虑行手术治疗前均需行 PET 检查。

当发现患者局部复发时，我们首先要获得完整的病史和体格检查。术者应审查所有既往治疗记录（包括外科和放化疗治疗记录）。疼痛症状和神经系统功能障碍可能是晚期盆腔疾病的征兆 [15]。双下肢水肿提示静脉或淋巴管梗阻。任何同期性病灶均应通过完整的结肠镜检查来排除。若直肠完整，可采用直肠指诊评估直肠括约肌、前列腺或阴道后壁与复发性肿瘤的关系，而膀胱镜检查则有助于评估膀胱透壁性侵犯情况。

实验室检查应特别关注患者的贫血及营养状态。比如，通过检测患者白蛋白、前白蛋白和转铁蛋白水平可了解患者的蛋白质储备，必要时可通过加强营养补充来优化免疫系统，以利于伤口愈合。当患者的 CEA 表达水平显著升高时需特别关注患者是否存在隐匿性转移 [50]。

局部复发的手术时间往往较长，可能造成明显失血性贫血、全身性炎症、组织创伤以及身体的过度应激反应，这些情况均可能对患者带来重大手术风险 [51-52]。尽管如此，最近的一系列研究证明这类局部复发的情况下，大手术术后的死亡率非常低 [17-18, 40]。此外，当患者伴发慢性阻塞性肺疾病和心血管疾病时，术者应作细致评估并优化术前准备。ASA 评分为Ⅳ或Ⅴ的患者具有最高的手术风险，一般不是局部复发行手术切除的适应证。

局部复发决定行手术治疗时需让患者充分了解手术风险及手术可能对患者生活质量造成的影响。最终，需提前充分告知患者可能需承担的手术并发症或者残疾风险。比如，当预估到有很高的概率对患者行造口术时，造口师在术前需对患者进行指导 [53-55]。而针对需行多脏器和肌肉骨骼切除的患者，术者在术前需重点告知患者术后恢复情况、疗效的局限性、潜在并发症及死亡率 [14, 27, 42, 56]。

近十年来，局部复发手术的适应证明显增多 [57]。在决定是否对局部复发患者行手术治疗前须考虑手术的最终目的。如果以缓解为目标，手术治疗须具有较高的症状缓解率和低并发症。如果以治愈肿瘤为目的，手术治疗须最大程度实现切缘阴性（R0）。关于结直肠癌患者复发的多项研究表明，肿瘤治疗获益的首要决定因素为是否行 R0 切除。肿瘤多点性固定性侵犯是限制外科医生实现 R0 切除的主要因素，并与患者的不良预后密切相关 [15]。当复发肿瘤发生在中央区并向前方延伸（泌尿生殖器官，妇科器官）时具有最好的 R0 切除机会，同时预后也较好 [15-16, 58]。当肿瘤复发向后延伸至骶骨或骨盆侧壁时往往难以确定是否有达到 R0 切除的可能性。当肿瘤有明显横向侵犯尤其是通过坐骨大切迹时，除非行侧骨盆切除术等扩大切除术，否则这类患者术后几乎均会发生切缘阳性 [41]。

外科手术禁忌证因治疗机构和外科医生而异。局部复发涉及主要血管、高位骶骨或广泛的骨盆侧壁，这在过去常被列入外科手术禁忌 [16, 59-60]。鉴于接受扩大切除术具有增加患者生存期的意义，目前一些医学中心已经放宽了手术禁忌证范围 [17-18, 40, 42, 57]。笔者认为，当无法对肿瘤进行完整清除时，残留病灶将极大限制手术的生存获益，因此这类局部复发患者应被列入手术禁忌证 。

局部复发的分类和可切除性手术的确定

复发性结直肠癌的分类标准不仅可用于描述复发特征模式，也可用于预测 R0 可切除性及肿瘤转归 [61]。

结肠癌患者的局部复发可分为四组，包括吻合口周围型（腔壁疾病）、肠系膜型（区域淋巴结疾病）、腹膜后或盆腔型（种植转移、远处淋巴结转移或残余疾病），以及腹膜型。斯隆 - 凯特琳癌症纪念中心的一项研究中，Bowne 等统计发现局部复发部位发生率最高为吻合口周围型（36%），其次为腹膜型（16%）、肠系膜型（15%）及腹膜后型（12%）[62]。笔者认为其中一些复发病例可直接归因于初次手术中肠系膜切除不足。然而，大多数结节状复发主要发生在未行标准肿瘤切除术的残留淋巴结部位（如髂、主动脉旁）[63]。

盆腔复发可根据达到完整肿瘤所需切除脏器来分类。笔者通常分为四种类型，即需行前路、后路、侧路、或联合切除术的复发（图 35-1）。在前路切除术中，直肠和泌尿生殖系统结构将被切除。后路切除术则包括切除直肠和骶骨的一部分。侧路切除术包括切除直肠和髂血管和（或）腰骶丛成分。“联合切除”或“综合切除”包括前路、后路或侧路结构的任何组合。

对于复发性结肠癌，CT 成像检查是我们判断病灶是否有可切除性的依据。在评估神经肌肉和骨骼受侵犯情况和制订手术计划时，盆腔 MRI 是首选检查方法。我们采用的肌肉骨骼扫描方案有含或不含钆两种成像方法，并且需包括矢状面、轴向和斜冠状面视图（图 35-2）。MRI 由于具有较高的软组织分辨率，可用于区分相邻组织，同时有助于规划切除范围。具体而言，向盆腔前侧壁侵犯的肿瘤，MRI 可判断近端腰骶部神经侵犯范围，以及是否可以获得侧骨盆壁安全的切除范围。CT/MRI 动脉造影或静脉造影可以判断血管侵犯情况，有助于决定多学科医师团队中是否需要血管外科医师协助治疗。

从手术规划的角度看，局部复发的主要挑战是复发边界在影像上不容易区别。复发可能有时呈浸润和薄片状，有时则呈岛屿状散在分布于正常组织内，这使得术前很难确定病灶的“真正边界”。因此，术者必须做好根据术中具体情况改变手术方案（术前根据影像学检查所制订的方案）的准备。术中冰冻切片病理检查可对术中发现的持续微小切缘病变进行定性，确保是否需要进一步手术以完整切除残留病灶。

局部复发处理的另一个挑战是如何将术后和放疗诱导的纤维化改变与真正的复发肿瘤区分开。T2 加权 MRI 在区分纤维化组织和复发肿瘤方面有一定的作用，两者在 MRI 上表现出不同信号强度 [64]。增强 MRI 检测术前手术和放疗后盆腔复发病灶的敏感性为 88%，特异性为 95% [65]。

含术中放疗的综合治疗

结直肠癌局部复发的综合治疗包括术前 / 术后全身化疗、术前外放射治疗（external beamradiotherapy，EBRT）以及术中放疗（intraoperative radiation therapy，IORT）。笔者在复发性结肠癌和几乎所有复发性直肠癌病例中都会选择性地使用上述治疗方法。在局部复发的结肠癌患者中，除非肿瘤紧靠固定在关键组织上如腰脊柱、主动脉、腔静脉等，否则获得广泛手术切除机会与否并不是重要考虑因素。此时应该采用的是包含 IORT 等手段的综合治疗 [63]。自 1981 年来，笔者所在机构将 IORT 整合入以治愈为目的的局部晚期和复发性直肠癌的治疗中。我们的治疗方案包括新辅助化疗、EBRT、IORT 以及术后化疗 [13, 21, 66]。对于既往未接受放疗的患者，我们的方案为 50.4 Gy 的放疗，同时予超过 5 周的以 5-FU 为基础的化疗，术前恢复期 6 ~ 8 周。对于既往接受过放疗的患者，我们予以 20 ~ 30 Gy 放疗及以 5-FU 为基础的化疗，观察期 3 周，在末程放疗后的 7 d 内进行手术治疗。术中给予肿瘤切除部位的辐射量取决于切除时的边缘状态如宽边距（500 ~ 750 cGy）、R1（1000 ~ 1250 cGy）、<2 cm 总残留（1500 cGy）和 >2 cm 总残留（1750 ~ 2000 cGy）[66]。远处复发是局部复发术后的最常见死因，因此全身化疗是我们综合治疗方案中的一部分。在我们中心的一项针对局部复发结直肠癌患者的试验中，纳入的 607 例患者进行了包括 IORT 在内的综合治疗，结果显示 5 年的累积远处复发率为 53%。与 R_1/R_2 切除和术后化疗的患者相比，R_0 切除患者的远处复发率并不常

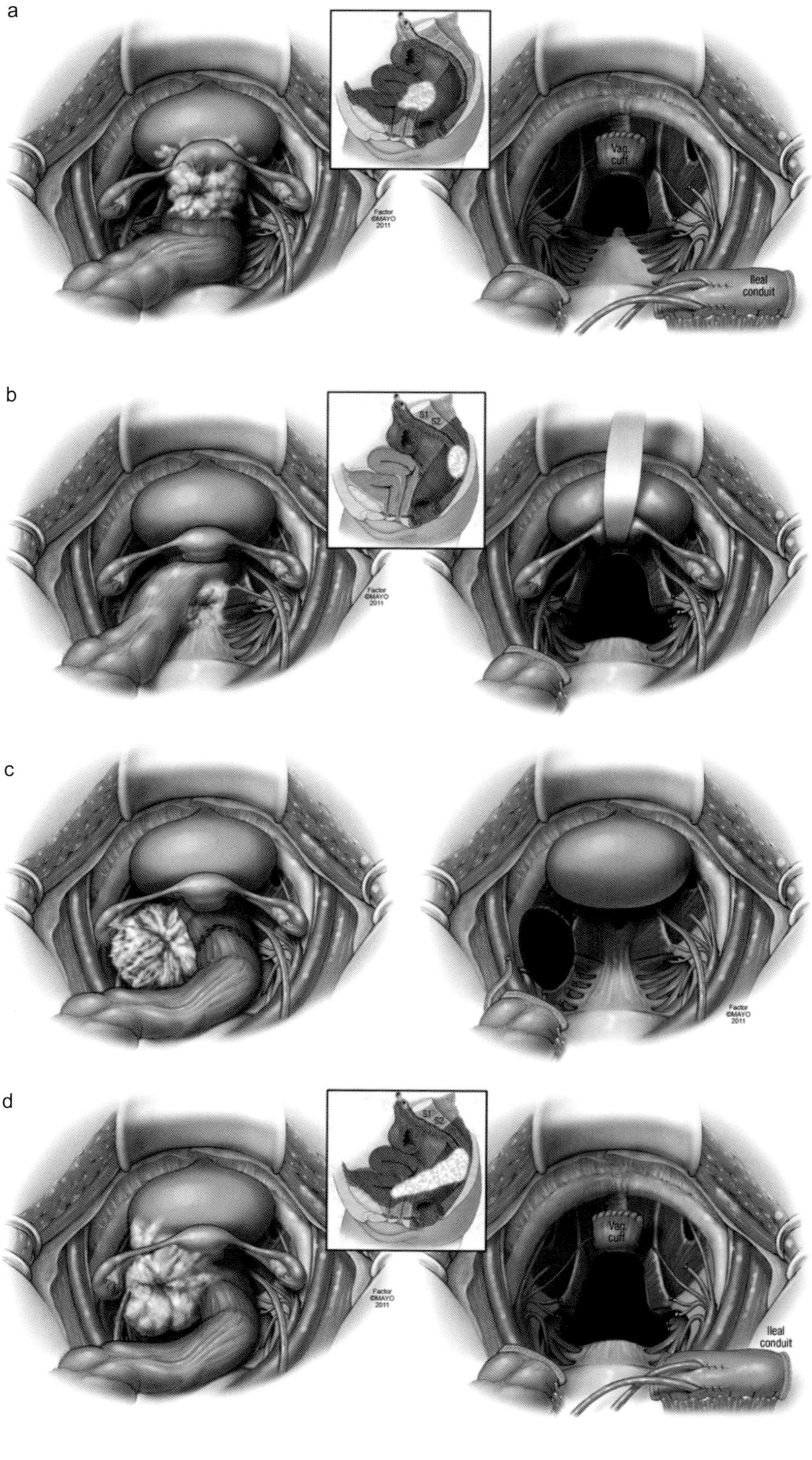

图 35-1 盆腔复发分类。a. 前部：涉及直肠前结构；b. 后部：涉及直肠后结构；c. 侧部：涉及骨盆侧壁和相关结构。d. 前后组合：包括直肠前部和后部结构（经梅奥诊所医学教育与研究基金会许可。版权所有）

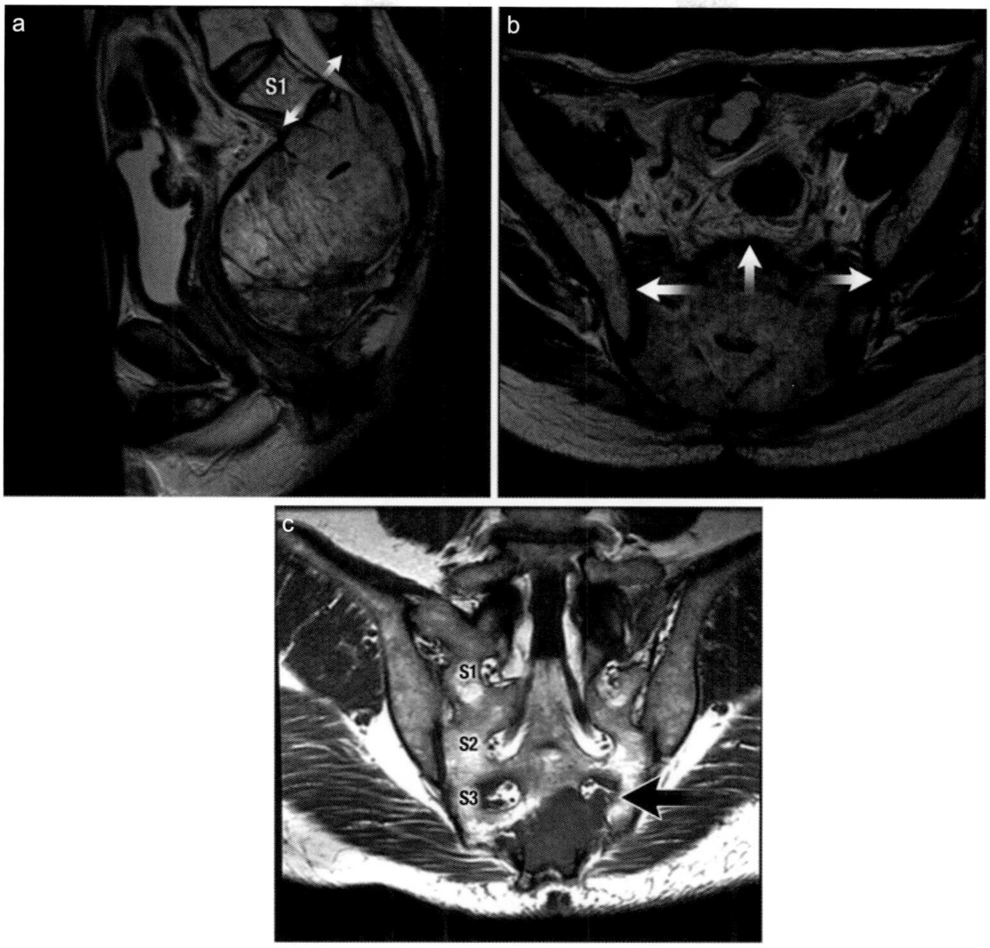

图 35-2　MRI 评估复发性直肠癌手术中神经肌肉系统和骨组织累及情况。a. 矢状剖面显示复发向上延伸到第一个骶骨体（S1），白色箭头示意达到 R0 切除所需上界；b. 冠状剖面示意软组织向前和侧方延伸，与内脏和双侧髂骨牵连（白色箭头）；c. 冠 / 斜位显示左侧神经根受累（黑色箭头）

见 [66]。近 20 年来，化疗方案也具有重大进展，虽然化疗减少了局部手术后远处复发的概率，但综合治疗的最佳方案和疗程长短仍有争议。

虽然目前的随机试验数据不多，但有许多学者认为综合治疗可以明显减少局部复发，提高结直肠癌患者 5 年存活率 [15, 67-68]。有部分医疗中心的统计数据表明使用 IORT 治疗复发性结直肠癌患者具有良好的结果，其中接受 R_0 切除的患者 5 年生存率达 29% ~ 60%（表 35-1），而 R_1 或 R_2 切除患者的五年生存率分别为 16% 和 27%（表 35-2）。在大多数情况下，行 R_2 切除的患者未行 IORT 治疗，因此也未见其长期生存的报道 [66]。

接受含 IORT 的综合治疗的患者必须密切关注其放射毒性。多数情况下可能很难区分并发症是 IORT 还是外科手术造成的。在我们中心已发表的研究中分析了 607 例经 EBRT 和 IORT 治疗的复发性结直肠癌患者，结果显示一些感染性并发症（如伤口相关、肠外瘘）、小肠和输尿管梗阻以及神经病变可归因于辐射 [66]。神经病变的发病率和严重程度与 IORT 剂量相关。超过 12.5 Gy 的剂量可造成神经病变发生率的增加，造成的症状也较严重。约 15% 的患者会有某种程度的神经病变，有 3% 的患者发生 3 级神经病变（定义为严重的虚弱或顽固性疼痛）。

手术切除技巧

一般原则

我们对盆腔局部复发患者行手术治疗时均使用

表 35-1　R_0 切除的患者行术中放疗后的生存率及局部复发情况（经参考文献许可改编 [66]）

研究	患者（例数）	IORT 剂量（Gy）	EBRT 剂量（Gy）	5 年生存率（%）	5 年局部控制率（%）
Vermaas 等 . 2005	17	10	50	45（3 年）	35（3 年）
Alektiar 等 . 2000	53	10 ~ 18	45 ~ 50.4	36	43
Abuchaibe 等 . 1993	8	15	40 ~ 50	29	50
Dresen 等 . 2008	84	10 ~ 15	50.4 或 30.6	59（3 年）	75（3 年）
Lindel 等 . 2001	25	10 ~ 20	50.4	40	56
Eble 等 . 1998	14	12	41.4	71（4 年）	79（4 年）
Wiig 等 . 2002	18	15	45 ~ 47	60	70
Valentini 等 . 1999	11	10 ~ 15	45 ~ 47	41	80
Haddock 等 . 2011	226	12.5	30.0-0.4	46	72

EBRT. 外放射治疗；IORT. 术中放射治疗。除外 Dresen 等（2008）[39] 的研究，EBRT 一般仅用于之前未行放射治疗的患者。
除非时间另有说明，否则表格中显示的一般是五年的研究数据。
既往有放疗史的患者行低剂量治疗。

表 35-2　术后放射治疗对 R_1 和 R_2 切除术患者生存率和局控率的影响（经参考文献许可改编 [66]）

研究	患者（例数）	手术切缘	IORT 剂量（Gy）	5 年生存率（%）	5 年局部控制率（%）
Vermaas 等 . 2005	10	R1-R2	10	21（3 年）	21（3 年）
Alektiar 等 . 2000	21	R1	10 ~ 18	11	26
Abuchaibe 等 . 1993	19	R1-R2	15	7	16
Dresen 等 . 2008	34	R1	12.5	27（3 年）	29（3 年）
	29	R2	15 ~ 17.5	24（3 年）	29（3 年）
Lindel 等 . 2001	9	R1	10 ~ 15	11	33
	15	R2	15 ~ 20	13	12
Eble 等 . 1998	9	R1	10 ~ 20	33（4 年 RFS）	67
	8	R2	10 ~ 20	25（4 年 RFS）	63
Martinez-Mong 等 . 1999	39	R1	10 ~ 15	6	26
	41	R2	15 ~ 20	7	29
Wiig 等 . 2002	29	R1	15	20	50
	12	R2	17.5 ~ 20	0	-
Haddock 等 . 2011	224	R1	15（中位）	27	68
	156	R2	20（中位）	16	68

IORT. 术中放射治疗；RFS. 无病生存率
除非另有说明，否则表格中数据显示五年的研究数据

输尿管支架。采用 Lloyd-Davies 体位有助于会阴部操作。为避免四肢神经损伤，需将折叠的手臂和马蹄形腿架的下肢外侧部进行充分衬垫。采用正中切口行剖腹探查，排除盆腔外疾病，并评估局部复发肿瘤的可切除性。任何疑似转移性病变需取活检并送冰冻切片分析。转移性癌通常失去治愈性切除的可能，因此切除局部复发病灶前必须仔细权衡。所有复发肿瘤的浸润附着部分均应完整切除。一般来讲，腹部和盆腔局部复发切除的手术要点是在可行情况下尽可能在天然胚胎平面内广泛分离周边正常组织或器官并完整切除异常组织和恶性病灶。该方法允许暴露复发部位的邻近结构，如果这些部位未

被侵犯则予以保留。另外，需游离血管蒂和侧支血管，目的是当最后切除复发病灶而发生大出血时可控制近端和远端血管，保证手术安全性。

本机构大多数复发疾病的治疗是在专门的 IORT 操作室内完成的。操作室内装备有直线加速器和移动麻醉设备，便于患者在最佳方案下进行 IORT（图 35-3）。放射剂量和范围则根据肿瘤边缘状态进行选择。本机构采用人工树脂材料（Lucite cones）的限光筒来聚焦由直线加速器产生的放射光束，这便于保护小肠和其他器官，防止放射损伤（图 35-4）。放射肿瘤科医师和外科医师共同为圆锥体选好角度，使放疗方案达到最佳疗效。

复发性结肠癌

如前所述，结肠癌患者术后局部复发部位通常有以下三种：管腔内、局部或腹主动脉旁淋巴管以及术后残腔。管腔内及局部淋巴结复发切除术较为明确，即切除累及的结肠和邻近肠系膜。针对保留了肠系膜的既往手术不完善的患者，笔者的经验是术中应先分离结扎原发肿瘤的血管蒂（本应在前次手术中切除），这便于移除位于系膜中的复发病灶。当主动脉旁或髂动脉旁淋巴结侵犯时，除了需完整切除邻近组织外，还可能需要对大血管进行重建（图 35-5）[69]。

先前切除的残腔发生复发时经常累及结肠相关的局部结构（如肾、输尿管、腰肌、胃、脾、十二指肠和胰腺）。右半结肠癌切除术后局部复发手术最棘手的是胰头十二指肠切除术。若考虑行 Whipple 手术，我们会邀请肝胆外科医师来协助切除和重建。对于拟行 IORT 的患者，我们会在关腹前针对高危肿瘤床行放射治疗。

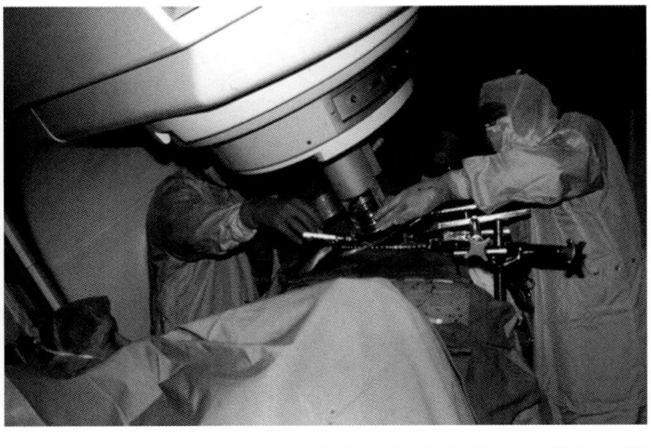

图 35-3 术中放疗（IORT）设备。操作台位于直线加速器之下，由放射肿瘤科医师调整操作台位置并固定限光筒来调节光束

复发性直肠癌

前路延伸型

排除转移性癌后，将左结肠充分游离，在适当平面处切断，保留拟后续行结肠造口术的肠段（适用于肠段连续患者）。骨盆入口清理小肠环，最大限度暴露盆腔。在下腹部沿下段主动脉解剖进入骶前空间，并继续向远端游离到髂血管和输尿管（采用 Vasiloops 协助分离输尿管和血管结构）。盆腔再次手术时，对于密集的纤维化组织和扭曲的解剖结构需仔细操作，以避免意外伤害和大出血等并发症。笔者认为游离左结肠时可能发生的重大出血并发症的最危险部位是左髂总静脉，因此解剖时需小心谨慎。若操作中未仔细辨认导致损伤腰椎后支将导致大失血。

术者术前需根据影像学检查确定前方和侧方切除范围，术中需广泛游离、完整切除所累及的结构和器官。充分暴露骶前空间，沿骶骨前在 Waldeyer 氏筋膜内小心解剖，以避免损伤骶前静脉丛。随后沿着骨盆侧壁向两侧解剖，仔细保护腰骶丛和髂内血管。盆腔切除可深达盆底肌肉组织，可在腹部手术时操作。当经腹手术的操作达到该部位，随后可联合经会阴方法切除肿瘤。会阴部采用荷包缝合肛门，然后取一宽椭圆形切口，切除包括肛门括约肌复合体在内的尽可能多的盆底肌组织。结合腹部操作部分，将两个解剖平面安全地汇合，同时需注意肿瘤边缘。

对于女性患者，前路延伸累及型可能需要切除阴道后壁，此时的手术操作将同时接近阴道和腹部。对于男性患者，肿块的前方由于侵入膀胱三角区和前列腺而通常需行膀胱前列腺切除术，在某些罕见情况下行部分膀胱切除术即可。若必须保留输尿管，可游离输尿管至尽可能接近膀胱的部位，便于提供足够长度将输尿管接续于膀胱。游离膀胱时可在 Retzius 间隙内充分游离膀胱前壁，沿骨盆侧壁切断来自髂内血管的膀胱血供（上级和下级血管）。切除膀胱双侧血管后打开膀胱腹膜和双侧盆内筋膜，结扎背侧血管，将尿道口移至切口处并离断。

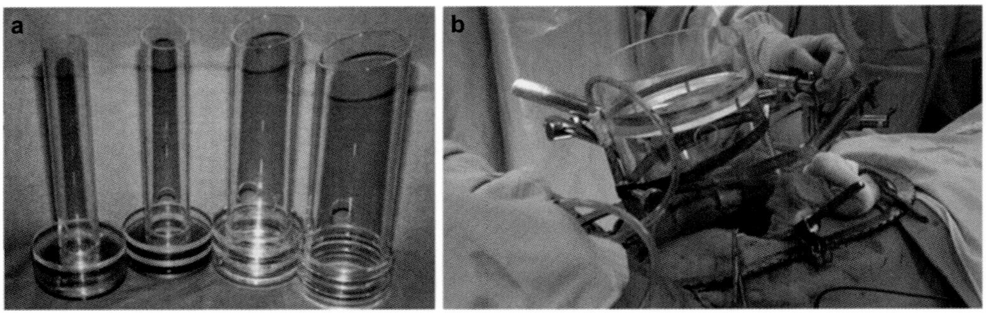

图 35-4 a. 各种不同尺寸的限光筒，用于指示 IORT 放射野；b. 限光筒的原位置入

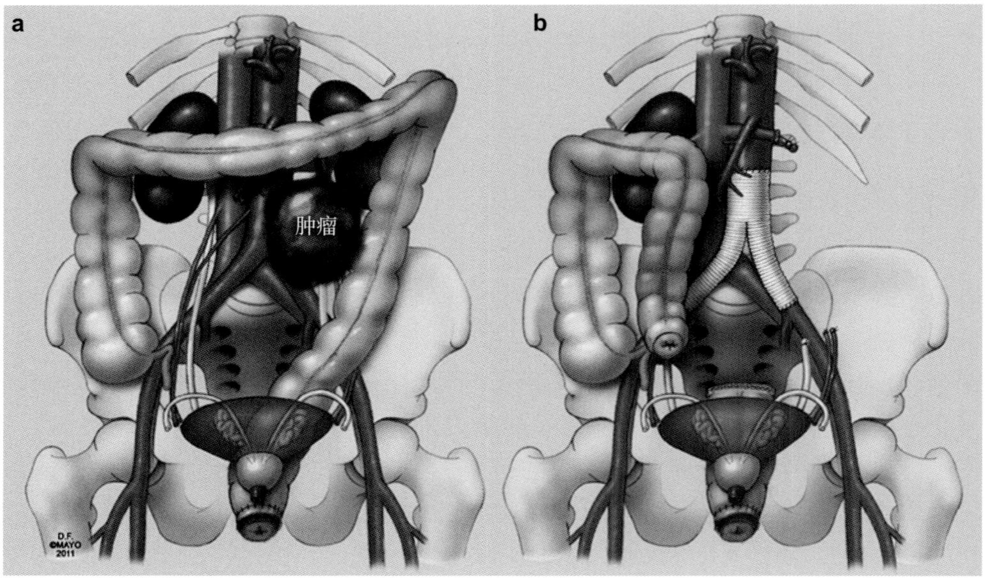

图 35-5 a. 局部复发累及主动脉分叉、结肠、肾和输尿管示意图；b. 肿块完整切除联合主动脉髂动脉重建

切除肿瘤后，外科医师需对样本的解剖方向进行定位，随后送冰冻切片，由病理医师评估切缘。若无法确定切缘阴性，需进一步扩大范围直至达到 R_0 切除。此时应对高危残腔给予 IORT。最后行结肠造口术和重建输尿管导管，术毕。女性患者的后阴道壁行大部分切除时可用垂直腹直肌皮瓣（vertical rectus abdominis flap，VRAM）行阴道重建。

含骶骨切除的复发切除术

第一阶段：前侧入路

前侧入路初始阶段的操作技巧如上所述。当解剖至深部骨盆时，需划定前方、外侧方和上方（沿脊柱）切除范围，广泛游离其中所累及的神经肌肉结构和器官，随后行完整切除。通过冰冻切片活检最终确定切缘为阴性。

血管的操作除了要暴露髂动脉和静脉外，还需要游离腹主动脉和下腔静脉。此时需对血管结构是否与肿瘤一起完整切除进行决策。如果切除后不需要行髂动脉主动脉重建，环周游离髂总动脉和髂外动脉有利于对静脉的暴露。髂内动脉分支优先结扎分离，随后结扎分离远端臀上动脉分支，以保留臀肌和会阴部软组织的血供。游离和控制髂内静脉主干，再结扎多个髂内静脉分支。在髂内静脉主干结扎前应先结扎其分支，以避免分支静脉扩张，导致麻烦性出血（图 35-6）。分离并结扎引流到左髂总静脉后侧与下腔静脉汇合处的骶正中静脉。对于短而粗的髂内静脉分支采用缝扎的方法。血管解剖可沿骶骨两侧至骨盆底。一般来说，第三骶骨体上方的任何骶骨切除手术都需要切除髂内血管。对于切除部位在第三骶体或其下方的手术，我们通常保留髂内血管。

一旦确定了近端腰骶部横断水平，单皮质前截骨术可在骨切除水平进行（图 35-7）。在关腹前可将一个厚硅橡胶网安置在骶骨前方及输尿管、主动脉、髂血管的软组织后方，防止在第二阶段患者处于俯卧位（行截骨过程中易造成损伤）。钛螺钉置于截骨部位水平以便于术中透视行后路截骨术（图 35-8）。

在前路手术阶段，若俯卧体位导致限光筒方向不易照射高危肿瘤床时，IORT 也可在肿瘤切除前进行。结肠造口和回肠 / 结肠尿管重塑可根据病情决定是否采用，VRAM 皮瓣则用于后续的会阴重建。

第二阶段：后侧入路

该阶段手术通常在第一阶段手术完成 2 d 后进行。患者取俯卧位，沿骶骨中部取后正中切口，分离附着在骶骨的臀大肌。分离骶棘韧带和骶结节韧带。进入盆腔后方。分离梨状肌并注意保护坐骨神经和阴部神经。然后行椎板切除、硬膜囊结扎和骶后路截骨术（图 35-9）。最后的截骨术可根据术前 MRI 扫描和术中透视前置钛螺钉来确定。术后，外科医师与病理科医师共同定位标本切缘，评估手术切除的完整性。若术中冰冻切片结果为 R1 或 R2 边缘，可在保证安全的条件下行更广泛的切除术。若在第一阶段未行 IORT，此时可在软组织伤口重建之前进行放疗，剂量大小和上述讨论相同，即基于肿瘤边缘状态决定。

第三阶段：脊柱重建部分

腰骶部离断后，脊柱骨盆的稳定性受损，此时需为患者重建骨盆的稳定性。对于切除了 S1 神经孔以上但在腰骶交界以下部位的病例，临床实践和生物力学研究表明在原位稳定脊柱骨盆是有利的，这可以避免残留骶骨结构的坍塌[70]。此时可通过置入物行后路脊柱骨盆融合术，稳定下腰椎脊柱至剩余骨盆结构。

对于切除部位累及腰骶连接处或更高位置的病例，患者脊柱骨盆的连续性被破坏，需通过双腓骨移植联合置入物固定将下腰椎和剩余骨盆进行连接重建（图 35-10）[71]。腓骨异体移植或自体移植的选择可因人而异。

若局部病灶累及股神经、腰骶丛、坐骨神经、髋关节、股骨或坐骨神经，则需考虑行半骨盆切除，导致患者一侧下肢失去功能。此外，该术式还导致患者形成一巨大的软组织缺损，需通过带蒂四头肌皮瓣移植闭合缺损。在这种情况下，可将截肢肢体的腓骨保留在股四头肌皮瓣末端进行重建，用于恢复脊柱骨盆连续性。

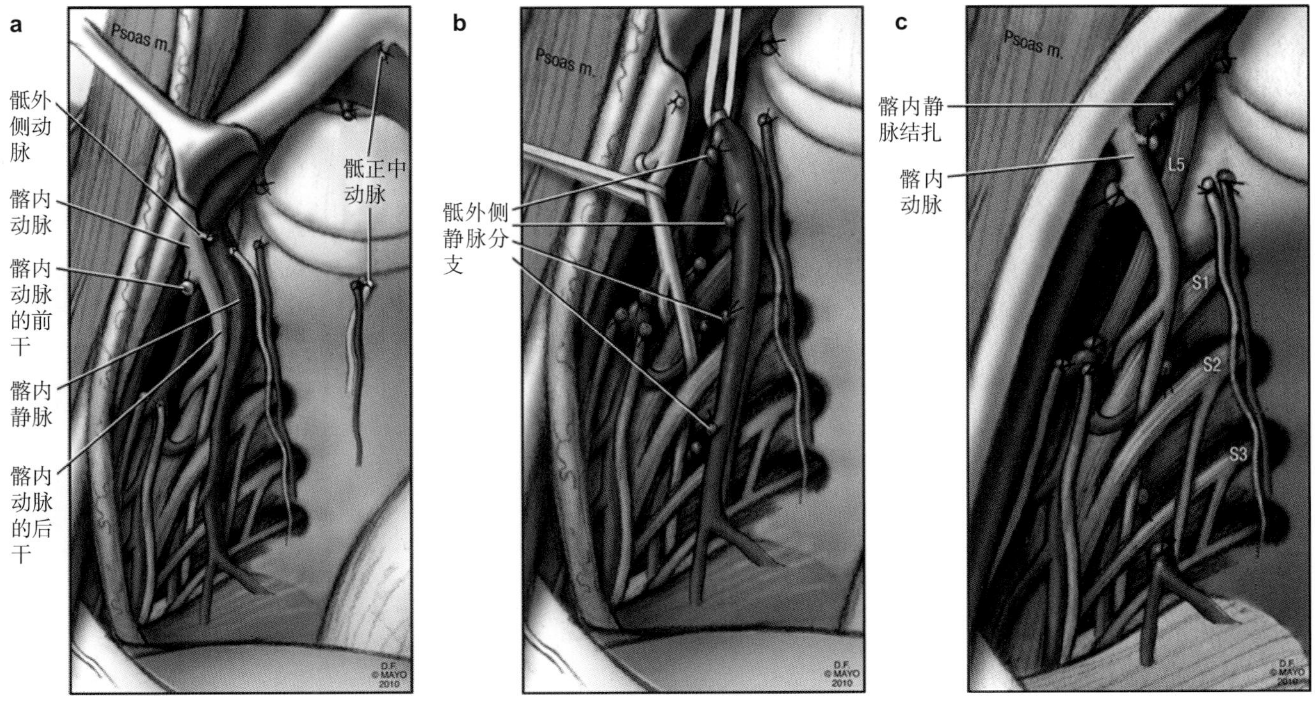

图 35-6　a. 骨盆血管解剖。髂内动脉前部、骶外侧动静脉、骶动静脉结扎；b. 骶外侧静脉分支结扎；c. 髂内静脉结扎

图 35-7 单皮质前横向截骨术

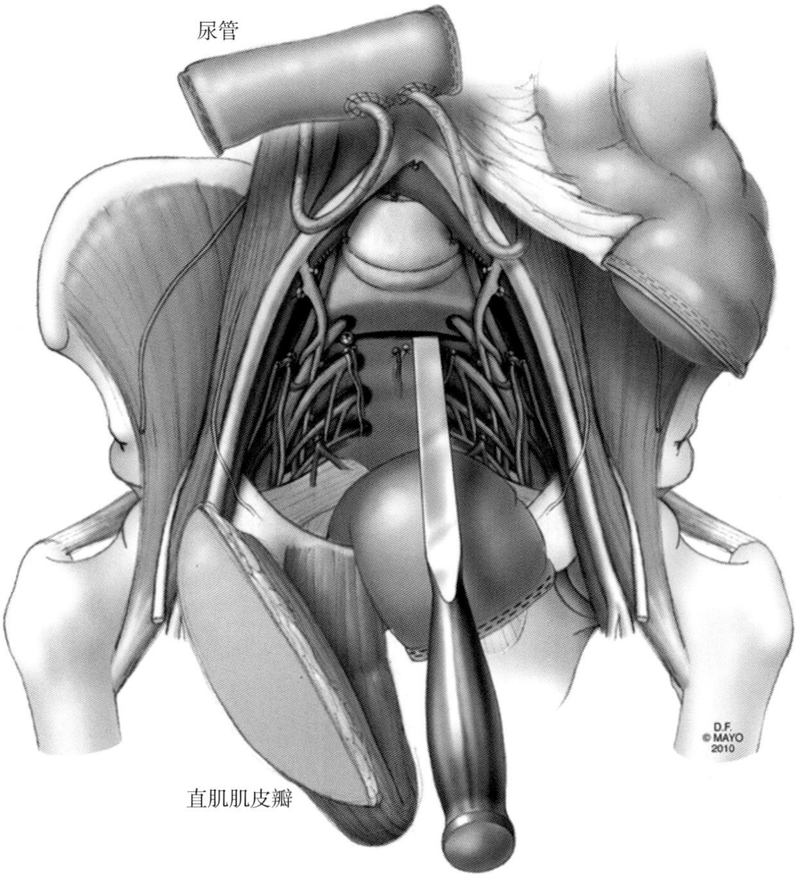

图 35-8 放置硅橡胶网预防截骨术中盆腔血管的损伤。钛螺丝标记前路截骨术截骨水平以协助透视下明确后路截骨水平

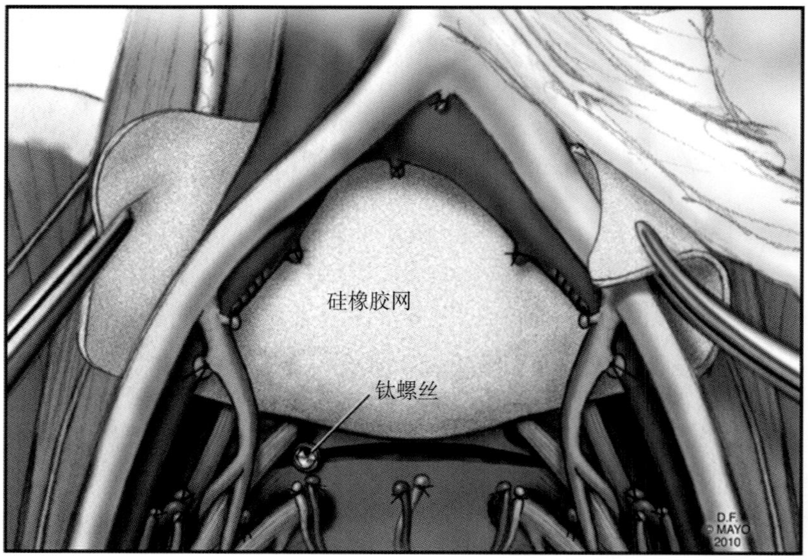

软组织重建

复杂盆腔肿瘤行腹会阴联合切除术后，会阴伤口不愈合的发生率为 7%～66%[72]。笔者和其他学者已经发现 VRAM 皮瓣的使用有助于减少会阴伤口的并发症 [72-73]。VRAM 提供了一个血管功能良好的大组织，不仅可填补无效腔，而且可用来重建会阴皮肤缺损。该技术也应用于其他学科，但从本质上说，VRAM 需完整游离覆盖有脂肪和皮肤的肌皮瓣 [74]。VRAM 皮瓣的血供尤其是深层的腹壁下动静脉是至关重要的。一经游离，VRAM 皮瓣可经腹旋转至会阴，维持会阴部覆盖的皮肤和脂肪的完整性，这有助于填补术后留下的巨大缺损。当腹直肌不可用而大网膜较多时，带蒂的网膜瓣将是良好的第二选择。它可以提供血管组织来填补盆腔的无效腔，并已被证明可以降低术后盆腔脓毒症风险 [75]。此外，还可以在骨盆创面覆盖一层大网膜，防止小肠陷入骨盆深处造成术后肠梗阻。

基于臀上和臀下血管的股剔骨皮瓣可应用于下肢截肢术后。在同侧骨盆切除后，这种皮瓣可利用臀肌覆盖巨大缺损。长的前半骨盆切除皮瓣基于股浅动脉供应的血管肌肉分布。这种皮瓣包含体积较大的股四头肌，类似于后半骨盆切除术后皮瓣，可用于填充巨大的盆腔和软组织缺损。

术后转归

复发性结肠癌

目前，关于局部晚期复发性结肠癌患者术后转归的报道不多。虽然少数中心发表了各自的处理经验，但是由于病例数量较少且患者群体存在异质性，对复发性结肠癌的处理意见仍然不统一。梅奥诊所的一个研究报道了 73 个复发性结肠癌病例，这些患者接受了包括 IORT 在内的综合治疗方法 [63]。该队列研究中实现 R_0 切除的患者占 52%，其 5 年生存率为 37%。利兹的 Harji 等 [76] 报告了 42 例复发性结肠癌，其中 64% 的病例实现了 R_0 切除，而 R_0 与 R_1 切除患者之间的生存率无显著差异（29 个月比 26 个月）。患者生存期取决于复发部位，术后

图 35-9　a. 后路横断截骨术（粗点黑线）。离断骶棘和骶结节韧带，臀大肌横向侧拉暴露闭孔血管和坐骨神经；b. 椎板切除，显露硬膜囊；c. 硬脑膜和骶管结扎术

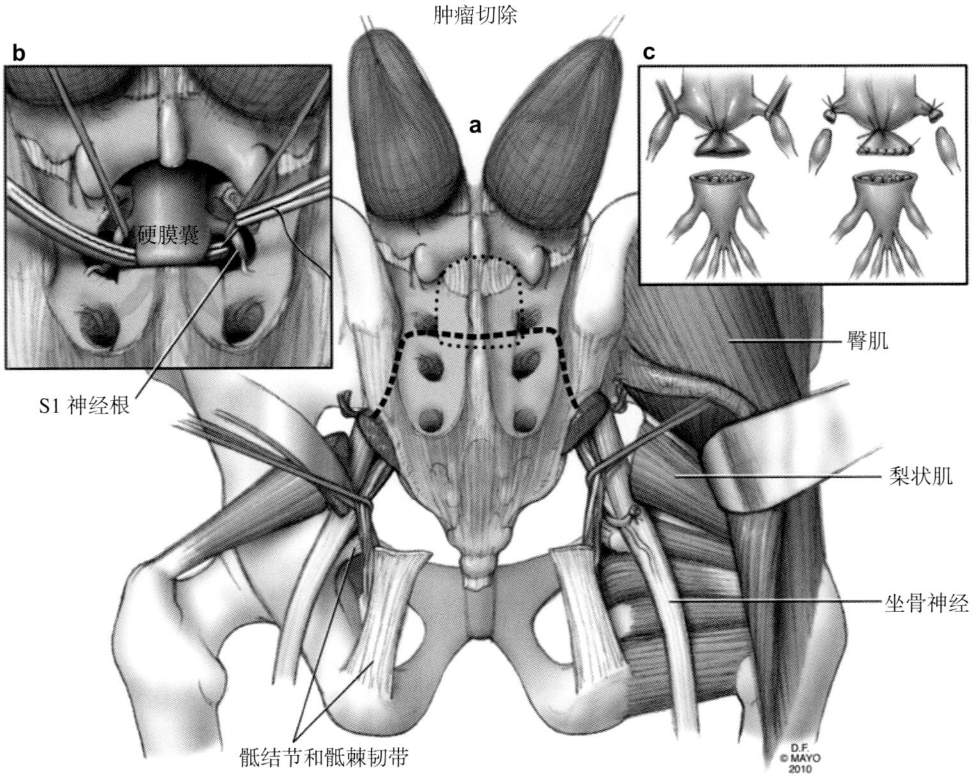

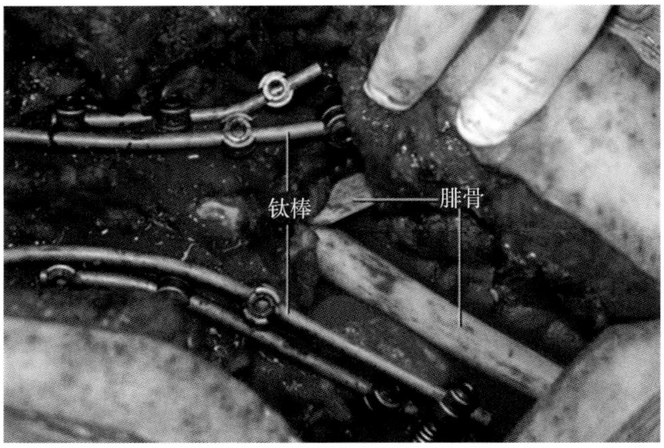

图 35-10 术中图像：骶骨切除术后行腓骨移植及置入性脊柱骨盆重建

吻合口复发的中位生存期为 33 个月，骨盆复发为 26 个月，腹部复发为 19 个月。目前已报道的复发性结肠癌病例最多的研究是来自纪念斯隆凯特林癌症中心的 Bowne 等，他们报道了 100 例局部复发性结肠癌患者行根治为目的的手术治疗 [62]，其中 14 例患者在术中发现复发灶无法切除，65% 病例行 R_0 切除，研究中大部分患者行联合脏器切除术，整体 5 年生存率为 35%，但行 R_0 切除的患者预后较好，达 58%。

综合上述报道，手术治疗是安全可行的，但在大部分患者，为了达到切缘阴性需行联合脏器切除。切缘状态和复发位置是预测复发性结肠癌患者预后的最重要因素。

复发性直肠癌

过去发表的关于直肠癌局部复发手术疗效的研究普遍存在病例数少和异质性大的问题。而截至 2015 年，我们已经有充分数据表明 70% ~ 93% 的复发性直肠癌患者可以行 R_0 切除 [17-18, 42]，整体 5 年生存率可高达 40%。此外，研究还发现对于 R_1 或 R_2 切除的患者，IORT 是综合疗法的组成部分且有助于患者的生存获益 [40]。积极的外科手术治疗，例如更多的侧骨盆切除（骨盆侧壁肿瘤）和更高的骶骨切除（高于第三骶体），也越来越多地被经验丰富的医疗中心所报道，并被证实可取得良好疗效 [17-18, 56-57]。

梅奥诊所的 Hahnloser 等报道了 394 例局部复发癌患者接受根治性切除术后的疗效 [15]，其中手术死亡率为 0.3%（1 例大出血无法控制），并发症发生率 26%（最常见的是盆腔脓毒症）。此队列的切缘状态分别为 R_0（45%）、R_1（19%）和 R_2（46%）。生存期受切缘状态影响，其中 R_0 为 37%，R_1/R_2 为 16%。本研究还发现，有症状性疼痛、固定点复发大于 1 处和切缘阳性的患者疗效不佳。患者的流行病学、初次直肠癌相关因素以及扩大或局限性切除术式并不影响整体肿瘤结局。在利兹综合医院的一项研究中，Boyle 等回顾了 64 例局部复发性直肠癌患者，其中 57 例进行了根治为目的的切除术 [39]。行盆腔廓清术或骶骨切除术的患者比例达 32%，其中 R_0 切除率为 37%，围术期死亡率为 1.6%，并发症发生率为 40%，整体中位生存期为 34 个月。与 R_1 或 R_2 切除患者（R_2 中位生存期为 8 个月）相比，R_0 切除的患者生存期更长。丹麦的尼尔森等近期发布了一项手术治疗局部复发直肠癌的早期和晚期结果 [77]。该研究中 115 例患者进行了根治性切除术，其中 30 天死亡率为 0.8%，61% 的患者实现了 R_0 切除。R_0 切除患者的 3 年和 5 年生存率分别为 55% 和 42%。行 R_2 切除术的患者生存期均低于 3 年。

早期直肠癌局部切除术在过去 10 年中得到了广泛认可 [78]。局部切除术后发生局部复发的风险仍然较高，尤其是高危 T_1 期和 T_2 期患者。当局部切除术后发生局部复发时，外科挽救性手术是唯一有可能实现生存获益的治疗。在最近的一项研究报告中，Bikhchandani 等发现早期直肠癌局部切除术后局部复发患者有 93% 可实现 R_0 切除，5 年生存率和 DFS 分别是 50% 和 47%[79]。挽救性手术后的远处转移是该队列患者最常见的死因。MD 安德森癌症中心的 You 等报道了 40 例直肠癌局部切除术后复发接受挽救性手术的患者 [80]。这些患者接受综合治疗，R_0 切除率达到 80%，其中 33% 的患者需行联合脏器切除，围术期并发症发生率为 50%，5 年总体生存率和 3 年无复发生存率分别为 63% 和 43%。原局部切除后的病理分期、局部切除前接受新辅助放化疗、挽救性手术的病理分期和挽救性手术行 R_0 切除等因素可显著影响患者的无复发生存率。

对于复发性直肠癌患者，R_0 切除术的重要性不能被过分夸大。Bhangu 等 [81] 最新发表的一项荟萃分析评估了复发性直肠癌行手术治疗的切缘状态和生存关系，共回顾了 22 项研究的 1460 例患者，其中 57% 的患者行 R_0 切除，25% 的患者行 R_1 切除，

11% 的患者行 R_2 切除。R_0 切除的中位生存期为 28 ~ 92 个月，R_1 切除为 12 ~ 50 个月、R_2 切除为 6 ~ 17 个月。行 R_0 切除术患者的平均生存期分别较 R_1 及 R_2 切除增加了 28 个月和 53 个月。

再复发性肿瘤的外科治疗

笔者的观点是，遵循明确原发性复发可切除这一原则，结直肠癌二次复发不是根治性切除的禁忌证。Colibaseanu 等的一项研究报道了 47 例结直肠癌局部二次复发行手术治疗的患者 [40]，其中 60% 患者达到了 R0 切除，且 30 d 内无死亡病例，2 年和 5 年总生存率分别为 83% 和 33%。在另一项研究中，Harji 等报道了 30 例直肠癌局部二次复发行手术治疗的患者 [82]，其中 R0 切除率达到 30%，1 年和 3 年生存率分别为 77% 和 27%。从这两项研究我们可以得出推论，即可能行 R_0 切除的患者中，结直肠癌二次复发行再次手术切除的临床获益与首次复发接受手术治疗的患者基本一致。

累及主髂动脉的切除术

在复杂性结直肠肿瘤切除术中，主髂动脉切除重建的安全性和可行性已被充分认可 [83]。目前已有部分小样本研究报道了关于局部复发性结直肠癌侵及主髂动脉后行手术切除患者的具体评估结果。Abdelsattar 等的研究报道了 12 例行主要血管（包括髂内外动静脉甚至主动脉）切除术的结直肠癌局部复发患者 [69]。其中 7 例患者行 R_0 切除，5 例患者行 R_1 切除，随访中未发现移植并发症，30 d 内无死亡病例，4 年总生存率和 DFS 分别为 5% 和 45%。在另一项研究中，Austin 等报道了 36 例盆腔恶性肿瘤（69% 为直肠癌）行盆腔廓清术（包括完整血管切除）的患者 [84]，其中 60% 局部晚期的原发性和复发性直肠癌病例接受了 R_0 切除。该队列中 46% 的患者实现无病生存，平均无病生存期为 30 个月。从以上两项研究我们可以得出推论，即复发性肿瘤累及主髂动脉的复杂性手术可在专业的多学科团队合作下安全进行，这类患者的总生存期和 DFS 不亚于局部晚期无血管侵犯的肿瘤患者。

骶骨骨盆肿瘤切除术

由于骨盆的复杂解剖关系，一些局部复发常涉及多个固定点，因此为达到切缘阴性，常需行联合脏器和神经肌肉骨骼切除。侧骨盆或高位腰骶骨的复发对于术者的手术技术是极大挑战。过去，这类患者的手术安全性和肿瘤获益情况报道寥寥。曾经被认为是复发性结直肠癌最常见手术禁忌证的高位骶骨和其他复杂骶骨骨盆切除术，目前在世界各地的医疗中心中正逐步开展 [57]。最新研究表明，针对这些复杂性肿瘤患者进行手术是安全的，并且有望改善肿瘤预后。

Dozois 等 [41] 的一个小样本研究报道了 9 例行骶骨切除的患者，这些患者手术平面在第二骶体或更高水平（高达第 5 腰椎平面），R_0 切除率为 100%，30 d 死亡率为 0，中位生存时间为 31 个月。三名患者获得长期生存，生存期分别为 40、76 和 10 个月。在该机构的另一项研究中，Colibaseanu 等 [17] 回顾分析了 30 例行根治性扩大骶盆切除术患者，其中行半骨盆切除术的患者有 4 例，切除平面超过第三骶体的病例超过 50%，30 d 死亡率为 0，R_0 切除率为 93%，2 年和 5 年生存率分别为 79% 和 43%。高位（高于第 3 骶骨体）和低位骶骨切除术患者的总体生存率无明显差异。

澳大利亚悉尼皇家艾尔弗雷德王子医院的一项研究中，Milnel 等 [18] 报道了 100 例晚期盆腔恶性肿瘤行骶盆切除治疗的患者，其中原发性直肠癌 18 例，复发性直肠癌 61 例。在所有入组患者中，R_0 切除率达 72%，术后 30 d 死亡率为 0，总生存率和 DFS 分别为 38% 和 30%。来自利兹总医院的 Sagar 等 [56] 分析了 40 位接受复合骶盆切除术的患者，其中 R_0 切除率达 50%，平均无病生存期为 55.6 个月，而行 R_2 切除的患者为 32 个月。

术后并发症和生活质量

尽管局部复发的解剖结构复杂性增加了手术创伤及手术难度，但最近的几个研究证明这些病例可行手术治疗，手术死亡率为 0 ~ 3% [17-18, 40, 42]。30 d 内的死亡病例通常是由无法控制的脓毒症引起，这与 20 年前的高手术死亡率（8.5%）相比有了明显改善 [14]。显著降低手术死亡率的主要因素包括以下几点，即优质病例的选择、手术技术的提高、麻醉技术的改善，以及术后 ICU 的良好监护。

手术治疗局部复发肿瘤的早期和晚期并发症仍是目前临床面临的重大挑战。许多研究发现，腹腔 / 盆腔脓毒症与创口相关并发症仍是患者的重要死因[17-18, 56, 60, 67, 85]。其他常见并发症主要有术后需行输血治疗的大出血、排尿功能障碍、慢性肠梗阻、延迟性小肠穿孔和晚期瘘管形成。一般来说，扩大切除术（如骶骨切除术和脏器切除术）的并发症发生率高[15, 17]。泌尿系统的早期（输尿管梗阻和漏）和晚期（输尿管狭窄）并发症也很常见。Rahbari 等[86]研究报道了 92 例复发性直肠癌接受根治手术治疗的患者，分析其术后并发症的相关危险因素，并采用单因素和多因素分析以明确局部复发术后并发症的预测因子。单因素分析发现，部分骶骨切除（$P = 0.0001$）、术中出血（$P = 0.005$）、输血量（$P = 0.02$）和手术时间（$P = 0.006$）均与并发症显著相关。Logistic 多因素回归分析了 ASA 评分、BMI、骶骨部分切除术（是或否）、出血量、手术时间、术中放疗（是或否）等因素，发现骶骨部分切除术是唯一的独立预测因子。该研究的作者认为，术前精心规划、术中减少出血、缩短手术时间以及慎重使用软组织皮瓣可以显著降低术后并发症的发生率。

目前关于外科手术对结直肠癌复发患者生活质量干预的信息不多。虽然肿瘤的预后是患者和医师决定是否积极手术的重要参考指标，但是手术对生活质量的影响也必须在术前与患者充分沟通。现代社会随着外科技术的进步和专业知识的积累，外科医师开展的手术越来越复杂，这些手术是否影响患者的生活质量将是患者和外科医师共同关注的话题。

澳大利亚悉尼皇家艾尔弗雷德王子医院的 Austin 等[87]的一项研究采用 36-2 版简表（SF-36v2）和结直肠癌治疗功能评分（FACT-C）对 75 例晚期直肠癌患者行盆腔脏器切除术后生活质量进行评价。研究发现这类患者的 FACT-C 评分与低位前切除术或经腹会阴切除术患者一样好。虽然 SF-36v2 中行联合脏器切除的病例数低于一般的澳大利亚人口，但是这类患者的心理健康量表评分与普通人群一样高。Harji 等[88]系统回顾了 14 项研究的 501 个直肠癌局部复发病例。这项研究首次发表了直肠癌局部复发患者的健康相关生活质量（health-related quality of life，HRQOL）并确定了数个一致性主题。目前关于 HRQOL 变量质量的研究较少。此外，治疗手段和患者群体的异质性加大了对比性研究的难度。该研究作者认为，对于局部复发性直肠癌患者的手术治疗，目前缺乏一种疾病特异性的、经验证的可靠监测指标。这一工具若得到成功开发，可用于前瞻性测量 HRQoL，获取数据，帮助医师和患者对治疗方案作出决策。

姑息性疗法

部分无症状复发的患者由于存在远处转移或者局部因素等导致无手术切除的机会[89]。对于部分有症状患者，通过 EBRT 可解除梗阻、减少出血和减轻疼痛[90]。内镜支架置入术特别适用于肿瘤引起的梗阻，也适用于部分不能手术的肠瘘[91-92]。不适合行支架置入的患者可通过肠造口术缓解症状。

化疗可延长原发性转移性结直肠癌患者的生存期并减轻症状，这同样适用于不可切除的复发性结直肠癌患者。FOLFOX 和 FOLFIRI 是不可切除转移性结直肠癌患者最常用的化疗方案。上述两种化疗方案都能延长患者生存期，但三个已发表的高质量临床试验均未能辨别出哪一种方案更优[93-95]。靶向药物如贝伐单抗、西妥昔单抗和帕尼单抗等的单药治疗或多药治疗目前正处于临床试验阶段[96-98]。

姑息治疗团队可与患者共同探讨治疗目标，协助制订临终决策，这将极大地促进患者的临床获益。此外，疼痛科专家需制订最佳的疼痛处理方案，协助患者减轻痛苦，这也是患者的姑息治疗目标。

（参考文献参见 www.pumpress.com/home-specific-edu/5599.html）

第 36 章

Ⅳ期结直肠癌的诊治

Glenn T. Ault, Kyle G. Cologne 著
李心翔 李清国 译

要点

- 多学科评估对于转移性结直肠癌的治疗有着非常重要的价值。
- 对于具有手术根治可能性的患者或者可疑有转移的患者，手术前应进行正电子发射断层扫描（positron emission tomography，PET）以评估转移病灶，PET 并不推荐为转移性疾病的常规检查。
- 对于无法治愈的转移性疾病患者或者无症状原发肿瘤病人，可以首先进行化学治疗。
- 对于肝的转移性结直肠癌病灶，同时切除、优先切除肝或者优先切除大肠原发灶都是可接受的外科处理手段。
- 治疗结直肠癌肝转移可选择切除或者射频消融，也可联合射频消融和切除以减少肝实质的损失，保留更多肝功能。
- 虽然目前没有证据证明腹腔热灌注化疗（cytoreduction and hyperthermic intraperitoneal chemotherapy，HIPEC）优于传统的全身化疗，但是在具有专业资质的中心，可以选择合适的患者进行该治疗。
- 转移到肝、肺、卵巢、腹膜等其他器官较为罕见，通常是伴随广泛的远处转移。因此，对于这部分患者进行手术切除几乎不能改善总生存期。手术切除需要经过多学科评估，挑选合适的患者。
- 对于患有转移性疾病的高龄患者，治疗需要综合考虑体能状态、脏器衰弱程度以及各种治疗方式对患者生活质量的影响。

前言

尽管结直肠癌筛查已推广，但仍有约 20% 的结直肠癌病人初诊时即出现远处转移[1]。计算机断层扫描（computed tomography，CT）和磁共振成像（magnetic resonance imaging，MRI）通常能在初次对疾病进行分期时即发现转移灶。一旦被诊断为Ⅳ期疾病，就需要多学科团队为病人制订合适的根治性或姑息性治疗方案。不幸的是，对于这些患者的疾病部位、疾病和症状的程度、病人体能状态和合并症，临床医生的判断往往有非常大的异质性。Ⅳ期病人可以表现为无症状且仅有一个转移灶，也可以表现为快速恶化伴肠梗阻和多器官转移。尽管对于孤立的肝病灶目前已有治疗准则，但是对于其他情况，尤其是多器官转移的，其治疗准则仍然有待明确。此章节为结直肠癌外科医生处理转移性肠癌患者提供了参考。

尽管对于进展期结直肠癌的治疗已有相当大的进展，但根据目前的治疗手段，极大部分的Ⅳ期患者仍然是不可治愈的。一项根据 SEER 数据库的研究显示，1991 — 2000 年诊断的Ⅳ期肠癌病人 5 年生存率仅为 8%[2]。虽然总的治愈率低，但可以通过一些治疗方式来延长患者的生存期，提高患者的生活质量。多学科团队可以利用全身化疗、放疗和内镜治疗多种方式来缓解梗阻，手术改道和手术切除对于这部分患者的治疗也有非常重要的价值。这部分患者的治疗需要根据局部或转移病灶的可切除范围、有无肠梗阻、患者的体能状态和合并症情况，制订个体化治疗方案。对于体能状态好、原发病灶症状非常轻微的患者，标准的治疗是全身化疗，全

身化疗目前已被证明可以延长生存期、提高生活质量[3-4]。手术切除原发病灶（有适应证的情况下切除转移灶）能够极大缓解患者病情，小部分患者甚至能够得到长期治愈。

一线的 FOLFOX 或 FOLFIRI 方案对于 50% 以前未经治疗的病人能够达到明显缓解，而且能使另外 20% 的病人达到轻度缓解或者病情稳定[5]。多种有效药物联合也是可行的，二三线的化疗方案也变得更加有效且更可能影响生存期。在过去的 15 年，接受化疗的Ⅳ期患者的中位生存期从 9～12 个月提升到了 24 个月以上，甚至长达 36 个月[6-8]。虽然单靠化疗来获得治愈非常罕见，但是有效的化疗联合积极手术可能能够提高总治愈率。在这种情况下，进展期病人的治疗变得非常复杂。此章的目的是为结直肠癌外科医生处理转移性Ⅳ期肠癌患者提供参考。

转移的生物学机制

转移被定义为恶性肿瘤细胞从原发灶播散到远处器官。估计有 90% 的肿瘤相关死亡是由转移造成的[9]。目前对转移的生物过程了解甚少。大量的临床和实验室研究试图明确转移形成的复杂过程。转移的过程不仅依赖肿瘤细胞的潜能，而且依赖原发部位和转移部位的微环境[10-11]。转移发生常涉及一系列重要的步骤（图 36-1）。

第一步是肿瘤发生，该步在恶变后出现。肿瘤增殖形成一小团异质性的细胞，具备不同的转移和恶化潜能。这些肿瘤细胞经历多步序贯性的遗传变化，以癌基因出现、抑癌基因失活为特征。当肿瘤直径超过 1 mm，处于相对缺氧状态时，促发血管生成。肿瘤血管生成的过程受到肿瘤和其周围环境分泌的促血管生成和抑血管生成因子的严格调控。当肿瘤成功生长，抑制血管生成的因子受到抑制，促血管生成的因子起主导作用，使得新生血管形成，肿瘤进一步生长[12]。一些肿瘤可能利用邻近组织已经存在的血管来促进自己的生长。

下一步，一些细胞将发展为具有侵袭性的表型。大多数研究者认为存在一个选择的过程使得特定的具有生长优势和侵袭潜能的细胞亚群克隆生长。这个过程代表整个肿瘤组织的特性还是真实存在，对具有更强侵袭能力细胞亚群的选择还不得而知，这个课题正成为研究热点[13]。恶性侵袭表现为细胞黏附能力下降，从原发灶和细胞外基质

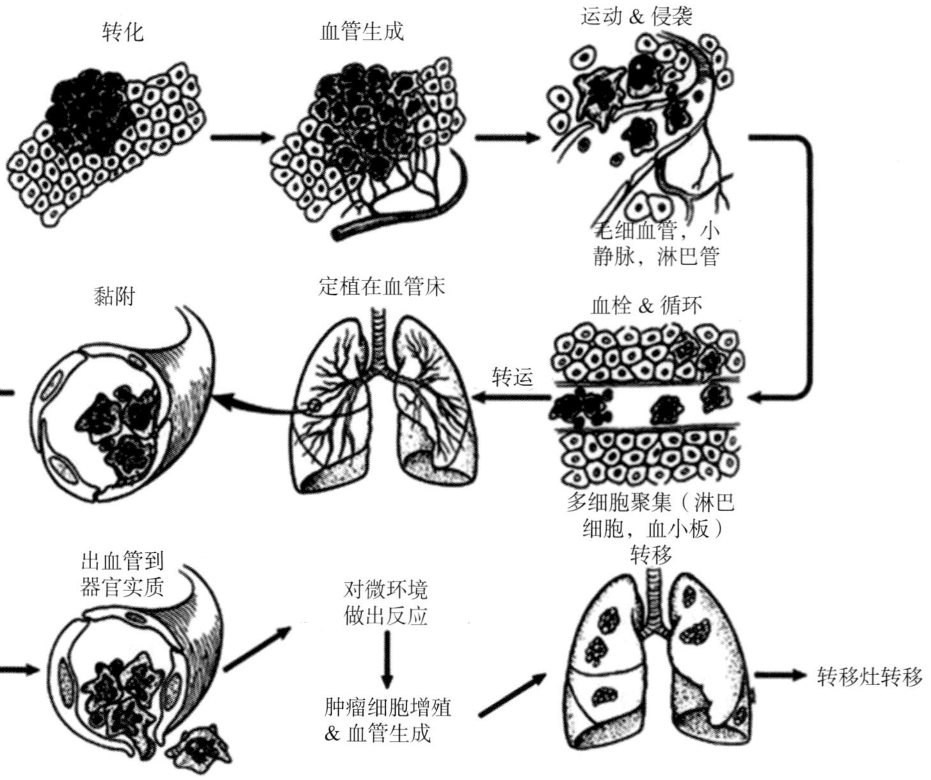

图 36-1 转移发生的多步骤图解。With permission from DeVita VT Jr., Hellman S, Rosenberg SA Cancer: Principles and Practice of Oncology, 6th ed., Lippincott Williams and Wilkins, copyright 2001[303]

脱离。基质的侵袭通过与基膜的黏附、蛋白水解、迁移，最终导致脱离，侵袭基膜。这种侵袭表型也能使这些细胞进入薄壁的淋巴管和血管，进而进入体循环 [14-15]。一旦进入血管系统，癌细胞和细胞簇（癌栓）随循环流通，必须从血流动力学的过滤和免疫监视中存活下来，然后在远处器官定植。癌细胞与内皮或暴露的基膜间可能存在着复杂的细胞相互作用关系，使得细胞能够定植。一旦定植到组织床，癌细胞就会从脉管穿透到组织，使得转移灶形成。这些转移细胞可能休眠，也可能增殖；导致其结局的原因还不被完全了解。转移形成的主要限制因素是沉积后在远处器官的生长。一些转移细胞保持休眠状态，而另一些细胞增殖并再次经历肿瘤生成、血管生成、侵袭免疫系统的过程。转移形成的复杂多步过程与恶性细胞的多种遗传变化相关。近期有研究发现了配对的原发癌与其淋巴转移灶的基因指纹图的差异，提示肿瘤可能经历着持续不断的基因突变。转移瘤细胞可能和其配对的原发瘤细胞在遗传上存在非常大的异质性 [16]。这个发现或许能证实存在影响肿瘤生成、侵袭、血管形成以及其他步骤的特异基因。一些基因的下调被证实能抑制转移潜能，影响细胞的转移能力而不影响肿瘤生成 [16]。

这些发现提供了未来阐明调控细胞转移能力的多步、渐进、特异基因改变的努力方向。这个领域的进展对于肿瘤的治疗有着明显且深远的意义。

诊断策略

对于新诊断的结直肠癌患者，评估的一部分是通过对胸部、腹部、盆腔的断层成像来进行全身分期。直肠癌还需要腔内超声或盆腔 MRI 来进行局部分期 [17]。20% ~ 30% 的患者在分期检查中将会发现转移疾病的证据 [17-18]。对于 CEA 水平高于 20 ng/ml 的具有转移证据的病人更有依据怀疑转移 [19]。

由于分期检查中一些病灶表现为实体病灶而不是转移癌（比如囊肿、血管瘤、肉芽肿或感染性病灶、局灶结节性增生等），诊断仍有不确定的可能性。血管瘤有 7% ~ 21% 的患病率，影像学上可有高度强化环的特征。局灶结节性增生发生在超过 3% 的患者 [18]。在不同诊断检查中，有多种成像模式来帮助明确真正的转移性疾病，排除其他可能性，每种模式都有其独一无二的特点。没有什么检查是绝对可靠的，对于不确信的情况，需要多种成像模式或者组织活检来明确诊断，因为这些检查可能改变最初的诊断而且可能改变治疗策略。咨询致力于这些成像技术的放射科医生也是有帮助的。

计算机断层扫描（CT）

CT 是结直肠癌远处分期检查的中流砥柱。现在的技术能做到高分辨率、亚厘米薄层且能多图层重建。这些技术能够实现血管重建和体积分析，对于肝大部分切除手术方案的制订有着非常重要的意义 [20-22]。三期扫描提供了肝转移的更多信息（图 36-2）。虽然不同病变腹部 CT 增强期的特征各异，但是大多数转移灶在门静脉期表现为低密度灶。大量的研究并没能证实常规使用四期 CT 扫描对于肝转移检查的价值，门静脉期扫描检出肝低密度灶对于诊断肝转移至关重要 [23-25]。尽管如此，超过 25% 的肝转移在高质量的 CT 检查中也可能漏掉，原因主要是病灶太小或者与其他疾病混淆 [26-27]。

正电子发射断层扫描（positron emission tomography，PET）

PET 和 PET-CT 是用来初步分期和随访检查的手段。该技术近期有了显著的改进，能够提供

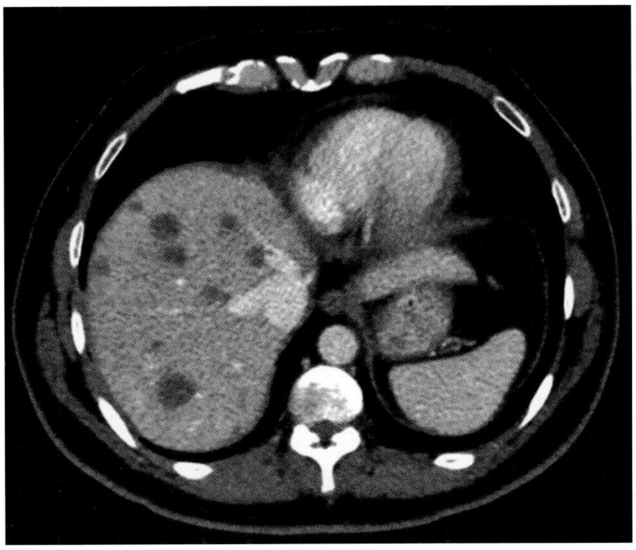

图 36-2　腹部 CT 显示多个肝段发生了肝转移。这种疾病的治疗需要进一步的规划，而且需要肝胆科、介入放射科、肿瘤科以及其他专家进行多学科讨论，共同制订干预措施并寻找时机

远处肿瘤病变的清晰图片（图 36-3）[28]。PET-CT 检查转移灶的敏感性在 87%～100%，与常规 CT（敏感性在 52%～69%）相比有明显优势[29]。PET-CT 的特异性也很好，在 94%～100%（常规 CT 在 80%～94%）。PET-CT 的局限性体现在其分辨率约为 1 cm，而且检出黏液性肿瘤的能力有限。一些研究发现 PET-CT 检出亚厘米级病灶的能力可能低于 50%[30-32]。常用的检查方案以及缺乏可用静脉造影可能限制了其评估更小病灶的能力。美国国立综合癌症网络（National Comprehensive Cancer Network，NCCN）指南并不推荐常规使用 PET-CT 来评估转移病灶，除非有可疑发现或者患者对静脉造影过敏限制了常规 CT 的使用[33]。对于考虑肝转移灶切除的患者，有证据显示单靠 CT 检查可能遗漏超过三分之一的患者的肝外病灶，这可通过 PET-CT 检出。这改变了 8%～21% 患者的治疗策略[34]。

磁共振成像

MRI 常规被用于直肠癌的初步分期，它在明确可疑肝病灶时也非常有帮助；其在软组织检查方面有优势，尤其是那些在 PET 分辨率以下的病灶[35-36]。其对软组织病变的诊断也优于 CT，有助于肿瘤鉴别[34]。MRI 使用肝特异性造影可以帮助明确潜在可切除的病变。MRI 检查肝对新辅助治疗反应的敏感性也可能优于 PET[37]。MRI 不能用于有心脏起搏器、置入式心脏除颤器、耳蜗置入设备和其他眼眶异物的患者[18]。价格也是限制常规使用 MRI 评估肝病灶的重要因素。

超声造影成像

超声造影成像（contrast-enhanced ultrasound，CEUS）是最新的备受青睐的成像技术。它高度依赖于操作员但是非常有效（一项研究表明 97% 能够被 CT 检出的病灶都能被 CEUS 检出）[38]。基于各中心在这项技术上越来越专业，它的使用在未来可能会增加。另一个潜在的缺陷是化疗所致肝部脂肪浸润可能限制其诊断准确性。

活检

对于模棱两可，影像学检查难以明确病变性质的病灶，组织活检确认也是一个选择。小部分患者会在原发肿瘤外出现组织学进展[39-40]。

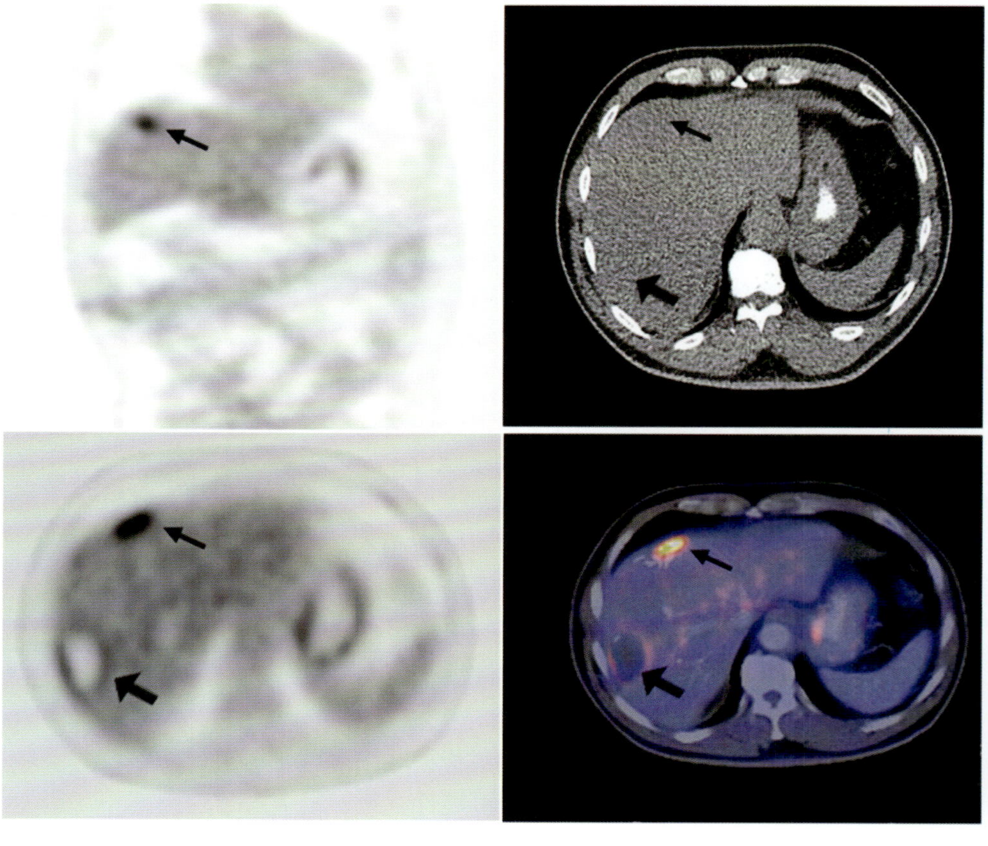

图 36-3 PET-CT 扫描和不同时相。病灶并不总在各个成像期都显现或代谢活跃

多学科评估

多学科评估对于转移性疾病的治疗至关重要。由于通常没有一个公认的绝对的治疗策略，因而从治疗肿瘤专家、放射肿瘤专家和结直肠、肝胆、胸部和妇科等外科专家得到共识非常重要[41-42]；这对于明确一个器官是否有转移灶至关重要；这有利于明确根治性手术或姑息性手术的目标，因为这两种治疗策略的结局可能截然不同[43]。据估计，仅有 20%～30% 被诊断为转移性疾病的患者具有潜在的可切除性[44]。多学科评估的目标应该包括缓解症状、提高生活质量并且采取最佳的方式来延长病人的预期寿命。在一些情况下，仅化疗就够了。必须综合考虑包括病人体能状态、肿瘤负荷、治疗预期和整体护理目标等多个变量。

如果疾病被判断为可切除，通常会考虑是进行同时切除还是分期切除，是否需要化疗或放疗作为新辅助或辅助治疗，以及是否需要行肠道吻合术。如果疾病是不可切除的，有几种常见情形值得额外关注。图 36-4 给出了经典的治疗流程。

急诊手术

原发部位肿瘤即使在合并转移病灶的情况下，也可能导致急诊手术。对于这些病例，需要手术干预以缓解直接威胁生命的问题，比如穿孔伴腹膜炎、低位消化道出血或大肠梗阻。如果可以，应尽一切可能降低急诊手术并发症发生的概率[17, 45]。对于挑选的低危患者可以实施一期吻合，一旦发生吻合口瘘，会延误化疗和其他治疗的风险[46]。在急诊情况下的手术需要谨慎考虑。

原发灶的姑息治疗：激光、电灼疗法和支架

发病率和表现

8%～29% 的结直肠癌患者最先表现为部分或完全肠梗阻[47]。在一项纳入 713 个肿瘤梗阻患者的综述中，77% 是左半梗阻，23% 是右半梗阻[48]。大多数梗阻性结直肠癌患者是Ⅲ期或Ⅳ期疾病[49]。急性恶性病变导致的结肠或直肠梗阻是急诊手术干预的适应证。尽管围术期护理有改进，但这些急诊手术病死率仍达 15%～34%，发病率达 42%～64%[49-50]。因此，在过去几十年间，针对缓解梗阻的选择性腔内姑息治疗策略越来越受到青睐。

肠梗阻的最初症状可能包括轻微的不适感和排便习惯的改变。随着疾病进展和肠腔变窄，症状会恶化，表现为腹部绞痛、腹胀、恶心、腹部压痛、便秘。呕吐症状出现较晚，除非发生了小肠梗阻。白细胞升高值得担忧，可能提示次全或完全梗阻；不予治疗的话，疾病最终会发展为完全梗阻、缺血和穿孔。回盲瓣限制了从大肠到近端小肠减压，在梗阻发生时最容易发生盲肠穿孔。

对于转移性癌，临床医生必须首先考虑下面这个关键性的问题：“结肠或直肠梗阻是否是全身化疗或放疗的禁忌证？”梗阻症状的程度、内镜和影像学表现是回答这个问题需要考虑的关键因素。如果患者症状非常轻微，而且没有影像学证据证明严重的梗阻，许多部分梗阻的结肠或直肠癌患者能够耐受积极的化疗，正如此章节前面描述。对于部分梗阻的直肠癌患者，放疗也是能够耐受的而且非常有效。患者必须被指导密切监控他们的症状，有梗阻

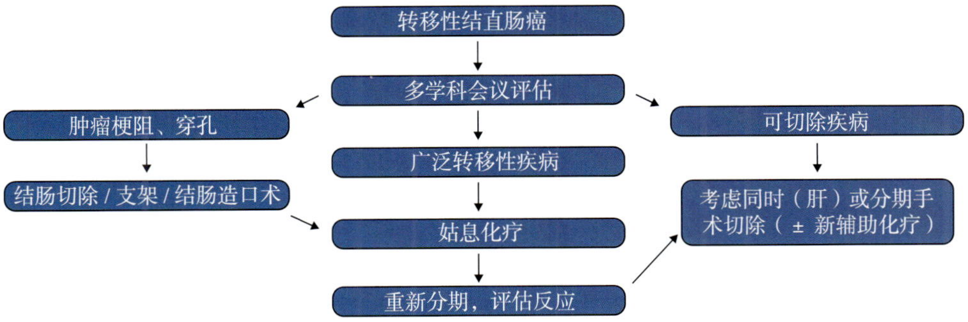

图 36-4　转移性结直肠癌的治疗流程

恶化的苗头时要立即汇报。少量摄入含足够蛋白质和卡路里的液体饮食或浓浆饮食，会帮助减轻阻塞性症状。对于梗阻进展的患者，非手术的姑息疗法包括激光疗法、电灼疗法和结肠自膨胀金属支架。如果低创的腔内疗法不能解决结肠或直肠不可切除的恶性梗阻，可考虑近端造口或小肠旁路手术。

激光疗法和电灼疗法

激光疗法被用来缓解直肠癌梗阻[51-54]。在一项纳入272个直肠乙状结肠癌患者的研究中，姑息性激光疗法治疗梗阻症状的直接成功率达85%[55]。其他研究也得到类似结果，成功率在80%～90%[53-54]。然而，激光疗法仅对治疗远端结肠和直肠有实用性，很少用于治疗近端病灶。此外，往往需要多个疗程以获得症状的持续缓解。已报告有5%～15%的病人出现严重的并发症如出血、穿孔和严重疼痛，特别是那些经历多个治疗疗程的患者[52, 54-56]。相比其他姑息疗法，激光疗法被证实对于Ⅳ期患者的治疗具有切实可行性，且具有低发病率和病死率[57]，但它并不影响Ⅳ期患者的总生存期。

直肠癌的外科电灼疗法是另一种开放直肠腔和缓解阻塞的方法[58-59]。电灼疗法联合腔内减瘤术能够去除大部分肿瘤。然而，不同于激光疗法，电灼疗法和减瘤手术需要住院和局部或全身麻醉。电灼疗法和激光疗法都为支架置入提供了通道。

自膨胀金属支架

自从1991年引进以来，结肠支架已成为缓解结直肠癌病人梗阻的有效手段，尤其是那些伴随不可切除的转移疾病的病人，结肠支架也被用于梗阻病人的术前减压[60]。特别是对于不可手术的Ⅳ期病人或有严重合并症的病人，自膨胀金属支架具有将肠腔扩张到接近正常大小的潜能，快速缓解症状。支架可以在透视帮助下，通过内镜使用少量麻醉药置入；而且，这些支架可以放置在相对较长的病变（通过重叠支架即“支架内支架”的方式）。激光治疗也被用在特定情况下，联合结肠支架，使大肠再通和减压，或用在有长期支架置入的病人发生肿瘤内生长时。应该注意的是在患者有结肠梗阻和全身毒性的证据时，推荐紧急手术而不是支架放置。存在全身毒性可能表明缺血和（或）穿孔存在，需要立即评估紧急手术的可能性。

对于不能手术的病人，支架能使症状获得长期缓解。尽管支架置入有一定的风险，如支架内生长、支架移位和穿孔（尤其那些接受贝伐单抗治疗的病人），但超过75%的患者通过支架置入能完全缓解梗阻症状[61]。如果发生了这些支架相关的并发症，可能需要再次介入放一个新的支架或采取其他姑息措施比如激光或氩等离子体凝固治疗或手术[62]。

一篇综述纳入了1990－2000年发布的关于结直肠梗阻支架术的29个病例分析研究[63]。这篇综述评价了技术可行性和临床上的成功率、并发症和再梗阻。该综述对姑息性置入支架和置入支架桥接手术病例都进行了评价。598例进行了支架置入术，551（92%）例可以成功置入支架，525（88%）例获得了临床缓解。在作为姑息性治疗的336个病例中有302（90%）例成功缓解了梗阻。支架置入桥接手术的262个病例中有223（88%）例取得了成功，其中95%的病例进行了一期手术。出现了三例死亡（1%），22例（4%）发生了穿孔。551例成功置入支架的病例中有54（10%）例发生了支架移位，52（10%）例发生了再梗阻，且姑息性治疗组发生再梗阻的概率相对较高。评述者认为支架使用能够降低造口概率，且具有较低的病死率和并发症风险[63]。一项纳入52个患者的研究报道，对于原发或复发的结肠癌或直肠癌引起的恶性梗阻，通过结直肠外科医生置入支架，有50例能成功缓解病情[64]。一例发生了穿孔，另一例因为多发梗阻而未得到缓解。这项研究的总并发症发生率是25%。支架移位是最常见的并发症（15%），然后是肿瘤内生长引起的再梗阻（4%）、穿孔（2%）、结肠膀胱瘘（2%）和严重的里急后重（2%）。17%的患者因为上述并发症或再梗阻需要手术干预。

目前研究脾曲近端支架置入的数据有限。在最近发表的文献中，97例大肠癌性梗阻病人尝试了结肠支架置入[65]。16（17%）例在脾曲近端有病灶（8个升结肠，8个横结肠）。支架置入使14（88%）例成功缓解了梗阻。支架置入对其中9人是为了姑息治疗，对另外7人是为了桥接限期手术。一例发生了胃肠道出血，采取了保守治疗。没有穿孔或支架移位发生[65]。

文献中报道的结肠和直肠支架并发症包括支架位置不正、穿孔、支架移位、肿瘤内生长（通过支架间隙）、肿瘤过生长（超出了支架的两端）、粪便嵌入、出血、里急后重和术后疼痛（图 36-5）。穿孔和支架移位发生频率最高。由于技术提升和操作员手法熟练，穿孔发生率下降到约 5%[66]。一篇系统综述描述支架移位发生率的中位数在 11%[67]。移位通常发生在支架相对梗阻病灶太狭窄或太短或治疗后肿瘤退缩的患者[68]。中低位直肠的支架可能导致急诊症状、疼痛和失禁。支架和其他微创的腔内治疗具有不可忽视的并发症，我们必须认识到结直肠癌梗阻的急诊手术有 15% ～34% 的病死率和 32% ～64% 的发病率。正确使用这些腔内治疗技术能够非常有效、持久地缓解恶性梗阻症状。

无症状的Ⅳ期原发肿瘤的治疗挑战：切还是不切?

对于最初诊断为不可切除的Ⅳ期疾病病人的一线治疗仍然存在争议。一些人提倡首先切除原发灶，然而其他人建议对于无症状病人首先化疗。

在现代化疗中，患者通过 5-FU 为基础的多药化疗方案能够延长生存时间，提高生活质量[69]。预防性切除原发灶能够实现长期局部控制，可能使选择手术的患者获益[70]。这种方法必须权衡手术并发症可能导致的延误化疗和其他姑息手段的风险。尤其是直肠癌，手术引起的并发症被证实能使术后化疗延迟 8 周以上。由于这些患者有较差的总生存期，这些并发症的风险并不是无关紧要的[71]。针对这个争论没有随机对照研究，一些疾病的自然进程信息能帮助制订决策。

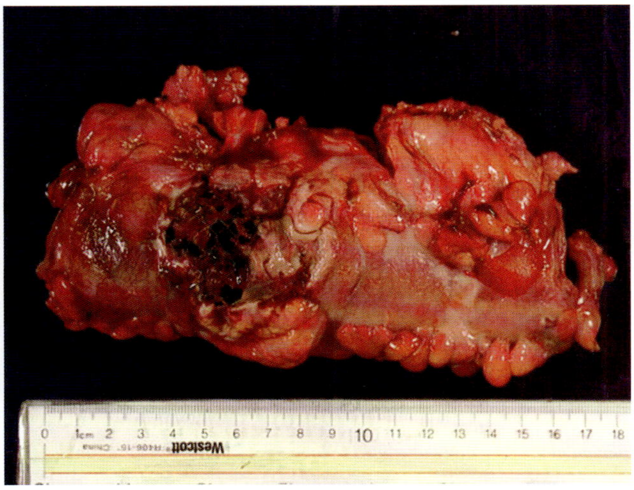

图 36-5　结肠支架肠穿孔。Courtesy of Philip Y Pearson，M.D

Poultsides 等[72]研究了Ⅳ期首先接受化疗而不手术干预的结直肠癌病人的自然进程。不予处理的话，仅仅 7% 的原发灶在接受姑息性多药化疗的过程中因为梗阻或穿孔需要急诊手术。另外 4% 的病人需要介入干预（如支架或放疗）。剩下的 89% 不需要任何针对原发肿瘤的进一步干预。20% 的病例化疗反应很好，能够在随后转移灶切除时进行联合原发灶切除。Matsumoto 等[73]报道 75% 的不可切除转移性结直肠癌能够避免原发肿瘤手术切除。诊断时内镜不能通过的原发灶可能预示着需要后续干预（64% 发生在下一年内）。其他研究提出 68% ～90.7% 的患者并不需要原发肿瘤的姑息性手术切除[69, 74-76]。由于一些高危特征可能预示着会发生穿孔或梗阻，一些肿瘤学家提出对于局部进展期、接近梗阻的或影像学表现出将要穿孔或有化脓征象的病灶进行手术改道。

当然，预先切除原发肿瘤的支持者是立足于为了避免原发肿瘤治疗中可能出现的并发症。当使用贝伐珠单抗时，这种担忧就更明显了，外科和内科的肿瘤学家都提倡在诊断后优先切除原发肿瘤，然后再使用贝伐珠单抗[77-78]。事实上，美国大多数Ⅳ期患者都采取了姑息性原发肿瘤切除，可能部分是由于这个原因。然而，在过去的几十年，一些同时具有细胞毒性和生物毒性的高活性全身药物被用来治疗转移性结直肠癌，因而不可切除转移疾病的中位生存期从单靠氟尿嘧啶的 9～12 个月提升到了现代细胞毒和生物毒药物序贯疗法的 24 个月[8]。因此，对于Ⅳ期疾病，无论手术切除与否，大家普遍接受全身化疗是延长生存的必要治疗手段。这些现代药物提高了原发肿瘤的治疗活性，甚至能诱导完全缓解[79-81]。因此如何最佳处理原发肿瘤的老问题仍备受争议。扩大淋巴结清扫范围很少被建议[82]。

尽管文献中有初步研究表明切除原发肿瘤可改善患者的长期生存[83]，但这个结论很可能是由于选择偏倚造成的。一般会选择转移灶负荷较小、体能状态较好的患者进行手术切除[74, 84-85]。目前，对不可切除的转移性疾病病人并不推荐常规切除无症状的原发病灶。这个推荐部分依据一篇包括 798 个研究、纳入 1086 名患者的 Cochrane 综述，该综述表明没有足够的证据来支持常规切除原发性肿瘤。此外，原发肿瘤切除并不总是能改善生存，也不能减少肿瘤相关的并发症。尽管如此，针对这个问题的随机试验还很少，有待进一步研究[17, 86]。

来自 NSABP（National Surgical Adjuvant Breast and Bowel Project，NSABP）的研究者报道了一项Ⅱ期前瞻性单臂研究的结果，是关于无症状的Ⅳ期不可切除结直肠癌初始采用氟尿嘧啶＋奥沙利铂（mFOLFOX6）和贝伐珠单抗的全身化疗的研究（NSABP C-10）[87]。研究者希望直接了解对无症状病人采取一线化疗的肿瘤相关并发症的问题以及在这种情况下采用贝伐珠单抗可能造成的并发症风险问题。来自 29 个机构的 86 个病人最初被纳入研究，纳入标准是临床医生明确判定病人无原发肿瘤相关的症状。经过 20.7 个月的中位随访，大多数病人能够成功采取非手术手段治疗，避免手术干预，与该研究的最初目标一致。中位生存期是 19.9 个月，随访 24 个月时，与原发肿瘤直接相关的并发症的总发生率为 16.3%（95%CI，7.6% ～25.1%）。

研究者认为，一线联合 mFOLFOX6 和贝伐珠单抗的化疗方案并不会导致不可切除的转移性结直肠癌并发症发生率增加，而且姑息性原发灶切除是可以避免的。这些结果证实了先前提出的以氟尿嘧啶为基础的或更现代的化疗方案引起较少的肠道相关并发症的回顾性研究[72, 88-89]。NSABP 的研究者[87]通过前瞻性评估进一步证实了一线化疗联合贝伐珠单抗对于无症状转移性肿瘤的安全性。确实有 73.3% 的患者在死亡或末次随访时都不曾需要原发肿瘤切除。

这项研究推动了临床治疗决策的制订，提供了前瞻性的证据证明常规姑息性切除原发灶是不必要的。这项小样本研究也提出了如何挑选合适的患者采用此方案的核心问题。“无症状”是首要纳入标准。在这项研究中，无症状被定义为没有肠道穿孔或梗阻，且没有需要输液的活动性出血[87]。由主治医生来衡量患者是否有梗阻的征象，明确哪些患者能够纳入此方案的核心问题，也会影响原发肿瘤相关并发症的真实发生率（例如并不是所有无症状疾病病人都是一样的）。尽管此研究有一些局限，但其结果再次确认了一线化疗方案联合贝伐珠单抗的安全性。仍然存在一些患者需要随后的原发肿瘤切除。如何挑选出这些患者进行有计划的择期手术以避免高病死率和高并发症发生率的急诊手术仍是有待解决的问题。

尽管在回顾性研究中有多种因素会影响病人选择的偏倚、肿瘤的位置和肿瘤负荷的严重程度、肿瘤生物学、个体耐受性、全身化疗的可行性和监测的积极性不得而知，我们仍需要承认即使采用现代化疗手段，切除原发肿瘤是可能带来生存获益的。一项多中心的对照研究证实了Ⅳ期病人采取原发肿瘤切除的中位生存时间为 30.7 个月，而对照组仅为 21.9 个月（P=0.031），该研究引发了关于原发肿瘤切除相比单纯采取现代化疗方法是否有进一步延长中位生存期的思考[90]。或许的确有一批被诊断为无症状病人或局部进展的原发肿瘤患者可能通过预防性或择期切除原发灶避免紧急手术干预或永久造口，由此可能带来生存获益。想要进行一项非选择性Ⅳ期病人的随机对照研究确实是非常困难的。

NSABP C-10 是当代唯一的专门探讨无症状Ⅳ期结直肠癌患者原发肿瘤切除问题的前瞻性多中心研究。当前的治疗模式受到患者和临床医生的影响，此研究并没有更多的证据证明对于精挑细选的无症状病人，采用初始全身化疗能避免非根治性手术及相关的并发症风险。不幸的是更多的问题依然存在，需要更多研究帮助我们理解如何最佳地选择患者，制订最合适的治疗方案，通过手术改善预后及预防相关并发症发生。

手术治疗肝转移

肝转移是最常发生的转移，手术切除是争取达到长期治愈的最好选择。20% ～30% 的病人在诊断时是潜在可切除的病变。通过适当的切除，5 年生存率能达到 30%（12% ～67%）[91-94]。即使有针对结直肠癌的现代化疗，手术治疗转移性癌症（如果可能的话）一直被证明能够提高 5 年生存率和生活质量，在可能的情况下应该考虑。这可能需要转诊到专门的诊治中心[92, 95-96]。

不予治疗的话，潜在可切除肝病灶的中位生存期为 8 个月，5 年生存率＜5%[43, 97]。在现代化疗的帮助下，中位生存期能够延长到超过 24 个月，少数病例能够达到 34 个月[7-8]。此外，最新的肝治疗策略允许分期切除、门静脉栓塞，或联合脏器切除、栓塞，或联合其他策略，如消融或其他治疗后肝转移灶缩小降期，使更多的病人能够采取各种各样的治疗方式[98]。这使得一些中心的转移性结直肠癌患者从诊断算起的 5 年生存率达到 19%[99]，这凸显了多学科评估对于这类病人的重要性。病人治疗失败的主要原因是肝内肿瘤复发，这发生在 60% ~70% 的病人。接受肝转移灶切除手术的三分之一病人会在 2 年内死亡 [99]。

对于具有可切除病灶的患者，有多个策略可以用来处理这些病灶。这些策略各有其优点，下面将会评述。鉴于缺乏评估各种治疗策略的数据，多学科评估和当地的专业水平是决定合适策略的关键。

联合肝肠切除

联合切除需要同时切除肝和肠的病灶，这使得在一次手术中同时处理两处病灶，之间无延误。有证据证实这种方法相比采取分期切除有相似的长期预后。同样，同时切除不会增加总发病率，尽管关于这个问题的临床试验存在内在的选择性偏倚 [92, 100-102]。这种方法常常在包括切除相对较小的病灶中采用。较大的肝切除联合其他策略可能导致更高的并发症发生率，可能不是联合切除的较好的适应证人群 [103-104]。一项纳入 2880 个病人的 meta 分析提出，假如患者年龄小于 70 岁，且没有严重合并症，那么同时切除是安全的 [105-106]。另一项包含 3605 个病人，纳入 18 个研究的 meta 分析并没有得出任何方案具有生存优势，但较小病灶的病人被纳入联合切除的选择性偏倚较高 [107]。

优先切肝（liver-first）

对于结直肠癌肝转移患者，肝转移灶（尤其直径＞3 cm）是决定总生存期的主要因素 [108-109]。这可能是强调优先处理肝病灶的原因，尤其是在转移病灶较大而原发病灶无症状时。有研究证实原发灶在随访中极少发展成有症状，故而优先处理肝病灶是合理的 [72]。这也能避免对将发展为不可治愈的转移性疾病的病人进行不必要的结直肠手术及手术可能带来的并发症风险。也有证据证实优先切肝的策略能确保有治愈可能性的病人分期完成肝和肠的切除术 [109]。

肝外转移灶是来自肝转移灶的还是原发灶不得而知 [110-114]，这在肝胆、结直肠外科医生和肿瘤专家间引起了较大的争议。目前没有随机试验，这是在许多肿瘤大会交流中出现的哲学问题般的讨论。答案仍然不明确，这可能会影响到制订诊疗规范的专家们的决策。

优先切肝与新辅助化疗联合能积极治疗潜在可切除病灶，或通过手术可能出现很快进展的生物学行为特征的病灶。虽然一些学者已经把这种策略视为标准，但其他学者对此仍有争议，他们仍然推荐手术切除后进行辅助化疗，因为化疗导致的脂肪变可能提高手术发病率 [115-118]。优先切肝对于直肠癌尤其有优势，基于直肠癌新辅助化疗过程可能超过 3 个月。这可以允许治疗肝转移灶而又不影响直肠癌原发灶的治疗过程。另外，直肠病灶的放射治疗可选择性地在对初始治疗敏感的人群中运用，尤其是对短程疗法反应好的病灶。虽然优先切肝相关的研究数据很有限且主要基于非随机对照临床试验，但这似乎是一个具有良好长期效果的可行方法 [119-125]。一个国际性多学科会议共识 [125] 提出优先切肝与传统治疗方法一样有效。建议在尽可能短的术前化疗后，在肿瘤再次进展前，只要肝切除在技术上可行即可进行。高龄和肝转移数量不应该成为手术的绝对禁忌证。多学科诊治是长期生存的保障。

优先肠肿瘤切除（colon-first）

支持优先切肠的学者认为结直肠癌是转移病灶形成的持续来源。另外，原发灶可能表现出出血、梗阻、穿孔等肠道相关并发症。一些作者认为并发症发生率高达 20%，但也有学者认为其发生率远低于此 [72, 87]。另外，同时切除肝转移灶可能会提高结直肠吻合口相关的并发症发生率，因为肝手术的麻醉和方式可能造成低灌注状态或门静脉暂时阻断（如肝门阻断），可能会影响肠道的血流 [127-128]。同时，优先切除结直肠原发灶后可以使用更积极的治疗手段（如门静脉栓塞等），而不用因考虑治疗可能带来的肠道相关并发症而变得保守。最后，优先切肠能够发现新的或隐匿的肝转移灶，使其随后能通过根治性手术切除 [129-130]。

支持这些策略的证据非常有限，而且大多是基于小的单中心研究。多个研究的生存分析指出，同时切除、优先切肠和优先切肝之间的差异非常小 [105, 131-133]。因此公认的治疗策略选择应主要取决于当地机构的专业知识水平。优先原发灶切除的策略能够允许原发灶切除后患者转诊至更专业的中心进行根治性肝切除或其他转移灶的切除。在患者复发风险评估方面，目前已有公认指标能帮助判断预后。Fong 评分是通过分析 1001 例进行根治性肝转移灶切除为目标的五个对预后最具有影响的指标计算出来的 [134]，这五个因素包括肿瘤＞5 cm、无复发生存时间小于 1 年、大于一个转移病灶、原发癌有淋巴结转移和 CEA＞200 ng/ml。

切缘状态

肝切除做到切缘阴性能够提高无复发生存时间和总生存时间。一项研究指出，阳性切缘患者的总生存时间从 46 个月降到了 24 个月 [135]。另外，一项纳入 436 例比较肝切除标本切缘状态的研究报道 R1 切除复发率明显增高（R1 切除 28% vs. R0 切除 17%，*P*=0.004）[136]。外科肿瘤学会的共识提出，虽然＞1 cm 的切缘是令人满意的，但小的切缘不妨碍肝转移灶切除的实施。另一项研究指出，＜5 mm 的切缘是局部复发的危险因素 [137]。

肝转移灶消融

有多种消融技术可以使患者避免肝切除，包括经皮乙醇消融、射频消融（radiofrequency ablation，RFA）、微波消融、冷冻消融和不可逆的电穿孔（或纳米刀）。虽然以上技术都能被成功运用而且能够和其他治疗方法（如手术切除）联合使用，但 RFA 仍是最常使用的技术 [138]。病人以后可能会复发，尤其是肿瘤负荷重的病人，保留肝实质非常重要，这是使用这些消融技术的经典情形。在多学科评估中，选择治疗方式的原则是并发症最少、治疗效果最好和延长生命。几种不同的治疗方式可以同时或分期进行。近年来，这些联合射频和手术切除（CARe）的策略已经表现出可喜的成果。一个包括四个中心的回顾性研究显示 1 年和 5 年的无复发生存率分别为 87.9% 和 78%[139]。

RFA 是最广泛应用的射频技术，主要用于不适于手术切除的转移性肝癌。不适合手术切除的原因包括病灶解剖位置困难（邻近肝静脉或门静脉）、切除后残余肝体积不够、严重影响手术的合并症或已出现肝外转移，这些情况减少了治愈的可能。RFA 使用高频交流电（通常范围在 350 ~ 500 kHz）产生的热能来毁损病变组织。RFA 能够通过开放、腔镜或经皮穿刺的方式进行。已有研究表明 RFA 实施的方式会影响肿瘤复发率，开放性 RFA 局部复发率最低，腔镜次之，最后是经皮 RFA[140-143]。然而，各种实施方式的局部复发率范围区间是大部分重叠的，而且医生的经验和 RFA 设备的类型也和局部复发率呈负相关 [144-145]。美国临床肿瘤学会（American Society of Clinical Oncology，ASCO）组织了一个专家小组来研究 RFA 治疗结直肠癌肝转移的循证医学证据，得出了没有足够证据支持哪一种方法是最佳施行方法的结论 [146]。

目前发表的关于结直肠癌肝转移 RFA 治疗疗效的资料绝大多数是回顾性研究，其中大量研究随访时间有限（20 个月或更少），而且几乎没有随机对照临床试验发表 [140, 147-152]。一项系统综述报道了大范围的 5 年生存率（14% ~ 55%）和局部复发率（3.6% ~ 60%）[146]。但是，回顾性研究和少量的前瞻性研究人群混杂，包括了潜在可切除的孤立性肝转移病灶和合并或不合并肝外转移的不可切除肝转移灶。最后，几乎没有研究提供化疗联合 RFA 或 RFA 后的数据，并且各个研究终点不一样，所以很难进行研究组间的比较。

在整个治疗过程中，在什么时机以及如何使用 RFA 是一个亟待解答的问题。虽然许多回顾性对照研究认为 RFA 与肝切除相比有更高的局部复发率和更差的无进展生存状况，但这些研究存在内在的局限性 [153-159]。回顾性研究报道肝切除能提高总生存期，尤其在没有肝外疾病的时候。来自 ASCO 专家小组的一篇系统综述指出，对于潜在可切除的结直肠癌肝转移，没有足够的证据表明 RFA 的选择优先于肝切除 [146]。2012 年的一篇 Cochrane 综述也得出了类似的结论 [160]。

RFA 是一种耐受性相对良好的技术，大多数研究报道其病死率在 0 ~ 2%，严重并发症发生率在 6% ~ 9%[146]。并发症包括肝脓肿、腹腔积液、皮肤灼伤和纵隔损伤引起的气胸 [161]。总而言之，RFA 在治疗结直肠癌肝转移中的地位仍在提高，尤其是有肝外累及的患者。对于具有潜在可切除孤立肝转移灶的不适合手术的患者，RFA 是潜在的选择手段。

其他肝转移策略：肝内动脉化疗/化疗栓塞

局部通过肝动脉介入化疗是不适合手术切除或局部消融的孤立肝转移患者的一种治疗选择，这种方式也可以和其他形式的治疗方式联合。这种治疗模式基于肝转移灶 80% 以上的血供来自肝动脉血液循环，而正常肝细胞主要由门脉循环供血 [162]。这使得选择性地将药物运至肿瘤组织而相对减少了对正常肝细胞的损伤。还有通过肝动脉给药，明显使局部化疗浓度增加。局部使用药物在肝通过首过效应快速代谢提高了肿瘤组织的局部药物浓度，减少了副作用[163]。

联合传统的动脉介入治疗技术和附着珠子的栓塞治疗（transarterial chemoembolization，TACE）也在结直肠癌肝转移患者中应用和探讨。基于有限的经验，治疗反应率波动在 29%～88%。大多数研究报道缺乏对照组，而两个小规模随机对照试验的结果相互矛盾[164-166]。

大多数结直肠癌肝转移的系列研究探讨了不伴栓塞治疗的肝动脉灌注化疗。尽管在过去 30 年里有较多的临床研究探讨肝灌注化疗，但很少有研究评估现代化疗药物。许多策略一直试图在探索一个尽可能避免治疗相关毒性和最大化 HIA 治疗安全性和有效性的方法。绝大多数研究评估了 5-FU 为基础的制剂和相关改进，而最近的研究探索了新的药物如伊立替康和奥沙利铂的应用。已经有研究证实奥沙利铂和伊立替康都能安全使用而且在不可切除疾病的病人中有较高的治疗反应率[167-171]。20 世纪 90 年代的临床试验综述显示局部介入化疗尽管获得的肿瘤反应率可能会高于全身化疗，但提高总体生存率的优势不明显（总生存期 22.7 个月 vs. 19.8 个月）。其他的随机临床试验并没有得到任何生存优势[172-173]。随着化疗药物和技术的发展，目前缺乏对这种改进的治疗方法高质量的数据评估。最近的一项纳入九个研究和 1057 个病人[174]的综述证实了 5 年无复发生存率相比单独全身化疗得到了改善（危险比 0.61）。该疗法也能适度提高总生存期。这表明该治疗方法可能对复发的高危患者有作用，但这应限制在有明确的治疗或研究目标以及具有专业技术的中心使用。

肺转移

大约有 10% 的结直肠癌病人发生肺转移。绝大多数肺转移的结直肠癌病人处在疾病晚期，因此主要采用全身化疗和最好的支持治疗。由于血液供应不同，直肠癌（相比结肠癌）肺转移可能更为常见，直肠有双重血液供应（门静脉和体循环）。有限数量的研究综述了肺转移在直肠癌切除后的发生率，1%～12% 的病人会出现孤立的肺转移[175-178]。这些孤立肺转移病人中，7%～14% 会被认为是可以进行肺转移灶切除[175, 178-179]。

有一些肿瘤相关的临床病理因素能够帮助预测肺转移的可能性。最近的一项研究探讨了未行术前放化疗的直肠癌 R0 切除后肺转移的预测因素。肺转移的实际发生率与合并风险因素的数量存在显著相关。肿瘤深度（T2-T3）、淋巴结比 >0.091 和肿瘤位置在肛管是直肠癌患者发生肺转移的独立危险因素[180]。另一项研究表明，辅助化疗、肺外转移和术前 CEA 值是结直肠癌根治性切除后肺转移患者总生存状况的独立预后因素[181]。

由于文献中的结论基于回顾性研究，结直肠肺转移灶切除术后的临床预后资料必须审视对待。临床疗效和生存数据的改善，可能是因为选择了理想的患者和较好的肿瘤生物学特点而不是外科手术本身。此外，在这些报告中没有足够的对照组，因此，生存数据是很难解释的。有病人进行肺转移灶切除术后长期随访没有任何疾病的证据[179, 181]。此外，没有完整切除病灶的病人长期生存是非常罕见的，表明选择性的病灶切除是几乎不能从肺转移灶切除中获益。在多学科讨论中加入胸外科医生评估肺部病灶的可切除性是非常必要的。

现代的一系列结直肠癌肺部转移灶切除报告的手术死亡率低于 2%（表 36-1）。五年生存率从 16% 到 64%，但通常集中在 30%～40%。大多数研究评价与预后相关的因素，由于病例数量较少，这些研究发现重要预后因素的统计效能是有限的。一般来说，原发肿瘤的病理学状况（分化程度、位置、分期）还没有被证明会影响临床治疗结果。最常提出的与预后不良相关的重要因素包括肺部转移的数量和大小、无病生存期短、高 CEA 和切除不完整。

最近发表的一项纳入 84 例进行结直肠癌肺转移灶完整切除患者的单中心研究分析了长期预后相关的预测因素。肺转移灶切除后的累积 5 年生存率是 45.5%[182]。多变量分析显示术前 CEA 水平升高是一个独立的预后指标，正如其他的研究所提及。这项研究得出手术切除为可切除的直肠癌肺转移病人提供延长生存期的机会的结论。然而，该方法复发率高（69.1%），而且作者提出要密切注意术后随访。本研究的不足包括缺乏随机化，缺乏合理的对照以及未能阐明辅助化疗的作用。

表 36-1 结直肠癌肺转移灶切除术后患者疗效

研究者	患者数量（n）	手术死亡率（%）	5年生存率（%）	有意义的危险因素
Mori et al.[293]	35	-	38	未发现
McCormack et al.[294]	144	0	44	切缘
McAfee et al.[185]	139	1	31	病灶数目
Yano et al.[295]	27	-	41	病灶数目
Saclarides et al.[296]	23	-	16	病灶数目
van Halteren et al.[297]	38	-	43	无复发时间
Shirouzu et al.[298]	22	-	37	淋巴结状态
Girard et al.[299]	86	1	24	CEA, 切缘
Okumura et al.[300]	159	2	41	病灶数量，淋巴结状态
Zanella et al.[301]	22	0	62	未发现
Zink[302]	110	0	33	大小
Dahabre et al.[179]	52	-	33	未发现

n，患者数量；LN，淋巴结

Source: Adapted from Rizk et al.[186]

虽然大多数研究评估的转移性疾病局限于肺，但也有几个研究评估了同时性肝肺转移患者。大多数研究认为同时性肝肺转移患者，手术切除肝转移灶和肺转移灶预后通常不良，这种情形下长期生存非常少见[182-185]。对于部分肝转移灶切除术后孤立的肺部复发灶，肺转移灶切除似乎有更好的预后，类似于初期肝切除的患者[183-184, 186]。

如何确定潜在的适合肝转移灶切除的患者仍然存在争议。基于19世纪80年代的文献报道，38%的患者开胸发现对侧放射学隐匿的病灶，因而提倡常规双侧开胸[187]。随着现代影像学的进展，常规双侧开胸不再合理。电视胸腔镜手术（video-assisted thoracoscopic surgery，VATS）的使用越来越广泛，经常用于肺实质性转移灶的微创切除。最初，由于无法触摸到肺实质，VATS被认为不如开胸。一项VATS后确认性开胸的前瞻性研究发现22%的病灶被遗漏了[187-188]。然而，随着现代成像和VATS技术的改进，现在可以使用此种微创方法进行手术切除。

由于放疗会诱发肺炎、肋骨和脊椎骨折以及皮肤毒性，放射治疗结直肠癌肺转移在过去应用非常有限。然而，随着伽马刀放射治疗或“射波刀”的出现[189]，这些副反应可以最小化。最初的报道发现使用机器人图像实时引导的呼吸门控技术，单节段肺部放疗毒性非常低。这是一个激动人心的研究领域，可能在未来成为一个额外的治疗方法。然而，目前其结果和有效数据有限，机器人图像引导放射治疗的成本将会是其广泛应用的限制因素。

虽然看起来某些直肠癌患者将受益于肺转移灶切除，甚至在存在肝转移的情况下，但是没有随机对照试验结果和报道，肺转移灶切除的有效性主要来自回顾性分析结果。一项研究结直肠癌肺转移切除术有效性的随机试验正在进行中[190]，我们期待着那些结果能够明确给出肺转移灶切除获益的证据，建立肺转移灶切除的标准指南。

腹膜转移

腹膜转移和扩散是转移性结直肠癌最具挑战性的一个方面。10% ~ 15%的结直肠癌病人初始诊断时即合并腹膜转移（同时转移），20% ~ 50%的患者复发时出现腹膜转移（异时转移）[191-193]。结直肠癌的转移部位发生率腹膜转移仅次于肝转移，它的特点是腹腔内播散性转移结节。腹膜转移的发生通过以下四种机制之一发生癌细胞的转移种植：①T4期结直肠癌穿透了结肠浆膜表面自发腹腔内播种；②梗阻性癌在肠道穿孔时发生肿瘤细胞溢出；③结肠切除术时浆膜损伤或肠切开处发生医源性播散；④结肠切除时通过切断的淋巴管或血管发生肿瘤细胞渗漏[192]。腹膜转移的风险在局部进展期结直肠癌中是最高的，直到最近，大多数的肿瘤学家认为腹膜癌扩散是一个终末状态，只有通过全身化疗来缓解。

然而，在小部分病例中，经过仔细的肺部和肝部检查后，确定腹腔是唯一发生转移的部位。假设在一些病例中，腹膜癌扩散代表播散的第一步，但并不一定预示着广泛的疾病[194-196]。总的说来，这种情形非常罕见。在一项综合了 2095 例纳入两个化疗药物临床试验的转移性结直肠癌病人的研究中，364（17%）例患者发生了腹膜癌扩散，但仅仅 44（2.1%）个病人的腹膜转移扩散是唯一的转移灶[197]。

类似情况在阑尾癌中也这样假设过，阑尾癌也倾向于发生腹膜播散。彻底的减瘤手术和腹腔内灌注化疗已经被推荐用来治疗弥散性腹膜黏液腺病（腹膜假性黏液瘤）和部分阑尾腺癌的腹膜播散（黏液性腹膜癌扩散）。这个主题在阑尾肿瘤章节已涵盖。

腹膜转移常可进展为伴发恶性腹腔积液和（或）恶性肠梗阻，因此在临床上非常受重视[193, 198-201]。当病人表现为腹膜转移时，最常见的症状是腹腔积液（29.7%）和肠梗阻（19.5%）。术前检测腹膜转移是不可靠的。无创性影像检查常常漏掉小腹膜病变，即使已经广泛腹腔播散，影像学检查也很难发现。CT 扫描小于 5 mm 病灶的灵敏度只有 28%，病变 2 mm 或更大时灵敏度为 70%[202]。因此，间接的迹象如巨大原发肿瘤、腹腔积液、肠梗阻都是重要的线索。MRI 检查在诊断腹膜转移上是否比 CT 有优势也是未知的，PET 扫描的价值也是有限的。不幸的是，在大多数情况下，腹膜转移在原发肿瘤手术时被诊断[203]。如果发现腹膜转移，有几种方法可以用于治疗。

腹膜转移癌扩散程度是一个重要的预后因素，最好通过腹腔镜或开放探查评估。两种不同腹膜癌分期系统（Gilly's 分类和 Sugarbaker 腹膜转移指数）可以用来评估肿瘤的严重程度[204-205]。这些分期系统既能用于判断预后，也能用于腹膜转移患者的指导治疗。Gilly's 分类中，腹膜转移主要通过腹膜种植肿瘤的大小分类：Ⅰ期，肿瘤结节直径不足 5 mm，局限在腹部的一部分；Ⅱ期，肿瘤结节直径不到 5 mm，腹腔广泛播散；Ⅲ期，肿瘤结节直径为 5 mm 到 2 cm；Ⅳ期，肿瘤结节大于 2 cm。Sugarbaker 腹膜转移指数按照肿瘤大小和在腹部、盆腔 13 个区域的最大尺寸来对癌症程度评分，按照 0-3 的标准来对各个区域计分（0，没有肿瘤；1，肿瘤达 0.5 cm；2，肿瘤达 5.0 cm；3，＞ 5 cm 或融合）。腹膜转移指数的总分数被证实与预后相关。减瘤手术和腹腔内化疗后，腹膜癌指数＜10 的中位生存期和 5 年生存率分别为 48 个月和 50%，而腹膜转移肿瘤指数＞20 的中位生存期和 5 年生存率仅分别为 12 个月和 0。

初次发现（如果在术前）腹膜转移的患者，标准的治疗方法是全身化疗。结肠原发灶切除对于原发灶梗阻或术中发现的隐性转移起重要作用。从既往经验看，基于 5-FU 的全身化疗在不可切除腹膜转移病人的中位生存状况很差（6 ~ 8 个月）[194, 206-207]。然而，病人的生存状态是高度可变因素，取决于转移性疾病的程度和对化疗的反应[194, 207]。对于某些患者，现代的联合化疗方案非常有效且能够长期控制疾病。

尽管结直肠癌腹膜扩散的预后非常糟糕，一部分曾被认为不可救治的病人现在被推荐进行以根治为目的的手术。Sugarbaker 开创的减瘤手术和腹腔内化疗（intraperitoneal，IP）目标是通过腹膜切除消除所有的肉眼疾病，脏器切除术后紧接着围术期化疗摧毁残留微小的疾病。IP 给药相比标准的静脉给药具有药代动力学优势，能够在局部产生高的药物浓度，同时减少全身毒性[208-210]。对于孤立的结直肠癌腹膜转移癌，根治手术来实现 R0 切除（如果它可以完成）仍然是最主要的治疗方法。减瘤手术与腹腔内热灌注化疗的好处在多个回顾性研究、多中心的系统综述[211]、两个随机对照临床试验和一个系统综述中已阐述。

这些随机试验的结果必须谨慎解读，因为都没有使用现代联合化疗作为对照组[212-213]。在第一个试验中，105 名来源于结直肠癌（n=87）和来源于阑尾（n=18）的腹膜转移癌患者被随机分配到（A）减瘤手术和 HIPEC（丝裂霉素 C），随后全身化疗（仅 5-FU 和亚叶酸）或（B）全身 5-FU 和亚叶酸化疗，需要时做姑息性手术[212]。尽管术后病死率较高（8%），但 IP 组的中位生存期显著延长（22 个月 vs.13 个月）。在 8 年的中位随访中，45% 接受彻底减瘤术（没有残余肿瘤结节）的 IP 化疗组病人还活着[214]。应该指出的是，使用含奥沙利铂或伊立替康的全身化疗作为对照，可能会缩小甚至消除了两组之间生存期的区别，因为有关新的化疗药物的报道是平均生存时间大约为 20 个月。

第二个临床试验也随机将病人分配到积极减瘤

术后全身化疗（5-FU为基础）、有或无腹腔热灌注化疗两组中，90个病人仅35个纳入研究（30例CRC，5例阑尾癌）[213]。虽然进行腹腔热灌注化疗组的2年生存率为60%（明显高于全身5-FU+亚叶酸化疗患者的预期），但实验组和对照组的生存差异并不显著。

一项分析已发表的关于结直肠癌腹膜播散减瘤手术和IP化疗资料的系统综述纳入了上述两个随机试验[212-213]，一个对照研究[215]，一个多中心注册研究（比上述更早报道）[216]和几个病例分析，得出了以下结论[217]：

- 中位生存时间从13个月到29个月，5年生存率从11%至19%不等。
- 经历完全减瘤术的患者获益最大，中位生存时间28～60个月，5年生存率22%～49%。
- 生存获益的实现付出了治疗相关的总并发症发生率在23%～44%、病死率在0%～12%的代价。

虽然这些结果看起来令人鼓舞，但许多重要的悬而未决的问题依然存在，包括哪些结直肠癌腹膜转移患者在减瘤手术和HIPEC后有更久的或相对短的长期生存获益[218]（图36-6），以及是否存在某群患者，他们的生存结果会优于基于现代奥沙利铂和（或）伊立替康（联合或不联合生物靶向剂）的全身化疗，这些方案相比单独5-FU联合亚叶酸有更大的活性。在未经选择的转移性疾病患者中中位生存时间为22～24个月，大约10%的患者5年后仍然存活。

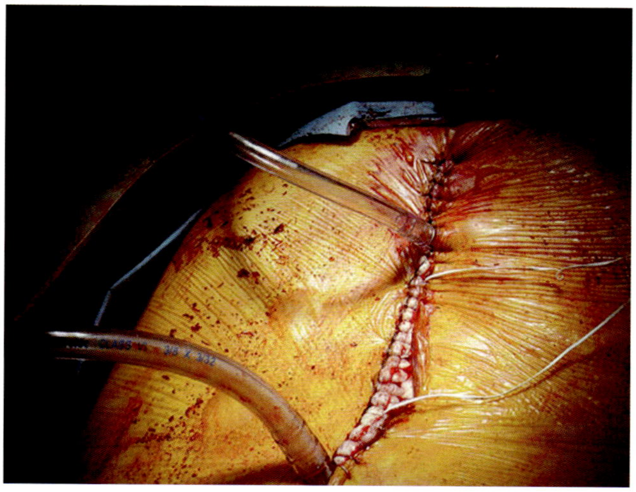

图36-6 腹腔内热灌注化疗（HIPEC）. Courtesy of Eric K. Johnson，M.D

目前唯一针对只有腹膜转移癌的全身现代化疗药物效果的数据来自一项纳入48例高度选择的结直肠癌腹膜转移病人，他们在法国五大综合癌症中心（减瘤手术和HIPEC）进行以奥沙利铂或伊立替康为基础的姑息化疗，历时5年[219]。部分病人因为有HIPEC相关的较好的预后因素而被选为对照组成员[213]，对照组2年和5年生存率分别为65%和13%，中位生存时间是24个月。相比之下，法国古斯塔夫·鲁西研究所同一时期单独的一组经历减瘤手术和HIPEC的结直肠癌腹膜转移的48个病人的中位生存时间、2年和5年生存率分别是63个月、81%和51%。作者认为，适当选择仅有腹膜转移癌的病人，减瘤手术和HIPEC效果优于现代化疗药物联合治疗方案。这个研究的缺陷在于是回顾性研究，并且有内在的选择偏倚（非随机分配病人），影响了结论的说服力。

尽管病人接受彻底的减瘤手术以及其后的HIPEC治疗似乎比单独全身化疗有更好的生存效果，但没有足够证据表明这种生存获益是由于治疗还是因为这些患者可接受减瘤手术的良好的生物学特性。此外，减瘤手术的质量依赖于外科医生的技能和经验。该领域国际级专家得到的对生存有利的结果（尤其是治疗相关毒性方面）[211, 220]可能并不能在常规临床实践中重复出来。最后，HIPEC在这种治疗策略中的独特贡献还没有被证明，需要随机临床试验进一步证实。

基于所有这些问题，NCCN认为[221]目前这种方法不应被视为标准，只有在有专业知识和经验的中心进行[222]，最好是在临床试验中。USMCI 8214/ACOSOG Z6091临床试验设计是将结直肠癌腹膜转移癌病人随机分配到标准全身化疗或手术减瘤联合腹腔内化疗组，随后行全身化疗，因没有观察到明显获益而终止。另一项临床试验Prodige 7，将仅有腹膜转移的结直肠癌病人随机分配到减瘤手术联合或不联合HIPEC组，目前正在法国进行。

总之，腹膜转移病人的标准治疗是全身化疗。然而，有一些证据表明积极的外科减瘤和IP化疗可能使高度选择的腹膜肿瘤负荷有限的病人受益。需要更多的临床试验来为如何最优化选择这些治疗方法提供依据。因此，如果手术探查时意外发现弥漫性腹膜转移，应该考虑将病人转诊到一个专业的治疗中心，而不是进行简单的手术干预，如近端改道或其他的缓解外科急症的方法。

卵巢转移

有 4% ~30% 的卵巢肿瘤是转移性肿瘤，最常见的来源于肠癌和乳腺癌[223]。最近的一项解剖研究证明因结直肠癌死亡的女性病人，6% ~14% 在死亡时已有卵巢转移[224]。对于那些诊断为结直肠癌Ⅳ期的女性患者，卵巢转移的风险更高，已经腹膜转移的病人接近 90% 发生卵巢转移。因此，对于近期被诊断为进展期结直肠癌的女性病人，卵巢肿块应该被考虑为来自结直肠癌的转移灶，除非被证实是其他来源。

大肠癌卵巢转移的发病机制是多方面的。虽然转移主要通过腹膜发生，但它也可以通过直接侵犯、血行或淋巴转移。原发结肠癌进行切除的时候，术中注意仔细评估卵巢是必要的。根据这项研究，同步转移会发生在 0~8.6% 的病人[225-228]，而异时转移发生在 1.4%~6.8% 的病人[223-224]，通常在原发肿瘤切除两年内[226-233]。至少一半的病例累及双侧卵巢[234-235]，这些病人中 40% 有相关的卵巢外盆腔转移[234]，如果转移癌足够大或腹膜种植转移形成“结节性架板样肿块”，可以在体格检查中触诊到。单靠肉眼检查区分转移性结直肠卵巢肿瘤和原发卵巢肿瘤是非常困难的，但通过整合病理学、细胞发生学和免疫组织化学特性，通常可以做出一个正确的诊断。大多数转移性结直肠病变在免疫组织化学染色肿瘤组织表现为 CK20 +/CEA +/CK7-，而原发性卵巢肿瘤是 CK20-/CEA-/ CK7 +[235-238]。

在手术时决定是否行卵巢切除术需要权衡利弊。整块切除直接侵犯到卵巢（T4）的结直肠癌或在卵巢有侵犯的病人中预防性做双侧卵巢切除被证实能提供生存受益，这应该是没有其他远处转移性疾病以根治性为目的的手术治疗。然而，切除女性肉眼看来正常的卵巢（预防性卵巢切除术）在结直肠癌病人中是有争议的，且仍是备受关注的问题。支持者认为切除能消除潜在的微观“不能察觉的”同时转移性疾病，消除了患卵巢癌的风险，并消除了未来发生异时卵巢转移性疾病的风险，提高了治愈率。反对的人认为卵巢转移的发病率低，少量的支持数据和临床相关性预测价值有限，使得额外切除卵巢是不必要的[224]。试图证明卵巢转移灶切除术优点的临床研究样本量较少且是回顾性的[225, 239-240]。然而，大多数研究到目前为止不能显示预防性卵巢切除术的任何生存获益，大多数的研究表明，一旦发生卵巢转移预后会非常差[224]。就目前的证据来看，为绝经后的患者提供预防性卵巢切除术是合理的，尤其是那些经历过盆腔放疗治疗直肠癌的病人。对于绝经前病人，只有那些已发生腹膜转移，患卵巢癌的风险较高（明确的家族史、BRCA 基因突变者或与 HNPCC 相关突变），或者那些已经无生育需求的患者应该考虑预防性卵巢切除术。

大多数卵巢转移是无症状的，只有在手术时发现；然而，较大的转移病变可以压迫或侵犯邻近器官并破裂，在极少数情况下出血。较大卵巢病变通常在初始影像分期时可见，应该纳入手术切除和知情同意的决策部分。同时有大肠癌卵巢转移的女性的生存状况明显比没有这种转移的病人差[223, 241]。卵巢转移经常对全身化疗耐药，即使其他位置的转移癌对化疗有反应，因此，这些同时性卵巢转移的手术切除包括双侧卵巢切除和结直肠癌病灶的切除[242-245]。异时转移灶的再次手术应该选择在体能状态良好且其他地方肿瘤负荷有限的病人中施行。多学科讨论这些病人的治疗是非常必要的。为了防止局部肿瘤进展，应该采取积极的手术方法来实现完整的切除。切除卵巢转移灶的生存利益从来没有被证实，尽管完整的转移灶切除与姑息减瘤手术相比有明显更好的结果，特别是在转移性疾病局限于盆腔的时候[246-247]。应该注意的是，在 50% 的情况下完整切除是可行的。孤立性卵巢转移切除后中位生存时间为 18 个月[242]。有其他位置转移的女性生存时间更短，切除已有转移后存活 5 年是非常罕见的[243-244]。在这些情况下，应该强烈建议全身化疗，特别是有残余病灶时。随着化疗方案不断改进和发展，包括奥沙利铂、伊立替康和（或）贝伐单抗药物的出现，可以达到更好的生存预期[248-251]。图 36-7 概述了卵巢转移的治疗流程。

其他部位转移

骨转移

在引入现代化疗和靶向治疗方案之前，骨转移被报道高达 24%[252-253]。随着现代化疗的出现，结直

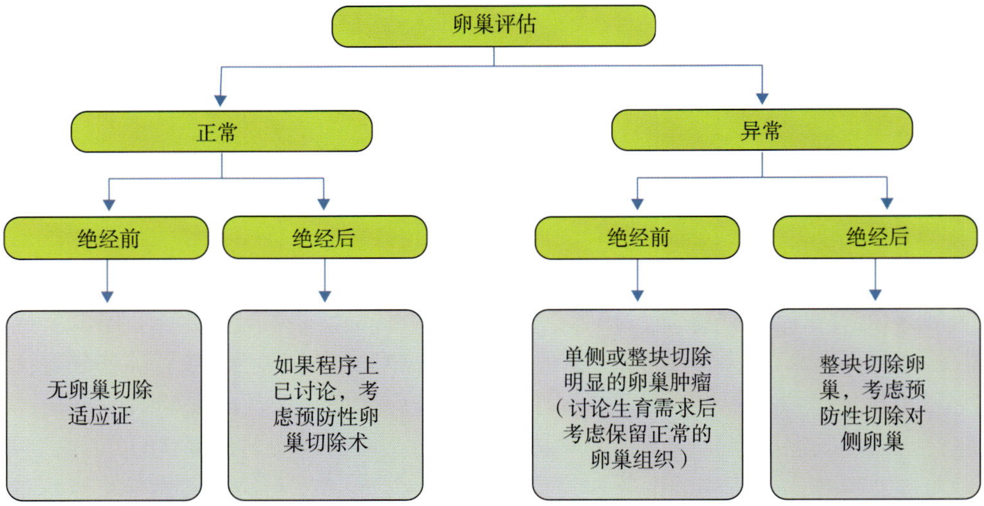

图 36-7 卵巢转移的治疗流程

肠癌骨转移的发生率为 7% ～9%，且通常在广泛转移性疾病的情况下出现 [254-257]。除非有特定骨相关症状，否则骨扫描并不在结直肠癌病人中常规应用。当骨转移发生时，最常发生在脊柱（65%），其次是臀部及骨盆（34%）和长骨头（17%）。骨转移目前没有治愈的方法，但是缓解疼痛、预防骨折或减轻脊髓受压对于这些病人很重要。骨转移的症状缓解通常可以通过放疗、化疗以及应用唑来膦酸二磷酸盐来缓解 [253]。然而，病理骨折最好行手术内固定治疗。骨转移带来的全身性问题是严重的，包括衰弱、不能动、高血钙和血栓栓塞性疾病。

脑转移

大肠癌脑转移并不常见，发生在 1% ～4% 的结直肠癌病例 [254-256]。结直肠肿瘤中大约有 3% 的病人出现脑转移 [257]。这些通常在已广泛转移到多个器官的病人中发现，但是罕见情况下可呈现孤立性脑转移 [258]。除非有特定的神经症状，否则在初次诊断或发生其他地方转移时并不常规进行头颅影像学检查。脑转移常是有伴随症状的。姑息疗法包括类固醇减少水肿和抗惊厥药物控制癫痫发作。根治性治疗结直肠脑转移的方法通常涉及手术、放疗，或两种的结合。对于孤立、单一脑转移，手术切除可获得超过 1～2 年的生存期。然而，由于脑转移很少是唯一部位的转移性病变，且不管选择哪种疗法，生存都是不理想的，故开颅手术切除很少推荐 [256-260]。就像肺转移治疗一样，越来越多文献中出现关于伽马刀和射波刀放疗治疗骨骼和脑转移 [261-262]。机器人实时图像引导放射治疗目前缺乏关于治疗效果和治疗有效性的数据，同时，高成本也是影响其广泛应用的限制因素。

胰腺

胰腺是一个其他原发肿瘤发生孤立转移的不常见的位置 [263]。虽然胰腺转移的发病率文献描述高达 6% ～11%[264]，但大肠癌导致的孤立性可切除的胰腺癌转移非常罕见 [265-266]。尽管长期生存很少见，但手术切除对孤立的结直肠癌胰腺转移病人来说很安全，或选择性地在合并有胰腺外疾病的病人中实施 [265]。同其他多器官转移一样，强烈推荐多学科讨论，手术切除应考虑总的治疗策略，争取提高生存概率和生存质量。

肾上腺

发现肾上腺转移并不常见，在一项尸检研究中其发生率为 14%[267]。孤立肾上腺转移更稀少。积极的手术切除孤立肾上腺转移只有小样本报道 [268-273]。最大的病例研究纳入了八个有明确的结直肠癌孤立肾上腺转移的病人，所有人都接受了辅助化疗，其中一人在肾上腺切除术后 12 个月仍然活着且无复发，一人失访，六人死于肿瘤相关问题。死亡的病人平均生存时间是 32 个月（范围 12～60 个月）[268]。与孤立肾上腺转移瘤相比，结直肠癌肝切除术后发生肾上腺转移多提示预后不良，肾上腺切除术疗效常不确定[274]。

腹膜后淋巴结

结直肠癌根治性手术后孤立的腹膜后淋巴结复发发生率不到 2%[275-277]。由于预后不良，挽救性手术一直不被推荐，然而，这一观念正受到挑战[278-279]。一项纳入九项研究，包括案例报告、病例分析和病例对照的回顾性研究纳入了 110 名接受挽救性腹膜后淋巴结切除的病人，报道了其生存获益，且没有手术死亡。中位无疾病生存期是 17 ~ 21 个月，总生存期的持续时间从 19 个月到 18 年不等，中位时间为 34 ~ 44 个月[280]。这些手术切除是在新的化疗方案（如奥沙利铂、伊立替康、西妥昔单抗、贝伐单抗）进展后进行的。目前没有针对孤立的腹膜后淋巴结转移灶切除后化疗是否获益的数据。和结直肠癌肝肺转移手术切除后类似，目前还不清楚术后增加化疗是否能延长生存时间。

老年人转移性疾病

结直肠癌仍然是世界上最常诊断的癌症，60% 的病人超过 70 岁，43% 的病人超过 75 岁[281-282]。世界人口正在老龄化，估计年龄在 65 岁以上的美国人到 2030 年将会翻倍，并将占总人口的 20%[283]。平均 65 岁的人预计可以再活 15 年，并可以维持独立自主的生活[284]。因此，老年癌症病人的数量预计将增加。据估计，50% 的癌症和 70% 的癌症死亡都将发生在这个年龄段[285]。因此，多学科团队将看到越来越多的老年结直肠癌病人，这个独特群体的治疗特别值得一提。

考虑到手术、合并症、身体功能状态和老龄化与胃肠道恶性肿瘤病人的术后早期病死率相关，老年病人术后 30 天的病死率较高，这常不算在术后总体生存状况内，因此这可能低估了老年病人术后总体病死率[286]。关于化疗，有数据表明，老年病人与年轻病人有相同的生存获益以及同等的细胞毒性。然而临床试验数据可能并不能反映实际中老年病人情况，老年病人经常经历更高的并发症发生率和更多的功能性损伤[287]。由于这些因素，国际老年肿瘤学会（International Society of Geriatric Oncology，SIOG）之前建议 > 65 岁的需要手术治疗的结直肠癌病人术前应该全面评估老龄化对生理功能的影响、生理和心理承受能力，以及家庭和社会的支持状况。对那些被评估为有身体或心理合并症的病人，建议一位老年病学专家参与治疗[288]。

除了最初的建议，还有多个衰弱相关指标用于检测老年肿瘤病人的衰弱程度，以便相应调整治疗方案。然而，这些评估的过程非常耗时，与那些需要进行全面的老年评估的人相比，预筛查常用来确定能够接受标准治疗的合适患者[289-290]。四个最常见的评估指标是简单的全面老年评估（aCGA）、老年人脆弱性调查 -13（VES-13）、格罗宁根脆弱指标（GFI）和老年 8（G8）。不幸的是，目前没有普遍认可的筛查工具充分识别高危老年患者的脆弱性，这些指数的敏感性和特异性分别从 67% 到 87% 不等，59% 到 73% 不等，它们提供给临床医生的参考价值受到质疑[290]。有研究显示，aCGA 和 G8 是最好的用于接受腹部手术的老年人术前筛查指标；G8 有最高的敏感性和阴性预测值，而 aCGA 是一个很好的整体评估工具[291]。美国大学的外科医生 NSQIP 风险计算工具（http://riskcalculator.facs.org）也是使用几个独立因素和其他合并症来评估老年人的手术风险。除了常见的并发症风险评估外，它还提供了出院后长期护理的难易度评估。结直肠外科医生应该意识到这些评估的可用性，帮助他们评估老年人的身体状况和治疗的耐受性。

由于老年人结直肠癌患者治疗方案的复杂性和多样性，SIOG 在 2013 年重新修订了他们治疗团队的治疗建议。基于该团队的结论，在决定老年人是否手术时应考虑以下情况：术后短期并发症发生率，术后 30 天并发症发生率和病死率、住院时间、出院后去养老院、1 年病死率、短期和长期的功能状态、生活质量和生存时间。在考虑是否需要化疗时，建议从以下方面考虑：细胞毒性、治疗完成度、生活质量、功能状态、疾病发展风险、生存时间和多因素影响下可能的结局。此外，重要的是认识到在老年结直肠癌病人的治疗中，多学科背景下接受个性化治疗是进一步提高老年病人疗效的关键，利用合适的老年人系统评估，鼓励老年人参与治疗决策的制订，向他们提供个体化的信息并了解治疗可能带来的并发症风险，以及鼓励研究员在保持治疗功效的情况下尽量使用低毒性药物，以及以病人为中心进行评估来发展循证医学[292]。

总结

本章总结了Ⅳ期结直肠癌病人的治疗方法。在各种各样的研究中，一个首要原则是强调多学科治疗。没有人制订的治疗方案被证明比其他人更完美，现在跨多个专业的联合疗法是可行的，个性化的治疗方法很重要。可用的选择包括新药的新辅助或辅助化疗、转移灶手术切除的时机以及非手术消融技术。使用这些治疗策略的总体目标是延长生存时间和提高生活质量，近年来已经有显著发展，虽然一些患者不能治愈，但他们治疗时可以获得有效的病情缓解。由于肿瘤的治疗方法是高度个体化的，多学科评估后的专家共识对于这些患者的治疗至关重要。

（参考文献参见 www.pumpress.com/home-specific-edu/5599.html ）

第 37 章

阑尾肿瘤

Constantine P. Spanos, Andreas M. Kaiser　著
符　炜　郑洪逵 译

缩写词

AJCC　美国癌症联合会
DPAM　腹膜弥漫性黏液腺瘤病
ENETS　欧洲神经内分泌肿瘤学会
HIPEC　腹腔热灌注化疗
LAMN　低级别阑尾黏液性肿瘤
PCI　腹膜癌病指数
PMAC　腹膜黏液腺癌病
PMCA　腹膜黏液癌病
PMP　腹膜假性黏液瘤

要点

- 虽然阑尾炎行阑尾切除术是普外科医生最常见的急诊手术，但原发性阑尾肿瘤罕见，普外科医生在此类病变的处理方面个人经验有限。
- 大多数阑尾原发性肿瘤缺乏特异性的症状或体征，往往在阑尾切除标本病理检查时偶然诊断或因其他疾病进行 CT 等影像学检查时偶然发现。
- 阑尾原发肿瘤通常分为上皮性、非上皮性和混合性病变。上皮性病变包括腺瘤和腺癌。非上皮性肿瘤包括神经内分泌肿瘤（类癌）、淋巴瘤、平滑肌瘤、平滑肌肉瘤和其他更罕见的类型。杯状细胞类癌是具有类癌和黏液腺癌特征的混合病变。
- 上皮性肿瘤，特别是黏液腺癌，是最常见的阑尾原发性肿瘤。
- 腹膜假性黏液瘤最常起源于阑尾或卵巢，是产生黏蛋白的上皮性肿瘤穿孔和腹膜播散的结果。对于一些特定的患者应考虑行肿瘤细胞减灭术联合腹腔热灌注化疗。
- 黏液囊肿是上皮性阑尾肿瘤的形态学表现。穿孔后可导致腹膜假性黏液瘤。因此，将病变完整切除至关重要。
- 阑尾类癌很少发生类癌综合征或呈多中心性。
- 最新的肿瘤分期指南将阑尾肿瘤与结肠癌区分开来，并分为上皮性和非上皮性病变。
- 手术切除的范围取决于细胞类型、术前分期、能否达到切缘阴性，以及淋巴结转移的情况。
- 手术是病变局限时最主要的治疗方法，而病变转移时，需要个体化分析并权衡全身化疗。

前言

阑尾切除术通常是外科新手开启个人专业领域的敲门砖。阑尾的炎症是一个疾病过程，对它的学习有助于向医科学生和外科住院医生“教授”包括病史采集、体格检查和急腹症的鉴别诊断等方面的基本技能。阑尾切除术是美国外科医生进行的最常见的急诊手术，每年近 30 万例[1-2]，其中相当大的比例在腹腔镜下完成。在相当罕见的情况下，对阑尾切除标本进行病理检查时，能偶然能发现阑尾肿瘤（“偶发性肿瘤”），当然也有在手术之前或手术期间发现的，更常见的是患者出院之后才发现。矛盾的是，尽管各级普外科医生都经常参与阑尾疾病的诊治，但因阑尾肿瘤并不常见，可能会在随后的手术干预中造成相当复杂的智力、管理和技术挑战（表 37-1）[3]。

表 37-1　临床处理方案取决于阑尾肿瘤的类型和诊断时机

病情	急性体征	术前初步诊断	手术	术前/术中发现穿孔(P)或转移(D)	肿瘤发现时间	诊治方案
1. 急性	是	急性阑尾炎	否	–	无	依靠间接征象/风险因素来识别受影响个体 重新影像学检查?
2. 急性	是	急性阑尾炎	是	P–	(a)术中	初次或二次评估
				D–	(b)最后病理结果诊断 (c)漏诊	是否需进一步手术切除/治疗
3. 急性	是	急性阑尾炎	是	P+	(a)术中	对穿孔进行适当的治疗，并做初次或二次评估，是否需进一步手术切除/治疗
				D–	(b)最后病理结果诊断 (c)漏诊	
4. 急性	是	急性阑尾炎	是	P+	术中	对穿孔进行适当的治疗
				D+		二次评估，是否需进一步手术切除/治疗
5. 急性	是	急性阑尾炎	是	P– D–	术中：病理诊断局部囊肿或肿瘤累及阑尾、盲肠	术中确定合适的切除范围 可能的话做术中冰冻检查
6. 选择性	是/否	局部囊肿/肿瘤累及阑尾或盲肠，无腹膜假黏液瘤（PMP）的迹象	是	P– D+	术前	肿瘤切除术 准备联合腹腔热灌注化疗（HIPEC）
7. 选择性	是/否	局部囊肿/阑尾或盲肠肿瘤，腹膜假黏液瘤（PMP）的迹象	待定	P– D+	术前	腹膜癌病指数（PCI） 系统治疗/评估是否需肿瘤细胞减灭术（CRS）联合腹腔热灌注化疗（HIPEC）
8. 选择性	是/否	腹膜假黏液瘤，但没有明显的盲肠病理	待定	P–	术前	评估是否有其他部位的原发肿瘤
				D+		腹膜癌病指数（PCI） 系统治疗/评估是否需肿瘤细胞减灭术（CRS）联合腹腔热灌注化疗（HIPEC）
9. 选择性	是/否	腹膜假黏液瘤＋远处转移	否	P– D+	治疗前	系统治疗

流行病学

原发性阑尾肿瘤的年发病率为 0.12 例/100 万，在阑尾切除标本中发现率为 0.9%～1.4%[3-4]。它们可以只表现为无症状、阑尾炎症状，或导致非炎症性症状。术前能基于症状、影像学检查和实验室检查明确的诊断极为罕见。即使在术中能确诊的阑尾肿瘤也少于 50%。一项基于 SEER 数据库的回顾性研究发现，阑尾肿瘤的发病率过去几十年间显著增加，从 0.63 增加到 0.97/10 万人[5-6]。目前还不清楚是发病率真正增加了还是因为诊断意识提高或者是将其作为一个单独的疾病重新分类的结果。发病率的增加似乎也影响了所有阑尾肿瘤的组织学亚型（表 37-2）[5-6]。历史上，类癌被认为是阑尾最常见的肿瘤，1955 年对 5 万例阑尾切除标本的系统分析发现只有 41 例上皮性肿瘤（占 0.082%）[7]。然而，最近的文献表明，阑尾上皮性肿瘤更常见，占恶性阑尾肿瘤的 58%[5, 8]。与此同时，肿瘤远处转移的概率也激增[5]。相反，阑尾类癌的年发病率为 0.15/10 万，但与胃肠道神经内分泌肿瘤等其他原发部位相比，相对频率已降至 16.7%[9-10]。与结直肠癌一样，阑尾上皮性肿瘤通常在六七十岁时发病，而非上皮性病变（包括神经内分泌肿瘤）发病年龄相对较年轻，约四五十岁[2, 5, 7-8, 11]。确诊时，约 74%的阑尾癌病例已经扩散，其区域性或远端转移分别为 39%和 35%[5]。

病理解剖和分期

遗憾的是，很长时间里文献报道都缺乏一致性，在提及阑尾肿瘤时使用了各种不同的命名法、分类系统和描述性术语。毫无疑问，这种罕见病变又采用了许多同义词，容易使人混淆。从解剖学的角度来看，阑尾虽然直径较小，但是与其他大肠相比，具有类似的分层结构；并且含有更多的免疫组织成分（GALT，肠道相关淋巴组织）。阑尾不参与肠内容物的处理，但每天产生 2 ~ 3 ml 的黏蛋白并可参与免疫功能。阑尾的血供来源于回结肠动脉分出的阑尾动脉；静脉引流通过肠系膜上静脉至门静脉系统；淋巴引流遵循血管结构并且由于解剖变异，可能与回结肠动脉、右结肠动脉或者结肠中动脉右支伴行。

阑尾肿瘤的分类应根据组织起源以及生长、浸润和扩散的模式来进行（表 37-3）。肿瘤可以通过血管、淋巴管或腹膜扩散。上皮性和非上皮性肿瘤

表 37-2　SEER 数据库中不同年代阑尾肿瘤发病率[5-6]

亚型	1973–2001（N= 2514）	2000–2009（N= 4765）
黏液腺癌（%）	38	38
非黏液腺癌（%）	26	27
类癌（%）	17	28
杯状细胞类癌（%）	15	
印戒细胞瘤（%）	4	7

表 37-3　肿瘤分类与表现

	局灶性[a]	播散性	转移方式[b]
上皮性	腺瘤（B）		L，H，P
	腺癌（M）	腺癌	L，H，P
	黏液囊肿（B）	腹膜假黏液瘤（PMP）：腹膜黏蛋白沉积症	P
	黏液性囊腺瘤（IM，LAMN）	腹膜假黏液瘤（PMP）：腹膜弥漫性黏液腺瘤病（DPAM）	P
	黏液（囊肿）腺癌（M）	腹膜假黏液瘤（PMP）：腹膜黏液腺癌病（PMAC）	P，L，H
		腹膜假黏液瘤（PMP）：腹膜黏液性囊腺癌（PMCA）	P，L，H
	印戒细胞癌（M）	进展期 / 转移性印戒细胞癌	DI，P，L，H
混合性	杯状细胞类癌（腺类癌）	杯状细胞类腺癌转移	P，L，H
非上皮性	类癌	转移性类癌	L，H
	<1 cm（B）		
	1~2 cm（IM）		
	>2 cm（M）		
	淋巴瘤（M）	弥漫性或多发性淋巴瘤	全身
	平滑肌瘤（B）	转移性平滑肌肉瘤	H，L
	平滑肌肉瘤（M）		
	Kaposi 肉瘤（M）	播散性 Kaposi 肉瘤	全身

LAMN. 阑尾低级别黏液性肿瘤；PMP. 腹膜假黏液瘤

[a]B. 良性的；IM. 中度恶性；M. 恶性

[b]P. 腹膜；L. 淋巴；H. 血行转移；DI. 弥漫浸润

区别明显，后者包括神经内分泌肿瘤，如类癌。

上皮性肿瘤

上皮性肿瘤分为黏液和非黏液性肿瘤[8]。阑尾黏液性肿瘤根据肿瘤的分级和侵袭性进行分类。大体特征上，形成典型的阑尾黏液囊肿，这是一种形态学术语，表现为阑尾扩张和腔内黏液样物质积聚（图 37-1）。肿瘤本身或者其发展的良性过程（潴留性囊肿，黏膜增生）都可引起梗阻。黏液囊肿破裂导致黏蛋白溢出和细胞成分的扩散—取决于病变的恶性潜能—这是黏液瘤、腹膜假黏液瘤和癌病的基础。

低级别阑尾黏液性肿瘤（low grade appendiceal mucinous neoplasms ，LAMN）是分化良好的肿瘤，其形态学上类似于腺瘤。LAMN 已经成为代表许多实体的中性术语，如阑尾绒毛或锯齿状腺瘤、囊腺瘤、阑尾交界性肿瘤和恶性潜能不确定的黏液性肿瘤。这些病变往往生长缓慢，并且大体上都以结构完整、囊性扩张和含有黏液样物为特征。阑尾管壁是纤维化的，并且作为慢性的标志，有时可能有钙化。瘤体破裂（自发的或是术中医源性）可能常见，表现为黏液突出到浆膜表面或以黏液湖的形式种植到更远的腹膜表面。组织学上，阑尾黏膜被绒毛状、乳头状、锯齿状或扁平状黏液性腺瘤增生取代。柱状上皮细胞富含黏蛋白，可能会被拉伸长（呈铅笔状），细胞核轻度深染，可见覆层排列的细胞核，罕见的有丝分裂和凋亡的核碎片。值得注意的是，肿瘤上皮有时可能通过固有肌层突出并形成“假性憩室”。有人推测这些生长方式可以解释病变如何穿孔并播散到腹腔[11]。

LAMN 的预后取决于阑尾外上皮细胞是否存在。阑尾肿瘤一般预后良好。然而，LAMN 可能以恶性方式在阑尾外增殖，产生腹膜假性黏液瘤和（或）远处转移。由 LAMN 穿孔造成的腹膜假性黏液瘤（pseudomyxoma peritonei ，PMP）具有丰富的胞外黏蛋白，透明细胞基质和少量低级别黏液性上皮[8]。LAMN 并不严格限于阑尾肿瘤，也可能由其他肿瘤起源引起，如卵巢、胆囊等。破裂的 LAMN 的预后取决于黏蛋白沉积物的量和细胞性质，并且黏蛋白中存在上皮细胞时复发率增加。由 LAMN 产生的大多数 PMP 仍然局限于右下腹腔。即使 PMP 播散超出了原发区域，病变也可能是一个缓慢而渐进的过程。“PMP”已被分类为腹膜弥漫性黏液腺瘤病（DPAM）和腹膜黏液性（腺癌）癌变（PMAC 或 PMCA）[12]。前者反映出 LAMN 引起的低级别假性黏液瘤，后者则表示腹膜癌。DPAM 病变包含稀少的低级别黏液性上皮细胞带，具有轻度不典型增生，无明显有丝分裂[12]；这些低级病变通常覆盖但不会侵袭其所附着的器官表面。

阑尾腺癌也分为黏液型和非黏液型。阑尾黏液腺癌的特征是具有破坏性生长模式，肿瘤侵入黏膜肌层以外的阑尾壁，在细胞学上，恶性腺上皮细胞排列成条索状、簇状和复合增殖。由于积累黏蛋白的压力增加，黏液腺癌容易破裂、扩散并播种入膜腔，导致腹膜假性黏液瘤形成。即使没有淋巴结转移，黏液腺癌也会沿腹膜表面扩散。腹膜黏液（腺）癌［peritoneal mucinous（adeno-）carcinomatosis ，PMAC / PMCA］是由阑尾或肠黏液腺癌巢的继发性腹膜增生导致的，侵袭实质和内脏器官以及大网膜，并可能引发这些部位的继发性淋巴结转移。

非黏液腺癌的表现类似于结肠腺癌，包括浸润

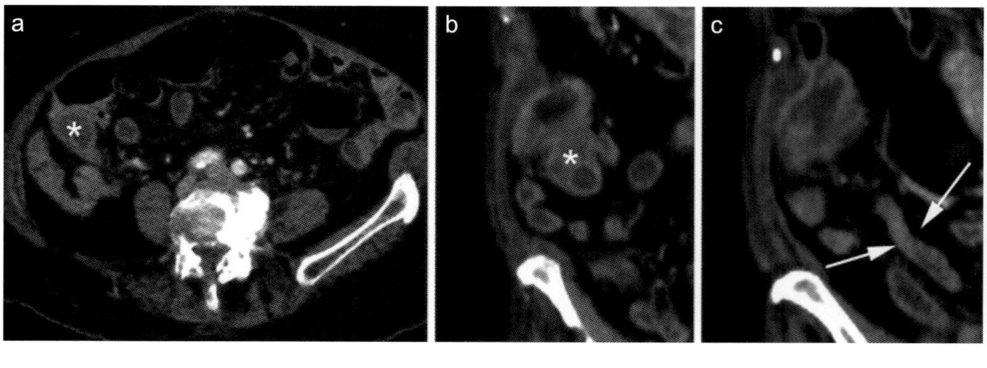

图 37-1 阑尾黏膜：CT 显示阑尾根部囊性扩张（星号，图 a 和 b），以及增大的阑尾（箭头之间，c）

阑尾壁并转移到区域淋巴结和肝[11]。非黏液腺癌显示出一系列侵袭性的形态学特征。在某些情况下，这种肿瘤等同于结肠腺癌，后者具有恶性（假性）腺体、增加的层化和无序化（与普通的柱状上皮相比）。在其他情况下，恶性腺体呈管状，内衬立方形上皮，与适量的细胞外黏蛋白结合。

印戒细胞癌是一种罕见但具有侵袭性的黏液腺癌，其特征在于含有黏蛋白的癌细胞（印戒）的溶解生长和浸润；它几乎从不会局限性生长，可能会在完整的黏膜表面下方显示出浸润性生长，并可在腹膜腔内迅速播散。印戒细胞癌通常提示预后不良。

与结肠癌相似，阑尾腺癌的预后主要由分期决定，但Ⅳ期也取决于组织学亚型和分级以及播散途径。不论是什么分期和组织学亚型，低分化患者往往预后差。阑尾黏液性腺癌比非黏液性腺癌预后差（癌特异性生存率低）（表 37-4）。这一观察结果是基于国家癌症研究数据库（NCDB）[4] 公布的数据[4]，最近被美国癌症联合委员会（AJCC）[13] 纳入了目前的分期指南。首次将阑尾癌与结肠腺癌分开分类，并区分为黏液性和非黏液性两种类型；对于转移性肿瘤，黏液性肿瘤的组织学分级特别重要（表 37-5）。T4 级分为 T4a（浸透内脏浆膜）和 T4b（侵犯其他脏器）。侵袭内脏浆膜但黏蛋白沉积物仍局限在右下腹腔的黏液性肿瘤仍被认为是 T4a（如果没有淋巴结转移就是Ⅱ期）；当黏蛋白播散到右下腹腔以外时，称为 M1a（Ⅳ期）[13]。M1 分为 M1a 和 M1b，以区分假性黏液瘤（M1a）与非腹膜转移（M1b）[13]。

表 37-4　阑尾腺癌不同分期和分级特异性生存率

亚型	分期Ⅰ－Ⅲ（%）	分期Ⅳ（%）
黏液腺癌（N= 1375）		
高分化	82	71
中分化	64	51
低分化	50	0
非黏液腺癌（N= 860）		
高分化	69	48
中分化	73	9
低分化	55	5

阑尾神经内分泌肿瘤 / 类癌

WHO 分类使用术语“神经内分泌肿瘤”（NET）、“神经内分泌癌”（NEC）和“混合腺 - 神经内分泌癌”（MANEC）[14]。NET 的同义词包括类癌和分化良好的内分泌肿瘤 / 癌。NEC 的同义词为低分化内分泌癌和小细胞 / 大细胞内分泌癌。杯状细胞类癌（现称为癌）是 MANEC [14]。

类癌或类癌肿瘤代表 NET 1 级，并来源于各种不同的神经内分泌细胞（以前称为胺前体摄取和脱羧细胞，APUD 细胞）。这些细胞及其产生的肿瘤不仅在阑尾中发现，而且在整个胃肠道和其他器官中也有发现，将在下一章中进行全面阐述。尽管如此，阑尾类癌很少多中心发生，并且与多发性内分泌瘤（MEN 综合征）没有已知的相关性。

阑尾类癌的胚胎和解剖学范围属于中肠，包括空肠、回肠阑尾、盲肠和右半结肠。这些中肠类癌细胞比前肠和后肠类癌更具有激素活性。在其他激素（如生长激素，生长激素释放激素，胃泌素，降钙素，P 物质，胰岛素和神经降压素）中，它们通过酶芳香酸脱羧酶从其前体 5- 羟色氨酸产生 5- 羟色胺；5- 羟色胺随后在肝中被单胺氧化酶代谢为 5- 羟基吲哚乙酸（5-HIAA），通过尿液中排泄出。

在标本大体检查中，阑尾类癌是黄色质硬结节。75% 位于阑尾尖端，15% 位于阑尾中部，10% 位于阑尾根部。确诊时，大多数（80%）小于 1 cm，14% 在 1 ~ 2 cm，6% 大于 2 cm[14]。组织学上，类癌具有以黏膜下均匀一致的巢状或岛状细胞团排列的细胞团为特征。细胞质具有中度的嗜酸性，颗粒状，核呈现经典的内分泌“胡椒盐”染色质模式。免疫组化肿瘤表现出对银染（亲银性 / 嗜银性）和对神经内分泌组织标志物（包括神经元特异性烯醇化酶，突触素和嗜铬蛋白 A）呈阳性反应[11]。根据目前的 WHO 分类，Ki67 用于确定肿瘤分级的增殖能力[14-15]。在电子显微镜（不作为常规检查）下，通常发现类癌肿瘤含有许多膜结合型神经分泌颗粒，其内存储各种激素和生物胺[16]。

随着病灶大小的增加，肿瘤可能会侵犯阑尾壁甚至到达腹膜表面，或高达 27% 的病例可能浸润到阑尾系膜内。因此，类癌的 AJCC 分期以肿瘤大小为基础，因为它与转移的发生率相关，并且是最重要的预后参数，而浸润深度、淋巴管、神经周或浆膜浸润缺乏提示预后的能力（表 37-6）。对于直径小于 10 mm 的病灶，淋巴结转移是罕见的，但在类癌大于 2 cm 的患者中有 20% ~ 30% 发生淋

表 37-5　美国癌症联合委员会（AJCC）对阑尾腺癌的 TNM 分期[13]

分期 T		N	M
X	原发肿瘤无法评估或任何 T 期	区域淋巴结无法评估或任何 N 期	远处转移无法评估或任何 M 期
0	无原发肿瘤证据	无局部淋巴结转移	无远处转移
Is	原位癌：固有层或侵及固有层	–	–
1	肿瘤侵犯黏膜下层	1~3 枚区域淋巴结转移	1a: 腹膜内转移超过右下腹，包括腹膜假黏液瘤 1b: 无腹膜转移
2	肿瘤侵犯固有肌层	四枚及以上区域淋巴结转移	
3	肿瘤穿破固有肌层侵及浆膜下或侵及系膜		
4	4a: 肿瘤穿透内脏腹膜，包括右下腹的黏液性腹膜肿瘤 4b: 肿瘤直接侵袭其他器官或组织		

Ⅰ期：T1–2 N0 M0；Ⅱ期：T3–4 N0 M0；Ⅲ期：TX N1–2 M0；Ⅳ期：TX NX M1

表 37-6　阑尾神经内分泌肿瘤的 TNM 分期（根据 AJCC 和 ENETS）[15]

分期	T（AJCC）	T（ENETS）	N（AJCC/ ENETS）	M（AJCC/ ENETS）
X	原发肿瘤无法评估或任何 T 期	原发肿瘤无法评估或任何 T 期	区域淋巴结无法评估或任何 N 期	远处转移无法评估或任何 M 期
0	无原发肿瘤证据	无原发肿瘤证据	无淋巴结转移	无远处转移
1	1a: 肿瘤 ≤1 cm 1a: 肿瘤 1~2 cm	肿瘤≤1 cm 侵及黏膜下层和肌层	淋巴结转移	远处转移
2	肿瘤 2~4 cm 或 累及盲肠	肿瘤≤2 cm 侵及黏膜下层或肌层，和（或）浸润浆膜下或阑尾系膜≤3mm		
3	肿瘤 >4 cm 或累及回肠	肿瘤 >2 cm 和（或）浸润浆膜下或阑尾系膜 >3 mm		
4	肿瘤直接侵袭其他邻近器官或组织，如腹壁和骨骼肌[a]	肿瘤侵犯腹膜或其他器官		

[a] 肿瘤黏附于其他器官或组织大体分类为 cT4，但如果显微镜下为阴性黏连，则根据深度浸润分为 pT1–3

分期Ⅰ. T1 N0 M0；Ⅱ. T2–3 N0 M0；Ⅲ. T4 N0 M0 or Tx N1 M0；Ⅳ. Tx Nx M1

巴结转移（表 37-7）。远处转移在阑尾类癌中相当罕见。值得注意的是，欧洲神经内分泌肿瘤学会（ENETS）的分期系统与 AJCC 的分期系统不同，因为前者将浸润深度考虑在内，阑尾壁和阑尾系膜侵犯的深度大于 3 mm 预示侵袭性更强[17]。病变局限于阑尾、区域性转移和远处转移患者的 5 年生存率分别为 95%、81% 和 31%[9, 15, 18]

表 37-7　阑尾类癌大小对淋巴结转移和存活的影响[11, 14, 18, 49]

类癌大小	淋巴结转移率（%）	5-/10- 年生存率（%）
<1 cm	<1.0 ~ 15.0	92 ~ 100
1 ~ 2 cm	3.0 ~ 47.0	81
>2 cm	20~86	31

杯状细胞类癌

这个术语可能会给阑尾病变的分类造成混乱。它被认为是上皮性和 NETs 的混合物，也被称为黏液性腺神经内分泌癌[19-21]。这些肿瘤的平均发病年龄在 50 岁，生物学行为上更像腺癌而不是类癌。临床上，1/3 的阑尾杯状细胞类癌可能引起阑尾炎[22]。在手术探查中，发现 10% 以上的肿瘤已经发生广泛转移；三分之二的杯状细胞类癌是在阑尾切除和回盲切除标本中被偶然发现。五年生存率比常规类癌更差，Ⅰ、Ⅱ、Ⅲ、Ⅳ期的五年生存率分别为 100%、76%、22% 和 14%，局灶性病变五年生存率 50% ~ 80%，有远处转移的患者五年生存率低于

20%[19-20]。

罕见的阑尾肿瘤

其他阑尾肿瘤都相当罕见，通常表现为全身性的疾病过程。在罕见病中，阑尾原发性淋巴瘤有一定的发病率；它可见于所有年龄段的患者，但最常见于 20～40 岁。在儿童和青少年中，伯基特淋巴瘤是最常见的亚型，而老年患者更有可能是弥漫性大 B 细胞淋巴瘤。此外，阑尾已被报道为几种淋巴瘤亚型的复发部位[11]。任何这些病变都可能伴有急性阑尾炎或可触及的肿块、肠套叠乃至罕见的下消化道出血。其他病变更不常见，因此不做进一步详述，包括 Kaposi 肉瘤、平滑肌瘤或平滑肌肉瘤、白血病浸润。

临床表现

阑尾上皮性肿瘤缺乏特异性症状或体征，尤其在早期阶段。更复杂的是即使进行结肠镜检查等常规筛查也可能漏诊[23]。如果肿瘤呈向心性生长并阻塞肠腔，可能会引起阑尾炎的临床症状。患有“阑尾炎”征象患者的危险信号包括超过 50 岁、结直肠癌家族史或炎症性肠病、长期病史或贫血。在晚期阶段，阑尾上皮性肿瘤可表现为腹部或盆腔的局部肿块、肠梗阻，或当大量的黏液积聚在腹腔（假性腹膜黏液瘤）时表现为进行性无痛性腹胀[2-5]。

即使激素分泌活跃的肿瘤如类癌也可以始终无症状，而被偶然发现。由于它们经常位于阑尾的尖端，它们甚至可能不会引起阑尾炎。由 5- 羟色胺和其他血管活性物质的释放而引起的类癌综合征或类癌危象，表现为面色潮红、喘息、腹泻，最终引起右心瓣膜性心脏病。在阑尾原发性类癌中，这是极其罕见的（<5%），往往需要有明显的转移性疾病才使得这些活性物质避开肝首过效应并释放到体循环中。

鉴于诊断阑尾肿瘤的临床表现复杂多变，临床医生必须优化和规范其管理（表 37-1）。

诊断

临床检查在发现、确诊或排除阑尾肿瘤方面均不可靠。肿瘤标志物作用有限，包括用于检测上皮性病变的非特异性癌胚抗原（CEA）或用于检测类癌的尿中 5- 羟吲哚乙酸代谢物（5-HIAA）。两个标记物都不适用于筛查或作为阴性预测试验。CT 或 MRI 检查在评估疑似阑尾肿瘤方面具有很大的价值。X 线平片或对比小肠动态造影发现邻近肠管被挤移位时表示可能有肿块造成的占位效应，但很少能确定病变。对比灌肠同样很少做，但可能会提供盲肠、末端回肠或乙状结肠大体形态表现。

有经验的超声医生可以发现阑尾的异常，包括阑尾炎、粪石、黏液囊肿（低回声结构），或偶尔发现右下腹包块。囊性包块混有正常的细胞结构与含有黏蛋白的液态、胶状和黏稠成分，因此呈不均质表现。阑尾壁无增厚（阑尾直径＞6 mm）表明没有炎症（阑尾炎）。异常表现则意味着阑尾肿大、水肿或肠套叠。黏液性腹水在一定的程度上可以被检测到甚至量化，但是超声检查不太适合对假性黏液瘤做综合评估。

CT 或较少使用的 MRI 是横截面成像方式，它们可对全腹部进行可重复的、完整的以及可量化的评估[24-25]。它们被用于右下腹病变的诊断检查，或者对确诊的肿瘤（上皮和非上皮）进行淋巴结和全身性分期，制订治疗计划或评估治疗反应。肿瘤足够大时可表现为适度增强的软组织肿块或阑尾超过 15 mm 的囊性扩张，如果系偶然发现，应引起高度怀疑[26]。肠管被挤压移位是肿瘤向腔外生长的间接征象，最好通过腔内对比剂对末端回肠和盲肠充分造影，并通过缺乏炎性体征与脓肿区分开来。黏液囊肿的特征为右下腹囊性病变，囊壁完整均匀光滑，内呈低密度，这取决于组织和病变中黏液的量[27]。在右下腹囊性病变中出现点状、线状钙化高度提示是黏液囊肿：它们的形成与慢性炎症刺激过程引起的营养不良反应有关。黏液球囊肿是阑尾黏液囊肿发展过程中的一种特殊类型，其形成多个半透明或钙化的黏液球，而不是均质的黏液湖。

腹膜假性黏液瘤的特征在于低强化腹水和浆膜种植灶，当两者不明显时，肝的扇贝样轮廓为最常见的特征，病变也可存在于腹膜返折处或道格拉斯窝（Douglas 窝）（图 37-2）。对于治疗策略和预后，重要的是量化受假性腹膜黏液瘤影响的区域。腹膜癌病变指数（PCI）总分 39 分，是将腹部分成九个区并将小肠分成四部分，每个区域的得分在 0 和 3 之间，3 分指的是瘤结节 >5 cm[24]。PET/CT 对疾病

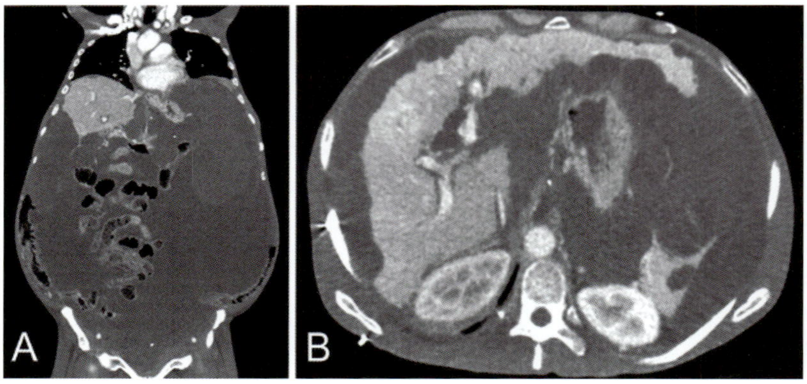

图 37-2 腹膜假性黏液瘤：CT 扫描可见整个腹部大量低强化腹水和浆膜种植灶，冠状位（图 a）和轴位（图 b），具有扇形的肝轮廓和压缩的肠环之间的空间扩大

的全身转移性有检测或监测作用，但在评估腹膜假性黏液瘤方面效果不明显。

由于多数类癌是术中或病理检查时偶然发现，因此大多数诊断和检查都是在初次手术后进行的。对于大多数偶然诊断的、小于 10 mm 且分化良好的阑尾神经内分泌肿瘤术后无须进一步检查评估[15]。对于 10 ~ 20 mm 的病变，在完全切除后，推荐使用 CT 或 MRI 来明确有无淋巴结和远处转移，但无Ⅰ级证据[15]。对于 >20 mm 的病变，推荐腹部 CT 和（或）MRI；此外，PET 扫描或生长抑素受体扫描联合 SPECT/CT（或具有 3 相 CT 扫描的生长抑素受体 PET）可用来检测或排除肿瘤的远处播散。

阑尾肿瘤常常通过结肠镜检查无法发现[23]，但结肠镜检偶尔可以发现阑尾口有突出物或有黏液样物质从阑尾腔内流出（图 37-3）。但是，在对怀疑或证实的阑尾肿瘤进行任何选择性干预之前，建议进行结肠评估（结肠镜检查，CT 结肠造影），因为上皮性肿瘤和神经内分泌肿瘤都有可能是多中心和（或）有同时性病变的比例高达 10% ~ 20%[28]。

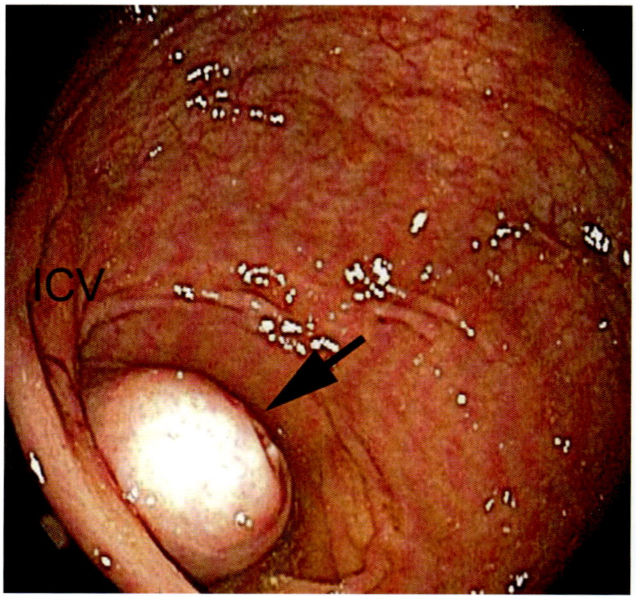

图 37-3 结肠镜检查：尽管阑尾肿瘤常常通过结肠镜检查无法发现，但偶尔会导致阑尾炎的黏膜外突（箭头）进入盲肠腔。ICV. 回盲瓣

治疗

局限性阑尾肿瘤的首选治疗是外科手术，非手术治疗主要用于局部进展期或转移性病变以及原发性全身性肿瘤如白血病或淋巴瘤等。高腹膜癌病指数（PCI）的腹膜假性黏液瘤可能不能从细胞减灭术和腹腔温热灌注化疗（HIPEC）中获益（见后文）。辅助化疗和姑息性全身化疗依然主要依赖 5- 氟尿嘧啶，并且常与其他常规药物（如奥沙利铂等）或贝伐单抗等生物靶向药物联用[29]。术前、术中和术后的治疗方案和治疗时机仍是值得研究的领域[30-31]。生长抑素被用于转移性和有显著症状的类癌患者。放射治疗不作为阑尾肿瘤的常规治疗，只个体化用于特殊情况。

阑尾病变的外科治疗

手术是局限性阑尾疾病的主要治疗手段，应达到治愈性 R_0 切除术；在疾病发生转移时，是否需要手术治疗应个体化分析，并权衡全身化疗或最佳姑息治疗的情况。因此，做外科决策应时考虑以下五个方面：

1. 原发性肿瘤是否已切除？

2. 临床表现是否和肿瘤播散相关？
3. 肿瘤切除能否有足够的切缘？
4. 淋巴结转移的可能性有多大？
5. 在局部进展期或疾病转移的情况下，积极的手术治疗是否优于保守治疗？

根据得到的结论，有四种可能的外科手段（表 37-8）：a. 仅阑尾切除术；b. 部分结肠切除术或右半结肠切除术；c. 细胞减灭手术和腹膜切除术，伴或不伴腹腔热灌注化疗；d. 保守治疗 。

阑尾切除术

单纯阑尾切除术仅用于阑尾癌前病变、原位癌（Tis）或直径小于 1 cm 的阑尾类癌，只要可以获得足够的安全切缘即可行阑尾切除术。1 ~ 2cm 的类癌处于交界性，因为淋巴结发病率高于既往文献报道 [18]，所以单纯阑尾切除术可能不够。阑尾黏液囊肿术中需要仔细解剖操作以避免穿孔。如果行腹腔镜手术，在开始游离前可将整个阑尾 / 盲肠放置在标本袋中，这可能是避免肿瘤破裂和种植的有效措施（或者行中转开腹手术）[32]。

右半结肠切除术

对于未穿孔的阑尾腺癌，大于 2 cm 的类癌和具有前面提到的任何不良特征的病变或切缘不足的病例，仅行阑尾切除术是不够的，应该行包含结肠系膜淋巴结清扫的根治性右半结肠切除术 [15, 18]。腺癌的根治性切除术比单纯阑尾切除术有更好的 5 年生存率 [33]。阑尾类癌的淋巴结转移率随肿瘤增大而增加（表 37-7）。对于已经发生肿瘤穿孔并导致腹膜假性黏液瘤的阑尾黏液性肿瘤患者的手术方式存在争议。有人认为在这种情况下患者预后取决于腹膜转移情况而不是淋巴结转移情况，没有必要做右半结肠切除术 [32, 34]。

肿瘤细胞减灭术和腹腔热灌注化疗

对于进展期腹膜播散的病例，可以选择在肿瘤细胞减灭术后联合腹腔热灌注化疗 [15]。如果术中探查意外发现腹膜假性黏液瘤，最好的处理就是收集所有黏液并进行细胞学分析，然后将患者转交给有经验的进行肿瘤细胞减灭术和腹腔温热灌注化疗的中心 [35]。最小限度的手术操作和对腹腔内脏最小的干扰有助于随后的肿瘤细胞减灭术。

弥漫性腹膜种植的主要治疗手段是肿瘤细胞减灭术和腹腔热灌注化疗（HIPEC）（图 37-4）。在系列回顾性研究中，这种治疗方式在精心挑选的患者中显示出了良好的疗效 [36]，但有很高的并发症发生率和死亡率 [37-41]；另外，多数文献表明，由于复发率非常高，不完全的肿瘤细胞减灭术不能得到良好的生存获益 [37, 42-43]。很显然疗效主要取决于原发病的严重程度，因此许多作者建议细胞减灭术和腹腔热灌注化疗仅适用于腹膜癌变指数小于（16- ）20 的患者。

表 37-8　阑尾肿瘤切除术

阑尾切除术	右半结肠切除术	肿瘤细胞减灭术 + 腹腔温热灌注化疗	非手术治疗
完整的囊肿 腺癌组织	浸润性腺癌	PMP 及 PCI ≤16（–20）：[a] – 弥漫性腹膜腺黏液蛋白沉积病 – 腹膜黏液性囊腺癌 阑尾肿瘤穿孔但无明显 PMP?	PMP 及 PCI >（16–）20? [a] 腺癌伴弥漫性全身转移 腺癌伴腹膜疾病和全身转移
阑尾类癌 <1 cm，R_0	阑尾类癌 1 ~ 2 cm，R_0? 阑尾类癌 >2 cm 切缘不足的类癌（R_1，有疑问的 R），多灶性，浸润阑尾系膜 > 3 mm 有淋巴结转移的类癌		类癌伴全身转移 侵及超过一个器官
	有肝转移的类癌 杯状细胞类癌	来自杯状细胞类癌的 PMP	广泛的全身转移，或从杯状细胞癌全身转移的 PMP

[a]PMP. 腹膜假性黏液瘤；PCI. 腹膜癌病指数

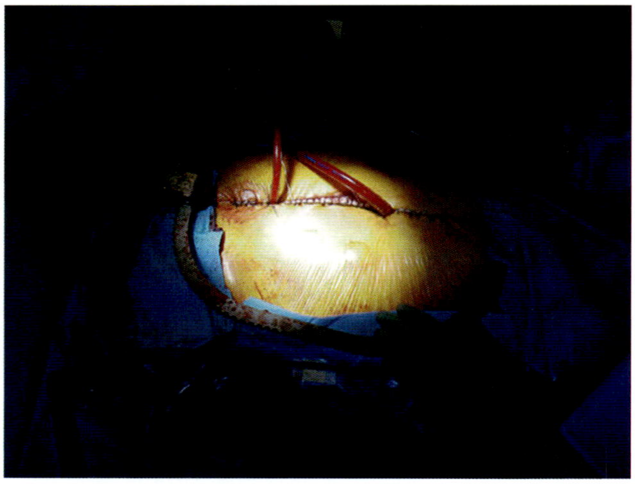

图 37-4 腹腔热灌注化疗（HIPEC）（由 Eric K. Johnson，M.D。提供）

在重新审视支持使用细胞减灭术和腹腔热灌注化疗的证据时，应该指出的是，关于技术和结果的文献仍然有很大的局限性。一方面，大多数文献在入选标准、疾病程度、伴随治疗、方案和随访方面都具有回顾性和不一致性。选择偏倚是这些的研究设计所固有的。此外，他们主要被 Sugarbaker [44] 主导，其主张细胞减灭术和腹腔热灌注化疗不仅用于阑尾肿瘤，而且还用于非阑尾癌引起的腹膜转移癌。其他研究小组正在进行相关研究以验证他的结论，但同时又受到受益更多的全身化疗方案的挑战，而全身化疗可以增加腹腔热灌注化疗后并发症 [31]。然而，最重要的是，缺乏直接比较肿瘤细胞减灭术联合腹腔热灌注化疗与单纯全身化疗的前瞻性随机研究。迄今为止唯一的前瞻性随机试验表明，与单纯全身治疗相比，腹腔温热化疗改善的结果仅受化疗方案（氟尿嘧啶）的限制，许多人认为这种方案并不能代表现代治疗标准 [43]。HIPEC 是否应被视为治疗标准，或仍然是实验性的方法 [45-46]，目前仍存在较大的争议。

在进行肿瘤细胞减灭手术和腹腔热灌注化疗前，非常重要的是要使用 PCI 评分 [24] 进行精确的分期和定量评估、肠道准备、强化水化和排空肠道，还需考虑到肠造口、脾切除术后及时预防性接种疫苗（针对肺炎球菌、脑膜炎球菌和 H. 型流行性感冒）、放置胃造瘘管和空肠喂养管等。细胞减灭手术旨在将所有可见的肿瘤种植灶去除或减到小于 2 mm，因为只有完全的肿瘤细胞减灭才能使药物充分渗透到残留的肿瘤结节中。肿瘤细胞减灭术通常包括卵巢切除术和所有腹膜表面的剥离，包括膈下空间和结肠旁旁沟（腹膜切除术）。当然，也可能需要多器官联合切除，包括肿瘤累及的肠管（结肠或小肠）或其他脏器（胆、脾、子宫 / 卵巢等）或切除受侵的腹直肌后鞘。对于腹腔温热化疗，已经报道了很多开放或封闭的技术。我们通常使用封闭技术来最大限度地减少散热、灌洗液的溢出以及减少对医务人员的安全隐患 [47-48]。先将切口临时封闭至凝胶管口大小，再通过该切口将大口径进水管和流出管放置到腹腔。加热后的化疗药物通过泵和热交换器（心肺机）在整个腹腔内循环。最常用的药物是丝裂霉素 C，其在 41 ~ 43 ℃的温度下持续使用 60 ~ 120 min。其他临床已经应用或正在测试的药物，都没有增加生存获益。消化道重建和吻合应在高温灌注后进行。细胞减灭术和腹腔热灌注化疗后的复发率超过 50%（表 37-9）。除骨髓抑制和强化利尿后的肾毒性外，并发症包括败血症、呼吸衰竭、肠梗阻、吻合口漏、脓肿、肠外瘘、急性肾衰竭、血栓栓塞以及长期形成的恶性粘连。最初报告的死亡率约为 10%，最近的报道中可能会显著降低（表 37-9）。在大多数报道中，PCI 评分、腹膜黏液癌肿瘤类型和肿瘤细胞减灭的彻底性是重要的预后因素。围术期或新辅助化疗目前仍有争议，故不常规使用。

结论

阑尾肿瘤是罕见的病变。在大多数外科医生的职业生涯中，即使遇到阑尾肿瘤，病例数也很少。然而，当对这种病变作出诊断时，仔细研究组织病理，并对各种参数进行合理分析是最重要的，以便最终确定治疗和随访方案。有许多领域（例如偶发性肿瘤、保守治疗的“阑尾炎”、无可见种植灶的穿孔性肿瘤等）都需要更好的前瞻性研究以给出临床指导。

表 37-9 关于阑尾肿瘤的肿瘤细胞减灭术和 HIPEC 的一些研究

研究机构	年份	病例数（N）	阑尾的起源的比例（%）	完全的 CR [a]（%）	M/M [b]	RR [c]	SV [d]
华盛顿癌症研究所 [50]	1999	200	75	n/a	27/2	n/a	n/a
辛辛那提大学医学院 [51]	2004	33	67	67	27/0	>33	（49）[e]（3 年）
维克森林大学，北卡罗来纳州	2006	110	100	28	38/4	n/a	53.4（5 年）
肿瘤研究所，米兰，意大利 [53]	2008	96	100	67	27/1	61	71.9（5 年）
华盛顿癌症研究所 [54]	2008	472	85	100	n/a	26	n/a
巴尔的摩慈悲医疗中心 [55]	2012	77	100	65	27/0	n/a	40（3 年）
国际多中心 [36]	2012	2298	100	51	24/2	n/a	63（10 年）
新加坡国立癌症中心 [56]	2013	100	20	90	55/0	74	50.9（5 年）
西奈山医疗中心，纽约 [57]	2014	170	29	37	52/4	40 ~ 79	30.6（3 年）
贝辛斯托克 / 北汉普郡医院，英国 [58]	2015	752	100	68	46/2	50	64.5（5 年）
维克森林大学，北卡罗来纳州 [59]	2015	430	100	44	28/3	n/a	53.4（5 年）

[a]CR. 肿瘤细胞减灭；
[b]M/M. 术后 30 d 内的并发症率和死亡率；
[c]RR. 复发率；
[d]SV. 生存率

（参考文献参见 www.pumpress.com/home-specific-edu/5599.html）

第38章

类癌、胃肠道间质瘤和结肠直肠淋巴瘤

David J. Maron　著
刘　浩 译　符　炜 审校

要点

- 结肠类癌的治疗为节段性切除（包括肠系膜淋巴结）。
- 生长抑素类似物控制类癌综合征的症状，并且有助于控制疾病的进展。
- 小于 1 cm 的直肠类癌可以通过局部切除来治疗，而大于 2 cm 的肿瘤需要根治切除。
- 伊马替尼阻断胃肠道间质瘤中 KIT 癌蛋白的激活。
- 有症状的结肠淋巴瘤患者最好在化疗前接受手术切除。

在结肠和直肠中出现的大多数肿瘤是腺瘤和腺癌；但是，其他肿瘤也不排除存在的可能。对于临床医师来说，了解这些肿瘤的生物学特性是非常重要的，这样才能进行合理的治疗。肿瘤可能从上皮细胞、间充质细胞、神经细胞和血管以及淋巴组织发展而来。虽然也有一些罕见的结肠直肠肿瘤存在，但本章将讨论三种更常见的非腺瘤性肿瘤。

类癌肿瘤

德国病理学家 Otto Lubarsch 在 1888 年首次发现了两名患有多个小回肠肿瘤的类癌肿瘤患者。1907 年，Siegfried Oberndorfer 首先使用术语“Karzinoid”，翻译为“癌样”，暗示这些肿瘤的行为与腺癌不同[1]。有学者认为，尽管这些肿瘤可能像癌一样转移，但其临床资料显示效果通常相当良好。

组织学

类癌是起源于神经外胚层并且缓慢生长的肿瘤，属于胺前体吸收和脱羧基（APUD）系统。它们起源于位于利氏肠腺窝内的库利奇茨基或肠嗜铬细胞[2]。在显微镜下，这些肿瘤是由具有单细胞核和细胞质的单个小圆形细胞组成的。细胞含有非常密集的神经分泌颗粒和各种分泌肽，这些颗粒与神经元中发现的突触小泡相似。细胞质通常是良性的，有丝分裂的图像并不常见。类癌肿瘤的五种组织学类型包括岛状、小梁状、格兰状、未分化型和混合型。岛状和小梁状组织学类型通常与更有利的预后相关。良性和恶性贲门癌的区分难度较大，但是，增加的细胞异型率、高有丝分裂活性或细胞坏死通常与更具侵袭性的肿瘤相关。

类癌肿瘤的特异性染色模式和细胞质蛋白质与它们产生的胺或者肽相似。5- 羟色胺能够将银盐还原成金属银，因此产生 5- 羟色胺和银染的阳性染色的类癌瘤被描述为“银染阳性”。一些肿瘤具有能够吸收银而不是还原银的能力，并且这些肿瘤可以被加入外部的还原剂，这些肿瘤被称为“嗜银性”。中肠道类癌通常是银染阳性，而后段肠道中的类癌通常是混合的（6% ~ 70% 嗜银性和 8% ~ 16% 亲银性阳性）[3]。对于嗜铬粒蛋白、突触泡蛋白和神经元特异性烯醇化酶，银染已被放弃，有利于细胞质蛋白的免疫组化染色常被采用[4]。

研究显示，类癌肿瘤可以产生至少 30 种生物活性化合物[5]。这些化合物包括胺例如血清素和组胺、蛋白质（包括各种激素和激肽）和前列腺素。5-

羟色胺通常以两步法从氨基酸色氨酸衍生而来，并通过血小板进行储存和运输。由于色氨酸是烟酸（维生素 B_7）和烟酰胺（维生素 B_3）等蛋白质生产中重要的必需氨基酸，如果大量色氨酸在类癌肿瘤的 5- 羟色胺生产中被消耗，可能会导致这些维生素的缺乏。5- 羟色胺的代谢首先在肝（单胺氧化酶）中进行，然后在肾（醛脱氢酶）中被分解为 5- 羟基 - 吲哚 - 乙酸（5-HIAA），它通过尿液排泄。

发病率和分布

类癌可能起源于前肠、中肠或后肠。前肠肿瘤出现在胸腺、呼吸道、胃、十二指肠和胰腺。中肠类癌起源于空肠、回肠、阑尾和近端结肠。后肠肿瘤出现在远端结肠和直肠。报告中类癌的分布各不相同，在近 3000 例类癌肿瘤中，Godwin[6] 发现最常见的起源部位是阑尾（38%），其次是回肠、直肠和支气管（分别为 23%、13% 和 11.5%）。Modlin 和 Sandor[7] 将 Godwin 系列与另外 5000 例类癌相结合，报道最常见的部位为小肠（28.7%），其次为支气管、阑尾和直肠（分别为 25.1%、18.9% 和 12.6%）。最新的一份研究报告指出，自从美国实施结肠镜筛查以来，直肠癌的发病率已经超过了小肠类癌 [8]。类癌肿瘤与同步结直肠癌和小肠肿瘤以及异时性肺癌、前列腺癌和泌尿道肿瘤的风险增加有关 [9-10]。这种关联的原因是未知的，然而据推测，由类癌分泌的各种肽可能具有致瘤性质 [9]。

临床表现

当患者疑似阑尾炎进行阑尾切除术后，大约有一半的胃肠类癌会被确诊。附录中的类癌在第 37 章进行了详细的讨论。结肠类癌发病率最高的年龄为 70 ~ 80 岁，在女性中比男性更常见 [11]。它们可能以息肉或肿块的形式出现，无论肉眼还是影像学上均与结肠癌无法区分。许多结肠类癌患者无症状，或有其他疾病的症状，这些提示我们进行有关诊断的检查 [12]。一些肿瘤会产生与结肠癌相似的症状，例如出血、腹痛和排便习惯改变等。

类癌可能在整个结肠中出现，但是它们更常见于盲肠。Ballantyne 及其同事发现 48% 的结肠类癌出现在盲肠中，升结肠中为 16%，横结肠中为 6%，降结肠中为 11%，乙状结肠为 13%。Murray 等人报道了类似的结果，在盲肠中发现的肿瘤有 73%，在升结肠中为 7%，在乙状结肠中为 20%[14]。

直肠类癌如果存在症状，通常是直肠出血或排便习惯改变。但是大多数直肠癌是没有症状的，并且在结直肠癌筛查时才被发现。在所有行乙状结肠镜检查的患者中，直肠类癌的发生率约为 0.05%[15-16]。这些肿瘤通常表现为单个 1 ~ 1.5 cm 的移动的黏膜下结节，且覆盖着完整的正常黏膜。恶性程度通常与大于 2 cm 的类癌侵入固有肌层有关，这些肿瘤通常会出现溃疡并伴有继发性出血。与中肠类癌（小肠 34%，结肠 60%）和前肠肿瘤（胃 23%，支气管肺 21%）相比，转移性疾病在后肠类癌（直肠 18%）中往往不太常见 [6]。

类癌综合征

由类癌肿瘤产生的系统症状称为类癌综合征。尽管通常将其作为类癌肿瘤的标志，但仅有 10% ~ 18% 的类癌患者会出现类癌综合征，仅有 50% 的患者是晚期 [3]。症状包括皮肤的痉挛、非血性腹泻和腹痛。症状通常是偶发性的，并且可能由于压力或摄入某些食物（咖啡因或乙醇）而产生。可能会出现几分钟或持续几个小时的面部或整个身体发红。出现潮红也可能与过度流泪、流涎和导致喘息的支气管肺痉挛有关。在多达 85% 的类癌综合征患者中发生潮红，并认为引起这些症状的原因是腹泻症状 [17]。痉挛和水样腹泻等腹部症状在 80% 的类癌综合征患者中发生，可能是由于血清素的分泌所导致。肠梗阻也可能继发于肠系膜纤维化，腹膜后纤维化可能会导致输尿管梗阻。治疗腹泻症状的药物包括洛哌丁胺、芬诺酯、阿托品或者其他止泻药。抗组胺药或者 H_2 受体拮抗药可能有助于减轻水肿症状。

类癌综合征患者也可能会发生右侧心力衰竭。5- 羟色胺会对肌纤维母细胞产生影响，会导致纤维细胞的增生、血管张力增加、支气管收缩和血小板聚集。这些影响可能会导致肺动脉高压的产生、三尖瓣和肺动脉瓣狭窄以及右心室肥厚和纤维化 [5]。血清素水平较高（尿中 5-HIAA 水平较高）的患者瓣膜损伤的概率增加 [3]。心脏的左侧不受类癌产物的影响，因为肺能够使这些物质失活。术后一部分患者会对瓣膜进行手术修复或更换。

肝能够代谢和灭活由类癌肿瘤分泌的大部分肽

激素。正因为如此，类癌综合征通常只有肿瘤转移到肝后才加剧。位于门静脉系统外的原发性类癌瘤（支气管肺癌）或发展为淋巴结转移或直接侵入腹膜后腔的胃肠道肿瘤也可能伴有颈内动脉综合征 [18]。

类癌综合征最常见于中肠类癌肿瘤转移性疾病患者。事实上，90%的类癌综合征患者有中肠类癌，60%的转移性小肠类癌患者会出现症状。这可能是由于中肠类癌有产生高水平血清素的能力 [19]。相反，前肠肿瘤通常缺乏将 5- 羟色氨酸转化成血清素所需的酶的能力，而后肠类癌很少产生 5- 羟色胺。因此，即使在肝存在疾病的情况下，直肠类癌也几乎不会导致类癌综合征的发生。

诊断

大部分结肠和直肠类癌肿瘤在结肠镜检查时才被发现，或在腹部探查期间才被发现有另一种疾病。因此我们应进行完整的结肠和直肠内镜检查以评估恶性肿瘤。内镜超声检查已用于直肠类癌的评估，并且已证明在确定浸润深度和淋巴结转移存在时有 75% 的准确率 [20]。这可能有助于确定类癌是否适合内镜切除 [21]。

当内镜活检不可行时，生化检查可以帮助诊断类癌。虽然类癌肿瘤可能产生多种激素，但最广泛使用的检测方法与血清素有关。用于诊断类癌的最有用的生物化学测试是 24 h 尿中 5-HIAA 的测定。正常排泄范围为 2 ~ 8 mg/24 h，排泄超过这些水平的患者诊断为类癌综合征的敏感性和特异性分别为 73% 和 100%[22]。包括对乙酰氨基酚和水杨酸盐在内的某些药物以及富含血清素的食物，如香蕉、菠萝、坚果和鳄梨可能会误导性地提高尿中 5-HIAA 水平，因此应该在试验过程中避免使用或食用。

除了胸部、腹部和骨盆的 CT 扫描以评价转移性疾病外，生长抑素受体显像（SRS）可能有助于鉴别隐匿性转移并确定患者是否可能对奥曲肽治疗有反应。大多数类癌肿瘤表达受体（SSTR 1-3）对生长抑素具有一定的亲和力 [23]。因此 SRS 在检测类癌方面具有很高的灵敏度，但是大约 10% 的肿瘤不表达生长抑素受体。使用 ^{18}F-Dopa 的全身正电子发射断层摄影术（PET）也可用于检测类癌肿瘤。Hoegerle 等比较了 CT、SRS 和 PET 扫描在原发性和转移性类癌肿瘤定位中的应用，发现 PET 显像在定位原发性肿瘤和淋巴结转移等方面更为敏感，而 CT 在识别远处疾病时更为敏感 [24]。Krausz 等人将 ^{18}F-Dopa PET/CT 显像与 SRS 进行比较，发现 PET/CT 显示更真实的阳性肿瘤灶，患者耐受性更好 [25]。类癌的 TNM 分期与结肠腺癌的 TNM 分期相似（表 38-1）。

治疗

类癌肿瘤的治疗为手术切除。手术类型取决于多种因素，包括肿瘤是否适合局部切除或内镜切除，以及手术切除肿瘤是否有助于减少类癌综合征的症状。恰当的手术的选择取决于肿瘤的位置、残留原发疾病的可能性以及淋巴结或转移性疾病的存在，表 38-2 总结了切除指南。

小肠类癌通常是多中心型的，并且易发生肠套叠、肠系膜纤维化和肠梗阻（图 38-1a，b）。转移到区域淋巴结的接近 50%[26]，直径小于 1 cm 的肿瘤有 20% ~ 30% 与淋巴结累积有关。肿瘤的大小是远处转移的一个不良预测指标，因为即使是小于 0.5 cm 的肿瘤也有已显示转移至肝的现象。因此，手术治疗应该包括一个正规的小肠切除术以及伴有相关淋巴结的广泛肠切除。即使存在转移性疾病，也应该进行这种治疗以降低因肠系膜肿瘤或纤维化引起的小肠梗阻的发生率。由于小肠类癌的 1/3 可能是具有多个中心的，因此检查整个小肠评估同步病变是非常重要的 [26]。

在结肠中产生的类癌在它们发展成具有淋巴结转移灶的大肿瘤之前通常是无症状的，因此推荐使用与腺癌类似的结肠切除术，其范围取决于疾病的部位 [27]。结肠类癌切除术后结果各不相同。Welch 和 Donaldson[28] 报道 5 年生存率与结肠癌患者的生存率相似，而 Berardi 指出结肠类癌切除术后的平均生存期为 26 个月 [29]。原发肿瘤的位置可能影响治疗结果，因为在一系列盲肠肿瘤中发现转移瘤的发生率为 71%，而其他结肠肿瘤发生率仅为 33%[30]。Spread 及其同事 [31] 认为结肠类癌患者的生存期明显低于直肠或阑尾类癌，而且显著低于腺癌患者的生存率。Al Natour 及其同事最近回顾了 929 例结肠类癌患者，发现直径小于 1 cm 的黏膜内肿瘤患者淋巴结转移的风险仅为 4%[32]。他们得出的结论是：粘连到黏膜的小肿瘤可以通过内镜切除术适当治疗。

由于直肠类癌可能适宜采用局部切除，因此一

表 38-1　类癌的 TNM 分期

分期	特征
肿瘤	
T1	肿瘤侵袭黏膜下层
T2	肿瘤侵袭固有肌层
T3	肿瘤通过固有肌层侵入浆膜下层或非腹膜化的结肠或直肠周围组织
T4	肿瘤直接侵袭其他器官或结构和 / 或穿透脏腹膜
淋巴结转移	
NX	区域淋巴结无法评估
N0	无淋巴结转移
N1	1~3 个结肠或直肠周围淋巴结转移
N2	结肠或直肠周围淋巴结转移达 4 个或以上
N3	沿已知血管鞘走行分布的区域淋巴结转移和 / 或转移至尖端淋巴结
远处转移	
MX	不能评估远处转移的存在
M0	无远处转移
M1	存在远处转移

Adapted from the AJCC Cancer Staging Manuel, 7ed. (Edge, Byrd, Compton, Fritz, Green, Trotti, Eds.) Publ. Springer, NY. 2010

表 38-2　切除指南

原发肿瘤	特征	切除的程度
小肠	局部疾病	切除原发及转移性肿瘤
	广泛性疾病	切除原发肿瘤或行旁路手术
结肠		Colectomy
直肠	＜1 cm	局部切除
	1~1.9 cm	局部切除或直肠切除术
	＞2 cm	直肠切除术

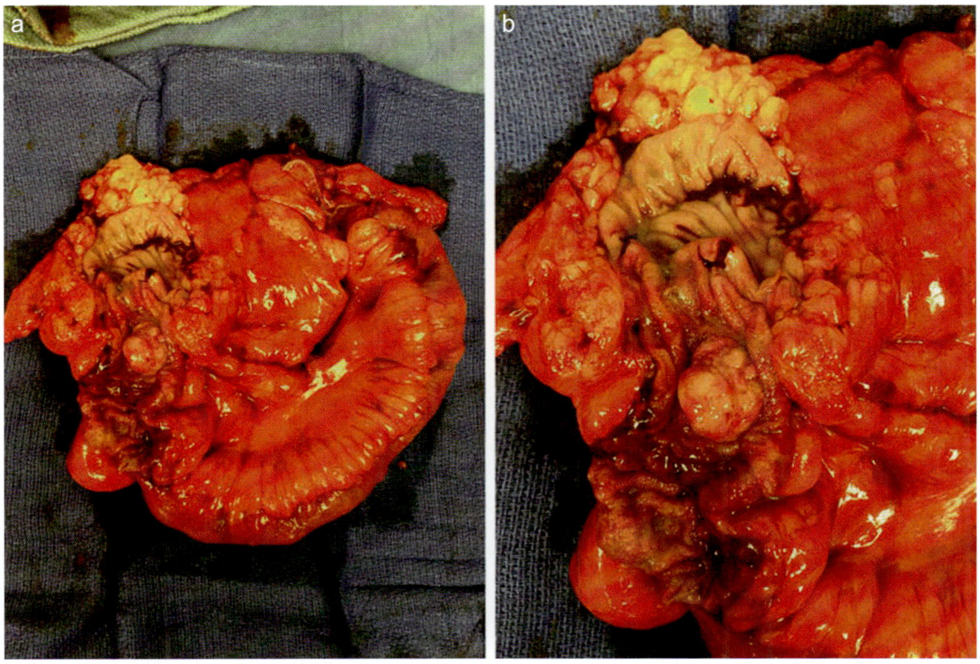

图 38-1　a. 晚期回肠类癌的外科标本。注意肠系膜的增生性反应；b. 病灶的特写镜头

些患者可能会选择微创治疗。低病态干预的益处与局部复发和淋巴结转移风险（也是转移性疾病的风险）之间的平衡非常重要。经肛门或内镜下切除对于大多数直径小于 1 cm 的肿瘤是足够的。正式经肛门切除直肠壁允许精确评估穿透深度，并且更容易导致切除的负缘。然而对于许多患者来说这可能不是必需的，因为即使在直径小于 1 cm 的肿瘤的内镜切除术后存在相关的边缘，复发也是罕见的。在患直肠类癌的 106 名患者中，肌层浸润是预测 5 年生存率的唯一独立预后因素，肿瘤的大小与肌层浸润密切相关[34]。

除了固有肌层浸润之外，直径大于 2 cm 的直肠类癌也具有明显的淋巴结转移风险。因此应考虑对患者行直肠系膜切除术，以便评估和清除淋巴结。1 ~ 1.9 cm 的直肠类癌的治疗仍不确定，必须根据肿瘤特征和患者的整体健康情况进行个体化治疗。在调查的 62 名患者中，69% 的患者肿瘤直径为 1.1 ~ 2 cm，并且被发现有淋巴结转移[35]。Shields 团队评估了 202 名直肠类癌患者，发现肿瘤大小超过 1 cm，淋巴管浸润是淋巴结转移的独立预测因子[36]。淋巴结转移也与远处转移的发展和生存率的显著降低有关。神经浸润也被证明是一个不良预后因素[37]。这些研究结果使一些作者得出结论：适宜切除的患者中大于 1 cm 的直肠类癌应进行根治性切除术[35-36]。

尽管转移性疾病广泛存在，但类癌肿瘤通常生长缓慢，患者通常表现出良好的5年和10年生存率。对肝转移类癌的外科治疗可能有助于改善生存率，并有助于长期缓解激素相关症状。对无法耐受或对生长抑素类似物药物治疗无效的患者，可以采用多种技术，包括肝切除术、射频消融术、冷冻手术和化学栓塞术。楔形切除或肝转移瘤切除术不仅可改善类癌综合征的相关症状，而且可延长寿命[38]。由于转移性类癌肿瘤主要由肝动脉供血，化疗栓塞可能在不能耐受肝切除的患者中发挥重要作用，肿瘤较大或生长抑素难治的患者常常在症状方面出现明显的短期改善[39]。肝移植也被用于转移性类癌患者，与肝细胞癌的移植患者相似[40]。

全身化疗在转移性类癌治疗中的有效性是有限的。很多药物已经被使用，包括5-FU、链脲佐菌素、顺铂、多柔比星、依托泊苷和达卡巴嗪，它们可以被单一使用或组合使用。最卓越的研究报道是 5-FU 和阿霉素的联合治疗以及 5-FU 与链脲佐菌素联合治疗的比较试验[41]。这项研究表明，链脲佐菌素组的中位生存期得到改善（24.3 个月与 15.7 个月），但是两种治疗方案在缓解率（16% vs. 15.9%）或无进展生存率（5.3 个月 vs. 4.5 个月）方面没有差异。具有侵袭性的类癌可能对顺铂和依托泊苷的联合治疗反应良好[42]。连续输注 5-FU 联合奥曲肽也显示了一定的治疗前景，在少数患者中报道部分缓解率为 24%，疾病稳定率为 69%[43]。

超过 80% 的类癌肿瘤表达生长抑素（特别是受体亚型 2）的表面受体，因此靶向这些受体的药物开发是非常必要的。这些受体的激活会导致激素的合成和分泌减少，从而导致多达 90% 的患者与类癌综合征相关的症状完全或部分缓解[44]。用于治疗类癌的生长抑素类似物包括奥曲肽和奥瑞肽。奥曲肽可以采用皮下、肌内或长效储库注射的给药方式。兰瑞肽比奥曲肽具有更长的半衰期，但是它目前尚未被批准在美国使用。除了可以控制症状外，生长抑素类似物还可以帮助限制疾病的进展。在一项随机试验的 85 名患者中，奥曲肽的 6 个月治疗时的肿瘤进展中位时间（14.3 个月 vs. 6 个月）和稳定疾病的相关性更好（66.7% vs. 37.2%），尽管试验并没有考察总体生存率[45]。干扰素也被用于治疗转移性类癌肿瘤，并且已经取得了一些成功。据 Di Bartolomeo 及其同事报道，每日肌内注射干扰素治疗后，80% 的患者症状有所控制，58% 的患者 5-HIAA 水平降低[46]。当与奥曲肽联合进行随机试验时，尽管依旧发现生存期没有明显差异，但是发现干扰素与单用奥曲肽相比显著减少了疾病的恶化[47]。发热、疲劳以及体重减轻等症状常常限制了干扰素治疗的常规使用。

胃肠道间质瘤

胃肠道间质瘤（GISTs）是胃肠道最常见的间充质肿瘤，约占所有肠癌的 0.1 ~ 3%。GISTs 首先由 Mazur 和 Clark 提出，他们使用电子显微镜将这些肿瘤与其他软组织肉瘤区分开来[48]。来自胃肠道间充质成分的大多数肿瘤被认为是平滑肌瘤、平滑肌肉瘤和平滑肌细胞瘤，但是发现 GISTs 缺乏与平滑肌细胞相关的特征。GISTs 被认为起源于多能间充质干细胞的间质细胞。位于肠壁的肌肉层内的间质细胞能协调胃肠道的自主运动。

组织学

组织学上，胃肠道间质瘤的细胞外观通常为纺锤体型，并对 CD117 抗原（KIT 酪氨酸激酶癌蛋白的标志物）呈阳性染色。此外，60%～70% 的 GISTs CD34（一种造血祖细胞抗原）染色呈阳性[49]。这些特征有助于区分 GIST 和其他肉瘤，平滑肌瘤对 KIT 和 CD34 染色阴性，但结蛋白、平滑肌肌动蛋白和 S100 呈阳性[50]。

发病率和分布

GIST 通常发生 6～70 岁的人群中，男性和女性都有患病的可能。大多数肿瘤都是恶性肿瘤，但是一些遗传综合征与 GIST 相关。卡尼的三联征由同步或异时性 GIST、肾上腺外副神经节瘤和肺软骨瘤组成[51]。这通常发生在 30 岁以前的女性，并且与 KIT 突变无关。具有 I 型神经纤维瘤病的患者通常受 GISTs 的影响更大。这些患者的肿瘤更可能发生在较轻的年龄，并且常伴有多个小肠 GIST[52]。

胃肠道间质瘤最常见于胃（大约 2/3 的病例），其次是小肠（大约 1/4 的病例）。食管 GIST 很少见，但肿瘤也可能出现在额外的位置，主要在肠系膜、网膜和腹膜后。位于结肠和直肠的肿瘤仅占 GISTs 的 10%～20%，其中大部分位于直肠。

临床表现

GIST 通常缓慢发病，并且在内镜检查或其他疾病的治疗过程中经常被偶然发现。最常见的临床症状是直肠出血和腹部或直肠疼痛。晚期病变可伴有可触及的肿块、阻塞或穿孔（图 38-2）。Kingham 等发现症状在肿瘤较大的患者中更常见，有症状患者的肿瘤大小的中位数为 8.9 cm，而无症状患者为 2.7 cm[51]。转移性 GisTs 最常见于肝和腹膜，但是淋巴结转移并不常见[52]。

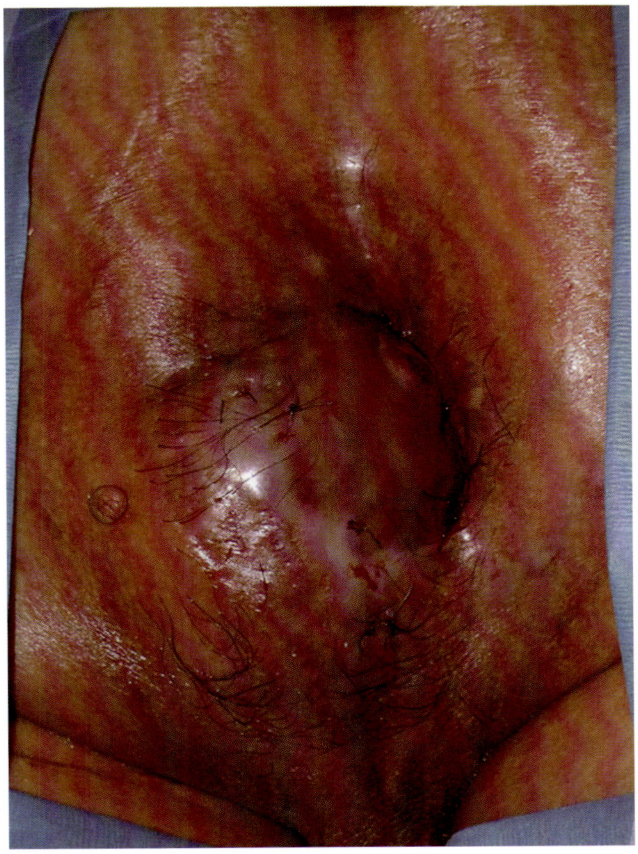

图 38-2 直肠间质瘤表现为肛周肿块

诊断

如果有条件，对疑似 GIST 的患者的评估包括结肠镜检查以及内镜超声检查。病变通常出现在黏膜下，活检可以辅助使用，使用内镜引导细针时必须小心，因为这些肿瘤常与新血管形成相关，并且活检可能导致明显的出血[53]。内镜无法触及肿瘤时，经皮活检或细针穿刺是不错的选择，但是报道显示有肿瘤破裂或者扩散的情况出现[51]。CT 和 MRI 可能有助于确定分期和手术切除是否可行。GIST 通常涉及固有肌层，并且在 X 线片上具有特征性的外观、良好的壁内质量、较大的病变以及可能有中央坏死的出现。PET 扫描无助于诊断，但可能有益于评估 GisTs 对治疗的反应[54]。

治疗

对于 GIST 的治疗，手术切除提供了治愈的最佳机会，因此是治疗的最佳选择。建议切除包括肿瘤与任何相关的边缘至少 1 cm 的连续组织[55]。因为 GISTs 很少转移到淋巴系统，所以不需要淋巴切除术[56]。虽然许多胃肠道间质瘤可能有假包膜，但应避免去除假包膜下肿瘤，因为这与肿瘤的复发概率有关。

GISTs 的治疗可以采用根治性切除（低位前切除或腹会阴切除）或局部切除（经肛门切除或经肛

门内镜显微手术），必须要切除肿瘤、假包膜及可以切除的尽量多的边缘（视频 38.1）。刘等人评估了 21 例直肠 GISTs 患者，发现大部分肛门边缘 5 cm 以内的肿瘤患者均经局部切除成功，但是较大的切除范围与较差的无病存活相关[57]。Changchien 等人报道了 29 例直肠 GISTs 患者的结果[58]。尽管局部切除组的肿瘤平均较小（4.5% vs. 7.2%），但接受广泛局部切除的患者局部复发率高于接受根治性切除的患者（77% vs. 31%）。

伊马替尼的研究进展已经显著影响了胃肠道间质瘤的治疗。如上所述，大多数 GIST 具有 KIT 癌蛋白的异常激活，其会导致细胞增殖的失控。伊马替尼是阻断 KIT 癌蛋白活化的选择性酪氨酸激酶抑制药。当用于辅助治疗时，伊马替尼已显示可以显著降低复发风险。美国外科肿瘤学会（ACOSOG）为 106 名完全切除肿瘤但被认为复发风险高的患者进行了前瞻性试验[59]。患者每天服用 400 mg 伊马替尼，连续服用 1 年，然后进行放射学检查。接受治疗的患者的 5 年总生存率为 83%，明显优于 35% 的历史 5 年生存率。伊马替尼也用于治疗肿瘤太大而不能切除的患者，在这种情况下，伊马替尼已被证明可以使超过 50% 的患者肿瘤缩小[60-61]，因此允许在选定患者中进行手术切除。

新辅助的伊马替尼治疗直肠胃肠道间质瘤也有过报道。Wang 等人报道 3 例远端直肠 GISTs 患者需要腹会阴联合切除才能达到治愈[62]。使用伊马替尼治疗后，所有的患者均有明显的肿瘤缩小，肿瘤肛门边缘距离也有所延长，使括约肌得以保存。Tielen 等人还发现接受新辅助伊马替尼治疗的患者直肠 GISTs 显著减小，虽然与没有接受新辅助治疗的患者相比，这并没有导致手术切除范围减小[63]。

据报道，完整的 GIST 手术切除后局部复发和转移性病灶的发生率各不相同，但均接近 50%[56]。Yeh 等报道了 40 名接受直肠 GIST 切除术的患者的结果，发现年龄较小（<50 岁）和肿瘤组织学分级高是复发的两个最重要的预后因素[64]。在 ACOSOG 试验中，发现无瘤生存率随肿瘤大小、有丝分裂率和年龄的增加而降低[59]。通常用伊马替尼治疗转移性 GIST 患者并进行放射性评估，大约 45% 的患者会表现出部分疗效，30% 的患者会处在病情稳定的状态，如果对治疗有反应，会采用终身治疗[65]。用伊马替尼治疗转移性 GIST 患者的总生存期明显更好。Blanke 等人报道，与用细胞毒性化疗的历史对照组的中位生存期 15 个月相比，使用伊马替尼治疗的中位生存期为 58 个月。在肿瘤对伊马替尼产生耐药性的患者中，舒尼替尼已被用作二线治疗药物，并且取得了一些成功[51]。肝转移且不可切除的患者可以采取射频消融或肝动脉栓塞的方法。

淋巴瘤

胃肠道是结外淋巴瘤最常见的部位。这类淋巴瘤大多数出现在胃部（74.6%），小肠和结肠淋巴瘤较少见，分别占 8.6% 和 7%[67]。实际上，最近在对"监测和流行病学"和 SEER 数据库中的数据进行研究表明，原发性结肠淋巴瘤仅占所有结肠恶性肿瘤的 0.4%，但发病率从 1973 年到 2004 年增加了一倍多[68]。

组织学

胃肠道的大多数淋巴瘤是非霍奇金淋巴瘤。弥漫性大 B 细胞淋巴瘤是结肠中见到的最常见组织学类型[69]。结肠中的其他病理类型包括 MALT 相关的低度 B 细胞淋巴瘤、套细胞淋巴瘤和 T 细胞淋巴瘤[70-71]。正确测定亚型对于选择最佳治疗方案和判断预后非常重要。人们认为淋巴瘤始于黏膜下淋巴组织并通过直接延伸或淋巴道进行扩散，Dawson 等人建立了区分原发性胃肠道淋巴瘤和全身性淋巴瘤二次侵犯肠道的标准[72]。原发性淋巴瘤的诊断依据为：①没有扩大的淋巴结肿大的情况；②不存在纵隔淋巴结肿大；③具有正常的白细胞数目；④在剖腹手术中，只有区域淋巴结有转移性病灶；⑤肝和脾不受影响。

发病率和分布

大多数结肠淋巴瘤出现在盲肠或升结肠，可能是由于结肠中该区段的淋巴组织增加。事实上，70% 的淋巴瘤发生在肝近端[73]。患者通常在 50～70 岁，性别差异因不同报告而异。长期使用类固醇、炎症性肠病、HIV 和 EBV 已被假定为可能的结肠淋巴瘤发生的危险因素[74]。经过修改的 Ann Arbor 分期系统和 TNM 系统已被用于胃肠淋巴瘤的诊断与治疗。

临床表现和诊断

结肠淋巴瘤最常见的症状是腹痛，其他症状与腺癌的症状相似，包括体重减轻、直肠出血、排便习惯改变、贫血、虚弱和发烧。其中高达 80% 的患者可能会出现腹部肿块[75]。在 20% ~ 25% 的病例中，病变的生长会导致梗阻，但是穿孔并不常见（图 38-3）。常规应进行活检结肠镜检查，但是在某些情况下，超表面活检可能不足以确诊。对于肠道外的疾病，应该采取胸部、腹部和盆腔的 CT 扫描。

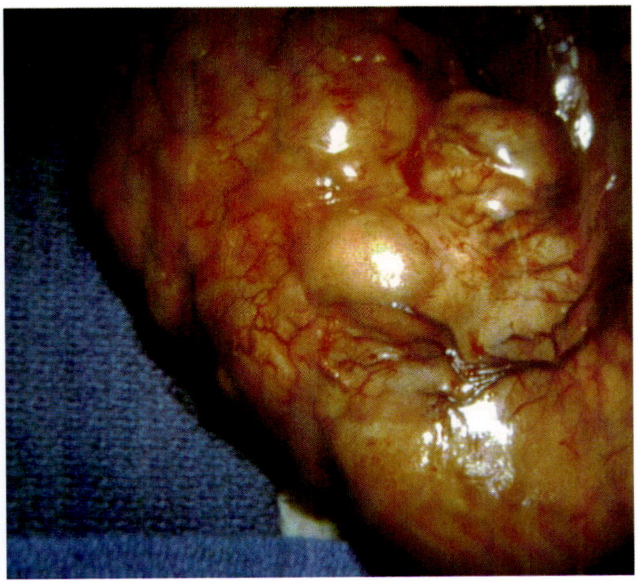

图 38-3　乙状结肠淋巴瘤侵犯回肠（Courtesy of the ASCRS Image Cibrary, Bruce Orkin, M. D.）

治疗

对于肠内淋巴瘤患者，治疗方法是手术切除或全身化疗。从经验来看，需要半紧急手术或接受手术以确诊的症状性疾病患者中，有相当一部分手术切除为最常用的治疗手段。对于局部疾病患者，术前可以进行诊断确诊，其手术治疗的基本原理是去除可能的阻塞、穿孔或出血的肿瘤，如果肿瘤尚未扩散，患者可能被治愈。辅助化疗通常使用长春新碱、环磷酰胺、博来霉素和多柔比星，它们已被用于改善患者生存率。直肠淋巴瘤切除后也提倡进行化疗[76]。另一种策略是全身化疗并尽可能避免手术，如果化疗引起肿瘤坏死，其中一个潜在的风险是肠穿孔。鉴于该疾病发病率低，在做出治疗决策时不依赖随机对照试验。

Aviles 等人对 53 名结肠 B 细胞淋巴瘤患者进行手术联合化疗并报告其 10 年生存率为 83%[77]。然而，其他相关的报告结果更差。Jinnai 等报道了一系列接受结肠淋巴瘤手术切除的 130 名患者的手术结果[78]。55% 的病例可以被完全切除，但是 5 年生存率低于 40%。肿瘤直径 < 5 cm 且无淋巴结转移的患者预后较好。Lai 等人发现接受手术和化疗的患者 5 年生存率为 62%，而单独手术治疗的相似患者 5 年生存率仅为 14%[79]。Kim 和他的同事比较了 78 名 B 细胞淋巴瘤患者和 17 名 T 细胞淋巴瘤患者的治疗反应[80]。结果显示 T 细胞淋巴瘤患者年龄越小，出现穿孔的可能性越大，总体预后效果越差。

（参考文献参见 www.pumpress.com/home-specific-edu/5599.html）

第 4 部分

良性结直肠疾病

第 39 章

憩室疾病

Jason Hall 著
王 凯 译 符 炜 审校

要点

- CT 检查是评估憩室炎严重程度的最佳方法。
- 多数急性憩室炎患者依赖于抗生素治疗。
- CT 引导下局部脓肿穿刺引流通常可以避免急诊手术的需要，即使患者起初并未接受过药物治疗。
- 在大多数需要接受手术治疗的急性发作的患者中，通常避免使用 Hartmann 手术。切除病灶 I 期吻合，不论做不做分流手术（回肠袢式造口），在一般情况良好的患者中被证实是安全的。
- 憩室炎急性发作后，如果患者仍有残留症状或出现明确的并发症（如狭窄、窦道等），应该考虑手术切除治疗。

简介

结肠憩室表现为结肠壁的囊状外突。绝大多数憩室病患者并没有临床症状。有症状的憩室疾病患者通常是从轻微腹痛、腹胀逐渐发展到穿孔，并出现腹膜炎及败血症。根据临床症状不同分为单纯性憩室炎和复杂性憩室炎。患者出现左侧腹部疼痛，有时伴有发热及白细胞增多通常认为是单纯性憩室炎；而复杂性憩室炎是指出现了穿孔、梗阻、狭窄、窦道或者出血。憩室的出血通常与憩室病有关，而非憩室炎。由于临床症状广泛、发病率及病死率高，憩室疾病的治疗对于临床医生仍是一个巨大的挑战。本章分析了左半结肠憩室病和憩室炎最新的病理生理、病情评估和治疗情况。前肠憩室的治疗及憩室出血将留到其他章讨论。

发病率

20 世纪以来，在工业化国家，憩室疾病的发生率逐年攀升。憩室病在 30 岁以前比较罕见。结肠憩室的发生率随年龄的增长而增加，使得 60 岁患者中有 40% 发展成憩室疾病。而 80 岁的患者超过 60% 发展成憩室疾病 [1-2]。

超过 95% 的憩室病出现在乙状结肠及左半结肠。一系列研究发现憩室疾病的发生与年龄成正相关。而且年龄越大憩室的部位越靠近端。这也解释了为什么在西方国家右半结肠憩室首先在年龄更大的憩室疾病患者中被证实 [3-4]。但是在亚洲国家中，憩室疾病更多发生在右半结肠 [5-7]。一些学者估计，在亚洲 70% 的憩室在右半结肠

10%～25% 的憩室病患者会发展成为憩室炎 [8-12]。官方数据显示憩室炎的影响正在增加。根据卫生保健研究与质量机构的记录，2006 年美国医院中，超过 295 000 名憩室炎患者出院 [13]。一项全国住院患者样本的分析显示，在美国从 1998 年到 2005 年住院率及手术率一直在增长。在大于 44 岁的患者中入院率及手术干预率分别增长了 82% 和 73%[14]。另外一项研究显示了相同的数据，从 1991 年每 1000 个出院患者中平均 5.1 例憩室炎患者增长到 2005 年的 7.6 例 /1000 例出院患者（$P<0.0001$）。关于复杂型憩室疾病的增长也出现了不同的数据。憩室脓肿出院患者比例从 5.9%（1991 年）增长到 9.6%（2005 年）（$P<0.0001$）。然而憩室穿孔的比例仍然没有改变（1.5%）[15]（图 39-1a，b）。这一比例增加产生的影响已经被其他工业化国家注意到。一项来自挪威最新的研究揭示了在过去 4 年时间

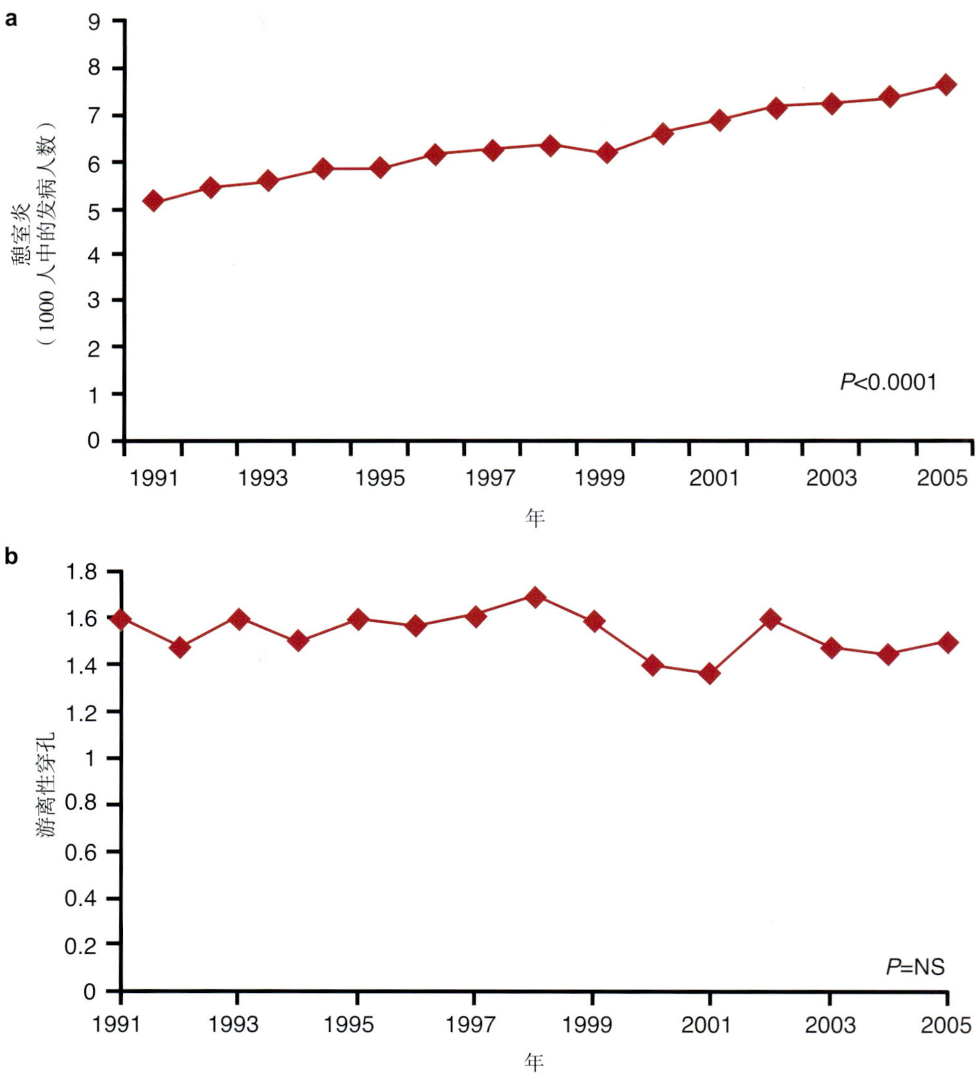

图 39-1 a. 1991~2005 年全国出院病人中憩室炎患者。b. 1991~2005 年全国住院患者样本中憩室炎患者游离憩室穿孔的比例。With permission from Ricciardi et al. Disc colon Rectum. 2009 Sep; 52(9):1558-63 ©wolters kluner 2009[15]

里，憩室疾病从 17.9 人 /100 000 人增加到 51.1 人 /100 000 人[16]。基于国家住院患者样本更多的研究显示，憩室炎住院患者在 2008 年达到高峰（96/100 000）。由于憩室出血而住院的患者比例从 32.5/100 000 人（2000 年）降低到 27.1/100 000 人（2010 年）[17]。

病理生理学、病因学及流行病学

大多数结肠憩室是有正常蠕动功能的或者假憩室。这些类型的憩室仅包含黏膜层及黏膜肌层。结肠系膜终末支穿过结肠环形肌为憩室黏膜提供血液供应（图 39-2）[18]。在没有病理改变的情况下，憩室是很柔软的并且是可以自由收缩的，并且憩室腔与肠腔是相通的。

从憩室病发展到憩室炎的具体发病机制还不明确。经典的病理生理学机制提示，血运障碍和憩室开口的梗阻导致细菌增生、憩室内压增加、局部缺血和炎症。这一机制是借鉴了阑尾炎的病理生理学改变。一旦结肠黏膜局部缺血，局部会出现溃疡，从而导致在大部分情况下出现微小的穿孔，但是，有些时候会以憩室周围脓肿或者穿孔导致腹膜炎的形式出现[19]。

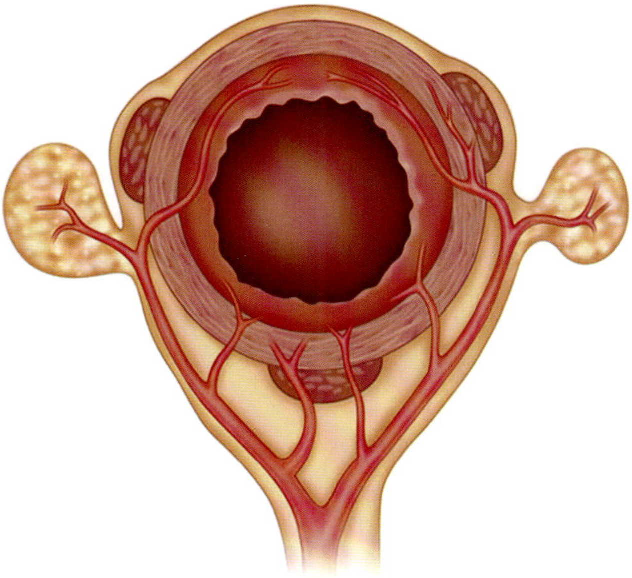

图 39-2　直小血管在独立带，网膜以及结肠系膜处穿过结肠肠壁，这使得于这些位置的黏膜及黏膜下层出现疝出

组织学和病理学

大多数憩室炎的微环境中包括固有层的增厚、黏蛋白的消耗和潘氏细胞的增多。一些病例中也可以看到腺窝脓肿和溃疡[20]。很多组织学特征与炎性肠病很相似[21]。Hinchey 提出了憩室疾病严重程度分级的病理学标准。次分级已经被应用，并且被分为Ⅰ～Ⅳ级[22]。Ⅰ级指患者出现憩室炎及结肠周围脓肿。Ⅱ级指患者出现远处脓肿，如盆腔脓肿、腹膜后脓肿。Ⅲ级和Ⅳ级分别指患者出现化脓性腹膜炎和粪性腹膜炎（表 39-1）。已经有学者尝试将 Hinchey 标准延伸到术前 CT 扫描（表 39-2）[23]。由 Hinchey 及其他相同观点的学者推荐的这一分级体系的实用性是有限的，因为化脓性腹膜炎和粪性腹膜炎仅仅在手术后才能被证实。

表 39-1　Hinchey 分级系统

Stage I	结肠周或肠系膜脓肿
Stage II	盆腔或腹膜后脓肿
Stage III	化脓性腹膜炎
Stage IV	粪便污染造成的化脓性腹膜炎

表 39-2　修正的 Hinchey 分期系统

Stage 0	轻微临床症状的憩室炎
Stage Ia	局限性的蜂窝织炎
Stage Ib	局限性结肠周围脓肿（于乙状结肠系膜内）
Stage II	骨盆，远端腹腔或腹膜内的脓肿
Stage III	广泛性腹膜炎
Stage IV	粪便污染的腹膜炎

修改自 Warsavary 等[24]

纤维的作用

一部分学者提出假设认为憩室疾病的病因为纤维缺陷[25]。Painter 和 Burkitt 分别在乌干达和英国研究患者结肠传输次数和纤维成分。摄取更多纤维的患者拥有更频繁的肠道运动、更多的结肠传输次数和更大的粪便容量；尤其是 Painter 和 Burkitt 假设日益增多的加工过的食物在西方饮食中去除了大量的纤维。这些数据被一系列因素所影响，包括在工业化国家和非工业化国家的不同的生活方式[26]。有趣的是，不同于工业化国家，非工业化国家更多地采用西方饮食；一部分学者也注意到憩室疾病发病率的增高[27]。

一部分研究调查了大量患者（有或没有憩室疾病）的饮食因素[28-29]。两个研究均证实憩室疾病的发病率与纤维摄取量呈负相关。相关风险因素在水果和蔬菜纤维摄取量间为 0.62[95% CI 0.45-0.86] 和 0.55[95% CI 0.37-0.84][28]。与谷类纤维相比，来自水果和蔬菜的纤维起到了最多的保护作用，并且总脂肪和红肉的摄取量提高了憩室疾病的发病率。Manousus 等[29]将主要进食素食者与主要进食肉食者进行了对比。肉食者发生憩室疾病的风险超过素食者 50 倍。在一项最近的研究中（47 228 名男性），食用坚果、玉米和爆米花不会增加患憩室炎及憩室并发症的风险，因此，应当重新考虑对于避免这些食物以防止憩室并发症发生的建议[30]。

不同的病理生理学途径和结肠带特异性的弹性组织变性

一些关于憩室疾病发展的固定饮食理论已经被提倡。这些理论大部分都围绕着这样一个观点，平滑肌在乙状结肠的作用与在身体其他部位不同。在憩室疾病患者中有一个特别的发现，肠壁的增厚常常不伴随炎症改变[31]。组织学研究已经证实结肠肠壁增厚是由于弹性蛋白沉积，而非肌肉肥大或增生。在一个研究中，弹性蛋白在憩室疾病患者中的聚集与对照组相比，增长超过200%。弹性蛋白通常以收缩的形式沉积，导致结肠带聚集和肠管明显的分节运动[32]。

尽管肌层厚度增加，但憩室疾病患者似乎更容易影响黏膜形成疝。憩室炎患者中，胶原纤维随患者年龄的增长，增强了交叉连接；这一过程似乎在40岁之后最为强烈，在这个年龄憩室疾病的发病率也随之增加。同样的研究也证实憩室疾病患者在结肠壁中存在异常多的胶原交联。不同观点认为，即使患者被按照年龄比配来对比研究，增强的胶原纤维交联可能引起组织变硬，而且对于拉伸的抵抗力变差。当受到更大的管腔内压力时，结肠黏膜下层顺应性消失可能使黏膜下层更容易出现小的撕裂，而黏膜下层首先对抗肠管的拉伸力。任何小的撕裂都可能会潜在引起黏膜形成疝和憩室样结构[33]。

由于马凡氏综合征或埃尔 - 丹洛斯综合征在年轻憩室病人中被报道，于是也有人提出憩室疾病可能与遗传性的结缔组织缺陷有关[34-36]。包括受损的运动能力、低纤维摄入、炎症和弹性蛋白沉积在内的一些进程可能是憩室疾病的发病机制。

其他的危险因素

年龄

在憩室炎的发病机制中，关于年龄的作用在医学文献中存在大量的辩论。憩室疾病多发生于中年：从40岁时的5%增长到80岁时的80%[37]。传统上讲，年轻患者的憩室炎毒性更大、疾病更复杂并且手术切除需求更明显[38-39]。年轻患者已经被定义为50岁以下，有些被定义为40岁或45岁以下。尽管年轻患者的定义不同，但大多数对于年轻急性憩室炎患者的研究已经发现男性占比更大[40]。

性别

疾病在不同性别间的流行很难确定。患病率估计在2∶3～3∶1(男女比例)[12,41]。更新的评估指出，有症状的憩室疾病患者在65岁之前更倾向于男性。一些研究证实，男性憩室炎患者比女性可能表现出更明显的CT结果[42]。最近的数据表明男性有着更高的憩室出血概率，而女性患者更易出现梗阻症状[43]。

地理因素

憩室炎在亚洲人口中并不常见[25]。若憩室炎真的发生，超过70%的患者是右半结肠发病[36]，这和环境、饮食、遗传或者地理因素是否有关并不清楚。

快速的工业化进程与疾病的发生存在一定联系。早期的一些研究已经证实，在非洲国家疾病的发病率很低[44-46]。其他一些学者也注意到，一些采用西方生活方式的非洲人中憩室炎的发病率是增加的[47]。来自日本和新加坡的报告已经指出发病率增加了接近20%。西方饮食方式的增加，被认为是出现这种现象的原因[48-49]。

运动

两项研究已经证实了在憩室疾病的发展过程中运动带来的影响[50-51]。憩室疾病进展的风险与运动程度呈负相关。这一区别持续存在，直到学者们在纤维摄入量方面调整了偏差之后才得到改善。这个研究可能的缺陷在于实际的运动能力可能被憩室疾病的症状所损害或限制。

吸烟

憩室疾病与吸烟之间可能的关系是有争议的。一项大规模的个案对照研究证实，吸烟者比不吸烟者的憩室疾病并发症发生风险高三倍[52]。另一项大规模的研究中，对于46 000位美国男性的研究并没有得出相同的结论[51]。

非甾体抗炎药

非甾体类抗炎药被证实与胃肠道多种并发症有关。与无结肠疾病的对照组患者相比，长期应用非甾体类抗炎药使憩室疾病发生率增加一倍[53-54]。一项随访研究发现在长期应用非甾体类抗炎药的患者中单纯的憩室疾病发病率较对照组增加，另外也证实服用非甾体类抗炎药的患者憩室炎的并发症发生风险也相应增高[55]。一项回顾性研究发现憩室炎穿孔的发生率较不服用非甾体类抗炎药的憩室疾病患者增加了23%[56]。另外一项住院患者的研究也发现，憩室疾病患者长期服用非甾体类抗炎药的比例数较全部住院患者更高。另外，这些患者憩室炎穿孔率是未服用非甾体类抗炎药患者的 4 倍[57]。

咖啡因的摄取

由于咖啡因能影响结肠传输时间，咖啡因的摄入已经作为憩室疾病发展的可能原因被研究[58]。关于咖啡因的摄入，在憩室疾病患者和其他患者间并没有差别[51]。

肥胖

一些回顾性研究已经发现肥胖的憩室炎患者数量更多，尤其是 40 岁以下的患者[39, 59-60]。另外，两项展望研究（一个健康随访研究和一个瑞典的研究）已经发现了体重指数与憩室疾病间的关系[51, 61-62]。美国一些专家的研究已经发现憩室炎及憩室出血的风险增高不仅与体重指数的增高有关，而且与腰围和腰臀比有关[61]。近期韩国进行的一项研究证实，特定部位的内脏脂肪区域与复杂型憩室炎有关[63]。肥胖已经和炎症及肠内菌群的差异联系在一起，这可能是憩室炎发病增加的潜在机制[64-66]。尽管这一领域的研究还很新，但是可以提示，大量的内脏脂肪可能作为免疫内分泌器官而发挥作用。这一机制可能影响憩室炎的发生率。

微生物群

人类与各种微生物间有着紧密的联系。比较有趣的是生活在胃肠道中的微生物。生活在人类胃肠道中的微生物包含 $10^{12} \sim 10^{14}$ 个基因[67]。这些多细胞生物、各种微生物的遗传密码被归于微生物群系。几乎没有公开发表的临床证据能证明粪便中的微生物与憩室疾病有直接的联系。一些研究者已经开始从其他已知的相关性中开始推论，比如 Daniels 等。他们发现在病态肥胖、结肠癌、肠易激综合征和炎性肠病患者中，肠道菌群发生了改变。基于这些发现，他们提出改变粪便中的微生物菌群可能也会对憩室疾病的发病机制产生影响。尽管在各种疾病状态下微生物群的改变是有趣的，但是对于这些变化是疾病的起因还是仅仅是疾病过程本身的表现，仍然存在大量争论[68]。

临床表现和体格检查

憩室疾病有三个主要的临床表现（表 39-3）。憩室炎最常见的临床表现是简单型的憩室炎。临床表现的特点是左侧腹疼痛，也可伴随腹部包块、发热和白细胞增多。急性期患者大多会接受抗生素治疗；而且大部分患者可以在门诊治疗。

另外一个主要表现是阴燃憩室炎。这一表现通过抗生素及药物治疗仅能部分缓解。这些患者会有周期性的症状，可以出现低热、左侧腹疼痛。CT 扫描在这些患者中常能显示出持续的蜂窝织炎，而这些患者通常需要手术切除来治疗不间断的症状。这些患者中的一部分将出现梗阻、脓肿、窦道或穿孔。

最终，一小部分患者可能出现不典型的症状，而大部分患者会出现左侧腹疼痛。他们缺乏憩室炎客观的证据，比如白细胞增多、发热或 CT 扫描中发现明显的证据。很多症状不典型的憩室炎患者可能存在肠易激综合征。因此外科医生必须能轻易地发现两者的不同。

症状

急性憩室炎患者典型的表现为左侧腹疼痛、发热和白细胞增多。体格检查中腹痛通常是左下象限疼痛和腹部不适。出现腹腔穿孔的患者典型表现为弥漫性腹膜炎和全身中毒症状。当结肠出现明显的蜂窝织炎时，腹部可能出现包块，包块亦可能出现在直肠或盆腔。许多患者会感觉腹部不适，这常常与腹部膨胀程度有关。对于乙状结肠冗长而乙状结

表 39-3　憩室炎的典型表现形式

急性憩室炎
典型的，复发（慢性的）
亚急性
复杂性憩室炎
梗阻
肿块 / 脓肿
瘘管形成
出血
穿孔
慢性憩室炎
非典型症状
非典型发病部位（横结肠，升结肠）

肠出现在右侧腹的患者也可能出现右侧腹不适。腹腔穿孔将会引起弥漫性的腹腔疼痛，甚至出现肩部放射痛和呼吸短促。

许多人通常会描述他们的排便习惯改变，比如便秘、腹泻或便秘与腹泻交替出现。对于急性憩室炎来说，直肠出血是很罕见的。如果出现更可能是缺血性肠炎或炎性肠病。在各种复杂的表现中，炎症性蜂窝织炎能引起小肠或大肠梗阻。出现肠梗阻的患者会表现出腹胀不适，有时会有恶心呕吐的胃肠道反应。

伴有窦道的患者腹部症状较轻，通常首先去找泌尿外科医生或妇科医生就诊。出现并发症的憩室疾病患者，比如结肠膀胱瘘，可能出现气尿、脓尿或者粪尿；另外，结肠阴道瘘患者可能出现阴道排泄物的变化、阴道排气或者阴道排粪。

一些慢性憩室疾病或者非典型的憩室疾病患者往往表现为疼痛，而没有其他阳性体征。这种疼痛是一种典型的持续的无明显变化的疼痛，并且会持续很长一段时间。这种疼痛并不是肠易激综合征患者那种绞痛，但是从本质上并不容易区别[69]。

诊断

在急性憩室炎的评估中大部分实验室检查并不是十分有帮助。许多急性憩室炎患者表现出白细胞增多。一些结肠膀胱瘘患者可能出现尿常规检查异常或者尿培养发现肠道细菌。

有一些不同的方法已经被用于憩室疾病患者的诊断与评估，CT 扫描已经作为选择之一。对于急性腹痛的患者，腹部立位平片已经被广泛接受用来排除梗阻及腹腔游离气体。在憩室疾病患者中，腹部平片的结果并不是特异性的[70]。在美国，超声学检测并没有被广泛采用。钡灌肠造影现在很少被用于憩室炎的评估与管理。水溶性造影研究对于可能需要急诊手术或怀疑有狭窄的患者是很有帮助的。

对于急性腹部疼痛最有用的检查是腹部 CT。关于憩室炎的CT结果在超过30年前被第一次提出，这包括憩室的存在、结肠周围脂肪密度增加、结肠壁增厚超过 4 mm 和脓肿形成[71]。为了评估急性憩室炎，CT 有能力对疾病的严重程度进行分级，并且可以为经皮脓肿穿刺提供引导。CT 对于探测腹腔其他内容物有着很大的优势，包括肝脓肿、门静脉炎、小肠梗阻、结肠狭窄或梗阻和结肠膀胱瘘。

第一种关于憩室炎严重程度分级的体系由 Ambrosetti 提出，他通过 CT 结果来指导临床治疗。CT 结果与轻微的憩室炎相符合，包括肠壁厚度大于 5 mm 和肠周脂肪的炎症改变。局部肠壁增厚、结肠周脂肪炎症伴脓肿、肠道外游离气体和肠道外对比是严重的 CT 结果（表 39-4）。当憩室炎的自然进程被 CT 结果分为不同等级后，学者们发现 CT 结果严重的患者接受手术干预的比例较 CT 结果轻微的患者要高（33% vs. 15%）。50 岁以下 CT 结果严重的患者也更可能复发或出现并发症[72]。数据显示，CT 结果严重的憩室炎患者自从第一次接受抗生素治疗好转后很有可能会反复发作，而这种概率大于 CT 结果轻微的患者（39% vs. 14%）[73]。Poletti 等研究了 312 位接受非手术治疗失败的患者，发现脓肿的形成和肠外游离气体直径大于 5 mm 是治疗失败的有意义的预测因子[74]。

与临床诊疗相关的 CT 结果被重新分到以 Hinchey 分级系统为基础的分级系统中（表 39-2）。0 级存在结肠肠壁增厚但没有结肠周围脂肪密度增加。1a 级包括肠壁增厚和结肠周围脂肪密度增高，1b 级包括结肠周围或结肠系膜的脓肿。2 级患者有远处的腹腔脓肿或盆腔脓肿。3 级和 4 级患者分别有化脓性的和粪性的腹膜炎。CT 有时候在区别 3 级和 4 级患者的作用很有限，因为化脓性腹膜炎和粪性腹膜炎在影像学上很难鉴别（图 39-3，图 39-4，图 39-5a-d）[75]。Kaiser 等学者发现基于修改后的 CT Hinchey 分级系统得到的疾病严重程度与术后发病率和病死率呈正相关。这一组学者也发现，当患者采用非手术治疗时，CT 的分级与复发率呈正相关。憩室炎合并脓肿是一个独立的危险因子，这代表着保守治疗失败率可能很高[76]。

表 39-4　憩室严重程度的 Ambrosetti CT 标位

轻微憩室炎	壁厚 (>5 mm)
	结肠周围脂肪堆积
严重憩室炎	壁厚 (>5 mm)
	结肠周围脂肪堆积
	以及
	脓肿形成
	肠外气体出现
	肠外出现增强影

修改自 Ambrosetti et al[72].

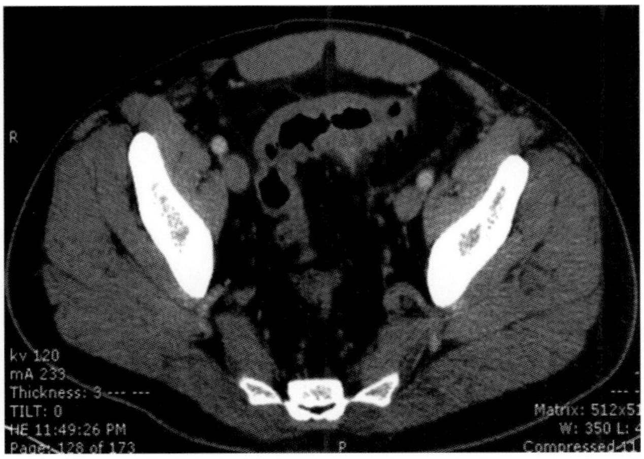

图 39-3　Hinchey 标 准 Stage Ⅰa憩室炎。局限性感染及蜂窝织炎

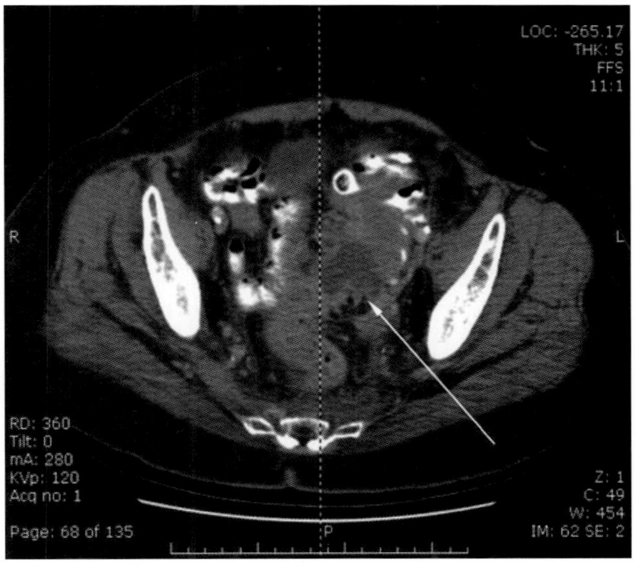

图 39-4　Hinchey 标准 Stage Ⅱ憩室炎。箭头为盆腔脓肿

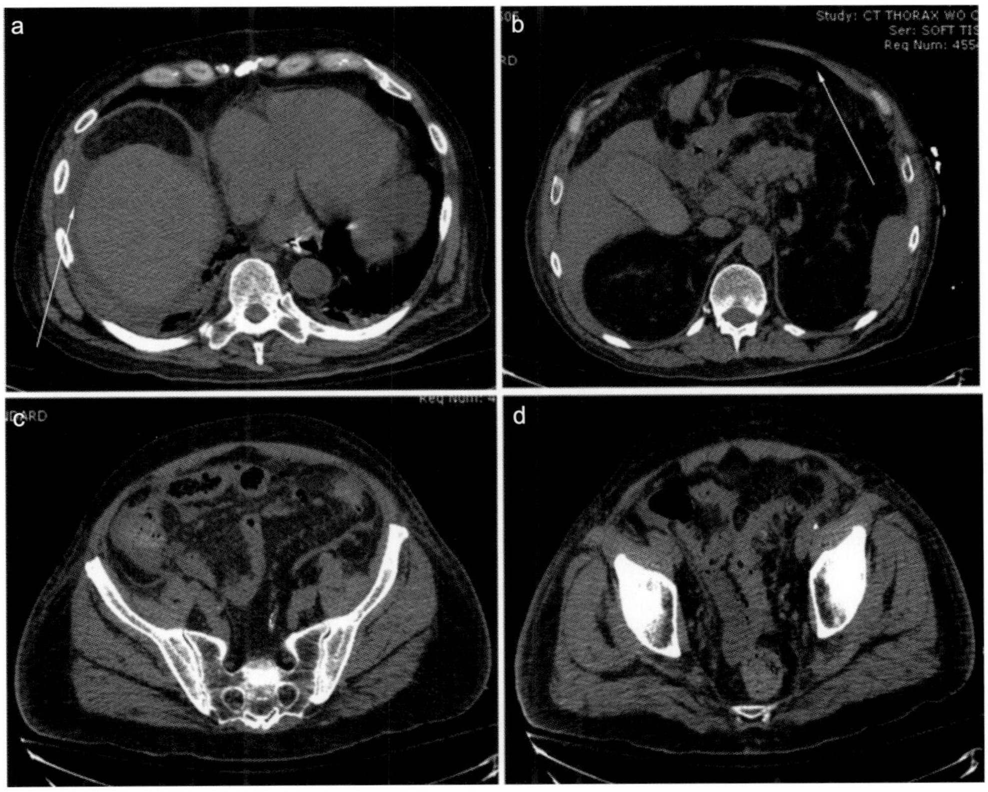

图 39-5　a. Hinchey 标准 Stage Ⅲ憩室炎。箭头指向为游离液体。b.Stage Ⅲ憩室炎。箭头为游离气体。c. Stage Ⅲ憩室炎。展示了腹腔内游离液体。d. Stage Ⅲ憩室炎。箭头为盆腔积液

内镜检查

结肠镜检查被建议用于急性憩室炎。这一检查一般可以排除肠道肿瘤或者缺血性结肠炎或炎性肠病等。在急性憩室炎的病例中，发现恶性肿瘤可能性比较小。Bryan 等对 307 例急性憩室炎患者采用乙状结肠镜（20%）和结肠镜（80%）进行评估。有趣的是，他们仅发现两例结直肠癌患者。3.4% 的患者是高级别瘤变，6.8% 的患者是增生性息肉，8.8% 的患者是腺瘤 [77]。这些发现也被 Lau 等学者的研

究所证实，他们对319例患者进行了内镜检查。总体上，26%的患者发现息肉（9例息肉直径大于1 cm），2.8%的患者发现结直肠癌[78]。

通常在急性憩室炎急性期，内镜检查（包括乙状结肠镜和结肠镜）并不被推荐使用。一般推荐临床症状消失后6周行内镜检查。这主要是为了避免微小的已经被局限的穿孔转变为腹腔游离穿孔[79]。当然这也被其他研究团队所质疑，他们发现急性期行结肠镜检查是安全的。即使在急性期进行了结肠内镜检查，相当一部分患者也不能完成整个肠镜检查过程[79-80]。

膀胱镜检查或膀胱造影已经被用于鉴别可疑的结肠膀胱瘘。但是在没有膀胱镜或造影设备的情况下，在CT检查中泌尿系统中出现气体也是很重要的诊断证据[81]。

鉴别诊断

憩室疾病的鉴别诊断主要是阑尾炎、肠梗阻、结直肠癌、缺血性结肠炎、肾盂肾炎、妇科疾病、炎性肠病和肠易激综合征。其他的诊断也应该被考虑，比如子宫内膜异位、输卵管脓肿、盆腔炎性疾病、输尿管结石、肠扭转、粪性溃疡以及卵巢扭转。现代交叉组合的影像学检查对于许多临床疾病的诊断很有帮助。最重要的也是最先应排除的是结直肠癌。CT检查能证实憩室疾病的诊断，但是通常内镜检查更有助于区别憩室疾病与结直肠癌、炎性肠病。

急性憩室炎的治疗

治疗单纯性憩室炎

抗生素

急性单纯性憩室炎患者的最主要治疗方式仍然是抗生素治疗。尽管抗生素在手术和非手术治疗憩室炎中应用广泛，但很少有研究报道这些药物的最佳给药剂量和给药频率[82]。与憩室微穿孔相关的微生物菌群包括革兰氏阴性杆菌、革兰氏阳性杆菌和厌氧菌等。厌氧菌更为常见，超过好氧菌的1000倍[83]。有许多单一和联合抗生素治疗方案可以用于急性憩室炎的治疗。所有的方案都对抗结肠菌群的活性，但是并没有研究报道它们的效率如何[83]。Kellum等将51名患者随机分为单独使用头孢西丁与庆大霉素和克林霉素联用的方案，给药之前首先排除了需要紧急手术的患者。这些作者的结论是，单一剂量方案表现出与二剂联合方案类似的疗效，因此他们建议使用头孢西丁[84]。

美国胃肠病学会的憩室炎治疗指南把头孢西丁或氨苄西林和舒巴坦作为单一药物，或者第三代头孢菌素、氨基糖苷或单菌唑与抗厌氧菌剂联合使用[84]。美国结肠与直肠外科医师学会出版了2006年治疗憩室炎的实践参数。他们建议选择抗生素治疗以提供对最常见的结肠微生物的适当覆盖。作者认为，单一和联合用药方案同样有效。即使有适当的抗生素可以用来治疗复发，仍有约1/3的患者仍然会复发[8]。

ASCRS指南在2014年进一步进行了修订，以表明抗生素“通常”用于简单憩室炎的初始治疗。这些指南考虑到了最新的数据，这些数据表明抗生素治疗是可行的并且不会引起憩室炎[85]。de Korte等人报告了对272名患者的对照研究。研究中的所有患者都有轻度憩室炎，并被送入所研究的两家医院中的一家。在第一家医院进行抗生素治疗，在第二家医院开展Foley静脉输液和肠道休息治疗，作者发现治疗失败的比例没有任何差异[86]。AVOD（抗生素治疗简单憩室炎的瑞典抗菌药物试验）和一种无并发症的轻度憩室炎患者纳入抗生素治疗和静脉输液联用与单纯静脉输液进行比较研究。这项研究治疗了623例CT确诊为无并发症的憩室炎患者，一组接受静脉注射，另一组接受静脉注射和抗生素。作者发现两组的复发率、恢复时间和并发症发生率均相似[87]。最近的Cochrane评价了对这个问题进行的三项随机试验，这项研究发现抗生素给药和无抗生素给药在治疗无并发症的憩室炎方面不存在显著差异[88]。

尽管有这些最新的研究数据，但抗生素治疗仍被广泛用于所有形式憩室炎的治疗。一般情况下，症状轻微和周围刺激症状轻微的患者可以作为门诊患者进行治疗。出现发热、全身症状或无法耐受口服摄入的患者通常需要住院，给予肠胃外抗生素直到急性症状消退，一旦有临床症状改善，抗生素改为口服给药。

饮食

纤维丰富的饮食可能会增加粪便、减少结肠运输时间，从而减少腔内压力[89]。日常纤维的最佳食用量没有报道，但是 20 ~ 30 g 是被广泛推荐的数据。最近的研究支持这样的观点，即饮食纤维含量高的人的憩室病发病率会下降，发生憩室炎的风险较低[28-30]。根据这些研究，许多饮食研究人员认为，在憩室炎发作后不支持改变饮食结构或消除特定食物，医学文献中反复强调的唯一要求是需要维持高纤维的饮食[90-91]。

新兴的医疗方法

美沙拉嗪

由于憩室疾病的微穿孔病理生理学受到质疑，因此在使用免疫调节剂治疗憩室病方面有了更多的研究。5-ASA 和柳氮磺吡啶可以改变淋巴细胞中的 DNA 合成和细胞周期进程。5-ASA 化合物也被认为可以抑制白三烯和前列腺素的合成，从而减轻炎症状态[84, 92]。由于低级炎症状态是慢性憩室病的潜在机制，一些小型试验评估了美沙拉嗪类化合物。在所有这些研究中，最感兴趣的结果是症状严重程度，没有报道任何客观的实际炎症负荷分析（即成像）。在使用美沙拉嗪治疗憩室炎的研究中，Trespi 等证明用抗生素和美沙拉嗪治疗的患者症状减轻[93]。

另一项研究将憩室炎患者随机分为利福昔明组和利福昔明与美沙拉嗪联用组。利福昔明 / 美沙拉嗪组的患者表现出显著的排便习惯改善，他们的反复发作也较少，症状严重程度较低[94]。在另一项研究中，单独使用美沙拉嗪与单独使用利福昔明进行治疗，作者比较了几种结果，包括一般疾病、恶心、腹痛不适、呕吐、排尿困难、发烧、腹部压痛、腹泻、里急后重和腹胀。用美沙拉嗪治疗的患者总体评分显著低于单独使用利福昔明的患者。因此，这项研究得出的结论是，美沙拉嗪是预防憩室炎复发和维持缓解的有效药物[95]。

一项包括 6 个 5-ASA 产品治疗憩室炎的随机试验研究表明，使用 5-ASA 产品治疗的患者比不使用 5-ASA 治疗的患者有更好的疗效，但是需要通过内镜确诊等较大的试验来确定这种治疗的初始数据[96]。尽管最初热衷于使用这些产品，但在撰写本手稿时，它们还没有在美国被采用。

益生菌

益生菌是一种天然的结肠微生物菌群制剂，可对摄入者产生有益的作用。有憩室病的患者因便秘和粪便淤滞被认为结肠微生物菌群已经改变，表明益生菌在本病的治疗中起到作用[97]。乳酸菌应用在憩室病患者时被报告没有并发症和足够的症状控制。他们的结论是，利福昔明和乳酸杆菌的组合是预防憩室病并发症的有效方案[98]。在一项较小规模的研究中（15 名患者），研究人员比较了非致病性大肠埃希菌与活性炭片联用和单独使用活性炭片。这些作者的结论是，当给予益生菌时，缓解时间明显更长（14 个月 vs. 2.4 个月）[99]。虽然最初的结果是有希望的，但只有少量数据支持使用益生菌。

复发性单纯憩室炎的选择性手术治疗

数十年来，憩室炎手术治疗的适应证很明确。两次记录完好的单纯性憩室炎和 / 或一次复杂性憩室炎发作后建议进行选择性切除。在 40 岁以下的患者中，首次发生复杂或无并发症的憩室炎后，建议进行选择性切除。这些指南得到了美国结肠和直肠外科医师学会、消化道外科学会、欧洲内镜外科协会和美国胃肠病学会等许多国家的认可[84, 100-102]。

但是这些建议受到新数据的挑战。Salem 等人建议，等到第四次发生无并发症的憩室病时，肠道穿孔减少并且死亡减少[103]。另一项研究得出结论：第三次发作后的选择性切除将更具成本效益。美国结肠与直肠外科医师学会于 2006 年对手术指南进行了修订，并建议“单纯性憩室炎的发作次数不一定是确定手术适宜性的首要因素”[8]。这些建议在最新的实践参数中得到了回应，建议应根据患者的年龄和医疗状况、发作的严重程度和发作频率以及存在的持续症状进行个体化治疗[85]。

此外，大多数出现复杂性憩室炎的患者在首次发作时会出现复杂的疾病，简单憩室炎恢复后进行切除并不能预防复杂性憩室炎的发生[68, 104]。更有趣的是，成功控制憩室炎发作后需要结肠造瘘的风险很小（1/2000）。因此，选择性手术可以避免未来造口形成的说法是不可信的[85]。

年轻患者

有几位作者提出小于 40 ~ 50 岁的患者以一种转移毒性的方式出现憩室炎[104]。以往的建议主张突发憩室炎的年轻患者行乙状结肠切除术；然而，最近的证据对此所质疑。虽然年轻男性被认为比老年人更有可能患有严重的憩室炎，但是他们却需要更少的手术干预[72]。此外，其他作者也指出年轻的患者与其他老年患者相比并没有不同的保守治疗率、急诊手术率或者死亡发生率[103]。虽然有一些证据表明年轻患者罹患此病的恶化程度更快，目前还不清楚这些患者是否会继续有复发风险。在Guzzo等的一项研究中，196名年轻患者（小于50岁）中，在经过憩室炎的保守治疗后有1例出现游离性穿孔。调查的中位数是60个月。最近对一个大型管理数据库的分析表明，年轻患者可能确实有更高的复发风险（27%），但急诊手术干预的比例（7.5%）较低[105]。鉴于目前的证据水平，与其他年龄段的人相比，并没有明确的授权去用不同的方法治疗患有憩室炎疾病的年轻患者[106]。

复杂的憩室疾病

复杂性憩室炎是一种与穿孔、瘘、脓肿、狭窄或梗阻相关的憩室炎。复杂憩室疾病的治疗取决于疾病的特殊表现。憩室炎各种并发症的治疗范围是从禁食和不经肠道的抗生素治疗到紧急开腹探查术。我们将分别回顾对憩室炎各种不同并发症的治疗选择。

憩室脓肿

在急性憩室炎患者中，憩室脓肿的发生率有10%～25%。脓肿包括结肠周、肝周、盆腔和腹膜后脓肿。对于女性患者，从结肠至附件的瘘可能会导致输卵管脓肿[107]。传统上，患有憩室炎及其相关脓肿的患者护理目标是治疗炎症的过程，之后当感染性并发症的风险实质性降低时再在有选择的基础上进行操作。这种方法是基于观察到超过40%的憩室脓肿患者会出现复发性败血症[76]。然而，一些经皮或手术引流的患者没有发生进一步的脓毒败血症的报道对这种实践提出了质疑。富兰克林和他的同事们报告了18例Hinchey Ⅱ型脓肿进行腹腔镜下的引流的患者，并随访4～34个月，15例没有症状，无须手术切除病变[108]。

腹部的横断面成像是最有效的诊断和对憩室脓肿进行分期的方法。对憩室脓肿患者的初步治疗方法包括肠道休息、抗生素治疗和密切观察。小于4 cm的脓肿通常通过静脉注射抗生素即可，而不需要进一步的操作[8, 109-111]。对于那些经过初步治疗没有好转甚至出现败血症症状（发烧、腹痛，白细胞升高）的患者，我们建议行经皮脓肿引流置管术。

最近的一项研究表明，20%～30%的憩室脓肿可以行经皮引流术，经皮引流的失败率是20%～30%[111]。经皮引流的首选方法通常是经腹部途径（图39-6）[112]。如果脓肿的引流无法通过这条途径，也可以行经臀肌、经会阴或经直肠的引流术。在患者的舒适度方面，与其他路径相比，经腹途径往往有更好的耐受性。单纯单腔脓肿的患者中成功的引流率大约是80%。形成小腔和瘘管或经正常器官引流管的较为复杂的脓肿往往有高的失败率[112]。介入放射科医师的专业知识和技能也与更高的成功率有关。

憩室脓肿成功引流以后是否行手术治疗因人而异。伴有脓肿的肠憩室炎表明炎症更严重，相当多

图 39-6 在复杂的憩室盆腔脓肿中的猪尾导管

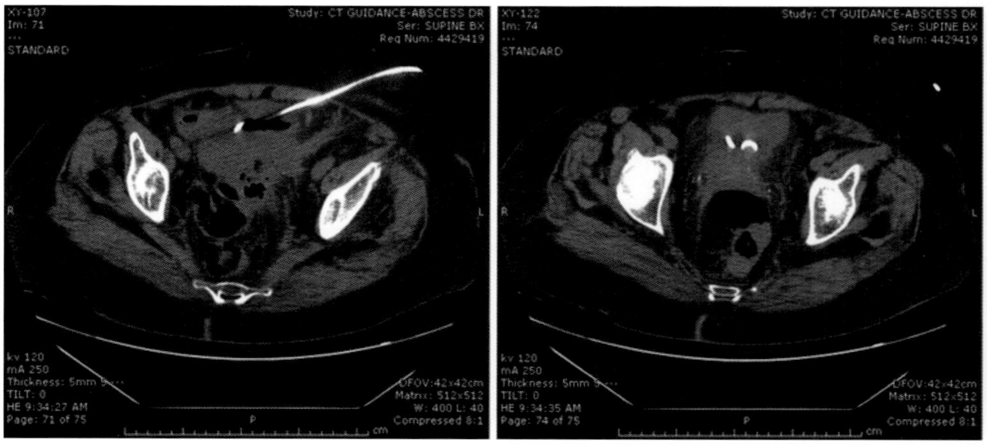

的患者需要行乙状结肠切除治疗。虽然 40%～50% 的合并有憩室脓肿的患者对保守治疗有效果，但我们仍然推荐那些比较复杂或较大脓肿的患者、复发或结肠瘘管形成而出现持续症状的患者选择乙状结肠切除术 [113]。在理想的情况下，选择性外科手术是在使用抗生素进行初步治疗和（或）上文所述的经皮引流治疗之后进行的。

穿孔性憩室炎

大约 1% 的憩室炎患者发生游离性穿孔，由此并发脓性或粪性腹膜炎（图 39-1b）。游离性穿孔几乎全部发生于憩室炎的第一次发作期间，而在有多次憩室炎发作史的患者中通常没有发生过。同样，人们普遍认为有脓性或粪性腹膜炎的穿孔性憩室炎的患者需要外科干预。在过去的几十年里，穿孔性憩室炎的主要治疗方法叫哈特曼手术，即切除病变以及消除脓性聚集处。该方法的缺点是需要另一次较大的手术还纳结肠造口术。随之而来更高的并发症发生率以及更高的死亡率亦是不可避免。来自大型管理数据库的数据显示至少有 1/3 的患者可能永远不会还纳结肠造口 [114]，在 77 岁以上的患者中，有超过 70% 的患者可能没有经历还纳 [115]。女性比男性可能更少接受哈特曼还纳手术 [114, 116]。

在 Hinchey Ⅲ 和 Hinchey Ⅳ 筛选过的患者中，人们对进行切除和一期吻合术有了新的兴趣。若干系统性的回顾和 meta 分析表明：对于穿孔性憩室炎的患者初次吻合优于哈特曼切除术，但是有相当大的选择偏差 [103, 117]。在临床实践中，决定是否行一期吻合术也要因人而异。医生必须考虑到许多与技术和患者相关的因素来决定患者是否行一期吻合术。血流动力的不稳定性、弥散性腹膜炎（脓性或粪便）、预计吻合处的肠壁局部缺血或者重度水肿、贫血、营养不良和免疫缺陷状态是一期吻合术的一般禁忌 [118]。虽然文献中经常讨论，但来自全国（美国）住院病人样本的数据并没有任何证据表明：一期切除吻合作为急性憩室炎首选手术方式被普遍应用 [14]。

最近，切除手术的替代方案和腹腔镜下冲洗的解决方案已经有了报道。基于对穿孔性憩室炎患者所实行的一小部分成功的腹腔镜下冲洗治疗，一个前瞻性的包括 100 名患者的多中心研究已被报道 [119]。对憩室炎穿孔和弥漫性腹膜炎患者进行腹腔镜下冲洗作为关键性的治疗，术中并没有去游离和切除乙状结肠。患者平均年龄是 62.5 岁，随访 36 个月。8 名患者被发现有粪便腹膜炎并转化为开放性手术且接受了切除。剩下的 92 个患者成功在腹腔镜下进行冲洗，其中发病率 4%，病死率 3%。在研究期间，两名患者后来需要对盆腔脓肿进行干预，两名患者憩室炎复发。这些数据挑战着传统的外科教学并建议：对一些特定的憩室炎导致的化脓性腹膜炎患者可以用腹腔镜下的冲洗方法成功治疗，无须切除结肠的受影响部分 [119]。

随后对 213 名急性复杂性憩室炎患者的 8 项研究进行了回顾，这些患者都经历腹腔镜下的冲洗治疗，中转率 3%。10% 的患者有并发症，在平均随访 38 个月的时间里，38% 的患者接受了选择性的乙状结肠切除并进行一期吻合术 [120]。鉴于这些结果表明，在特定条件下，冲洗治疗可能是合理的。然而，对相当大比例的患者来说，它并不能有效地清除化脓感染灶。基于此，ASCRS 临床实践指南建议暂不使用它作为结肠切除术的替代方案，直到有更多的信息和更长时间的随访证明 [85]。

内瘘

憩室疾病中有 2% 的患者发生内瘘 [121]。局部的炎症反应发展为脓肿，然后脓肿压力释放至邻近脏器成为内瘘（表 39-5）。一般情况下，出现内瘘的患者通常不会紧急干预，因为脓肿的压力已经释放。事实上，很多出现内瘘的患者可能很少有腹部症状和体征。其中，结肠膀胱瘘最为常见（65%），其

表 39-5 憩室内瘘

结肠阑尾瘘
结肠 - 结肠瘘
结肠皮肤瘘
结肠小肠瘘
结肠子宫瘘
结肠静脉瘘
结肠胃瘘
结肠会阴瘘
结肠肛周瘘
结肠输尿管瘘
结肠阴道瘘
结肠膀胱瘘
结肠 - 膀胱 - 阴道瘘

次是其他类型的内瘘，包括结肠阴道瘘、结肠小肠瘘、结肠输尿管瘘和结肠皮肤瘘 [122-125]。

结肠膀胱瘘

结肠膀胱瘘中，男性要比女性普遍。结肠膀胱瘘的女性患者通常会有子宫切除病史。患者经常出现突出的泌尿系统症状，包括多种微生物引起的尿路感染、气尿和粪尿。在没有预先仪器的情况下CT 扫描显示在膀胱中有空气和 / 或增强信号（图 39-7a-c）。如果行膀胱镜检查发现膀胱顶部的炎症，有时还会在尿液中发现蔬菜等物质。结肠膀胱瘘也可能与局部晚期膀胱癌或原发性结肠癌有关。在适当的临床条件下，膀胱镜和结肠镜检查可能是排除恶性肿瘤的恰当选择。

由憩室疾病引起的结肠膀胱瘘的外科手术原则包括切除感染病灶（通常是乙状结肠）。瘘管通常较小，可以修补。输尿管支架一般都不需要。在某些情况下，窦道的精确位置无法精确查及，夹闭就足够了，缝合已不是绝对必要。一期吻合术通常可以安全地进行。可将网膜置于吻合口和膀胱之间。有

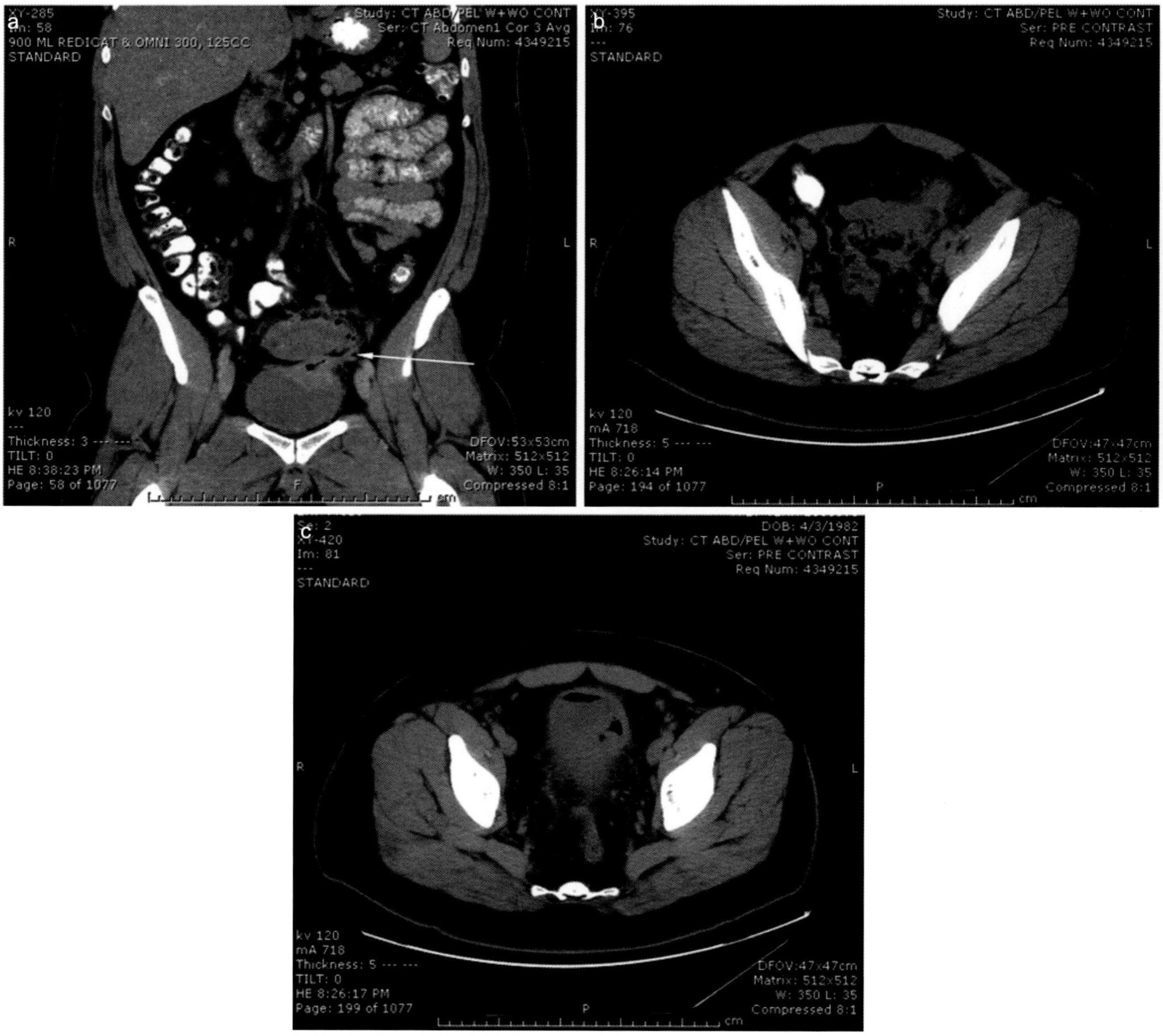

图 39-7 a. 箭头处为直肠膀胱瘘；b. 邻近瘘管的乙状结肠发炎；c. 未进行导管置入的膀胱中出现气体，这与结肠膀胱瘘相一致

时，特别是如果患者症状轻微的并且有医学上与手术风险密切相关的合并症时，非手术治疗可用于结肠膀胱瘘。抑制性抗生素可用于改善这种情况下的症状[125]。

结肠阴道瘘

结肠阴道瘘几乎只发生在做过子宫切除术的女性身上（图 39-8），症状包括阴道分泌物和阴道积气。通常，女性一开始为了评估阴道分泌物去看妇科医生。同期乙状结肠切除手术通常是可以实施的：将瘘管夹闭并以网膜隔开。

结肠皮肤瘘

结肠皮肤瘘很少一开始就发生，它通常见于经历过结肠切除手术或者经皮引流术的患者[125]。结肠皮肤瘘发展的危险因素包括未被怀疑的克罗恩病和远端乙状结肠和近端直肠的吻合处。

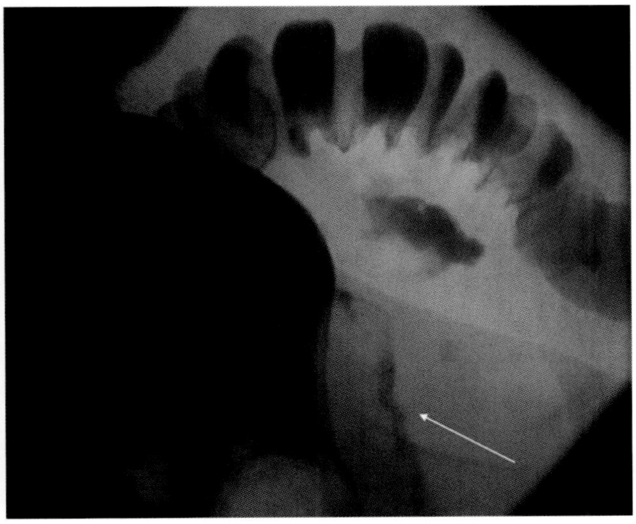

图 39-8 结肠阴道瘘。箭头所示阴道内造影与周围脓肿形成鲜明对比

憩室的狭窄 / 梗阻

反复发作的憩室炎可能与乙状结肠狭窄的发展和渐进性梗阻症状有关。更不常见的是与憩室病有关的完全性大肠梗阻（图 39-9），其主要的鉴别诊断是梗阻性结肠癌。而大肠梗阻最常见的原因与梗阻性结肠癌有关，大约 10% 的大肠阻塞是由憩室疾病造成的[126]。结肠狭窄通常发生于多次炎症复发导致的结肠壁纤维化。小肠也会粘连于炎症结肠组织的中心地带，从而导致小肠梗阻。

处理的方法取决于阻塞是完全性还是不完全性的。不完全性梗阻患者通过禁食、静脉补液和抗生素治疗后，可能会进行选择性的切除。在一些患者中，治疗急性蜂窝织炎可以解决阻塞问题。然后可以进行内镜或放射学评估来计划选择性地切除。对于完全性肠梗阻则有很多手术方式选择。在过去，使用抗生素治疗后的持续性梗阻通常需要乙状结肠切除术、末端结肠造口术以及 Hartmann 方式关闭直肠，原因是担心那些肠道扩张水肿或未行术前肠道准备的患者出现吻合口漏的风险增加；而对于某些患者来说，Hartmann 式切除术仍然是一个很好的选择，其他方式包括乙状结肠切除一期吻合术和转流性近端造口（通常是袢式回肠造口术）、术中灌洗和一期吻合术，或者是结肠支架置入术然后再行半选择性的乙状结肠切除。

术中结肠灌洗是在吻合之前清理结肠内粪便的一种技术，这项技术已经被穆雷等人描述过[127]，

图 39-9 范围大的乙状结肠蜂窝织炎引起较大的肠梗阻

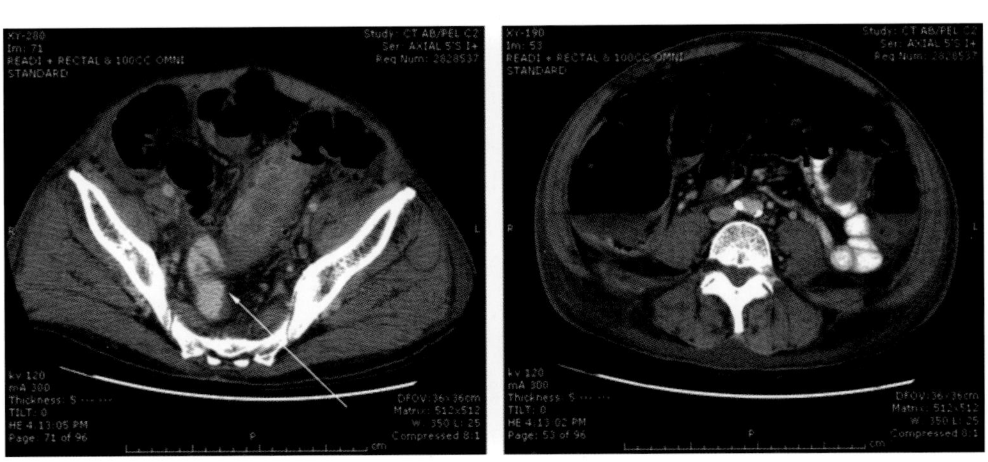

并涉及结肠脾曲的游离，或者有时是肝曲的游离。自阑尾侧通过弗利导管用温水灌入结肠，如果没有进行外科切除，导管可以通过盲肠造口或回肠造口处置入。螺纹式麻醉管置于远端结肠并用胶带固定。结肠须灌洗至回流的液体清澈为止。这项技术可用于选定的血流动力学稳定和污染较轻的患者；而认为需要肠道准备的说法在某些结肠切除手术中已经受到质疑。这个说法对于肠梗阻患者还没有充分评估 [128]。Lee 等人描述了术中灌洗、乙状结肠切除和一期吻合在在 33 名患有憩室病而且行非选择性切除手术患者中的应用。这些患者没有吻合口漏，但是有值得注意的伤口感染发生率（18%）[129]。这种技术很有趣，经常有大肠梗阻的患者结肠严重扩张，无论有无肠道准备，他们都不是非常适合于一期吻合的。

一些作者已经表明了自膨胀金属支架是治疗急性结肠梗阻患者一个可行的选择，特别是对于那些梗阻性结肠癌患者来说 [130-131]。结肠支架用于良性梗阻可能会导致支架移位以及其他的延迟并发症。在一个中心的 104 例手术中，8 名患者由于良性病的原因出现梗阻 [132]。在结肠支架置入后，许多需要重新干预，只有三个患者能从支架置入中获益。从技术的角度来看，憩室造成的狭窄可能更长而且角度较大，支架比从结肠癌较短的狭窄中通过的难度更大。良性疾病的结肠支架置入仍然有争议，应该谨慎开展 [133-135]。

手术治疗

手术方式的选择

开放的乙状结肠切除术一般采用正中线切口。通常执行的术前肠道准备是不必要的 [128]。术前应静脉注射抗生素，乙状结肠游离，选择近端和远端切除范围。近端切缘应为柔软的肠管，无须切除近端所有的憩室。由于远端乙状结肠吻合口与高复发性憩室炎 [136-137] 风险相关，远端切缘应为直肠上段。行无张力吻合可能需要游离脾曲，或者游离直肠也能提供额外的肠管长度。一项研究表明，解剖并保留肠系膜下动脉能降低吻合口瘘的发生率 [138]。吻合方式有手缝吻合或吻合器吻合。吻合器吻合最常用的是 EEA 吻合器。

发生膀胱结肠瘘或阴道结肠瘘的情况下，瘘管可能只是单纯“凹陷”，并没有必要切除膀胱和（或）阴道。一旦瘘管形成，网膜就可以用来修补膀胱和（或）阴道和结肠之间的缺损。

一般不需要输尿管支架，但可用于特定病例。它们虽然不能防止输尿管损伤，但可以更容易地识别和修复这些损伤 [139]。存在一种技术，可以帮助包括游离近端到远端的切除术，通过线性吻合器分离结肠近端到远端，而不是进行横向医学解剖 [140]。这种技术可以方便地识别和避免损伤输尿管。

虽然直肠不是憩室炎的常发部位，但近端直肠的炎症可能合并憩室蜂窝织炎或从相关的盆腔脓肿或憩室穿孔。在这种情况下，可根据手术判断和特定的术中因素进行中端直肠造瘘术。

微创手术

腹腔镜手术的出现开创了憩室病外科治疗的新时代。在过去的 10 年中，通过腹腔镜手术治疗憩室病的病例数增加。常规的腹腔镜技术允许外科医生通过 5 mm 或 12 mm 的 trocar 孔完成手术中包括吻合术在内的所有主要部分（图 39-9）。

一种常用的技术是使用“手辅助”技术。在这种方法中，外科医生的手通过一个小的垂直正中切口或 Pfannenstiel 切口进入腹腔来协助游离结肠。解剖方法可以采取内侧至外侧或外侧至内侧的手术入路。

在内侧到外侧入路，在肠系膜下动脉（IMA）下方形成平面。输尿管、性腺血管和其他腹膜后结构被游离开。然后用血管夹或能量装置离断 IMA。然后可以通过分离左半结肠系膜和 Gerota 筋膜及腹膜后的间隙将乙状结肠游离到脾曲。进行无张力吻合可能需要游离脾曲，有证据表明，腹腔镜手术中脾损伤的发生率较低 [141]。然后可以选择近端和远侧切缘，手缝或吻合器吻合，吻合可在腹腔内进行。或者，可以通过标本取出切口进行吻合。在有瘘或者腹腔脓肿的病例中，标本取出切口的应用常使腹腔镜结肠切除在严重疾病患者中能够完成而没有中转开腹。然而，表 39-6 表明在已出版的刊物中有一个宽泛的中转率。

在传统的或直接的腹腔镜技术中，手术的基本要素仍然保持不变。游离结肠可以采取从外侧到内侧或从内侧到外侧入路。典型标本是通过体内的方

表 39-6 腹腔镜结肠切除术的中转开腹率

作者	时间	病人数	中转率 (%)
Klarenbeek et al. [146]	2009	52	19.23
Jones et al. [147]	2008	500	2.80
Cole et al. [148]	2008	151	12.58
Hassan et al. [149]	2007	91	26.40
Belizon et al. [150]	2006	143	19.58
Chang et al. [151]	2005	85	7.28
Schwandner et al. [152]	2004	396	6.82
Buillot et al. [153]	2002	179	13.97
Trebuchet et al.	2002	170	4.12
Vargas et al. [154]	2000	69	26.09
Burgel et al. [155]	2000	56	14.29
Siriser et al. [156]	1999	65	4.62
Berthou et al. [157]	1999	110	8.18
Koeckerling et al. [158]	1999	304	7.24
Smadja et al. [159]	1999	54	9.26
Stevenson et al. [160]	1998	100	8.00

式进行脐周呈垂直切口吻合提取。典型的标本取出切口是脐周正中切口，吻合则是在腹腔镜下进行。

手辅助腹腔镜技术的前瞻性评估表明，尽管手术时间与传统腹腔镜手术相似，但中转率明显较低（0% vs. 13%）[24]。

微创手术有许多优点。Norfolk 外科团队证明在他们完成的腹腔镜下乙状结肠切除术中，肠梗阻率和手术时间均减少 [142]。其他学者已经证明术后疼痛、伤口感染率、手术失血和输血量减少，并更快恢复到术前活动水平 [143-144]。676 例憩室炎的腹腔镜下结肠切除术和无结肠憩室病腹腔镜下结肠切除术的对比结果显示，在两组中并发症、病死率、住院时间或进食时间没有明显差异 [145]。

急诊手术

Hartmann 手术切除病变肠段，消除感染病灶，并重建消化道的连续性。正中切口剖腹手术的患者既能明确诊断又能评估污染和炎症程度。术前造口部位标记是有帮助的。病变乙状结肠的游离、从近端到远端的手术方法通常是最简单和最安全的。肠管的远切端可以解剖到骶岬的位置。广泛的肠系膜剥离是不必要的。输尿管应被明确识别。所有病变和增厚的肠管应被切除，理想切缘应为近端直肠；或者，如果远端乙状结肠没有炎症，可以留在适当的位置，以便在 Hartmann 翻转后进行切除。近端直肠横断可以根据个人偏好用闭合器或手缝。造口的位置在左侧，游离脾曲可能是必要的，以达到足够的长度，特别是由于憩室蜂窝织炎导致肠系膜明显缩短。结肠造口术通常放置至少 3 个月，让患者充分恢复并希望促进 Hartmann 结肠残端生长。等待更长时间可以使 Hartmann 结肠残端难以再次纤维化 [161]。

在急性期患者是否可以安全地接受切除术和吻合术需要充分的判断和选择，必须考虑患者和疾病相关因素。原位吻合术对于血流动力学不稳定、弥漫性粪便或化脓性腹膜炎、免疫功能低下的患者、或严重贫血或营养不良的患者以及计划吻合的部位肠缺血或水肿的患者是不可取的 [117]。除了系统性回顾和重点研究随机分组患者施行原位吻合术的文献外，最近回顾收治的 267 000 例急性憩室炎和 335 000 例（1998 — 2005 年）手术择期憩室炎发现没有证据表明原位吻合术更普遍 [14]。

微创结肠切除手术治疗复杂憩室炎患者

腹腔镜结肠切除术已得到广泛的使用，这项技术已应用于复杂憩室病，如 Martel 等。有学者对比 183 例不复杂和复杂憩室炎患者行腹腔镜结肠切除术的效果，证明术后吻合口漏率和术中并发症发生率没有差异。然而应该指出，有并发症的患者更容易转换为开放手术（23% vs. 4%）[162]。虽然整体中转率在各个研究中有所不同，但复杂憩室炎患者中转率会明显升高 [142,163-164]。一些研究指出，当复杂疾病只局限为瘘或者腹腔脓肿时，对比那些不复杂和复杂憩室炎患者，中转率没有增加 [165-166]。一个中国团队研究已表明，腹腔镜技术对右侧复杂憩室炎的治疗是可行的。虽然腹腔镜组患者的肠功能恢复较快（3.5 d vs. 5 d），但两组患者的住院时间相似 [167]。

特殊类型憩室炎

复发性憩室炎

憩室炎切除术后复发是罕见的。患者憩室炎切除术后表现腹痛，应进行系统评估以排除其他原因的疼痛。应考虑病因，如炎症性肠病、缺血性结肠炎、结直肠癌、粘连性疾病、妇科疾病、肠易激综合征。憩室病患者极有可能同时患有肠易激综合征。乙状结肠切除段的病理学检查可能对鉴别有帮助。“复发性憩室炎”患者在初次切除憩室的肠段上可能没有憩室炎（仅有憩室病）。

复发性憩室炎的病情发展应与憩室炎切除术后持续腹部疼痛鉴别。Munson 等发现，憩室疾病切除术后 27.2% 的患者仍有疼痛 [168]。Parks 和 Connell 指出，行分段切除憩室炎的患者中，24% 患者仍有长期的轻度症状 [169]。

憩室炎切除术后复发性憩室炎最危险的位置是吻合口。虽然憩室炎可能只涉及乙状结肠的一部分，应切除整个乙状结肠并进行近端直肠吻合。直肠横断扇形结肠带位置应该在骶岬骨附近。近端切缘没有严格要求，但需要吻合在柔软的肠管上。切除所有有憩室的结肠是不必要的，但应在没有憩室的肠段进行吻合。有两项针对吻合口位置和复发憩室炎风险的相关研究。Benn 等人研究 501 例切除乙状结肠憩室疾病的患者发现，吻合口在近端直肠复发性憩室炎的发病率为 6.7%，而吻合口在远端乙状结肠复发性憩室炎的发病率为 12.5%。Thaler 等人还指出，吻合口位置作为独立因素预测复发的回归分析，直肠吻合术比结直肠吻合术复发风险高 4 倍 [136]。

巨结肠憩室

巨结肠憩室的情况罕见，Bonvin 和 Bonte 在 1946 首次报道 [170]。文献报道的病例少于 150 例 [171]。这些憩室对男性和女性有同样影响，最常见于乙状结肠。平均直径为 13 cm，但有报道最大憩室直径为 40 cm。对于巨大憩室的形成机制有两种理论，一个是由于球阀机制让空气只能进入而不能排出憩室，从而形成巨大憩室 [172]；另一种理论认为，空气进入憩室是由于产气微生物无阻碍通过憩室颈部。

许多患者仅有轻微症状或轻度疼痛发作。在腹部触诊中，可以触及柔软的活动包块。鉴别诊断包括结肠重复畸形、胰腺假性囊肿、梅克尔憩室或空肠憩室、乙状结肠扭转，或气肿性胆囊炎。通常腹部 CT 扫描可以鉴别。治疗包括乙状结肠切除吻合术。憩室切除术在早些时候的报告中被采用，而现在很少采用。

其他类型憩室炎

右侧结肠憩室炎

右侧憩室炎在西方国家很少见，在远东更常见 [173]。盲肠憩室有两种类型，包括真性和假性憩室。真性憩室包含全层肠壁而且通常是先天性的，且倾向于单发。后天性盲肠憩室是假性憩室，包含黏膜和黏膜基层且往往多发，通常和结肠其他憩室相关。盲肠憩室炎患者比乙状结肠憩室炎患者更年轻。主要的鉴别诊断是急性阑尾炎，而且盲肠憩室炎和急性阑尾炎右下腹部疼痛、发热和白细胞增多的患者很难区分。其他的鉴别诊断包括慢性胆囊炎、肠系膜淋巴结炎、缺血性结肠炎、盆腔炎、胰腺炎、梅克尔憩室炎、肾盂肾炎和乙状结肠憩室炎（乙状结肠冗余）。腹腔镜手术用来区分盲肠憩室炎、阑尾炎往往是有帮助的。在单一机构进行回顾性分析的 49 例患者中，发现急性阑尾炎和盲肠憩室炎的比例是 150 : 1[174]。在没有腹膜炎体征的情况下，患者可以使用抗生素治疗。对于那些反复发作或有并发症，包括穿孔或脓肿的患者，应予以切除。Fang 和同事回顾了 85 例盲肠憩室炎的处理 [175]，少于 40% 的患者接受抗生素和肠道休息；67 名患者最终行剖腹探查术。47 例阑尾炎行术前诊断，24 例行阑尾切除术，9 例行憩室切除术，14 例行右半结肠切除术。20 例憩室炎行术前诊断后均行右半结肠切除术。Thorson 和 Ternent[176] 建议用分级系统来对盲肠憩室炎进行诊疗（表 39-7）。这些学者认为当诊断不明确时，行右半结肠切除术可能是最好的选择 [176]。随着技术的改进和 CT 扫描广泛应用于腹痛患者的评估，在没有明确诊断的情况下进行剖腹手术或腹腔镜手术是不常见的。

表 39-7　盲肠憩室炎分类系统

Grade I	容易辨认的感染的盲肠憩室
Grade II	感染的盲肠肿块
Grade III	局限性脓肿或瘘管
Grade IV	游离穿孔或破裂脓肿伴弥漫性腹膜炎

Modified from Hinchey et al[141].

直肠憩室炎

直肠憩室是罕见的，通常是孤立的，而且真性憩室包括肠壁的所有层[37]。

横结肠憩室炎

横结肠憩室炎极为罕见，已有报道的不足 50 例，且常与胆囊炎等其他情况所混淆[177]。Hall 等人在一个大样本的研究中，951 名初次诊断为憩室炎的患者均行 CT 扫描，发现横结肠憩室炎的发病率为 2.6%[42]。

免疫功能低下患者

免疫功能低下患者包括全身使用类固醇激素的患者、糖尿病或肾衰竭患者、免疫抑制的器官移植患者、肝硬化患者、恶性肿瘤患者、化疗期患者。免疫功能低下患者在憩室穿孔时往往没有临床表现，可能因为机体免疫系统对炎症反应能力低下和无法隔离感染，因此在术后并发症发病率和病死率都增加的情况下更需急诊手术。在合并免疫功能低下的憩室炎患者中，40% 患者穿孔无症状，60% 患者需要急诊手术，总的术后并发症发生率和病死率分别为 65% 和 40%[178~181]。急性憩室炎合并免疫功能低下的患者应紧急剖腹手术进行切除并行结肠造口术，因为免疫系统受损和愈合功能差，不应直接行吻合术。

结论

结肠憩室疾病有许多临床表现和治疗方案。虽然许多现有的治疗方法已经使用了大半个世纪，但它们的应用模式仍在不断发展。正如在所有的炎症反应条件下，治疗的最初目标是控制感染。控制住感染后，外科医生可以进行各种治疗并且必须为每个患者进行个性化治疗。

（参考文献参见 www.pumpress.com/home-specific-edu/5599.html）

第40章

大肠梗阻

Karim Alavi, Charles M. Friel 著
付海啸 译 符 炜 审校

要点

- 大肠梗阻的早期治疗包括及时纠正液体失衡及电解质紊乱、外科手术或内镜减压。
- 结肠内支架适应证包括癌症患者或不耐受治疗患者的姑息治疗。
- 在急性结肠假性肠梗阻水电解质纠正后，推荐进一步静脉注射新斯的明。
- 乙状结肠扭转成功内镜下减压后，由于复发率高，在同一次住院期间应行乙状结肠部分切除。
- CT扫描是诊断大肠梗阻的首选影像学检查并可以指导下一步治疗。

介绍

大肠梗阻（LBO）是结直肠外科手术时遇到的常见外科急诊，粪便堵塞是其常见病因[1]。机械性肠梗阻较为常见，而非机械型肠梗阻（假性肠梗阻）也时有报道。LBO较为复杂，许多具有丰富临床经验的医生也会感觉到挑战。外科医生不仅要处理紧急情况（如梗阻），还要考虑到潜在的病因治疗，并考虑特殊干预下的长期预后。因此，没有任何一个策略适用所有的患者。外科医生必须熟悉所有能引起LBO的病因，并了解尽可能多的治疗方案，从而可以根据不同的临床表现制订相应的治疗计划。

病原学

大部分结肠梗阻的原因是结肠本身病变引起的肠道逐渐狭窄（表40-1），其中，最常见的就是结肠癌，占结肠梗阻的50%。事实上，只有10%的结肠癌会引起结肠梗阻[1]。结肠憩室也会导致肠腔狭窄，是结肠梗阻的第二大病因（10%～20%）。其他比较少见的能引起肠腔狭窄的疾病包括克罗恩病、缺血、子宫内膜异位以及放射，它们都能引起结肠肠壁增厚和肠腔闭塞，并常常难以与结肠癌鉴别。

肠外在病变也会引起肠腔狭窄。最常见的外在压迫是由非结肠直肠癌引起的，如卵巢癌。其他不太常见的原因有疝气和粘连，这是小肠阻塞常见的原因，但对于LBO来说是罕见的。

表40-1 大肠梗阻病因

1. 内因
结肠癌 a
憩室炎 b
克罗恩病 c
子宫内膜异位症 c
放射线 c
缺血 c
2. 外因
非结直肠恶性肿瘤
疝
粘连
3. 肠扭转 b
4. 其他 c
外国人
粪块梗阻
急性结肠假性梗阻

[a] 大肠梗阻最常见病因
[b] 大肠梗阻最常见病因
[c] 不常见病因

由于内源性和外源性的压迫进展缓慢，结肠梗阻的临床表现不明显。当患者表现为急性结肠梗阻时，优秀的临床大夫甚至可以询问出患者左半结肠梗阻时引起的便秘、详细病史或右半结肠病变引起腹部绞痛的病史。患者的临床表现也因就医的时间不同而有所差别，临床决策也应该随之对应。轻度的梗阻和肠管狭窄、可引起疼痛、腹部绞痛、便秘等临床症状。行结肠镜检查时，肠镜可能不能通过狭窄部分，而行钡灌肠检查的患者可能形成典型的“苹果核”表现（图 40-1）。由于这些患者没有近端肠扩张并且没有粪便和积液在阻塞的上游积聚，所以它们不会出现全身毒性的迹象。由于没有紧急危险，这种患者的治疗相对简单，外科手术治疗也可以在保守治疗后进行。中度的结肠梗阻会表现为近端结肠扩张，粪便及肠液逆流。细菌的过速增长也是很常见的，这些患者体检明显腹胀，但只有轻微压痛（图 40-2）。全身毒性反应发生较少，如心率增快、白细胞增多。然而，根据结肠扩张程度，这些患者可能处于严重疾病的危险期，需要及时处理。重度梗阻也会有相似的症状，并且表现出全身中毒性反应。这些患者需要立即复苏并进行紧急手术处理。

结肠梗阻最后一个类别就是肠扭转，即冗长的结肠及结肠系膜扭转所致（图 40-3）。据美国和其他西方国家报道，结肠扭转导致的结肠梗阻占全部结肠梗阻的 10%～15%。然而在全球范围内，结肠扭转占结肠梗阻的比例更高。结肠扭转发生在结肠的任何地方，以乙状结肠和盲肠最常见[2-3]。在大多数报道中，乙状结肠扭转占结肠扭转的 50%～75%，其余部分是盲肠扭转[2-3]。在梅奥医院的回顾性研究中，Ballantyne 指出，在当地对比 41% 患者，有 56% 的患者为乙状结肠梗阻[2]，这种分布是其他研究的典型代表。盲肠扭转更容易发生于年轻患者中，女性患者更常见。Rabinovici 回顾性分析超过 30 年的 561 个病例，发病平均年龄是 53 岁，男女比例为 1.4∶1[6]。同样，Friedman 报道盲肠扭转的患者比乙状结肠扭转的患者年轻 10 岁（61 岁 vs. 71 岁）。盲肠和升结肠未固定于后腹膜是其相关的诱因之一；许多患者有既往手术史，说明粘连也在中间起了一定的作用[2-3]。相比之下，乙状结肠扭转与慢性便秘和乙状结肠冗长有关。在美国，患者往往是老年人，并常常合并一些重大的疾病，包括精神疾

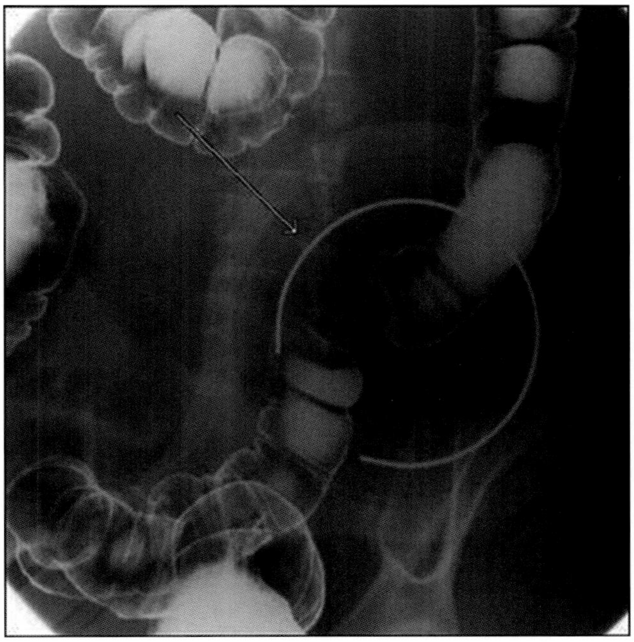

图 40-1　钡灌肠证明乙状结肠拉直（苹果核症）

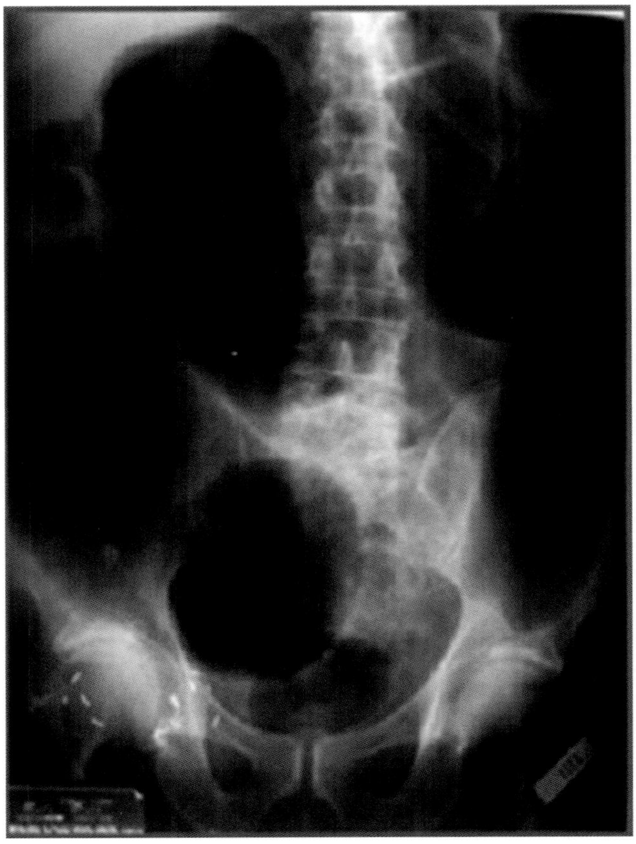

图 40-2　腹平片证明一段严重扩张的结肠

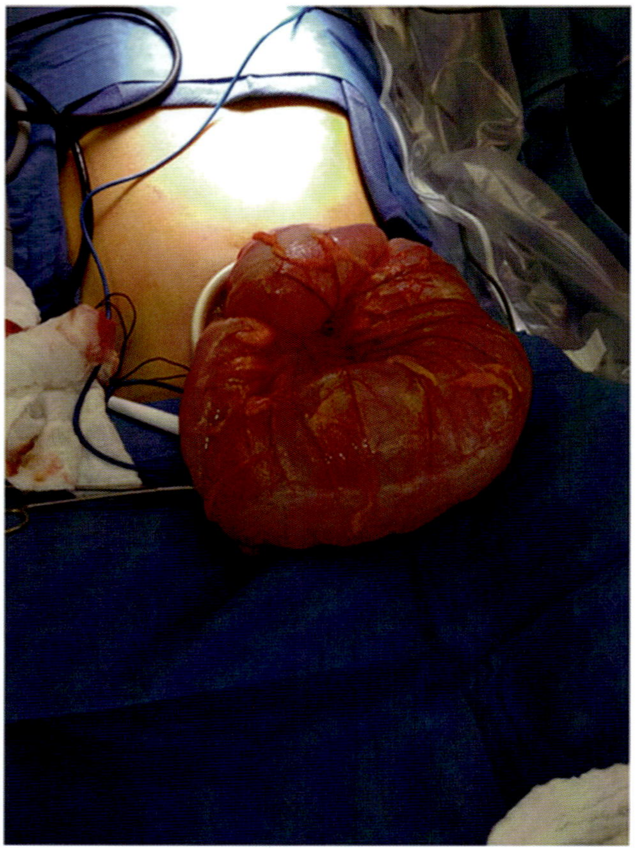

图 40-3 乙状结肠扭转行手术探查

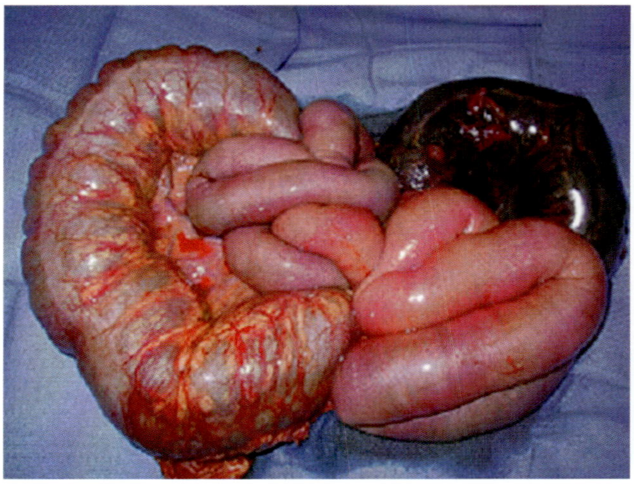

图 40-4 乙状结肠扭转手术中的坏死乙状结肠和近段扩张结肠

病。但是在世界范围内，患者趋向于年轻化且居住在农村[4-5]。不像其他引起结肠梗阻的病因，肠扭转会迅速出现肠管扩张及疼痛。由于肠系膜参与了这一过程，较其他病因引起的结肠梗阻发生绞窄和缺血的风险更高[3]（图 40-4）。因此快速诊断是至关重要的，确保及时干预，防止肠坏死。

病理生理学

回盲瓣功能的完善是决定是否需要急诊减压的关键。当回盲瓣功能完善时发生远端肠管梗阻或者结肠扭转，LBO 都会导致闭袢性肠梗阻。回肠内容物持续进入结肠并无法回流，导致结肠肠腔内压力不断增高。这些影响会导致细菌的过度增长。随着肠腔内压力增高，黏膜内和壁内灌注不足导致静脉闭塞，继而出现动脉闭塞、血栓形成和最终的坏死。这些变化的进展和程度取决于结肠扩张的程度和持续时间[7-8]。回盲瓣功能不全时，结肠内容物回流至小肠可以使结肠缺血坏死的风险降低。最后，在结肠扭转的情况下，由于结肠持续扩张的压迫和肠系膜沿系膜轴扭转引起的肠系膜血管中断，肠管坏死出现较早。

不同位置的结肠肠管内压力增加的后果取决于肠壁承受的张力大小，并根据拉普拉斯定律变化。例如，直径最大的盲肠暴露于最大的张力下[9]。根据拉普拉斯定律（压力 = 张力 / 半径），结肠壁的张力等于肠腔内的压力乘以有问题段肠管的直径[7-10]。由于盲肠的直径很大，肠壁的张力也是最大的，所以穿孔的风险最大。当腹平片中盲肠直径超过 12 cm 时，缺血和坏死的风险都会增加[11-14]。但是，所有的患者应根据前后的情况在特定截点下使用。局部缺血的特点和风险取决于以下几个因素：①扩张的程度；②扩张持续的时间；③结肠壁张力的程度；④血管系统的基本特征[8]。

表现

大肠梗阻临床表现为腹胀、痉挛性腹痛和便秘。如前所述，其临床表现的强弱主要由狭窄的程度决定。与之相关的呕吐表现与回盲瓣的功能、梗阻的位置及持续时间有关。回盲瓣功能完善的患者不表现为呕吐，反而表现为日益加重的腹胀和腹痛。这些患者肠管坏死和继发穿孔的风险增加[10]。当回盲瓣功能不全时，结肠内容物可以缓慢逆行至近端肠管。症状的表现程度通常有助于解释潜在的病因。在肠扭转的情况下梗阻表现剧烈，而在先前有便秘病史、癌症、憩室炎或炎症性肠病（IBD）的情况下则是慢性表现。

体格检查时，患者表现为腹胀体征。当出现缺血、局限性腹膜炎以及全身性败血症体征时则需要紧急手术探查。此外，由于细菌过度生长，梗阻结肠段因液体和气体的积聚而膨胀，可能出现血管内容量衰竭的迹象。应在所有患者中进行直肠指诊检查，以评估远端直肠或肛管肿物，排除其他病因，如粪便嵌塞或异物。

初始复苏（图 40-5）

无论诊断结果如何，对大肠梗阻患者进行初步的评估和处理都应包括相关病史和体格检查、完整的血液检查（包括血细胞计数和血清化学反应）以及腹部立位或卧位平片。这些初步的检查可以快速

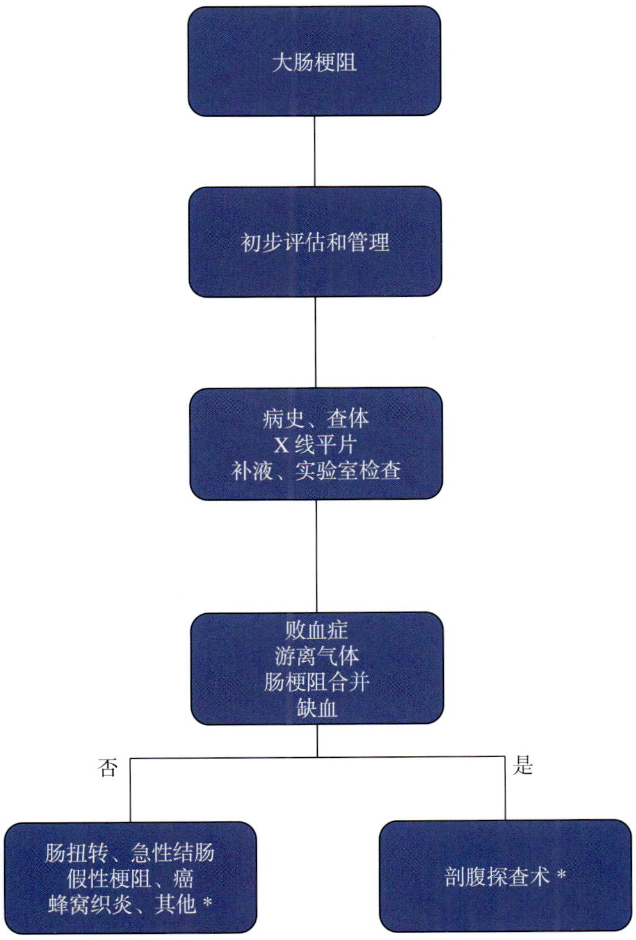

图 40-5 大肠梗阻的推荐管理路径。ACPO = 急性结肠假性梗阻 * 见图 40-9，40-10，40-18，40-21.

建立诊断和排除缺血和（或）相关的穿孔。鉴于液体和电解质的严重紊乱，这些患者需要积极的液体复苏及纠正电解质异常。留置尿管以便密切监测复苏的充分性。在小肠扩张和呕吐的情况下，鼻胃管减压的使用有助于避免紧急的手术探查，从而为正在进行的复苏留出时间。病情稳定的患者，若没有局部或全身脓毒症的迹象，情况允许时可以进一步做影像学检查[14]。然而，弥漫性腹膜炎则要求紧急手术探查。

影像诊断

腹部平片

由于腹部平片快速和廉价的特点，并且提供了潜在病理学问题的即时反馈，通常作为首选检查。腹部平片还可以明确腹部的病症，如穿孔或结肠积气。腹部平片可以大致估计结肠直径，并且直径为 9 ~ 12 cm 的盲肠与穿孔有关。正如之前讨论的一样，盲肠的绝对直径与发生穿孔的相关性存在争议；而其他变量，如腹胀的持续时间，与预测[15]的大体上一致。在某些情况下，如异物或扭转，平片是一项至关重要的检查[1,16-17]。

在腹部平片中，右上腹“弯曲管”征或“Ω环”的典型影像学表现可以确诊乙状结肠扭转（图 40-6）。但是，只有 50% ~ 70% 的病例中具有这种典型影像学表现[18-20]。盲肠梗阻则在右上腹表现为“咖啡豆”样影像（图 40-7）。然而，在不到 20% 的患者中 X 线片表现出这种影像[19]。在对明尼苏达州结肠扭转的报告和处理的回顾性研究[21]中，平片在 85% 的盲肠和 49% 的乙状结肠病例中不能确诊。在不太常见的肠扭转的原因中，如回肠乙状结肠缠绕、结肠横向或脾曲扭转，腹部平片甚至更不可靠。回肠乙状结肠的结节性影像学特征如上所描述，它包括中间扩张的肠管和两端的梗阻，近端乙状结肠梗阻拉向右侧而近端小肠梗阻在左侧[22-23]。然而，在实际中，不典型且难以解释的腹部平片常常造成延误诊断[24]。如果没有特征性影像学表现，大肠梗阻的病因诊断是巨大的挑战，并且由于并存的巨大结肠或小肠扩张而更加难以诊断。如果患者的病情许可，则可能需要进一步的检查来确定诊断。

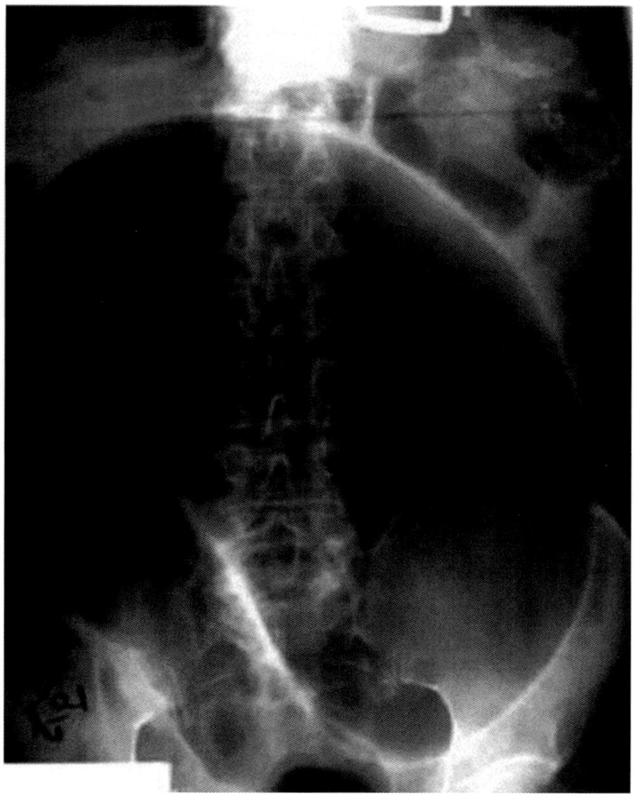

图 40-6 腹部平片显示右上腹“弯曲管”征

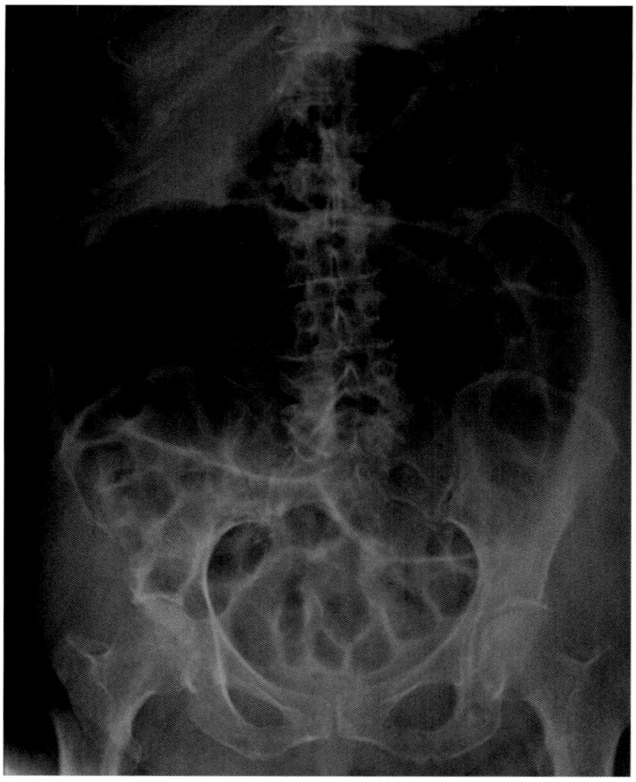

图 40-7 腹平片显示左上腹“咖啡豆”征

对比灌肠

当大肠梗阻的病因不明确时，对比灌肠（CE）可以确定诊断并定位梗阻部位[25-26]。如果出现穿孔，则首选水溶性对比剂，因为在钡剂治疗中腹膜炎的病死率较高。此外，钡剂灌注到近端狭窄部位时可加剧大肠梗阻的病情。在一项为期 4 年包含 140 例大肠梗阻的研究中，检查对比灌肠与腹部平片诊断大肠梗阻的准确性，发现对比灌肠诊断大肠梗阻的敏感性和特异性分别为 96% 和 98%，而在腹部平片中其敏感性和特异性分别为 84% 和 72%[27]。在扭转或阻塞部位（位于对比剂末端），对比灌肠显影出典型的“鸟喙”征。在扭转的情况下，“鸟喙”征位于左侧提示乙状结肠扭转，而右侧提示盲肠扭转。在结肠假性梗阻中将显示相邻肠管内自由流动的对比剂并且没有阻塞或转变点。在某些情况下，如粪便嵌塞，对比剂的给药甚至可能是治疗性的[28]。相反，由于内部或外部的原因，在大肠梗阻中对比灌肠可以通过平滑的狭窄通道显示出一点对比性。通道的存在和其解剖特性（例如长度、宽度、弯曲度以及光滑与锯齿状）对腔内支架置入术用来减轻大肠梗阻提供了灵感。然而，对比灌肠并不是没有缺点，它将增加患者的不适感和穿孔风险。最重要的是，对比灌肠的灵敏度取决于放射科医生的经验和患者的身体状况[29]。

计算机断层扫描

计算机断层扫描（CT）是选择的成像方式[30-31]，可提供有价值的诊断信息，如近端病变、外源性疾病、闭环性梗阻或远处转移，有助于指导管理[32]（图 40-8）。很少有研究比较 CE 和 CT 在大肠梗阻中的应用。Beattie 等[31]研究了 CT 扫描对 LBO 诊断的疗效。与 CE 比较，CT 的敏感性、特异性和阳性预测值为 91%。Frager 等[33]报道了 75 名 LBO 患者的 CT、内镜和 CE 的结果。在亚组分析中，CT 的敏感度为 96%，而 CE 的灵敏度为 80%。此外，CT 在 94% 的患者中能正确定位梗阻点。一般而言，CT 更加简便快捷，并已取代 CE 作为 LBO 诊断的

图 40-8 大肠梗阻部分病因是由于盆腔外病变，腹腔外的因素。箭头所示为受压的降结肠

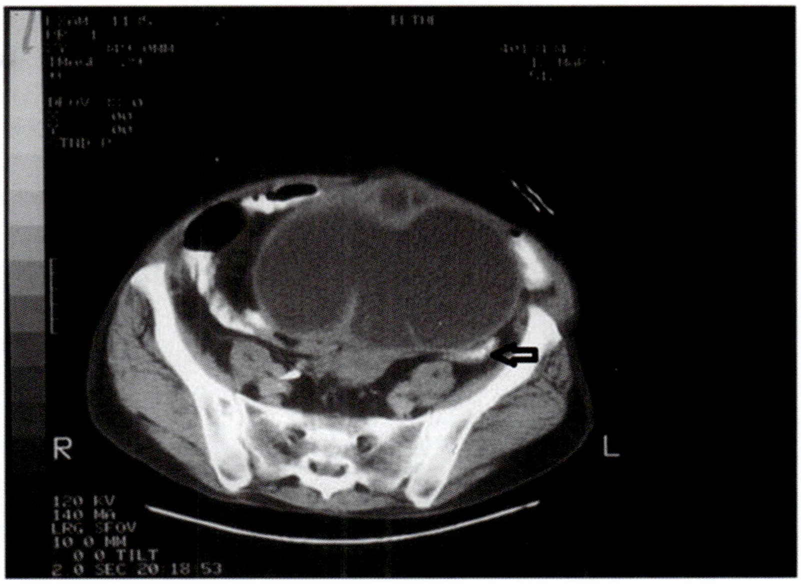

诊断方式[32]。

处理

大肠梗阻的处理复杂，甚至对具有丰富经验的外科医生带来挑战。减压的速度取决于狭窄的严重程度、表现的敏锐性、患者的基线临床状态以及明显的败血症。多数情况下，尽管病因尚不明确，但仍必须进行减压，这对所有医师都带来了重大挑战。实际上，大肠梗阻的治疗十分复杂，必须结合医师的专业知识、可用的医疗资源、梗阻性病变的位置及可切除性。

紧急措施（图 40-5）

无论病因如何，患者表现为 LBO 并且具有腹膜炎、穿孔或闭环梗阻，伴有缺血或坏疽的证据，都需要初步复苏后的紧急手术。如果患者的情况允许，术前应该对造瘘或吻合部位进行标记。应该给予适当的广谱抗生素以覆盖有氧和厌氧菌。作为知情同意的一部分，应讨论不同手术方案的适应证、风险和益处。如有必要，患者应取截石位，以方便进入直肠。由于扩张结肠通常妨碍腹腔镜探查，所以最好通过中线切口进入腹部。可以用 12 号针头斜向穿过横结肠的结肠带并将其连接负压对相邻的扩张结肠减压。这种方法可以用来快速减压，有助于手术操作方便。如果小肠扩张，内容物可以挤回胃并通过鼻胃管移除[34]。

无法切除的病变（图 40-9）

如前所述，在急诊情况下，外科手术的选择是多方面的。临床上很少采取不切除导致梗阻的原发

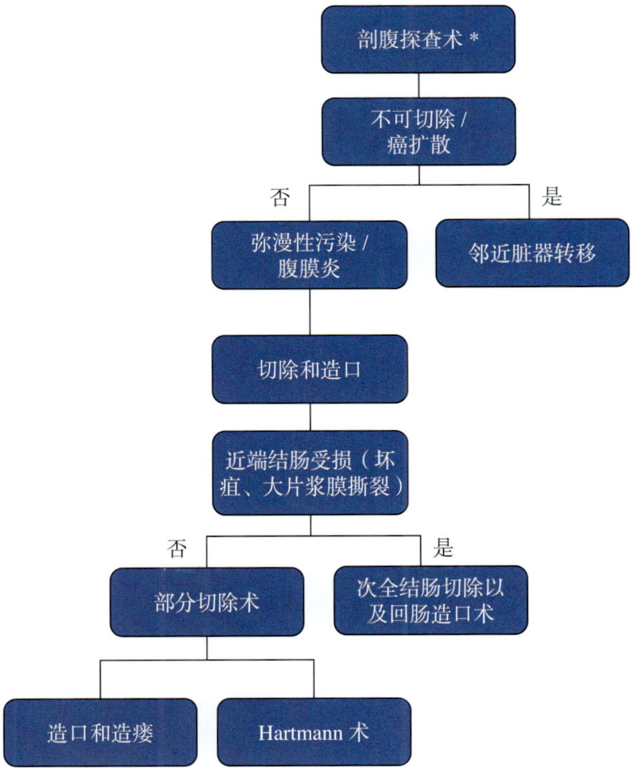

图 40-9 大肠梗阻和闭袢性肠梗阻合并败血症。肠缺血、腹腔游离气体的推荐管理路径

病灶而直接进行近端肠造口的方法，除非出现由肿瘤、憩室炎、克罗恩病或者缺乏经验的手术团队导致的弥漫性肿瘤扩散 - 血流动力学不稳定和难以切除的蜂窝织炎。在这种情况下，近端肠造口也许是唯一的有效办法，但不会总是永久造口。Gutman[35]等报道 71 名继发于肿瘤的 LBO 患者均进行了未切除病变的近端结肠袢式造口，其中 49 名患者（75.4%）最终在术后 3 个月切除了肿瘤，还纳了结肠造口。其余患者也没有因为肿瘤扩散转移或严重并发症而再次手术。Kronborg[36] 完成了一项随机试验，关于 121 例急性左半结肠癌所致的 LBO 患者进行分期切除和急诊切除的比较，显示两组之间具有相似的复发率和生存率。虽然分期手术与一期手术具有相似的结果，但与再次手术相比其发病率是显著的。分期手术应该视情况而定，比如患者的病情、合并症以及术中发现情况不宜切除梗阻部位。最后，近端肠造口，比如袢式结肠造口，为直肠癌梗阻患者的新辅助放化疗、提高原发病灶的耐受性赢得了时间。

可切除病变（图 40-10）

经过探查并切除梗阻病变之后，小肠连续性的重建取决于术中的发现及患者的一般情况。如果存在弥漫性腹膜炎、血流动力学不稳定或是严重粪便污染，那么进行肠吻合是禁忌的。虽然腹腔镜探查有优势，但在急诊情况下开腹手术更合适。通常远端结肠可以放置黏膜造瘘管提出腹壁外面，或是埋藏在皮下组织、正中切口下方或者造瘘口处。这样有利于在还纳手术中方便进入和早期发现。所有这些尝试都应观察近端结肠是否有广泛的损伤及伴有的异常情况。如果出现缺血、穿孔、共存的病变以及大范围的盲肠浆膜损伤，那么就需要结肠次全切除术（图 40-11）。鉴于在急诊情况下难以辨别病因，我们需要在遵循肿瘤处理原则的基础上进行联合切

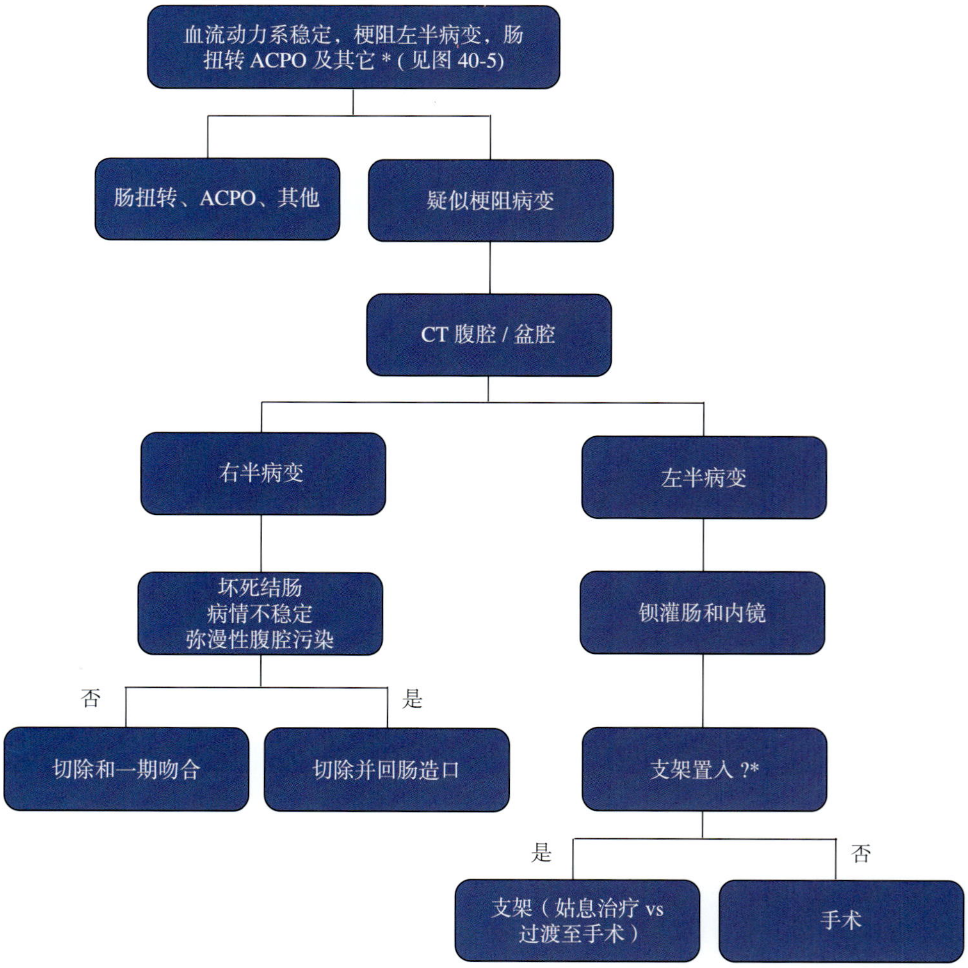

图 40-10 病情稳定的大肠梗阻左半结肠病变的次级诊断（憩室、克罗恩病、癌、病因不明）的推荐路径

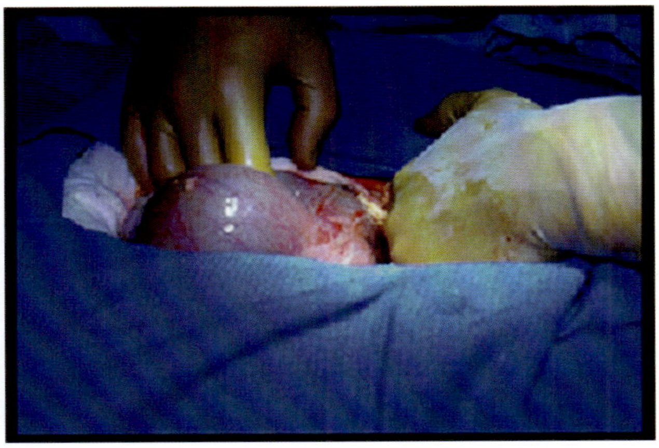

图 40-11 扩张和高张力的盲肠合并大片系膜缘浆膜撕裂

除[34]。

非急诊情况（图 40-10）

在非急诊情况下的处理方法是基于外科医生的技能、患者和近端结肠的状况、医疗机构的资源以及 LBO 的病因[1]。在血流动力学稳定，不伴有明显的败血症、腹腔游离气体或弥漫性腹膜炎患者中，其梗阻的病因，如异物、假性肠梗阻或肠扭转，可以很容易地在腹部立位平片上确定。若没有，更先进的成像检查，如 CT 扫描，对于确定 LBO 的病因和范围以及其他相关的发现，如癌症扩散、转移、梗阻的解剖结构以及周围结构[30-32]都是至关重要的。在非急诊情况下，对继发于右半结肠和横结肠近肝曲病变的 LBO 可以采取原发病灶切除并吻合的手术方法。事实上，有作者已经证明，右侧的 LBO 一期吻合术是安全的，发生吻合口瘘的概率比较低（2.5% ~ 5.2%）[37-38]。

对继发于结肠脾曲远端病变的 LBO 治疗是复杂的、具有挑战性的、有争议的。具体来说，这场争论的根源在于诊断的不确定性，比如良性与恶性、肿瘤学安全性以及用于缓解或作为通往手术桥梁的腔内减压术的有效性。此外，在某些观点上也是有分歧的，比如内镜检查的时机和作用、伴或不伴有近端肠造口的一期吻合与末端造口的分期手术、手术台上的结肠灌洗以及节段切除和次全结肠切除术，这些通常通过外科医生的手术技巧、术中的发现以及患者的临床状况来决定。

内镜与 CE

内镜和 CE 是 LBO 初期治疗的重要方法，应该认为是诊断和治疗的一部分[1]。对于腔内梗阻的 LBO，内镜检查在最初的诊断中是有帮助的。穿孔和加重梗阻的风险通过注入二氧化碳就可以避免。在流动环境中使用二氧化碳结肠镜检查的研究表明，与传统的结肠镜检查[39-40]相比，二氧化碳的注入会减轻术后腹胀和疼痛。Yasumasa 等[41]研究了空气或二氧化碳在啮齿动物结肠内的顶叶血流。他们报告说，与传统的空气注入结肠相比，二氧化碳更快地使结肠膨胀起来。此外，他们还发现，长时间的结肠扩张导致疼痛增加与顶叶血流失调有关。一般来说，二氧化碳结肠镜检查被推荐到 LBO 的治疗中是非常合适的，因为它被吸收的速度比空气快 250 倍，并且不太可能导致近端结肠扩张和随后的穿孔。现在需要检查的顺序尚未确定，比如考虑放置一个结肠内支架，而 CE 通常首先用来确定肠道通畅情况和解剖情况以及是否适合于支架的展开。

展开的金属支架

在过去的几十年里，肠道内支架已经成为许多胃肠道梗阻手术的替代治疗。大多数早期的支架经验都是在胆道和食道中。然而，在 1991 年，Dohmoto 描述了使用姑息性结肠支架来治疗恶性梗阻[42]。此后不久，Tejero 等报告了第一次使用可展开金属支架（SEMS）的经验，以缓解根治性切除病灶之前的结肠梗阻，之后于 1997 年发表了关于这些患者的报道。在这个报道中，Tejero 等治疗了 38 名有结肠梗阻的患者，有百分之百的技术和 92% 的临床成功，因此结肠支架应用愈加广泛。随着胃肠道干预变得更有经验，结肠支架已经成为缓解结肠梗阻的一种替代方法，可能会消除急诊手术的必要以及这种方法的相关发病率[45]。

从概念上讲，SEMS 既用于缓解，也可以作为“手术的桥梁”。那些患有无法治愈的疾病和寿命有限的患者，通过成功放置结肠支架也许能够避免大手术和结肠造口术[46]。与此相反的患有可治愈的结肠梗阻患者更可能通过放置支架暂缓急诊手术。然后，这些患者可以为择期手术做好准备，也就有机会对有显著并发症的患者进行医学优化，完成一次完整的结肠镜检查，并对一个扩张的结肠进行减压，所有这些都能产生更好的总体结果[47]。此外，如果进行了急诊手术，患者可能需要大切口和结肠造口术，而现在候诊患者可能通过微创方法和一期吻合术来治疗[48]。

显然，如上所述，结肠支架治疗LBO有许多潜在的好处。支架的并发症包括技术故障、支架移位、再梗阻和穿孔。在这些并发症中，穿孔是最令人担忧的，因为它会导致病情立即恶化。在对文献的回顾性分析中，Watt等人报道了文献中各种各样的穿孔（0～83%），中位数为4.5%[49]。穿孔通常是来自导丝，可以是即刻的，或者是迟发的。虽然穿孔最可能发生在梗阻部位，但梗阻近端结肠的过度扩张也会有穿孔的发生[50]。因此，在插入支架时，明智地注入气体是很重要的。球囊扩张时也更有可能发生穿孔，因为这导致了狭窄区域的快速扩张，应该尽量避免。相反，狭窄的区域应该通过展开的支架缓慢地扩张[51-52]。迟发的穿孔常见于用来缓解症状的支架，因为这些支架需要长期放置，随着时间的推移，支架确实会被腐蚀成锐角而带来危险。最近，有几项研究表明，接受贝伐单抗治疗转移性疾病的患者的支架穿孔率很高[53-54]。因此，当贝伐单抗被认为是治疗计划的一部分时，应谨慎使用支架，而手术可以减轻梗阻[52]。

肠壁全层穿孔可能导致败血症失代偿，而且通常在临床上很明显，同时几项研究也提到手术中的隐匿性穿孔。在可治愈的癌症中，这些穿孔会对癌症控制产生负面影响[55-56]，并且仍然是结肠支架使用的主要问题[52]。

技术

大多数关于结肠支架的文献都集中在对左结肠癌所致梗阻上。这些病变往往是非常集中的，而且通常很短。传统上，在钡灌肠检查中的表现像一个“苹果核”或“餐巾环”。从概念上讲，这些肿瘤似乎最适合结肠支架，而且最容易放置成功。预处理成像，如水溶性的CE或带有直肠对比的CT扫描，有助于描述解剖结构，并评估梗阻的程度。在完全梗阻的情况下，当没有对比的时候，放置成功的可能性就会降低，潜在并发症发生的可能性会增加[53]。当即使是少量的对比剂通过病变时，穿过导丝的可能性就会增加，这是成功放置支架的第一个重要步骤（图40-12）。

放置SEMS可以经X线透视引导，或者结合内镜检查和X线透视检查。仔细进行远端肠道灌肠以排出粪便，便于放置支架[52]。操作前不常规应用抗生素。结肠镜可以顺利通过病灶和检查区域。然后注射造影剂，以勾勒出病变的程度，并估计其长度和轮廓。然后，引导丝穿过狭窄的区域，通过X线透视检查明确定位（图40-13）。一旦导丝就位，紧接着就引入两个结肠支架系统。TTS

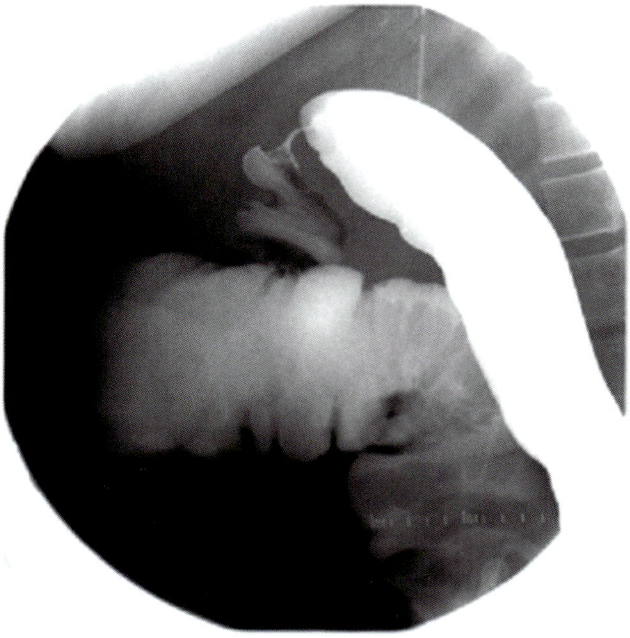

图40-12　结肠造影里狭窄。“苹果核”症。以及近端扩张结肠

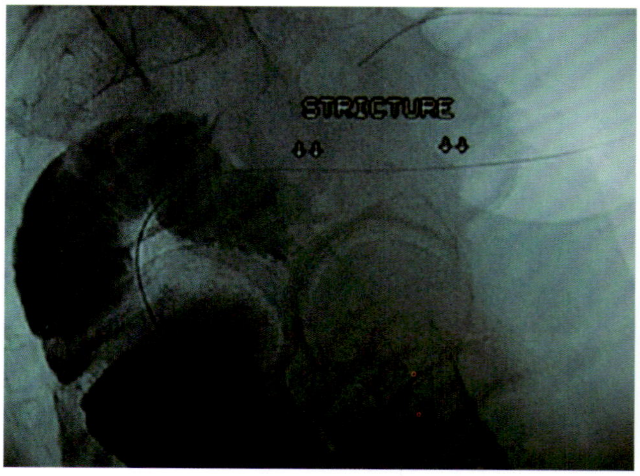

图40-13　内镜造影检查证明：成功的放置导丝通过狭窄

（through-the-scope）系统能够使支架穿过结肠镜检查的治疗孔道，覆盖在导丝上。另外，如果支架不能穿过孔道，支架可以完全包绕在导丝上使用“导丝”（OTW）技术。理想情况下，支架应该在狭窄的上方和下方至少 2 cm 的重叠处进行展开[52]（图 40-14）。为了防止再次梗阻，支架中间位置的直径应该是 24 mm[52]。球囊扩张具有较高的并发症发生率，应该尽量避免[52]。在完成后，复查腹部立位片来确认支架位置，在支架内显示适当的缩腰，并确保结肠充分减压（图 40-15）。

一旦支架放置成功，梗阻会在接下来的几天内解除，从而使患者的评估得以完成。对于可切除肿瘤的患者，确定性手术最好在支架置入术后的 7 ~ 14 d 以内完成。

结果“通往手术的桥梁”

大多数文献报告说，SEMS 的技术成功率约为 90%。在对 1198 名患者的综合分析中（包括 54 项研究），Sebastian 等人报告了 93% 的总体技术成功率。有趣的是，支架置入的临床缓解率约为 91%，但只有 71% 起到了桥梁的作用，因为近 30% 的患者仍然需要肠造口术[58]。Small 等报告了梅奥诊所 10 年的工作经验，其中包括 168 名患者的症状得到缓解，65 名患者起到了桥梁的作用。在术前组中，技术上的成功率高达 95%，临床直接成功率也相当高，约为 98%。然而，23% 的患者确实出现了支架相关的并发症，包括支架堵塞或移位（17%）和穿孔（5%）。在 65 名术前患者中，4 例（6%）需要进行急诊手术。39 名（60%）患者进行了一期吻合术，但尽管术前病情缓解，仍有 26 名患者（40%）需要肠造口。与支架并发症相关的 5 个危险因素已经确认，包括性别、完全结肠梗阻、支架中间直径小于 22 mm、在支架置入前的球囊扩张，以及由不熟悉胰胆道解剖的介入者放置支架[53]。

不幸的是，大多数关于结肠支架的研究都是单一的回顾性分析，因此会受到与这些报告相关的偏差影响。更重要的是，LBO 的“定义”常不明确。出现结肠明显扩张以及中毒的迹象就说明这些患者完全梗阻吗？或者是许多患者的肿瘤有轻微的症状，而结肠镜却无法通过？与前一组患者相比，后一类患者更有可能获得技术上的成功和减少并发症，正如梅奥诊所经验所示[53]。

基于不同研究之间的对比。相比手术，支架对于那些完全梗阻且有中毒症状的患者，施行起来更具挑战性。

Cheung 和他的同事在 2009 年报告了第一个随机前瞻性研究，比较了腹腔镜方法（SEMS 之后的腹腔镜切除术）和传统的开放式手术在治疗左半结肠梗阻的区别[48]。在这项研究中，技术和临床的成功率是 83%。重要的是，没有报告与支架有关的并发症，这是不寻常的。初级治疗的终点是一期手术的成功。在腹腔镜组中有 67% 的患者成功完成了

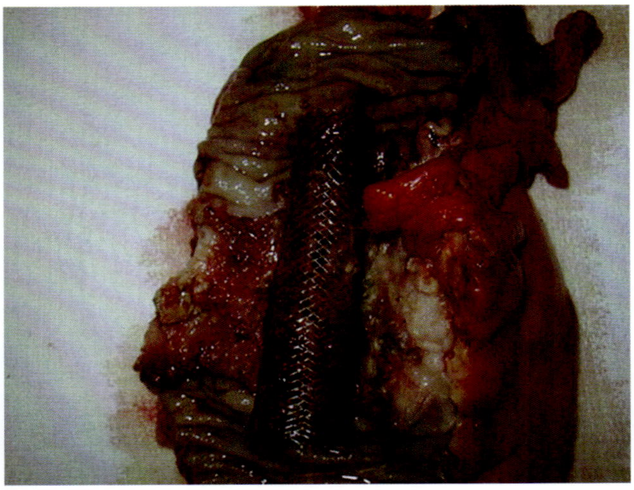

图 40-14 支架通过肿瘤，恰好与肿瘤重合的影像

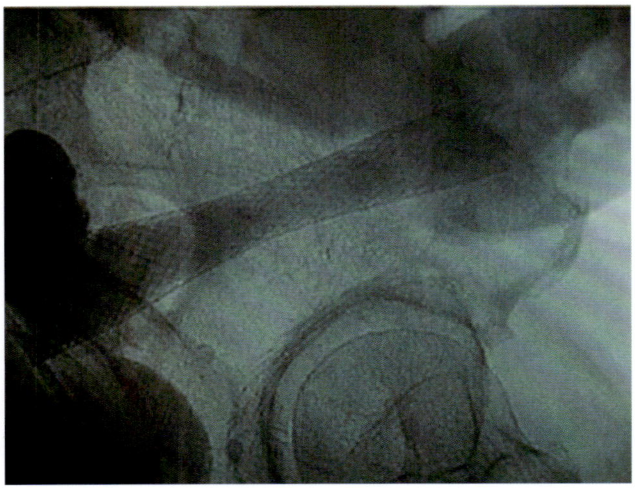

图 40-15 X 线证明放置支架最佳的方式是通过狭窄，并累及典型的狭窄“腰部”

一期手术，而在传统的手术组中只有 38%。此外，腹腔镜组中所有的造口患者都进行了造口还纳术，而传统组中就有 6 名患者进行了永久性造口术。他们的结论是，术前的支架置入是一种微创性治疗，无论是短期还是从长远来看，更有可能使患者免于造口。成功的关键是减少支架相关的穿孔或其他并发症。

最近，有两个多中心前瞻性的随机试验，研究急诊手术与支架置入后手术治疗可治愈的癌性结肠梗阻（一个来自法国，一个来自荷兰）[55-56]。这些研究的技术成功率都相对较低，分别为 53% 和 70%。此外，在这两项研究中，两组患者的造口率没有差别。尤其令人担忧的是，在荷兰的研究中，穿孔率为 19%。在这两项研究中，都有一些隐匿性穿孔并没有临床表现，但在手术和病理评估时被发现。虽然这些穿孔的意义尚不清楚，但对于这些具有潜在可治愈癌症的患者，他们的长期肿瘤预后确实令人担忧。出现了这些问题，考虑到对结肠支架的安全问题，这两项研究都过早地关闭了。对这些研究的主要批评是支架置入的成功率低以及与这些支架相关的并发症，这可能与操作人员的经验有关或者更有可能与这项前瞻性研究中的完全性 LBO 患者有关。

最后，在最近的三项随机试验的荟萃分析中，与手术相比，支架置入并未明显缓解肠梗阻（53% vs. 99%），也没有改善整体发病率、病死率和永久性造口率（47% vs. 52%）。虽然支架表现出了最初的一些优势，比如降低造口率，但总的来说支架似乎并没有提供预期的效果。笔者们确实警告说，这些研究的动力不足，因此有必要进行更多的研究来正确回答这些问题。由于这些担忧，目前在 2014 年发表的欧洲指南已经得到了美国胃肠内镜学会（ASGE）的认可，SEMS 只推荐使用在那些非转移性的恶性肠梗阻患者，他们耐受手术并且需要进行药物优化治疗。根据 ASGE 的说法，常规的 SEMS 在临床治疗中并未得到支持[52]。

姑息治疗

结肠支架术可能适用于无法手术的癌症患者，无论是结直肠癌还是其他恶性肿瘤，都会导致 LBO，对于因晚期疾病而预期寿命较短的患者尤其如此[52]。这些患者中的大多数可以成功缓解而不需要造口。随着时间的推移，支架与手术相比更容易恢复，但通常可以采用其他手术进行治疗，包括第二次支架[52-53]。Choi 等最近报道了 83 名接受结肠支架姑息治疗的患者。据报道，最初的技术和临床成功率分别为 100% 和 94%。但是分别有 11% 和 31% 的患者出现短期和长期并发症。这些并发症包括再阻塞（22%）、支架移位（11%）和穿孔（6%）。而且他们证明随着时间的推移支架并发症会累积，并且在 6 个月时，将近 40% 的患者出现了与支架相关的一些并发症。此外，Choi 和同事也得出结论：完全梗阻患者的并发症更多。尽管存在这些问题，但是 83 名患者中只有 11 名最终需要结肠造口术来缓解症状[60]。Small 等人[53]的经验报告有着类似的结果，168 名患者被放置支架进行缓解，最初的临床成功率非常高，但是在 6 个月时，25% 的患者有额外的阻塞性问题需要干预。最终，35 名患者（21%）需要手术，但大多数患者直到死亡时仍保持通气孔。原发性结直肠癌患者的成功率似乎比较高，与引起外源性压迫的结肠外肿瘤相比，支架效果较差[52, 61]。总之，姑息性支架为晚期疾病和只有短暂生命的患者提供了可替代的方案。对于预期寿命较长的患者，姑息性支架可能会导致长期并发症。因此在这种情况下，手术缓解可能更合适。

良性疾病和右侧病变

虽然恶性肿瘤是结肠梗阻最可能的原因，但也有良性疾病，如憩室病和克罗恩病，这也会导致 LBO。在这种情况下支架置入的作用仍不清楚。这些狭窄部位往往是漫长而曲折的，这使得支架手术具有挑战性。虽然仍然有成功的可能，但并发症似乎更高，结果也不那么理想[62-63]。在这些情况下长期使用支架常常会带来穿孔、瘘管和疼痛，所以应该避免使用。因此，目前不建议支架治疗良性疾病[52]。

大多数关于支架术的文献都是左侧病变。虽然有关于支撑障碍物的报道，但这种方法的基本原理不太清楚。由于脾近端的许多阻塞物可以用一级吻合术进行管理，因此支架不太可能改善临床情况，因此并不经常提倡。然而，在手术不可行的情况下，右侧支架已成功实施[64]。

切除

Wangensteen 首先介绍了急诊探查和切除左侧结肠梗阻[65]。如上所述，在患有压倒性脓毒症、弥漫性腹膜炎、游离穿孔或闭合性梗阻伴缺血的情况下，急诊探查和切除被指出是必要的。此时，传统的三阶段手术很少进行，但在弥漫性癌病、不可切除的炎症性痰、肿瘤密集的盆腔或腹膜后结构紧密粘连或手术团队缺乏经验的情况下传统手术可能是必要的。Chereau 等在 83 名结直肠癌继发 LBO 患者的手术治疗中提出了他们的结果[66]。61 名患者有初始结肠造口术，意图在恢复后进行切除。45 名患者（74%）接受了随后的择期切除和原发性吻合术，发病率和病死率最低。这些结果令人鼓舞，无论是在切除梗阻段还是原发性吻合，无论有无近端转移或切除以及 Hartmann 手术中，两步手术都更为常见[1]。在非紧急情况下，手术的选择与患者的状况、肠的生存能力、梗阻的部位以及手术医生的技能密切相关。

Hartmann 手术的优势很明显，包括避免吻合和缩短了手术时间。它是通过切除病变节段、末端结肠造口术和远端节段的闭合来完成手术，所述的远端节段被埋藏在皮下组织中、腹膜内或作为黏膜静脉在皮肤层面打开。远端残端的处理大部分取决于残端的长度、组织的健康状况以及腹壁的厚度。研究表明，35% ~ 55% 的结肠造口不会逆转，这可能是由于患者存在合并症排除逆转[67-69]。技术上的困难会使翻转手术复杂化，包括直肠残端的识别、致密的粘连、与直肠短的残端吻合以及需要近端转移。因此，逆转 Hartmann 手术与相当高的发病率有关，包括病死率以及吻合口漏率是否在 4% ~ 16%[70-75]。尽管微创方法可行，但在技术上可能具有挑战性。一项对 30 名患者进行的系统综述包括比较常规与腹腔镜逆转 Hartmann 手术的研究，结果显示与传统手术相比，腹腔镜手术的住院时间较短（6.9 d vs. 10.7 d）、手术时间更长并且发病率降低。无论采取何种方法，逆转与 Hartmann 之间的平均时间间隔为 7.5 个月[76]。但是目前缺乏证明腹腔镜手术比 Hartmann 逆转常规手术更有优越性的进一步的证据。最后，Hartmann 手术及其随后的逆转手术会增加巨大的成本。Schilling 等[77]研究了 55 例行穿孔性乙状结肠憩室切除的患者，其中 13 例采用 Hartmann 手术，42 例采用节段性切除和原发性吻合。正如预期的那样，对于接受 Hartmann 手术的患者，肠道连续性恢复的总体费用和报销额显著升高。

在可行的情况下，原发性吻合应该是 LBO 治疗的首选方法，因为左侧 LBO 继发于癌症或良性过程。影响初次吻合的决定因素有很多，包括近端结肠扩张的程度、患者的临床状况和手术结果，如弥漫性粪便污染、腹膜炎、盲肠穿孔和同步近端病变。Lee 等对 243 例接受紧急切除术和原发性吻合术的患者进行了回顾性研究，以阻止结直肠癌发展[38]。原发性切除和吻合术后的手术病死率和吻合口瘘发生率均可接受，分别为 8.1% 和 6.1%。其他研究也显示了类似的结果[37, 78-79]。在一项针对 500 名美国胃肠外科医生的调查中，53% 的受访者将在“好风险”患者中对 LBO 进行单阶段手术[80]。尽管反应率相对较低，但本研究和其他研究的结果是一致的，如果可行的话，大多数外科医生倾向于单级切除 LBO[81-82]。总之，在血流动力学稳定的患者中，单阶段手术的耐受性良好，应在技术可行时予以考虑。最后，在切除时做出近端转移的决定取决于外科医生的判断，并且是多因素的。重要的考虑因素是患者的临床状况、肠的状态以及周围组织的污染程度。这一决定不是没有影响的，其益处必须与造口的情绪和财务负担及其逆转的相关发病率平衡。

对于选择左侧 LBO 的患者，采用次级全结肠切除术与原发性吻合术是一种可行的选择。大部分结肠切除术的适应证包括盲肠穿孔、同步近端病变、近端结肠缺血或盲肠的浆膜损伤。SCOTIA 研究组[83]进行了一项随机试验，进行了恶性左侧 LBO 患者的节段性切除与术中灌洗至次全结肠切除术的比较，结果表明具有相似的发病率和病死率，但在 4 个月时，后者的排便次数明显增加。此外，回肠乙状结肠或回肠直肠吻合，术后生活质量似乎有明显的影响[84]。一般来说，是否进行次全结肠切除术取决于患者的总体状况、患者的手术结果、自控状态和并发症。

术中结肠灌洗

术中结肠灌洗是另一种替代方法，可以对出现结肠梗阻的患者进行初级手术。虽然有很多报道质疑在结肠手术前是否需要常规肠道准备，但需要注意的是这些研究都是在肠道减压时进行的选择性结肠切除[85]。对于阻塞的结肠如果进行原发性吻合，则表现为不同的临床情况以及并发症发生率升高[86]。因此，当患者临床稳定时，术中结肠灌洗可以成功地缓解结肠膨胀和粪便负荷，从而允许主吻合。

技术

一旦阻塞性病变被切除，术中结肠灌洗是最好的选择。此时，外科医生应评估手术环境，只要患者保持临床稳定就可继续进行灌洗。这两种流程的调动都是为了相互促进。左侧结肠需要充分动员，以便结肠容易延伸到腹腔外。进行阑尾切除术并将大孔导管插入盲肠并用荷包固定，或者如果盲肠扩张并且薄壁，则可以用荷包将导管插入末端回肠。然后将无菌波纹管固定到降结肠。将管子铺在床上，放入废物容器中（图 40-16），然后可以使用盐水冲洗结肠直至完全清除，通常需要 3～6 L 盐水。最初由于固体粪便，流动速度可能会变慢，外科医生需要使用管道将这些内容物中的一部分乳化，一旦粪便变得更加液态，清洁过程就会顺畅地完成。完成此过程后，结肠常常被减压并可进行吻合。对于吻合口，应仔细检查结肠是否因结肠扩张或手术本身而发生任何损伤。可以进行端对端吻合，但如果吻合口之间存在显著的口径不匹配结肠和哈特曼袋，端到端的程序是首选。

最近，使用 Y 型连接器和长结肠管[87-88]进行了一种替代技术。该管穿过阻塞性病变近端的降结肠并进入盲肠，然后通过导管给予加温的生理盐水，并将流体从 Y 型连接器的另一侧抽出（图 40-17）。这样外科医生可以避免阑尾切除术，并且可能会避免一些感染性并发症。据报道，这种技术更快并且相关的污染会减少，但是这尚未经过正式研究。

结果

几项研究报道了成功的初次切除吻合口瘘的可接受率。Murray 等人报道了 Lahey 诊所的早期经验。在这个研究中，21 名患者进行了结肠灌洗，没有吻合口漏，仅有 3 例出现伤口感染[89]。Forloni 等回顾了他在术中结肠灌洗治疗左侧肠梗阻的经验，其中有 61 名患者漏诊。他回顾了文献，并报道了一些研究中漏出率为 0%～13%[90]。最近，Jung 和同事报道了 171 例接受术中结肠灌洗和 12 年一次吻合术的患者。吻合口瘘的发生率为 5%，几乎与此期间使用相同手术的非梗阻患者的发生率相当。同样，

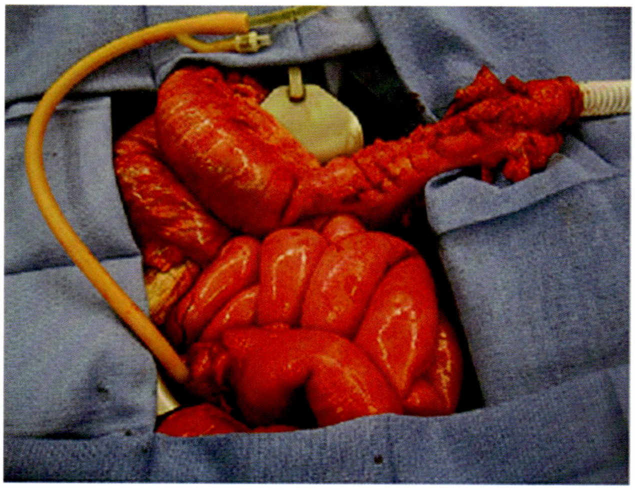

图 40-16 针对大肠梗阻为术中灌洗左半结肠而发明的技术。用胶带固定波纹管于降结肠内并保护好，使肝曲和脾曲结肠之间粪便流动并抽空

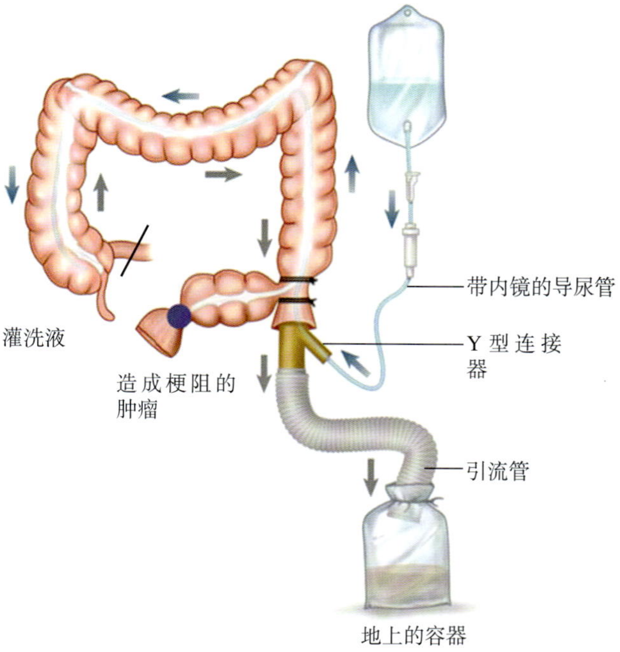

图 40-17 结肠灌洗设备用导尿管和结肠镜进入近端结肠，用 Y 型连接器连接，将其入盲肠，用盐水如箭头所示进行灌洗

3.5% 的伤口感染率与选择性病例没有差异。这些结果尤其令人满意，因为阻塞的患者病情更重，并且与非阻塞患者相比更可能会发生紧急手术 [88]。

1995 年，一项前瞻性试验比较了次全结肠切除术和术中结肠灌洗与节段性结肠切除术相结合的比较研究。共 91 名患者，次全结肠切除组的吻合口瘘发生率为 9%，而结肠灌洗组为 5%，但这无统计学意义 [83]。然而，部分功能显著优于部分切除的患者，包括肠道频率和永久造口的最终需求。作者的结论是，术中结肠灌洗与节段性切除是安全的，并且与次全结肠切除术相比是首选技术 [83]。在一项类似的非随机回顾性研究中，Torralba 等比较了他们的术中灌洗和次全结肠切除术经验。更多的并发症与结肠灌洗有关（41% vs. 14%），其中大部分是具有传染性的，但是功能结果似乎相似。他的结论是，当乙状结肠的一部分可以保存时，最好采用次全结肠切除术，但是在远端乙状结肠或直肠乙状结肠阻塞或患者出现肛门失禁的情况下，术中可能首选结肠灌洗 [91]。

虽然许多外科医生认为灌洗对手术至关重要，但有报道称一期切除阻塞左侧病变的同时无结肠灌洗可以给结肠进行适当的减压 [92-94]。狭窄和大部分固体大便被切除，左侧结肠减压。但是如上所述，结肠的其余部分并未完全灌注。在这些系列中，泄漏率从 1.7% 到 4.1% 不等。这些研究表明，减压和不清洗是成功的主要原因。但是没有进行随机试验，很难得出正确的结论。

最近，一项随机前瞻性试验比较了结肠支架与术中结肠灌洗术 [95]。作者假设两组之间的并发症相似，但考虑到用结肠支架可能导致穿孔的问题，术中结肠灌洗将是首选技术。但是试验只有 28 名患者，由于灌洗队列中吻合口瘘的发生率与支架组相比较高（30%），因此停止了该试验。此外，这两个小组之间的长期癌症存活率相似。

总之，术中结肠灌洗是管理 LBO 的可接受替代方案。主要的缺点包括额外的执行时间可能高达 60 min，而且通常需要额外的解剖 [91]。吻合口瘘的发生率似乎是可以接受的，但鉴于最近一次随机试验 [95] 的结果，可能需要进一步的前瞻性研究。其主要优势是能够在保留结肠和结肠功能的同时进行吻合，在我们完全了解结肠支架对肿瘤结局影响的潜在缺陷之前，术中结肠灌洗仍然是外科医生可行的选择。

特殊情况

肠扭转

乙状结肠扭转

表现和诊断

乙状结肠扭转的患者伴有腹痛、腹胀和排便不足。呕吐是比较少见的，但通常代表慢性过程伴有小肠扩张。由于大多数呈现乙状结肠扭转的患者都是在公立医院和长期护理机构的居民，因此往往很难获得病史。体检结果包括膨胀和鼓室腹部。如果腹膜炎存在，则必须假定结肠缺血或坏疽，并且不需要进一步的诊断测试，建议进行紧急探查和切除。在非紧急情况下腹部 X 线片通常是首先进行的诊断测试。在 57% ~ 90% 的患者中，X 线片可诊断乙状结肠扭转 [18, 21, 96-97]。但是在 <60% 的病例中存在经典的“咖啡豆”或“弯曲的内胎”标记 [18, 98]（图 40-6）。鉴于获得它的容易程度以及额外信息的丰富性，CT 扫描可能替代 X 线片作为疑似肠扭转的选择性诊断研究。此外，当存在共存的近端结肠和（或）小肠扩张而造成诊断困境时，CT 扫描提供了有价值的诊断信息。CT 扫描的主要发现是肠系膜出现旋动迹象。但是它的存在并不是对乙状结肠扭转的预兆。在乙状结肠扭转的情况下，漩涡符号的灵敏度在 57% ~ 100% 之间变化 [99-100]。虽然不排除扭转的存在，但是旋转符号的位置（右侧与中间左侧）可以区分来自盲肠扭转的乙状结肠 [100]。如果诊断仍然存在疑问，CE 可以通过左侧的鸟喙畸形与盲肠旋转的右上象限的位置证实存在乙状结肠扭转 [25-27]。

治疗

立即减少和预防复发是治疗乙状结肠扭转的原则。内镜下减压和减压术是不复杂的乙状结肠扭转的首选治疗 [18]。虽然硬性直肠镜可有效减少乙状结肠扭转，并且在紧急和农村设置中容易获得，但由于其整体安全性和检查所导致的部分黏膜缺血，灵活的内镜检查更受欢迎 [101]。内镜检查的特征包括一个“风车”配置的黏膜（图 40-18）。在 60% ~ 80% 的病例中，解剖和减压是成功的 [24]。一个长的柔韧管，例如小口径胸管或鼻胃管，可以留在原位以便继续减压并防止退缩。但是这种机动的安全性和有效性缺乏证据。

强烈建议在成功复位后选择性切除，因为单纯内镜下减压术的复发率为 20% ~ 90%[18]。Turan 等 [101] 报告 81 名患者出现乙状结肠扭转并接受了内镜扭转。非手术减压的 39 名患者中有 20 例不同意选择性切除。多数患者失访，但 20 名患者中有 3 名患者复发需要手术治疗。对明尼苏达州 7 家医院系统的回顾性研究中报道了 103 名患者 92 例扭转回肠结肠扭转的显示和处理 [21]。21 例乙状结肠扭转非手术患者中 47.6% 再次复发，复发的患者中有 64% 最终接受了手术。Bruzzi 等 [102] 报道了他们在 65 年中治疗乙状结肠扭转的经验，95% 的患者手术成功。随访 5 年的初次减压后中位复发率为 67%。Hougaard 等 [103] 回顾了 41 例呈现乙状结肠扭转的患者的经历。单独使用减压治疗的有 14 例，复发率为 82%，1 年病死率为 50%。单纯复位后的高复发率与急诊切除 30 d 的高病死率分别为 43% 和 6%[24, 96-97, 103]，在大多数合格患者的住院期间有利于择期切除。在准备选择性切除时，应进行结肠镜检查以评估近端病理。

标准手术包括乙状结肠切除术和使用开放性或微创技术完成的原发性吻合术 [104-105]。由于结肠冗长和乙状结肠肠系膜伸长变窄，采用小切口的开放手术通常是必要的 [106-107]。当在具有原发性吻合的选择性环境中进行乙状结肠切除术时，复发率很低 [102, 108-109]，但是并发巨结肠和弥漫性结肠运动障碍的复发率增加。Chung 等 [110] 报道了 35 名乙状结肠扭转患者。6 名患者在乙状结肠切除术后伴有巨结肠。Morrissey 及其同事 [111] 回顾了 29 例乙状结肠扭转的乙状结肠切除术后复发率，包括所有 Hartmann 手术和剖腹手术。他们报告乙状结肠切除术和原发性吻合术的复发率为 36%。与复发相关的

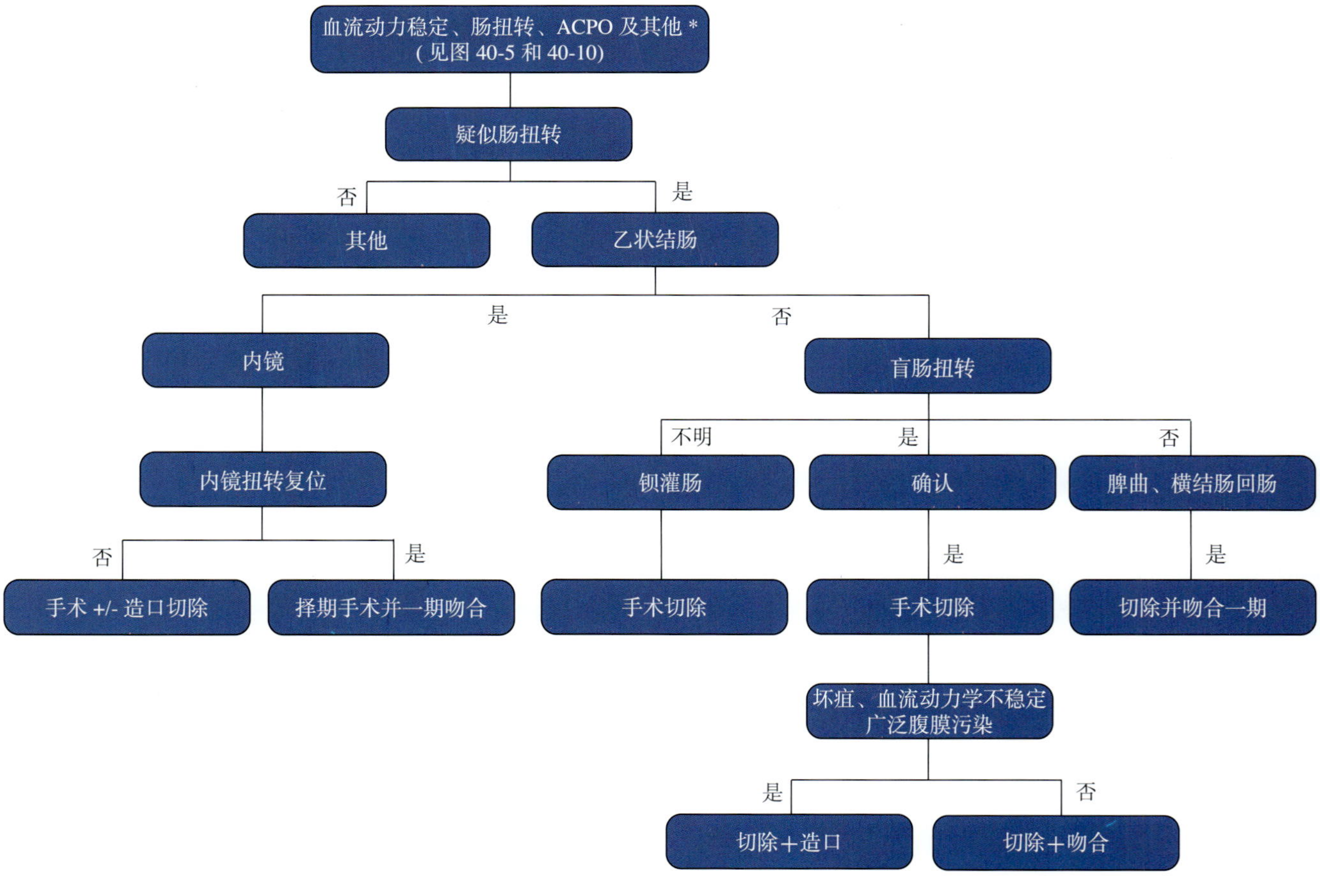

图 40-18 大肠梗阻且病情稳定的病人二级诊断为肠扭转的推荐路径

最一致的变量是结肠受累程度。患有乙状结肠疾病的患者复发率为 6%，而与巨结肠相关的患者复发率为 82%[18]。在设置巨结肠和假定运动障碍时进行次全结节切除术的选择必须与脆弱且经常制度化的患者群体中根治性手术的发病率相比较。

目前已经有许多非切片技术用于治疗乙状结肠扭转的情况被提出。所有这些手术中的一个共同要素是将结肠固定在腹壁以预防复发。这些技术包括腹膜外乙状结肠固定术[112]、有或没有管固定的内镜乙状结肠[113]、肠系膜固定技术[114-115]，平行结肠[116]、管状乙状结肠造口[117]和经皮内镜造口术[118-120]。文献中的大部分报告都是小型单机构病例，没有随机试验证明进行直接的比较。缺乏非切除技术和改进的围术期管理技术的有力证据支持切除和原发性吻合作为首选手术。

如果内镜减压不成功，或者如果有结肠坏疽的问题，则表明需要进行急诊剖腹探查和乙状结肠切除术。探查通常是通过中线切开减压的乙状结肠。在坏疽存在的情况下，为了避免严重的血流动力学不稳定性，必须小心控制血管蒂。如果考虑手术切除，决定采用主要吻合术是基于常规手术原则：血流动力学稳定性、营养状况、血液供应充足程度、紧张程度、污染程度和特征。如果存在这些因素中的任何一个，那么应该考虑 Hartmann 的程序。在紧急情况下评估患者的造口位置是不可行的。这个问题是由一个扩大的结肠强制创建比平常更大的环钻。因此，这些患者增加的生存率风险是造口旁疝[24]。

乙状结肠扭转的急诊手术与显著的发病率和病死率相关，应尽可能避免。Kuzu 等[121]报道了 106 例在 8 年内出现乙状结肠扭转切除的患者，其中 57 例有原发性吻合口，总体病死率为 6.6%，如果结肠为缺血性或坏疽，则该比率增至 11%。在一项退伍军人事务研究[122]中，回顾了急诊手术治疗乙状结肠扭转的结果，接受急诊手术的患者病死率为 24%，内镜减压术后的病死率为 6%。Atamanalp 等[109]报道了他们中心在 46 年间治疗的 686 例乙状结肠扭转患者的经验。447 名患者急诊手术的发病率和病死率分别为 35% 和 16%，择期手术分别为 12.5% 和 0%。尽管并发症和病死率有增加的趋势，但大多数研究支持乙状结肠切除和原发性吻合。但是外科医生必须平衡吻合的风险与造口增加的发病率和生活质量的下降以及第二次手术的风险。

就全球范围来说乙状结肠扭转是妊娠期间肠道阻塞最常见的原因，发生率为 3.1% ~ 12.5%[123]。尽管其与妊娠期间的肠梗阻有关，但其发生率很少，从而导致了诊断和治疗方面的挑战[18]。诊断延误往往伴随着医生考虑放射成像会对发育中胎儿造成伤害。诊断延误可增加坏疽和感染性并发症的风险[124]。与非妊娠患者一样，灵活的乙状结肠镜检查是诊断和治疗方式的选择。在妊娠的头三个月应进行内视镜检查，选择性切除术延迟至妊娠中期，因为此时对胎儿的风险降低。在第三个三个月期间，内镜检查后应仔细观察，确认胎儿成熟后分娩，然后进行择期切除[24]。在初次介绍期间或观察期间，如果有坏疽和腹膜炎的迹象，则应进行探查性剖腹探查和 Hartmann 手术。

盲肠扭转

表现和诊断

盲肠扭转的临床表现直接与呈现的敏锐度和肠扭转的类型有关。盲肠旋转涉及结肠在其肠系膜周围的轴向顺时针旋转，诸如腹胀、疼痛、恶心、呕吐和便秘等可以模拟小肠梗阻的体征和症状。如果允许扭转进行绞窄，则会引起腹膜炎和全身性败血症。诊断首先被怀疑为“咖啡豆”形状的扩张结肠的典型外观，其顶点指向左上四角（图 40-7）。但是这种经典的放射学检查结果存在于低于 20% 的病例[19]。如果诊断有问题，CE 可以通过展示在“右鸟喙”中的“鸟喙”扭转结束特征列来提供清晰的结果。如果 CE 不可用或诊断仍然存在疑问，CT 扫描可能有助于确定诊断。CT 可以揭示咖啡豆或鸟嘴的迹象，以及旋转标志的存在和位置[100]。由于其准确性，CT 假如是成像时首次进行的成像测试，通常不需要进一步成像。相反，在盲肠初始时没有轴向扭转，但是盲肠在近端升结肠上无上旋折叠（图 40-19）。盲肠常常位于成像的右上象限[125]。没有肠系膜的轴向扭曲，因此这些患者通常以亚急性方式呈现。患者会出现间歇性恶心、呕吐和腹痛，伴随流动性改善症状。通常情况下，症状均是模糊的、慢性的，这会导致诊断的延迟。

治疗

内镜对盲肠扭转进行减压通常是不成功的，不

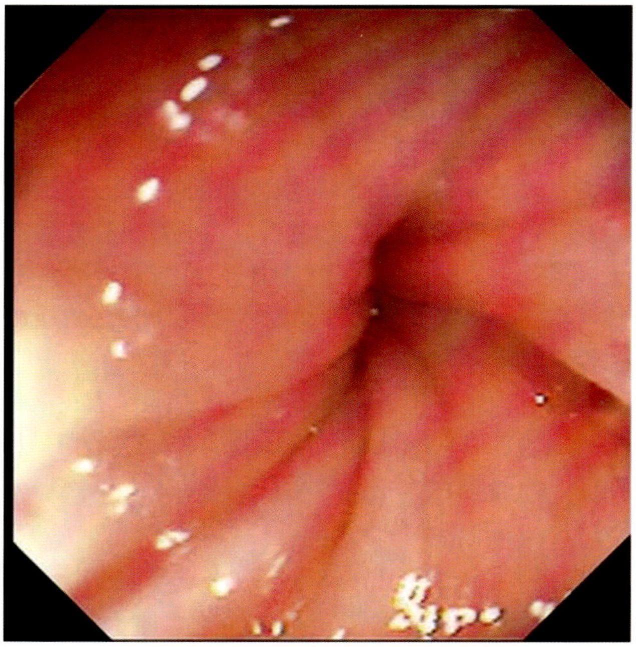

图 40-19 典型内镜下乙状结肠扭转的“旋转风车”征

应该去尝试[126]。剖腹探查手术是一种选择性的治疗方法，探查中的发现有助于指导手术过程。在治疗结肠坏死时，由于会出现毒素释放和随后的败血性休克，在切除结肠前，不应复位扭转的结肠[19.121]。需要控制血管出血并切除坏死结肠段。而实际上如果不首先解除肠管的扭转将难以切除。因此，在手术的关键时刻，手术和麻醉小组密切合作是至关重要的。血流动力学不稳定、严重污染、营养不良和合并症的程度将决定切除后一期肠吻合术的安全性。

非切除技术也需要提及，其包括单纯肠扭转复位、盲肠固定术以及插管的盲肠造瘘术。盲肠固定术是将一翼腹膜固定在右半结肠的前边缘。盲肠造口术需要将一根管子插入盲肠，以排出气体，并将其妥善固定。单纯肠扭转复位的复发率高达 70%，应该抛弃[128]。在一项比较不同技术处理盲肠扭转的研究中，盲肠固定术的发病率、病死率和复发率分别为 15%、10% 和 13%，而盲肠造瘘术分别为 52%、22% 和 14%。考虑到围术期和麻醉技术的改善，以及节段切除的低发病率，这些技术应该抛弃，除非在极少数情况下，如患者情况和手术过程不允许切除。

罕见类型

回肠乙状结肠扭转

回肠乙状结肠扭转是回肠与乙状结肠相互缠绕造成的肠梗阻（图 40-20）[22]。患者出现恶心、呕吐、腹胀和疼痛，他们的临床表现更严重，有相关的败血症、脱水、酸中毒、低血压和心动过速。由于其罕见性，通常会有诊断延迟导致潜在的严重后果。影像学中右侧扩大的乙状结肠和左侧扩张的小肠环支持该诊断[23, 129]。但是结论与事实存在出入，70% 的患者手术中会发现坏死肠管[19]。一般而言，如果怀疑有回肠乙状结肠系结，应对这些患者进行复苏并进行急诊探查。四种回肠乙状结肠的情形包括① Ⅰ 型（最常见的），回肠（游离肠管）围绕乙状结肠旋转；② Ⅱ 型，乙状结肠（游离肠管）围绕回肠旋转；③ Ⅲ 型，回盲部分围绕乙状结肠旋转；④未确定的，难以确定肠管缠绕的主动部分与被动部分。根据扭转是顺时针还是逆时针，Ⅰ 型和 Ⅱ 型可以进一步分为亚型 A 和 B[130]。外科处理时，术中选择在很大程度上取决于患者的整体状况、回肠结的解剖结构、所涉及的肠段的状态以及外科医生的经验。甚至需要切除几段肠管并行吻合术。

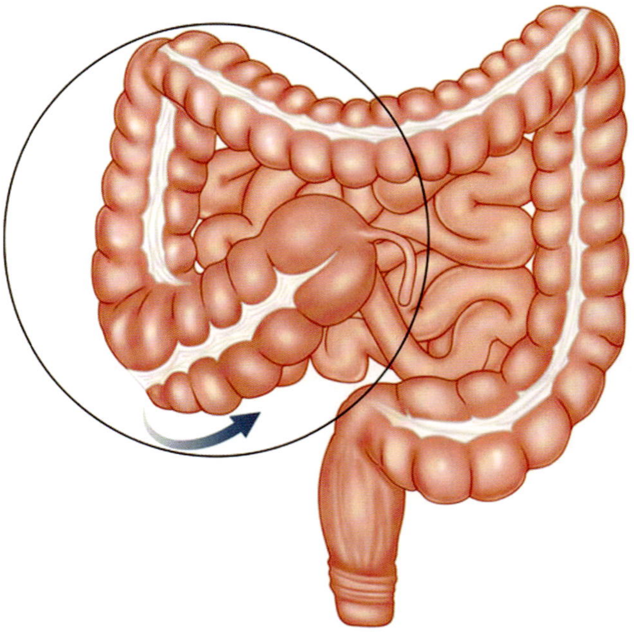

图 40-20 盲肠相对升结肠游离的情况下，盲肠发生向前上方折叠的图解

脾曲肠扭转和横结肠肠扭转

脾曲和横结肠扭转报道的发生率仅为 2% ~ 3% [19]。其相关危险因素包括结肠冗长、肠系膜根部狭窄或游离、便秘。间位结肠综合征（游离的系膜和冗长的结肠在肝和膈之间形成的横结肠环状扭转）也被认为是潜在的原因 [132-133]。有横向或脾曲肠扭转的患者都会出现急性或慢性大肠梗阻症状。由于其表现罕见，诊断往往被延迟，可能导致所涉及的部分坏死并增加病死率 [24]。脾区和横结肠肠扭转的影像学特征包括：①近端结肠显著扩张充气，到达脾弯曲处突然结束；②两个独立的液体循环，一种在盲肠中，另一种在横结肠；③一个空的降结肠和乙状结肠；④脾曲处的特征性鸟喙征 [19, 134]。横结肠肠扭转也可能在上腹部出现“倒咖啡豆”样征象 [135]。缺乏这些放射特征并不排除诊断；因此，需要高度怀疑以避免诊断延误。脾和横结肠扭转的治疗通常涉及手术探查并行一期切除吻合或二期吻合。类似于其他类型的肠扭转，是否造瘘取决于患者和肠的整体状况、污染的程度以及吻合的可行性。

急性结肠假性梗阻

急性结肠假性梗阻（ACPO）可根据患者的发病持续时间和整体状况具有不同的临床表现。常见体征和症状包括停止排气排便、严重的腹胀和疼痛 [12]。急性情况下通常不会出现恶心和呕吐，除非患者回盲瓣功能不全。只有发生坏疽和（或）穿孔时，才会出现全身毒性的迹象。在极少数情况下，腹部平片可以诊断；但是大肠梗阻的功能性和机械性原因的鉴别则需要先进的成像技术。对比灌肠和 CT 扫描常用于鉴别其梗阻原因。如前所述，水溶性 CE 在诊断 LBO 方面具有很高的灵敏度和特异性 [27]。但是，由于 CE 的多样性并且存在穿孔的风险，CT 扫描已经取代 CE 成为 ACPO 选择的诊断方式 [136]。ACPO 的常见 CT 表现包括近端结肠扩张和脾曲及其附近的过渡 [136]。更重要的是，CT 还可以评估 LBO 的机械原因。

大多数 ACPO 患者可以采用肠道休息、积极的液体和电解质替代以及合理的药物进行保守治疗（图 40-21）。保守治疗的成功率与所使用俯卧、左侧和右侧卧位的位置变化有关系。但是，在实际临床环境中，这些措施广泛的实施和总体的成功确是有限的。总的来说，支持措施仅在 70% 的患者中是有效的，其发病率和病死率分别为 6% 和 10% [137]。

如果支持措施失败，则需要更先进的治疗方案。根据经验，若支持性治疗 3 ~ 4 d 仍无效，结肠镜减压术是另一种可选择的治疗方法。然而，多项前瞻性研究报道了新斯的明作为 ACPO 一线治疗的有效性并确认 [138-141]。Valle 等 [142] 对四项随机试验进行了荟萃分析，报告使用新斯的明对 ACPO 的治疗作用。该项研究包含 127 名患者。单用新斯的明治疗 ACPO 的有效率为 89.2% 比 14.65%（$P<0.001$，NNT = 1[95% CI 1-2]）。他们的结论是新斯的明对于支持治疗失败的患者是一种安全和有效的选择。新斯的明是一种可逆乙酰胆碱酯酶抑制药，可增加乙酰胆碱并且促进肠道活动。新斯的明的最佳剂量和给药途径是有争议的。标准剂量是在 3 ~ 5 min 内施用 2 ~ 2.5 mg 的推注剂量，通常是 20 ~ 30 min 后发挥药效。在难治性病例中可能需要重复剂量 [15]。一些作者也报道了 ACPO 持续输注技术的有效性 [139, 143]。由于其在胃肠道中的吸收不稳定，通常不建议口服给药。新斯的明可使副交感神经过度激活从而导致心动过缓、低血压、心搏停止、癫痫发作、坐立不安、恶心、呕吐和腹部痉挛等副作用。应密切监测患者心律失常的遥测装置。其使用的相对禁忌证包括近期的心肌梗死、酸中毒、哮喘、慢性阻塞性肺水肿、心动过缓、肾功能不全，及 β- 受体阻滞药治疗 [12]。新斯的明给药后的复发率从 17% 到 38% 不等 [15]。通过减压后给予聚乙二醇（PEG）可以预防复发。Sgouros 等 [28] 报道 25 名最初用新斯的明治疗的患者中，ACPO 的治疗率为 88%。ACPO 在安慰剂组 33% 的患者中复发，而接受 PEG 的组为 0%。最近，研究了新斯的明的替代品，包括吡啶斯的明，它是一种长效乙酰胆碱酯酶抑制药并且副作用较新斯的明弱，还有 μ- 阿片受体拮抗药如甲基纳曲酮、5 羟色胺受体 4（5-HT4）激动药如普卢卡必利 [144-146]。虽然从初始数据数据看，这些药物可以替代新斯的明，但仍需要进一步的研究来确定这些药物的有效性和安全性。

当所有支持和药物措施失败时，建议进行内镜减压。随机临床试验尚未确定结肠镜减压的疗效。美国消化内镜学会（ASGE）的实践委员会标准委员会已经发布了 ACPO 结肠镜检查指南 [147]。总体来说，这是一个安全的程序；但是，在 ACPO 患者中

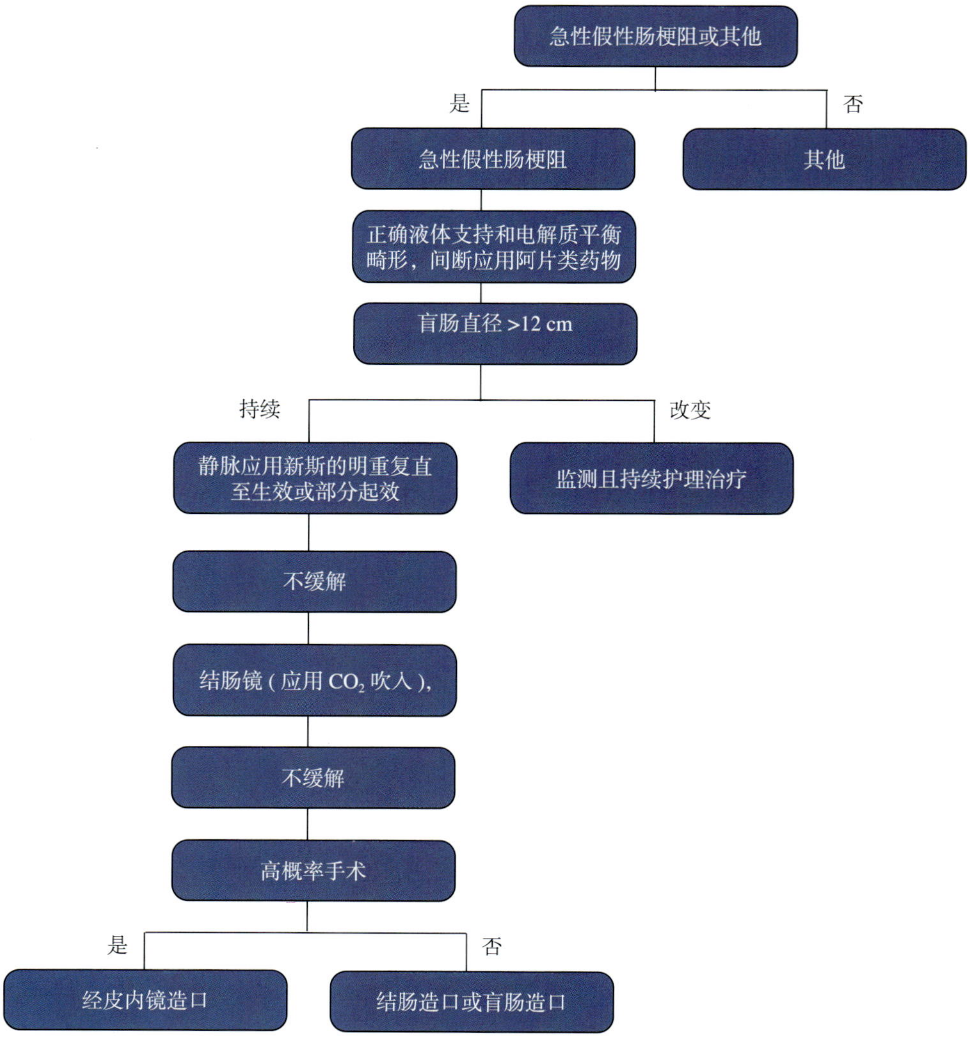

图 40-21 大肠梗阻，二级诊断为急性假性肠梗阻的推荐路径

进行结肠镜检查时仍有许多重要的问题值得考虑。ACPO 的结肠镜检查不需要口服泻药或肠道准备，并且只需少量气体吹入。技术条件允许时，二氧化碳（CO_2）由于吸收更快、残余疼痛更少、pCO_2 的微小变化的特点，可以用来替代室内空气[148-149]。在接受 ACPO 减压结肠镜检查的患者中，首选单独使用苯二氮䓬类镇静药，因为麻醉药可进一步抑制结肠运动。通常不需要盲肠插管，因为在肝水平的减压通常是足够的。一些作者报道在导丝上放置减压管以允许持续减压[147]。由于缺乏证明该技术成功的对照试验，不提倡其常规使用。初次手术后单独结肠镜减压的成功率为 61%～95%，一次或多次手术后为 73%～88%。然而，高达 40%的患者出现复发是一个问题[12, 150]。因此，在初次成功结肠镜检查后需要第二次减压并不罕见。其并发症虽然罕见，但仍然是一个主要关注的问题，特别是穿孔[15]。一般来说，结肠镜检查的风险及其高复发率超过其作为 ACPO 背景下的一线治疗的益处。总之，结肠镜检查应该被认为是挽救所有支持和药理措施治疗失败的患者。

选择内镜治疗也被列为难治性 APCO 的治疗措施。盲肠经皮内镜下造瘘术（PEC）通过结合 X 线和内镜或内镜检查方法，使结肠通气，或者有必要的话，可以使用聚乙二醇溶液导泻。另外也有相关文献报道使用 T 型引流管将盲肠固定到腹壁的方法。目前没有文献证明某一方法的绝对优越性。但是有文献报道该治疗并发症发生率高达 42%，其中包括伤口感染、出血、血肿形成、穿孔、肉芽肿、造口回缩、还纳困难[151]。PEC 的优势主要是避免了常规麻醉，降低了结肠切除术和回肠造口的发病率。但是相反，PEC 有着粪便堵塞、弥漫性腹膜炎、肠漏、皮肤溃烂的风险。还需要进一步的研究来确定其在 ACPO 患者治疗中的有效性、安全性和整体作用。目前，对于难治性 ACPO 患者来说（鉴于这些患者的手术治疗效果差），这可能是一个有用的选择。

除了应用于存在弥漫性腹膜炎或顽固性 ACPO 的患者外，盲肠造瘘术或伴预防性全腹部结肠切除几乎没有必要。盲肠造瘘术通过小切口或腹腔镜检查，可以有效减轻结肠压力，同时可以最大限度降低剖腹手术和结肠切除术的发生率。尽管已经提出了相关腹腔镜手术方法，但在结肠广泛扩张时，手术具有相当高的风险，造瘘术常常与 PEC 面临相类似的问题，其中包括侵蚀周围皮肤的问题、器械适应和管理问题以及导管的置换问题[15]。现比较公认的是，剖腹探查术显示结肠切除的程度应该取决于结肠受累的程度。手术应尽可能保留足够长度的结肠作为黏液瘘管或足够长的哈特曼袋，留置在皮下组织或游离腹膜内。这种手术的发病率和病死率分别为 6% 至 30%，反映了存在较大的潜在风险[152]。总之，该手术治疗只适用于保守治疗和内镜手术治疗失败的患者。

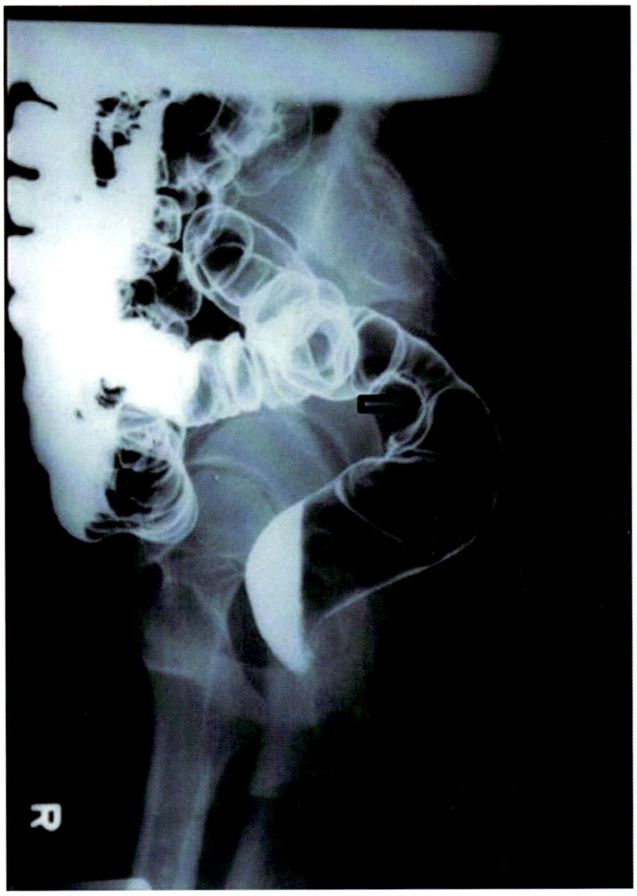

图 40-22　水活性 CE 证明直肠乙状结肠慢慢变窄，病因为子宫内膜异位症，箭头所指为直乙交界处梗阻位置

其他

虽然病因可能不同，但 LBO 总体治疗措施是相近的，一方面纠正水电解质紊乱，减轻肠道负担，另一方面行影像学检查，通过手术或内镜方法缓解梗阻来治疗 LBO 患者。以下内容为一些更为罕见的 LBO 原因讨论。

子宫内膜异位症

子宫内膜异位症很少引起肠梗阻。在胃肠道中，直肠和乙状结肠是子宫内膜异位最常见的部位[153]。一旦置入，子宫内膜置入部分即成为肠壁固有的部分，从而导致肠腔慢慢变窄[154]（图 40-22）。典型症状包括排便困难、直肠出血和便秘。子宫内膜异位患者很少出现肠梗阻[155]，其占比 <1%。在内镜检查中，黏膜下层可见肠壁增厚和管腔狭窄（图 40-23）。CT 扫描和水溶性 CE 在术前评估中具有很高价值，可以详细描述梗阻和周围器官受累情况。造成 LBO 的病变直径通常较大（>2 cm），很少对药物治疗产生反应。为了达到根治性治疗或单纯缓解患者症状，往往需要通过手术治疗。除了由于异位子宫内膜体积太大导致梗阻的患者外，其他情况下手术成功率较高。手术主要单阶段或双阶段将需要部分肠段切除和低或超低结直肠吻合。长期随访资料表明，通过手术治疗后，术后排便困难症状改善，无吻合口复发，无直肠出血[154, 156]。

粪石梗阻

由于粪石梗阻导致的 LBO，尤其是对于体弱者和精神障碍患者，很难通过其非特异性症状诊断[157]。这类患者的慢性便秘史合并新发腹痛，盆腔压迫和腹泻等症状并不少见。经常通过影像学检查发现

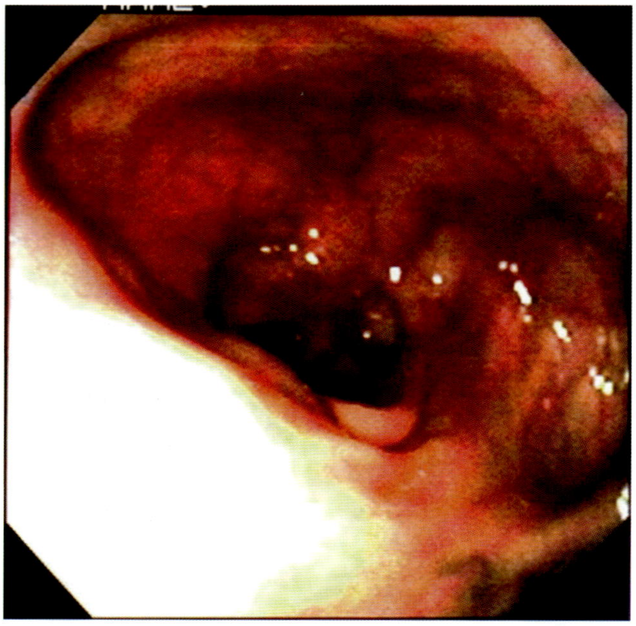

图 40-23 内镜显示肠腔狭窄的黏膜下层的表现

直肠穹窿内大量坚硬或类黏土粪便的标志来证实诊断。如果梗阻更加靠近近端，可能需要平面腹部 X 线片或更高级的比如 CT 之类的影像学检查进行诊断。粪石梗阻的常规治疗包括手指操作、灌肠、麻醉下解除梗阻。对于更多的近端梗阻，水溶性灌肠液的静水效应可能有诊断性和治疗性。在成功解除梗阻后开展肠道维护计划是非常重要的。很少需要开腹手术治疗，只有在出现穿孔等并发症时才需要手术。

胆结石

胆石性肠梗阻是胆石症罕见的并发症，是机械性肠梗阻的罕见原因。胆结石通常通过胆肠瘘管滞留于末端回肠和回盲瓣。由活动的胆结石引起的 LBO 是非常罕见的，仅有 4% 的患者是胆石性肠梗阻[158]。除了影像学上的胆道积气征象外，还有典型的 LBO 症状和体征。CT 仍然是诊断的金标准。这类患者往往需要通过切开结肠进行手术探查和取出结石。不推荐同时进行胆囊切除术，因为这些患者通常基础情况不佳（合并其他疾病），存在一定的围术期发病率和病死率的风险。

肠套叠

肠套叠是成人肠梗阻的罕见原因，大多数发生于小肠或回盲瓣。结肠肠套叠占已确诊肠套叠病例的 17%[159]。大部分结肠肠套叠是由于恶性病变引起的，主要是腺癌和淋巴瘤（图 40-24）。良性病因，如脂肪瘤、腺瘤和 Peutz-Jegher 综合征也有报道。成人肠套叠可呈急性、亚急性或慢性非特异性表现，导致诊断存在一定难度。由于恶性肿瘤是可能的原因，通常不建议低压灌肠[160]。鉴于潜在恶性病因学的担忧，部分切除术常常需要遵循肿瘤学根治的原则。

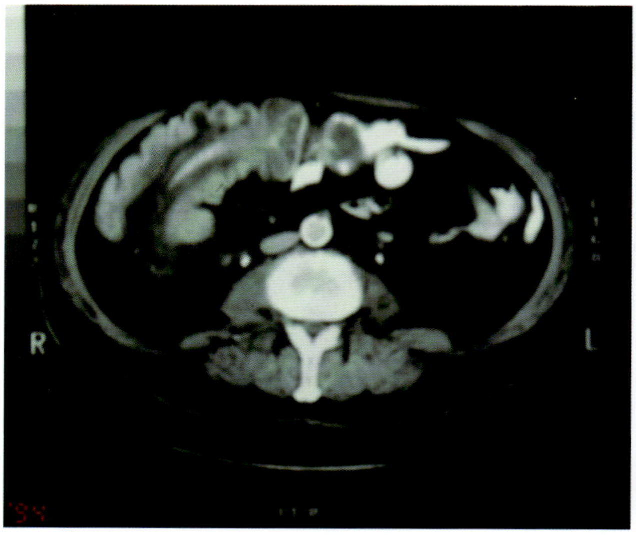

图 40-24 CT 扫描显示脂肪瘤所致肠套叠

结论

LBO 临床情况复杂，给外科医生带来了很大挑战。治疗取决于很多因素，包括梗阻位置、梗阻病因和患者的基础情况。治疗这些复杂的患者有多种选择，其中包括外科手术治疗和近期内镜下治疗。理想情况下，应当将急诊转化为选择性或半选择性手术，并减少手术并发症，降低病死率。但是，尽管我们尽了最大努力，仍然不可避免有患者需要紧急手术并行结肠造瘘术，这不应当被认为是失败。最终，外科医生可根据患者不同的临床表现做出不同的医疗选择，从而取得最佳医疗效果。

（参考文献参见 www.pumpress.com/home-specific-edu/5599.html）

第41章

下消化道出血

Brian R. Kann, H. David Vargos 著
敖 胜 侯佳宁 译 熊少伟 审校

要点

- 下消化道出血的常见原因包括憩室、血管扩张性疾病、缺血性结肠炎及肿瘤。
- 处理下消化道出血患者的首要措施应保证足够的血容量复苏。
- 下消化道大出血可通过洗胃及肛门镜 / 直肠镜与上消化道出血及肛管 / 直肠出血相鉴别。
- CT 血管造影和 ^{99m}Tc-RBC 扫描可进一步佐证肠系膜血管造影诊断的下消化道活动性出血。
- 肠系膜血管造影发现的活动性出血点可进行高选择性的导管栓塞介入治疗。
- 下消化道出血保守治疗止血成功后应行结肠镜检查。
- 结肠镜在适宜条件下可作为下消化道活动性出血的诊疗手段，一旦发现出血点，可予钛夹、局部注射止血药物或氩气刀进行止血。
- 无法定位、无法控制的下消化道大出血危重患者应行全结肠切除术，大部分患者同时可行回肠造口术。
- 持续性或反复发生、可定位的下消化道出血可行结肠部分切除术。
- 临床路径和预测模型能更好地指导急性下消化道出血的诊疗。

前言

下消化道出血（LGIB）是指十二指肠悬韧带以下直到直肠肛管的肠道出血。下消化道范围较广，任意部位都可能发生出血，同时导致出血的原因众多，部分患者常在明确诊断之前已自行止血，研究报道近 10% 患者无法明确出血点，这对医务人员的诊疗具有很强的挑战性[1-3]。

LGIB 患者可提供出血量、颜色、伴随症状及活动性出血的征象，肉眼可见的“便血”症状往往令患者及家属万分紧张，致使他们经常前往急诊要求快速诊疗。因此，急诊常接诊到并不严重的仅少量出血的患者。一项针对某家城市医疗中心的研究显示，1100 余例主诉下消化道出血的患者最终诊断符合率仅约 20%[4]。政府用于每位 LGIB 患者的费用为 9700 ~ 11800 美元[5-6]，医务人员承担着辨识 LGIB 及是否需要住院的重任。

本章节主要介绍 LGIB 的发病原因、临床表现，并指导临床医生的诊断及治疗。

流行病学

LGIB 临床病因多样，获取准确的相关流行病学数据需要付出很大的努力。2009 年全美门诊 LGIB 患者官方统计约 170 万例，住院 LGIB 患者往往病情更为严重[7]。2009 年一项大规模的医院调查数据显示全美消化道出血发病率约 97/100 000，其中上消化道出血（UGIB）为 60.6/100 000，LGIB 为 35.7/100 000，相比于 2001 年（UGIB78.4/100 000，LGIB41.8/100 000）均有下降[8]，但 LGIB 下降幅度较 UGIB 低。另一项由医疗保健与质量研究机构对全球住院样本数据库 1998 — 2006 年间的数据研究显示 UGIB 发病率降低了 14%，然而 LGIB 提高了 8%[9]。该研究提示因憩室引发的 LGIB 减少 7%，但直肠肛管出血增加了 41%。西班牙一项针对 10 家

学术型医院1996－2005年的数据调查表现出类似的变化趋势（UGIB由87/100000降到47/100000，LGIB由20/100000增加到33/100000）[10]。最近冰岛的一项前瞻性人口学研究数据显示LGIB发病率高达87/100000，与UGIB基本持平[2]。

LGIB老年、儿童均可发病，发病率随年龄增大而升高。Laine等报道LGIB在65岁以下人群发病率为9.8/100000，65岁以上发病率能升到127.7/100000[8]。LGIB发病的病因可以解释这种现象，如憩室炎、肠道血管扩张性疾病的发生就与年龄成正相关。性别对于LGIB发病率的影响方面，近期一项全球住院样本数据的调查研究未见男性、女性之间发病率的区别[11]。但该研究发现非裔美国人LGIB的发病率显著高于白种人（34.4/100000 vs. 20.3/100000），但关于种族差异相关的大型研究数据很少[7-8,12]。

病因学

良性肛管直肠疾病：痔出血和肛裂

痔和肛裂常因肛管舒缩而导致出鲜红色血，且肛裂常伴便后疼痛。便血常可发现于便后拭纸、粪便或便池中，部分肛管内出血的患者还可能有滴血甚至喷射出血等表现。痔出血占LGIB住院患者5%～20%[1-2,4,12]，痔疮导致的长期慢性失血亦可能引发缺铁性贫血[13]。尽管有时痔或肛裂导致的LGIB需要紧急手术干预，但往往不至于引发大出血[4]。

结肠憩室病

结肠憩室病是指结肠的黏膜和黏膜下层经肌层向外突出的袋状结构。憩室发病率随年龄增长而增高，80岁以上人群发病率可高达60%，其中约15%的患者可能发生出血[14-15]。

除了直肠肛管疾病因素外，憩室病是最常见的LGIB发生病因，可占30%～65%[2,4,14-17]，一般也不会引发大出血，但是引起发生严重贫血的最常见原因[18-19]。憩室出血发生的机制是由于憩室囊或憩室颈部微血管被侵蚀破溃后引起，引发出血的危险因素包括长期服用NSAIDS、高血压及抗凝药物的使用[1,19,21]。

憩室出血的诊断常为排除性诊断，即LGIB患者结肠镜下未发现其他确切出血点，但发现有憩室时可以初步诊断为憩室出血，结肠镜下能按镜下标准确切发现憩室有活动性出血点的比例仅22%。大部分憩室出血临床表现为无痛性便血，而一旦出现便血，往往提示憩室出血量已经较大[1]。80%憩室出血患者的自然病程都能够以自发止血结束[1,18]，患者再发出血的可能性为10%～15%，部分报道可能高达40%[22-24]。

血管扩张性疾病

血管扩张性疾病（又名血管发育不良、动静脉畸形或血管扩张症）指黏膜下血管畸形、扩张、扭曲（图41-1）。该病发生机制目前主流观点是：随着年龄增长，组织退行性改变，造成黏膜下静脉回流障碍，导致小静脉迂曲和毛细血管扩张，形成结肠黏膜下血管畸形[25]。结肠血管扩张性疾病常见于盲肠和右半结肠，常为多发，所致出血占LGIB患者的3%～15%[26-28]。

血管扩张性疾病引发的LGIB临床表现不一，可有潜血、黑便或无痛性便血等症状[29]，常为慢性或反复发生的下消化道出血[30-32]。引发该病出血的危险因素包括年龄、合并其他疾病、多发病灶、接受抗血小板或抗凝药治疗等[33]。再发出血的危险因素包括多发病灶、抗血小板或抗凝药的使用、既往发生出血的病灶数及出血频次（次/年）[25]。

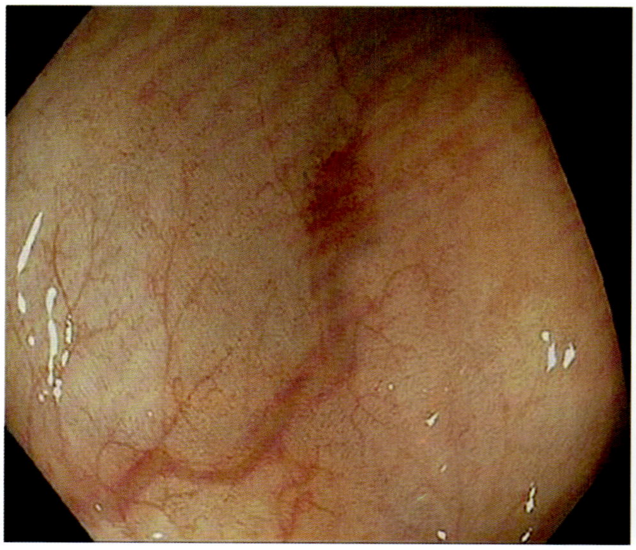

图41-1 血管扩张症结肠镜所见

对于再发出血患者，病变常为多发且经常累及肠管近端，行肠镜检查时需要重点关注。最近一项研究（包含胶囊内镜、双气囊肠镜检查）提示血管扩张性疾病最常见于空肠（80%），其后依次为十二指肠（51%）、胃（22.8%）、右半结肠（11.4%）、回肠（5.4%），近 2/3 的患者表现为多发病灶[2]。

缺血性结肠炎

缺血性结肠炎导致的出血约占 LGIB 的 16%，部分研究报道为 10%[1,3,34-35]。出血常常因肠管节段缺血再灌注而发生，出血程度与黏膜损伤程度、溃疡及坏死严重程度相关（图 41-2）。与憩室和血管扩张性疾病引发的出血相比，缺血性结肠炎所致出血病情相对较轻，部分患者无任何临床表现。结肠缺血后会发生一系列改变，临床上结肠缺血性损伤通常分为两类：①可逆缺血性结肠炎：传统意义上表现一般始于左半结肠，病情短暂、可逆的缺血性结肠炎；②因动脉栓塞、肠系膜静脉栓塞或严重低血压、低灌注（又称非阻塞性肠系膜缺血，NOMI）导致的“结肠缺血”，又称不可逆缺血性结肠炎。二者血供阻断机制、发病高风险区域分布及预后均有差异。后者一般病情更为严重，表现为不可逆的缺血损伤，坏死风险大，需要手术切除比例较高，并发症发生率较高[36]。

可逆缺血性结肠炎患者肠管缺血损伤较轻，发病短暂、可逆。短暂的血管阻断所致缺血常见于后肠部分。以下这些部位通常作为发病的“分水岭”：

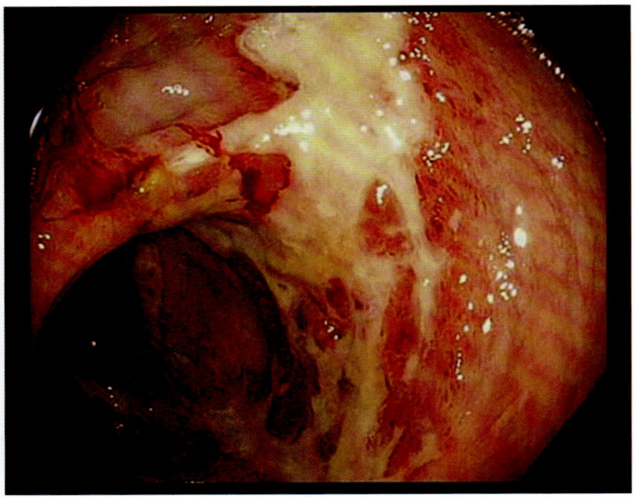

图 41-2　缺血性肠炎，结肠镜所见

①血运来源于中肠（肠系膜上动脉分区）和后肠（肠系膜下动脉分区）及二者交通边缘动脉弓的脾曲（Griffith's 点）；②缺乏边缘动脉弓，常靠终末动脉分支供血的直肠乙状结肠交界区（Sudeck's 点）[37]。

腹部痉挛性疼痛是缺血性结肠炎常见临床表现，疼痛好发于左腹，可伴发恶心、呕吐、腹泻。疾病发作 24 h 后患者常有腹泻、血便，大便可呈鲜红色或茶样色。该类型出血量不大，仅有不到 5% 的患者需要输血治疗，一般治疗 2 ~ 3 d 后症状可缓解，极少部分患者可能因突发并发症需要手术治疗。

然而，急性肠系膜血管栓塞或非阻塞性肠系膜缺血（NOMI）患者发生不可逆性肠管损伤甚至坏死的风险很高，并需要急诊手术治疗。这类病变可为节段性或孤立性肠管改变，多见于小肠，易发生肠梗死。手术切除病变后并发症发生率为 37% ~ 47%[38-39]。

肿瘤和巨结肠

与憩室和血管扩张性疾病类似，结直肠癌发生率随年龄增长而升高[40]。肿瘤或巨结肠引发的出血临床表现随发病部位而改变，盲肠和右半结肠病变常表现为隐匿性失血，左半结肠和直肠病变则为肉眼血便。结直肠癌溃疡引起大出血病例较罕见，占需住院 LGIB 患者比例不到 10%[2,4]。

其他引发 LGIB 的疾病

LGIB 定义涉及的解剖范围较大，本部分将讨论除上述常见病因之外的其他疾病。

息肉切除术后出血：肠镜息肉切除术后出血发病率低于 1%[41]，但鉴于每年肠镜息肉切除患者基数量大（美国 170 万 / 年），该病因引发的出血占 LGIB 可达 8%[42]。

炎症性肠病（IBD）：LGIB 为炎症性肠病的常见临床表现，但克罗恩病和溃疡型结肠炎出现严重大出血的比例不到 6%[43-45]。发生于小肠的克罗恩病较结直肠出血风险高。尽管炎症性肠病多发于年轻患者，但克罗恩病老年患者出血风险高，这点需要引起警惕。

非甾体抗炎药（NSAIDs）相关性 LGIB：服用 NSAIDs 会增加 LGIB 特别是憩室引发的 LGIB 风险。有报道达 86% 长期服用 NSAIDs 的患者会发生 LGIB[46]。其发病机制是 NSAIDs 破坏肠道黏膜或加重诱发憩室出血。既往研究显示，长期服用 NSAIDs 可能引起一类与炎症性肠病类似的结肠炎，临床表现为溃疡或肠道狭窄，好发于回肠末端和右半结肠。该类型病变可引发大出血并需要手术治疗 [47]。

感染性出血性肠炎：本病由细菌感染引起，表现为腹泻、黏液脓血便、里急后重感、伴有发热、剧烈腹痛 [48]。常见致病菌有弯曲杆菌属、沙门菌属、志贺菌属、侵袭性和出血性大肠埃希菌、耶尔森菌等 [49]，北美最常见为大肠埃希菌 O157:H7[50]。以上细菌均为肠管内的常居菌，但在食用生牛肉或饮用未经高温消毒的牛奶、果汁或被牛粪污染的食物后可转变为致病菌并引发感染。本病具有传染性，如患儿可通过尿布传染给照顾者。另外，泳池中的低浓度氯可诱发感染 [51-52]。感染可导致黏膜破坏出现腹泻、便血，但为自限性疾病，一般需要对症支持治疗。本病最严重的后果是以血小板减少性血栓性紫癜、急性肾衰为表现的溶血性尿毒症综合征。

HIV 相关性 LGIB：HIV 患者可有多种潜在因素引起 LGIB。其中单纯疱疹病毒、巨细胞病毒、HIV 相关性特发性结肠炎、卡波西肉瘤可引发病毒感染。性传播病原体如衣原体种微生物—男同性恋中最为常见的披衣菌感染可引起便血，淋病奈瑟菌感染亦可导致缺血性肠炎，出现黏液脓血便 [49]。

放射性肠道损伤：本病可分急性（<3 个月）和慢性两类，盆腔放疗后慢性放射性肠道损伤发生率为 5%～20%[53]。慢性肠道损伤，尤其是直肠损伤，会引起闭塞性动脉内膜炎，出现血管新生和毛细血管扩张，引起出血风险。放疗过程中有毒副反应的患者出现放射性肠道损伤的可能性大 [54-55]。便血是慢性放射性肠道损伤的常见临床表现，还可伴随里急后重感、肛门疼痛、大便失禁、黏液便等症状，严重的可出现肠道狭窄或坏死，甚至直肠尿道瘘 [56]。内镜检查为放射性肠炎的诊疗手段，同时可用于与大肠癌（发生率 12%）的鉴别 [57]。放射性肠炎典型的内镜下表现有微血管扩张、水肿、溃疡、坏死灶和狭窄变形等，如有难治性溃疡、直肠尿道瘘、直肠膀胱瘘，建议活检 [58]。

直肠溃疡：是较为严重的 LGIB 类型，常由直肠损伤或其他原发病引起，需急诊肠镜或手术干预。

杜氏病（Dieulafoy 病）：本病 70% 好发于胃，其余 30% 可发生结肠、直肠、小肠。该病是引起胃肠道出血的一种罕见疾病（1%～2%），因此常易漏诊，但近十年内镜下发现此病的比例逐年升高 [59]。病变内镜表现为病理学正常但直径偏大的孤立性血管，突出黏膜，周围无溃疡改变 [60]。一旦出血，十分凶险，可能危及生命。杜氏病病因尚不明确，新生儿到老年均可发病 [59]，5% 可发生于结直肠，其中右半结肠最为常见 [60]。

异位静脉曲张：又是一类罕见但凶险的 LGIB 相关性疾病，异位静脉曲张 70% 发生于门脉高压或肝硬化患者，结直肠静脉曲张则十分罕见。直肠静脉曲张因门静脉高压导致肠系膜下静脉、直肠上下静脉回流障碍引起。与内痔不同，直肠静脉曲张由直肠上段延伸至齿状线水平任意部位发生，呈灰蓝色改变，不会下垂 [61]，曲张血管可从鳞状上皮起始，在黏膜下层蛇样迂曲走行，肠壁内侧或外侧受压均可能诱发曲张静脉出血 [62]。与食管静脉曲张相似，诱发出血的决定性因素为血管直径与门脉压大小 [63]。直肠静脉曲张出血发病率为 0.5%～3.6%，一旦出血，后果严重，需要紧急手术处理 [64-67]。本病当前治疗方法首选手术，如经颈静脉肝内门体支架分流术（TIPSS）[68]，还有内镜治疗如硬化剂注射，介入治疗如栓塞等也有不错的疗效。另外，用于食管静脉曲张的套扎术在直肠静脉曲张里应用较少，病变直径 >9 mm 的患者效果不佳，不宜采用该术式 [69]。

来自于小肠的不明原因出血：本病因素占比 5%，原来小肠受限于解剖因素，内镜检查难以进行，如今设备辅助肠镜检查（小肠双气囊肠镜）、胶囊内镜检查等技术解决了这一难题。与气钡双对比造影、CT 相比，这些检查手段大大提高了出血原因检测的灵敏度，能更准确地发现血管扩张性疾病、溃疡、小肠肿瘤和炎症性肠病等病变。另外，LGIB 年轻患者出血急且量大时，应考虑小肠梅克尔憩室病 [70]。放射性核素检查可作为异位胃黏膜出血的检查手段。

表 41-1 基于大量大型流行病学研究数据，总结了 LGIB 发生的病因。

预测 LGIB 严重程度模型

由于 LGIB 出血原因多样、严重程度不一，又常常在确诊前即自发性停止出血，因此 LGIB 患者

表 41-1　下消化道出血的病因分布

Author (Year)	憩室 (%)	痔 (%)	肿物 (%)	血管扩张症 (%)	缺血性肠炎 (%)	炎性肠病 (%)	结肠炎 (%)	溃疡 (%)	息肉切除术后 (%)	小肠 (%)	放射性肠瘤 (%)	其他 (%)	病因不明 (%)
Longstreth 1997 [1]	41.6	4.6	9.1	2.7	8.7	2.3	5.0					10	11.9
Strate 2003 [3]	30	12	6	3	10	4	8		7		3	7	9
Velayos 2004 [72]	30	12	6	4		4		4	2	6			11
Strate (NIS) 2008 [12]	33.1	20	21.3	6.0	6.6	4.4							11
Gayer 2009 [4]	37.3	21	11.8	2.3		5.4	10.7(includes ischemic)			8		6.58	3.45
Hreinsson 2012 [2]	23.3	10.4	10.5	3.1	16	11.7				3.1		11	9.2

的诊疗对整个医疗团队和医院系统都是一个巨大的挑战。虽然偶有病情进展极快、出血严重的情况，但绝大多数 LGIB 患者不需要手术治疗，病死率也很低。如果有一个医疗团队可使用的预测模型来辅助诊疗，预测哪些情况下患者需要住院治疗，以便更好地为患者服务，那将是一种理想的情况。上消化道出血存在这样可预测疾病严重程度和指导治疗的工具，且已被广泛应用 [71]。然而，由于下消化道出血患者临床症状和表现复杂多样，开发一个实用的应用于 LGIB 的类似预测工具很难。

Velayos 等前瞻性研究评估了在急诊科入院 1 h 内的 LGIB 患者临床症状参数，试图以此找出不良临床结局的相关危险因素。研究纳入 448 例患者，通过多因素回归分析发现了严重 LGIB 的三个独立危险因素：初诊红细胞压积小于 35%、初诊 1 h 内出现异常生命体征和初诊肛诊出现血块。三种情况均有发生的患者，79% 存在严重 LGIB；存在两种危险因素的，57% 存在严重 LGIB；只有一个危险因素的只有 17% 存在严重 LGIB；没有危险因素的患者没有严重 LGIB 发生 [72]。

Strate 等也进行了相关研究，预测严重 LGIB 危险因素和可能从积极干预处理中获益的患者，应用多因素 logistic 回归分析了 252 人的队列，鉴别出严重 LGIB 的 7 个危险因素：初始心率大于 100/min、初始收缩压小于 115 mmHg、晕厥、腹部无压痛、评估后 4 h 内出现直肠出血、阿司匹林使用史、查尔森合并症指数（Charlson Comorbidity Index score）评分≥2 分。存在三个以上危险因素的患者，84% 存在严重 LGIB；1～3 个危险因素患者，43% 存在严重 LGIB；无危险因素患者仅 9% 存在严重 LGIB[3]。

Strate 等进一步研究在 275 名新患者中测试了这一预测模型，发现患者住院 4 h 内出现危险因素个数与手术、死亡、输血和住院时间延长等主要临床结局均显著相关。因此，他们得出结论认为对高危患者（存在三个或更多危险因素）进行紧急干预，可改善诊疗质量，提高医疗资源利用率 [34]。应该指出的是，该模型认为由缺血性结肠炎和 IBD 导致的出血通常是轻度至中度，所以由于这些原因导致的 LGIB 不列入上述研究。

Patel 等将一种预测模型前瞻性地应用于普通直肠出血患者评估，如血红蛋白 >13 g/dl、收缩压 >115 mmHg、未使用抗凝药物，便建议患者出院，6 周内在门诊行结肠镜检查且随诊。该模型已应用于 57 名潜在需住院患者的评估，使得 35% 的患者免于住院治疗。只有一名出院患者因严重结肠炎再次入院，可豁免入院率从 50% 降至 1.8%[73]。

虽然这些预测模型已被开发和验证，但它们的应用可在多大程度上影响临床实践，改善患者预后还不清楚。当然，鉴于卫生保健系统经济和医疗资源管理压力，为更合理地应用医疗资源，降低医疗支出，应用临床预测模型评估和管理 LGIB 在未来将变得更重要。

临床表现、评估和管理

由于潜在病因多样，LGIB 临床表现可以从隐匿性出血到危及生命的大出血不一。快速评估最重要的是患者的血流动力学稳定性，出现消化道大出血、血流动力学不稳定、胸痛、气短或立位性低血压的患者，应立即留置两条静脉置管，并在等待实验室检测和交叉配血时，用晶体进行快速体液复苏；在极端情况下，可考虑非交叉配型的 O 型阴性血输血。应持续监测生命体征，留置尿管监测尿量。

留置鼻胃管、洗胃，若引出血性液、血块或咖啡样物，应行胃镜检查排除 UGIB 的可能，引出胆汁样物，几乎可排除 UGIB，而引出清亮物则不能确定，因为有幽门远端来源出血的可能。

应仔细询问病史，并进行全面的体格检查，包括药物使用史，尤其是可能加剧出血的非甾体类药（NSAIDs）、抗凝药和抗血小板药物，以及可能导致混淆低血容量反应的 β 受体阻滞药。病史相关要点应包括出血发生时间和持续时间、出血量和频率、出血颜色（鲜红色、暗红色或黑色），以及存在或不存在的血凝块。有腹痛和体重下降病史可能提示 IBD、缺血结肠炎或恶性肿瘤，尽管结直肠癌很少出现大量便血。存在显著疼痛提示可能存在其他并发症的可能，是 LGIB 患者评估中的一个分支点。如果患者血流动力学稳定，应及早进行横断面成像。其他需要询问的主要问题应包括有无心血管、肺部和肝等并发疾病，以及有无胸痛、呼吸急促、头晕、肛门直肠疼痛等并发症，明确最近一次结肠镜和（或）上消化道内镜检查日期和结果。应特别注意曾做过肠道手术的患者、吻合口溃疡有出血的可能，以及接受过腹盆放射治疗的患者、存在放射性直肠炎 / 结肠炎 / 肠炎的可能。

体格检查应从评估低血容量休克的体征 / 症状开始。一旦对患者容量状态进行评估并启动了复苏，就需要进行重点体检。腹部检查应着重于疼痛、可触及的肿块、膨隆、手术瘢痕和肝脾大。慢性肝病表现如黄疸、海蛇头症、肝掌、蜘蛛痣，提示门静脉曲张出血的可能。应行会阴部视诊，评估血栓性外痔、肛门脱垂、肛裂或肛周肿物等出血可能。行肛门指诊、肛门镜和（或）乙状结肠镜检查评估远端出血的可能，如直肠肿物、内痔、直肠炎、溃疡或静脉曲张等。

实验室检查应包括基本的生化、血常规、凝血功能、血型和交叉配血等。凝血异常应输血或凝血成分以纠正。有心血管疾病、胸痛、呼吸急促的患者应进行心电图检查，如果出现异常，应评估心肌酶。

低血容量患者复苏应首先选择等渗晶体，如生理盐水或乳酸林格溶液，进行大剂量扩容，恢复血压。如积极的晶体输注仍不能维持血压，则需要输红细胞，进一步的输血应以患者的血流动力学反应和血红蛋白变化为指导，输血临界值一般为血红素低于 9 ~ 10 g/dl，尤其是在有严重心血管疾病的患者中。虽然在 LGIB 患者中缺乏更严格的输血临界值数据，但对 UGIB 患者的一些研究表明，使用一个更严格的限制性阈值（低至 7 g/dl）改善了患者低风险患者的预后 [74-76]。需要大量输红细胞的患者可同时输血小板及新鲜冷冻血浆等血液成分，预防稀释性凝血病。

结肠镜检查

当患者出现有自限性 LGIB 时，结肠镜是首选诊断方式，在 74% ~ 100% 的病例中可确定明确或潜在的出血来源 [77-83]。结肠镜的主要优点在于即使没有活动性出血，也可同时进行诊断和治疗。由于大多数出血可自发停止，结肠镜检查通常是在机械性肠道准备之后择期进行的。然而，结肠镜检查的最佳时机和肠道准备方法仍是一个争论的话题。虽然机械肠道清洗可更完整地显示结肠黏膜，但这需要延迟结肠镜检查时间。如果结肠镜检查时出血已停止，通常很难确定哪些异常（如果有的话）是导致出血的原因，尤其是当患者同时存在多个潜在来源时，如憩室和动静脉畸形等。

荟萃分析发现机械肠道准备后结肠镜检查明确 LGIB 的诊断率为 91%[25]。早期结肠镜检查可增加诊断率，与较短的住院时间相关。Strate 和 Syngal 研究显示以便血为表现的患者中，结肠镜检查时间是住院时间的一个独立预测指标。结肠镜检查时无可见血及活动性出血也与住院时间缩短有关 [84]。其他研究表明，在住院 12 ~ 24 h 内进行结肠镜检查可提高诊断率 [79-80, 85-86]。

与“早期”结肠镜检查不同，“紧急”结肠镜检查通常在患者住院几个小时内进行。Jensen 等人进行了两个在便血和已知憩室病患者中经 3 ~ 4 h 机械结肠清洗后，进行紧急结肠镜检查（住院 6 ~ 12 h 内）的前瞻性临床试验。在第一个试验中，23% 的患者在结肠镜检查中发现有明确的憩室出血迹象，通过内科治疗而非内镜治疗后，近一半的患者出现再次出血，再出血患者中有 2/3 需要急诊结肠切除术。在第二个试验中，有 21% 的患者在结肠镜检查时发现憩室出血迹象，这些患者中半数有明显的活动性出血。所有有憩室出血征象的患者均行内镜治疗，无一例出现再发出血或需要手术治疗 [79]。

然而也有与此相反的观点，Green 等人进行了一个随机对照试验，选择下消化道出血患者，随机分为泻药清肠后行紧急结肠镜检查治疗组，或基于血管造影介入和充分准备后行结肠镜检查的标准治疗组，结果发现两种治疗方式，在包括病死率、住院时间、ICU 住院时间、输血需求、早期或延迟性再出血和手术干预需要等主要预后指标上无差异 [80]。Laine 等进行了一项前瞻性随机对照试验，将急诊结肠镜检查（12 h 内）与择期结肠镜检查（36 ~ 60 h 后）进行比较。虽然由于纳入病例数和统计效能不足，导致试验过早结束，但急诊组并没有减少诊断或治疗干预次数、输血次数、住院时间或住院费用 [87]。其他研究也发现急诊结肠镜检查对急性 LGIB 并没有好处 [78, 88]。

尽管与单纯灌肠组相比较，口服肠道准备明显增加结肠镜诊断率，但为了尽量减少机械肠道准备导致的肠镜检查延迟，还是有人建议左半结肠可用灌肠清洁肠道 [89]。在某些情况下，如大量便血，快速灌肠可用于急诊结肠镜检查，以便于简单地区分出血源于右半还是左半结肠；如果仅在左半结肠可见血，进一步检查应该集中在左半结肠 [90]。

通常，急性出血过程会清除结肠远端的固体粪便，因此 Repaka 等进行了一项前瞻性研究，研究在无口服肠道准备的情况下，通过喷射水泵和机械抽吸装置（水冲洗结肠镜检查）进行紧急结肠镜检查的可行性。研究纳入的 13 例患者均发现了潜在或明确出血源，其中 5/13（38.5%）明确了出血源，4 例进行了内镜下止血，9 例（69.2%）可到达盲肠实现完整结肠镜检查，无一例因准备不足而需要复查结肠镜 [91]。

除了提高诊断率外，早期或急诊结肠镜检查的另一个优点是如果明确出血点，可进行治疗干预。结肠镜干预治疗活动性出血方法包括夹闭、带状结扎、注射肾上腺素或生理盐水、单极或双极电烧灼、激光凝固或氩等离子体凝固等。出血憩室可于憩室周围四个象限黏膜下注射肾上腺素（1∶20 000，生理盐水稀释）1 mL，必要时还可同时应用低功率热电凝 1～2 s，尽管这样会增加穿孔风险。肾上腺素注射处理早期再出血率为 0～35%，且并发症少 [79-80, 92]。

内镜夹也可单独应用或与注射联合使用，很多研究描述了成功的内镜下夹闭治疗方法，憩室来源再出血率 0～21%[93]。据报道，内镜下憩室根部夹闭与肾上腺素注射成功率和并发症相当 [94-96]。有报道右半结肠夹闭治疗与左半结肠相反，是难治性出血的预测因子 [97]。

内镜下套扎治疗憩室出血的成功率高，再出血率低 [98-99]。Setoyama 等比较夹闭和套扎治疗患者，发现两组患者初次成功率均为 100%；然而，套扎治疗患者仅 6% 出现再出血，而夹闭则有 33% 再出血 [100]。

AVMs 可以用电灼、APC 或激光凝固治疗，可能需要多次治疗，长期再出血率 10%～39%[32, 101]。APC 和夹闭治疗联合也有报道 [102]。并发症主要是穿孔，发生率 2%～7%，但我们必须注意，AVMs 多位于右半结肠肠壁较薄处，任何处理均会有穿孔风险。

Kratt 等介绍了一种对结肠弥漫性出血（如放射性或非甾体药物诱导性结肠炎）进行内镜止血的新方法，使用一种矿物颗粒粉末 Hemospray（库克医学，布卢明顿，IN）吸收水并诱导凝血级联反应。他们报告说，在一位非甾体类药物所致盲肠和升结肠病变的老年患者中，使用该方法可成功止血，避免了手术的需要 [103]。

放射性核素显像

长期以来，核显像一直被用作检测活动性消化道出血的一种手段。^{99m}Tc-sulfur 胶体和 ^{99m}Tc 标记的 RBCs 均可用于检测活动性消化道出血，但后者更优 [104-105]。^{99m}Tc-RBC 核素扫描需要锝标记患者少量血液样本再注射回患者的血液中，然后进行核素扫描，活动性出血由放射核素示踪剂外溢和汇聚发现（图 41-3）。

该方法为非侵入性检查，风险小，且不需要机械肠道准备，灵敏度高，清除缓慢，在间歇性出血的情况下，允许重复扫描时间长达 24 h，这一点是很重要的，因为在 ^{99m}Tc-RBC 扫描初次检查阴性的患者中，多达 27% 的患者发现再出血 [106]。这项技术的主要缺点是需要一定的准备时间来提取和标记 RBCs（约 30 min），而且不能进行治疗干预。

^{99m}Tc-RBC 扫描检出出血最低速度为 0.04～0.05 cm^3/min[107-108]，其敏感性与出血点渗出红细胞的量有关。虽然有可能发现低流量出血点，但如果肠道蠕动性强，可能会将标记的 RBCs 分布在相当长的肠道上，从而降低敏感性。Feingold 等发现血流动力学不稳定的患者比血流动力学稳定的患者，^{99m}Tc-RBC 扫描更可能获得阳性结果（62% vs. 21%）[109]。由于重力和肠蠕动使示踪剂在肠腔内快速运动，同时也难以区分结肠和覆盖其上的小肠，导致具体出血解剖部位报告准确度差异很大（41%～94%）[110-111]。由于出血解剖部位定位不精确，^{99m}Tc-RBC 扫描多作为 LGIB 患者行肠系膜血管造影之前的初步定位筛选，而非具体定位检查。Gunderman 等在一项包括 271 名需血管造影的患者的回顾性分析研究中发现，肠系膜血管造影前 ^{99m}Tc-RBC 扫描筛查使诊断率从 22% 提高到 53%[112]。

由于在确定出血的实际解剖部位方面缺乏可靠性，一般不提倡仅以 ^{99m}Tc-RBC 扫描定位为基础的节段切除。然而，也有研究反对这种认识。Suzman 等回顾性分析术前接受 ^{99m}Tc-RBC 扫描并最终需要手术的 LGIB 患者，发现 97.3% 的患者可达到手术学准确定位。在该研究 5 年时间内的 50 名患者中，只有 1 名因非局限性出血需要结肠次全切除术 [113]。在一项类似的研究中，Gutierrez 等人报告了 ^{99m}Tc-RBC 扫描在确定出血部位 [114] 方面的准确

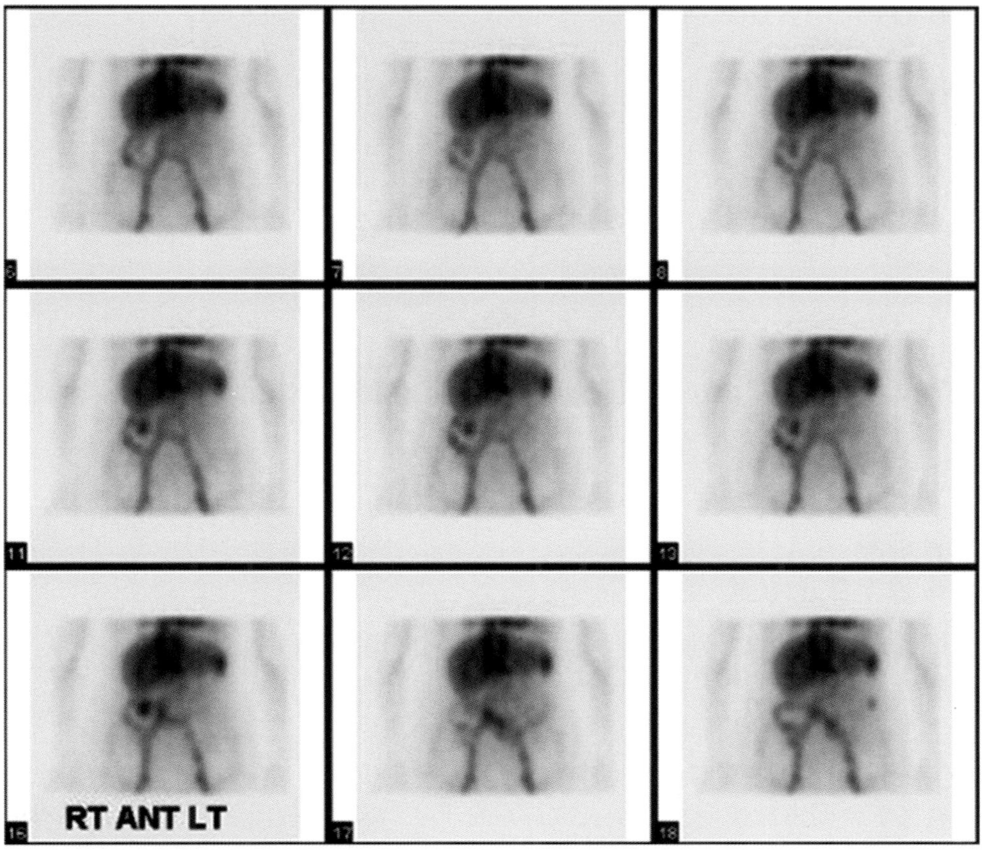

图 41-3　放射核素显影 ^{99m}Tc-RBC 扫描显示右下象限的活动性出血。RBC = 红细胞

率为 88%。尽管有这些研究支持，但以单独 ^{99m}Tc-RBC 扫描定位决定结肠节段切除，仍需谨慎考虑。

CT 血管造影（CTA）

CT 扫描的最新进展使得 CTA 技术得到了发展和应用。64 排 CTA 扫描层面更薄，扫描时间更快，解剖覆盖面更大，多平面重建图像更好，极大地提高了其评估 LGIB 诊断作用的能力[115]。由于其广泛的可用性，CTA 在很大程度上取代了 ^{99m}Tc-RBC 扫描，成为评价急性 LGIB 的首选诊断方法（只要患者没有禁忌证，如肾功能不全或造影剂过敏）。除了可检测活动性出血外，CTA 还具有定位准确和识别共存疾病的优点。明确的 CTA 阳性（图 41-4）病变需要进一步治疗，如血管造影栓塞。如果患者有大出血迹象，则需要有针对性的手术切除病变肠段。

CTA 可检测的最低出血速度为 0.3 ml/min[116]。活动性出血时 CTA 对 LGIB 定位的敏感性为 91%～92%，间歇性出血时，则降低到 45%～47%[117]。Ren 等在一项前瞻性试验中发现 CTA 对活动性消化道出血部位诊断准确率为 90.5%，根据 CTA 结果制订治疗计划准确率为 98.4%。另一项前瞻性研究将 CTA 诊断与血管造影、结肠镜和手术探查的结果进行比较，发现 CTA 诊断敏感性为 100%，特异性为 96%，阳性预测值（PPV）为 95%，阴性预测值（NPV）为 100%，准确率为 93%[118]。

Obana 等的一项前瞻性试验发现单独 CTA 检查对结肠憩室出血的检出率仅为 15.4%，而与结肠镜结合检出率为 46.2%[119]。Nagata 等对比了急诊 CTA 后行早期结肠镜检查与单独行早期结肠镜检查对 LGIB 出血源的检出率，发现 CTA 后行结肠镜检查比单纯结肠镜检查检出血管病变率高（35.7% vs. 20.6%，P=0.01），且可指导更多的内镜下治疗（34.9% vs. 13.4%，P<0.01）[120]。CTA 的主要优点在于应用方便和出报告快速，引导早期、精准干预治疗。CTA 是非侵入性检查，不需要机械肠道准备，且风险小，主要的缺点是可能导致造影剂肾病，限制了其在肾功能不全患者中的使用。

图 41-4 （a）CT-A 显示乙状结肠活动性出血（b）CT-A 显示盲肠的活动性出血

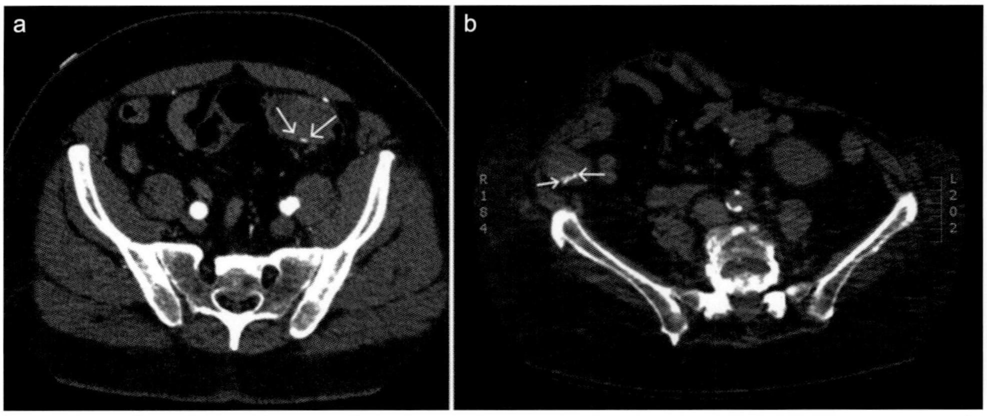

血管造影

诊断性血管造影术

肠系膜血管造影术最早于 1963 年首次报道 [121]。尽管是一种有创操作，有多种潜在并发症可能，但其主要优势是可对明确的活动性出血进行干预治疗（图 41-5）。血管造影检出活动性出血，需要比核素显像更快的出血速度（0.5 ~ 1.5 cm^3/min）。^{99m}Tc-RBC 扫描或 CTA 检查阳性后活动性出血的识别，可能会由于多数 LGIB 的间歇性出血特点和核素扫描、CTA 与血管造影之间的时间延迟而受到影响。

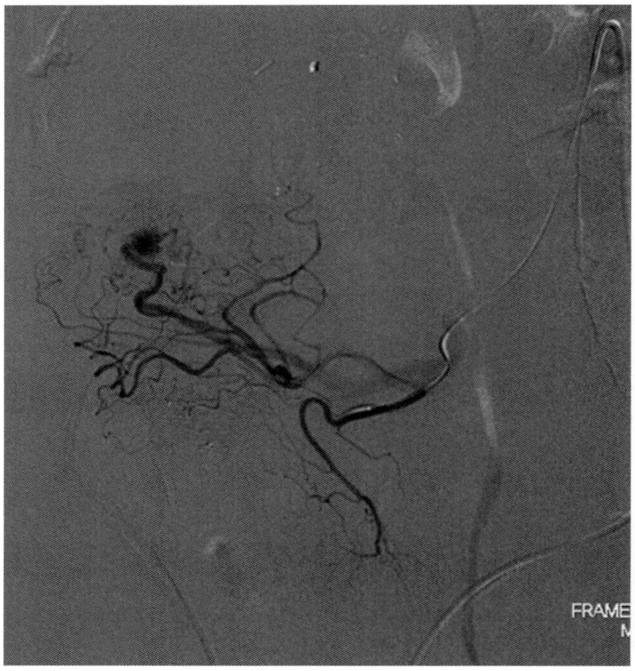

图 41-5 肠系膜血管造影显示回结肠动脉分支活动性出血

Ng 等研究了 ^{99m}Tc-RBC 扫描渗出时间和预测肠系膜血管造影阳性的诊断关系，发现即时渗出患者血管造影 PPV 为 75%，而迟发性（>2 min）渗出患者 NPV 为 93%，提示迟发性渗出患者可能不需要进一步行血管造影检查，可在肠道准备后通过肠镜评估 [122]。

肠系膜血管造影检查的诊断率取决于患者的选择、操作时机和操作者技巧 [123-124]。Vernava 等文献综述报告诊断率为 40% ~ 86%[77]。Abbas 等报告血管造影可成功定位 51% 的 LGIB；阳性定位率与入院时血流动力学不稳定、血红蛋白水平较入院前下降 50% 和 24 h 内需输 PRBC≥5 U 等因素相关 [125]。

Tan 等对 CTA 阳性 LGIB 患者进行回顾分析发现，与肠系膜血管造影阳性相关的因素包括非憩室病源性出血、血红蛋白 <10 g/dl；当 CTA 后行肠系膜血管造影时间间隔 <150 min 时，诊断活动性出血的可能性提高 2.89 倍 [126]。Koh 等的类似研究发现 CTA 阳性患者 90 min 内行肠系膜血管造影阳性率提高 8.56 倍 [127]。Rasuli 等报告老龄、入住 ICU、12 h 需接受 4 U 或 24 h 需接受 5U PRBC 输血是肠系膜血管造影阳性的预示指标 [128]。

对于多项检查联合仍未能定位的反复发作间歇性 LGIB 患者，可选用一项经常被讨论但很少使用的技术——激发性血管造影，使用包括肝素、溶栓药、血管扩张药或这些药物的混合物，激发已经停止出血的患者再出血。在考虑激发性血管造影之前，必须平衡潜在的诊断和治疗价值及无法控制的出血或颅内出血风险。少数报道提示其诊断率为 29% ~ 38%，并有着较低的并发症发生率 [129-131]。

与诊断性肠系膜血管造影相关的风险包括出血、血管损伤和假性动脉瘤、血栓栓塞事件和造影剂性肾病并发症。禁忌证包括造影剂过敏和肾功能不全。

治疗性血管造影术

如果在诊断性血管造影中出现明显的出血或渗出，则应尝试治疗性干预。肠系膜动脉导管选择性注入血管加压素引起血管痉挛的技术（在 20 世纪 70 年代已介绍）最近被推荐为首选干预手段。经导管灌注一般从 0.2 U/min 开始，如果持续出血可增加到 0.4 U/min。90% 以上的患者活动性出血可停止，尽管停止输注后再出血率接近 50%[132]。由于血管加压素的抗利尿作用，存在液体潴留和充血性心力衰竭的风险，因此在严重心脏病患者中其使用受到限制，尤其是考虑到许多 LGIB 患者需要大量液体复苏。

过去血管加压素输注比血管栓塞更受青睐，原因是在只能选择大血管进行栓塞的患者中，肠缺血坏死和穿孔的发生率较高（多达 20%）。然而，现在由于“微导管”的应用可以对小得多的靶血管进行超选择性栓塞，肠道缺血的风险可以忽略不计。活动性动脉出血止血成功率为 50% ~ 100%，再出血率为 22% ~ 24%[133-136]。过去大血管栓塞后常见并发症如跨壁缺血和狭窄形成，在超选择性栓塞中很少见，且通常是无症状的。由于超选择性栓塞疗效确切和并发症风险低，目前大多数观点将超选择性栓塞视为 LGIB 的一线治疗方法。用于栓塞的材料包括微线圈、聚乙烯醇颗粒和明胶海绵。

Tan 等回顾了 265 例肠系膜血管造影患者，其中 32 例（12%）行超选择性栓塞，立即止血的患者有 31 名（97%），但仅 20 名（63%）在没有进一步干预的情况下出院。7 例再出血，9 例需手术治疗，仅 1 例（3%）发现栓塞后缺血表现。再出血多发生于小肠来源出血、红细胞压积 <20.0% 或血小板计数 <140 的患者；手术切除多为憩室病原因出血或红细胞压积 <20.0% 的患者[134]。

与核素显像只能作为 LGIB 血管造影前“筛选”检查相比，血管造影前 CTA 对出血部位定位更精确，可取得与血管造影一致的结果。由于血管造影前出血部位定位更准确，血管造影前 CTA 与 ^{99m}Tc-RBC 相比，可减少随后治疗性血管造影所需造影剂的使用量。尽管造影剂使用量相近，但肠系膜血管造影前 CTA 对造影剂肾病的发生率并没有影响[137]。

小肠出血

当一个患者上消化道和下消化道检查均为阴性，又出现持续消化道出血表现时，即需要考虑小肠出血的可能。检查手段包括胶囊内镜（VCE）、双气囊肠镜（DBE）、放射核素麦克尔扫描（Meckel’s scan），以及作为最后手段的术中推进式肠镜。

VCE 和 DBE 的诊断率均在 55% ~ 65%[117]。VCE 的一个缺点是在患有结构性或梗阻性疾病的情况下，胶囊不能通过，需要进一步干预收回胶囊。为了避免这种情况，可被吸收的可溶解胶囊已被研究。另一个缺点是漏诊。由于 VCE 通常记录 2 帧 / 秒，因此有研究发现其漏诊了 DBE 可见的病变[138]。Leung 等选择出现消化道出血，且未进行上消化道 / 下消化道诊断性内镜检查的患者随机进行 VCE 或血管造影检查，发现 VCE 诊断率较高（53.3% vs. 20.0%，*P*=0.016），且长期疗效无差异，包括输血、再出血和病死率[139]。较新的设备可达 35 帧 / 秒，将大大提高诊断的准确性。VCE 需要很长时间来执行，并且最常用于寻找慢性出血患者的隐匿性来源，而不是大量出血的 LGIB 患者。

DBE 是一种技术上很具有挑战性且耗时的检查方法，只有有丰富的经验、技术熟练的内镜医师才能尝试。尽管有这些限制，但与 VCE 相比，DBE 具有更好的局部定位和潜在的治疗效果。如果已确定出血部位，但无法进行内镜干预，内镜医师可在出血部位钛夹标记，以便进行放射或外科治疗。与 VCE 类似，DBE 在急性、大范围 LGIB 定位中的作用也是有限的。然而，Mönkemüller 等报告了在 17 个范围模糊的 GIB 患者中急诊应用 DBE 的研究，其中 59% 可明确出血源[140]。

Meckel’s 扫描需要潜在消化道出血的可能、Meckel 憩室内异位的胃黏膜摄取 ^{99m}Tc- 锝酸盐（但非活动性出血，而 ^{99m}Tc-RBC 扫描更合适）。该操作无创，并发症发生率低，特异性高，PPV 接近 100%，尽管其敏感性低于 62%[141-143]。同时使用 H2 受体阻滞药可提高诊断率。

手术

尽管LGIB患者需要反复评估的频率很高，但需要急诊手术的患者术前没有定位出血部位的少于5%[4]。然而，血流动力学不稳定、持续复苏没反应的LGIB患者是急诊手术指征。另外，如果患者出血源已定位，但治疗失败或不可行，则应视为需要手术的病例，如大范围出血患者。24 h内需输入6 U RBC，一直被认为是手术指征，但这取决于医疗机构和患者的临床状态。Bender等研究发现，术前输血量达到10个或10个单位以上PRBC的LGIB急诊手术患者，病死率为45%，而输血量少于10个单位的，病死率为7%[144]。

当患者进行多项检查仍无法定位，且仍持续出血的LGIB，如果生命体征不稳定，无法进行进一步检查，就可能需要剖腹探查术。应彻底探查小肠，以排除Meckel憩室或可触及肿块出血的可能，透光探查可能发现小肠小肿瘤或血管发育不良。如果患者情况稳定，可行术中肠镜检查，可压迫近端结肠对小肠腔分节段冲洗检查。

如果确定非结肠来源出血，而回肠末端又有鲜红色的血和（或）凝块，也可以考虑术中推进肠镜检查，尽管这在技术上具有挑战性，也很费时。如果没有明确的出血来源，胃或小肠均无明显出血源，肛门直肠来源也已经排除，出血被推定是结肠来源的情况下，面对持续的出血和血流动力学不稳定，可行经腹全结肠切除，末端回肠造口或回肠直肠吻合术（特定情况下）。一般来说，大多数人主张急诊剖腹手术，应避免吻合术。如果患者情况不稳定，使用血管加压药，需要多次输血，或明显低白蛋白血症，末端回肠造口术通常是更安全的选择，因为它避免了吻合口漏的风险。另外，靠近结肠的持续出血更易于通过回肠镜快速明确。对回肠直肠吻合术来说，虽然恰当的患者是一个可接受的选择，但同时也有发生吻合口漏的危险，这可能会导致严重后果，特别是需要急诊手术的患者很多存在合并症；许多患者可能需要在术后立即持续使用血管升压药，进一步增加了吻合口漏发生的可能。Plummer等研究发现术前未定位而接受急诊手术的LGIB患者中，病死率为17%，主要原因是吻合口漏引起的脓毒症[145]。开腹全结肠切除术后再出血率一般不超过5%，现代术后ICU护理的进展已将术后病死率降低到2%～6%[146-151]。

当出血部位已被定位，但内镜或血管造影治疗失败时，提示需要行针对性的肠段节段切除，根据患者手术时的临床情况行一期吻合或造口术。在这种情况下，再出血率和病死率分别为4%～10%和0～40%[77, 147-149]。与次全结肠切除和回肠直肠吻合术相比，节段性结肠切除术的术后并发症发生率、BM频率、社会活动限制和整体生活质量等方面均有显著优势[152]。

不推荐行术前无明确定位的节段性“盲切除术”。过去认为大多数胃肠道出血都是左侧，这一原则目前已被认为不再是准确的。节段性“盲切除术”的再出血率为33%～75%，病死率30%～57%[148, 151, 153-154]。

总结

LGIB是一种常见的疾病，有许多可能的病因和多种检查评估方案。干预治疗的关键点包括恢复血流动力学稳定性，通过影像或外科方法准确定位活动性出血和止血。LGIB的评估有多种方法可供选择，这些方案均需要根据医生经验和医疗条件进行个体化选择和评估。新技术的发展，如CTA和早期结肠镜检查，可帮助我们更快速、准确地定位活动性出血；非诊断性的有创血管造影操作已经减少，而预先通过CTA定位活动出血部位，使得治疗性血管造影更加方便。

介入技术的进步和微导管的使用提高了治疗性血管造影的疗效，降低了栓塞后缺血的风险。越来越少的患者需要在未定位出血前接受急诊手术，对于未定位的LGIB，要求结肠次全切除的就更少了，而需要手术的患者，由于术后ICU管理的改善，预后也比过去要好得多。

然而，尽管有了这些技术进步和医疗进展，LGIB的诊断和治疗仍然是接诊医师的巨大挑战。在诊断评估和患者的管理过程中，选择合理的策略可减少不必要的住院治疗，最大限度优化医疗资源的利用。可参照一个评估与管理LGIB的流程图，即图41-6。

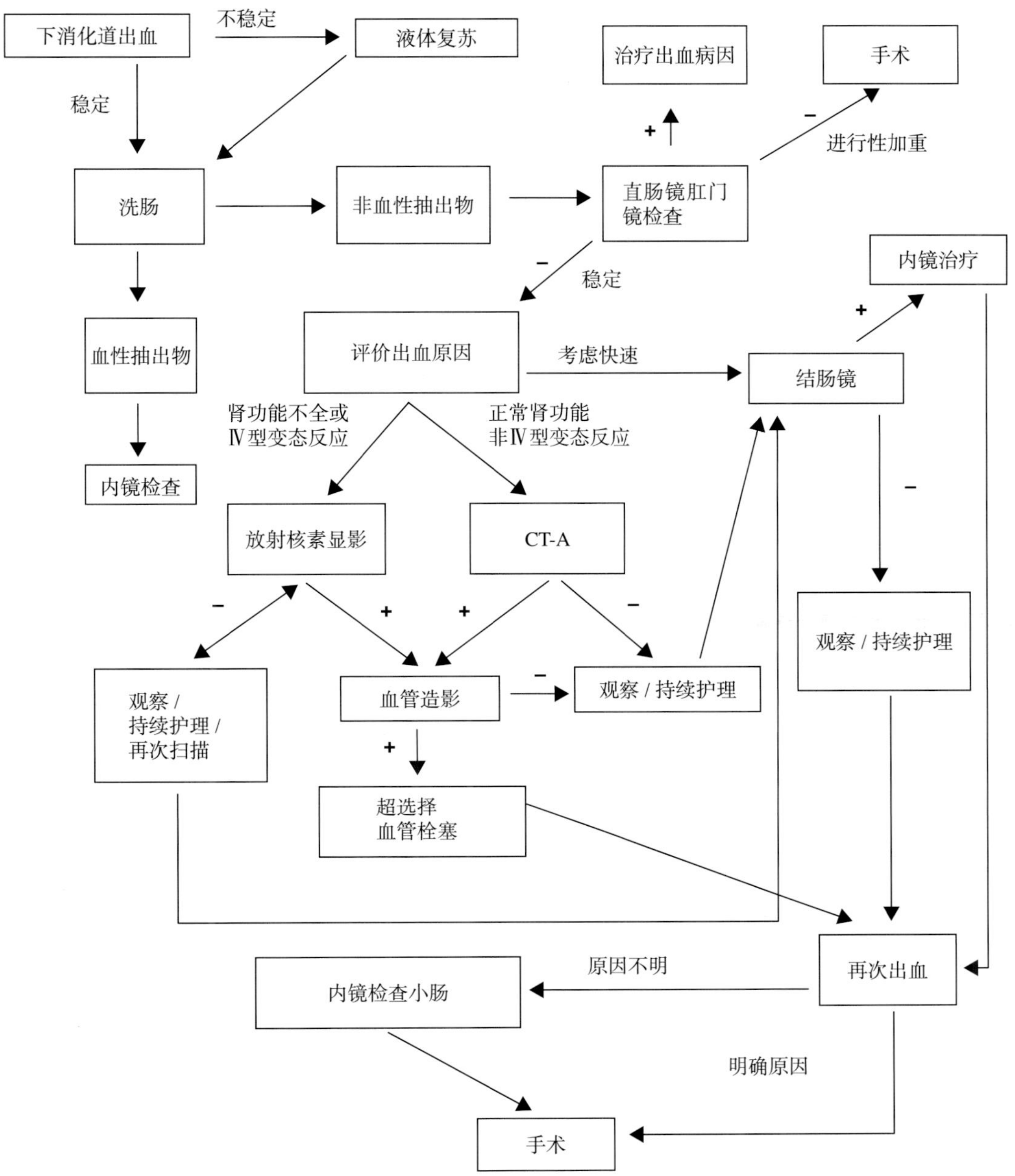

图 41-6　LGIB（下消化道出血）患者的评价管理路径

（*参考文献参见* www.pumpress.com/home-specific-edu/5599.html）

第42章

子宫内膜异位症

Michael J. Snyder 著
张 辰 译 于向阳 审校

要点

- 子宫内膜异位症是年轻女性接受大手术治疗的常见原因之一。
- 子宫内膜异位症可以导致不孕、盆腔疼痛和排便困难。
- 腹腔镜手术已经彻底改变了子宫内膜异位症的诊断方式。
- 有临床症状的子宫内膜异位症通常需要手术治疗。
- 盆腔深部子宫内膜异位症的切除通常需要妇科医生和泌尿科医生联合手术。

介绍

子宫内膜异位症是一种以子宫内膜腺体和间质出现在子宫腔以外为特征的疾病。它是育龄期女性需要手术治疗的最常见病症之一。子宫内膜异位症虽然不致命，但可能会导致顽固性疼痛和难治性不孕症。其临床症状差异很大，而且不总是与手术发现病灶大小相符合。小病灶可能会导致严重的疼痛和不孕症，而较大的病变可能是无症状的，仅在其他手术期间偶然被发现。子宫内膜异位症的确诊通常是在腹腔镜或剖腹手术期间做出的。结肠和直肠外科医生经常参与肠道相关子宫内膜异位症的治疗。这种与妇科医生联合手术的情况可能出现手术切除肿瘤性或炎性子宫内膜瘤的过程中。子宫内膜异位症的治疗通常是多模式的，一般存在不孕症、盆腔疼痛、梗阻或激素抑制疗法无效的患者应该接受手术治疗。虽然在诊断方法和治疗方法上存在一些进步，但是子宫内膜异位症仍然是令医生和患者感到沮丧和无法完全理解的疾病。

流行病学

子宫内膜异位症的实际发病率是未知的。目前尚无针对子宫内膜异位症的无创筛查试验，其诊断依赖于腹腔镜或剖腹手术期间视觉或病理学鉴定。多篇文献估计育龄期女性中15%患有子宫内膜异位症，而不孕症妇女中则高达1/3[1-2]。Houston 等人的一项研究是唯一一个以人群为基础的子宫内膜异位症研究[3]。在回顾明尼苏达州罗切斯特的白人女性的医疗记录之后，他们估计在20世纪70年代，6.2%的绝经前妇女患有子宫内膜异位症。美国的健康访问调查显示了子宫内膜异位症的潜在经济和社会成本。研究发现，50%的子宫内膜异位症患者在前12个月的某段时间无法工作，平均为17.8 d[4]。

虽然子宫内膜异位症主要在育龄期发病，但是广泛使用外源性雌激素和肥胖症的增加使其在绝经后女性中的发病率明显上升。相反，女性使用口服避孕药或经历多次妊娠时，子宫内膜异位症的发病率有所下降[5]。这些观察结果，以及女性末次分娩后子宫内膜异位症发病率随时间增加的事实，表明不间断的月经周期增加了发生子宫内膜置入的个体易感性[6]。其与吸烟和运动呈反向相关性，这很可能是由于雌激素水平降低导致的。除了日本女性子宫内膜异位症发病率比白种人女性增加一倍之外[7]，其他种族在发病率上没有明显差异。

病因学

子宫内膜异位的确切发病机制尚不清楚。关于其病因的两种最流行的理论是体腔上皮化生学说和子宫内膜细胞经输卵管经血逆行定植学说。Meyers指出，体腔上皮化生学说是指在适当的激素环境下，体腔上皮将发生化生性改变并转化为子宫内膜组织[8]。他的理论基础是一系列证明腹膜和子宫内膜都来源于胚胎体腔上皮的研究。尽管这一理论为男性和非经期女性的子宫内膜异位症提供了很好的解释，但它并没有充分解决子宫内膜异位症的解剖分布和临床类型问题。绝大多数子宫内膜异位症发生在骨盆中，但根据该理论，整个腹腔的腹膜都存在病变的风险。另外，化生应该随着年龄增长而逐渐加重，但是子宫内膜异位症显然不是这样。

子宫内膜细胞经输卵管经血逆行定植学说首先由 Sampson 在 1921 年提出，该理论是对子宫内膜置入物分布最合理的解释[9]。这个理论假定子宫内膜异位症是子宫内膜细胞经由输卵管逆行进入腹腔。有实验证实在月经流出的血液中可以找到有活性的子宫内膜组织，子宫内膜异位症可以发病于人为诱导逆行月经的灵长类动物中[10]，还可以发病于将月经组织注入腹膜的女性志愿者中[11]。当然，这个理论也只是该疾病的病因假说之一。

虽然月经逆行很常见，几乎在所有女性中都有发生，但只有少数女性罹患子宫内膜异位症。很明显，还有其他因素导致子宫内膜组织的置入和生长。几项研究表明子宫内膜异位症可能存在遗传方面的病因。Simpson 等人证明这种疾病存在家族易感性。他发现有家族史的个体的患病相对危险度为 7%，而无家族史的为 1%[12]。此外，有家族史患者的临床表现更为严重。该病的遗传模式是多基因的或遗传、环境联合相关的。这一结论与延迟生育和不间断月经的临床相关性一致。

Dmowski 等人的理论认为遗传因素可能涉及免疫系统[13]。他们在自发性子宫内膜异位症的猴子中表现出细胞免疫被抑制。其他研究人员已经确定了人类细胞和体液免疫的改变[14-15]。在细胞免疫中观察到的最显著变化是活化巨噬细胞的浓度上升和 NK 细胞的功能下降。体液免疫中最显著的异常是针对不同细胞成分的自身抗体的存在。这些变化已在腹膜腔和全身循环中观察到，表明子宫内膜异位可能是全身性疾病。目前还不清楚这些变化是否象征着该疾病的表现或随之而来的反应。这项研究表明，温和的亚临床免疫抑制可能在多年后导致子宫内膜异位症。

临床表现

表 42-1 总结了发生子宫内膜异位症的最常见部位。其中最常见的是骨盆。腹部潜在的定植部位包括阑尾、小肠和膈。在极少数情况下，定植部位可能在腹股沟管（疝气患者）、手术切口、外阴、阴道、子宫颈，或者肺、支气管、肾等远处脏器。

由于绝大多数女性患有盆腔疾病，最常见的症状与月经不规律、盆腔疼痛和不孕有关。许多子宫内膜异位症患者可能完全无症状，并且这些患者的病史也不容易准确界定。在安慰剂组的研究中，观察到一些有趣的结果。一项针对无症状子宫内膜异位症的不育女性的研究显示，在研究过程中，安慰剂组中近 50%的患者，腹腔镜对疾病严重程度的评分有所增加[16]。另一项研究比较了接受安慰剂和促性腺激素释放激素（GnRH）类似物治疗的女性的疼痛评分[17]。累积痛经的发生率和疼痛的严重程度在治疗组显著降低。其他关于不孕妇女的研究表明，轻度子宫内膜异位症可以自行缓解，药物治疗只能抑制疾病，直到激素刺激恢复[18]。

表 42-1　子宫内膜异位症的部位和发生率

常见	少见
卵巢 60%～75%	阑尾 2%
子宫骶韧带 30%～65%	输尿管 1～2%
道格拉斯窝 20%～30%	末端回肠 1%
子宫 4%～20%	膀胱 <1%
直肠乙状结肠 3%～10%	腹壁瘢痕 <1%

注：极少见的有膈、腹股沟管、肝、脾、肾

盆腔痛和痛经

疼痛是子宫内膜异位症最常见的症状，超过 80%的确诊患者都存在疼痛症状。30%～50%的妇女接受腹腔镜手术治疗盆腔疼痛时发现子宫内膜异位[19]。与子宫内膜异位症相关的盆腔疼痛表现为痛经、性交痛或慢性非循环性盆腔疼痛。然而，有些女性患有广泛的子宫内膜异位症，却很少或没有疼痛。总病灶体积似乎与疼痛程度直接相关[20]。症状与病变穿透深度、病变类型及其位置有关。病变涉及子宫骶韧带和直肠阴道膈的容易出现疼痛。疼痛通常在月经前最强烈，并维持在月经期。疼痛通常伴随着背痛、消化不良和提肌痉挛，且在子宫内膜异位的晚期阶段更为严重。

大多数子宫内膜异位症患者存在痛经症状。这种关系还没有得到很好的理解，有人认为子宫高压会导致痛经，这是由于压力升高导致月经逆行[21]。然而，其他研究者未发现早期子宫内膜异位症患者痛经患病率增加[22]。

性交痛、深部盆腔疼痛向阴道渗透通常是晚期子宫内膜异位症的症状。性交痛在月经前最为明显，与特定的性交位置有关。性交痛的出现与盆腔器官固定程度有关，特别是在道格拉斯窝和直肠阴道膈处。

慢性非周期性盆腔疼痛是存在6个月以上的疼痛，可能是间歇性或持续性的。疼痛常伴有神经周围炎和子宫骶韧带受累[23]。消化道和泌尿系统疾病可能伴随着疼痛。

月经期间或在月经前的肩部疼痛可能是由于子宫内膜置入物涉及膈。在腹腔镜检查过程中应查看膈，因此这些膈沉积物可以用激光消融进行治疗。除非两种疾病共存，否则与盆腔炎症相关的粘连（Fitz-Hugh-Curtis 综合征）的鉴别通常并不困难。

子宫内膜异位症引起疼痛的病理生理学尚不完全清楚。循环生长和置入物周围压力持续增加可能引起疼痛。或者，可能会发生月经碎屑渗入周围组织，随后出现水肿和炎性介质释放。随着置入物与周围坚硬的瘢痕组织成熟，由子宫内膜腺体产生的这种瘢痕的拉伸可能产生疼痛。这种情况对于更深的置入物可能尤其如此。Cornille 的一项研究发现，所有置入深度超过1 cm的女性都会出现严重的盆腔疼痛[23]。

粘连在子宫内膜异位症中很常见，可能与疼痛有关。结肠和小肠与子宫后壁广泛粘连，会导致子宫后屈。这种直肠、乙状结肠的翻转和固定可导致骶骨受压，从而导致背部和直肠疼痛。

自20世纪60年代以来，多位研究人员试图确定前列腺素在骨盆疼痛发病机制中的作用[24-25]。巨噬细胞负责去除诸如子宫内膜置入物之类的异物。它们存在于子宫内膜置入物周围并且产生炎症介质，如前列腺素。前列环素（PGI-2）和前列腺素E-2都能够使疼痛受体对化学介质的敏感性增加。白三烯 B-4 是另一种巨噬细胞产物，是一种有效的趋化剂和白细胞激活剂。这些因素被认为可以解释一部分盆腔疼痛，但并非所有研究都认可[25]。前列腺素作用的相对短暂性和测量疼痛的内在困难使量化化学介质影响的尝试变得复杂化。

不孕症

子宫内膜异位症与不孕的关系也不清楚。一些研究表明，不孕症患者同时患有子宫内膜异位症的比例很高[26]。当然，这些报告比较了接受择期腹腔镜绝育手术女性与因不孕症行腹腔镜检查女性的子宫内膜异位症发病率，结果显示不孕组增加了四倍或更多。在确诊子宫内膜异位症的女性中，不孕率为30%～50%。子宫内膜异位症是否会导致不孕或其是不间断月经的产物仍然备受争议。

输卵管、卵巢和腹膜的中度至重度机械性变形性疾病可加重不孕症，对于这一观点的争议不大。盆腔子宫内膜异位症和由此引起的炎症反应可产生致密的纤维化粘连，这可能显著干扰卵巢释放卵子和输卵管拾取、运输卵子细胞至子宫的能力。输卵管阻塞可能导致积液，最近的一项研究发现，14%接受输卵管重建术的患者的病因是子宫内膜异位症[27]。在中度或重度子宫内膜异位症中，手术后的妊娠率分别为50%和40%，而保守治疗的只有7%[28-29]。这些患者的手术治疗显然是有益的。

轻度子宫内膜异位症患者的不孕治疗更困难。Inoue 对2000例轻度子宫内膜异位症不孕患者的研究显示，与保守治疗相比，内科或外科治疗后的生育率无任何改善[30]。其他研究表明，子宫内膜异位症患者的每个周期的妊娠率低于没有疾病的患者[31]。

肠道症状

尽管一些肠道子宫内膜异位症患者可能无症状，但在患有中度至重度疾病的女性中可发现一定程度的肠道不适。12%～37%的子宫内膜异位病例发生肠道受累。子宫内膜异位症的症状取决于受累部位，可能有所不同。在肠道子宫内膜异位症患者中，直肠乙状结肠占70%以上，其次是小肠和阑尾。直肠乙状结肠疾病通常导致排便习惯改变，如便秘、腹泻、粪便变细、里急后重或极少出现直肠出血。这些症状在月经期间出现的频率更高，最有可能是由于子宫内膜置入的炎性病灶。除了肛门内括约肌静息压力增加外，月经之间进行的肛门生理学检查没有发现任何动力或神经疾病的证据[32]。结肠子宫内膜异位症可表现为梗阻，并可能难以与大肠梗阻的其他原因（如克罗恩病或肿瘤）区分。这种困难在绝经后期接受激素替代疗法的女性中尤其令人担忧。

子宫内膜异位症可能会发生肠穿孔。有报道指出，子宫内膜异位症患者妊娠期间出现了结肠穿孔[33]。穿孔也会发生于透壁的阑尾子宫内膜异位症。对于无症状的肠道子宫内膜异位症患者，自然病程似乎是良性的。Prystowsky 和 Stryker 跟踪了 44 例患有已知肠道子宫内膜异位症的患者 1 ~ 12 年，发现只有一例患者出现临床上显著的胃肠道症状[34]。因此，这些无症状患者的肠切除可能是没有根据的。

小肠子宫内膜异位症和克罗恩病之间容易混淆，因为两者都可以产生类似的腹腔镜、内镜，甚至组织学检查结果（图 42-1）。累及回肠末端的小肠置入物通常在腹腔镜检查时偶然被发现，并且可能通常无症状。症状出现时，通常不特异，如反复发作的腹痛和腹胀。偶尔，由于子宫内膜异位症导致的肠粘连可能会诱发急性或慢性肠梗阻。

下一个最常见的肠道子宫内膜异位症部位是阑尾。阑尾切除术时，并不常见子宫内膜置入物。阑尾内膜异位症的临床表现轻于涉及小肠和结肠的临床表现。虽然子宫内膜置入物可能产生急性阑尾炎伴右下腹痛、恶心、发热和白细胞增多，但历史上大多数推测急性阑尾炎并随后诊断为子宫内膜异位症的腹部探查手术，是由于涉及卵巢的子宫内膜囊肿种植体破裂。阑尾的子宫内膜异位症也可能引起肠腔慢性阻塞，形成黏液囊肿或阑尾周围炎性肿块，难以与肿瘤相区分。最后，阑尾和盲肠的子宫内膜置入物可以成为肠套叠的诱发点。

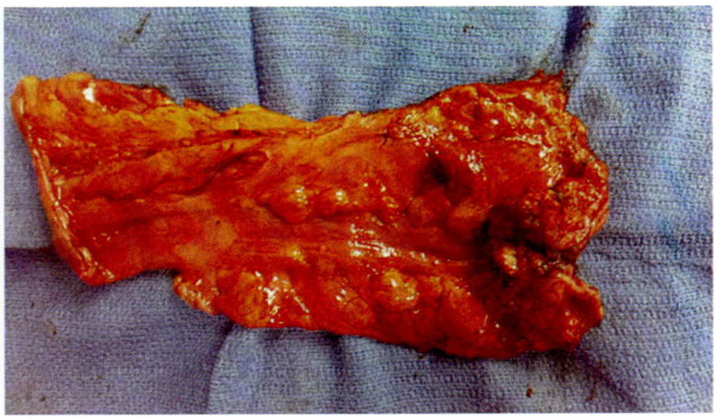

图 42-1　涉及小肠的子宫内膜异位症的大体病理标本。典型的激素治疗后引起血管减少的子宫内膜异位症标本

恶变

以前认为子宫内膜异位症的恶性转化是该病的罕见并发症。几乎 80% 的肿瘤是卵巢癌，2/3 是子宫内膜癌。多项研究报道了子宫内膜异位症女性卵巢癌发病率的增加[35-36]。涉及的组织类型是子宫内膜样和透明细胞肿瘤。子宫内膜异位症和卵巢癌都在雌激素过饱和状态下出现，并且患有子宫内膜异位症的卵巢肿瘤患者比典型的卵巢癌患者更年轻，大多数肿瘤发生于 30 ~ 40 岁[37]。盆腔疼痛症状和盆腔肿块扩大是最常见的症状。在已知子宫内膜异位症的女性中，大于 10 cm 的囊肿、囊肿破裂或慢性盆腔疼痛性质的改变是潜在的恶性肿瘤征象。有趣的是，尽管口服避孕药一般可降低卵巢癌的发病风险，但在与子宫内膜异位症相关的肿瘤中这种作用被夸大了[38]。由于子宫内膜样癌和透明细胞性卵巢癌的预后不良，一些人建议长期使用口服避孕药来降低恶性变性的风险[38]。

直肠乙状结肠是子宫内膜异位症引起的性腺外肿瘤最常见的部位。长期无对抗性雌激素暴露是一个显著的危险因素，直肠出血是最常见的症状。子宫切除术和双侧输卵管卵巢切除术后盆腔子宫内膜异位的复发症状可能是恶变的征兆。子宫内膜癌是最常见的肿瘤类型。组织学上，必须显示肿瘤来自结肠而不是从另一来源侵入。诊断还要求发现浸润性肿瘤邻近的子宫内膜腺体存在子宫内膜异位改变或癌前病变[39]。

卵巢癌和性腺外肿瘤的治疗需要基于肿瘤的特定阶段。肿瘤局限于卵巢或性腺外部位，5 年生存率超过 60% 的患者预后一般良好。即使遇到局部广泛的肿瘤，也可能从侵袭性局部病灶切除中受益。

诊断

体格检查

轻度子宫内膜异位症患者可以进行正常的体格

检查，但是患者一般接受腹腔镜检查后才能做出诊断。对于盆腔疼痛患者，仔细的双手和直肠检查可能会显示出结节或硬结，尤其是在道格拉斯的子宫骶韧带或瘘管中。在没有进行过盆腔手术的患者中，子宫后屈提示可能存在子宫内膜异位症。触诊卵巢可能会触及卵巢肿块。由于这些卵巢肿块一般都是软性和囊性的，直径小于 5 cm 的病灶很难触诊。对于子宫内膜异位症，应该充分调查任何部位的周期性疼痛或出血，特别是与月经一致的情况。腹股沟管、手术切口、脐部和肺都可能是子宫内膜置入的部位。

实验室评价

CA-125 是来自人体体腔上皮细胞组织上表达的抗原，在中度至重度子宫内膜异位症患者中升高。然而，该试验的敏感性和特异性较差，因为在其他疾病中该抗原也可轻度升高，并且在轻度子宫内膜异位症患者中其表达通常在正常范围内。CA-125 的浓度确实与疾病的严重程度相关，并且可能在衡量对药物治疗的反应中具有作用。在术后女性再次出现子宫内膜异位症状时，该指标也会升高，这可能是有价值的。目前没有其他血清标志物在临床上使用，但抗子宫内膜抗体和子宫内膜分泌蛋白 PP14 的测定，目前正在用于评估与该病的临床相关性 [40]。

内镜检查

由于病变始于肠外，大肠的内镜评估通常是正常的，除了严重疾病或浸润性结节性子宫内膜异位症外。有时，浆膜粘连可能导致梗阻。在内镜下，黏膜通常是完整的，偶尔伴有显著的腔内变窄。虽然不常见，但黏膜下层的渗入可能会导致上覆黏膜的结节和变形（图 42-2）。这些发现可能难以从视觉上与克罗恩病、局部缺血或恶性肿瘤相鉴别。对这些病变肠管区域的施压可能会产生疼痛，该表现提示子宫内膜异位症的诊断。此外，在子宫内膜异位症的区域提取的黏膜活检可以类似孤立的直肠溃疡或脱垂综合征。通过内镜检查或内镜活检来诊断子宫内膜异位症是比较少见的。然而，结肠镜检查可用于排除结肠癌的鉴别诊断，特别是在激素替代治疗过程中出现直肠乙状结肠肿块的老年患者。

硬性直肠镜检查对于预测病变部位在 Douglos 窝的重度子宫内膜异位症患者直肠乙状结肠受累的深度是非常有用的。在使用灌肠剂去除粪便碎屑后，将硬性直肠镜置于直肠乙状结肠上方并缓慢收回以保持充气足够。黏膜通常固定在黏膜下层或深部肌肉受累区域，并且粘连或起皱，丧失正常的黏膜活动性。根据我们的经验，这些黏膜发现与子宫内膜置入的显著肠壁浸润相关，并且通常需要肠切除。

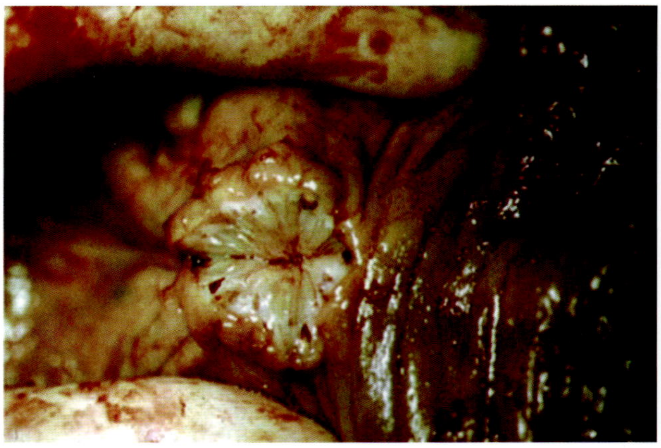

图 42-2 息肉状结肠内子宫内膜置入物导致结肠黏膜异常

影像学检查

用于辅助子宫内膜异位症诊断的影像技术包括超声检查、钡剂灌肠、计算机断层扫描（CT）、磁共振成像（MRI）和免疫闪烁成像术。这些测试是用于评估慢性盆腔疼痛和（或）生殖道或结肠出血的。它们主要用于诊断常见疾病，在使用腹腔镜或剖腹手术进行视觉或病理学诊断之前，有一些发现可能强烈提示存在子宫内膜异位症。

经阴道超声已常规用于评估卵巢子宫内膜瘤。这是一个敏感的检查，经验丰富的医生利用它，诊断卵巢子宫内膜异位症的特异性可以达到超过 90%。然而，盆腔超声在检测局灶性非卵巢内子宫内膜异位症方面并不十分敏感。子宫内膜异位症被称为“伟大的模仿者”，因为超声波的变异度很大，一些病变几乎是透亮的，而另一些则是强回声的。

结直肠腔内超声是对 Douglos 窝部位子宫内膜异位症是否侵犯直肠壁具有诊断价值的工具。Chapron 及其同事研究了直肠腔内超声检查直肠阴道部位子宫内膜异位症患者肠道浸润深度的可靠性 [41]。在 17 例证实有深部盆腔子宫内膜异位症的患者中，超声检查显示肠壁受累并提示需要肠切除。随后在 16 名患者中进行了腹腔镜检查和病理标本评估。其他 21 名患有 Douglos 窝部位子宫内膜异位症的患者，其超声检查未显示直肠壁受累，不需要肠道切除，并且能够使用腹腔镜技术完全切除子宫内膜异位症病变，无并发症。Doniec 及其同事确定了超声的准确性，确定子宫内膜异位症对直肠壁受累术前分期的敏感性和特异性为 97%[42]。通过直肠腔内超声评估 Douglos 窝部位子宫内膜异位症的患者，其体验并不好，特别是当使用气囊探针压迫子宫内膜置入物导致直肠扩张的时候。

钡剂灌肠检查是妇科医生通常针对与深部盆腔子宫内膜异位症有关的肠道不适的另一种成像技术。侧卧位和俯卧位可以提供对 Douglos 窝部位子宫内膜异位症的良好评估，需要注意的是确保气囊保持在远端直肠内（图 42-3）。没有肠壁受累的患者显示为正常的或者具有光滑外源性压迹的正常黏膜。不同子宫内膜异位症对肠壁侵袭的深度在钡灌肠表现上各不相同。直肠壁的不规则性改变，如息肉样病变，可能难以和炎症性肠病或肿瘤相区分。直肠乙状结肠的狭窄也可以通过钡剂灌肠来确定。

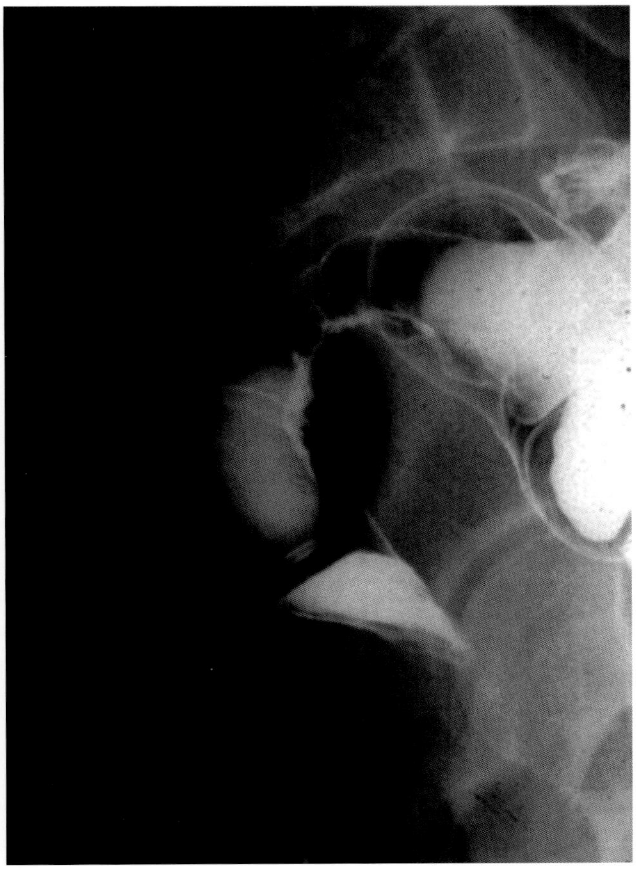

图 42-3　钡剂灌肠显示子宫内膜异位症导致直肠乙状结肠狭窄

计算机断层扫描是最常用于评估腹部和盆腔疼痛的成像技术。遗憾的是，没有标准的 CT 表现来区别子宫内膜异位症与盆腔肿块。囊肿病变多见于卵巢，而较深的盆腔疾病通常由实性病变或混合性囊性 / 实性病变组成。CT 评估盆腔侧壁子宫内膜异位症优于超声，但炎性和恶性肿瘤之间的区分还是有一定困难的。CT 扫描可能对盆腔疼痛和盆腔、直肠乙状结肠的肌肉骨骼边缘超声检查阴性的患者最有价值。

当强烈怀疑盆腔子宫内膜异位症时，磁共振成像（MRI）比 CT 扫描更有用，因为它具有更好的平面成像和更少的电离辐射。MRI 可能是怀疑子宫内膜异位症的最佳无创检查方式。结直肠受累的 MRI 表现为直肠和阴道之间的脂肪平面消失，T2 加权相上的前肠壁低信号缺失以及 T1 加权相肠壁间存在对比增强的肿块[43]。矢状面成像在 Douglos 窝部位子宫内膜异位症成像时特别有用。MRI 对腹膜外肿块和盆腔肿块的评估优于 CT 扫描[44]。子宫内膜种植体的识别取决于这些病变中出现的出血。成像与最近一次出血之间的时间可以确定哪些加权图像表现最强烈。MRI 检查和充分评估结直肠子宫内膜异位症的灵敏度和特异性分别约为 78% 和 98%[44]。

放射性碘标记的 CA-125 单克隆抗体进行免疫闪烁成像术适用于明确盆腔子宫内膜异位症的程度，特别是在盆腔粘连严重时[45]。在一项对 28 名女性进行的研究中，22 人进行了测试，其中 16 人被确认患有子宫内膜异位症。尽管组织学上确诊子宫内膜异位症，但五名妇女中有两名患者的检测结果为阴性。因此，免疫闪烁照相术目前不推荐用于筛查，其仍然处于研究阶段。

腹腔镜

子宫内膜异位症的诊断通常需要对腹部和盆腔进行直接的视觉和（或）触觉评估。腹腔镜检查目前是许多疑似患有子宫内膜异位症的患者的首选方法，并且已经彻底改变了该病的诊断和治疗（图 42-4）。对于有经验的医生，腹腔镜评估敏感性为 97%，特异性为 77%[46]。强烈建议对至少一个病

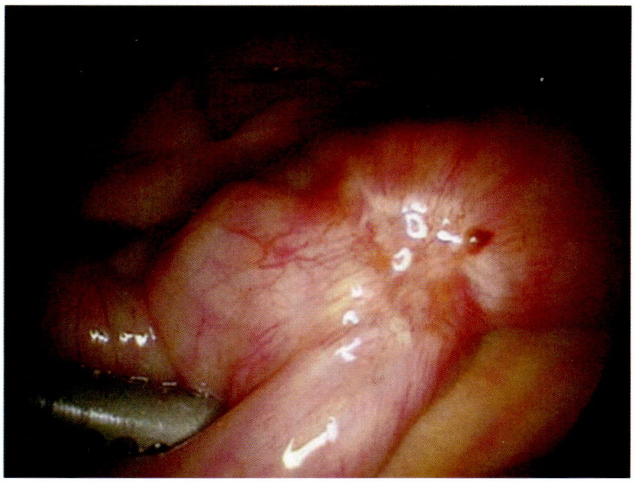

图 42-4 腹腔镜视野下小肠上的子宫内膜置入物

变进行活检以确认视觉诊断，对于直径大于 3 cm 的深部疾病和子宫内膜异位症尤其重要，以排除恶性肿瘤 [47]。大多数患者严重盆腔疼痛和许多难治性不孕患者都接受了腹腔镜检查。腹腔镜检查与月经周期相关的时间并不重要，除非患者被评估为不孕。在这些患者中，手术在黄体期进行，以提供关于卵巢功能的额外有价值的信息。

腹腔镜诊断技术在外科和妇科文献中都已广泛应用。摄像机通常安装在具有照相和记录功能的视频监控系统上，于脐水平或上腹部进入腹腔，而第二个戳孔置于耻骨弓上位置，以允许探查盆腔和腹部脏器。彻底探查整个腹部，尤其是盆腔检查至关重要。应上提两个卵巢以评估盆腔腹膜，并应移动子宫以使 Douglos 窝、骶骨韧带、乙状结肠和输尿管完全可见。查看阑尾的基部以及远端小肠也很重要。

获得腹部和盆腔脏器的完整评估在技术上要求很高。腹腔镜的准确性完全取决于外科医生对腹部和盆腔的视觉评估。子宫内膜异位症的发现可能非常微妙，几项研究表明，视觉正常的腹膜可能有子宫内膜异位症的微观证据 [48]。子宫内膜异位症的程度应仔细记录和分期。目前的分期系统是 1998 年由美国生殖医学学会修订的（图 42-5），主要用于不孕症方面 [49]。与先前的分期系统相比，这次修订是一种改进，其更加关注粘连，其次才是置入物。几乎所有需要切除的肠道病变患者都是第 4 期，特别是存在 Douglos 窝浸润。

然而，目前的分类系统通常对胃肠外科医生帮助不大。对外科医生更重要的信息是肠道病变的识别和定位。没有统一类型的子宫内膜病变。经典的种植体结节伴有不同程度的纤维化和色素沉着，颜色可能是黑色、白色、棕色、蓝色甚至红色。病变的外观可能是水疱、丘疹或出血（图 42-5）。绝大多数这些病变都有腺体组织。随着时间的推移，病变可能会改变颜色或形状，例如疾病早期出现红色病变，之后置入物变为典型的蓝色 / 黑色病变。愈合的置入物显示为纤维结节。也有多种非典型病变偶尔与阳性活检相关。无法通过纯粹的视觉手段来确定子宫内膜异位症，病理学诊断是金标准，特别是对于轻微病灶。

最初由 Cullen 在 1920 年描述：近 20% 的子宫内膜异位症女性中合并 Douglos 窝受累。其中 90% 的变异与肠外科医生关系密切。组织学上，这些病变的特征是由纤维状和平滑肌细胞构成的具有子宫内膜腺体和基质的增生结缔组织。病变的主要成分是纤维组织，而不是其他部位典型的子宫内膜组织。这些置入物都具有增殖性和浸润性，超过 25% 的置入深度至少有 5 mm[50]。仅通过腹腔镜检查难以评估侵入深度，一般只有通过开腹手术，才能将置入物的全部范围描述清楚。进行性纤维化会导致肠腔变窄，偶尔会导致肠梗阻。

这些直肠阴道置入物在月经周期中的行为也不同。在黄体期没有分泌物变化。月经期血管扩张而不会出现坏死和出血。几项研究表明 GnRH 激动剂治疗后直肠阴道子宫内膜异位症的有丝分裂活性没有显著降低 [51]。这种抵抗被认为是由于雌激素受体未被激活、药物量不足或仅受雌激素影响的遗传程序。

治疗

子宫内膜异位症患者的治疗方案目前基于症状的严重程度和类型。目前，子宫内膜异位症尚不能完全预防，因此治疗目的主要是缓解症状。有些子宫内膜异位症患者完全无症状，而是出于其他原因在手术时偶然发现了置入物。Martin 于 1989 年进行的一项研究显示，25% 接受选择性输卵管结扎术的女性患有无症状的子宫内膜异位症 [52]。这一发现表明并非所有患有子宫内膜异位症的女性

患者姓名 ________________________ 日期 ________________________

Ⅰ期（微小病变）　-1-5

Ⅱ期（轻度）　-6-15　　腹腔镜检查 __________ 开腹探查 __________ 影像学检查 __________

Ⅲ期（中度）　-6-40　　治疗建议 ________________________

Ⅳ期（重度）　->40　　________________________

总计 ______________　　预后 ______________

腹膜	异位病灶	<1 cm	1 ~ 3 cm	>3 cm
	表浅	1	2	4
	深层	2	4	6
卵巢	右　浅表	1	2	4
	深层	6	16	20
	左　浅表	1	2	4
	深层	4	16	20
	直肠子宫凹陷封闭	部分		完全
		4		40
卵巢	粘连	<1/3 包裹	1/3 - 2/3 包裹	<2/3 包裹
	右　轻	1	2	4
	重	4	8	16
	左　轻	1	2	4
	重	4	8	16
输卵管	右　轻	1	2	4
	重	4*	8*	16
	左　轻	1	2	4
	重	4*	8*	16

如果输卵管伞端完全粘连，计 16 分。浅表种植体表现为红色［（R），红色，火焰状，泡沫状，清楚的囊泡］，白色［（W），浑浊的，腹膜缺损，黄褐色］，或黑色［（B）黑色，含铁血黄素沉积，蓝色］。统计各种类型百比 R__%，W__%，B__%。共计 100%。

额外的子宫内膜异位症 ________________________

相关病理结果 ________________________

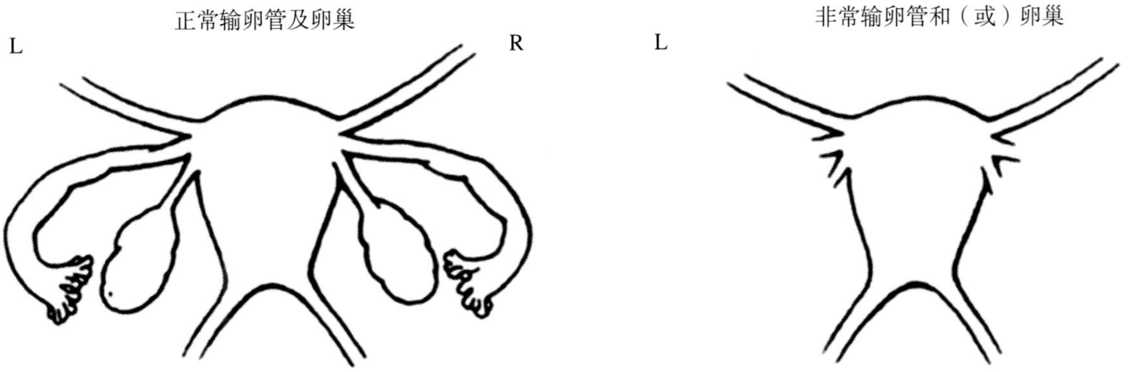

图 42-5　1996 年修订的美国生殖医学学会对子宫内膜异位症的分类

都需要治疗。其他作者已经分析了这些无症状妇女子宫内膜异位症患病的发病时间。他们发现，在最后一次妊娠10年后，子宫内膜置入物的可能性显著增加[6, 53]。因此，由于自然史不清楚，这些患者的长期随访可能表现出症状的出现时间更晚，且需要进行更加积极的药物或手术治疗。

在20世纪60年代引入诊断性腹腔镜之前，探查性剖腹探查是诊断和治疗子宫内膜异位症的唯一方式。腹腔镜检查彻底改变了对这些妇女的诊断评估方式，并允许有限的疾病患者接受药物治疗。随着腹腔镜技术和设备在过去十年中的改进，特别是腹腔镜激光技术的发展，现在许多（如果不是最早期的）子宫内膜病灶可以在诊断时被消融或切除，甚至包括肠道和输尿管的复杂切除手术都可以通过腹腔镜手术安全地进行，特别是轻度和中度疾病患者。随着先进的腹腔镜技术越来越普及，药物治疗的适应证和使用也在不断发展。

药物治疗

药物治疗旨在治疗子宫内膜异位症的症状，特别是盆腔疼痛。由于盆腔疼痛可能与腹腔镜检查中发现的子宫内膜异位症之外的原因有关，卵巢抑制试验通常用于帮助确定子宫内膜置入物对疼痛的影响。在那些不育症患者中（伴或不伴盆腔疼痛），治疗的主要目标是宫内妊娠。在排除了其他不孕因素后，卵巢抑制可允许腹腔镜切除较小的子宫内膜病变，并保留最佳的卵巢组织。

尽管子宫内膜异位症手术治疗取得了许多进展，但药物治疗仍有一些显著的优势。手术只能消除既可见又可切除的病变。重要结构上的微观病变常常被遗留下来，随后的复发也就不奇怪。此外，盆腔中的消融手术存在并发症，特别是如果女性尝试多次治疗时。对于不育的女性，盆腔手术后可能形成的粘连可能会进一步损害受孕能力。此外，激光破坏卵巢置入物可能会破坏生发组织，并且可能会限制所涉及的卵巢的生殖能力。对于某些病例，药物治疗在症状缓解、疾病复发和治疗后妊娠率方面与手术相当。最后，药物治疗不需要专门的培训或设备，并且手术费用低得多。

单纯的药物治疗也具有显著的潜在缺点。随后讨论的所有激素疗法都有副作用，并且经常需要长时间的治疗，例如，药物疗法操纵激素环境以抑制卵巢雌激素和黄体酮的循环分泌，并且这种抑制诱导异位内膜的萎缩，使得在几个月内置入物退化。晚期病变，特别是具有结节增生组织的病变往往只会部分消退。目前的激素方案不能完全根除这些病变，并且在停止治疗时，病变可能再次变为症状。

口服避孕药

Kistner介绍了第一个用于子宫内膜异位症的有效药物。他在1958年建议服用高剂量、持续性的雌激素/孕激素。这些药物导致诱发假性怀孕，伴有激素性闭经。由此抑制垂体和卵巢功能，并且在治疗方案的后期阶段，子宫内膜置入物再吸收并分解。通常治疗方案包括每日1片药物，维持6～9个月。Vercellini及其同事比较了口服避孕药与GnRH激动剂，他们发现两组患者的深部性交疼痛和盆腔疼痛减少，而口服避孕药的妇女副作用较少。在1年时两组疼痛缓解似乎相似[54]。副作用很少导致治疗停止，但子宫内膜异位症状的恶化可能在治疗过程的早期发生。

用于治疗子宫内膜异位症的另一种药物疗法是单独施用合成孕激素。这可能通过与内源性雌激素协同作用诱发假孕。卵巢抑制往往不一致。口服和缓释剂都可用。对于不希望怀孕并且存在手术禁忌的患者，使用维生素E可以有效缓解盆腔疼痛[55]。其副作用包括阴道出血、体重增加和液体潴留。

达那唑

达那唑在20世纪70年代中期首次广泛用于子宫内膜异位症，直到引入GnRH激动剂（GnRH-a）之前，都是用于抑制子宫内膜异位症的最广泛使用的药物。达那唑通过直接影响卵巢类固醇生成和垂体产生FSH和LH来降低外周雌激素和黄体酮水平。达那唑还直接结合子宫内膜细胞受体，导致其萎缩和抑制增殖。此外，达那唑是一种有效的免疫调节剂，对体液和细胞免疫有益[56]。

达那唑的副作用会导致5%的接受短期疗程的患者停药[57]，其长期抑制的耐受性差。可预测的更年期表现是最常见的。达那唑还能提高游离睾酮水平并产生高雄激素状态，尤其是在较低剂量时，可能会出现多毛症、痤疮体重增加和声音变化等。此外，由于达那唑改变脂质代谢和肝功能，因此它不可用于肝酶升高、患有肝病或动脉粥样硬化的女性。

促性腺激素释放激素激动剂

GnRH-a 作为子宫内膜异位症的一种新的治疗方式，主要特点是减少副作用而改善了结果。GnRH-a 是从十肽长的 GnRH 衍生分子合成的。GnRH-a 的连续给药完全抑制了 FSH 和 LH 的垂体释放。该药可以通过注射或鼻内施用，从月经周期的黄体中期开始，目前推荐的治疗时间为 6 个月。50%以上的女性疼痛完全缓解，90%以上明显缓解。治疗 6 个月后的腹腔镜评估表明，大多数患者的病灶消失或显著减小。比较达那唑和 GnRH-a 的研究表明了相似的临床效果 [58]。

GnRH-a 的副作用是严重的低雌激素状态。因副作用导致停止治疗并不常见。典型的 6 个月治疗方案可能发生的骨矿物质密度损失程度为 5%～6%。这些因素限制了 GnRH-a 的使用期限不能超过 6 个月。骨矿物质丢失通常在停药 6～12 个月后恢复，并且可以通过每天给予替勃龙来显著改善 [59]。显然，GnRH-a 不推荐用于既往存在骨质疏松症的女性。有趣的是，在月经周期中的错误时间施用 GnRH-a 可能导致潜在的严重并发症，并且发生短暂的 FSH 和 LH 分泌过多。促性腺激素活性的提高可能会促使子宫内膜异位症状急剧加重，偶尔需要紧急外科手术，当然这种情况比较少见 [54]。

人们频繁使用 GnRH-a 作为手术的新辅助或辅助治疗，这有利于减少术后粘连的形成和手术时未显现或切除的病灶在盆腔中复发 [55]。尽管正在进行的研究仍然显示出有益效果 [60]，但评估术后 GnRH-a 的研究未能有效地建立起来。术前使用 GnRH-a 明显缩小许多子宫内膜异位症的结节，特别是在盆腔侧壁、卵巢和小肠上。记录这些病变的位置很重要，因为它们可能会显著改变形态。经过 3 个月的 GnRH-a 疗程后，病变常常得到缓解，大部分肿块会消失并可能呈白色。它们很难观察到，并且可能比最初看起来更深。不幸的是，尽管患者在治疗过程中经常缓解其严重的盆腔疼痛，但是患者在治疗过程中仍经常感到疼痛。最重要的是，解剖盆腔侧壁在技术上不是很困难，这有利于移除腹膜置入物和盆腔内止血，并且保留了性腺血管及妊娠的可能性。

未来的药物

芳香酶是催化雄激素转化成雌激素的酶。这一过程是产生雌激素和子宫内膜异位置入物的限速步骤。目前有两种抑制剂：甾体和非甾体。在绝经后女性或绝经前卵巢已无功能的女性中，两类抑制剂都能将循环雌激素降低至治疗前水平的 10%以下 [61]。由于它们不会完全阻断雌激素的产生，因此它们主要用于绝经后妇女或与其他药物联合使用以减少治疗的毒性。在一项随机试验中，严重子宫内膜异位症患者接受 GnRH-a 和芳香化酶抑制剂或 GnRh-a 联合治疗。联合治疗对缓解盆腔疼痛并没有伴随骨矿物质密度变化是有效的，并且可能成为替代手术的治疗方法 [61]。

此外还有免疫调节剂和抗炎药物的治疗方法。如前所述，免疫系统中的缺陷可能在子宫内膜异位症的发病中起作用。腹膜巨噬细胞的数量和活性均增加。无论升高的细胞因子和其他炎症因子是否导致疾病，药物级联都会扩大反应并有助于疾病的进展 [62]。前瞻性随机试验对比研究了环氧合酶抑制剂与安慰剂。4 期子宫内膜异位症患者盆腔疼痛和性交痛会有所减少 [62]。虽然肿瘤坏死因子（TNF）在子宫内膜异位症患者的腹膜液中升高，但 TNF 抑制剂没有显示任何有效性 [62]。

手术治疗

随着时间的推移，子宫内膜异位症的手术治疗已显著发展。在腹腔镜检查和抑制性药物治疗出现之前，大多数手术都是针对晚期疾病进行的，包括完全切除子宫和卵巢。尽管最有效的治疗盆腔疼痛的手段仍然包括手术去势和子宫内膜置入物的切除术，但这些年轻患者仍希望保留其怀孕的能力。目前，手术仅在保留生育潜力时才被认为是不可取的。因此，子宫内膜异位症手术治疗的主要目标是彻底切除或消融子宫内膜置入物。次要目标包括保留卵巢功能和减少术后粘连形成。目前，妇科医生通过合作治疗卵巢子宫内膜异位症患者，以彻底消除所有严重疾病，恢复正常解剖结构并优化生育能力。

一般原则

子宫内膜异位症是一种侵入性疾病，可深入腹膜后，常被周围纤维化包围，精确评估置入物的实际浸润程度比较困难。去除病灶需要锐性切除或消融治疗。这两种技术都有可能导致肠道或泌尿道的医源性损伤。病变完全消融的时间高度依赖于手术技术和外科医生的专业知识。手术应该尽可能地使用对周围组织伤害最小化的技术，例如使用电切和高功率设置的 CO_2 镭射将拟切除的部位边缘标记出来。腹腔镜水分离术对于识别正常的周围组织也非常有用。

在开放手术和腹腔镜手术中，细致的止血和频繁的灌洗对保持手术视野的良好可视性至关重要。特别是在 Douglas 窝中，组织平面经常变形，并且术中使用阴道相关器械或直肠镜评估直肠可能有助于避免对这些结构的医源性损伤。最后，通过轻柔处理减少组织创伤和粘连，并最大限度地提高潜在的生育能力。

所有接受手术治疗晚期子宫内膜异位症的患者，无论是通过开放式还是腹腔镜手术，均应进行全面的机械性和抗生素肠道准备。接受大型腹部或盆腔手术患者预防性使用抗生素和其他适当的做法是标准的。患者被置于低位截石位置，以便可进入阴道和直肠进行仪器检查。输尿管支架的使用非常广泛，特别适用于患有严重 Douglas 窝内闭塞性疾病，以及再次盆腔手术的女性患者。

对于完全消除子宫内膜异位症，没有特定的技术或方法被证明是具有优越性的。对于子宫内膜异位症，外科医生的经验和技能是至关重要的。有经验的医师可以顺利完成腹腔镜下清除广泛病变的子宫内膜异位症。然而，需要合并肠切除的直肠阴道膈深部病变手术仍需要开腹，以安全和完全切除子宫内膜置入物，并恢复肠道连续性。

有关卵巢和输尿管子宫内膜异位症手术治疗的管理和技术在相关的妇科和泌尿科文献中进行了广泛讨论。关于手术治疗的讨论将集中在肠道病变的处理上（图 42-6）。

直肠阴道膈子宫内膜异位症

延伸到直肠阴道膈的 Douglas 窝子宫内膜异位症是肠道受累最常见的部位，可能需要肠切除。这些病变往往是深部结节，从阴道后部和前直肠延伸至子宫骶韧带（图 42-7a-d）。涉及腹膜内直肠的较小的表面病灶可以使用 CO_2 激光或电凝进行消融。当使用这两种技术时，首先标记要去除的病灶，以

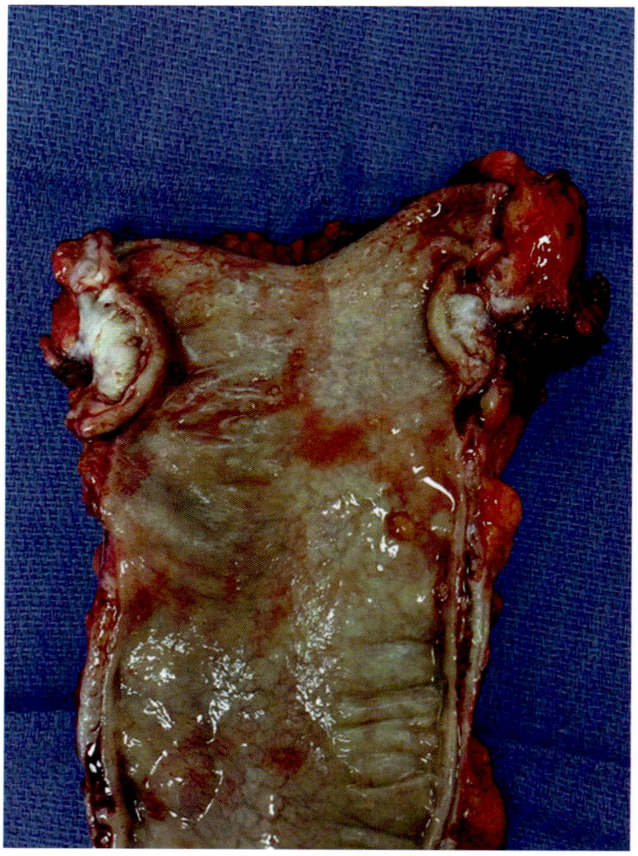

图 42-6 子宫内膜置入物侵入小肠肠壁的标本

确保彻底去除病变，因为变形的表面和组织可能使评估切除的完整性变得困难。切割电流与凝固电流相反是最好的。前一种技术最大限度地减少了碳化，以便判断是否切除了足够的正常组织深度。在去除病灶后，应该仔细评估肠壁。由于大多数表面病灶可以在没有进入黏膜的情况下被移除，因此可以用横向 Lembert 缝合法关闭缺损部位。

进行腹腔镜检查时，表面病灶剥除技术已经大有改进。它被称为“剃须”，并且包括在不进入直肠黏膜的情况下细致切除病灶。从肠壁切下子宫内膜异位结节，并仔细缝合所有暴露的黏膜。根据 Donnez 和 Squifflet 等对 500 位接受“剃须”患者的系列报道，直肠穿孔率为 1.4%，复发率为 7%。他们认为这种表面切除术的术后肠功能恢复比节段性肠切除更好[63]。

手术治疗深部病变尚具有争议性。采用直肠乙状结肠切除术是技术上要求的，并应由熟练的肠外科医生进行，以尽量减少这些年轻患者的并发症。随着经验的积累，治疗方法愈发积极，通常与妇科

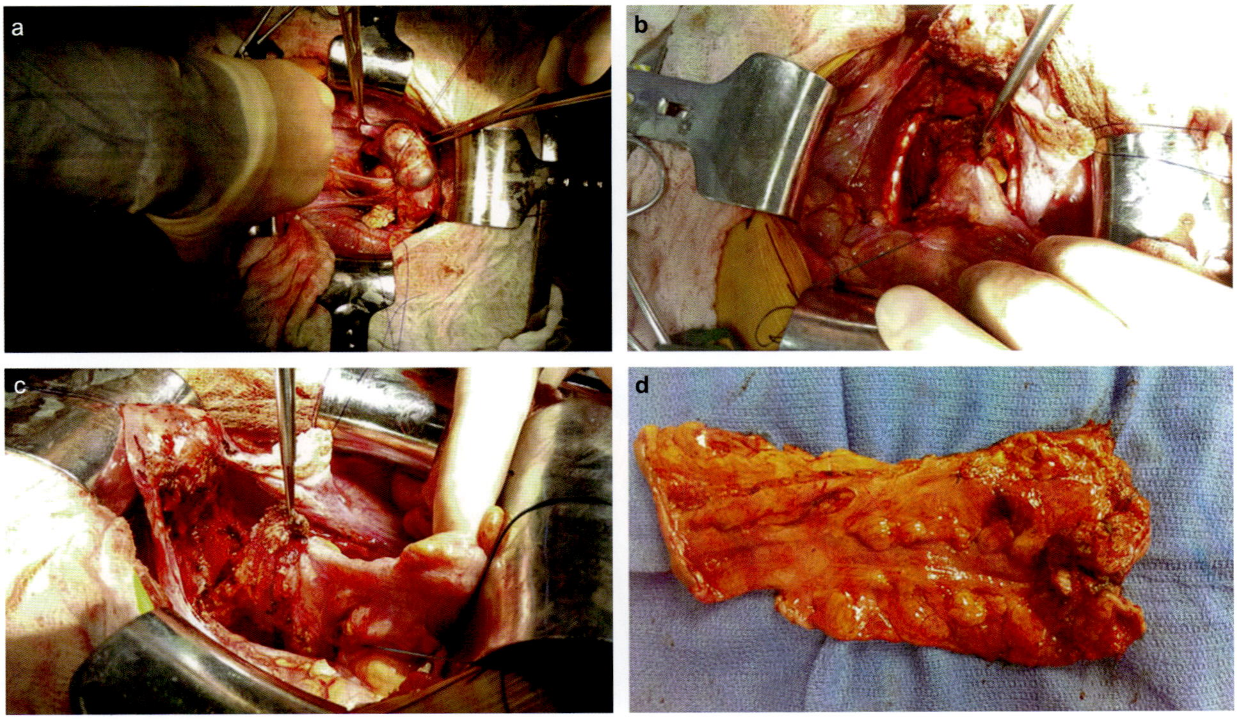

图 42-7　a. 子宫内膜置入物侵犯 Douglas 窝，以及再手术开始时发现的左侧卵巢上较大的子宫内膜异位症病灶；b. 从输尿管和阴道后部切除了大的子宫内膜异位结节（注意发光的输尿管导管有助于病灶的切除）；c. 在完全解剖 Douglas 窝并将病灶向骨盆外移动后直肠阴道平面内的正常脂肪；d. 激素治疗后子宫内膜异位症的典型表现，激素治疗会引起血管减少

医生一起去除卵巢和输卵管上的子宫内膜沉积物。药物治疗尚未证明对这些浸润性病变有效，所以单纯切除性腺被证明无效是不足为奇的 [64]。如果子宫内膜置入物未被完全切除，部分患者会出现双侧输卵管切除术后的慢性疼痛或部分结肠梗阻症状。因此，对于有子宫内膜异位症相关症状的妇女，推荐使用直肠壁局部病灶切除（图 42-8）或直肠前壁切除术。如果子宫内膜异位症已经完全切除，两种手术都可以在腹腔镜下进行。不幸的是，腹腔镜检查通常会忽略那些视觉上不明显且只能通过触诊才能辨别的病灶。然而，应该指出的是，对于严重的疾病，如果可能的话，腹腔镜消融与开腹手术相比具有相似的妊娠率，并且这两种技术明显优于单独的药物治疗 [65]。

事实上，对于严重子宫内膜异位并发的不孕症，最合适的手术疗法是未知的。尚无随机对照试验证明节段性肠切除术后生育力有所改善。然而，Stepniewska 及其同事对进行节段性肠切除术和未行肠切除术的子宫内膜异位患者的观察性研究显示，当患者接受切除时，妊娠率会有所提高 [66]。肠切除的支持者也注意到，与更保守的选择相比，严重子宫内膜异位症行肠切除术后复发会减少。复发性子宫内膜异位症对因子宫内膜异位症再次手术的女性的妊娠率具有显著的负面影响 [67]。子宫内膜异位症复发使妊娠率下降近 50%，体外受精可以考虑作为复发性子宫内膜异位症的另一种手术治疗方法。

涉及结肠直肠阴道部分的浸润性结节子宫内膜置入物经常侵袭阴道和直肠（图 42-7a-d）。移除置入物需要切除直肠壁的一部分，从阴道剥离病变可以达到整体切除直肠壁病变。在这些病变和直肠或阴道壁之间通常没有可辨别的平面。必须小心避免侵入阴道壁而损伤宫颈，特别是对于希望远期怀孕的女性。通常有利的是，在试图进行前部解剖之前，在后部和外侧组织平面上调整直肠位置以充分确定病变的位置。在直肠阴道平面受累区域以下钝性解剖可能有助于辨明畸形解剖并避免进入肠腔。仔细解剖阴道病变后，可以达到正常的直肠阴道平面，固定的硬肿块可能会变得可移动且易于切除。

通常对于直径小于 3 cm 的单个病变，可以通过腹腔镜或开放技术行局部切除直肠前壁病灶。用

图 42-8 a.～d. 肠壁子宫内膜置入物的局部切除术

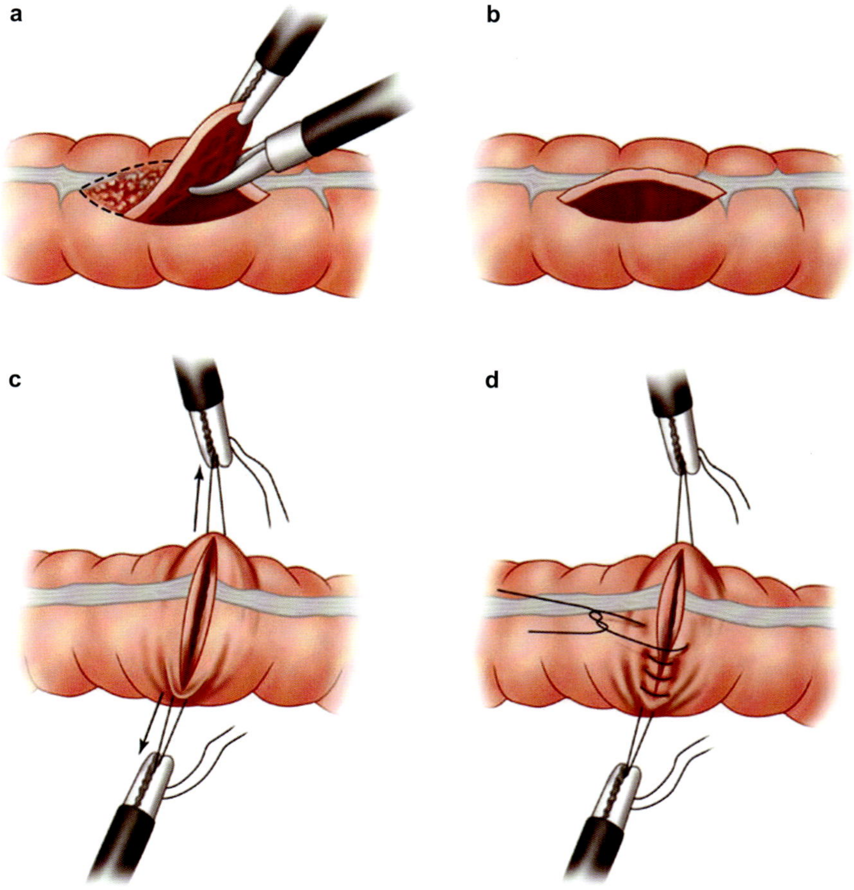

腹腔镜进行盘状切除的禁忌证包括乙状结肠受累、肠管狭窄（周围受累超过 50%）和多发病灶[68]。在用电刀标记病灶之后，留置缝线于子宫内膜置入物的任一侧。然后用电刀全层切除肠壁。随后放置横向可吸收缝线以关闭缺损。当进行腹腔镜下局部肠壁切除术时，该技术与开放式手术非常相似，或者可以使用经肛门吻合器完成。最初的“剃须”可以被执行以减弱病灶。在病变水平放置引导缝线后，展开一个圆形缝合器，并通过轻轻拉动引导缝线将肠道病变夹在缝合器和砧座之间的凹槽前面。用吻合器的纤维切除部分周长的全层肠壁[69]。这种腹腔镜技术的主要并发症是出血，约 10%的患者需要输血[70-71]。

部分切除直肠乙状结肠来治疗更大的病变或肿瘤仍是一个问题。边缘是大致正常的结肠，除非有多个病变，否则不需要大范围的结肠切除。高位结扎乙状血管也是不必要的，吻合可以是手工缝合或吻合器钉合。当通过腹腔镜进行切除时，可通过调整其中一个戳孔部位来移除涉及的病灶。Nezhat 和 Pennington 描述了一种在肛门外脱落病灶进行切除的技术[72]。Redwine 描述了一种经阴道去除标本的方法[73]。开腹或腹腔镜切除这些深部浸润性直肠阴道病变对技术要求很高。缺乏可辨别的组织平面、直肠和阴道的密切关联以及子宫内膜异位症的远端消融频繁发生，这使腹腔镜切除术只能由经验丰富的外科医生进行。Senagore 的一系列研究中共有 18 名 4 期子宫内膜异位症患者接受了腹腔镜肠切除术。虽然他们认为腹腔镜切除在技术上是可行的，但并发症包括输尿管损伤和吻合口漏，并需要采取回肠造口术[74]。即使对于经验丰富的腹腔镜医生，据报道在这些切除术后也会发生需要回肠造口术的直肠阴道瘘[75]。直肠吻合术（无论是开腹手术还是腹腔镜手术）需要常规实施漏气检查评估。

小肠和阑尾的子宫内膜异位症

虽然涉及小肠或阑尾的子宫内膜异位症比直肠

乙状结肠疾病少得多，但仔细检查这些器官对晚期子宫内膜异位症患者至关重要，尽量确保彻底清除所有病灶并减少复发。如上所述，可以用锐性切除术、电烙术或激光治疗超小型小肠置入物。更深的置入物可能需要小肠切除，并且如果距回盲瓣 5 cm 内，可能需要进行回盲部切除术。阑尾子宫内膜异位症的治疗需要采用阑尾切除术。有时候，外科医生会遇到一个带有子宫内膜置入物的患者，而在另一种情况下工作。虽然病变可能表现出与子宫内膜异位症一致的经典视觉外观，但确诊并排除恶性肿瘤的活检仍很重要。几项研究表明，少数带有阑尾小型无症状子宫内膜置入物的患者会出现症状，但尚未有研究确定这些病变的自然病程。因此，对于无症状子宫内膜异位症患者，观察可能就足够了，应避免激素替代治疗。

手术治疗的结果

手术切除后子宫内膜异位症的复发状况难以评估，因为学者们对子宫内膜异位症的手术方法存在很大差异，并且需要术后腹腔镜检查来证实无症状复发。虽然迄今为止尚无长期的前瞻性研究，但较大型的研究表明组织学确定的复发性子宫内膜异位率约为 19% [76]。通过解决术前盆腔疼痛或不孕症来评估对手术的反应更容易掌握。Bailey 等人对肠内子宫内膜异位症行肠切除术治疗，发现 86%的患者完全或接近完全缓解了术前盆腔疼痛。此外，实现了 50%的妊娠率，与治疗更低阶段疾病的效果相当 [77]。这些结果在超过 130 名患者的中位随访 5 年后达到最低发病率，没有吻合口瘘，并且没有记录到复发性结直肠子宫内膜异位症的例子。对于广泛的子宫内膜异位症进行的腹腔镜肠道切除术报告了类似的妊娠率，其病例数较少，并发症发生率较高，而且长期随访时间较短。

药物、手术联合治疗

子宫内膜异位症的内科和外科单独治疗都不能成功地根除疾病并使复发最小化。药物治疗影响子宫内膜置入物的可变性，并且在治疗停止后复发率高。而手术不能消除微小的疾病，术后粘连可能导致术后盆腔疼痛和不孕。由于这些原因，虽然前瞻性随机研究数据缺乏，不能证明复发和症状的长期改善，但术前或术后联合治疗已使用数年。

在 3 ~ 6 个月内进行术前药物治疗的基本原理主要是减少炎症和病灶的大小。据推测，这种疗法可以使切除更容易，粘连形成减少。药物治疗也可能减少子宫内膜置入物的血管。1985 年 Buttram 的一项前瞻性研究显示术前给予达那唑 6 个月的子宫内膜异位症的各个阶段的妊娠率有所提高 [78]。治疗的最佳时间长度和长期复发率尚待阐明。术后使用达那唑和口服避孕药治疗未显示出持久性，并且长期随访 12 个月后复发率的改善不如治疗最初的效果。我们目前使用的联合疗法是在择期手术之前 3 ~ 6 个月的 GnRH-a 药物治疗。

结论

近 20 年来，肠道子宫内膜异位症的诊断和治疗发生了巨大的变化，腹腔镜检查得到广泛普及，并清楚理解了对有症状患者移除所有子宫内膜置入物的必要性。随着改进低位吻合手术的吻合装置的出现，当需要时，肠外科医生应该切除子宫内膜置入物并恢复肠道连续性，并尽量降低复发率，保存生育能力。要提高该病的治疗效果，需要更好地了解子宫内膜置入物的病因和生长规律。

（参考文献参见 www.pumpress.com/home-specific-edu/5599.html）

第43章

结肠、直肠及肛门损伤

W. Brian Perry 著
吴伟强 译 李佳昕 审校

要点

- 一期修复是所有非毁损性结肠损伤的治疗首选。
- 切除吻合术是大部分毁损性结肠损伤的首选治疗方法。
- 对于接受剖腹手术控制损伤的患者或者有严重合并疾病、明显血流动力学紊乱的患者，应该考虑改道手术。
- 一期修复对可见的直肠损伤是合适的。
- 单纯改道无须直接修复就足以治疗孤立性腹膜外直肠损伤。
- 直肠损伤不再推荐骶前引流和远端冲洗。
- 肛门损伤常常需要延迟重建。

简介

在过去的一个半世纪里，结肠损伤的处理已经有了快速发展。战时积累的经验显示，死亡率已从美国内战时期的大于90%降低到伊拉克和阿富汗战争时期的不足10%（图43-1）。很多因素促成了这种发展，包括更及时的转运（图43-2）、复苏技术、输血、抗生素的应用和外科技术改进。民间医院总结了这些因素，并进一步细化了当前的治疗方案。对大多数损伤进行一期直接修复的安全性已被多项研究证实，但在需要控制损伤的情况下仍然须谨慎使用。腹膜外直肠损伤通常通过近端改道进行治疗；常规的远端冲洗和骶前引流最近被证明是没

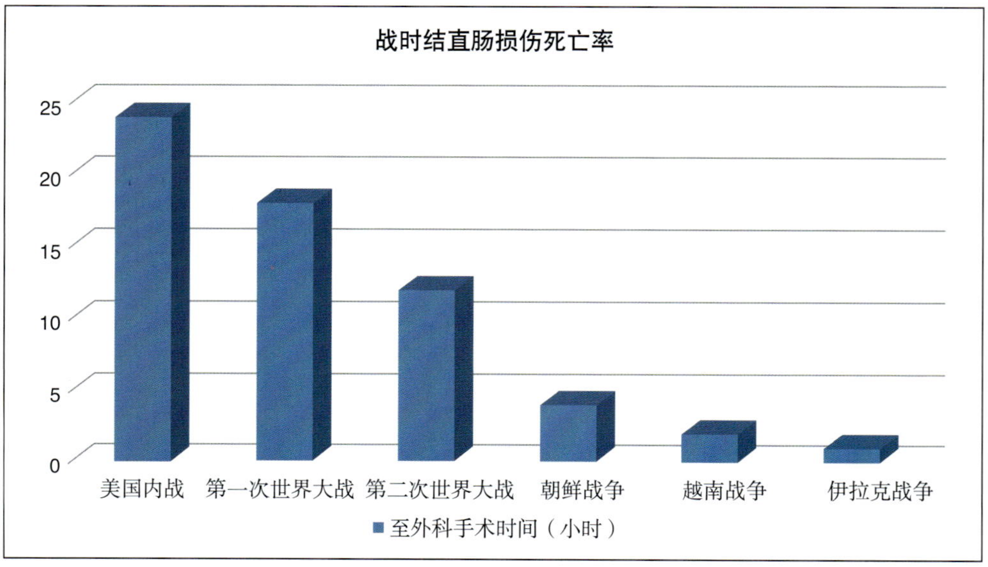

图43-1 美国历次战争中穿透性结直肠损伤死亡率

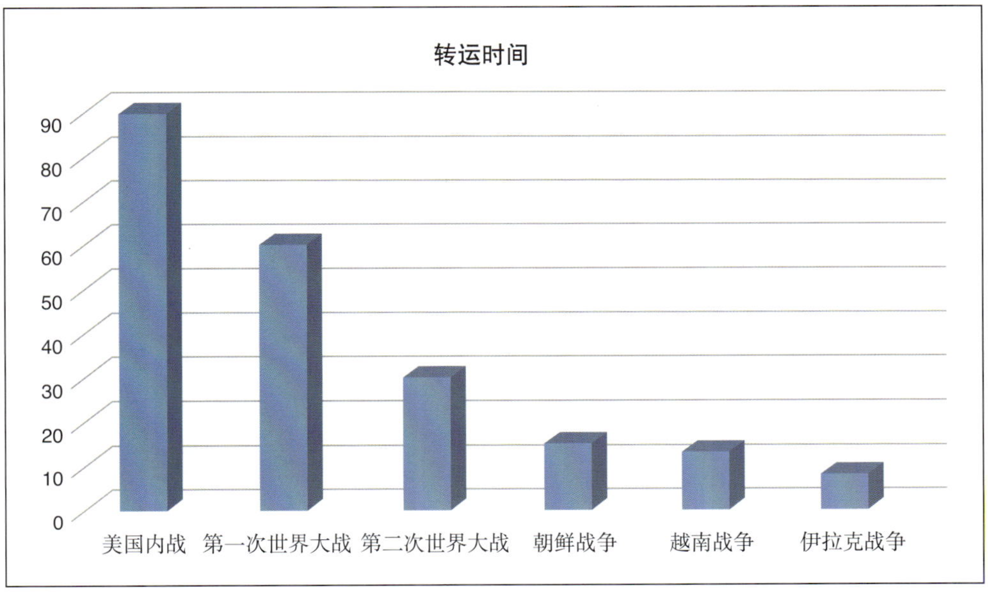

图 43-2　美国历次战争中创伤至外科手术处理的时间

有益处的。肛门创伤在许多情况下需要延迟重建。

结肠损伤

流行病学

大多数结肠损伤是由于腹部穿透伤引起的。枪伤是最常见的原因（图 43-3），其次是刺伤。结肠是腹部穿透伤中第二常见损伤的器官，仅次于小肠[1]。

结肠钝性损伤非常少见，因为钝器伤行剖腹探查而后诊断为结肠钝性损伤的不足 10%，且主要来自汽车撞击事故。系安全腰带增加内脏损伤的风险，尤其在没有系配套安全肩带的情况下（图 43-4）。大多数钝性损伤是轻微的或小的血肿或浆膜撕裂；更严重的损伤通常包括邻近肠系膜撕脱造成的血供阻断（图 43-5）。爆炸超压波引起的“爆裂”损伤偶尔在爆炸的受害者中可以见到，有时可没有腹部创伤的外部征象[2]。美国创伤外科协会颁布制订了结肠损伤的分级量表（表 43-1）[3]。

诊断

穿透性腹部外伤时进行急诊腹部探查能准确发

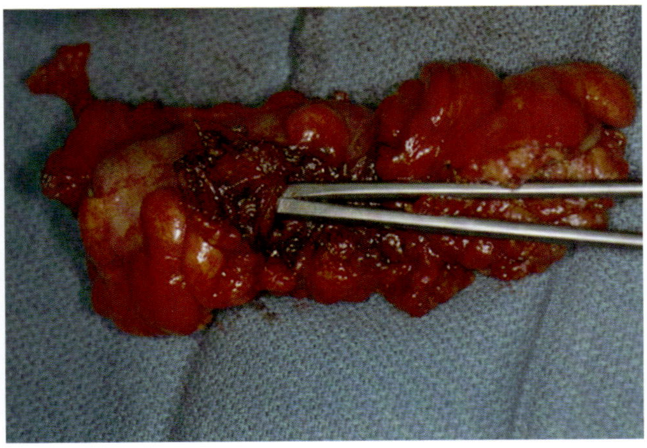

图 43-3　结肠毁损性枪弹伤

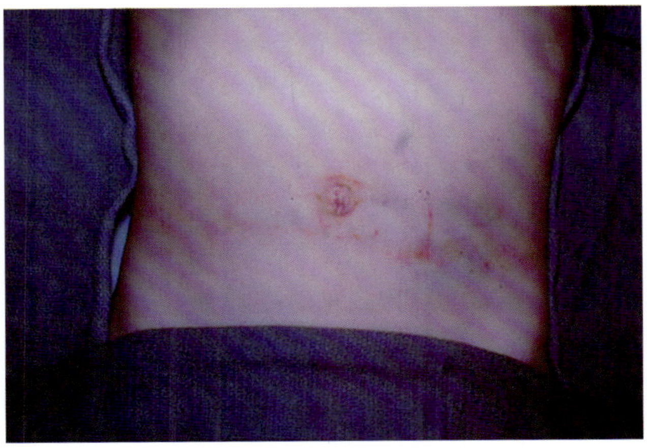

图 43-4　安全腰带不正确使用造成的“安全带征”

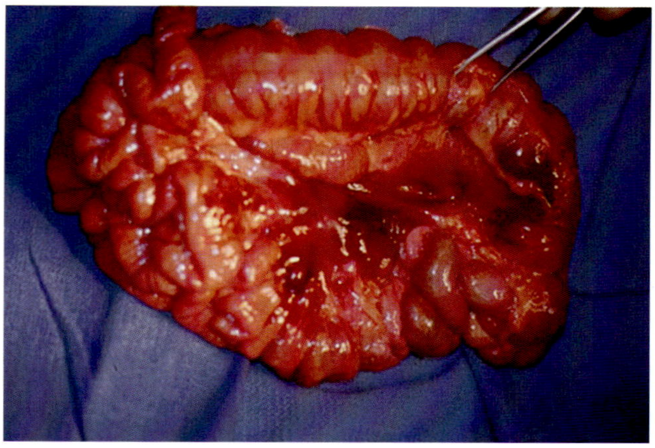

图 43-5 钝性结肠系膜撕脱伤

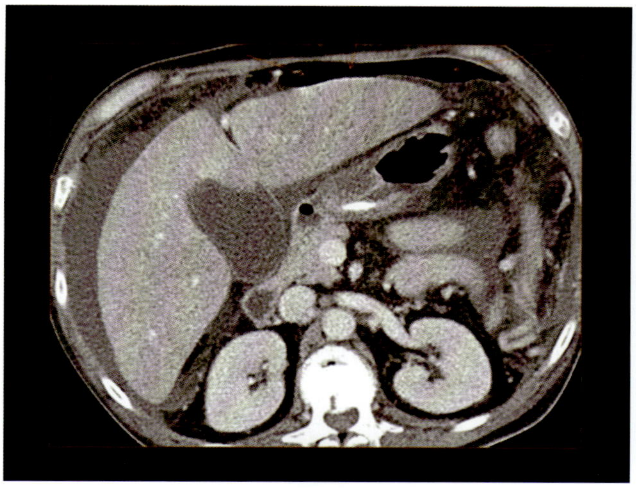

图 43-6 钝性创伤患者 CT：发现游离气体和游离液体，无实质脏器损伤。探查发现盲肠损伤

表 43-1 美国创伤外科协会结肠损伤分级量表

分级	损伤描述
Ⅰ	a. 挫伤或无血供应受阻的血肿
	b. 部分撕裂伤
Ⅱ	≤50% 周长的撕裂伤
Ⅲ	>50% 周长的撕裂伤
Ⅳ	结肠横断
Ⅴ	结肠横断并节段性组织丢失

现并诊断大多数的结肠损伤。重要的是完全呼气时，膈可能会上升到乳头连线水平或肩胛骨下方。身体侧面或背部的伤口引起的结肠损伤可以没有腹膜刺激征或血流动力学不稳定；CT 联合三维重建对发现这些损伤很有帮助（敏感性 90%，特异性 96%）[4]。

对钝器伤患者来说，准确诊断结肠损伤更加困难，因为这类患者常常伴随脑或脊髓损伤，导致检查受限。在这种情况下，三维重建 CT 是比较好的检查选择。针对器官的特异性诊断并不总是可行的（或必要的）。腹腔内游离气体的存在提示需要探查空腔脏器穿孔；无实质脏器损伤时出现腹腔内游离液体应高度怀疑肠道损伤（图 43-6）。

目前，诊断性腹腔灌洗很少用于怀疑结肠损伤患者的评估。在极端的环境下，比如没有 CT、患者因为生命体征不稳无法安全转运，或患者因为其他创伤要长时间待在手术室，诊断性腹腔灌洗可能是有帮助的。抽吸出血液或粪便物质、灌洗液分析显示 >500 个白细胞 />100 000 红细胞均高度提示严重腹部创伤，需要立即探查[5]。

腹腔镜在评估穿透性腹部创伤中的作用很小，但对于稳定的体侧、身体后侧或骨盆创伤患者可能是有用的。

结肠战伤治疗史

军医积累的经验对现代结肠损伤治疗的发展至关重要[6]。

在第一次世界大战初期以前，人们认为在多数情况下，剖腹手术对腹部穿透伤是无效的。在公认的学说中，Wallace 坚持认为出血是导致士兵死亡的主要原因，并主张立即剖腹手术[7]。这一建议在 1915 年 6 月被接受，并因为更迅速的伤员运送得以推广（图 43-7）；截止到停战日，死亡率从 87% 下降到 40%[8]。

Ogilvie 报道了第二次世界大战北非战役中的经验，他推荐行结肠造口术，尽管他的数据显示单纯缝合修复的死亡率约 44%，而切除吻合术的死亡率高达 100%[9]。但美国陆军外科医师通告明确规定腹部穿透伤应行结肠造口术[10]。不管这一事件的真正影响如何，死亡率已下降到 30% 左右。

朝鲜战争期间死亡率进一步得到控制，但一期直接修复仍然很少应用。越南战争期间，多个研究显示右半结肠损伤进行切除吻合的可行性，左半结肠和直肠损伤仍采用结肠造口术治疗，死亡率下降到 13%[6]。近期的伊拉克和阿富汗战争中，选

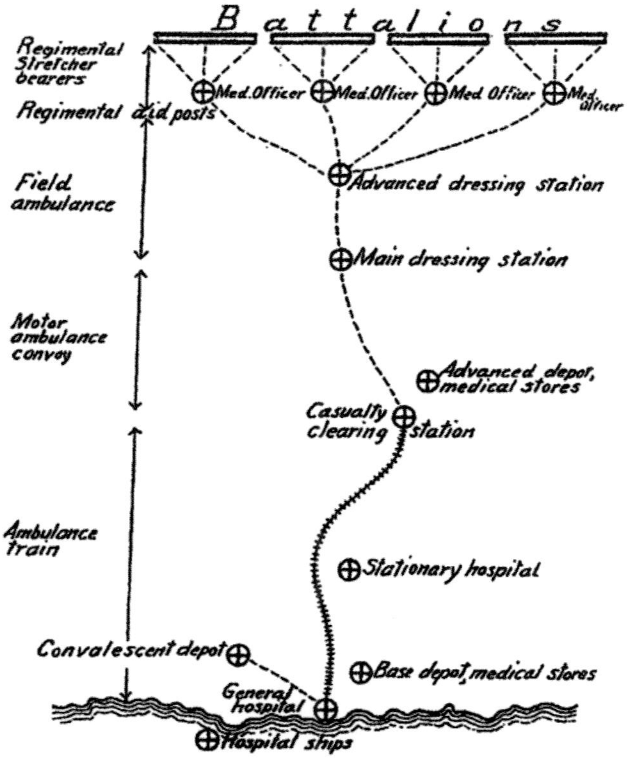

图 43-7　一战时期英国陆军伤员运送系统 [7]

择病例进行一期修复或切除吻合术取得了一些成功的经验。然而一篇综述报道，腹内修补失败率超过 15%，尤其在伴有其他损伤的患者中；而腹内修补的失败影响了 75% 患者后续的恢复。这一经验再次强调对术前或术中出现明显血流动力学紊乱的患者进行一期修复应谨慎。包括严重创伤在内，死亡率进一步下降到 8%[11-12]。

目前的手术管理

民间的经验与部队的经验相当。从二战回来的外科医生采用强制性结肠造口术，早在 20 世纪 50 年代就备受质疑。Woodhall 和 Ochsner 的病例显示，经过精心挑选的一期吻合病例获得了成功。死亡率为 9%[13]。Stone 和 Fabian 在 1979 年的里程碑式的研究是把穿透性结肠损伤随机分为一期吻合组和强制结肠造口组。应用显著的排除标准如：严重创伤、治疗延缓或广泛失血与选定的队列。修复被证明优于造口术 [14] 随后的研究扩展这项种子工作。

高质量的数据不断累积，最终证实了Ⅱ级损伤患者一期修复的安全性和有效性，即使是存在低血压、多次输血和肠内容严重溢出等危险因素的情况下。Chappuis[15]、Sasaki[16]、Gonzalez[17] 等的研究一共纳入了超过 300 名患者随机进行一期修复或结肠造口术，发现修复组并发症更少（表 43-2）。

Ⅲ、Ⅳ级和Ⅴ级损伤需要切除。起初，小样本的回顾性研究报道直接吻合术的漏损率<3%。然而，后续的非随机、前瞻性、单中心研究质疑了这种方法的普遍适用性。在 Cornwell 的 25 名研究患者中，发生两例致命的吻合口漏 [18]。Stewart 等人报道，总渗漏率约为 14%；在需要输血超过 6 U 的患者亚组，渗漏率增加到 33%[19]。Murray 的研究发现，无论是使用吻合术还是改道术，腹腔脓毒症率相似，但损伤严重的患者中渗漏率更高 [20]。有趣的是，基于这些数据，很少有人主张在选择的病例中通过回肠袢造口术进行结肠修补 / 切除以减少造口反转手术的影响。

为了解决这些问题，美国创伤外科协会（AAST）进行了一项多中心、随机、前瞻性研究，对毁损性结肠损伤进行改道分流或切除吻合术。相关死亡率为 1.3%，均为改道分流组；吻合组瘘的发生率为 6.6%，无死亡病例。严重粪便污染、输血超过三单位和不恰当的抗生素应用被认为是发生腹部并发症的危险因素。如果这三项因素同时存在，腹部并发症发生率高达 60%。入院时休克、延迟手术、

表 43-2　比较一期修复与结肠造口术的随机、前瞻性研究

	一期修复		结肠造口术	
研究	患者例数	腹腔脓毒症发生率 (%)	患者例数	腹腔脓毒症发生率 (%)
Chappuis[15]	28	14.3	28	17.9
Sasaki[16]	43	2.3	28	28.6
Gonzalez[17]	89	18	87	21
合计	160	13.1	143	21.7

穿透性腹部创伤指数>25、结肠处理方法（改道术或吻合术）都不是发生并发症的独立预测因素。研究者认为，无论损伤程度如何，切除吻合术是治疗所有破坏性结肠损伤的首选方法[21]。

Sharpe 等人报道，运用一个简化的方案可以降低穿透结肠损伤的发病率和死亡率。简单说，非毁损性损伤可以不考虑潜在的疾病或患者情况而进行一期修复；毁损性损伤除非需要输血超过 6 U 或有明显的损伤前合并症，应进行切除吻合术。当这一管理方案的遵守率达到 90% 时；3/4 毁损性结肠损伤患者避免了改道手术。与在实施此方案之前类似的结肠损伤相比，实施此方案之后患者的脓肿减少（18% vs. 27%），结肠相关死亡率降低（1% vs. 5%），缝合失败率也降低（5% vs. 7%）。由此得出结论：经过合理选择病例，毁损性结肠损伤可以通过切除吻合安全地处理[22]。

在过去的 20 年中，损伤控制剖腹手术（DCL）治疗腹部创伤显著降低了发病率和死亡率。简化剖腹探查和强化持续复苏旨在避免凝血功能障碍、酸中毒和体温过低的“死亡三联征”[23]。对这些情况下结肠损伤的治疗方法在不断发展。早在 DCL 时代，结肠造口被认为是必需的，它消除了腹腔内漏的发病率，但存在其他问题，特别是重建阶段的患者护理，因为造口的存在会使腹壁重建出现问题。一些研究者报道了他们在 DCL 之后进行选择修复或切除，然后延迟吻合的一些经验，包括在后续手术操作中检查缝合或缝合线的可能[24-26]。其他一些研究在选择患者群体时更为谨慎，尤其是在需要切除和吻合时[27]，或者需要持续的血管升压药来维持血压稳定时（表 43-3）[28]。有趣的是，那些宣扬延迟吻合安全性的研究中漏损率与那些持谨慎态度研究中的几乎差不多。

Sharpe 和他的同事使用先前描述的管理方案对 DCL 后接受延迟吻合的患者再次进行了分析。方案的遵从率达只有 55%。坚持该方案可以明显降低缝合失败率（4% vs. 32%）及结肠相关发病率（22% vs. 58%）。但他们无法找出其他能够预测缝合失败的危险因素[29]。因此，严重受伤的患者群体需要更多的多中心研究。

Ciesla 和 Burch 研究出来一套结肠损伤的治疗流程，包括患者的代谢状态、损伤部位、是否需要节段切除以及修复时肠壁的情况。考虑到所提供的数据，这样的方法应该可以使 70% ~ 90% 的受伤患者的结肠连续性得到安全修复（图 43-8）[30]。

技术要点

在对贯穿创伤进行初步探查时，一旦出血停止，应迅速进行快速缝合以控制肠内容溢出。这时并不一定需要切除或修复。在疑似损伤的上方和下方，需要充分游离结肠，特别要注意弯曲和直肠乙状结肠交界处。在穿透性创伤中，必须充分探查有无结肠周围血肿；这一点对钝性损伤不那么重要，除非有其他的穿孔迹象，比如脏器或腹膜后气肿。在几乎所有的穿透性结肠损伤里，皮肤伤口是开放的，外接真空辅助装置，计划延迟一期关闭或二期关闭。

一期修复可以通过多种方法安全地完成。单层缝合和双层缝合技术的差别不大[31]。右半结肠的孤

表 43-3　DCL 术后接受延迟吻合的研究

研究	接受 DCL 的结肠损伤患者数（排除再次探查之前死亡的病例）	接受一期修复或非近端改道分流的延迟吻合治疗的患者（%）	结肠渗漏例数（%）	备注
Miller[24]	19	11（58%）	0（0%）	
Georgoff[25]	61	28（46%）	4（14%）	近端改道患者中两例渗漏
Kashuk[26]	29	21（72%）	6（28%）	四例确诊，两例怀疑
Weinberg[27]	56	49（88%）	6（12%）	
Fischer[28]	68	41（60%）	7（17%）	需要持续性血管升压药者的渗漏率为 50%
Sharpe[29]	149	74（50%）	9（12%）	未遵守方案流程时渗漏率为 32%

图 43-8　结肠损伤管理流程图[30]

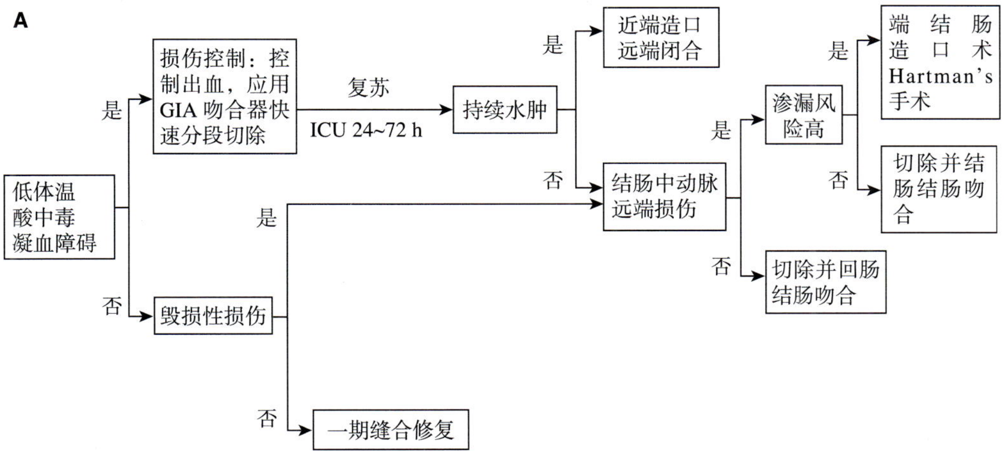

立性损伤可能更适合线性吻合器的应用（图 43-9）。多发的几厘米以内的穿孔最好通过去除周边组织后进行一次修复来处理（图 43-10）。

同样，缝线缝合和吻合器吻合之间的差别不大[32]。坚持保证无张力、周边组织良好和充足的血液供应等原则标准是吻合的关键（图 43-11）。通常不需要结肠灌洗，即使是左半结肠吻合也不需要。回肠结肠吻合术与结肠结肠吻合术相比渗漏率更低，因此右半结肠切除术是治疗升结肠和盲肠损伤的首选方法。右半结肠和左半结肠损伤在其他方面几乎没有区别。

在直肠癌择期切除术或憩室炎紧急切除手术中，通过环状结肠造口术或回肠造口术外置近端的一期吻合是有效的。在创伤中的数据目前还不太清楚。如果选择，环状回肠造口术更容易建立和实施。横结肠造口难以形成足够的囊袋并易于脱垂，只要情况允许，应尽量避免。

如果 DCL 是必要的，在初始的探查中结肠的连续性、完整性可以被中断，结肠造口术不是必须的。腹部可用不黏的塑料薄膜暂时遮盖，抽吸收集腹腔液体（图 43-12）。一旦体温恢复正常、酸中毒和凝血障碍被纠正，患者被送返手术室进行进一步治疗。在可能的情况下保持筋膜边缘不收缩，以免导致区域面积减小（图 43-13）。临时连接网片，无论是假体的还是生物性的，可在随后的手术中被连续收紧，帮助最终的筋膜闭合（图 43-14）。

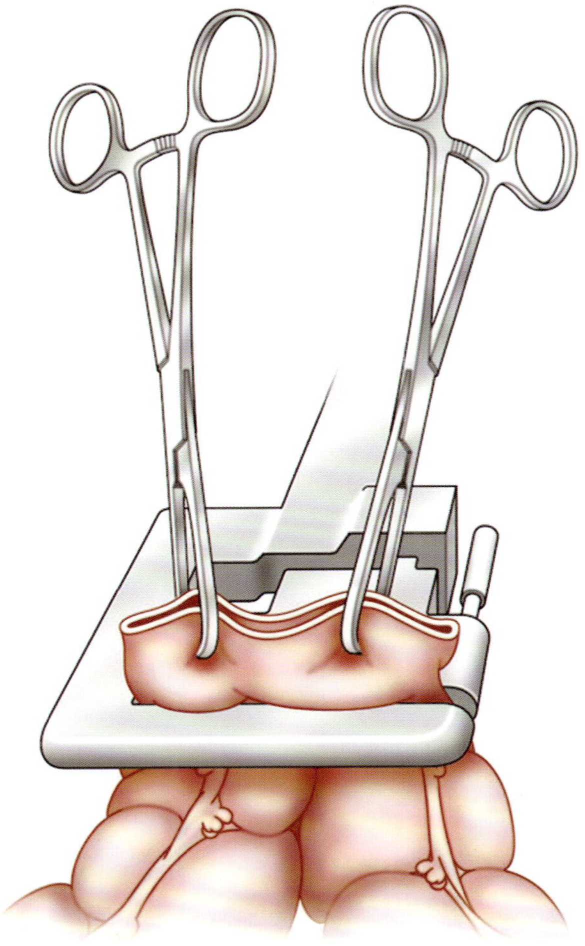

图 43-9　Ⅱ级结肠损伤可以用线性吻合器直接吻合，注意勿造成管腔狭窄

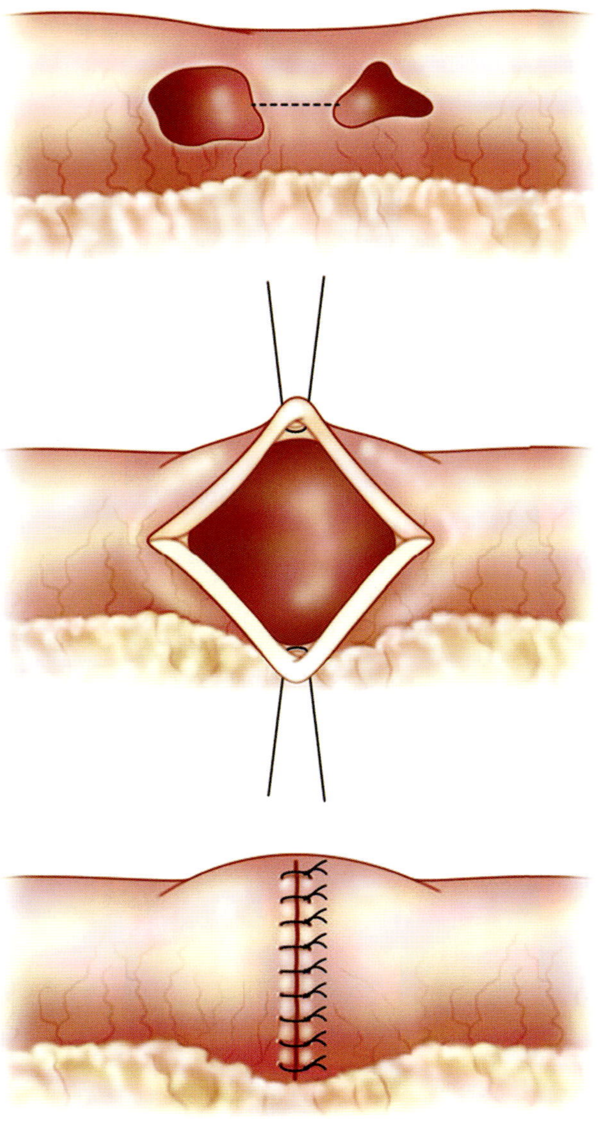

图 43-10 两个穿孔之间的组织可以被去除，形成一个能够横向闭合的缺损

直肠及肛管损伤

流行病学

多数直肠损伤来自穿透性盆腔损伤，超过 80% 是枪伤。其余原因包括有意或无意的刺伤、医源性损伤、直肠异物。直肠可能在钝性创伤中穿孔，典型的是严重骨盆骨折造成的尖锐骨茬戳伤（图 43-15）。无骨盆骨折的直接钝性直肠损伤非常罕见[33-34]。肛门损伤的方式类似，本章不涉及产科肛门损伤。

美国创伤外科协会颁布制订了直肠损伤分级量表（表 43-4）[3]。

诊断

直肠指诊中发现大量血液高度提示直肠损伤，需要进一步评估。应迅速进行乙状结肠镜检查，无论是硬式还是软式，诊断准确率 80%～95%[35]。1/3 的直肠损伤伴有泌尿生殖道损伤。对一般情况稳定的患者，需要做膀胱和直肠双重对比的 CT 扫描来进行术前计划[36]。某些损伤情况，特别是骨盆腔内或臀部枪伤，即使没有直肠出血也需要彻底探查。大多数肛门损伤在外部视诊时很明显，偶尔也会发生隐匿性括约肌破裂。

直肠及肛门战伤治疗史

在第一次世界大战时，穿透性直肠损伤的死亡率大于 90%；二战初期时死亡率仍然超过 60%。随着强制结肠造口术和骶前引流的应用，二战结束时死亡率降到了 30% 以下。朝鲜战争和越南战争中，远端直肠冲洗的应用以及伤员转运、体液复苏和抗生素的改进使死亡率进一步下降到 15% 以下[6]，从而形成了处理直肠损伤经典的"3D"原则——改道、引流和远端冲洗[37]。最近伊拉克和阿富汗的数据显示总死亡率低于 8%。由于现代防弹衣覆盖了大部分腹部和胸部，直肠损伤的士兵与结肠损伤的士兵相比，更容易有头部、颈部或四肢损伤[12]。

早期的肛门损伤通常被报告合并直肠损伤，强调及时诊断、充分清创和强制结肠造口术[38]。McCune 观察到通过一系列引导性的臀肌和括约肌练习，41 名患者中 11 名恢复了部分功能[39]。在伊拉克和阿富汗战争中，地面简易爆炸装置可引起标志性的复杂盆腔神经损伤[40]。Glasgow 分析了 46 名肛管或括约肌损伤的士兵，发现接近 80% 的伤员接受了改道术，约 25% 接受了急诊括约肌重建术，但这对最终肠道连续性的恢复并没有影响。这也是迄今为止人数最多的此类研究。在有长期随访数据的患者中，30% 接受了永久性结肠造口术，因为合并腹内损伤、腹主动脉结扎或骨盆骨折这些情况，

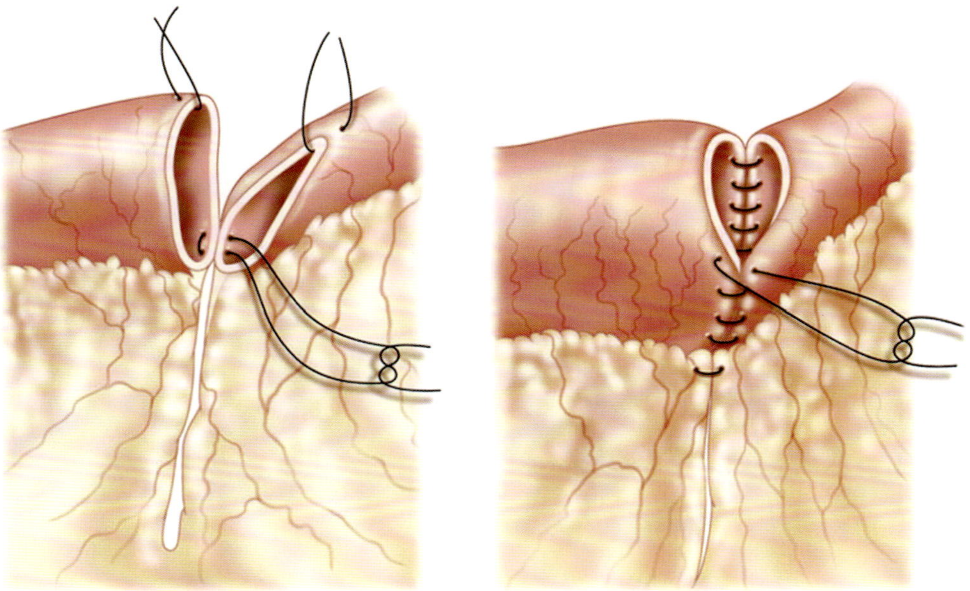

图 43-11　单层手缝结肠 - 结肠吻合术

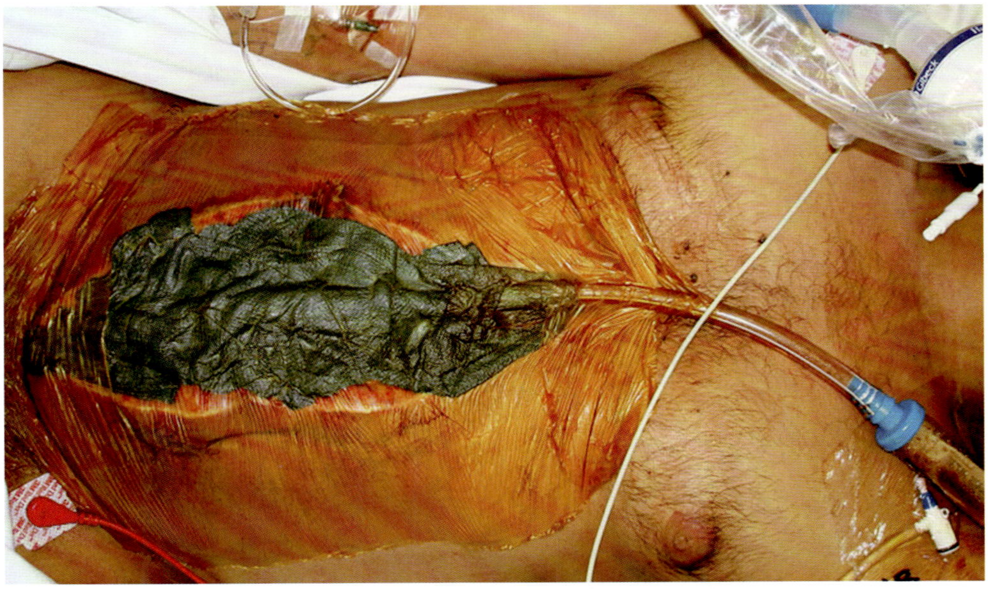

图 43-12　如果没有真空伤口闭合材料，可以用毛巾、胸管和黏合薄膜暂时性闭合腹部

永久性结肠造口术的实施也是可以预见的[41]。

现代损伤处理和技术要点

虽然在单独的研究中没有明确指出，但共识认为腹膜反折以上的直肠损伤可按照结肠损伤治疗。

"3D"原则在现代直肠创伤治疗中都受到了挑战。数项研究显示如果位置较低或因为需要小范围直肠游离而经腹腔途径手术，小穿孔可以安全闭合，无须近端或横向改道。近端改道仍是不可触及损伤最好的治疗方法；不推荐大范围的直肠游离。如果穿孔不能被安全地闭合，仍然需要近端改道导流[34, 42]。最近一项来自南非的研究表明，对于没有腹膜刺激症状、一般状况稳定的疑似腹膜外直肠损伤患者，腹腔镜评估是有意义的。如果没有腹腔内

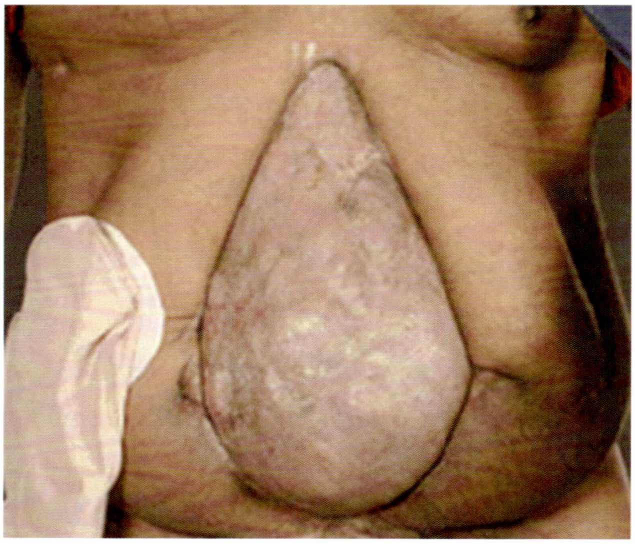

图 43-13 如果筋膜边缘收缩，后续需要皮肤移植来填补不够的区域

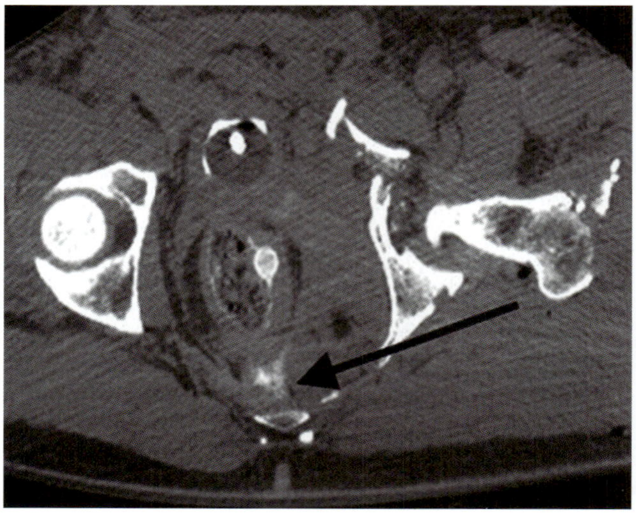

图 43-15 CT 提示造影剂外渗，直肠损伤，严重骨盆骨折

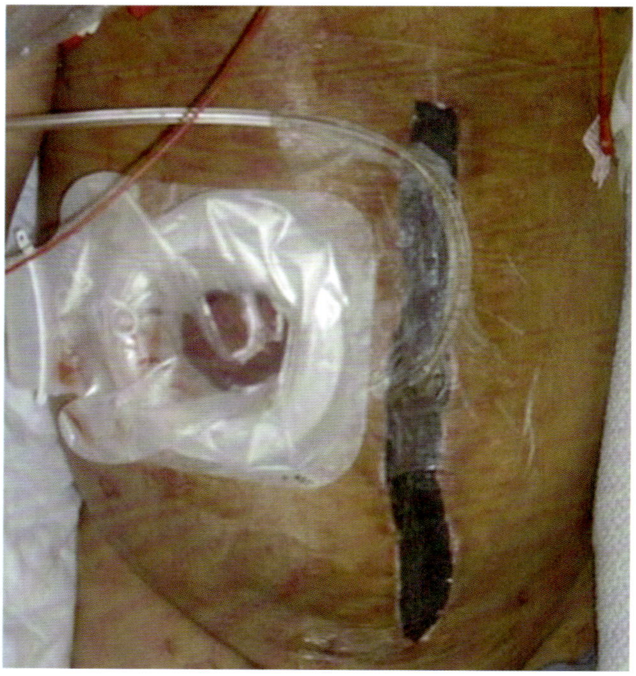

图 43-14 持续收紧临时桥接网片可以帮助损伤控制剖腹术后筋膜闭合

损伤的证据，那么可以实施乙状结肠造口术[43]。对于毁损性损伤，需要行直肠远端缝合术及结肠造口术。严重的开放性骨盆骨折有时需要行腹会阴联合切除术[44]。这些患者通常需要进行盆腔填塞的损伤

表 43-4 美国创伤外科协会直肠损伤分级量表

分级	损伤描述
Ⅰ	a. 挫伤或无血供应受阻的血肿
	b. 半撕裂伤
Ⅱ	≤50% 周长的撕裂伤
Ⅲ	>50% 周长的撕裂伤
Ⅳ	至会阴部的全层撕裂伤
Ⅴ	直肠横断

控制手术；有时还可能需要对胃下动脉进行结扎或血管栓塞（图 43-16a，b）。

多项研究，包括一项随机前瞻性研究，对常规骶前引流进行了验证。广泛的正常组织平面破坏没有带来获益，不再推荐骶前引流[34, 43, 45]。剖腹探查直肠中下段损伤修补术后放置盆腔闭合引流可使清洁的组织面不受污染，有可能有效。

同样，在非战伤的穿透性直肠损伤中，常规的直肠远端冲洗并没有显示出任何的好处。外伤时大力直肠冲洗会使大便液化，随后蔓延到盆腔间隙，有可能带来不良后果[34]。

结合近期积累的经验，Nichol 和 Navsarial 研究出一套治疗穿透性直肠损伤的流程（图 43-17）。剖腹探查时，小的可见伤口可以被一期修复，而毁损性的损伤需要切除和结肠吻合术。

病情稳定、相对清洁的肛门损伤可以一期修

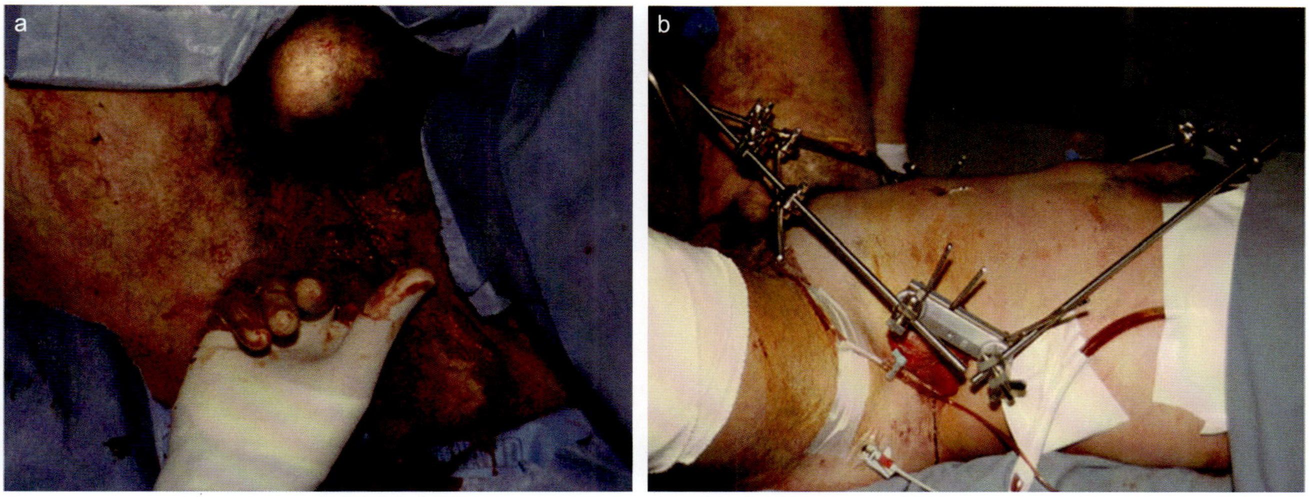

图 43-16　严重开放性骨盆骨折伴直肠损伤。a. 会阴开放性伤口出血，需要适当填塞和血管栓塞术；b. 骨盆外固定后进行剖腹探查术。注意结肠造口部位选择是降低针道感染风险的重要措施

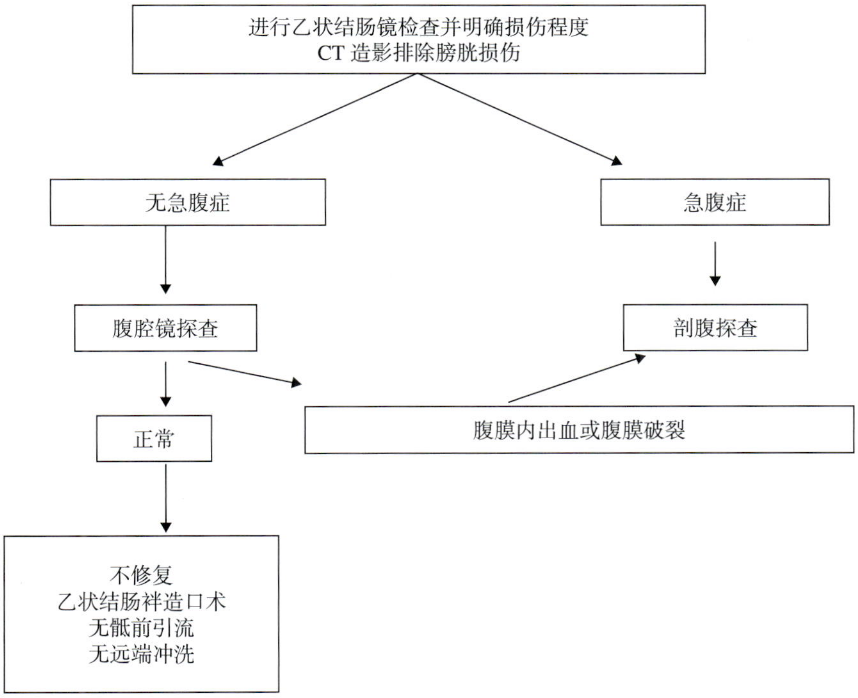

图 43-17　直肠损伤处理流程图 [43]

复；不需要进行常规的近端改道。对于毁损性会阴伤口，适当的清创和近端改道是首要的。需要连续进行清创时，真空辅助伤口闭合装置可短期用于会阴。用不可吸收缝线标记括约肌末端有助于后续重建。因为许多患者存在合并损伤，也需要探查泌尿生殖道（图 43-18a-e）。

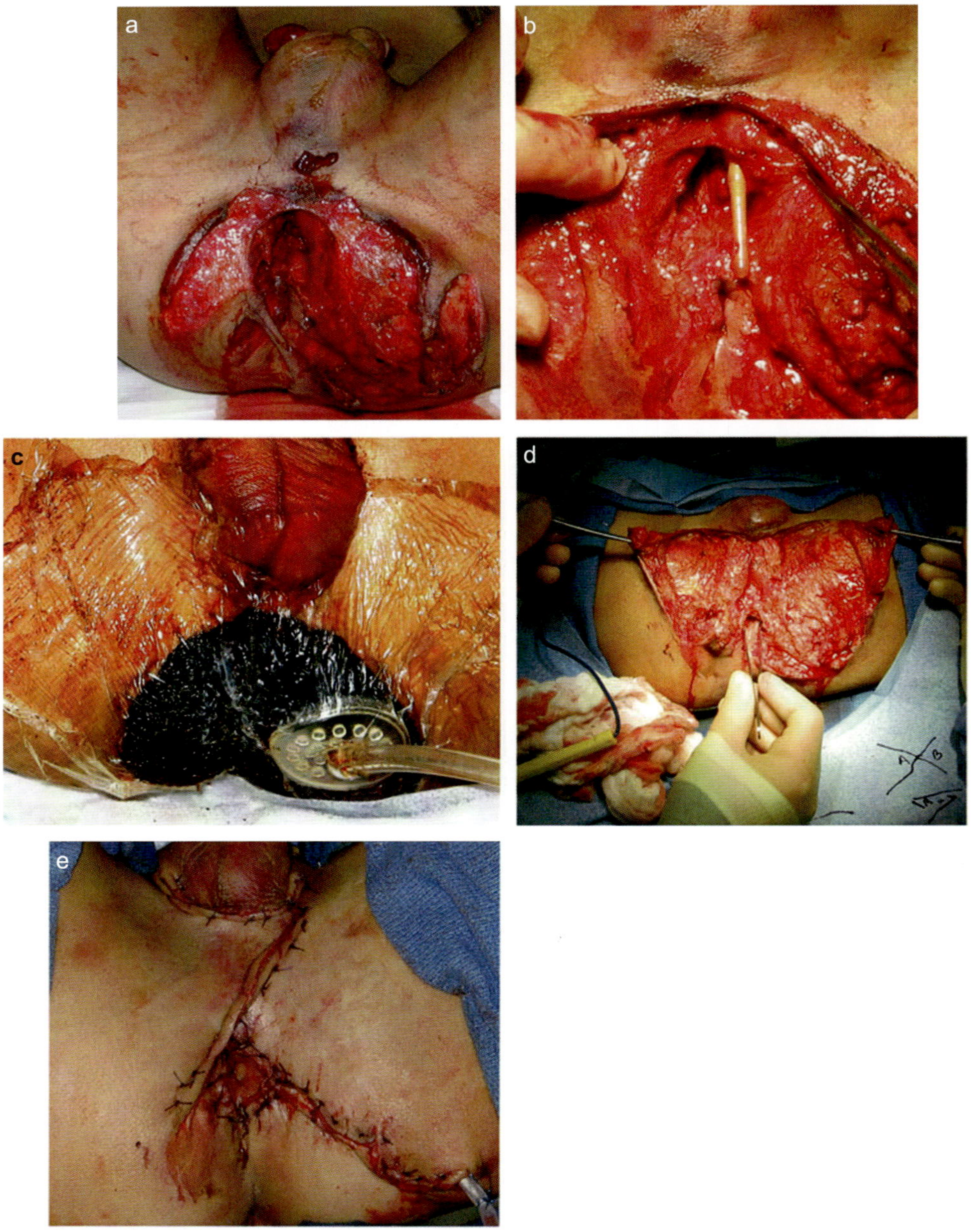

图 43-18 毁损性会阴及肛门损伤 a. 碎片从右侧阴囊进入，从会阴区穿出，造成巨大创伤；b. 经会阴修复横断尿道；c. 连续清创和真空辅助伤口闭合装置保持创面健康新鲜；d. 构建皮瓣，闭合缺损；e. 括约肌成形术之后，闭合全部伤口。6 周后结肠造口术还纳，患者大便控制良好

（参考文献参见 www.pumpress.com/home-specific-edu/5599.html ）

第 44 章

炎症性肠病：病理学

Tara M. Connelly, Walter A. Koltun 著
黄艳 王超 译

要点

- 炎症性肠病现行的病因学理论认为是宿主暴露于某种环境因素或对免疫失调具有遗传易感性的个体暴露于外源因素。
- 通过全基因组关联研究（genome-wide association studies，GWAS），已经发现超过 150 种基因及数百个基因多态性与该疾病相关。其中一些与克罗恩病（CD）或溃疡性结肠炎（UC）分别相关，而另外一些与两者均有关联，表明两种疾病的病理学既不同又有重叠。
- NOD2 基因，与细菌识别和应答相关，是第一个与炎症性肠病相关联的基因，也是最普遍的相关基因。
- 小鼠模型及炎症性肠病患者组织中均证实既有先天性免疫缺陷又有获得性免疫缺陷。
- 疾病的病理学所涉及的先天性免疫过程指的是上皮屏障功能，包括紧密连接的完整性、自噬及病原体识别。
- 疾病的病理学所涉及的获得性免疫过程包含了 T 细胞活化、分化及功能。
- 通过 GWAS 证实，与 UC 和 CD 相关的所有主要的先天性免疫及获得性免疫过程，都至少有一种参与其中的基因和 IBD 有关。

前言

溃疡性结肠炎（ulcerative colitis，UC）和 Crohn 病（crohn's disease，CD）是特发性的炎症性肠病（inflammatory bowel disease，IBD）的两种主要类型，分别于 1859 及 1932 年正式提出[1-2]。两种疾病反复发生，胃肠道呈炎症状态，因具有共同及各异的病理学特征，而表现为既有区别又重叠的临床及病理学特点（表 44-1）。在 1952 年由 Charles Wells 所写的具有标志性意义的论文发表之前，两种疾病的共同特点尤为显著，特别是克罗恩病结肠炎和 UC，经常被错误地认为是一种疾病[1]。

表 44-1　Crohn 病和溃疡性结肠炎的生物学特征

	Crohn 病	溃疡性结肠炎
环境因素		
吸烟	危险	保护
阑尾切除术	危险	保护
非甾体类抗炎药（NSAIDs）	+++	++
病原体	++	+++
微生物	++	+++
遗传易感性	+++	++
家族相关性	+++	++
与疾病相关的基因数目	++++	++
先天性免疫		
黏膜完整	++	+++
自噬	++++	++
潘氏细胞	++++	-
获得性免疫		
Th1 细胞	++++	++
Th2 细胞	++	++++
Treg 细胞	++++	++
Th17 细胞	++++	++
癌 / 异型增生风险	++（结肠炎）	++++

这两种炎症性肠病的确切病因尚不清楚，现有的研究模式认为，宿主本质上由于免疫功能不全，接触某种暴露过的环境因素可致病[3-5]。环境因素

在 IBD 的病因及病程中均起一定作用，包括外源因素（如吸烟、非甾体类抗炎药）或宿主自身存在的因素，即共生物和病原体共同构成的肠道微生物。一些环境因素如阑尾切除术，在两种疾病的发病机制中起或多或少的作用；而另一些环境因素，如吸烟，则具有相反的影响。最近，使用人类基因组计划中发展的基因技术，鉴定出 CD 和 UC 重要的基因（等位）相关性。尽管这些 IBD 等位基因大多数与 CD 及 UC 均有关联，有一些则专属于两者之一。宿主的基因因素与一些环境刺激相结合，最终导致宿主免疫系统失衡，引起失调的炎症反应和肠道黏膜完整性的损伤（图 44-1）。不论是 UC 还是 CD，这些宿主和环境因素可发生数目繁多、变化多端的组合，可能导致个体的不同特征（或亚型）。

发病机制除了宿主遗传易感性、环境因素、内源微生物，还有其他理论，包括暴露至有害因子如致病的细菌或病毒。这种理论认为一个“触发事件”加速了 IBD 进程，但也有可能像卫生假说（见下文）提到的那样，“下调”了早期不成熟的免疫系统。最后，IBD 除了是一种失调的炎症环境，也可反映上皮细胞营养和适应性重构或损伤后修复的缺陷，这些缺陷同样是内在的基因缺陷或环境因素导致的。

CD 和 UC 的宿主环境

IBD 在较发达国家、社会经济地位高的人群、城市及远离赤道的地区更为流行[6-13]。某些种族患病风险增加，例如德裔犹太人，不管其居住在哪里，其患病率最高[8, 14]。这些流行病学现象表明该疾病具有基因基础，同时感染性病因通过暴露至内源微生物或病原体，也可产生潜在的作用。

IBD 的感染性病因

早期对有多个患病成员的家族进行观察，得出了 IBD 的感染性病因理论，特别是副结核分枝杆菌（mycobacterium avium subspecies paratuberculosis，MAP）。MAP 可引起约尼病，一种发生在家畜中的类似于 CD 的疾病。除了早期激起大家强烈的兴趣外，至今也没有证明 MAP 在 IBD 中的作用，这些“家族性”病例很可能是因为共同的遗传易感性[15]。尽管如此，通过病史回顾和血清抗体测试证实，至少有 3 种病毒（包括常见的 EBV 病毒和巨细胞病

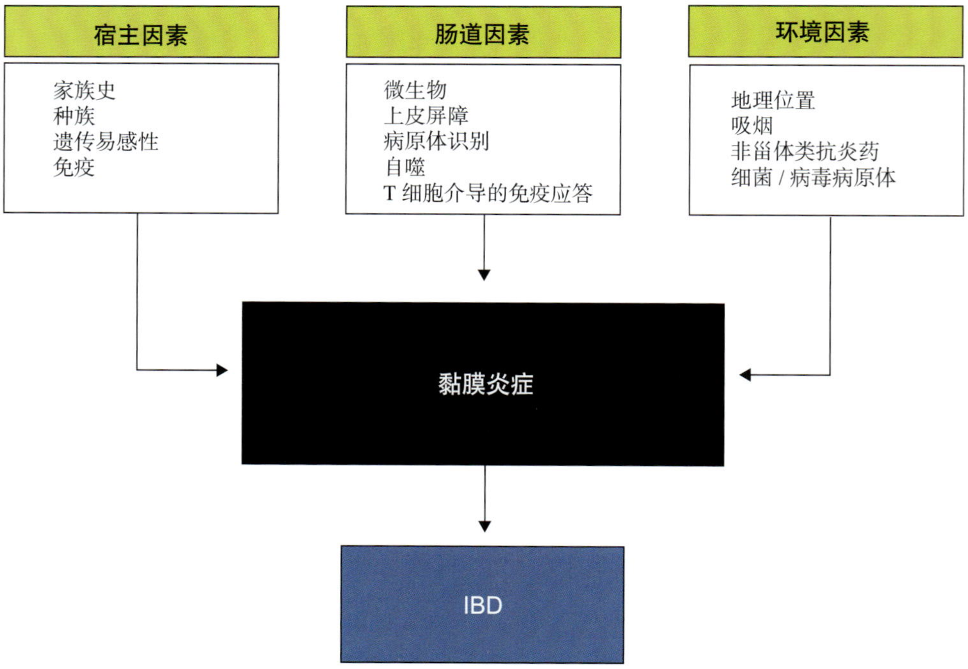

图 44-1 宿主、肠道及环境因素在 IBD 发病机制中的作用

毒），6 种酵母菌及超过 20 种细菌与 IBD 相关（表 44-2）[16]。这些微生物大部分与增加疾病进展风险相关，但普拉梭杆菌和脆弱拟杆菌等实际上具有保护作用 [17-19]。

表 44-2　与 IBD 相关的病原体

病毒	细菌	真菌
EB 病毒 [16, 205]	拟杆菌属 [206]	担子菌属 [207]
巨细胞病毒 [16]	厚壁菌门 [206]	白念珠菌 [208-209]
诺如病毒 [210]	黏附侵袭性大肠埃希菌 [206, 211-212]	棒曲霉 [208]
	普拉梭杆菌 [206, 211]	新型隐球菌 [208]
	瘤胃球菌属 [211]	酵母菌属 [209]
	溶组织梭菌 [212]	
	克雷白杆菌属 [212]	
	双歧杆菌 [213]	

病原体是 IBD 病因的最有力证据是抗细菌和抗真菌抗体的滴度升高，鞭毛蛋白抗体、大肠埃希菌外膜孔道蛋白 C 抗体、抗酿酒酵母抗体（anti-Saccharomyces cerevisiae antibodies，ASCA）及核周抗中性粒细胞细胞质抗体（perinuclear antineutrophil cytoplasmic antibodies，pANCA）在 IBD 患者中均有描述（见第 45 章的 IBD 诊断）[20-21]。尚不清楚这些微生物的感染是疾病的原因（不太可能），又或者它们的出现是因为继发于免疫功能不全的敏感性增加，或这些病原体容易侵袭由 UC 和 CD 引起的溃疡性黏膜。这样的问题在 IBD 患者的临床研究中很常见，即“什么是原因”与“什么是附带现象”，或只是单纯与肠道炎症产生的后果相关。

吸烟

在所有环境因素的研究中，吸烟与 IBD 有关重复性最高。现吸烟或既往吸烟的 Crohn 病患者疾病进展的风险升高，疾病进程更具侵袭性，手术和临床复发率更高。这些相关性似乎呈“剂量依赖性”，与现吸烟者的关联最强，其次是既往吸烟者 [22-25]。与之相反，在 UC 患者中，吸烟具有保护作用。吸烟的 UC 患者比从未吸烟的 UC 患者，用药需要较少，需要手术的次数也没那么频繁 [26]。这些关联的机制尚未阐明。关于尼古丁及用嚼口香糖和贴片来替代尼古丁，与 CD 和 UC 的疾病进程的研究，目前还没有定论 [27-29]。

非甾体类抗炎药

普遍认为非甾体类抗炎药（NSAID，Nonsteroidal anti-inflammatory drugs）的使用可增加 IBD 进展的风险 [30-31]。在人类 UC 和 CD 组织样本及动物结肠炎模型中，研究最多的机制为 COX-2 的抑制 [32]。使用非甾体类抗炎药治疗过的 IBD 患者，肠道微生物群发生变化，肠球菌数目增多。但如何致病仍未知 [33]。除了阿司匹林没有表现出延缓疾病活动的作用，关于非甾体类抗炎药在复发 / 活动中起什么作用的研究，所得结论相悖 [34-36]。但除了上述不明确外，目前推荐大部分 IBD 患者应避免使用非甾体类抗炎药。

微生物

一个健康的免疫系统需要早期暴露至各种病原体。缺乏病原体暴露，特别是在婴儿和童年早期，可导致该个体在随后接触这些病原体时，产生过度的免疫应答 [11]。这一理论形成了“卫生假说”的基础 [37]。在 IBD 方面，更“西方化”的国家和城市，患者出现地理性的聚集支持了这一假说，这些地方有更多的卫生设施，因此有较少的病原体暴露。上述观察产生了蠕虫疗法试验，虽然在高风险地区这样的试验并不常见。这些早期试验利用猪鞭虫的幼虫，在改善 CD 和 UC 症状方面得到了较好的结果，但更进一步还需更大的随机对照试验 [38-39]。

在无菌环境中饲养的易感基因突变小鼠，无法诱导形成结肠炎，进一步证实了微生物在疾病中的作用。同样的动物转移至非灭菌环境，用细菌在他们的消化道繁殖，很快就能发生结肠炎 [39]。卫生假说的反对者发现，当个体由一个高的童年病原体暴露地区（也就是“IBD 低风险”地区）移民至一个更西方化的地理位置（也就是“IBD 高风险”地区），他们罹患 IBD 的风险几乎增加至与当地新的人口患病风险一样高，表明早期暴露并没有想象的那么重要 [40-42]。

IBD 患者比非 IBD 对照的肠道微生物多样性减少，造口转移粪流后症状改善 [17]，这些发现引发了进一步阐明肠道细菌失衡或“生态失调”在 IBD 中作用的研究 [43-49]。因此，CD 中益生菌的消耗增加肠道微生物多样性得以被研究，但到目前为止结果令人失望。然而，目前发现，行回肠储袋肛管吻合术（ileal pouch-anal anastomosis，IPAA）的UC患者，治疗及（或）抑制储袋炎可起一定作用，特别是降低储袋炎复发[50]。与之相似，经过最初的抗生素治疗后进行粪便移植，可促进微生物多样性。这些结果仍然具有争议，并且受数量小限制，但可能会有短暂的好处。18项粪便移植研究的Meta分析，包括79名UC患者及39名CD患者，证实接近20%的UC患者及高达60%的CD患者可临床缓解，说明粪便移植在IBD发病机制和（或）治疗中可能起非决定性的作用[51]。

肠道微生物随着地理位置而改变，因此微生物研究的结果并不与所有IBD患者相关。最近西欧和印度对IBD患者的对比研究发现，大部分微生物不尽相同。然而，也发现了共同、重叠的微生物（如梭菌和光冈菌属）[52]。除了地理位置，早期的微生物研究还会受到对IBD患者频繁使用的抗生素及类固醇的影响。为了对治疗进行把控，Morgan等人通过粪便和活检标本，研究了121名CD患者、75名UC患者及27名健康个体的胃肠道微生物。所有IBD患者和对照组的主要微生物是一致的。但是高计数杆菌仅限于CD，而UC中明串珠菌计数减少。有意思的是，疾病活动不会影响微生物的成分，反而是年龄、吸烟情况和IBD的治疗会对微生物的成分有影响。患病位置可影响CD患者的微生物群，回肠受累的患者瘤胃球菌和梭菌减少[33]。

在个体化患者中更细致地定义微生物，使其作为一种"第二基因"；以及研究宿主基因与微生物易感性之间的相互作用，现已开始朝这些方向努力[53]。旨在控制抗生素和免疫抑制剂的使用，Knights等人研究了450余名IBD患者的微生物和超过10 000个免疫相关的基因多态性，他们发现48个遗传变异与特定的细菌的增加显著相关（例如NOD2突变与肠杆菌）[53]。这一领域还处于初期，相关研究扩展很快，使用基因分析中应用的"大数据"分析技术将有助于研究。

阑尾切除术

与吸烟类似，在IBD中阑尾切除术也具有自相矛盾的两个结论。Meta分析显示阑尾切除术后第一年，诊断CD的可能性增加。然而，这一概率在阑尾切除术后五年内，回落至与普通人群相同[54]。CD首发症状为阑尾炎引起误诊，为上述关联贡献了一部分数据[55]。单独的Meta分析证明阑尾切除术在UC中有保护作用[56]。肠系膜淋巴结炎也被认为在UC中有保护作用[57]，但在CD中尚未被研究。阑尾淋巴与获得性免疫应答有关。因此，切除阑尾被认为会损伤免疫系统，增加罹患IBD的风险。也有观点认为，阑尾隔离抗原，除去阑尾及附带的抗原可阻止IBD的发生。

IBD中基因的作用

早期观察表明，传染源在家族性IBD患者（UC和CD）的病理学机制中，很有可能反映了遗传易感性，这样的观点现已建立完善。在早期双胞胎和家族性研究中，通过仔细维护的斯堪的纳维亚国家登记数据，证实了CD和UC的遗传易感性，之后在世界其他族群也得以重复。事实上，一个家族中有一个成员患有IBD，是位列首位的危险因素[58]。高达40%的IBD患者有至少一名感染的家族成员[58]。"IBD家族"中感染疾病的家族成员，通常发病年龄、发病部位和疾病行为均一致[59-62]。75%的拥有众多感染成员的家族，仅出现一种类型的结肠炎（CD或UC）。剩下的25%，不同的家族成员可感染CD及UC[40, 63]。尽管两种疾病的基因关联都有据可循，但基因在CD中的作用强于UC。这一结果在双胞胎研究中更为明显。单卵双胞胎罹患CD的一致率为20%～50%，而UC只有14%～19%。已证实UC肠外表现具有家族一致性[64]。

单调的早期研究主要是同胞间的遗传检测，寻找较高概率的感染与非感染个体间共享的等位基因[65]，候选基因研究检测了当时不广为人知的IBD相关基因，连锁研究显示部分人类基因或部分特定的染色体随着疾病的进程"旅行"经过几代人[66-67]。人类基因组计划（2003年完成）[68]及人类基因组单体型图计划（2005年完成）[69]提供了包含多数遗传变异体的可供公开使用的数据库。全基因组关联研究（GWAS）通过对比大量的非疾病对照个体与IBD患者，以寻找两组间显著的遗传学差异，所获得的结果可利用上述数据库解读（图44-2）[70-72]。在成千上万个患者与健康对照人群中，研究了具有代表性的50万～100万个单核苷酸多态性（single

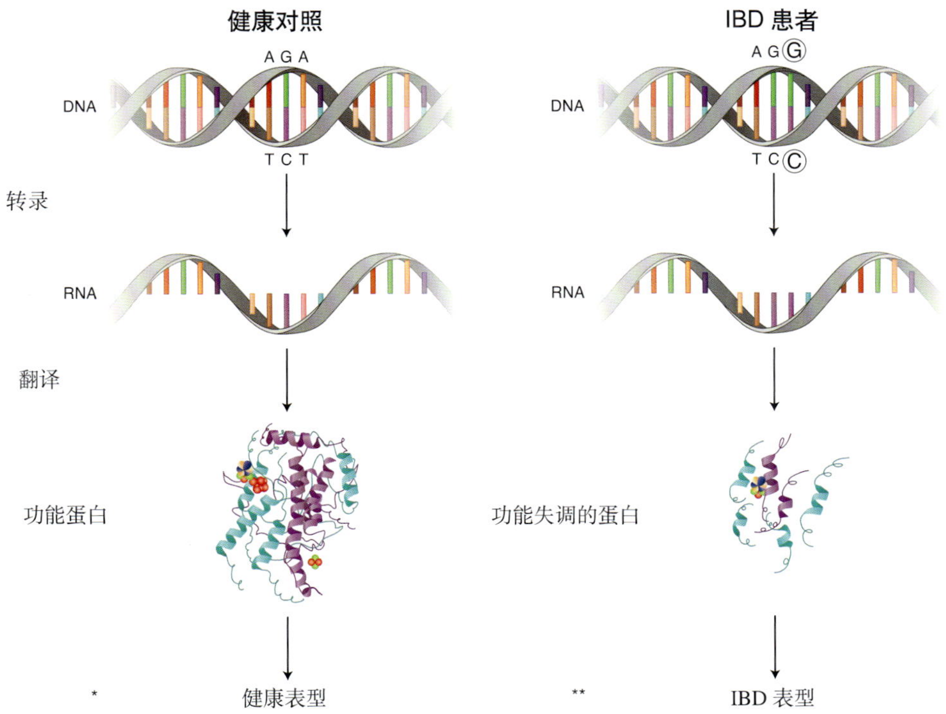

图 44-2　单核苷酸多态性（SNP）可能的下游序列

nucleotide polymorphisms，SNP）。SNP 差异性表达，通过复杂的数据分析鉴定出来，之后定位于相关的基因（通常经过附近），从而发现疾病发病机制中潜在的机制通路。

自从第一个人类基因的测序完成，基因型覆盖范围越来越广，而花费越来越少。预测这一趋势会继续，很快，每名患者得到一个完整的人类 DNA 序列，进行基因测序只需要不到 100 美元[73-74]。

迄今，超过 300 个 SNP 提示，与 IBD 相关的遗传位点 / 基因超过 150 个（图 44-3）[70, 75-76]。没有一个单一的基因会导致 CD 或 UC，因此遗传方式并不简单，不像一些疾病那样符合孟德尔法则。有趣的是，IBD 与其他免疫相关疾病，如类风湿关节炎、多发性硬化甚至麻风病，具有共同的数个基因关联[76]，表明有重叠的病理学。目前发现的大部分 IBD 相关基因，在免疫功能中均有作用，包括先天性免疫和获得性免疫，在后面的章节（遗传相关提示 IBD 的疾病机制）会有详述。另一组基因似乎与肠道上皮的健康有关，例如离子转运和紧密连接蛋白，表明上皮不完整或损伤后难以重构也可以导致 IBD[4, 70, 76]。

CD 的先天性免疫

先天性免疫系统，与生俱来，是激发适应性或获得性免疫前，宿主抵御肠道病原菌的第一道防线。先天性免疫的关键功能被证实在 CD 中起重要作用：①上皮屏障功能和病原体识别；②自噬（图 44-4a ~ c）。

上皮屏障功能

上皮屏障形成了肠腔内容物与肠道本身之间的接触面（图 44-4a）。在小肠，主要发现 4 种细胞：内分泌细胞、杯状细胞、潘氏细胞和肠上皮细胞。杯状细胞和潘氏细胞功能失调与 CD 的病理学有关。经过分化，潘氏细胞迁移至肠隐窝底部，而内分泌细胞、杯状细胞和肠上皮细胞迁移至绒毛。杯状细胞分散在上皮细胞之间，储存及分泌黏液至肠腔，在肠黏膜层上方形成物理屏障，保护肠黏膜免受刺激物和病原体的侵害。黏液还包含免疫球蛋白，如 IgA，它可以协助炎症调控及上皮修复，也可以结合并固定肠道微生物。潘氏细胞在小肠远端数目增多，在回肠达到最高密度[77]。这些细胞是小肠中

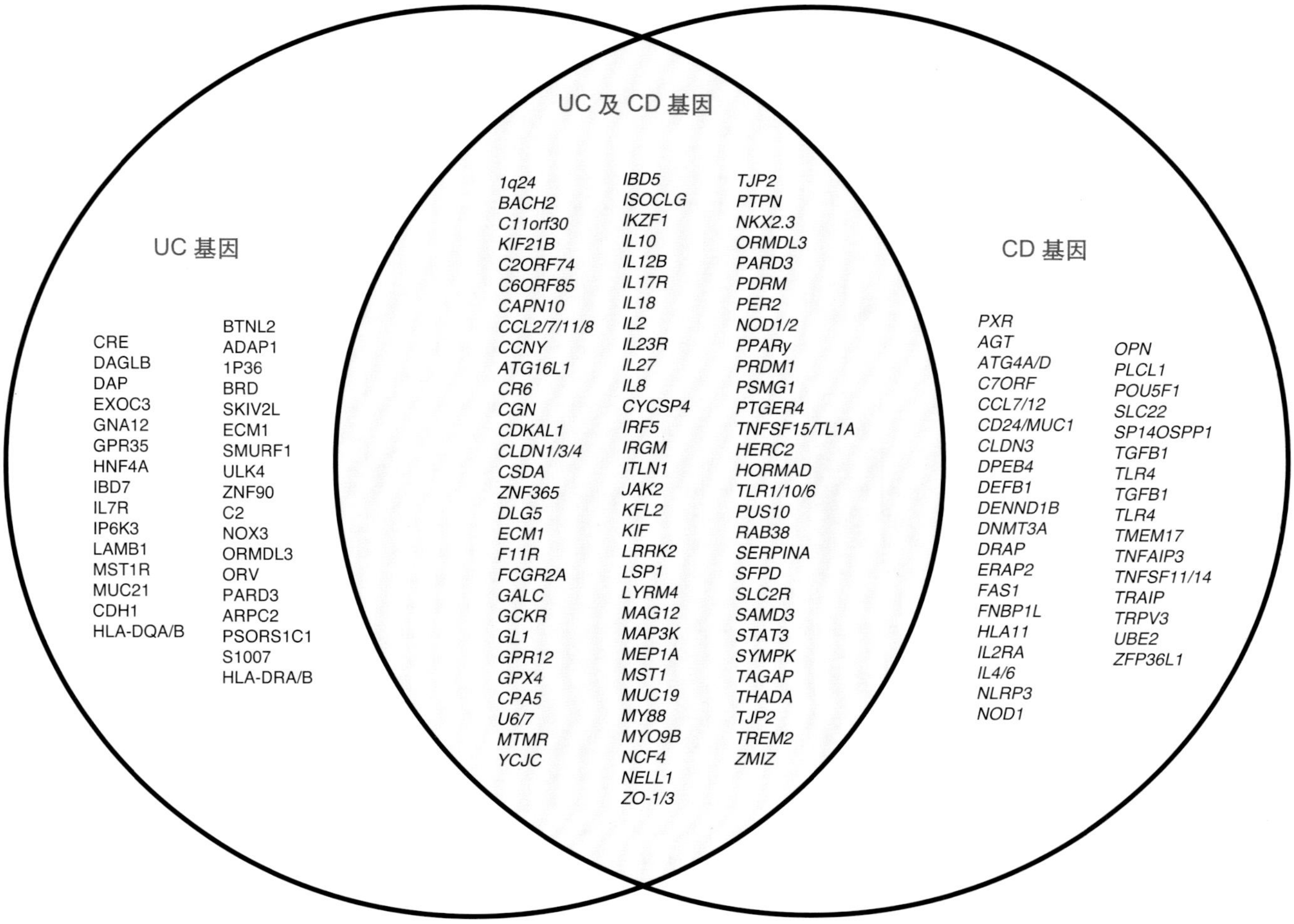

图 44-3 与 IBD 相关的基因。通过 GWAS 在指定的基因附近识别出 SNP，找到与 IBD 相关的基因

抗菌肽的主要来源，形成抵抗病原体的化学上皮屏障 [78]。抗菌肽有不同种类，包括溶菌酶 A 型磷脂酶 A2 和 α 防御素，一种合成疏水肽，可在细菌膜上形成小孔，使其溶解和死亡 [79]。发生于小肠的 CD，这些肽数目减少 [80]。

上皮细胞包含阳离子转运蛋白，可将带电离子转移出或进入细胞以维持内稳态。这些阳离子在肠腔和组织间的动态改变，在 IBD 中是如何致病的还不清楚，不过，阳离子转运蛋白基因突变与 CD 和 UC 均相关。

相邻上皮细胞的连接控制肠黏膜的渗透性，因此避免微生物通过这些细胞旁路从肠腔进入体循环是必要的。在 IBD 中最为广泛研究的连接之一为紧密连接，紧密连接由跨膜蛋白组成，受几个分子的调控，通过斑蛋白与细胞内肌动蛋白细胞骨架相互作用。IBD 患者的紧密连接异常，促进抗原的摄取导致炎症，白介素、TNF-α、INF-γ 等细胞因子的释放反过来进一步增加紧密连接的渗透性（图 44-4b）[81]。有意思的是，CD 患者发病前以及未感染的家族性成员被证实紧密连接功能异常，这表明 CD 患者由于渗透性基线改变，之前就存在对病原体入侵的敏感性。

自噬

为了形成完整的屏障，健康的先天性免疫系统确保具有能识别特定抗原为非己的先天能力，随后进行“自噬”或自溶，以及确保入侵的有机物和已破坏的自身细胞成分能再循环利用 [27]。肠腔病原体的分子标记（病原体相关分子模式，pathogen-associated molecular pattern，PAMP）或细胞碎片导致细胞应激或损伤的分子标记（损伤相关分子模式，damage-associated molecular pattern，DAMP）与位于效应细胞的模式识别受体（pattern-recognizing receptor，PRR）相结合。这一交互作用激活一系列

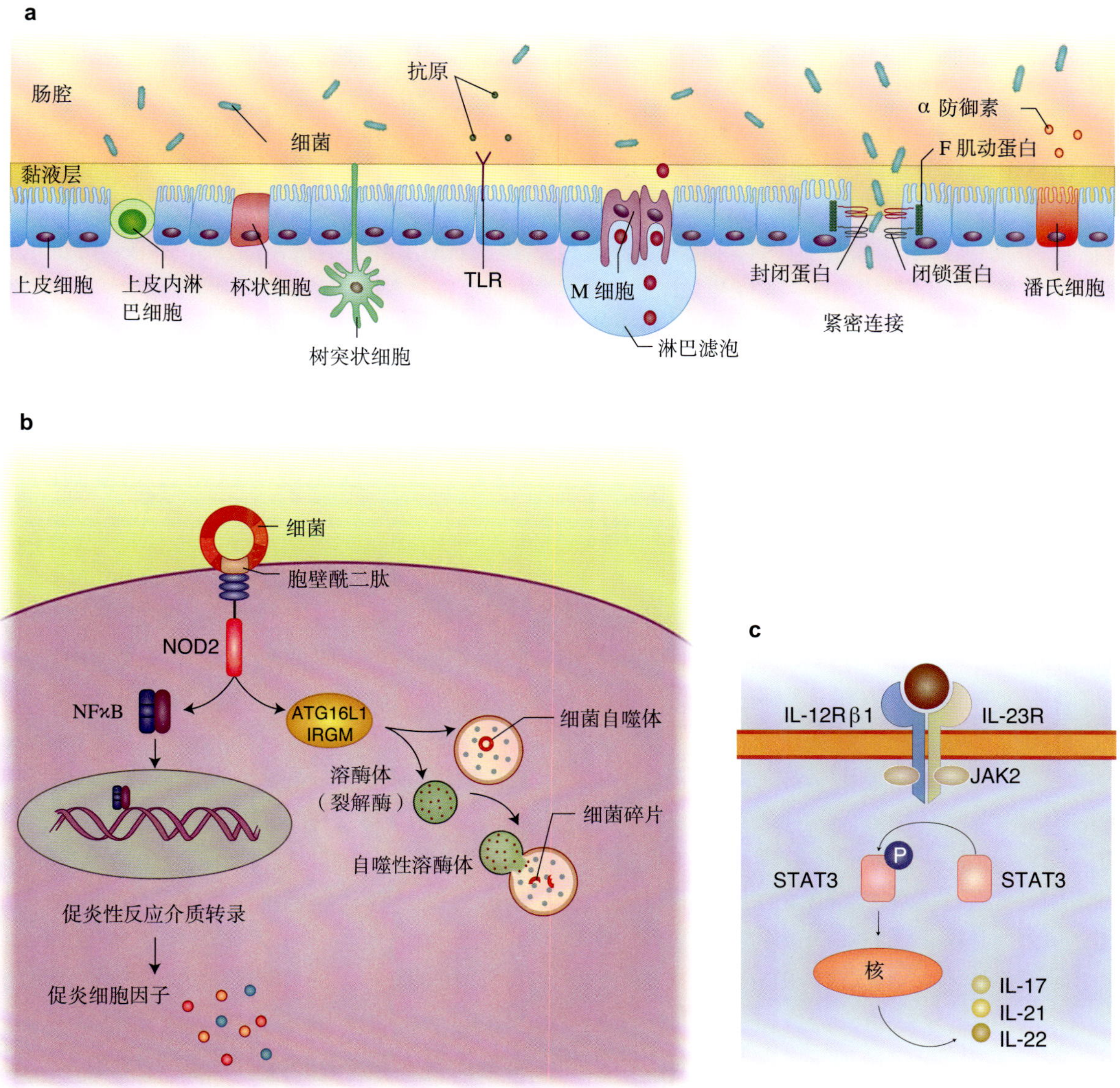

图 44-4　a. 上皮屏障。上皮屏障由肠腔内容物与肠道本身的接触面构成。小肠可见 4 种主要细胞，内分泌细胞、产生黏液的杯状细胞、分泌抗菌 α 防御素的潘氏细胞及肠上皮细胞。此外，黏膜防御细胞还有 M 细胞和树突状细胞，前者具有能进入下面淋巴滤泡的通道颗粒，后者可在上皮细胞间伸出伪足，与肠腔内抗原接触。连接相邻上皮细胞的紧密连接，由与细胞内肌动蛋白细胞骨架相互作用的跨膜蛋白组成。IBD 中，紧密连接异常使抗原进入导致炎症，而白介素、TNF-α、INF-γ 等细胞因子的释放反过来进一步增加紧密连接渗透性。b. 自噬和 NOD2。通过自噬识别和消化自己及非己微粒，是免疫的关键。图片显示的是一个溶酶体与一个含有细菌的自噬体的融合。这一过程某种程度上依赖于运转的 ATG16L1 和 IR6M 通路。图上还描述了 NOD2/CARD15 通路，细菌壁上识别胞壁酰二肽（MDP）引起 NF κ B 激活，后者导致相关炎症基因核转录的改变。c. JAK/STAT 通路。STAT 在细胞质中处于失活状态，当通过各种各样的受体，应答来自生长因子和细胞因子的信号时，被 JAK 家族的酪氨酸激酶相关受体激活。STAT 接着形成二聚体，转移至细胞核内，激活炎症调节剂的转录

诱导炎症的通路，包括接头蛋白髓样分化细胞因子88（myeloid differentiation factor 88，MyD88）依赖性途径[83]。引起下游IgA的产生和释放，上皮细胞增生和（或）促炎级联反应的形成。这种PRR识别PAMP和DAMP是区分“自己”和“非己”的关键。

Toll样受体（Toll-like receptor，TLR）是IBD中最被广泛研究的PRR，位于胞内体和上皮细胞表面并贯穿细胞膜。尽管已知许多TLR、TLR2和TLR4被证实在IBD中具有重要的作用[84]。TLR2识别细菌蛋白；TLR4识别革兰氏阴性菌的外膜成分，即脂多糖（lipopolysaccharide，LPS），并主要通过MyD88途径起作用。TLR4还能通过MyD88非依赖性途径直接激活炎症介质，如肿瘤坏死因子-α（tumor necrosis factor alpha，TNF-α）和干扰素（interferon，IFN）。

通过充分的降解和循环利用细胞成分，自噬过程对细胞营养供给来说是一种节能机制（图44-4b）。通过未被阐明机制的T细胞和B细胞的分化及炎症的抑制，自噬也参与到获得性免疫系统中[85-86]。自噬过程中，需要降解的物质由自噬体吞噬。自噬体随后与溶酶体相融合进行降解，所获得的肽颗粒呈递给HLA Ⅱ类分子以行进一步处理。自噬主要发生在小肠潘氏细胞，因此自噬在CD中起的作用比在UC中更强[78]。这一通路中包含的数个基因的突变，是IBD相关基因（NOD2/CARD15，ATG16L1，IRGM）中最具有重复性的，为自噬的失调在两种疾病中起关键作用提供了证据。这些基因在之后的遗传相关章节有更详尽的讨论。

巨噬细胞

巨噬细胞是免疫调节细胞，通过两种主要机制，分泌促炎细胞因子和吞噬作用，参与IBD的病理学。巨噬细胞产生和分泌高水平的促炎细胞因子，包括IL-18和IL-1[86]。这些细胞因子的分泌激活自然杀伤（natural killer，NK）细胞，NK细胞接着分泌干扰素γ（interferon gamma，INF-γ），导致树突状细胞（dendritic cell，DC）的激活。一旦激活，DC分泌TNF-α，导致该区域更多炎症细胞的聚集[79]。IFN-γ和IL-8的产生，使巨噬细胞成熟，形成多核巨细胞[19]。多核巨细胞是CD的特征性肉芽肿的重要组成部分。进一步释放促炎细胞因子增强T细胞活性，而当肉芽肿本身向T细胞呈递抗原时，炎症继续发生，延续了炎症的循环[79]。

巨噬细胞和中性粒细胞也会聚集在吞噬作用抗原呈递的部位。当趋化因子、细胞因子（包括IL-1和TNF-α）和白三烯水平升高，血管内的白细胞穿过内皮表面，抵达炎症部位。整合蛋白，是位于中性粒细胞表面的受体，与像黏膜地址素细胞黏附分子（MAdCAM-1，mucosal addressin cell adhesion molecule-1）这样的因子在内皮结合，促进这一迁移和归巢进程[79, 87]。这些整合蛋白是一些最新的IBD药物治疗的靶点（见第46章，溃疡性结肠炎的药物治疗）[87]。

APC：先天性免疫与获得性免疫间的桥梁

抗原呈递细胞（antigen-presenting cell，APC）可识别宿主肠道及外源性肽。在肠道内，APC可到达抗原破坏上皮屏障的地方，或者伸出较长的臂样伪足穿过两个上皮细胞间的紧密连接与管腔内的抗原结合。伪足还会与微皱褶细胞（microfold cell，M cell）相互作用，位于基底袋特异的小肠细胞通过内吞作用，将抗原直接从管腔转运至APC和T细胞[86]（图44-4a）。抗原结合后，APC通过归巢分子介导的过程，返回淋巴组织以呈递给T细胞。这样的归巢分子包括表达于效应T细胞的α4β7，及表达于小肠上皮细胞和结肠固有层的α4β7的配体MAdCAM-1[88]。内皮白细胞黏附分子（endothelial leukocyte adhesion molecule-1，ELAM-1）也被证实在UC和CD中所起的作用较小[89]。在CD中，已证明趋化因子CCL25和其受体CCR9对小肠归巢有贡献[87-88]。

树突状细胞（DC）是APC细胞中与IBD病理学最为相关的（图44-4c）。关于IBD对内源性或外源性抗原反应不当和（或）对正常菌群缺乏耐受，有这样的理论，即一个“渗漏”的上皮屏障可引起DC-抗原接触增加，及系统性免疫系统的过度刺激[85]。已发现了一些DC亚群，一些与耐受有关，另一些是促炎性的。分泌IL-2的DC与UC及CD的病理学均有关[90]。IL-12是与T细胞功能相关的关键细胞因子，驱动初始T细胞向分泌IL-2的Th1亚型分化，Th1被认为在CD中起主要作用[78, 91]（图44-5）。

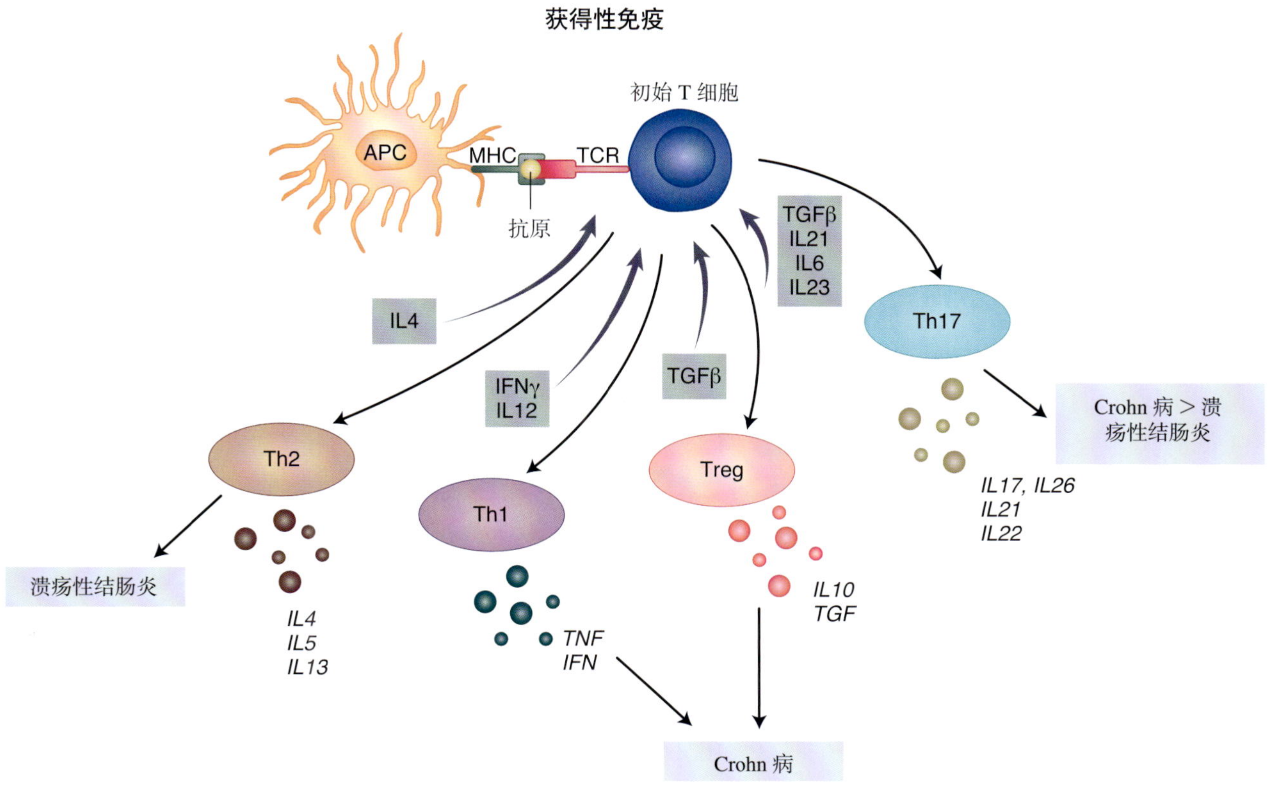

图 44-5　Crohn 病的获得性免疫

Crohn 病的获得性免疫

T 细胞和 B 细胞对出现的抗原共同起反应组成了获得性免疫应答。T 细胞和 B 细胞活化，通过直接杀伤、细胞因子介导路径及抗体介导杀伤的方式，消除抗原。T 细胞介导的获得性免疫比 B 细胞介导的获得性免疫在 IBD 病理学中有更深入的研究。T 细胞主要位于黏膜固有层，分为两个主要类别：CD4/ 记忆 T 细胞（在 IBD 中作用更重要）和 CD8/ 细胞毒性 T 细胞（主要作用是产生 IFN-γ）。迄今为止，B 细胞在 IBD 中的主要作用是分泌关键免疫防御分子 IgA[87, 92]。

一旦它们表面的主要组织相容性复合体（major histocompatibility complexe，MHC）与抗原结合，APC 就会通过淋巴管转移至肠相关淋巴组织（gut-associated lymphoid tissue，GALT）。GALT 包括肠系膜淋巴结及被称为派伊尔结（Peyers' patches）的肠淋巴滤泡。之后，抗原被呈递给初始 T 细胞，在共刺激分子存在的情况下，T 细胞活化及 T 细胞亚群分化相继发生。由细胞因子介导，在细胞环境中分化为四个主要亚群中的一个（图 44-5）。倾向于向辅助 T 细胞 1（T helper one，Th1）分化，伴随 TNF 和 IFN-γ 的产生，是 CD 的主要分化途径。调节性 T 细胞（T regulatory cell，Treg）异常在 CD 中有详尽的记录。这一相对较晚发现的 T 细胞亚群，通过提升对食物性抗原和肠道微生物的耐受，起抗炎作用；产生抗炎因子 IL-10，抑制免疫应答[94]。分泌 IL-17 的 Th17 细胞与 UC 及 CD 均有关，但与 CD 的关联略强[76, 93, 95]。

细胞因子信号

若干个细胞因子在 IBD 相关的信号通路中起作用。一些能维持信号通路，而另一些能诱导或干扰信号通路。几个细胞因子在上文中均有提及。与 IBD 遗传相关的关键性细胞因子，在后面 IBD 的遗传相关章节中重点描述。

溃疡性结肠炎的先天性免疫

与 CD 相反，上皮屏障在 UC 病理学中起到更重要的作用，因为 UC 的炎症局限于结肠和直肠的黏膜 [96]。UC 的特征为上皮完整性的缺失和杯状细胞、内分泌细胞及肠上皮细胞的破坏。与小肠 CD 不同，UC 中受影响的细胞不会转移至绒毛，而是出现在结肠表面（结肠没有绒毛）。潘氏细胞仅存在于小肠，因此它们在 UC 病理学中不起作用。

UC 的大多数研究集中在紧密连接的作用 [97]。即使在静止期的 IBD，受损的紧密连接渗透性仍然与促炎细胞因子的增加有关 [98]。自噬也参与了 UC 的病理学，但在 CD 研究较多 [86, 99]。UC 中没有发现肉芽肿，巨噬细胞的作用可能仅限于促炎细胞因子的产生 [86] 及 NK 细胞和树突状细胞的活化。中性粒细胞表面的整合素介质如 MadCAM-1，在 UC 中也有提及 [79, 87, 100]，也证实了靶向于这些分子治疗 UC 有效（见第 46 章，溃疡性结肠炎的药物治疗）。

关于 DC 在 IBD 作用中的研究，主要集中在 CD 而不是 UC。然而，UC 中紧密连接渗透性的变化可影响 DC 伪足伸入肠腔 [101]。最近，Ueno 等人进行的 DC 体外研究表明，吸烟可影响 DC 功能，并且是 CD 中 T 细胞向 Th1 细胞分化、UC 中向 Treg 分化的关键驱动因素 [102]，这可能成为吸烟在 UC 和 CD 作用相反的一个解释。

溃疡性结肠炎的获得性免疫

上文已详述 T 细胞的活化和分化。在与 UC 相关分化过程中，倾向于 Th2 细胞分化引起 IL-4、IL-5 及 IL-13 的增多（图 44-5）。Th17 细胞及分泌的 IL-17 也与 UC 有关，但比与 CD 的相关性小 [76, 93, 95]。

遗传相关提示 IBD 的发病机制

先天性免疫

上皮屏障

属于糖蛋白的 MUC 家族是肠道黏液的重要组成部分。MUC2 是最多的糖蛋白，因此成为 IBD 中大家最感兴趣的 MUC 基因。MUC 敲除小鼠模型可形成 IBD 样肠炎，同时具有 CD 和 UC 的特征 [103]。与之相似，UC 患者的结肠组织与正常对照组织相比，MUC 家族中的三个基因，MUC2、3、4 表达下降，而 MUC19 多态性与 CD 有关 [27, 104]。

抗炎的前列腺素参与了上皮黏膜修复。前列腺素 E 受体 4（prostaglandin E receptor 4，PTGER4）SNP 与 CD 进展相关 [27]。没有发现在 UC 中有类似的关联。

通过 GWAS 发现一些细胞转运基因的多态性与 IBD 相关；然而，它们的作用并不清楚。位于 5 号染色体的阳离子转运分子 OCTN1（有机阳离子 / 卡尼汀转运蛋白，也称为溶质载体家族 22，成员 4/SLC22A4）和 OCTN2（也称为 SLC22A5）就属于这种情况。两种基因突变均与 UC 和 CD 有关，这样的关联通过大量的 GWAS 研究得以重复 [105]。尽管如此，其机制并未被阐明。

封闭蛋白和闭锁蛋白是位于紧密连接的跨膜桥接蛋白。两种蛋白通过与支架蛋白，包括闭合小带蛋白（zona occluden，Zo）家族交互作用，均与肌动蛋白细胞骨架相连 [106-107]。封闭蛋白表达水平被证实与 Crohn 病结肠炎的炎症严重程度相吻合 [108]。已发现结肠炎小鼠模型的 Zo-1 是缺失的 [109-110]。当研究封闭蛋白与闭锁蛋白表达的比例时，我们发现，结肠受累的 UC 与结肠未受累的 UC 及正常结肠相比这一比例显著增加。CD 中，这一比例并没有随疾病状态的变化而改变，表明这些蛋白在 UC 中起的作用更大 [96]。

多种 IBD 相关基因可归类至涵盖性术语“多种上皮完整性基因”，包括信号传导及转录激活因子（signal transducer and activator of transcription molecule，STAT），内凝集蛋白 -1（ITLN1），DLG5，域 5 类即八聚体结合转录因子 4（octamer-binding transcription factor 4，OCT4）及层黏连蛋白 β1 亚基（laminin beta 1 subunit，LAMB1）。STAT 潜伏在细胞质里，直到对来自生长因子、细胞因子（包括 IL-2、IL-3、IL-5 和 IL-7）、促血小板生成素及红细胞生成素的信号产生应答，它们被来自两面神激酶（Janus kinase，JAK）家族的酪氨酸激酶相关受体激活。之后，STAT 二聚化，转移至细胞核，并激活不同蛋白的转录和表达（图 44-4c）[111-113]。STAT3 与 IBD 相关，在先天性免疫和获得性免疫系统中有相反的影响。当在先天性免疫细胞（例如，肠上皮细胞、中性粒细胞和巨噬细胞）内被激活，可增强黏膜屏障功能[114]。相反，当活化 T 细胞时，结肠炎加重[115]。

ITLN1 基因的蛋白产物表达在肠上皮细胞的刷状缘，在膜稳定性和保护糖脂类屏障远离抗原方面起到重要作用[115]。SNP 变异体通过 GWAS 与 IBD 相关联，然而，在 IBD 的研究中，目前为止仍没有这些多态性的功能序列。类似的，*DLG5* 基因内的多态性，通过 GWAS 与 CD 和 UC 相关联[116]，并在较小规模的研究中被重复[117]。*DLG5* 基因是位于细胞 - 细胞连接的鸟苷酸激酶家族成员之一。其功能研究限于 UC，发现 UC 组织比健康对照组织的蛋白表达水平增加[118]。

POU5F1 和 *LAMB1* 基因仅仅与 UC 相关，再一次表明上皮屏障功能在 UC 中比在 CD 中作用更重要。与许多 IBD 相关基因类似，*POU5F1/OCT4* 基因之前就与其他免疫介导性疾病相关，比如中毒性表皮坏死松解症[119]及银屑病[120]。*POU5F1* 的蛋白产物参与胚胎时干细胞多潜能性及成人时的更新。这一基因与结肠腺瘤和结直肠癌（colorectal cancer，CRC）有关[121-123]，可能是通过抑制分裂祖细胞分化起作用的[124]。Yasuda 等人证明与仅有炎症的 UC 组织相比，POU5F1 在伴有 CRC 的 UC 组织中表达降低[123]。有意思的是，在一个囊括了超过 140 名患者的生活质量的研究中，这一基因与 IPAA 术后患者的满意度相关。POU5F1 的两个 SNP 与糟糕的情绪有关，可能会导致一种更严重的疾病表型。另一个免疫介导基因，TNFSF14 内的 SNP 也与整体上较差的生活质量、严重的肠道症状和较差的情绪相关[125]。

层黏连蛋白是基底膜的关键组成部分，锚定于单层小肠上皮，具有抵御抗原与细胞黏附的作用[126]。LAMB1 编码层黏连蛋白的一个亚基。与对照组相比，UC 患者的结肠标本组织中，LAMB1 表达下调[126]。这一下调与 UC 的结肠基底膜扭曲变形相关[127]。

遗传相关与巨噬细胞、DC 归巢相关仅限于 CD。中性粒细胞归巢基因则与两个疾病均相关。腹膜吞噬诱导的巨噬细胞刺激 1（macrophage stimulating 1，MST1）基因内的多态性，在大量 GWAS 中与 CD 相关联[128-129]。归巢受体趋化因子受体 6（chemokine receptor 6，CCR6）由未成熟树突状细胞和记忆 T 细胞表达，在 GWAS 中也与 CD 有关[115]。中性粒细胞归巢介质，MAdCAM-1，在活动期 CD 和 UC 的肠上皮上过表达[79, 87, 100]。这一发现使得 MAdCAM-1 和其他相关整合素成为一些较新的 IBD 药物治疗的靶点（见第 46 章，溃疡性结肠炎的药物治疗）[87]。

抗原识别和自噬

NOD2/CARD15

自噬通路中的基因是第一批 IBD 关联基因。这些基因的鉴定及其在 IBD 病理学中作用的进一步研究，联合了微生物、免疫学和遗传学三个领域。IBD 中最为广泛研究的自噬相关基因是核苷酸结合寡聚化结构域样蛋白（nucleotide-binding oligomerization domain-containing protein 2，NOD2），也被称为凋亡加强结构域蛋白 15（caspase recruitment domain-containing protein 15，CARD15），自噬相关 16 样蛋白 1（autophagy-related protein 16-like 1，ATG16L1）及免疫相关 GTP 酶家族 M 蛋白（immunity- related GTPase family M protein，IRGM）。总而言之，这些基因较之 UC 而言，与 CD 关联更紧密。

自噬第一步为抗原识别。功能研究证实，与非炎症对照组相比，UC 和 CD 患者肠内的 PRR、TLR4 显著升高[130]。*NOD2/CARD15*，位于第 16 号染色体，于 2001 年成为第一个和 IBD 相关的基因[66, 131]。目前为止，它仍是与 IBD 关联最紧密、可重复性最高的基因，特别是与 CD[132]。*NOD2/CARD15* 基因可在若干种与 IBD 病理学相关的细胞中表达，包括肠上皮细胞、潘氏细胞、树突状细胞和单核细胞。CARD15 蛋白参与胞壁酰二肽（MDP，一种细菌壁的成分）的识别和结合，结合点位于蛋白的富亮氨酸重复核苷酸结合域[132]。因此 CARD15 是一种 PRR。当 NOD2/CARD15 通过与 MDP 结合激活时，两条重要通路，核因子 κB（nuclear factor kappa B，NFκB）和丝裂原活化蛋白激酶（mitogen-activated protein kinase，MAPK）会被激活[27]。NFκB 在一些基因的调控中起关键作用，这些基因负责促炎因子、细胞因子、趋化因子、黏附分子和生长因子的产生，包括白介素 1β、8、6、12 和 TNF-α，后者是与 IBD 发病机制紧密相关的有效促炎因子。TNF-α 是一整类生物制药的重要靶点，这类药物可与自由的和细胞有关联的 TNF-α 相结合，称为 TNF 拮抗剂，在 UC 和 CD 中非常有效（见第 47 章，Crohn 病的药物治疗）。MAPK 是异构酶，磷酸化的丝氨酸和苏氨酸引起下游炎症信号的传播 [133]。

尽管与 IBD 有最紧密的联系，并不是所有 IBD 患者都具有 NOD2/CARD15 突变。实际上，NOD2 基因中三个最常见的 IBD 相关 SNP 或单碱基置换（R702W，G908R 和 1007 fs），在亚洲 CD 患者中很少见，在欧洲及北美 CD 患者中至多也只有 40%，而非 IBD 人群比例是 10% ~ 15%[134]。有趣的是，这三种 SNP 都位于或邻近基因的亮氨酸重复序列区域，这也是 MDP 被发现的地方。这些 SNP 任何一个存在，都可导致 NFκB 通路的激活受损，以及随后破坏炎症因子产生 [135]。

除了激活第二信使 NFκB 和 MAPK，NOD2/CARD15 还可以将自噬相关蛋白，ATG16L1，募集至细胞膜 [131-132]。树突状细胞内的 NOD2/CARD15 和 ATG16L1 必须维持功能状态，才能让自噬发生 [86]。发现于第 2q37 号染色体，ATG16L1 蛋白产物表达于 APC、T 细胞、肠上皮细胞和巨噬细胞，与自噬体的形成有关。具有 ATG16L1 突变的 CD 患者及 ATG16L1 敲除小鼠模型，潘氏细胞异常，破坏胞内细菌的能力受损，促炎因子增加 [19, 86]。尽管常常与 CD 关联，Meta 分析仍有小部分有统计意义的结果证实其与 UC 的相关性，虽然 OR 值只有 1.08[136]。

IRGM 基因，几乎与 ATG16L1 同时被发现，与 IBD 相关联。IRGM 位于第 5 号染色体，编码免疫相关 GTP 酶。IFN-γ 介导的胞内病原体清除，需要这种酶。与 ATG16L1 类似，IRGM 敲除动物模型，导致自噬缺陷和一些病原体的存活，如鼠弓形虫、李斯特菌和结核分枝杆菌 [137-138]。早期 GWAS 发现三个 IRGM 的 SNP（rs13361189，rs4958847，rs10065172）与 IBD 相关，2013 年的一项 25 个研究的 Meta 分析，囊括了 20 590 名患者及 27 670 名对照者，证实其与 CD 相关，与 UC 无关。当根据种族分类时，欧洲人罹患 CD 的风险显著高于亚洲人 [139]。IRGM 基因内 SNP 的出现，与 CD 患者回结肠切除术后的早期复发相关 [140]。

获得性免疫系统

人类白细胞抗原（HLA），即 MHC，参与抗原呈递至 T 细胞，成为许多 IBD 研究的焦点，特别是 HLA-DR 亚型。尽管，按照惯例这些基因被认为和 UC 相关联，HLA 基因的亚型，比如 DRB3、DR7 和 DQ4，均与 CD 相关 [141-144]。Meta 分析证实 DR2、DR9 和 DRB1 与 UC 有关 [142]。HLADRB1 基因与 IBD 的肠外表现有关 [141]。

一些已知的与 IBD 相关的基因，包括肿瘤坏死因子超家族成员 15（tumor necrosis factor superfamily member 15，TNFSF15），也称为 TNFSF 配体 1A（TNFSF ligand 1A，TL1A）和血管内皮生长抑制剂（vascular endothelial growth inhibitor，VEGI）；STAT5；T 细胞活化的 GTP 酶激活蛋白（T cell activating Rho GTPase-activating protein，TAGAP）；参与了 T 细胞活化后的分化 [95]。通过 GWAS 发现的位于第 9q32 号染色体的 TNFSF15 基因，是最早与 CD 和 UC 均有关联的基因之一，随后被小规模的研究证实 [94]。TNFSF15 的蛋白产物，TNF 样细胞因子 1A（TNF-like cytokine 1A，TL1A），表达于巨噬细胞、上皮细胞、肠道黏膜固有层淋巴细胞 [145]，作为一个配体与主要表达在 T 淋巴细胞的死亡结构域受体 3（DR3，death domain receptor 3）结合 [94, 145]。有趣的是，TNFSF15/TL1A 在脉管系统中还具有一种可调控的血管生成作用 [146]。它在与小肠上皮屏障相关的凋亡和金属蛋白酶的诱导方面也起作用 [147-148]。激活通过 NFϰB 通路完成。下游的影响包括 T 细胞产生 IFN-γ 和 IL-2 增多 [149-150]，倾向于分化成 Th1 和 Th17 亚群 [94, 149, 151]。此外，T 细胞 过表达 TL1A 与免疫应答失调有关，Treg 的数量显著增加 [147, 152]。有趣的是，该基因的 SNP 与手术憩室炎也有关 [153]。

STAT5 基因编码属于转录因子的 STAT 家族的一个成员蛋白，在上述章节先天性免疫 / 上皮屏障功能进行了讲解。与 TNFSF15 形成对照，STAT5 抑制向 Th17 和 Tregs 亚群分化，通过改变 IL-2 受体和增强肥大细胞分泌 IL-4，与 Th1 细胞调节异常相关联 [112, 154-159]。STAT5 在先天性免疫和获得性免疫系统中的关键作用是紧密连接渗透性和黏膜修复 [158]，以及 T、B、NK 细胞的发育 [112, 159]，这些均已在 STAT5 敲除动物模型中被证实。

与促炎因子 IL-2 共调节的 TAGAP 基因 [160]，在 T 细胞迁移和活化中均起作用 [161-163]。早期认为 TAGAP 仅仅与 CD 有关，Toedter 等证明 UC 患者行抗 TNF 治疗前后，TAGAP（以及其他几个基因）

表达有所改变[164]。TAGAP 的蛋白产物是 GTP 酶激活蛋白（GTPase-activating protein，GAP）家族成员之一。这类分子参与了若干免疫调节过程，包括肌动蛋白形成。肌动蛋白形成会影响细胞活性、细胞间接触的建立和免疫突触的形成[165]。有趣的是，TAGAP 可传播 Rho 分子的非活性形式[163, 166]，从而阻碍其与下游因子的交互作用，导致 T 细胞骨架的改变，后者对细胞形状、运动及收缩力非常重要[167]。如同 POU5F1 和其他 IBD 相关基因一样，TAGAP 基因与其他免疫介导性疾病也有关系，如类风湿关节炎、乳糜泻和 1 型糖尿病[160]。它与肛管 Crohn 病也有关联，已证实其表达沿着结肠而改变[168-169]。

许多细胞因子参与了与 IBD 相关的通路。其中一些维持通路，而另一些诱导或干扰信号通路。一部分细胞因子在上文中提及过。最众所周知的 IBD 相关细胞因子是 IL-10。这一细胞因子因为具有抗炎特性而变得独特。因此，IL-10 基因或其受体突变会干扰它的功能，常导致炎症非常严重。Royal Free 医院 2009 年的病例研究发现，IL-10 受体（IL-10R）基因突变与特别严重、早期发病的难治性 CD 相关，其中几例有严重的肛管受累，之后一直重复该发现[170-171]。这一较小队列的 IL-10R 突变患者对骨髓移植有反应，在这独特亚群的患者中，通过有效地逆转特异的、引起疾病的基因缺陷，骨髓移植可能成为一种较为实际的 CD 治疗方法。

IL-23 由 DC、单核细胞和活化的巨噬细胞分泌，参与初始 T 细胞向 Th17 分化及其他促炎因子的释放，包括来自单核细胞和巨噬细胞的 TNF-α、IL-1 和 IL-6，也被称为 IL-23-Th17 轴[172]。IL-23 受体（IL-23R）是先天免疫及获得性免疫系统间的关键连接。IL-23R 在 NK 细胞、记忆性 T 细胞和细胞毒性 T 细胞中表达。在 Th17 细胞中表达水平尤其高[92]。IL-23 和 IL-23R 结合激活 JAK2 蛋白，引起下游 STAT3 这一转录激活因子两个亚基的聚集和二聚化。如前文所述，STAT3 之后便可易位至细胞核，推进促炎介质的转录[172]。

IL-23 信号通路还可以激活另外一条通路，维 A 酸相关孤核受体 γt（retinoic acid-binding orphan receptor-γt，ROR-γt）通路，该通路在辅助 T 细胞分化中起关键作用。这条通路激活产生的细胞因子（IL-17A、IL-17F、IL-6 和 TNF-α）具有促炎作用，并促使初始 T 细胞向 Th17 细胞分化[172]。因为这条通路的几个基因的多个多态性与 IBD 相关，该通路在 IBD 的发病机制中尤为重要[92, 173]。IL-23 基因与其他免疫介导性疾病也有关系，包括类风湿关节炎和强直性脊柱炎[92]，以及 UC 的肠外表现[174]。

恶变的分子基础

UC 和 CD 患者进展为结直肠癌（CRC）的风险增加。与普通人群相比，UC 和 CD 患者较早罹患 CRC，发生同时性和异时性肿瘤的风险增加。虽然其风险很大，但通常并不能得到医护人员的正确评估，高达 15% 的 IBD 患者死于 CRC[175]。除了已证实 UC 相关的 CRC 风险升高，以及较差的肠镜监测操作，临床实践中并没有发现或显现有效的基因或血清学标记；因此，肠镜，包括色素内镜检查，仍然是主要的监测手段。

对于异型增生、化生和进展为癌，炎症是一个已知的风险因子。因此 IBD 相关异型增生和 CRC，主要发现于现在或过去发生过炎症的组织内[175-179]，风险也因此与疾病的程度和持续时间有关[175]。典型地，炎症进展为低级别异型增生（low-grade dysplasia，LGD），两者具有共同的病理特征。LGD 之后进展为高级别异型增生（high-grade dysplasia，HGD），然后发展成 CRC，HGD 与 CRC 有共同的病理特征。尽管如此，对于 IBD，这一过程不可预测，也不像散发型 CRC 通常需要 10 年进展，发生率不同，也不会总是以前面提到的顺序进展[176, 179-183]。

IBD 相关 CRC 和散发型 CRC 相同的是，与 p53、腺瘤样息肉蛋白基因（adenomatous polyposis coli，APC）突变和微卫星不稳定有关。然而，这些突变的顺序，在 IBD 相关恶性肿瘤和普通 CRC 的进行性恶变过程中是不同的（图 44-6）[184-185]。APC 突变参与了正常组织变化为散发型癌的第一步。但是，从炎症至 IBD 相关癌，APC 突变参与相对较晚。一项早期 33 名 UC 相关肿瘤和 23 名散发型肿瘤患者的研究证实，与散发型肿瘤患者相比，UC 的 LGD 患者 p53 突变频率增大，UC 相关 CRC 患者 APC 突变频率减小[186]。

在 IBD 至 CRC 的进展过程中，一个遗传预测指标的发现可能会影响监测方法，并为高风险的患

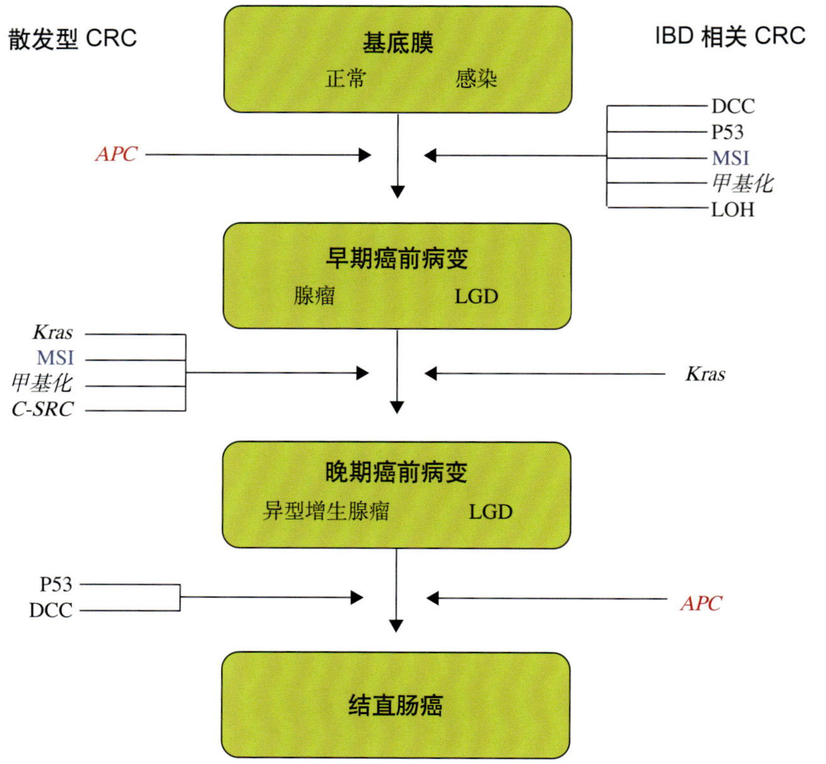

图 44-6 IBD 的恶变和散发型结直肠癌

者提供一个预防性结肠切除术的机会[187]。迄今为止，这一领域只有一小部分研究在进行，而结论相悖[188-189]。在一个大型的包含 600 名意大利患者的队列研究中，OCTN1 基因（遗传相关章节已讨论）的一个 SNP 被发现与 UC、UC 相关 CRC 和早发的散发型 CRC 相关。然而，只有两个基因（OCTN1 和 OCTN2）被研究[190]。在一项关于超过 300 个的已知 IBD 相关的 SNP 的研究中，仔细对比配对的 UC 和 UC- 肿瘤患者，发现这些 IBD SNP 与肿瘤没有相关性，表明散发型 CRC 相关突变所起的作用更重要[191]。

与散发型癌（36%）相比，UC 相关癌与上皮细胞钙黏蛋白（e-cadherin）编码基因——CDH1 基因启动子区甲基化显著相关（57%），这一基因参与上皮连接[192]。Houlston 等随后证明 CDH1 与散发型 CRC 和 UC 均有关，表明两个的病理学有关联。但是，UC 相关 CRC 患者并没有囊括在研究中[193-194]。甲基化过程是 IBD 相关 CRC 中研究最透彻的伴随现象[195]。有趣的是，人类 UC-CRC 比散发型癌的甲基化水平高[189]，已知的关键 IBD 相关炎症介质，包括 IL-6 和 IFN-γ 可诱导 DNA 甲基化，这解释了为什么 UC 炎症持续会增加癌的风险[189]。结肠炎的小鼠模型证实了 DNA 甲基化出现于肿瘤发生之前[188, 196]。尽管甲基化在 UC 相关癌中可能起重要作用，目前并没有利用它去识别具有 UC 相关 CRC 风险的患者。

IBD 的外科遗传学

“外科遗传学”这一重要领域利用临床和基因数据，预测手术结果[197]。因为 IBD 的手术结果和疾病复发均不可预测的特性，识别能够预测手术结果的特异性遗传因子显得很有吸引力。其他例子包括识别治疗会失败、CD 需要反复节段性切除术或 UC 回肠储袋肛管吻合术后会遭受严重或进展性储袋炎的患者。识别与 IBD 患者手术治疗可能有关的基因的早期研究已经完成。

有若干等位基因可提示 IBD 有早期手术的倾向。一项 200 多名 IBD 患者的研究中，外周血淋巴细胞内药物外排泵，多药耐药（multidrug resistance，MDR）基因表达升高，与糖皮质激素治疗失败及手术需求相关[198]。TNF-α 多态性（308A 等位基因）与儿科 IBD 患者因药物治疗失败而需要手术相关，OR 值为 2.1[199]。在迄今为止最大规模的外科遗传学研究中，Dubinsky 等利用从 1000 余名 CD 患者的 70 多个已知的 IBD 基因位点处获得的基因型表型，将三个基因位点 IL-23R、IL-12B 和 11 号染色体框[30]（一个转录调控因子）与早期手术需求（诊断 IBD5 年内）相关联[200]。

利用具有超过 70 个 IBD 相关 SNP 的 SNP 阵列研究发现，IRGM SNP rs4958847 的出现与反复的回肠结肠切除术需求增多相关[140]。一项只评估了 80 名小肠 CD 患者的 3 个 NOD2 SNP 的研究中，超过 60% 具有 1007 fs 变异的患者，因狭窄需要手术[201]。PTGER、NOD2 和 TNFSF15 的 SNP 与克罗恩样储袋并发症（如瘘管、脓肿）和 IPAA 术后严重的储袋炎有关[202-204]。正如遗传因素在确定 CRC 化疗方面的作用日益增加，等位基因也很快会被用来协助决定 IBD 患者的手术术式和手术干预的时机。

（参考文献参见 www.pumpress.com/home-specific-edu/5599.html）

第45章

炎症性肠病的诊断与评估

Matthw M. Philp，Howard M. Ross 著
郭红　夏璐　周杰　郭敏 译　周智洋 审校

要点

- 熟悉溃疡性结肠炎和克罗恩病的临床表现方式，可使临床医生及时选择最为有效的联合检查。
- 了解溃疡性结肠炎和克罗恩病的组织学表现有助于和护理团队的其他医师进行讨论，同时有助于调整特异性药物治疗和手术治疗。
- 血清学试验（如 ASCA）、pANCA 以及粪便标志物（如钙卫蛋白）正越来越多地应用于诊断和疗效监测。
- 高倍显影、色素内镜检查、共聚焦显微成像以及双气囊内镜提高了溃疡性结肠炎和克罗恩病的诊断治疗能力。
- 胶囊内镜、计算机断层显像和计算机断层肠造影、磁共振显像和磁共振肠造影能够使疾病可视化，这是过去无法想象的，此外还彻底改变了炎性肠病患者的医疗护理工作。

炎症性肠病：诊断和评估

历史起源

本章节的主要目的在于描述诊断方法及疾病要点，有助于外科医生诊断和评估炎症性疾病。

克罗恩病和溃疡性结肠炎统称为炎症性肠病。炎症在两种疾病中均发挥重要作用。尽管通常情况下这两种疾病在疾病分布以及炎症影响消化道的方式等方面存在较大差异，但在患者行为以及对相似治疗手段的反应方面偶尔会出现重叠。

溃疡性结肠炎和克罗恩病统称为炎症性肠病，这在《西奈山医学杂志》中的病史回顾部分有详细讲述。“尽管腹泻伴或不伴便血的临床描述已出现数千年，但仅在 19 世纪之后才能明显区分肠炎和溃疡性结肠炎[1]。”1888 年，Hale-White 医生在他发表的论文中提及溃疡性结肠炎这一术语：“关于单纯性溃疡性结肠炎和其他罕见的偶发性结肠炎[2]。”1905 年，Lockhart Mummery 医生提到，电子乙状结肠镜的引入使正确诊断溃疡性结肠炎成为可能，且有助于区分痢疾、黏膜性结肠炎或卡他性结肠炎，以及神经性腹泻[3]。克罗恩病这一术语有个官方起源。1932 年 5 月 2 日，Ginzburg 医生、Oppenheimer 医生和 Burrill B. Crohn 医生共同向美国胃肠道协会提交了一篇权威性论文”*Non-specific Granulomata of the Intestine*”，同年稍晚时，Ginzburg 医生、Oppenheimer 医生和 Burrill B. Crohn 医生发表了一篇名为“*Regional Ileitis: A Pathologic and Chronic Entity*”的论文[4]。

溃疡性结肠炎

溃疡性结肠炎的典型临床表现为出血性腹泻。其病情检查必须详细询问病史。起病速度、粪便黏稠度、排便次数、有无接触病原体、体重减轻、其他并发症状和家族史，均十分重要，有可能提示诊断。病理检查的目的在于做出正确的特异性诊断以促进早期治疗。既往病史同样十分重要。伴有免疫抑制、曾出国旅游或曾使用抗生素治疗的患者发生感染性结肠炎的可能性更大，过去发生过肛周感染可能提示克罗恩病。体格检查对于评估毒性症状十分重要，后者有助于及时进行手术评估和治疗。生命体征的评估十分重要，尤其要留意心动过速这一

体征。需仔细进行腹部检查和直肠检查。此外，还需行肛门外部检查以评估克罗恩病的体征（蜡样增厚皮肤结节和瘘管）。需评估并记录直肠张力。肛门的特征表现应当给予重视。是否有肛门结构改变或纤维化？肛周肌肉组织是否柔软？有无肿块？应注意检查直肠穹窿内容物以判断大便黏稠度和出血性质。

与溃疡性结肠炎相似的传染性结肠炎必须通过粪便培养来进行评估。其中，志贺菌、沙门菌、耶尔森菌、梭状杆菌和巨细胞病毒（传染性结肠炎的详细内容见第 52 章）是必须要查的类目。

结肠病变必须使用结肠镜检查进行评估。病变程度以及黏膜性质对于评估病情而言十分重要。一般认为，溃疡性结肠炎起始于直肠远端，之后病变向近端发展。炎性进展常呈融合性改变，且仅累及黏膜，不会形成瘘管或跳跃性病变。溃疡性结肠炎的活动指数见表 45-1[5]。临床上，肠外表现可能与溃疡性结肠炎和克罗恩病均有关（表 45-2）[6]。

表 45-1　溃疡性结肠炎的肠外表现 [6]

部位	表现	在溃疡性结肠炎患者中所占比例（%）
皮肤	结节性红斑	3
	坏疽性脓皮症	1.4 ~ 5
	口疮性口炎	4
肝胰胆管	原发性硬化性胆管炎	5
	胆管癌	罕见
	原发性胆汁性肝硬化	罕见
	自身免疫性肝炎	罕见
	门静脉血栓形成	罕见
	胰腺炎	罕见
肌肉与骨骼	外周关节炎	20 ~ 40
	轴向病变	5
	代谢性骨病	2 ~ 40
	肌病	罕见
眼	巩膜外层炎	罕见
	葡萄膜炎	罕见
	巩膜炎	罕见
	视神经炎	罕见
血液系统	贫血症	8 ~ 73
血管	静脉血栓栓塞	罕见
泌尿生殖系统	尿路结石	罕见
肺	细支气管炎	罕见
心脏	心包炎	罕见

表 45-2　简易结肠炎活动指数。Powel-Tuck 指数评分系统 [5]

症状和体征		评分
症状		
大便次数	3 ~ 6	1
	>6	2
粪便黏稠度	成形	0
	半成形	1
	黏液状	2
腹痛	排便前 / 排便后	1
	持续性腹痛	2
	食欲不振	1
	恶心 / 呕吐	1
健康状况	正常	0
	轻度受损	1
	活动受限	2
	不能工作	3
结肠外症状	一个症状 / 轻度	1
	多于一个症状 / 重度	2
体征		
腹部压痛	轻度疼痛	1
	疼痛显著	2
	反跳痛	3
体温	<37.1℃	0
	37.1 ~ 38℃	1
	>38℃	2
便血	少量	1
	较多	2
乙状结肠镜	无出血	0
	质脆	1
	自发性出血	2

克罗恩病

克罗恩病可影响由口到肛门整个消化道的任何部位，其炎性病变会累及肠壁全层。这些特点有助于判断其克罗恩病的临床特点及变异特征。

克罗恩病最常见的分布位置是回盲部，但在肛门、小肠或结肠也常见其分布。由于克罗恩病累及肠壁全层，所以常伴有肠道狭窄、阻塞、瘘管形成以及脓肿形成等严重并发症，后者可表现出其他症状，提示疾病诊断，可能需给予治疗干预。非连续性跳跃式病变累及较为常见，可与溃疡性结肠炎特点相区分。

克罗恩病的初期检查与溃疡性结肠炎相似。病史采集以及体格检查有助于疾病诊断。

炎症性肠病组织学特点

掌握炎性肠病组织学特点的基础知识对于结直肠外科医生而言十分必要。结合临床疾病活动、内镜检查结果以及组织学检查，可获得更加准确的诊断结果。很多情况下，与经验丰富的炎症性肠病病理医生交流对于正确治疗决策的制订十分重要。

溃疡性结肠炎

溃疡性结肠炎的典型肉眼表现为连续性炎性病变，由直肠近端向结肠发展，病变累及距离长短不一，不累及消化道其他部位。溃疡性结肠炎的肉眼特征见于表 45-3。临床医生应注意某些情况下溃疡性结肠炎炎性病变可能为非连续型。这些情况下，常会与克罗恩病相混淆。回盲部是阑尾周围炎症的孤立区域[7-8]。倒灌性回肠炎为连续性回肠炎性病变，常于回盲瓣处发生反流。其病变发生与盲肠炎性病变程度有关。可能是由于医疗管理的改善以及重症右半结肠炎减少有关，倒灌性回肠炎的发生率也在降低[9]。回肠片状或非连续性受累应高度怀疑克罗恩病。人们常认为是由于局部灌肠治疗，直肠黏膜才得以保存。接受治疗的溃疡性结肠炎患者中，33% ~ 44% 的患者口腔或者直肠出现部分片状炎性分布[10]。

溃疡性结肠炎的镜下特点是广泛的隐窝变形伴连续性炎性浸润（图 45-1）。结肠远端炎性病变程度较重。但该病变常局限于黏膜层，偶尔延伸至浅表性黏膜下层。当发生暴发性溃疡性结肠炎时，溃疡可延伸至固有肌层，且常伴发浆膜炎，从而使其与克罗恩病更难以辨别。相比克罗恩病（19%），隐窝脓肿在溃疡性结肠炎中更常发生（41%）[11]。而相比克罗恩病，黏蛋白损耗也在溃疡性结肠炎中更常见[12]。基底部浆细胞增多是溃疡性结肠炎的一个早期特点，可用于鉴别传染性结肠炎[13]。

克罗恩病

克罗恩病（CD）可累及消化道任何部位，其中回结肠是最常见的累及部位。由于透壁炎症的缘故，肠系膜边缘可见“匍匐脂肪”，其与克罗恩病密切相

表 45-3　炎性肠病诊断的肉眼表现[13]

	溃疡性结肠炎	克罗恩病
消化道病变位置	主要分布在结肠和直肠	整个消化道
回肠	不受累（倒灌性回肠炎除外）	经常受累
结肠	左侧 > 右侧	右侧 > 左侧
直肠	通常受累	常不受累
消化道病变分布	弥散性（持续性）	阶段性（非持续性）
溃疡	浅表溃疡	口腔溃疡、融合性深部溃疡
假性息肉	常见	不常见
跳跃性病变	不存在	存在
鹅卵石样外观	不存在	存在
深裂隙	不存在（暴发性结肠炎）	存在
瘘管	不存在（暴发性结肠炎）	存在
黏膜萎缩	显著	较少
肠壁增厚	正常	增加
脂肪包裹	不存在	存在
肠道狭窄	不常见	存在

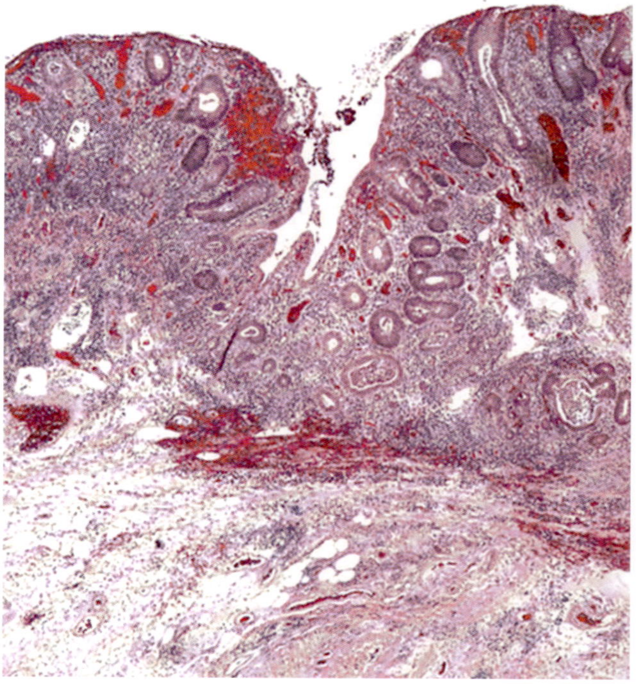

图 45-1　溃疡性结肠炎低倍镜视野示炎性浸润仅限于黏膜层

关。“匍匐脂肪”为非特异性病变，在其他炎性病变情况下（如憩室性疾病）也可以见到[14]。口腔溃疡是克罗恩病早期黏膜病变之一。溃疡周围是水肿的正常组织。溃疡融合扩散常呈典型的鹅卵石黏膜外观（图 45-2）。炎性病变和炎性增生引起的炎性假性息肉在溃疡性结肠炎中最常见，但也可见于克罗恩病（图 45-3）。

慢性局灶性炎症、肉芽肿和局部隐窝变形是克罗恩病中常见的镜下特征。慢性炎症的标志是浆细胞和淋巴细胞（图 45-4 和图 45-5）。淋巴细胞聚集常见，且常呈透壁样改变。出现肉芽肿虽然高度怀疑克罗恩病，但前者并非克罗恩病特异性病变，在一些研究中，18% 的样本均有出现（图 45-5）[11]。肉芽肿可发生于溃疡性结肠炎隐窝破溃部位，也可以见于传染性结肠炎和肠结核。溃疡性结肠炎和克罗恩病的镜下差别见表 45-4。

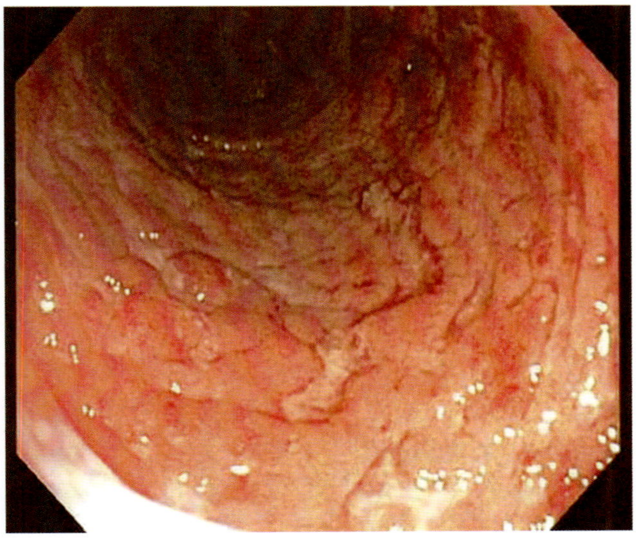

图 45-2　克罗恩病可见鹅卵石样黏膜改变

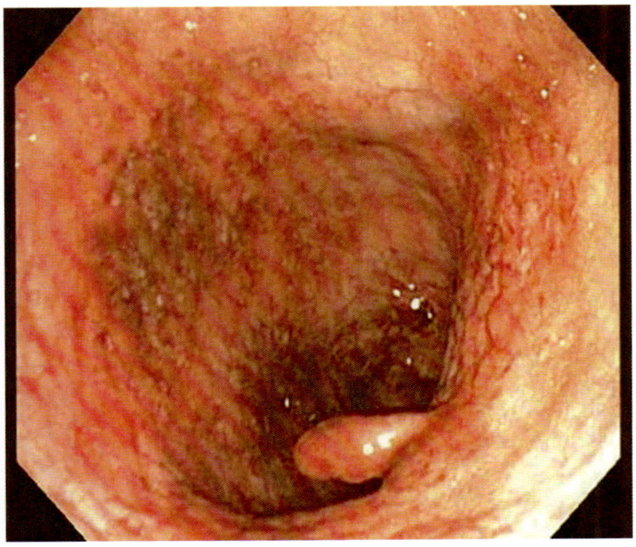

图 45-3　克罗恩病假性息肉改变

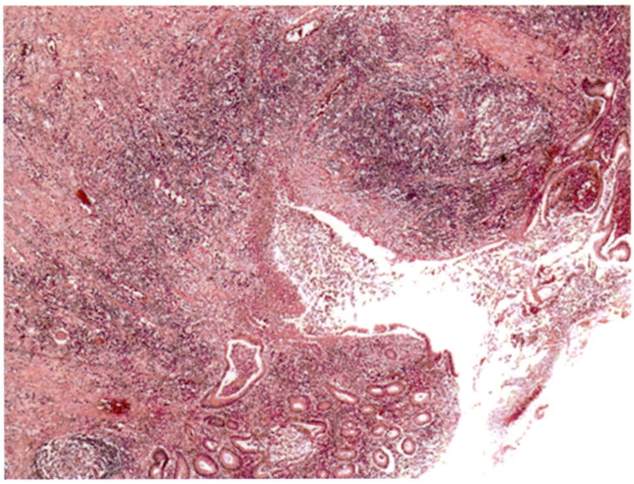

图 45-4　克罗恩病低倍镜视野示淋巴浸润及黏膜溃疡

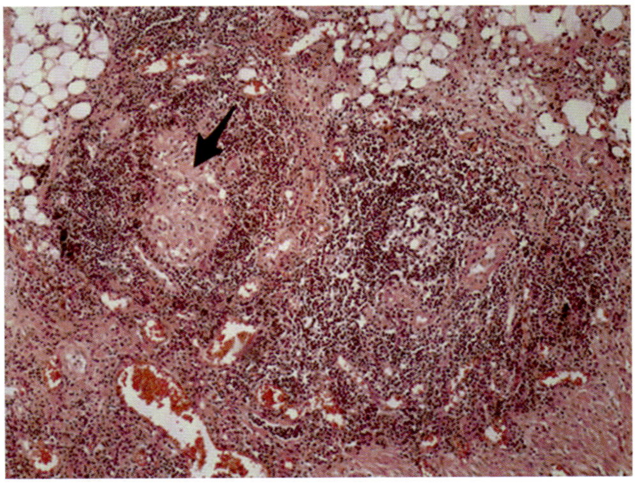

图 45-5　克罗恩病全层炎性变化及淋巴细胞浸润进入浆膜和肉芽肿（箭头所指）

不确定性结肠炎

一部分患者的临床及组织学表现在病程中与 UC 及 CD 均有相似性。常见的是暴发型 UC，常与 CD 同样具有深的透壁性炎症。1970 年 Kent 首先描述了不确定性结肠炎（IC）[15]，并在 1978 年[16] 由

表 45-4 IBD 诊断时可见的病理学表现 [13]

	溃疡性结肠炎	克罗恩病
隐窝结构不规则	弥漫性（连续性）	局灶性（非连续性）
慢性炎症	弥漫性（连续性）近侧段减轻	局灶性（非连续性），变异性大
片状分布	不常见	常见
部位	表浅，有时穿透黏膜层到黏膜下层	透壁性
浆膜炎	无，除非在暴发型结肠炎	可有
淋巴细胞聚集	常见于黏膜层和黏膜下层	常见，为透壁性
肉芽肿形成	无，除非隐窝破坏时	有
急性炎症	弥漫性（连续性）	局灶性（非连续性）
隐窝上皮多形性	弥漫性（连续性）	局灶性（非连续性）
隐窝脓肿	常见	不常见
黏液缺失	存在，较明显	不常见，轻度
神经细胞增生	罕见	常见
肌层增生	无	有
潘氏细胞化生	有	不常见
幽门腺化生	罕见	有

Price 正式提出。蒙特利尔工作组建议不确定性结肠炎仅在结肠切除后经全面检查后，当病理学家不能完全确定是 CD 或 UC 后才能做出诊断 [17]。名词“炎症性肠病，未定型（IBDU）”指的是有慢性 IBD 结肠累及的临床和内镜表现，但无小肠累及、亦无 CD 或 UC 的确定组织学证据的患者 [17]。

当患者需行复原性直肠切除术时，严格区分 IC 或 IBDU 对手术十分重要。IC 患者行复原性全结直肠切除并回肠储袋肛管吻合术（IPAA）后盆腔感染、储袋瘘和储袋失败的发生率较 UC 患者高 [18]。当最终能完全排除 CD 的诊断时，IC 患者的转归和 UC 相似。IC 患者在 IPAA 术后肠道功能与生活质量与 UC 相似，储袋失败率也类似 [19]。

基本上，大多数初诊为 IC 的患者其实是 UC[20]。既往或当前如缺乏 CD 的临床表现，多数的 IC 患者可能会被考虑进行 IPAA 手术，以期望获得与 UC 患者相似的肠道功能和储袋保留率 [21]。

疾病的血清学检查和标记物

ASCA 和 pANCA

血清抗酿酒酵母抗体（ASCA）和核周型抗中性粒细胞胞浆抗体（pANCA）作为生物学标记物在 IBD 中已获得广泛研究。由于它们在其他炎症状态下也会存在，如血管炎或类风湿关节炎，因此不能作为一种筛查的方法。pANCA 阳性出现在 2%～28% 的 CD 患者，而在 UC 患者为 20%～85%，该抗体在 UC 患者的敏感性为 56%，特异性为 89% [22]。ASCA 阳性见于 39%～69% 的 CD 患者以及 5%～15% 的 UC 患者 [22]。这些生物学标记物在不确定性结肠炎这种临床情况时特别有用，然而在一项关于 97 例 IC 患者中，发现近一半（48.5%）的患者为 ASCA-/pANCA-，提示其诊断价值有限 [23]。ASCA+/pANCA- 可以提示 80% 的 CD 患者，ASCA-/pANCA+ 则可提示 63.3% 的 UC 患者。一项关于 IPAA 的小样本研究发现 44% ASCA+/pANCA- 的患者会有术后瘘管形成，并且更倾向于转换诊断为 CD[24]。UC 患者行 IPAA 术者如 pANCA 升高提示发生慢性储袋炎的可能。在 IPAA 术前高水平 pANCA（>100 EU/ml）者发生慢性储袋炎的累积危险性为 56%，高于 pANCA 中等水平者（22%）、pANCA 低水平者（16%）以及 pANCA-ANCAsi 者 [25]。

粪便标志物

钙卫蛋白是一种小分子钙结合蛋白，广泛分布于中性粒细胞，占胞浆蛋白的 60%，也广泛分布在单核细胞和巨噬细胞中 [26]。钙卫蛋白可在室温下的粪便中均匀分布、稳定存在 7 天 [26]。粪便中的钙卫蛋白提示黏膜炎症，呈非特异性，在黏膜出血时亦可出现。也可发生于非 IBD 状态如 NSAID 损伤或肿瘤时。乳铁蛋白与钙卫蛋白相似，也由中性粒细胞分泌并且可存在于粪便中。两者均可用市场化 ELISA 试剂检测。乳铁蛋白检测较钙卫蛋白更为经济 [27]。钙卫蛋白的检测已于 IBD 患者的各项临床应用中开展，包括诊断、预测临床病程、监测治疗反应、术后监测等。钙卫蛋白最早使用的粪便标本检测项目，目前血清学检测也已进入研究，但发现其相关性不如粪便检测 [28]。

粪钙卫蛋白检测最早用于鉴别 IBD 和肠易激综合征，后者为一种肠道的非炎性疾病。这一指标在成人及儿童患者中均得到充分研究，以期尽量减少创伤性操作的需要。一项荟萃分析发现粪钙卫蛋白在成人 IBD 患者的诊断中敏感性（93%）和特异性（96%）均较高，但在儿童患者中特异性较低（76%）[29]。作者们计算了每 100 例怀疑为 IBD 的理论人群中（总的平均发生率为 32%），3 例无疾病者接受了内镜检查，而有 2 例患者被漏诊 [29]。他们总结，粪钙卫蛋白上升提示需尽快进行内镜评估，然而直肠持续出血但粪钙卫蛋白阴性结果的患者并不能排除 IBD 的可能。

有越来越多的证据表明黏膜愈合是 IBD 更好的治疗结局，较之于临床症状的控制，它更能提示临床病程的改变，减少住院率和需再次手术的比例 [30]。钙卫蛋白在预测黏膜愈合方面较反复进行内镜复查更有可行性。一项研究发现在钙卫蛋白正常的临床缓解期 IBD 患者中，45 例中有 38 例达到了完全的黏膜愈合 [31]。STORI 临床试验的数据表明经英夫利昔单抗和免疫调节剂治疗后处于稳定缓解期的 CD 患者，如停止生物制剂治疗，约 43.9% 的患者会在一年内复发 [32]。多因素回归分析发现粪钙卫蛋白 ≥300 μg/g 可提示复发（风险比 2.5）。一般而言，粪钙卫蛋白在预测 UC 和结肠累及的 CD 方面更为有效 [26]。

粪钙卫蛋白也在外科 IBD 队列中进行了研究。在一项包括 90 例急性 UC 患者的前瞻性研究中，钙卫蛋白被证明能够预测结肠切除术的必要性 [33]。所有患者均接受高剂量类固醇治疗，其中 23% 接受英夫利昔单抗治疗。34.4% 的患者由于药物治疗失败而需要结肠切除术。与那些避免手术的患者相比，药物治疗失败的患者粪钙卫蛋白显著升高（1200.0 μg/g vs. 887.0 μg/g；$P = 0.04$）。在平均随访 1 年左右，使用 1922.5 μg/g 作为分界点，87% 的患者需要结肠切除术。在手术切除后的 CD 中，粪钙卫蛋白 ≥200 μg/g 已被证明可预测 12 个月后内镜复发 [34]。手术切除后的 CD 复发也可以通过钙卫蛋白水平来预测。在一项前瞻性研究中，钙蛋白超过 100 μg/g 的水平表明内镜复发具有 89% 的敏感性和 58% 的特异性，阴性预测值为 91% [35]。对于检测复发和监测对治疗的反应，钙卫蛋白优于 CRP 和临床疾病指数（CDAI）。连续钙卫蛋白测量可能代表 CD 患者术后管理一种侵入性较小且成本低的方法。

炎性标记物

C 反应蛋白（CRP）、红细胞沉降率（ESR）和血清白蛋白是炎症急性期的三项常用血清指标。IBD 肠道炎症可促进这些指标的升高，但均为非特异性，在其他炎性状态下亦可升高。血清白蛋白半衰期长（5 天），使其临床应用受到限制。CRP 由肝细胞合成，可促进 IL-6 释放，与其他急性期蛋白相比，CRP 的半衰期较短（19 小时），可在炎症发生早期迅速升高并于炎症控制后快速下降 [36]。与 UC 相比，CRP 在 CD 上升趋势更明显 [37]。ESR 是红细胞在血浆中沉降的速度，ESR 是血清中急性相蛋白浓度的间接反映，可受到血细胞大小、形状、数量以及其他血浆成分如免疫球蛋白或纤维蛋白原极大的影响 [38]。与 CRP 相比，ESR 不会很快到达峰值，也不会很快下降，即便患者的炎症状态及临床表现已获得缓解 [36]。

这些炎性标记物已在一系列 IBD 的临床状态下得以研究。它们作为一种非侵入的检查方法，可用于 IBD 与功能性肠道疾病的鉴别诊断，这些疾病在临床症状方面可能有部分重叠。一项研究发现有腹部症状同时出现 ESR 和 CRP 升高的所有患者中，最终确诊为 CD，其中 50% 诊断为 UC[39]。而功能性肠道疾病者则不出现炎性指标的升高。近期的一项研究发现以 CRP 2.3 mg/L 作为临界值，在新发 IBD 与功能性疾病的鉴别中敏感性可达到 100%，特异性为 67%[40]。CRP 对 CD 术后患者的内镜下病灶预测可靠性不强 [35,41]。

基因学检测

2001 年两组研究同时报道了 16 号染色体的 NOD2/CARD15 基因突变提示 CD 的遗传易感性 [42-43]。NOD2 在核因子 NF-κB 通路中发挥作用，可对细菌产生细胞间应答，是IBD免疫应答失调的基因模型。在回顾性的临床研究中，发现NOD2突变更多见于回肠CD，并与UC在IPAA术后发生严重储袋炎相关[44-45]。NOD2/CARD15突变在无症状的患者中也很常见，在白色人种中发生率为2.4%～11.5%，并有很大的区域差异性[46]。即便是有NOD2/CARD15基因双重突变，IBD发病的危险也一定增加[46]。这一现象更强调了IBD临床表现中基因与环境暴露因素的联合作用。事实上相对于IBD基因研究，另一迅速发展的领域是肠道微生态环境[47]。虽然目前遗传学检测在临床中仍有很多限制，但可预见这一领域为未来IBD的诊断和治疗规划了蓝图。

IBD的内镜检查

纤维内镜

纤维内镜是IBD患者初诊以及疑诊的IBD在随访中检测的金标准。从图45-6和45-7可见克罗恩性肠炎（片状）及溃疡性结肠炎（弥漫和连续分布）的不同内镜表现。内镜可对黏膜面进行观察，更为重要的是可以取到组织学标本，同时还可进行狭窄部的球囊扩张等介入性治疗。有IBD症状的患者应进行结肠镜检查，怀疑CD的患者对末端回肠的探查以及病理学检查十分重要，结肠发现异常的区域也应该取检。在肉眼正常区域也应该取得组织学检查以鉴别显微镜下结肠炎。应特别注意狭窄的区域，在既往的研究中发现24%的UC及6%的CD在狭窄部位可发生恶变[48-49]。结肠镜相对而言是一项比较安全的操作，但仍为创伤性检查，有一定严重并发症的风险，其中IBD患者进行结肠镜检查的风险更大，特别是患者为高龄、严重结肠炎以及治疗性内镜操作时。一项基于全国数据库的研究发现IBD患者穿孔的比例为1%，年龄、女性患者、扩张性治疗是并发症发生的预测因子[50]。上消化道内镜可在小部分可能有食管或胃十二指肠累及的CD患者中发挥重要作用，新的内镜技术如单气囊或双气囊小肠镜可帮助资深的内镜医师探查深部小肠，可通过经口或经肛的方式检查。研究发现双气囊小肠镜在小肠CD的评估中与小肠CT相似[51]。双气囊小肠镜是创伤性操作，可能造成穿孔的风险，其主要并发症的发生率为1%，治疗性操作为4%～5%[52]。小肠镜最大的进展是其可进行狭窄扩张以及滞留胶囊内镜的取出，并有较高的成功率[53-54]。然而双气囊小肠镜是一种要求较高的内镜技术，并非在所有医疗机构中都能开展。

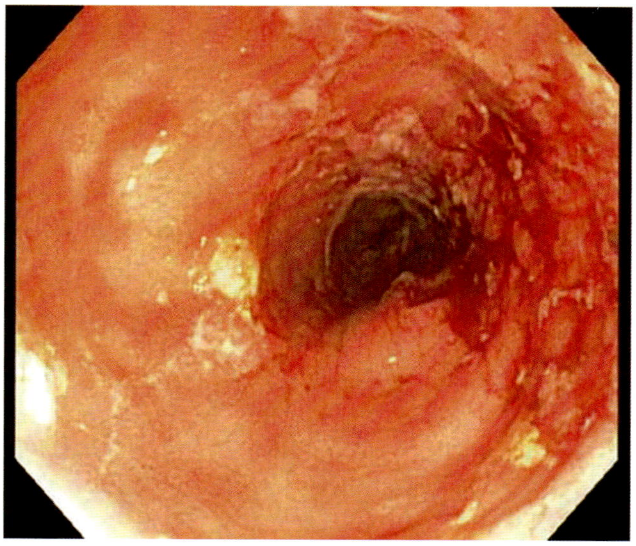

图45-6 横结肠的克罗恩病

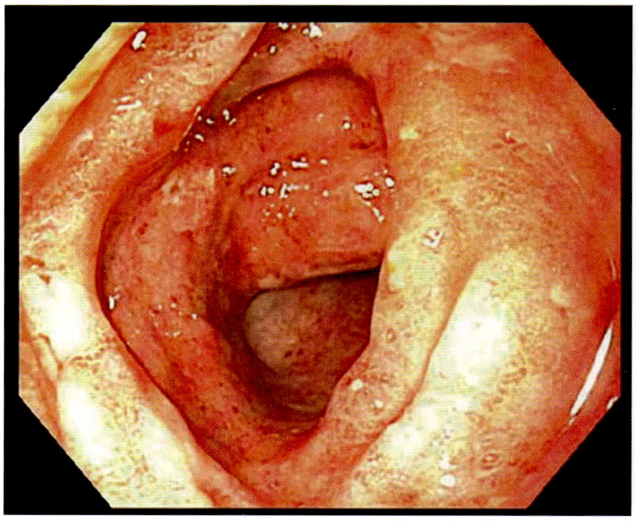

图45-7 乙状结肠溃疡性结肠炎

在初诊之后，内镜还用于评估IBD患者对药物治疗的反应、监测术后复发、检出UC可能发生的异型增生。目前还没有关于IBD药物治疗期间常规结肠镜检查的指南[55]。结肠镜一般用于当症状出现明显改变时。对于临床无症状的患者是否需进行肠镜检查还有争议，目前公认临床症状和内镜表现不一定相符，临床医生有时很难单纯根据临床表现预测疾病范围。对于较稳定的CD，结肠镜有助于决定是否可撤除药物治疗[55]。内镜下达到黏膜愈合、不用激素但使用免疫抑制剂的 CD 患者在抗 TNF 治疗撤除后可复发可能减至 50%[32]。CD 术后 6 ~ 12 个月一般建议进行结肠镜检查，因无症状的复发（图 45-8）也很常见（1 年内 60% ~ 90%）[55]。粪钙卫蛋白可用于筛查并提示是否需早期肠镜检查（见

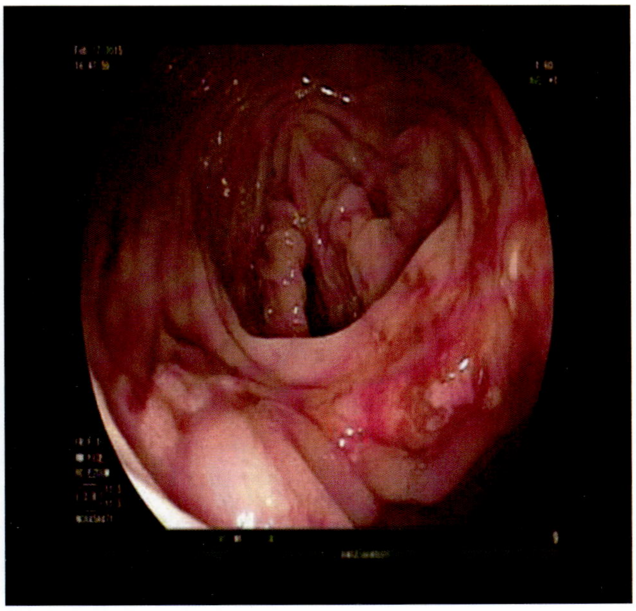

图 45-8　回肠切除术后 2 个月吻合口复发

粪便标志物章节）[55]。术后早期药物干预可减少内镜复发风险，并可促进完全黏膜愈合的比例[56]。目前有数种评估 CD 黏膜表现的内镜分级体系，包括 CD 内镜严重度指数（CDEIS）和简化 CD 内镜评分（SES-CD）[57-58]，但均用于研究领域。规范的内镜报告仍十分重要，包括炎症的严重度、部位和范围，是否存在狭窄及其他病灶等。Rutgeerts 内镜评分（表 45-5）根据新回肠末端和回结肠吻合口的内镜表现预测症状复发及判断是否需再次手术[59]。85% 患者如在术后 6 ~ 12 个月表现为 i0 或 i1 病灶，在 3 年内不会有内镜表现的进展[60]，而 i0 或 i1 病灶者则有 92% 会有进展甚至有严重的内镜表现[60]。i0 或 i1 者临床复发少于 5%，i2 为 15%，i3 为 40%，而 i4 可超过 90%[60]。UC 至少有 9 种内镜评分系统[30]，其中最常用的是 Baron 和 Mayo 评分（表 45-6）[61-62]。Baron 的评分基于结肠镜检查时黏膜出血，Mayo 评分评估黏膜的总体表现，包括充血、血管纹理、黏膜脆性、出血、糜烂和溃疡形成。

结肠镜推荐用于慢性肠炎患者的异型增生监测，当病程超过 8 ~ 10 年时，患者结直肠癌的患病风险高于普通人群[63]，应注意的是，这个时间始于出现症状时，而非患者获得组织学诊断的时间点。尽管荟萃分析发现 UC 患者的结直肠癌累积风险在发病 10 年时为 2.1%，20 年时为 8.5%，30 年时为

表 45-5　克罗恩病术后内镜 Rutgeerts 评分[59] 和对应的术后 CTE 评分系统[92]

Rutgeerts 评分	内镜表现	CTE	CTE 表现
i0	回肠末端无病变	CTE0	无异常表现
i1	<5 个口疮样溃疡	CTE1	轻度黏膜不光整伴有轻度肠壁增厚和强化
i2	>5 个口疮样溃疡且溃疡之间有正常黏膜，跳跃性病灶或吻合口处较大病灶	CTE2	黏膜强化伴肠壁明显增厚，无肠狭窄，或出现肠狭窄但不伴有近端肠腔扩张
i3	弥漫性口疮样溃疡，伴有黏膜广泛炎症	CTE3	大部分黏膜异常，肠壁明显增厚，伴有靶征和肠外表现，如肠周炎症渗出，梳样征，纤维脂肪增生，伴有近端肠腔扩张的肠狭窄，伴或不伴有并发症
i4	弥漫性炎症、大溃疡、结节和（或）肠腔狭窄		

表 45-6　溃疡性结肠炎的 Baron 和 Mayo 评分

	Baron 评分	Mayo 评分
0 分	正常黏膜，所有分支血管清晰可见，无自发性出血，无接触性出血	正常或无活动性病变
1 分	黏膜异常但不出血，表现在“0 分”和“2 分”之间	轻度（红斑，血管减少，轻度脆性）
2 分	中度出血：接触性出血，但在初次侵入性检查前无自发性出血	中度（明显红斑，无血管，易脆，糜烂）
3 分	严重出血：初次侵入性检查前出现自发性出血，并有接触性出血	重度（自发性出血，溃疡）

17.8%，然而基于人群的调查发现年发病率仍较低，为 0.06%～0.2%。尽管如此，我们还是一致认为慢性 UC 与恶性病灶发生的增加相关[64]。尽管如此，溃疡性结肠炎被普遍认为会增加罹患恶性肿瘤的风险。有关溃疡性结肠炎出现异型增生和癌变的研究比克罗恩病更加广泛，因此，尽管两种疾病的病理生理学不同，但其监测和治疗方式往往相似。美国克罗恩病和结肠炎基金会（8～10 年），美国胃肠病学院（8～10 年）和美国结直肠外科医师协会（8 年）对慢性结肠炎的首次结肠镜检查提出了相似的建议[64, 66-67]。若结肠镜检查阴性，大多数建议间隔 1～2 年再次复查。若两次结肠镜检查阴性，随访复查时间可以是 1～3 年。若病程达到 20 年，则建议再次 1～2 年复查[66]。合并有原发性硬化性胆管炎的患者（primary sclerosis cholangitis，PSC）结肠恶变概率较高，应当每年都检查[68]。

传统检测异型增生的内镜活检是建议在每 10 cm 肠段的四个象限取材[64, 66]。应当特别注意隆起性病变或肠狭窄，可取周围正常区域的标本进行组织学比较。多发的假性息肉可能使得检查不可靠，因为黏膜模糊或息肉数目太多无法取材[67]。特别是在 UC 中，鉴于远端结肠炎症程度和恶性肿瘤的发生率更高，所以认为在远端结肠每 5 cm 取材比较合适[66]。常规的内镜活检标本为黏膜表面积的 0.05%[69]，因此必须活检多处以充分取样。已显示，至少 33 次的随机活检有 80%～90% 的敏感性检测到异型增生，当 64 次时敏感性达到 95%[70]。

最新内镜技术的发展正在改变检测不典型的方式。美国消化内镜学会（American Society for Gastrointestinal Endoscopy，ASGE）最近强烈建议，在使用传统光学结肠镜检查时，应当采用高清晰度的视频设备[71]。一项回顾性研究表明，对于检出不典型增生病变，用高清晰度视频设备的检出率约是普通清晰度视频设备的两倍[72]。色素内镜检查可使结肠黏膜染色以更好显示上皮表面的细节并且能够行靶向取材。稀释的靛蓝胭脂红和亚甲蓝是两种最常用的染料。前后两项前瞻性结肠镜研究显示，色素内镜检查对不典型增生病变的检出能力较强，约比常规四象限活检技术阳性率提高了 1.8～3.5 倍[71, 73-74]。一项研究发现，在 2904 例非靶向活检中未发现不典型增生，而 157 例色素内镜靶向活检发现 9 例不典型增生[73]。使用色素内镜检查明显提高了检出率。目前还不清楚这种技术对阻止癌症的发展有多大影响。圣马克医院最近报道了自 1971 年起实施 UC 检测筛查工作的结果。从 2002 年到 2012 年，使用色素内镜检查术（8.4%）比光学结肠镜检查（4%）多发现了两倍以上的不典型增生病变[75]。尽管没有统计学差异，但色素结肠镜检查后的结直肠癌发生率较光学结肠镜检查低[75]。目前，ASGE 已强烈推荐使用色素内镜检查替换光学内镜检查[71]。目前还没有证据支持可以常规使用数字化增强技术，如窄带成像技术（narrow band imaging，NBI）。一项关于 NBI 与光学结肠镜检查的研究发现实际上 NBI 降低了不典型增生病变的检出率[76]。

共聚焦激光内镜（confocal laser endomicroscopy，CLE）是一种新型引进的技术，其可以在内镜检查中捕获胃肠黏膜的“虚拟组织学”图像[77]。目前，CLE 可以通过两个设备运作：一个集成到内镜（宾得，日本东京）中，一个作为微型探针（Cellvizio，莫纳克亚科技，法国巴黎）[77]。共聚焦显微镜包括将激光束聚焦到黏膜表面上，并通过一个小的针孔滤除返回的光线，该针孔排除了离焦光[77]。该技术可以实时地解释组织学改变，理论上可以消除内镜活检的需要。它还可以检测正常结肠黏膜中正在发生的炎症的微观证据。一项研究发现，使用色素内镜检查引导下的 CLE 可发现多达 4.75 倍的不典型增生病变，并可使活检标本减少 50%[78]。在考虑将其纳入筛查规范中，这项技术仍需要进一步的调查研究。

胶囊内镜

视频胶囊内镜检查（video capsule endoscopy，VCE）于 2001 年作为非侵入性方法引入评估价当时内镜检查不能检测到的小肠[79]。该技术是由具有独立照明，视频捕获和传输功能的药丸大小的设备组成的。患者在禁食 12 小时后，通过一小口水就可服下胶囊相机。肠道准备方案是可变的，但荟萃分析显示聚乙二醇和二甲硅油的组合方案可提供最佳的图像质量[80]。患者在检查前应停止使用 NSAID 一个月，因为其可能会诱发黏膜溃疡和造成伪像。患者佩戴图像捕获传感器和皮带，禁饮 4 小时，不必限制身体活动。胶囊本身可通过肠道运动而移动，通常可在 24～72 小时内排出体外[79]。

对于 IBD 患者，VCE 最常见的适应证是评估小肠 CD。荟萃分析显示 VCE 具有比结肠镜、推进式小肠镜、传统小肠造影、CT 小肠造影更高的诊断率[81-82]。在同样的研究中，VCE 被发现与 MR 小肠造影具有相似的诊断率。许多 VCE 研究要考虑的重要因素是要排除怀疑或已知肠梗阻的 CD 患者，原因是担心胶囊滞留体内。胶囊滞留是 VCE 罕见但可怕的并发症。报告显示 CD 患者胶囊滞留率约为 13%，其中一项研究显示，已确诊 CD 的患者胶囊滞留的风险增加了九倍[83-84]。存在一种缓慢通过肠道的可溶性通畅胶囊（Agile PC，Given Imaging），旨在评价小肠的通畅程度，其效果优于 VCE[79]。欧洲胃肠内镜协会（European Society of Gastrointestinal Endoscopy，ESGE）建议，如果认为有必要改变 CD 的治疗方式，只有在横断面成像和通畅胶囊评价排除肠道狭窄后才能行 VCE 检查[83]。

IBD 影像

X 线平片摄影

X 线平片仍然是快速评价 IBD 患者急腹症的标准检查。空腔脏器穿孔所致游离气体、中毒性巨结肠，狭窄或粘连所致肠梗阻都可以得到快速、低成本的诊断。X 线胃肠造影曾经是 IBD 评价的金标准，现已被先进的影像技术和内镜技术迅速取代。在 20 世纪 60 年代和 70 年代，在 CT 或 MRI 诞生之前，单对比和双重灌肠造影检查是评价上下消化道的主要方法。在过去，口服钡剂小肠造影（small bowel follow-through，SBFT）检查曾是评价活动性疾病的标准方法[85]。早期的黏膜变化和狭窄可以通过透视来观察（图 45-9）。虽然严格操作的 SBFT 检查可以得到良好的肠黏膜图像，小肠灌肠造影提供了更敏感和准确的黏膜异常和狭窄的评价[85]。标准的小肠灌肠造影通常是采用放置能被透视的鼻空肠管进行。钡与空气或甲基纤维素一起用于双重对比造影，缓慢灌注以使小肠显影和充盈扩张[86]。

计算机断层成像

计算机断层成像（computed tomography，CT）已经彻底改变了腹部疾病的诊断和治疗。早期 IBD 患者的研究已表明，最早一代的 CT 扫描仪能显示小肠和大肠的肠壁增厚、脓肿及瘘管[87]。UC 患者行 CT 检查主要限于严重或暴发性结肠炎的情况下。CT 能够非侵入性地评估 CD 患者小肠及大肠情

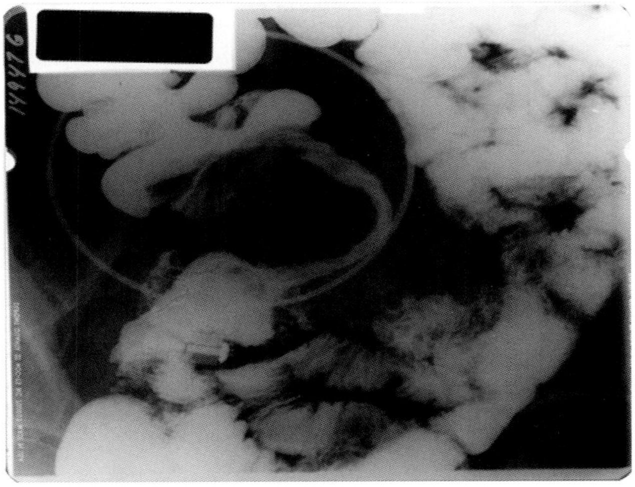

图 45-9　X 线胃肠造影检查显示 CD 患者回肠狭窄

况，而且能够显示肠道外的表现。除了标准的轴位图像能够获取肠道信息，CT 灌肠和口服对比剂造影也能获取相关信息。CT 检查是 CD 患者影像引导下经皮活检脓肿的主要方法。全国数据库的研究显示，1998 年有 7% 的 CD 脓肿患者行经皮引流治疗，2007 年则上升至 29%[88]。而在这同一时期，通过手术引流的比例从 59% 下降到 32%。

CT 小肠造影（CT enterography，CTE）需要特别的准备。使用肠道中性对比剂（例如水）是为了能够充分显示黏膜病灶的强化，而阳性对比剂会掩盖病灶，如钡剂[85]。由于塌陷的肠腔会误诊为肠壁增厚，因此需要摄取大量的对比剂充盈肠道。标准的准备包括使用 1L 聚乙二醇溶液，然后加入 1L 水。对比剂可以在扫描前 1 小时口服摄入（口服法，enterography）或者经鼻空肠管灌注（灌注法，enteroclysis）。静脉注射对比剂可以显示肠系膜和肠壁的炎症改变。为了减少肠蠕动伪影，常常给予解痉剂。

虽然 CTE 敏感性稍低于传统的灌注法，但已证实两者诊断克罗恩病小肠病变的特异性相仿[89]。灌注法能显示疾病早期的变化（黏膜皱襞增厚，口疮样溃疡），结合此方法可能对临床有一定帮助，而 CTE 分辨率不足，不能识别疾病的早期变化。CTE 已被证实可以改变 CD 的临床决策。一项关于 273 名确诊或疑诊 IBD 患者的队列研究表明，CTE 使 51% 的患者更改了治疗策略[90]。那些确诊为 CD 的患者中，有 48% 的患者更改了治疗方案，其中 24% 更改了药物治疗。另一项研究显示，CTE 表现

与临床评估IBD患者的症状相关性较差[91]。本研究中16%的患者在CTE上发现肠狭窄，而临床专家起初并没有怀疑。虽然CTE并没有广泛应用的评分系统，但是已有一项用于肠管切除术后的影像评分[92]（表45-5）。有研究前瞻性的评估了这种评分系统，其表明了影像评分能准确地预测患者二次手术的需要，并与Rutgeerts内镜评分相一致[93]。

磁共振成像

磁共振成像（magnetic resonance imaging，MRI）能够类似于CT一样采集图像，但是MRI是通过操纵氢原子核的性质来实现，从而避免了患者暴露于CT的电离辐射。MRI还能够获得具有特定对比度的图像，以区分炎症和纤维化的差异或者抑制肠周脂肪组织。与CTE相比，MRI的问题在于复杂性的增加，图像采集时间更长，且一般限制更多。MRI比CT提供了更高的软组织分辨率，这使其成为CD复杂性肛周瘘管首选的成像技术。

MRE的患者准备与CTE类似。都是通过口服大量阴性对比剂的方法实现的。虽然可以行MR灌肠造影（MR enteroclysis），但是口服法更易被患者接受，并且两者已显示产生相似的图像质量[94]。钆剂是用于静脉的对比剂。MRE较CTE的运动伪影更加敏感，因此经常常使用1 mg的胰高血糖素。MRE采集多个图像的序列，包括T1、T2和弥散加权图像（图45-10、45-11和45-12）。大多数序列都需要屏气扫描，整个图像的采集时间约30～35 min[94]。

CD影像上基本的病变特点为非对称性的肠壁增厚及明显强化（图45-10）[95]。"梳样征"是指直小血管的充血，高度提示为活动性CD[95]。MRE和CTE检测CD病变的效能相仿。一项研究表明，在检测活动性小肠CD方面，MRE的敏感性为90.5%，CTE的敏感性为95.2%[96]。在这项研究中，MRE的图像质量评分显著低于CTE，这或许是MRE图像采集技术难度更大所致。目前基于国外大量的文献已经提出了三种MRE活动指数：磁共振活动性指数（Magnetic Resonance Index of Activity，MaRIA）评分，克罗恩病MRI指数（Crohn's disease MRI Index，CDMI）评分和Nancy评分[97]。MaRIA和CDMI评分是科学研究中最常用的评分系统，但是仍没有常规应用于临床[97]。

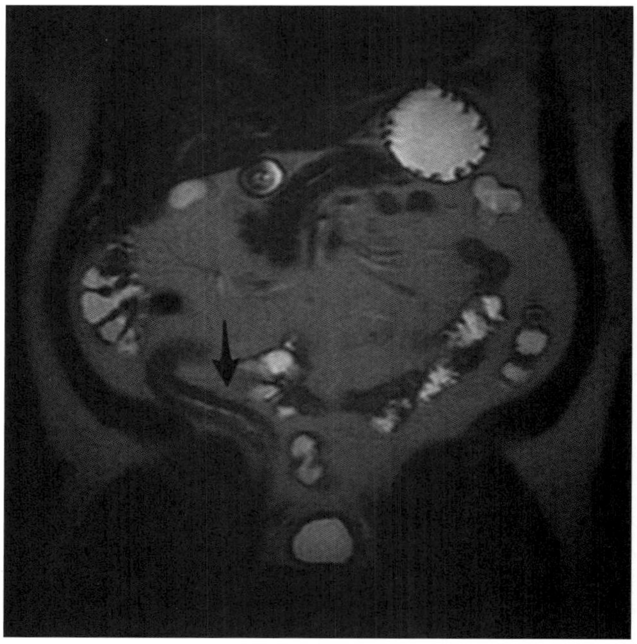

图45-10 CD患者MRE图像。冠状位T2加权图像显示末端回肠（黑箭头）部分肠壁增厚

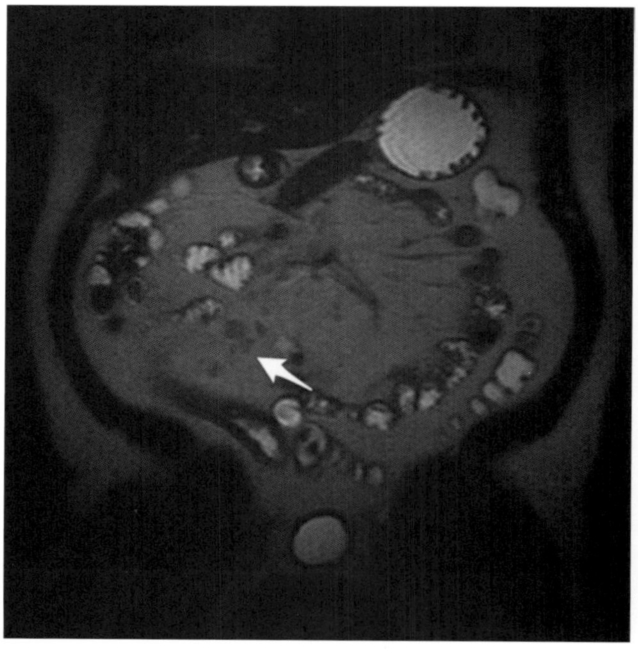

图45-11 CD患者MRE图像。冠状位T2加权图像显示肠管周围纤维脂肪增生及回结肠区的淋巴结（白箭头）

MaRIA、CDMI和Nancy评分检测炎症活动性的准确性在80%～90%，MaRIA预测黏膜愈合的准确性为83%[97]。

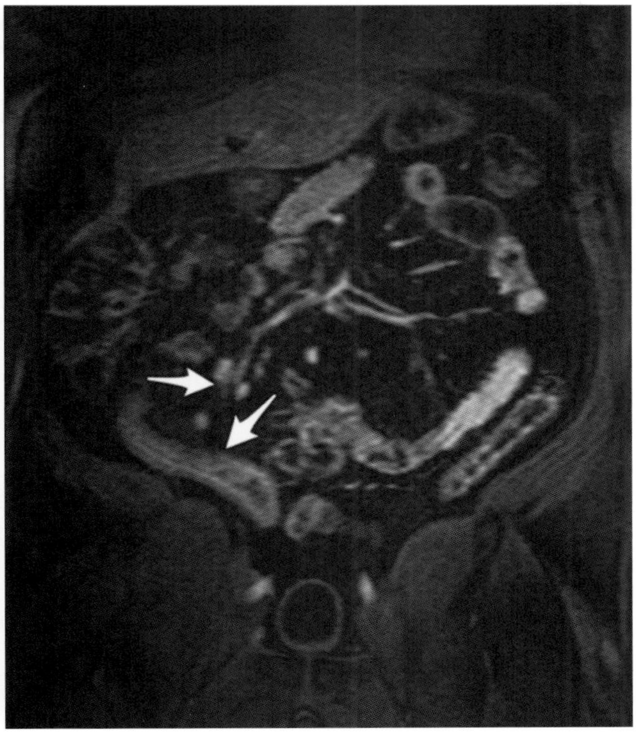

图 45-12　CD 患者 MRE 图像。钆剂增强冠状位 T1 加权图像显示黏膜层明显强化，回结肠区淋巴结同样明显强化，提示为活动性 CD（箭头）

超声

理论上，超声（ultrasound，US）可以作为 IBD 患者理想的影像学技术。超声应用非常广泛，其成本相对较低，而且是无创的、没有电离辐射的检查。然而，超声是一种高度依赖于检查者的成像方法，准确的解读超声表现需要足够的腹部和肠道超声检查经验 [98]。口服和静脉注射对比剂均可用于提高图像对比度。超声上检测到肠壁厚度 >3 ~ 5 mm 是许多 CD 术后复发研究中的重要临界值，报道显示有广泛的敏感性和特异性 [99]。一项研究观察 CD 术后吻合口的肠壁厚度，结果显示厚度 >3 mm 的患者进一步手术干预的风险是正常人的两倍 [100]。

核医学

目前，核医学在首诊 CD 患者的影像评估中起着有限的作用，这取决于当地的核医学的开展情况 [85]。已有利用放射性标记的白细胞来定量肠管炎症程度，但是其解剖学相关性较差，且不能检测肠狭窄及瘘管，这都限制了其发展 [85]。PET/CT 现也用于 CD 的评估，其显示炎症的加重与更高的标准化摄取值（standardized uptake values，SUV）相关 [101]。一项 13 例患者的小型研究表明，CTE 在补充 PET 检查后能够检测到 23% 的患者出现额外的炎症或瘘管区域 [102]。总体而言，对辐射暴露的担忧限制了许多核医学技术的常规临床应用。

CTE 与 MRE 的推动作用

最近，医护人员和媒体关注了患者对电离辐射暴露的增加和随后的恶性肿瘤风险。IBD 患者是处于接收电离辐射需要重复检查的高危特殊人群。年轻的 IBD 患者需要特别的关注。年轻患者本身对放射性更加敏感，并且对辐射诱导发展的癌症具有更长的时间跨度 [103]。一项针对儿童 IBD 辐射暴露的回顾性研究估计，在 35 岁时，60% 的患者将超过 50 mSv[104]。来自流行病学研究的直接证据表明，30 ~ 90 mSv 范围内的器官辐射剂量会导致癌症风险增加 [103]。鉴于 CTE 和 MRE 两者具有相似的临床实用性，许多人主张大多数需要影像检查的情况采用 MRE，特别是在青少年 IBD 患者中。负责 IBD 患者的外科医师、消化科医师和急诊医师应当特别注意这一问题，并且要相互协作，以避免不必要的放射性检查。

（参考文献参见 www.pumpress.com/home-specific-edu/5599.html）

第 46 章

溃疡性结肠炎的药物治疗

Stefan D. Holubar, Mattias Soop　著
张晗芸　陈焰　刘小伟　李子纯　译

要点

- 溃疡性结肠炎在北美和欧洲比较常见，其发病率在全球逐渐增加。
- 尽管溃疡性结肠炎的病因不明，但目前认为它的发病机制是多因素的，与黏膜免疫调节受损及未知的环境因素或触发因素相关。
- 溃疡性结肠炎患者的结直肠癌发病率增高，有低级别异型增生是结肠切除的手术指征，因为这类患者发生同时性癌和异时性癌的概率比较高。
- 外科医师必须熟悉各种治疗溃疡性结肠炎的药物，包括药物的不良反应。
- 轻中度溃疡性结肠炎的治疗多采用升阶梯疗法，初始治疗一般是口服氨基水杨酸制剂；治疗过程中一旦出现疾病急性加重需要用糖皮质激素控制症状，那么为了激素逐渐减量往往需要转换为硫嘌呤类药物（硫唑嘌呤 /6- 巯基嘌呤）或生物制剂。
- 中重度溃疡性结肠炎的治疗多采用降阶梯疗法，一般需要联用生物制剂或免疫调节剂，而且治疗过程中往往需要临时性使用糖皮质激素。
- 可能需要手术的内科溃疡性结肠炎患者需要积极治疗贫血、营养不良，同时需注意预防深静脉血栓。
- 储袋炎是常见的，口服抗生素治疗快速有效。表现为克罗恩病样的储袋炎患者（未定型储袋炎）可能从额外的药物治疗中获益。

第一部分：溃疡性结肠炎的概述

引言

溃疡性结肠炎（ulcerative colitis，UC）是一种引起大肠黏膜反复溃疡的慢性特发性疾病（图 46-1），在北美有超过 60 万患者[1]。UC 是特发性炎症性肠病（idiopathic inflammatory bowel disease，IBD）的一种（图 46-2）。尽管 UC 的病因不明，但目前普遍认为它的发病机制是多因素所致，黏膜免疫调节受损及未知的环境因素或触发因素起到补充的作用。

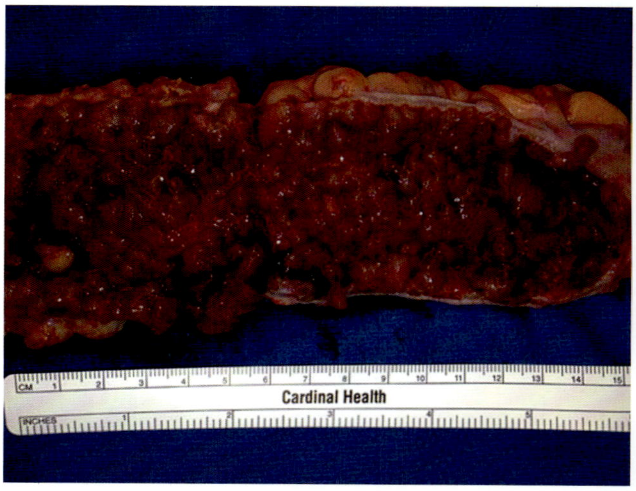

图 46-1　术后标本大体观：可见到黏膜溃疡、出血及严重的假息肉形成和肌层裸露，肠壁轻度慢性增厚

图 46-2 自身炎症性结肠炎疾病谱

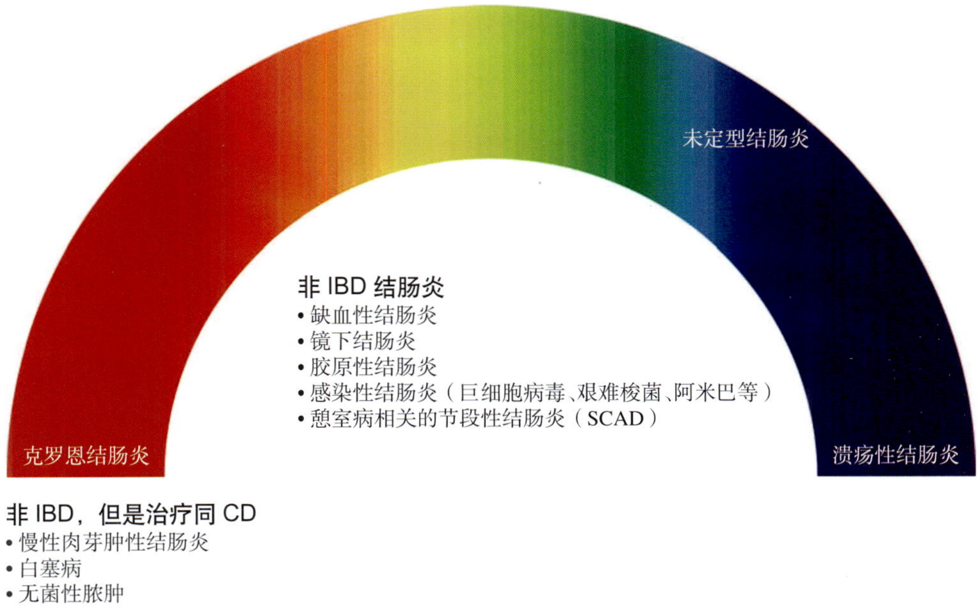

大多数 UC 患者在其一生中需要多种药物控制症状。治疗炎症性肠病的外科医师必须熟悉药物治疗；不管是择期手术还是急诊手术，外科医师都需要权衡手术和继续药物治疗之间的风险和收益。在这个章节的第一部分，我们将讨论 UC 的定义和严重程度分级，同时回顾 UC 的流行病学。第二部分我们将回顾目前用于治疗 UC 的药物。第三部分我们介绍基于疾病严重程度和范围的 UC 的规范治疗，其中包括储袋炎的治疗。由于旨在服务外科医师，本章节主要介绍实用的临床概述与要点，而不是做详尽的综述。

1875 年，伦敦盖伊医院的 Wilks 和 Moxon 第一次描述了 UC。UC 的症状包括慢性腹泻且常有便血，同时有里急后重、排便紧迫感及便次频繁。很多 UC 患者都曾经历大便失禁这个非常麻烦的症状，患者常常描述需要“跑着去厕所”和需要知道“公路上的每一个卫生间的位置”。UC 患者的其他常见症状包括因腹部绞痛导致的厌食及全身症状如体重下降、发热、关节痛、贫血导致的乏力疲劳以及腹泻导致的睡眠障碍。UC 的肠外表现众多，具体见图 46-3。

诊断

UC 的诊断需要结合患者的病史、体格检查、结肠镜表现以及病理组织学结果（图 46-4）。病史应该包括基本的肠道功能、肛门括约肌功能，或既往疑有克罗恩病的直肠、肛门表现［后两者有问题是将来回肠储袋肛管吻合术（IPAA）的禁忌证］。其他需要排除的疾病包括肠易激综合征、口炎性腹泻以及图 46-2 所示的各种结肠炎。家族史非常重要，因为目前普遍认为炎症性肠病虽然不是遗传病，但显然存在自身炎症反应成分，单倍型 B27 和其他类似的基因可以导致一定的患病倾向。炎症性肠病患者的亲属和兄弟姐妹也可能罹患 UC 或克罗恩病。体格检查时需要评估患者有无贫血、营养不良及克罗恩病的一些特征，了解腹部压痛情况、腹壁瘢痕、直肠张力状况，检查有无肿物和盆底功能障碍。如果有盆底功能障碍，应该在术前给予物理治疗，否则 IPAA 后功能达不到最理想的效果。

结肠镜

黏膜评估对 UC 的诊断至关重要，UC 表现为从直肠而非肛管开始的连续性的黏膜炎症（即非跳跃性），不同患者病变向近端延伸的范围各不相同，可仅累及直肠，也可导致全结肠炎和倒灌性回肠炎。炎症反应可能是轻度，比如有接触性出血的颗粒状黏膜，也可能是重度如线状溃疡，甚至是暴发性的假息肉病样表现，后者黏膜损伤极为严重，“在一片肌层的汪洋大海中仅能见到岛状的黏膜（图 46-1）”。在病程较长的 UC 患者中，结肠可能出现挛缩变短（铅管样结肠）。尽管病变以黏膜层为主，我们仍可以在 UC 中看到大肠全层增厚，甚至狭窄。

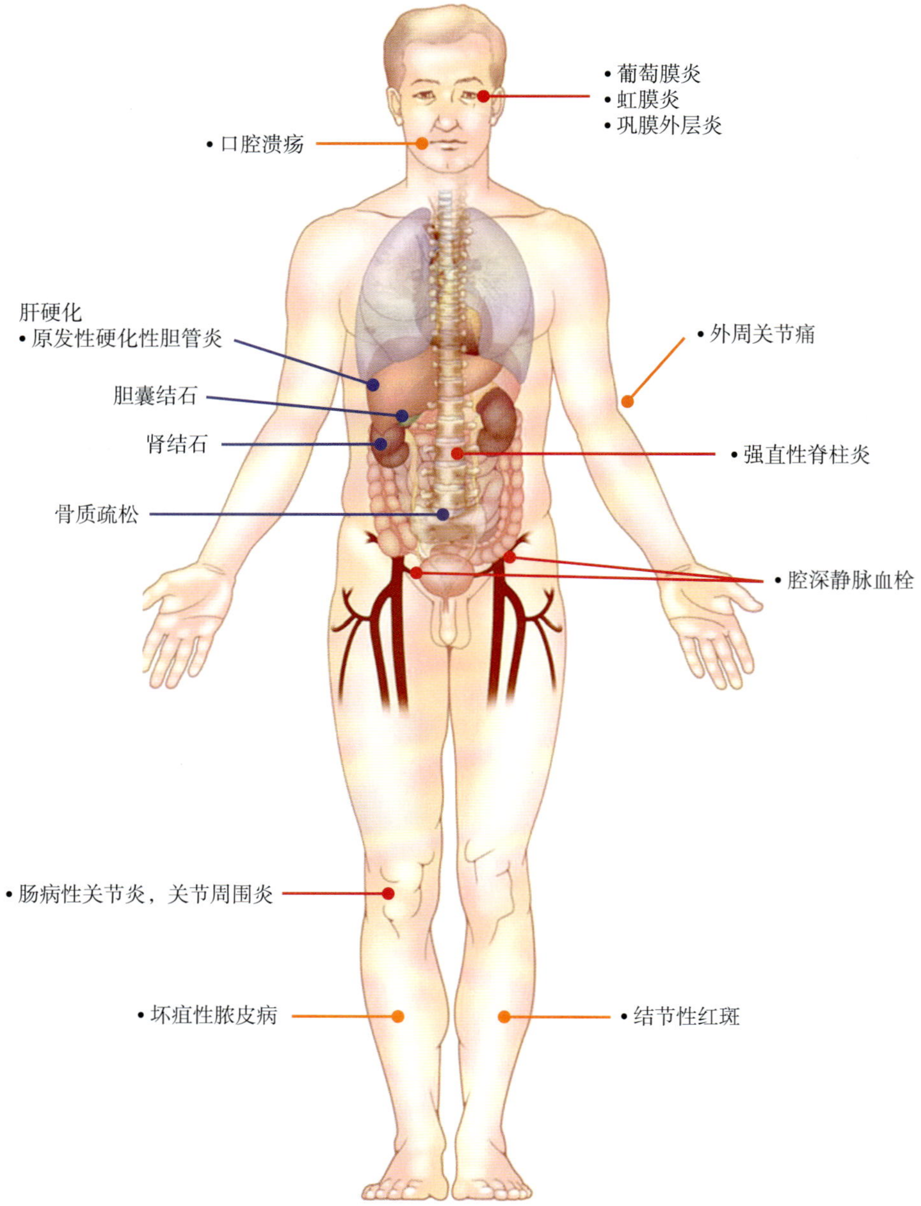

图 46-3 UC 常见的肠外表现示意图

活检显示结肠急性和(或)慢性炎症，固有层炎症细胞浸润和隐窝结构变形。活检中肉芽肿的存在提示克罗恩病的可能(图 46-4，UC 和 CD 肉芽肿的对比)。关于结肠镜在 UC 监测中的作用，请看后面结直肠癌部分。

影像学

横断面成像是疑诊 IBD 患者标准初始检查的一部分，其包括 X 线透视小肠造影、磁共振肠道成像(magnetic resonance enterography，MRE，图 46-5)、CT 肠道成像(computed tomographic enterography，CTE，图 46-6)以及偶尔的胶囊内镜(视频 46-1)，它们可以用于评估克罗恩病小肠的病变情况。CTE 和 MRE 可以显示结肠炎的范围和严重程度。受累的结直肠可以表现为水肿、肠壁增厚和黏膜层强化，也可以表现为铅管样改变。

考虑到累积辐射暴露的有害性，MRE 在 IBD 患者的长期随访中更有优势[2]。MRE 的附加序列既可以采用阳性对照，也可以采用阴性对照，对肠道黏膜的细节显示具有更强的可视性。值得注意的是

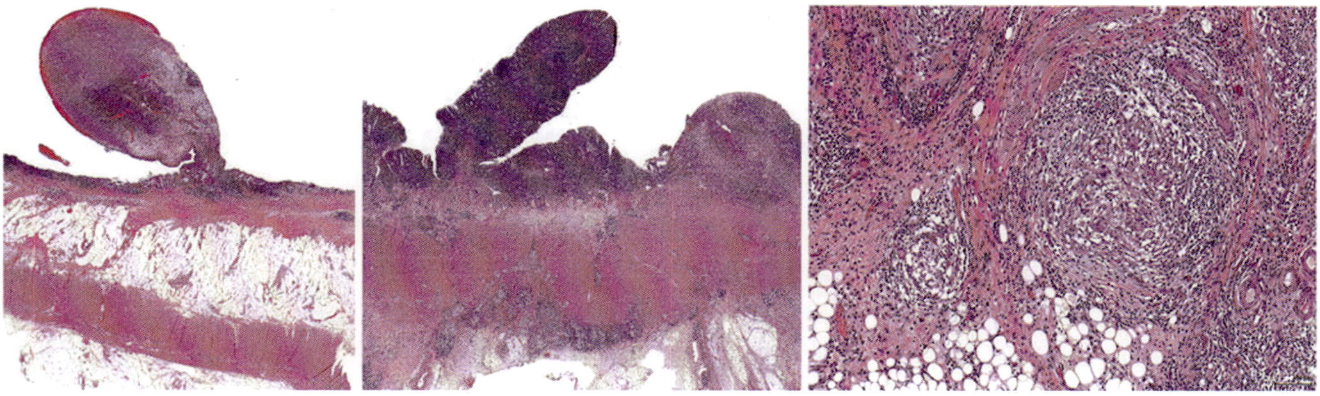

图 46-4　UC 和 CD 病理图片对比。H.E 染色。第一张图显示严重的透壁性炎症和肉芽肿形成，符合 CD 表现；第二张图显示严重的黏膜溃疡，符合 UC；第三张图显示黏膜炎症和假息肉形成，符合 UC。图片由 Anthony Senagore 医生提供

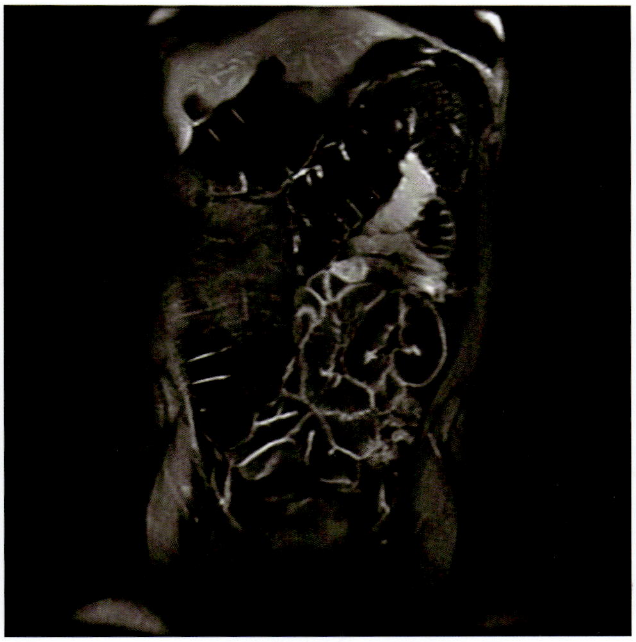

图 46-5　磁共振肠道成像，LAVA 序列 70s 增强成像。全结肠切除术前的 UC 患者，可以看到小肠壁正常；尤其可以观察到小肠壁厚度正常，无黏膜或肠壁异常强化，也没有明显的瘘、狭窄和脓肿。该患者为左半结肠 UC，可以看到近端结肠由于左半结肠病变导致肠腔明显扩张

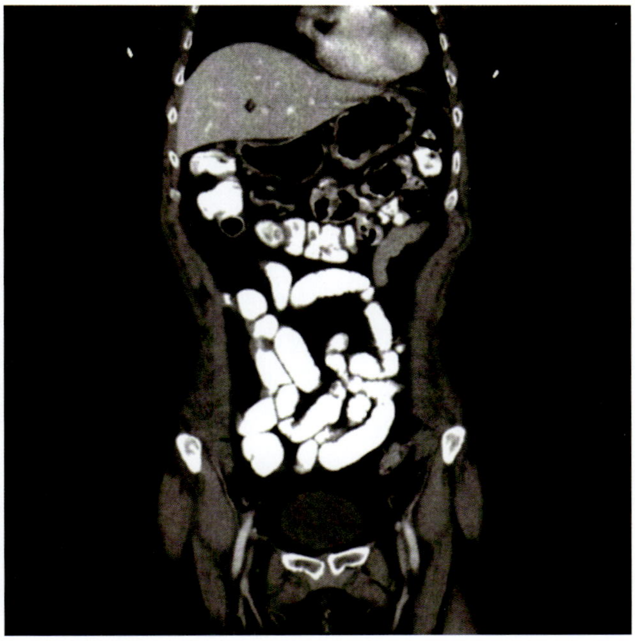

图 46-6　CT 肠道成像。全结肠切除术前的 UC 患者，可以看到小肠壁正常；尤其可以观察到小肠壁厚度正常，无黏膜或肠壁异常强化，也没有明显的瘘、狭窄和脓肿

CTE 和 MRE 都需要使用超出标准剂量的肠道对比剂。MRE 使用的静脉钆造影剂肾毒性略大于 CT 使用的静脉造影剂，在慢性腹泻的患者中我们应注意充分水化以预防 CTE 和 MRE 相关的造影剂肾病。

血清学

辅助检查包括一系列非特异性血清炎症标志物，如白细胞计数（WBC）、红细胞沉降率（ESR）和 C 反应蛋白（CRP）。ESR 和 CRP 是炎症反应的敏感指标，而且价格便宜，在大部分中心都能检测；两者的主要区别在于 ESR 半衰期更长。近来，粪便钙卫蛋白联合 ESR 和 CRP 检测可用于预测疾病的复发，并且和疾病的活动轨迹相吻合；粪便钙卫蛋白是一种检测结肠黏膜巨噬细胞（译者注：此

处应为“中性粒细胞和巨噬细胞”）活性的方法，粪便钙卫蛋白的下降可以预测黏膜愈合[3]。

临床医师在遇到难以诊断的 IBD 患者或难以归类于 UC 或 CD 的患者时往往会比较困惑。在这些患者中，普罗米修斯抗原检测面板可以为诊断提供帮助；现在的第四代面板可以检测 9 种抗原，它可以用于帮助诊断过去传统检测难以分类的病例。普罗米修斯抗原检测对于排除 IBD 非常有用，同时它在区分 UC、未定型结肠炎和 CD 中也有一定的作用，虽然对后者的特异性并不高[4]。随着新抗原的不断增加，这个检测系统的临床实用性在将来会进一步提高。

感染检查

对新诊断的有血性腹泻，尤其是那些疾病活动度重的患者，排除感染性结肠炎非常关键。这些包括标准的粪便检查虫卵和寄生虫，主要为了评估有无贾地鞭毛虫感染（通常见于那些有徒步旅行及野营史的患者）；其他包括隐孢子虫（主要见于免疫抑制的患者）。艰难梭菌感染在炎症性肠病患者中的发生率在升高，可能与前期的抗生素或免疫抑制剂的使用有关，可以通过内镜情况进行评估（图 46-7），可检测艰难梭菌抗原或毒素［毒素 A 和（或）B］来诊断。巨细胞病毒结肠炎（图 46-8）的发生率也在上升，其特征性表现为“穿凿样”溃疡，也可能和免疫抑制有关，巨细胞病毒结肠炎通常通过结肠镜活检诊断。艰难梭菌和巨细胞病毒均在已经接受免疫抑制剂治疗的 UC 患者中更常见，这些并发感染需要在准备手术前排除。

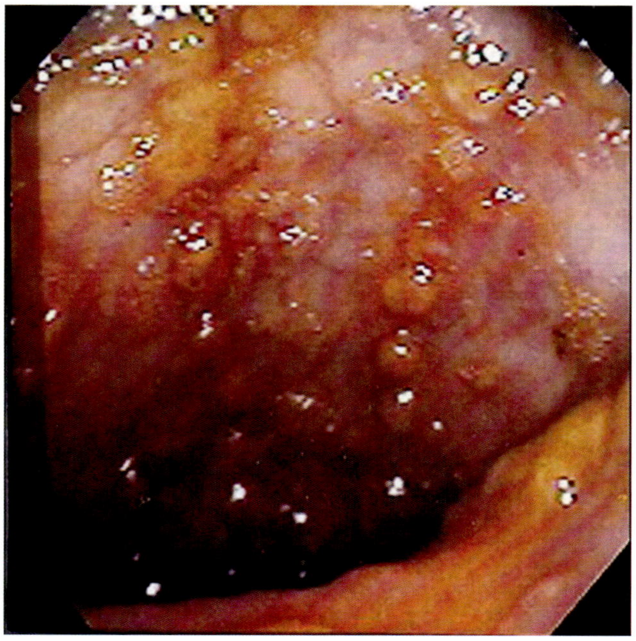

图 46-7　伪膜性肠炎（艰难梭菌）的结肠镜下表现。图片由 Anthony Senagore 医生提供

流行病学

UC 的流行病学相对而言已有定论。北美发病率相对较高，每 100 000 人每年发病 8 ~ 15 人[5]。据估计每年在北美有 50 000 例新诊断的患者，这些地区的时点患病人数超过 600 000。西方国家 UC 的发病率持续上升，间接支持 UC 发病的卫生假说（见后面内容）。而且，UC 一般而言并不缩短患者寿命，患病率会持续上升。UC 的危险因素归纳于表 46-1。

总体而言，70% ~ 75% 的 UC 患者永远不需要结肠切除手术。大约 50% 的非手术患者处于疾病缓解期，而另 50% 处于疾病活动期。不幸的是，只有 10% 的患者处于长久的缓解期，更表明这一疾病的反复、时轻时重的特性。大约 1% 的患者始终处于疾病的活动期[6]。

卫生假说和粪便微生态

虽然 UC 的病因并不明确，仍被认为是特发性疾病，但越来越多的证据显示，卫生假说可能把

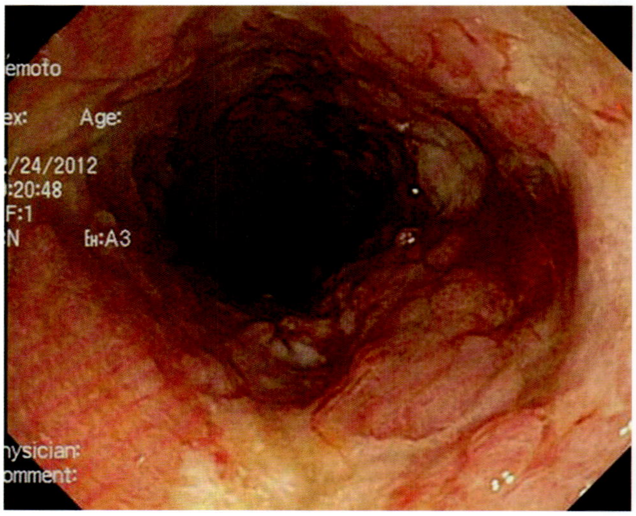

图 46-8　一例 UC 患者合并巨细胞病毒结肠炎的结肠镜表现。注意在假性息肉背景中典型的“穿凿样”溃疡（照片底部中央）。图片由 Anthony Senagore 医生提供

表 46-1　UC 发病的流行病学危险因素

项目	危险因素	注释
年龄	平均诊断年龄 =33 岁	大规模的研究否定了双峰分布
性别	轻度男性易发	—
基因学	单卵双胎一致性 =14%～19%，异卵双胎一致性 0～7%	兄弟姐妹中一人患 UC，其他人相对风险达 7%～17%
地理	世界范围分布，北部，发达国家高发	发病风险最高的地区在北美、英国、北欧、斯堪的纳维亚，在发展中国家 UC 发病率上升，通常先于 CD 发病上升 10～20 年
人种	高加索及德系犹太人（欧洲犹太人）多发，亚洲和西班牙语人群发病率上升	移民研究提示，地域较人种是更重要的发病危险因素，低危人群移民到高发地区，发病率提高到与其他人种无差异
社会经济状态	社会经济水平提高，UC 发病率可能越高	—
吸烟	发病率与现行吸烟强烈负相关，发病率降低 40%	现行吸烟者患 UC，较非吸烟者，需住院或行结肠切除的可能性低
阑尾切除	发病率与阑尾切除术史强烈负相关，曾行阑尾切除的发病率降低 70%	曾行阑尾切除的患者，患 UC 时病情一般较轻
抗生素	前 2～5 年内曾使用抗生素，轻度增加 IBD 的发病危险	可能与剂量相关，即前期抗生素处方越多，患 IBD 可能性越高
口服避孕药	与 UC 无明显相关	前期的研究提示口服避孕药轻度提高发病危险
饮食	与 UC 无明显相关	一些研究提示 CD，而非 UC 与精制糖类有关
感染	与 UC 无明显相关	在 CD 中有一些矛盾的数据，与 UC 无关

Adapted from Loftus EV，Epidemiology of inflammatory bowel disease[76]

这一疾病的许多流行病学特点聚到同一理论假说之中[7]。这一假说也适用于其他的自身免疫 / 炎症疾病，如糖尿病及哮喘，认为缺乏环境病原的暴露，会导致缺乏免疫耐受的诱导，从而在后期会导致对正常的无害病原产生过度敏感。这一假说得到一些研究结果的支持，包括发病率的地理差异（越发达的国家发病率越高）、社会经济水平、移民研究（研究表明人群从发病率低的地区移民到发病率高的地区，发病危险随之上升）及其他研究，这些都和居住环境清洁有关。

可能发现病因线索的另一项深入研究主要聚焦 IBD 患者和非 IBD 患者粪便微生态特点（肠腔内及黏膜上的结肠菌群）[1, 8]。目前，尚不清楚观察到的患者和非患者的微生态差异是其病因本质还是继发于疾病 / 治疗后的变化。不管怎么说，调节粪便微生态是一项有前景的探索。

结直肠腺癌

除了确认 UC 的临床诊断、严重度和范围之外，结肠镜也是一种重要的监测手段。UC 患者发展为结肠癌的风险升高。一条经验法则是，UC 患者在疾病第一个十年中每年发展为结直肠癌的风险为 0.5%～1%。当前推荐在结肠炎起病后 8～10 年开始监测，而不是诊断时[2, 9]。然而，约 20% 的肿瘤在 UC 的前 8 年内发生，显示了早期的结肠镜检查和保持警觉的重要性，临床必要时重复肠镜非常重要[3, 10]。一些因素增加肠道异型增生及癌变的发生，因而要告知肠镜监测的频度。这些因素包括诊断时年龄轻、病程长、严重而弥漫的炎症、家族结直肠癌病史以及合并有原发性硬化性胆管炎[4, 11]。值得注意的是合并有肿瘤和原发性硬化性胆管炎的 UC 患者 IPAA 后发生储袋炎的危险性也会提高。定期监测的重要性不管如何强调都不会过分，因为在过去的 40 年里，UC 患者发生结直肠癌的概率在升高[5, 12]。

对每天多次腹泻的患者，肠道准备可以少一点，我们应当事先告知患者将进行多点的黏膜活检。内镜操作者应当插镜至回肠末段至少 5～10 cm 以评估是否有倒灌性回肠炎或 CD 回肠炎。黏膜和任何病损都需要活检，要对多段黏膜进行活检，例如右半结肠做 8 处活检（和标记），横结肠 8 处，左半结肠 8 处。

更敏感的肿瘤监测途径是染色内镜和窄带成像。染色内镜是在常规内镜下将稀释的亚甲蓝溶液喷在肠黏膜上，而窄带成像是通过滤镜，缩窄白光谱到蓝光。通过增强对比度，帮助发现那些隐蔽的，尤其是平坦的，在白光下内镜下无法发现的病灶，并有指向性地活检，而不是随机活检。虽然比较耗时，但是染色内镜在 UC 患者中有更高的腺癌检出率 [6, 13]。

在扁平或非息肉样病损中有低级别不典型增生（正规的说法是不典型增生相关病损或肿物，DALMs）的患者，应当建议行结肠切除，因为这些患者有 20%～30% 的风险已经有未发现的结直肠癌灶，且 5 年内轻度不典型增生发展为癌的风险 >50%[7, 14]。

UC 的分类

UC 的严重程度和范围最终直接指导如何治疗，因此在这一节我们将介绍不同的评估疾病活动度的方法。先前，疾病的活动度是通过 Truelove 和 Witts 在他们里程碑式的 1955 年通过可的松治疗 UC 的研究中提出的标准来评估 [15]。这一广泛应用的标准，主要依据患者的指标、症状和 ESR 来判断，详见表 46-2。

表 46-2　改良 Truelove 和 Witts 标准

变量	轻度疾病	重度疾病	暴发性疾病
大便次数 / 天	<4	4～10	≥10
大便中有血	偶尔	经常	持续
体温	正常	>37.5℃	>37.5℃
脉搏	正常	>90 次 / 分	>90 次 / 分
血红蛋白	正常	＜正常的 75%	需要输血
红细胞沉降率（mm/h）	正常≤30	>30	>30
腹部 X 线片	正常	水肿 / 拇纹征	肠腔扩张
腹痛	无	轻度弥漫腹痛	腹胀腹痛

中度疾病同时有轻度和重度疾病的特点

Adapted from Mahadevan Clin Colon Rectal Surg 2004[75]

更近的 IBD 蒙特利尔分类即维也纳分类的修订版，已成为临床和科学研究中判断疾病活动度的推荐标准（图 46-9）[16]。这一分类系统的优势和实用性在于它不仅依据严重程度，也依据病变范围对患者进行分层。

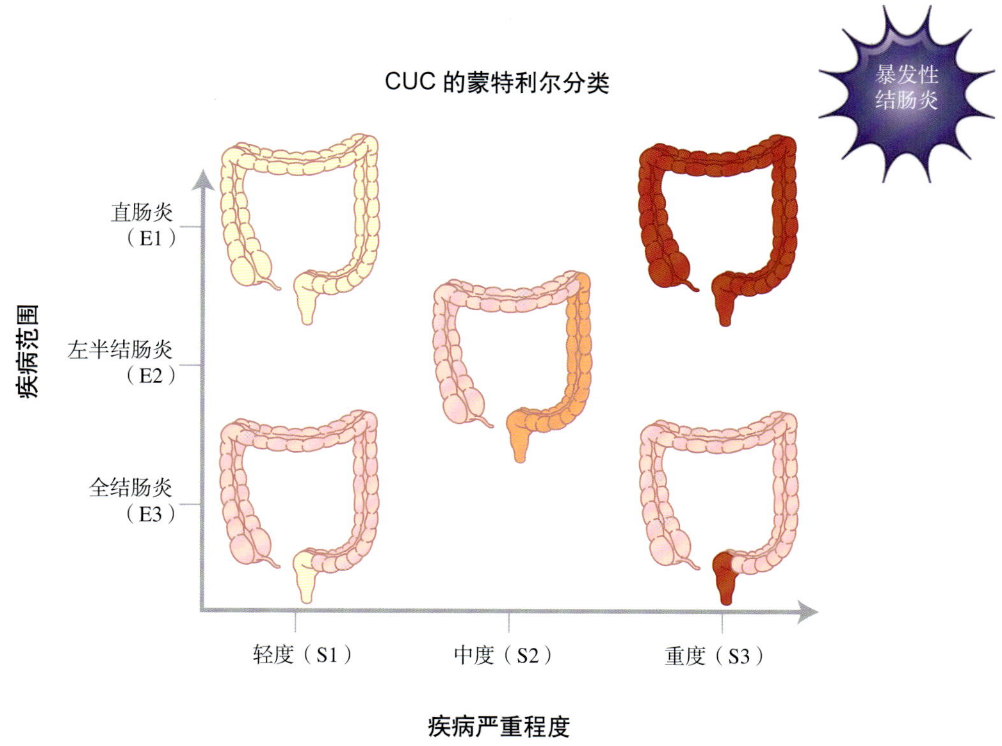

图 46-9　图示 CUC 严重度及范围的蒙特利尔分类

严重度

- S0= 临床缓解
- S1= 轻度疾病：每日排便 <4 次，没有血清炎症指标异常或全身炎症表现
- S2= 中度：每日排便 >4 次，有一些炎症表现
- S3= 重度：每日排便≥6 次，脉搏 >90 次 / 分，体温 >37.5 ℃，血红蛋白 <10.5 g/100 ml，ESR>30 mm/h

范围

- E1= 溃疡性直肠炎
- E2= 左半结肠炎
- E3= 全结肠炎

蒙特利尔工作组推荐以往临床诊断的未定型结肠炎应该重命名为 IBD 类型待定，而未定型结肠炎这一术语应保留，用于描述那些在结肠切除术后病理检查仍然无法区分 CD 或 UC 者。

内镜下疾病分类可借助 Mayo 严重度指数（也称 Mayo 诊所评分和疾病活动指数，表 46-3）。它评估症状、黏膜炎症程度和医生对患者总体情况的大体评估 [17]。简化临床结肠炎活动指数（SCCAI，表 46-4）临床上也应用于对患者症状的随访 [18]。

治疗终点

UC 药物治疗的目标包括诱导缓解、避免激素和提高生活质量（QoL），同时避免药物毒性、预防肿瘤。缓解的定义是没有症状，一般情况下伴随着黏膜的愈合。维持缓解经常需要持续的药物治疗。症状改善可以客观地通过上述的评分系统判断，也可以通过生活质量（QoL）评估判断。评估生活质量（QoL）的工具包括测量总体 QoL（比如 SF-36 或 EuroQoL 5D VAS，图 46-10）、疾病（IBD-Q）或症状特异（FISI/FIQL）QoL。这些均可以应用于临床及研究。

费用考虑

在确定 UC 患者的最佳治疗方案时，需要考虑 UC 治疗的直接和间接花费，这一问题也已得到研究。总体而言，UC 是一种花钱的疾病，平均每年花费约 6 586 美元，在需要手术治疗前的几年，花费会上升到每年 15 732 ~ 20 131 美元 [19-20]。手术和生物治疗的成本 - 效应也进行了研究，早期结肠切除被认为相比最大量药物治疗是成本 - 效应比较高

表 46-3　Mayo 严重度指数

变量	分数（0~12）			
	0	1	2	3
大便次数	正常	比正常排便次数增加 1 ~ 2 次 / 天	比正常排便次数增加 3 ~ 4 次 / 天	比正常排便次数增加 5 次 / 天
出血	无	不到一半时间内出血便中混血	大部分时间内为便中混血	一直存在出血
内镜	正常	轻度病变：红斑、血管纹理减少、轻度易脆	中度病变：明显红斑、血管纹理缺乏、易脆	重度病变：自发性出血、溃疡形成
医生总体评估	正常	轻度病情	中度病情	重度病情

Adapted from Schroeder NEJM 1987[17]

表 46-4　简化临床结肠炎活动指数

	分数（0 ~ 15）				
症状	0	1	2	3	4
大便次数 / 天	1 ~ 3	4 ~ 6	7 ~ 9	>9	
夜间 DM 频率	无	1 ~ 3	4 ~ 6		
大便紧迫感	无	急迫	即刻	大便失禁	
血便	无	少量出血	偶有血便	经常血便	
总体健康状况	很好	正常水平以下	差	很差	非常糟糕
肠外表现	每项肠外表现加 1 分				

Adapted from Walmsley 1998[18]

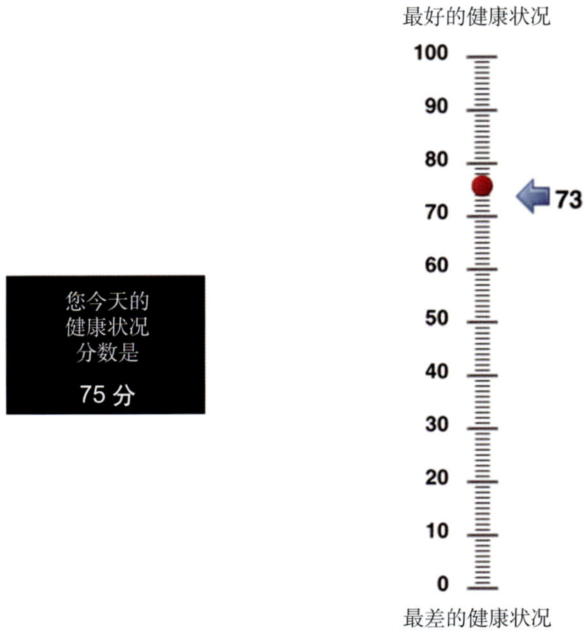

图 46-10 EuroQol 五维视觉模拟量表；一个快速、易于使用和解释的评估全球健康相关的生活质量的工具。© Stichting Euroqol Research Foundation

- 今天我们想了解您的健康状况
- 这个量表的分数范围是 0~100
- 100 表示您能想象的最佳的健康状况
- 0 表示您能想象的最差的健康状况
- 请在量表中点出您今天的健康状况的位置

的治疗方式[21]。一项随后的对包括药物和手术并发症在内的长期花费研究发现，英夫利昔单抗（IFX）治疗初期成效比高。然而，如表 46-5 所列（严重 UC 患者英夫利昔单抗和手术治疗年度成本 - 效应模型的敏感性分析），两年的 IFX 治疗后，手术成为更占优势的治疗策略（更有效，花费少），年龄趋近 70 岁的患者也是如此[22]。

第二部分：特殊治疗

升阶梯对比降阶梯策略

目前可行的药物治疗列于表 46-6。总体而言，有两种竞争性的治疗策略，一种是经典的“升阶梯”（递增）治疗，顺序加用几种价格较低、效果较弱的药物，直到达到期望的临床终点。另一种兴起的治疗方式是“降阶梯”（递减）策略，患者起始即接受更积极的治疗方式，以期快速达到缓解，然后逐渐减少药物。

一个“降阶梯”治疗的例子是通过生物制剂和巯基嘌呤诱导缓解，然后在患者临床好转后，停止生物治疗。

氨基水杨酸盐（5-ASA）

柳氮磺胺吡啶是 5-ASA 类药物的前体。多种形式的 5-ASA 药物已被开发，主要是为了减少副反

表 46-5　严重 UC 患者英夫利昔单抗和手术治疗不同患病年限成本 - 效应的敏感性分析

模型时间	主要治疗策略	IFX 成本（美元）	手术成本（美元）	IFX 效益	手术效益
1 年	IFX	26 698.45	63 721.15	0	0
2 年	IFX	63 648.51	74 090.32	0.78	0.76
3 年	手术	91 515.26	82 364.24	1.51	1.50
4 年	手术	112 938.29	90 277.08	2.19	2.21
5 年	手术	129 786.88	97 911.94	2.84	2.89
10 年	手术	179 816.82	132 325.91	5.65	5.98
终身	手术	305 691.59	270 477.74	16.58	18.34

质量调整生命年基于欧洲 QoL-5D 视觉模拟评分

Reproduced with permission from Holubar SD, Piazik B, Xu Kathleen, Dulai P, Tosteson A, Siegel C, Finlayson S. Cost-effectiveness of infliximab versus colectomy for severe ulcerative colitis: A Markov analysis: P-108. Inflamm Bowel Dis. 2012 May 7 ; 18:S57-8. © Wolters Kluwer[22]

表 46-6　UC 临床药物治疗总结

类别（效果）	指征	范例	剂量
5- 氨基水杨酸（肠道 / 局部抗炎）	轻 - 中度结肠炎、直肠炎诱导和维持缓解治疗	柳氮磺胺吡啶	每日 4 ~ 6 g 口服
		美沙拉嗪	每日 2.4 ~ 4.8g 口服
		Canasa® 栓	每日 500 mg ~ 1g 直肠给药
		奥沙拉嗪	每日 1.5 ~ 3g 口服
		巴柳氮	每日 6.75 g 口服
局部皮质类固醇（抗炎）	轻 - 中度结肠炎维持缓解治疗	布地耐德	每日 9 mg 口服，目前已有直肠用泡沫制剂
巯基嘌呤免疫调节剂（阻断嘌呤代谢）	中 - 重度结肠炎诱导及维持缓解治疗	咪唑嘌呤（AZA）6-MP	每日 AZA2.5 mg/kg 口服（50 ~ 150 mg 口服每 24 小时）；每日 6MP1.5 mg/kg
生物制剂（阻断 TNF 或白细胞移动及黏附		抗 TNF-α 抗体	IFX：5 ~ 10 mg/kg，第 0，2，6 周，后每 4 周；阿达木单抗 160 mg 第 1 周，80 mg 第 2 周，随后 40 mg 每 2 周
		抗整联蛋白抗体	戈利木单抗：200 mg 第 0 周，随后 100 mg 每 2 周 Vedolizumab：300 mg 静脉用药第 0，2，6 周，随后每 8 周
系统性糖皮质激素（抗炎）	重度结肠炎的补救治疗[a]	泼尼松	每日 5 ~ 40 mg 口服
		氢化可的松	每日 20 ~ 300 mg 静脉用
钙依赖磷酸酶抑制剂（免疫抑制）	皮质醇难治重症结肠炎的补救治疗[a]	环孢素	每日 2 ~ 4 mg/kg
		他克莫司	每天两次 0.05 mg/kg

[a] 该类药物用于诱导缓解而不是维持治疗，该类药物撤离困难是手术的指征

应。5-ASA 制剂一般通过口服（例如片剂或缓释包衣片）或局部（例如 Canasa® 栓剂）给药。5-ASA 有三种控释机制：pH（例如 Asacol ®，Lialda®）、时间（例如颇得斯安 Pentasa ®）和细菌分解释放（例如 Azulfadine ®），这些机制用以控制药物到达不同目标肠段（回肠、结肠或直肠）。处方医生需要计算 5-ASA 递送剂量，来确定某种 5-ASA 产品的合适剂量。一般剂量为每天口服 2 ~ 4 g。

口服 5-ASA 产品对诱导轻 - 中度 UC 患者缓解是有效的（见下文第三部分）[23]。总体而言不同的制剂缓解率没有差异。这些结果证实使用恰当的剂量比选择剂型更重要，强调了 5-ASA 递送剂量这一概念的重要性。总体来看，对于 UC 患者，大剂量口服 5-ASA 来诱导缓解不比中等剂量更有效，而且还会增加副作用[23]。而在维持缓解方面，5-ASA 很有效果，但只能维持原有剂量，不能减量。尽管 5-ASA 类药物在诱导和维持缓解上有效，但它们不能预防结直肠癌的发展[24]。因为基本上所有 UC 患者都有远端肠段疾病，所以同时使用肠内和经直肠制剂的“双向疗法”比单纯给任一种药物更有效果，更有临床意义。然而，患者往往抗拒每天使用栓剂或灌肠。

这类药物的副作用具有剂量依赖性，主要是皮肤和胃肠道毒性。日光照射可以导致严重的晒伤，因为磺胺基团可存在于真皮层中并可被光照激活。

免疫调节剂治疗（6–MP，AZA）

硫唑嘌呤（AZA）是 6- 硫嘌呤（6-MP）的前体药物，两者均可作为免疫调节剂或弱效免疫抑制剂。硫嘌呤类药物（TPs）的代谢途径如图 46-11 所示。总结起来就是，前体药物 AZA 首先被硫基嘌呤甲基转移酶（TPMT）催化成为 6-MP，反过来 6-MP 又被 TPMT 催化为其他代谢产物。

了解 TPMT 的代谢通路十分重要，是为了预防 TPs 产生的严重毒副作用，包括威胁生命的白细胞减少症、胰腺炎和肝炎[25]。特殊的是，在红细胞上表达的 TMPT 基因，要么以其野生型表达（正常代谢），要么以缺陷基因型表达（发病率 1/300）。在 TMPT 缺乏的患者体内，活性代谢产物不能有效地被降解，致使 AZA 浓度远超于治疗浓度，常导致骨髓抑制。因此，TPMT 测定是开始硫嘌呤治疗的一个必不可少的环节，并需监测血细胞计数作为骨

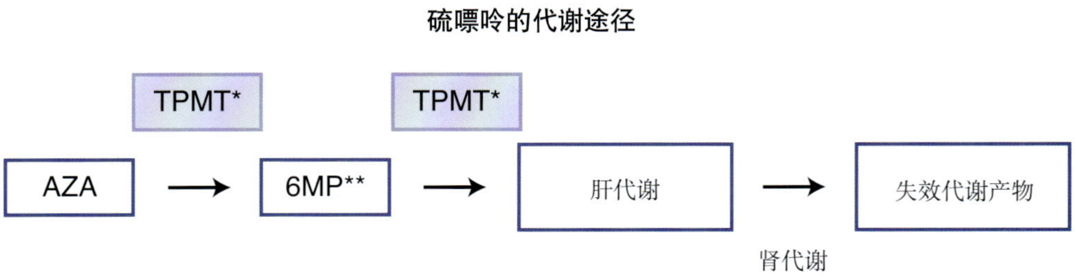

* TPMT 酶活性，约在 1/300 的患者中发现此酶活性缺乏，将会导致严重的骨髓抑制，因此 TPMT 酶活性的测定必须在使用 AZA/6-MP 治疗前进行
** 嘌呤类似物，因 DNA/RNA 导致错误

图 46-11 硫嘌呤体内代谢示意图

髓抑制的标志[26]。由于硫嘌呤类药物是免疫抑制剂，任何活动性感染都必须于开始治疗前处理。其他副作用包括高敏反应，如发热、恶心、胰腺炎和流感样症状。最后，免疫调节剂可能与发生淋巴瘤风险的轻度增加有关，但绝对风险很小[27]。应当指出的是，由于 IBD 患者长期处于慢性炎症性状态中，他们患淋巴瘤的基础风险是高于正常水平的（详见下文附加讨论的 IFX 副作用）。

TPs 是有效的节制激素药物。它们很少被单独使用，前期往往与类固醇联用（降阶梯或升阶梯治疗）以一种降阶梯的方式诱导疾病缓解。然后停用类固醇，以 TPs 作为维持药物。TPs 也被用于与生物制剂联合，因为两者联用能增加生物学效应；这种“声波式”联合治疗能提高疗效，一部分原因可能是防止抗肿瘤坏死因子免疫原性的产生[28]。硫嘌呤类药物在联合治疗中也可能代表的是慢性生物治疗中的“退出战略”[29]。

生物制剂

抗 TNF-α 抗体

英夫利昔单抗（Remicade®）

英夫利昔单抗（IFX）是一种嵌合鼠 / 人单克隆抗肿瘤坏死因子 -α（抗 TNF-α）抗体。IFX 于 2005 年被美国食品药物管理局（FDA）批准用于治疗 UC，现用于所有成人和儿童轻度至重度 UC 的治疗。在 ACT-1 和 ACT-2 随机对照试验中，对 IFX 诱导和维持缓解（定义为 Mayo 评分减少 3 分）的疗效进行评价，相比于安慰剂组 29%～37% 的临床反应率，60%～69% 接受 IFX 的患者被成功地诱导缓解[30]。典型的起始负荷剂量为第 0、2、6 周 5 mg/kg 静注，第 14 周开始换成维持剂量，5 mg/kg 静注，每 8 周一次。如果治疗无应答和病情急性发作，IFX 的剂量可以增至 10 mg/kg 静注，每 4～8 周一次。需对血清 IFX 浓度谷水平进行监测以确保使用合适的剂量，保证达到足够的与增加疗效和降低结肠切除率相关的血药谷值水平。UC-SUCCESS 临床试验证明，IFX 治疗的最佳疗效在与其他药物如 TPs 联合使用时产生，相比于单纯使用任一种药物治疗只有 2% 的无激素缓解率，40% 联合用药的患者实现了无激素缓解。同样，与单纯使用 IFX 治疗患者的 55% 的黏膜愈合率相比，接受联合治疗患者的黏膜愈合率达 63%[31]。

IFX 被广泛认可的副作用是激活潜伏性感染，尤其是肺结核。因此，在接受 IFX 治疗前，患者需经 QuantirERON-TB GOLD 检测筛选[32]。IFX 也会使活动性感染恶化，而且能加重乙型肝炎。其他不良反应有输液反应或超敏反应，前者可导致急性肺水肿，后者包括过敏性休克。因此，这些患者必须在输液中心给药。已有报道发生中枢神经系统脱髓鞘性疾病和其他神经系统副作用，如视神经炎和多发性硬化症，并且年轻男性接受 IFX 联合 TP 治疗可能会增加患肝细胞性 T 细胞淋巴瘤的风险，这是一种罕见的致死性疾病。IFX 是否会独立地增加罹患其他形式淋巴瘤的风险尚不明确，但 IBD 患者的长期慢性炎症状态，导致 IBD 患者发生淋巴瘤的风险增加[33]。

生物制剂和 IFX 是否会增加手术风险存在着很大争议。梅奥诊所和克里夫兰医学中心都表示接受生物制剂治疗的患者围术期风险有所增加，克罗恩病和结肠炎基金会最近也发表了一份关于围术期管理的意见书[34-36]。其中一个考虑是药物的半衰期（图 46-12）。此示意图表明，药代动力学中的首过衰减效应可为择期手术患者的手术时机选择提供指导。

阿达木单抗（Humira®）

第二种生物制剂，这种人源化抗 TNF 抗体是替代英夫利昔单抗的不错选择。

虽然不那么强效，但阿达木单抗可以和英夫利昔单抗一样诱导和维持成人中重度 UC 缓解。还有一个额外的适应证是 IFX 治疗无效者。ULTRA-1、2 和 3 临床试验表明，在中重度活动性的 UC 患者中阿达木单抗效果良好，可使 60% 的患者达到短期和长达 4 年的长期维持缓解。起始使用负荷剂量（第 0 周 160 mg，分 4 次皮下注射；第 2 周 80 mg 皮下注射；第 4 周使用维持剂量，40 mg 皮下注射，隔周一次）。如果应答欠佳，给药间隔常增至每周一次。和 IFX 一样，可以监控药物血药谷水平来优化治疗方案，如通过增量至 40 mg 每周一次或 80 mg 隔周一次。同样，其最好的疗效也出现于与 TPs 联合用药时。由于能自我用药，阿达木单抗对患者来说可能更为方便，但有些患者不这样认为，因为他们可能不会自我治疗。

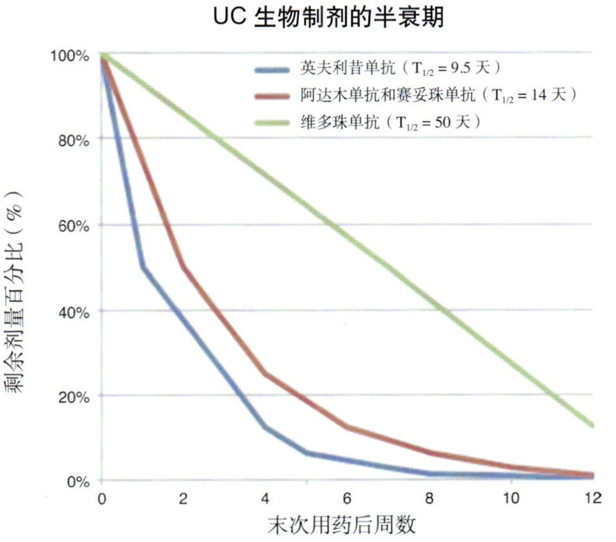

图 46-12　治疗 UC 的生物制剂在人体内半衰期的理论示意图。本图假设一级消除药代动力学

相对于 IFX，这种人源化抗体大大减少了药物的副作用。药物不良反应大体上与 IFX 类似，也包括局部注射反应和治疗无效。

赛妥珠单抗（Cimzia®）

这是第三种被用于成人 IBD 的抗 TNF 抗体制剂。它是一种部分人源化的抗 TNF 抗体 Fab 片段，与聚乙二醇相结合（该单抗作为缺少 Fc 片段的 Fab 片段的载体）。目前它已被 FDA 批准用于治疗克罗恩病（和类风湿关节炎），但还没被批准用于 UC。其他药物均难治的 UC 患者可研究性地或“标示外”地使用这类药物。

戈利木单抗（Simponi®）

戈利木单抗是另一种人源化抗 TNF 抗体，在 2013 年被 FDA 批准用于成人 UC 诱导和维持缓解，也用于英夫利昔单抗和阿达木单抗治疗无效的患者。在 PURSUIT-SC 研究中，戈利木单抗已被证实可有效诱导中重度活动性 UC 缓解，研究中，相比安慰剂组 30% 的临床缓解率和 30% 的维持缓解率，大于 51% 接受戈利木单抗的患者可以达到临床缓解，超过 47% 接受戈利木单抗的患者可以维持临床缓解[37-38]。剂量通常为第 0 周 200 mg 皮下注射，之后 100 mg 皮下注射，隔周一次。目前尚无其药物谷值水平分析的报告。

抗整合素抗体

维多珠单抗（Entyvio®）

维多珠单抗是一种通过静脉给药的，靶点为 α4β7 整合素的单克隆抗体，也被称为派尔集合淋巴结黏附分子 1（LPAM-1），阻断该受体会导致抗炎途径的上调[39]。2014 年它被 FDA 批准用于成人 UC 和 CD 以诱导和维持缓解，也用于对上述药物治疗均无反应的患者。在 GEMINI-Ⅰ和-Ⅱ研究中，相比于安慰剂组 25% 的诱导缓解率，维多珠单抗的诱导缓解率为 47%，相比于安慰剂组 25% 的维持缓解率，维多珠单抗的维持缓解率达 41%[40]。用量为第 0、2、4 周 300 mg 静注，然后改为 300 mg 静注，每 8 周一次，药物谷值水平分析尚未提供。药物不良反应与 IFX 类似，还包括对发生 PML 的潜在风险预警（见下文“那他珠单抗”部分）。

那他珠单抗（Tysabri®）

在2015年5月，那他珠单抗是唯一一种被FDA批准用于克罗恩病治疗的生物制剂。尽管目前它未经FDA批准用于治疗UC患者，但我们在这里介绍它是因为，一些其他生物制剂难治性的患者可以试验性或试验外（标示外）地使用这类药物，而且那他珠单抗在将来可能会被FDA批准用于治疗UC。鉴于目前该药尚未被FDA批准用于UC，以及发生PML的潜在风险，那他珠单抗治疗UC的地位尚未获得认可。对于其他方案难治的炎症性肠病患者，一些专家曾使用那他珠单抗诱导临床缓解，达到缓解状态后便转用维多珠单抗或其他非一线生物制剂[41]。

那他珠单抗与JC病毒的活化或感染密切相关，可以导致进行性多灶性白质脑病（PML）。这一致命性的神经系统疾病尽管具有活性的免疫系统通常可以预防疾病的发展，但JC病毒还是可以引起PML的发生。开始使用那他珠单抗治疗之前，需进行JC病毒的血清学检测。如果患者血清病毒试验（-），那么治疗期间发生PML的风险约为1/10 000。然而，如果患者血清病毒试验（+），那么风险便会显著增加，达1/500，长期治疗中甚至高达1/100。鉴于PML病情的严重性，临床上使用那他珠单抗必须非常谨慎。因此，那他珠单抗的主要禁忌证是已知或怀疑发生PML[32]。

"补救"治疗

糖皮质激素

糖皮质激素是其他药物难治性UC的补救治疗中的主要药物。其作用机制是非特异性免疫抑制和免疫调节。类固醇激素有显著的副作用，不宜用于维持治疗。皮质类固醇激素是糖皮质激素类激素，与糖皮质激素受体结合，这在所有动物（脊椎动物）细胞中普遍存在[42]。两者结合后导致抗炎蛋白上调和促炎蛋白的下调。它们在肝中代谢并经尿液排泄。在线转换计算器可将各种类固醇药物转化为等效的氢化可的松剂量。

类固醇激素的副作用包括肾上腺抑制、水钠潴留、满月脸、精神疾病（从焦虑失眠到明显精神错乱）、酒糟鼻、水牛背、腹部紫纹以及骨质疏松。其中一个最严重和潜在不可逆的不良影响是骨质疏松，它可能对补充钙剂和维生素D均无应答。反复使用糖皮质激素治疗的患者需要采用双能X线吸收法（DEXA）扫描来进行骨密度监测。

布地奈德肠溶制剂或外用制剂已被证实可有效治疗UC。CORE-1研究显示，布地奈德MMX 9 mg能有效诱导轻中度UC病变缓解，但用于维持缓解的疗效有限[43]。2015年2月新发布的布地奈德泡沫剂被证实可以减轻症状[44]。根据骨密度的监测，长期（2年）使用布地奈德是安全的，并对激素初治患者具有保护性[45]。

类固醇激素的经典口服药物是泼尼松。大多数UC患者对口服类固醇激素有临床反应，只有16%没有明显反应[46]。然而，由于全身性应用类固醇有相对严重的副作用，故不用于UC的维持缓解治疗。UC的长期（>1年）激素治疗是禁忌的，而无法停用激素的慢性激素依赖性UC则是手术指征之一。

静脉激素治疗适应于药物难治性门诊UC患者，其最大有效剂量为氢化可的松300 mg/d。60%的患者通常在5～7天内会有临床反应。详请参阅下文的"重度UC"部分。

口服或静脉注射（IV）类固醇也可用于预防对英夫利昔单抗抗原的免疫原性。使用英夫利昔单抗前静脉注射单一剂量300 mg糖皮质激素，目前认为是有效的预防措施[47]。

激素减量，也叫撤药，是为了防止在长期应激状态下发生肾上腺皮质危象。激素减量速度取决于用药时间，一般患者使用类固醇激素治疗只需几天到几周，可以迅速撤药（每天减少50%），而长期使用类固醇治疗的患者必须缓慢减量，每周减5～10 mg。使用40 mg泼尼松治疗的患者的常规撤药方案为：40 mg 7天，30 mg 7天，20 mg 7天，10 mg 7天，然后5 mg 7天，如果没有出现撤药症状（嗜睡、呆滞），那么5 mg隔天一次或2.5 mg/d，再使用1～2周。最后，对于停用类固醇激素的患者，应预期其停用激素后的身心症状，如精神不振和情绪低落。

关于围术期类固醇激素的管理，最近的一份Cochrane分析没有发现证据支持或反对类固醇激素在应急中的预防作用[48]。最近虽然有发生肾上腺皮质危象的病例报告，但应急状态下的预防性类固醇激素的使用并不提倡[49]。然而，选择不使用激素的临床医生仍应在围术期监测患者的体征和症状，如发热、心动过速和血流动力障碍性低血压，一旦发现应对症处理。

一些医疗中心主张术后立即补充维生素 A（每天 60 000 IU，口服、静注或肌注，共用 5 天）以促进伤口愈合。动物研究证明，它可以解除对胶原交联的抑制作用，并抵消对创面愈合的明显不利因素。虽然证据水平较薄弱，但这种治疗还是既安全又经济的；因此认为其潜在收益大于风险。

环孢素 / 他克莫司

这些被用于预防实体器官移植排斥反应的药物属于钙调神经磷酸酶抑制剂。这些药物与 T 细胞受体结合，抑制钙调神经磷酸酶介导的细胞因子释放，对提升 T 细胞介导的免疫能力至关重要。

鉴于其作为主要免疫抑制剂的地位，钙调神经磷酸酶抑制剂被常用于重型、其他药物难治性 UC 的补救治疗[50]。请参阅后文“重度 UC”部分。

这些药物会带来机会致病菌感染的风险，并与许多特殊的副作用相关，后者包括全身和胃肠道症状。它们还有潜在的肾毒性、肝毒性和神经毒性，会加重高血压和高脂血症。最后，它们可能会致癌，长期服用这些药物会增加患皮肤鳞状细胞癌的风险。

甲氨蝶呤

甲氨喋呤（MTX）是一种抗代谢药物，通过对二氢叶酸还原酶（DHFR）的竞争性抑制作用来特异性抑制叶酸代谢。由于叶酸代谢产物，如四氢叶酸，是 DNA 合成和修复所必需的辅助因子，所以阻滞这条通路可快速地抑制细胞分裂或生长。MTX 经肝代谢和肾排泄。除了肝毒性和骨髓抑制作用，MTX 也是被 FDA 定义的 X 类药物，这意味着它能致畸，导致出生缺陷，已被用作堕胎药物。

鉴于其治疗类风湿关节炎和银屑病的成功先例，MTX 有希望成为生物制剂或糖皮质激素的替代药物，用于治疗 UC。虽然 MTX 可用于 CD 的治疗，但**目前尚无证据支持 MTX 可诱导和维持 UC 的临床缓解**[51-52]。进一步确定 MTX 在 UC 治疗中的作用的临床试验（MERIT-UC 和 METEOR）目前正在进行中。

第三部分：轻度至重度 UC 的医疗管理

轻至中度远端结肠炎 / 直肠炎（图 46–13）

对于轻至中度远端结肠炎，局部应用美沙拉嗪是诱导和维持缓解的一线治疗[53]。美沙拉嗪剂型的选择需根据病变的范围而定：栓剂适用于无近端受累的直肠炎，泡沫剂可到达乙状结肠，灌肠剂甚至可达脾曲，但依从性是需要考虑的。虽然口服氨基水杨酸比局部应用美沙拉嗪疗效差[53]，但大多数患者仍然更喜欢口服制剂。在中重症患者中，局部和口服联合用药在诱导和维持缓解两方面都比单纯局部应用美沙拉嗪更有效果[54]。口服氨基水杨酸盐在 2 ~ 4 周后临床疗效明显，总体而言约 60% ~ 80% 的患者有临床反应[55]。

在诱导活动性疾病达到临床缓解方面，局部用

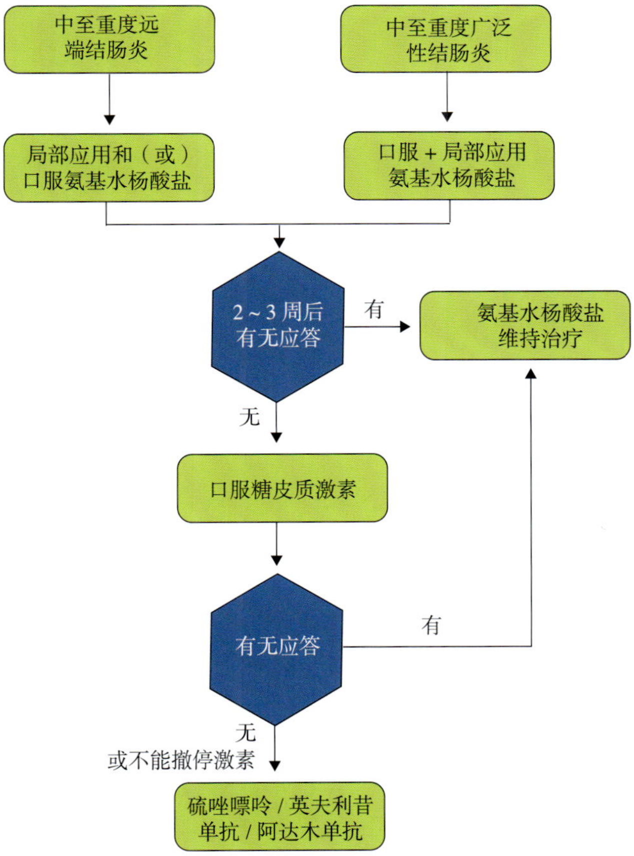

图 46-13　轻至中度 UC 的标准化“升阶梯”治疗方案（根据美国胃肠病学会 2010 年实践指南）

糖皮质激素与局部用美沙拉嗪有相似的疗效，是一种替代用药。然而，它们都不宜用于维持缓解。在氨基水杨酸制剂不能诱导和维持临床缓解的远端结肠炎病例中，口服糖皮质激素、免疫抑制剂和生物制剂的作用与对广泛性结肠炎产生的作用相似，如下文所述。

轻至中度广泛性结肠炎（图 46–13）

对于轻度或中度结肠炎，口服水杨酸盐治疗在 4 周内可诱导 60% ~ 80% 的病例达到临床改善 [55]。疗效与用药剂量相关，但可出现一些常见的副作用，如恶心、厌食，以及产生一些不常见但严重副作用的风险，如肝毒性、胰腺炎和肾毒性。柳氮磺胺吡啶的常规剂量为起始每日 1 ~ 2 g，然后逐渐加量至最高耐受剂量每日 4 ~ 6 g。不含磺胺基的氨基水杨酸盐，如美沙拉嗪，更昂贵，但具有更好的耐受性 [17]。这些药物的最高推荐剂量为每天 4.8 g。

不管是远端或广泛结肠炎，一旦对氨基水杨酸治疗 4 周无反应，即需使用口服类固醇激素。泼尼松始用量通常为每日 40 ~ 60 mg。当出现临床反应后便逐渐减量，通常为每周下调 5 ~ 10 mg 直至每日 20 mg，然后从 20 mg 开始每周下调 2.5 ~ 5 mg 直至停药。因其众所周知的急慢性毒副作用，糖皮质激素治疗应谨慎应用，现仅适用于活动性结肠炎。总体而言，虽然其反应率达 70% 左右，但约有 20% 的病例发展成为激素依赖性，无法达到停用激素后的持续缓解 [46]。

对于激素治疗无效或激素依赖性的患者，需开始一种三线疗法来辅助停药。这一阶段的两个主要选择是免疫抑制剂和生物制剂。硫唑嘌呤对诱导和维持缓解是有效的，但其疗效缓慢，需要与口服强的松疗程相重叠，直至硫唑嘌呤发挥临床效应。

英夫利昔单抗对激素抵抗性轻中度结肠炎的治疗已获得了很好的研究结果。有临床试验已经确认了其疗效，诱导剂量为第 0、2、4 周 5 mg/kg 静注，缓解剂量为 5 mg/kg 静注，每 8 周一次 [30]。约 69% 的患者对诱导治疗有反应。对 2 倍剂量治疗后无反应的患者需停止用药，因为发生延迟反应的可能性很小。对于中至重度激素抵抗性结肠炎，相比单纯使用任一种药物，联合使用英夫利昔单抗和硫唑嘌呤可能会增加临床反应率和黏膜愈合率。两者的协同效应可能是由于硫嘌呤对生物制剂抗原的过敏反应产生抑制作用 [31]。然而，这些患者发生免疫抑制相关感染的风险可能会增加。

轻度和中度广泛结肠炎可以通过口服氨基水杨酸、免疫抑制剂或英夫利昔单抗来维持缓解状态。另外，单次发作的轻症患者可以只选择临床观察。维持治疗药物的选择主要取决于诱导缓解的方法。氨基水杨酸盐或口服类固醇激素治疗有效者通常继续口服氨基水杨酸盐来维持 [23]。最近的证据表明，那些更昂贵的衍生物在疗效和副作用方面并无有任何优势，因此使用柳氮磺胺吡啶或非磺酰胺类衍生物达到维持缓解是值得推荐的 [23]。总体来看，在 12 个月的口服氨基水杨酸类药物治疗过程中，约 59% 的患者可以保持无激素缓解状态 [23]。

当单纯使用英夫利昔单抗或单纯使用硫唑嘌呤或联合两者来诱导缓解时，可继续同样的治疗方案来维持缓解。英夫利昔单抗为每 8 周注射一次。对初始治疗有效而在维持治疗期间中出现症状复发的患者，将剂量增加到 10 mg/kg 是非常有效的。约 74% 的患者在 54 周的维持周期之外，将需要一个或多个额外的口服糖皮质激素疗程 [30]。据某随机对照试验的 meta 分析，约 56% 使用硫唑嘌呤的患者在 12 个月内达到了无激素缓解 [56]。联合免疫调节和生物治疗的长期疗效目前是未知的。同样，将英夫利昔单抗改为一种新的抗 TNF 药物，如阿达木单抗和戈利木单抗，其理论依据尚不清楚。

重度结肠炎（图 46–14）

大多数重度结肠炎患者需住院治疗以稳定病情，且不论病变范围的大小，都需要一个疗程的静脉激素治疗 [30]。部分重症患者使用口服药物治疗有效，而且更重要的是，他们全身状况良好，无中毒迹象，可以选择在门诊进行英夫利昔单抗治疗。自从 20 世纪 50 年代以来，一个疗程的静脉糖皮质激素注射一直是重度溃疡性结肠炎的标准治疗方案 [15]，目前的给药剂量为每日 300 mg 氢化可的松或其等效药物，一个疗程 3 ~ 5 天，需给予密切的临床观察。在这个阶段，与结直肠外科医生和造瘘治疗师进行理想的交流是非常必要的。如果在这 3 ~ 5 天后，激素治疗失败，可以帮助患者在此时做出明智的关于下一步安排的决定，特别是因为，总体而言 20% ~ 40% 的重度 UC 患者在静脉用糖皮质激素后症状不能改善。经过这一疗程后，若仍然持

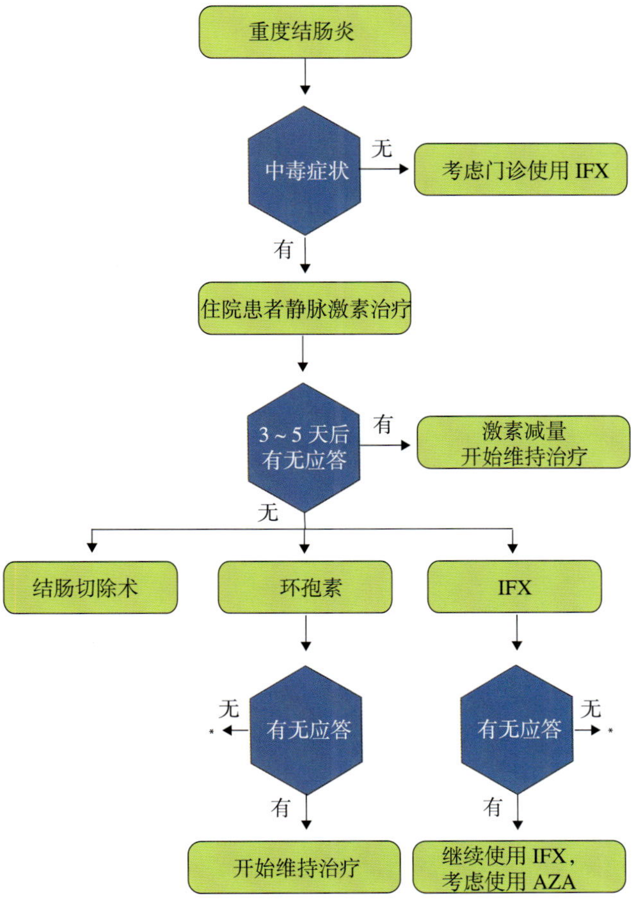

图 46-14 重度 CUC 的标准化"升阶梯治疗"方案（根据美国胃肠病学会 2010 年实践指南）

续存在结肠或全身表现，该类患者可定义为激素难治性结肠炎，需要请外科会诊并干预。

在治疗初期，需要采取一些附加的措施以减少发病率，并准备所谓的补救治疗，这是很有必要的。除了最初的液体和电解质复苏，体重显著减轻的患者往往需要肠外营养治疗。对大多数患者鼓励其继续经口进食，是由于短链脂肪酸对结肠黏膜的作用这一理论。然而，如果肠蠕动亢进则可能提示肠道需要禁食休息。预防血栓栓塞的药物可常规应用，但抗胆碱能和阿片类药物应避免使用。

更重要的是，肠道感染可能会加重溃疡性结肠炎，积极地治疗感染能促进诱导缓解。因此，粪便标本需进行沙门菌、鼠疫杆菌和志贺菌培养以及艰难梭菌毒素测试。25%～36% 的激素难治性结肠炎患者在结肠活检中发现有巨细胞病毒（CMV）感染[57]。确诊结肠 CMV 感染最好的办法是，在乙状结肠镜下夹取典型"凿孔"样溃疡处的黏膜进行活检，并进行免疫组化检查，尽管有时候白细胞 CMV PCR 检测会被用作替代指标。更重要的是，巨细胞病毒抗体滴度（+）仅仅标志着目前或曾经感染过 CMV（全世界范围内 CMV 的感染率约为 50%），但 IgM 滴度（-）意味着患者不大可能携带 CMV 并且不需要行乙状结肠活检。CMV 结肠炎通常使用更昔洛韦静脉注射，5 mg/kg 每 12 小时 ×（14～21）天，然后改为 5 mg/kg 每日一次或口服 1000 mg 每日 3 次。

广谱抗生素常用于细菌移位而产生毒性反应的患者。但现在还没有数据来支持这一点，在重症 UC 甚至是结肠切除患者中，门静脉或静脉菌血症都是很罕见的。

巨结肠（通常定义为结肠扩张至直径大于 6 cm）患者需要格外小心处理。禁食，密切监测腹部体征，每日拍摄腹部平片以评估病情的进展。对于这类重度 UC，糖皮质激素治疗 24～48 h 无效是急诊结肠切除术的手术指征，因为肠管会进行性扩张。暴发性结肠炎是重度、急性结肠炎的进展期表现，通常被定义为中毒性结肠炎，即出现全身中毒症状的结肠炎，如腹膜炎、低血压，或即将穿孔和（或）靶器官损害，如肾衰竭。

激素难治性重症 UC 的补救治疗分为三大类[48]，分别是结肠切除术、环孢素和英夫利昔单抗。关于结肠切除术的适应证和技术方面的问题，本书进行了完整的讨论，详请参阅第 48 章。

在随机对照试验和大量非对照研究中显示，静脉注射环孢素对激素抵抗型重症 UC 非常有效，应答率高达 82%～83%[59-60]。另一方面，它也被证实难以使应答者维持缓解状态，高达 54% 的患者最终需要行结肠切除术[60]。环孢素应答者即开始硫唑嘌呤进行维持治疗，并多需要加用口服氨基水杨酸。环孢素补救治疗后的结肠炎复发的问题，加之其明显的毒性作用，导致它在生物制剂时代的使用减少，目前环孢素只在某些医疗中心提供。

最近有研究表明，尽管是相对小范围的研究，英夫利昔单抗在近十年中已成为广泛使用的补救治疗药物，其应答率在 50%～71%[61-62]。其中一个重要的优势是英夫利昔单抗可以被继续长期用于维持缓解。一项直接的对照试验证实，当用作激素抵抗性重症结肠炎的补救治疗时，环孢素和英夫利昔单抗都具有较高的初始应答率（85% vs. 86%），而且在这个试验中，两者在3个月内的结肠切除率也相近（18% vs. 21%）[63]。环孢素或英夫利昔单抗治疗失败的患者可能对其他替代疗法有应答，这有一定的风险，而且只能在专门治疗IBD的单位进行[64]。已经明确的两个可供选择的补救疗法据传已被成功应用，包括吸烟和高压氧，后者正在研究。

UC患者的术前用药优化

当极限化药物治疗无效，或发生UC相关肿瘤样病变（结直肠癌或高级别异型增生），或患者拒绝进一步药物治疗时，则有手术指征。请注意，我们使用“极限化药物治疗无效”来代替“药物治疗失败”，是因为后者对于患者和参与治疗的消化内科医师而言均有消极的含义。在所有行结肠切除术的UC病例中，药物难治性疾病是88%患者的手术指征，而肿瘤占其余12%[65]。第三类需考虑手术的，虽并不经常使用，是结直肠癌的预防性切除（无异型增生时）。

鉴于药物治疗UC的整体成功率，外科治疗常被降级成最后的治疗手段。这往往是由于患者和（参与治疗的）医生过度关注手术并发症，以及担心行永久性回肠造口术。然而，最近一项来自英国的基于人群的研究证明，将手术作为最后手段实际上最终会增加UC相关的死亡率[66]。而且，延迟手术已被证明会增加术后并发症[67]。显然，外科手术不应被降级成最后选择。而最理想的是，在诊断UC的同时，参与治疗的医生应当向患者提议结直肠切除术治疗，这不仅仅是为了手术，也是为了对患者进行正确的教育，即他们最终仍会接受外科治疗。充分了解手术的全过程，特别是与造口相关和IPAA术后的生活方式/功能性问题，可以极大地改变患者对外科手术的理解，并使之成为一个更容易被接受的选择。除了当地或地方的结直肠外科医生和伤口造口护理人员，患者的资源还包括美国克罗恩病和结肠炎基金会，其中有为儿童和青少年IBD患者提供的夏令营，美国外科大学的造瘘术教育系列课程（在YouTube®上可观看），以及最近发展的UC内科治疗和外科治疗（Emmi Solutions，Inc.）的在线教育模块。

VTE的预防

围术期静脉血栓栓塞症（VTE）在接受手术治疗的IBD患者中十分普遍，这是由于其血液流动性降低和全身促炎反应状态。围术期VTE的总体发病率为2.7%，高于结直肠切除术人群中的围术期VTE发病率（2.1%）[68]。随机研究支持在盆腹腔癌肿术后延长对VTE的预防治疗[69-70]。作者优先选择在术后预防性应用依诺肝素40 mg每日一次，疗程4周。

然而，同样众所周知的是，住院行内科治疗的UC患者患VTE的风险也有所增加，而且毫无疑问，部分拟行手术的患者术前就患有VTE，只是未被发现。重要的是，负责UC患者的医疗团队，包括结直肠外科医生，要意识到这种明显增加的风险，并进行适当的处理，如积极早期离床活动和术前药物预防。

贫血

UC患者发生贫血的风险是增加的，而且和VTE类似，是可以术前预防的术后并发症。口服硫酸亚铁（325 mg PO，每日2～3次），同时给予维生素C（500 mg PO，每日2～3次）可使铁吸收速率加倍。UC贫血的其他口服辅助用药包括每日使用叶酸（1～2 mg PO）、硫胺素或者复合维生素制剂。对于更严重的病例，需静脉注射铁剂（蔗糖铁注射液，每次100～300 mg）或输注浓集血细胞。促红细胞生成素一般不需要使用，而且可能促进血栓生成。通常也不推荐使用自体输血，因为它会加重患者原有的贫血。除了上述治疗外，营养优化也有助于逆转贫血。最近，更有效的铁剂将会面世。

营养

蛋白质-热量营养不良是另一种术前合并症，是UC患者术前就可能存在并可以被发现的，行药物治疗的UC患者发现后通常可被治愈。最容易发现的营养不良标志包括体重减轻，一系列以诊室测量为准的体重以及临床指标如短期消瘦。不幸的是，这些都可能会被类固醇引起的水钠潴留所致的体重增加所混淆；因此，血清学评估在这个患者群体中有着重要作用。一些血清标记物，如前白蛋白和白蛋白，是急性期反应物，会在潜在的炎症状态下发生波动。在不久的将来，使用传统MR或CT影像附加上半自动组织间隔测评来评估肌肉衰减症（骨骼肌缺乏），有可能成为这个患者群体评估中一个实用的工具（例如 Slice-o-matic®，Materialize® 等）。

对于能够耐受口服营养支持的营养不良患者来说，每天补充 2～4 次营养制剂可能会稳定或逆转轻至中度营养不良。对于可能无法耐受肠内营养的病情严重的患者，应予以全胃肠外营养治疗。对于术前患者，经外周静脉穿刺中心静脉导管（PICC），特别是双腔置管，输注全胃肠外营养，可以长时间保留并用于围术期给药，但患者必须意识到有形成脓毒血症和上肢深静脉血栓的风险。

术后患者的药物治疗：回肠造口术和储袋疾病

有相当数量的 UC 患者术后再入院的原因是脱水。脱水在年龄 >50 岁的造瘘患者或出院前需要利尿剂治疗的患者中更为多见。最近的研究表明，回肠造口术出院后的护理路径，包括教育材料、访问护理伤口造口的护士、院后临床协调员和社会工作者，可以成功地减少因脱水所致的再入院[73]。一个实用的教育培训途径是，使用纤维膳食，如 BART 饮食，非处方药盐酸洛哌丁胺胶囊，"加厚，慢下来"，以及指导患者去吃咸的食品和饮料，例如"薯片和佳得乐®"。患者和家属也应接受有关脱水症状和体征的教育。

储袋炎是一种储袋的急性炎症，通常口服抗生素治疗有效。在某些情况下，储袋炎可形成某些抗生素依赖，而对其他抗生素产生抵抗。储袋炎必须与其他几种临床疾病相鉴别：储袋炎，是一种局限于肛管黏膜储袋的炎症，直肠局部应用 Canasa 治疗有效；克罗恩肠炎，内镜下有典型表现；储袋易激惹综合征，可能是由于一个固定的盆腔囊袋，或是原发或继发性盆底功能障碍所导致。更多与储袋相关的并发症，请参阅第 51 章。

一个关于储袋炎治疗的 meta 分析发现，在大多数储袋炎患者中，环丙沙星和甲硝唑都能有效诱导和维持缓解。有证据表明，VSL#3 益生菌可以有效维持缓解抗生素诱导缓解的储袋炎。

推荐使用软式内镜（储袋镜）监测储袋状况，每半年或一年一次，但由于储袋瘤变很罕见，所以其对于早期诊断储袋克罗恩样病变更有价值。对于储袋发生克罗恩病样改变的患者，作者更愿意将其称为"不确定性储袋炎"。推荐对袋前回肠，包括传入袢和传出袢的袋体，以及储袋 - 肛管吻合口，直肠肛管移行区进行随机活检。轻度至重度的储袋肛管吻合口狭窄，可以于镇静后在内镜下使用 Hagar 扩张器或通过球囊对其进行扩张（视频 46-2）。

小结

药物治疗仍然是绝大多数 UC 患者首选的治疗方法，随着 UC 的病因被逐渐阐明，我们期待在不久的将来会有更新、更有效、副作用可控的药物上市。

（参考文献参见 www.pumpress.com/home-specific-edu/5599.html）

第 47 章

克罗恩病的药物治疗

Scott A. Strong 著
江紫莹 何 欢 郅 敏 王新颖 译

要点

- 克罗恩病是根据发病年龄、病变部位、疾病行为进行分型。
- 疾病严重度是通过临床症状、体征或内镜下表现划分的。
- 药物治疗（例如：5- 氨基水杨酸类化合物、糖皮质激素、免疫抑制剂、生物制剂）需权衡疗效和预期风险，采取“升阶梯”或“降阶梯”治疗方案。
- 5- 氨基水杨酸类化合物在诱导及维持疾病缓解方面作用有限。
- 糖皮质激素可以有效地诱导疾病缓解，但由于激素的短期及长期副作用，极大地限制了其在疾病急性发作时的应用。
- 免疫抑制剂在诱导疾病缓解方面作用不大，但可维持疾病缓解。
- 在中 - 重度疾病活动的患者中，生物制剂可以有效地诱导及维持疾病缓解。但是生物制剂的种类不同，疗效及安全性不尽一致。
- 预防术后复发的治疗方案应根据患者复发风险的高低来个性化制订。

概述

克罗恩病（CD）的治疗应结合药物和手术治疗，以期消除炎症、控制症状、提高患者生活质量、最大限度地降低疾病以及治疗带来的近远期并发症。应依据患者年龄、炎症范围、疾病行为、临床症状严重程度、治疗应答情况和治疗相关副作用制订及调整治疗方案。对于活动期的患者，治疗的目的是诱导缓解，而对于非疾病活动期的患者，治疗目的则是维持疾病缓解。外科手术常用于治疗 CD 并发症及难治性复发 CD。因此，外科医生要知道 CD 的手术指征、治疗 CD 肠道病变的各种药物的治疗剂量、药物使用的利与弊。

疾病分类

在世界胃肠病学工作会议上首次对克罗恩病的分型进行了讨论，自此提出了维也纳分型 [1]，以及后来修订的蒙特利尔分型 [2-4]。维也纳分型的分型因素是较为客观的临床特征，包括发病年龄、病变范围和疾病行为。然而，在一项使用维也纳分型来评定 CD 疾病行为的对照试验中表明，维也纳分型所确立的疾病行为分型不可用于基因型表型的分析 [5]。因此，蒙特利尔分型对各个分型因素进行了校正，但是没有改变原始的 3 个分型因素（表 47-1）。

这个新的分型系统引入了一个发病年龄早（早于 16 岁）的新亚组，因为多个中心的研究显示，在这组人群中常常会出现一些有别于其他年龄亚组的特殊的基因型或者血清表型。

关于病变范围方面，回肠型是指病变局限在小肠的下 1/3，可伴盲肠受累。回结肠型病变在末段回肠和结肠。结肠型病变累及盲肠和直肠之间的结肠，不伴回肠受累。上消化道型可单独成为一个亚型，但是由于上消化道病变可以与肠道远端病变同时存在，所以上消化道型可以与回肠型、结肠型、回结肠型组合成为新的亚型。

疾病行为包括非狭窄非穿透型、狭窄型和穿透型。肛周病变是一个独立的亚型，这是由于研究表

表 47-1　克罗恩病的维也纳及蒙特利尔分型

	维也纳分型	蒙特利尔分型
患病年龄	A1 40 岁以下	A1 16 岁以下
	A2 40 岁以上	A2 17～40 岁之间
		A3 40 岁以上
病变部位	L1 回肠型	L1 回肠型
	L2 结肠型	L2 结肠型
	L3 回结肠型	L3 回结肠型
	L4 上消化道型	L4 孤立性上消化道型 [a]
疾病行为	B1 非狭窄非穿透型	B1 非狭窄非穿透型
	B2 狭窄型	B2 狭窄型
	B3 穿透型	B3 穿透型
		P 肛周病变型 [b]

With permission from: Satsangi J，Silverberg MS，Vermeire S，Colombel J-F. The Montreal classifi cation of infl ammatory bowel disease: controversies，consensus，and implications. Gut. 2006；55（6）:749-53. Copyright © 2006 BMJ Publishing Group & British Society of Gastroenterology

[a] 当 L1~3 合并上消化道病变时，L4 可与 L1～3 组合

[b] 当存在肛周病变时，P 可与 B1～3 组合

明，肛周瘘管的形成不仅仅是一种肠道穿透型病变。

维也纳分型在临床上刚开始应用时的经验表明它对个别患者并不适用 [6-9]。80% 的非狭窄非穿透型病变的患者最终出现狭窄或穿透型病变。而 15% 的患者则出现了病变范围的改变。虽然蒙特利尔分型得到了专家们一致的认同 [10-11]，但是一个包含基因型和临床表现特征的分型系统会使我们更好地理解克罗恩病与基因的联系 [12]。

疾病严重程度

克罗恩病是由于免疫调节紊乱所致的肠道慢性炎症，主要表现为腹痛、消化道出血、腹泻和贫血貌等多种症状。以往，临床医生常常是根据肠道炎症所产生的不适症状和体征，而不是炎症本身所引起的肠道病变来判断疾病的活动程度，以此评估药物疗效，达到控制炎症的治疗目标。这样的做法会使克罗恩病和其他一些疾病，比如胶原性肠病、肠道细菌过度繁殖、胆盐性腹泻、肠易激综合征和脂肪泻之间有较多的重叠的不适症状。有医师提出诱导并维持黏膜和组织学缓解可成为新的治疗目标。

克罗恩病活动指数（Crohn's Disease Activity Index，CDAI），已经长时间在临床试验中应用，以此评估新药治疗克罗恩病的疗效。18 项临床研究的回归分析和 4 个全球发病率研究共同创建了 CDAI 评分标准 [13]。在这个评分标准中，8 个评分因素，包括水样 / 软便频率、腹痛严重程度、个人主观感觉、肠外表现、是否需要使用止泻药、是否合并腹部包块、红细胞压积和体重，都有详细的定义。这些相关因素所确定的回归系数使 CDAI 评分系统所计算出来的得分从 0 分到 600 分不等。疾病活动度的划分标准如下：

临床缓解：CDAI<150
轻度活动：CDAI 150～219
中度活动：CDAI 220～450
重度活动：CDAI >450

临床应答定义为治疗后 CDAI 评分较基线下降 70～100 分。CDAI 评分系统中大部分评分项目是基于最近一周内的症状的记录（比如大便次数、腹痛、个人主观感觉）。进一步的研究表明，简化了的 CDAI 评分系统所囊括的评分项目都是由患者的主观症状所构成，它可减少症状与检查结果不相符的情况下对疾病活动度的评估偏差。

Harvey-Bradshaw 指数（HBI）进一步简化了 CDAI。HBI 由 5 个评分项目组成，包括个人主观感觉、腹痛，水样便次数，腹部包块和并发症。评分 <5 分定义为疾病缓解 [16]。HBI 评分改变 3 分相当于 CDAI 评分改变 100 分。HBI 评分≤4 分相当于 CDAI 评分≤150。

基于克罗恩病黏膜炎症较临床症状发生早的观念，近期有临床医生尝试以黏膜愈合程度作为疾病活动程度的指标。为此，基于回归模型以及对与病变严重程度总体评估相关的独立因素进行加权后建立了克罗恩病内镜活动指数（Crohn's Disease Endoscopic Index of Severity，CDEIS）[18]。4个描述项目（包括表浅溃疡、深溃疡、溃疡性狭窄和非溃疡性狭窄）均会在检查到的溃疡肠段和所检查到的每个肠段（比如回肠、右半结肠、横结肠、左半结肠、直肠）中得到描述。CDEIS 得分范围是 0～44 分。内镜下完全缓解的定义为 CDEIS 评分 <3，内镜下缓解的定义为 CDEIS 评分 <6，内镜下有应答的定义为 CDEIS 评分较前下降 >5 分 [19]。尽管这个评分系统得到较多人的认同，Mary 等人对这个评分系统仍有保留，他们认为这个评分系统对未定义

的应答改变并不是那么有效[20]。

如同有人认为 CDAI 评分系统用来评估疾病活动程度不够简便一样，CDEIS 评分系统也被认为在临床上不是那么简便可行。因此，简化的克罗恩病内镜活动评分（Simple Endoscopic Score in Crohn's Disease，SES-CD）应需而生[21]。在 SES-CD 评分系统中沿用了 CDEIS 评分的 4 个评分项目，分别是溃疡数目、溃疡所占肠腔面积比率、其他病变所占肠腔面积比率和狭窄。每个项目的得分从 0 到 3 分不等，在 5 个肠段（包括回肠、右半结肠、横结肠、左半结肠、直肠）中分别计算得分。总得分是每个肠段的 4 个项目的得分之和，总得分范围是 0～60 分。SES-CD 评分系统得到人们高度的认可，其与 CDEIS 评分系统有高度的一致性。疾病活动度的划分标准如下：

临床缓解：0～2
轻度活动：3～6
中度活动：7～16
重度活动：>16

但是，CDEIS 和 SES-CD 这两个评分系统与 CDAI 评分系统的一致性很低[21-23]，更优的疾病活动度分级系统仍需进一步探究。必须强调的是，根据美国食品药品管理局的标准，目前还没有高效的用于患者或医生评估克罗恩病活动度的方法。实际上，美国食品药品管理局表明 CDAI 评分系统再也不适合用在克罗恩病的临床实践中。

药物

基于目前的临床试验结果，美国食品药品管理局已批准益生菌、抗生素、5- 氨基水杨酸化合物、糖皮质激素、免疫调节剂、生物制剂用于克罗恩病的治疗。每种药物在试验中都获得了治疗剂量、短期及远期副作用和起效时间这些详细信息。在进行任何药物治疗之前，患者应被全面告知相应药物的以上所罗列的信息。此外，对初始治疗是否应答需进行客观的评价，此后，也应定期对治疗应答情况进行评估。如果使用一种药物后并没有达到预期的治疗效果，或出现了药物使用禁忌证，或违规使用药物，或药物失效，此时，应换用其他药物。当所有药物均失效时，可考虑手术介入治疗。影响药物疗效的不良因素可能会影响手术预后。

有些患者会在药物治疗之前选择手术治疗，这是因为他们对药物治疗有所保留。在一项针对克罗恩病门诊患者、胃肠病学专家和结直肠外科医生的研究中研究了这种行为[25]。入组人员在 6 种情形下做出选择，结果表明，患者和胃肠病学专家中在 6 种情形下的 3 种情况所做出的选择是存在差异的。其中，72% 的胃肠病学专家不愿意选择腹腔镜下回结肠切除，而 36% 的结直肠外科医生和 37% 的患者愿意接受此项操作。此外，分别有 85% 的患者、75% 的外科医生和 91% 的胃肠病学专家不愿意选择直肠结肠切除和永久性的回肠造口。

克罗恩病药物治疗的现代模式是“升阶梯”治疗，这可使患者更大限度地控制疾病而更少可能发生药物毒副作用，但是这样的治疗模式对于有很大潜在毒性的药物并不是那么有效。如果初始治疗失败，将升级到使用疗效更强的药物，直到疾病得到充分控制或非得手术干预为止。病情的严重程度决定患者初始药物治疗方案的制订。但是，对于转换治疗的时机仍待进一步探讨。一开始给予强有力的治疗可改变克罗恩病患者的自然病程，减少日后疾病加重、住院、手术治疗的风险，基于以上的假想提出了“降阶梯”治疗模式。随着对疾病及疾病危险因素的深入理解，将来，我们可以制订更优的个性化治疗方案（图 47-1）。

益生菌

益生菌是有益的微生物，可能通过影响肠道菌群的组成、肠道代谢活性和使机体产生免疫调节作用来让人体获益。这些细菌和真菌可以通过竞争性抑制其他微生物的生长，改变肠道微生物的多样性，或者通过产生短链脂肪酸并与肠道树突状细胞

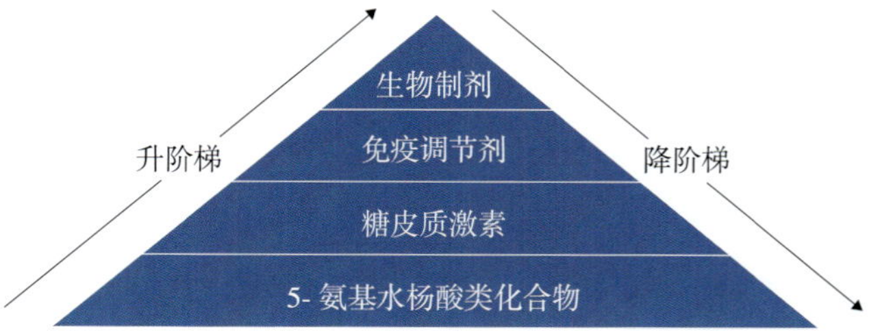

图 47-1 升阶梯和降阶梯治疗

相互作用产生炎症反应，来增强黏膜屏障功能。这些微生物起源于人类，是非致病性的，可以在肠道中生存。遗憾的是，近期的 meta 分析结果表明，益生菌对诱导及维持 CD 缓解均无效[26-28]。

抗生素

抗生素可通过抑制病原体的生长和降低细菌总负荷，对克罗恩病的治疗产生效果。应用抗生素治疗克罗恩病的不足之处包括治疗缺乏针对性，即无法确认病程中哪种细菌该被杀灭，并且可导致细菌耐药的产生。大多数研究表明，只有当病变局限于结肠，抗生素才可显效[29]。针对厌氧菌、寄生虫的甲硝唑和针对肠杆菌科的环丙沙星是最常使用的抗生素。多个采用甲硝唑和环丙沙星诱导疾病缓解的临床随机试验表明，甲硝唑对于活动性结肠及回结肠病变是有效的，但是对于上消化道炎症病变无效[30]。有 5 项随机对照研究评估单用环丙沙星、联合使用环丙沙星和甲硝唑来治疗活动性克罗恩病的疗效，所得出的结论也不尽相同[30]。

最近的一项 meta 分析回顾性地比较了两种克罗恩病治疗方案的疗效，这两种方案分别是使用安慰剂和使用至少 3 个月的抗生素治疗克罗恩病，研究终点是活动期的患者获得疾病缓解和非活动期患者疾病复发[31]。所囊括的 16 项临床试验对 13 种治疗方案进行了评估，一共纳入了 865 位患者。有关硝基咪唑类抗生素的 3 项试验表明硝基咪唑类抗生素的使用是有效的，合并 OR 值是 3.54（95%CI，1.94～6.47），同时有关喹诺酮类抗生素的 4 项研究的合并 OR 值是 2.86（95%CI，1.67～4.88）。对于接受硝基咪唑类抗生素治疗的患者，需要其他干预治疗的人数在活动期患者中是 3.4（95%CI，2.3～7.0），在非活动期患者中是 6.1（995%CI，5.0～9.7）。对于使用喹诺酮类药物的患者，相应的人数在活动期患者中是 4.2（95%CI，2.7～9.3），在非活动期患者中是 6.9（95%CI，5.4～12.0）。一个独立的研究发现，利福昔明是一种在肠道内很少吸收的广谱抗生素，对革兰氏阴性和阳性菌均有抗菌活性，无论是单独使用还是和其他抗生素联合使用，对于诱导活动期克罗恩病的缓解具有重要的意义[32]。美国食品药品管理局尚未特别批准抗生素用于克罗恩病的治疗。

甲硝唑不良反应的产生是剂量依赖性的，可发生在多达一半的患者身上。这些不良反应包括胃肠道不耐受、头痛、金属味觉和眩晕。周围神经病变是一种罕见的并发症，可能是不可逆的。环丙沙星的相关不良反应包括异常色素沉着，胃肠道不适和环丙沙星结晶沉着所带来的皮肤瘙痒。利福昔明的不良反应则包括胃肠道不耐受、头痛和里急后重感。

5– 氨基水杨酸类化合物

目前已经合成许多 5- 氨基水杨酸类化合物，由于药物设计的不同，其可在肠道的不同部位释放出起主要作用的 5-ASA 成分。这类化合物通过激活参与细胞凋亡、控制细胞增殖的受体和改变肠道炎症、代谢功能而起治疗作用。这些过氧化物酶体增殖物激活受体在结肠上皮细胞中高度表达，这些受体的表达可能与肠道菌群的刺激相关。柳氮磺胺吡啶是传统的 5- 氨基水杨酸类制剂，由 5-ASA 和磺胺吡啶基团结合而成，当药物到达充满细菌的结肠时，5-ASA 则会释放出来。由于磺胺吡啶基团的存在，柳氮磺胺吡啶可引起许多不良反应，比如胃肠道不适和头痛。罕见的副作用包括骨髓抑制、发热、溶血性贫血、过敏反应、胰腺炎、肺炎和皮疹。由于服用柳氮磺胺吡啶会消耗机体内的叶酸，因此服用期间需补充叶酸（每天 1 mg）。

此类药物曾经是克罗恩病药物治疗的主要用药，但是现在已不推荐使用此类药物治疗克罗恩病[33-34]。最近的一项 Meta 分析是有关 5- 氨基水杨酸类化合物与安慰剂对照的 6 项随机对照研究，显示 5- 氨基水杨酸类化合物与安慰剂的差别不大。在这项研究中临床缓解定义为 CDAI 评分 <150[35]。试验共纳入 910 位活动期的 CD 患者，这些患者均服用了 6～17 周的 5- 氨基水杨酸类化合物。相对于安慰剂对照组中 74% 的患者获得了疾病缓解，在 5-ASA 组中不到 68% 的患者获得疾病缓解（RR 值为 0.89；95%CI，0.80～0.99）。11 人需要进一步治疗以获得临床缓解。在激素诱导疾病缓解的患者中使用 5-ASA 维持疾病缓解的有效性尚未得到确证[36]。在上述 meta 分析中，在非活动期患者中，5-ASA 组患者的复发率是 53%，而用安慰剂或其他治疗方法的对照组患者的复发率是 57%（RR 值为 0.94；95%CI，0.87～1.01）[35]。

糖皮质激素

过去几十年，糖皮质激素是克罗恩病的一线治疗用药，这是由于其可调节免疫，抑制黏附分子的表达，减少炎症细胞侵入肠道。但是传统的激素由于短期或长期的副作用限制了其在克罗恩病急性发作时的应用。布地奈德应需而生，这一种有广泛的首关效应的药物。这是由于它可以在远端回肠和近端结肠起局部作用，而理论上，全身吸收较少。因而，是回结肠型克罗恩药物治疗的不错选择。

尽管到目前为止还没有研究探讨激素的合理剂量范围，但临床上常以每日 40 ~ 60 mg，连续使用 2 ~ 6 周来诱导缓解病变。通常，泼尼松减量是每周下调 5 ~ 10 mg 直至 20 mg，然后从 20 mg 开始每周下调 2.5 ~ 5 mg，直到停药。布地奈德每日用量是 9 mg，连续使用 8 周以防疾病反复。如果症状可控制，布地奈德每日下调 6 mg，当疾病症状可维持缓解 3 个月，布地奈德可逐渐减至停用。

激素抵抗和依赖是使用糖皮质激素的最主要问题。平均来说，使用糖皮质激素治疗的患者中有一半的人会产生激素抵抗和依赖[37-38]。研究表明，年轻患者、吸烟、回肠累及是激素依赖的危险因素[39]。副作用的发生和严重程度，与激素使用的剂量和使用时间的长短相关。副作用包括腹纹、痤疮、白内障、青光眼、体液潴留、高血糖、高血压、失眠、情绪障碍、满月脸和体重增加。肌肉骨关节系统的副作用包括类固醇相关肌病、骨坏死和骨质疏松症。此外，在治疗过程中可发生肾上腺皮质功能的抑制，易于形成肾上腺激素的生理性依赖。

近期的一项 Meta 分析中对两个使用标准剂量口服激素来诱导疾病缓解的随机对照试验进行了研究，共纳入 267 位患者[40]。其中安慰剂对照组有 69%（93/135）未能达到诱导缓解，而口服激素组是 40%（53/132）。本试验中，口服标准剂量激素的需治疗人数是 3（95%CI，2 ~ 11）。[译者注：本试验中使用了需治疗人数（number needed to treat，NNT）这一流行病学术语来描述研究结果。NNT 是衡量临床治疗试验效果的重要指标，其定义为某种治疗措施实施后需要治疗多少例患者可以使一例患者获益，需治疗人数越少越好。例如有一项关于血液透析治疗减少尿毒症心脏病恶化的随机对照临床试验，需治疗人数为 3，即用血液透析治疗每 3 例患者可防止 1 例发生尿毒症心脏病恶化。如 NNT 计算出来为负数，则定义为用某种干预引起 1 例某种不良事件所需要的人数。] 此项分析同时回顾了两个研究，共纳入 458 名患者，他们的病变累及回肠、回结肠、右半结肠。研究发现，布地奈德在 CD 患者中的应用得到与以上研究相似的分析[35]。安慰剂对照组中有 76%（81/107）未获得疾病缓解，布地奈德组则是 55%（192/351）。使用布地奈德的需治疗人数是 5（95% CI，3 ~ 9）。一项研究表明治疗的不良事件发生率与糖皮质激素的使用相关，这在研究所设立的两个治疗组中得到一致的比率（26%）。有 6 个试验比较了在不同病变范围的患者中使用标准剂量的糖皮质激素和布地奈德的疗效差异。在接受口服足量激素治疗的患者中有 38%（116/304）诱导缓解失败，而在接受布地奈德口服治疗组中则有 47%（173/365）治疗失败。口服足量激素治疗组达到疾病缓解的需治疗人数相对于布地奈德治疗组的需治疗人数是 11（95%CI，6 ~ 50）。口服足量激素组发生激素相关的不良反应的比例是 62%，而布地奈德组是 37%，使用布地奈德的 NNH 是 4（95%CI，3 ~ 6）。

虽然激素并不用来维持 CD 缓解，但在选定特定人群后，布地奈德或可用来维持疾病缓解。有 5 个使用安慰剂做对照的临床随机对照研究共纳入了 559 名患者，他们中至少有 70% 的病变部位局限在回肠[40]。在随机分配口服布地奈德的 319 名患者中有 200 名患者（63%）发生疾病复发，相比于使用安慰剂的 240 名患者有 167 名复发（70%）。布地奈德每天 6 mg 剂量治疗组相比于每天 3 mg 剂量治疗组来说，在疗效上，前者没有显现出优势，两者的有效率分别是 59% 和 63%。此外，传统激素带来的相关不良反应的相对危险度明显高于布地奈德组，需要进行干预人数是 6 例（95%CI，4 ~ 25）。因此，相比于安慰剂，布地奈德在维持疾病缓解中似乎并没有获益，甚至可带来潜在的毒副作用。

免疫调节剂

硫嘌呤类药物和甲氨蝶呤均是免疫调节剂，它们可以诱导疾病缓解，对激素依赖、激素抵抗的 CD 具有减少激素使用的效果，同时可维持疾病缓解。

硫嘌呤类药物

硫唑嘌呤（AZA）和 6- 巯基嘌呤（6-MP）均是

硫嘌呤类化合物，硫唑嘌呤是 6-MP 的前体。尽管这类药物治疗克罗恩病的机制尚未明确，但是它们通过干扰核酸代谢来影响由抗原刺激引发的免疫基因序列的表达，从而产生免疫抑制效应。在临床诊疗中，常用 2.0 ~ 2.5 mg/kg 的 AZA 和 1.0 ~ 1.5 mg/kg 的 6-MP 作为 CD 的维持治疗。临床治疗效果在开始治疗后的 3 ~ 4 个月可能不会很明显，但作用多可持续。巯基嘌呤甲基转移酶（TPMT）是代谢 6-MP 的主要生物酶，可测定其基因多态性，也可测定药物代谢产物水平。这种临床测量方法使临床医生可以根据 6- 硫鸟嘌呤（6-TG）和 6-MP 的代谢水平来更为精确的掌控和使用这些药物剂量。在服用这类药物的开始阶段应检测 TPMT 活性和基因型，因为在 TPMT 活性缺失的患者应避免使用此类药物。对于杂合基因型的患者，因其 TPMT 仅具有中等活性，所以应于起初给予常规剂量的一半。如果在服用这类药物的开始阶段限于条件无法测定 TPMT 活性或基因型时，在用药时应当注意这些药物的剂量，同时监测白细胞情况。

硫唑嘌呤和 6-MP 最常见的副作用是恶心，其他不良反应包括：肝功能异常、白细胞缺乏症和胰腺炎。胰腺炎通常发生在治疗的第 8 周。胰腺炎一旦发生，应避免再次使用上述两种药物，因为再次服药后胰腺炎会再次发生。在开始服用此类药物时，应每 1 ~ 2 周监测全血细胞计数并调整药物剂量，以后至少每 3 个月监测一次，以避免发生急性或延迟性骨髓抑制。高敏反应包括高热、肝功能异常和风团等，较少发生。据报道淋巴瘤的发生风险也会轻度增加 [42-43]。

近来一项综述强调了免疫调节剂对诱导和维持 CD 缓解的作用 [44]。该研究纳入了五项随机对照研究，共 380 例 CD 患者，比较了硫唑嘌呤或 6-MP 和安慰剂在诱导 CD 缓解方面的差异 [45]。在此研究中，大部分患者病变位于回肠或回结肠、病程≥3 ~ 4 年和既往有其他药物治疗史或肠道手术史。两组患者均按疗程逐渐减少激素用量。用药 12 ~ 17 周后，和安慰剂组相比，巯嘌呤类药物的临床无应答率更低（相对危险度：0.87；95% CI，0.71 ~ 1.06）。

另外三项随机对照研究旨在探索是否应继续使用硫唑嘌呤维持缓解。继续使用硫唑嘌呤组的维持缓解率较停药组更高（复发的相对危险度：0.39；95% CI，0.21 ~ 0.74）[31]。即继续使用硫唑嘌呤较停药组可以降低 201/1 000 人的复发风险。

一项纳入 6273 例 CD 患者且中位随访时间大于 5 年的观察性队列研究报道了药物相关重度感染的发生风险 [46]。在多变量分析中，硫唑嘌呤有增加重度感染的趋势（调整后优势比：1.23；95% CI，0.96 ~ 1.57）。同不使用巯嘌呤类药物的患者相比，硫唑嘌呤增加了 10/1000 人的重度感染风险。

甲氨蝶呤

甲氨蝶呤及其多聚谷氨酰胺代谢物属于叶酸类似物，可抑制叶酸代谢途径中多种酶的活性。长期使用低剂量的甲氨蝶呤可通过抑制胸苷酸、嘌呤和蛋氨酸的产生，最终导致腺苷在体内累积，腺苷作为具有潜在抗炎作用的嘌呤核苷，可减少抗体形成、抑制细胞增殖并降低炎症介质的产生。临床上常每周一次皮下或肌注甲氨蝶呤，同时每天给予 1 mg 叶酸。当患者得到缓解以后继续每周给予 15 mg 甲氨蝶呤。据报道，甲氨蝶呤最常见的副作用是消化道症状和口腔炎。白细胞缺乏症也偶有发生，但低于巯嘌呤类药物的发生率。其他罕见并发症包括肝纤维化和高敏感性肺炎。

两项随机对照研究比较了甲氨蝶呤和安慰剂的诱导缓解作用。和安慰剂相比，甲氨蝶呤组的诱导缓解失败率更低（相对危险度：0.82；95% CI，0.65 ~ 1.03）[45]。即甲氨蝶呤较安慰剂可降低 143/1 000 人的治疗失败风险。另外两项随机对照研究分析了甲氨蝶呤对无症状 CD 患者的疗效，结果发现甲氨蝶呤组的合计复发率更低（相对危险度：0.74；95% CI，0.54 ~ 1.0），即甲氨蝶呤组复发人数较安慰剂组少 168 人。因为甲氨蝶呤的用药经验较巯嘌呤类药物少，所以难以判断甲氨蝶呤用于维持 CD 缓解时其感染和淋巴瘤发生风险。

三项小样本随机对照研究比较了甲氨蝶呤和硫唑嘌呤对诱导缓解的作用。结果发现，在用药 24 ~ 36 周时，甲氨蝶呤对诱导临床缓解是否有益尚不能确定 [47]。然而，同巯嘌呤类药物相比，甲氨蝶呤的诱导缓解失败率超过 68/1000 人。

中等级别证据表明同安慰剂相比，每周给予 15 mg 甲氨蝶呤可安全且有效地维持 CD 缓解。而口服低剂量（12.5 ~ 15 mg/w）的甲氨蝶呤似乎对维持缓解无效。

生物制剂

抗肿瘤坏死因子抗体

抗肿瘤坏死因子（tumor necrosis factor，TNF）抗体通过阻断 TNF-α 的效应发挥作用。目前主要有三种抗 -TNF 抗体用于 CD 治疗：英夫利昔单抗（infliximab，IFX）、阿达木单抗（adalimumab，ADA）、赛妥珠单抗（certolizumab pegol，CZP）。IFX 主要用于对传统治疗方案无应答的中重度 CD 患者。ADA 主要用于对传统治疗方案无应答以及对 IFX 失应答或不能耐受的患者。CAP 只适用于对传统治疗方案无应答的中重度患者。

IFX（5 mg/kg）采用非肠道途径给药，具有良好的耐受性。在初次注射后的第 2 周及第 6 周分别重复给药一次，以后每隔 8 周给药一次。当患者对 IFX 出现失应答时，可以将给药剂量增至 10 mg/kg 或者缩短给药间隔至每 6 周给药一次。输液反应并不罕见，但经有效处理后无需中断输液以及后续用药。

ADA（40 mg）采用单剂皮下注射给药，第 1 周给药 4 次，第 3 周给药 2 次，以后每 2 周给药 1 次。尽管 ADA 刚开始疗效显著，但部分患者随着用药时间延长而出现对 ADA 失应答进而需增量至每周给药。CZP（400 mg）可用于对传统治疗方案效果欠佳的中重度 CD 患者的诱导及维持临床缓解。在第 0、2 及 4 周分别给药 1 次。如果患者对药物有应答，则以后每 4 周给药 1 次。

抗 -TNF 抗体公认的副作用包括感染（肺结核和自身免疫性反应）、心力衰竭、肝功能异常、淋巴瘤和多发性硬化症。急性期感染是抗 -TNF 抗体使用的绝对禁忌证。在此类药物治疗前，所有患者均应行乙型病毒性肝炎和肺结核的筛查，确保避免继发性感染。

整合素受体拮抗剂

那他珠单抗（natalizumab，NAT）可用于治疗对常规疗法和抗 TNF 制剂治疗不敏感或不耐受的中重度 CD 患者，可有效诱导并维持临床应答和临床缓解。每 4 周静注 NAT 300 mg。如果患者在 NAT 治疗第 12 周无治疗获益或在开始治疗 6 个月内无法停用糖皮质激素，则应停止用药。由于有进行性多灶性脑白质病（PML）的风险，NAT 不能与免疫调节剂或抗 TNF 制剂联用。

维多珠单抗（vedolizumab）是另一种整合素受体拮抗剂，可用于糖皮质激素或免疫调节剂治疗失败的中重度 CD 患者。在初始静脉输注 vedolizumab（300 mg）之后，分别于第 2 周、第 6 周各进行一次治疗，此后每 8 周接受一次治疗。如果患者在诱导治疗第 14 周无治疗获益或在开始治疗 6 个月内无法停用糖皮质激素，则应停止用药。

最近一项荟萃分析纳入了 17 项高质量随机对照试验，旨在比较六种生物制剂之间或和安慰剂之间诱导和维持中重度 CD 患者临床缓解的疗效[48]，这些患者之前从未使用过生物制剂。结果显示，在诱导缓解方面，IFX 和 ADA 治疗组明显优于安慰剂，且以 IFX 的效果最佳，诱导缓解率达 86%，而 CZP、NAT 和 vedolizumab 治疗组与安慰剂组相比则无明显差异；在维持缓解方面也得到类似的结果（表 47-2），且以 ADA 效果最佳，维持缓解率达 48%。尽管如此，目前关于生物制剂之间疗效比较的研究仍较少。

表 47-2　在未经生物制剂治疗的中重度克罗恩病患者中生物制剂诱导和维持缓解的合并相对危险度

生物制剂	常规维持剂量	诱导缓解		维持缓解	
		相对危险度	95% CrI	相对危险度	95% CrI
英夫利昔单抗	5 mg/kg IV，每 8 周一次	6.11	2.49 ~ 18.29	3.31	0.98 ~ 14.01
阿达木单抗	40 mg SQ，每 2 周一次	2.98	1.12 ~ 8.18	5.16	1.78 ~ 18.00
赛妥珠单抗	400 mg SQ，每 4 周一次	1.48	0.76 ~ 2.93	2.26	0.38 ~ 13.57
那他珠单抗	300 mg IV，每 4 周一次	1.36	0.69 ~ 2.86	4.26	0.71 ~ 25.49
维多珠单抗	300 mg IV，每 8 周一次	1.40	0.63 ~ 3.28	2.20	0.37 ~ 13.54

SQ，皮下注射；CrI，可信区间；IV，静脉滴注

With permission from Singh S，Garg SK，Pardi DS，Wang Z，Murad MH，Loftus EV Jr. Comparative efficacy of biologic therapy in biologic-naive patients with Crohn disease: a systematic review and network meta-analysis. Mayo Clin Proc. 2014；89:1621-35.Elsevier 2014[47]

诱导和维持缓解

目前已发表的指南基于疾病部位和严重程度制定诱导和维持活动期 CD 缓解的治疗方案[33, 49-52]。如前所述，长期使用糖皮质激素（包括布地奈德）因伴随难以接受的副作用而不能作为慢性治疗的安全用药。如果患者在使用糖皮质激素的一年内出现 2 次及以上的复发，或激素无法减量时，可加用硫唑嘌呤或甲氨蝶呤，但不宜单用。生物制剂常用于对激素抵抗或依赖的患者。在大多数情况下，抗 TNF 制剂仅适用于经实验室（如 CRP）、影像学和内镜检查等客观指标明确疾病处于活动期的患者。

最近一项荟萃分析纳入了 39 项随机对照实验，首先分别比较了硫唑嘌呤组、甲氨蝶呤组、IFX 组、ADA 组、CZP 组、维多珠单抗组以及联合治疗组和安慰剂组对诱导或维持 CD 缓解疗效的差异，其次比较了这些药物治疗组之间的差异[53]。结果表明，在诱导缓解方面，IFX 组、IFX 联合硫唑嘌呤组、ADA 组和维多珠单抗组的效果优于安慰剂；而对抗 TNF 制剂之间进行比较时发现，IFX 联合硫唑嘌呤组和 ADA 组的效果又优于维多珠单抗组。在维持缓解方面，除 IFX 联合甲氨蝶呤组外的所有治疗组均优于安慰剂组；而 IFX 组、IFX 联合硫唑嘌呤组、ADA 组的疗效又均优于硫唑嘌呤组；IFX 联合硫唑嘌呤和 ADA 组均优于 CZP 组，ADA 组优于维多珠单抗组。

诱导缓解

轻度活动性 CD

（1）肠型轻度活动性 CD：首选布地奈德（9 mg/d），美沙拉嗪疗效较差，而抗生素则无效。且部分只有轻微症状的回肠型 CD 患者可在不服用药物治疗情况下得到缓解。

（2）结肠型或回结肠型轻度活动性 CD：柳氮磺吡啶或具有全身作用的糖皮质激素。

（3）病变广泛、累及上消化的轻度活动性 CD：具有全身作用的糖皮质激素或免疫调节剂。

（4）临床特征提示预后不良的患者则考虑硫唑嘌呤、甲氨蝶呤、抗 TNF 制剂单药或联合用药。

中度活动性 CD

（1）肠型中度活动性 CD：布地奈德（9 mg/d）或全身作用的激素。若患者出现局限性败血症，应同时加用抗生素。全身作用的激素联合免疫调节剂可作为替代方案。若患者既往有激素抵抗或依赖，应考虑使用抗 TNF 制剂。

（2）结肠型中度活动性 CD：全身作用的激素。对于复发的中度活动性患者应选择抗 TNF 制剂单用或联和硫唑嘌呤或甲氨蝶呤使用。对于偶尔复发（occasional relapsing）的患者应考虑再次予激素联合免疫调节剂治疗。在使用抗 TNF 制剂或免疫调节剂之前，应和患者讨论手术治疗。

（3）病变广泛、累及上消化的中度活动性 CD：全身作用的激素联合免疫调节剂。对于复发的患者应选择抗 TNF 制剂单用或联用硫唑嘌呤或甲氨蝶呤。对于处于疾病早期的患者，应与其讨论和考虑手术治疗。

重度活动性 CD

（1）回肠型重度活动性 CD：初治患者应首选全身作用的激素。对于复发的患者可选择抗 TNF 制剂单用或联合免疫调节剂使用。但对于间歇性复发的（infrequently relapsing）患者应首选激素联合免疫调节剂治疗。应和部分患者讨论并考虑手术治疗的合理性。

（2）结肠型重度活动性 CD：全身作用的激素。对于复发的患者可选择抗 TNF 制剂单用或联合免疫调节剂使用。但对于间歇性复发的（infrequently relapsing）患者应慎用激素联合免疫调节剂治疗。在使用硫唑嘌呤、甲氨蝶呤或抗 TNF 制剂前，应和患者讨论手术治疗的问题。

（3）累及上消化道的重度活动性 CD：应采用全身作用的激素并联合免疫调节剂。对于复发的患者单用抗 TNF 制剂或联用免疫调节剂是合适的治疗选择。应早期与患者讨论手术治疗的问题。如患者临床表现提示预后不良应早期联合使用抗 TNF 制剂和巯嘌呤类药物类药物。

维持缓解

患者经糖皮质激素初治后得到缓解，可使用巯嘌呤类药物或甲氨蝶呤维持或不使用任何维持用药。如果患者出现复发，可考虑升级治疗方案。对于病变局限的患者，可考虑手术治疗。尚不能证实5-ASA的口服制剂对维持缓解的确切疗效。

如果患者使用巯嘌呤类药物维持缓解但仍出现复发，则应该评估患者的治疗依从性，并根据6-硫鸟嘌呤和6-甲基硫基嘌呤的浓度或是否出现白细胞减少症来增加药物剂量。甲氨蝶呤或抗-TNF制剂可作为维持缓解的替代治疗方案，病变局限的患者可考虑手术治疗。

通过抗TNF制剂诱导缓解后，可继续应用其维持缓解。规律静注IFX的效果优于间歇性给药。如果患者之前未使用过巯嘌呤类药物，可考虑单用巯嘌呤类药物维持缓解。对于之前未使用过抗TNF制剂和巯嘌呤类药物的患者，无论是诱导还是维持无激素缓解，两者联用药效果均优于单用任何一种药物。一些临床医生认为应每年对疾病进行一次评估以监测长期使用抗TNF制剂的合理性。

近20%单用免疫调节剂维持缓解的患者在停药1年内出现复发[54]。患者联用免疫调节剂和IFX维持治疗至少6个月后，停用免疫调节剂的2年复发率近20%，与继续联合用药的患者的复发率相当。然而，联合用药维持缓解的患者，在停用抗TNF制剂2年后复发率近50%。这些结果表明降阶梯治疗方案仅适用于出现严重不良反应风险较高的患者或得到深度缓解的患者。维持深度缓解时间超过4年的患者可停用巯嘌呤类药物，但甲氨蝶呤或抗TNF制剂的最佳维持治疗时限尚不明确。

术后预防用药

CD患者1年、5年和10年的累积手术风险分别为16%、33%及47%[55]。内镜复发常常预示随后的临床复发，术后5年的复发率分别为54%和28%～45%[56]。临床医生试图通过药物来预防这几乎无法避免的复发，最近一项研究纳入21项临床试验（超过2000名患者）比较了7种治疗策略和安慰剂预防复发的疗效。

抗生素、单用免疫调节剂、免疫调节剂联合抗生素和单用抗TNF制剂均可有效降低术后内镜复发的风险，但美沙拉嗪和布地奈德无效[57]。同样，抗生素、美沙拉嗪、免疫调节剂联合抗生素和单用抗TNF制剂均可有效降低临床复发风险，但布地奈德无效。经大样本研究证实，单用抗TNF制剂预防术后复发的效果优于其他治疗策略。此外，单用抗TNF制剂和单用抗生素、单用免疫调节剂或两者联合用药相比，其因不良反应而导致的停药率无明显差异。

结论

CD是复杂的肠道炎症性疾病，需患者和内外科医生的协作管理。由内科医生制订的药物治疗策略是目前的一线治疗方案，但外科医生亦应了解这些药物的特性以便判断最佳的手术时机，使患者有最大获益。尽管升阶梯治疗是目前的主流方案，但降阶梯治疗因可改变疾病的长期预后而逐渐引起人们关注。随着治疗策略的改变以及靶向特异性分子的新型药物的出现将有可能降低CD患者的手术风险。

（参考文献参见 www.pumpress.com/home-specific-edu/5599.html）

第48章

肛门直肠克罗恩病

Stephen R. Gorfine 著
李悠然 竺平 覃华波 译 谷云飞 练磊 审校

要点

- 克罗恩病（CD）是一种病因不明、无法治愈的炎性疾病，可累及胃肠道的任何部分。25%～35%的患者会有肛门直肠受累。
- 肛门直肠克罗恩病的常见表现包括皮赘、脓肿、肛裂、溃疡、肛瘘以及狭窄。肛门直肠克罗恩病也可能发生癌变（腺癌和鳞癌），且发生率远高于一般人群。
- 对合并肛管直肠病变的克罗恩病患者的评估通常包括：麻醉下查体和影像学检查（如盆腔磁共振、直肠腔内超声），以及结肠镜检查、小肠造影和实验室检查。
- 及时治疗未引流的感染灶。通常需要在全麻下行脓肿的切开引流和放置引流或挂线。
- 一旦感染得到控制，就可以实施药物治疗，药物治疗通常包括抗生素、免疫抑制剂、生物制剂的单药或联合用药治疗。糖皮质激素对肛门直肠疾病的治疗无效，应当避免使用。医疗团队间的紧密合作是必需的。
- 瘘管型肛门直肠克罗恩病较为常见。瘘管可被分为单纯性和复杂性。单纯性瘘管通常采用瘘管切开术治疗。复杂性瘘管的药物治疗通常采用生物制剂联合免疫抑制剂。复杂性瘘管的手术处理包括永久性挂线、纤维蛋白胶、肛瘘栓、经直肠推移黏膜瓣以及经括约肌间瘘管结扎术。手术干预需要谨慎，因为有导致肛门失禁和创面不愈合的风险。
- 对于长期存在的瘘管和狭窄应常规活检以排除癌变。当发现癌变时，其治疗方法与在一般人群中发现癌变的治疗相同。当长期广泛性克罗恩病结肠炎症的患者并发直肠腺癌时，可考虑行全结直肠切除术。
- 10%～20%的患者需要接受改道手术和（或）直肠切除术。

引言

克罗恩病是一种病因不明的炎性疾病，可累及胃肠道的任何部位。末端回肠最易被累及[1]，肛周疾病的发生率大约为25%。克罗恩病最早报道于1932年[2]。1934年[3]Bissell首先描述了回肠炎与肛周疾病的关系，并于1938年[4]得到Penner和Crohn的再次证实。克罗恩病以受累肠道的透壁性炎症为特征。

发病率和自然病程

肛周克罗恩病的定义是炎症累及肛门附近区域。通常与克罗恩病相关的肛周病变包括皮赘、肛裂、溃疡、脓肿、肛瘘以及狭窄。肛管癌（腺癌或鳞癌）也会与肛周克罗恩病相伴发。肛周克罗恩病的症状包括疼痛、出血、流分泌物和便失禁。肛周受累的危险因素包括结肠特别是直肠病变，以及克罗恩病发病年龄较轻[5-7]。Hellers等报道12%的小肠型克罗恩病患者会出现肛周疾病[8]。相同的研究显示41%有克罗恩病结肠炎但直肠豁免的患者，以及超过90%同时有结肠和直肠受累的患者会出现肛周病变[8]。肛周克罗恩病在儿童群体中的发病率为 14%～62%[9]。

大多数情况下，克罗恩病的肠道表现会在肛门直肠受累前出现。但在一小部分患者中，肛周病变是克罗恩病[10]的首发症状。肛周病变的出现提示更加激进的克罗恩病表型[11]。肛周克罗恩病的自然病程取决于病变的类型。单纯的肛裂和溃疡可通过药物治疗。浅表的肛瘘通常可通过简单的手术来解决。复杂性肛瘘、破坏性的溃疡和狭窄通常意味着治疗的难度较大，往往只能通过肛门直肠切除术方能得到解决。合并肛周受累的克罗恩患者较没有肛周受累的患者的预后差。肛周病变与易致残[11]、易出现肠外表现[12]、易出现激素抵抗[13]相关。

病因学

克罗恩病的病因尚未得知。肛周受累的好发因素也尚不清楚。基于基因的易感性和微生物影响的潜在自身免疫过程可能与克罗恩病患者的肛周受累有关。与肛瘘和脓肿相关的遗传因素是特定的基因变异，其易感位点位于五号染色体长臂的 31 位点，包括有机阳离子转运体（organic cationtransporter，OCTN）[14]和免疫相关 GTP 酶家族 M 蛋白（Immunity-related GTPase family M protein，IRGM）[14-16]。除了其他功能，OCTN 和 IRGM 还能在杀伤细胞内病原体的维持方面发挥重要的作用。对核苷酸结合低聚结构域蛋白 2/ 半胱天冬酶募集结构域蛋白 15（Nucleotide-binding oligomerization domain-containing protein2/ caspase recruitment domain-containing protein 15，NOD2/ CARD15）的基因型与肛周克罗恩病的相关性研究目前尚无确定性的结论[6, 17]。也有研究报道了多种细菌对肛周克罗恩病的影响。尽管多种微生物与肛周病变具有相关性，但两者之间的关系尚无结论。肛周克罗恩病患者中微生物群的改变可能是原发性表现或继发性的变化。

克罗恩病的特点是持续的透壁性炎症过程，可能导致穿孔、脓肿以及在肛门或其他肠道部位形成瘘管。一种与肛周脓肿和肛瘘相关的发病机理假说认为克罗恩病相关的炎症导致黏膜浅表性溃疡的形成，并随着长时间与粪便接触和排便压力[18]的作用，逐渐向深部延伸。第二种假说认为肛门腺感染的过程中逐渐穿透括约肌间隙[19]。

解剖

肛门是胃肠道的最末端部分，其远端开口于会阴，近端与直肠相延续。有两层肌肉，即内括约肌和外括约肌。内括约肌是直肠环形平滑肌的延续。它是一种自主性结构，其收缩不能随意控制。外括约肌是骨骼肌，是耻骨直肠肌和肛提肌的延续，其收缩可随意控制。肛周皮肤是复层鳞状上皮，与承接毛发处的皮肤以及其他接近肛缘的部位类似。在肛缘，臀部含色素、角质化的肛周皮肤逐渐过渡成为肛管上皮。肛管也富含色素和角质层，但不含皮肤附件（毛发、汗腺、皮脂腺）。肛管直肠环是上方直肠与下方肛管的外科学分界，耻骨直肠肌在此处形成包绕肛管直肠交界后部的环形结构。

肛管的长度为 4～5 cm。齿线是由肛柱最末端的肛瓣所形成的扇形结构，位于肛缘近端的 1～2 cm 处。肛管在齿线的近端由肛缘皮肤的复层鳞状上皮细胞转变为直肠黏膜的柱状上皮细胞。该区域被称为肛管移行区。肛门腺位于括约肌间，与肛隐窝相通。肛隐窝位于肛柱的末端，肛柱是肛管上部 6～10 个纵行的黏膜皱褶（图 48-1）。

肛垫或痔垫位于左侧、右前侧和右后侧。这些衬垫结构包含纤维结缔组织、直肠中动脉和直肠下动脉的分支。坐骨直肠窝位于肛管的外侧、盆膈的下方。男性肛管前侧有前列腺和精囊，女性则有阴道和子宫颈，中间被邓氏筋膜所分隔。肛管后方，肛尾韧带与骶前的直肠骶骨筋膜相延续。整个肛管完全位于腹膜外侧。

临床表现

肛周克罗恩病的临床表现有五种，相互之间时有重叠。它们分别是肛门皮赘、组织破坏形成的肛裂和溃疡、感染性并发症包括脓肿和肛瘘、肛管直肠狭窄以及肛管直肠肿瘤。肛周克罗恩病的临床表现差异极大，从引起轻微不适的肛周皮赘到引起脓毒血症和失禁的破坏性肛周病变。

诊断

为了有效治疗肛周克罗恩病，除了病史的采集

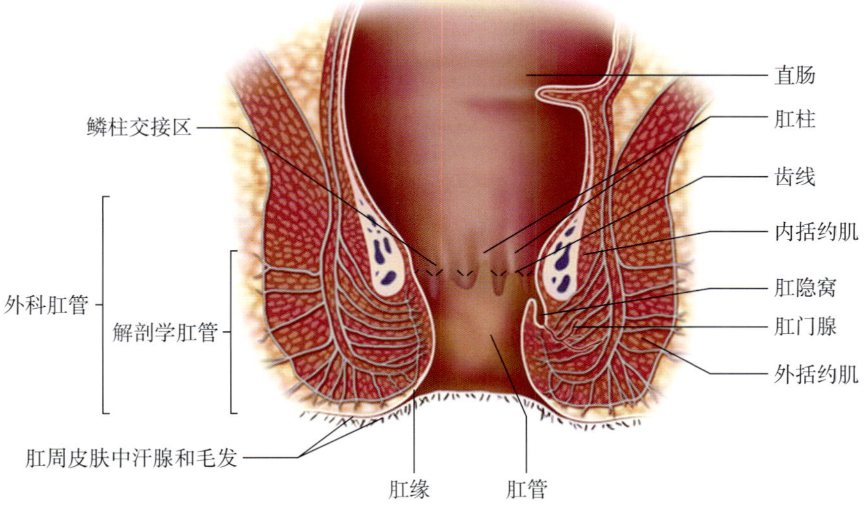

图 48-1　肛管解剖

和体格检查外，还需要了解肠道病变的范围，包括全面的肛管直肠检查，可能的情况下，结肠镜检查和通过计算机断层小肠造影对小肠进行评估是必要的。肛门直肠的检查通常包括对肛门及肛周区域进行视诊、肛门直肠指诊和肛门直肠镜检查。这项检查可能因给患者带来不适感而受到限制，因此可能需要进行麻醉下探查。

在肛周脓肿和瘘管性疾病的评估中，联合盆腔磁共振、经直肠腔内超声以及麻醉下探查可以获得100% 诊断准确性[20]。上述检查的联合应用在临床决策中的重要性越来越显著。麻醉下探查包括视诊、触诊、瘘管的探针检查以及硬质或软质的肛门直肠镜检查。通过在瘘管外口处注射稀释的双氧水（过氧化氢）并观察肛管内气泡的方法有助于明确瘘管性疾病的感染源。此外，注射双氧水还可增强术中经直肠腔内超声的准确性。

分类

1978 年 Hughes 等[18] 提出了一种肛周克罗恩病的解剖病理学分类（Cardiff 分类，稍后对其进行了改良），其中每一项肛周克罗恩病的主要临床表现（溃疡、瘘管以及狭窄）被分为 0～2 分（0 分，无症状；2 分，严重）；瘘管被分为低位瘘管（未超过齿线平面）和高位瘘管（超过齿线平面，有时到达肛提肌平面），其他相关的肛门疾病、克罗恩病在肠道其他部位的分布、全面评估肛周疾病活动程度的量表也都包含在内[18, 21]。无论是 Cardiff 分类还是最近由 Pikarsky 及其同事[22] 提出的肛周克罗恩病评分系统，均未能被有临床意义的终点指标所重复或前瞻性验证。这些分类方法在临床未能得到广泛应用，是由于缺乏临床相关性[23]。

美国胃肠病学会（American Gastroenterological Association，AGA）提出的临床分类方法明确了每种病变类型[24-25]，因而被更广泛地应用。与简化的 Cardiff 分类方法类似，溃疡被分为肛裂和溃疡。AGA 分类方法中仅包含不可逆及纤维化的肛门直肠狭窄，分为长度小于 2 cm 的短段、环形、膜状狭窄，或源于直肠炎症的长段管状狭窄。肛门皮赘分为 1 型（大的水肿性或青紫色病变）及 2 型皮赘（表现为平坦宽大或窄小柔软无痛性病变）[25]。

皮赘

皮赘可被分为两种类型[25]。1 型皮赘临床表现为水肿、质地硬、常呈青紫色，有或没有压痛，通常来源于愈合的肛裂、溃疡或痔。该类皮赘由继发于淋巴回流受阻的淋巴水肿所致，其发生与肠道炎症相一致。2 型病变局部凸起、基底部或宽或窄、单发或多发、质地柔软或坚硬，无痛（通常被称为“象耳状”）。象耳状皮赘（图 48-2）通常为多发，除了有患者觉得局部清洁困难和影响美观外，

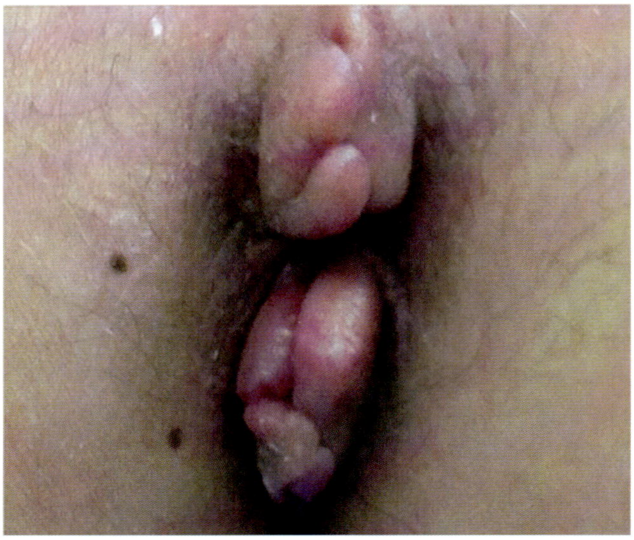

图 48-2 “象耳状”皮赘

往往无症状。Bonheur 等[26]的研究发现与溃疡性结肠炎患者相比，2 型皮赘在克罗恩病患者中更为常见。与回肠型和回结肠型的克罗恩病患者相比，2 型皮赘在结肠型克罗恩病患者中的发病率更高。这些皮赘在克罗恩病患者中十分常见。Peyrin-Biroulet 及其同事[27]在一个以人群为基础的队列研究中发现，确诊克罗恩病后出现皮赘的 10 年累积发生率为 18.7%。Taylor 及其同事[28]对 26 名确诊克罗恩病患者的肛门皮赘的手术切除标本进行研究，在约 30% 的标本中发现非干酪样肉芽肿。

治疗

治疗克罗恩病相关皮赘的最佳方法通常是忽视。对这种病变尚无有效的药物治疗。在一些情况下，手术切除皮赘会导致持续不愈合的手术创面，造成更加严重的问题。AGA 的声明认为大多数结直肠外科医师应避免切除皮赘，尤其是 1 型皮赘，因为会导致创面不愈合的问题。如果患者肛周清洁困难且无切口愈合的担心[25]，可局部切除纤维上皮化的息肉样和“象耳状”皮赘。

痔

克罗恩病出现有症状的痔病极其罕见。圣马克医院[29]的一项研究显示超过 50 000 名因痔接受治疗的患者中，只有 20 人有克罗恩病。而克罗恩病组的手术效果都很差，因此，作者得出结论认为痔手术是克罗恩病的禁忌证。最近有报道[30]显示因症状性痔而接受痔切除的克罗恩病患者的疗效尚可。一篇回顾性文献显示克罗恩病患者[31]中接受痔切除术或皮赘切除术后的并发症发生率较高。当克罗恩病患者无活动性肛门直肠病变时，方可考虑痔的手术治疗。

治疗

克罗恩病中痔病的预期治疗效果最好。可能的情况下进行饮食调节、使用止泻药、控制如厕时间都是有益的辅助方法。局部用药或栓剂的有效性尚未得到证实，但其潜在的缺点有限。只有在保守疗法无效以及肛门直肠无明显克罗恩病累及的情况下，方可采用胶圈套扎和手术切除等外科治疗措施。

肛裂和溃疡

肛裂是发生在肛管的切割、撕裂或缺损。克罗恩病的肛裂可以是自发性的，与非克罗恩病患者的肛裂表现类似，或是与克罗恩病相关的“非典型”表现。自发性肛裂位于肛管前后正中的肛缘（图 48-3）。大约 90% 的自发性肛裂发生于后正中，10% 位于前正中。这些区域的特点是局部血供不佳[32]。这些肛裂位于齿线的远端，很少越过肛缘。肛门括

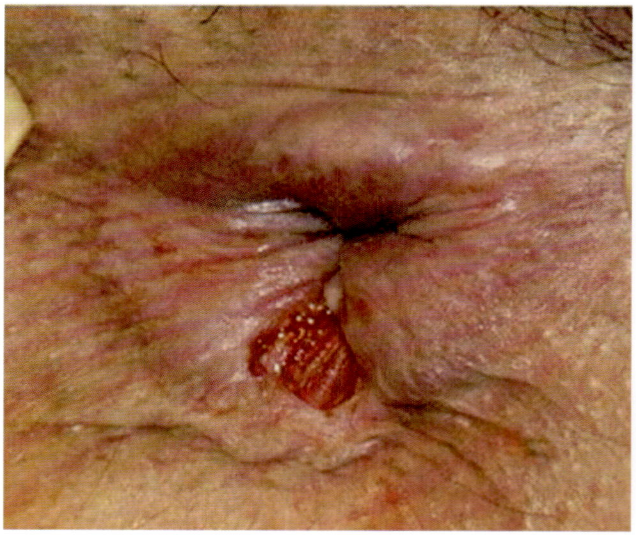

图 48-3 慢性自发性肛裂。注意“堆积性”的创缘和基底部的内括约肌纤维

约肌的静息压通常是升高的。肛管的高张力会使肛管局部的血流减少，导致不愈合的慢性溃疡形成[33]。

典型的自发性肛裂会引起排便时少量的出血和便后持续的疼痛（通常数小时）。自发性肛裂可以是急性或慢性。急性肛裂的外观表现是肛管处单纯的撕裂伤或裂缝。慢性肛裂可见内括约肌纤维暴露于溃疡基底部和“堆积性”的创缘。创缘的远端可出现皮赘或“哨兵痔”，创缘的近端可见过度增生的肛乳头。

“非典型”裂缝和溃疡在克罗恩病患者中更为常见。病变的位置通常不在前正中线和后正中线。很多数情况下为多发性裂缝或溃疡[34]。这种裂缝具有颗粒样的基底部和高突的创缘（图 48-4 和图 48-5），可越过肛缘到达肛周皮肤。也可表现为大的空洞样溃疡合并明显的组织破坏（图 48-6 和图 48-7）。大多数具有这类病变的患者会有肛门疼痛和出血的症状。这类病变超过 70% 是疼痛性的[34, 35]。流分泌物、瘙痒以及出血是常见的伴发症状。对这些病变的活检结果显示克罗恩病的特征性改变——非坏死性上皮样肉芽肿出现在超过 77% 的病例中[36]。会阴部活检显示有非干酪性肉芽肿患者的病情[36]更为严重。

这类裂缝和溃疡被认为是与克罗恩病相关性炎症直接侵犯肛周组织所致的结果，和内括约肌的高张力无关。对于不清楚是否存在肠道克罗恩病的患者，需要排除其他可能形成溃疡的肛门疾病，包括

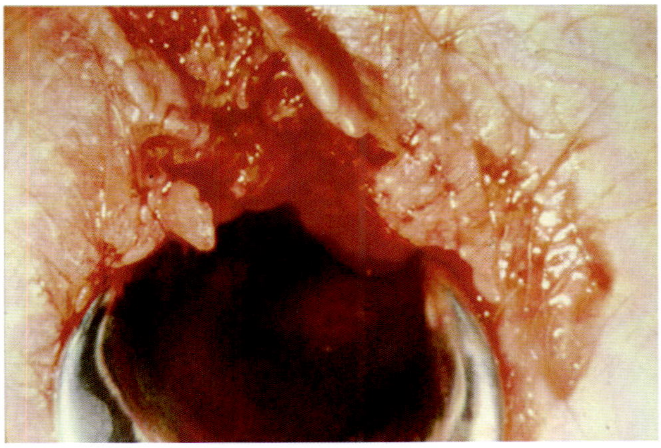

图 48-4　克罗恩病肛裂

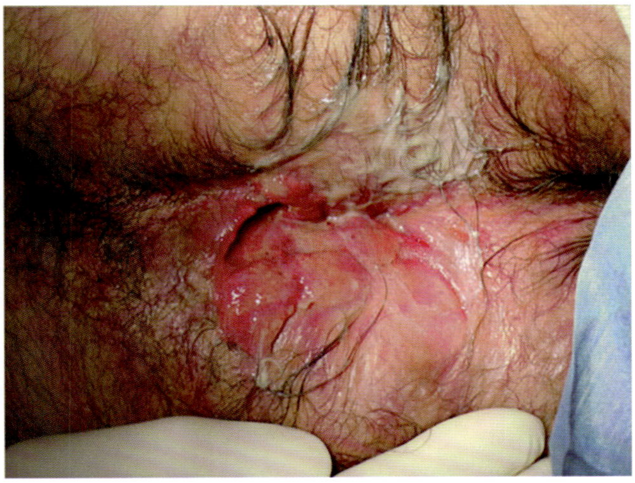

图 48-6　克罗恩病空洞样溃疡

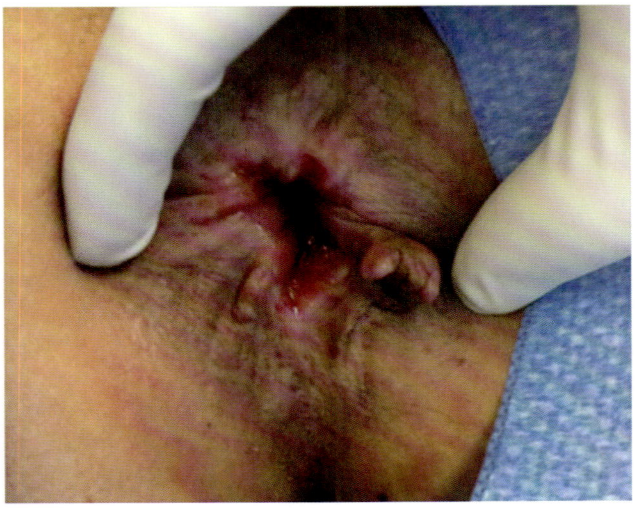

图 48-5　克罗恩病中慢性肛裂与伴发的皮赘

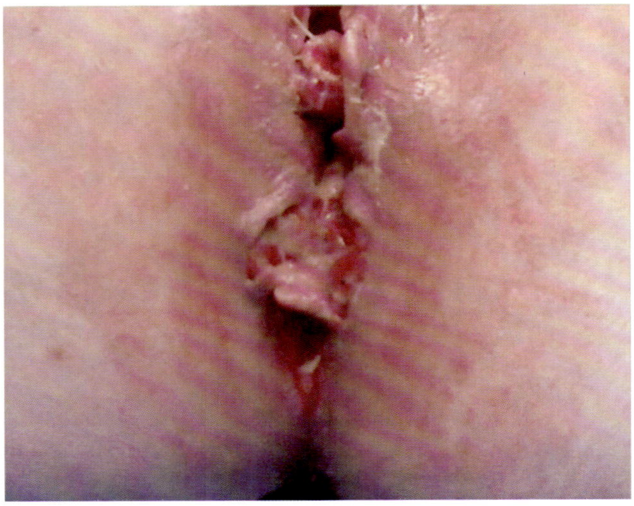

图 48-7　克罗恩病溃疡

梅毒、疱疹、获得性免疫缺陷综合征、淋球菌感染、沙眼衣原体感染、结核、白血病浸润[37]。肿瘤和之前的放疗也可能引起肛管溃疡[37]。活检和微生物检测有助于明确诊断。

治疗

克罗恩病患者的自发性肛裂可采用与非克罗恩病患者肛裂类似的治疗方法。限制如厕时间和合理使用止泻药物是有效的方法。局部应用硝酸甘油、钙离子阻滞剂，以及注射肉毒杆菌毒素等“化学括约肌切断术”被用来治疗慢性肛裂[38-39]。大量关于非克罗恩病患者[40-45]的研究显示应用这些药物可以控制疼痛。非克罗恩病患者应用上述药物对于慢性肛裂的愈合率略优于应用安慰剂[39]。尽管目前尚无应用于克罗恩病患者的研究，但风险似乎较低。

非克罗恩病患者[39, 46]的自发性肛裂接受侧方内括约肌切断术的愈合率优于药物治疗。在一项小样本的克罗恩病研究中，Fleshner 和他的同事发现“谨慎”地使用侧方内括约肌切断术似乎是安全的，且疗效优于药物治疗[34]。手术治疗适用于单发的、“典型”正中型肛裂、括约肌静息压升高以及无直肠病变的克罗恩病患者。

克罗恩病相关的肛裂和溃疡给治疗带来挑战。局部治疗可以带来不同程度的成功率。一项开放性研究[47]显示局部使用 10% 的甲硝唑 4 周可以降低克罗恩病活动指数，对疼痛、流分泌物、硬结也有一定的改善。类似的早期研究（图 48-8）[48]也显示局部使用 0.1% 他克莫司可以改善这些病变

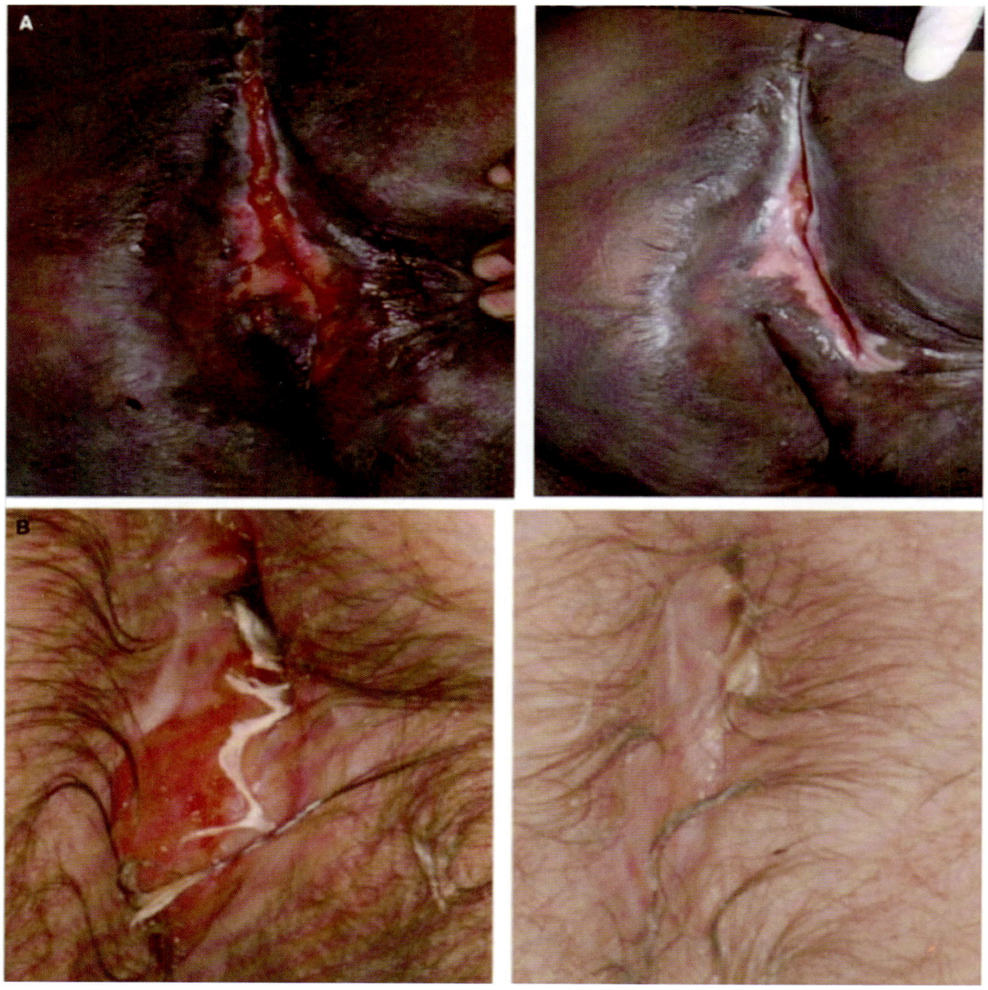

图 48-8 两组患者（a 和 b）对局部使用他克莫司的应答结果。左图为治疗前，右图为治疗后。Adapted from Hart AL, Plamondon S, Kamm MA. Topical tacrolimus in the treatment of perianal Crohn’ s disease: exploratory randomized controlled trial Infl amm Bowel Dis 2007；13（3）:245-253（49）©Wolters Kluwer 2007.

的症状。

目前已有将糖皮质激素、抗生素、氨基水杨酸盐以及 6- 巯基嘌呤在内的全身治疗药物用于克罗恩病肛周溃疡 [35, 49-51] 的研究，其对肛周病变改善效果的结果尚不一致。现有巯嘌呤类药物治疗肛周克罗恩病的临床研究中，尚无将肛周克罗恩病作为主要疗效终点指标的研究 [52]。小样本非对照的研究显示沙利度胺 [53]、环孢素 [54]、高压氧 [55] 以及局部注射英夫利昔单抗 [56] 和粒细胞集落刺激因子 [57] 也是十分有效的。

英夫利昔单抗和其他抗肿瘤坏死因子抗体已成为治疗肛周克罗恩病的“金标准”。最近一项大型的回顾性研究显示经抗肿瘤坏死因子药物诱导治疗 [58] 后，42.5% 合并溃疡的患者获得完全临床缓解。英夫利昔单抗治疗开始后，肛门疼痛和渗液等症状得到迅速缓解。中位随访 175 周后，73% 患者 [58] 可以继续维持溃疡愈合。有研究 [59] 显示空洞样溃疡需要接受肛门直肠切除术的风险约为 83%，长期结果较差，应考虑将抗肿瘤坏死因子药物作为一线治疗方案。

脓肿和瘘管

脓肿

肛门直肠周围的脓肿在克罗恩病患者中的发病率可高达 80%[60]。肛门直肠周围脓肿可以形成于四个不同的解剖位置，分别是肛周间隙、坐骨直肠（或直肠周围）窝、括约肌间（或黏膜下）间隙以及肛提肌上间隙（图 48.9）。大部分脓肿累及肛周和坐骨直肠窝。患者通常表现为持续的肛门直肠疼痛，坐位、咳嗽、行走以及排便时加重。也可出现发热、寒战以及全身脓毒血症征象。体格检查可发现受累侧红肿。肛周脓肿（图 48-10）和坐骨直肠窝脓肿（图 48.11）通常较易诊断，而黏膜下脓肿和肛提肌上脓肿往往需要磁共振 [61]、电子计算机断层扫描（CT）[62] 以及经直肠腔内超声 [63] 等影像学检查明确。硬结和触痛是常见的表现，波动感通常为后期的表现。往往需要麻醉下检查来进行诊断和治疗。

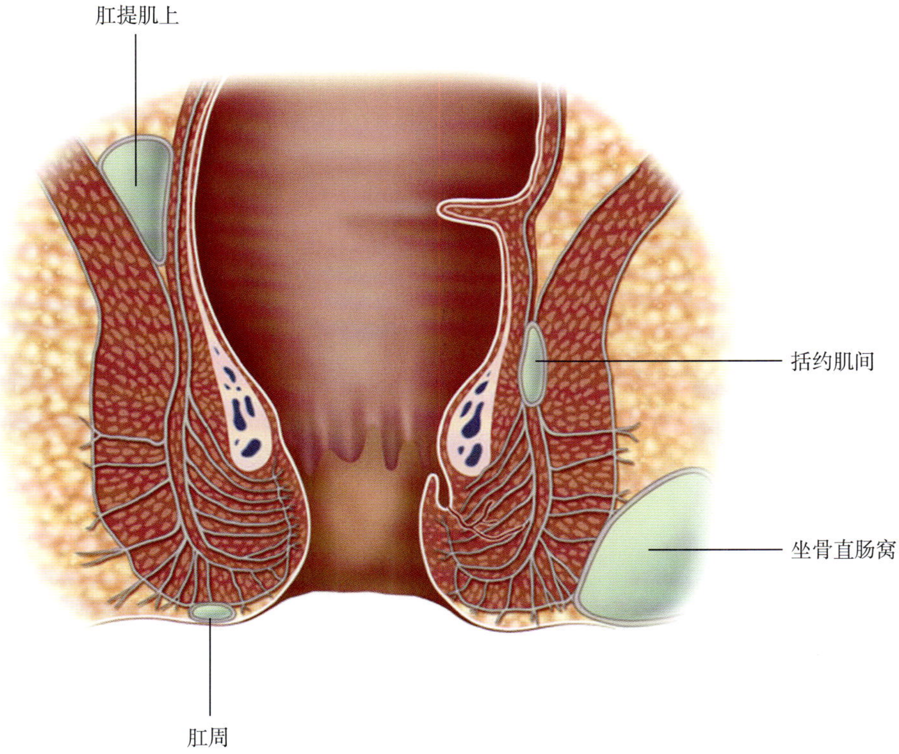

图 48-9　脓肿的部位

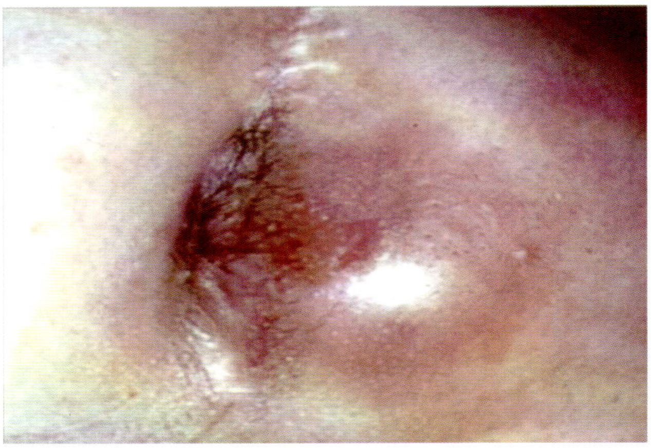

图 48-10　肛周脓肿

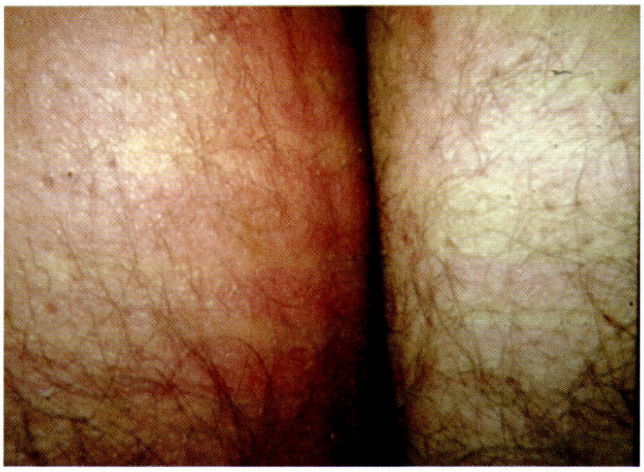

图 48-11　左侧直肠旁或坐骨直肠窝脓肿。注意左侧的红肿

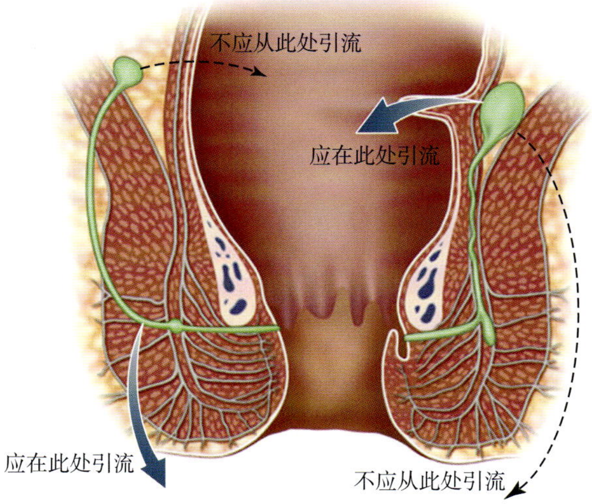

图 48-12　肛提肌上脓肿的引流

治疗

脓肿一旦确诊则需要行手术引流。除非脓肿很浅表性，否则应在手术室内采取全麻的方式完成引流。可以在门诊或急诊采取局麻对浅表性肛周脓肿进行手术引流。十字形切口可以避免皮缘过早地闭合。将提取的脓液送微生物培养，多为混合性菌群生长而少有例外[64]。细菌培养在周围组织存在广泛蜂窝组织炎时作用更大。通常需要加用抗生素治疗，但其本身并不能代替恰当的手术引流。

坐骨直肠窝脓肿引流切口应当位于括约肌复合体外侧的臀部。大多数脓肿会形成瘘管。手术切口的位置越靠近肛门直肠，则形成的瘘管越短。如果能找到瘘管的内口，则首选放置蘑菇状或 Malecot 导管或者挂线引流。对所有脓腔都不主张进行"填塞"，因为填塞会妨碍引流。

黏膜下脓肿可通过切开覆盖的黏膜和内括约肌层，使得脓肿从肛门直肠得到充分地引流。切断内括约肌可能会导致肛门功能受损。应在手术前向患者解释这种潜在并发症的可能。肛提肌上脓肿起源于肛门腺体或腹腔内。应努力区分这种类型脓肿的来源。来源于腹腔的肛提肌上脓肿可通过直肠进行腔内引流。源于肛门腺感染向肛提肌上蔓延形成的脓肿应通过经会阴切口放置蘑菇状导管进行引流（图 48.12）[65]。不可触及的肛提肌上脓肿可能需要在电子计算机断层扫描或磁共振引导下由介入放射科进行引流，或由医生在经直肠腔内超声的引导下进行引流[63]。无论是否行外科引流，脓肿常会形成肛瘘。

瘘管

瘘管是两个上皮化覆衬层面之间的异常交通。起源于肛门直肠的瘘管可终止于肛周或臀部皮肤、阴道和阴唇、阴囊和阴茎，或是大腿、腹股沟，甚至距离更远的部位。形成瘘管可能是肛周克罗恩病最常见的并发症。罹患克罗恩病 10 年后，肛瘘的累积发病率可高达 33%，20 年后约为 50%[66]。在伴有肛周病变的克罗恩病患者中，有 29% 的患者会出现无前驱脓肿症状的肛瘘[59]。在已有的多种肛瘘分类方法中，Parks 分类[67]可能是最具描述性也是最复杂的分类方法。克罗恩病患者常有很难明确的复杂性、分支性和相互连接的瘘管，要客观进行分类则更难。由 Bell 及其同事[68]设计的简易分类方法将瘘管分为两类：单纯性和复杂性。单纯性肛瘘位于低位括约肌间或经括约肌的单发短瘘管（图 48-13）。其内口位于齿线或齿线的尾侧，外口靠近肛缘，没有阴道受累和脓肿形成。复杂性肛瘘可能有单个位于齿线之上的内口或有多个内口或外口。当出现向阴道延伸、脓肿、多个开口、肛门直肠狭窄或活动性肛门直肠克罗恩病等表现中的一项或多项时即为复杂性肛瘘（图 48-14 和 48-15）[25, 68]。Goodsall 定律是根据外口和肛门横断线之间的关系来预测瘘管走向和内口在肛门直肠内的位置，其对肛周克罗恩病的预测并不准确。麻醉下探查加磁共振或腔内超声的综合方案可提高诊断的准确性[20]，有助于制订治疗决策。经会阴超声是当患者无法耐受直肠腔内超声检查时的一种替代方法[69]。计算机断层扫描和瘘管造影的诊断作用相对较差[70-71]。

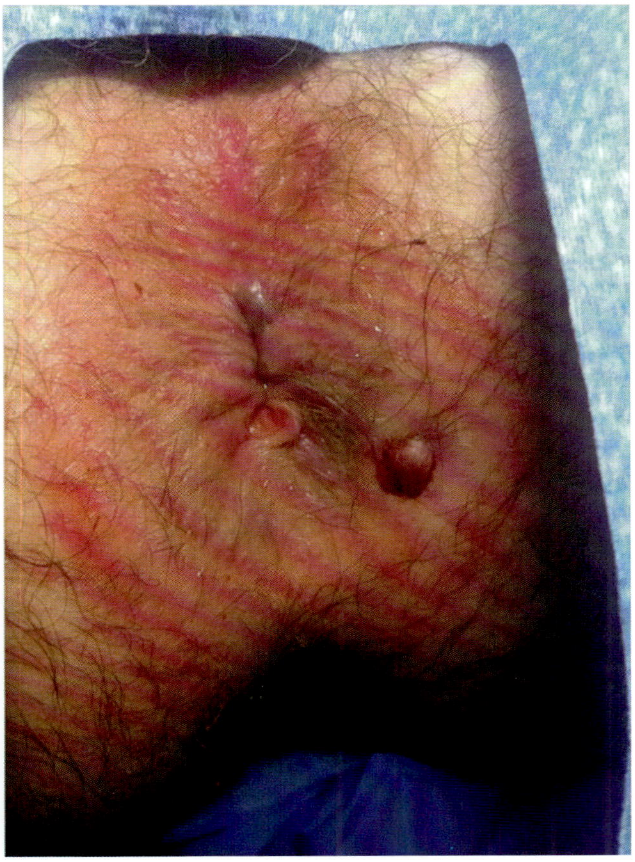

图 48-13　单纯性克罗恩病肛瘘

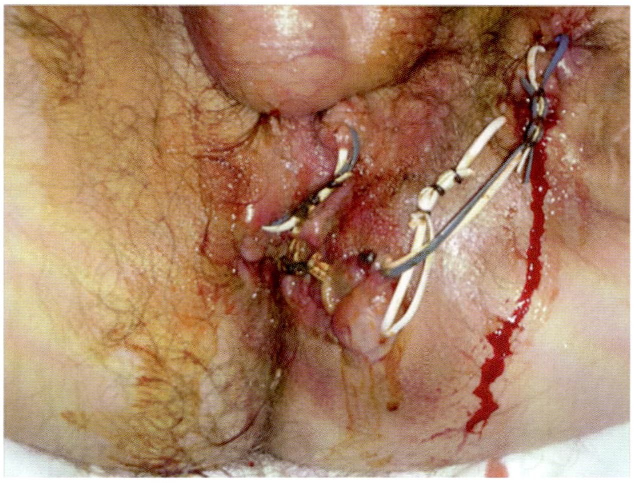

图 48-14　复杂性克罗恩病肛瘘

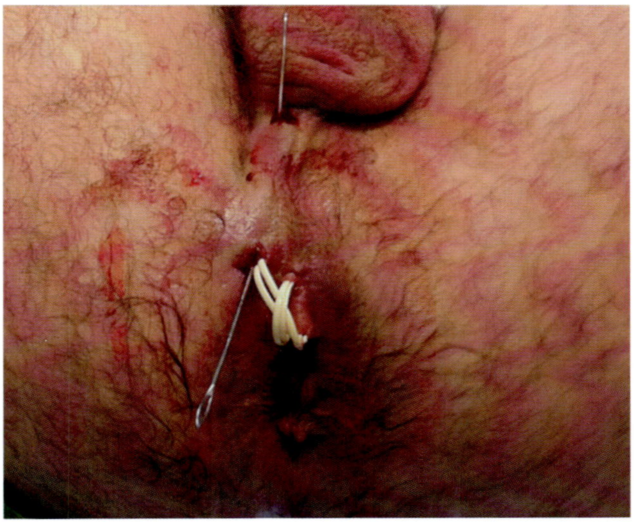

图 48-15　复杂性克罗恩病肛瘘

治疗

肛周瘘管性病变的治疗目标包括保护肛门功能、完全愈合、减少脓毒血症的发生次数、改善患者生活质量。显而易见，这些目标并非总能达成。控制腹泻、淋浴或坐浴保持肛周卫生、使用保护性的护肤霜等通用原则总是合适的[72]。成功的治疗往往需要外科医师、消化科医师、放射科医师以及其他医师之间的紧密协作。

药物治疗

氨基水杨酸盐和糖皮质激素

临床数据显示与安慰剂相比，氨基水杨酸盐能更有效地使轻度和中度活动性肠道克罗恩病获得缓解[73-74]。然而，这种疗效受到疾病发作部位的影响。糖皮质激素同样被用作是中度和重度克罗恩病患者的一线治疗。该方案主要基于大型临床试验结果显示激素对轻-中度肠道克罗恩病有疗效[73-74]。尽管有上述发现，但没有证据显示氨基水杨酸盐对肛周克罗恩病的治疗有作用。激素同样对肛周克罗恩病无效，甚至可能是瘘管性会阴病变的禁忌证。

抗生素

尽管缺乏可信的临床证据，但抗生素通常作为克罗恩病相关的瘘管性病变[25]的初始治疗。在一项小型研究中，Bemstein和同事[75]采用相对较高剂量的甲硝唑治疗克罗恩病患者。超过一半的患者获得完全愈合，症状迅速得到缓解。所有受试患者的疼痛和触痛均得以缓解。长期的甲硝唑治疗会引起一系列的不良反应，包括恶心、周围性神经病变、感觉异常。停用甲硝唑[76]后，症状会再次出现。环丙沙星也被用于肛周克罗恩病的研究。一项小型的队列研究比较了环丙沙星、甲硝唑和安慰剂之间的疗效，接受环丙沙星[77]治疗的克罗恩病瘘管的应答率和缓解率更高。但这一差异未达到统计学意义。最近一项包含了15个随机安慰剂对照的临床试验在内的荟萃分析研究了抗生素对克罗恩病的疗效，结果显示与安慰剂相比，环丙沙星可以使肛瘘[78]患者得到显著的临床获益。抗生素可能是免疫抑制剂治疗的最有效的桥梁[79]。

免疫抑制剂

用于治疗瘘管型肛周CD的免疫抑制剂包括6-巯基嘌呤（6-MP）、硫唑嘌呤、甲氨蝶呤、环孢素和他克莫司。目前缺少把免疫抑制剂治疗瘘管型肛周CD的有效性作为主要终点的临床对照试验[80]。多个小样本研究评估了使用硫唑嘌呤和6-巯基嘌呤治疗达到肛周愈合作为次要终点。对于这一数据的一项荟萃分析发现，与安慰剂组患者相比，对免疫抑制剂起反应的患者显著更多[52]。

他克莫司和环孢素是钙调神经磷酸酶抑制剂，能够抑制T细胞活化和白细胞介素-2产生。一项随机对照研究将他克莫司与安慰剂进行了比较，并将瘘管愈合定义为无自发引流或轻度按压无渗出[81]。该研究成员认为口服他克莫司能够有效改善肛周CD，但对瘘管缓解没有效果。在他克莫司治疗组同时发生了严重的不良事件。在另外一个小样本探索性研究中，Hart及其同事[48]发现局部应用他克莫司对治疗CD相关肛周瘘管没有效果。多项小样本研究显示环孢素A和沙利度胺的治疗价值[54, 82-85]。然而，由于严重的副作用限制了这些药物的应用。

生物制剂

在CD患者中，肿瘤坏死因子-α（TNF-α）的浓度升高并促进炎症发生，其拮抗剂能够特异性地靶向结合TNF-α。抗-α4整合素属于较新一类的药物，在治疗CD方面也具有一定的前景。

英夫利昔单抗

英夫利昔单抗是TNF-α的嵌合单克隆抗体。其给药方式是通过静脉滴注。在所有生物制剂治疗CD的研究中，英夫利昔单抗的效果是最好的。多个随机对照研究证明英夫利昔单抗能够有效治疗瘘管型肛周CD。在第一个发表的研究中，Present及其同事随机分配94名患者（85名合并肛周瘘管），在第0、2和6周分别接受5 mg/kg英夫利昔单抗、10 mg/kg英夫利昔单抗或安慰剂治疗。主要终点是在两次或多次连续的随访中观察到瘘管渗出量从基线减少了50%及以上。次要终点为所有瘘管均愈合。在研究结束时，在5 mg/kg英夫利昔单抗治疗组，所有瘘管愈合的患者占55%，安慰剂组则仅有13%。Sands及其同事证明，在维持瘘管长期愈合方面，英夫利昔单抗优于安慰剂。尽管疗效显著，但在研究期间，参加试验的患者中有11%和15%发生脓肿。这可能是由于瘘管的皮肤开口过早关闭。为了最大限度降低这种并发症，建议联合外科和内科的治疗方法。已有小样本研究显示[88-89]，与单独使用英夫利昔单抗治疗相比，在使用英夫利昔单抗治疗前放置挂线，其反应率更高，复发率更低，复发时间更长。在第二次英夫利昔单抗输注后去除挂线。虽然使用英夫利昔单抗治疗的初步反应往往都非常好，但瘘管闭合的中位持续时间大约为3个月，通常需要重复静脉输注英夫利昔单抗。长期维持治疗（与情景疗法相反）可能是预防瘘管复发所必需的[90]。尽管患者改善率令人欣慰，但是放射学证据显示仅有少数患者的瘘管完全愈合[91]。使用手术和英夫利昔单抗的患者与单独使用英夫利昔单抗或手术治疗的患者相比，其瘘管愈合的时间较短，复发的平均时间更长。停用英夫利昔单抗治疗与瘘管复发相关。

Alessandroni 及其同事[92]报道了一系列 CD 复杂性瘘管使用核心出口瘘管切除术加上局部注射英夫利昔单抗进行治疗。结果显示疗效良好，但仅少数患者观察到瘘管长期愈合。

阿达木单抗

阿达木单抗是一种完全人源化的 TNF-α 单克隆抗体。通过皮下注射给药。CHARM 研究[93]是一项为期 56 周的随机双盲安慰剂对照试验，具有 4 周的开放性诱导期。成功完成 CHARM 的患者均可以入选开放性前瞻研究，即 ADHERE 研究[94]。在 ADHERE 研究中，每次研究随访期间，通过观察瘘管自发性排出或轻度按压排出情况评估瘘管情况。瘘管完全愈合被定义为在这两种情况下都没有排出。117 例入组患者（113 例伴有肛周瘘管），阿达木单抗治疗与瘘管愈合随时间逐渐增加相关。随机分组后，安慰剂组与阿达木单抗组在治疗 2 周时完全愈合率即显示出差异，治疗 6 周时差异具有统计学意义。对于在 26 周或 56 周使用阿达木单抗或安慰剂治疗的患者而言，基线免疫抑制剂或 CD 相关抗生素的使用对瘘管愈合率无明显影响。此外，在接受阿达木单抗之前，患者是否初次或已经使用过 TNF 拮抗剂治疗似乎对瘘管愈合均没有影响。阿达木单抗对英夫利昔单抗无反应或耐药的患者有效[94]。在 CHOICE 试验[95]中，在最后一次随访时，使用阿达木单抗的患者瘘管排出量与基线水平相比下降了 41.3%，约 38.6% 的患者达到完全瘘愈合。

赛妥珠单抗

赛妥珠单抗是聚乙二醇化人源化 TNF-α 单克隆抗体 Fab 片段。通过皮下注射给药。赛妥珠单抗在许多良好控制的临床试验中被证明其对 CD 治疗有效[96-99]。Schreiber 及其同事[100]报道了 PRECISE 2[99]研究中众多 CD 合并瘘管的患者。在第 0、2 周和 4 周使用赛妥珠单抗开放性诱导后有反应的患者，于第 6 周随机分组后每 4 周分别接受赛妥珠单抗或安慰剂进行治疗。在第 26 周，赛妥珠单抗组有 36% 的患者瘘管愈合，相比安慰剂组为 17%；然而，研究所定义的瘘管愈合在两组之间并没有统计学意义。作者得出结论，与安慰剂相比，使用赛妥珠单抗连续治疗改善了持续的肛周瘘管愈合的可能性。

那他珠单抗

那他珠单抗是抗细胞黏附分子 α4- 整合素的人源性单克隆抗体。通过静脉滴注给药。那他珠单抗适用于中度至重度克罗恩病的诱导和维持缓解[101]。那他珠单抗主要适用于使用常规免疫抑制剂和至少两种抗 TNF-α 药物失败的广泛性回肠结肠 CD 患者[102]。关于瘘管愈合的数据仅限于开放性、回顾性研究[102]。大约一半的瘘管患者对那他珠单抗治疗有反应[102]。关于该药物的资料非常有限，因为与罕见但通常致命的进行性多灶性脑白质病（PML）有关。那他珠单抗不应与免疫抑制剂或长效皮质类固醇联合使用，因为这可能增加 PML 的风险。

维多珠单抗

维多珠单抗是抑制肠道 α4β7 整联蛋白的人源化单克隆抗体。其通过阻断 α4β7 整联蛋白导致肠道选择性抗炎症反应[103]。它通过阻断 α4β7 整联蛋白亚基结合黏膜地址素细胞黏附分子 -1（MAdCAM-1）进而抑制白细胞黏附和迁移到胃肠道中。因为 MAdCAM-1 选择性在肠道的血管上表达，所以维多珠单抗在理论上更具肠道特异性，是更有针对性的免疫抑制药物。维多珠单抗适用于治疗对生物制剂、免疫抑制剂或皮质类固醇没有反应的中度至严重的活动性 CD 患者。一项大样本随机试验显示，在第 6 周时，维多利珠单抗在获得缓解方面比安慰剂更有效，但不是克罗恩病活动指数 -100（CDAI-100）[104]。尚无关于使用维多利珠单抗治疗 CD 瘘管的数据。该药物导致进行性多灶性脑白质病的风险小于那他珠单抗[105]。

手术治疗

瘘管型肛周 CD 的手术治疗需要根据每个患者的具体情况进行。虽然外科医生有多种方法可供选择，但必须牢记的是，CD 患者的外科手术可能导致肛周切口难以愈合，大便失禁和生活质量显著降低。肛周 CD 的手术治疗应控制肛周脓肿，尽可能不要采取广泛的手术方式。

挂线

放置松引流挂线经常被用作处理瘘管型肛周CD的第一步。将一条硅胶管穿过瘘管，并在肛门外将两端固定好，该方法治疗效果良好（图48-16）。挂线的目的是促进引流和预防脓肿复发。挂线的放置不需要切割括约肌复合体；因此，挂线本质上对大便失禁没有影响[106]。患者通常对引流挂线耐受良好。应避免切割挂线，因为不仅痛苦，而且还可能导致大便失禁[107]。

在活动性直肠CD的情况下，挂线可能需要放置多个月[108]作为临时处理，同时进行药物治疗。一些学者主张对CD相关复杂性瘘管患者进行“留置或永久性”挂线[109]。

瘘管切除术

简单的克罗恩瘘管应考虑开放式瘘管切除术。这些可能是低位经括约肌瘘管或括约肌间瘘管（图48-17和图48-18）。肛门直肠应没有受累。该手术通常在全麻或脊髓麻醉下进行，患者处于截石位，左侧卧位或俯卧折刀位。将一根探针从外口插入并经内口穿出，通过探针的触觉来评估包围在瘘管周围的肌肉情况。必须注意确保没有涉及括约肌。通过刮除术去除在瘘管切除术部位基部的肉芽组织，然后使用可吸收缝线连续锁边缝合将伤口的边缘缝合到瘘管的边缘。有报道称，该方法愈合率在80%～100%之间[25]。当存在活动性结肠炎时，愈合率明显更差[110]。

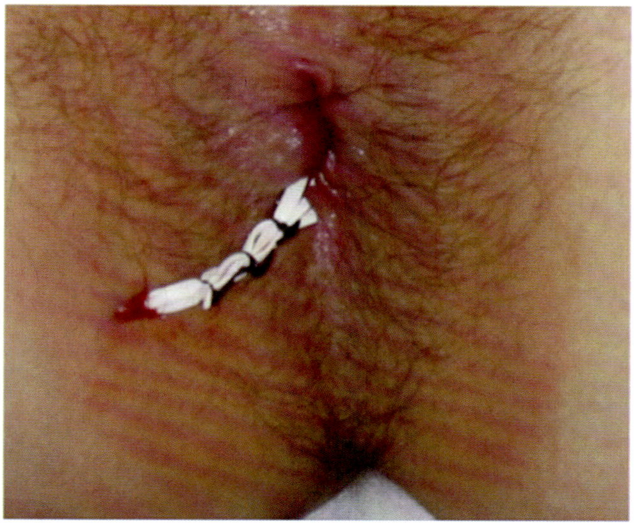

图48-16　硅胶管引流

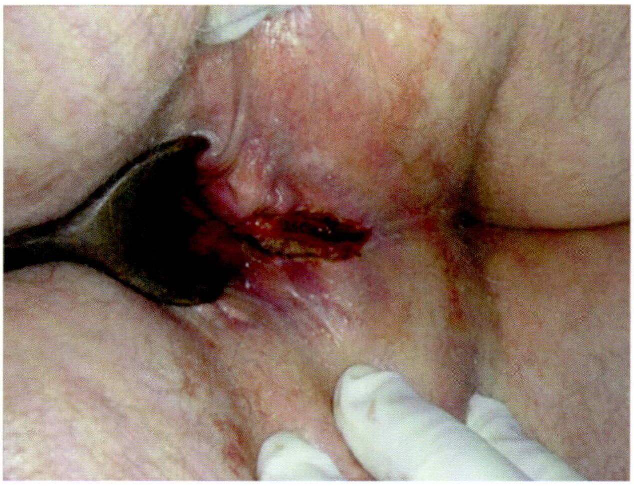

图48-17　简单的瘘管切除术

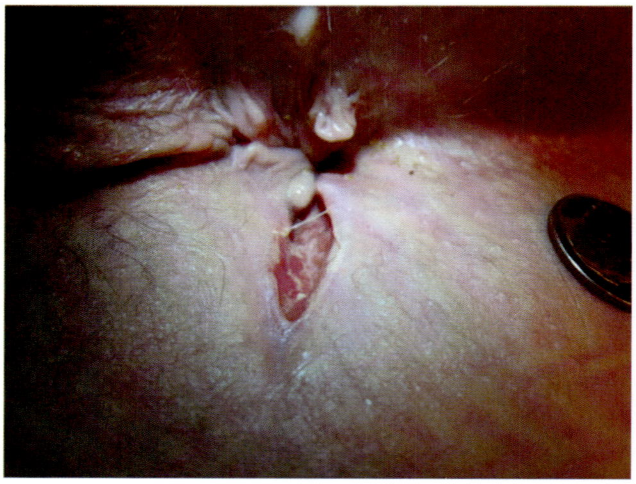

图48-18　简单的瘘管切除术

复杂的瘘管需要更谨慎的手术方法。在这些病例中切断肌肉具有大便失禁和肛周切口不愈合的高风险[111]。开放性瘘管切除术的外科手术方法包括各种手术技术，其成功率各有不同。

纤维蛋白胶

输注纤维蛋白原和凝血酶能够在瘘管内形成纤维蛋白凝块。凝块可促进止血和血管生成，同时可作为成纤维细胞迁移依附的“支架”，从而使瘘管愈合。该操作通常在全麻的情况下进行。首先将瘘管内的肉芽组织轻轻刮除，然后用特制的双管导管将纤维蛋白原/凝血酶混合物滴注到瘘管内。

尽管一开始报告称腺源性肛瘘患者愈合率良好[112]，但后来的研究表明其预后是令人失望的，尤其是 CD 患者。在一项随机、前瞻性、多中心试验中，Grimaud 等[113]在 77 个严格选择的 CD 瘘患者中比较了纤维蛋白胶滴注与单独挂线移除。41 例患者有简单瘘管，36 例患者有复杂瘘管。所有患者近期均无手术或使用生物药物，无局部脓肿证据。在第 8 周评估时，纤维蛋白胶组 38% 的患者达到临床缓解（轻度压迫无脓性），而观察组为 16%。简单瘘管似乎比复杂瘘管反应更好。在第 16 周时，13 例有反应的患者中有 2 例出现瘘管复发。纤维蛋白胶注射通常耐受性良好，纤维蛋白胶组与对照组之间的不良反应发生率没有差异。两组患者均没有出大便失禁。作者得出结论，纤维蛋白胶似乎是治疗 CD 肛周瘘管的一种简单、有效和良好耐受的治疗方案。将抗生素添加到密封剂中[114]，或使用缝线缝合或皮瓣封闭内口[115]，均不能有效改善疗效。纤维蛋白黏合剂似乎仅在少数 CD 病例中达到瘘管愈合。然而，鉴于大便失禁的风险极小，它有助于避免更多的侵入性手术或替代永久性挂线。

肛瘘栓

肛瘘栓（AFP）是由冻干的、轴卷的、猪小肠黏膜下层制成的圆锥体外观的栓子（Cook®，Biodesign®）或由生物可吸收聚合物制成的管状的、多腿的纽扣外观的栓子（Gore® Bio-A®）。与纤维蛋白密封剂一样，可吸收栓子被设计成能够提供产生胶原的成纤维细胞生长的基质。AFP 通常在全身麻醉下塞入。肛瘘栓通过瘘管插入，宽大部分或底部置于肛门直肠内，锥形末端或支架部分通过瘘管。位于肛门直肠内的栓子末端设计方便使用缝线固定并用黏膜覆盖。在两种肛瘘栓中，猪小肠黏膜下层制成的肛瘘栓更利于研究。

两种肛瘘栓的研究结果是不同的，关于 CD 患者的数据很少。Garg 及其同事[116]对当时可用的文献进行了系统性评价。他们总共筛选了 25 项研究，12 项（317 例患者）最终纳入系统评价。在 3.5～12 个月的随访期间，发现患者使用肛瘘栓治疗的治愈率在 24%～92%。复杂性肛瘘患者的前瞻性研究发现 35%～87%的患者取得有效的疗效。克罗恩病患者的有效率是 29%～86%。治疗失败通常归因于肛瘘栓脱出，发生在 4%～41%的患者。近期使用聚合物肛瘘栓的研究仅包括 4 例 CD 肛瘘患者[117-118]。对于 CD 患者来说，AFP 治疗方法是安全的，至少与纤维蛋白胶一样有效。肛门失禁和脓肿的风险似乎很小。

脂肪来源干细胞

在 2003 年的一项病例报告[119]中首次描述了使用自体脂肪组织来源的间充质干细胞（ACS）治疗 CD 相关性瘘管。在同种异体移植的情况下，该方法包括从患者或健康供体中回收的干细胞注入到瘘管中。ACS 回收通过相当精细的纯化和细胞培养过程[120]。然后将 ASCs 冷冻保存直到使用。ASC 产品由存活的成体干细胞的细胞悬液组成。在刮除瘘管内肉芽组织后，将细胞注入瘘管壁[120]，此外，在一些研究中同时合并纤维蛋白胶灌注到瘘管中[121-122]。由于其免疫调节能力，ACS 被认为是很有前景的细胞治疗方法[123-124]。

一项二期试验报道了接受纤维蛋白胶混合脂肪干细胞治疗的 24 例复杂性肛瘘患者有 71%的达到瘘管愈合[121]。最近的一项开放性多中心研究[122]包括 43 例 CD 瘘管的患者。瘘管经过刮除及冲洗，并用缝线封闭内口。将 ASC 注射到瘘管壁中，并且用纤维蛋白胶混合 ASC 注射到瘘管中。在最终治疗后 8 周评估瘘管愈合。第 8 周瘘管未完全闭合的患者第二次注射含有 ASC 比第一次注射多 1.5 倍的细胞。经修改后的治疗方案结果分析显示，在注射后 8 周，33 例患者中有 27 例（82%）患者瘘管完全愈合。在 27 例瘘管愈合的患者中，26 例患者完成了为期 1 年的观察性研究。26 例患者中有 23 例（88%）患者的瘘管在随访 1 年结束时仍保持关闭，没有不良事件发生。作者得出结论，克罗恩病瘘管患者注射 ASC 的耐受性良好，1 年治疗效果良好并保持[122]。其他研究者报道了更长随访时间的结果，平均随访时间 38 个月，21 例（33%）患者中只有 7 例保持愈合[125]。更长的随访也没有任何肛门失禁的报告。虽然长期研究重申了 ASC 治疗的安全性非常好，但 3 年后只有 1/3 的瘘管保持愈合。这些结果表明 ASC 可能是 CD 瘘管有效的短期治疗方案，但需要更多关于结果持久性的证据。

经括约肌间瘘管结扎术

经括约肌间瘘管结扎术（LIFT）首先由

Rojanasakul[126] 描述，是治疗肛瘘的一种新方法。该手术通常在全麻或脊髓麻醉下进行，经括约肌间切口接近瘘管。进行门诊手术是可能的。一旦分离好瘘管，在内括约肌和外括约肌部分经括约肌间离断瘘管。然后将瘘管远端部分刮除肉芽组织，在皮肤处将外口加宽。最后，将覆盖于内外括约肌间沟上的皮肤切口封闭（图 48-19a ~ f）。在多个小样本研究中，LIFT 手术有效地治愈了 57% ~ 83% 的腺源性肛瘘 [127-128]。肛门失禁尚无报道 [129]。治疗失败通常表现为经括约肌间手术部位的持续性引流 [130]。该手术经改良为在经括约肌间隙中插入生物移植物（BioLIFT）。小样本非 CD 患者的研究报道称该手术的治愈率为 60% ~ 94% [131-132]。

Gingold 及其同事 [133] 在一项前瞻性研究中纳入了 15 名患者以研究 LIFT 手术治疗合并经括约肌瘘管的 CD 患者。术后 2 个月和 12 个月评估瘘管愈合和两个明确的生活质量指标。在 2 个月的随访中，9 例（60%）患者观察到 LIFT 部手术位和瘘管愈合。没有患者发生便失禁。在完成 12 个月随访之后，12 例患者中有 8 例（67%）观察到 LIFT 手术部位和瘘管均达到治愈。成功实施手术的患者显著地改善了他们的平均生活质量评分。作者得出结论，CD 患者中的瘘管可以通过 LIFT 手术以最小的肛周创伤和括约肌损伤成功治疗 [133]。

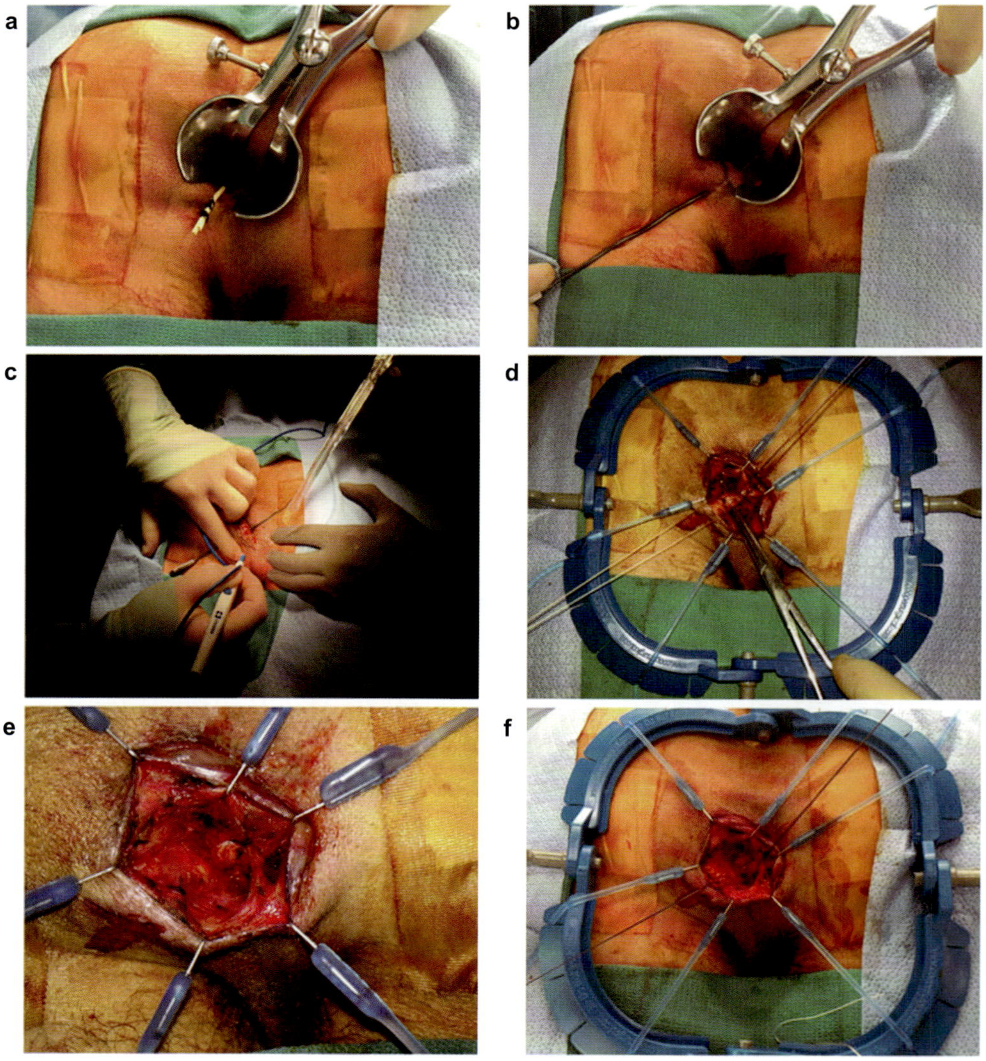

图 48-19 a. LIFT，瘘管内挂线；b. LIFT，判断内口；c. LIFT，分离括约肌间沟；d. LIFT，离断瘘管；e. LIFT，缝线结扎瘘管；f. LIFT，结扎外括约肌

直肠内推进皮瓣

对于没有肛门直肠狭窄或炎症的CD瘘患者而言，通过直肠内推进皮瓣治疗CD肛瘘是一个有吸引力和值得推荐的选择。这种手术通常可以在门诊中经全麻或局部麻醉下完成。推移皮瓣通常在瘘管挂线引流后使瘘管“成熟”后才能进行。在肛门内确定瘘管内口，并在其周围的黏膜做以“U”形或正方形的切口。包括肛管膜、黏膜下层和一小部分的内括约肌的皮瓣向近侧提起，使得皮瓣无张力超过肌肉内口。括约肌的内部开口用可吸收的缝线闭合。包含黏膜内部开口的皮瓣的远端经过修整，然后将皮瓣缝合到剩余的肛管膜上（图 48-20a ~ e）。

小样本研究表明CD患者经过推移皮瓣治疗后显示出相当好的瘘管愈合率，但低于腺源性肛瘘的愈合率[134]。在对现有文献的系统评价中，Soltani等[135]发现了35项研究使用直肠内推移皮瓣治疗CD和腺源性肛瘘。其中23项为回顾性研究，8项为前瞻性研究，3项为随机临床试验。在1654例可用于合并分析的患者中，91例患有CD相关性瘘管。肛门直肠内推移皮瓣在腺源性肛瘘方面比CD瘘管治疗更成功，腺源性肛瘘组的加权成功率为80.8%（范围为24.1% ~ 100%），CD组为64.0%（范围为33.3% ~ 92.9%）。在腺源性肛瘘患者中，肛门失禁

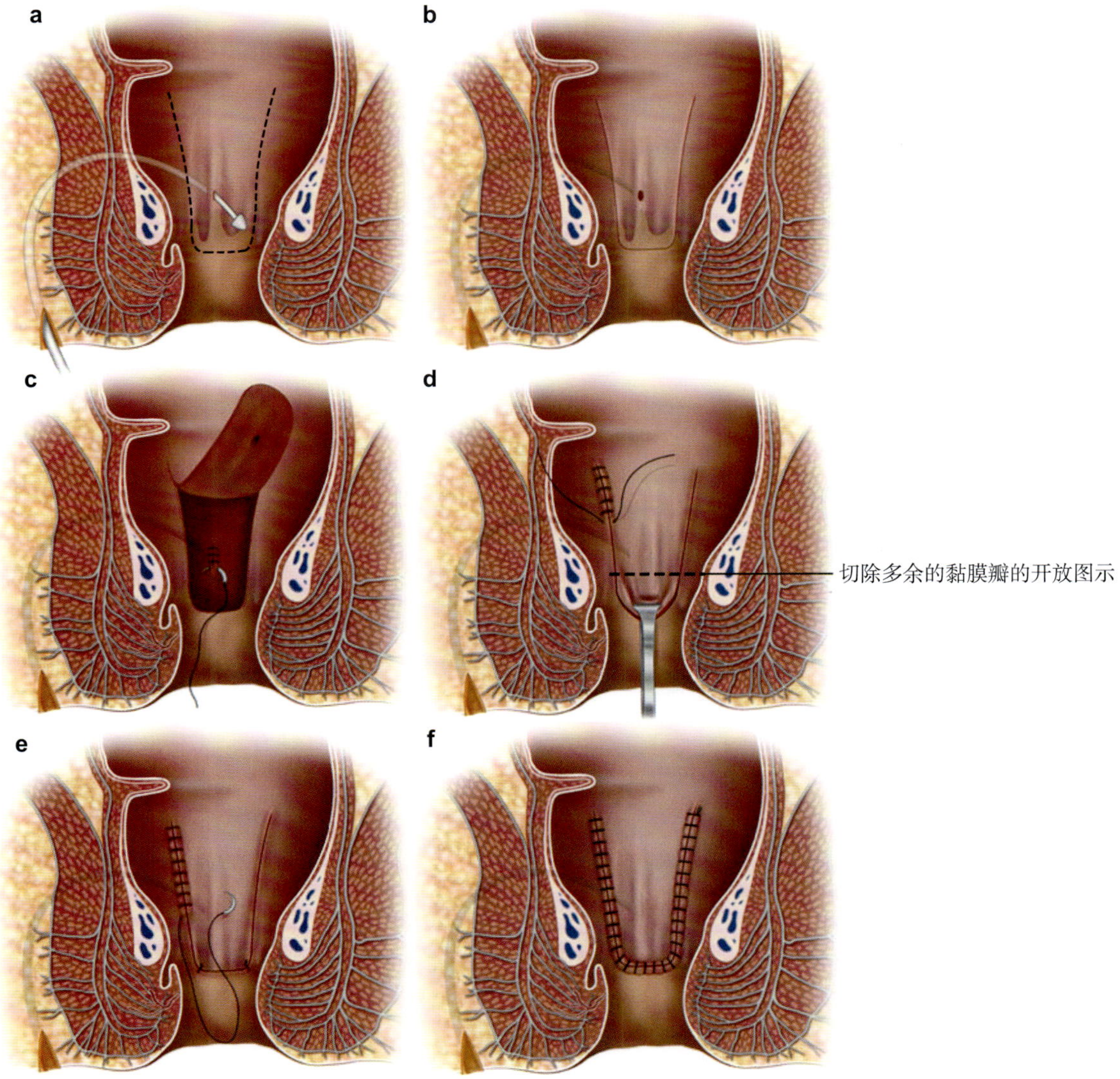

图 48-20　肛门直肠内推移皮瓣。a. 探针或挂线通过瘘管以及扩大外口；b. 内口。标记将被切除的皮瓣和多余的黏膜范围。c. 构建皮瓣和关闭内口。d. 切除多余的黏膜，覆盖瘘管。e，f. 无张力缝合黏膜

加权平均率为 13.3%（范围为 0 ~ 35%），CD 患者为 9.4%（0 ~ 28.6%）。

有多个研究报道了关于使用直肠内推移皮瓣治疗直肠阴道瘘的有效性，短期愈合率在 42% ~ 68% 之间[136-140]。CD 相关直肠阴道瘘患者单独进行直肠内推移皮瓣手术或合并肛提肌成形术的失败率均为 50%[141]。还有关于使用经阴道皮瓣修复直肠阴道瘘的成功报道[142-144]。

一项关于高位的腺源性肛瘘患者首先使用挂线引流治疗的回顾性、非随机研究表明，直肠内推移皮瓣手术比 LIFT 手术治疗效果更好[145]。一项关于非 CD 患者使用直肠内推移皮瓣手术治疗对比使用肛瘘栓治疗的多中心随机试验发现，瘘管愈合率或控便能力评分没有统计学差异[146]。在中位随访时间为 11 个月的随访中，肛瘘栓组的复发率为 71%，而推移皮瓣组的为 52%[146]。

虽然有人主张直肠内推移皮瓣手术是 CD 合并复杂性肛瘘患者的一个很好的选择[134]，但其他人则指出 CD 合并复杂性肛瘘患者的手术结果仍然令人失望，同时复发难以预测[147]。

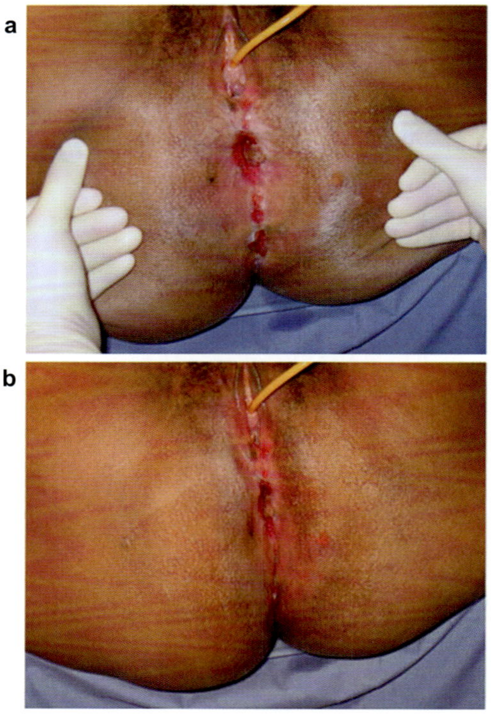

图 48-22　a. 转流后肛周伤口；b. 几个月后接近完全愈合

转流

在联合药物和局部治疗对控制肛周克罗恩病症状无效的情况下，无论是暂时的还是永久性的粪便转流都有助于患者康复[148-151]。回肠造口和结肠造口均可用于粪便转流。从肛门直肠将粪便转流有利于其愈合，并且使肛周并发症得到改善或完全愈合（图 48-21 和 48-22a，b）。

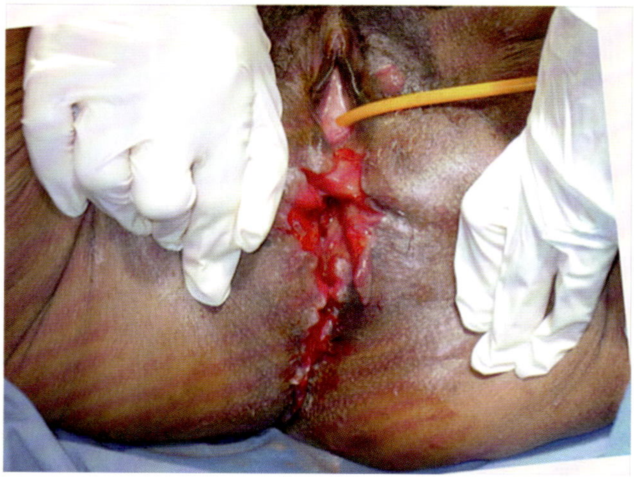

图 48-21　转流前肛周伤口

在一项小样本的非随机研究中[151]，39 例患者中有 13 例接受了粪便转流以治疗严重的肛周 CD 治疗。在平均随访时间为 5 年期间，11 例（85%）患者的瘘管完全消退了，仅 2 例（15%）患者需要直肠切除术。相比之下，在局部手术后，26 例（19%）患者只有 5 例完全解决了肛门周围疾病。6 例患者恢复肠道连续性，其中 3 例患者无病变。作者得出结论，粪便转流是严重的肛周克罗恩病的可行治疗方案，并且粪便转流与单独的局部手术治疗相比可能更有效[151]。尽管鼓励通过粪便转流进行局部控制，但只有少部分转流患者能够恢复肠道的连续性。在最近一项关于 138 例转流患者的报告中[152]，仅有 30 例（22%）患者能够关闭造口，63 例（45%）进行了直肠切除术合并永久性造口。没有特别的治疗方法包括生物治疗，能够改善这些患者的治疗效果[152-153]。尽管粪便转流通常能够使肛周疾病处于静止状态，但没有功能及转流的直肠作为 Hartmann 储袋具有自己的风险。尽管进行持续监测，但在这些情况下仍有肿瘤发生的报道[154]。在直肠不能恢复连续性的情况下，强烈建议进行直肠切除术。

直肠切除术

在某些情况下，肛周 CD 太严重，直肠切除术合并永久性粪便转移是唯一可行的选择。10% ～20% 的病例需要这种干预 [155]。肛门狭窄和活动性结肠 CD 的存在，与直肠切除术和永久性造口的风险增加有关 [156]。该手术通常涉及两个手术领域，腹部和肛周。只要有可能，肛周手术应利用括约肌内解剖，以降低肛周瘘管不愈合的风险。通常有肛周伤口自主闭合的报道 [157-159]。腹会阴联合切除术后预期超过 35% 的患者出现肛周伤口问题（图 48-23）[160]。没有愈合的肛周伤口使用多种方法进行处理，包括皮肤移植 [161]、股薄肌 [162] 和腹直肌肌皮瓣 [163]。由于肛周疾病病变范围广泛，往往需要分期处理。腹部直肠切除术合并肛提肌水平横断直肠有助于肛周疾病愈合或者改善及方便小病变范围进行后续的二期肛周肛管直肠切除术 [164]。

肛门直肠狭窄

肛门或直肠狭窄被认为是由于透壁性炎症导致的。据报道称 17%的肛周 CD 患者发生肛门直肠狭窄 [59]。Linares 及其同事 [165] 报道了 44 例 CD 相关的肛门直肠狭窄的患者。所有 48 个狭窄中，22 个发生在直肠，15 个发生在肛门，11 个发生在肛门直肠。几乎所有这些患者均存在直肠炎和肛周病变。虽然一些狭窄可能是无症状的，但最常见的症状是血便、便秘、肛周疼痛和失禁 [165]。常常通过指检或肛门直肠镜检查就能够明确其诊断。

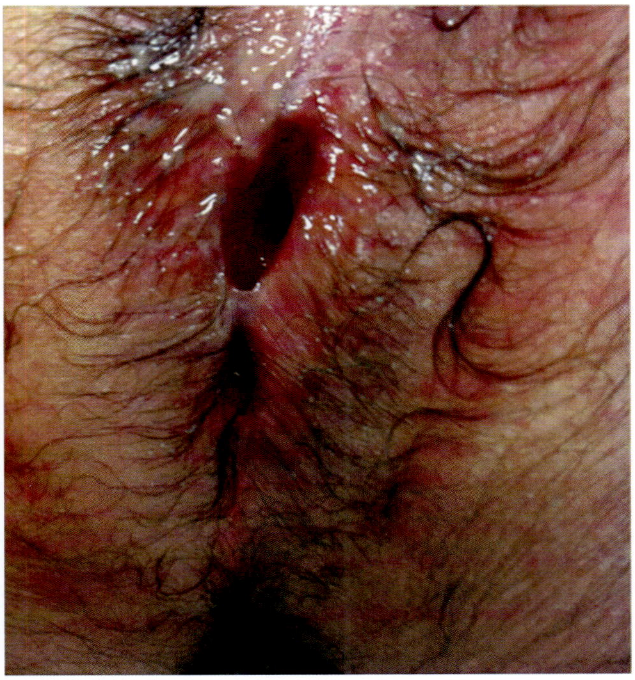

图 48-23　术后 4 年仍没有愈合的肛周伤口

治疗

无症状狭窄无需特殊治疗。任何相关性直肠炎均应系统性和（或）直肠局部使用药物进行治疗。阻塞性排便通常可通过手指、同轴气球或 Hegar 扩张器进行扩张处理 [165]。也有报道称使用直肠袖套皮瓣能够有效治疗 [166]。尽管采取了这些措施治疗，其中约一半的患者最终需要进行直肠切除术 [156, 165]。

肛门癌

克罗恩病患者患结直肠癌的风险较大 [167]。长期存在肛周疾病增加了肛门鳞状细胞癌 [168] 和腺癌 [169] 的风险。这些病变可发生在肛管内或慢性瘘管内（图 48-24）。主要通过活检进行诊断。癌症相对不常见，但经常发现太晚 [170]。因此，强烈推荐所有长期的肛周病变进行常规的定期活检 [167]。长期性瘘管的引流改变或疼痛加剧应该怀疑恶性变性。由于瘢痕、硬结和解剖结构异常通常是同时存在的，在这些情况下，体格检查往往难以发现并会误导诊断。

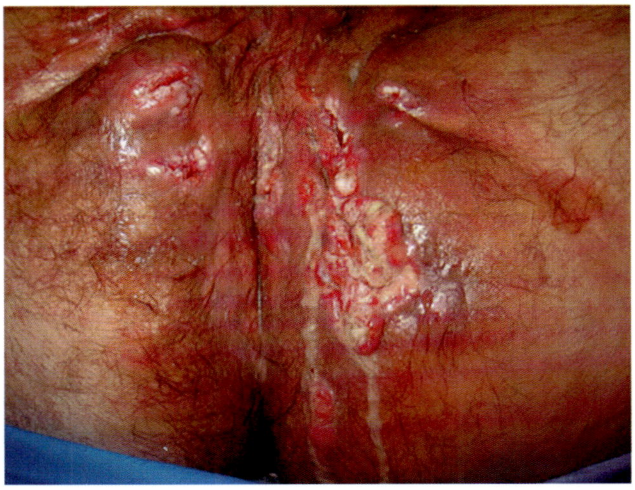

图 48-24　多发性瘘管中的鳞状细胞癌

治疗

CD 患者肛门直肠癌的治疗应遵循普遍接受并适用于任何患者的治疗方法。治疗前评估应包括合适的影像学检查以排除转移扩散。鳞状细胞癌通过合并放、化疗能够有效治疗（图 48-25）。如果病变较小，可进行局部切除。腺癌可能需要新辅助化放疗，然后进行腹会阴联合切除术。在这些情况下，应考虑全直肠结肠切除术。

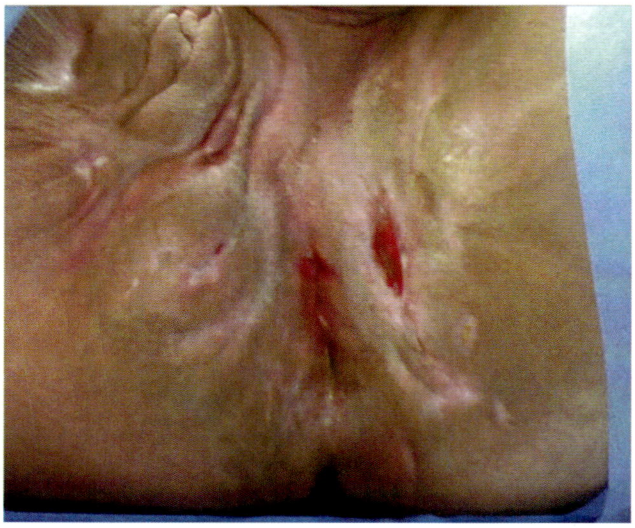

图 48-25 经过放化疗后多发性瘘管中的鳞状细胞癌

小结

肛周克罗恩病是一种常见的疾病。在所有情况下都需要早期治疗肛周脓肿。如果肛门直肠没有 CD 炎症，简单问题如皮赘、痔和单纯瘘管通常可以常规方式处理。更复杂的问题通常需要联合药物和外科治疗。彻底了解疾病的解剖和病变范围以及治疗的预期风险和益处是非常必要的。外科医生和消化内科医生以及其他专家之间的紧密合作至关重要。克罗恩病是不可治愈的。肛周 CD 的治疗应尽可能地达到完全愈合，维持直肠功能和控制，消除脓肿和改善生活质量。肛周 CD 诊疗规范如图 48-26 所示。

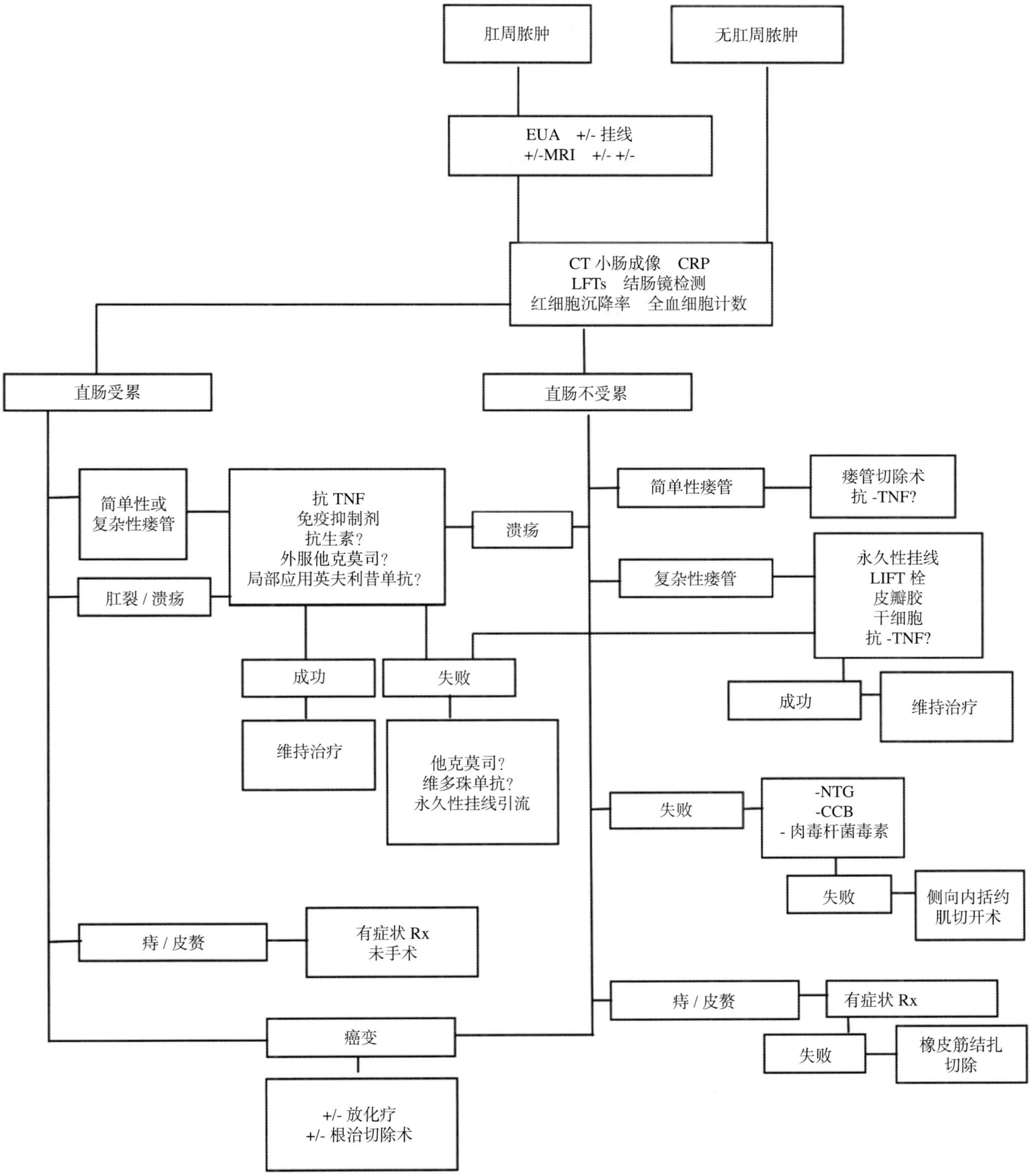

图 48-26　肛周 CD 诊疗规范（EUA，麻醉下检查；I&D，切开引流；MRI，磁共振成像；ERUS，直肠内超声；CT，计算机断层扫描；CRP，C- 反应蛋白；LFTs，肝功能检查；NTG，硝酸甘油；CCB，钙通道阻滞剂；LIS，侧向内括约肌切开术；RBL，橡皮筋结扎）

（参考文献参见 www.pumpress.com/home-specific-edu/5599.html ）

第49章

克罗恩病的外科治疗

Roberta Muldoon, Alan J. Herline
李 毅 高 文 丁 召 译 龚剑峰 审校

要点

- 克罗恩病（CD）是一种慢性炎症性肠病，多见于回肠和结肠，病变可以累及整个消化道。
- 外科治疗主要用于药物难以控制或出现并发症（梗阻、穿孔、瘘管、出血）的克罗恩病。
- 术前的影像学检查、营养评估、当前药物治疗和合并疾病的评估对手术策略的制订和后续的手术结局起到重要的作用。
- 外科治疗应以缓解克罗恩病的症状为主，尽可能保留小肠。
- 回结肠切除术是克罗恩病最常见的手术切除方式。
- 对于中毒性结肠炎，如果积极的药物治疗（激素或者拯救性英夫利昔单抗）没有反应，需要行全结肠切除、末端回肠造口术。不能延误治疗，否则会出现严重的后果。

克罗恩病的外科治疗

克罗恩病是一种慢性透壁炎症疾病，主要位于末端回肠和结肠，可以累及整个消化道。克罗恩病的病程决定其发病形式多变，常常表现为慢性缓解与急性活动交替。克罗恩病的严重程度变化非常大，可从长期缓解进展为不可逆的症状。克罗恩病慢性透壁炎症导致的特有并发症包括狭窄、梗阻、瘘管和脓肿。到目前为止，克罗恩病仍然不能治愈，治疗的主要目的是诱导和维持缓解，减少并发症。虽然主要通过药物来达到此目的，但是手术治疗也起到非常重要的作用。外科治疗内容主要包括：确定合适的手术时机，以免耽误治疗；改善患者的状态，减少术后并发症；尽量保留更多的小肠；减少术后复发率。由于克罗恩病非常复杂，这就需要精心制订手术策略，以获得最好的手术效果。并且需要特别关注患者的术前情况，包括全身健康状况、营养情况、目前的药物治疗，这些因素都可以影响手术的结局。在手术方式选择上，病变的位置、疾病的严重程度、周围组织和器官的影响和患者的意愿都需要进行综合考虑，以使患者达到最大获益。手术治疗对患者的身体恢复具有很好的作用，超过90%患者可以通过手术治疗来缓解或是完全解除症状[1]。

免疫抑制剂和生物制剂的应用趋势

在过去的几十年，克罗恩病的诊断和治疗进展迅速。胃肠道造影CT和MRI的应用，提升了我们早期诊断克罗恩病的能力。同时，药物治疗也在不断进步，尤其是免疫抑制剂和生物制剂的应用。很多研究不仅关注这些进展对于克罗恩病自然病程的影响，也同时关注药物治疗对于外科干预的影响。

总的来说，在过去的50年，克罗恩病的发病率和患病率仍在不断提高[2]。发病率最高的地区和国家是北欧、英国和北美[2-3]。明尼苏达州奥姆斯特德县克罗恩病的发病率从1940－1993年的5.8/100 000上升到了1990－2000年的7.9/100 000[4-5]。丹麦北部女性克罗恩病的发病率从1978－1982年的4.1/100 000上升到了1998－2002年的10.7/100 000。同一时间，男性发病率从3.2/100 000上升到了8.5/100 000[6]。北美的克罗恩病的发病率从1981年的3.1/100 000上升到了1999年的14.6/

100 000，患病率从 1988 年的 26/100 000 上升到了 1999 年的 198.5/100 000[7]。在其他地区患病率也有提高，明尼苏达州奥姆斯特德县克罗恩病 1991 年的患病率比 1980 年高了 46%[4]，2001 年进一步上升到了 174/100 000[5]。在 2002 年，丹麦北部患病率是 151/100 000。

过去几年中，接受外科手术的克罗恩病患者比例也在不断变化。在 1995 年之前报道中，克罗恩病外科干预的比例变化范围是 35% 到 78%，而且大部分手术切除时间是在诊断后第一年内[8-14]。Ramadas 等在一个基于人群的队列研究中，研究了英国威尔士加的夫的克罗恩病的自然病程。他们将患者以诊断的年限分为三组：A 组：1986 — 1991 年；B 组：1992 — 1997 年；C 组：1998 — 2003 年，比较了三组患者的手术率，三组的手术率分别为 59%、37%、25%[15]。Jess 等通过基于人群的队列研究了丹麦哥本哈根的克罗恩病患者，将患者根据诊断的年限分成三个队列，分别是 1962-1987 年、1991-1993 年、2003-2004 年。他们发现同队列二和三相比，队列一患者从有临床症状到确诊的时间更长，这可能是由于更先进的影像技术的引入，使克罗恩病得以早期诊断。而且，他们还发现三组患者肠切除的比率分别为队列一 35%、队列二 28%、队列三 12%。他们认为出现这个结果主要归因于与队列一相比，队列三患者采取了更积极的药物治疗[16]。丹麦开展了一个相似的研究，结果表明同对列四（2003 — 2011）的 23.3% 相比，队列一患者（1979 — 1986）的外科手术率是 50.3%[17]。在 1995 之后的报道中，克罗恩病外科干预的比率的变化范围是 20% 到 44.3%[1, 17-21]。

许多研究统计了克罗恩病的累积手术风险。Bernell 等开展了一项基于人群的队列研究，纳入了 1955 — 1989 年的 1936 名克罗恩病患者。研究发现 73.6% 的患者至少需要接受 1 次肠切除术。明确诊断后的 1 年、5 年、10 年的累积手术率分别是 44%（95%CI，42% ~ 47%）、61%（95%CI，59% ~ 63%）和 71%（95%CI，69 ~ 73%）[9]。Vester-Anderson 等在丹麦进行了一个前瞻性的基于人群的队列研究，纳入 2003 年 1 月至 2004 年 12 月间的所有 CD 患者，随访截止时间是 2011 年 12 月。在随访期间，他们发现有 29.1% 患者需要手术治疗，1 年、5 年、7 年的累积手术风险分别是 14.6%、24.6% 和 28.5%[18]。同样，在挪威，1 年、5 年、10 年的累积手术率分别是 13.6%、27%、37.9%[19]。这些研究表明了患者病程越长，需要手术干预的可能性就越大。

进一步评估克罗恩病自然病程，发现一些与手术风险相关的因素。相比而言，在 40 岁之前明确诊断的克罗恩病患者更可能需要外科治疗[8,20,22]。而且，末端回肠或是回盲部病变的患者比存在结肠病变的患者更需要手术治疗[9, 10, 12, 20]。Bernell 等发现小肠或是孤立回结肠病变患者手术风险是结直肠病变患者的 3.2 倍[9]。最后，狭窄、穿孔表型的病变患者更需要手术治疗[20]。Sands 等评价了 345 例接受过手术治疗的患者，研究发现在 20% 需要手术治疗患者中，有 50% 患者在诊断后 6 个月内行手术治疗。研究发现了一些与早期手术相关的因素，包括吸烟、小肠病变未累及结肠、恶心、呕吐、腹痛、中性粒细胞计数和诊断后 6 个月内激素的应用[21]。

克罗恩病的药物治疗取得了很大的进展。现有问题就是：新药物治疗是否改变克罗恩病手术治疗的需要和时机？大量研究观察了这些新药物治疗对克罗恩病结局的影响。D'Haens 等开展了一项随机试验，纳入 2001 — 2004 年间比利时、荷兰和德国的病例。他们比较了两种治疗方式：一种是传统治疗方式，首先考虑激素治疗，然后硫唑嘌呤，然后英夫利昔单抗；另一种方式为接受英夫利昔单抗和硫唑嘌呤的联合治疗。他们发现在第 26 周，相比传统治疗组的 35.9%，联合治疗组 60% 的患者达到缓解，且不需要激素或手术干预[23]。其他研究同样支持这个观点，长期应用抗 TNF 治疗减少了外科手术的需要[19, 24]。但也有研究不支持此观点。Burke 等研究了爱尔兰患者的肠切除手术率趋势。他们发现小肠、右半结肠和直肠切除率没有变化，左半结肠切除率减少，然而全结肠切除率上升。这种转变反映更多的是病例的变化，而不是药物治疗的影响[25]。通过观察抗 TNF 治疗前和治疗后基于人群的研究，就会发现抗 TNF 问世前 5 年内外科手术率变化范围 27% ~ 61%，抗 TNF 问世后外科手术变化范围是 25% ~ 33%，手术率并没有明显下降[26]。

自 1932 年开始，克罗恩病外科手术率已经明显下降了，但是最大降幅出现在引入生物制剂之前，这是激素广泛使用的一个反映。手术率持续的下降更可能受到多个因素的影响。尽管一些数据表明免疫抑制剂和生物制剂的应用减少了手术需求，但需要谨慎地解读这些数据。因为许多研究的随访时间较短，纳入了抗 TNF 治疗前病程长或者是具有克罗恩病相关手术史的患者。所有这些因素都会使数据分析变得复杂。除此之外，在过去几年中，诊断技术的提高让我们可以更早地诊断疾病。由于更早得到诊断，疾病活动度较低，因此不需要外科干预。早期诊断也会进行早期治疗，因此减少疾病并发症的发生，减少外科手术的需要。进一步大样本、长时间随访的基于人群队列的研究能够更深入地阐明生物制剂对克罗恩病自然病程的影响。

手术指征

克罗恩病是一种非常复杂的异质性疾病。克罗恩病的外科治疗分为急诊手术和择期手术。手术时机选择非常关键。最理想的治疗模式是包括消化内科医生、影像科医生、结直肠外科医生在内的多学科联合治疗。非急性手术指征包括药物治疗失败、慢性梗阻、瘘管、脓肿、癌症和一些生活质量方面的问题。其中最常见指征是药物治疗不能有效控制的症状。急性手术指征包括急性梗阻、穿孔、出血、中毒性结肠炎等。

药物治疗失败

由于药物治疗失败，33%～37% 克罗恩病患者需要手术治疗 [14, 27]。治疗克罗恩病有许多药物，包括激素、5- 氨基水杨酸、抗生素、免疫抑制剂和生物制剂。每种药物都有治疗作用，但也有其风险和副作用。而且它们具有不同的起效时间的最佳间隔时间，以发挥最大的效能。当一种药物失效，可以尝试其他药物。最终，当所有药物都失效时，需要考虑手术治疗。药物治疗失败，不仅包括药物不能控制症状，而且包括症状得到控制，但患者难以接受的药物副作用或反应。在 3～6 个月内不能停止激素治疗也认为是药物治疗失败 [28]。在一项基于人群研究中，173 例患者中有 43% 病例使用激素治疗。在 1 年时，发现有 28% 患者产生激素依赖 [29]。如何平衡过度药物治疗和避免外科手术是非常重要的。患者常常一心为了避免手术，最终导致全身健康和身体状况严重下降。由于营养不良、体重下降和增加激素用量都会对外科手术效果产生不利的影响，因此为了避免恶化身体状况，手术时机选择非常重要。Scott 等从患者的角度调查并评估手术时机选择。其中 74% 患者表明他们希望在早期进行手术，原因主要有：97% 考虑疾病严重，86% 认为手术后可以正常吃饭，62% 认为手术后感觉健康，43% 认为可以摆脱药物治疗 [30]。

梗阻

20%～25% 克罗恩病的手术是由于梗阻导致的 [14, 27, 31]。透壁炎症导致肠壁增厚，随着时间的推移而纤维化并引起瘢痕形成。这种狭窄可以导致典型慢性梗阻症状。由于这种狭窄随着时间进展缓慢，肠道慢慢适应了这种慢性梗阻。患者可能会出现间断痉挛腹痛、腹胀和特定食物不耐受。随着疾病不断地出现急性发作，瘢痕加重，导致纤维狭窄并伴随进一步加重的症状。梗阻的其他病因包括吻合口狭窄或是癌灶。

当患者出现梗阻的症状，寻找梗阻病因很重要。CT 检查可以探寻狭窄病因。同时，区分炎症性梗阻、纤维性梗阻和吻合口梗阻非常重要。炎症梗阻患者可能对激素治疗有反应，进而改善梗阻症状，避免急诊手术治疗。当患者情况好转，要重新行 CT 检查以评估是否存在需要择期手术治疗的纤维病变，以防梗阻再次发作。纤维性梗阻则可能更需要外科干预。如果梗阻继发于吻合口狭窄，在选择治疗上，可以考虑应用内镜下扩张术。

内镜下球囊扩张术可以作为治疗继发于狭窄的梗阻的一种方法。Ajilouni 等评估了 37 例患者的 83 处狭窄。31 处狭窄位于存在残存病变的吻合口。90% 狭窄被成功扩张，其中 77% 患者仅需要行一次扩张术。需要行两次扩张的患者中的 50% 在 20 个月没有再次行扩张术。他们发现扩张术具有很高的成功率（84%）、较低的并发症发生率（3%）、较低的狭窄再次发生率（26%）和较低的后期手术率（13%）[32]。Ferlitsch 等评估了球囊扩张治疗的 46 例狭窄患者。46 例患者中 7 例患者没有扩张成功，因此只评估了剩余 39 例患者的 79 次扩张术。其中回结肠吻合口狭窄占 59%，其余 41% 是原发狭窄。两例患者发生了穿孔，需要行手术治疗（5%），1 例患者发生严重出血，需要输血，此患者最终自发愈合停止出血。31% 患者进行了一次扩张手术，没有再次行扩张或手术治疗。在随访的 21 个月中，

62% 患者需要再次干预，其中 33% 患者需要手术治疗。这些研究表明，对于有能力实施内镜扩张术的单位，内镜扩张术治疗克罗恩病狭窄是可行的。

穿孔

穿孔在克罗恩病手术适应证中所占比例较小，只有 1%～3%。出现穿孔的患者常常伴随着完全性梗阻或中毒性结肠炎。患者常常合并感染，需要立刻实施外科干预。穿孔的位置取决于穿孔的病因。如果穿孔与继发于小肠狭窄的完全梗阻有关，穿孔部位可能刚好位于狭窄近端。最好的治疗方式是切除吻合并考虑近端转流处理。如果穿孔的病因是结肠狭窄，由于盲肠肠壁比较薄，穿孔可能位于盲肠。最好治疗方式是全结肠切除并末端回肠造口术。如果穿孔的病因是中毒性结肠炎，穿孔位于肠壁坏死处，治疗方式同样是全结肠切除并末端回肠造口术。

出血

克罗恩病很少出现大出血，大出血只占到了手术指征的 2%～13%[27, 34-38]。克罗恩病出血的检查和治疗同其他病因的胃肠出血相似。就诊时，首先应该复苏并稳定患者情况。其次，采取措施尝试定位出血点。常常采用内镜检查、出血部位影像学检查、或者选择性血管造影术。为了防止过度和不必要切除肠管，确定出血的来源非常重要。血管造影术可以成功定位 40%～45% 的患者出血点[35, 37]。

由于手术治疗克罗恩病合并出血非常少见，关于克罗恩病大出血的发生率和治疗效果的文献非常少。大部分文献来源于小队列的病例报告。其中两项较大研究让我们了解了这一并发症严重性。Robert 等发现 1960 — 1986 年在西奈山医院治疗的 1526 例克罗恩病患者中，21 例患者表现为严重胃肠出血。其中 6 例（28.5%）接受药物治疗，出血没有再次发作。10 例（48%）接受手术切除，疗效良好。一例最初手术治疗出血的患者再次出血，进行了第二次手术。30% 最初接受药物治疗的患者再次出血。在这些复发患者中，有一例患者接受手术治疗，后再次出血、失血死亡。在手术治疗的患者中，再出血发生率为 15%[35]。

Cirocco 等有类似的发现。他们评估了 38 例严重出血的患者，其中包括 4 例他们自己处理的患者和 34 例文献报道的患者。38 例中的 5 例（13%）患者失血死亡。除去这 5 例患者，剩下患者中 91% 患者需要外科干预来控制出血。回结肠切除是最常用的手术方式，其中 53% 患者进行了回结肠切除术，切除后再次出血率是 3.5%[37]。

因为出血来源的定位非常重要，所以针对准确定位出血，文献报道了一些推荐的方法。Leowardi 等建议将血管导管置于适当位置，并在手术室注射异硫丹蓝以鉴定需切除的肠段[1]。Remzi 等报道了使用注射高度选择性亚甲蓝的激发血管造影术来定位隐匿的少量出血部位。当存在多个病变肠段时，这种方法有助于确定需要手术切除病变肠段[39]。最后，还可以尝试应用血管加压素止血，但不能够肯定止血效果。然而，这种血管加压素可以帮助暂时缓解出血，以便在确定性手术治疗前进行充分的复苏。

脓肿

脓肿是克罗恩病患者另一个常见的手术指征，占到了克罗恩病手术的 7%～25%[27, 40-44]。脓肿的形成是由于透壁炎症病变肠管的微穿孔造成的。腹腔脓肿大多发生在回盲部[31]。最佳的治疗方案取决于脓肿的大小和位置。如果在 CT 或 MRI 上发现炎性包块，首先必须确定炎性包块是脓肿还是蜂窝织炎。如果是脓肿，要评估经皮穿刺引流是否可行。因为 40% 自发性脓肿合并瘘管，所以大多数自发性脓肿最终需要手术切除病变肠管[31]。如果脓肿太小或不适合经皮穿刺引流，那么可以试用抗生素治疗。

Garcia 等观察了 51 例合并腹腔脓肿的克罗恩病患者在 10 年内的临床病程。在这些患者中，10 例接受药物治疗，7 例行经皮穿刺引流治疗，34 例行手术治疗脓肿。两名患者在初次住院期间死亡，其中 1 例在经皮穿刺引流组，另 1 例在手术组，并未纳入分析。各组脓肿复发率分别为 50%、67% 和 12%。50% 的非手术治疗患者最终需要手术治疗，而仅有 12% 的手术治疗患者在随访期间需要再次手术[45]。

经皮穿刺引流术在治疗腹腔脓肿中起了重要的作用。因为经皮穿刺引流可以改善患者的临床状况，并可能将急诊手术转为择期手术。理想情况下，应在脓肿引流成功、感染控制后再行手术切除肠管。另外，如果脓肿经皮穿刺引流成功，手术后感染性并发症的风险显著降低。超过 90% 的经皮穿刺引流术在技术上是成功的，超过 50% 的患者在短期内避免手术[31, 46]。克罗恩病术后脓肿也比较常见，相比自发性脓肿，经皮穿刺引流治疗术后脓肿更可能获得成功[46]。复杂脓肿可能更需要外科手术干预。如果患者脓肿引流无效，症状也不见改善，则需要手术干预。

肠瘘

由于克罗恩病是一种透壁炎症疾病，所以相当比例的克罗恩病发生肠瘘。Steinberg 在他的研究中发现瘘管发生率为 17%，同过去其他研究相比呈现一个下降的趋势[41-42, 47-48]。这种趋势可能是由于对疾病的认识提高以及药物治疗的进步。肠瘘可分为内瘘和外瘘。内瘘可以在肠管间，但也可以从肠管穿通到任何邻近的结构或器官，例如膀胱、阴道或腹膜后。肠 - 皮肤瘘属于肠外瘘。通常在瘘口远端存在一个狭窄区域，导致肠腔内压力增高，导致肠瘘形成[1]。只有出现症状的肠瘘需要治疗。例如，从末端回肠延伸到紧邻的小肠袢的肠内瘘不一定需要治疗。但是，跨越很长肠段的瘘管，如胃 - 结肠瘘就可能导致并发症并需要手术治疗。肠瘘占克罗恩病手术指征的 15% ~ 24%[14, 27]。

肠内瘘是克罗恩病中最常见的腹部瘘管类型，多数来源于末端回肠[1, 31]。瘘管起源于肠道疾病部位，可以穿透到正常的周围组织。回肠 - 乙状结肠瘘是最常见肠内瘘[1, 27]。对于这种肠瘘，通常需要切除病变肠管，切除或转流窦道，并修复无炎症的肠管。患者还可能出现腰大肌的脓肿，主要是由回肠至腹膜后的窦道引起的，这就需要切除炎症肠管，以阻止脓肿复发[1]。

肠外瘘可以是自发的或手术后的并发症。肠外瘘对患者影响很大，由于消化液经外瘘丢失，造成患者的脱水、代谢异常、皮肤损伤和影响患者的日常生活。治疗方案的治疗效果取决于肠瘘的病因。75% ~ 85% 肠外瘘发生在手术后，由于吻合口漏或术中误伤肠管造成的。因为这些肠管是正常的，所以采取保守治疗就可以使瘘管闭合。15% ~ 25% 是自发性肠外瘘，主要由于克罗恩病、放射损伤或癌变肠管自发形成的。这些类型的瘘管在没有外科手术干预下很难愈合[31, 49-50]。

Poritz 等对 1983 — 2000 年间接受手术治疗的 51 例克罗恩病患者进行了回顾性研究。他们发现小肠 - 皮肤瘘占 64%，结肠 - 皮肤瘘占 21%，14% 瘘与之前的吻合口相关。23% 瘘发生在术后，27% 发生在脓肿引流后，50% 发生在复发病变。72% 的患者首先保守治疗，尝试控制感染和炎症。51 例患者中有 8 例（16%）肠瘘复发，平均复发时间为 27.0 ± 9.0 个月，多数经手术证实为疾病复发导致[51]。

癌症和不典型增生

克罗恩病患者发生癌症风险增加。Laukoetter 等的一个荟萃分析，纳入了 20 个临床研究，包含了 40 547 例克罗恩病相关的癌症（Crohn’s disease-associated cancer，CDAC）患者。他们发现 CDAC 的发病率为 0.8/1 000 人年（95%CI，0.6 ~ 1.0/1000 人年）。这意味着一年的观察期内，1000 例克罗恩病患者中有 0.8 个患者发展成了克罗恩病相关的癌症。克罗恩病相关结直肠癌的总发病率是 0.5/1 000 人年（95% CI，0.3 ~ 0.6/1000 人年），患病率是 0.24%（95%CI，0.19 ~ 0.28）。CD 相关小肠癌总发病率是 0.3/1 000 人年（95%CI，0.1 ~ 0.5 人年），患病率为 0.16%（95%CI，0.12 ~ 0.21）。他们发现 CD 相关的肠瘘引起癌症的发生率 0.2/1000 人年（95%CI，0 ~ 0.4/1 000）[52]。总之，CD 患者与普通人相比，结直肠癌的风险增加了 2 ~ 3 倍[52-53]。对于小肠肿瘤，增加了 18.75 倍[52]。Von Roon 等的 meta 分析也发现克罗恩病患者小肠和结肠癌的风险增加。但他们发现直肠癌的风险没有增加[54]。

许多研究表明发展成癌症的克罗恩病患者中男性居多[55-56]。研究表明，CDAC 的平均诊断年龄是 49 ~ 56 岁，比散发肠癌年轻了 10 ~ 15 年[24, 55, 57]。从克罗恩病起病到诊断癌症的平均病程是 20 年[55]。Ribeiro 等人评估了 30 例患者的 33 处大肠腺癌。50% 患者存在回结肠炎，27% 存在结肠炎，23% 只存在回肠炎。5 例患者存在肠外肿瘤。他们发现，73% 的癌灶位于脾曲远端。值得注意的是，58% 的癌症发生在活动性病变的区域，而 42% 发生在远离活动性病变的区域。13% 癌症与瘘管相关，10% ~ 20% 的患者发生了同期多原发癌[55, 57]。

克罗恩病相关癌症患者的生存率较低，5 年总的生存率是 41.3% ~ 44%[24, 55]。一个亚组分析比较了位于旷置肠管的癌和位于消化液正常流经肠管的癌。那些位于消化液正常流经肠管的癌的 5 年生存率是 56%，而位于旷置肠管的癌是 0[55]。表明旷置肠管发生癌变的风险更高、预后更差。正是因为这个原因，应尽量避免行转流旷置肠管手术。对于那些预期不回纳使用的直肠残端，应该切除。另外，狭窄肠段发生癌变的风险更高。Levasz 等发现每年结直肠癌总的发病率为 7.73/10 000 人年。但是，当存在结肠狭窄病变时，发病率是 56.9/10 000 人年 [58]。这表明，结肠狭窄患者如果不行手术切除，则需要密切随访监测。

高度异性增生（high-grade dysplasia，HGD）是溃疡性结肠炎行结肠切除术的指征，克罗恩病也是如此。Kiran 等评价了 50 例因 CD 相关的异型增生行结肠切除术的患者。HGD 预测最终 HGD 或癌症可能性是 73%。组织活检 LGD 预测结肠切除术后标本 HGD 的可能性是 36%。44% 行经腹直肠结肠切除或结肠次全切除的患者存在多灶异型增生，40% 癌症患者有远离癌症部位的异性增生 [59]。研究发现 HGD 同几乎所有的结肠癌存在关联 [57, 60]。除此之外，对非癌症相关的克罗恩病的 100 个肠切除标本进行检查，发现只有 2% 轻度异型增生检出率 [61]。这表明如果存在 HGD，需考虑结肠切除术。

中毒性结肠炎

重度结肠炎如果治疗不当或治疗不及时可发展严重且具有潜在至命性的病症，Truelove & Witts 提出中毒性结肠炎主要表现为：严重腹泻（血便 >6 次 / 天）、发热（>37.5℃）、心动过速（>90 次 / 分）、贫血（<10.5 g/dl）以及 ESR 升高（>30 mm/h）[62]。此外，如果出现结肠扩张（中毒性巨结肠）则会增加并发症发生率并提示预后不良。关于中毒性巨结肠的诊断，目前被普遍接受的是由 Jalan 等（表 49-1）提出的标准 [63]。同时，对此类患者进行有效管理的关键在于采取多学科联合治疗方案。治疗过程中，我们应准确评估患者病情的严重程度并密切关注患者临床症状的变化。如患者出现严重出血、肠穿孔或感染性休克，应在充分液体复苏后尽快行急诊手术 [64]。如果没有以上症状的出现，可给予积极的药物治疗并密切关注病情变化。

重度结肠炎患者治疗的首要步骤是通过静脉补液、纠正水电解质平衡、输血等手段维持内稳态，尤其要注意钾和镁的平衡，因为，低钾血症和低镁血症会使患者更易出现结肠扩张。尽管保持肠道休息并给予全肠外营养治疗并未证实有明显优势，但是，如果需要行急诊手术，则患者须禁食并进行营养评估 [65-66]。全肠外营养是改善此类患者营养状况

表 49-1　中毒性巨结肠诊断标准

结肠扩张的影像学证据
以下表现至少满足三项：
发热 >38.0 °C（101.5°F）
心率 >120 次 / 分
中性粒细胞增多 >10.5 × 10^9/L
贫血
除了上述之外，至少有以下之一：
脱水
意识改变
电解质紊乱
低血压

的有效措施之一。临床上应排除其他可能导致腹泻的病因，如艰难梭菌或巨细胞病毒感染，这两种病原体的感染可通过粪便微生物检测，粪便艰难梭菌毒素检测或内镜检查鉴别。严禁行全结肠镜检查，因为全结肠镜检查有引发肠穿孔的风险。如果患者有腹胀，应每天行腹部 X 线平片检查，这样可以有效的评估和监测结肠扩张情况。同时，患者应避免使用抗胆碱药、止泻药、麻醉类药物，因为此类药物可导致结肠张力减弱并加重结肠扩张程度。一项关于重度结肠炎使用抗生素治疗的随机对照试验表明，在没有感染的情况下，添加抗生素治疗并无益处 [67-68]。然而，当怀疑有感染存在时，抗生素的使用是可行的。炎症性肠病患者是血栓栓塞的高危人群，因此应积极预防，防止此类并发症的发生。

中毒性结肠炎患者药物治疗主要是糖皮质激素，用法为等效剂量的氢化可的松 300 mg/d 或甲泼尼龙 60 mg/d，使用更大剂量并无益处，相反会使药物副作用可能性增加。对于激素无效的患者，一般考虑英夫利息单抗或手术治疗。多项研究已表明，英夫利息单抗是治疗急性重症溃结的有效手段之一 [70-72]。Jarnerot 等的研究将 45 例重度结肠炎患者随机分为两组，一组为激素治疗四天后给予英夫利息单抗注射（5 mg/kg）另一组为安慰剂对照组，研究结果发现注射英夫利息单抗组在 3 个月后结肠切除率为 29%，而对照组为 67% [71]。

对药物治疗无应答或者在治疗 24 ~ 72 小时内临床症状加重的重度结肠炎患者，应考虑行急诊手术治疗。此类患者如果延误手术时机将带来严重后果并增加术后并发症。研究发现穿孔患者较

非穿孔患者死亡率明显上升：从 2%～8% 上升至 27%～40%[74-75]。手术方式常选择全结肠切除末端回肠造口术。同时，此类患者应避免行急诊直肠切除术，原因如下：第一，重症患者行急诊直肠切除术将增加患者死亡率；第二，对于那些直肠和肛周无病变的克罗恩病患者可后期实施肠道重建手术。虽然临床上一般不考虑进行急诊直肠切除，但是如果出现直肠出血或直肠穿孔，应考虑此术式。对于那些行全结肠切除末端回肠造口的患者，大部分患者最终还需行直肠切除术。Harling 等通过一项回顾性分析，研究了行全结肠切除末端回肠造口术患者直肠的临床结局。研究纳入了 84 位患者，最终 25 例（30%）患者行回肠直肠吻合术，其中有 16 例（19%）患者可保留排便功能。由此我们可得出结论，对于直肠和肛周无克罗恩病病变的患者，可考虑行重建手术。

手术注意事项

克罗恩病患者，不管是药物治疗失败还是出现并发症，都是临床表现多样的群体，有的患者仅为末端回肠的狭窄，临床上仅表现为轻微的梗阻症状，而有的患者炎性病变可累及大部分肠道，甚至有些患者因中毒性巨结肠出现低血压，脓毒症等表现。患者的病情严重程度不同，手术方式的选择也各不相同，因此应正确判断患者病情所处阶段，准确掌握手术时机。在任何情况下，克罗恩病手术治疗的基本目的是相同的，而遵守这些手术原则有助于对患者做出最明智的手术选择。对于克罗恩病患者，手术并非是完全治愈患者的方式，绝大多数患者在手术后会出现复发，所以手术应尽可能保留更多的肠管。克罗恩病患者术前评估包括：患者整体临床状况，具体为患者营养状况，目前用药情况，既往手术史，目前病情所处阶段，以及患者自身意愿等。

术前评估

患者手术方式及手术时机的选择至关重要，尤其是患者营养状况评估以及术前药物使用情况，因为这些因素对于术后切口愈合以及并发症有很大影响。术前影像学检查可以为临床医生提供很多重要信息，如疾病的严重程度、狭窄累及范围、目前感染状况、手术切除的可能性以及发生短肠综合征的可能性，这些对于患者术前需给予何种治疗方式以及最佳手术干预时机的选择都有着重要的指导意义（图 49-1）。

CT 检查可以反映肠道的炎症变化，而这有助于观察受累肠道的范围，以及决定手术需切除的肠道范围。如果影像学上表现为单一的纤维性狭窄，并出现临床症状，此类患者可直接行手术治疗，无需延期手术，然而，如果影像学表现为大面积蜂窝织炎且受累肠道较多，此时如果贸然行手术治疗，

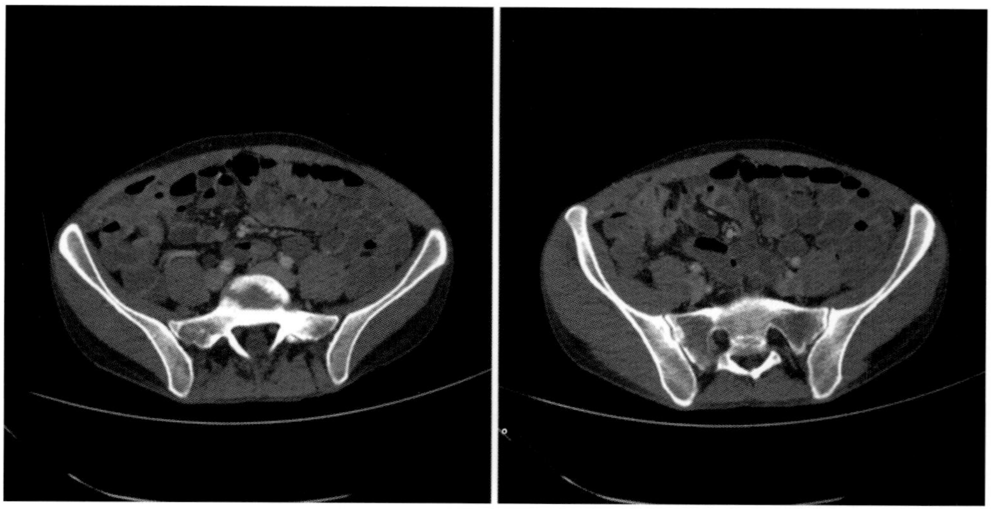

图 49-1 CD 患者 CT 扫描显示肠袢内充盈液体，末端回肠肠壁增厚以及右下腹皮下脓肿

会使大量正常肠管有受损风险。最佳处理方法是给予激素，保持肠道休息并给予全肠外营养支持治疗。这将有助于使炎症消退并降低手术死亡率。当然，病变肠道最终仍然需要切除，然而，通过以上措施可以将正常肠管尽可能少地置入风险之中。

病史及体格检查

对疾病的初步评估始于对患者完整的病史询问以及全面的体格检查。了解患者目前的临床症状，对于决定是否需要行手术治疗很有帮助。对于没有症状的患者，不考虑行手术治疗。弄清患者疾病发作的时间和方式，有助于加深对病情的了解。同时，应询问患者发病至今是否出现肛周病变。询问病史时，现病史中应重点关注饮食变化，包括患者是否因疾病而限制自身饮食，以及近期体重的变化。询问病史时患者往往会说自己"做得很好"，然而只有在具体的询问中才会发现，患者很明显存在严重限制自身饮食的情况。

患者患病至今的用药史、合并症情况、吸烟情况以及详细的手术史都非常重要。用药记录和包括内镜检查以及病理检查在内的手术记录也应详细询问。尽可能多地得到以前的手术信息有助于临床医生了解患者当前的肠管长度，以及以前切除的肠管长度。所有这些信息，对于决定手术方式及手术时机都至关重要。接下来需要对患者行全面的体格检查，患者的生命体征可以清楚地反映患者的整体状态，并可评价患者是否要行复苏治疗。行腹部检查时，应关注患者压痛的范围、既往手术瘢痕、是否有瘘口以及是否有可触及的包块。直肠检查可以反映肛周病变情况，包括是否有可见的瘘口、肛裂或肛周脓肿。直肠指检可以了解肛门狭窄情况、肛周瘢痕以及直肠出血情况。当考虑行手术治疗时，直肠和肛周的检查对于手术的选择也很重要。

影像学 / 内镜检查

进一步检查可确定疾病的病变范围和严重程度，如全结肠及末端回肠的内镜检查，同时，如果怀疑上消化道有累及，应行胃十二指肠镜检查。内镜检查同时应行末端回肠组织活检，对于病变周围看似正常的肠道组织也需行组织活检以了解有无炎症改变。黏膜异常的组织应抽样活检，以排除上皮内瘤变。CT 小肠造影（CTE）及 MRI 小肠造影（MRE）均可用于评估肠道的严重程度及病变范围。由于这两种影像学技术不仅能检测肠壁的病变情况，同时能观察肠壁外的结构变化，因此已经基本取代钡剂检查成为克罗恩病影像学检查的优选手段。这种检查要求患者饮用大量中性或低密度对比剂（造影剂），使肠道充分扩张，这样可以使肠道壁更好地显影。此外，静脉注射对比剂可以更好地观察肠壁强化[77]。与此同时，CTE 检查可以有效地帮助临床医生确定病变肠道是活动性炎症还是慢性纤维性病变，前者对药物治疗反应良好，而后者则需行手术干预。

小肠克罗恩病活动性炎症的肠道影像学表现包括：肠壁过度强化，肠壁增厚，肠壁分层以及肠道外表现如肠系膜末梢血管充盈（梳样征）和肠系膜脂肪密度增高[77]。在这些特征性改变中，肠壁过度强化以及肠壁增厚对活动性炎症最为敏感[78]。肠系膜脂肪密度增加是由于直小血管充血水肿引起。"梳样征"是指穿过肠壁的直小血管充血增粗，形如梳子，称为"梳样征"。对于无肠壁过度强化或活动性炎症征象的狭窄以及黏膜脂肪沉积，都是肠壁慢性纤维化性病变的 CTE 表现。囊样症（sacculation）是由于 CD 炎症过程多累及系膜缘所致，进而导致不对称的系膜侧肠壁纤维化而缺乏弹性。肠腔压力增加导致对系膜缘呈现囊样症改变。肠管聚集聚集并伴有肠袢间或其他结构间强化的窦道多提示内瘘形成[77]。腹腔脓肿采用 CTE 容易鉴别。

CTE 与 MRE 相比各有利弊，因此对于不同需求可以选择不同的检查方式，MRE 亦可以区别慢性纤维性病变与活动性炎性病变，然而，MRE 无放射线，患者无需接受电离辐射[79]，这对于克罗恩病患者还是很重要的，因为此类患者多为年轻人，且需反复随访复查。同时，MRE 有较高的软组织分辨率，可以更清晰地显示肠腔内异常以及黏膜面的溃疡。然而由于 CTE 耗时短，检查时不受呼吸的影响，而且对于肠穿孔的诊断率优于 MRE[80]，因此 CTE 多用于急诊时的肠道检查。CTE 与 MRE 诊断克罗恩病的敏感性分别为 74%、80%，特异性分别为 83%、70%，二者并无统计学差异。二者对于脓肿的发现率均较高而对于狭窄及瘘管的发现则敏感性相对较低。同时，两种影像学检查的阳性预测值较高，而相反，阴性预测值较低[81-82]。因此有些病理变化在术前影像学检查中不一定能发现，同时外科医生也应告知患者，在术中发现其他病理改变时，有可能需要临时改变手术方案。

营养评估以及 TPN 在 CD 治疗中的作用

营养不良与伤口愈合延迟有关，影响生理和精神功能，削弱免疫功能，并增加术后并发症发生率。如今临床上评估营养状况的指标如：体重下降，蛋白质消耗，白蛋白以及前白蛋白水平。这些指标对于评估患者营养状况以及预测手术预后不良均有重要意义。Studley 教授在 1936 年的一项研究中发现，术前严重的体重下降与术后死亡率相关，该研究表明术前体重下降大于正常体重的 20%，术后死亡率为 33.3%，而术前体重下降小于 20% 正常体重的患者，术后死亡率仅为 3.5%[86]。Seltzer 等对 4382 名择期手术患者术后死亡率进行了研究，发现体重下降大于 10 磅（1 磅≈ 0.45 kg）的患者与小于 10 磅的患者（非刻意减肥）相比，术后死亡率分别为 5.8% 和 0.3%[87]。同时，很多类似研究也表明，体重减轻同其他生理学指标联合可更好地预测术后并发症的发生[83]。低白蛋白血症亦可作为术后并发症发病率以及术后死亡率的有效预测因素之一。Gibbs 等对 54 215 名患者的前瞻性观察研究发现，血清白蛋白浓度从 >4.6g/dl 下降至 <2.1g/dl，患者术后死亡率从 1% 上升到 29%，并发症发病率由 10% 上升至 65%[88]。同样，Lindor 等发现，患者白蛋白水平 <3.1g/dl 时术后并发症发生率为 29%，而白蛋白在正常范围患者，此数据为 6%[89]。研究表明，80% 的 CD 患者会出现不同程度的营养不良，同时根据疾病严重程度的不同，65% ~ 76% 患者会出现体重下降[90]。因此，当患者无法行肠内营养时可考虑行全肠外营养治疗，改善营养不良状态，同时，合理的肠外营养制剂应平衡碳水化合物、蛋白质、脂肪以及矿物质的含量。然而，纵使 TPN 确实为患者补充了大量营养物质，临床上仍没有足够的证据表明 TPN 可以作为 CD 的单一治疗途径。有研究也表明 TPN 在诱导缓解治疗中有一定疗效，但是其复发率很高[91-93]。Greenberg 研究了保持肠道休息对于 CD 病情变化的影响，该研究将 51 例患者随即分为三组：全肠外营养组（TPN）、部分肠外营养 + 特定量的流质饮食、部分肠外营养 + 常规饮食。研究发现，三组的缓解率分别为 71%、58%、60%；一年后缓解率分别为 43%、55%、56%，该数据并无明显统计学意义，Greenberg 等也得出结论，以 TPN 作为 CD 的主要治疗手段无明显疗效[94]。

虽然以上这些研究表明若以 TPN 作为 CD 的单一治疗手段，疗效一般，但这并不能说明 TPN 在 CD 的治疗中没有作用。近年来关于 TPN 改善术前营养不良，并降低术后并发症的研究也取得了不少进展，Rombeau 等研究发现，术前给予患者 5 天以上肠外营养治疗，与未给肠外营养治疗相比，术后并发症发生率明显下降[85]。同样，Jacobson 等的研究给予 15 例 CD 患者超过 18 天的 TPN 治疗，与对照组相比，TPN 组术后无明显的并发症发生，而对照组术后并发症发病率高达 27.6%[95]。也有研究表明，术前给予 TPN 治疗，可以减少手术切除肠管长度[96]。当然，这些研究均是小样本量的研究，因此对于结论的可信度应谨慎对待。Veterans Affairs Group 一项大数据研究入组 395 例营养不良并行剖腹探查或非心脏开胸手术的患者，将患者随机分为两组，一组术前 7 ~ 15 天及术后 3 天给予 TPN，一组不予 TPN 治疗。研究发现，两组患者术后主要并发症发生率及死亡率相近，且 TPN 治疗组较非 TPN 治疗组感染性并发症发生率反而更高，分别为 14.1% 和 6.4%。但同时研究发现，重度营养不良患者，接受 TPN 与不接受 TPN 治疗相比，非感染性并发症发病率降低，分别为 5% 和 43%。由此可见，术前 TPN 治疗应具有选择性[97]。

TPN 在 CD 患者中的应用，不仅用于术前改善严重营养不良状态，亦用于肠瘘、短肠综合征治疗以及无法行肠内营养时的营养支持等。当然，TPN 治疗会带来很多并发症，可分为以下几种：操作相关并发症、消化系统并发症、代谢性并发症及感染并发症。操作相关并发症包括插入导管时的损伤（血管损伤、气胸等）、血栓形成、栓塞。消化系统并发症主要是肝并发症，包括胆汁淤积、胆管炎、肝功能障碍、转氨酶升高等。当 TPN 中的水、葡萄糖、电解质、氨基酸、脂肪、矿物质过量或不足时，可出现代谢失衡。导管相关感染是 TPN 最常见的感染性并发症[90]。

总之，CD 患者应正确评估患者的营养状况，具体评估指标应包括：体质指数、术前体重减轻量、血清白蛋白、前白蛋白水平、转铁蛋白水平等[84-85, 98]。严重营养不良被定义为：体重减轻大于 10%，白蛋白 <3.5 g/L 以及前白蛋白 <15 mg/dl。

若患者被诊断为重度营养不良，术前应给予 TPN 治疗。若因各种复杂因素无法使用 TPN 或患者需行急诊手术，应尽量避免肠切除吻合，可行造口术，后期当患者营养状况恢复时行造口还纳术。

药物对手术预后的影响

早期克罗恩病药物治疗的选择比较少，主要是激素类药物，现如今，激素仍然作为 CD 急性期发作的关键治疗药物，但越来越多新型药物也进入了人们的视线。随着硫唑嘌呤的出现，免疫抑制剂的使用在 CD 的治疗中越来越受到关注，其中包括 6-巯基嘌呤以及硫唑嘌呤，此类药物多起效慢，所以主要用作 CD 维持缓解期的治疗手段 [99-100]。抗肿瘤坏死因子（anti-TNF）用于 CD 的治疗最早开始于 1997 年，如今可用的 anti-TNF 主要包括三种：阿达木单抗、赛妥珠单抗以及英夫利昔单抗，均对 CD 的治疗有明显疗效 [101]，研究发现，此类制剂不仅用于 CD 诱导缓解及维持缓解治疗，对于患者肠道黏膜愈合同样有促进作用。临床上，越来越多的学者也开始研究此类药物对手术预后是否有影响，如果有，又会有何种影响呢？

激素的使用对手术预后的影响如今已普遍接受，会导致手术切口及肠道吻合口的延迟愈合 [102-104]，并且增加术后并发症发生率。Stuck 等的一项荟萃分析纳入了 71 例临床随机对照实验，研究发现，使用激素治疗的患者术后感染发生率为 12.7% 而对照组未使用激素术后感染发生率为 8%。若激素使用量 <10 mg/d，与对照组相比，感染发生率无明显统计学差异，而随着激素使用剂量的增加，感染率也随之增加 [105]。Subramanian 等的一项研究纳入 1532 名患者，最终发现使用激素的患者术后感染发生率是未使用激素患者的 1.6 倍 [106]。Aberra 等的研究同样得出激素使用会增加术后感染并发症的结论，然而，在增加硫唑嘌呤使用量时，并未出现并发症发生率增加 [107]。与此同时，在临床上同样有学者得出了不同的结论，Subramanian 等选取了 397 名因 CD 行手术治疗的患者，分为三组：未使用激素、低剂量、高剂量（术前最少使用一个月激素），研究发现各组并发症的发生率并无统计学意义 [108]。Mascarenhas 等的一项研究纳入 791 名接受回肠切除或右半结肠切除术的患者，其中有 93 名为 CD 患者，研究结果表明，与非 CD 患者相比，CD 患者是否使用激素，以及术前是否给予生物制剂治疗对术后并发生发生率并无影响 [109]。

随着英夫利昔单抗进入临床治疗，人们开始也着手研究该种 anti-TNF 制剂的使用与术后并发症发生的关系。然而大部分研究均未发现二者之间的联系 [110-112]。Kunitake 等人通过一项大型队列研究（413 例 IBD 患者）发现，术前使用英夫利昔单抗与术后并发症的发生并无关联 [110]。Colombel 等通过对 270 例因 CD 行手术治疗的患者进行研究，其中 107 名接受过激素治疗，105 名接受过免疫抑制剂治疗（硫唑嘌呤、6- 巯基嘌呤、甲氨蝶呤），52 名接受过英夫利昔单抗治疗，虽然他们发现激素的使用与术后并发症发生有一定关联趋势，但是无统计学显著性差异，同时并未发现免疫抑制剂或英夫利昔单抗的使用与术后并发症发生有关联 [111]。然而，也有人提出了不同观点，有研究发现术前使用英夫利昔单抗与对照组相比，术后并发症发生率有明显的统计学差异 [113-114]。Appau 等研究了 389 名因 CD 行回结肠切除的患者，患者术前接受英夫利昔单抗治疗。与对照组相比，使用英夫利昔单抗的患者表现出更高的再入院率、败血症发生率以及腹腔脓肿发生率。

联合用药对术后并发症的影响也得到了广泛的研究，Brafford 等人研究了单一用药以及联合用药对术后并发症发生率的影响，患者激素使用 6 周，嘌呤类药物或抗 -TNF 使用 90 天，研究发现不管是单一用药还是联合用药，术后并发症的发生并无统计学差异，本研究中激素的使用未表现出对术后并发症的影响的原因可能是由于患者接受的激素剂量较低 [112]。Ali 等的一项荟萃分析在此问题上得出了更加明确的观点，共纳入 21 项研究（20 项回顾性分析，1 项前瞻性分析），纳入患者 6899 例。有趣的是，单独分析每项研究可发现，大部分研究均不能证明术前免疫抑制剂的使用影响术后并发症，仅少量研究提出术前抗 -TNF、激素、嘌呤类药物的使用会影响术后并发症的发生，所占比例分别为 2/14（14%）、4/13（31%）和 1/8（13%）。然而在这篇荟萃分析中发现，将所有结果综合后，抗 -TNF 以及激素的使用均明显增加术后感染并发症发生率，同时抗 TNF 制剂与术后切口感染以及脓毒性败血症的发生率有显著联系。而嘌呤类药物的使用未发现这种相关性 [115]。

以上研究大多不够深入，且多为案例研究和回顾性研究，此外，对于此方面的研究有许多复杂的影响因素及限制条件，从实际角度来看，多数时候在手术突然前停止这些药物是不可行的，因为这可能导致疾病的急性发作，并加重患者临床症状。鉴于此，对于激素的使用，最好的方法是逐渐减少激素使用剂量，过快地减少激素用量或停止激素使用都会导致疾病的复发，从而增加手术率和死亡率。如果确实无法摆脱激素的使用，患者应尽量避免行肠道吻合术，或行回肠转流行造口术。研究并未发现嘌呤类药物的使用对于术后并发症有影响，因此此药可一直用至手术之前。至于英夫利息单抗，可以考虑在下一疗程开始之前安排手术（如，在8周给药方案结束之后），这样可能会减少并发症的发生。

手术操作注意事项：概述

CD患者手术治疗的主要目标是缓解临床症状，尽可能多地保留肠管。手术前尽量多了解患者的相关信息也很重要，这些信息包括患者有何种临床表现、病变范围以及是否有其他器官累及等；如果考虑有其他器官累及，可考虑请相关专家会诊。如果输尿管周围有明显炎症，术中可能需要放置输尿管支架。由于CD患者的手术方式多在术中决定，且如果发现其他病理改变有可能需要改变原先的手术方案，因此临床医生应充分考虑患者自身的意愿，包括是否要做造口等。

CD患者行手术治疗时有一些原则需要把握。首先，CD患者手术治疗应行全腹探查，这样可以评估病变范围，并观察是否有其他结构累及，行肠切除术之前评估受累肠道范围至关重要，病变肠管通常都是肉眼可见的，然而可通过手指触诊病变肠管以及邻近的肠系膜进一步确诊。病变肠管及临近系膜触诊有明显增厚。而正常肠管通常触摸时柔软且肠系膜边缘明显，病变肠管的炎症有时可累及周围正常肠袢。应尽量保留未受累肠管。在处理肠管及系膜时应特别小心，肠系膜可表现为不同程度的脆弱，轻微的牵扯也会导致肠系膜撕裂和棘手的出血。肠瘘在CD患者中也经常出现，且源于病变肠道。这些瘘管不仅能累及病变肠管，亦能累及周围的正常肠袢和邻近的组织如膀胱或阴道。原发性的病变肠管应切除，而对于受累肠管可通过楔形切除以及瘘口修补，关闭瘘口保留受累肠管。行肠吻合时应遵循的原则是，最大限度地使引流通畅、吻合口处需处于无张力状态、肠管的血供要充足。

如今临床上CD患者肠吻合常选用两种术式：手工缝合的端端吻合以及吻合器吻合的侧侧吻合，关于何种术式疗效更佳，临床上已有很多研究。Choy等人进行的一项队列研究比较了行回肠切除术患者端端吻合与侧侧吻合的不同疗效，研究纳入7项研究供1125名患者，与手工吻合相比，吻合器吻合表现出更低的吻合口瘘发生率（*S*=2.5%，*HS*=6%，*P*=0.03）[116]。许多关于CD患者肠道吻合方式的研究亦表明，吻合器侧侧吻合较手工端端吻合疾病复发和再手术率更低[117-119]。

如今有观点提出，不同吻合方式的选择对疾病术后复发有影响，这也促使了一系列的相关研究，Ikeuchi等在一个小型前瞻性随机试验中研究了手工缝合及吻合器吻合这两种不同吻合方式的远期疗效，研究发现5年内的吻合口复发率两者无明显统计学差异，而吻合器吻合与手工缝合再手术率分别为8%和25%，7年后再手术率分别增加至18%和49%[120]。一项荟萃分析也指出，与之前研究类似，在术后吻合口瘘发生率以及术后并发症方面，侧侧吻合表现出很大优势，然而他们并未发现两者在吻合口复发以及再手术率方面的差异[121]。McLeod在一项多中心随机对照试验将这两种术式做了对比，研究共纳入170名患者，发现吻合器组平均手术时间及吻合时间均较手工缝合明显缩短，在并发症发生率（24% HS，20% ST，*P*=0.79）、吻合口瘘发生率（7% HS，7% ST，*P*=0.86）、以及再手术率（7% HS，7% ST，*P*=0.86）方面未见明显差异。随访11.9个月后，吻合器组与手工缝合组的内镜复发率分别为42.5%，37.9%（*P*=0.05）。二者的临床复发率分别为22.7%和21.9%(*P*=0.92）。因此得出结论，吻合方式的不同不影响疾病术后复发[122]。

腔镜手术和克罗恩病

在术后肠功能恢复、住院日、术后疼痛以及美容等方面，腹腔镜手术已被证明优于开放手术。因克罗恩病的疾病固有挑战，外科医生常质疑行腹腔镜手术的可行性。广泛的炎性粘连、多节段病变的肠管、大的炎性包块以及瘘和脓肿的存在，使得开放手术难度增加，也必然会增加腔镜手术的难度。多项研究表明，腹腔镜技术对克罗恩病患者的治疗是安全可行的[123-127]。更多研究比较了克罗恩病患者腹腔镜与开放回盲部切除术。研究发现腔镜组肠功能恢复更快、住院时间更短，而并发症发生率并无增加[127-130]。在腹腔镜结肠切除的研究中这些结果同样可见[131]。

因为上述研究的非随机化且纳入研究例数很少，查看其研究结论仍存质疑。研究未随机化，其偏倚是固有存在的。因其可能是外科医生选择了并非复杂的克罗恩病病例实施腹腔镜手术。Rosman 等的荟萃分析包含 16 项研究，其中 1 项是随机对照试验，其余为非随机试验研究。他们发现腹腔镜手术时间更长，但术后肠梗阻病程更短且住院时间少。腹腔镜手术与术后肠梗阻发生率的降低也有关[132]。另一项由 Tan 等的荟萃分析也发现类似的结果[133]。

两项随机对照试验研究比较了克罗恩病腹腔镜和开放回结肠切除术。Milsom 等人的研究纳入 60 例患者，其中腹腔镜组 31 例，开放手术组 29 例。研究发现两组患者在术后疼痛，肠功能恢复和主要并发症的发生率方面并无不同。的确也发现腔镜组次要并发症更少，平均住院时间少 1 天[134]。Maartense 等做了第二项随机对照研究。研究发现腹腔镜组平均手术时间更长（115 min vs. 90 min，$P<0.003$）。除此之外，还发现腔镜组住院时间更短（5 d vs. 7 d，$P=0.008$）和并发症率发生率较低（10% vs. 33%，$P=0.028$[135]。

简单、非复杂的克罗恩病行腹腔镜手术，预期可从中获益。Goyer 等的一项前瞻性研究评估了复杂克罗恩病（即，复发性疾病、有瘘或脓肿）行腹腔镜回结肠切除术的可行性对 54 例复杂克罗恩病患者（1 组）与 70 例非复杂性克罗恩病患者（2 组）进行比较。正如所料，1 组的手术时间更长（214 min vs. 191 min，$P<0.05$），手术中转率更高（37% vs. 14%，$P<0.01$）。中转主要源于有复杂瘘或粘连而造成的技术困难。相比，文献报道的手术中转率为 6%～40%。此外，转流性回肠造口的二期手术在 1 组中更高（39% vs. 9%，$P<0.001$）。两组患者的总体发病率（17% vs. 17%）和住院日基本相似[124-127, 130-131, 135-137]。

在克罗恩病患者中行腹腔镜手术仍有一些禁忌证，包括：低血压和脓毒症，不能耐受的气腹，有大的炎性包块取出需更大切口，以及存在广泛粘连者。复杂疾病如有脓肿或瘘已成为相对禁忌证。通常术前很难确定哪位患者可行腹腔镜手术，哪些不能。这些复杂病例行腹腔镜手术成功的关键是有一个经验丰富同时又深谙克罗恩病治疗的腔镜医师。他们必须能够意识到何时中转开腹能使患者获益最大并能接受更高的手术中转率（视频 49.1）。

特殊部位的手术注意事项

近端小肠疾病

上段小肠病变包括所有累及末端回肠近端的小肠病变。此部位病变的范围可能十分广泛，因此这类表型预后更差。上段小肠受累时，可表现为间隔正常肠管的多节段病变。肠管病变节段的数目以及其接近程度将决定何为解除病变的最佳方案。外科手术的选择包括：切除并一期吻合；狭窄成型；或在某种情况下，当有明显的远端病变时，行近端造口转流。因细菌过度生长和恶变的风险更高，内部旁路术如非必须，应尽可能避免[138-140]。

如果切除的范围局限并且患者以前未曾接受过多小肠切除，切除吻合术是可接受的选择。其他合并穿孔的肠管，与瘘或脓肿相关的肠管，或有明显炎症的肠管则需要切除。如一小段肠管存在多处狭窄，也可考虑切除该段肠管。肠管切缘大体阴性即可。Fazio 等进行了一项随机对照试验来评估手术切缘对克罗恩病肠切除术后复发的影响。他们发现即使切缘存在克罗恩病的显微病变术后复发率也并未增加[141]。

因克罗恩病的不可治愈性，并且大多数患者在其病程中需手术，因此尽可能保留小肠是非常重要的。狭窄成形术可解除因狭窄所致的梗阻而无需切除此段肠管。有多种技术方法可以实现这一点。

1886 年，Hermann Heineke 和 Jan Mikulica-Radecki 首次描述应用 Heineke-Mikulicz 狭窄成形术治疗幽门管狭窄。该术式是最常用的狭窄成形手术方式，也是长度小于 10 cm 狭窄的理想手术方式。其操作简单，并发症发生率低。Heineke-Mikulicz 狭窄成形术首先在肠管狭窄处做一个纵向切口并扩大切口至狭窄外侧 1～2 cm。然后，将肠管切开处横向缝合以解除梗阻（图 49-2）。Moskel-Walske-Neumayer 狭窄成形术是 Heineke-Mikulicz 狭窄成形术的一种变形，其适用于狭窄长度小于 10 cm 合并近端肠管扩张者。该术式在肠管狭窄处行“Y”形切口，“Y”形上部位于肠管扩张部分。然后，将切开的扩张部分牵拉至“Y”形切口的底部，完成肠管切开处的“V”形缝合。这种技术的优点是，解决了肠管管径大小的差异和比较容易操作（图 49-3）[142-143]。

对于较长的狭窄（>10 cm，<25 cm）推荐 Jaboulay 或 Finney 术。1982 年，Mathieu Jaboulay 提出在幽门狭窄的患者中实施胃十二指肠吻合的旁路手术。随后 Finney 用这种手术的改良术式来治疗幽门狭窄。Jaboulay 术将狭窄肠管折叠，狭窄两侧肠管做纵行切口，然后将肠管切口缝合。这种术式将狭窄的旁路肠管留在中心，这可能会产生问题。Finney 对 Jaboulay 术进行了改良，消除旁路肠管。Finney 狭窄成形术将狭窄部分折叠靠拢，在此狭窄肠管做“U”形切口，然后将肠管切开处缝合，以此形成一个大的憩室。如果憩室过于巨大造成食物瘀滞，也可能会导致问题（图 49-4）[142-143]。

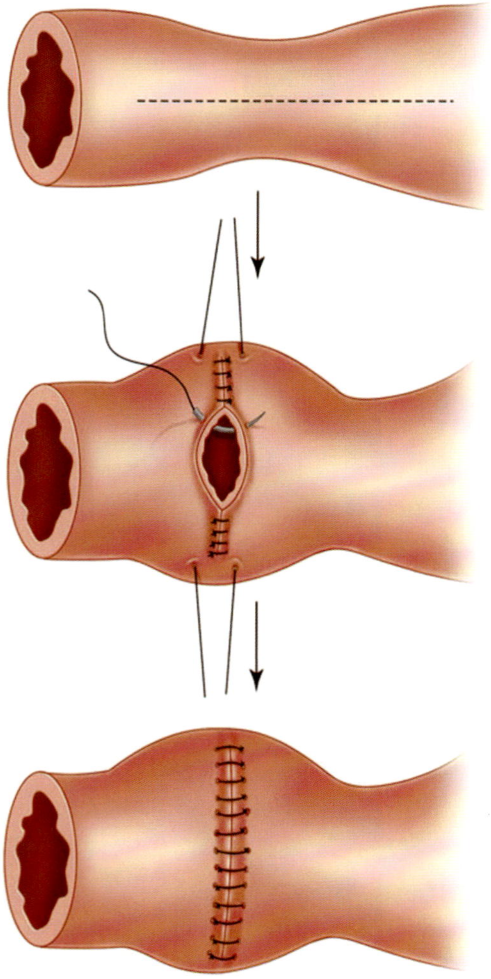

图 49-2　Heineke-Mikulicz 狭窄成形术

更长的狭窄（>20 cm）可应用 Michelassi 或 Poggioli 狭窄成形术。这两种狭窄成形术式虽技术上要求更高，但优点是避免切除更多的肠管，也无旁路肠管或形成盲襻。Michelassi 狭窄成形术从狭窄肠管中间横断肠管及系膜，两肠管断端侧侧靠拢。然后将两断端肠管纵向切开缝合（图 49-5）[144]。Poggioli 狭窄成形术对前述方式进行改良，其在狭窄肠管的远端横断肠管及系膜；正常肠管断端与狭窄肠管断端侧侧靠拢，纵向切开缝合。这种术式的优点是使用正常肠管作为吻合口的一部分。正常肠管更加柔软，有助于手术操作完成。它的缺点是，如果发生并发症则失去两倍肠管，不仅狭窄的肠管还有等长的正常肠管[145-146]。

狭窄成形术的适应证包括：肠管的多节段狭窄；既往行小肠广泛切除（>100 cm）；有短肠综合征的风险；十二指肠狭窄或十二指肠狭窄复发。最初认为在疾病活动期的肠管行狭窄成形术是不安全的，最近研究表明其安全可行[147]。狭窄成形术的禁忌证包括：重度感染；与瘘管、脓肿或蜂窝织炎相关的狭窄；或穿孔后并发弥漫性腹膜炎的狭窄。如担心合并肿瘤、吻合后张力或狭窄成形部位毗邻切除的肠管则应避免应用狭窄成形术[148]。评估狭窄肠管肠壁，因溃疡致使肠壁太脆或薄弱，或者因肠壁太厚仅留很小的肠腔，狭窄成形术也应避免应用[149]。

关于实施狭窄成形术有诸多疑虑担心。首先是建立在增厚或纤维化的肠管上吻合有漏或其他并发症的可能性；第二是病变肠管留于原位，有复发、恶变的潜在风险；最后是对 >20 cm 的狭窄实施狭窄成形是否安全。研究发现狭窄成形术并发症发生率为 5.7%～20%，其中感染并病症（瘘、脓肿、漏）发生率为 2.9%～6%[148, 150-154]。众多研究特别关注狭窄成形术后的复发率以及确诊复发的复发部位。Zuner 等研究狭窄成形术后疾病复发率和复发部位。162 例患者接受 191 次手术共计 698 个狭窄成形术（Heineke-Mikulicz 狭窄成形术 88%，

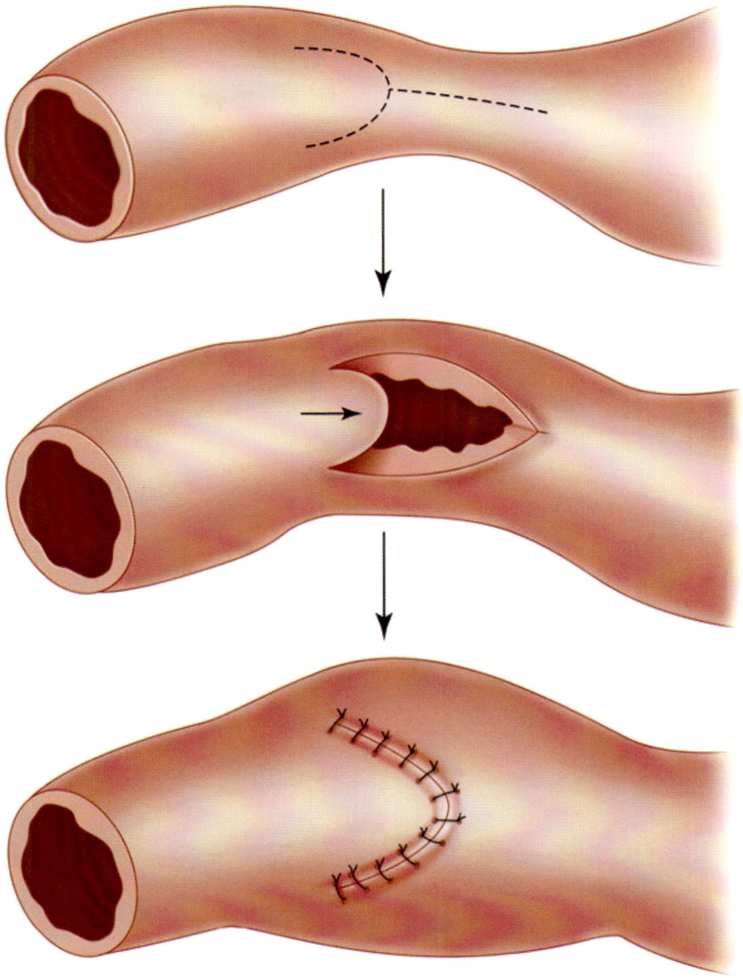

图 49-3　Moskel-Walske-Neumayer 狭窄成形术

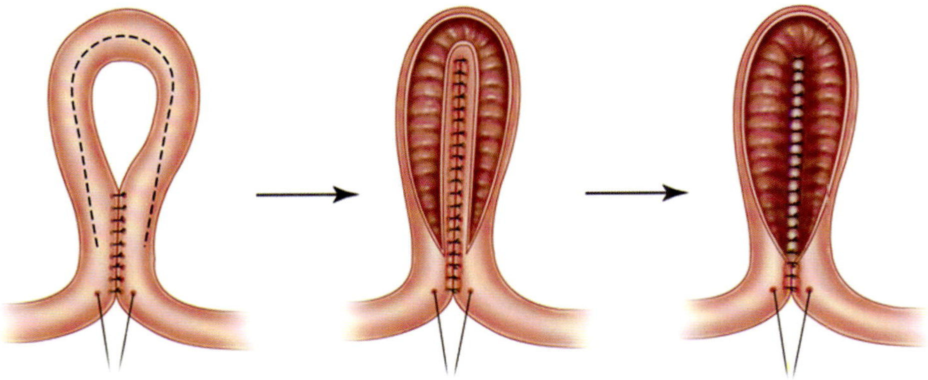

图 49-4　Finney 狭窄成形术

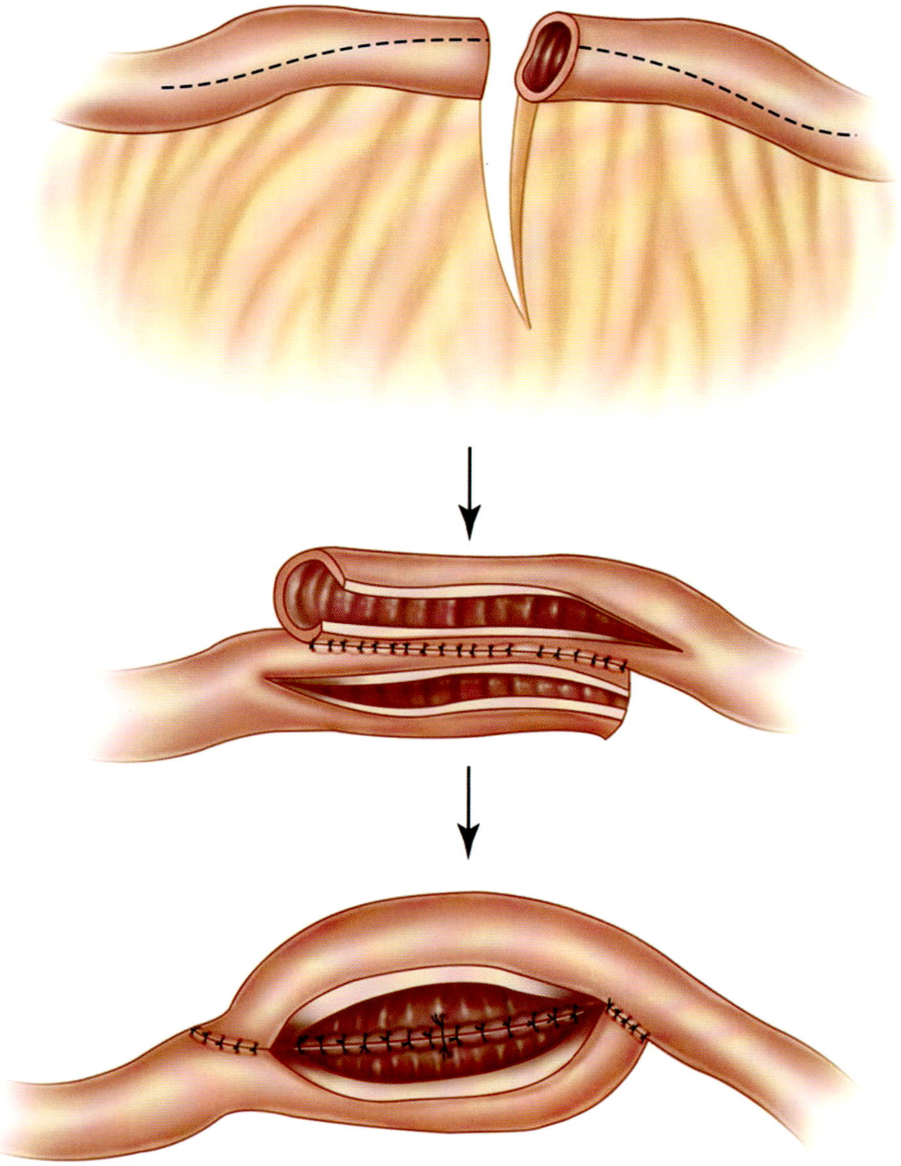

图 49-5　Michelassi 狭窄成形术

Finney 狭窄成形术 12%）。研究发现五年再次手术复发率为 28%，这与文献报道的手术切除后再次手术复发率（32%～53%）相当[155-156]。更多其他研究也证实了类似的复发率（12%～36%）。除此以外，他们的研究还发现前次狭窄成形处的复发率非常低（0.8%～4.6%）[149-154, 157]。最后，Yamamoto 等人在其包含 1112 例患者的 meta 分析中发现仅两例在前次狭窄成形处发展为腺癌（0.02%）[152]。

总之，依狭窄长度选择不同狭窄成形术可以安全有效地治疗克罗恩病狭窄。大多数患者根据术中所见常需联合切除和狭窄成形术。44%～70% 接受狭窄成形术的患者同时接受至少一处狭窄肠管切除[142, 149, 151-152]。

末端回肠疾病

因克罗恩病最常见的好发部位是回盲部，故克罗恩病患者最为常用的手术方式是回盲部切除。手术开始时，先行腹腔探查评估疾病的严重程度和部位。术中小心探寻瘘管非常重要，肠瘘最常见的来源就是末端回肠。如探查发现疾病位于上段小肠，权衡考虑应用狭窄成形术还是肠管切除术。末端回肠病变，应充分游离盲肠和末端回肠。评估小肠以确定小肠离断的位置。再次强调是，离断位置超出明显增厚肠管边缘 1～2 cm 即可。显微切缘阴性并非必须。因严重炎症和激素的应用，肠系膜通常质地变脆，离断时需谨慎。靠近回盲瓣离断结肠，以保留更多的结肠肠管。标本一旦取出，应在手术室剖开评估有无恶性肿瘤的征象，而需要更加广泛的切除（图 49-6 和图 49-7）。

常见右下腹正常肠管与炎性的末端回肠粘连成炎性包块，这可能存在肠内瘘。应试图尽可能保留小肠，有时广泛炎症使得小肠很难分离，则需将其连同包块整块切除。

肠管切除后，需决定行肠吻合和（或）转流性回肠造口或者行回肠断端单腔造口。在此需考虑到导致吻合口失败的危险因素。这些因素包括：患者的血流动力学稳定性，高剂量糖皮质激素的应用，营养不良，肠管穿孔后的化脓性或粪性污染，以及（或）显著肠管扩张的肠梗阻。

如果可行，最好完成肠管吻合，因毕竟关闭襻式造口比剖腹探查关闭单腔回肠造口的并发症发病率更低。如必须行造口，造口关闭之前的时期遵循肠造口指导规范。关闭造口前患者需从第一次手术中完全恢复，激素逐渐撤退，营养不良得到纠正，同时手术所致的急性炎症和粘连得以消散缓解。这可能需要 3～6 个月。

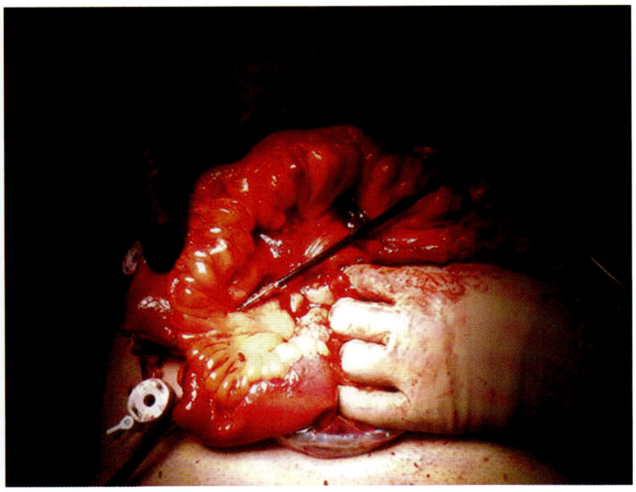

图 49-6　克罗恩病患者行腹腔镜手术，游离完成后，应用能量设备离断增厚的肠系膜

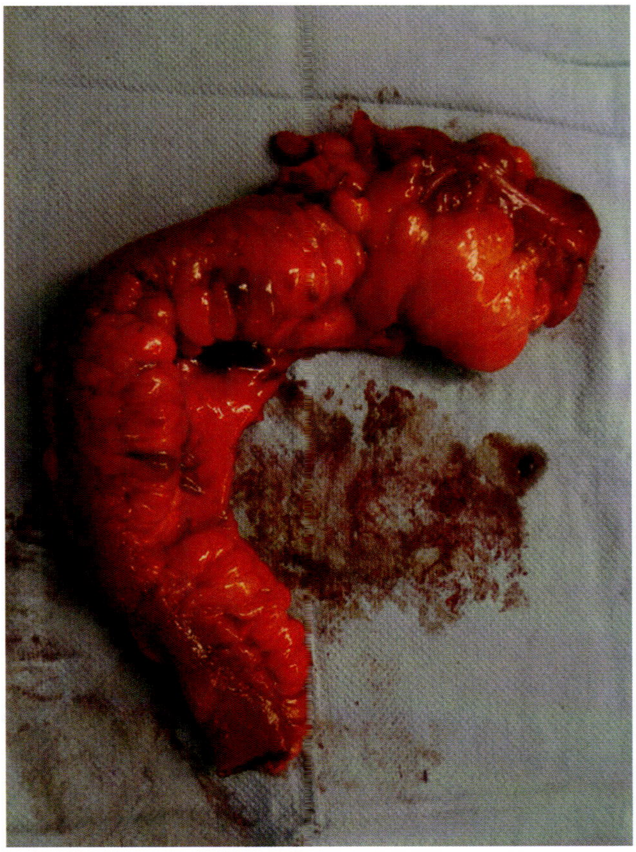

图 49-7　克罗恩病患者回盲部切除的标本

结直肠疾病

结直肠克罗恩病的外科治疗包括全结肠切除回肠造口术，结肠全切除回肠直肠吻合术，全结直肠切除回肠造口术以及全结直肠切除和微创 Hartman 术伴末端回肠造口术。何种手术更适合患者应根据患者的术前状态、疾病部位及严重程度、激素的应用情况、年龄、性功能和患者意愿等作出慎重的决定。

克罗恩结肠炎急性发病需急诊手术的患者，无论直肠是否受累，通常行全结肠切除回肠造口术。这种状况下试图行直肠切除危险且不必要，因其会增加手术操作的并发症发病率和死亡率，对改善患者的整体健康并非必须。术中游离全结肠，离断末端回肠和上段直肠，末端回肠塑形成末端回肠造口，直肠留于原位。如果直肠炎性明显，锁边缝合切割线有助于降低切割线裂开的风险。即便直肠有活动性病变，通常一经转流后，直肠病变随同患者症状也会好转。直肠留于原位，行回肠直肠吻合或直肠切除可留待以后决定。

对于克罗恩病结肠炎患者实施择期手术有更多术式选择，需慎重考虑。除结肠炎外同时有直肠受累的患者不推荐局限切除。患者营养状况、健康状况良好，也未行免疫抑制治疗，推荐全结直肠切除末端回肠造口术。这种术式的优点是一次手术治疗了疾病所有方面。此种术式复发率低，但也有潜在并发症，最常见并发症是会阴切口感染（36%）[158]。对营养状况差和（或）应用激素治疗者，可考虑实施全结肠切除和微创 Hartman 术伴末端回肠造口术。实施这种手术的优点是既切除了大部分病变肠管，避免会阴切口和切口裂开的增加的风险。待患者的营养状况得以改善，激素撤退后，可经会阴入路行完整的直肠切除。担心性功能受损和处于生育期的年轻患者可以考虑结肠切除回肠造口术，后期再直肠切除术。在直肠切除前应随访监测直肠有无病变。

克罗恩病结肠炎直肠豁免的患者，可考虑更加局限的切除。针对选择性患者提出了回直肠吻合或节段性切除术。众多研究着眼于探讨这类手术具体手术方式的结果，但这些研究都是回顾性研究，存在固有的偏倚。全结肠切除回直吻合的死亡率在 0～7% 之间[159-162]。吻合口漏发生率为 3%～16.7%[159, 162-163]。5 年的复发率为 55%～58%，10 年的累及再次手术率为 48%～83%[161-162, 164]。尽管这些数据较高，但患者 5 年功能性回直吻合率为 77%～87%，10 年功能性回直吻合率为 61%～72.2%[159, 161, 163-165]。无需感到惊讶，直肠豁免的患者接受这类手术的效果要好于那些有轻至中度直肠炎者[166]。合并肛周疾病和合并小肠疾病者，其手术失败率更高[164-165, 167]。失败的原因，除疾病复发外，还包括术后功能控制不良。O'Riordan 等在其研究中发现接受回直吻合术的患者有 22% 最终因功能控制不良行直肠切除术[163]。

对克罗恩病结肠炎实施部分肠管切除仍存争议。同样，这类研究本质也是回顾性研究，但也为克罗恩病结肠炎手术治疗提供一定指导意义。大多数这类研究比较结肠部分切除和结肠全切除回直吻合术。Polle 等人随访了 91 例克罗恩病结肠炎接受结肠部分切除的患者。平均随访时间 8.3 年。研究发现仅 1/3 患者需再次手术。在这些再次接受手术的患者中，2/3 最终接受全结直肠切除术。在这项研究的终点，接受左半结肠切除术的患者相比接受右半结肠切除的患者更可能需要肠造口[168]。Andersson 等评估了 57 例患者：31 例行部分结肠切除术和 26 行全结肠切除回直吻合术。部分结肠切除组累积切除率为 55.3%，全结肠切除组累及切除率为 41.4%。部分切除组再次手术患者中，有 50% 需要再次手术。全结肠组无 1 例患者需行两次以上手术。两组患者再次手术的平均时间分别为 2.6 年和 7.3 年。两组永久性造口率分别为 13% 和 19%。统计学上来讲，部分结肠切除组有更少的临床症状和稀便，并且有更好的肛门直肠功能[169]。Prabhakar 等评估了 49 例结肠切除未行永久造口的患者。其中，33% 需要再次手术，其中 89% 患者复发在结肠。这些再次手术的患者中，44% 最终接受永久性造口。在这项研究的终点，86% 患者没有造口[170]。

总之，直肠明显受累的患者不宜行局限肠管切除。那些直肠豁免的患者可考虑行结肠切除回直吻合术，或在合适病例实施结肠部分切除。这两种手术方式的优点是都可避免行造口，部分切除术还有一项优点是术后功能较 IRA 术更好。两种手术的复发率和再次手术率均很高。如有直肠周围疾病或疾病位于左半结肠，其手术失败率会更高。

特别注意事项

回肠乙状结肠瘘

回肠乙状结肠瘘是克罗恩病最常发现的腹部瘘管。瘘管源于病变的末端回肠，最终炎症渗穿乙状结肠。通常，乙状结肠并未受累只是碰巧毗邻炎症的病变肠管（图 49-8）。如有任何乙状结肠克罗恩病病变活动的疑虑，术中软质结肠镜检查可解答这一疑虑。54% 的这些患者乙状结肠有一个或一簇息肉，而其他部位结肠没有。这多表示瘘管存在的位置[171]。此时需切除末端回肠，但乙状结肠侧可行瘘管去除后一期缝合。常用方式为楔形切除后一期缝合。偶有情况为乙状结肠炎症太严重，楔形切除不安全，受累肠管可行袖套样切除。

复杂性直肠切除术后会阴创口

克罗恩病直肠切除术后会阴切口的并发症可能成为患者的严重问题，导致术后疼痛、繁重的创口

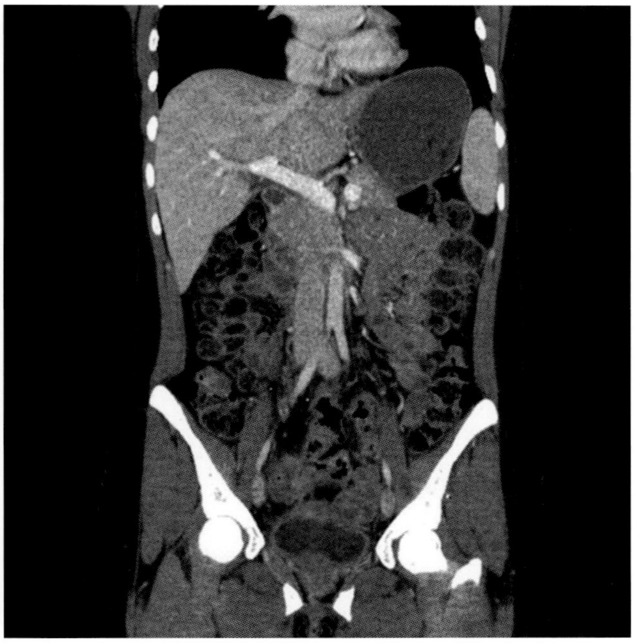

图 49-8　克罗恩病患者冠状位 CT 成像显示从增厚的回肠至膀胱水平右侧的乙状结肠的回肠乙状结肠瘘

护理，以及恢复延迟。据估计克罗恩病直肠切除术后会阴切口不愈合率为 23%～70%[172-174]。解决这类问题的最好方式是预防。预防这些并发症的策略包括术前戒烟、改善患者营养状况以及术前控制感染。合并严重肛周疾病的患者，行低位的 Hartman 术代替完整直肠切除术可以避免会阴创口，同时也切除绝大部分病变。这种术式解决活动期的败血症，如病情需要小的直肠残端，后期也可以经会阴切除。当必须行完全直肠切除时，如可能，应行直肠括约肌间切除。这种术式减少了组织切除量，同时留下血供良好的肌肉，加强垫高缝合线。

有时，因严重的肛周疾病、明显的瘢痕生成或合并癌症，需要广泛切除。这些病例中，一期缝合或许不可能，但是，应用推进组织皮瓣提供正常组织可使创口愈合。为减少切口并发症，臀大肌皮瓣、股后侧筋膜带蒂皮瓣、嵌合后大腿皮瓣、腹直肌皮瓣等各种皮瓣均有应用报道。臀大肌皮瓣可单侧也可双侧，适用于小的会阴创口。股后侧筋膜带蒂皮瓣是会阴区大的切口良好的选择。这种皮瓣提供了较多的软组织以及足够的皮肤以关闭创口。嵌合型股后皮瓣可在一次术中行两部分离组织转位。臀大肌转位可填塞无效腔，股后侧皮瓣可用于创口覆盖。最常用的皮瓣是腹直肌皮瓣。这种皮瓣的肌肉组织填充盆底无效腔，供皮可关闭会阴创口。这种皮瓣需剖腹手术，因此并不适用仅经会阴入路全直肠切除术[175-176]。

疾病复发

复发可被描述为内镜复发、临床复发或外科复发。Rutgeerts 等的一项前瞻性研究发现，1 年后 73% 的患者新的末端回肠有内镜下复发的证据，而仅 20% 患者有症状。3 年内镜复发率增加至 85%，有症状率增加至 34%[177]。Olaison 等发现的复发率更高。术后 3 个月有 73% 患者内镜复发，33% 有症状。一年内镜复发率增加至 93%，有相关症状者增加至 37%[178]。有研究显示术后 5 年和 10 年的复发率分别为 33% 和 44%[9]。Frolkis 等基于人群的一项 Meta 分析进一步评估克罗恩病再次手术的风险。研究发现再次手术总风险为 28.7%。5 年再次手术风险为 24.2%，10 年再次手术风险增加至 35%[179]。5 年外科复发率为 9.5%～20%，10 年外科复发率为 18.6%～44%。20 年复发率持续增加至 57%[9, 14, 155, 180-181]。

因复发率高，诸多研究着眼于预测复发风险因素。术后复发最强的预测因子是吸烟[182-184]。Reese 等做了一项纳入 16 项研究包含 2962 例患者的 meta 分析。他们发现克罗恩病术后吸烟的患者与不吸烟患者比较，吸烟患者外科复发风险增加 2.5 倍，临床复发风险增加 2 倍[183]。其他与高复发率有关的危险因子包括前次手术和穿透 / 穿孔的疾病表型[182, 184-186]。对于性别和疾病部位等危险因子在术后复发的预测价值，文献报道意见不一[9, 155]。Chardavoyne 等发现病程 3～10 年接受第一次手术的患者相比病程少于 3 年或大于 10 年的患者更可能再次手术[155]。

随着新的药物应用，其效用在预防术后复发也在研究中。研究显示类固醇和益生菌对预防术后复发没有任何功效[187-188]。有些研究，并非全部，美沙拉嗪与安慰剂相比较可以降低临床复发的风险[189-193]。一项随机对照试验显示回盲部切除术后应用 3 个月的甲硝唑与安慰剂相比较可降低早期复发的严重程度（13% vs. 43%）[194]。另一项随机对照双盲试验研究克罗恩病回盲部切除术后应用奥硝唑（1 g/d）在临床复发中效果。术后应用奥硝唑 1 年。安慰剂组临床复发率为 37.5%，治疗组为 7.9%。不幸的是，这种效果仅在用药时可见，药物的副作用限制它延长应用[195]。研究显示，使用硫嘌呤的疗效不大，有一项研究表明，与前期系列研究或安慰剂组相比，硫唑嘌呤似乎延迟内镜下的术后复发[187, 196-199]。

生物制剂已经显示在减少术后复发上最有希望。Savarino 等的研究将患者随机分配接受阿达木单抗、硫唑嘌呤或美沙拉嗪治疗。两年内镜复发率分别为 6.3%、64.7% 和 83.3%。临床复发率分别为 12.5%、64.7% 和 50%[200]。关于英夫利昔单抗的研究充满希望令人鼓舞。Regueiro 等的一项随机对照试验研究了英夫利昔单抗对术后复发和回肠切除术的疗效。研究发现，英夫利昔单抗组 1 年内镜下复发率为 9.1%，安慰剂组为 84.6%。英夫利昔单抗组的组织学复发也较低，分别为 27.3% 和 84.6%[201]。Yoshida 等也发现英夫利昔单抗可使患者获益。在 12 和 36 个月时，其研究表明，术后用英夫利昔单抗治疗的患者处于缓解期分别为 100% 和 93.3%，而安慰剂组为 68.8% 和 56.3%[202]。Yamamoto 等观察英夫利昔单抗对内镜复发以及黏膜愈合的疗效。术后 6 个月内接受美沙拉嗪治疗的 26 例患者均显示内镜下的复发迹象。这些患者用英他沙胺、硫唑嘌呤、英夫利昔单抗治疗。英夫利昔单抗 0，硫唑嘌呤患者 38%，美沙拉嗪患者 70% 见临床复发。其内镜改善率分别为 0、38% 和 75%。完全黏膜愈合分别在 0、13% 和 38%[203]。这些研究相对较小，但展现出很大的希望，也许英夫利昔单抗可以改变克罗恩病的自然病程。需要更大型的随机对照试验来证明这一点。

结论

总之，手术不应被视为治疗失败，而是作为克罗恩病患者的综合治疗方案中的一部分。手术可以缓解症状，并有机会使患者回归正常生活。虽然过去 10 年医疗服务有所改善，但手术次数却没有大幅度下降。这可能与疾病发病率的增加有关。目前，手术仍然在治疗克罗恩病方面起关键作用。

（参考文献参见 www.pumpress.com/home-specific-edu/5599.html）

第 50 章

溃疡性结肠炎的外科治疗

Mukta K. Krane，Erin O. Lange, Alessandro Fichera　著
王金海　覃华波　刘　刚　李　军 译　练　磊 审校

要点

- 溃疡性结肠炎的患者应该受到消化科医师、外科医师、病理科医师、造口治疗师和营养师的综合管理。
- IPAA 术前的体重管理、营养支持和治疗药物优化对于获得最佳的长期治疗效果都是至关重要的。
- 对于择期手术的溃疡性结肠炎，腹腔镜手术可以考虑作为标准治疗。
- 当考虑 IPAA 作为溃疡性结肠炎的标准术式，不管是分期手术还是恢复肠道连续性，治疗方案都应该做到个体化。
- 对于 IPAA 术后的患者，必须要长期随访，尽管其发生恶变的风险很低。

概述

溃疡性结肠炎（ulcerative colitis，UC）是发生在结直肠黏膜的弥漫性炎症反应。患者发病多在 20 ~ 30 岁，表现为腹痛、腹泻、直肠出血和体重减轻。尽管溃疡性结肠炎首选药物治疗，全结直肠切除术仍是有效并起到重要作用的治疗方式。本章的目的是阐述手术的适应证、手术决策原则、手术技巧和特殊的注意事项。

手术适应证

25% ~ 30% 的 UC 患者会接受手术治疗，大约超过 10% 的患者由于各种原因在诊断后的第 1 年就需要手术治疗（表 50-1）[1]。手术的时机取决于适应证和疾病的严重性。

表 50-1　溃疡性结肠炎的手术指征

择期手术	急诊手术
药物治疗失败	中毒性巨结肠
药物的副作用 / 并发症	败血症 / 暴发性结肠炎
异型增生	穿孔
侵袭性肿瘤	出血
肠外表现	
生长发育迟缓	

择期手术

择期手术的适应证包括药物控制失败、药物相关的副作用或并发症、异型增生、侵袭性肿瘤、肠外表现以及青少年生长发育迟缓。活动期溃疡性结肠炎患者通过规范的维持治疗比暴发型结肠炎的患者预后要好，但可能会因为糖皮质激素依赖而采取手术治疗。

UC 患者若发生重度异型增生、异型增生伴隆起改变或侵袭性肿瘤，是外科手术处理的绝对适应证。因此，异型增生或肿瘤的诊断对于 UC 的处理非常重要，两位以上有经验的胃肠病理学家来确诊是非常有必要的[2]。UC 患者发生结直肠肿瘤的总体发生率是 3.7%，10 年的癌变风险约 2%，20 年的癌变风险约 8%，30 年的风险大约为 18%[3]。UC 患者中同时性或异时性异型增生和肿瘤发生率比散发性结直肠癌患者更常见，Kiran 等最近报道，在 176 名伴有结直肠癌的 UC 患者中，约 14% 有同时性多原发肿瘤，约 55% 伴有同时性异型增生[4]。对于

UC 患者伴发结直肠癌或高度异型增生推荐的治疗方法是直肠结肠切除术加回肠造口术或回肠储袋肛管吻合术（IPAA）。

对于轻度异型增生患者手术治疗的必要性和时机仍然存在争议。有研究表明，UC 患者 5 年内从轻度异型增生（LGD）进展到重度异型增生（HGD）或结直肠癌的比例高达 54%[5-6]。此外，部分患者可能不经过 HGD 而从 LGD 直接进展到结直肠癌。然而，也有少量观察性研究显示轻度异型增生的进展缓慢，因此建议 LGD 可以通过密切的内镜监测来随访，对于那些可能进展到 HGD 或结肠直肠癌的患者采取手术治疗。近年来，出现了内镜下黏膜切除术和内镜下黏膜剥离术等新技术，用于治疗溃结相关的异型增生[7-8]。

目前治疗溃疡性结肠炎应用广泛的手术方式有两种：一是全直肠结肠切除术加末端回肠造口术，二是复原性直肠结肠切除术加回肠储袋肛门吻合术（RPC-IPAA），后一种术式可分 Ⅰ、Ⅱ 和 Ⅲ 期手术。全结肠切除术回肠直肠吻合术是不常使用的第三种术式。手术方式的选择需要个体化，并结合患者情况以及临床情况，相关问题在本章后续讨论。

急诊手术

急诊手术的适应证包括中毒性巨结肠、败血症、对药物治疗无反应的暴发性结肠炎、穿孔和严重出血。穿孔和严重出血的发生率低于暴发性结肠炎，但是是手术治疗的绝对适应证，中毒性巨结肠和重症 UC 的急性发作可能对大剂量药物治疗有反应。

中毒性巨结肠是溃疡性结肠炎致命的并发症，手术干预能够降低死亡风险。一项关于禁食、保守治疗的研究认为，静脉输液、应用广谱抗生素和 24～48 h 的密切观察是必需的，英夫利昔单抗和环孢素治疗继发的中毒性巨结肠有效率约 25%～40%，但并发症和死亡率比较高[9]。病情恶化、影像学发现伴“指纹征”征象的结肠扩张或积气是外科手术的指征。

UC 的严重程度可以根据每天的肠蠕动、全身症状和炎性指标分为轻、中、重度以及暴发型（表 50-2）[10]。随着药物治疗的进展，部分重症或暴发型 UC 能够避免或推迟手术干预，这部分患者，尤其对于需要住院治疗的患者，也应该寻求外科医生的帮助。早期的内外科合作，能够让患者明白，对于药物治疗不理想或临床情况恶化的 UC 患者，结肠切除术也是一个可供选择的治疗方式。

表 50-2　溃疡性结肠炎严重度分级

	轻度	重度	暴发型
肠蠕动次数 / 天	＜4	＞6	＞10
直肠出血	很少	经常	量多而持续
血红蛋白	正常	＜75% 正常值	需要输血
红细胞沉降率（mm/h）	正常	＞30	＞30
体温（°C）	正常	＞37.5	＞37.5
心率	正常	正常 - 轻微心动过速	心动过速

Modified from Truelove and Witts 10

对于住院治疗的暴发型 UC 患者，可能需要糖皮质激素治疗或挽救治疗。血液学指标、CRP 水平、大便次数、腹部检查和腹部影像等检测和评估都是非常重要的，对于临床情况恶化或者治疗 4～7 天仍没有明显改善的患者，结肠切除术是被广泛提倡的[11]。同时，继发的巨细胞病毒感染或者梭状芽胞杆菌感染一旦诊断明确，也需要及时处理。

目前的实践表明，UC 择期手术的标准过于严格，很重要的一点是，手术治疗是相对于药物治疗的一种备选治疗方式，而并非是药物治疗失败的最后选择[12]。Roberts 等比较了 28 000 例接受急诊或择期手术的溃结住院患者 3 年死亡率。相比药物治疗组，[13] 择期结肠切除术组有死亡率最低（约 3.7%），而药物治疗组和急诊结肠切除术组有相似的死亡率（13.6% 和 13.2%，P=0.001）。最近的一项综述进一步阐述了对于严重的结肠炎进行急诊手术干预的风险，死亡率高达 40.1%[14]。

急诊手术最常见的术式是全结肠切除术和末端回肠造口术，并保留直肠。切除病变的结肠去除了主要的病变部位，能够缓解症状，并让患者停用免疫抑制的药物，恢复到一种改善的健康状态，伴或不伴 IPAA 的直肠切除术可在术后择期进一步实施。在急诊手术种应该避免切除直肠，因为这会妨碍进一步重建肠道的连续性，增加出血风险，损伤自主神经。急诊直肠切除术会明显延长手术时间，增加术后并发症的风险。

分期手术

根据笔者的经验，对于 UC 患者的分期手术有很多适应证（表 50-3），在很多 IBD 中心，这一策略都被广泛应用[15]。肥胖和患者伴发合并症，对手术决策都会有明显影响，这一点将在本章中讨论到。

表 50-3 分期手术方式的指征

分期手术方式的指征：
肥胖
药物治疗（生物制剂、糖皮质激素）
暴发型疾病 / 中毒性巨结肠
患者合并症

根据我们的经验，二期手术（包括开放和腹腔镜）的第一阶段手术包括复原性的直肠结肠切除术加 IPAA，同时行转流性袢式回肠造口，第二阶段手术则是转流性袢式回纳术。三期手术第一阶段手术包括全结肠切除术和末端回肠造口术，第二阶段手术包括复原性的直肠切除术加 IPAA，同时行转流性袢式回肠造口，回肠造口回纳则是最终的第三阶段手术。

复杂的 UC 患者分期行储袋构建手术能够降低吻合口瘘引起的盆腔感染发生率[16-17]，减少术后感染性并发症及储袋功能不良发生[18]。盆腔感染是 IPAA 术后一个常见而严重的并发症，据报道发生率大约在 23% 左右[19-20]。一旦发生储袋相关的感染并发症，IPAA 术后预后会非常差[16]。虽然部分积极处理的患者能够获得较好的结果，但完全解决 IPAA 术后的漏常常需要很多治疗措施[17]。因此，要努力减少此类并发症，降低患者发生储袋相关感染并发症的风险。

UC 患者术后发生储袋相关的并发症的风险因素包括：糖皮质激素使用[20-21]、英夫利西单抗[22-23]和免疫调节剂[24]使用。糖皮质激素使用作为术后并发症的风险因素，在许多文献中已有评述，[16, 19-21]而英夫利昔单抗的风险因素，迄今为止尚无明确的定论[25-29]。Lim 等报道，糖皮质激素是 IPAA 术后的并发症一个独立的风险因素，且呈剂量相关性。因此，对于每天接受泼尼松治疗超过 20 mg 的患者，应该选择分期的 IPAA 手术[20]。Gorfine 等对比了大剂量药物治疗组、未应用免疫抑制剂组和每日少于 20 mg 泼尼松治疗组等 3 个治疗组手术前一个月的用药情况，发现术后感染并发症发生率和术后功能无明显差异[17, 30]。需要明确指出的是，这些研究都是在生物制剂应用之前进行的。

2005 年生物制剂开始用于治疗溃结，取得了显著疗效[31]。遗憾的是，对急性发作的溃结进行大剂量的生物制剂治疗，会增加的术后感染并发症[23-24]，因此患者经常发生手术后营养不良、免疫功能不全等，还要面临明显的药物副作用。

Selvasekar 等[23]发现溃结患者在 IPAA 手术之前接受英夫利昔单抗治疗会大幅度增加术后储袋相关并发症和感染的并发症。在这项研究中作者发现吻合口瘘（P=0.02）、储袋炎（P=0.01）以及感染性并发症（P<0.01）在接受生物制剂治疗组更常见，而且 Mor 等也有同样的发现[24]。研究结果还显示生物制剂治疗组，发生术后感染性并发症的风险是对照组的 13.8 倍（P=0.011），晚期并发症的概率是 2.19 倍（P=0.08）。尽管不是标准的模式，对于接受生物制剂治疗的患者，参与这项研究的大多数外科医生更倾向于进行分期的术式（P=0.011）[24]。

Ferrante 等[21]报道了他们的经验，在 141 例 IPAA 手术患者中，22 例接受了生物治疗。其中，应用中到大剂量的糖皮质激素（P=0.003）和无保护性回肠造口术的 IPAA（P=0.001），是早期发生术后感染并发症的独立的预测因子，而不是生物制剂的应用。然而，他们同样发现接受生物制剂治疗的患者更倾向于接受 IPAA 和转流性回肠造口术（P=0.022）。Schluender 等[22]报道的结果则显示术前单独应用生物制剂并不会明显增加术后并发症的发生率，但是对于难治性 UC，在结肠切除术前联合使用生物制剂和环孢素，会有很高的手术死亡率。

Yang 等[32]的一项 meta 分析纳入了 5 研究共 706 例患者，结果发现生物制剂治疗组早期的总的术后并发症增加，当分别分析早期感染和非感染并发症时，并没有相关性，但有增加术后感染的趋势。研究由于纳入研究的质量以及样本量小等局限性而无法进一步进行了亚组分析。

三期手术理论上的优势是在全结肠切除术后的这段间隔期，能够优化患者整体的状况、改善营养状态和停止药物治疗。虽然迄今为止尚缺乏更多相关文献资料报道，但是对于进行盆腔分离、储袋构建和吻合等这些更复杂的外科治疗前，为了减少储袋相关的感染并发症和远期的储袋功能不良，这个术前间隔期的优化准备是非常重要的[27, 33-34]。最近也有研究者对此提出异议，但是这些文献还需要进一步严格的解读。

一项来自多伦多西奈山医院的研究发现，IBD患者术前给予抗TNF-α治疗和术后早期并发症并无关系，无论术前能否检测到英夫利昔单抗水平，患者都有相似的伤口感染率。但是，这项研究包含了克罗恩病和溃疡性结肠炎手术的患者，在69例溃疡性结肠炎患者中，应用TNF-α拮抗剂的患者只有11例实施了储袋手术，这影响了这一亚组结论的可信度[25]。我们中心的经验也是相似的，在518例接受腹腔镜的IBD手术患者中，术后感染的并发症并无差异，应用英夫利昔单抗的患者只有15例实施了储袋手术（10.6%）[27]。

我们发现对于有多种合并症并接受大剂量药物治疗的UC患者，采取更保守的外科术式可以获得令人满意的效果和可接受的并发症发生率[35]。我们进行了一项回顾性分析研究，对比二期手术和三期手术，在总的术后并发症方面并没有明显的差异。相对于二期手术组患者，三期手术组的患者糖皮质激素（96%）和抗生素（43%）使用率高，更易于发生艰难梭菌感染（14% vs. 5.8%），感染并发症发生率更低（21% vs. 38.2%，$P<0.05$）[35]。结合手术经验进行精确的术前风险评估、为患者选择最安全的术式是减少并发症的关键。我们的经验是，大剂量药物治疗的患者采取分期术式，对于更健康的择期手术患者亦可行一期的储袋手术。现有文献数据表明，将盆腔分离、储袋构建和吻合等更复杂的外科治疗步骤推迟到患者被优化治疗后的这样一个合适的时间点，可以减少并发症发生。能避免并发症发生的患者，常具备以下特点：年轻、术前未应用免疫抑制剂或糖皮质激素、符合异型增生的外科指征、手术平稳、储袋血供良好和无张力吻合[30]。我们经常术后放置并保留肛管几天，以避免由腹泻引起的储袋膨胀和肛周皮肤刺激导致的不适。

手术技巧和外科决策

一旦决定对UC患者实施外科手术，很重要的是一点就是要个体化治疗，不能一概而论。在下面的章节，我们会根据不同患者和疾病的特点以及手术的技巧和判断，来讨论不同术式的优缺点。尽管这些观点是基于现实的证据，但仍然会有一些个人倾向性。

术前准备

手术之前，患者及家属会和医疗组会面，共同商讨手术的特点和必要性、治疗备选方案、手术的风险和益处以及长期的功能预后。如果计划要实施一个暂时的或永久的回肠造口手术，由专业的造口治疗师对患者进行术前定位是非常必要的。术前麻醉评估和药物应用可以对潜在的疾患进行优化，降低手术风险，这主要取决于患者的合并疾病的严重性。术前患者需要进行肠道准备，可在手术前一天给予清肠剂和口服抗生素。除非有禁忌，患者应接受有利于快速恢复的硬膜外麻醉方式。在进行麻醉之前，抗生素、抗凝药物，甚至在某些病例中糖皮质激素都会被应用到。

Brooke 回肠造口术

1952年，Bryan Brooke教授首先描述了外翻缝合转流回肠造口，减少了皮肤分离等造口并发症[36-37]。对于可能需要恢复肠道连续性的造口患者，Brooke回肠造口术仍然是优先选择的术式。对回肠造口位置进行定位时，患者需要在坐位和站位进行腹部评估。理想的回肠造口位置是经右侧腹直肌并远离瘢痕、深腹部褶皱或褶皱以及骨质突起的平坦部位。肠造口治疗师给患者术前标记最佳的造口位置是很有必要的[38]。

手术细节

在皮肤做环形切口，深入皮下组织直达腹直肌前鞘。在腹直肌前鞘行垂直切开，直接用手持型牵拉器分离腹直肌。然后将腹直肌鞘和腹膜切开，形成一个可容纳两指的开口。在确保肠管和肠系膜无扭转后，通过开口拖出末端回肠（图50-1a）。回肠造口用3-0铬制缝合线进行缝合。将全层缝合线置于回肠开口末端；然后在皮肤水平的肠壁肌浆层和真皮皮下穿针（图50-1b）。然后放置4～5根外翻缝合线（图50-1c），应特别注意肠系膜，以避免对肠系膜血管造成损害（可在该部位放置一根普通缝合线）。放置好外翻缝合线后，将它们绑在一起，然后将普通缝合线呈圆形放置于回肠开口末端和皮肤切口之间，以完成这种近似皮肤黏膜的接合。

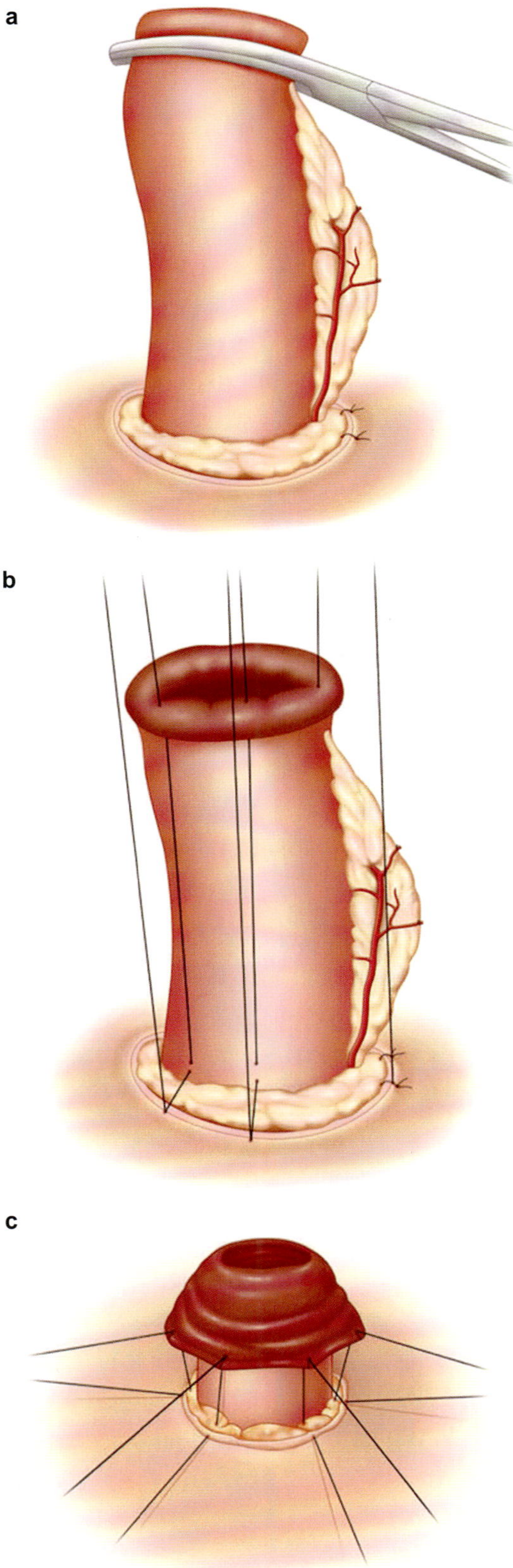

图 50-1　Brooke 回肠造口的构建。a. 从造口部位将末端回肠拖出同时避免肠系膜产生张力。b. 缝合线沿回肠的肠系膜游离缘缝合到肠系膜外侧，使肠管外翻。c. 将外翻缝线打结，并在皮肤黏膜接合处，回肠与皮肤之间做单纯缝合

手术注意事项

虽然肥胖仍然只是 IPAA 的相对禁忌证，但是对有造口的肥胖患者的管理一直面临着重大挑战。高达 36% 的患者会发生造口相关并发症 [39]，而肥胖是造口失败的一个关键因素。肥胖患者现阶段的技术难题主要由机械因素引起：肠系膜缩短和肠管通过的皮下脂肪层增厚。造口坏死、回缩、造口旁疝和皮肤黏膜分离都是永久性 Brooke 造口术可能出现的并发症，但不仅仅出现在重度肥胖患者中。为了使这类患者获取最佳的长期疗效，造口治疗师和外科医生之间的严密合作至关重要。在肥胖患者中，回肠造口的还纳一直是非常具有挑战性的手术；因此，恰当放置、术前评估定位是必不可少。功能不良的回肠造口对患者生活质量的影响不应被忽视，特别是考虑到许多 UC 患者是拥有积极生活方式的年轻人。

结果

与一般人群相比，为了评估进行永久性 Brooke 回肠造口术的患者的健康相关的生活质量（HRQOL），Camilleri-Brennan 等 [40] 使用生活质量问卷 SF-36 第 2 版（SF-36 Ⅱ）进行邮件调查。作者对患者与普通人群的全方位差异做了评估和总结评分。两组之间与身体健康有关的分数和与身体健康状况的分数相似。能量和活力方面和疼痛评分也取得了相似的成果。心理健康和角色情感层面以及社会功能层面和一般健康观念所得的评分与一般人群基本相同。这项研究表明，尽管 UC 患者有永久性回肠造口的存在，但 HRQOL 与一般人群非常相似。该研究结果明确地强调了其他学者也都支持的观点，即回肠造口术的消极影响似乎并不影响 HRQQL。因此，对于需要手术治疗的 UC 患者，永久性回肠末端造口术仍然是一种可行的选择，并且在患者咨询有关手术方式时，应该商讨此方案。

可控性回肠造口术

由 Nils Kock 于 1969 年首先描述的可控性回肠造口术已经过多次改良 [42]。可控性回肠造口术或 Kock 储袋的建立需要进行精细的操作，包括建立具有内部阀门的回肠储袋，以防止和控制肠内容物流入造口袋。随着我们对炎症性肠病的认识和外

科手术技术的改善，如今对极少数患者而言，Kock储袋是直肠结肠切除术后IPAA吻合的适当替代方案。具体来说，这种手术应该在专门的中心提供给UC患者和术后需要辅助治疗的局部进展期低位直肠癌患者；在直肠结肠切除术后已有Brooke回肠造口并希望提高生活质量的患者；由于括约肌功能差而不是IPAA候选人的患者；相对于IPAA，个人选择更倾向于可控性回肠造口术的患者；最后，若IPAA失败，相对于Brooke回肠造口术，更倾向于保留肛门手术的患者[43-44]。这种手术的禁忌证包括克罗恩病、肥胖症、危重患者以及心理上不能接受插管的患者。这种手术在小儿患者中也取得了令人满意的结果[43-45]。

手术细节

约50 cm长的小肠用于制作可控性回肠造口（Kock袋）（图50-2）。出口是用该肠段远端的3～5 cm制作，乳头阀是由随后18 cm长的小肠构建，剩余的30 cm肠管用于构建储袋。切除小肠弓形两端的腹膜和肠系膜使用于构建乳头瓣的小肠的肠系膜血管骨骼化（图50-3）。

通常将储袋制作成S形，将30 cm长的小肠折叠成10 cm长的肠袢，一端向上，另一端向下。在

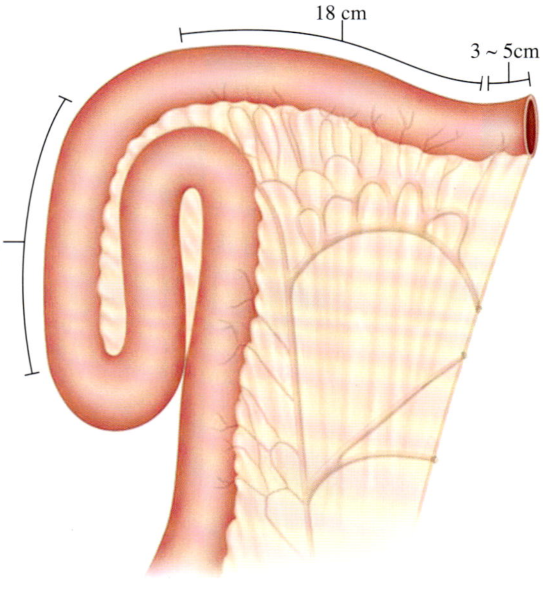

图50-2　Kock袋的构建——使用长度约50 cm的小肠来构建Kock袋。远端3～5 cm用于制作出口，中间18 cm用于构建乳头瓣，近端30 cm用于构建储袋

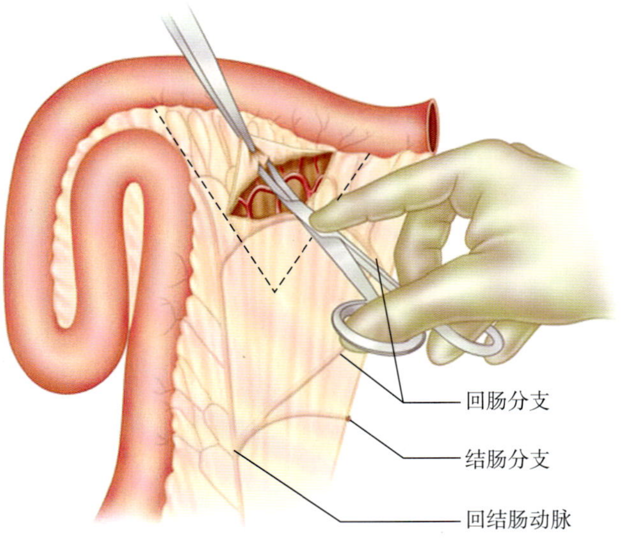

图50-3　Kock储袋的构建——反折小肠肠系膜（用虚线标记）使小肠肠系膜血管骨骼化，协助乳头阀的构建。这一段小肠的血供通过透射法确定，血管两侧的腹膜和肠系膜均需切除

每个肠袢后侧用外科缝合线缝合并S形将肠管切开（图50-4）。切口远离中间肠袢的系膜游离缘而靠近两外侧肠袢的肠系膜。再次缝合后侧肠管使切缘靠近（图50-5）。然后通过三次击发无刀片GIA吻合器构建乳头阀（两次沿肠系膜两侧，一次沿前方）（图50-6）。然后将储袋前方进行双层缝合闭合。在出口和储袋之间间断缝合一圈，以固定乳头阀的位置（图50-7）。

为制作造口出口，在皮肤做一小环形切口，并深达皮下组织。在筋膜中作一垂直切口，腹直肌会收缩，切开腹膜，确保开口可容纳两指。通过缝线横向和居中缝合，将储袋出口拉到皮肤切口并将其固定在腹壁上（图50-8）。在储袋出口处将其横断，使最后制作的造口与皮肤平齐。将一根弯曲的Medina导管被放置在储袋固定最牢的位置，并通过将橡胶管颈缝合固定于皮肤（图50-9）。

手术注意事项

可控性回肠造口术的两个主要远期问题乳头瓣膜功能障碍和储袋炎。乳头瓣功能障碍导致失禁和储袋插管困难，有11%～20%的患者发生[46-48]。当自控机制失败时，传统的Kock储袋并非变成传统的回肠造口术，而是“滑动性瓣膜”导致功能性阻

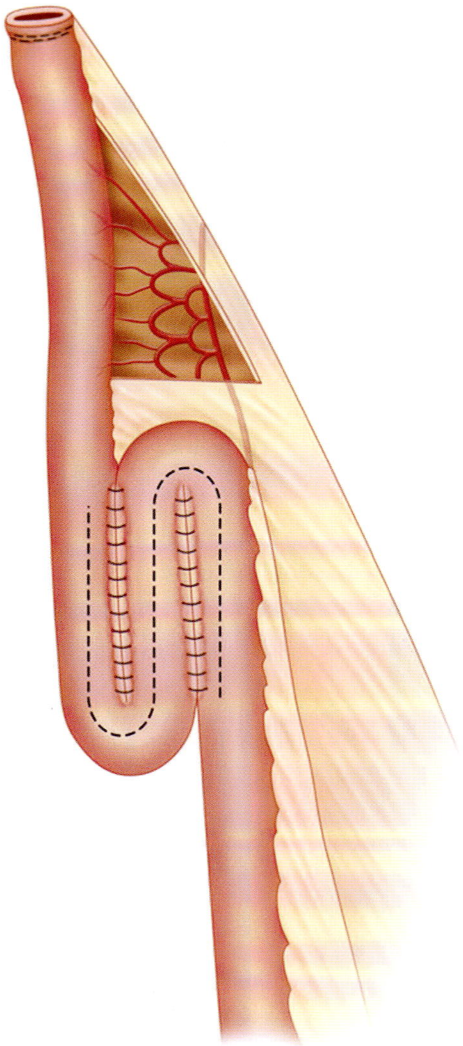

图 50-4　S 形袋通过将近端 30 cm 的肠部折叠成 3 ~ 10 cm 的肠袢，相邻肠袢之间用缝合线缝合。从远端开始沿肠管切开（虚线）

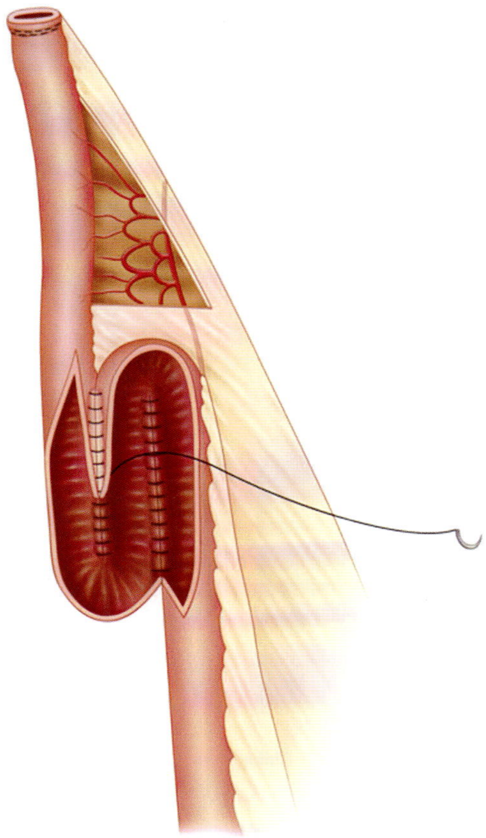

图 50-5　从储袋的近端末开始构建内后层

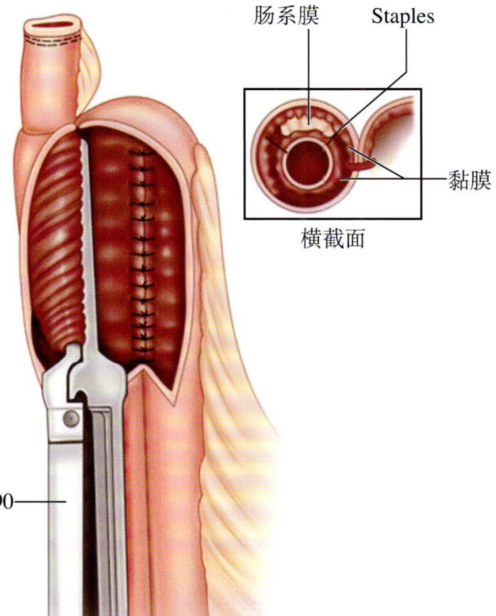

图 50-6　乳头瓣通过 3 次击发 90 mm 无刀片 GIA 吻合器来吻合形成

塞从而需要进一步手术修复或转换为标准 Brooke 回肠造口术。大多数患者能够成功修复瓣膜。Kock 储袋的肠袋炎发生率与 IPAA 几乎相同，其处理也类似。

结果

近年来以较少使用 Kock 储袋手术。最大系列的研究发表于 20 世纪 70 年代末[46-48]，自 20 世纪 80 年代初以来，很少患者进行可控性回肠造口，大多数患者选择进行 IPAA。然而，最近数据表明，精心挑选和目的明确的患者进行可控性回肠

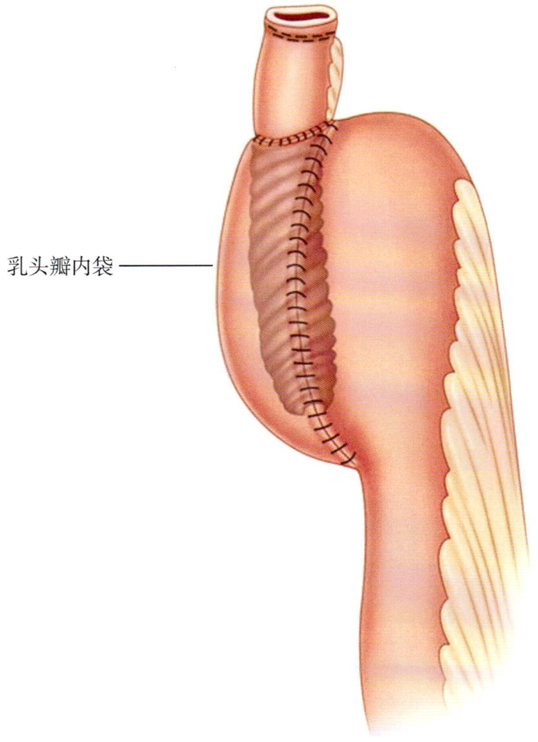

图 50-7 将乳头瓣前面部分用内外层缝合法缝合。为了固定乳头瓣的位置，在储袋和出口之间做一圈间断缝合

造口，其储袋能够持久使用，且储袋长期存活率接近 80%[49]。总体的长期随访显示出可观的结果：70%～89% 的患者能够自行控制排气排便，接近 95% 的患者从未使用辅助装置[46-48]。

Nessar 等[50] 回顾性分析克里夫兰医院可控性回肠造口术的经验，比较可控性回肠造口术患者和 Kock 储袋失败需要切除并转换为末端回肠造口术患者的 HRQOL。结果评估使用可控性回肠造口术手术随访问卷和克里夫兰整体生活质量量表（CGQL）。与接受可控性回肠造口术的患者相比，接受末端回肠造口术的患者在生活、工作和性行为上的限制是其两倍多，而且需要更多的抗腹泻药物和纤维摄入量。

与接受末端回肠造口术的患者相比，接受可控性回肠造口术的患者食欲较好，腹部疼痛较少，并且总体幸福感评分较高。在可控性回肠造口术组中，CGQL 测量值在所有量表和总结量表中均较好。Kohler 等比较了进行 Brooke 回肠造口、Kock 储袋和 IPAA 患者之间的生活质量[51]。IPAAs 患者在运动和性生活方面的限制较 Kock 储袋少，而与 Brooke 回肠造口术相比，Kock 储袋的患者在这些

图 50-8 在外侧和内侧部分将肠袋出口与腹壁后鞘缝合

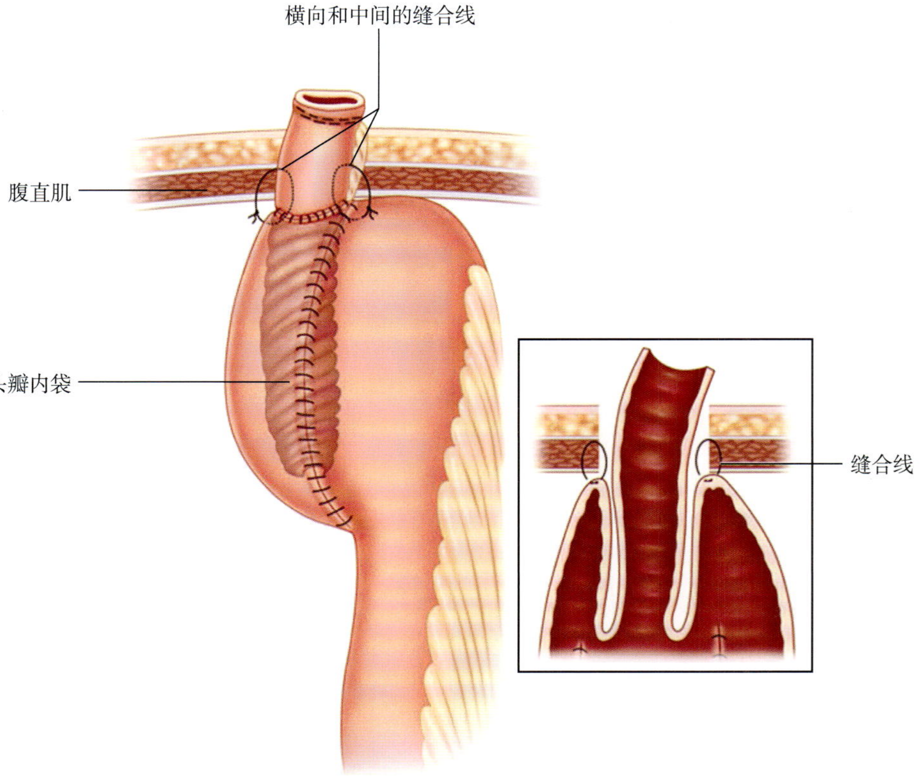

图 50-9　将 Medina 导管置于肠袋最稳定部位并固定于皮肤上

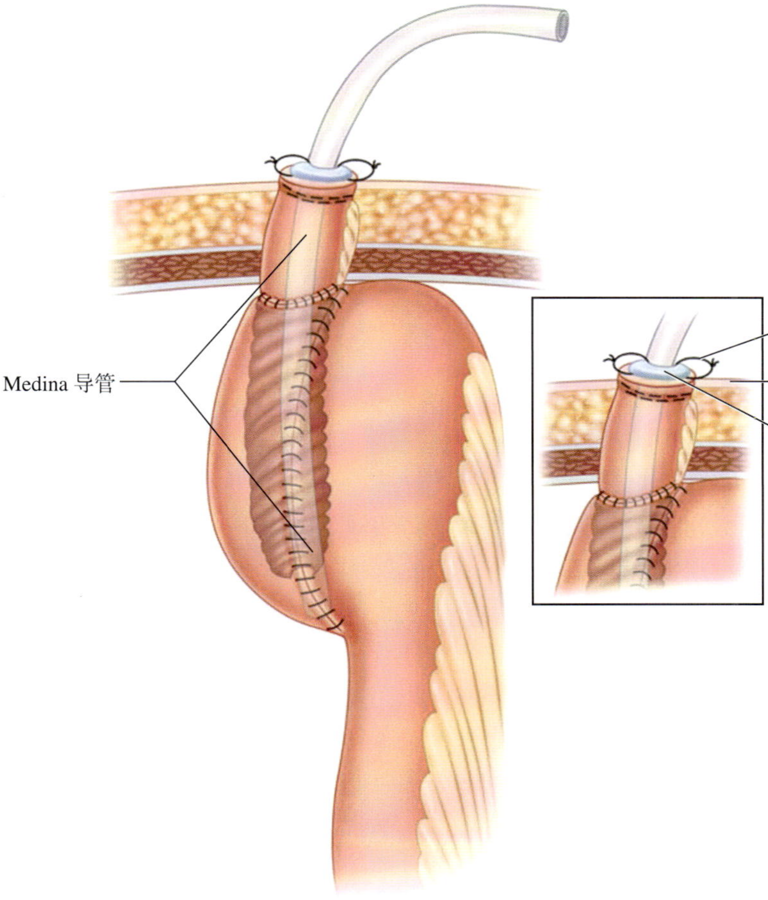

活动中限制较少，但在出行方面限制较多。相比之下，在社会生活、娱乐、工作和家庭方面，各组之间的表现是相似的。他们得出结论，在整体生活质量方面，功能良好的 IPAA 优于 Brooke 回肠造口术和 Kock 储袋。

全结肠切除术合并回肠直肠吻合术

直到 20 世纪 50 年代，全直肠结肠切除术合并末端回肠造口术是 UC 患者药物治疗失败后唯一可行的方法。19 世纪 40 年代首次报道了在合适患者上使用结肠次全切除术合并回肠直肠吻合（IRA）替代全结肠直肠切除术。在 IPAA 出现之前，对于严格选择的轻度直肠炎并有良好直肠顺应性的患者，该手术方式迅速替代了全直肠结肠切除术以避免永久性造口 [52-53]。该术式的优点包括避免了永久性造口、一期手术、手术创伤更小并避免了与盆腔清除术相关的性功能障碍的风险 [54]。

1978 年，Parks 等提出了 IPAA，Utsonomiya 于 20 世纪 80 年代将其推广 [55-56]。此后，IPAA 成为 UC 患者手术治疗的标准术式，其具有良好的远期功能效果，同时残存的直肠出现持久性袖套炎和直肠肿瘤退行性病变的风险较低 [57-58]。因此，许多外科医生已经放弃 IRA 而选择 IPAA，或者不适合做 IPAA 的患者选择全直肠结肠切除术。不同手术方法的优缺点列于表 50-4[17,54,59-61]。患者选择对于确保接受 IRA 的患者的长期满意结果显然至关重要。目前，全结肠切除术合并回肠直肠吻合术（TAC-IRA）通常用于直肠受累有限、直肠顺应性良好、无发育不良或癌症的患者。良好的直肠顺应性和正常的肛门括约肌功能对于良好的长期结果至关重要。这可以通过直肠指检进行初步评估，但通过刚性 / 柔性直肠镜检查和肛门测压法能够更准确地评估。括约肌功能差、严重直肠疾病和直肠不能扩张的患者不能进行 IRA。根据疾病的性质和严重程度、既往手术史、合并症和外科医生经验，TAC-IRA 可以通过微创或开放方式进行。

表 50-4　溃疡性结肠炎手术的优缺点

IRA	IPAA	TPC
+ 功能	+ 癌变风险低	+ 癌变风险
+ 一次手术	+/- 排便功能	+ 一次手术
+ 性 / 尿功能障碍的风险低	- 性 / 尿功能障碍的风险	- 永久性粪便转流
- 疾病复发	- 多次手术	- 性 / 排尿功能障碍的风险
- 癌变风险	- 降低生育能力	- 降低生育能力

手术细节：开放手术方式

该手术是在患者处于改良的截石位进行的，腿部由马镫支撑，确保所有压力点都被适当垫压。做一个垂直正中线的切口，并仔细检查腹腔以发现可能存在的克罗恩病或恶性肿瘤。

从盲肠向上到肝曲切除外侧腹膜反折从而充分分离升结肠和末端回肠。仔细辨认右侧输尿管、性腺血管和十二指肠并将其从肠系膜分离，以防止意外损伤。将横结肠从其与胃部附着处分离，保留或不保留大网膜。在我们的手术中，大网膜通常与横结肠一并切除（图 50-10）。进入小网膜囊，从胃底部胃大弯向胃网膜血管分离大网膜。解剖分离脾曲时需小心以避免损伤脾。牵引附着于脾囊的网膜或结肠可能导致脾撕裂损伤，通常可以在施加牵引之前将所有网膜附件分离来避免。然后沿着降结肠进行分离。分离乙状结肠与腹部和盆腔侧壁的粘连，并且切开侧向腹膜反折。注意辨认左侧输尿管和性腺血管以确保其安全。继续分离直到越过脾曲，并且在近端和远端部分结合钝性和锐性分离，直至脾完全分离。在这个时候，从回肠末端到直肠乙状结肠交界处充分游离结肠就完成了。

用一个 GIA 吻合器横切末端回肠，结扎和分离结肠肠系膜。如果没有恶性肿瘤，则高位结扎对应血管是不必要的，肠系膜可以靠近肠壁分离。较大的血管要双重结扎或用血管闭合装置离断。通常将肠系膜下动脉保留以避免损伤腹下丛，并使直肠残端保留足够的血液供应。在骶骨峡水平离断直肠乙

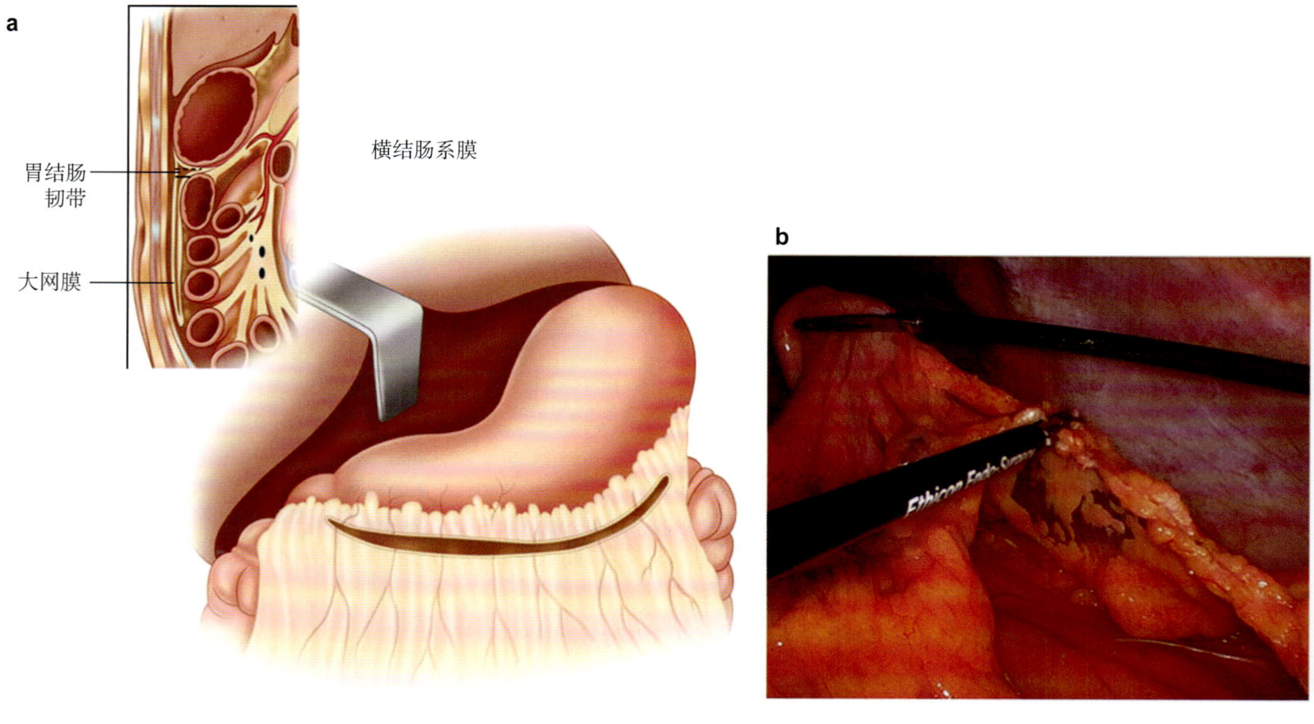

图 50-10　（a 和 b）沿胃大弯侧切断大网膜，远端至胃网膜弓

状结肠交界。

回肠直肠吻合术能够通过手工缝合或吻合器技术以端端吻合或端侧吻合的方式完成。在进行回肠直肠吻合术时我们一般更喜欢端侧吻合。然后通过纤维乙状结肠镜检查来确保吻合口是畅通的、无出血、外观正常并进行吻合口漏检测试。

手术细节：腹腔镜术式

手术过程中患者为改良截石位，双上肢并拢，双下肢固定于支架上，应保证身体所有压迫点都以衬垫保护。采用开放技术于脐下建立戳孔（手助腹腔镜术式时选择脐上部位），细致探查腹腔，确定有无克罗恩病或者恶性疾病的表现，并评估是否具备行腹腔镜手术的机会，如判断腹腔镜手术可行，则于镜下在双侧上下腹部再分别建立四处戳孔，如采用手助腹腔镜方式，则于双侧下腹部各建立一处戳孔，手助切口位置采用耻骨联合上两横指水平的 Pfannenstiel 切口。

患者首先采用右侧抬高的 Trendelenburg 体位，将盲肠向前外侧提起，辨认确定回结肠动静脉，贴近血管下方切开系膜窗进行分离（图 50-11），应通过正确的间隙明确寻至十二指肠以避免误损伤，同时十二指肠也是进一步确认回结肠动静脉位置的重要解剖学标志，如无恶性疾病证据，尽量于远离回结肠血管根部水平予以分离切断。继续向上分离，充分显露十二指肠降段，并将其自横结肠系膜后方游离（图 50-12），然后沿结肠系膜和 Gerota 筋膜之间的平面向外侧充分切开。将阑尾向脾曲方向牵拉，分离切开盲肠至结肠肝曲之间的右侧腹膜反折，并与内侧游离区域汇合（图 50-13）。术中务必小心避免损伤十二指肠。

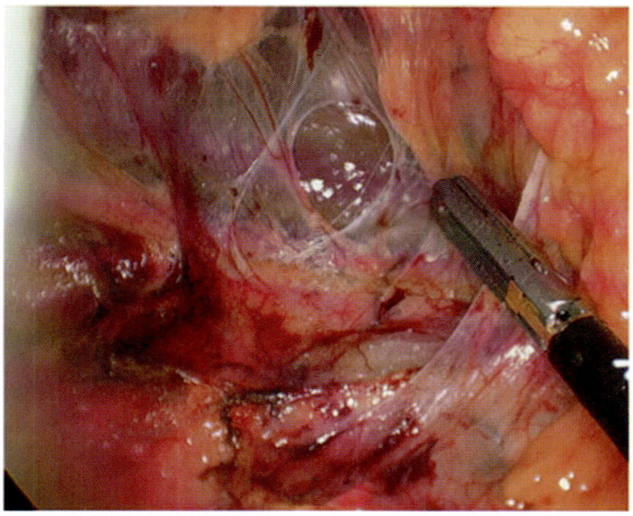

图 50-12 从内向外侧分离显露系膜窗

继续进行分离，患者应转换为头高脚低体位，如确定为良性疾病，则采用血管闭合装置在接近肠壁处连续结扎切断横结肠系膜和胃网膜弓尾侧的大网膜（图 50-14a，b），继而通过锐性钝性相结合的分离方式，将结肠脾曲充分游离，应确保脾无过度张力牵拉以避免损伤（图 50-15a，b）。此时患者应转为左侧抬高体位，将小肠推向右侧以利于显露术野。继续连续结扎切断左侧结肠系膜，并切开左侧

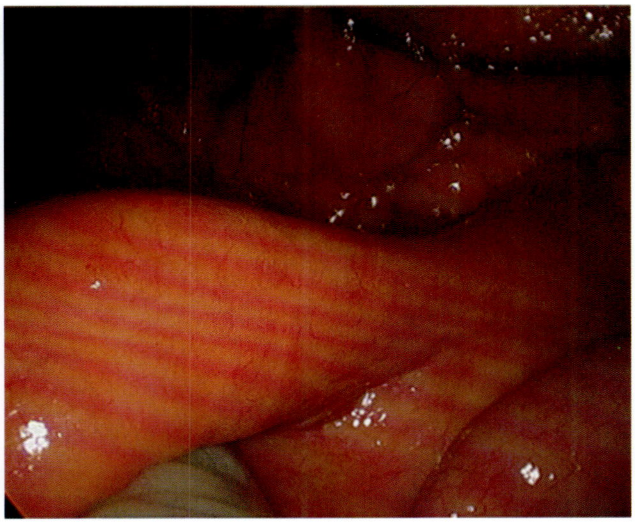

图 50-11 确定回结肠血管束

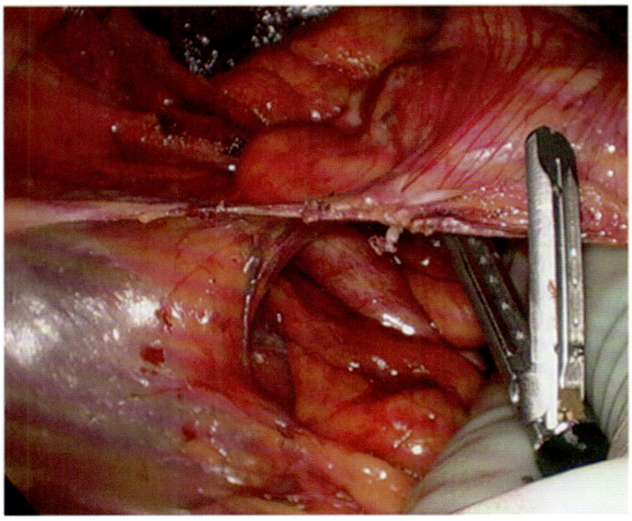

图 50-13 切开结肠侧方附着处

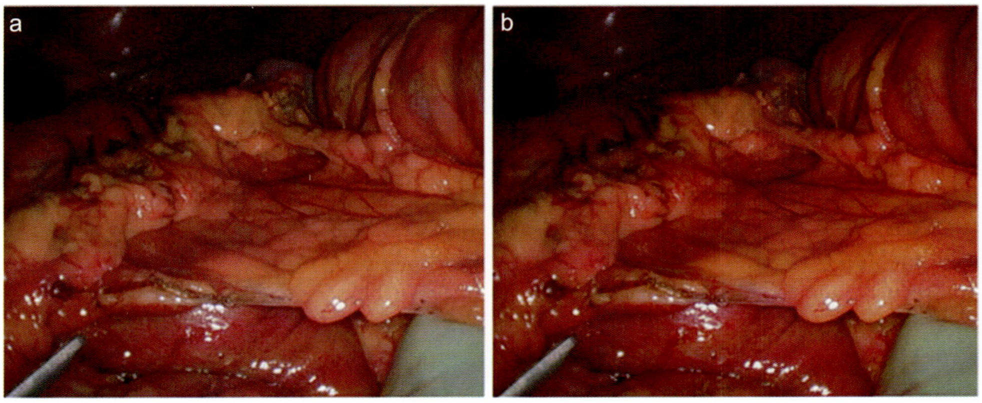

图 50-14 （a 和 b）结扎切断横结肠系膜和胃网膜弓尾侧的大网膜

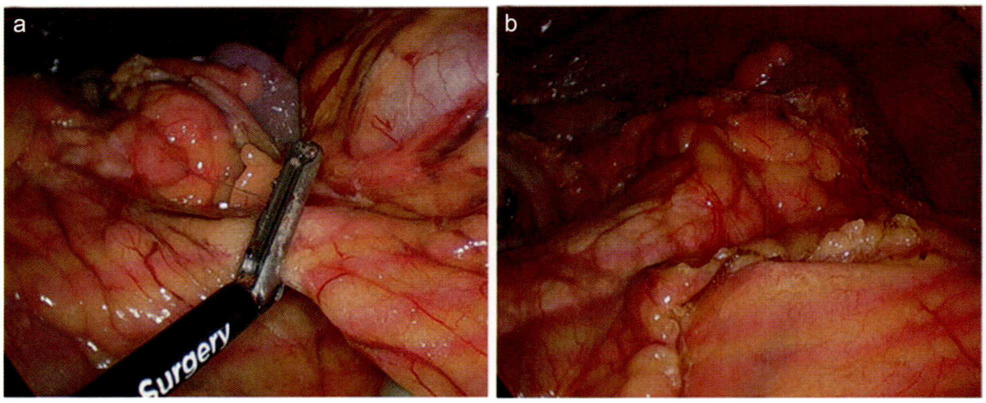

图 50-15 （a 和 b）结肠脾曲的游离

结肠旁沟的腹膜反折，向内侧牵拉乙状结肠，切开乙状结肠外侧附着粘连区域进行分离，注意保护左侧输尿管和性腺血管，结扎切断乙状结肠血管。当分离结肠至直乙交界水平时，将其自 Pfannenstiel 切口提出体外，于该水平横断肠管后采用同开放手术一样的方式完成吻合。

结果

对于溃疡性结肠炎，IRA 是一种安全的术式，总体并发症发生率为 8%～28%[60-63]，包括小肠梗阻、吻合口漏、腹腔脓肿、肺栓塞、脓毒血症、直肠出血、伤口感染、腹壁伤口裂开、泌尿系感染、一过性尿潴留、血肿和造口并发症等。此外，不同于 IPAA，IRA 并不涉及盆腔的广泛分离，从而将术后性功能和泌尿功能障碍的风险降至最低。因此，相比于 IPAA，理论上采用 IRA 的患者应获得更好的生育能力，虽然目前在溃疡性结肠炎患者中仍缺乏这样明确的研究结果支持，但对于生育期妇女，确实值得探讨这一术式的适用性和可行性[64]。

术后的残余直肠会出现明显的疾病复发，因此对这类患者应严密监测，进行内镜随访。据报道，IRA 术后 5 年仍功能良好的累积可能性为 84%[63, 65]，10 年时为 69%[62, 65]，20 年时则介于 46% 和 69% 之间[64]。克里夫兰诊所对 22 个 IRA 术后患者和 66 个 IPAA 术后患者进行了连续性研究，通过年龄、性别和随访时间等因素的配对分析，研究结果显示 IRA 术后功能良好的累积可能性在 5、10、15 和 20 年时分别为 81%、74%、56% 和 46%，这一结果与之前的报道一致[60]。评定该术式功能状况的主要指标为排便次数、粪污和排便急迫等。克里夫兰诊所报道的 22 个患者排便次数为平均每天 6 次（范围为 2～11 次），5% 的夜间粪污发生率，68% 的患者会出现经常 / 有时的排便急迫[60]。Pastore 等对 90 例腹段结肠切除、IRA 术患者进行了研究，中位排便次数为 6 次（范围为 2～20 次），中位夜便次数为 1 次（范围为 0～10 次），3 个患者有超过每天 8 次的排便，并伴有频繁的粪污和排便急迫。随访期间，53.5% 的患者服用止泻药物，31.3% 需要系统或者局部应用小剂量类固醇激素。超过 90% 的患者认为手术后的自身状况更加改善，84% 的患者获得了更好的生活质量 [63]。

残余直肠切除术的主要指征为对于药物治疗抵抗的复发性直肠炎 [60, 62-63, 65]，随访监测发现异型增生或癌变，以及病变发展为克罗恩病等，可供选择的手术方式包括 IPAA、Brook 回肠造口或者可控性回肠造口（Kock 储袋）等。大部分患者可以安全地实施 IPAA 术，从而维持了消化道的延续性，避免了永久性肠造口 [60]。在 86 例行 IRA 的溃疡性结肠炎患者中，在中位随访期 10 年（范围为 1 ~ 33 年）内，46 例（53%）需行残余直肠全部切除，其中包括顽固性直肠炎（n=24），直肠异型性增生（n=15）和直肠癌（n=7）[60]。

考虑到残余直肠的疾病高复发率，以及随时间延长而逐渐增加的异型性增生 / 癌变风险，内镜监测是非常必要的。在上述克里夫兰诊所研究的患者中，残余直肠出现异型性增生的总体累积发生率从 10 年时的 9% 上升到了 20 年时的 25%[60]，而 IRA 术后直肠癌的发生率由于各研究随访时间的不同而报道不一，范围从 0 到 8%。根据克里夫兰诊所的资料，癌症发生率在 5、10、15 和 20 年时的发生率分别为 0、2、5 和 14%[60]，而斯堪的纳维亚的研究显示在 13 年和 18 年的随访期间并没有癌症报道 [62, 65]，因此强调了严格选择患者的重要性。

大多数出现残余直肠癌变的患者发现时已处于进展期（Ⅲ ~ Ⅳ期），提示了其本身的生物学特性即可能更具有侵略性，也说明对残余直肠进行更加密切的监测势在必行 [60-66]。建议对接受 IRA 的溃疡性结肠炎患者术后每 6 ~ 12 个月进行直肠活检，如活检发现异型增生，则应切除剩余全部直肠。对于不能或不愿接受监测的长期病史溃疡性结肠炎患者不应进行 IRA 手术，另外，应重点强调对术前已存在异型增生或癌变的患者不应采用结肠切除、IRA 术式，否则会面临更高的恶变风险 [67]。然而，对于已经伴有肿瘤转移的患者反而可能会从 IRA 术中获益，这是由于相对于术后较短的预期生存期，此术式是具有一定姑息治疗价值的。

全结直肠切除和末端回肠造口术

在 20 世纪 80 年代早期以前，全结直肠切除及 Brook 末端回肠造口术一直是溃疡性结肠炎的标准外科术式，直到 Utsonomiya 逐渐普及了 IPAA 术 [56]，然而时至今日，尽管 IPAA 术式可以维持肠道的连续性，已成为溃疡性结肠炎的外科治疗的金标准，但仍有部分患者由于自身或疾病相关因素及个人偏好等原因并不适合采用该术式（表 50-5）。一旦这类患者出现了外科手术指征，则应进行评估并接受全结直肠切除及永久性末端回肠造口术，或者在某些情况下，可以考虑前文所介绍的 IRA 术式。

全结直肠切除术式切除了所有病变黏膜上皮，达到了治愈疾病的目的，从而消除了癌变风险，避免了昂贵的药物治疗费用和需维持终生的随访监测，该手术的不利之处在于患者需行永久性回肠造口，盆腔分离过程中可能造成神经损伤，以及会阴部伤口可能出现的愈合问题等。这一手术适合于那些不能接受 IPAA 或者 Kock 储袋造口的患者（表 50-5），同时也适用于由于药物应用而无法良好耐受过于复杂和长时间手术的患者 [68-69]。最后，对于希望仅通过一次手术即可治愈疾病或日常工作生活更便于处理造口装置而不是频繁排便的患者来说，这一术式也是可供考虑的。

表 50-5 IPAA 的禁忌证

绝对禁忌证	相对禁忌证
严重的排便失禁	病态肥胖症
局部低位进展期直肠癌累及肛门括约肌	局部低位进展期直肠癌需行新辅助治疗
肛周克罗恩病	克罗恩病
	曾有较大范围小肠切除手术史
	个人偏好

IPAA，回肠储袋肛管吻合术

全结直肠切除及回肠造口手术没有绝对的手术禁忌证，然而在急诊情况下比较明智的选择是采用分期手术，即先行腹段的结肠切除而不切除直肠。这一策略将会避免分离直肠带来的相关并发症，而且对急诊患者切除全直肠可能会更加困难且耗时，这显然并不合适。该手术可通过开腹手术、手助或腹腔镜辅助以及全腹腔镜下等技术完成，具体情况详见前文介绍 [70]。至于不同方法之间的比较，并没有大型的严格分组对照研究。直觉上，全腹腔镜下操作疝的发生率更低，并且规避了造口旁疝的风险。而对于腹部结肠切除合并回肠直肠吻合术，如何权衡采用微创或者开腹的方法完成，应取决于疾病的性质和程度、既往手术史、合并症及外科医生的经验等。

手术细节：开腹直肠切除术

如果由于疾病的严重程度或者某些患者因素而必须采用分期手术，应先按照上文所述进行腹部结肠切除，但不行回肠直肠吻合，而是将直肠保留在原位，将末端回肠做成造口。在骶骨岬水平应用直线切割缝合器于直乙交界处切断（图 50-16）。如考虑有直肠断端破裂风险，则应在闭合线上采用间断 Lembert 缝合进行加固，不过通常并不需要这一操作。术后应放置 5 天的直肠腔内引流管，以确保直肠内容物的排空和肠腔充分减压。当结肠切除术后数月，患者总体健康状况明显改善，无需药物治疗时，无论是否行回肠储袋的术式，患者均可继续接受后续的直肠切除术。

无论是在结肠游离的同时还是在二期手术时进行直肠的解剖，均应首先分离切断肠系膜下动脉终末支（直肠上动脉），并彻底游离直肠后方间隙。双侧输尿管和交感神经丛在盆腔边缘走形于肠系膜下动脉后方，术中应显露确认并加以保护。肠系膜下动脉和静脉的终末支应在骶骨岬水平予以结扎切断。

向下方及侧方切开壁腹膜以拓展间隙，进入直肠深筋膜和骶前筋膜之间的骶前层次，向前方牵拉直肠，在该层次的疏松结缔组织内锐性分离。这一过程中尤需注意覆盖保护骶前静脉丛，因为一旦出血很难处理，甚至导致致命性后果。在后方的分离要一直达到尾骨并切开 Waldeyer 筋膜；然后切开直肠两侧系膜，操作应尽可能贴近直肠壁，避免损伤盆丛神经；继而进行直肠前壁的分离，应在 Denonvillier 筋膜后方的直肠阴道或直肠精囊腺间隙中进行。至此，应完成直肠的完整环周游离，并向

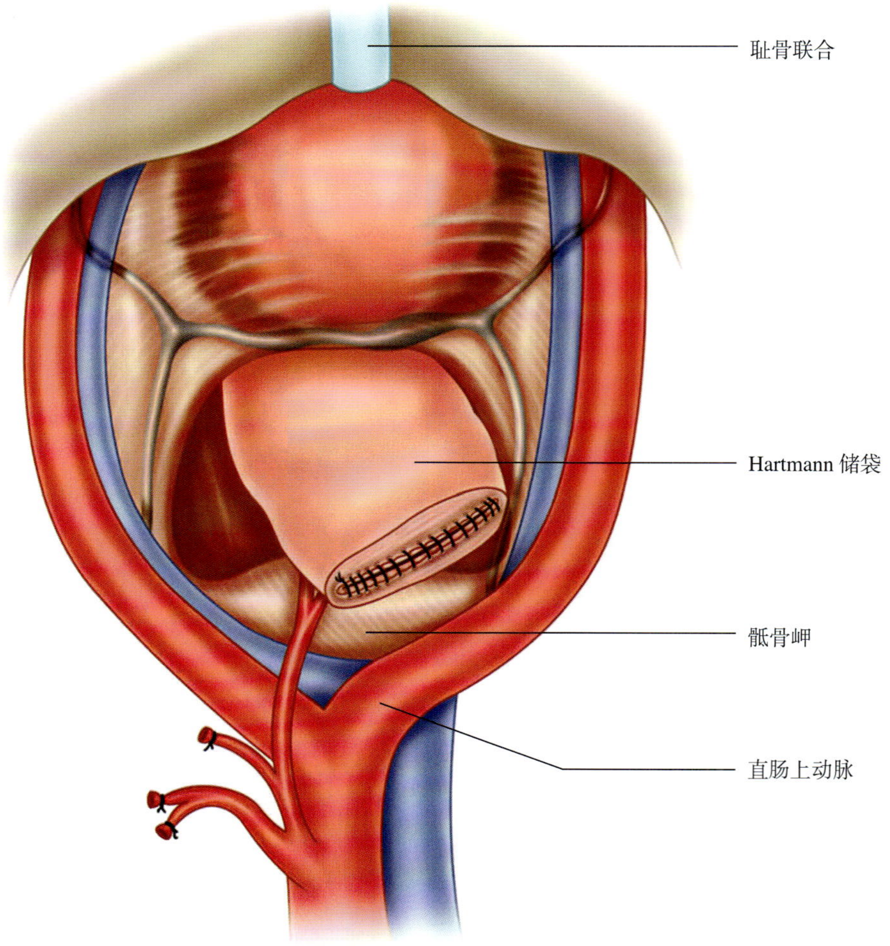

图 50-16 骶骨岬水平的肠管远侧断端

下达到肛提肌层面。如果之前未行结肠切除术，则此时应以直线切割吻合器在末端回肠和盲肠交界部位切断，然后关闭腹部切口，制作回肠造口，最后进行会阴部手术操作。

在肛门边缘水平行荷包缝合以关闭肛门，于括约肌间沟取环形切口切开皮肤和皮下组织（图 50-17）。分离切断肛尾韧带，从后方进入盆腔，继续环形扩展切口，充分游离全部远端直肠和肛门。前方操作时应小心避免损伤阴道或前列腺，分离完毕自会阴部切口将标本拖出体外，最后逐层关闭切口（图 50-18）。

手术细节：腹腔镜直肠切除术

如同开腹手术，直肠的分离应首先处理肠系膜

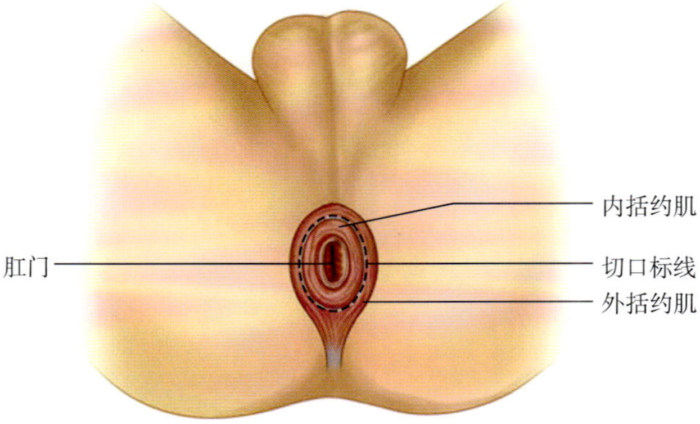

图 50-17　会阴部手术：沿括约肌间沟的环形切口

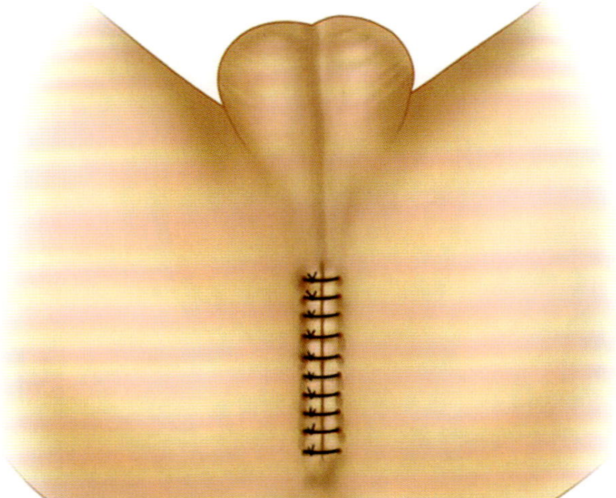

图 50-18　关闭会阴部切口

下动脉终末支（直肠上动脉），将直肠和乙状结肠向前上方牵离盆腔以显露肠系膜下动脉。于骶骨岬水平在直肠上动脉右侧切开腹膜，向头侧分离肠系膜下动脉根部，拓展系膜窗间隙寻找到左侧输尿管和性腺血管，将下腹神经置于后方进行保护，以血管闭合装置结扎直肠上动脉并予以切断，继续进入直肠后间隙，将直肠环周完整游离至骨盆底水平。在明确没有肠管或者系膜扭曲情况下，将回肠断端提出体外并制作末端回肠造口。会阴部操作过程同前，标本自会阴切口取出。

恢复性全结直肠切除及回肠储袋肛管吻合术

在确定行 IPAA 手术之前应充分评估患者的粪便自控能力，尤其是对于术前就有功能损伤的患者。如对于经产妇，特别是多次经阴道分娩并伴有会阴切开或者产伤撕裂者，应仔细询问肛门自制功能。而当患者出现暴发性的多次血便或者稀水便时，如伴有控便功能明显减弱，则需充分重视，应进一步讨论和检测失禁的具体情况。手术医生进行直肠指检非常重要，常可提供足够的信息，以决定患者是否需要接受直肠肛管测压评估，或者接受硬管 3-D 肛门内超声检查。Gearhart 及其同事[71]采用直肠肛管测压和肛门内超声对 42 个女患者进行了前瞻性评估。所有患者在评估时都没有失禁，肛门内超声检查显示 19 名患者存在显著的括约肌缺损，其中 4 例由于产伤而存在双侧括约肌受累。这一结果与肛门生理学检查结果相符，即伴随显著减低的静息压和收缩压，以及更短的肛管长度。所有患者均接受了 IPAA 手术，术后采用克里夫兰诊所佛罗里达量表（Wexner 评分）、粪便失禁严重程度指数（FISI）及粪便失禁生活质量量表（FIQL）进行调查。结果显示括约肌缺损大小与术后是否失禁没有相关性，几乎所有参与者都曾出现过渗漏情况，而 3 例伴有括约肌缺损的患者（15.8%）对于 IPAA 术后排便情况不满意，表示宁愿未行此手术，最终 5% 的患者接受了储袋切除。考虑到这些术前没有失禁的患者所呈现的术后排便状况，如在外科手术前存在相关问题（如失禁、糖尿病神经病变和其他神经功能障碍等）应被考虑视为 IPAA 手术的相对禁忌证。

由于肿瘤因素，对于需行腹会阴联合切除的超低位直肠癌来说，IPAA 显然不是合适的术式。直肠癌的标准肿瘤学治疗原则同样适用于发生于溃疡

性结肠炎中的直肠癌，Ⅱ～Ⅲ期肿瘤患者应接受新辅助放化疗并从中获益，降低局部复发率，增加R0切除手术率，这些已得到荷兰和德国的直肠癌临床试验证实[72-73]。对于合适的患者，接受过新辅助放化疗并不是IPAA手术的绝对禁忌证，但对其远期效果确实会造成损害。在最近一项克里夫兰诊所的研究中，发现接受过放疗的直肠癌患者储袋失败率为42.9%，而未接受过放疗的患者失败率为17.6%[74]。因此，对于这类患者进行多学科讨论是必需的，以期达到兼顾肿瘤治疗原则、生活质量和患者意愿的平衡，而对于术后辅助放疗则应尽最大可能加以避免，强烈不推荐应用[75-76]。

超过1/3的美国成人属于肥胖人群，而流行病学研究表明肥胖并不减少炎性肠病发生[77]。尽管来自克里夫兰诊所和其他大型医学中心的研究结果均显示肥胖人群接受IPAA手术可获得同样的肛门自制效果[78]，但笔者仍考虑将病态性肥胖作为即时IPAA手术的一个相对禁忌证[79]。在近期华盛顿大学的一项研究中，发现肥胖患者IPAA术后总体并发症发生率（80% vs. 64%，P=0.03）和储袋相关并发症发生率（61% vs. 26%，P<0.01）均明显升高[80]。对于择期外科手术指征的肥胖患者，建议先行第一期的腹部结肠切除术，然后进行减重手术，最后再行后续IPAA手术，在极度肥胖患者（BMI>50）[81]，考虑到减低体重需要很长的时间，恐怕很难进行IPAA手术，而应该考虑永久性肠造口或者腹段结肠切除、IRA术。由于肥胖患者明显增高的术后并发症、死亡率和医疗花费，因此术前务必进行审慎细致的多学科团队综合评估，从而尽可能避免严重的并发症发生，降低术后疝发生率和多次再手术率等。如果推迟一个合理的时间段再行手术的策略是安全的，笔者的经验是先安排患者接受减重手术，以更好地为后续IPAA手术进行准备，否则的话通常只能考虑行永久性肠造口术。在这类患者的减重手术中，为了不影响IPAA的成功实施，应维持小肠的完整性，因此应采用腹腔镜下胃束带术或者近期开展的胃袖状切除术。如果长期应用糖皮质激素是BMI增加的原发因素，那么这些患者应采用分期手术，以便于中断激素治疗和更好地减轻体重。医患双方应达成共识，在IPAA手术前应将体重目标设定为BMI≤28，这样患者才有最大机会避免永久性肠造口，完成功能性回肠储袋手术。

虽然老年患者曾是IPAA手术的相对禁忌人群，但是如今他们可在常规手术、药物治疗和微创手术中进行选择[82-83]。有强烈意愿并有正常排便功能的UC老年患者应用IPAA是安全可行的。随着时间的推移，他们的术后情况与年轻人一样稳定。

手术技巧

患者要进行全结直肠切除和回肠储袋肛管吻合术（restorative proctocolectomy with ileal pouch anal anastomosis，RPC-IPAA），结肠和直肠的切除如上所述，另外需要用残端吻合器切割直肠，留下一小段直肠以备吻合。末端回肠折叠后可呈J形、S形或者W形（图50-19和50-20），笔者主张制作回肠J形储袋。

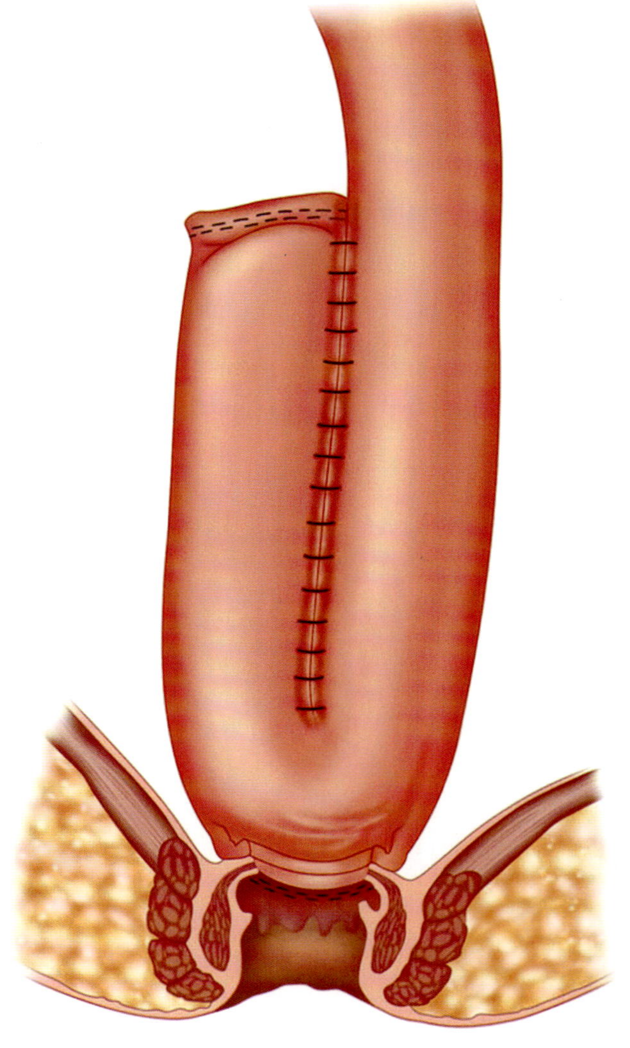

图50-19 回肠J形储袋

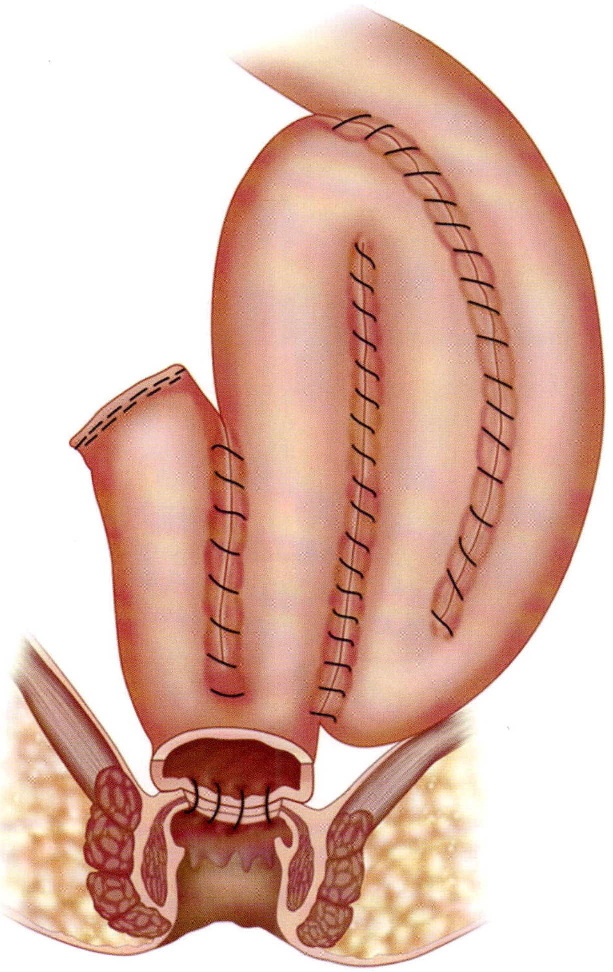

图 50-20　回肠 W 形储袋

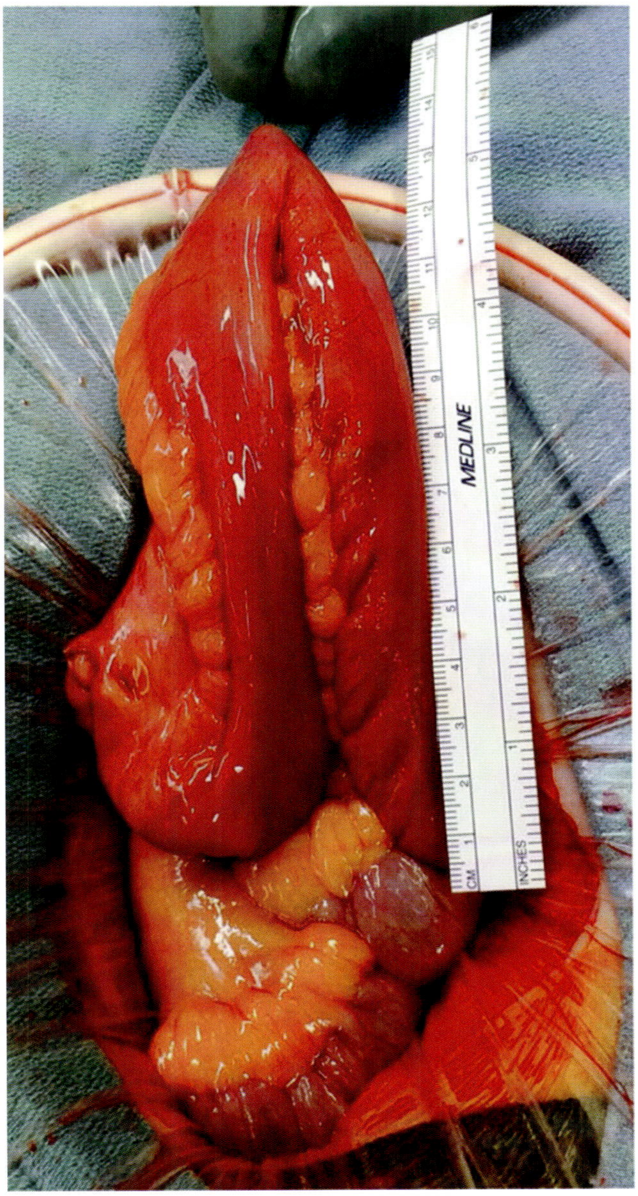

图 50-21　J 形储袋长度为 15 ~ 20 cm

回肠 J 形储袋长度为 15 ~ 20 cm（图 50-21）。用 4-0 丝线对末端回肠进行垂直内翻褥式缝合。在确保回肠末端有足够血供的情况下，使储袋顶端能达到耻骨联合水平，同时选择最长的系膜以实现无张力吻合。储袋顶端系膜游离缘丝线固定，将 J 袢双边靠近并在系膜回肠结合处缝合固定（图 50-22a，b）。在 J 袢双边行肠切开术。用切割闭合器制作回肠储袋（图 50-23a，b），同时确保无毗邻回肠系膜夹入吻合口（图 50-24）。制作储袋的过程中，每一次切割吻合后，都用 Babcock 夹轻拉使储袋外翻（图 50-25a，b）。最后一次切割吻合后（图 50-26a，b），检查吻合线处是否还有流血（图 50-27a，b），随后轻拉储袋顶端缝合线和切开处，使储袋还原（图 50-28a，b，c）。管状吻合器抵针座从储袋顶端戳出，并且用荷包缝合将顶端缝合（图 50-29）。再与从肛管闭合端戳出的管状吻合器顶针行回肠肛管吻合。吻合前需检查是否有肠扭转或者系膜扭转。将之前切开的肠管分两层关闭。吻合后可通过乙状结肠镜来检查吻合情况以及进行充气渗漏试验检查有无渗漏。若行回肠造口术，则 3 个月后还纳。

争议

储袋形状

全结直肠切除术和 IPAA 的出现提高了很多 UC 手术患者的生活质量。自从首次提出该术式后，该

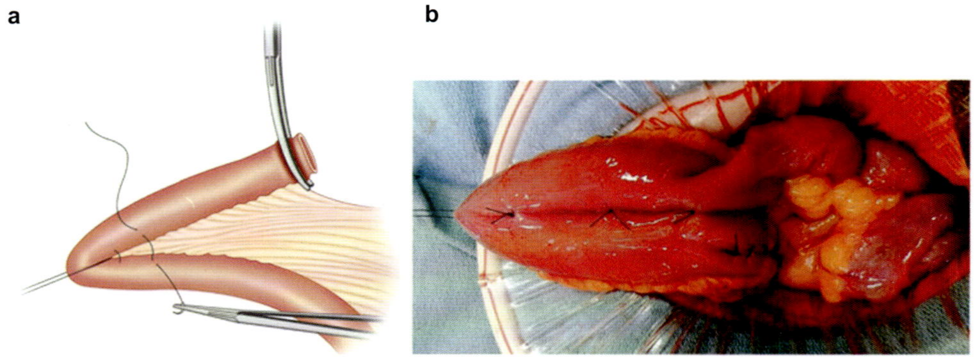

图 50-22 （a 和 b）储袋顶端系膜游离缘丝线固定，并且将 J 袢双边在系膜回肠结合处缝合固定

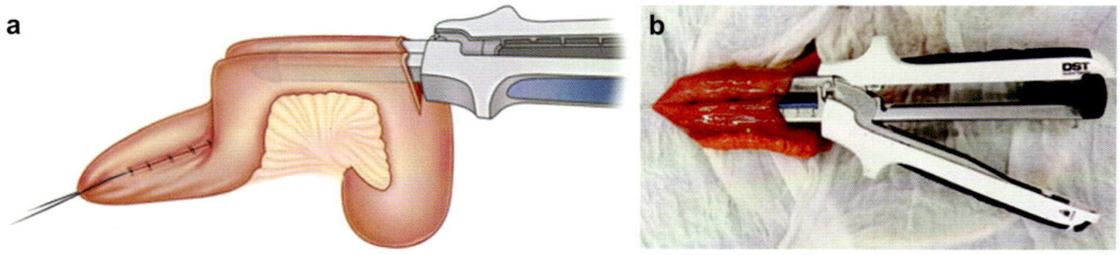

图 50-23 （a 和 b）J 袢双边行肠切开术。同时将胃肠吻合器的两叉分别轻轻插入两袢中

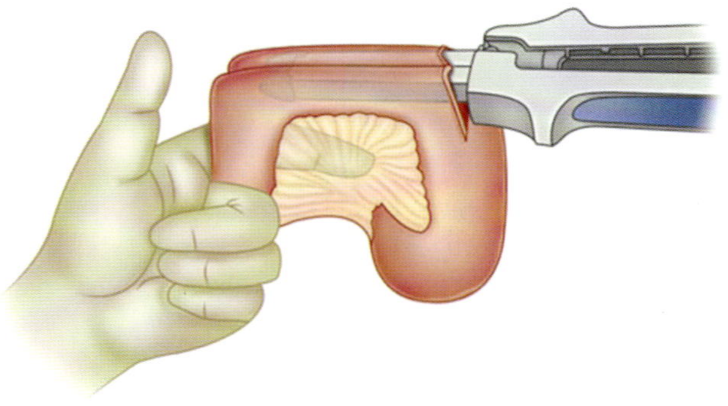

图 50-24 确保无毗邻回肠系膜夹入吻合口

术式已经先后由 Parks、Nicholls[55] 和 Utsunomiya、Iwama[56] 进行了多次改良。Parks 最初发明的是三叠 S 形储袋。最初 S 形储袋出口约 5 cm，术后易出现出口梗阻 [55]。出口长度改为 2 cm 之内后功能得到了显著改善 [84]。目前仍在应用的储袋性状有二叠 J 形储袋、4 叠 W 形储袋 [85-86]。侧位顺蠕动 H 形储袋现已不再应用 [87]。不同的储袋性状都各有优点。J 形储袋因简便易行，远期功能良好，应用最为广泛 [88-89]。其他形状仅应用于个别人群。S 形储袋有较长的出口段肠管，因此适用于身高较高但系膜较短的患者 [90]。W 形储袋容量大，适应性良好 [85]。其在“成熟期”（回肠造口术还纳后紧接的时期）时的肠蠕动明显低于 S 形储袋 [90] 和 J 形储袋 [86, 91-92]，但在 J 形储袋和 W 形储袋的相关前瞻性随机对照研究中，并没有证据证明该结论。同时术后 1 年随访的功能性预后方面两种储袋并无明显差异 [93-94]。因 J 形储袋并发症发生率低，功能性预后好，故成为大部分患者的首选 [88-89]。

吻合

第二个具有争议的是吻合术的选择和肛管移行区（anal transition zone，ATZ）的去留，即吻合器吻合 IPAA 和手工吻合 IPAA 联合黏膜切除的对比。保留 ATZ 的优点包括保留了高度分化的肛管黏膜，利于术后功能恢复；减少了括约肌的损伤，利于控制排便；降低了吻合口张力，利于减少感染性并发症；减少了结构重建，减少手术时间。但是术后残留的直肠黏膜有癌变风险。我们将分别讨论功能性预后和癌变风险。

最初的 IPAA 黏膜切除直至齿状线上方 [55-56, 95]。

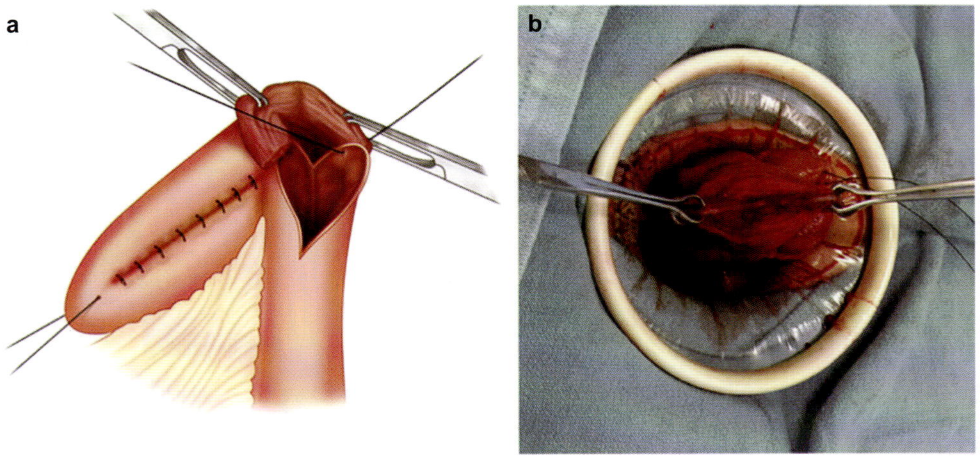

图 50-25 （a，b）制作储袋时，每一次吻合后，都用 Babcock 夹轻拉使储袋外翻，直到整个间隔吻合

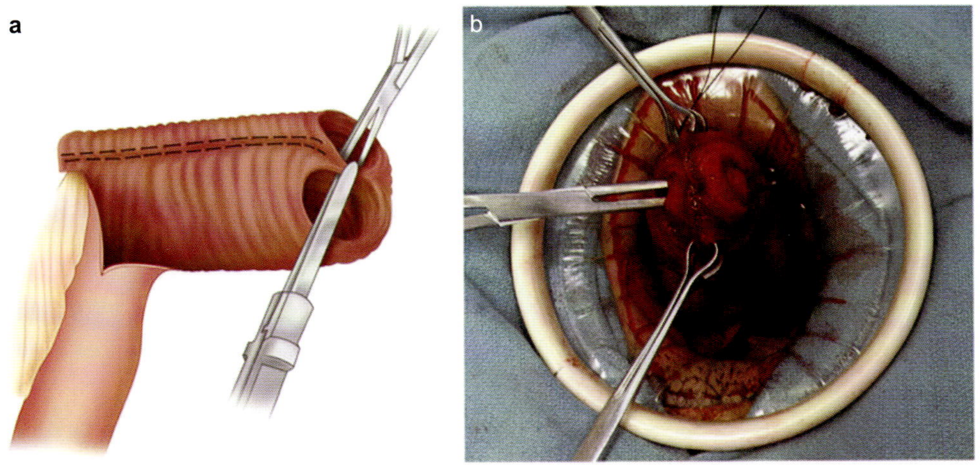

图 50-26 （a，b）间隔最远端的切开，通常需要用一个直角夹轻轻引导吻合器

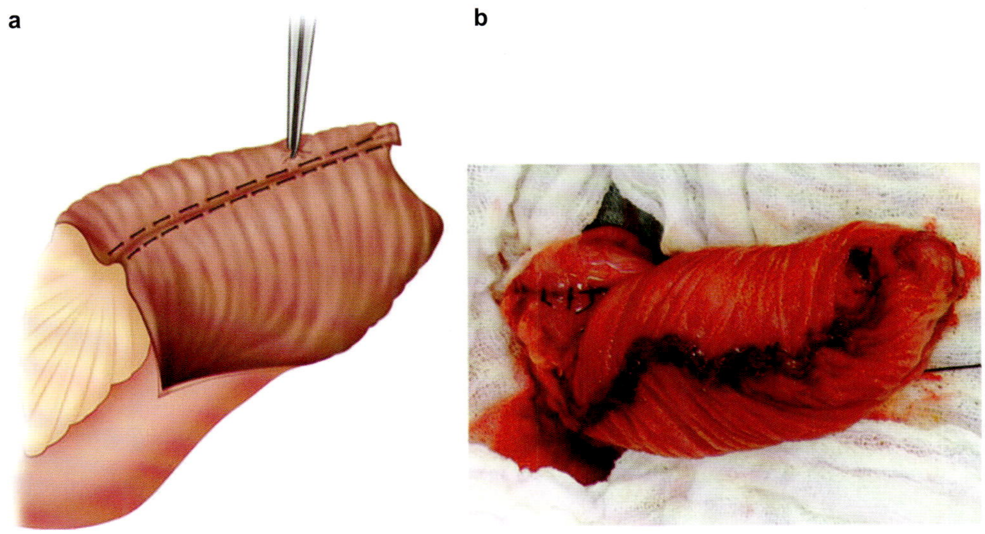

图 50-27 （a，b）检查缝合线处是否还有出血

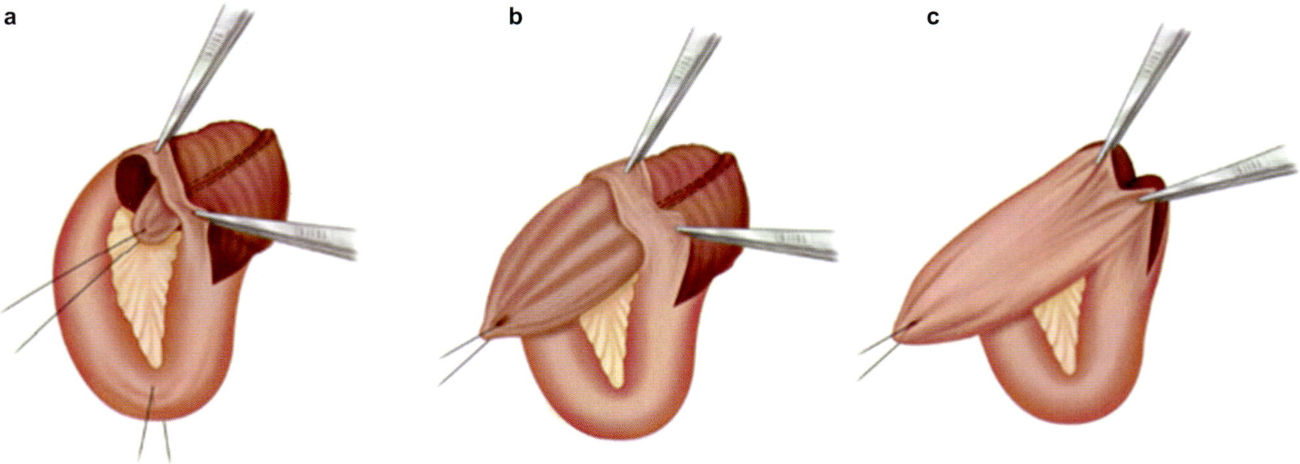

图 50-28 （a，b，c）分别轻拉储袋顶端缝合线和切开处，使储袋还原

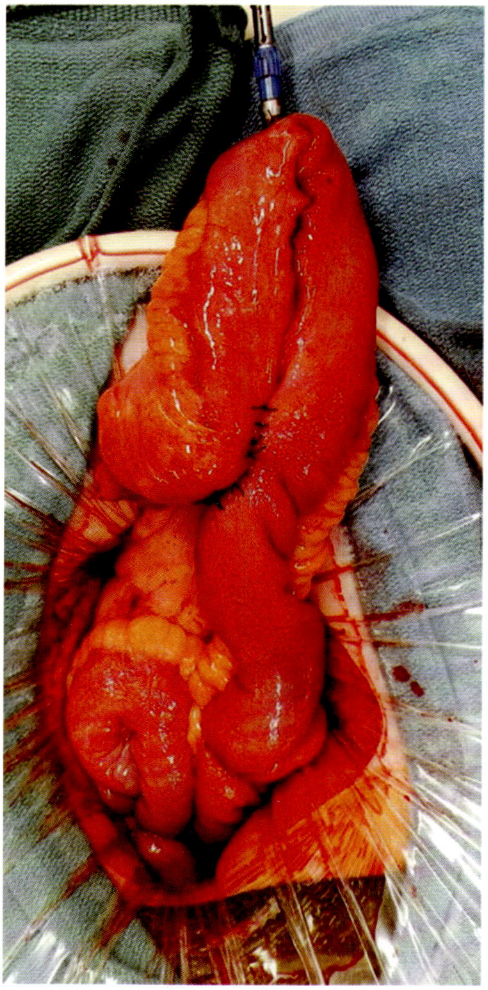

图 50-29 管状吻合器抵针座从储袋顶端拿出

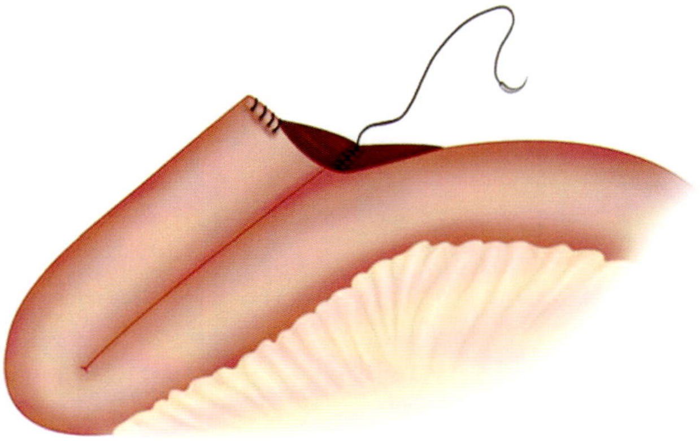

图 50-30 切开的肠管通常分两层关闭

为确保黏膜的切除[97-98]，完全黏膜切除术的应用大大增加[96]，同时翻转直肠肛管操作也明显增多。这造成肛管静息压[96]和感觉阈值的明显降低，导致排便失禁的风险增加[97-98]。而避免对肛门括约肌的操作可以降低损伤的程度。另外，ATZ 保留了部分肛管黏膜的感觉，它可以和直肠肛管抑制反射一起允许直肠内容物的取样，并提高排便控制能力，而黏膜切除术容易破坏此反射[99]。一些长期对照研究显示吻合器吻合 IPAA 患者功能性预后更好[100-104]。通过比较黏膜切除的患者和保留 ATZ 的患者情况，有研究发现即使出现炎症反应，后者有

着更好的排便控制能力、排便功能和更高的生活质量[57]。Gemlo 等[100]对 235 名患者进行了约 7 个月的术后随访，显示限制黏膜切除术的使用将大大降低夜间漏粪、夜间排便失禁、白天漏粪或者白天使用会阴垫的概率。Sagar 等[104]对 20 名吻合器吻合 IPAA 的患者的术后肛门功能进行了长达 12 个月的随访，显示最初肛门功能虽有所下降，但是 1 年后，肛管静息压几乎恢复正常；19 名患者有直肠肛管抑制反射；并且在 17 名患者中成功取样。同时直肠顺应性和最大容量显著增加。对气体和粪便的鉴别能力与直肠肛管反射和取样结果有关。虽然理论上吻合器吻合 IPAA 优于手工吻合 IPAA 联合黏膜切除术，但是在前瞻性随机对照研究中两者在功能性预后方面并没有明显差异[105-107]。然而这些调查均未进行长期的随访，所以在这些短期随访和证据不充分的条件下，该结论具有一定的局限性。多数术者因较低的并发症发生率，偏向于选择吻合器吻合 IPAA。此外，术中保留一小段直肠可减轻吻合口张力，利于降低吻合口并发症的发生率。克里夫兰医学研究中心对 692 名患者进行了随访，其中 238 名患者进行手工吻合 IPAA，454 名患者进行吻合器吻合 IPAA。在手工吻合 IPAA 组，25 名患者（10.5%）出现了 32 次感染性并发症，其中 24 名再次进行了 89 次手术，7 名患者储袋切除。在吻合器吻合 IPAA 组，21 名患者（4.6%）出现了 23 次感染性并发症，其中 14 名再次进行了 40 次修复，1 个患者需要储袋切除[108]。但是同样在前瞻性随机对照研究中，两者并发症的发生率没有明显差异[105-107]。在功能评价上，炎症性直肠黏膜的去留和相关顽固症状的存在是否有联系仍是值得思考的[109-110]。克里夫兰医学研究中心调查发现，14.7% 的患者残留的黏膜出现系列炎症反应；4.1% 的患者只有肛管炎，10.6% 的患者出现了储袋炎。12.9% 出现肛管炎的患者和 10.6% 出现肛管炎合并储袋炎的患者需要手术干预[109-110]。这些患者常需局部使用激素或者美沙拉嗪。如果药物治疗失败，经肛门黏膜切除联合储袋切除有较好的预后[109]。另外，对吻合器吻合 IPAA 患者进行 36 个月的随访后发现，即使出现慢性炎症反应，其功能也好于只有轻度直肠残端封套炎未进行手术干预的黏膜切除患者[57-58]。此结果与患者采用腹腔镜手术，直肠残端较短有关。

支持黏膜切除的术者认为包括 ATZ 在内的黏膜均应切除，这有利于降低未来黏膜处发生异型增生和癌变的风险。组织学研究显示 ATZ 具有高度潜在变异性。Fenger[111]在阿尔新蓝染色后发现 ATZ 的范围只有约 8.9 mm（范围 0 ~ 20 mm），从齿状线上约 6 mm 处开始。Thompson-Fawcett 等[112]用两种技术研究了 ATZ：以 3 mm 为单位进行阿尔新蓝染色切片，进行组织学电脑分析。研究发现该方法使 ATZ 测量长度比真实值大，常常紧邻齿状线上。在组织学电脑图谱中，ATZ 的平均长度大约只有 4.5 mm。因为此不确定性，黏膜切除并不能确保切除了全部的直肠黏膜[113]。在 14% 的患者中可以发现残余的黏膜岛，并且 7% 的患者残余黏膜岛隐藏于回肠肛管吻合区中[113]。为研究在吻合器吻合 IPAA 术后直肠黏膜残留与异型增生和癌变的关系，克里夫兰医学研究中心发布了他们对 210 名患者进行的 5 年随访结果（平均 77 个月）[114]。在术后 11 个月（平均值），有 7 名患者（3.3%）出现了异型增生。有结肠、直肠异型增生和癌症史的患者具有较高的癌变风险。有 2 名患者出现了 3 处低分化，并且分别在术后 29 个月和 38 个月进行了黏膜切除术，但并未出现癌症。另外只发现 1 处或者 2 处异型增生的 5 名患者在进行平均 72 个月的保守治疗后，异型增生消失。更具有临床意义的是，ATZ 的保留并没有增加术后 5 ~ 10 年的癌变率。所以笔者建议对术后患者进行定期随访，若多次活检显示异型增生，则再进行黏膜切除术联合储袋切除[114]。同时在对 225 名保留 ATZ 患者的长达 36 个月的随访中没有发现术后异型增生和癌变的发生。相关研究证实对没有异型增生和癌变史的患者，保留 ATZ 是安全的[57-58]。我们随后还对保留 ATZ 患者进行随访时间的调整，将 1 年增至 3 年[57-58]。临床应用中，两种操作的应用需要综合分析。括约肌功能良好的老年患者、高大肥胖的男性患者，为了减轻其吻合口的张力，我们通常保留 ATZ 区。有高度异型增生和癌变风险的患者、儿童患者[115]或者原发性硬化性胆管炎患者[116]，我们建议黏膜切除。

优化方法

回肠储袋肛管吻合术会增加短期吻合口断裂和长期并发症发生的风险[117]。而盆控游离储袋，粪便转流，延期回肠储袋肛管吻合利于提高手术效果。有少量研究评估比较了几种延长小肠系膜的方法，

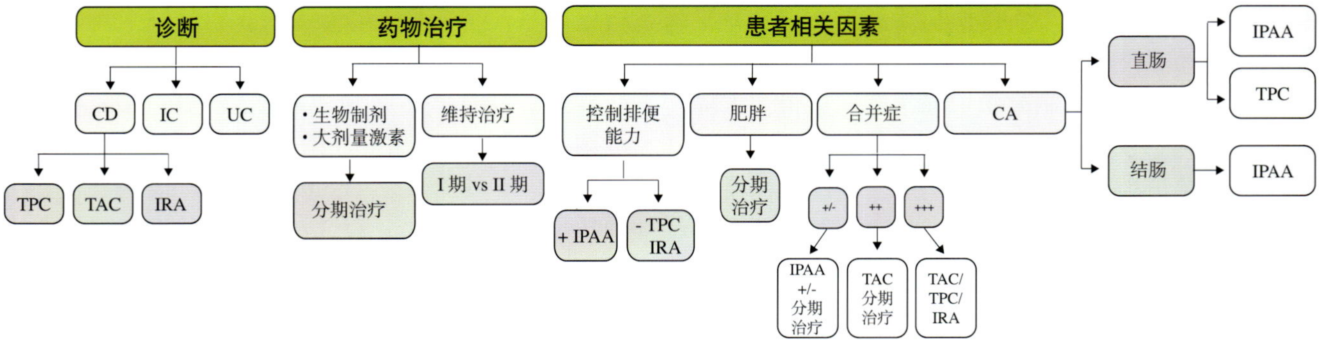

图 50-31 溃疡性结肠炎的治疗流程图。CD，克罗恩病；IC，未定型结肠炎；UC，溃疡性结肠炎；TPC，全结直肠切除术；TAC，全结肠切除术；IRA，回肠直肠吻合术；IPAA，回肠储袋肛管吻合术；CA，癌症

包括保留完整肠系膜从而保留系膜起源，结扎肠系膜上端的血管，行肠系膜切开[118]。这些方法均可降低吻合口压力。相关研究发现，利用以上方法可以避免患者出现回肠储袋未进入盆腔或者张力太高以致吻合口出血的情况。在体重、组织情况、药物治疗都处于最佳状态时，延长系膜是必要的。若患者自身肠系膜非常短，Goes 等[119]提出了一种解决方案：结扎患者右结肠处的血管，但保留中结肠动脉的右支并保留回结肠动脉的回肠支以确保回肠供血。此操作需分别分离右结肠动脉、回结肠动脉的起源和肠系膜上动脉的主干。其能延长系膜长度，但是手术时间长，手术难度大，并且易导致储袋缺血。

克罗恩病

克罗恩病是回肠储袋术的禁忌证[120-121]。除了术前要正确诊断患者的疾病，对于术前不确定的结肠炎或者溃疡性结肠炎，在手术时要通过病理活检来进行确诊。Sagar[122] 和 Deustch 等[123]对两组随机人群进行调查，对术前诊断是溃疡性结肠炎，最后被确诊为克罗恩病的患者进行的 10 年随访中，有 45% 的患者储袋失败。在另一组人群中，术前有克罗恩病临床表现的患者只有 1/9 的人术后储袋成功，并且在回肠造口还纳以后仍有较多并发症。相反，术前无克罗恩病临床表现的患者，15/16 的人手术成功，同时预后良好。以上研究都证实克罗恩病患者不宜行回肠储袋术。然而有一部分克罗恩病患者可以行回肠储袋术。Panis 等[125]选择了 31 位无会阴和小肠疾病的克罗恩病患者来进行回肠储袋肛管吻合术。31 人中，只有 6 人（19%）在术后 9 个月至 6 年内出现了并发症，并且于 5 年随访中发现，在排便次数，排便控制，气体、粪便鉴别能力，漏粪或者会阴垫的使用和性功能方面，他们与溃疡性结肠炎患者的预后无明显差异。未来，更加准确的试验的应用将会准许一部分克罗恩病患者行回肠储袋。但是目前，对于有克罗恩病临床表现的患者我们仍不进行 IPAA。

（参考文献参见 www.pumpress.com/home-specific-edu/5599.html）

第 51 章

回肠储袋并发症

Daniel L. Feingold, P. Ravi Kiran 著
杜 鹏 吴 斌 钟敏儿 刘 威 译 周 伟 审校

要点

- 储袋手术后盆腔脓毒症与更差的储袋功能及储袋失败风险相关。及时处理术后早期感染并发症可以保护储袋功能，提高储袋保留率。
- 储袋手术的关键技术包括确保无张力吻合、保持足够的储袋血供以及进行适当的回肠造口。
- 对于营养不良、重度活动性结肠炎、使用大剂量的激素或免疫抑制剂治疗的患者，推荐进行三期手术以减少储袋相关的并发症。
- 对于储袋手术之后出现瘘管性并发症的患者，应考虑克罗恩病诊断的可能，因为这会影响后期治疗与预后。
- 修补储袋或制备新的储袋再次行回肠储袋肛管吻合术对于部分选择的储袋失败患者，是一种合理选择。
- 由于散在直肠黏膜岛存在的可能，在储袋 - 肛管吻合术时行黏膜切除并不能够预防后期的异型增生或癌变。
- 尽管腹腔镜手术可能会降低不孕率的风险，但是接受了全结直肠切除术的溃疡性结肠炎女性患者，相比于非手术治疗患者有着更高的不孕率。

概述

回肠储袋 - 肛管吻合术（ileal pouch-anal anastomosis，IPAA）是全结直肠切除术后重建消化道连续性的首选方法。绝大多数患者术后恢复正常，一部分患者会发生该手术特有的并发症，值得重视。储袋术后并发症可分为感染性并发症和非感染相关的并发症（包括机械性损伤）：或者，IPAA 并发症可概括分为术中、术后早期和术后远期并发症（表 51-1）。

表 51-1 回肠储袋并发症

术中并发症	储袋张力问题
	储袋缺血
	造口创建问题
	吻合器及吻合相关问题
早期术后并发症	吻合口瘘和盆腔脓毒症
	储袋出血
远期术后并发症	储袋阴道瘘
	储袋会阴瘘
	储袋窦道
	储袋术后克罗恩病
	失禁
	出口梗阻
	储袋炎和封套炎
	储袋脱垂
	J 形储袋顶端瘘
	储袋术后异型增生和癌变
	小肠梗阻
	性功能障碍
	不孕

储袋相关并发症会显著影响储袋功能和患者的生活质量，需要多种治疗方法，最终后果会导致储袋失败[1]。了解这些可能发生的储袋相关并发症，在制备储袋手术过程中充分考虑，可以减少这类不良事件的发生。术后及时地处理并发症对于更好地保护储袋功能并减少储袋失败的风险至关重要。储袋失败则需要原有储袋保留或切除行终身造口[2]。

减少危险因素及重视术前方案细节可降低储袋

术后并发症的发生，维护并保护储袋功能。与储袋失败相关的术前危险因素包括切除的类型（行直肠切除术还是全结直肠切除术）、吻合方式（手工还是吻合器吻合）、克罗恩病的诊断以及合并症[3]。消除危险因素减少储袋失败的发生应包括从规范药物治疗逐渐过渡到储袋手术，及时的手术介入避免急诊状况下全结肠切除与后续直肠切除，以及合并症的规范内科治疗[4]。体重指数大于30也与IPAA手术之后的感染性并发症有关，此外，肥胖患者行储袋手术之前应予以沟通讨论。

尽可能减少储袋手术后的并发症，对每个患者采取个体化的手术治疗方案是很重要的。应考虑分期手术与否对术后并发症风险的影响。对于中等身材营养状况良好的轻度结肠炎患者，可以考虑一期手术，这一术式很少用于是因为未做IPAA术后瘘的预防性治疗，可能导致严重并发症如储袋失败。绝大多未行三期手术的患者都会进行二期IPAA术，通过回肠袢造口而使储袋去功能化（图51-1）。营养不良、重度活动期结肠炎、正在接受大剂量激素或免疫抑制剂治疗的患者，应推荐其接受三期IPAA手术以降低并发症的风险。当术前结肠镜活检不能明确结肠炎类型时，先行次全结肠切除术有助于确定克罗恩病诊断以及决定后续

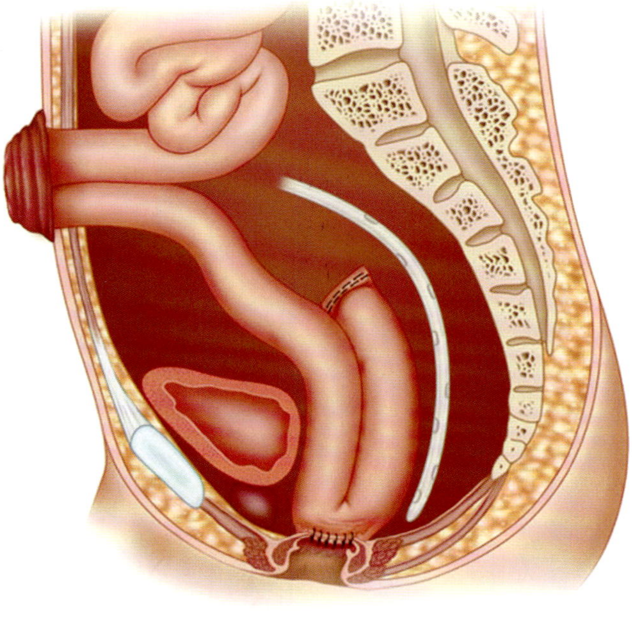

图51-1 回肠“J”形储袋肛管吻合术合并预防性回肠袢造口术

是否行储袋手术。

患者个体化方案考虑是否行IPAA的另一个因素是生物制剂的使用。单中心研究荟萃分析证实发现，溃疡性结肠炎患者接受英夫利昔单抗（一种抗肿瘤坏死因子α抗体）治疗，可继发IPAA术后感染性并发症的风险，这种情况下三期手术方案应当考虑[5-6]。对于那些使用这类药物积极治疗后仍无法有效控制病情的患者，这一结论尤为明确。

另一个可能影响储袋并发症的相关因素是IPAA术前放疗。治疗结肠炎相关肿瘤的术前盆腔放射治疗会增加后续储袋失败的风险[7]。治疗肿瘤的获益与预期的储袋功能对于计划行全结直肠切除术的患者新辅助放疗之前应当充分考量。

炎症性肠病患者在回肠造口还纳后体重增加过多（增加超过15%）也与储袋失败有关，其内在机制仍不清楚[8]。应告知患者在消化道连续性重建后，适当地控制体重有助于储袋功能的维持。

术中并发症

IPAA手术最常用两种方法是J形和S形储袋，它们可以通过吻合器或手工吻合（图51-2）。J形储袋（20 cm长）是IPAA术最主要的回肠-肛管储袋类型，而制备哪一种储袋类型以及采用吻合器还是手工吻合取决于个人的偏好以及患者的个体化因素[9]。对于有着高度异型增生或累及直肠远端的肿瘤，或患有家族性腺瘤性息肉病且息肉弥漫性累及直肠远端的患者，一般情况下，选择行黏膜切除手工吻合IPAA术，这是预备后期需要再次行IPAA术的考虑。如果计划行黏膜切除与手工吻合IPAA术，S形储袋相比J形储袋更易于扭转肠管，更为适应盆腔解剖结构，尤其对肛管较长的男性患者更为适合[10]。IPAA手术操作时，避免吻合口张力、保持储袋进入盆腔的正确方向、保证储袋和远端直肠肛管的血供以及避免邻近的盆腔脏器如阴道、精囊、前列腺进入吻合环是非常重要的。

储袋到达问题

确保储袋足够达到盆底水平可能会很困难，这是储袋手术更具有技术上的挑战之一，有可能危及IPAA手术操作，从而直接导致术后并发症的风险。

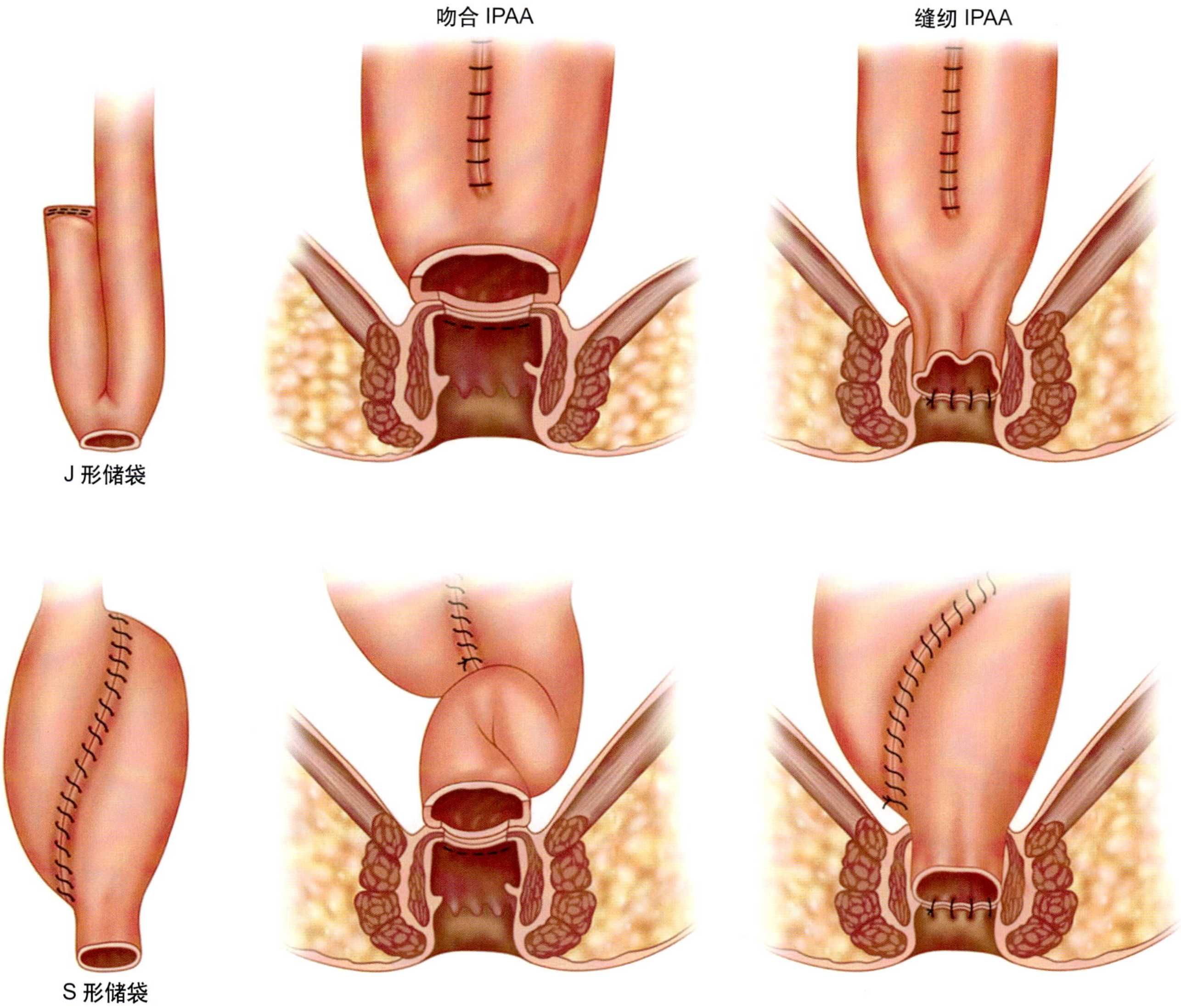

图 51-2　吻合器和手工吻合中使用的 J 形和 S 形储袋

较高体重指数与身高的患者，以及之前有广泛的腹部和盆腔手术史的患者存在储袋张力问题的特定风险。行手术减重可能会有帮助。常规手术所使用的一些措施有助于解决这种储袋问题，包括回结肠血管的高位结扎，小肠系膜自后腹膜充分游离，游离十二指肠以及肠系膜上血管外侧切除多余的肠系膜组织（“jib-sail”）。垂直于提供储袋血供的小肠肠系膜血管进行横行的切开游离，能够提供额外的范围（图 51-3）。尽管牺牲肠系膜上动脉分支甚至其主干可能改善张力，但是这些措施会不利于储袋血供，故很少使用。

可以在直肠离断之前预测储袋到达的张力，使用长 Babcock 钳将用于构建储袋的肠管递送到盆腔水平来评估距离与张力（图 51-4）。经肛指诊有助于评估游离肠管的距离。这个方法最好在切除直肠之前进行，可以提醒外科医生可能存在张力相关问题，通过手术操作予以改善以提高 IPAA 术成功率。如果即便实施了上述的措施，依然存在张力问题，向前扭转 IPAA 储袋相应的系膜可释放组织的张力。在病理组织学许可情况下，可适当留下较长的直肠残端以减少 IPAA 术的张力。如果 J 形储袋不足以达到，更换为 S 形储袋或许是可行的，因为它增加了额外 2 cm 的长度。在储袋创建时无法纠正吻合张力的少数情况下，建议于盆腔内关闭储袋并行预防性回肠造口术，待后期储袋随时间延长后，有可能再次进行 IPAA 手术。

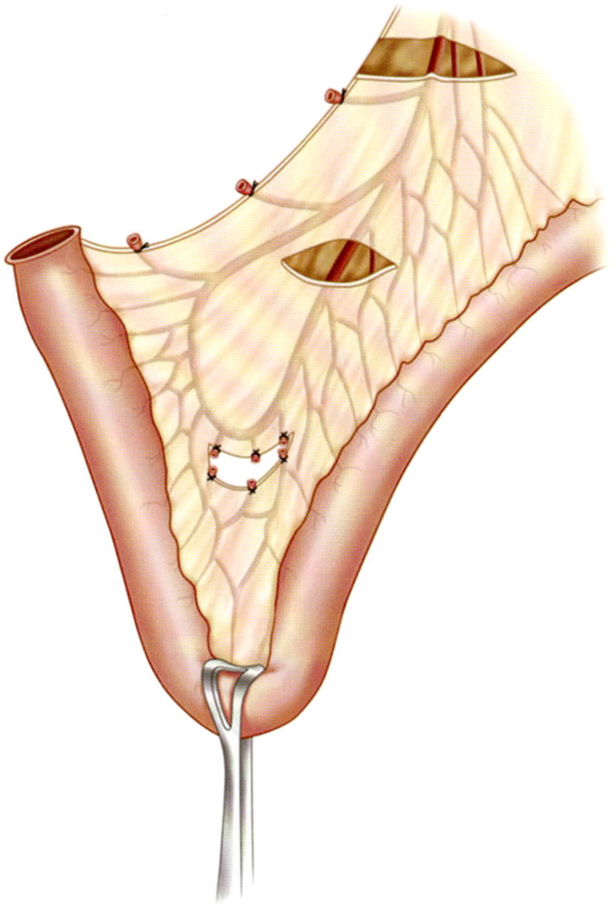

图 51-3 延长回肠系膜满足 J 形储袋的制备。松解腹膜提供额外的长度，肠系膜脂肪透光有助于肠系膜血管弓的选择性结扎减少张力

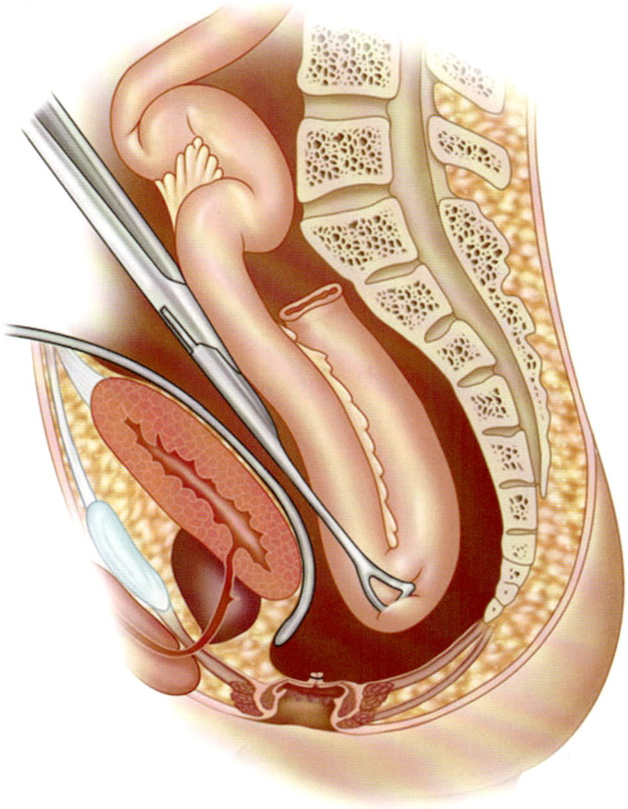

图 51-4 模拟 J 形储袋至吻合部位水平张力

储袋缺血

应注意避免为提供吻合距离而过度裸化小肠肠系膜血管导致的局部缺血。储袋血供也会由于直接损伤肠系膜或者因 IPAA 手术引起的过高张力造成肠系膜间牵拉而受损。应该避免因扭转储袋肠系膜影响动脉流入与静脉流出，引起缺血和肠梗阻。沿着自游离的十二指肠到 IPAA 的回肠肠系膜方向确认储袋的正确走向，有助于避免储袋扭转。储袋缺血需要储袋切除和尝试制备一个新的储袋。

造口创建问题

IPAA 患者行回肠袢造口术是具有挑战性的，尤其对有着吻合距离不足或体重指数过高的患者，因为回肠系膜固定于肠系膜上动脉根部和盆腔底部，会增加外科医生提出肠管的困难。易于造口并减少 IPAA 张力的一种可行方法是选择更为近端的肠段。以这种方式造口需要监测患者造口的高排量。评估转流困难及与患者讨论可能的处理方案，这使得建立更为现实的期望，并重视储袋手术个体化方案设计。相应的对策包括术前减重、用一个功能更好的造口位置代替所谓的“理想造口位置”、提前准备相关治疗方案以应对高排量造口的问题。

吻合器及吻合相关问题

在储袋完成放入盆腔前，从储袋远端开口处应用带球囊注射器注射空气行储袋漏气试验，有助于外科医生发现并处理储袋可能存在的结构问题。在激发圆形吻合器前，需注意检查盆腔中的临近结构有无夹入吻合器中。这就需要在经腹腔仔细观察术野的同时行肛门指诊，确认阴道后壁未被夹入吻合器中。应用吻合器行回肠储袋 - 肛管吻合（IPAA），和其他低位盆腔吻合一样，圆形吻合器有时会出现激发不良的状况。因此，在完成 IPAA 后，术中需行储袋镜检查储袋的完整性及吻合口情况[11]。虽然吻合器激发不良的情况令人沮丧，但通常这些情况都是可补救的。

一旦发现吻合口存在缺陷，需要充分的辅助牵引，经腹、经会阴途径显露并观察到吻合口的术野情况。具体情况视吻合口的位置、尺寸以及引起吻合器激发不良的原因而定。对于吻合口上细小的裂口，转流性回肠造口即可保障其愈合。在这种情况下，应考虑尝试经腹或经肛缝合裂口。而由于吻合器激发不良或由于在经肛门插入圆形吻合器过深导致回肠储袋的切割闭合线较大撕裂，则需拆除并重做储袋。该情况下，一旦将储袋从盆腔中取出，需对储袋的结构、回肠储袋对应系膜的长度以及肛管状况进行重新评估。某些情况下，可通过荷包缝合闭合残留的直肠，再进行二次吻合；但通常需要切除残余直肠黏膜，行手工缝合的 IPAA。

术后早期并发症

吻合口相关并发症及盆腔感染都可能影响储袋的远期功能。因此，及时诊断和处理储袋并发症可以保护储袋功能。

吻合口瘘及盆腔感染

储袋相关盆腔感染被宽松地定义为 IPAA 术后 3 个月或回肠造口还纳术后 3 个月内经临床、放射学或手术诊断的腹盆腔或肛周感染。根据感染的临床表现和严重程度不同，盆腔感染可能导致储袋功能变差、降低生活质量，甚至可能导致储袋失败[1]。

吻合口瘘可以有盆腔感染的临床表现，也可能无临床症状、仅在造口还纳术前评估被偶然发现。虽然盆腔脓肿患者通常会表现出典型的感染相关体征及症状，但部分 IPAA 术后的盆腔感染患者临床表现较为隐秘，如出现持续性肠梗阻、术后无法达到预期恢复情况等。出现血流动力学不稳定及腹膜炎的患者需要进行手术探查评估瘘口情况、有效的冲洗及充分引流（图 51-5）。对于无典型临床表现的患者，可通过 CT 扫描检查指导诊治。腹盆腔增强 CT 扫描同时口服造影剂及造影剂灌肠对诊断盆腔脓肿及吻合口瘘很有帮助。对适合经皮穿刺引流的盆腔脓肿患者，及时的引流及广谱Ⅳ代抗生素治疗可能便于控制感染，并且减少对储袋远期功能的影响。

由于担心经皮穿刺引流可能导致括约肌外型肛瘘，对于脓肿穿刺引流应该选择经肛还是经皮穿刺存在争议。当脓肿合并吻合口不完整时，优先选择通过吻合口经肛引流；而当吻合口完好时，推荐 CT 引导下的经皮穿刺引流。这样既可以及时引流

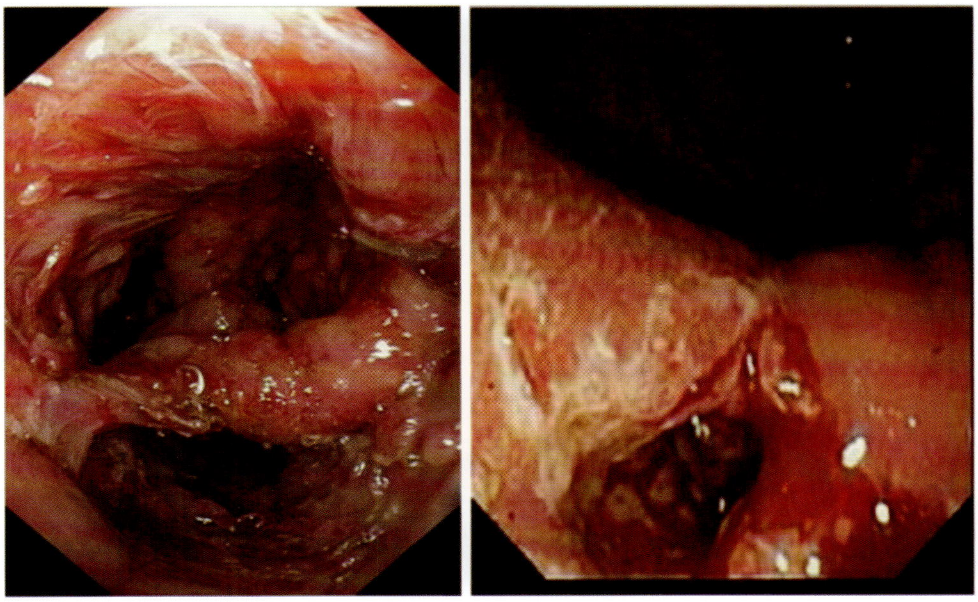

图 51-5　储袋镜提示 IPAA 裂开，储袋后壁缺损

脓肿，又能最大限度地降低括约肌外肛瘘的风险。

储袋出血

储袋出血是发生频率较低的并发症，可以在储袋完成之后、IPAA 吻合前沿着小肠系膜仔细检查储袋背面的钉线，一旦发现出血点，即刻手工缝合止血。术后储袋出血可能表现为向下的肛门出血或向上的保护性回肠造口出血。通常情况下，储袋镜下烧灼、上夹子、注射肾上腺素等措施可以控制出血。对慢性渗血的患者，用冰生理盐水加稀释肾上腺素灌入储袋有助于止血 [12]。

术后晚期并发症

由于袢式回肠造口的转流特性，某些储袋相关的并发症在造口还纳前都无明显临床表现。回肠造口还纳前应常规使用水溶性造影剂行储袋造影或 CT 扫描检查以及储袋镜检查；即使这样，仍然不能杜绝晚期并发症的发生。

储袋阴道瘘

储袋阴道瘘（pouch-vaginal fistula，PVF）可能使储袋失去功能，并且将严重影响患者的生活质量。PVF 的发生率达 4%～16%，其中 30% 的患者最终导致储袋失败 [13]。一般症状包括不适感、刺激症状、失禁、反复阴道及尿路感染。为了针对具体患者制订最有效的个体化治疗，需要对瘘管的大小、性质、位置、会阴的状态、括约肌功能以及储袋的形态、大小、状况进行评估。麻醉下检查是评估储袋阴道瘘的金标准，此外，包括储袋造影、经阴道造影、盆腔 MRI（图 51-6）等影像学检查可提供额外的可靠信息。CT 或 MR 小肠造影可用于评估储袋近端小肠情况。

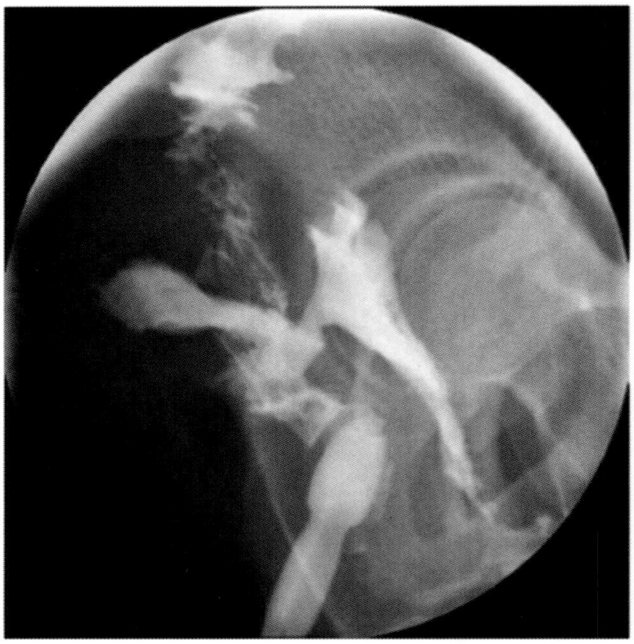

图 51-6 灌肠造影显示储袋阴道瘘，造影剂同时填充储袋和阴道

对于某些行 IPAA 的“溃疡性结肠炎”患者，如果合并有瘘道疾病，应考虑克罗恩病的诊断可能，并影响储袋阴道瘘的治疗方案及预后。实际上，对感染并发症与克罗恩病进行鉴别诊断是困难的，尤其是在患者无克罗恩病特异性临床及病理学特点时。通常，溃疡性结肠炎患者在造口还纳术后 1 年内出现直肠阴道瘘更倾向于是 IPAA 术后的感染性并发症，而超过 1 年的直肠阴道瘘患者应考虑克罗恩病的可能 [14]。对病史及 IPAA 手术相关的病历、术后情况进行详细的回顾有助于直肠阴道瘘病因的更深理解。重新审核储袋手术送检组织的病理，以及术前的活检病理，都可能提供有用的线索。

储袋阴道瘘的治疗方案因人而异，需具体考虑每个患者症状的严重程度及其对患者生活质量的影响，并考虑特定的解剖及病理学细节。麻醉下检查可以实现对瘘道及其周围组织的详细评估。瘘道及周围组织存在硬结的活动性炎症对引流及挂线治疗的反应较好，这样可以保留组织的弹性及伸缩性，以利于将来确定性修复储袋阴道瘘。为了行储袋阴道瘘修复术，需应用抗生素、抗炎药以及克罗恩病药物控制炎症反应。尽管储袋阴道瘘患者存在最终出现储袋失败的风险，仍有高达 85% 储袋阴道瘘可通过多种外科途径联合药物治疗达到治愈 [13]。

储袋阴道瘘的治疗方案

肠推进瓣修复

这是一种局部修复术，适用于低位且无严重炎症的单纯储袋阴道瘘。全身麻醉下俯卧折刀位可提供最佳手术视野。于四个象限分别缝牵引线或使用 Lone Star™（Cooper Surgical Inc.，Trumbull，CT）牵引器进一步改善显露情况。在阴道及肛管分别用大小适当的 Hill-Ferguson 拉钩显露瘘管，然后用探针探查瘘道走行。对于无慢性感染且组织柔软、健康者，可考虑行肠推进瓣修复术。

储袋上的瘘管开口周围游离后，先注射含肾上腺素的 0.25% 丁哌卡因，瘘管开口的上方向上沿黏膜下层游离肠壁，建立一个宽基的 U 形肠瓣。分离并切除储袋 - 阴道隔中的瘘道，用 #2-0 薇乔线缝合缺损。将游离好的肠瓣缝合固定在储袋肛管黏膜上，并确保无张力修复。若阴道面的缺口较小，可不予处理。然而，当缺口较大时，需修剪缺口边缘，用可吸收缝线间断缝合修补。患者术后需绝对卧床 24 小时，导尿管在 48 小时后拔除。

储袋阴道瘘的肠推进瓣修复成功与否取决于瘘管的潜在病因、瘘道周围组织的质量以及修复时的技术因素。应避免出现肠瓣缺血、肠瓣下出血以及肠瓣高张力等导致肠推进瓣修复失败的危险因素。肠推进瓣修复失败的患者在残余局部感染或进行性炎症已经得到解决，并且局部组织条件允许的情况下，可考虑再次行肠推进瓣修复术[15-16]。

经阴道修复

少数情况下由于手术入路困难，如 IPAA 轻度狭窄妨碍经储袋修复瘘道，可尝试这种方法。阴道推进瓣修复术的手术方法与前文所述类似。

纤维蛋白胶、瘘管封堵、生物补片修复、股薄肌插补术

这些经会阴的治疗手段用于治疗储袋阴道瘘均有报道，鉴于这些方法的成功率各不相同，在此不再一一详述[17-19]。

经会阴储袋推进术

经会阴储袋推进术通过会阴部进行操作。将 IPAA 前半部分与肛管分离开，将储袋与阴道壁游离，清除和修复直肠阴道隔缺损的周围组织后，将储袋重新与肛管进行吻合。如果阴道方面的缺失较大，需修整缺损边缘并用可吸收线间断缝合。由于经肛手术入路的限制，通过这种技术游离储袋的程度通常较局限。

重做 IPAA

重做 IPAA 是储袋阴道瘘患者尝试前述修复手术未果并且希望恢复肠道连续性的最后方案。对于会阴完整、括约肌功能良好和基本除外克罗恩病可能的 PVF 患者可考虑重做 IPAA。

重做 IPAA 通过联合腹会阴联合入路进行，将储袋与原吻合口断开。这些手术通常在技术上是具有挑战性，术前应考虑放置输尿管支架以避免输尿管损伤。离断储袋肛管吻合后，如果原有的储袋仍可挽救，则切除并清除瘘管后修复储袋重做 IPAA。根据术中对储袋的状况和容量的评估来决定是否需要扩张或重塑储袋。修改原有储袋还是切除原有储袋后重新制作储袋取决于剩余小肠的长度及预期手术难度。假如原有储袋状态不佳，需要制作新的回肠储袋。储袋制作完成并修复好阴道缺损后，将剩余直肠黏膜切除，行储袋肛管手工缝合吻合，此外需要做预防性襻式回肠造口。如果大网膜可用并且可以游离达盆底，则可以把游离的网膜瓣放在储袋与阴道之间，以减少瘘管复发概率。

重做储袋对于经过筛选的储袋失败患者来说是一个合理可行的方案。除储袋阴道瘘以外，储袋失败还包括吻合口漏、盆腔脓肿、瘘管、狭窄和其他原因引起的储袋功能障碍[20-26]。虽然这些挽救手术可得到相当不错的手术效果及生活质量，但这些效果通常低于初次成功的 IPAA[27-28]。由于再次手术引起的括约肌损伤、黏膜切除后的手工吻合术、剩余小肠长度缩短以及储袋修复导致的顺应性下降等因素均可导致重做储袋手术后储袋功能降低。决定重做 IPAA 前需要考虑预期的功能以及患者避免长期造口的决心。

近端转流

转流性回肠造口通常作为一种控制症状、或者行储袋阴道瘘修复术前改善病灶周围组织的权宜之计。有时候可在储袋阴道瘘修复术同时行转流性回肠造口术。对于某些特定病例，需要选择切除储袋、行永久的回肠端式造口；或者对某些积极的患者有选择地行节制性回肠造口。“K”形节制性回肠造口手术步骤复杂，由于制作节制性回肠造口肠乳头状阀门及肠储存器主体所固有的技术挑战，有增加额外并发症的风险。即便如此，接受节制性回肠造口

的患者对手术效果非常满意[29]。通常推荐储袋失败且不适合行储袋重建手术的患者切除原有储袋，因为在盆腔保留储袋会导致长期的肛门渗液、肛门疼痛以及生活质量下降[30]。

储袋会阴瘘

这是另一个储袋术后可能因感染漫延或潜在未诊断的克罗恩病而发生的感染性并发症。储袋会阴瘘的评估、治疗及手术方案与储袋会阴瘘相似。图 51-7 描绘了针对这一类瘘管行肠推进瓣修复的步骤。

储袋窦道

储袋窦道是存在盲端窦道的吻合口瘘，在 IPAA 术后的发生率为 2% ~ 8%[31-34]。储袋窦道可无症状，仅在检查时意外发现，但也可表现为轻微炎症、盆腔感染、疼痛、储袋功能障碍，甚至储袋失败。储袋窦道的治疗包括清创、瘘管切开、纤维蛋白胶注射、储袋修复和储袋重建等，治愈率报道不一。有症状的储袋窦道是治愈率低及储袋失败的重要预测因素。储袋窦道的治疗应个体化，根据患者症状、瘘管大小、位置及其他因素（如粪便是否已经转流）来综合决定。在临床允许的情况下，可选择保守观察，多数窦道可以自行闭合。

对于没有造口的患者意外发现储袋窦道时，最好的处理方式是保守观察。对于在造口还纳前常规检查发现储袋窦道的患者，建议延迟造口还纳数月直至证实储袋窦道已经愈合（图 51-8）。对于有症状或者无法自行愈合的储袋窦道，应选择经肛清创

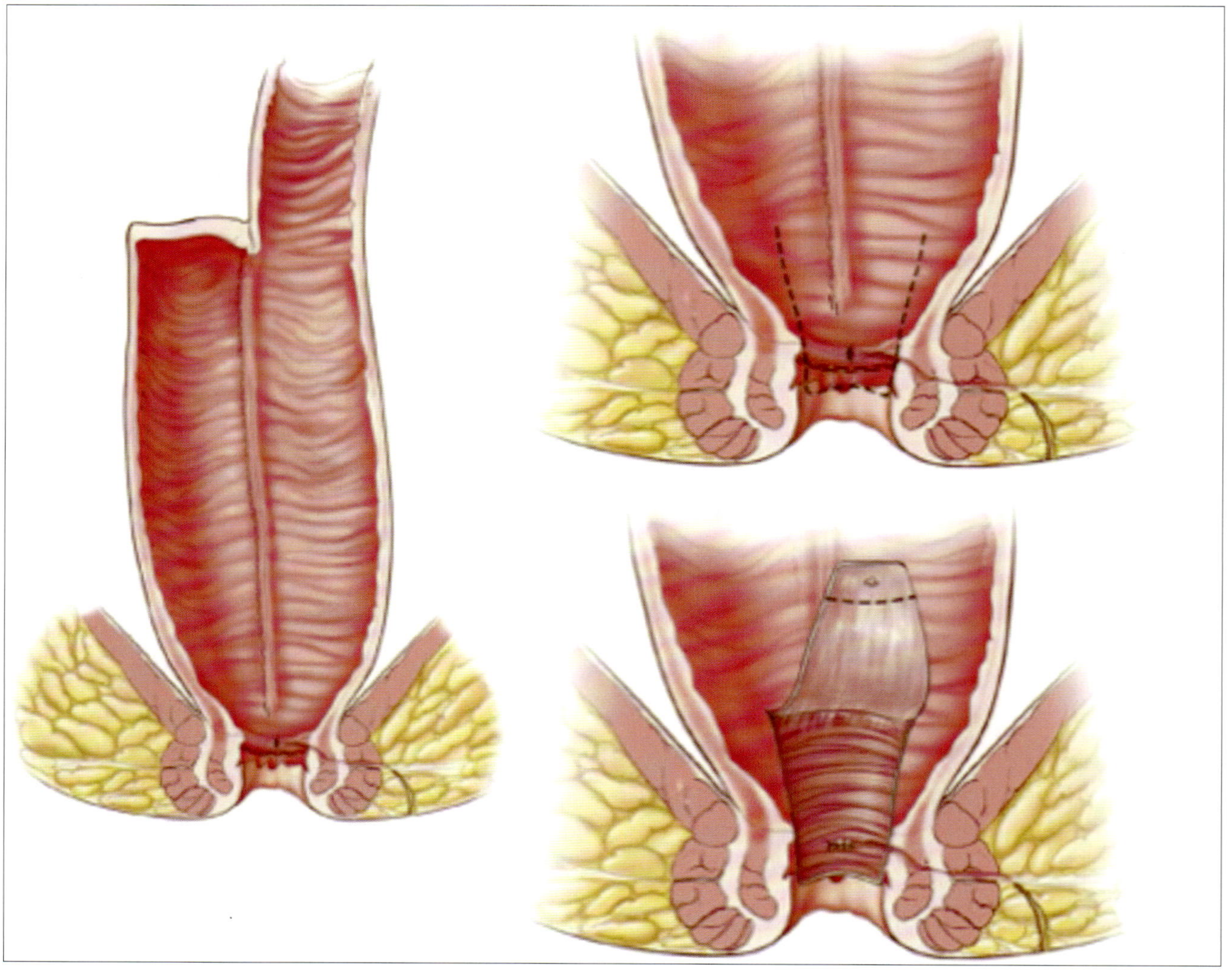

图 51-7 应用肠推进瓣修复储袋会阴瘘

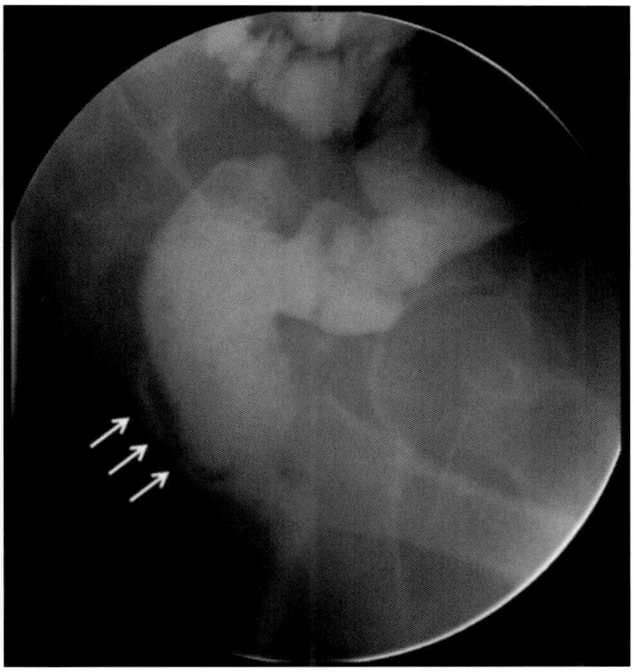

图 51-8　储袋造影显示储袋后方窦道形成

引流、瘘管切开或者纤维蛋白胶注射。较小窦道经上述处理仍无法愈合，但患者无症状，也可以选择性行造口还纳。对于有症状且局部治疗失败的患者应考虑粪便转流，储袋修复或储袋重建。

储袋术后克罗恩病

通常克罗恩病患者并不适合行 IPPA 手术，因为术后并发症率很高且常引起储袋失败 [35-37]。但是在患者术前充分了解术后远期储袋失败高风险的前提下，即使是病理确诊的克罗恩病结肠炎患者，如病变仅累及结直肠，小肠及会阴正常，仍可选择性行 IPAA[36]。

诊断不确定的溃疡性结肠炎或者未定型结肠炎患者，常在 IPAA 出现并发症后诊断为克罗恩病。储袋术后诊断克罗恩病常见依据如下：非手术相关性肛瘘，病理可见非坏死性肉芽肿，在未使用非甾体类抗炎药时出现输入袢和小肠炎症和溃疡 [38]。正如在前面所述，IPAA 术后早期出现储袋相关感染性并发症的表现与克罗恩病类似，所以此时诊断克罗恩病比较困难。远期来说，克罗恩病常可累及储袋输入袢、吻合口、会阴或者近端小肠，从而影响储袋功能。

储袋术后克罗恩病的治疗应根据疾病类型（炎症型、狭窄型、穿透型）和症状而定。克罗恩病储袋相关并发症的处理相比非克罗恩病患者要困难很多，常最终导致储袋失败 [3, 39]。治疗措施包括针对克罗恩病的内科药物治疗和针对外科并发症的手术干预。内镜下球囊扩张可用于单个的较短的狭窄，无效者需外科处理。克罗恩病常采用的节约肠管的狭窄成形术也适用此类患者。对于位于吻合口、储袋体部、储袋近端小肠等部位局限性狭窄，狭窄成形术加或不加转流性造口可缓解症状，保留储袋。肛周疾病可采用引流及药物治疗，后期再行外科处理。病变广泛或难治性克罗恩病，常需要转流或切除储袋。

大便失禁

IPAA 术后排便功能问题严重影响患者的生活质量。患者可表现出不同程度的大便急促、渗液、依赖护垫、夜间渗漏及肛门失禁等 [9, 40]。患者行 IPAA 手术时年龄大于 50 岁，术后发生失禁及排便功能异常的概率较高，且随着 IPAA 术后时间的延长，功能异常更为明显 [41]。这些问题可能跟储袋本身病变如储袋炎、封套炎、骶前瘘管、吻合口瘘相关骶前脓肿等有关。另外的因素包括术前括约肌功能减退或直肠黏膜剥除及手术导致的括约肌功能损伤 [42]。评估储袋、肛管、括约肌机制等常可以发现功能异常的原因并且选择合适的治疗方案。

出口梗阻

储袋排空障碍可能跟机械性或者解剖因素有关，如储袋狭窄、储袋脱垂或储袋出口扭转（常发生在输出袢较长的 S 形储袋）（图 51-9）。功能性储袋排出异常与耻骨直肠肌矛盾收缩有关，表现跟 IPAA 术后慢性梗阻类似 [43]。IPAA 术后出口梗阻的治疗要依据症状产生的原因而定。对于没有机械性梗阻的患者，盆底肌再锻炼的生物反馈疗法是有效的。灌肠或间断自行插管储袋灌洗对于解剖或者功能原因引起的梗阻都是有效的。

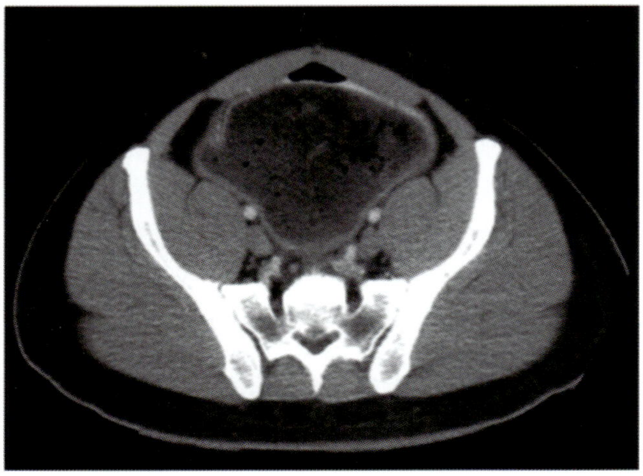

图 51-9 CT 显示一患者 S 形储袋术后由于出口肠段扭转导致出口梗阻。储袋扩张，内含大量粪便

储袋炎和封套炎

储袋炎和封套炎是 IPAA 术后两种不同的并发症，但临床表现及治疗方式大致类似。这两种并发症认识较少，目前认为多跟储袋非特异性炎症，肛管移行区上方残留直肠柱状上皮黏膜的炎症有关，常引起出血、腹痛、肛门失禁、便急、里急后重及大便次数增多等症状。储袋炎是 IPAA 术后最常见的需要内科治疗的并发症，在溃疡性结肠炎患者发生概率较息肉病患者高 [35]。大约 40% 的患者 IPAA 术后可能出现储袋炎，部分患者可发展为慢性储袋炎 [2, 44]。储袋炎的诊断依靠储袋镜及活检病理（图 51-10，51-11）。

储袋炎及封套炎的治疗主要依靠药物，包括口服或经肛使用抗生素、益生菌、抗炎药及激素等。对内科治疗无效的有症状的患者可选择回肠造口、

图 51-10 储袋镜提示储袋炎。左侧可见储袋黏膜红斑及水样便。右侧可见黏膜质脆、溃疡及水肿。这些表现与储袋克罗恩病类似，很难区分

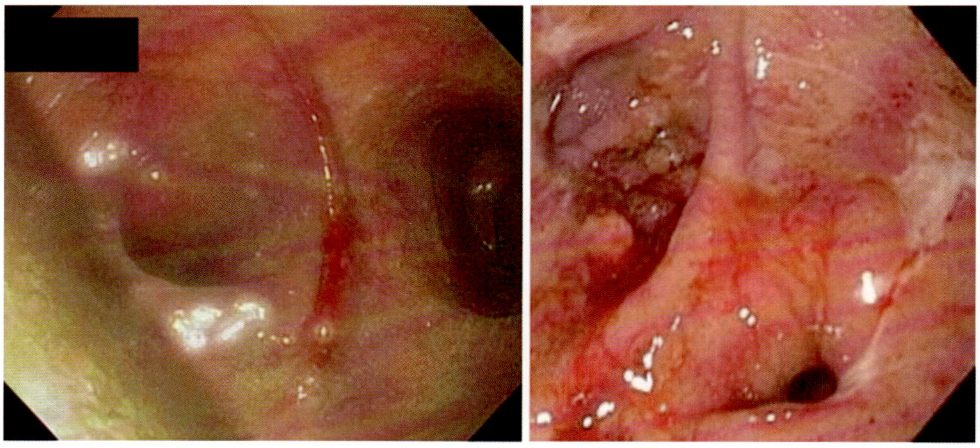

图 51-11 储袋镜提示封套炎。炎症改变局限于残余直肠黏膜，可以很严重

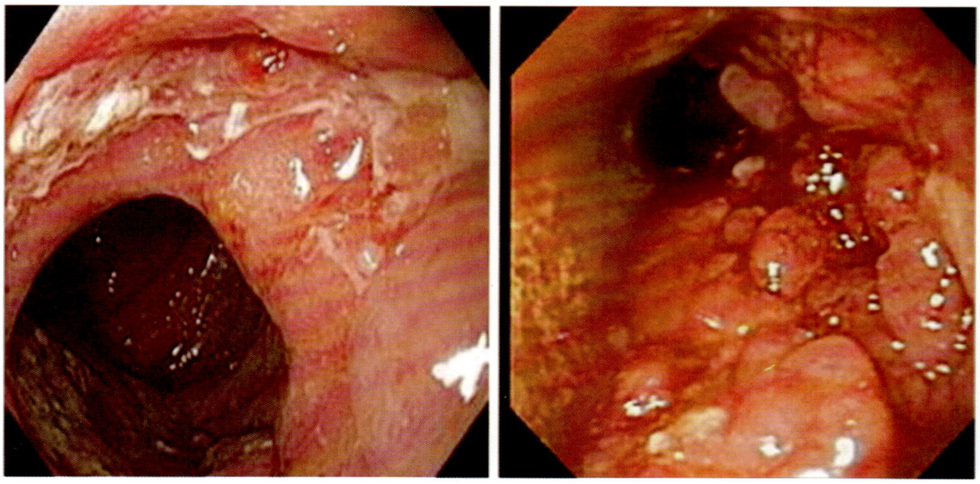

储袋切除或储袋重建。封套的局部炎症可选择消融治疗。因初次手术时残余直肠较长引起的难治性封套炎可选择黏膜剥除、储袋前移或储袋重建。

储袋脱垂

储袋脱垂是 IPAA 术后较为罕见的并发症，发生率小于 1%[45]。患者可表现为黏膜脱垂或全层脱垂。诊断依靠患者的症状和体格检查。首选治疗包括饮食调整、粪便膨胀剂、避免过度用力排便等。生物反馈疗法也有一定的帮助。对于伴有症状的黏膜脱垂，可选择手术切除多余黏膜。全层脱垂的患者需要经腹手术，将储袋与骶骨固定[46]。储袋扭转非常罕见，在此不再详述。

J 形储袋顶端漏

J 形储袋顶端漏比吻合口瘘少见，发生率不到 1%[47]（图 51-12）。由于 J 形储袋的顶端由末端回肠构成，所以在储袋成型时必须保证末端回肠有足够的血供。手术时建议吻合器切线再次缝合加固。储袋顶端漏的患者常表现出多种非特异性的症状，如腹痛、发热、储袋排泄异常等；一些患者可出现腹腔脓肿及瘘管。这种漏在造口还纳之前常规检查较难发现，且还纳前没有症状。由于病程的隐匿性，一些患者再次手术时才得到诊断。拯救性手术包括储袋顶端的修补或切除（图 51-13）。

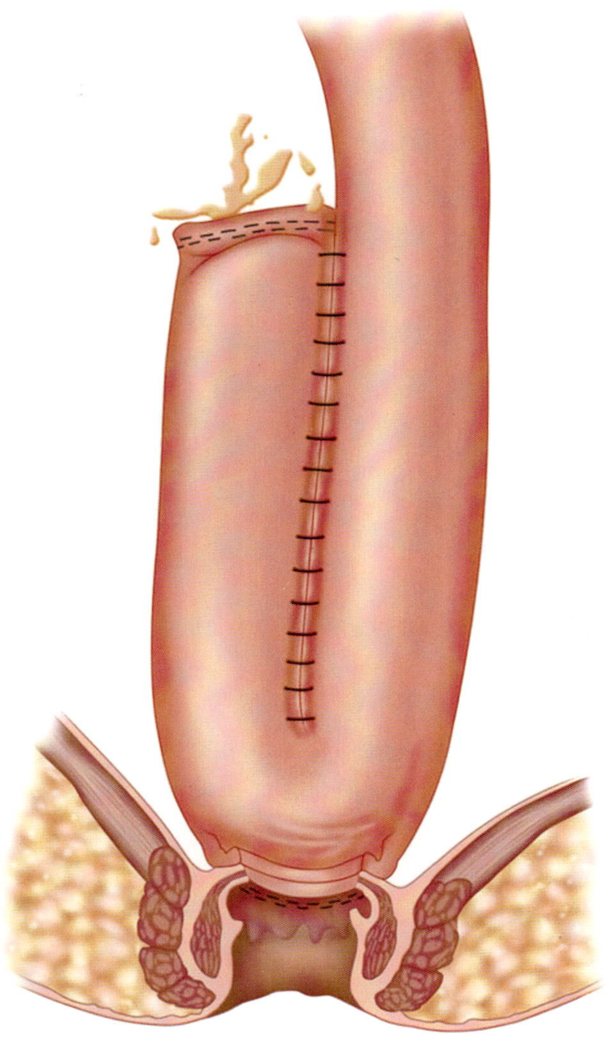

图 51-12　J 形储袋顶端漏

储袋术后异型增生和癌变

溃疡性结肠炎及家族性息肉病患者行 IPAA 术后可在回肠储袋、残余直肠黏膜、肛管移行区等部位发生异型增生和癌变。IPAA 手术时直肠黏膜剥除并不能避免术后异型增生的发生，因为直肠黏膜的黏膜岛即使在“完全”剥离时也会存在[48]。溃疡性结肠炎患者储袋本身的异型增生及癌变发生概率极小，因此不需要术后常规的储袋监测[49]。溃疡性结肠炎患者 IPAA 无论是采用吻合器还是手工缝合，应告知在肛管移行区附近有癌变的可能，需定期监测。术前结肠存在异型增生和癌变、慢性储袋炎是储袋肿瘤发生的危险因素，这些患者需要更密切的储袋监测[50]。家族性息肉病的患者术后储袋发生息肉及癌变的风险更高，需要每年储袋镜检查及病理活检[51]。储袋发现局灶异型增生时应选择射频或局部切除后密切随访。储袋发生癌变时应选择根治性手术，切除储袋。

小肠梗阻

IPAA 术后小肠梗阻是远期最常见的并发症，发生率约为 25%[2, 52]。储袋上方梗阻多由于粘连引起，但也可能由于肠扭转、内疝或还纳部位狭窄所导致。一般认为腹腔镜手术比开腹手术可减少腹腔粘连，但是在远期小肠梗阻的发生率上两者并没有明显差异[53-54]。储袋手术时防粘连屏障研究较多，但是还没有常规应用于临床[55]。储袋术后粘连性小

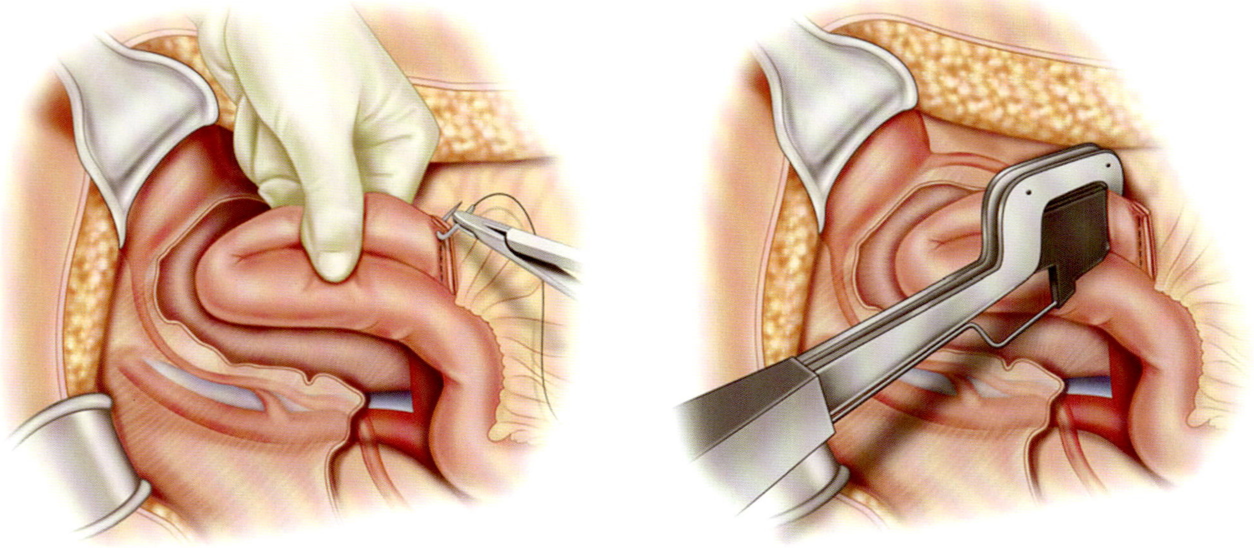

图 51-13 J 形储袋顶端漏的缝合修补及切除

肠梗阻治疗方式和其他腹部手术类似，包括肠道休息、肠道减压、必要时粘连松解术。储袋术后小肠梗阻需要肠粘连松解术的概率较其他腹部手术更高。

性功能障碍

性功能障碍以前一直没有得到充分认识和报道，实际上 IPAA 术后发生性功能障碍概率约 20%，甚至更高[56-57]。男性可表现为勃起障碍或逆行射精，女性可变现为性欲改变、性生活满意度下降、性交疼痛等[58]。IPAA 术后性功能障碍的原因是多方面的，包括神经损伤、盆底解剖改变、身体形象的改变、造口、储袋功能异常等。在一项包括 762 位男性和 692 位女性的回顾性研究发现，56% 的 IPAA 术后患者表示性功能活没有明显变化，25% 表示性功能提高，19% 患者性功能下降[41]。看似矛盾的术后性功能提升可能与储袋术后患者生活质量提高有关。

为了减少术后性功能障碍的发生，盆腔解剖时应避免损伤下腹神经。研究发现，紧贴直肠的游离相较于全系膜切除并不能更好地保护患者的性功能[59]。同样，腹腔镜手术相比开腹手术，术后性功能障碍也没有明显改善[60-61]。

不孕症

女性溃疡性结肠炎患者接受 IPAA 术后生育能力较非手术患者降低。一项 meta 分析显示这些患者术后不孕的概率增加 3 倍[62]。生育能力下降可能与盆腔分离后腹腔粘连及瘢痕所导致的输卵管闭塞有关[58]。腹腔镜术后不孕的概率较开腹手术低，可能因为腹腔镜手术术后粘连较少[63-64]。当女性考虑 IPAA 手术时，应充分告知术后不孕的风险并且尽量选择腹腔镜手术。

结论

回肠储袋是一种常见的手术方式，但是储袋相关并发症较常见，且影响生活质量；常需要反复干预，导致生活质量下降，甚至储袋失败。纠正患者术前危险因素，术前、术中及术后考虑到可能出现的并发症并加以预防可以减少并发症发生。管理这些患者的医疗人员应深刻地认识这些并发症，并最大限度地提高患者术后的生活质量。

（参考文献参见 www.pumpress.com/home-specific-edu/5599.html ）

第 52 章

感染性结肠炎

Frederick R. Lane, Dipen C. Maun 著
毛 仁 王小英 王群英 叶晓华 译

要点

- 普通细菌性结肠炎大多数来源于不熟肉类或者受污染蔬菜中的食源性病原。
- 寄生虫是腹泻和结肠炎鉴别诊断的重要病原体，尤其对于曾经出国旅行的患者。
- 巨细胞病毒可以导致威胁生命的结肠炎，常发生于免疫抑制状态（如 HIV 或炎症性肠病）的患者。
- 去过低收入地区的旅行者患急性腹泻并不少见，超过 50% 的病例为不同类型的大肠埃希菌所致。
- HIV 或移植相关的免疫抑制者出现腹泻需要全面完善细菌、病毒、真菌相关检查。

感染性结肠炎是世界范围内致死、致残的疾病，每年发展中国家有 20 亿 ~40 亿例感染性腹泻[1]，2012 年美国大约有 4800 万例食源性疾病[2]。细菌、寄生虫、病毒、真菌均可导致感染性结肠炎。

由于艰难梭菌毒素导致的伪膜性肠炎越来越常见，因此任何急性腹泻的患者均应鉴别该疾病。该疾病详见第 53 章。

细菌性结肠炎

弯曲杆菌

弯曲杆菌可导致腹泻及发热，大便可为血性，可同时存在腹痛。弯曲杆菌导致超过 14% 的细菌性结肠炎病例，空肠弯曲杆菌是其中的罪魁祸首。污染的家禽肉是最主要的传染途径，其他动物也可以感染该细菌。最近报道过一起泥地自行车比赛导致的弯曲杆菌肠炎暴发，考虑与咽下污染的泥巴有关[3]。

末段回肠和盲肠的感染可与急性阑尾炎相混淆。大多数病程持续不到 7 天，但超过 16% 的患者可携带病原至 2 ~ 10 周。并发症包括出血、中毒性巨结肠、胰腺炎、Reiter 综合征以及吉兰 - 巴雷综合征[4]。

粪便检查如出现白细胞及红细胞则支持感染性肠炎的诊断，但弯曲杆菌的诊断需靠细菌培养结果。结肠镜下可见黏膜节段性水肿、血管纹理消失、斑片状出血灶。这些镜下表现均为非特异性，有时和其他结肠黏膜病变很难区分[5]。

由于该疾病具有自限性，因此大多数患者不需要治疗。对志贺菌属及其他常见肠道病原有效的喹诺酮类抗生素可经验性用于该疾病治疗。然而喹诺酮类耐药逐渐成为一个严重的问题，Smith 等[6]发现 1992 — 1998 年间喹诺酮耐药率从 1.3% 上升到 10.2%。在某些国家，细菌耐药可见于超过 80% 的分离株[7]。阿奇霉素对喹诺酮耐药者有效，红霉素则为三线选择。

沙门菌

沙门菌可同时导致伤寒或非伤寒疾病。非伤寒疾病为自限性腹泻。伤寒沙门菌及副伤寒沙门菌导致伤寒热，在美国肠炎沙门菌和鼠伤寒沙门菌是最常见的血清型。

主要的传播途径可以概括为 5 个“Fs”包括：苍蝇（flies）、食物（food）、手指（fingers）、粪便（feces）及污染物（formites）[4]。污染的肉类及家禽是主要的感染源，但是一些进口食品如墨西哥辣

椒酱、花生酱、芒果、活禽（乌龟），熏制三文鱼及芝麻糊也被认为是感染的突破口[8]。

感染非伤寒沙门菌的患者会表现出恶心、呕吐、腹痛及腹泻等临床表现。症状通常会在进食污染食物后 8～48 小时后出现并持续长达 3 周，10% 的患者会继发菌血症。而伤寒沙门菌由小肠壁进入淋巴循环系统并最终进入血液循环系统引起伤寒[4]，患者表现为高热、谵妄、腹痛、脾大及皮疹。

诊断主要依靠血培养及大便培养对菌种的鉴定。非伤寒沙门菌感染后内镜下表现包括黏膜充血、质脆、阿弗他溃疡或节段性受累的深大溃疡。而伤寒最易受累部位是回肠末段及右半结肠，表现为边缘稍隆起的凿样溃疡。在 Lee 等报道的 7 位伤寒患者中，左半结肠受累均少见[9]。

对于疑诊菌血症及具有高危因素的患者推荐抗生素治疗。高危患者包括具有高热或中毒症状、儿童（小于 3 岁）或老人（大于 65 岁）、患有镰状细胞贫血病、炎症性肠病、获得性免疫缺陷综合征、服用激素或血液透析治疗的患者均需要抗生素治疗，一般首选喹诺酮类[10]。而对于在发展中国家或曾至工业化国家旅游的伤寒患者推荐应用阿奇霉素[11]。

志贺菌

志贺菌病是 5 岁以下儿童的常见疾病，但其他年龄组患者均可发病。志贺菌病是美国第三大肠道感染性疾病，但在欧洲相对少见[8]。目前在美国以宋氏志贺菌感染占优势，约 2/3 志贺菌病患者通过污染食物或水，或者人与人接触传播感染宋氏志贺菌。志贺菌感染常见于日托中心、幼儿园及男性同性恋人群中[8]。

症状表现先为稀水样便，3～5 天后稀便转成脓血便。菌血症不常发生，但有发生穿孔、中毒性巨结肠、溶血性尿毒症综合征或严重脱水的风险。在儿童轻型患者症状一般持续至 3 天，成人病程延长，重型患者症状甚至持续长达 3～4 周。

临床症状还包括腹痛、腹泻、里急后重。大便镜检可见大量白细胞和红细胞。结肠镜下可见非特异性的红斑、水肿及缺乏血管纹理等表现。在 Speelman 等[12]完成的对 33 位志贺菌病患者的研究中发现，持续的炎症尤其在远端结肠与炎症性肠病十分相似，也会呈现肠腔内大量渗出及星形溃疡[13]。

志贺菌病推荐抗生素治疗，而 Pons 等发表于 2010 年的一项研究表明对四环素、复方新诺明及青霉素耐药的患者多达 45% 或者更高。对环丙沙星、阿奇霉素耐药率低于 5%[14]。尽管喹诺酮类耐药日渐增多，但目前治疗推荐连续 3 天环丙沙星 750 mg 每日顿服或阿奇霉素 500 mg 每日顿服治疗方案[10]。

大肠埃希菌

大肠埃希菌是人肠道微生态菌群中最常见的菌种之一，根据不同的生物学特性将致病性大肠杆菌分为 5 类：肠致病性大肠杆菌（enteropathogenic *E.coli*，EPEC）、肠产毒性大肠杆菌（enterotoxigenic *E.coli*，ETEC）、肠黏附性大肠杆菌（enteroadherent *E. coli*，EAEC）、肠侵袭性大肠杆菌（enteroinvasive *E.coli*，EIEC）、肠出血性大肠杆菌（enterohemorrhagic *E.coli*，EHEC）[4]。

EPEC 是婴儿腹泻的主要病原菌，EAEC 易引起持续儿童腹泻。ETEC 及 EAEC（儿童多见）是两种引起旅游者腹泻主要原因，尤其是在拉丁美洲及加勒比地区[15]。而 EIEC 更多是引起在南美及东欧本土痢疾及与美国食物中毒暴发事件有关[8]。

EHEC 感染导致出血性肠炎表现为黏液脓血便是在包括美国在内的西方国家常见的感染性肠炎的一种。在 1982 年在密歇根州及俄勒冈州爆发感染中发现的大肠杆菌 O157:H7 是大肠杆菌的其中一个类型，是急性细菌性肠炎的重要致病因素，尤其是食用了未熟的牛肉馅[16]。尽管大肠埃希氏菌 O157:H7 较沙门菌和弯曲杆菌感染少见，但其在增加住院率及病死率方面风险更高[17]。大多数患者表现为解水样泻，症状具有自限性。但仍有一些患者进展为血便，甚至有 5%～10% 患者进展为危及生命的出血性尿毒症综合征或血小板减少性紫癜[18]。

非 O157 目前成为世界范围感染的重要原因。2011 年及 2013 年美国爆发的冰冻食品事件中发现了 O121、O145 及 O26 血清型。目前最大的爆发感染事件之一发生于 2011 年夏天德国汉堡市，在这起事件中，研究者发现感染源为有机芽菜中产毒的 O104:H4 血清型。约 20% 的感染患者发生了溶血性尿毒综合征[19]。

很多医院的实验室会常规检验便血患者粪便中的大肠埃希菌 O157:H7 株。不同单位采用的 PCR

方法完善程度不一[20]。肠镜检查通常显示全结肠存在浅溃疡、明显水肿、纵行走向溃疡等病变。炎症部位多出现在右侧结肠[21]。

目前的临床数据并不支持在出血性大肠埃希菌肠炎的患者中使用抗生素。相反，某些研究提示，抗生素和抑制肠道动力药物的使用可能引起毒素的产生增加以及溶血性尿毒综合征的发生率增加。对于凝聚性大肠杆菌（EAEC）的治疗，可使用利福昔明 200 mg 每日 3 次，连续使用 3 天，联合氟喹诺酮或阿奇霉素[10]。针对大肠埃希菌感染引起的旅游者腹泻的疫苗开发目前尚未取得成功[22]。

耶尔森菌感染

接触污染的动物或动物产品，或摄入污染的食物、水源（大部分是未煮熟的猪肉或污染的牛奶制品）等，均可引起耶尔森菌感染。典型的症状包括发热、腹泻、腹痛，可持续至 3 周。耶尔森菌感染可引起肠系膜淋巴结炎或回肠炎，与克罗恩病相似。某些患者可有肠外症状，包括游走性关节炎、Reiter 综合征或结节性红斑等。

影像学和内镜检查均与克罗恩病难以鉴别，包括右半结肠糜烂、溃疡[23]。实验室确诊比较困难，血凝反应是一种间接的检测手段，滴度为 1：128 通常提示感染存在。本病通常具有自限性，对于病程迁延或有肠外症状的患者，使用氨基糖苷类、复方新诺明、多西环素或氟喹诺酮类等治疗可取得很好疗效[4]。

弧菌感染

弧菌属可引起霍乱和非霍乱疾病，通常与摄入生的或者未煮熟的甲壳类动物有关。截止至 2010 年的 15 年期间，美国的霍乱和其他弧菌属疾病监测系统（COVIS）已报道了 7700 例感染患者。其中墨西哥湾沿岸阿拉巴马州、佛罗里达州、路易斯安那州、德克萨斯州等地区发病率最高[24]。大部分胃肠炎患者均有发病前一周食用生蚝史。

副溶血性弧菌感染的典型症状是腹泻和腹部绞痛。半数患者有发热和呕吐。大便检查并不能特异性诊断弧菌属感染，但仍然是必需的，尤其是对于发病前 48 小时内有食用生贝或者未煮熟贝壳类食物的患者。大部分感染患者无需治疗。使用四环素、氟喹诺酮类、氨基糖苷类和三代头孢治疗通常有效[25]。

霍乱弧菌和侵袭性弧菌感染可引起严重的水样便、呕吐和肌肉抽搐。每小时的大便量多达 1 L，若未及时治疗，可引起休克，甚至死亡。O1 和 O139 是曾经引起霍乱流行的两个主要菌株。据估计，在流行国家中（主要是亚洲和非洲），每年的发病人数达到 280 万，在非流行国家中，每年的发病人数约 87 000 人[26]。

引起霍乱的主要原因也是食用生贝或者未煮熟贝壳类。在美国，大部分感染病例发生在外来旅游者或墨西哥湾岸区食用生蚝患者身上。霍乱的治疗主要是大量补液。环丙沙星（1 g 一次性口服）或者多西环素（300 mg 一次性口服）可作为抗生素治疗的选择。针对外来旅游者的疫苗目前尚未取得成效，也未在美国上市[27-28]。针对流行区人群的疫苗目前已取得某些成效，但仍无法满足世界卫生组织的所有要求[29]。

其他细菌性结肠炎

结核在发展中国家患病率高。结合分枝杆菌原发于肺部，可通过吞下的痰液达到肠道。肠结核症状包括腹痛、体重下降、食欲缺乏和发热。由于肠结核好发于回盲部，与克罗恩病或阑尾炎时常难以鉴别。结核细菌的培养困难，阳性皮肤试验并不能诊断此病[4]。内镜下发现溃疡病变有助于诊断[30]。

典型的影像学改变包括缩短的回肠末段和增宽的回盲瓣（Fleischner 征），以及狭窄的回肠开口和缩短的盲肠（Sterlin 征）[31]。内科治疗比较复杂，不属于本节讨论内容。梗阻或者穿孔等并发症的出现是手术指征。

气单胞菌属感染主要发生在热带地区，通常可引起超过 2 周的持续性腹泻。在特殊要求的环境下，细菌可培养出来。本病通常具有自限性。在病程迁延或者免疫抑制宿主中，主要的治疗包括氟喹诺酮类或阿奇霉素[32]。

脆弱拟杆菌是肠道正常菌群的一部分，其中能产生毒素的亚种被认为是流行区急性腹泻的原因之一。弓形杆菌属是一种越来越常见的食源性致病菌。一项研究表明，在墨西哥、危地马拉和印度等地的急性腹泻患者中，8% 是弓形杆菌感染，7% 是拟杆菌属感染[33]。

李斯特菌是免疫抑制宿主患者中胃肠炎的罕见

病因，主要表现为腹痛。

单核细胞增多性李斯特菌是引起胃肠炎的罕见原因，在免疫抑制患者中常表现为腹泻。2011 年，因食用被污染的香瓜，美国发生了最大的李斯特菌病暴发事件，造成 147 人患病，33 人死亡[34]。其症状有腹泻、恶心、呕吐，且常伴有发热。对于食源性发热性腹泻暴发，若常规培养未能鉴定病原体，应将李斯特菌考虑在内[35]。该疾病通常为自限性，抗生素非指征用药，但对于高风险人群，仍可以考虑使用氨苄西林或甲氧苄啶 - 磺胺甲噁唑[36]。

沙眼衣原体是引起有肛交行为的同性恋患者直肠炎的常见病因。症状可能包括血性腹泻、肛门黏液脓性分泌物、里急后重及肛门疼痛，直肠指检可表现为极度触痛，乙状结肠镜检查提示典型直肠炎表现。另外，在进展性疾病中肠道可出现纤维化。

沙眼衣原体培养可通过粪便或直肠拭子获得，目前检测的金标准为核酸扩增试验（Nucleic acid amplification tests，NAAT）。治疗上，阿奇霉素（1.0 g，口服单次剂量）和多西环素（100 mg 口服，每日 2 次，疗程 7 天）很有效，但性伴侣也应同时接受治疗[37]。

淋病奈瑟菌是一类常见的性传播疾病，亦可引起直肠炎，特别对于同性恋男性患者。症状大约在暴露后 1 周出现，包括黏液分泌物、直肠出血及腹泻。诊断可通过直肠拭子在巧克力培养基（Thayer-Martin）中进行。治疗上，单剂量头孢曲松 125 mg 肌注可治愈接近 100% 无并发症患者，而氟喹诺酮类药物可作为治疗备选方案[38]。

关于细菌性结肠炎的治疗概况，详见表 52-1[10]。

寄生虫性结肠炎

阿米巴

阿米巴病是由原生动物寄生虫溶组织内阿米巴引起的，盛行于美国中部及南部热带地区、非洲及印度。发生在美国的大部分阿米巴病例来源于流行地区的移民或旅行者。1993 年，美国疾病预防控制中心（the Centers for Disease Control and Prevention，CDC）共报道了 2970 例病例[39]。阿米巴感染可通过摄入被污染的食物或水、口 / 肛交接触引起。

疾病表现包括无症状定植、腹泻、痢疾、肝或脑脓肿。大部分摄入溶组织内阿米巴包囊的患者无症状。典型阿米巴病潜伏期 2 ~ 4 周，并逐渐出现腹痛、血性腹泻。在极少数情况下（<0.5%），感染可导致暴发性结肠炎、中毒性巨结肠及肠外脓肿。

诊断可通过粪便显微镜检、抗原检测、PCR、血清学及内镜来进行。因结肠炎可局限于右半侧，内镜检查建议超过乙状结肠。另外，需避免肠道准备，因其降低寄生虫的检测率。阿米巴感染的肠黏膜具有脆性，可能出现典型烧瓶样溃疡，有时候难于与炎症性肠病相鉴别。显微镜分析溃疡基部的抽吸物或溃疡边缘的活检组织，若发现包囊，提示阿米巴病的诊断。

治疗肠道阿米巴可用甲硝唑 750 mg 口服每日 3 次，疗程 10 天[40-41]（表 52-2）。对于严重病例或者

表 52-1　细菌性结肠炎的治疗

弯曲杆菌	阿奇霉素每日 500 mg，疗程 3 天，或红霉素 500 mg 每日 4 次，疗程 3 ~ 5 天
沙门菌	轻型：无；潜在菌血症：左氧氟沙星每日 500 mg（或其他氟喹诺酮类），疗程 7 天（免疫正常患者）或 14 天（免疫抑制患者）
志贺菌	环丙沙星每日 750 mg（或其他氟喹诺酮类），疗程 3 天或阿奇霉素每日 500 mg，疗程 3 天
肠出血性大肠杆菌	无
肠集聚性大肠杆菌	利福昔明 200 mg 每日 3 次，疗程 3 天
其他大肠杆菌	同志贺菌
耶尔森菌	同志贺菌
弧菌	同志贺菌
结核	通常抗结核治疗
气单胞菌	同志贺菌
旅行者腹泻	同志贺菌

With permission from DuPont HL.Approach to the patient with infectious colitis.CurrOpinGastroenterol. 2012；28:39-46[10]© Wolters Kluwer

表 52-2　寄生虫性结肠炎治疗概述

诊断	病原体	治疗
阿米巴	溶组织内阿米巴	甲硝唑 750mg，每日 3 次，持续 10 天
异尖线虫病	简单异尖线虫和伪地新线虫	阿苯达唑 400 ~ 800 mg，6 ~ 21 天
蛔虫病	蛔虫	甲苯达唑 100mg 每日 2 次，持续 3 天
		阿苯达唑 400 mg 单剂量
类圆线虫病	粪类圆线虫	伊维菌素 200μg/(kg · d)，持续 2 天
		阿苯达唑 400mg，每天 2 次，持续 7 天 [a]
		噻苯达唑每日 50 mg/kg，持续 2 天 [a]
鞭虫病	毛首鞭形线虫	甲苯达唑 100mg 每日 2 次，持续 3 天
		阿苯达唑每日 400mg，持续 3 天
蛲虫病	蛲虫	甲苯达唑 100mg 单剂量或阿苯达唑 400 mg 单剂量
隐孢子虫病	隐孢子虫	硝扎尼胺
结肠小袋纤毛虫病	结肠小袋纤毛虫	四环素 500mg，每天 4 次
贾第鞭毛虫	贾第鞭毛虫	甲硝唑 250mg，每日 3 次，共 7 天
		替硝唑 2 g 单剂量
血吸虫病	血吸虫	吡喹酮 40 mg/kg 单剂量
	曼氏裂体吸虫	
	日本血吸虫	
绦虫病	绦虫（猪）	吡喹酮 5 ~ 10 mg/kg 单剂量
	绦虫（牛）	尼克苏胺 2g 单剂量
	短小绦虫	
	广节裂头绦虫	
	犬复孔绦虫	
锥虫病	克氏锥虫	苄硝唑
		硝呋莫司

[a] 二线治疗

口服耐药患者可使用静脉抗生素。对于合并穿孔、腹膜炎或其他腹部严重并发症的患者可能需手术。

异尖线虫

异尖线虫病主要由简单异尖线虫和伪地新线虫引起。世界上大部分病例（>90%）发生在日本 [42]。北美 1975 年报道了首例病例，该病例累及盲肠 [43]。异尖线虫感染通常源于摄食鱼生或未煮熟的鱼，期间异尖线虫幼虫可附着于胃黏膜（最常见）、小肠黏膜及结肠黏膜。由于寿司、生鱼片、Ceviche 和凤尾鱼受欢迎度增加，异尖线虫病的发病率随之上升 [44-45]。

大多数异尖线虫病患者存在胃部受累；只有约 4% 的病例存在在小肠或结肠中。肠道异尖线虫病主诉多变，如腹部下腹疼痛、发热、腹泻、恶心和呕吐 [46]。后消耗，幼虫洞穴进入肠道黏膜并引起强烈的超敏反应形成肉芽肿和嗜酸性粒细胞浸润（图 52-1）。症状可以类似阑尾炎、克罗恩病回肠炎、憩室炎、胃肠炎或其他原因的急腹症。在极少数情况下，感染导致穿孔、肠套叠、小肠阻塞或气腹，可能需要急诊手术。肠道异尖线虫病的诊断是非常具有挑战性的，几乎从未在术前做出过诊断。摄入生鱼是一个有用的诊断线索。如果能在手术干预前事先做出诊断，口服阿苯达唑 400 ~ 800 mg，6 ~ 21 天治疗有效（表 52-2）[47]。

蛔虫

蛔虫病是由似蚯蚓蛔虫线虫寄生于肠道引起的疾病。在全球的温暖潮湿地区盛行，如中国、印度、东南亚、非洲、拉丁美洲、加勒比海 [48]。全球蛔虫感染人数已经超过 100 000 人。

经口吞服虫卵是蛔虫生活周期的开始，进入小肠孵化成幼虫，然后侵入静脉循环系统中，随着血液循环进入肺部，移行到气管后，再经吞咽回到肠

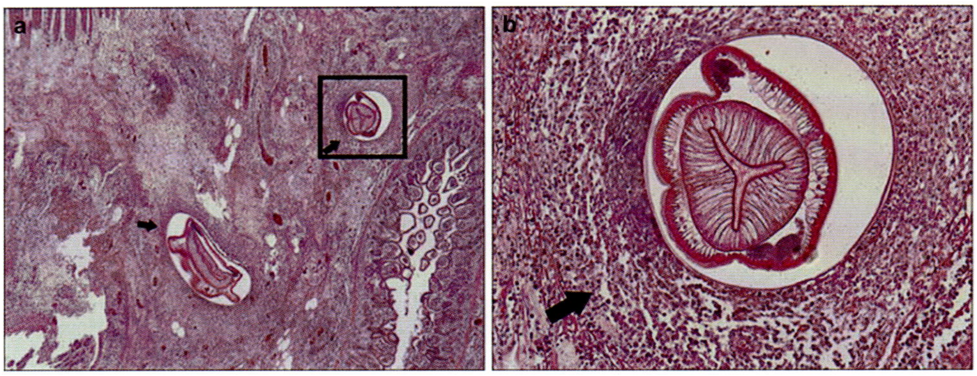

图 52-1 组织病理学显示出肠壁全层炎症和水肿，幼虫周围黏膜下嗜酸性粒细胞肉芽肿（箭头），其中异尖线虫病。a.（H & E ×40）和放大的正方形显示环绕幼虫的嗜酸性粒细胞肉芽肿。b.（H & E ×200）。急性侵袭性肠道异尖线虫病变引起小肠梗阻参考 Korean J Gastroenterol 2010；56:192-5[114].（http：//creativecommons.org /licenses/by-nc/3.0/）

道，在此逐渐成长为成虫，并继续产大量的卵。成虫寄生在肠道长达 1 ~ 2 年，每天可产卵量高达 20 万枚。虫卵在特定的环境下能存活数年，这也导致蛔虫具有较高的传染性。

大多蛔虫病患者可以无明显症状。当幼虫迁移至肺的时候，可见有类似肺炎样的症状。幼虫也可诱发荨麻疹样的过敏反应。感染蛔虫的多为儿童，由于儿童的肠腔相对狭窄，更容易出发生肠梗阻，常见梗阻部位是回盲瓣。大量的虫体互相纠缠成团，导致肠梗阻、肠扭转、肠套叠或者肠穿孔 [49]。

显微镜下在粪便中找到虫卵可诊断蛔虫病。蛔虫卵具有一定的特征，易于鉴别。幼虫经过肺部时，血液中可测到嗜酸性粒细胞增多。回顾性对照研究表明，当蛔虫吞食一些钡剂后可有梗阻或弯曲的高密度影。蛔虫病的治愈率非常高，可达 90%[50]。甲苯达唑 100 mg，每日 2 次，连服 3 日，或阿苯达唑 400 mg 顿服是常见治疗策略（表 52-2）。无腹膜刺激征的梗阻患者可以考虑补液和胃肠减压保守治疗。部分梗阻和穿孔的患者需要手术治疗。在开腹手术时，如果结肠无穿孔和缺血表现时，可以将绕成球状的虫体推到结肠内。

类圆线虫

类圆线虫病是由另一种肠道线虫——粪类圆线虫感染引起的，流行于热带地区，和美国的阿帕拉契山脉地区。类圆线虫的幼虫潜伏在粪便中，伺机穿透皮肤进入另一个宿主体内。与蛔虫类似，也是先迁徙到肺，然后再被吞咽到肠道。它们定植在肠壁并且繁衍下一代。粪类圆线虫是唯一的一种可在宿主体内完成生命周期、并且可自体传染的寄生虫。在免疫抑制时粪类圆线虫也具有较高的感染性，会出现大量粪类圆线虫侵入肺和肠道。类圆线虫病临床表现通常分为两期：急性期和慢性期。急性期是以大量的幼虫穿透皮肤时产生的皮肤异常为明显表现。幼虫通过肺部和腹部可引起一些不典型的症状，但发生频率不高。慢性期是自体感染的结果，常表现为上腹部痛和腹泻 [51-52]。

有时类圆线虫病表现为全结肠炎，与溃疡性结肠炎容易混淆。内镜下的特征包括黄白结节、红斑和血管形态缺失 [53]。在粪便中发现幼虫可以确诊类圆线虫病；然而，也可选择其他必要的检查。其他的检查有十二指肠活检、酶联免疫吸附测定法（enzyme-linked immunosorbent assay，ELISA）监测法、支气管灌洗法。

由于存在自体感染的风险，所有感染了粪类圆线虫的患者均应进行治疗。一线治疗方法是伊维菌 200 μg/(kg · d) 持续服用 2 天。另一种选择是阿苯达唑 400 mg，2 次 / 日，持续 7 日；或者噻苯达唑 50 mg/(kg · d)，持续 2 日 [54]（表 52-2）。

鞭虫病

鞭虫病是由于感染了毛首鞭形线虫而引起的，据统计，全球近 6 亿 ~ 8 亿人患有该疾病，尤其在潮湿的热带地区 [55]。常由于接触被虫卵污染的土壤或吞服被污染的食物而感染。虫体寄生在盲肠和结肠，每天可产卵 20 000 枚。像圆虫一样，感染鞭虫的多数患者均无症状。随着寄生在盲肠和结肠鞭虫数量的增加，患者也会有腹泻、里急后重或者便血等发生。大便可有水样便，肛门排气有特殊的气味。

鞭虫可以引起直肠脱垂，在直肠黏膜表面可见有鞭虫虫体（图 52-2）。也可引起失血，从而导致贫血和不明原因的生长发育迟缓。粪便中检到圆桶状的虫卵和内镜下见盲肠和结肠壁上的幼虫可确诊。治疗是甲苯达唑 100 mg，2 次 / 日，持续 3 天，或者阿苯达唑 400 mg/d，维持 3 天（表 52-2）[56]。对有直肠穿孔的患者必需手术治疗。

蛲虫

蛲虫病是由蠕形驻肠线虫感染而引起的。并不像其他寄生虫疾病发生在卫生条件差的热带地区，蛲虫病在美国和欧洲的郊区也是非常流行的。儿童是最常见的感染人群[57]。

常通过吞下虫卵发生感染，成虫可在盲肠存活 13 周。虫卵被吞下约 4 周左右，雌虫就会侵入肛周皮肤，且会产卵高达 11 000 枚。幼虫很快孵化出来，引起肛周明显的瘙痒，由此引起的频繁瘙痒是粪 - 口途径传播的主要原因，是导致同学之间和家庭成员之间传播的主要途径。

蛲虫病的最常见症状是肛周刺激症状，很少引起明显腹部和肠道症状，该病也是女童外阴阴道炎的主要病因。其他症状包括磨牙、遗尿、尿路感染和失眠。经典的诊断方法是透明胶纸粘卵法。将透明胶纸粘贴在患者的肛门周围皮肤，按压后使胶面紧贴皮肤。然后将胶纸平贴于载玻片上，在镜下观察。虫卵有特征性的表现（图 52-3）。

治疗用甲苯达唑或阿苯达唑。甲苯达唑 100 mg 顿服，常 2～4 周后重复一次。阿苯达唑，成人是 400 mg 顿服，小于 2 岁的患者 100 mg 顿服，均在 7 天后再次顿服。通常，全家均需要接受经验性治疗。

隐孢子虫

隐孢子虫病是由隐孢子虫感染所致，该寄生虫属细胞内的原生动物。1976 年报道了第一例[58]，在 20 世纪 80 年代，该病是艾滋病患者更加虚弱的常见原因。隐孢子虫导致的腹泻常分为以下四种：发展地区的儿童腹泻，旅行者腹泻，免疫力低下者的腹泻，或者发达地区具有免疫活性的人群的水源性疾病暴发。

食用被卵囊污染的食物或水源，隐孢子虫进入人体。卵囊在小肠壁内脱囊、繁殖，然后随粪便排出。卵囊具有较强的传染性，仅需要一些就可以致病。它们体积非常小，容易通过水源的方便过滤器。卵囊对含氯制剂有一定的抵抗力，这使人与人之间的传播更易出现[59]。通过加热、冷冻或者臭氧的处理可以破坏卵囊。

临床表现常常为：水样泻、腹痛、恶心、呕吐。在免疫力正常时，该病往往具有自限性。而在免疫力低下的患者，病程会延长，使患者更加虚弱，甚至会危及到生命。在此类患者中，常见的感染部位

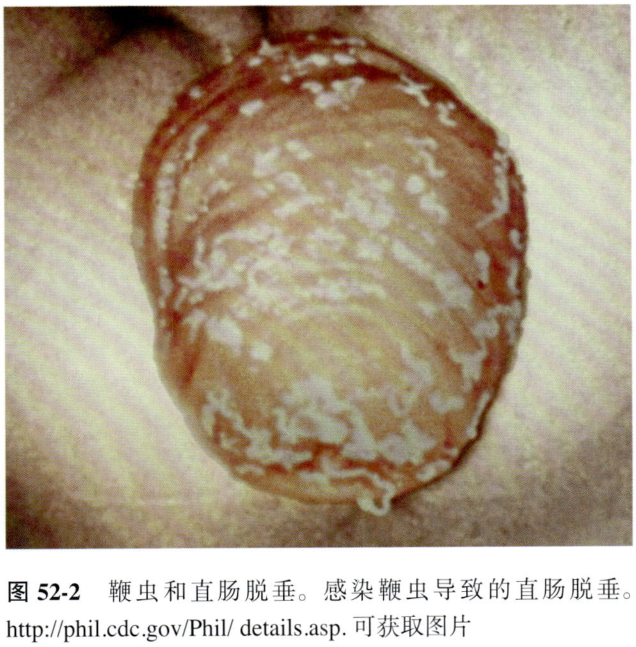

图 52-2 鞭虫和直肠脱垂。感染鞭虫导致的直肠脱垂。http://phil.cdc.gov/Phil/ details.asp. 可获取图片

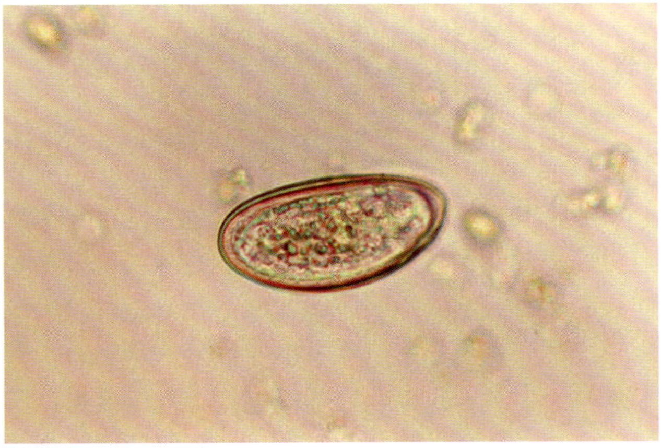

图 52-3 潮湿的胶纸上的虫卵[115] http://www.cdc.gov/dpdx/enterobiasis/gallery.html#eggs. 可获得图片

是胆道，可诱发非结石性胆囊炎或硬化性胆管炎。

粪便中检查到卵囊是确诊的手段，或者通过显微镜、PCR、ELISA、LAMP 方法检测体液[60]。为了确诊，检测方法均需要重复 3 次。对免疫力正常的患者治疗，由于疾病具有自限性，对症处理即可（包括补液、营养支持、抑制肠蠕动），而应用抗生素或者其他药物均无效。硝唑尼特是唯一一个被 FDA 认可的可以缩短临床病程的药物[5]（表 52-2）。在艾滋病患者中最有效的方法是应用高效的抗反转录病毒药物（highly active antiretroviral therapy，HAART）[61-62]。

在非结石性胆囊炎中，胆囊切除术是非常有效的方法。内镜下逆行性胰胆管造影（endoscopic retrograde cholangiopancreatography，ERCP）对硬化性胆管炎患者的诊断有一定的作用。对于该疾病，预防是关键，主要是严格洗手，处理可能污染的水源和食物。隐孢子虫疫苗的研究正在进行中[63]。

小袋纤毛虫

小袋纤毛虫是由结肠小袋纤毛虫引起的，小袋纤毛虫是感染人类最大的、有纤毛的原生动物。猪是人类感染的主要来源，途径是进食被污染的食品和水源。小袋纤毛虫病盛行于东南亚、南美洲和西太平洋岛。

小袋纤毛虫被吞服后，囊泡就会定植在结肠，引起溃疡和炎症。这可导致无症状感染、非血性腹泻和血性腹泻。严重的腹泻导致大量液体丢失、腹膜炎，严重的甚至导致死亡。在粪便中检查到滋养体即可做出诊断。内镜下结肠溃疡活检标本中也可见到寄生虫。治疗常用四环素 500 mg，4 次 / 日，治疗有效（表 52-2）。甲硝唑和多西环素也有效。极少患者需要手术治疗。

贾第鞭虫

贾第鞭虫病是由蓝氏贾第鞭毛虫引起的疾病，在美国非常常见。可以发生在大多的国家和多种气候。有3种传播途径：水源性，食源性，粪-口途径。当粪便污染了水源后造成水源性传播，饮用山泉或溪水后出现感染。患儿的粪便污染的游戏水域，像游泳池，未经烹饪的食品，如色拉、冷肉均是非常常见的感染源[64]。

在日托中心的幼儿，粪 - 口途径是常见的途径。在男男同性恋，经直肠感染多见。被吞入的贾第鞭虫卵囊在胃壁内产生滋养体（图 52-4），后者会黏附在小肠黏膜，使绒毛变钝，隐窝肥大。感染后 1 ~ 2 周出现腹泻，容易出现伴有恶臭的脂肪泻。常常伴有多种症状，如腹部绞痛、恶心、厌食、体重减轻、呕吐、发热。许多患者无症状或者伴有较温和的发病过程。慢性病的患者，尤其是在儿童可能导致吸收不良和生长发育迟缓。

检测到粪便中虫卵和寄生虫时容易诊断。还有较多其他便宜的检测方法，如 ELISA、免疫荧光法。当粪便检查不能确诊时，有时需要内镜下小肠和十二指肠球部的活检。治疗的主要药物是硝基咪唑类，甲硝唑 250 mg，3 次 / 日，持续 7 天是主要的治疗方法，但不是 FDA 推荐的[65]（表 52-2）。磺甲尼立达唑 2 g 顿服，有更好的耐受性。可选择的药物还有：阿苯达唑、硝基尼特、巴龙霉素、奎纳克林和呋喃唑酮。

血吸虫

血吸虫病基本是由以下 3 种血吸虫引起的：埃及血吸虫，曼氏血吸虫和日本血吸虫。该病是世界上最盛行的寄生虫疾病。多发生在热带地区，如南美、非洲、亚洲、中东和菲律宾[66-67]。

血吸虫卵随着人类的尿和粪排泄物扩散。钉螺扮演着中间宿主的角色，在它体内会孵化成尾蚴进入水中。尾蚴黏附并穿透皮肤进入人体，可同时伴随尾蚴性皮炎。一周后，尾蚴途径心脏、肺部，到

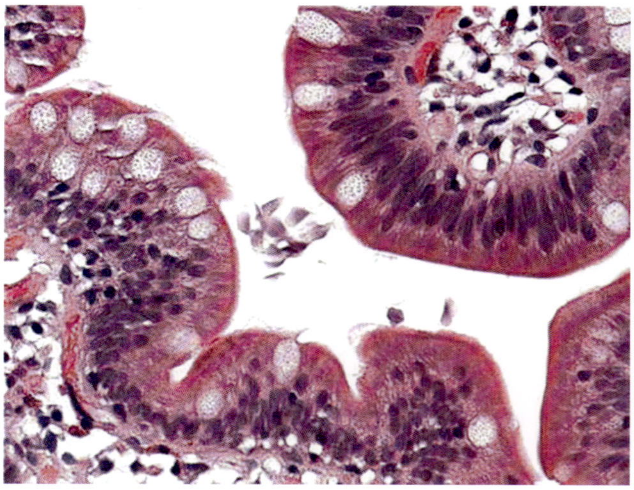

图 52-4 十二指肠球部贾第鞭虫。在腔内见有淡粉色的虫体。没有人为的损坏和炎症（图片由 Jeanette R Burgess，MD 提供）

达肝，继续成熟化，并逐渐迁徙到各自的目的地。埃及血吸虫定植在膀胱内或者其周围。曼氏血吸虫和日本血吸虫常定植在小肠和大肠的肠系膜血管中。沉积在体内的虫卵会产生对机体造成巨大破坏的免疫反应。

由于血吸虫对靶器官的破坏，可出现皮炎、钉螺热、尿路梗阻、膀胱癌、肠瘘和狭窄、肝脾疾病、肺动脉高压、肾小球肾炎、神经和脊髓疾病。肠道血吸虫病可引起很多腹部症状，如腹痛、腹泻，出现瘘、溃疡、息肉疾病的相关症状。极少数病例可能出现穿孔和梗阻，需要外科手术。

在粪便中镜下找到虫卵可做出诊断，另外血清学检查、放射学以及内镜均对诊断有辅助作用。结肠镜下可见糜烂、充血斑、表浅溃疡，黏膜组织活检可见结肠黏膜内虫卵。治疗的主要药物是吡喹酮单剂量 40 mg/kg，有报道治愈率超过 85%。

绦虫

绦虫是扁平样的寄生虫。它们有不同的生活史，类似的是均定植在宿主的肠道。感染人类最常见的是猪肉绦虫、牛肉绦虫、裂头绦虫、膜壳绦虫、复孔绦虫。多数感染者无症状。

牛肉绦虫的感染者能感受到活动的节片经过肛门处。令人惊讶的是，它可以成长到 55 英尺（1 英尺≈0.3 m）(图52-5)。患者可伴有腹部隐痛、绞痛、恶心、呕吐、厌食和体重减轻。误食猪肉绦虫虫卵会发生猪囊虫病，并且会产生一系列神经症状。诊断需要显微镜或者 ELISA、PCR 方法对寄生虫的鉴别分析。食用生鱼片会导致裂头绦虫的感染。常诱发慢性感染的宽带绦虫常黏附在回肠，会导致巨幼红细胞性贫血。另外绦虫还会导致小肠梗阻，诱发胆管炎、胰腺炎、阑尾炎。在卫生条件差的环境中，常常由于误食了虫卵而导致人类感染，膜壳绦虫往往没有中间宿主。幼儿误吞了宠物身上的虱子是感染复孔绦虫的常见原因。

所有绦虫的治疗均是吡喹酮 5 ~ 10 mg/kg 或者甲硝唑 2 g 顿服[68]（表 52-2）。推荐在治疗后数小时后再给予一剂以清除残余的节片。

锥虫

锥虫病（查格斯病）由一种有鞭毛的原生动物感染而起病的，在墨西哥、拉丁美洲和南美洲盛行。目前观点认为锥虫的带虫者即是感染者。锥虫病有 2 个临床特征：急性和慢性。急性期从寄生虫通过皮肤进入机体开始，大多患者均无症状，部分患者有不明原因的临床表现，如不适、发热、外周

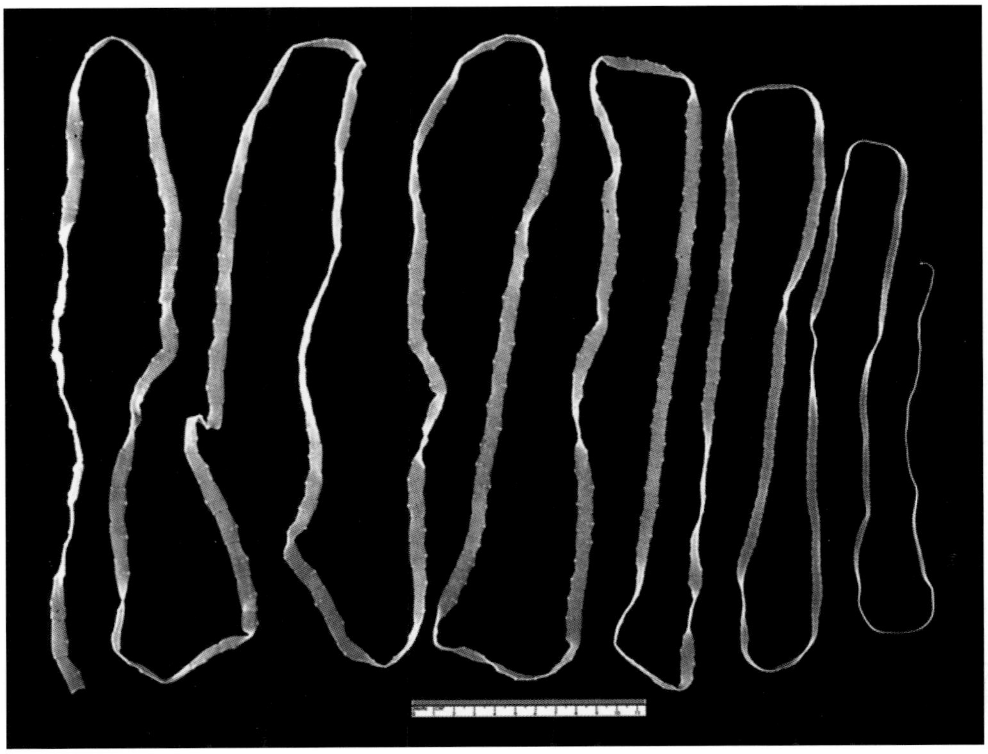

图 52-5 牛肉绦虫长约 4 m，成虫可以长到 50 英尺多[116] http://phil.cdc.gov/Phil/details.asp. 可获得图片

神经末梢支配区水肿、眶周水肿、肝脾大和淋巴结肿大。急性期后，机体会进入无症状的过渡期。约10%～30% 患者会进展到有症状的慢性期，可能出现心肌肥大症、巨大食管和巨结肠[69, 70]。

锥虫会破坏支配胃肠道的神经元，从而出现胃肠道的扩张和功能失调，但具体原因未明。其中乙状结肠是最容易受累的肠段，患者常有由于扩张出现的便秘和腹痛。在严重的病例中可能发生肠扭转和缺血，必要时需要手术治疗。巨结肠的治疗原则上是保守，包括高纤维饮食、通便药和灌肠。粪便干结嵌顿常需要解除。急性和慢性感染者均需要进一步治疗。药物是苄硝唑和硝氟噻氧（表 52-2），两者均有明显的胃肠道和神经系统的副作用。

病毒性结肠炎

巨细胞病毒

巨细胞病毒（CMV）是一种 DNA 病毒，是疱疹病毒家族的一员。该病毒的感染率非常高，在美国城市接近 60%～70%，在非洲接近 100%[71]。在免疫正常的患者感染后往往无症状，而在免疫被抑制的患者感染后症状严重，甚至会危及生命。

与其他疱疹病毒类似，一旦感染病毒均会进入潜伏 / 休眠期。在区别原发感染或者潜伏病毒复燃是个有挑战性的话题。在免疫力低下的患者中，CMV 可导致灾难性的靶器官感染，如肺、肝、脑、胃肠道、心脏和皮肤。与 CMV 相关的肠炎多见于艾滋病和炎症性肠病的患者。

患者的食管和全结肠可见溃疡和炎症样的改变，伴有疼痛、腹泻或者发热的临床症状。严重的结肠炎可能穿孔和坏死，需要手术干预。确诊 CMV 感染需要感染部位的活检，在病理组织学上有“鹰眼”样的包涵体（图 52-6）。

电子肠镜是非常有帮助的，内镜下可见质地脆，充血斑和似肿块样的结节（图 52-7）。PCR 对诊断也有很大的帮助。在溃疡性结肠炎的患者中 CMV 有特殊的地位。在重症结肠炎时 CMV 的复燃率非常高，有报道称在 4.5%～16.6%，其中高达 25% 的重症结肠炎的患者需要结肠切除术[72]。同时 CMV 也是溃疡性结肠炎治疗失败的原因之一。治疗上有以下四种药物可选择：更昔洛韦、膦甲酸、伐昔洛韦、西多福韦。

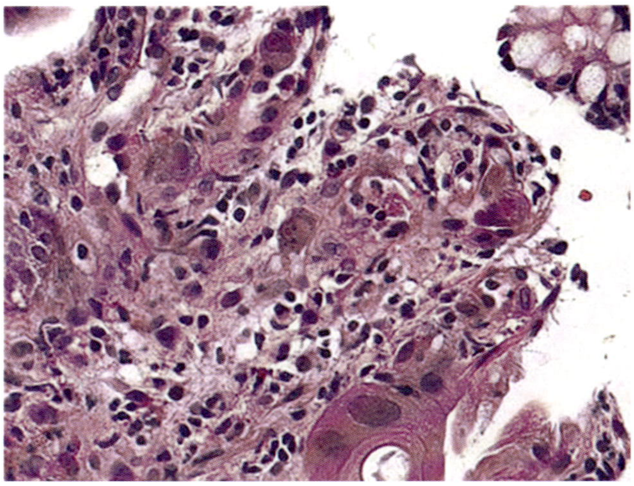

图 52-6 巨细胞病毒性肠炎。体积偏大的嗜酸性粒细胞核和胞浆内见有包涵体（图片由 Jeanette R Burgess，MD 提供）

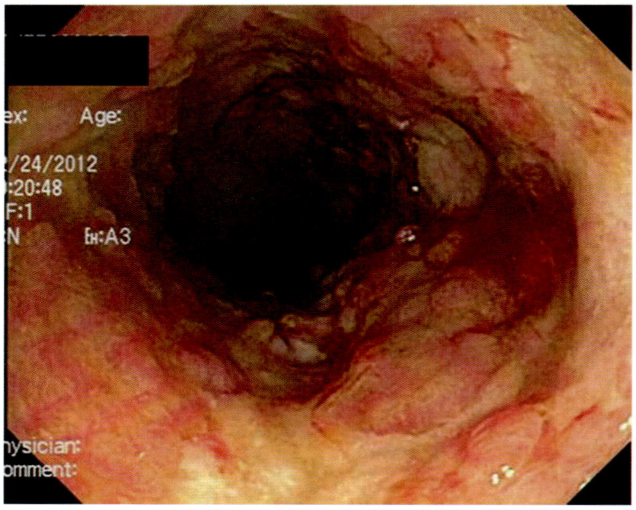

图 52-7 降结肠巨细胞病毒性肠炎

其他病毒

单纯疱疹病毒（HSV）也是一种 DNA 病毒，是疱疹病毒家族的一员。它有 2 个亚型，HSV-1 和 HSV-2。在美国，HSV-2 感染率高达 20%，在南美洲和非洲的国家高达 50%。

HSV-2 是生殖器疱疹和直肠炎反复发作的主要病因。直肠炎患者可能伴有直肠疼痛、血便、里急后重感、便血、尾骶骨处感觉异常和排尿困难。这些直肠炎的患者多数有直肠性交史[73]。病变多局限在距肛 10 cm 的直肠，内镜下的特点是溃疡和坏死。将疼痛处打开或者直肠引流液的培养通常可以做出诊断。PCR 和血清测定抗体对鉴别 HSV 有一定的帮助。

疱疹病毒常不需进一步治疗，但发作时可以应用阿昔洛韦 400 mg，3 次 / 日，维持 7 ~ 10 天。

其他导致直肠炎的病毒常见于免疫低下的或者艾滋病患者中。腺病毒会引起与 CMV 相似的结肠炎[74]。在艾滋病患者中也可导致结肠炎的病毒包括人类疱疹病毒 -6、星状病毒、萼状病毒、诺沃克因子和轮状病毒[75]。

2014 年，一些美国人有接触在西非暴发的埃博拉病毒。埃博拉病毒是通过接触被感染的人或灵长目动物的体液进行传播的，在数日或者数周内，感染者会出现发热、喉咙痛、肌肉痛、头痛，继而出现皮疹、呕吐以及严重的腹泻。腹泻的粪便量常常非常大，会导致出现低血压，甚至休克，目前还不清楚是细菌的毒素还是侵袭肠黏膜引起的腹泻。对埃博拉病毒感染的主要治疗是对症处理。常需要用止泻药物，尤其是有大量的消化液丢失的病例，必须的密切监测肠道的扩张和其他副作用[76]。

真菌性结肠炎

组织胞浆菌属

由荚膜组织胞浆菌所致的组织胞浆菌病流行于俄亥俄和密西西比河谷。虽然它最常见的是能导致肺部感染，但组织胞浆菌属可引起播散性组织胞浆菌病（PDH），尤其是在免疫抑制的宿主当中，可侵犯多脏器，甚至导致死亡。亚急性 PDH 中最常见的是胃肠道的侵犯。小肠和大肠可有溃疡形成，并且在末端回肠和回盲部最为好发。在重症患者当中甚至可能有深溃疡及假息肉形成，类似于腺癌或炎症性肠病[77-78]。

该病的诊断可通过组织培养或组织活检，表现为镜下肉芽肿形成或黏膜内酵母菌。穿孔、肠梗阻、或对内科治疗无效的患者可考虑手术治疗。在许多情况下，术前甚至无法明确诊断。该病的特异治疗为静脉使用两性霉素 B。伊曲康唑可考虑用于轻症患者或两性霉素无法耐受者。

念珠菌属

念珠菌类是通过出芽繁殖的薄壁酵母菌。该菌属遍布世界各地，并且成为医院与患者显著的经济负担。该菌属在非免疫功能低下的患者当中通常无致病性。机体内几乎所有器官均可被念珠菌病累及。因既往仅有少量报道，因此结肠念珠菌感染较为少见[79]。白念珠菌最为常见。患者通常病情较重，伴有弥漫性腹痛及腹泻。内镜下可表现黏膜上附有白色豆腐渣样斑块。通过培养或活检找到芽殖酵母菌或菌丝可明确诊断。病情严重程度决定了治疗方案。通常采用不同剂量和疗程的氟康唑进行治疗。穿孔或腹膜炎的患者可考虑手术治疗。因该类患者通常伴有免疫抑制，故死亡率较高。

其他真菌

曲霉菌引起的曲霉菌病是在免疫抑制患者当中的另一类真菌感染[80]。尽管最常见的为肺内临床表现，但在一些播散性病例当中也表现为侵袭性胃肠道曲霉菌病。这些患者表现为发热、腹痛、腹部压痛和出血。如患者出现肠缺血和穿孔，则需手术切除肠管。通过培养或活检找到菌丝可明确诊断。伏立康唑为其一线治疗方案，而两性霉素 B 为二线治疗方案。

新型隐球菌和格特隐球菌引起的隐球菌病主要影响肺和中枢神经系统。引起该病的危险因素为可导致免疫低下的疾病，如 AIDS、移植、类固醇应用、肿瘤和结节病。隐球菌可影响机体的任何器官。在胃肠道内，它可引起结肠炎和机会性自发穿孔。播散性隐球菌的其他表现可为类似于克罗恩病的胃和小肠的结节和溃疡[81]。通过活检标本的显微镜观察或体液培养可明确诊断。病情严重的患者可静脉使用两性霉素 B。

特殊情况

旅行者腹泻

旅行者至低收入国家经常会罹患急性腹泻。该病表现为 24 小时以内≥3 次不成形便，伴有其他消化道症状，如腹部绞痛、里急后重、恶心、呕吐、发热或肠蠕动加快。

腹泻的发生概率与所至国家的收入呈负相关[82]。在过去 20 年当中该病的整体水平已下降，但在南亚和西 / 中非仍超过 20%[83]。邮轮乘客和工作人员有暴发诺如病毒的风险，而其一旦发生则较难控制。未经治疗的旅行者腹泻持续平均时间一般是 4 ~ 5 天，伴有平均不到 1 天时间的活动能力丧失。大多数旅行者可继续他们的活动 [84]。大于 10% 的患者在回家后会有腹泻发生 [85]。超过 50% 的旅行者腹泻可由各种不同形式的大肠埃希菌所致。弧形杆菌、志贺杆菌和沙门菌也是其他常见的致病菌 [15]（表 52-3）。寄生虫可引起长期腹泻，其中蓝氏贾第鞭毛虫和阿米巴原虫最为常见 [86]。

弧形杆菌或沙门菌感染可能增加炎症性肠病的发生风险 [87]，与此同时还有许多其他致病因子可导致感染后肠易激综合征的发生 [88]。许多微生物能够引起腹泻，但血性腹泻主要由志贺菌、沙门菌、大肠埃希菌 0157、弧形杆菌、阿米巴原虫引起 [86]。

如腹泻严重、呈血性或持续较久，需进一步行实验室检查。包括粪便培养和显微镜下寻找寄生虫。如临床怀疑贾第鞭毛虫、隐孢子虫或阿米巴原虫，需进行抗原检测。如患者有败血症，需进行血培养 [89]。已经预防性水杨酸铋每天给药 4 次者腹泻率降低 65%，但因其含有水杨酸成分，需注意患者的出血风险 [90]。利福昔明是一种很少经胃肠道吸收的抗生素，一篇含有超过 500 位患者的荟萃分析显示它能有效减少旅行者腹泻的发生率 [91]。益生菌的使用并无明显益处 [83]。

使用全身性抗生素可减少超过 90% 旅行者腹泻的发生率，而氟喹诺酮类抗生素是使用最多的。抗生素相关副作用和细菌耐药性的产生使得抗生素预防性用药具有争议，目前不推荐对大多数旅游者预防性使用抗生素。高危患者可能会从预防性用药中获益，其中包括有卒中病史患者、胰岛素依赖性糖尿病、慢性肾衰竭和炎症性肠病以及回结肠造口术患者 [83]。

在病程当中的自我治疗包括口服补液，洛哌丁胺和使用 1 ~ 3 天的氟喹诺酮类药物。在已知耐药的国家，阿奇霉素可用作替代 [92]。

炎症性肠病中的感染

感染性并发症是炎症性肠病（IBD）患者的一个主要问题。许多病原菌可导致肠道感染，包括艰难梭菌、沙门菌、志贺菌、弧形杆菌、大肠埃希菌、巨细胞病毒和阿米巴原虫。

Mylonaki 等发现大约 10% IBD 患者的复发是由感染导致，其中超过半数归因于艰难梭菌 [93]。另一报道发现多达 20% 的病情恶化的 IBD 患者在其粪便的艰难梭菌 ELISA 检测为阳性 [94]。这也印证了许多研究中所报道的艰难梭菌感染（CDI）的发生率增高。这些感染增加了炎症性肠病患者住院和肠切除的风险 [95]。

艰难梭菌在 IBD 当中可能表现不典型，伴有血便，且患者年龄较小。在具有全身症状伴有白细胞增高但无腹泻的患者也应考虑 CDI 的可能性。在 IBD 患者肠切除后可能发生小肠疾病 [96]。

用于治疗炎症性肠病的药物均与感染相关。嘌呤代谢物可通过一些疱疹病毒导致感染，其中巨细胞病毒是引起结肠炎的一个主要原因。免疫抑制剂与糖皮质激素可增加念珠菌感染的风险，并可影响肠道。TNF 拮抗剂可增加肉芽肿感染的风险，如肺外结核 [97]。

CMV 感染在炎症性肠病患者中非常普遍，最高可达 33%。许多患者为“无辜受害者”，且活动性

表 52-3　旅行者腹泻病因的地方差异

微生物	拉丁美洲和加勒比（%）	非洲（%）	南亚（%）	东南亚（%）
产肠毒素大肠埃希菌	35~70	25~35	15~25	5~15
肠黏附性大肠埃希菌	25~35	0~35	15~25	无数据
弧形杆菌	1~7	5~25	15~25	25~35
沙门菌	0~15	5~15	＜5	5~15
志贺菌	5~30	5~15	5~15	＜5
诺如病毒	15~25	15~25	5~15	＜5
轮状病毒	15~25	5~15	5~15	＜5
贾第鞭毛虫	＜5	＜5	5~15	5~15

数据源于：Steffen R，Hill DR，DuPont HL. Traveler’s diarrhea a clinical review. JAMA. 2015；313（1）:71-80[83] 和 Montes M，DuPont HL. Infectious diseases. 2nd ed. Philadelphia: Mosby Elsevier；2004. Chapter 43，Enteritis，enterocolitis and infectious diarrhea syndromes；p. 477-90[110]

CMV 感染的诊断通常较难。CMV 结肠炎可与 IBD 结肠炎合并发生，因此在激素抵抗患者中应考虑到该种情况[98]。

几种细菌试剂也被假定是炎症性肠病的感染性因素。主要包括副结核分枝杆菌、非幽门螺杆菌，大肠埃希菌（EIEC）和简明弯曲菌[99]。

腹泻与 HIV

人类免疫缺陷病毒（HIV）主要攻击 $CD4^{+}$T 淋巴细胞，其为人类机体免疫防御系统的一个主要参与者。在肠黏膜层可以发现较高浓度的 T 淋巴细胞，因此 HIV 感染导致过多的胃肠道症状也不必惊讶[100]。

几乎所有 HIV 患者具有胃肠道并发症[101]。结肠炎能够产生诸如腹痛、里急后重和迫切感。可导致结肠炎的病原菌列表非常广泛，主要包括细菌、病毒和寄生虫（表 52-4）。虽然机会感染是腹泻的最主要原因，但其他非感染性病因同样存在。

HIV 感染患者腹泻的筛查首先从疾病本身开始：例如，CD4 计数和 HIV 病毒载量。其他检测包括显微镜下观察粪便集卵、囊胞和寄生虫，细菌培养，艰难梭菌毒素和寄生虫及病毒 PCR 检测。肠镜检查可观察结肠及末端回肠黏膜并活检，且能进一步完善组织学检查和 CMV、PCR。不是所有患者均需进行可屈式内镜检查，但在培养阴性的患者当中内镜约能确定 50% 的诊断[102-103]。

横断面体层成像，如 CT、顺行钡餐造影和结核检测是在无法明确诊断的时候的一些其他检测方法。图 52-8 为 HIV 相关性腹泻患者的诊治流程图。

就如其他病因导致的腹泻一样，治疗初始即是液体复苏。一旦明确病原菌，针对病原菌的特异性治疗即应开始。抗反转录病毒疗法（ART）可极大地减少病毒载量并提升 CD4 细胞计数。ART 有助于治疗机会感染并可降低未来发生感染的概率[104]。在一些检测阴性和 ART 疗法不成功的患者当中，减少蠕动的制剂如洛哌丁胺和地芬诺酯可减缓症状。奥曲肽可能可用作一些难治性 HIV 胃肠病的病例，但其获益有限[105]。

腹泻和实体器官移植

因为抗移植排斥需高水平的免疫抑制，实体器官移植的患者通常有较高的感染胃肠道并发症的风险。

表 52-4 HIV 患者中小肠结肠炎的病原菌

细菌
空肠弧形杆菌
沙门菌
福氏志贺菌
亲水性产气单胞菌
志贺邻单胞菌
结肠炎耶尔森菌
弧菌
鸟分枝杆菌复合物
埃希菌属（产毒素型、肠聚集型）
细菌过度生长
艰难梭菌
寄生虫
隐孢子虫
微孢子虫
囊等孢子虫属
溶组织内阿米巴
蓝氏贾地鞭毛虫
环孢子虫
病毒
巨细胞病毒
腺病毒
杯状病毒
星状病毒
细小双 RNA 病毒
人类免疫缺陷病毒
真菌
荚膜组织孢浆菌

数据已获许可且源自 nnett J，Dolin R，Blaser MJ. Mandell，Douglas，and Bennett's principles and practice of infectious diseases. 8th ed. Philadelphia: Saunders Elsevier；2015[113] © Elsevier

这些人群当中腹泻发生率估计在 22%～52%[106-107]。感染性因素是实体器官移植患者中最常见的因素，而移植物抗宿主病（GVHD）则是干细胞移植患者腹泻的最常见原因。巨细胞病毒（CMV）和艰难梭菌是两大最常见元凶[108]。主要检测手段包括粪便培养、艰难梭菌毒素测定和血 CMV 病毒载量测定。肠镜可用作二线检查手段。其他检测方法包括粪便白细胞、集卵和寄生虫等孢球虫和环孢子虫试验、隐孢子虫抗原测定和诺如病毒 PCR。

Echenique 等报道了在 18 个月的时间里收治的 422 例腹泻患者的经验。大多数腹泻无明确病因并呈自限性。艰难梭菌、诺如病毒和巨细胞病毒是最常见的病原菌。其他细菌性和寄生虫性病因较罕见[109]。腹泻的治疗主要是对因治疗。同时可能需要免疫抑制剂方案和剂量的调整。

感染性腹泻患者的评估

急性腹泻患者评估应包括详尽的暴露史（家庭成员、食物）和旅行史。在非住院和轻中度腹泻患者中粪便培养无明确指证。如腹泻严重或呈持续性，体重下降，高龄或幼儿、存在免疫抑制情况，患者需接受更彻底的检查。

粪便涂片的显微镜观察很容易完成。多形核白细胞说明的是有侵袭性的或炎性病原菌，而单个核细胞多见于伤寒或阿米巴痢疾。许多有机体可产生粪便白细胞，因此检测阳性是粪便培养和经验性使用抗生素治疗的指征。

腹泻持续 2 周或以上、日托患者、男同性恋者或 HIV 感染患者（图 52-8）具有寄生虫检测的指征。在免疫抑制患者中需进行针对小孢子虫和隐孢子虫

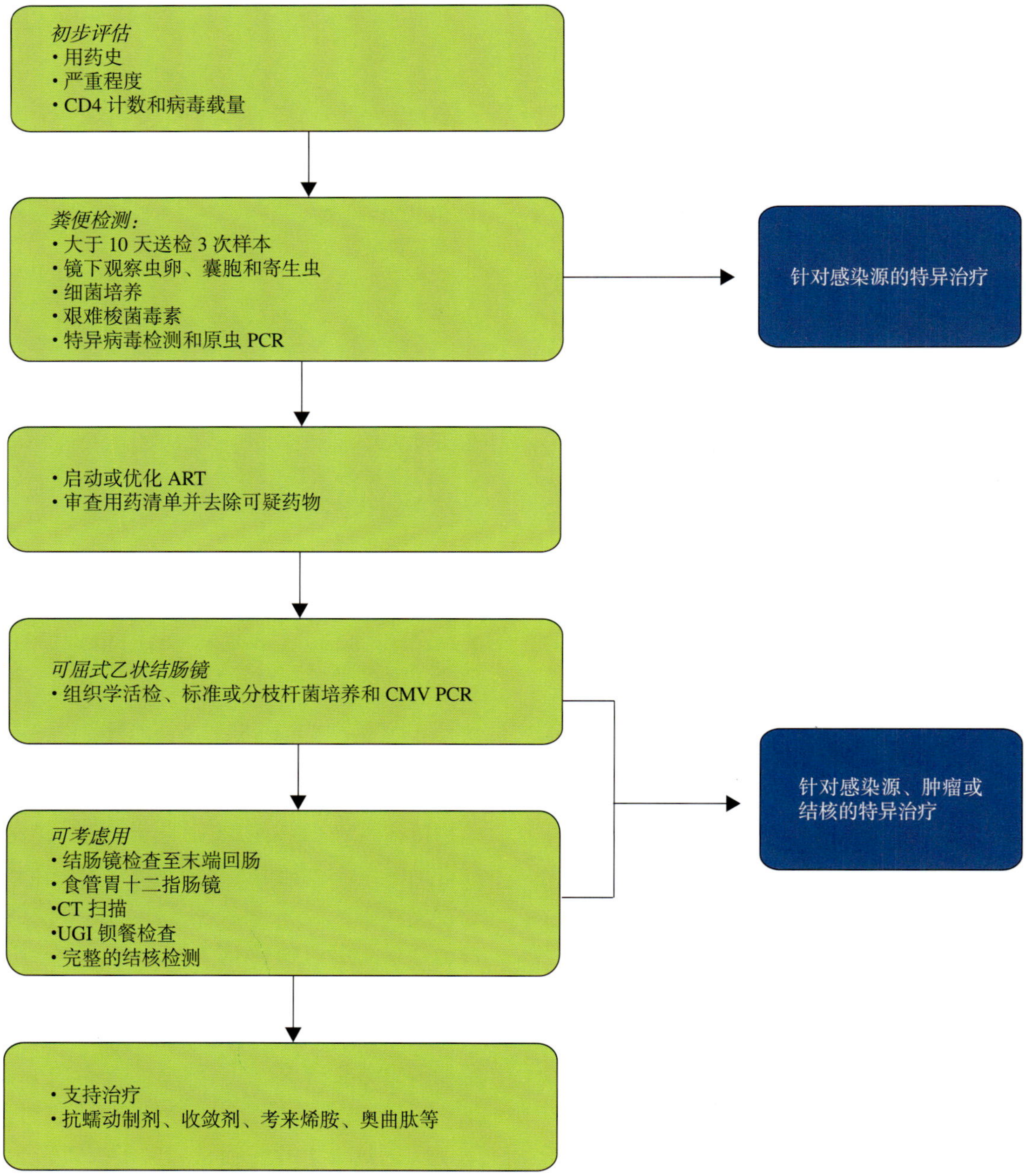

图 52-8 HIV 合并腹泻患者的诊治流程图。数据已获许可且源自 Feasey NA，Healey P, Gordon MA Review article: the aetiology, investigation and management of diarrhoea in the HIV-positive patient Alimt Pharm There 2011; 34(6): 587-603[100] © John Wiley and Sons

的特殊染色。ELISA 法能够直接检测等孢子虫、贾地鞭毛虫、隐孢子虫和内变形虫[110]。在腹泻患者，特别是表现为血便者中，沙门菌、志贺菌和弧形杆菌是粪便培养中最为常见的[111]。有沿海地区旅行史或海产品食用史的患者需进行弧菌检测。特殊琼脂法用于分离大肠埃希菌 O157：H7。如考虑到特殊病原菌感染，如耶尔森菌或产气单胞菌感染，应通知实验室进行进一步培养。如有既往抗生素使用史的患者需进行艰难梭菌检测。

直肠乙状结肠镜可用于血便、既往抗生素使用史、肛门手术史或免疫抑制状态的患者。高风险患者行肠镜或胃十二指肠镜并活检可能从中获益，如可筛查 CMV 检测，真菌或抗酸杆菌。病毒培养在这些患者中可能同样有用。内镜也可排除其他非感染性腹泻，如炎症性肠病或缺血性肠炎[112]。

（参考文献参见 www.pumpress.com/home-specific-edu/5599.html ）

第 53 章

艰难梭状芽胞杆菌感染

David B. Stewart Sr. 著

马盼盼 顾于蓓 孙 菁 译 杜 娟 陈春晓 审校

要点

- 艰难梭状芽胞杆菌感染（clostridium difficile infection，CDI）的发生率和严重程度在全球范围内均呈现上升趋势。
- CDI 的检测方法已转变为更加敏感的核酸扩增检测（nucleic acid amplification tests，NAATs）。
- CDI 的常见危险因素包括暴露于医疗设备、既往抗生素治疗和质子泵抑制剂的使用。
- 多项研究表明感染核糖核酸型为 027 型的艰难梭状芽胞杆菌的患者预后更差。
- CDI 治疗的核心是肠道微生态平衡的恢复及甲硝唑和（或）万古霉素治疗。
- 粪便菌群移植是一种有前途的新兴疗法。
- 大多数患者可避免手术治疗，但是最大程度药物治疗后临床表现仍持续恶化的患者应该考虑手术。

概述

在过去的 20 年里，艰难梭状芽胞杆菌感染（clostridium difficile infection，CDI）已经从一个相对不常见的、主要在因癌症治疗或 HIV 导致免疫功能不全的患者身上发生的腹泻类疾病，变为一个每年需花费 10 亿美元的院内感染，并且还有大量的患者处于可能被感染的危险之中。由于这种流行病学的转变使得每一位住院患者均具有相当高的风险发展为 CDI，并且考虑到这种感染可能严重到需要手术干预，因此对于普通外科医生和结直肠外科医生来说，了解艰难梭状芽胞杆菌是很重要的。本章节回顾了过去 20 年间 CDI 流行病学变化以及艰难梭状芽胞杆菌促进 CDI 的发生和导致相应临床症状的微生物学特征。此外，本章节还讨论了合理使用抗生素治疗 CDI、手术治疗和作为常规药物治疗和手术治疗之外的选择——粪菌移植（fecal microbiota transplant，FMT）。

流行病学

发生率上升和严重程度增加

在过去的 20 年间，尤其是在过去的 15 年间，美国和西欧国家的 CDI 的发生率均呈上升趋势[1-3]。由于欧洲国家政府投入更多的资金，大量关于艰难梭状芽胞杆菌的流行病学研究以及相关菌株的细节深入研究[4]均来自于欧洲。但是，在欧洲的研究观察到的趋势与在美国观察到的是相似的，并且数据汇总后可以发现不同地方的研究得到的结论都是相似的。艰难梭状芽胞杆菌是急救医护设备中导致抗生素相关性腹泻的最主要的病原菌，据可靠估计这一比例至少为 15%～25%[5]。在 20 世纪，文献记载 CDI 发生率出现了急剧增加；Pepin 和他的同事通过研究魁北克 1991 年至 2003 年患者的资料[6]发现，CDI 的发生率增加了近 5 倍，而老年人（≥65 岁）中 CDI 的发生率增加了约 8 倍。在美国，最新的数据来自于医疗保健研究与质量机构的报道[7]，2009 年共有 336 600 个住院患者诊断为 CDI（主要诊断或次要诊断），占到了总住院患者的 1%。同样，美国疾病控制中心（the Centers for Disease Control，CDC）报道了在 1993 年至 2009 年间，因 CDI 导致的住院增加了 4 倍，而年龄≥65 岁的患者增加了 200%[8-9]。在一些欧洲国家，如法国和比利时，出现了同样的趋势[10]，特别是在所谓的暴发期，老年患者感染比例更大。这一上升趋势给美国医疗系统带来了每年超过 30 亿美元的医疗费用负担，包括住院和门诊治疗产生的费用[11]。尽管既往研究在 CDI 发生率上升方面结果是一致的，但 CDC 最新数据表明美国 CDI 的发生率自 2010 年至 2011 年保持稳定[9, 12]，虽然上述数据在流行病学方面仅包含了一个很短的时间段，但是它是有用的，因为它对检测基本类型的艰难梭状杆菌发生率上实现了标准化。这是一个很重要的因素，因为许多医院将检测 CDI 的方法从酶免疫法（enzyme immunoassay，EIA）转换为一种更加敏感的方法——核酸扩增检测（nucleic acid amplification tests，NAATs），这种检测方法的改变人为地增加了报道的 CDI 发生率，而不是疾病本身实际上的发生率。检测 CDI 的不同方法对报道的 CDI 发生率的影响已有报道[13]，虽然在美国有更多的医院采用 NAAT 检测法，但是检测平台对未来 CDI 发生率报道的影响将会降低。

然而，相比于 CDI 发生率的上升，多个地区报道的 CDI 严重程度的增加引起了人们更大的关注。2005 年，数篇已发表的关于艰难梭状芽胞杆菌流行性暴发的报道结合先前两个未发表的研究结果提示：CDI 的整体死亡率更高，而且先前认为没有 CDI 风险的患者的死亡率也更高，其暴发性发病时死亡率更高。Loo 和他的同事[14]在魁北克 12 家医院进行的一项前瞻性研究的结果细致地描述了 CDI 的发生率和危险因素，通过统计分析 1703 位患者的就诊记录，他们评估出 CDI 的发生率为 22.5/ 每千次就诊。CDI 的 30 天死亡率约 6.9%，喹诺酮和头孢菌素的使用与 CDI 的发生相关。该研究还通过脉冲电场凝胶电泳（pulsed field gel electrophoresis，PFGE）和其他分子技术来确定毒素基因和毒素调节基因的存在或缺失。Warny 等[15]从 124 位来自魁北克及其他加拿大地区、美国和英国的患者中分离的艰难梭状芽胞杆菌进一步分析了这些发现。他们利用标准 PFGE 和限制性片段长度多态性指纹图谱，确定了优势菌株，即 027 型。Warny 和 Loo 的研究均表明艰难梭状芽胞杆菌 027 型，不仅产生毒素 A 和毒素 B 以及第三种毒素（现在被称为二元毒素），而且毒素 A 和毒素 B 产量超过其他核酸型的 15 倍之多。Loo 等的研究推测在假定的毒素抑制基因中发生任何一种形式的基因缺失为导致毒素产量增加的一种潜在原因。这两项研究为我们提供了在公共机构水平和地区水平关于 CDI 发生率的临床初始数据，帮助我们了解抗生素使用和 CDI 之间的联系，并基于一种潜在流行的艰难梭状芽胞杆菌类型的基因特征分析为我们提供了一个 CDI 暴发的合理解释。

另有两项同期研究进一步强调了 CDI 和氟喹诺酮之间的关系。其中一项来自匹兹堡的回顾性病例对照研究，Muto 等[16]描述了一个公共机构中爆发 CDI 的情况，2 年内共有 253 例 CDI 患者与一项医疗机构的接触相关，其中 26 例需要急诊结肠切除，18 例死于疾病相关的并发症。CDI 与克林霉素（OR =4.8）、头孢曲松（OR=5.4）和左氧氟沙星（OR =2.0）相关，并且以上药物均为独立危险因素。氟喹诺酮类的使用与 CDI 的暴发具有强关联性，并且与爆发相关联的毒性菌株极可能是 027 型。同样，McDonald 及其同事[17]分析了 187 个从位于美国东北、东南、西部地区的 8 个医疗保健设施中分离出的艰难梭状芽胞杆菌菌株，利用 PFGE、毒素基因分型、限制新内切酶分析（restriction endonuclease analysis，REA）和 PCR 技术，研究了毒素基因及其调节基因的存在，阐明了艰难梭状芽胞杆菌优势毒性菌株的特性。对比新分离菌株和既往分离菌株，可以发现 027 型菌株所占的比例越来越高，并且抗特定喹诺酮类抗生素的现象也更加普遍。此外，毒素 A、B 和二元毒素基因更多地出现，抑制毒素产生的基因如 tcdC 的大量缺失，为与导致严重 CDI 流行密切相关的具有特定分子特征的艰难梭状芽胞杆菌类型的出现提供了证据。

总而言之，来自北美和西欧的证据表明 CDI 发生率在 20 世纪呈现上升趋势，尤其是在过去的 20 年里加速上升。尽管快速灵敏的艰难梭状芽胞杆菌检测方法由于高检出率导致报道的发生率的改变，但这并不能完全解释 CDI 发生率的上升程度。在严重 CDI 暴发期间出现的艰难梭状芽胞杆菌 027 型为医疗保健设施相关的 CDI 改变提供了证据，并且该核酸型的特定基因特征使其在引起流行方面具有特定优势。

CDI 的临床危险因素

文献罗列了很多与 CDI 发生相关的临床因素。

但是在很多情况下，这些危险因素并非独立地与CDI的发生相关，并且在很多情况下，这些因素具有一个共性，即经常短期或长期与医疗保健设施接触。

首先我们要区分两个概念，即医疗机构获得性CDI和该疾病另一种罕见形式——社区获得性CDI（community-acquired CDI，CA-CDI）。关于CA-CDI的一个普遍接受的定义是在接触医疗机构至少12周后发生的CDI称为CA-CDI[18]。虽然这个定义是合理的，但是在临床应用中也有可能出现错误，比如患者在接触医疗机构后感染了艰难梭状芽胞杆菌，然而由于各种原因导致其发展为隐性感染，而后被诊断为CA-CDI。因此，真正的CA-CDI是一个真实存在的群体，而相对于常见的医疗机构获得性CDI来讲，还存在一种更加罕见的形式，即社区发病性CDI。由于CA-CDI是CDI的一种不常见的表现形式，并且CDI在美国及其他国家不是一个需要上报的疾病，使得对CA-CDI的发生率的精确统计更加困难。CDC[19]于2005年发表的数据表明美国CA-CDI的发生率为7.7/100 000每年。该报道显示大约35%的患者在出现CDI症状的40天内没有使用抗生素。在2014年的一项研究中，Collins等[20]系统分析了随机抽取医保人群中的5%形成的随机样本（总数超过了860 000人），评估出研究群体的CA-CDI的发生率仅为0.18%，其中CA-CDI群体中约57%在症状出现的90天内口服了抗生素。此外，他们还发现14%的CA-CDI患者需要入住ICU，但仅有1%需要手术治疗，然而院内死亡率高达9%。尽管高危人群可能从环境中（土壤、水、食物或动物）感染艰难梭状芽胞杆菌[21-23]，但是Chitnis及其同事[24]的研究表明，在984名CA-CDI患者中，仅有35.9%的患者既往没有服用抗生素，仅有18%的患者没有接触医疗机构。而没有接触医疗机构的患者有接触1岁以内的婴儿（接触了医疗机构）或患有CDI的家庭成员的病史。目前可获得的数据表明，与医疗机构获得性CDI相比，CA-CDI可能是与其具有不同病理生理的疾病。在很多的CA-CDI病例中，患者均有直接接触医疗机构病史、接触近期使用抗生素的患者病史或接触具有以上两种危险因素的患者的病史。一个没有近期接触医疗机构、住院患者或CDI患者的人发生了CDI是一种非常罕见的现象。

除特殊说明外，本章中的CDI指医疗机构获得性CDI和医疗机构发病性CDI。

高龄

高龄是CDI最常被提及的危险因素之一[25-27]。虽然高龄个体的肠道菌群或肠道免疫力的变化可能使他们发生CDI，但是目前的证据表明年龄主要是通过和其他危险因素共同作用而直接导致了CDI的发生。

接触医疗机构

由于大量高危人群以及其他危险因素的存在，急救医疗和长期护理均为CDI的危险因素。接触医疗机构越久发生CDI的风险越大[28]。由于该疾病主要通过粪-口途径在人与人之间传播，随着暴露于病原体的概率增加，在需要急救医疗的成年患者中艰难梭状芽胞杆菌无症状定植的比例为7%～26%[29]，在需要亚急性医疗或长期护理的老年患者中这一比例达到了5%～7%[30]也就不足为奇了。考虑到上述研究较久远，如果在现今重复上述研究的话，其研究比例可能会更高，尤其是这些研究如果包含了在优势毒性菌株暴发期接受护理的患者。

抗生素的使用及其对微生物群的影响

CDI所有危险因素中最重要也是最可改变的是抗生素的使用。然而，抗生素对CDI的发生发展的作用较以前的认知更加复杂。

有足够的证据表明任何级别的抗生素都会增加CDI发生的风险，并且使用抗生素的种类越多、疗程越久，风险也就越大。Stevens及其同事[31]进行了一项为期1年的回顾性研究，共纳入7792位患者，其中241位发生了CDI。该研究为迄今为止最好的研究之一，它描述了非针对难辨梭菌的抗生素与CDI之间的关系，他们发现抗生素的使用和CDI的发生之间具有剂量依赖性关系和累计剂量关系；抗生素的种类以及使用天数的增加均会增加CDI的风险。当以非针对难辨梭菌的抗生素队列作为参照组，五种抗生素的使用发生CDI的风险比为9.6。此外，该研究表明氟喹诺酮类抗生素的使用是CDI的独立危险因素，与以往的研究结果一致[32]。

特定的抗生素相较于其他抗生素可能会在更大程度上增加CDI发生的风险，这是否因为特定的抗生素会影响共生菌或影响艰难梭状芽胞杆菌自身，或两者均有，目前还不得而知。Slimings 和 Riley[33] 系统性回顾了 13 篇病例对照研究和 1 篇队列研究。他们分析了不同级别的抗生素，发现使用第二、三、四代头孢菌素（OR=2.23 ~ 3.2），克林霉素（OR=2.8）和氟喹诺酮类抗生素（OR=1.6）时发生 CDI 的风险更大。尽管该 Meta 分析存在一定的异质性，但是它为我们提供了由抗生素引起 CDI 的相对风险的最新评估结果。

在消化道疾病领域出现的一个新观念是人体肠道内包含有数量巨大并与宿主相关的微生物群落，同时它们不仅随着消化道部位的改变而改变，而且随着宿主的健康和疾病状态的改变而改变。产生这一现象的具体机制还不甚明了，部分原因是大部分微生态研究存在固有的统计“噪声”。肠道微生物群落的变化不仅可以反映宿主的疾病状态，实际上更可以直接影响宿主的疾病状态。宿主相关的微生物群落在微生物组的大环境下保持一定的完整度，他们可以通过未知的方式影响同一宿主内其他群落或与其他群落“沟通”。这些微生物群落包括的不仅仅是细菌，尽管细菌是最受关注的微生物组成部分，也正是保持正常状态的细菌组成部分可以抵抗细菌病原体，如艰难梭状芽胞杆菌 [34]。微生物组在单个细菌水平如何抵抗 CDI 的具体机制目前仍不清楚，因为目前的数据大部分是描述性的和推论性的，而不是建立在因果关系上的。但是，几个已经被反复观察的广义性概念值得注意：健康与不健康的肠道环境之间的最主要的区别在于微生物种群的密度和多样性。利用 16S rRNA 基因测序技术分析肠道菌群，微生物数量多（每克粪便大于 1012 个细菌）、细菌种类多样性程度高和具有两个或以上的特定门的优势菌（如厚壁菌门、拟杆菌属、不动杆菌属）与抵抗 CDI 相关 [35-37]。防止 CDI 发生的并不是仅靠单一细菌或几种细菌，多数研究表明类杆菌属、双歧杆菌、毛螺菌科与其他微生物共同阻止艰难梭状芽胞杆菌定植是最高效的 [35, 38]。这也提示保持肠道健康的重点在于拥有足够数量的细菌多样性，而较少强调特定类群的组合。虽然抗生素确实可以通过非选择性的杀伤细菌从而降低微生物的多样性和密度，但是它们最主要还是通过肠道中胆盐的中介作用影响 CDI 的发展。例如，体外研究已证明通过结合和去结合形成的胆酸和鹅脱氧胆酸作用于艰难梭状芽胞杆菌芽胞，从而影响其萌发，其中后者抑制芽胞萌发的浓度是前者的 1/10[39-40]。因此，在健康状态下，鹅去氧胆酸抑制艰难梭状芽胞杆菌繁殖体的生长。众所周知，胆酸和鹅去氧胆酸分别代谢成次级胆汁酸脱氧胆酸和石胆酸。脱氧胆酸可以刺激艰难梭状芽胞杆菌的萌发，而石胆酸则抑制这一过程；有趣的是，脱氧胆酸对于艰难梭状芽胞杆菌繁殖体是致命的。啮齿类动物研究表明，抗生素改变了结肠中胆盐的组成比例，增加了胆酸的浓度，从而增强了艰难梭状芽胞杆菌芽胞的萌发能力，脱氧胆酸浓度及其对艰难梭状芽胞杆菌生长的抑制作用随之降低。上述抗生素的作用可能比之前认为的通过降低对营养物质的竞争和抑制菌群生长更加重要，但是毫无疑问，这些也是抗生素促进 CDI 的机制。

围术期预防性使用抗生素和机械性肠道准备

前面的讨论提到背景细菌种群的改变和 CDI 发展的关系，那么问题来了，围术期预防性使用抗生素和（或）机械性肠道准备是否会增加 CDI 的风险？由于这两种措施经常一起使用，如果每种措施都是 CDI 的独立危险因素，那么它们的组合可能会带来更高的感染风险。尽管外科医生之间就在择期结直肠手术前是否需要肠道准备存在争议，但是可信度高的证据表明机械性肠道准备并不会显著提高 CDI 风险。在密歇根州多家医院中进行的一个回顾性研究中，Morris 及其同事 [41] 分析了 2263 位结肠切除术的患者资料，结果发现 1685 位患者接受了机械性肠道准备，其中仅有 54 位患者发生了 CDI，而无论是肠道准备还是预防性使用抗生素均与 CDI 无关。在最近的一项研究中，Kim 等 [42] 分析了同一数据库的数据，他们使用倾向评分匹配来比较 957 对进行结肠切除术患者，术前分别接受或不接受口服泻药并口服预防性抗生素，发现接受肠道准备的患者 CDI 发生率却更低，尽管这种差异绝对值很小（0.5% vs. 1.8%；P=0.01）。

关于预防性使用抗生素对 CDI 发生率的影响大小的精确研究十分困难，原因在于各种类型的患者是混杂在一起的，如将正经历首次手术的患者并限制术前接触医疗机构的患者与先前接受过手术近期住院的患者进行比较，尽管预防性使用单剂量抗生素，后者发生 CDI 的风险仍然高于前者，因为他们中无症状携带者比例更大。健康者中无症状携带者的比例在新生儿期为 40%～60%，而不经常去医院的成年人降至 2%～4%[43]。特定疾病患者中无症状携带者所占的比例会更高，如炎症性肠病（见下文）。迄今为止，没有任何研究根据疾病类型和医疗机构暴露史对患者进行适当隔离，以便提供可靠的风险评估。在 2002 年的一个研究中，Morris 及其同事[44]分析了 157 位 CDI 患者，他们注意到 9.5% 的 CDI 患者接受了围术期预防性使用抗生素，这也是观察到的唯一危险因素；这是一项小型研究，仅有个别 CDI 患者随访了 6 年，因此需要进一步研究以明确其影响。尽管不常见，但是单剂量抗生素可以导致 CDI 这一观点是明确的，甚至导致更罕见的威胁生命的 CDI[45]。考虑到预防性使用抗生素有利于得到好的手术效果，即使上述结果不足以支持放弃腹部手术前预防性使用抗生素，但是强调了尽快降级和停用抗生素的必要性。

免疫抑制状态

因 HIV 或癌症导致的免疫系统损害和 CDI 的发展之间具有明确的联系。现有研究没有明确区分免疫抑制直接导致 CDI 和免疫抑制需要住院治疗从而导致 CDI 危险因素的聚集，因此，免疫抑制仅与 CDI 相关。而实际情况可能包括上述两个方面。Gebo[46] 近期进行的一项研究表明，HIV 患者发生 CDI 的相对危险度是既往报道的两倍，为 8.3 例每千人年。通过多变量分析，$CD4^+$细胞≤50/μl 是发生 CDI 的独立危险因素，调整后的比值比为 27.6。在癌症患者中，正常细胞免疫缺失对 CDI 发生也发挥一定的作用，特别是在需要骨髓移植的血液科恶性肿瘤[47]患者中更加常见。

炎症性肠病

CDI 和溃疡性结肠炎（ulcerative colitis，UC）及克罗恩病（Crohn's disease，CD）均相关[48]；关于是否炎症性肠病（inflammatory bowel disease，IBD）的某一表型更容易促进 CDI 的发生目前没有达成共识。目前有关 IBD 患者的数据极大偏向于因疾病恶化而寻求医疗帮助的患者，最近的一项在人群水平上的机构研究评估了 IBD 患者组的 CDI 发生率，结果为 6%～20%[48-49]。IBD 人群可能具有先天性免疫调节紊乱[50]，导致慢性微生态失调[51]；经常的住院和抗生素使用需求以及为了治疗 IBD 而经常服用免疫抑制药物，使得 IBD 患者在宿主方面和微生态方面都促进了 CDI 的发生。数据表明，关于 IBD 的药物治疗导致 CDI 发生的风险是有限的。2009 年的一项研究[52]分析了 10 662 位 IBD 患者，发现英夫利昔单抗的使用与 CDI 的高发病率没有关系；但是皮质类固醇的使用使得 CDI 发生的风险增加了 3 倍。有限的证据[53]表明，在接受免疫调节剂治疗的情况下服用针对艰难梭状芽胞杆菌的抗生素预后更差（比如更高的死亡风险或 3 个月内结肠切除术需求率），但是由免疫调节剂引起的 CDI 发生风险并不清楚。

在 IBD 症状恶化的情况下发生 CDI 会导致更高的手术率，有研究表明肠道手术率增加了 6 倍[54]。此外，IBD 患者中复发性 CDI 的发生率也更高[55]，IBD 患者死因为 CDI 的死亡率可能也高于单纯 CDI 患者[56]。

质子泵抑制剂（PPIs）

住院患者的 PPIs 应用是极为广泛的，而事实上真正需要使用的患者并非如此之多。造成这种现象的原因可能是因为临床医师误认为这些药物并无太多不良反应而习惯性地使用而已。鉴于 PPIs 可能造成 CDI 风险增加，FDA 发表声明[57]：对于那些并无真正反流症状或并无不适，只是为了预防性应用 PPI 的患者，以及适应证并不明确的患者，临床医师应谨慎使用 PPIs。PPIs 造成 CDI 风险增加的原因是经过粪口途径实现的，由于 PPIs 应用造成胃内 pH 上升，从而使摄入的艰难梭菌（包括活化体和孢子）在胃内存活从而达到结肠，并且在适当的条件下造成感染。但这种假说可能不尽完整，因为即使在不应用 PPIs 的状态下胃酸也不能完全杀灭艰难梭菌的孢子。PPIs（和 H_2 受体阻滞剂）可能具有其他导致 CDI 风险增加的机制。由 Stewart 及其团队[58]进行的一项体外研究表明：奥美拉唑无论在碱性还是酸性的环境下均可以刺激艰难梭菌毒素基因的表达。此外，PPIs 还可以通过减少肠道微生物多样性的途径来增加 CDI 风险[59]，新近一项研究表明，当患者使用 PPIs 一个月以上能够可逆性地减少肠道菌群的多态性。PPIs 对结肠细胞本身也可能存在脱靶效应，Hegarty 及其团队 [60] 在体外研究中发现 PPIs 可能导致 T48 细胞（人结肠癌细胞株）在细胞连接、毒素敏感性以及胆酸运输方面的基因表达发生改变。

尽管大多数个体研究均表明 PPIs 与 CDI 存在关联，然而荟萃分析相对较少；在系统性回顾研究中对二者关系存在着相互矛盾的证据 [61-62]。目前研究证据还是较为倾向于 PPIs 可能增加 CDI 风险，尽管问题尚未完全解决，但 PPIs 应用对 CDI 风险增加的影响程度可能较为有限。

医院环境因素

在医护工作中注重手卫生能够有效降低艰难梭菌传播（包括细菌与孢子）。有证据显示使用肥皂洗手较使用乙醇洁手液更有效预防艰难梭菌感染 [63-64]。对于艰难梭菌感染的患者应予以隔离处理 [65]，例如此类患者需要使用单独的马桶以及终端清洁程序 [66]，这样可以降低院内 CDI 发生率 [67]。

艰难梭菌的微生物学特征

致病基因

艰难梭菌是一种具有运动能力的革兰氏阳性专属厌氧菌。因为该细菌在既往难以分离培养，由此被命名为“艰难梭菌”。使用现代厌氧技术，培养艰难梭菌不再是一项重大挑战。在艰难梭菌基因中与导致人类致病性相关的部分被称为“致病基因座”（PaLoc）[68]，其通常是一段长达 19.6kb 的基因岛，用于编码毒素 A（tcdA）和毒素 B（tcdB）（图 53-1）。此外还有一些艰难梭菌的核糖体型可产生一些其他毒素，如二元毒素，其基因（CDT）和调节因子位于致病基因座之外。

PaLoc 中最常讨论的三种调节基因分别是：tcdR、tcdC 和 tcdD。其中 tcdC 被临床医师最为熟知，因为它往往与重症或爆发性 CDI 相关。TcdR 基因能产生与细菌 δ 因子结构与功能相似的蛋白 [69]，δ 因子是 RNA 多肽酶转录因子家族成员，它对转录 tcdA、tcdB 以及 tcdR 本身都具有重要意义 [68, 71]。诸如抗生素、营养和碳供给、pH 和温度变化等环境因素被认为可以提高 tcdR 表达 [71]，而后 tcdR 可以提高除 tcdC 以外全致病基因座的转录。这种负反馈的基因调节模式使得 tcdC 被认为可能具有负调节功能 [71]。目前认为 tcdC 产生的一种酸性膜结合蛋白，其以同源二聚体作为活化形式。体外研究表明，tcdC 的产物阻止 tcdR 的产物将 RNA 聚合酶导向 tcdA 的启动子，此模式类似于在其他细菌研究中的抗 δ 因子以隔离 tcdR 产物。

TcdC 变异被报道与艰难梭菌感染暴发相关：被剪切的 tcdC 蛋白或许无法有效抑制 tcdA 转录，可能造成大量毒素产生。与此相关的研究报道鲜少，Stewart 等 [74] 对 69 例 CDI 患者进行分析研究后表明，当优势艰难梭菌株表达二元毒素，并且 tcdC 被剪切后（18 或 36 碱基对被剪切），患者出现 CDI 复发的风险显著增加（OR=5.3）。在另一项关注 CDI 复发的后续研究中，同一组观察到 tcdC 基因中 2 个特定单碱基多态性与复发型 CDI 显著相关。上述研究认为 TcdC 变异与增加 CDI 复发风险相关，与此同时，另一些研究却质疑 tcdC 是否与临床效应，特别是与疾病的严重程度相关。Goldenberg 及其团队 [76] 回顾性研究了 200 多例 CDI 患者，并未发现二元毒素和 tcdC 与疾病严重程度相关。需要注意的是，尽管上述患者中 tcdC 变异较多，但仅 8% 是核糖体 027 型。Nigel Minton 等 [77] 提供了 tcdC 对疾病严重程度的临床相关性的另一些研究数据，其实验室应用可靠性较强的等位基因交换系统来诱导缺失和恢复 tcdC 在 CD630（一种表征良好的参考菌株）中的功能，有力地证实了表达具有功能性的 tcdC 产物并不影响毒素产生。

毒素的命名与生理学

毒素 A 和毒素 B 是大梭菌毒素家族（large clostridial toxin，LCT）的成员。毒素 A 和毒素 B 的相对分子质量分别为 308kDa 和 269kDa，因此它们被称为“大”。尽管既往有研究尝试去证实毒素 A 和毒素 B 在结肠细胞中各自的致病作用，这些研究方法包括使用罕见的 tcdA（-）/tcdB（+）核糖体型 [78]、能单独产生毒素 A 或毒素 B 的同基因菌株 [79] 使小鼠发生致命性的严重 CDI。此外研究还应用基因敲除技术来研究毒素在体外的毒性，以及体内产生的症状。在研究中表明毒素 A 和毒素 B 具有多模块

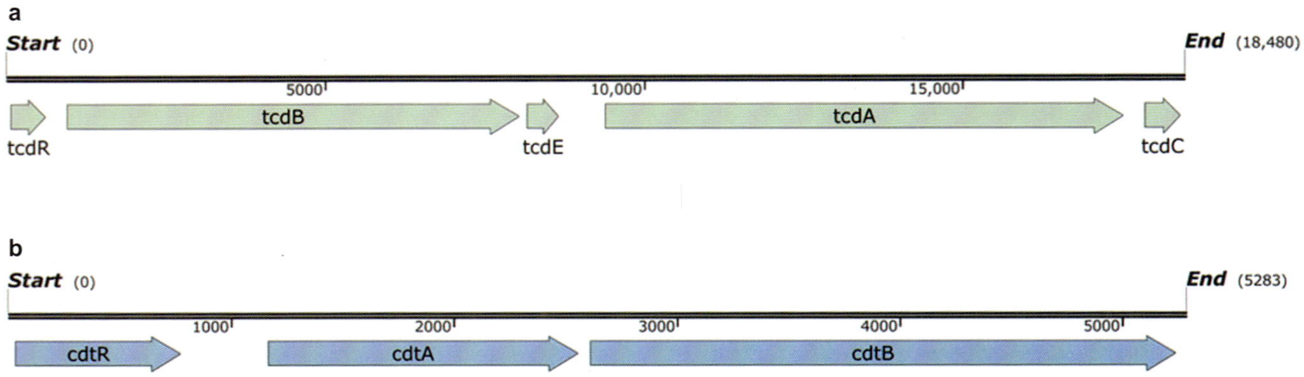

图 53-1 致病基因座的基因和调节示意图（上图）和二元毒素的示意图（下图）

结构域（ABCD 模式）[80]，其中 A 代表具有生物学活性的 N 端，B 代表 C 末端结构域，C 代表半胱氨酸蛋白酶结构域，D 是疏水性结构域。LCTs 的细胞靶点机制包括：与 B 结构域特异性连接的受体与促进内吞作用相关；合成核糖体的 pH 下降促进孔道形成，一部分毒素转录过程需要通过孔道由内质网进入细胞质。D 结构域主要促进内质小孔形成和毒素膜迁移。C 结构域促进 A 结构域释放进入细胞液从而发生自溶。毒素 A 和毒素 B 的致病作用是通过 Rho GTPnase（Rho，Ras，CDC42）介导的，这种致病作用与细胞骨架结构相关。上述毒素与 GTPnase 脂化相关，最终导致细胞骨架破坏和细胞死亡 [81-82]。

二元毒素（CDT）并不如毒素 A 和毒素 B 那样被众所周知。CDT 是另一类毒素家族的成员，具有 ADP- 核糖基转移酶功能（ADPRT 家族）[83]。CDT 的出现率约为 15%[84]，但在核糖体 027 型分离株中，这种毒素的出现率明显较高。CDT 由两种独立的转录成分构成：CDTa 和 CDTb。CDTa 是酶组成成分，CDTb 是转录成分 [78, 85]。在体外实验中利用 Caco-2 细胞进行研究已证实，CDT 具有促进黏附和进入目标细胞的特性。目标细胞被 CDT 诱导后可产生多发微管突出，从而使顶端表面膜区域增加 5 倍，有助于毒素与细菌相互黏附。毒素对细胞的下游效应与毒素 A 和毒素 B 产生的效应相似。ADP- 核糖基化阻碍了 G- 肌动蛋白向 F- 肌动蛋白聚合，从而阻碍肌动蛋白的平衡导致细胞骨架破坏与细胞死亡。

虽然二元毒素在大多数临床遇到的菌株中均不被表达，但绝大多数临床相关类型的艰难梭菌都会表达毒素 A 和毒素 B。在菌株中 tcdA 缺失比 tcdB 更常见，尽管这两种变异型在临床实践中并不常见 [87-88]。

细菌类型与疾病严重程度的关系

一些关于重型 CDI 暴发的最早报道 [15-17] 也包括分子分型数据，这些报告指出特定的艰难梭菌菌株是这些严重疾病的罪魁祸首。这些特定菌株与 NAP-1、REA BI、Ⅲ型毒素变异相关，但最新研究表明这种特定菌株是核糖体 027 型菌株。多数研究表明核糖型与 CDI 预后不佳相关，虽然在研究中并未证实核糖体 027 型菌株是疾病严重程度的独立的唯一因素，因为许多例子表明核糖体 027 型菌株并不一定与疾病严重程度相关，且可能存在其他核糖型的菌株与疾病严重程度相关 [97]。在回顾文献时记住这一点很重要，因为许多临床研究将核糖体 027 型视为“流行性菌株”，但并没有充分控制其他因素，而这些因素能够解释不良疾病结局，如复发率升高、ICU 护理需求量增加、结肠切除率与死亡率增加。在一项针对重症 CDI 患者的研究中，Walk 及其同事 [98] 回顾性分析了 310 例 CDI 患者，发现有 34 例重型 CDI 患者。基于初始和未调整的单因素分析，多个协变量（包括核糖型）与严重的 CDI 相关。然而，在调整其他潜在的混杂因素后，只有受试者的白细胞计数和白蛋白水平与重症 CDI 相关，而核糖体 027 型和核糖体 078 型（后面讨论）与疾病严重程度均无关。

在正常的临床环境中，核糖体 027 型菌株也许在某些分子机制上被证实与疾病严重程度或疾病复发相关，这说明了艰难梭菌株进化适应性，但并不说明这一改变对疾病最终的预后起到决定性作用。首先，有证据显示核糖体 027 型菌株选择性地成为了医疗机构中的主要类型。一项小型研究[99]对比了从家中，或从长期居住护理院来医院的患者，最后发现在从长期居住护理院来的患者中核糖体 027 型菌株比其他细菌菌株出现率更高。在另一项研究中，尽管由于样本量较小以及人群的异质性使混杂因素难以控制，结果发现感染核糖体 027 型菌株的患者 6 个月的死亡率明显增高。在一项针对加拿大省级急性病治疗患者数据库的回顾研究中，Labbe 及其团队[100]分析了在 CDI 高感染地区与低感染地区中 CDI 的核糖型与临床预后关系，结果提示核糖体 027 型与高死亡率相关，且研究同时指出在 CDI 人群中使用非针对 CDI 治疗的抗生素容易使体内菌株迅速转变为由主导的菌株。这种改变往往早于疾病暴发，提示了核糖体 027 型菌株与疾病暴发存在因果关系。

其次，核糖体 027 有助于菌体形成休眠体。艰难梭菌是厌氧菌，能在肠道以外的有氧环境下生存主要有赖于内生孢子的形成，内生孢子是一种静止的没有繁殖能力的细菌结构。由于在代谢上处于静止状态，休眠体对抗生素不敏感，同时对乙醇性的洗手液也不敏感[65]。在艰难梭菌中，有几种基因可调节艰难梭菌孢子形成，而其中一个关键的调节基因，也研究最多的，叫 Spo0A 基因（0 期，孢子形成蛋白 A）。该基因产物具有在营养物质不足时激活孢子形成的作用[101]。有研究表明核糖体 027 更具有传染性，因为其孢子形成频率更快，并且能产生核糖体 027 的孢子可以抵御不利的环境因素[102]。然而，正如 Smits[103]在评论中指出的那样，许多研究对这一结果表示质疑[104]。

研究表明，核糖体 027 型菌株较其他菌株相比更容易产生毒素。这种区别不仅体现在毒素的产量方面[105]，并且可以产生除了毒素 A 和 B 以外的二元毒素[106]。其他一些研究表明核糖体 027 有助于提高针对艰难梭菌抗生素的耐药性[107]。而至于核糖体 027 具有其他潜在的毒性，该研究中未统一报道。

关于核糖体 027 的知名研究结果描述如下。大量关于艰难梭菌的研究都是体外的，这些研究虽然具有潜在价值，但确实有一定程度的人为性。艰难梭菌是一种与其他微生物一样对于环境存在应答的微生物。在体外试验中培养艰难梭菌需要创造一个理想的培养环境并需要隔离其他细菌的生长，但不需要隔离肠道的其他微生物，如病毒。换而言之，为艰难梭菌创造的培养环境是一种合成的培养基，而在真正的人体肠道环境中，无论是健康人群或患病人群，均有所差异。由于体外试验是无法真正模拟人体肠道的，因此体外试验中得出的研究结果直接应用于人体肠道的环境是不严谨的。事实上，肠道微生物研究背后的原理与微生物原子科学研究的框架相反，而后者与现今的体外研究更类似。由于艰难梭菌在实验室培养和在肠道中生长的差异，导致体内外试验在核糖型、毒素基因、一些预测细菌行为的细菌特性的结果不一致，并且一些试验结果并不能被另一些试验重复。核糖体 027 被确定带有与毒力相关的基因，例如表达完整的致病基因，以及高表达的二元毒素基因。然而，或许更重要的是，与保守的毒素基因相比，核糖体 027 与许多其他细菌一样倾向于溶原性，这是一种具有噬菌体遗传物质的前噬菌体。这种病毒遗传物质能整合到细菌基因组中并且能携带较大的沉默片段。前噬菌体的遗传物质与艰难梭菌基因组以线性方式复制，这种线性方式的复制是细菌为了在于病毒基因同时复制时尽量确保自身基因准确性的一种方式。这种方式能有效删除与艰难梭菌生理功能无关的碱基对。研究表明，不同种类的噬菌体与艰难梭菌的溶原性相关[108]，并且溶原性能导致核糖体 027 型菌株产生大量毒素[109]。近期几项基因组研究指出了溶原性的过程[110]，值得注意的是，具有传染性的核糖体 027 型菌株较对照组 CD630 菌株多 234 对基因以及 5 段特有的基因片段。从上述可知，核糖体 027 本身就是异质性较强的艰难梭菌亚组，有些菌株变异较多，而有些菌株变异较少，有时会造成疾病的重症暴发。这种异质性并不能由致病基因座来解释，也许与横向传播的基因因素相关（如噬菌体和转座子，转座子在本节由于篇幅关系不做专门讨论）。那种具有“传染性的核糖体 027 型菌株”是集合了较多使疾病趋于暴发特点的遗传因素，并且它能使艰难梭菌与肠道环境通过基因的横向交互而进行相互作用。从而在院内容易流行这种具有高致病性的菌株。

除了核糖体 027 型以外，还有其他导致疾病暴发的核糖型。例如核糖体 078 型也是其中一种，核糖体078型具有导致人畜共患病的特性[111]。核糖体078型除了表达毒素A和B以外，也表达二元毒素，它较核糖体027型以外的菌株更具有致病性[75, 97]。有意思的是，核糖体078型也具有溶原性，尽管目前关于其的基因研究相对较少[112]。

艰难梭菌感染的诊断

临床症状

艰难梭菌感染是一种以毒素介导的疾病，其特点是腹泻。但也有部分患者并无临床症状，而只是艰难梭菌携带者，这在本节的前一部分被提及。虽然这种携带的状态在正常人群中并不多见，并且事实上在这篇文章中所提及的携带者包括患者、护理人员时常暴露于艰难梭菌流行区。那些不具有临床症状的艰难梭菌携带者体内可以产生毒素A和B的抗体[113]。研究指出携带状态是指没有症状的患者，而携带者与有症状的患者相比，体内往往具有较高浓度的毒素A抗体[114]。同时具有高浓度抗毒素抗体的患者艰难梭菌感染的复发率比较低[115]，毒素B抗体也有相同的研究结果[116]。

对大多数人来说，无腹泻则无艰难梭菌感染。而值得注意的是有一种罕见的情况例外，这种情况是艰难梭菌感染的结肠炎形成危及生命的麻痹性巨结肠，在此情况下会缺乏腹泻表现而被临床医师忽视。根据感染严重程度不同，其他伴随症状也有不同（诸如心率加快、腹胀、腹痛、腹膜炎和低血压）。CT扫描中见到结肠肠壁增厚，肠周脂肪变形，巨结肠和腹水的征象是重度感染最常见的影像学表现（图53-2和图53-3）。在艰难梭菌感染后可能出现节段性肠炎的表现，例如直肠炎、左半结肠炎和严重的全结肠炎。较为少见的特征是气腹和门静脉气体。X线平片和超声对疾病的诊治作用较为有限。

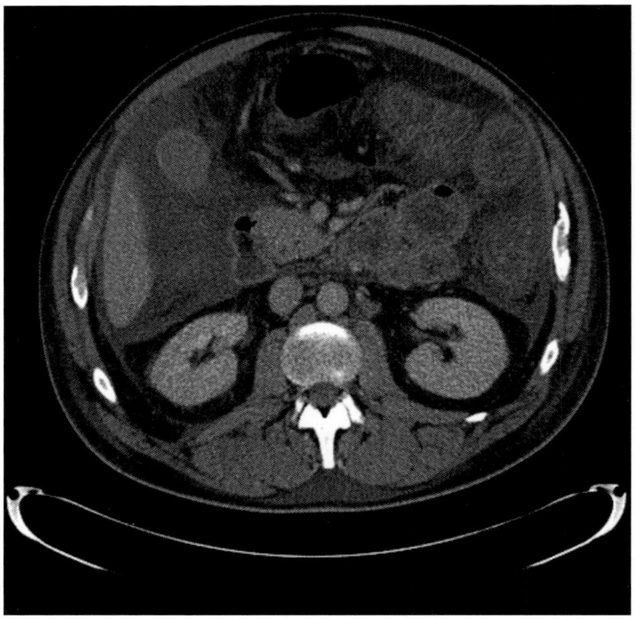

图53-2 重症CDI患者的CT图像，CT中可见腹水及左半结肠肠壁增厚

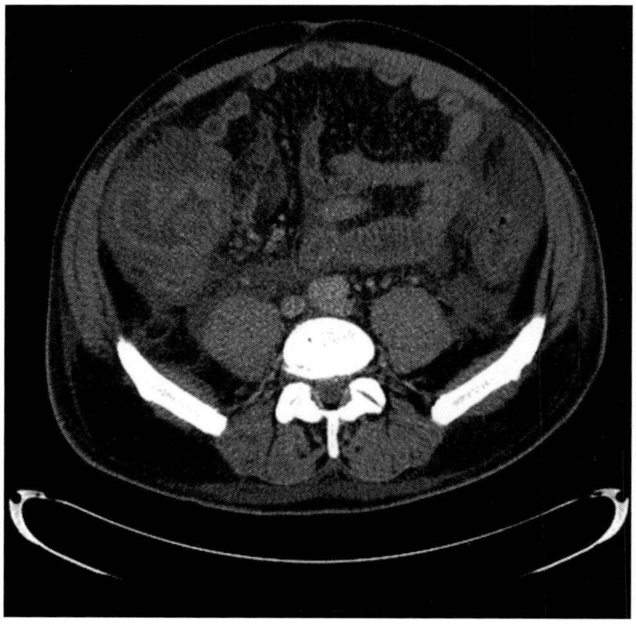

图53-3 重症CDI患者的CT图像，可见回盲部肠壁明显增厚。从肠壁增厚程度来看，提示该患者符合暴发性CDI

实验室诊断

既往看来，对于CDI的诊断检查包括细胞培养毒素中和试验（CNA）或毒素培养[117]。CNA包括粪便培养，粪便培养是指对血清学检查阴性而进一步检测粪便中抗毒素。将这些毒素暴露于当细胞培养基下，在48小时内就可以发现因为受到毒素A和B作用而发生的形态学变化的细胞。因而缺乏细胞变性的结果被认为是阴性结果，而当培养基中发现细胞变性则被认为是阳性结果。但是上述试验往往因为可信度问题而重复进行。显然，这样的试验较为繁琐，尽管特异性高，但敏感性较产毒素的艰难梭菌培养差[118]。

后来检测毒素A和B抗体逐渐发展，以免疫方法为主导的检测逐渐发展。最初的一些检测方案因为准确性欠佳而逐渐被谷氨酸脱氢酶（GDH）抗体检测替代，谷氨酸脱氢酶是一种细胞壁抗原[118-119]。免疫酶联法（EIA）的出现使得免疫学检测方法更为准确，并且使用免疫酶联法来检测毒素 A 和毒素 B，其敏感性大于 80%，特异性大于 90%[120]。进一步的研究表明 GDH 检测具有超过 98% 阴性预测价值。然而当 GDH 检测为阳性时则需要用更多的检测方法来验证[118]。

现今，许多医院逐渐过渡到核酸扩增检测（NAAT）的一种方案。这种检测方案利用实时 PCR、环介导等温扩增技术（LMAP）或解旋酶依赖的扩增技术[118]来检测毒素 A 和毒素 B 高度保守的基因序列。核酸扩增检测比毒素培养和 GDH 检测更为敏感。NAATs 逐渐成为唯一而标准的检测艰难梭菌感染的方案[11]。尽管有些研究推荐先使用 GDH 初步筛查，再进一步应用 EIA 或 NAAT 进一步确诊。PCR 介导的 NAATs 被认为具有较高的敏感性和特异性从而可以直接诊断艰难梭菌感染。经治疗后用 NAATs 来重新检测艰难梭菌是否已被清除并不推荐作为一项临床常规工作，因为 NAAT 十分敏感，而艰难梭菌的 DNA 可能在粪便存在长达 30 天以上，若间隔时间过短可能造成假阳性结果[121]。

临床严重程度评分

关于艰难梭菌感染的临床严重程度分级曾有许多指南进行描述，但目前应用较多的是 2010 年美国感染病协会 / 美国卫生保健流行病协会（IDSA/SHEA）[18]和 2013 年美国胃肠病协会制订的相关指南[11]。在 IDSA 指南中定义轻中度艰难梭菌感染为外周血白细胞计数 <15 000/μl，且血清肌酐＜发病前的 1.5 倍。严重的 CDI 则定义为疾病超过这两个指标，而严重、复杂的疾病是 CDI 伴有低血压、肠梗阻或巨结肠等因素。ACG 指南与 IDSA/SHEA 模式有一定的相似性，定义为轻度 CDI 伴腹泻无其他异常，重症 CDI 患者 WBC≥15 000/μl 或血清白蛋白 <3g/dl。中度 CDI 介于轻度和重度 CDI 之间，复杂的 CDI 定义为任何人需入住 ICU，体温≥38.5° C、肠梗阻，明显腹胀、精神状态改变、WBC＞35 000 或＜2000/μl，乳酸＞2.2 mmol/L，或任何器官功能障碍的证据。Katzman 提供了这些不同体系之间的比较，包括那些在欧洲频繁使用的体系[122]。

使用严重程度量表的两个潜在优势包括避免不同医疗机构间 CDI 严重程度描述的不一致，同时通过参考标准化两种疾病的评分系统为选择抗生素治疗提供一致和经验基础。但是，这些系统对于外科医生使用是相当有限的，因为大多数 CDI 患者的外科医生治疗更接近于咨询，这些患者属于 CDI 患者的选择性亚群，其并非这些评分系统的主焦点，系统的主要设计者主要是那些治疗不同 CDI 队列的非外科医生。事实上，所有接受外科手术治疗的患者都会进入严重或严重合并复杂的疾病状态，但大多数患者不需要手术，这就限制了这些系统在内科和外科治疗之间的选择能力。鉴于感染的严重程度，在大多数情况下，这些系统基础上推荐的抗生素使用是没有意义的（如存在感染性休克或者肠梗阻的患者合并严重及复杂的 CDI，建议口服万古霉素）。此外，严重程度的临床标记物可能是敏感的，重症患者会被这些系统识别，尽管他们在指导进行结肠切除术决定时几乎没有帮助，其在 CDI 临床研究方面体现了一个重要的知识鸿沟。血清肌酐升高是重症 CDI 的一个标记，举例而言，特别是选择手术治疗，这是没有差别的，就像一个患者失去意识而通过适当药物治疗可以复苏。然而，临床指标，如血清肌酐通常被称为手术指标，在文献中并没有受到限制。白细胞极端值也应该由外科医生谨慎地解释。中性粒细胞减少的患者，尤其是接受血液系统恶性肿瘤治疗的患者，可能是在 CDI 风险增加的同时，同时保护他们免受最严重的感染形式侵害，可能源于肠道细胞的有害效应和中性粒细胞减少症的结果，因为艰难梭菌感染可能需要功能性白细胞[123]。CDI 更常见的白细胞异常发现是极端的白细胞增多，计数可达 50 000/L 或更高。然而，这方面的感染，与外科医生遇到的其他疾病相比也有独特的一面。夸张的白细胞增多可能是由产毒[78]和非产毒因素共同推动的[124]，这些现象可能并不与结肠炎的严重程度直接相关。Jafari 和他的同事近期发表研究，描述除了毒素因素之外细菌 - 宿主相互作用的影响[124]，他们在体外模型研究中应用人的胃肠道黏膜去证实促炎症细胞因子如 IL-8 的增加，以此响应细菌。这情况可以促进中性粒细胞迁移到肠道，增强毒素诱导的细胞损伤。更另人关注的是观察在没有艰难梭菌毒素的情况下，骨髓来源的树突状细胞活化的发生。毒素无关情况下，IL-1β 也增加，并有其他细胞因子的变化，这被认为对 T- 细胞介导的感染有显著影响。虽然本文的目的不是调查 CDI 的外周血白细胞计数，但所提供的信息可能有助于部分地解释感染可以促进非常高的 WBC 计数的临床现象，而有时 WBC 计数比患者的整体状况更不正常。治疗将在下面讨论，血清肌酐和乳酸水平可能确实反映疾病的严重程度，假设患者的诊断和治疗没有延迟，即可解释这些情况。然而，并没有确切证据说明最大的医疗治疗效果被实现，这些指数可能不作为手术的理由，至少不作为独立的指标。中性粒细胞减少症和中性粒细胞显著增多需要进一步的研究，即其如何反映 CDI 的严重性和影响手术的需要，这可能受到主导的艰难梭菌类型引起的感染以及人类宿主遗传学对细胞因子和感染产生的反应。因此，外科医生解释白细胞 70 000/μl 的意义应该进行调整，如怎么解释白细胞升高在其他疾病如憩室炎或炎症性肠病中的结肠炎，与 CDI 不同，否则这一发现将总是要求急诊手术。

CDI 的抗生素治疗

甲硝唑和万古霉素

Venugopal[125] 和 Wilcox[126] 的优秀综述发现关于既往 CDI 中抗生素的应用或者缺乏足够的科学数据来支持他们的常规推荐。在临床实践中，主要有两种药物用于治疗 CDI，即甲硝唑和万古霉素。

从 20 世纪 90 年代中期开始，口服甲硝唑早于口服万古霉素成为一线治疗方案，因为担心过度使用万古霉素可能会出现耐药菌，如肠球菌 [127]。甲硝唑不仅可以提供肠外给药，其成本也远远低于口服万古霉素。从最初关于甲硝唑和万古霉素之间的数据比较开始逐渐进展，对这两种药物的正确使用有了更大的把握。在 2007 年之前，有一些规模小、证据不足的研究，他们缺乏安慰剂对照，其中一些没有基于疾病严重程度对患者进行分层 [128-129]。这些早期的研究表明甲硝唑与万古霉素相比有着相似的疗效和复发率，更不用说使用甲硝唑显著降低了花费成本。2007 年 Zar 和他的同事们发表了第一个前瞻性、随机、双盲、安慰剂对照研究比较甲硝唑和万古霉素，同时也对 CDI 进行严重程度分级 [130]。在这项研究中，患者分为轻度和重度，虽然本研究所使用的严重程度量表有点专门设立的感觉，但它是基于与疾病严重程度相关的因素。这项研究表明，对于轻度 CDI，甲硝唑和万古霉素的临床治愈率没有显著差异，但对于严重 CDI，万古霉素的治愈率较高（97% vs.76%，*P*= 0.02）。虽然有摘要和会议演讲的数据结果提供了进一步的支持，ZAR 的研究为指导当前推荐的甲硝唑作为非复发、轻度至中度 CDI 的一线药物是非常重要的，决策可以平衡效果、成本，以及新兴的耐药细菌菌株的潜在风险。不同于万古霉素，甲硝唑肠外给药是有效的。剂量应为 500 mg，每日 3 次，持续 10 ~ 14 天。证据不支持更长的疗程。对于治疗轻度至中度 CDI，首先甲硝唑治疗 5 ~ 7 天失败，或恶化到严重 CDI，应提示使用万古霉素 [11]。没有证据支持口服万古霉素联合甲硝唑，特别是对较轻度的 CDI。

IDSA/SHEA 的标准，对于重症 CDI，理想的治疗包括口服万古霉素，剂量为 125 mg，每日 4 次，服用 10 ~ 14 天 [18]。临床医生有增加药物剂量的趋势，虽然很少有证据支持万古霉素在 125 mg 剂量时能达到非常高的粪便浓度 [125, 131]。对于严重复杂的 CDI，建议口服万古霉素（如果能耐受）500 mg，每日 4 次，尽管临床医生经常需要用万古霉素灌肠治疗肠梗阻等。IDSA/SHEA 还推荐肠外应用甲硝唑，500 mg 每 8 小时一次；虽然甲硝唑几乎没有缺点，像这种严重的 CDI 的“双重治疗”的证据已经被充分研究，所以这个建议不具有充足证据来支持它的理论。对 CDI 暴发病例，使用万古霉素灌肠存在低级别的支持，这个证据源于一项小规模、缺乏实力的研究 [132]，现有的数据明确不支持不严重的 CDI 使用肠内万古霉素。万古霉素使用时，临床医生应该记住考来烯胺，因为其与万古霉素可结合能力，故是禁忌使用的。

对于复发性 CDI，建议使用前一疗程的同一药物重复疗程。第二次复发通常万古霉素使用脉冲或渐缩形式，其中有几种方法旨在消除有活动能力的细菌。应该提到的是，最近的数据表明万古霉素应用于第一次复发 [133] 和炎症性肠病患者潜在的所有第一次的 CDI 发作 [134]，报告显示在这两种情况下的成功率较高。

非达霉素

非达霉素是大环类化合物 [135] 具有含抗菌活性的

细菌 σ 亚基作为转录因子的抑制作用，从而阻止细菌关键基因的表达。本剂与许多其他抗菌药物相比具有更窄谱的活性。体外研究证明某些类杆菌、肠球菌和葡萄球菌的抗非达霉素能力 [136]。在 2011 年，第一阶段Ⅲ期研究发表，评估了 629 例患者，其中大多数患者遵从治疗 [137]。在这项研究中，非达霉素组的临床治愈率并非劣于万古霉素治疗组（92.1% vs. 89.8%），而那些在意向治疗和每个协议组的非达霉素治疗组观察到一个显著降低的复发率。低复发率组没有潜在的流行 NAP1 菌株。这项重要研究的结果是有限的，其中包括入组前 24 小时，患者谁接受甲硝唑、万古霉素或两者均使用，这显然可以影响研究结果。该研究还排除了低血压、发热或白细胞大于 30 000/μl 的患者，研究的方法中，定义疾病的严重程度与既往文献中的指南有点差异，所有这些都使这些结果应用到典型的“手术 CDI”患者的相关性较低。此外，这项研究没有提供与万古霉素疗效相当的证据对于可能更致命的菌株，如核型 027。

有一些在体外和体内研究表明了非达霉素相比于万古霉素一些潜在的优势。与万古霉素相比，可能会有一个较长的抗生素后效应 [138]，无论是亲体化合物而言（10 h vs. 5.5 h），还是当比较非达霉素与万古霉素产物的时候。Mullane 和他的同事在手稿中 [139]，第一次描述了 CDI 患者接受非艰难梭菌感染的伴随抗生素的使用的是治愈率恶化。伴随抗生素的使用与较低的治愈率有关（84% vs. 92%；$P<0.001$），并显著延长解决腹泻的时间（97 h vs. 54 h；$P<0.001$）。在这项研究中，非达霉素与万古霉素相比治愈率高（90% vs. 74%；$P=0.04$），CDI 复发率低（16.9% vs. 12.2%；$P=0.04$）。体外研究令人感兴趣的证据是有限的，就是非达霉素及其主要代谢物 OP-1118 减少相关菌株包括 027 参与毒素产生的关键 PaLoc 基因的表达（tcdR、tcdA、tcdB）[140]。虽然在这一问题上需要进一步研究，但这个观察如果得到证实，将表明非达霉素可能不仅针对艰难梭菌，还可能导致改变其有利于介导感染的毒素减少的转录组。最近一篇有限数量的关于非达霉素文献的荟萃分析认为，非达霉素和万古霉素之间在临床治愈率上很相似（OR= 1.17），复发率和持久治愈率在非达霉素治疗组是提高的 [141]。有趣的是，在严重和非严重 CDI 中这些结果都是持久的。也有新的证据表明减少复发率 [142]，在重症 CDI 和那些经历第一次复发的患者使用非达霉素相比于万古霉素的成本是划算的。将需要更多的研究来确定住院患者 CDI 非达霉素的作用，特别是那些严重的患者或医院暴发的 CDI 疫情。轻度至中度 CDI，非达霉素的剂量为 200 mg 每日 2 次，服用 10 天，这条显然无法适用于暴发性结肠炎。这种药物是否可以通过保留灌肠应用，像万古霉素的方式那样，也是未知的。目前，由于药物成本较高，考虑到存在 RNA 聚合酶 B 的变异体形式，新兴的艰难梭菌菌株有升高的 MIC 这种药物的报道 [11]，非达霉素不应强行规定作为住院患者 CDI 外除甲硝唑和万古霉素的第三类常规用药。它在外科医生通常治疗的 CDI 患者中的作用尚不清楚，因为这种药物的研究大多针对不同的 CDI 人群。

手术治疗 CDI

需要手术的 CDI 患者的发病率估计高达 10%[143-145]，这肯定是上限，实际人数可能接近 5% 或更少（图 53-4，图 53-5，图 53-6）。有许多使用回顾性方法的论文，记录了严重且复杂的 CDI 与高死亡率的关系，并试图找出与死亡率相关的临床指标。一些这类工作从他们数据已经推测出用于结肠切除术的需要的可能标志物。2001 年，Dallal 和他的同事们回顾了在一个转诊中心约 11 年的经验 [144]。分析的最后一年 CDI 的发病率为 1.2%；“危及生命”CDI 的最高发病率达到了 3.2%。在 2334 例住院患者中，44 例需要结肠切除术且术后死亡率为 57%；20 例死于直接 CDI。以前和现今的手术和以前的肺移植与 CDI 进展有关，而肺移植与严重 CDI 相关。2008 年，Byrn 等回顾 11 年时间一个医疗机构中 73 例 CDI 结肠切除术患者的医疗记录 [146]。这个外科手术亚组只占住院 CDI 患者的 1.3%，同时住院死亡率为 34%。器官功能障碍如需要插管的研究结果显示，对升压药的需要，和精神状态的变化被确定为死亡的预测因子，如升高和（或）动脉乳酸水平持续升高。Hall 和他的同事也进行了相似的报道 [147]，描述 3237 例 CDI 患者中 36 例行结肠切除术患者的预后。结肠切除术患者至出院总的生存率为 64%；需要手术前插管和需要升压药确定可以显著增加住院死亡率。

有两个系统回顾评估了暴发形式的 CDI 行全结肠切除术的生存效益，但他们是从稍微不同的角

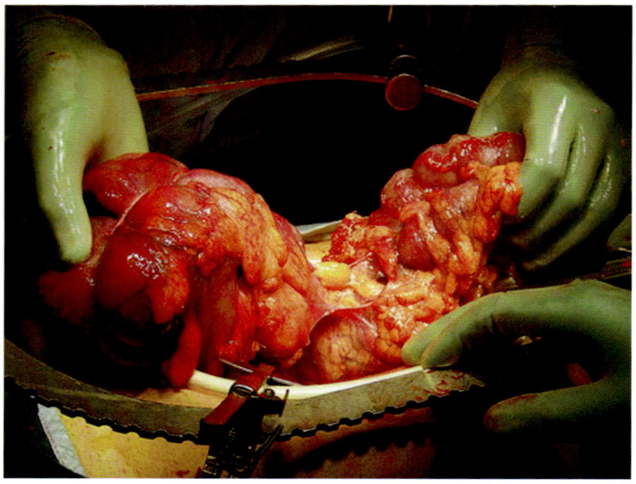

图 53-4 伴有结肠扩张和结肠壁增厚的暴发性 CDI 患者，伴有毛细血管扩张和浆膜炎，提示存在艰难梭状芽孢杆菌介导的严重透壁炎症

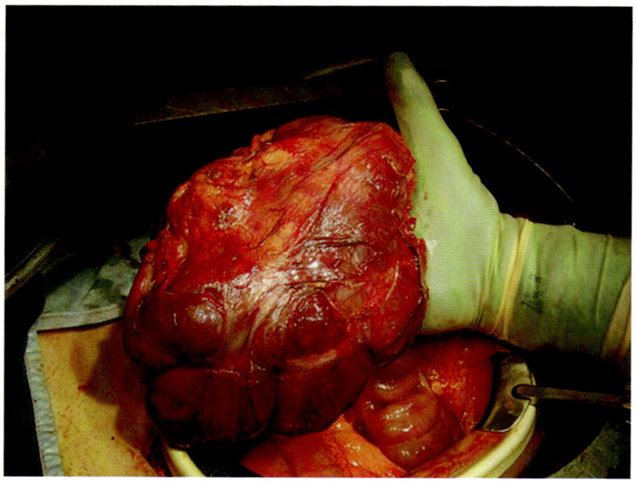

图 53-5 暴发性 CDI 患者可见非融合区透壁缺血。细菌毒素和感染性休克结合在一起会 产生无法存活的大肠

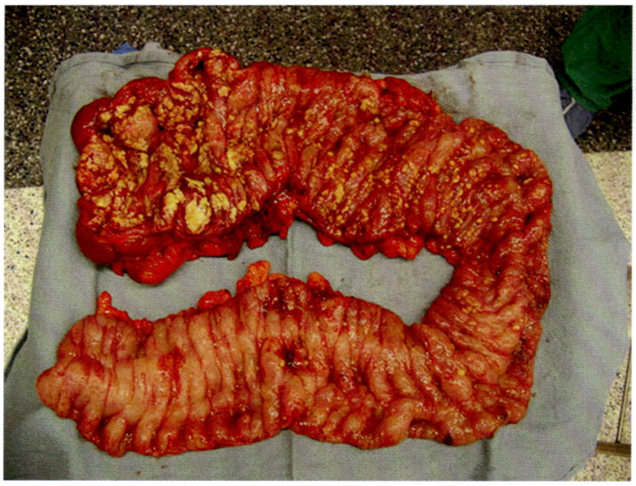

图 53-6 黏膜增厚、炎症、假息肉所造成的严重后果与 CDI 所造成的严重程度一致

度去看待问题。Bhangu 和他的同事荟萃分析了 31 项研究，为了比较 CDI 结肠术后的幸存者和非幸存者；综述包括行部分结肠切除术患者之后再行全结肠切除术的 [148]。研究人群包括 89% 全结肠切除术的手术。除了术前感染性休克与术后死亡率之间有强烈关系外，其他器官功能衰竭，如急性肾衰竭、需要气管插管也有关联，部分结肠切除术患者将近 16% 需要切除余下肠段。本研究的结论是，全结肠切除术行回肠造口术，与较小的结肠切除术相反，是治疗重型 CDI 的首选手术治疗方法。作者也提出警告，在高度选择的患者行部分结肠切除术可能有作用。第二篇综述，Stewart 和他同事 [149] 对 510 位患者进行荟萃分析，以评估全结肠切除术在药物治疗失败的情况下能否提供任何可衡量的生存获益。全结肠切除队列死亡率的合并比值比较低（OR=0.70）；那些行结肠部分切除术者均不包括在本次综述中。

最近，Neal 和他的同事们提出另一种外科手术 [143]，取代部分或全部肠切除术 + 端回肠造口术，患者认为为了治疗重型 CDI 需要手术治疗进行回肠袢造口术，需要术中通过气孔灌洗 8 L PEG，其次是结肠术后通过回肠造口术用腔内万古霉素灌洗结肠，并与肠外甲硝唑合用，疗程均为术后使用 10 天。这些患者（*n*=42）与历史上行结肠造口术的 CDI 患者对照组进行了比较。两组手术患者术前 APACHE 评分与术前临床指标如白细胞计数、血清白蛋白、需要血管加压药或机械通气与免疫抑制是相似的。治疗组有显著更低的死亡率（19% vs. 50%），并且作为一个额外的益处，83% 的患者能够行腹腔镜造口术。有趣的是，一个患者接受腹腔镜全结肠切除术（基于手稿的描述，相同麻醉的回肠造口术时出现），而两个患者需要返回手术室行全结肠切除术（一个由于反复的血压升高，一个由于腹腔室隔综合征）。

基于现有可用总体的临床数据，需要手术干预的暴发性 CDI 患者的比例似乎远远小于暴发型 CDI 患者的比例。鉴于此，外科手术应该被视为一种干预措施，虽然只有少数患者，但可能会挽救生命。

同样重要的是要记住，大多数的研究 CDI 手术的出版物通过回顾性分析选择手术患者的结果来干涉这个问题；这些研究试图确定与死亡率或需要手术相关的临床指标，研究方法有局限性，或在某些情况下手术队列导致的某方面有偏倚，然而，也许最重要的一点是，对于那些没有进行最强的药物治疗的患者来说，手术应该被保留下来，是否已达到足够的医学治疗是一个尚未系统研究的课题。当然，适当的医疗治疗，包括及时实行有目的的复苏，降低非艰难梭菌相关抗生素的使用，以及适当使用艰难梭菌相关抗生素是有必要的，即使后者是在验证性粪便检查结果被使用之前。在临床实践中，很显然这种情况不经常发生，并且外科医生经常咨询可能没有及时接受和（或）适当定向护理的重症 CDI 患者。手术可能需要来救助患者，但并不总是很清楚，这种情况下进行手术治疗是否可避免的，手术到底是由于一个致命的细菌，或是患者未治愈感染继发的脓毒症。

在几个领域需要更多的研究。之前所讨论的、被外科医生要求评估的严重程度量表对大多数患者是没用的，因为几乎所有这些患者有严重或严重合并复杂的 CDI，但已发表的文献表明，只有小部分的患者会真正需要紧急手术。确定这些指标用来预测不可避免的手术，这样的临床标记物的存在将是重要的，并且重新仔细评估当前用于手术的引用标记值（如白细胞，见上文讨论 [124]），必须避免过于积极的外科干预。这在回肠造口术和结肠灌洗的情况下尤其重要，这无可否认比结肠切除术更微创、患者耐受性更好，但这可能会导致不恰当地降低外科医生进行手术的门槛。在严重或严重复杂的 CDI 过程中，如果对于暴发性疾病患者不能提供积极的复苏，建议外科医生尽早介入，至少作为参与者，也许作为主体。而独立的因素，如白细胞增多可作为疾病严重程度的综合指标，通过用适当的抗生素评估目标导向复苏（通常会显著降低 WBC 并改善肾功能）的患者状态趋势，可以更可靠地做出手术干预疾病的决定。在这个时候，决定使用回肠和结肠灌洗应作为研究协议的一部分，因为它根本不清楚哪一种艰难梭菌会对导流和灌洗有反应，因为严重的 CDI 患者可能不能耐受 PEG 以及缺乏稳定血流动力学状态下的灌肠。

粪菌移植

粪便菌群移植（FMT）指在供体粪便中，筛选出的一系列传染剂，然后通过鼻胃管或鼻十二指肠管或更常见的低位内镜应用于 CDI 患者。其作用机制包括增加种群多样性和密度，重建被抗生素破坏的健康的微生物群落。有研究表明，FMT 在 16S rRNA 调查中产生了人口变化，这种变化非常接近 FMT 供体粪便中的分类群 [150]。这些宿主相关的微生物群落变化被观察到，在未使用抗生素的情况下，FMT 后持续了 1 年 [151-152]。众所周知，FMT 可以帮助打破连续、减量或者脉冲式万古霉素治疗方案的 CDI 多次复发的循环，但一个新兴的概念是暴发性 CDI 如何使用 FMT（病例报告 [153-155] 和未发表的个案系列）。外科医生应该参与对传统评价可能需要手术的患者的 FMT 研究协议中。

结论

对几乎所有住院患者，艰难梭菌感染已演变为一个潜在的威胁，作为抗生素使用后一个机会病原体反映微生物引起的变化。可治疗 CDI 的抗生素仍然是有限的，新的药物如非达霉素表现出相当的优势。外科医生在治疗这种感染中起着关键作用，因为它是一种潜在的危及生命的结肠炎形式，在少数情况下需要手术治疗。及时和积极的医疗护理，包括液体复苏和适当的抗生素管理是良好实践的基石，外科医生可以帮助确保 CDI 患者接受这一点，即使他们只起到会诊的作用。适当作用的手术需要改进，开始较少偏倚人群的额外研究以进一步确定哪些临床标志物表明不可避免的内科治疗失败以及需要手术。应采用哪种手术（全结肠和回肠造口术和结肠灌洗）是不清楚的，我们需要相关手术的结果，但往往忽略了前瞻性、多中心的微生物学数据，不同的核型可以对这些手术的反应不同。最后，有开创性的数据表明 FMT 可能会提供一个暴发性形式的 CDI 的抢救治疗，外科医师应参与这一问题的研究作为一种替代抗生素和外科手术的方法。

（参考文献参见 www.pumpress.com/home-specific-edu/5599.html）

第 54 章

放射性、显微镜性、缺血性结肠炎

Isabelle Raîche, Husein Moloo 著
王 磊 俞希虎 译

要点

- 显微镜性结肠炎很可能是一种认知不足的诊断。尽管不能“治愈”，但经过常规药物治疗，少数经过手术治疗后，患者的生活质量可以显著改善。
- 布地奈德是唯一具有循证医学证据用于治疗显微镜性结肠炎的药物。
- 放射性结肠炎和直肠炎会有从急性到慢性的进展过程，针对不同病程应给予不同的治疗策略。某些患者甚至会经过 30 年无症状期才出现症状。
- 结直肠癌患病风险随着盆腔放射增加而增加，故患者应在治疗完成后进行 5 年的随访筛查。
- 放射性直肠炎 / 结肠炎的手术治疗应根据患者的临床背景进行个体化治疗，因为患者术后并发症发生率和死亡率较高。
- 缺血性结肠炎是胃肠道缺血的最常见原因。患者临床表现多样，可表现为轻度的黏膜缺血至重度的肠壁透壁性坏死。外科医生需要根据所遇到的临床情况进行检查和治疗，并给予密切监测。

放射性肠炎

概述

充分认识结肠和肛门直肠区域的放射性损伤对于结直肠病专家是非常重要的。据估计，约 50% 的癌症治疗方案包含有放疗 [1]。随着恶性肿瘤如肛门癌增多，癌症幸存者数量增多，结直肠外科医生将继续遇到越来越多的放射性损伤问题。针对放射性肠炎，本章节就以下方面进行阐述：①发病机制；②预防；③临床表现；④治疗。阅读本章需牢记一个重要信息，即临床指导尚缺乏高质量的证据，我们已根据现有最佳证据向读者提供建议。

放射性损伤的发病机制

放疗的两种主要给予方式是外照射放射治疗（external beam radiation therapy，EBRT）和近距离放射治疗 [2]。外照射治疗是我们最常遇到的，它是通过线性加速器来传送高能量 X 线。靶区计划通常通过三维 CT（计算机断层摄影）图像进行勾画。Gray（Gy）是放射吸收剂量的标准单位。剂量分割是指将总剂量分割成多次给予，例如，50 Gy 的放疗可以分成 25 个疗程来给予，每个疗程 2 Gy。剂量分割主要为了尽量减少周围组织的损伤，同时最大限度杀伤肿瘤。适形放疗是指使用金属板（多叶准直器）来使 X 线弯曲，以期靶向肿瘤并将正常组织的放疗损伤最小化。近距离放射治疗是指将辐射源（例如珠粒或颗粒）植入到体内。

放射性损伤被认为主要是通过“靶向细胞”理论导致的。该理论认为放射性损伤的急性效应主要由于靶向于肠上皮细胞，因为肠上皮细胞增殖较快。而放射性损伤的延迟效应主要是由于靶向于相比肠上皮细胞增殖较慢的其他细胞，比如内皮细胞或成纤维细胞。这个理论的主要补充是认为其他组织 / 细胞亦是损伤过程的一部分 [3]。因此，肠道微生物群落、免疫系统和微血管的改变都被认为在放射性损伤诱发的症状中发挥着作用 [3]。

当放疗用于治疗腹部或盆腔恶性肿瘤时，结肠和直肠有时会落在放疗靶区内。因而可能会发生放

射性损伤。与其他治疗一样，影响预后的因素既有患者因素，亦有“放射”因素。

患者因素包括身体质量指数（BMI），较高BMI是放射损伤的保护因素。吸烟是加重肠道放射性并发症的重要因素[4]，而这也成了让患者戒烟的另一个原因。此外，既往手术史（肠段的固定会更容易出现小肠放射损伤）、炎症性肠病、糖尿病、血管和胶原血管疾病[3, 5-6]以及遗传易感性都是损伤诱发因素[2]。

放射因素中最重要的是剂量。其他重要的放射因素有受照射肠道的长度、放射分割次数和化疗使用情况等[3]。

放射损伤可以分为急性和慢性。急性症状是指从实际治疗期间到治疗完成后 6 个月内发生的症状。慢性放射性损伤症状可以是从急性期迁延而来或经过一段无症状潜伏期后发生。放射损伤症状可经过长达 30 年的潜伏期后出现；但大多数患者通常在完成治疗后 8 ~ 12 个月出现慢性症状[3, 7]。

预防

首要问题是何种方法能预防急性放射性损伤的转化，因为特别是在出现严重急性直肠炎的患者中有更高比例出现慢性损伤问题。但没有急性症状并不能排除慢性转化和症状的出现[7-9]。这种由严重急性损伤转化为慢性损伤的过程称为“继发性”晚期效应[9-10]。预防策略可以分为放射相关性预防与非放射相关性预防。

放射相关性预防的主要目的是尽量减少对肿瘤周围正常组织的损伤。适形放疗是其中的主要手段之一。使用 CT 和计算机技术进行的 3D 靶区勾画可以进一步提高靶区放射剂量，并减少对正常组织的影响。调强放射治疗（intensity-modulated radiation therapy，IMRT）是一种可以在计划靶区内给予不同强度（高和低）的放射技术。此技术能清楚地识别肿瘤组织及周围的正常组织[11]。在前列腺癌治疗期间，调强模式相比 3D 靶区勾画 / 模拟模式能更显著地降低放射毒性和减少肠道放射性损伤[12]。由于 IMRT 的推广使用，前列腺癌患者中的急性和晚期放射性毒性也随之减少[13-14]。此外，另一项前列腺癌研究已发现立体定向放射治疗亦可降低急性放射毒性[14]。

如前所述，近距离放射疗法是将辐射源植入肿瘤内（间质近距离放射治疗）或置于管腔内靠近肿瘤处（腔内近距离放射治疗）。它可以单独使用或与联合外照射放射治疗一起使用，目的是减少正常的组织损伤。某些情况下，它是炎症性肠病患者的一个非常好的选择[15-16]。

目前，质子束放射治疗仍需要更多关于胃肠道毒性的研究。但理论上讲，它的研究数据应和其他肿瘤如肝细胞癌中的研究数据一样充满前景[17]。质子束放射治疗能减少邻近组织损伤，其内在理论是质子束能“停止”在靶区组织中。

关于非放射相关性预防，已发现患者体位能有效地减少直肠壁、小肠和膀胱的放射性损伤，例如俯卧位、头低脚高位[18]。其他预防策略包括采用膀胱充盈、腹壁压迫以及根据预处理对比研究来确定放疗位置[11, 19]。

癌症支持治疗跨国协会（Multinational Association of Supportive Care for Cancer，MASCC）和国际口腔肿瘤学协会（International Society of Oral Oncology，ISOO）最近撰写了一篇很好的论文，用于指导放射线损伤继发胃肠道黏膜炎的临床实践[20]。静脉注射氨磷汀和口服柳氮磺吡啶已被推荐为放射性直肠炎和肠病的预防措施。该协作组还建议，含有乳酸杆菌的益生菌可用于预防盆腔恶性肿瘤放疗患者的腹泻。还基于最佳证据特别推荐，5-ASA 和相关药物如美沙拉嗪不能用于预防盆腔肿瘤放疗患者的腹泻。他们还建议不能使用米索前列醇栓剂来预防放疗引起的急性直肠炎。

若计划切除术后进行手术预防放射性损伤的发生，可以采取诸如网膜吊带和组织扩张器等操作。

急性放射性结肠炎和直肠炎

辐射会损害处在基底隐窝的干细胞的有丝分裂活动。因此，迁移到肠道表面的细胞是受到破坏的，导致黏膜表面不完整和黏膜炎症[21]。继而黏膜吸收受损，导致腹泻的发生。黏膜的细菌屏障功能也可能因此受损，从而导致菌血症的发生[8]。通过整体黏膜大迁移形成的肠道蠕动也会受到影响，经治疗后可恢复正常。在治疗期间，这种改变可能会加重患者的腹泻和痉挛症状。腹泻是患者最常见的急性症状[22]。其他急性症状包括恶心、呕吐、疲劳和腹痛[3]。几乎所有患者（50% ~ 75%）都会有急性期症状，但幸运的是这些症状通常是自限性的。因此，治疗通常采用支持性手段。例如，腹泻通常可以通过抗腹泻药物如洛哌丁胺来控制。膳食改善有时亦有帮助，如无乳糖饮食或低脂肪饮食。有时严重的腹泻需要入院给予静脉补水或胃肠外营养。若一线止泻药如洛哌丁胺无效，可用奥曲肽减轻腹泻[23]。也可以使用类固醇类栓剂进行治疗。已有证据提示丁酸灌肠剂有助于改善急性直肠炎症状，其原因可能是这种短链脂肪酸的营养有助于修复已损伤的肠黏膜[24]。催吐剂对于恶心症状往往是有效的。恶心通常是在放射治疗的第一周就出现的早期症状，而腹泻和腹痛通常在治疗 2～3 周后出现[3]。

慢性放射性结肠炎和直肠炎

辐射的慢性症状和并发症可能在严重程度上有所不同，但可能都会使人虚弱，并严重影响患者的个人生活质量。放射治疗肿瘤小组（Radiation Therapy Oncology Group，RTOG）和欧洲癌症治疗与研究组织（European Organization for Treatment and Research of Cancer，EORTC）已经设计了 0～5 级的晚期放射效应的分级系统。0 表示与基线相比没有放射性改变，5 是可导致死亡的放射损伤（表 54-1）[25]。

现在关于放射性结肠炎的文章报道并不多，但是关于非直肠的放射性损伤的报道却众多。根据这些报告，我们可以对放射性结肠炎做出一些推断。最常见的症状很可能是腹泻。患者也可以出现肠梗阻或肠穿孔等更严重的症状。但确定放射性结肠炎的各种并发症的发生率却特别困难，因为相关文献报道通常混有小肠病理性损伤[26]。

表 54-1 罗列了慢性放射性直肠炎的症状。这些并发症的病理生理学改变多与缺血性损伤有关。主要病理学改变是肠黏膜纤维化、萎缩和血管损伤。其中纤维化在辐射损伤中起着至关重要的作用，其出现主要是由于成纤维细胞对细胞因子、生长因子和趋化因子的反应[2]。黏膜萎缩是由于黏膜细胞被杀伤所致，这同时也会导致肠道吸收不良和出现狭窄。血管受辐射损伤可引起小血管代偿扩张，临床表现为毛细血管扩张[2]。同时也可能发生小动脉阻塞性缺血，从而继发更为严重的肠坏死。随着时间的推移，肠道纤维化可进一步恶化缺血性损伤[2-3, 8]。上述的小血管病变可用于区分慢性与急性放射性损伤。

表 54-1　晚期放射性小 / 大肠损伤症状分级

分级	症状
0	无症状
1	轻度腹泻，轻度腹部绞痛，每天排便次数不超过 5 次；轻度直肠出血
2	中度腹泻和腹部绞痛；每天排便次数超过 5 次；直肠排黏液过多和间歇性直肠出血
3	肠梗阻或出血，并需要手术处理
4	肠段坏死 / 穿孔，肠瘘
5	死亡

诊断

充分认识疾病的病理学改变有助于了解慢性并发症的发生。例如，出血的发生是由于毛细血管扩张或肠壁缺血性溃疡引起。肠管吸收不良引起的腹泻可能是由于黏膜层萎缩或肠管狭窄引起细菌过度生长所致。如前所述，辐射也可能影响与胃肠道功能相关的神经，因此可以加速小肠和大肠的蠕动[23]。肠管缺血性狭窄的恶化可导致肠梗阻。肠壁全层坏死可导致肠瘘或肠穿孔。放疗损伤后肠管的手术治疗更加复杂，由于使用放疗照射过的（血液供应较差的）肠管做吻合，故吻合口漏发生率较高[25]。

诊断通常需要使用内镜检查，检查所见特征与病理变化相吻合——毛细血管扩张、黏膜萎缩和黏膜组织脆性升高。如有必要，可行活检来排除炎症性肠病、缺血性结肠炎或药物性肠损伤等。此外，应谨慎进行直肠内组织活检，因为有证据提示这类患者活检后有较高比例的肠瘘风险[27]。组织的病理特征随着放射完成到症状发作之间的不同时间间隔而不同。急性放射性损伤（治疗后 2～3 天）的特征是黏膜表面上皮受损，伴有异常有丝分裂的核异型，隐窝上皮衰减和丧失，凋亡细胞增加，嗜酸性粒细胞增加伴隐窝脓肿形成。在辐射损伤的慢性期，会出现类似原发性急性或慢性缺血性结肠炎的表现，如局部黏膜缺血，黏膜或黏膜下层纤维化。而慢性放射性损伤的特征性变化包括：血管的扩张、增厚和透明化，内皮细胞的反应性改变或异常形状，成纤维细胞和肌成纤维细胞增多，以及动脉内泡沫细胞增多（闭塞性动脉炎）[8]（图 54-1）。

治疗

慢性放射性结直肠损伤的治疗措施可分为药物治疗、内镜治疗和手术治疗。

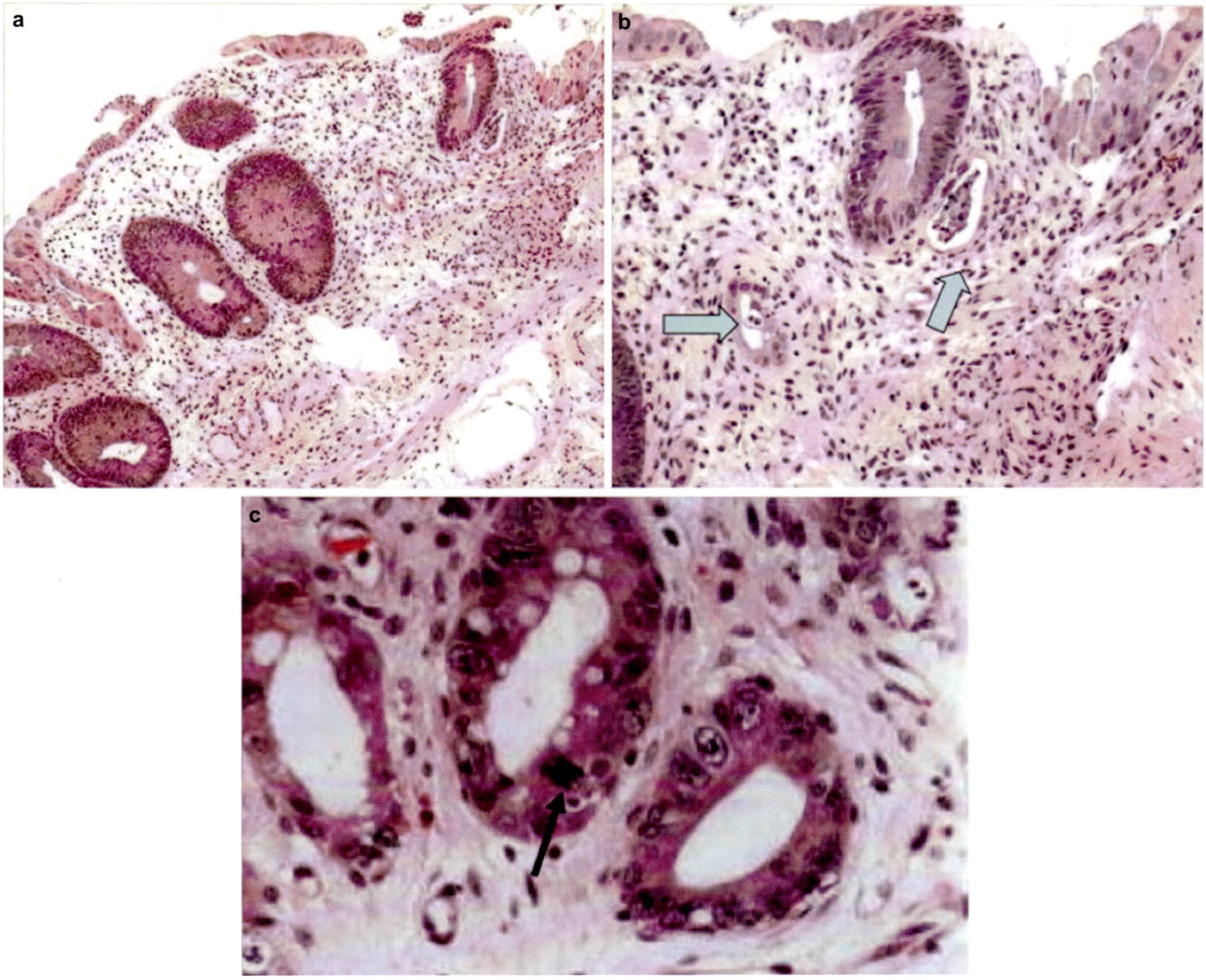

图 54-1　放射性结肠炎。结肠黏膜表现为隐窝变形，隐窝脓肿（粗箭头）和隐窝萎缩，类似于炎症性肠病的改变。隐窝上皮表现为黏蛋白的显著消耗，核再生和有丝分裂异常（细箭头）。黏膜固有层中可见异常的间质成纤维细胞和内皮细胞。有时还可见到血管损伤（未显示）。苏木精和伊红染色，×100，×200，×4000。经 Celia Marginean MD 许可转载

药物治疗

药物治疗包括局部治疗和全身治疗。局部治疗的主要方式是直肠内灌肠。其中使用硫糖铝灌肠治疗直肠出血型的慢性放射性损伤患者已经获得 MASCC 指南推荐[20, 28-29]。有一项研究提示硫糖铝口服也有助于缓解腹泻[30]；然而最近 MASCC 在检查证据可靠性时，不建议口服使用硫糖铝[20]。

5-ASA（5- 氨基水杨酸）灌肠治疗在不同研究中有不同的结果，尚无明确证据表明它有益于治疗慢性放射性直肠炎或乙状结肠炎，甚至有研究表明其治疗是有害的[31-33]。上段引用文献的试验表明硫糖铝相比 5-ASA 治疗更有效[28]。短链脂肪酸灌肠仍然需要进一步研究才能推荐作为慢性放射性直肠炎的治疗[34]。类固醇灌肠在放射性直肠炎治疗中并非一直有效[11, 23]。

有一项临床试验将 60 例患者分到倍他米松灌肠、美沙拉嗪口服联合甲硝唑口服组或不联合甲硝唑口服组。试验结果发现一年内甲硝唑口服组的出血和溃疡症状均有所降低[35]。

有证据显示局部福尔马林治疗能有效治疗慢性放射性直肠炎的出血。其理论基础是福尔马林能化学烧灼引起出血的扩张的毛细血管和溃疡。主要的两种给予方法是在直肠硬镜下给予福尔马林的灌洗

或福尔马林浸泡的纱布直接作用于黏膜，通常使用的是浓度为4%的福尔马林，但也有使用10%溶液的文献[8, 36-37]。建议治疗后将福尔马林冲洗干净。还应注意，可能需要多次福尔马林治疗才能实现约80%（有时更高）的有效率，比如那些严重的直肠炎患者或服用抗血小板药物的患者可能需要多次治疗[36-38]。例如，某项研究提示通过直肠硬镜直接使用福尔马林浸泡棉团的平均施用次数为3.5次，而阿片类药物使用患者或严重直肠炎患者会平均增加1.5次[37]。该治疗的另外一个注意点是，避免福尔马林与肛周皮肤接触，因为福尔马林会灼伤该区域。在使用期间，当观察到受影响的直肠黏膜发生灼伤时应停止福尔马林灌洗或直接接触。福尔马林灌肠时，可以分成20 ~ 50 ml容量的小等份进行，最终使用总体积可达400 ~ 500 ml[38-39]。其潜在并发症有肛门或盆腔疼痛、肠道狭窄、直肠壁坏死和瘘的形成[36, 39]。而接受肛门肿瘤放疗患者的并发症发生率更高[40]。

其他药物治疗包括维生素的使用。一项针对20例慢性放射性直肠炎患者的研究，观察了维生素E和C使用后各种症状是否改善。结果提示便血、腹泻和急便症状显著减少，但作者认为我们还需要进行适当的随机对照试验来确证这些维生素的实际益处[41]。另有一项小型随机对照试验评价了洛匹丁胺（loperamide）在36例患者中的疗效，发现腹泻减少和肠内容物转运时间缩短，胆汁酸吸收增加[42]。此外，有合理证据支持高压氧用于治疗放射性直肠炎[43-44]，这项建议（支持其使用）也是最近的MASCC指南中的一个变化[20]。

内镜治疗

内镜不仅在诊断放射性肠道损伤方面发挥着作用，而且可用于治疗。对于出血症状，氩离子凝固治疗（argon plasma coagulation，APC）在选择使用福尔马林治疗之前能发挥更大的作用。这种治疗能安全有效地止住80% ~ 90%病例的出血症状。其治疗优势是会在可靠的表面深度内形成凝固。与福尔马林灌注治疗一样，也可以进行多次治疗。研究显示其不仅能减少出血症状，而且能改善肠道功能。虽然没有随机对照试验检验这项技术，但基于多次回顾性研究，我们可以认为它是安全有效的[45-47]。此外，术者应小心避免损伤齿状线区域，因为这会引起患者疼痛不适。该治疗并发症较少，通常有直肠疼痛和痉挛。

在一项比较APC与福尔马林治疗效果的随机试验中，发现两者疗效无差异，两者均能有效阻止出血（APC为94%，福尔马林为100%）[48]。在另一项随机对照试验中，每组约有60例患者，发现向APC中加入口服硫糖铝治疗并不能提高其成功率[49]。历史上亦有内镜下使用Nd:YAG激光进行治疗的，但相比APC目前已很少使用。以往研究发现其使用是安全的，罕见出现狭窄、溃疡、瘘和黏液便等并发症[50]。另外，一种可能在未来更广泛应用的内镜治疗技术是射频消融，因为它可以治疗更大的面积，而且理论上狭窄发生率较低[51]。此外，我们还应牢记，接受过腹腔盆底辐射的个体有较高风险发展为结肠直肠癌。若不能早期筛查这些患者，那必须在放射治疗完成后5年进行随访。

手术治疗

手术治疗可用于药物治疗和内镜治疗失败的患者，也用于治疗严重并发症，如肠穿孔、瘘或肠道狭窄 / 梗阻等。对于患者和外科医生来说，绝不能轻率进行手术。应根据患者的情况，并建议至少与一位同事进行讨论，或者在多学科讨论下制订个性化治疗方案。幸运的是，只有10%的患者需要对放射后结直肠并发症进行手术干预[52]。在任何类型的肠切除术中都应注意，当将两端均受辐射过的肠端进行吻合时，吻合口漏发生率较高，但如果只有一端肠端受照射，吻合口漏发生率明显降低[53]。

盆底瘘是外科医生可能遇到的放疗后的难题之一。其治疗原则可采用其他类型瘘类似的原则，例如治疗任何进展中的脓血症，并优化伤口愈合条件（尽管知道被照射过的组织发生的瘘更难以修复），比如通过营养优化措施。这些患者无论是直肠阴道瘘还是直肠尿道瘘，都需要进行转流手术。而手术方式则根据瘘口位置高低等因素进行选择。手术需要考虑会阴入路还是腹部入路，以及如何选择血运较好的组织进行修复。因此，低位直肠阴道瘘的修复可选择皮瓣移植修复（例如股薄肌皮瓣修复或Martius球海绵体肌皮瓣修复）；而高位瘘管修复可选择结肠肛门吻合手术加原位血运较好组织进行填补修复，如选择网膜修补。严重病例可能需要进行直肠切除手术或盆底扩大切除修复手术。

转流手术同样对其他非瘘的病例有帮助。研究表明，结肠造口术或回肠造口术可以缓解患者疼痛、里急后重、败血症、失禁和梗阻等症状，并改善其生活质量，甚至避免了进一步的外科手术治疗[52, 54]。由于盆腔经过放疗后手术分离困难，所以采用横结肠或降结肠造口比乙状结肠造口更为安全[52]。虽然转流手术不一定都能缓解出血症状，但至少有一项回顾性研究提示造口能改善出血的症状[55]。

总体而言，在一篇回顾 30 年来结直肠手术治疗放射性损伤的综述中，提示不同的手术方式，例如肠切除转流旁路手术，在治疗成功上没有差异。然而这并不奇怪，因为这是一项回顾性研究，外科医生都根据最合理的情况选择了手术方式[54]。综述中发现，手术治疗后 70% 的患者都有症状缓解。但不同的症状中，相比狭窄（78%）、出血（64%）和穿孔（100%）的缓解率，瘘的修复成功率最低（55%）。此外，我们还应清醒地认识到手术并发症比例可高达 65%，而死亡率为 7%[54]。这 30 年的回顾分析的结论是，治疗计划应该高度个体化，这是外科医生在处理这些患者时应牢记的经验。

显微镜性结肠炎

概述

显微镜性结肠炎（microscopic colitis，MC）在 1976 年被首次提出是一种炎症性结肠炎，并是非出血性腹泻的常见原因[56-57]。其包含两种主要类型：胶原性结肠炎和淋巴细胞性结肠炎[58]。虽然与其他炎症性肠病如溃疡性结肠炎和克罗恩病相比，MC 是一种较为轻微的疾病[58]，但其对患者的生活质量亦有严重的影响[59-60]。

流行病学

显微镜性结肠炎的发病率正处上升期[61-63]。2001 年，美国的发病率为 103 例 /10 万人[63]。发病人群覆盖各个年龄段，然而老年人群中更为常见，70 岁以上的慢性腹泻患者中有 10% ~ 30% 的比例，并且结肠镜检查正常[58, 61-62]。胶原性结肠炎在女性中更常见，而淋巴细胞性结肠炎在男女之间分布均匀[63-64]。胶原性结肠炎与淋巴细胞性结肠炎的相对发病率在不同报道中有所差异。在最近的一份研究报道了胶原性结肠炎的发病率为 39.3 例 /10 万人，而淋巴细胞性结肠炎则为 63.7 例 /10 万人[62-63]。

病因及危险因素

MC 的发病原因仍未完全知晓，但普遍认为是多因素所致[65]。

遗传

已有一些文献报道了具有家族性的 MC 病例[62]。有趣的是，同一家族内的成员既可以发展成胶原性结肠炎，亦可以发展为淋巴细胞性结肠炎[66]。已有研究发现 HLA-DQ2 和 TNF2 等位基因携带者和显微镜性结肠炎的发病相关联，并可能与乳糜泻发病机制相关[67-68]。另外，已知与克罗恩病易感性相关的 NOD2/CARD15 基因在 MC 患者中相比健康对照人群无明显升高[69]。另有研究提示，炎症性肠病的另一种标志物 MMP-9 在 MC 患者中有显著升高，但 MMP1 和 7 却没有关联性升高[70]。

感染

大多数 MC 患者的粪便培养呈阴性。但亦有文献报道部分患者是由于感染耶尔森菌、艰难梭状芽胞杆菌和空肠弯曲杆菌后发病的[58]。

吸烟

有病例对照研究提示吸烟与 MC 发生风险增加相关（OR 2.12）[71]。一项 184 例患者的回顾性研究提示吸烟者会更早出现相关症状，吸烟组出现腹泻的平均年龄为 50.4 岁，不吸烟组为 65.5 岁。此研究还发现吸烟习惯与疾病复发风险增加无关[72]。

药物

关于 MC 和药物之间的关联证据尚不明确。一些研究表明 MC 与非甾体类抗炎药（NSAIDS）、HMG-CoA 还原酶抑制剂（他汀类药物）、质子泵抑制剂（PPI）和选择性 5- 羟色胺再摄取抑制剂（SSRI）之间有关联，但在其他研究中却没有发现类似关联[64, 73]。已知一些可能与 MC 相关的药物如 NSAIDS 和 PPI，会有水样腹泻的常见副作用，这会混淆两者潜在的因果关系。由于这些药物可能会加剧预先潜伏的 MC 的症状，促使进一步的检查，从而促进 MC 的诊断发现[74]。

自身免疫

最近一项 116 例 MC 患者的研究中发现 30.4% 的患者具有自身免疫问题[75]。并且发现 MC 与一些疾病有特别强烈的关联性：乳糜泻和甲状腺疾病。其他与 MC 相关联的疾病包括糖尿病、关节炎、脱发、银屑病和干燥综合征[75]。与克罗恩病和溃疡性结肠炎不同，未发现 MC 与自身免疫性肝病的关联性[58]。

临床表现

临床症状

慢性、非出血性、水样腹泻是该病的主要临床特征[62]。该病有时会导致患者大便失禁，尤其是在老年人。在一项回顾性队列研究中，25% 的患者出现了大便失禁[76]。水样腹泻症状，即使在暴发期间，也很少会导致脱水[65]。胆汁盐吸收不良会导致腹泻加重，因此有时可用考来烯胺来治疗这些患者[77]。

体重减轻也是该病的常见症状，可见于 41%～46% 的患者[64, 76]。另外，研究提示 MC 患者的腹痛相比对照组更为常见。有趣的是，被认为缓解的患者与健康组对照相比仍会有更多的腹痛不适[65]。乏力是 MC 患者另外一个常见不适症状，占 50%～60% 的患者。尚不清楚是由于夜间腹泻影响了睡眠所致或由于疾病本身所致[58, 65]。

目前尚不能从临床症状上区分淋巴细胞性和胶原性结肠炎[62]。但有趣的是，在无症状和便秘的患者中也发现了 MC 中所特有的病理异常[65]。

并发症状

MC 很少出现并发症[62]。已有自发性穿孔的病例报道，但穿孔更常见于结肠镜检查所致[78-79]。有报道示胶原性结肠炎在结肠镜检查期间可出现了线性溃疡，表现为“裂隙状结肠”[80]。结肠壁上的胶原沉积被认为会导致结肠不易弯曲，且在结肠镜检查中更容易出现“裂隙”[81]。

在一项 547 例 MC 病例的回顾性分析中，尚未发现 MC 与结直肠癌风险增加有关[82]。但最近一项 647 例 MC 患者的病例对照研究，经过平均 4.63 年的随访，发现 MC 与结肠癌或腺瘤性息肉病的发生轻度风险相关[83]。

诊断

组织病理是 MC 诊断的关键。由于临床症状的非特异性，该病鉴别诊断广泛，包括炎症性肠病、感染性结肠炎、药物诱发性变化、乳糜泻、胆汁盐吸收不良、乳糖吸收不良和肠易激综合征等[62, 84]。

MC 的诊断首选在升、横、降和乙状结肠各区域的两个或多个位点进行结肠镜活检。每个位点的活检组织应分开送检[85]。病理上可在结肠任何地方发现斑块性受累病灶；然而该病常在右半结肠更为严重[84, 86]。由于 MC 患者的直肠活检多达 30% 是正常的，故应强调整个结肠多处活检。最初报道认为 MC 发生在内镜检查正常的患者中，而多数研究亦确证了大多数 MC 患者的内镜检查是正常的事实。然而，也有少量 MC 患者内镜检查异常的报道。最近一篇荟萃了 42 篇文献的综述（总患者人数未提及），发现 88 例结肠镜检查异常的患者的诊断都是胶原性结肠炎。病理上最常见的发现是黏膜结节、血管模式的改变和黏膜缺损[87]。

胶原性结肠炎的病理发现包括隐窝结构完整和固有层扩张，固有层内有混合性炎症浸润，包括浆细胞、嗜酸性粒细胞和偶见中性粒细胞，病理改变集中在黏膜上皮下方浅层。隐窝上皮有核再生的改变。主要的诊断特征是上皮下胶原层增厚，花斑状外观，内含炎症细胞和小毛细血管。表面上皮出现显著增加的上皮内淋巴细胞，并且局部可从黏膜剥离。而淋巴细胞性结肠炎的病理发现包括隐窝结构完整及扩张的固有层内有许多浆细胞、淋巴细胞和嗜酸性粒细胞等浸润。其中黏膜表面和隐窝上皮被许多 T 淋巴细胞弥漫性浸润（诊断标准是每 100 个上皮细胞内 >20 个上皮内淋巴细胞），其中上皮内淋巴细胞是通过免疫组化表达 CD3 和 CD8 并且缺乏 CD4 来诊断。隐窝上皮可见深染的核再生（图 54-2 和图 54-3）。

图 54-4 提供了 MC 的病理诊断的流程图。其中不完全性 MC 的术语用于当患者存在病理学改变但未达到 MC 的标准时[85, 89]。一项旨在评估不同观察者对 MC 诊断的差异性的研究发现，当评估含有正常结肠、炎性肠病样本和 MC 样本的混合样本时，

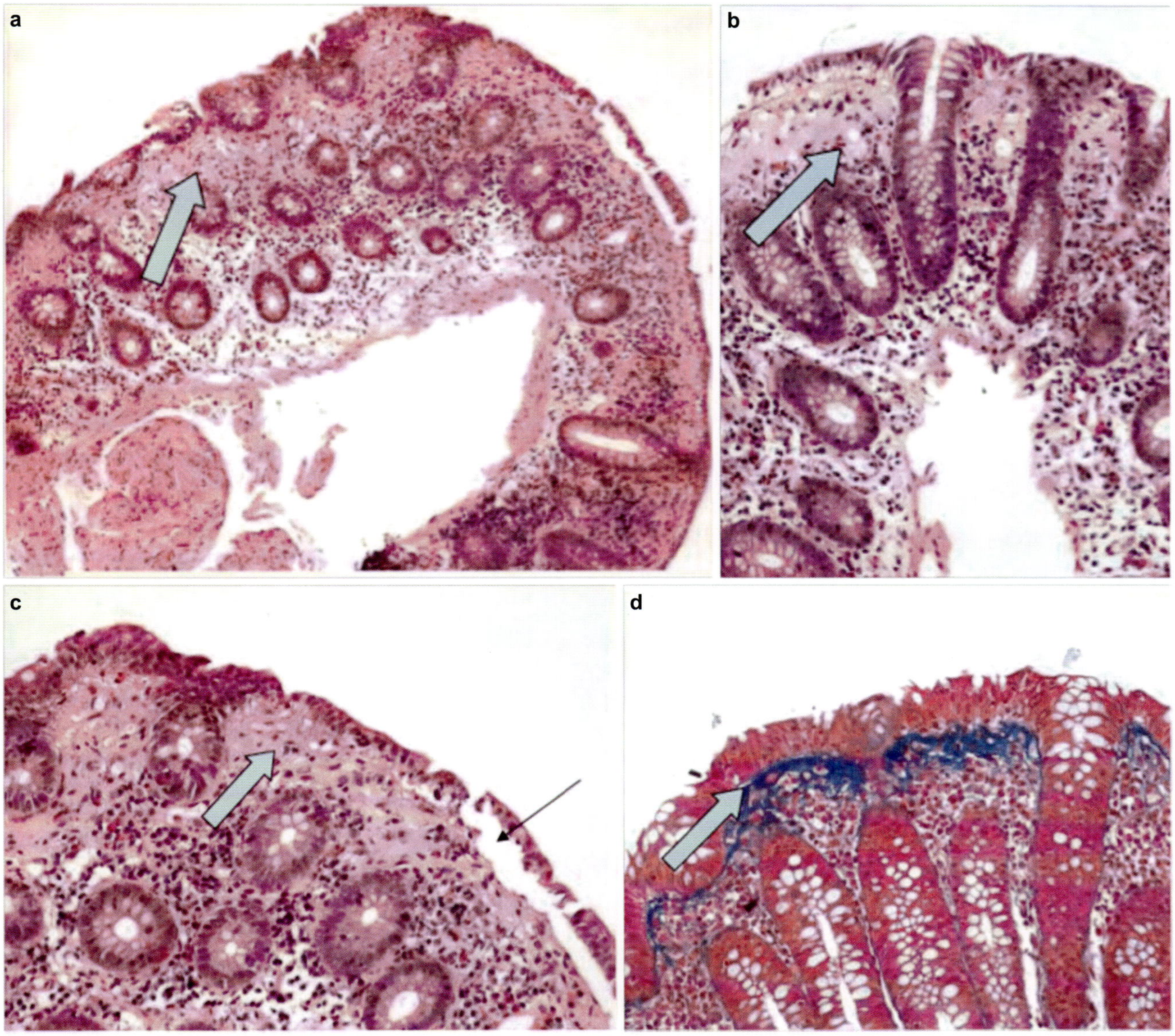

图 54-2　胶原性结肠炎：a. 结肠黏膜显示隐窝结构完整。固有层由于混合的炎症浸润而扩张，内有大量浆细胞伴嗜酸性粒细胞和偶见的中性粒细胞，集中在黏膜上皮下的浅表部分。隐窝上皮有核再生变化。在多个部位出现上皮胶原层适度增厚。局部可见胶原蛋白带具有花斑状外观并且内含炎症细胞和小毛细血管。黏膜上皮显示出明显增多的上皮内淋巴细胞，并有局灶从黏膜上剥离。苏木精和伊红染色，×100。b. 增厚的上皮下胶原层，内有微小毛细血管和炎性细胞(粗箭头)。苏木精和伊红染色，×200。c. 增厚的上皮下胶原层，内有微小毛细血管和炎性细胞，伴随黏膜上皮剥离(细箭头)。苏木精和伊红染色，×200。d. 增厚的上皮下胶原层(蓝色)，内有微小毛细血管和炎性细胞。Masson 三色染色，×200。经 Celia Marginean MD 许可转载

观察者之间的诊断可靠性较高。但在诊断胶原性和淋巴细胞性结肠炎时，观察者之间的诊断可靠性会降低，不过仍然可以接受(对于 MC 具体类型的诊断可靠性为 κ =0.64 ~ 0.70，对于 MC 的诊断可靠性为 κ =0.84 ~ 0.86)[89]。

实验室分析通常表现为非特异性异常，如轻度升高的炎症标志物。粪便钙卫蛋白和乳铁蛋白不会一致性升高(这与炎症性肠病不同)，这也限制了其在 MC 诊断中的应用[90]。鉴定可靠的生物标志物的研究仍在进行中[58, 65]。影像检查通常是正常的，故其在 MC 的诊断中没有作用[58]。

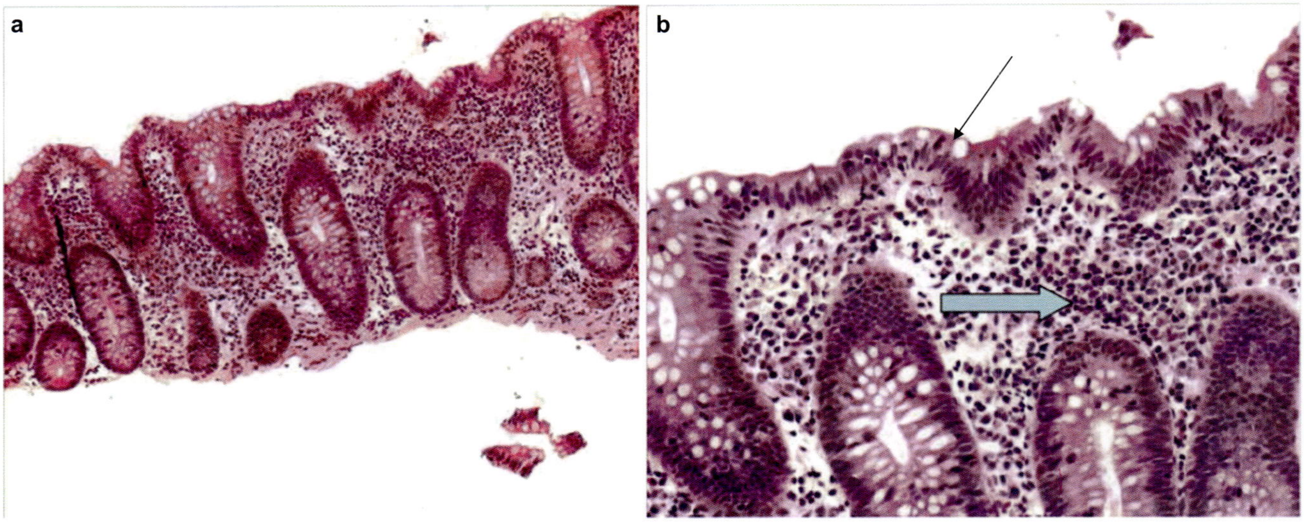

图 54-3 淋巴细胞性结肠炎：a，b 结肠显示了隐窝结构完整。固有层由于许多浆细胞、淋巴细胞和嗜酸性粒细胞浸润而明显增厚（粗箭头）。黏膜表面和隐窝上皮被许多淋巴细胞扩散浸润（细箭头）。黏膜表面和隐窝上皮显示出深染的核再生。苏木精和伊红染色，×40，×100，×200。经 Celia Marginean MD 许可转载

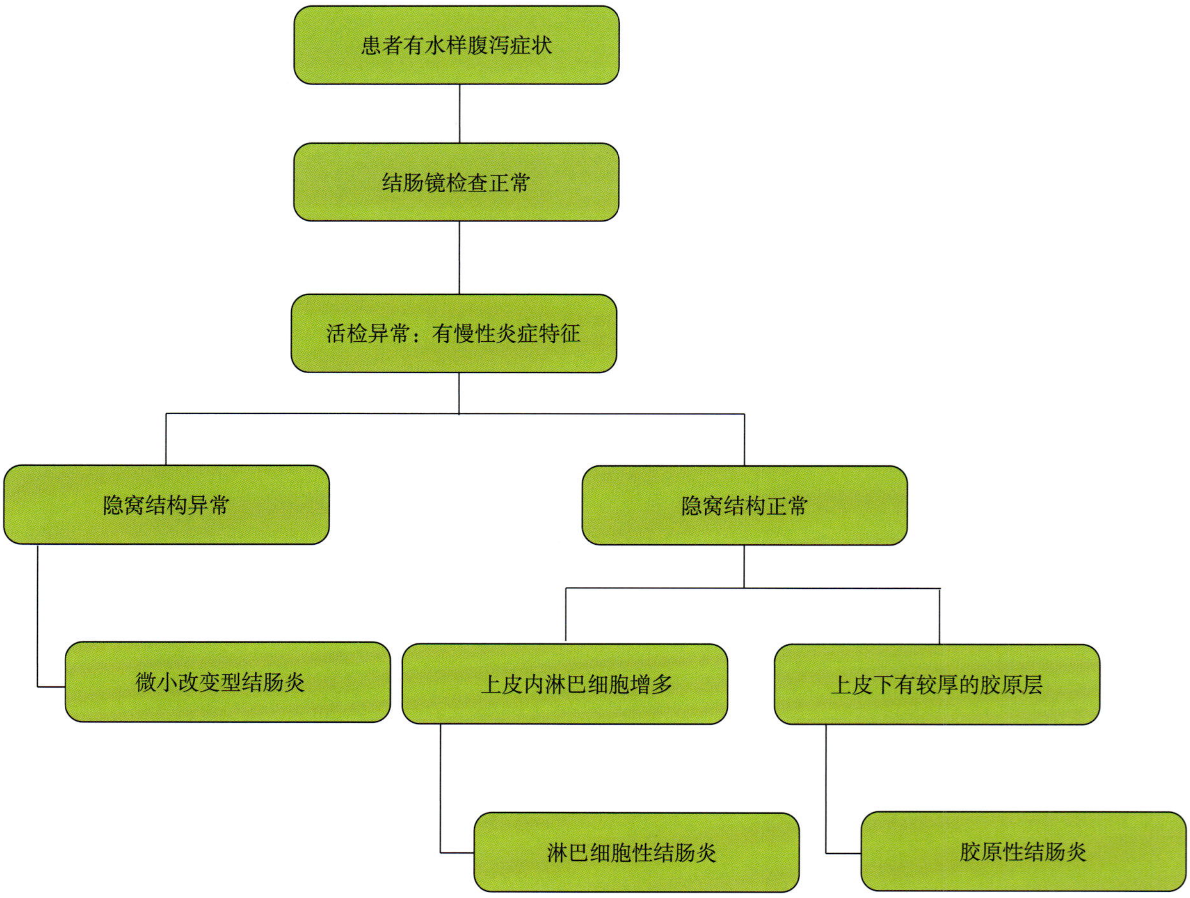

图 54-4 MC 的病理诊断的流程图。改编自 Warren，Edwards & Travis，2002[86]

治疗

MC 没有根治性治疗方法。治疗的目的是控制症状。2009 年 Hjortswang 等经过多个研究后，发表并定义了基于症状对患者生活质量影响程度的临床缓解标准。根据他们的研究，患者平均每天排便<3 次和平均每天水样便<1 次，应被认为是症状缓解[91]。另外，病理改变在复发率和生活质量评价中的作用尚不清楚[62]。建议患者停止吸烟，并控制饮食因素（如乳制品、酒精、咖啡因等）。众多文献报道患者的长期缓解率有 63%～80%[77]。不同治疗方法及其治疗周期各不相同，主要治疗方法如下文所述。

布地奈德

在 9 项随机对照试验的荟萃分析中，布地奈德相比安慰剂能更好地促进临床和病理缓解。然而，停药后复发率高[92]。已有两篇关于胶原性结肠炎和淋巴细胞性结肠炎治疗的 Cochrane 综述报道[93]。有研究提示当布地奈德治疗在临床缓解后继续使用 6 个月时，无病期将延长 45～207 天，其中 83% 的患者维持缓解，而安慰剂组为 28%[94]。其中，排便频次增加（每天>5 次）和症状持续超过 12 个月已被明确为导致缓解时间缩短的因素[95]。

甲泼尼龙

泼尼松龙在 MC 治疗中的作用有限。相比布地奈德，它具有更多的副作用[58]。最近的荟萃分析提示其疗效并未优于安慰剂[92]。

考来烯胺和洛哌丁胺

止泻药常推荐作为一线治疗。它们对于轻度症状的患者最有效。但它们不太可能达到病理上的缓解，且长期疗效尚未证实。若 MC 患者对布地奈德治疗无效或经过多次治疗后仍症状复发，应检查是否有胆汁盐吸收不良症；这些受影响的患者可以从考来烯胺治疗中获益[58, 62, 65]。

氨基水杨酸酯

支持 MC 中使用氨基水杨酸酯的证据是不足的。一项三臂随机对照试验比较了布地奈德、安慰剂和美沙拉嗪的疗效，发现 8 周时安慰剂组和美沙拉嗪组在临床缓解上无统计学差异[96]。更早前的一项研究比较了美沙拉嗪单药和美沙拉嗪联合考来烯胺 6 个月的疗效差异，研究发现两组患者的缓解率均>85%，其中缓解患者 2 年内复发率为 13%。但该研究未设安慰剂组[97]。

免疫抑制和抗 TNF 药物

这类药物常用于经过其他药物治疗无效的难治性患者，因为其有潜在的副作用。有回顾性研究分析了 46 例布地奈德难治性 MC 患者中硫唑嘌呤和巯嘌呤的治疗作用。结果显示 41% 的患者在别嘌呤硫醇治疗中获得缓解；副作用包括肝酶升高和恶心、呕吐[98]。但支持在布地奈德难治性 MC 中使用甲氨蝶呤的各项证据却相互冲突，一项研究报道了 19 例患者中 16 例具有临床治疗效果，而另有一项研究却提示 9 例患者均没有得到改善[99-100, 102]。抗 TNF 药物治疗在小队列研究（少于 10 例的标准药物治疗无效的患者）中显示有症状改善[103-104]。仍需要更多的研究来明确免疫抑制剂在 MC 中的治疗作用。

次水杨酸铋

次水杨酸铋已被广泛应用于临床，但其在 MC 中的治疗证据尚不足够。最近一篇 Cochrane 综述发现只有一项包括 9 例患者的次水杨酸铋的临床研究的部分报道[105]。研究发现患者在每次 262 mg 剂量治疗下 100% 缓解，其中 8 片药片分成 3 次剂量共治疗 8 周[84]。该作者还发表了一项 13 例患者的研究，结果提示 85% 的治疗有效率，治疗后 7 个月的缓解率仍有 69%[106]。而且还有一项 31 例患者的病例系列报道发现，次水杨酸铋治疗慢性难治性腹泻患者的有效率高达 74%[107]。

其他药物

还有许多其他药物已被用于治疗 MC。有研究提示齿叶乳香树提取物和益生菌在 MC 中无显著治疗效果[94]。还有研究报道了使用抗生素如甲硝唑和红霉素治疗，但尚未有规范研究证实其疗效[65]。

手术

手术在 MC 治疗中处于次要地位。已有报道使用回肠环路造口术、结肠次全切除术和结直肠切除术联合 J-Pouch 重建来治疗严重难治性病例[108-109]。

目前手术适应证尚不明确，随着内科最佳药物治疗方案的完善，手术治疗的频率将越来越少[58, 62, 65]。

缺血性结肠炎

概述

缺血性结肠炎的术语由 Martson 首创，并于 1966 年首次报道使用[110]。结肠坏疽自从 1800 年代末以来就已被认可，但该病的病理生理机制直到 20 世纪中叶都仍未得到解决[113]。缺血性结肠炎（IC）可以定义为“当结肠血流量降低到不足以维持细胞代谢功能水平时所致的疾病状态”[111]。该病相当常见，并具有自限性。由于受影响患者通常会比较虚弱，故死亡率较高[112]。

解剖与生理学

结肠血供来自于肠系膜上动脉和肠系膜下动脉的分支。内脏血管是身体中最活跃的血管之一，由于生理或病理状态的影响，血流量占心输出量的比例可从 10% 升至 35%[112]。该特征也部分地解释了结肠血供经常出现低流速的原因。有文献报道了最有可能出现缺血的是结肠中的两个拐角区域：脾曲（Griffith 点）和直乙交界（Sudeck 点）[113]。当检测胃肠道中每 100 g 组织经过的血流量时，发现结肠获得的血流量是最少的[113]。

流行病学和风险因素

IC 的每年发病率从 4.5 例至 44 例 /10 万人之间变化。结肠是胃肠道最常见的缺血部位[113]。好发于女性和 65 岁以上的人群[114]。故被认为是一种老年合并症。慢性阻塞性肺疾病、血栓形成、肠易激综合征、便秘、糖尿病、肾衰竭、高血压、极度运动、心肌梗死和血管疾病史等均已被确定为发病相关危险因素[111, 114-115]。已知有多种药物会增加结肠缺血的发生风险，2007 年发表的一篇文献综述报道了与缺血性结肠炎发生相关的药物的级别[116]（表 54-2）。

缺血性结肠炎与腹主动脉动脉瘤（abdominal aortic aneurysm，AAA）修复有显著关联性。一篇综述汇总了 89 967 例进行了 AAA 修复的患者，提示这类患者出现缺血的全球发生率为 2.2%。而且修复的类型与 IC 的发生率亦相关。约 9% 的破裂性 AAA 修复手术会并发 IC，相比其他开放选择性手术并发率只有 1.9% 和血管内修复术只有 0.5%[117]。此外，应对所有类型的 AAA 修复术后患者进行随访，因为术后并发 IC 的患者的死亡率为 37.8%，相比没有并发 IC 的患者的死亡率只有 6.7%。

表 54-2　导致 IC 的药物按证据强度分级[111, 116]

中度证据（进一步的研究将会确定其潜在风险）	便秘诱导药物、免疫抑制剂、非法药物
证据不足（进一步研究将对确定其潜在风险有重要影响）	抗生素、食欲抑制剂、化疗药物、减充血剂、利尿剂、麦角生物碱、激素、泻药、精神类药物
证据级别很低（潜在风险不确定）	洋地黄、他汀类药物、非甾体类抗炎药、5- 羟色胺激动剂 / 拮抗剂、血管加压药

由于破裂性 AAA 修复后出现缺血性结肠炎的发生率较高，故有人认为常规的乙状结肠镜检查可能对这部分患者有好处。在一项 161 例患者的前瞻性试验中，常规内镜检查发现 1/3 的患者有 IC 症状[118]。但重要的是，常规使用结肠镜检查并未能改善患者的结局，故暂不推荐[111, 119]。

直肠出血是术后患者局部缺血的首症，一般发生于术后 48 h。这些患者应进行内镜检查[115]。在需要手术处理的患者中，为了尽量减少移植物污染的风险应避免进行肠吻合术[120]。

病理生理学

缺血性结肠炎的机制可分为非闭塞性动脉缺血、栓塞性或血栓性动脉闭塞和肠系膜静脉血栓形成。黏膜层是肠道出现缺血性变化的第一层，此后若有进展，将累及肠壁全层。由于连接肠道的部分游离肠系膜远离系膜根部血供，所以是最先受到影响的系膜部分[111]。瞬时黏膜损伤可发生在血供不足 20 分钟至 1 小时后，而透壁性损伤发生在 8～16 小时后[121-122]。

非闭塞性缺血

95% 的 IC 病例是非闭塞性缺血所致[120]。非闭塞性缺血可以是先天性不明原因所致，或是继发于药物或外科手术所致的结肠血供减少[111]。结直肠血管解剖能解释为什么 >75% 的 IC 病例发生在结肠左侧，而仅有 5% 的病例发生在直肠[116-117]。当升结肠血供不足时，盲肠是最常受影响的结肠部分[112]。结肠损伤和 IC 的全身反应都是由于缺氧和再灌注损伤所致[115]。本章节中提供的大多数证据都是针对这种类型的 IC 进行治疗。

动脉血栓性和栓塞性缺血

结肠缺血的一个较不常见的原因是栓塞。这类型缺血常伴有小肠缺血，而且缺血分布区域较少出现在拐角区域。一项 60 例节段性非透壁性缺血患者的病例对照研究中，相比有类似合并症和药物治疗的无 IC 对照组患者，IC 患者出现心脏来源栓塞的可能性会高出 2.5 倍。经过胸部超声心动图、心电图和动态心电图监测等心脏检查后，有 32% 的患者接受了抗凝治疗，25% 患者使用了抗心律失常药物治疗[112-123]。

静脉血栓形成

静脉血栓形成多见于小肠缺血，这是 IC 最罕见的原因[113]。发生部位上，升结肠多见于降结肠。该类型通常使用非手术手段治疗：全身抗凝治疗和偶用导管溶栓治疗来改善情况。

2003 年报道了一种新型的肠系膜静脉硬化性大肠炎。但它的病因仍然未知。患者表现为腹痛、肠系膜静脉淤滞和静脉纤维化和钙化改变。目前，该病的最佳治疗方案仍然未定，手术常用于严重病例的治疗[114]。

临床表现

急性 IC 的常见症状是腹痛和直肠出血[125]。9%～24% 的下消化道出血是由缺血性结肠炎引起的[111]。在一项 401 例 IC 病例的综述中，有 5% 的患者需要输血治疗[125]。腹痛时常伴有急迫的排便欲望[115]。其他症状包括恶心、呕吐、腹胀、腹泻、头晕和晕厥[125]。右侧结肠炎患者很少出现直肠出血症状，故当遇到孤立的右侧腹痛患者时，诊断应注意考虑该病[111]。

IC 可以从急性可逆性病变（70%）进展成不同的临床疾病，包括坏疽（10%）、慢性结肠炎（18%）和暴发性结肠炎（2%）[126-127]。此外，有 3.3%～9.4% 的患者会出现肠道狭窄，但多数患者不伴有临床症状[111]。

诊断

实验室结果

实验室检查结果往往是非特异性的。白细胞计数增加和酸中毒与梗死相关联。但缺血却没有可靠的标志物。乳酸、LDH、CPK 或淀粉酶升高有时可提示缺血损害[120]。

诊断不明的患者应进行粪便培养检测。沙门菌、志贺菌、弯曲杆菌、耶尔森菌、大肠杆菌 O157: H7 和寄生虫均可以引起类似的临床表现。此外还应考虑艰难梭菌，虽然该菌常与血性腹泻无关[119]。在右侧出血性结肠炎患者中还发现了克雷白杆菌感染，它可以出现类似缺血性结肠炎的表现。而这些感染更多见于使用青霉素衍生物治疗的患者[128-129]。

影像学

腹平片和对比灌肠

IC 的腹平片检查可以是正常的或显示非特异性的腹胀和肠梗阻。出现肠穿孔时可见游离气体。IC 患者的腹平片检查中有 21%～30% 的比例出现典型的肠道缺血的影像特征（如拇指印征、肠壁积气征）[111, 120]。在急性期对比灌肠剂的效果有限，因为对比剂可能会增加管腔内压导致缺血更严重。但急性期缓解后，可以使用对比剂灌肠来评估肠道狭窄形成情况[115]。

腹部CT扫描

CT 扫描常用于急诊检查腹痛患者；目前含静脉造影剂的 CT 扫描是评估 IC 的首选成像模式[111]。由于研究方案和放射科医师的经验不同，CT 扫描诊断肠缺血的准确性在 74% 和 79% 之间变化[130]。最近一篇综述分析了缺血的不同临床分期的 CT 影像特征，发现 100% 患者都有急性期影像学异常，最常见的异常是肠周积液和游离液体，肠壁密度改变和肠壁增厚[131]。急性期患者出现肠壁积气的比例 <5%。肠壁积气和门静脉积气的临床意义仍具有争议。它们过去被认为是肠壁坏死的明确特征，并与预后不佳相关。然而，最近的报道提示肠壁积气和门静脉积气还可能与其他病症有关。Lassandro 等就报道了 25 例其他病症引起的肠壁积气[132]。在他们的综述里，肠壁积气和门静脉积气可预示发生全

肠壁坏死的比例是 62% ~ 92%[132]。当发现门静脉积气和肠壁积气与肠坏死联合时，患者的死亡率高达 71%[132]。CT 血管造影并不能提高急性病变时的诊断准确性[133]。CT 血管造影可用于排除临床可疑的肠系膜上血管闭塞；但在肠系膜下血管闭塞中临床意义有限，因为它多见于 10% 的 60 岁以上无症状患者[111]。

内镜

结肠镜检查可用于确诊缺血性结肠炎，并排除其他病因引起的结肠炎。但不适用于有腹膜炎或肠穿孔的患者。内镜检查时提示缺血的症状包括红斑（84%）、水肿（70%）、肠壁脆性增加（43%）、浅表溃疡（57%）、深溃疡（22%）、狭窄（8%）和管腔内出血（8%）[117]。肠系膜游离部的偶发单一线状溃疡呈不规律性分布或节段性分布也是 IC 的征兆。若缺血侵犯到黏膜下层可见出血性结节。严重的透壁性缺血时，肠壁可呈灰色、绿色或黑色[115]。内镜检查难以评估病情的严重程度。2011 年，Beppu 等报道了有 106 例患者的病例系列，并根据内镜检查结果对其临床病程进行了比较。长期环周性溃疡的患者比只有红肿、糜烂的患者的住院时间更长[134]。医生应将内镜检查结果与临床症状相结合，从而做出合适的手术治疗或药物治疗的医疗决定[111]。若怀疑有严重缺血，不应采取内镜活检，因为并发穿孔的风险很高。当内镜观察到节段性缺血区时，应中止内镜检查[111]。

急性缺血性结肠炎的特征包括结肠隐窝结构完整，隐窝浅表部分的坏死，深部隐窝缺乏（有或没有幽灵隐窝），黏蛋白消耗和残留隐窝上皮反应性改变，可表现为结构异常。固有层内细胞减少，罕见或完全没有急性炎症细胞（如中性粒细胞），呈透明样改变。坏死脱落的黏膜可能会形成假膜样的显微外观，其内由混合众多中性粒细胞和黏蛋白的纤维蛋白组成。在细小的黏膜毛细血管中可观察到许多小的血管内透明血栓（图 54-5）。Montoro 等注意到这些发现在急性期前 48 小时更常见[124]。在慢性期中，可见黏膜萎缩、片状肉芽组织以及狭窄区域的纤维化[110]。

动脉造影

动脉造影在 IC 诊断中的作用有限，因为 IC 通常是小动脉疾病。但动脉造影可用于排除小肠缺血和大血管阻塞性疾病。由于老年人群和并发其他疾病的人群常患有 IC，故动脉造影应谨慎使用，应权衡从检查中获得信息的利与对比剂带来潜在风险的弊[115]。

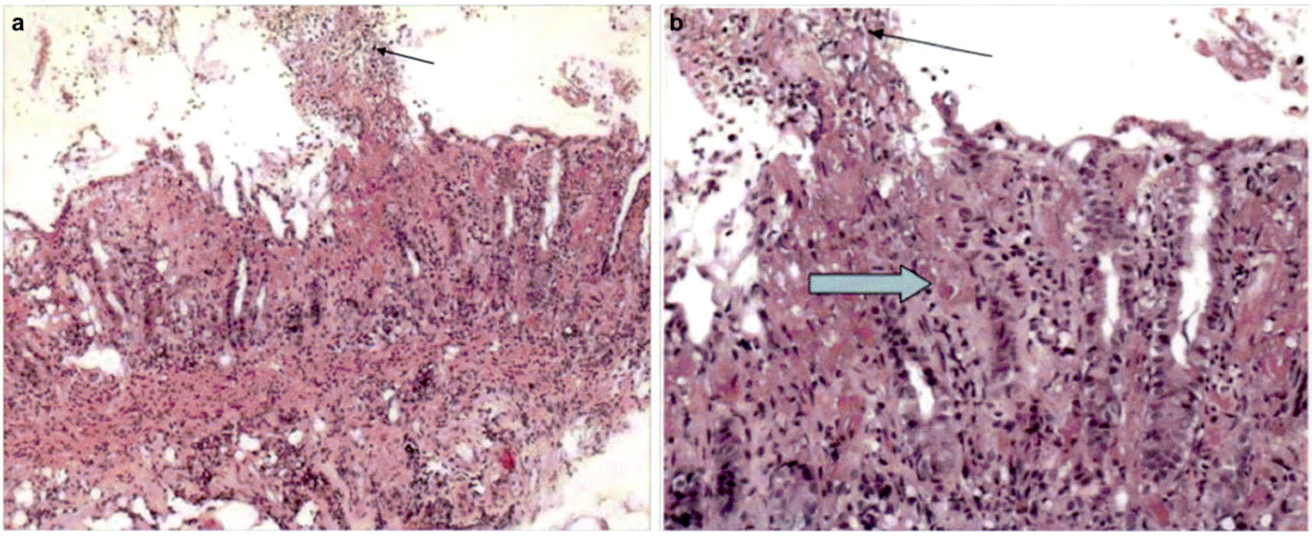

图 54-5 缺血性结肠炎。a. 结肠黏膜可见隐窝浅表部分坏死，深部隐窝缺乏。固有层内细胞减少，呈透明样改变（嗜酸性色素深染）。苏木精和伊红染色，×100。b. 隐窝处坏死脱落的黏膜可能会形成假膜样的显微外观，其内由混合众多中性粒细胞和黏蛋白的纤维蛋白组成（箭头）。在小血管中可见许多透明样血栓（粗箭头）。苏木精和伊红染色，×200。经 Celia Marginean MD 许可转载

超声

提示结肠缺血的标准包括肠壁增厚，结肠周围脂肪的改变，以及增厚肠壁内多普勒血流信号中断。一项 62 例 IC 患者的研究提示超声检查的敏感性为 93.5%。重复检查发现，保守治疗成功的患者检查结果得到改善，而透壁性坏死的患者却无改善[135]。但超声有其自身的局限性：受医师熟练程度影响、受患者体位影响、受肠内气体影响[116]。

治疗

目前指导缺血性结肠炎治疗的实质证据仍然较少[136]。指南和建议主要是基于病例系列证据和专家共识。

一般原则

IC 在许多患者中表现为一种自限性疾病，没有特殊治疗的情况下也会自行改善[111]。故治疗通常是支持性的，包括补充水分 。患有肠梗阻的患者使用鼻胃管减压。并检查药物，必要时停用促进内脏血管收缩药物，以及优化心输出量。一般不使用激素类药物治疗 IC，除非是血管炎引起的[111]。

治疗 1～2 天后可见症状改善，而完全的临床缓解需要 1～2 周。治疗后症状未改善可能提示是慢性缺血或已进展成透壁性缺血。

如果在急性期进行内镜检查，肠道准备是禁忌的[115]。急性期症状完全缓解后，患者应进行结肠镜检查以确保完全治愈并评估潜在的狭窄[118]。无症状的狭窄可以随访观察；有症状的狭窄可以通过手术切除治疗或内镜下扩张治疗。由于暂无证据支持缺血性狭窄的患者特别需要内镜下的扩张治疗，故其主要应用于有众多并发症而不能进行手术治疗的患者[111]。支架植入治疗良性狭窄的潜在益处尚未明确[137]。一项回顾性研究提示球囊扩张相比自膨胀式支架有更长的扩张持续时间，并有更低的并发症发生率[138]。

抗生素

考虑到缺血引起的黏膜完整性缺失会导致菌群移位，故推荐使用广谱抗生素进行治疗。但暂无实证支持它们的使用[111]。使用抗生素治疗是基于一些旧的研究，这些研究发现缺血期间使用抗生素能减少肠道损伤[111]。另外一些动物研究也发现了细菌移位从肠转移到肠系膜和肝，以及支持使用抗生素的证据[120-121]。

抗生素的选择主要基于专家的意见。考虑到与肠缺血相关的菌群移位的可能性，ACG 指南推荐使用广谱抗生素，动物研究支持甲硝唑的使用[111]。

抗血栓形成

对于缺血性结肠炎继发微血管病变或低血流量状态的患者，不常规推荐抗凝治疗。若肠道缺血是由于静脉血栓形成或动脉血栓栓塞引起的，则应使用抗凝治疗。若病史未发现其他危险因素，则应进行血栓形成的相关检查。一般不推荐使用抗血小板药物[120]。

外科治疗

外科治疗指征包括腹膜炎、败血症、穿孔的影像学证据，内镜检查疑有透壁性缺血，内科治疗无改善或恶化（持续性败血症或蛋白丢失性肠病）和狭窄引起的肠梗阻[111, 115]。

急性期进行肠道吻合术是有争议的，尤其是在左侧结肠。Huguier 等发表了一项 31 例手术治疗缺血性结肠炎患者的研究：17 例患者进行了肠道吻合术，其吻合口瘘发生率为 11.7%，但研究未分析导致吻合口瘘或造口的因素[139]。

预后

文献报道总 IC 的死亡率从 4% 到 12% 之间变化[111]。最近的文献综述报道 19.3% 的患者需要外科手术干预[140]。需要手术干预的患者死亡率更高：手术治疗患者的死亡率是 39%，相比于内科治疗患者的 6%[140]。

复发率在不同的患者队列中难以进行比较，因为涉及疾病发展和治疗等许多因素。一项 401 例 IC 患者的回顾性研究发现其 5 年复发率为 10%[125]，而且随着时间延长而增加[111]。通常与预后不良相关的因素包括右侧结肠炎，男性，腹膜炎的症状，无直肠出血和伴有肾功能障碍[140]。最近 Chung 等通过回顾分析 153 例 IC 患者，尝试构建了一个“预后评分模型”[141]。他们发现内镜下的溃疡、心动过速和发病 24 小时内的休克是预后不良的强预测因子，预后不良定义为死亡、需要手术切除和改善延迟超过2周[141]。

结论

毫无疑问，结肠炎的相关术语和疾病状态涵盖了众多的病理学知识。治疗这类疾病的医师必须充分了解这些诊疗相关的药物、介入和手术治疗手段，以便改善这类复杂的结肠病变的预后。

致谢

感谢 Celia Marginean 在本章节病理部分编写所提供的帮助。

（参考文献参见 www.pumpress.com/home-specific-edu/5599.html）

第55章

肠 造 口

Michael F. McGee, Peter A. Cataldo 著
薛 琪 宋永茂 符 伟 赵象文 徐雪东 译

要点

- 术前造口部位标记和对患者进行教育，可提高造口相关的临床效果、患者生活质量和体验，同时减少医疗资源利用。
- 已完成的造口应从皮肤表面凸出，有助于改善造口装置的密封性和减少并发症。
- 行造口术患者的最佳护理包括造口护理专家（如WOCN认证的护士）的术前和术后护理。
- 早期造口相关并发症如渗漏、周围性皮炎和脱水常常可以通过造口护理和教育得到有效改善。
- 在大多数情况下，对于暂时性的粪便转流，回肠袢式造口的效果要优于横结肠袢式造口。
- 吻合器和手工缝合技术均可应用于回肠袢式造口还纳。
- 无症状的造口旁疝不要求修补，而伴有轻度症状者可能会受益于造口装置或造口支撑带。有明显造口旁疝症状的患者，可能适合修补手术。

概述

造口常被用于处理各种胃肠道、神经和泌尿生殖道疾病需要粪便转流时的临时或永久治疗方法。北美每年大约进行120 000例造口术，估计造口患者有450 000 ~ 800 000例[1]。根据外科手术策略和围术期的情况，造口可采取“末端”或“袢状”的形式来构建，并且根据外置肠管部位进行分类（例如结肠造口术、回肠造口术、空肠造口术）。

通常将肠造口术归入到较大手术的次要组成部分，会显著影响患者及其保障系统。肠造口相关并发症很常见，即使不存在并发症，患者对造口外观和身体形象的不满也会对生活质量产生负面影响。社会歧视、无知和误解可能使其进一步复杂化。良好的手术管理配合护理可以减少造口患者的并发症及改善他们的生活质量。因此，掌握术前准备、造口、护理和还纳造口是结肠直肠外科医生掌握全套本领的标志。

结肠造口术

构造

末端结肠造口术可以用在多种良性和恶性疾病中，以便永久性或临时性肠道引流（图55-1a）。低位直肠癌、复发性肛管癌、严重肛门直肠克罗恩病或严重的放射性直肠炎可能需要进行永久性末端结肠造口术。末端结肠造口术可以紧急用于严重的乙状结肠憩室炎（即Hartmann手术），并且作为创伤相关损伤的控制手段。末端结肠造口术还可用于一些不适合行重建手术以恢复肛门或直肠连续性的患者，例如大便失禁、严重的神经系统损伤、老年、禁忌合并症和已切除肛门括约肌复合体的患者。尽管括约肌保留手术越来越引起重视，但末端结肠造口术仍然是有意义的并且有时是必需的术式。

袢式结肠造口术可用于在临时或永久性基础上近端粪便转流以便解决精细吻合或有问题的远端肠道（图55-1b）。尽管高输出量和脱垂可能阻碍横结肠造口术，但乙状结肠和横结肠冗长且非腹膜覆盖的特性使得其很适合袢式结肠造口术。袢式结肠造口术的双腔性质能够起到近端分流和远端肠管逆行

图 55-1 a. 末端降结肠造口术；b. 袢式乙状结肠造口术

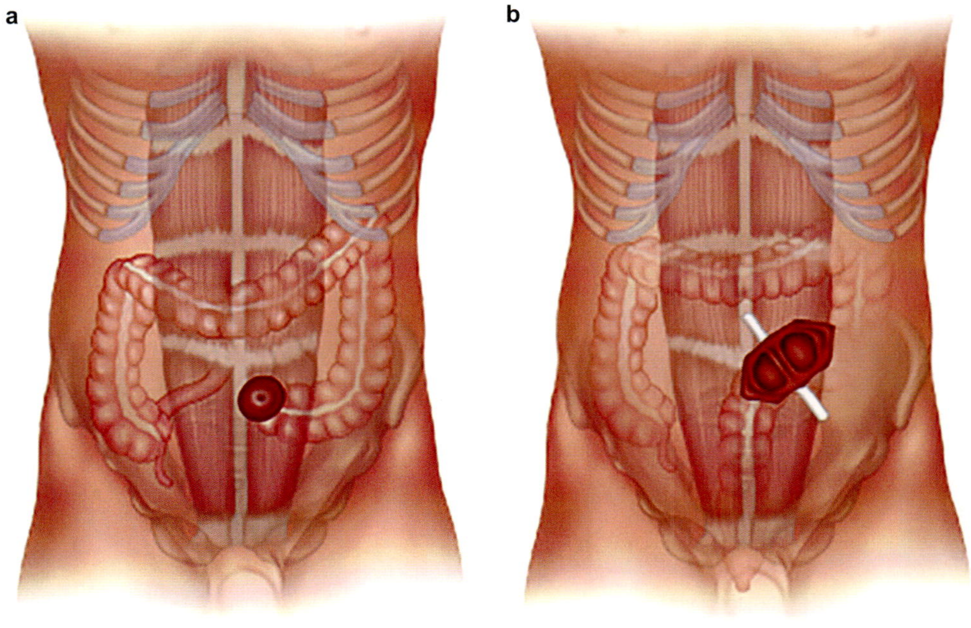

通气，使得袢式结肠造口术成为远端肠道阻塞性病变姑息治疗的理想选择。袢式结肠造口术可用于暂时性保护结直肠或结肠肛门吻合口，也可用于临时转移粪便，并有利于盆腔脓毒症、直肠创伤、经久不愈的骶骨部压疮和肛管直肠瘘的分期修复。极少数情况下，医源性或穿透性损伤穿孔的结肠分离后从腹腔内提出并作为一种袢式结肠造口，其合并损伤部分作为造口的外口。尽管横结肠袢式造口构建相对简单，但是由于其尺寸大、靠近头侧和造口相关并发症，患者常常难以接受。在大多数情况下，袢式回肠造术口可以提供更好的短期和长期疗效。由于近端和远端肠管都能够容易通过造口环，所以袢式造口术的还纳通常只需分离并切除造口边缘即可，而无需另行开腹手术。虽然袢式造口常常容易扭转，但是如果需要，它们可以被永久使用，并且也可用于预后不明确的疾病。

生理学

结肠造口的功能取决于粪便转流水平。结肠每天从小肠接受约 1500 ~ 2000 ml 的液体粪便，其中约 90% 的水（1350 ml）被重吸收，在固体粪便中排出的水约 100 ~ 150 ml[2-3]。大部分的结肠液和电解质在右结肠被重吸收。使用乙状结肠或左侧结肠制作的远端结肠造口比使用横结肠或升结肠制作的近端结肠造口产生更多的固体粪便。与小肠造口类似，横结肠造口可能更容易发生体液和电解质失衡。

类似于个体间肠运动频率和一致性的广泛差异，结肠造口功能也因人而异。由于结肠传输时间在 24h 和 150h 之间变化[2]，而且固体粪便通过结肠蠕动向前推进，所以远端结肠造口可能周期性地发挥作用；而气体往往能更持续地通过。粪便通过远端结肠造口的情况可以适用于专门的结肠造口灌洗技术，这可以使患者能够控制粪便通过或有时完全避免使用造口器具[4]。类似于小肠造口，具有液体粪便的近端结肠造口倾向于发挥持续性作用，而并不适合于造口灌洗技术。

小肠造口

构造

像结肠造口术一样，小肠造口（例如回肠造口术、空肠造口术）也可用于永久性或临时性肠引流。永久性末端回肠造口术（图 55-2a）通常用于克罗恩病的全结直肠切除术后；而临时性末端回肠造口术可适用于溃疡性结肠炎的腹腔全结肠切除术后最终的回肠储袋肛管吻合术。遗传性癌症综合征患者（如家族性腺瘤性息肉病、遗传性非息肉病性结肠癌）不宜使用重建性手术，可以进行永久性末端回肠造口术。在克罗恩病中偶尔见到的再次肠切除术

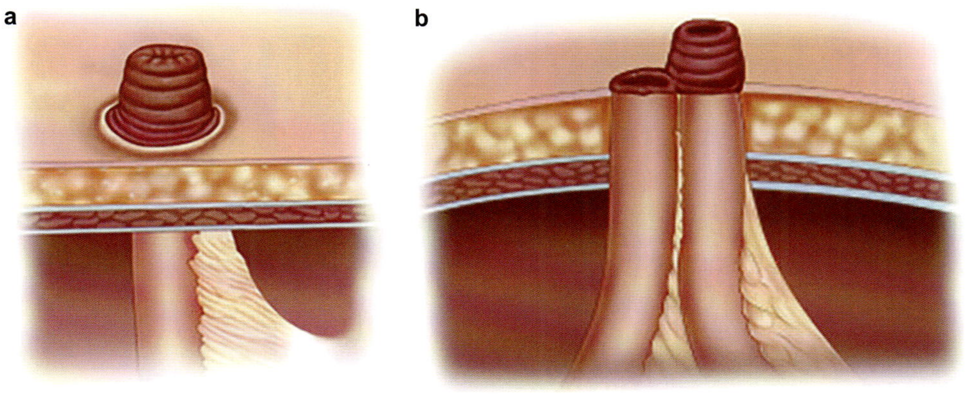

图 55-2　a. 末端回肠造口术；b. 袢式回肠造口术

可能需要空肠造口术，因为既往的手术可能已经切除了回肠。类似于结肠造口术，当由于污染、血流动力学不稳定、组织质量差或术前患者因素（包括营养状况和免疫抑制）导致吻合不可行时，可以在损伤控制情况下行临时性小肠末端造口。

像袢式结肠造口术一样，袢式小肠造口术（图 55-2b）是一种有效的辅助手术，该手术通常作为粪便转流的临时手段。然而，如果需要，构建良好的袢式造口可以是永久性的。小肠管径合适、血流供应丰富以及远离远端结肠和直肠使袢式回肠造口术成为许多外科医生临时转流粪便的有利选择。回肠造口液体流出很少会导致造口问题、脱水、电解质失衡和肾衰竭。本章稍后讨论临时转流性袢式回肠造口术和结肠造口术的比较。

生理

由于小肠造口绕过了结肠钠和水的重吸收，因此可能导致多样化甚至复杂的水和电解质失衡。小肠长度变化很大，从 275 cm 至 850 cm 不等[5]，平均原位长度约为 500 cm[6]，每天从近端胃肠道接受 9 ~ 10 L 的液体。大部分小肠吸收营养发生在肠道的前 150 cm 内，因为接近 6 L 的液体从空肠中被重吸收，只有 2.5 L 的液体在回肠中被重吸收[2]。正常末端回肠造口输出量可以变化很大，范围为 200 ~ 1200 ml/d，成分组成如表 55-1 所列。如结果所示，在小肠更近端建立造口（例如，空肠造口）会绕过有吸收能力的肠道，可能导致营养、电解质和液体失衡。由于脂溶性营养素在回肠末端被吸收，近端粪便分流（距离回盲瓣近端超过 100 cm）可使患者出现脂肪泻和维生素 B_{12} 缺乏症。即使是保留小肠全长的终末端回肠造口术，也可能由于失去回盲瓣和结肠的功能从而容易出现短暂性高流出量。高流量回肠造口的管理会在本章后面详细介绍。

表 55-1　正常回肠造口流出物的组成

	日常排泄	范围	浓度	范围
湿重	500 g	200 ~ 600 g		
净重	38 g	24 ~ 48 g		
含水量			92%	88% ~ 94%
pH			6.3	6.1 ~ 6.5
钠	55 mEq	30 ~ 80 mEq	115 mEq/L	100 ~ 130 mEq/L
钾	4 mEq	3 ~ 6 mEq	8 mEq/L	5 ~ 11 mEq/L
氯化物	20 mEq	15 ~ 30 mEq	45 mEq/L	15 ~ 40 mEq/L
钙	18 mEq	15 ~ 40 mEq	25 mEq/L	10 ~ 64 mEq/L
镁	8 mEq	7 ~ 9 mEq	15 mEq/L	10 ~ 28 mEq/L
磷	150 mEq	122 ~ 202 mEq		
氮	1 g	0.6 ~ 2.4 g		
脂肪	2.2 g	1.5 ~ 3.8 g		

Adapted from Rombeau, “Physiologic and Metabolic Effects of Intestinal Stomas”[2]

造口术的术前注意事项

与大多数手术一样，良好的术前准备是必不可少的，并且可以深刻地影响患者。术前造口位置标记和对患者的教育有助于改善造口相关的临床结局、患者的生活质量和体验，同时降低医疗资源利用。虽然许多医疗中心提供强大的辅助资源来协助造口患者和外科医生，但外科医生应最终负责围术期护理，并且做好造口术前相关准备。

造口位置标记

当有可能需要行造口术时，术前常规标志可能的造口位置是结直肠外科医生的关键技能，也是 ASCRS 和 WOCNS 所推荐的[7-8]。与未标记的患者相比，术前造口位置标记降低了术后并发症[9-10]，提高了造口相关生活质量、患者整体生活质量、信心和独立性，并可能降低造口护理成本[11]。无论是永久的还是临时的，在适当的位置建立肠道造口，是造口患者术后生活质量最重要的预测指标。

理想的造口部位是基于对患者站立位、坐位和卧位时的身体习惯、外形、瘢痕以及脐部的情况进行个体化评估。应根据患者生活习惯、职业、损伤和偏好，与患者一起寻找最佳的造口位置。“造口三角”（图 55-3a）由髂前上棘、耻骨结节和脐组成，被一些团队用于初步指导外科医生选择适合造口的预备区域[12]。造口位置位于腹直肌鞘内的三角形几何中心内。或者，外科医生可以将脐下脂肪垫顶部和腹直肌鞘的交点标记为初步造口部位（图 55-3b，c）[13]。尽管荟萃分析显示造口位置无明显影响，但仍应尽可能将造口保持在腹直肌鞘内，因为这可能会降低造口旁疝的风险[14-15]。

初步筛选后，必须仔细检查造口部位周围皮肤，确保造口位置避开可能阻碍造口器具应用并引起渗漏的瘢痕、褶皱和脐部（图 55-4a）。理想情况下，造口位置应有一个 2 英寸（1 英寸≈ 2.54 cm）、清晰、完整的皮肤周边与造口器具充分密封，并且市场上销售的造口盘可以帮助定位（图 55-3c）。应避免肋缘、髂前上棘和耻骨联合，因为这些骨性突起可能会使造口器具偏移（图 55-4b）。皮肤褶皱在患者坐下之前通常不好判定，因此，一旦患者坐下就应重新确定理想的造口部位（图 554c）。当患者坐着时，能够清楚地看到造口部位同样重要。患者若具有较大的血管翳，造口部位可能需要沿着腹直肌上方移动至脐上视野，确保视线能够到达目标区域。此外，与下腹部相比，上腹部皱褶可能更薄，这使造口环的创造更容易。最后，患者应该在站立时进行评估，以确定预期的部位，避开裤腰围、下垂乳房或疝。站立时应注意患者的姿势、收腹和弯曲身体时造口的位置。最后，术前检查患者潜在的造口部位，为患者和术者提供合适的造口位置。

造口位置应标有不易磨损的标记如用细针（26 号）和印度油墨[13]。造口位置可以提前几天标记，并用封闭的透明敷料进行保护，以免墨水被洗掉。多个潜在的造口位置可以按照术者的个人习惯依次确定、标记和排列，以供术中预备选择。极少需要两个造口行尿液和粪便引流（例如盆腔脏器切除术），并且每个造口部位都应建立在相对的两侧和不同的水平上，从而避免在需要造口带的情况下互相干扰。由于手术前的造口部位标记可能会被皮肤消毒擦掉，所以外科医生可能会发现，在麻醉诱导后，每个部位用一个 18 号针头划出一个小的表皮划痕，用于在手术期间该部位标记是很有帮助的。

术前造口教育

传统上，造口教育主要在术后进行；然而，最新证据表明术前造口教育可能同样重要。多种因素可能阻碍术后造口教育：疼痛、药物和心理压力可能会降低术后早期的教育效果，此时就体现了术前教育的价值。Chaudhri 等报道说，术前两次 45 分钟视听辅导和指导教育减少了 5.5 ~ 9 天的造口护理熟练时间，缩短了 8 ~ 10 天的住院时间，减少了患者的额外费用，每位患者净成本节省 2104 美元[16]。同样，Younis 等指出术前患者教育会议审查造口类型、造口器具和用品减少了住院时间，从 14 天减少到 8 天[17]。免费、低成本和商业配备的术前教育资源可从造口供应商和美国外科医学院（ACS）获得。ACS 造口术的家庭技能套件（图 55-5）包含一个视频 DVD，其展示造口护理技术；造口用具样品；塑料模型造口，其允许患者术前模拟造口护理。美国外科医学院（ACS）与美国结肠和直肠外科医师协会（ASCRS）以及其他社团和组织合作制订了标准化的互动计划。自 2010 年公布以来，已分发了 55 000 多件套件。来自 ACS 的初步未公布的数

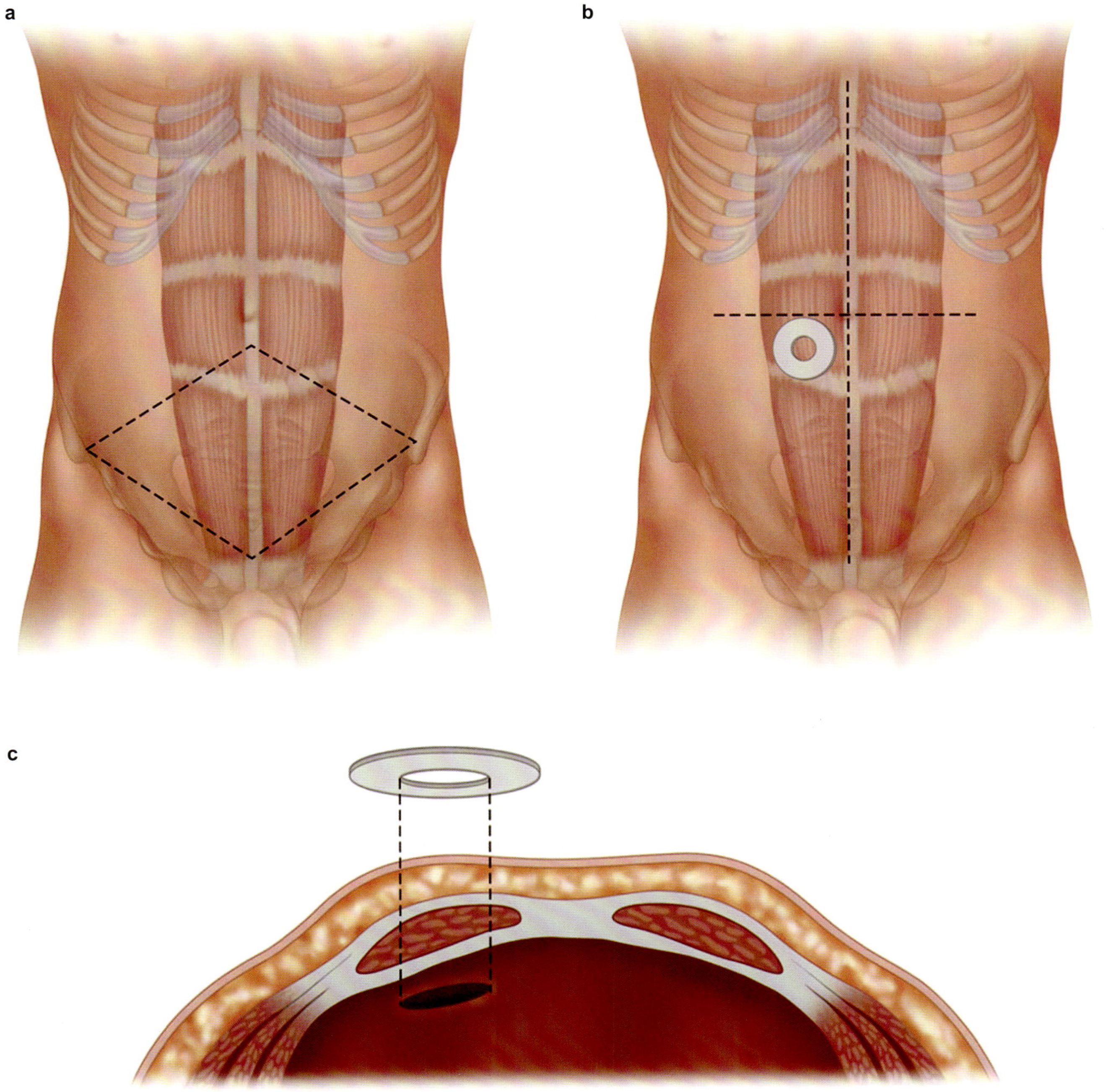

图 55-3　a. "造口三角"；b. 脐下脂肪垫顶部和腹直肌鞘的交点，以造口环为标志；c. 造口环路径和造口定位环的横截面视图，垂直于腹壁而不转向中间或侧方

据显示，与接受标准术后造口教育的患者相比，术前接受造口术的家庭技巧套件教育的患者对造口护理更加自信，出现问题更少，需要帮助更少，对造口护理也更加满意。

创建造口术的技术注意事项

小肠末端造口

由于坚韧的小肠肠系膜的可移动性，小肠末端造口通常容易实施。若可行的话，腹腔镜方法是有

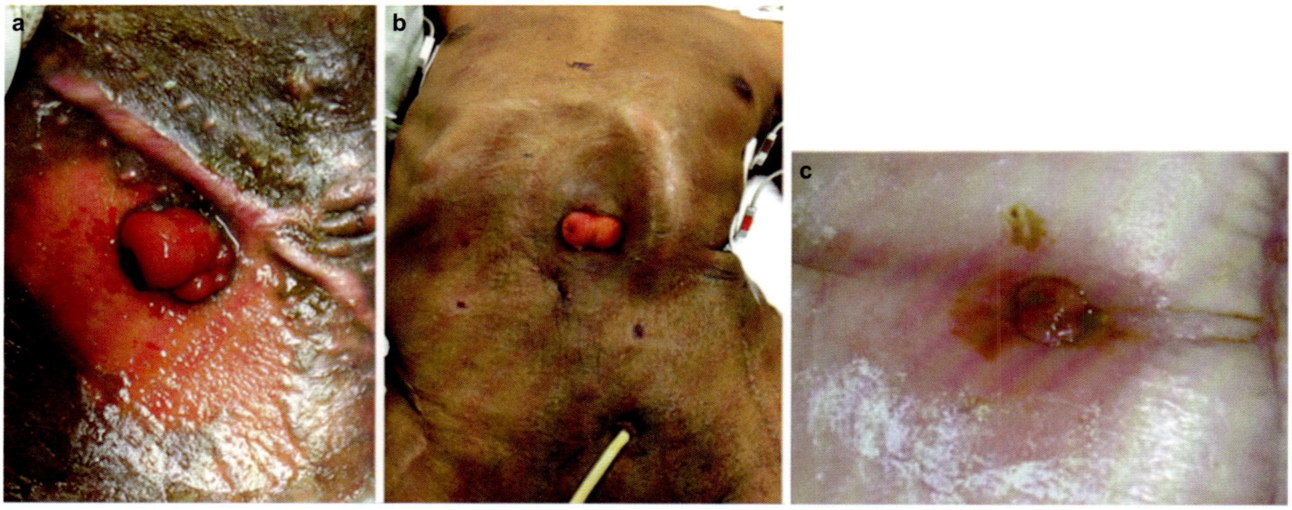

图 55-4 a. 袢式回肠造口术创建得太靠近切口干扰了造口器具密封，导致泄漏和明显的皮肤损伤（照片来源：Michael McGee）。b. 袢式横结肠造口术过于靠近肋缘，引起频繁的器具移位（照片来源：Michael McGee）。）c. 造口创建在皮肤褶皱，直到患者坐或弯曲时才发现 [照片来源：Wound，Ostomy，and Continence Nurses Society（http://www.wocn.org/page/ImageLibrary）]

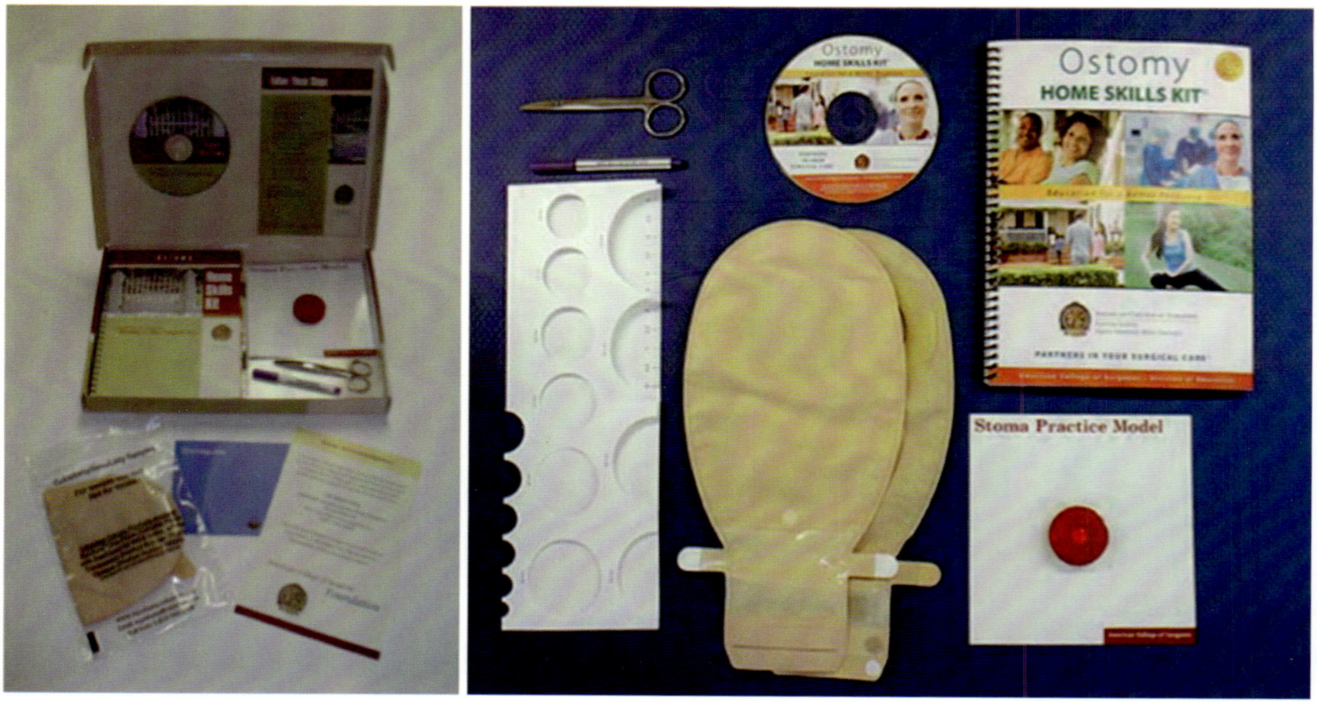

图 55-5 美国外科医学院造口术的家庭技巧套件（照片来源：美国外科医学院）

利的，但也可以使用开放式方法[7]。选择目标小肠段后，要注意确保肠系膜可充分移动，并去除所有的粘连，以使无张力肠管长度超过腹壁。部分肠系膜血管可能需要分离以获得足够的长度，特别是腹壁厚的患者。

在开放性手术期间，如果需要，可以通过用光源透射肠系膜来行肠系膜血管的鉴别，指导哪些血管需要保留或切断以维持造口部位血液灌注。类似于肠吻合的准备，仔细评估肠灌注可以避免缺血相关的造口并发症如狭窄和挛缩。肥胖患者或小肠系膜增厚或有炎症的患者可能需要额外延长手术，这会在本章后面详细介绍（参见“特别注意：困难造口”）。

一旦获得了足够具有活动性的小肠，就可以在之前标记的造口部位创建圆柱形造口环。对于具有正常管径和肠系膜的结肠回肠造口术，作者更喜欢切除直径约 2 cm 的圆形皮肤，并将皮下组织垂直分离到腹直肌前鞘的水平，而不切除皮下组织。在开放性手术中，助手的两个手指进入腹膜的预定位置用前面的折叠纱布推压，可以通过压缩组织以利于环形圈的形成，并确保环状柱与腹壁垂直（图 55-6）。垂直切开腹直肌前鞘 3 cm 切口，用大号止血钳小心地分开腹直肌肌纤维，分离腹直肌以暴露腹直肌后鞘。要特别注意防止腹直肌肌纤维和下腹部血管的完全分离和回缩，以避免麻烦的肌肉出血。随着腹直肌后鞘被暴露出来，直接在辅助的纱布上烧灼以做一个 3 cm 的垂直切口，从而完成造口环。用一个或两个手指通过已完成的造口环，轻轻地扩大并确认环的大小。如果需要的话，通过在皮肤水平进行径向皮肤切口或延长腹直肌前鞘或腹直肌后鞘切口，可以进一步扩大造口环直径。

腹腔镜造口方法遵循与开腹手术相同的基本原则。在腹腔镜下确认肠段能够充分移动后，创建一个腹壁环口。如果已经存在开口，那么可以用类似于开腹手术的方法创建环口，即助手用两个手指向上压。如果不存在开口，那么就需要小心创建环口以避免在切开腹直肌后鞘和腹膜时损伤到腹内脏器。当环口完成时，气腹会很快消失，这样就很难通过狭小的环口定位目标肠段。此时，在环口放置一个超小型塑料套管型伤口牵开器可能有助于观察。作者建议用无损伤肠钳夹住目标肠袢末端，迅速放在环口腹膜侧下方，这样在气腹消退时就可以更容易看到肠段。当气腹关闭后，腹腔镜肠钳可以直接伸向环口。一旦目标肠段通过环口被确认，就可以换用 Babcock 钳通过环口夹取肠段。

不论是开腹还是腹腔镜技术，预先游离的肠段要用 Babcock 钳夹住，小心通过合适大小的环口。为了避免造口回缩，5 ~ 6 cm 的小肠和相应的肠系膜应当被拉出并留置在皮肤之上。拉拽相应的肠系膜通过环口的操作需要特别当心，避免出现系膜损伤和撕裂。当外科医生在皮肤处轻轻拉扯肠段时，需用双手从腹膜表面轻柔地推动和引导肠系膜。如果肠系膜滞留在腹直肌鞘或皮下组织中时，可以将 Adson 组织镊钝侧像鞋拔子一样拨动，辅助造口肠系膜的取出。其他帮助困难造口通过腹壁的方法将在本章末详述（见“特别注意：困难造口”一节）。在足够长度的肠段通过腹壁被取出后，需要评估造口的张力、活力和系膜的血供。如造口持续呈现暗淡的色泽，可能是由于系膜血管损伤，环口狭窄导致静脉回流受阻，或者是肠系膜游离时无意中离断血管，这些问题应当在关腹前解决。通常情况下，造口预留至最后成形，直到所有其他腹壁切口都关闭，以便最大限度减少切口感染。

当所有剩余的腹部切口都闭合并且防止了局部污染后，末端回肠造口就可以向外伸出 2 ~ 3 cm。回肠造口的成形是必需的，它可以利用小肠黏膜覆盖并且保护置于体外的小肠浆膜，以此使浆膜与肠内消化液隔离，避免其引起的浆膜炎和回肠造口狭窄。如果回肠末端经过吻合器闭合了，那么就要切除闭合线，并将肠壁全层外翻。有时候，肥厚的肠系膜可能需要仔细去除，使肠壁能够完全外翻。使用可吸收线进行间断缝合，将外翻的肠壁固定在皮肤上（图 55-7）。经典的“Brooke”缝合法还包括在皮肤水平缝入肠壁的浆肌层，将外翻肠段固定在皮肤上。缝线要穿过真皮层，而非表皮，从而避免黏膜细胞种植，有报道表明黏膜细胞会沿缝线迁移并定植在表皮上，克隆形成异位黏膜岛。这种皮肤黏膜岛会分泌黏液到造口边缘的皮肤上，影响造口袋的黏附[18]。完成后的末端小肠造口应当凸出皮肤表面 2 ~ 3 cm，拉开皮肤 - 造口袋封闭面与粪便排出口的距离，从而提高封闭效果并且减少并发症[7, 10]。小肠造口凸出过多或不足都可能会发生造口渗漏，因为小肠内排出的腐蚀性液体可以轻易地从造口边缘下面漏出，造成疼痛、破溃、渗液的皮肤伤口，并且难以修复。回肠造口高度小于 2 cm 也会引发问题，而且造口的高度与发生并发症的可能性成反比[19]。由于有很大一部分造口是终身的，外科医生应当格外用心创建一个完美的造口，这将使患者、外科医生以及一个家庭避免一辈子的麻烦。

小肠袢式造口

小肠袢式造口的创建可以通过腹腔镜或者开腹技术实现，首先是要对肠段进行处理，分离所有粘连，使其有足够的移动度。对于开腹环状造口，我

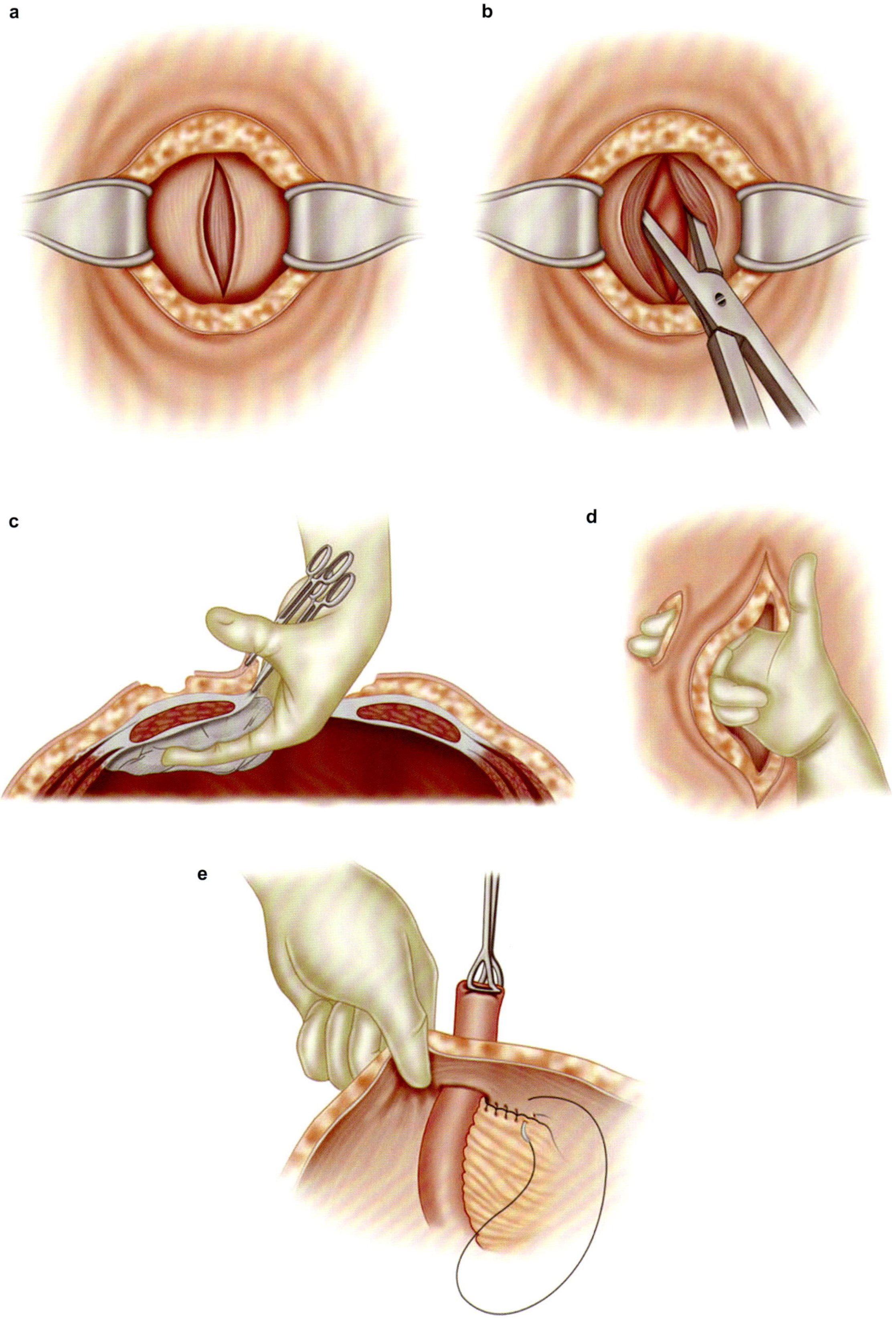

图 55-6 创建一个末端小肠造口。a. 切除一个 2 cm 的皮肤圆盘，分离皮下组织直到腹直肌前鞘水平。b. 垂直切开腹直肌前鞘和后鞘并且分开腹直肌。c. 助手通过预先推压折叠的海绵纱布，保护腹内容物以辅助造口。d. 将两个手指穿过完成的环口来确认大小是否足够。e. 用 Babcock 钳将回肠从造口夹出

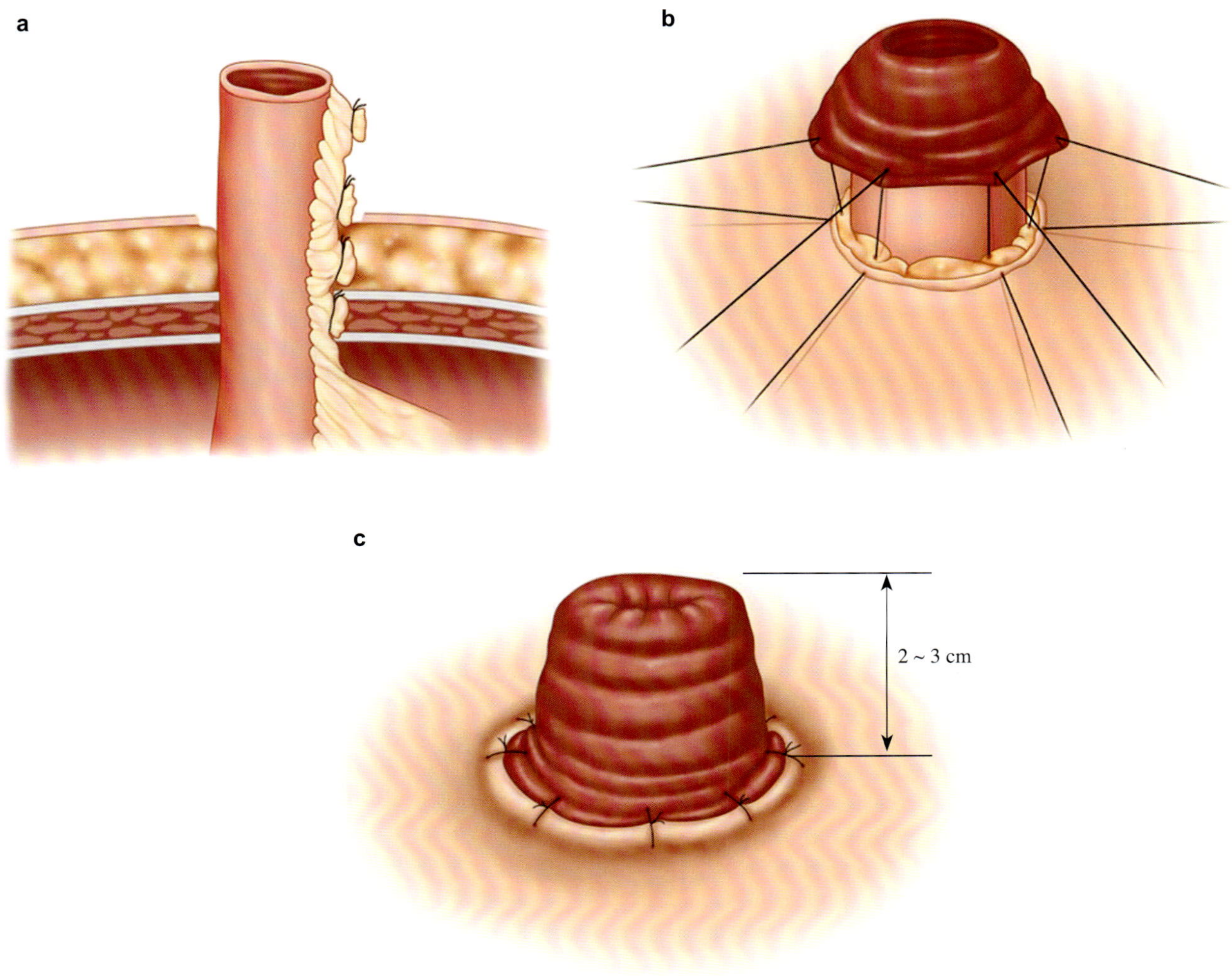

图 55-7　末端小肠造口的成形。a. 将一段可充分移动、无张力的小肠从腹内通过环锯口拉出。b. 用可吸收线间断缝合，使造口成形。c. 完成后的小肠造口应当突出皮肤 2 ~ 3 cm

们使用一把尖头血管钳在肠壁和肠系膜交接处钻一个小缺口，然后用一根细的 Penrose 管或者脐带线从肠管下方穿过缺口（图 55-8）。有些外科医生喜欢在浆肌层上缝上不同颜色的标记线以确定肠管的方向，防止肠道扭转和无意间将远端造口环成形。或者，也可以通过在与肠系膜相对的肠壁表面画个箭头指明小肠内容物的正确流动方向来确定肠管的方向。在先前标记的位置用上文中提到的技术做一个直径 2.5 cm 的造口环锯口。通常，环状造口的环锯口会比末端造口稍微大一些，最终的环锯口可以轻松容纳两个手指。然后，我们在最大限度减少损伤的情况下，用 Penrose 管将肠管安全拉出环锯口。外科医生需要确认肠系膜没有扭转。如果肠段滞留在筋膜或真皮层，Adson 镊子的钝侧可以像桨一样划动，帮助肠段取出。可以用塑料造口棒替换 Penrose 管来暂时支撑肠管位于皮肤之上，直到环锯口和肠壁之间形成粘连，然而这种支撑棒的效用和种类仍然备受争议 [20]。如果使用，那就得保证棒子不能在肠管后方的压迫下产生巨大的张力，而且，如果棒子在肠管上形成一个较深的印痕，我们就得额外将更多的肠段分离或者拉出环锯口。腹腔镜环状造口的方法和腹腔镜末端造口相似，具体细节见上文。

在关闭并且保护所有腹部切口后，在皮肤水平沿着远端肠管壁做一个近全周长的切口。与肠系膜相连部分的肠壁完整保留并且不分开。用可吸收

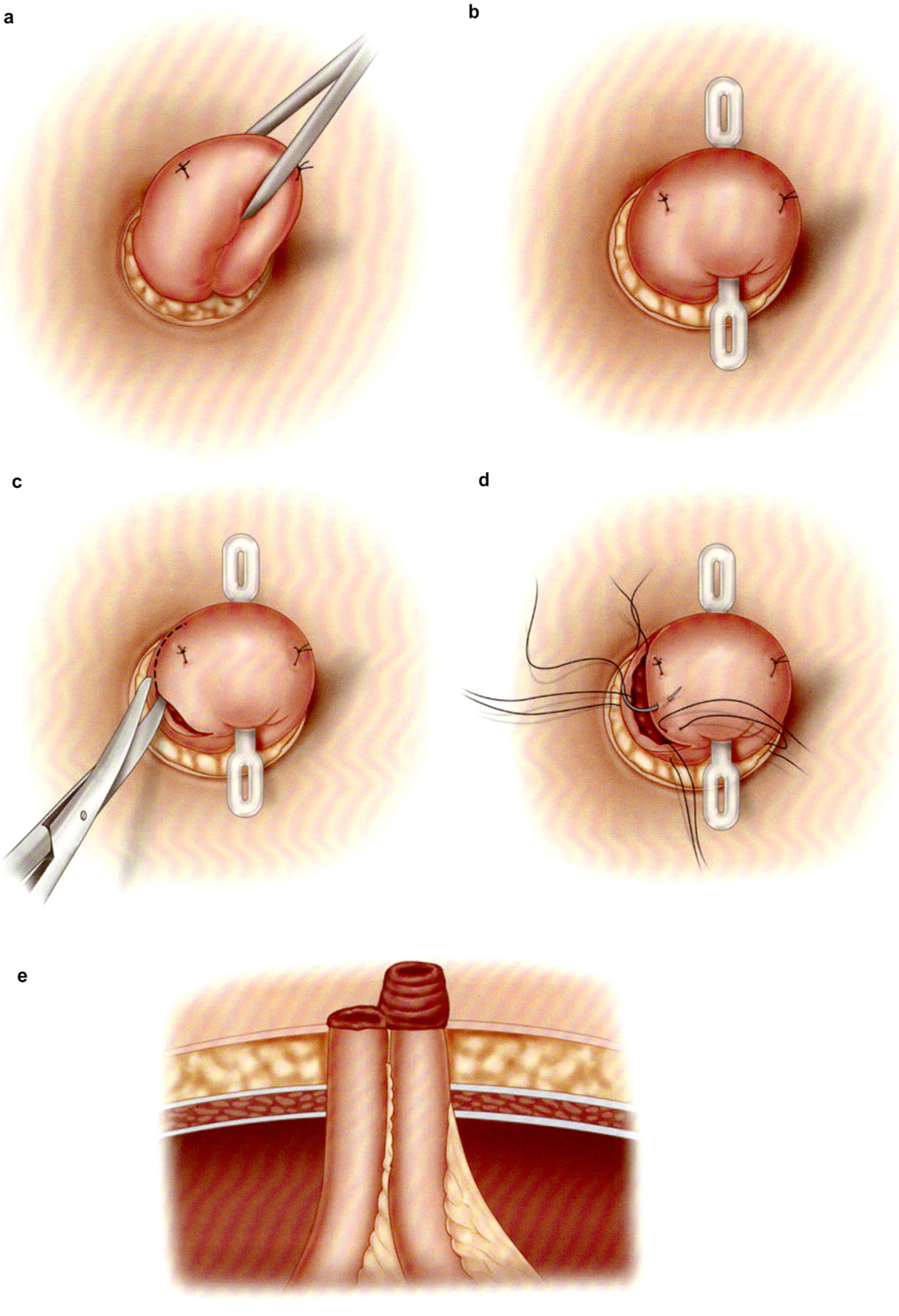

图 55-8 袢式小肠造口的创建。a. 将一根细的 Penrose 管穿过肠系膜缺口，并用这根管子将目标肠管轻轻拉出环锯口。b. 可以将 Penrose 管替换为造口棒。c. 在皮肤水平将环状造口的远端部分切开。d. 造口远端“帽兜”样的小肠被翻转并且缝合在造口近端形成一个喷射口。e. 完成后的小肠袢式造口

线将远端离断部分肠壁缝合在真皮层上。然后，用 Adson 钳的钝端将剩余的"帽兜"状肠壁翻转并且与真皮层缝合。和末端小肠造口相似，环状回肠造口的近端肠管要突出皮肤 2 ~ 3 cm，使造口袋与造口边缘皮肤密封贴合，从而减少术后造口相关并发症的发生。当使用造口棒后，棒子应当在术后 3 ~ 5 天、粘连形成时撤去，前提是在造口棒和皮肤之间没有张力。尽管环状造口一般被认为是暂时性的，但是仍然需要被创建成经久耐用的，以防万一出现远端肠道无法修复的情况。使用腹内抗粘连材料可能会减少粘连，使暂时性造口后续的造口还纳更易行[7, 21-23]。

末端结肠造口术

末端结肠造口的创建技术和小肠造口相似，但是需要特别考虑的是结肠的血供较少。腹腔镜和开腹手术的方法都可以使用，但无论采取何种方法，需要特别注意确保目标结肠肠段的充分游离，这样才能使数厘米长的肠段在无张力的情况下到达皮肤水平以上。与相对活动的小肠系膜不同，结肠肠管和肠系膜想要有充分的游离，取决于分离的程度。对于瘦的患者，由于乙状结肠本身冗长，末端乙状结肠可能不需要大范围的游离。然而，对于肥胖患者，降结肠近端造口需要充分游离脾曲、高位结扎血管，以使足够的肠管能到达造口部位。作者强烈建议外科医生以对待吻合术一样处理结肠肠管，在消除张力的情况下使肠段充分游离，并且确保其充足的血供。可以在进行结肠分离时通过肠管边缘的动脉搏动来评估结肠造口血供是否充足。在系膜缘肠壁，把肠脂垂完全切除也许有助于最后轻松将肠管拉出。

对于开腹末端结肠造口术，一旦结肠肠段选择好并做好预处理，就在之前标记的部位用先前提到的方法做一个直径 2.5 cm 肌肉分离的造口环口。末端结肠造口可能需要较大的环口，这取决于肠管的大小和肠系膜的厚度。可以将肠脂垂切除，使结肠更容易通过腹壁环口。用 Babcock 钳夹取肠段通过环口并拉出。此时，外科医生需要确认留在皮肤水平以上 3 ~ 4 cm 的肠段呈现粉红色，血供良好，没有张力和回缩。关闭并且保护腹部切口后，将造口处结肠切开、翻转并且缝合在皮肤上，形成一个凸出 1 ~ 2 cm 的结肠造口。一般情况下，结肠造口固态的排出物对周围皮肤没有毒性，因此过长的造口肠段翻转是没有必要的。如果有必要，可以将结肠造口做成和皮肤齐平，但是作者建议稍微凸起有助于患者安装造口袋和护理皮肤。一旦造口成形，需要对其进行评估，以黏膜粉红、水亮来确认其血供充分。腹腔镜末端结肠造口原则与上述细节相同。

袢式结肠造口术

尽管任何部分的结肠，只要通过开腹或者腹腔镜手术获得充分游离，都可以做袢式造口，但环状结肠造口术一般用于腹膜外乙状结肠和横结肠。在确认目标结肠肠段后，我们需要评估肠段的延伸性和移动度，确保结肠能够在无张力的情况下伸到预先标记的造口位置上方数厘米处。在开腹手术中，我们将一条细的 Penrose 管穿过系膜与肠壁连接处无血管的部位。通过之前所述方法创建一个直径大约 3 cm 的环口之后，肠管被轻柔地拉出环口，并放置在一根造口棒上。关闭腹部切口并且对其采取保护措施，然后沿着肠管长轴切开肠壁，并且将切缘一圈缝合在皮肤上，这样环状结肠造口就成形了（图 55-9）。成形的环状结肠造口可能会很大，这和肠管大小、肠系膜厚度、术后水肿有关。和环状小肠造口相似，环状结肠造口可以是暂时性的或者永久性的，并且应当被创建成经久耐用的，以防造口无法回纳。腹腔镜造口的基本原则与上述相似。与环状小肠造口相似，暂时性造口推荐使用腹内抗粘连材料，使之后的造口回纳更易行[7]。

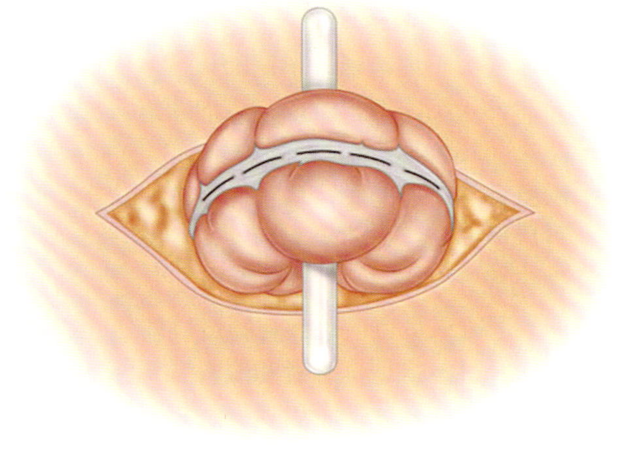

图 55-9　沿着结肠长轴切开肠壁，创建一个结肠造口

肠造口的术后护理

住院患者早期术后护理

肠造口完成以后，造口很快会出现水肿，是原始大小的2～3倍。经过4～6周，造口可退缩为正常大小。应该每天检查并评估新造口的色泽、活性和收缩能力，造口应该保持粉色、湿润、凸起良好。如果造口时使用了支撑杆，一般术后3～5天应该移除或者待向心张力降低时，支撑杆可以轻松滑出。对于困难或者脆弱的造口，支撑杆可以留置更长时间。

小肠和结肠造口术后不会马上发挥作用。造口排出物一开始是少量的浆液性或者稀薄的略有胆汁样的无渣液体，被称为“肠汗”。肠道功能会随着时间恢复，造口排出物逐渐增加。结肠造口术后一般先排气，而后液态便，最终随着时间出现更多的固体排泄物，然而这种过程是可变的。小肠造口比结肠造口功能恢复更快。即使处于禁食期，小肠造口也会产生相当量粪便或者墨绿胆汁样的排出物。随着进食的增多，颗粒物增多，小肠排出液越发稠厚。正如之前所说，大量的小肠造口排出物可以引起严重的脱水和电解质紊乱。随着术后早期肠道功能的恢复，大量积压的肠内容物可能从造口排出引起最初肠造口的高排泄。小肠造口排泄物通常随着时间而逐渐变少，但当造口出现持续高排泄时，可能需要饮食和药物干预（见“高排泄量的肠造口”章节）。超过30%的新的回肠造口患者有脱水表现，术后早期再入院率超过15%[24]。最近的研究表明，围术期造口护理路径集中于患者教育、标准化出院标准、排出物记录、护理访视，早期随访可以降低术后脱水相关的再入院比例，所以应该向新造口的患者强烈推荐[7,25]。

以患者为中心的肠造口术后教育应该在患者可以参与后尽早开始。鉴于大约一半的肠造口护理是由配偶完成，1/4肠造口护理由子女完成，所以参与护理的家庭成员也应该参与肠造口教育[11]。造口教育的最终目标是训练患者和照料者熟练地护理造口并解决各种问题。术后患者一般需要按照程序接受清空造口袋、换袋以及解决造口常见问题的理论知识和操作技能的培训。许多新的造口患者出院时仅仅会清空造口袋，这导致患者经常在出院后缺乏处理造口袋相关问题的知识。美国外科学院未发表的数据显示出院的造口患者仅53%有能力更换新的造口袋，28%的造口患者能够处理造口袋渗漏。结果显示，出院的造口患者45%为自我护理感到焦虑，40%感到悲伤和（或）抑郁，而62%的患者觉得不舒服而离家。因此，许多机构将术后造口护理和教育纳入到家庭护理的门诊领域。

术后出院患者护理

ASCRS认为对接受造口手术的患者而言，理想的护理应该由造口专科护士，如WOCN认证的护士，进行术前和术后的教育和护理[7]。周期性的造口评估和教育强化应该从造口术出院后就开始，特别是造口并发症最频繁的术后早期。需要注意造口排出物和造口袋的更换频率，这是了解造口周围皮肤质地和有无渗漏的良好替代方法。理想状态下，造口袋可以维持3～5天才进行更换，而频繁地更换可能由于不正确的技术、不合适的造口用具、造口周围皮肤疾病或者造口位置或构建不佳所致。一项最近的调查显示，由WOCN认证的护士进行的有计划的术后随访中，超过60%的新的造口患者有造口周围皮肤刺激，而接近一半的患者并未意识到。但一旦发现并处理后，造口相关的生活质量得到了提升[26]。另外，即使是在术后晚期，结构化的术后护理小组仍可能使造口患者获益[27]。由网上个人组织的造口支持小组可以为新手和有经验的造口患者提供长期的支持[28]。

造口装置

造口装置有很多种尺寸和结构，但是一般由两部分组成，一个可密封于皮肤的有黏性的底盘（圆片）和一个单件或双件的收集袋（图55-10）。双件装置可以使收集袋完全脱离底盘，而且不用完全移除底盘就可以观察造口，所以在术后早期需要每天观察造口的时候比较有优势。造口底盘通常由果胶样的有黏性的圆环及环绕它的磁盘样的防水层组成。圆环的内径有各种大小，还常常可以用剪刀修剪以适应较大或不规则形状的造口。总的来说，底盘剪成和造口外径大小，尽量不让造口缘皮肤暴露于肠内容物中。一次性的造口尺寸模板可从大多数的造口用品制造商处获得。合适的大小和对造口装

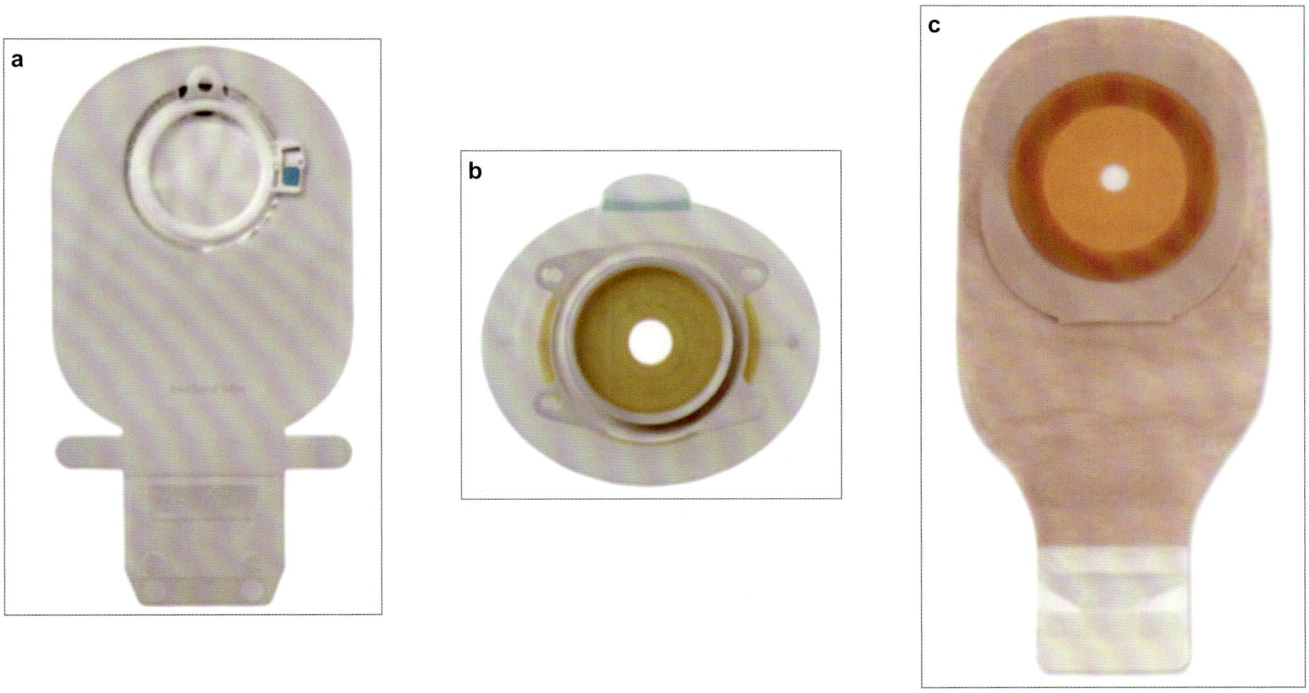

图 55-10　a. 带有底盘和储袋的两件套造口用品（照片由 Coloplast 馈赠）; b. 单件造口用品和束带（照片由 Hollister 馈赠）; c. 单件造口用品（照片由 ConvaTec 馈赠）

置的裁剪非常重要，特别是在前 6 周造口水肿明显的时候。调查数据显示，造口患者平均每 4 ~ 5 天换一个新的底盘。一般每 3 ~ 7 天应该更换底盘，具体取决于造口周围皮肤护理需求[29]。

根据患者的偏好，收集袋分透明的和不透明的，两者都有各种尺寸。通气碳过滤袋用于排气较多的患者。高排量袋用于连接类似于 Foley 导尿管的支架搜集系统。必须由患者判定是否清空收集袋。鼓励新的小肠造口患者在术后前几周记录排泄量和监测高排量。

根据造口缘皮肤情况、造口形态以及体型等可能会用到特殊的造口装置。凸面的造口装置以肠道样的底盘为特征，可以帮助密封平坦和回缩的造口。对易漏的造口，造口弹力束带可以用来增强皮肤的密封性。造口膏和成形的造口屏障环可以增强造口周围皮肤和底盘的密封性，对于皮肤有皱褶或者瘢痕导致不平整的造口周围皮肤特别有用。一系列的皮肤黏合剂、保护剂擦拭布、黏合剂去除剂以及局部用粉末都可以帮助解决造口周围皮肤的问题。

造口并发症

造口的问题普遍存在，并深刻地影响造口患者的生活质量，但是这常常可以在造口护理专业人员指导下通过合适的护理和教育得到改善。美国国家外科质量改善项目的数据显示选择性造口术后未调整的并发症发生率为 37%，急诊造口术后并发症率 55%[30]。当考虑到患者报告的结果，造口特异性并发症发生率会更高（表 55-2）。早期造口相关并发症如深渗漏、造口周围皮炎以及脱水由于造口管理问题会有增高趋势，但可以通过造口护理和教育得到改善。脱垂、狭窄和造口旁疝是晚期造口相关并发症，需要通过手术进行彻底的修复。虽然许多机构都有专业造口护理，但识别、护理和管理造口相关并发症通常都属于结直肠外科医生的领域。

表 55-2　造口并发症

并发症	发生率（%）
回缩	0 ~ 22
造口旁疝	0 ~ 40
造口脱垂	0 ~ 10
造口坏死	0 ~ 7
造口周围皮肤问题	10 ~ 42
总并发症	12 ~ 72

Adapted from Salvadalena G. Incidence of complications of the stoma and peristomal skin among individuals with colostomy, ileostomy, and urostomy: a systematic review. J Wound Ostomy Continence Nurs. 2008; 35 (6): 596–607[31]

造口缺血：坏死、退缩和狭窄

灌注不良的造口可在术后早期发生坏死（图 55-11a）。动脉供血不足是发生造口坏死的最主要原因。然而环口内的筋膜阻塞也可引起少见的静脉缺血。袢式造口保留了造口近端和远端双侧肠系膜血管，其耐缺血能力比需要肠系膜分离依赖单向动脉灌注的末端造口要强。选择合适的造口术可以保证肠段足够的灌注从而避免造口缺血相关的并发症。术中评估肠系膜搏动、肠系膜切缘的搏动性出血、肠壁切缘的损伤性出血以及黏膜情况可以减少造口缺血以及相关并发症的风险。

与缺血性结肠炎类似，对于不同时间、长度和不同缺血程度的肠段，灌注不良的造口可有不同程度的缺血表现，因此术后早期评估造口活力是十分重要的。造口缺血通常最初表现为黏膜苍白，并逐步进展为瘀斑、发绀以及紫黑色的黏膜坏死。轻度造口缺血可导致局限、部分厚度的黏膜坏死、脱落，而深层的肠壁可保持活力。造口最远端边缘通常成形在造口周围皮肤，是最容易发生缺血的部分。外翻肠壁的近端，可以看到由缺血移行为有活力肠段的灌注活力梯度。

缺血造口近端的评估是非常重要的，通常使用床边“试管”试验进行。将一个润滑的干净玻璃试管插入造口内，并用手电筒直接照入造口肠腔。通过照亮的玻璃可以在床边观察与试管等长的黏膜情况，并可使外科医生沿造口肠管对造口近端黏膜缺血范围进行评估。小肠和结肠造口术后早期缺血的管理并不相同。严重的缺血可能进展为腹腔内坏死和穿孔，因此任何造口若存在早期筋膜下缺血（例如腹壁筋膜后方）的征象时需进行纠正。筋膜前方有活力的结肠造口需要密切观察不需要纠正，因为不太可能发生腹腔内穿孔，而且即便远端造口坏死使得造口与皮肤齐平，结肠造口的固体排泄物也可相应地排入储袋。但是部分活力存在的永久性末端回肠造口若出现肌层显著的缺血，需要在术后选择合适的手术时机进行纠正，因为远端坏死可导致回肠造口与皮肤齐平，使其难以安放造口袋。

长期的轻度缺血可导致晚期造口狭窄和收缩（图 55-11b）。非缺血性的造口狭窄可见于游离不充分的造口肠管以及肥胖的患者。与缺血性结肠炎类似，肠管的坏死与萎缩可导致不同程度的造口狭窄和/或收缩，根据症状的严重程度可能会行必要的手术纠正。无症状的轻微的造口狭窄与收缩需要密切观察，造口袋要有足够的密封性并保持造口周围皮肤的健康（图 55-12）。对大多数筋膜上结肠是正常的患者，皮肤水平有症状的结肠造口狭窄可局部纠正。筋膜下造口狭窄需要在腹腔内游离新的灌注良好的肠段，以便做一个新的造口。慢性收缩的造口可观察到无狭窄或收集粪便问题。但是，收集粪便困难的小肠则需要局部纠正或者完整切除后重新造口。

造口周围皮肤病

造口周围皮肤病是造口最常见的并发症[31]。虽然造口的整个过程中均存在对皮肤的刺激，但是皮肤的症状仍然最多见于术后早期患者学习如何妥善护理造口的时期。高达 70% 的造口患者存在造口周围皮炎，很多患者常常没有意识到这点[26, 32-33]。幸运的是，绝大多数构建良好、位置适宜的造口出现

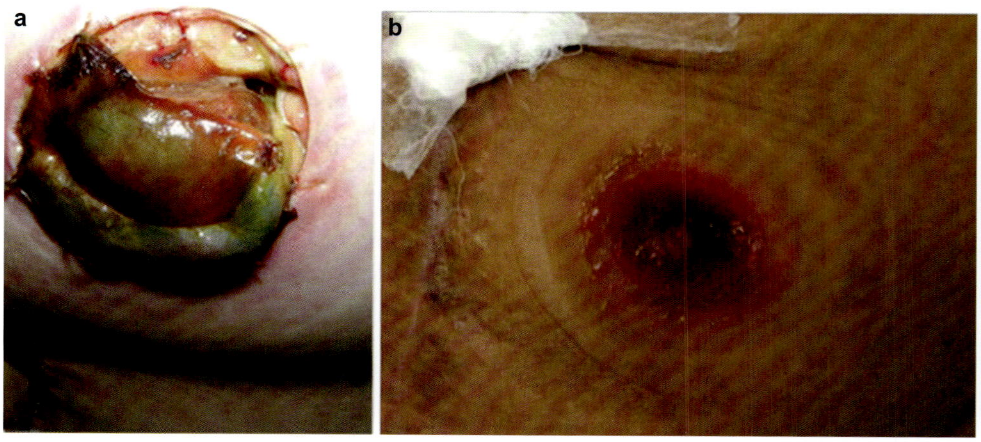

图 55-11 a. 急性术后造口坏死伴皮肤黏膜分离［图片发表自：Wound，Ostomy，and Continence Nurses Society（http://www.wocn.org/page/ImageLibrary）］。b. 慢性回肠造口缺血导致回缩、狭窄、收集粪便困难以及造口周围糜烂（图片发表自：Adam Stein，MD）

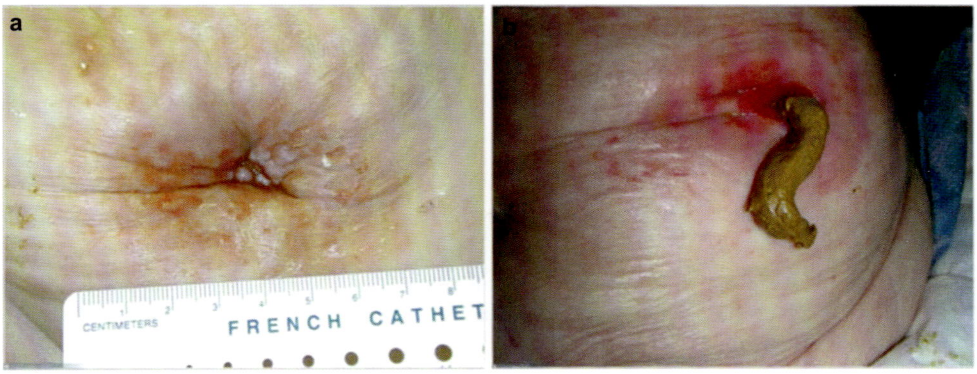

图 55-12　慢性造口狭窄［图片发表自：Wound，Ostomy，and Continence Nurses Society（http://www.wocn.org/page/ImageLibrary）］

周围皮肤并发症可通过局部的伤口护理妥善处理。

大多数对皮肤的刺激来源于不匹配或尺寸不合适的造口装置，使得脆弱的造口周围皮肤接触腐蚀性的造口排泄物（图 55-13）。排泄物漏出导致造口周围皮肤受损促进渗液，影响了造口用品的黏性，进而加重漏出、脱落以及造口用品粘贴不良。排泄物漏出后通常需要频繁更换造口用品，这对脆弱的造口周围皮肤造成进一步的机械剥离损伤。对于造口袋渗漏以及造口周围皮肤脱落最好的处理是重新评估造口器具及尺寸。应注意确保造口袋裁剪的大小，使其完美贴合皮肤黏膜交界处，不让皮肤暴露于造口渗液中。若造口平坦或难以贴合，可以使用凸面造口袋来改善皮肤黏膜交界处的密封。保护性的皮肤屏障擦拭巾能在造口皮肤交界处建立一个聚合薄层来改善和保护皮肤的完整性。造口周围皮肤擦伤渗液可以用一层薄薄的造口粉来处理。造口周边轮廓的问题如边缘凹陷、皮肤褶皱和皮肤黏膜分离，可用防漏膏来“堵住”基板下面的渗漏。

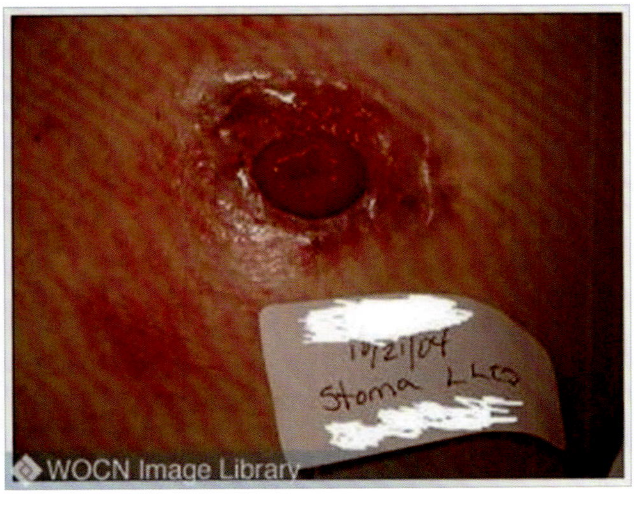

图 55-13　因不合适的造口用品导致的造口周围皮肤脱落、溃疡［图片发表自：Wound，Ostomy，and Continence Nurses Society（http://www.wocn.org/page/ImageLibrary）］

造口周围真菌感染通常表现为在造口装置基板底下皮肤发红，出现发亮的散在丘疹[33]。白念珠菌是最常见的皮肤感染真菌，可以在皮肤与基板接触处的温暖潮湿的环境中增殖并引起瘙痒、刺激和疼痛。治疗真菌感染首先是去除并检查造口袋，因为被其掩藏的渗漏会加重皮肤潮湿和对其的刺激，然后使用外用抗真菌粉轻轻擦拭该造口周围皮肤，再刷掉多余的粉末，用皮肤密封剂覆盖于粉末，以便于使用新的造口袋。每次更换造口用品都要重复这个过程，直到皮疹消失，通常需要 1～2 周的时间。在少数情况下，还需要外用咪康唑、克霉唑来治疗顽固性的真菌性皮炎。

评估造口周围皮肤的重要性再怎么强调都不过分，特别是在术后早期阶段。尤其是那些健康认知度低、护理条件不够以及行紧急造口等高风险患者，更需要注意。此外，肥胖患者行回肠造口，出现造口问题的风险更高，一个是因为造口流出的大多为液体，一是因为腹壁厚的患者造口难度大[34]。随着术后造口水肿消退，术后前几周需要逐渐改变造口用品基板大小来适应收缩的造口。需告知新近造口并回家护理的患者其造口直径会逐渐缩小，基板孔径的修剪应随时间而减小。由于大多数造口周围皮肤疾病可以经过调整造口用品来处理，因此，如果可以的话，术后 WOCN 支持对于造口期间的患者来说是一种非常有价值的工具。研究表明，大多数造口患者没有意识到治疗造口周围皮肤问题条件的存在[32, 34]，一经治疗，可以带来生活质量的提高[26]。为此，我们推荐患者应由专业造口护理人员进行术后常规随访，如经 WOCN 认证的护士[7, 29]。

造口周围坏疽性脓皮症

坏疽性脓皮症是一个罕见的炎症性皮肤病，表现为疼痛的溃疡有边界清楚的红斑，或边界紫罗兰色及周边下方组织的潜行性破坏（图 55-14）[35]。0.5%～5% 炎症性肠病造口患者会发展为造口坏疽性脓皮症。坏疽性脓皮症还与类风湿关节炎、异型蛋白血症有关，或一半的患者有血液系统恶性肿瘤，但 25%～50% 的患者是特发性的[35–37]。约 0.6% 的造口患者会发生造口周围坏疽性脓皮症；然而，一些假设认为实际发病率因为漏诊而可能更高[36]。其原因不明，造口周围脓皮病与女性、自身免疫性疾病和肥胖的炎性肠病患者相关[36–38]。脓皮病虽然知之甚少，其为局部皮肤创伤引起的病理反应，这可以解释其更容易在造口周围皮肤发生的原因。

临床上制订了关于造口周围坏疽性脓皮症的诊断，还有高度怀疑该诊断时的各项指标。其特征性的表现是初期接触造口袋的皮肤周围出现自发的硬块，以及粉红色或紫色的出血性结节。典型的结节通常会迅速扩大和破溃，引起疼痛，从而形成一个边缘凸起的脓性溃疡[35]。对溃疡边缘活组织检查通常会显示出非特异性表皮中性粒细胞浸润、水肿以及血管周围淋巴细胞浸润。尽管皮肤活组织检查能排除其他皮肤病如恶性肿瘤和感染，但由于缺乏能确诊的组织学标准，活检通常对诊断脓皮病并没有很大帮助[39-40]。

对于坏疽性脓皮症目前还没有标准的治疗方法，但可以运用多学科综合疗法来治疗，包括早期积极处理伤口、造口护理[39]。脓皮病常与肠道的炎性肠病活动期类似，可表现为隐匿或活跃的肠道疾病。局部、病灶内和系统性的类固醇激素以及抗生

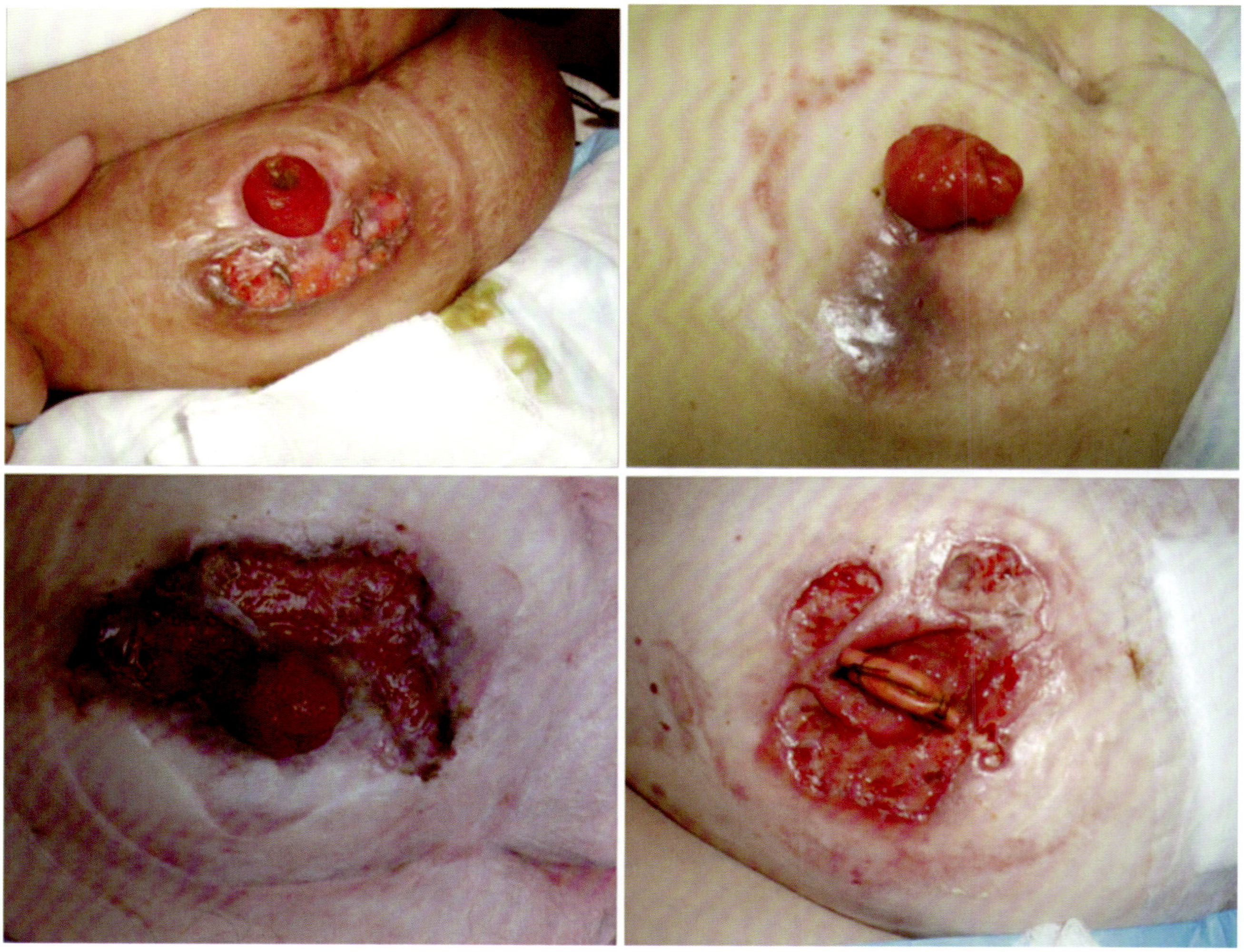

图 55-14 造口周围坏疽性脓皮症（图片来源：Janice Colwell，APRN，CWOCN）

素已被成功地用于治疗造口周围脓皮病[41]。随着治疗方法逐步改进，越来越强大的全身免疫调节剂和生物制剂也已经成功地治愈了造口周围脓皮病[39]。可吸收型敷料如保护性泡沫 / 藻酸钙以及覆盖有闭塞敷料的水凝胶敷料可以用在伤口上形成保护性干燥屏障，同时可以控制伤口渗液[40]。通过监测伤口愈合时的典型的突起和伤口边缘的破坏程度可以对治疗效果进行评估[39]。

已有报道表明，病灶内联合类固醇注射和溃疡清创术治疗造口周围脓皮病的完全治愈率占 40%，另外有 40% 的患者部分治愈[42]。但这些令人满意的结果还应谨慎解读，因为超过 50% 的患者最终需要重新选择造口。也有报道显示，药物治疗包括联合局部、病灶内和全身性类固醇和抗生素、全身环孢素及英夫利昔单抗的治愈率可以达到 50%[36]。最终，重新造口可能对治疗难治性造口周围脓皮病是有必要的，但不保证脓皮病不再复发、转移。

造口静脉曲张

类似于食管、胃和直肠静脉曲张，对于慢性门静脉高压症的患者，门体静脉分流术也可应用于治疗造口和腹壁之间引起的造口静脉曲张。蓝色或紫色皮下静脉丛从皮肤黏膜交界处向造口周围皮肤延伸即可确诊为造口静脉曲张（图 55-15）。造口静脉曲张的其他临床表现包括紫红色造口，造口黏膜下静脉明显扩张，造口周围水母样纹理，以及过度角化的皮肤容易出血[43]。同样也可以在造口肠腔内发现周围静脉曲张。该病通常见于伴有原发性硬化性胆管炎（PSC）的溃疡性结肠炎患者中，也可见于酒精性肝硬化患者和广泛肝转移患者。造口静脉曲张的发病率尚不明确，但 27% ~ 50% 门脉高压症患者可能发生[44-45]。

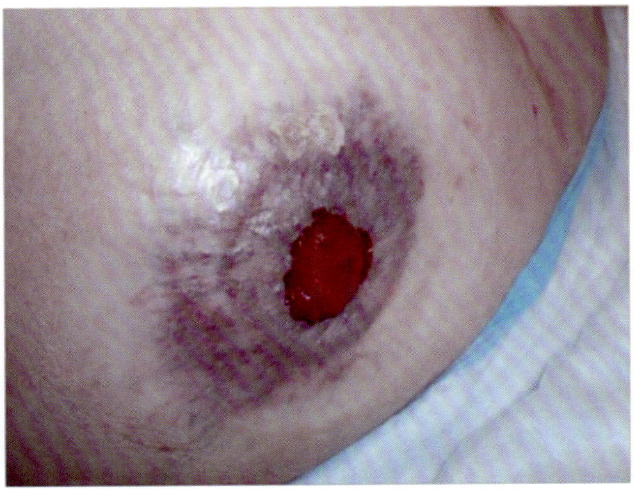

图 55-15 造口周围静脉曲张（图片来源：Janice Colwell，APRN，CWOCN）

造口周围静脉曲张导致的出血可能很严重，有时也会危及生命。大约 40% 的造口静脉曲张患者会出血并需要输血，平均首次造口后的出血时间约为 70 个月[43]。在稳定和纠正相关的凝血功能障碍之后，出血通常可以首先用局部措施进行治疗，例如加压包扎，应用肾上腺素浸泡过的纱布覆盖和缝合结扎[46]。缝合结扎对出血性静脉曲张的止血效果通常不能持久，但可以暂时控制大出血。大约 85% 的患者出血后通过局部非手术治疗会再次出血[43]。在近 80% 持续治疗出血和治愈的静脉曲张出血的患者中，通常采用门静脉减压术，最常见的是经颈静脉肝内门体分流术（TIPS），其效果大约是局部非手术措施的 5 倍[43,47-48]。此外，肝移植是否可行取决于肝衰竭的情况，但仅适用于一部分造口静脉曲张的患者[43]。使用注射硬化治疗，奥曲肽和经皮栓塞的选择性非手术方法可有效治疗造口静脉曲张[43-44,49-51]。由于在皮肤 - 基板接触处的曲张静脉脆性高，因此在局部治疗之后，应该使用质地较软的造口用品和温柔的造口护理[52]。

当局部治疗失败而且不能进行门静脉减压术时，可以采用外科黏膜切断术。在有潜在出血造口周围使用稀释的肾上腺素可以有助于止血。外科医生应准备应对明显的失血，必要时可适当输血。静脉曲张将随着时间的推移而复发，但如果需要，可以重复执行本过程。伴有旁疝或静脉曲张的患者，可以考虑重新选择造口。这种具有高风险的患者需要与预期受益和预期寿命相平衡。

当造口在所难免时，可能会有一些特殊情况需要考虑避免潜在发生的造口静脉曲张，如门静脉高压症和早期肝硬化在进行造口手术时。原发性硬化性胆管炎相关性炎症性肠病中，造口手术应尽量避免，有研究显示，在末端回肠造口的全结直肠切除术患者 4 年内，多达 53% 可出现造口静脉曲张出血[53]。对患有溃疡性结肠炎和 PSC 的患者实施全结直肠切除、回肠储袋肛管吻合术（IPAA），可以避免造口静脉曲张[54-55]，IPAA 将是治疗的一个选择[56]。如果有需要，可以在 TIPS 或肝移植后安全地实施 IPAA[57-58]。虽然 IPAA 避免了永久性造口，但是在储袋创建 4 年内，超过 50% 的 PSC 患者会发生不明原因的慢性肠炎[55]。

造口脱垂

近端肠管通过造口向远端脱出就形成了造口脱垂（图 55-16 和 55-17）。袢式造口可从任何一端向另一端脱垂。由于肠套叠套入部具有可移动性，造口脱垂可分为固定性和滑动性。滑动性脱垂问题在单腔造口脱垂和袢式造口脱垂中发生率分别可以多达 8% 和 47%[59]。造口脱垂理论上是由于肠系膜比较游离，腹内压力的增加，造口环的扩大和外翻造口浆膜表面的固定失败等联合作用引起。造口脱垂从轻者可以表现为轻微表面问题到中度回缩困难的囊袋状，重者可出现罕见和严重的嵌顿和绞窄的情况。

症状轻微的造口脱垂可以通过调整造口袋的大小和添加外部固定装置来处理。症状明显的适合手术治疗，可能需要在造口旁局部手术治疗或开腹进行手术修复。各类期刊报告描述了各种各样的造口脱垂修复技术，但目前还没有公认的技术方法。在没有充分证据的情况下，传统的观点是首先应考虑局部手术，对于那些复发或复杂的造口脱垂应考虑进一步的开腹手术。袢式造口脱垂的临时脱出最好的处理方法是及时还纳。永久性造口脱垂可在原位重新造口，切除过剩的肠段并复位固定。有些人倡导浆膜全切术，以期尽量减少将来的脱垂。

造口脱垂经腹腔修补已经被各种手术技术所证实，主要的焦点在于套叠的肠管及相应系膜的固定方法。经腹腔修补技术对于造口脱垂合并造口旁疝的病例可能是更好的选择。经腹腔修补使得造口近端肠系膜及肠管直接与腹膜缝合固定变得更简单，但是修补的成功率不尽相同。有些学者提出造口前先将肠管经过腹膜前间隙横向潜行一段距离至同侧半月线处，再经过腹直肌间将肠管拉出造口，最后经腹腔内固定肠管及肠系膜，用以防止造口脱垂，但是这种方法的有效性仍存在争议（图 55-18a）。永久性结肠袢式造口的脱垂通常是远端肠管的脱

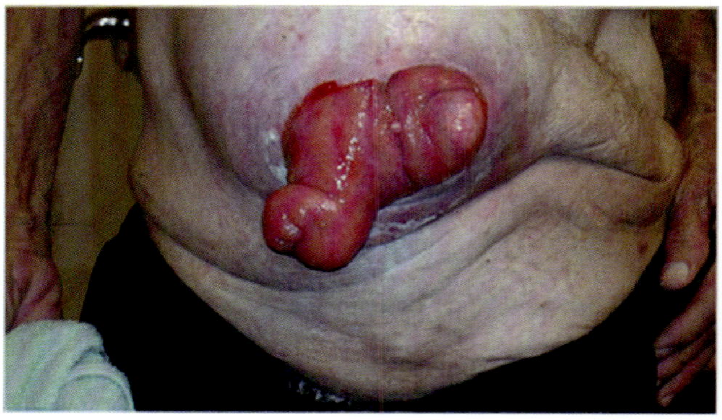

图 55-17 横结肠造口术袢式大肠造口脱垂 [图片来源：Wound，Ostomy，and Continence Nurses Society（http://www.wocn.org/page/ImageLibrary）]

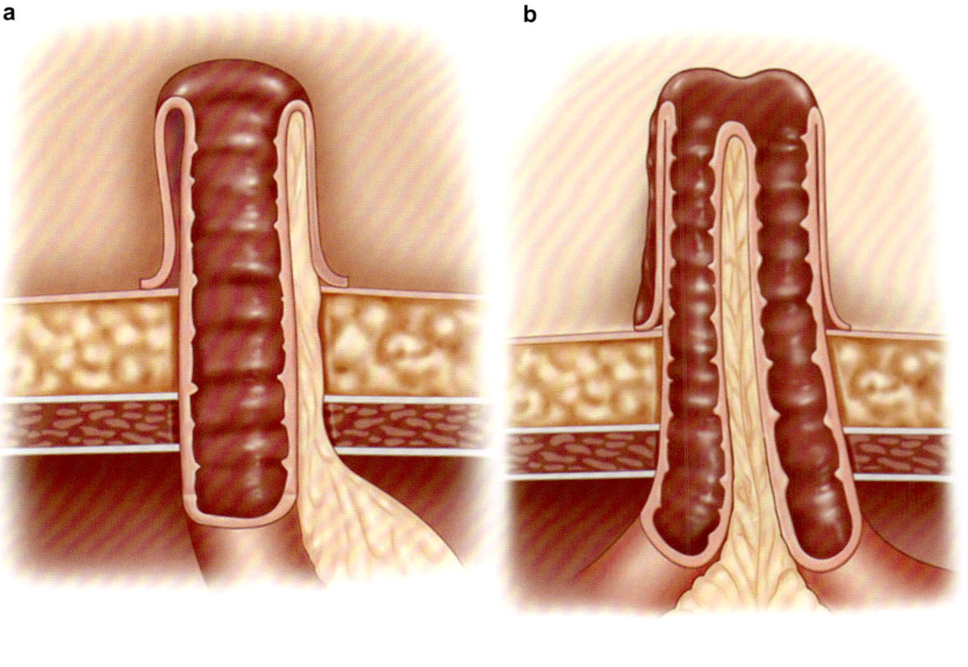

图 55-16 a. 单腔造口脱垂；b. 袢式造口脱垂

出，首先能通过切除远端肠管从而变成末端肠管造口或末端肠管袢式造口，或者也可以将远端肠管缝合固定于腹膜上从而达到限制其脱出的效果（图 55-18b）。最终，虽然重新造口对于无造口旁疝的造口脱垂并无益处，脱垂的造口仍可以重新选择造口位置，并通过以上方法重新造口，以期待减少未来脱垂的发生。

比较少见的情况是，造口脱垂后造口变狭窄，并且由于淋巴液回流障碍及局部血液循环障碍而导致造口充血、水肿，使得脱垂造口的还纳变得越来越困难。对于无明显肠坏死的嵌顿性造口脱垂可以试行镇静、抗焦虑、镇痛等对症治疗，而对于已经绞窄坏死的造口脱垂则需要立即行手术治疗。有报道称局部应用冰敷及蔗糖覆盖能减少脱垂造口的水肿，有利于手法还纳。而嵌顿性脱垂很少进展为梗死，一旦出现需要立即手术治疗（图 55-19）。

怀孕期间可能会出现的暂时的一小段造口脱垂叫做“假性脱垂”，这与子宫体积增大及腹腔内脏移位所导致的腹内压增高有关，但这种脱垂通常小于 3 cm，并在分娩后消失。妊娠相关的假性脱垂通常不需要手术治疗，除非症状持续超过产后恢复期[60]。

造口旁疝

根据定义，肠造口本质上是一种人为的疝。随着时间的推移，几乎所有的疝都会随腹壁力量的减弱而扩大[61]。造口容易受到腹腔内持续稳定的压力影响，逐渐扩大到允许腹腔内容物突出，从而形成造口旁疝（图 55-20）。因此，许多人认为随着时间的推移，每个造口最终都会形成造口旁疝。造口旁疝的发生率在 30% 到 50% 之间；然而，其真实性受很多方面限制，包括不同的定义、观察期以及诊断方法[62]。腰围、年龄、造口直径越大，造口旁疝的发生率越高[63-64]。造口旁疝的范围包括偶然从

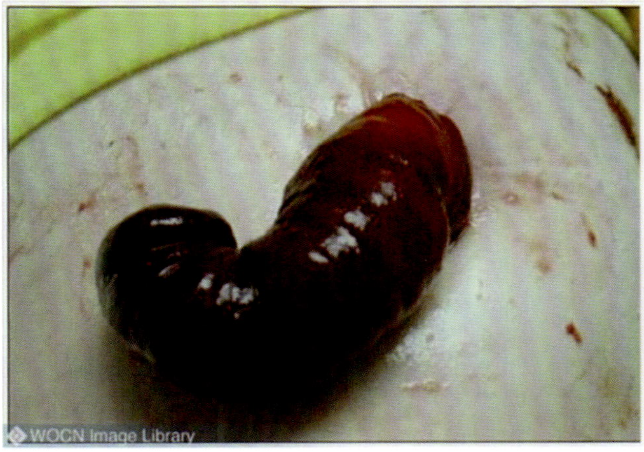

图 55-19　造口脱垂与远端缺血和梗死［图片来源：Wound，Ostomy，and Continence Nurses Society（http://www.wocn.org/page/ImageLibrary）］

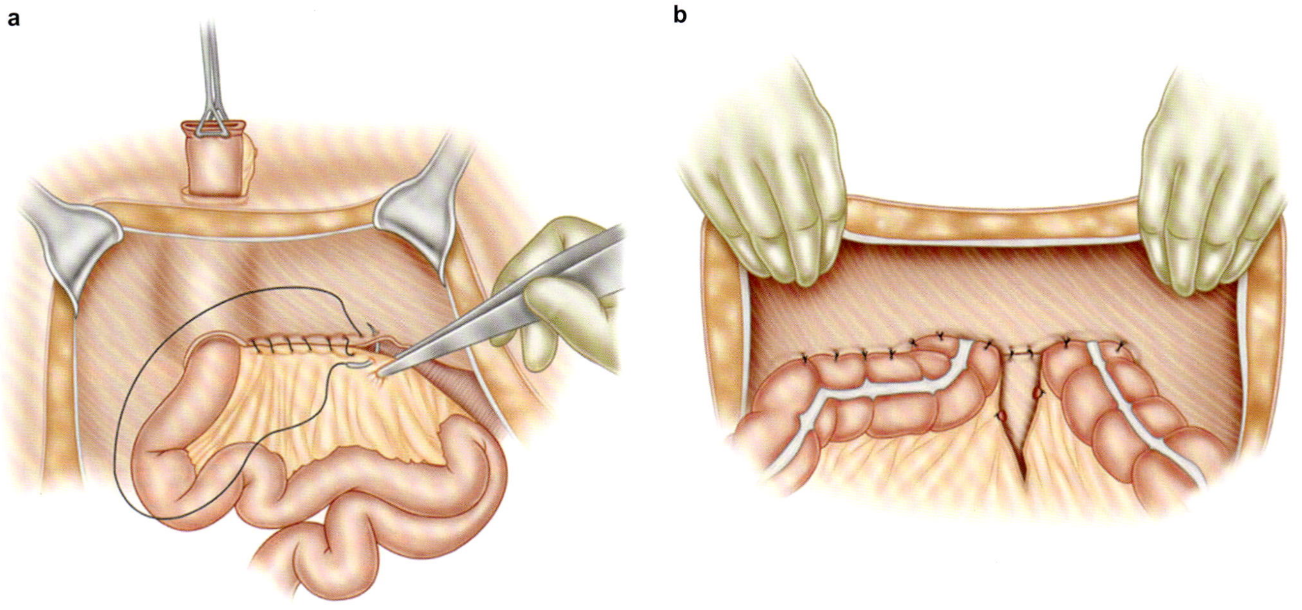

图 55-18　a. 腹膜后隧道结扎回肠造口术与造口前肠系膜缝合以限制脱垂；b. 袢式结肠造口术的远端肠段缝合以减轻远端肠段的脱垂

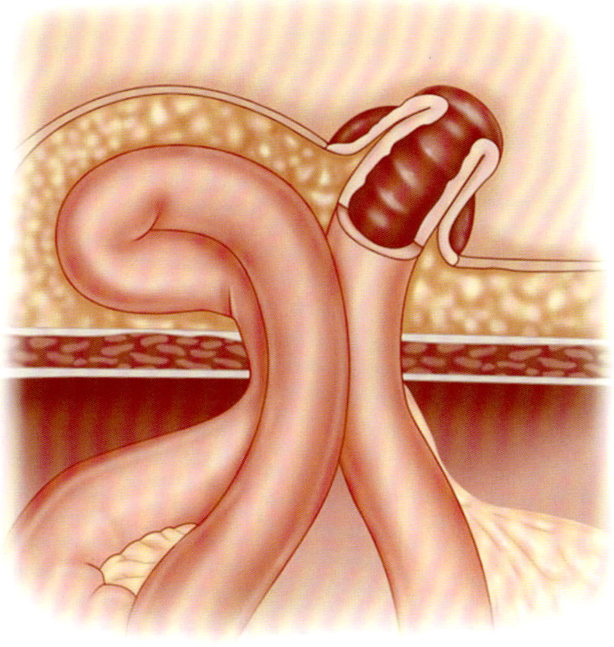

图 55-20 造口旁疝

影像学上发现的小疝到包含大量肠管及网膜的大疝（图 55-21）。造口旁疝可能会引起疼痛、梗阻、轻微的凸起以及造口袋佩戴困难等，但很大一部分人是没有症状的。隐匿性的造口旁疝在体格检查时需要将造口用品完全摘除，认真的造口指检，并嘱患者站立位时使用 Valsalva 试验进行测试。腹盆腔 CT 扫描检测对肥胖患者隐匿性造口旁疝的检查是必要的，因为腹壁厚度可能会使体格检查结果不准确。特殊的体位（例如，俯卧或侧卧）或腹内压增加（咳嗽、用力或 Valsalva 试验）在 CT 扫描时可能有助于识别隐匿性造口旁疝。因此，将要进行 CT 检查的患者需要外科医师指导进行 Valsalva 试验，并在技师的指导下保持一个姿势不动进行 X 线检查。

造口旁疝是否需要治疗取决于症状的程度。无症状的造口旁疝并不需要治疗。有轻微症状的造口旁疝可以通过改良的造口用品、腹带或造口支撑带来治疗（图 55-22）。间歇性梗阻的、难以忍受的不适和造口用品佩戴非常困难的造口旁疝患者可考虑择期行手术治疗。嵌顿性造口旁疝引起完全梗阻的或绞窄性的造口旁疝，需要立即手术治疗。

鉴于造口旁疝的发病率高，在过去的半个世纪，已经报道了多种修补造口旁疝的方法，但是大多数都属于小样本数据。手术方法分为三大类：局部修补、经腹修补和重新造口[62]。局部修补包括距造口一定距离切开并还纳疝内容物，切除疝囊和封闭缝合疝的缺损。可以用网状补片覆盖加强，也可不用（图 55-23）。由于可以避免开腹手术，局部修补收到广泛欢迎，但局部修补不属于无张力修补。为实现腹膜前疝修补而施行的原位修补和腹膜外网状补片修补有较高的造口旁疝复发率，效果差于经腹途径网状补片修补手术[61, 65]。重新造口，虽然比局部修补更有吸引力和更有效[66]，但有出现原造口处切口疝以及在新造口位置再次出现造口旁疝的可能。

对基于经腹网状补片修补造口旁疝为局部修复提供了理论上的优势，因为导致疝突起的同一腹内力量可保证腹内的加强。因此，欧洲疝学会采用经腹网状补片修补作为修复切口疝的标准方法[61]，并且将相同的原理推广到对腹膜疝修补术似乎是合理的。经腹修补可以通过腹腔镜或者开放手术完成，其可以利用各种生物的和永久的假体网片。腹腔镜或者开放手术可以松解腹壁粘连来显露造口处疝环口，还纳疝内容物。通常情况下，腹腔内网片多植入在腹膜或腹直肌的位置，使用 Keyhole 术或者 Sugarbaker 修复技术覆盖和加强疝环口及其周围薄弱区（图 55-24）[67]。疝修复网片可以通过多种术式植入在腹壁。一种经皮缝合器可以用于穿过筋膜达到网片的固定和缝合。网片植入过程中用两组同心圆钉可以保证网片的周边形成“双冠”（图 55-24d）。通常穿过筋膜缝合加用吻合器固定可将网片可靠的植入腹壁，但是必须注意不要阻塞或压迫肠管，特别是应用 Sugarbaker 术式的时候。

在本书出版的时候来讨论网片的选择，主要是因为此时有大量的不同型号的网片供外科医生选择。非吸收永久性假体网片和生物可吸收替代物已经用于造口旁疝修补，早期疗效各有不同[68]，但是没有资料显示哪种网片效果更好。出于对网片感染的考虑，外科学上历来禁止永久假体网片用于污染区域。昂贵并且能抗感染的生物网片在潜在污染区域（比如造口处）的应用，初步排除了理论上网片感染的担忧，然而，目前一些研究也显示便宜的永久假体网片用于污染的疝气修补中同样是安全的，从而也就产生了对昂贵的生物网片益处的质疑[69-72]。

尽管造口旁疝的发病率很高，但是从造口旁疝的大量异质性、回顾性、缺乏明确定义和标准化管

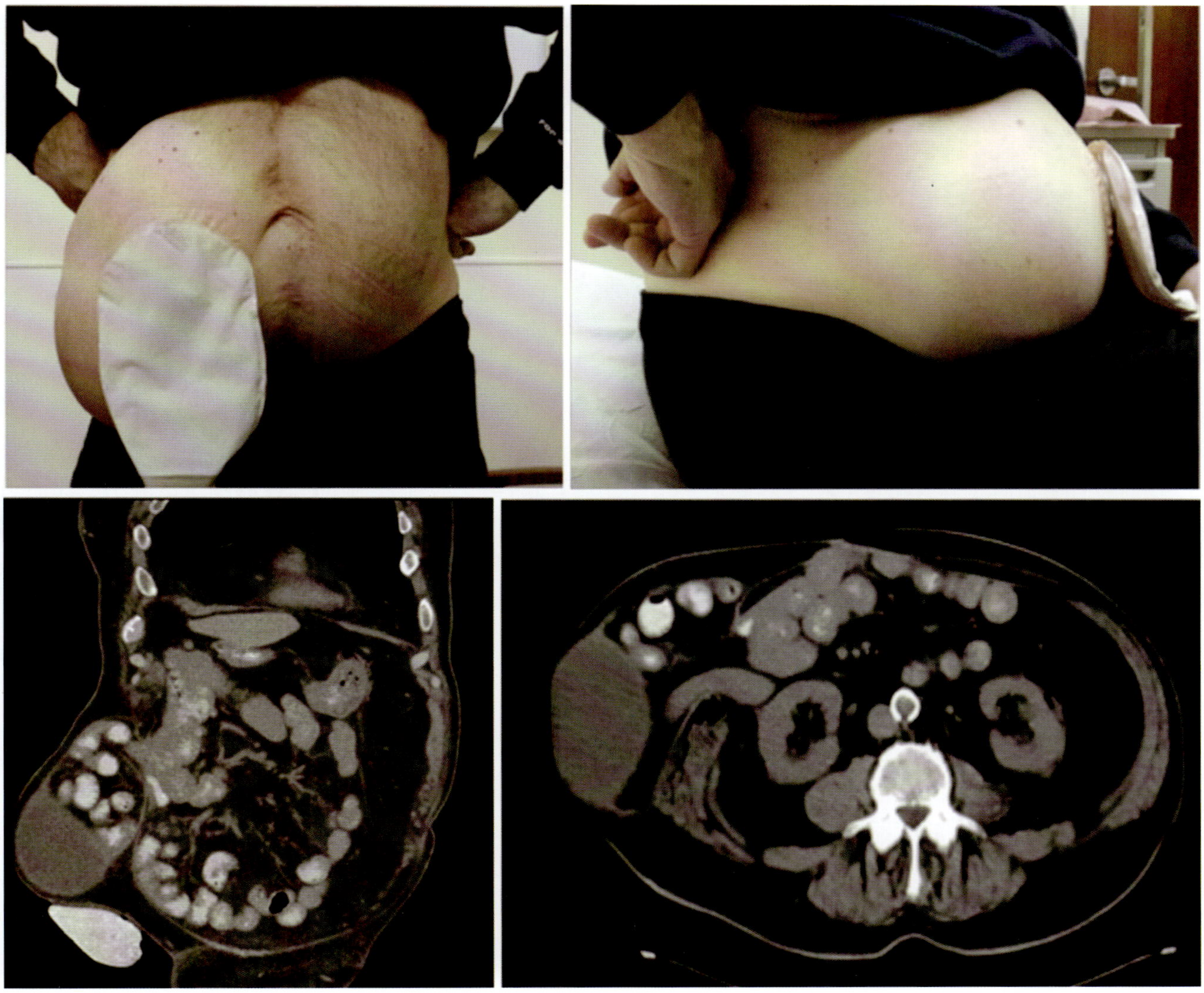

图 55-21 77 岁的男子末端回肠造口术后 19 年的造口旁疝和积液

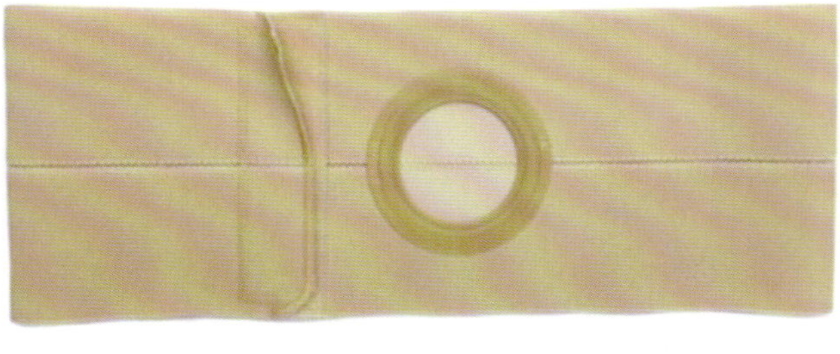

图 55-22 造口支持疝气带(图片来源:Nu-Hope Laboratories)

理的病例报告和临床试验这些循证证据中很难得到最佳手术方式的指导[73]。在一项大规模系统回顾和 meta 分析中，评估了 30 个研究，这 30 个研究针对局部和腹内修复术式的比较，从这个系统回顾和 meta 分析中我们可以得到最佳的证据[73]。该研究排除了造口移位的患者，作者发现应用局部缝合修补术，其复发率接近 70%，因此推荐放弃该术式。作者进一步比较了应用网片的开放和腹腔镜腹内术式，该两种术式疗效相当，但是在应用网片时，腹腔镜 Sugarbaker 术优于 Keyhole 术。

从上面的 meta 分析中，有 48 例造口旁疝修复术的患者使用了开放疝环口再定位、腹膜前修补、后入路组织结构分离、腹膜前网片植入相结合的复合术式(杂交术式)[74]。利用各种网片对中线切口、之前的疝环口位置、新的疝环口位置进行加固。在这个具有挑战性的患者组中，BMI 均值为 31，给患者使用了各种网片，其中 70% 的患者同时伴有切口

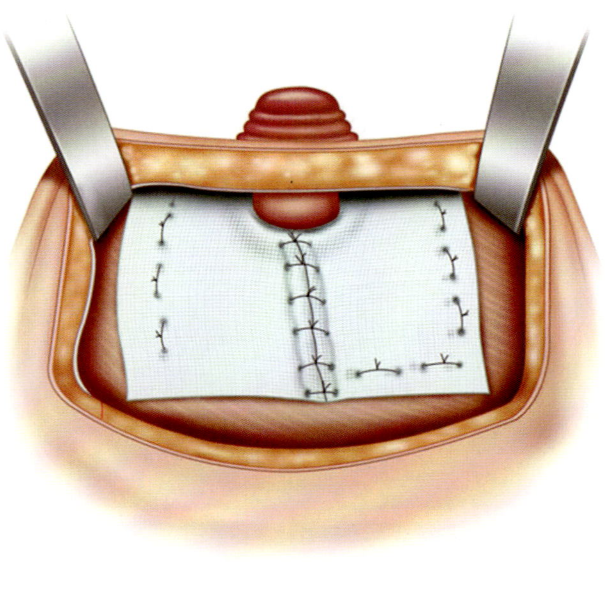

图 55-23　造口旁疝补片覆盖和局部修复

疝，每个患者之前都经历了平均 4.3 次的修复尝试。作者报道平均随访 13 个月复发率为 11%。尽管这个结果让人满意，但这只是早期的结果，且该手术为大手术，平均手术时间为 258 分钟，随访住院时长为 11 天左右。尽管如此，这种“小心谨慎”的术式对合并有中线切口疝的复发性造口旁疝的患者或许是有效的。

基于造口旁疝的高发病率和修复后复发率，一些研究者评估了在行永久性结肠造口术的时候预防性植入网片，从而避免疝的形成。大部分的研究和汇总的 meta 分析结果显示，预防性网片的植入对于减少造口旁疝的发生是有效的，但是不能消除造口旁疝 [75-79]。在一项前瞻性的随机试验中，患者进行永久性结肠造口术，用 Underlay 法植入轻型聚丙烯假体网片，平均随访期 29 个月，结果发现其

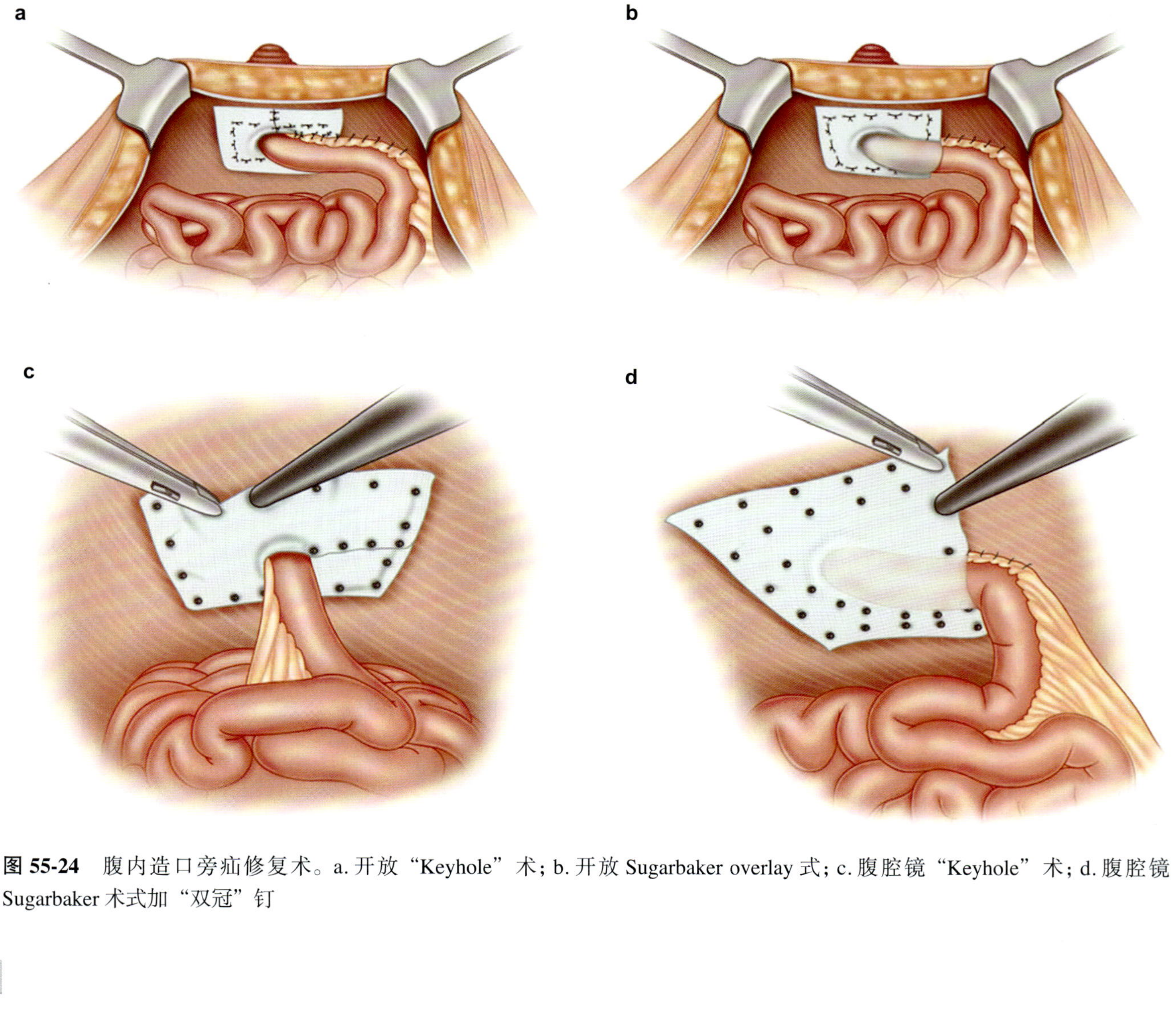

图 55-24　腹内造口旁疝修复术。a. 开放“Keyhole”术；b. 开放 Sugarbaker overlay 式；c. 腹腔镜“Keyhole”术；d. 腹腔镜 Sugarbaker 术式加“双冠”钉

可将临床上判断为造口旁疝的发生率从 41% 降至 15%，影像学判断为造口旁疝发生率的从 44% 降至 22%，并且没有网片相关的并发症[77]。具体的型号、大小以及网片的位置可以讨论。一项多中心、前瞻性、随机的临床试验中，评估了永久性疝环口腹腔内植入生物学网片，其结果没有显示网片植入的获益[80]。ASCRS 建议在永久性造口术的时候植入轻型聚丙烯网片可以降低造口旁疝的发生率[7]。对于永久性造口术，目前这个阶段，很难明确规定常规网片植入的作用。首先，网片的植入非常昂贵，且不是完全无害的，加上只有一部分造口旁疝需要修复，以及预防性网片在预防疝的发生中也不是全部有效，常规网片使用的成本效益前景不明朗。基于目前最好的信息，对于期望术后获得长期生存期的永久性造口术患者，常规植入负担得起的网片似乎是合理的临床实践，但是，作者认为这种临床实践还是处于初始期，仍需要大量的证据来证实。

造口周围脓肿

造口很少会发生造口周围脓肿，如果造口周围压痛、肿胀和红斑则提示皮下脓肿的可能。造口周围脓肿多发生在术后早期，由于术中污染所致。但是，也有造口周围脓肿发生在术后晚期，比如克罗恩病导致的穿孔或者其他腹腔内来源的疾病，造口周围脓肿的初期管理包括影像学引导下或者通过标准手术引流，为了避免影响造口袋，引流管应该从远离造口袋覆盖的区域插入或者直接垂直通过皮肤插入脓肿位置进行引流（图 55-25）。如果怀疑有造口瘘，建议行内镜或者影像学检查以进一步评估，判断脓肿是否由造口段肠管病变所致。

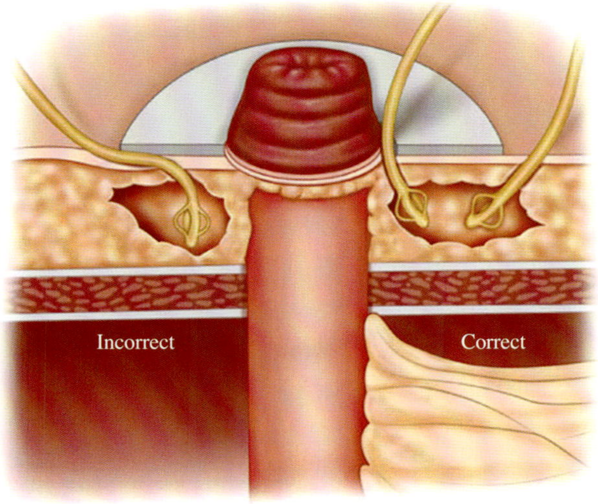

图 55-25　造口脓肿经皮引流

高排泄量的肠造口

一般来说，回肠造口术后排泄物的量每天在 800 ~ 1200 ml 之间，如果排泄量超过 1200 ~ 2000ml/d 被认为是高排泄量造口[81]，造口高排泄量会导致严重的液体、电解质紊乱和营养缺乏，通常发生在小肠造口，近端结肠造口术少见（比如升结肠或近端横结肠）。造口的一过性高排泄量见于处理肠梗阻时初期清理大量肠内容物所致，大概一半的造口术后出现高排泄量的情况在 2 周内会自发好转，随着时间延长和正常饮食的恢复，造口排泄物量的多少通常与近端小肠的长度成比例。但是高排泄量仍然是需要治疗的，本章节内容主要针对小肠造口（回肠造口术、空肠造口术），它是造口伴有高排泄量的最常见原因。

在肠梗阻术后，造口排泄物的量如果达到一个稳定的状态后，其治疗则取决于每天排泄物的量的评估。如果小肠造口排泄物量不到 1200ml/24 h，通常不需要临床干预，也不需要治疗。某些造口的患者如排泄物的量每天在 1200 ~ 1500 ml，达到高排泄量的界限，则需要干预。持续性的造口高排泄量可以通过如图 55-26 所示的饮食、行为和医学的方法来干预。行为改变包括避免大量快速地进食，采用少量多餐的形式。食物可以分为多个小份，液体可以采用啜饮而不是大口地喝。固体和液体在不同时间分别服用，避免同一时间段大量进食。应限制服用浓甜品如果汁、软饮料和糖类，以避免渗透性腹泻。面包、咸饼干、花生酱和香蕉能稠化造口的排泄物，有助于减少排泄量。车前草粉末和水混合有助于肠管多余水分的吸收以及稠化排泄物。限制低渗口服液（500 ~ 1000 ml/d）的摄入，予以便宜和容易制作的 WHO 推荐的口服水合剂（表 55-3）[82] 有助于限制钠的丢失和提供一个更好的肠道渗透梯度[81]。资料显示如果 24 小时内摄入的口服水合剂限制在 500 ~ 1000 ml 可以使得大量排泄物的患者避免静脉补液和电解质补充[83]。

对高排泄量造口的患者，除了饮食和行为的干

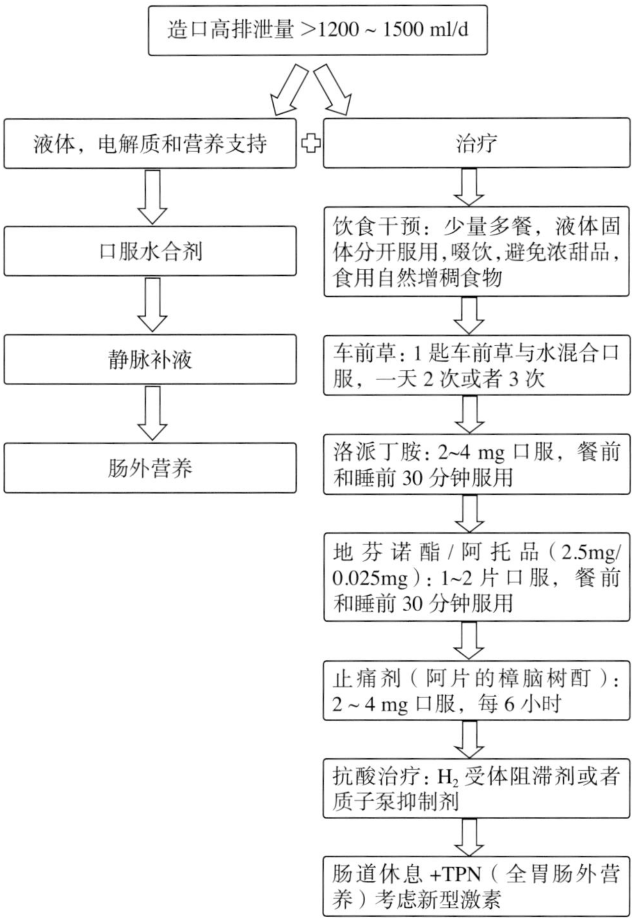

图 55-26 高排泄量小肠造口管理流程图

表 55-3 口服水合剂

成分
- 3/8 tsp 盐（氯化钠）
- 1/4 tsp 食盐替代品（氯化钾）
- 1/2 tsp 小苏打（碳酸氢钠）
- 2 tbsp+ 2 tsp 糖（蔗糖）
- 添加自来水制成 1L
- 可选：甜味剂或者蔗糖素基础调味剂的选择，按口味

用法说明：将材料和水混合，在长时间内慢慢啜饮，包含 27 g 的蔗糖，钠 70 mEq/L，钾 20 mEq/L 和碳酸氢盐 30 mEq/L，最终渗透性大约是 245 mOsm/L。tbsp，汤匙；tsp，茶匙

预外，可以再辅以药物治疗，通常，逐步增加抗动力药，开始可给予洛派丁胺，再加用地芬诺酯 / 阿托品。抗动力药通常在餐前 30 分钟左右服用（每天 3 次），可达到减慢食物运输的目的，因为肠道运输快而导致药物没有完全溶解吸收的情况不多见，而吸收后保留下来的都是较好的抗动力药物成分。H_2 或者质子泵抑制剂可通过抑制胃酸分泌从而减少造口的排泄量，如果食物干预、抗酸治疗和抗动力治疗失败，可给予阿片类药物（止痛剂、阿片樟脑酊）或者可待因口服。止痛剂比较昂贵并且会导致镇静，通常用于用其他方法治疗高排泄量无效时。常用的减少造口高排泄量的药物见表 55-4。

未预料的和持续性的造口高排泄量需要排除其他可治疗的原因，应行腹部横截面成像和小肠荧光镜的检查，排除可反复引起高排泄量的部分肠道阻塞，小肠克罗恩病也可引起高排泄量，可通过自造口进入的小肠镜或横断面的影像进行判断。据报道艰难梭状芽胞杆菌肠炎是大肠和小肠造口高排泄量的原因，可通过粪便检测。回肠切除术后的患者出现脂肪泻，可以口服考来烯胺治疗。胰腺功能不全很少会引起持续性造口高流量，而且可用一系列的胰酶替代物治疗。

在造口高排泄量的过程中，液体、电解质和营养支持非常重要，定期监测电解质、日体重、严格记录出入量可以指导治疗。空肠造口术后出现的短肠不适合标准治疗，需要肠外营养支持。对于危重的高排泄量近端造口，患者需要禁食和完全肠外营养来维持容量。奥曲肽、生长抑素类似物、替度鲁肽、胰高血糖素肽 -2 类似物以及人类生长激素都有望用于和短肠综合征相关的顽固的高排泄量治疗[84-85]。

造口还纳

术前准备

在施行造口还纳前，外科医生对患者的解剖位置应非常明确，如果该患者之前的手术是另一个外科医生操作的，查阅患者之前的手术记录和病理报告非常重要，以便于了解患者的手术适应证、病理和解剖。对于一个因憩室炎或者肿瘤扭转的末端结肠造口，查阅病例尤为重要，因为末端残余部分降结肠可能需要切除，脾或许也需要完全切除。在有肿瘤病理报告确诊的邻近区域或受到影响的区域，如果要行造口还纳，必须要行内镜检查来评估造口是否有肿瘤复发。在炎症性肠病中，造口还纳前行内窥镜黏膜评估非常有必要，确保在还纳术前矿置肠的炎症被控制，同时必须注意改道的肠道组织结构上和炎症性肠病非常相似[86]。

表 55-4　用于控制造口高排泄量的常用药物

药物	开始剂量	每天最大剂量
车前草	1 匙 bid	1 匙 tid
洛派丁胺片剂	2 ~ 4 mg 口服 qid	16 mg（4 ~ 8 片）
洛派丁胺液体	2 ~ 4 mg 口服 qid	80 ml（16 mg）
地芬诺酯片剂	2.5 ~ 5 mg 口服 qid	20 mg（4 ~ 8 片）
地芬诺酯液体	2.5 ~ 5 mg 口服 qid	40 ml（20 mg）
可卡因片剂	15 ~ 30 mg 口服 qid	240 mg（60 mg 口服 qid）
可卡因酏剂	15 ~ 30 mg 口服 qid	240 mg（80 ml）
止痛剂 0.4mg 吗啡 /1 ml 止痛剂（45% 乙醇）	5 ml 口服 qid	37.5 ml 口服 qid（150 ml/d）
阿片酊 10mg 吗啡 /1 ml 阿片（19% 乙醇）	0.3 ~ 1 ml 口服 qid	1.5 ml 口服 qid（6 ml/d）

如果回肠造口用于远端吻合口的保护，作者倾向于在造口还纳术前用下消化道荧光对比试验来排除造口瘘、狭窄和阻塞。同样，对行回肠末端造口还纳术的患者，术前荧光和内镜试验非常重要，其可以评估剩下的解剖位置以及远端和近端肠道的特性，特别是还纳其他外科医生做的造口。荧光检查结果的异常可以用内镜进一步证实，如果有必要，可进行黏膜评价、组织取样以及造口扩张。肛管、远端直肠结肠、回肠储袋 - 肛门吻合或许也需要评估，以及轻柔地进行直肠指诊。这里有些是选择性的辅助检查，而不是常规检查。在造口还纳前使用下消化道对比试验进行造口的评估时，必须注意的是大部分造口的并发症可以不依赖影像学进行诊断[87-91]。尽管术中和术后的意外不可完全避免，作者认为术前的评估，包括病例审阅、影像学和内镜检查等，可以最大限度地避免意料之外的复杂的造口还纳。

时间

造口还纳的时间点可能会影响手术的难易程度，如果外科医生对于远端的肠道吻合口（包括病理）满意，回肠造口的还纳通常在 2 ~ 3 个月进行。有限的资料显示，回肠造口还纳在 8.5 周内进行的，那么肛管或者回肠肛管吻合口伴有并发症增加的风险[92]。最近也有一些小规模研究质疑这个观点。一个土耳其的研究显示，88% 的患者的回肠造口还纳可以在患者同一次住院期间完成而不伴有死亡率的增加，并且减少了和造口还纳相关并发症的发生率[93]，19 例患者在术后 10 天内进行了回肠造口还纳，这些患者的伤口感染率增加，但是其他的并发症和按照正常要求时间还纳的患者类似。另一个回顾性研究显示，造口术后 12 周内进行造口还纳的患者和 12 周后进行还纳的患者相比，术后恶心和呕吐的发生率更低[95]。北欧的一项前瞻性随机试验比较了低位直肠切除术后回肠造口还纳在 2 周进行和 12 周进行的结果，这个研究在本书出版的时候发表，我们希望这个结果能给外科医生提供循证医学的指导。在有更多的证据来支持早期闭合的安全性之前，作者推荐在术后 8 ~ 12 周根据临床情况行回肠造口还纳。

应用辅助化疗是造口还纳时机的另一个考虑。如果辅助化疗是按照事先的计划进行的，在化疗期间保持造口的存在可以减少腹泻以及其他造口并发症的发生。但是化疗也会促进回肠造口术患者的脱水从而引起再住院率增加 11%[97]，所以人工造口的患者在行化疗时必须严格监测水电解质的情况。近期一项小规模回顾性分析显示：在中期结直肠肿瘤进行化疗期间行回肠造口还纳与化疗结束后择期行造口还纳具有相似的肿瘤相关结局和并发症发生率[98]。这种情况下，患者的选择非常重要，深入的讨论有利于选择造口还纳的理想时间。

末端造口还纳的最佳时间仍然是一个有争议的问题，不同文献给出不同的指导[99]。一般认为随着时间的推移，早期术后粘连会缓解，不需要开腹手术。一项回顾性研究比较了早期（<15 周）和晚期（>15 周）末端结肠造口还纳，其发病率类似，但是晚期还纳的患者其住院时间更长、主观粘连试验分值更高和小肠受损程度更大[100]。一个早期进行的研究显示，和结肠造口还纳发生在 6 个月后相比，早期的 Hartmann 术后还纳（<3 个月）具有更高的

吻合口漏、脓毒血症和死亡发生率[101]。尽管有些研究显示结果和时间没有关系，但一些低级别的证据建议延迟末端造口还纳 3～6 个月可以减少行开放末端结肠造口术的患者将来手术的可能。

回肠造口还纳技术上的考虑

一旦外科医生对受保护的远端吻合口感到满意（或病理）（见术前准备章节），结肠造口或者回肠造口通常是在全麻下通过环周的切口进行。在准备手术区域的时候，整个腹中线应包括在内，很少情况下会发生非计划的剖腹手术。沿着造口周围的皮肤与造口段肠管肠黏膜交界处环形切开皮肤，继续沿此往下切开直到皮下脂肪可见（图 55-27）。钳子提起皮肤边缘，在造口前方暴露造口肠管的浆膜面和皮下组织之间的交界处。在肠管浆膜面进行圆柱形的锐性分离直到显露出腹直肌前鞘，如果患者比较胖，筋膜较深，可用钳子夹住并提起筋膜，或者从皮肤切口边缘向外延长 1～2 cm，以便更好地暴露。从造口的肠管浆膜处切开腹直肌，通过肌肉纤维的走形可以区别肠管的浆膜。继续圆形分离，直至进入腹腔，松解腹腔局部的粘连，以保证充分的游离空间来完成最终的吻合和筋膜关闭。在分离的过程中，特别是结肠造口还纳的过程中，一定要注意避免损伤造口肠管的肠系膜，因为边缘动脉损伤会导致远端结肠缺血。

如果原造口被切除，锐性松解黏膜粘连后可以将肠管轻易地游离出来，同时将与黏膜交界处的部分皮肤切除，以适合关闭。在造口还纳的过程中，很少会发生全部或者部分肠壁的损伤，可通过使用球形注射器注射稀释的聚维酮碘溶液来评估肠壁损伤的情况（图 55-28），针对损伤的性质和位置给予缝合修补或者切除。严重的肠粘连或者深部肠损伤可能需要剖腹，但比较少见。还纳的肠管是部分切除还是保留主要基于外科医生的判断。如果肠管具有足够的活力并且经过仔细的检查后，可以用吻合器或者手工缝合的方法来闭合肠管。

侧侧吻合器关闭是通过插入线性切割闭合器（GIA 型）的两臂分别到远近的肠腔内（图 55-29），在击发之前，仔细确认系膜对侧肠壁是否靠拢，切割闭合后的共同开口的关闭可通过手工缝合或者用 GIA 或 TA 型钉的方式。外科医生可以酌情控制完成吻合，并且缝线（即，“器械缝合”）可以放置在肠系膜根部。或者，人工吻合是在一层或两层进行连续缝合，以纵向闭合缺口（图 55-30）。完成吻合术然后还纳回腹部。在闭合筋膜前必须彻底的完成腹内粘连松解术，以避免肠管与腹膜粘连造成损伤。闭合筋膜可以使用间断或连续缝合。皮肤可以完全闭合有无引流都是允许的，局部放置引流条，或完全打开以期二次愈合。

袢式回肠造口闭合术模型一直是外科医生基于各自偏好和训练背景而产生大量分歧的来源。多项荟萃分析和三项单中心前瞻性随机对照试验显示，吻合器吻合和环形闭合在吻合口漏，伤口感染，整体并发症和成本方面相差不多。然而，吻合器吻合更

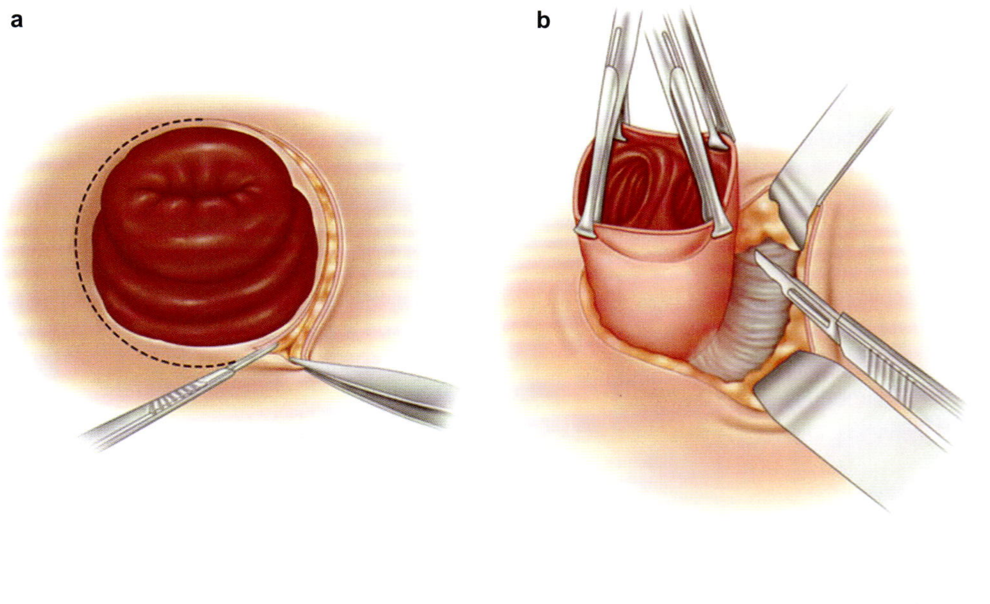

图 55-27 a. 造口处肠黏膜和皮肤交界处的切除；b. 钳子提起造口肠管解剖造口肠管的黏膜与皮下组织的粘连

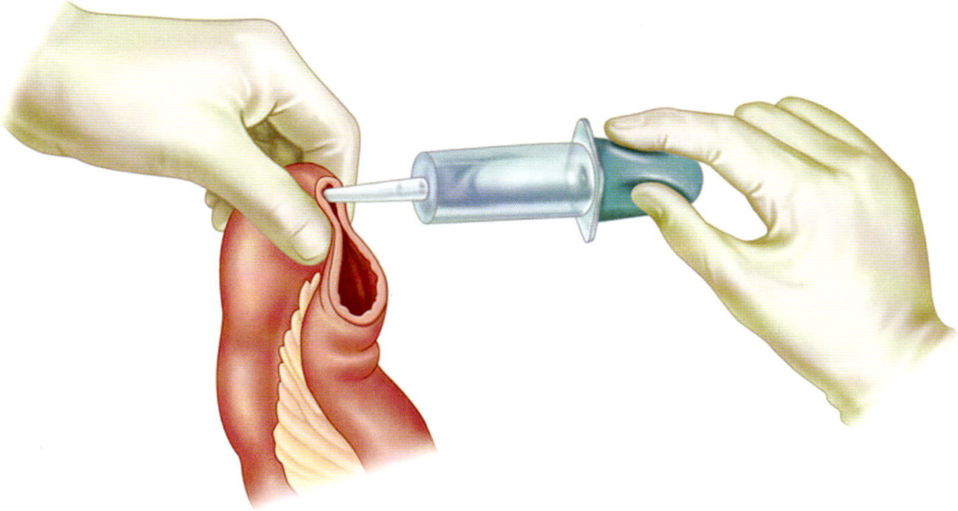

图 55-28　造口关闭期间进行加压测漏试验

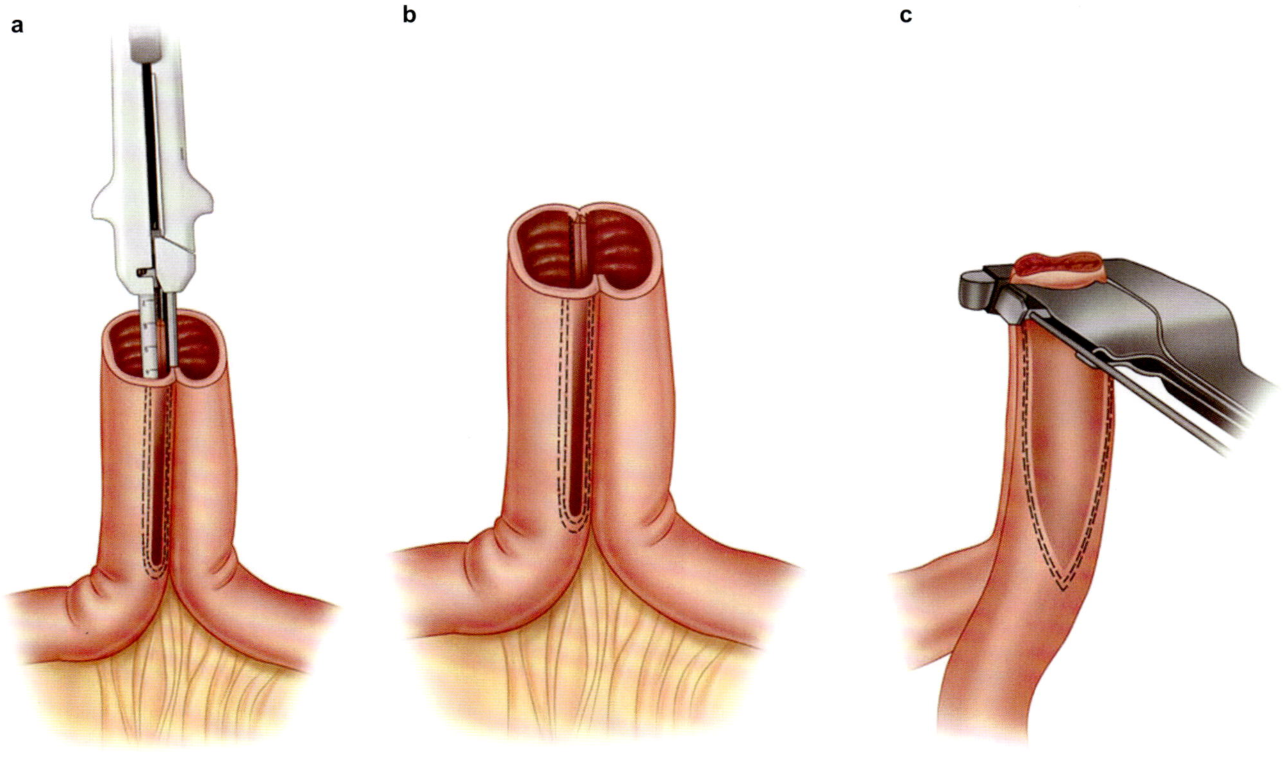

图 55-29　侧侧吻合器吻合

快，术后肠梗阻出现少，并且住院时间较短[103-107]。如果是肠道直径狭窄的情况，广泛地使用手工吻合有发生水肿和早期梗阻的倾向。最近，一项大型多中心试验显示，吻合器吻合和手工缝合发生术后肠梗阻的比例相似[108]。因此，ASCRS 临床实践指南（CPG）指出，吻合器和手工缝合技术对于袢式回肠造口还纳来说都是适用的[7]。

前造口部位的伤口闭合也是一个相当有争议的一个问题，并被广泛研究。多个研究比较了各种技术，包括传统的线性伤口闭合，闭合抽吸，以及皮肤 - 水平荷包环扎术（该方法在偏离伤口中心的地方开个小口）。荷包技术具有显著更低的伤口感染

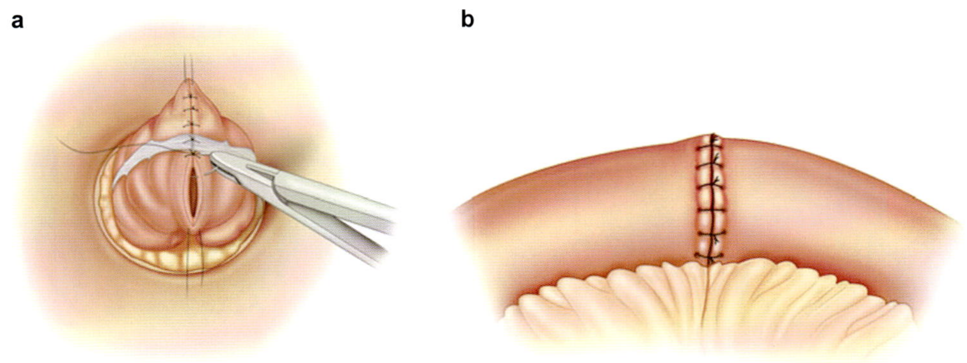

图 55-30 袢式造口的手工吻合关闭。a. 结肠造口术；b. 回肠造口术

率，并且提高了患者的满意度[109-110]。ASCRS CPG 建议，若可以的话，重新修整造口周围皮肤，与其他技术相比，荷包皮肤闭合可能更有优势[7]。

末端造口还纳技术的思考

毫无疑问，末端造口还纳也是一种基本的外科手术，并且可能比初始造口更加复杂。患者和外科医生应作好应对多种潜在危险的手术准备。除了上述术前准备之外，外科医生可以选择性地使用输尿管支架来帮助识别可能出现在手术区域内的输尿管。准备充分的外科医生应在手术室中提供盆腔牵开器、导管镜、EEA 分选机和阴道牵开器。最后，外科医生应该注意当前造口的位置是否合适。如果目前的造口部位处于不良位置，可以为患者标记新的造口部位，如果需可临时行袢式回肠造口术。

一旦外科医生对远端吻合情况（或病理）满意，可以使用开放式或腹腔镜方法来还纳末端造口[111-112]。患者通常为改良后的劳埃德·戴维斯（Lonyd-Davis）（低截石位）或双腿分开的体位，这样可以进入肛门内。为了行开放性末端造口还纳术，需在手术部预处理造口。可以使用无菌的，可记数的纱布海绵和黏附的塑料铺巾，以从中线伤口隔离末端结肠造口的污染。快速进入腹部，分离肠粘连以识别连接末端造口的肠管。确定远端肠管，如果需要，可以游离，并检查是否适合吻合。在直肠残端有瘢痕和挛缩的情况下，很少需要游离和切除以前的直肠闭合线；然而，至关重要的是确保吻合口位于直肠内而不是乙状结肠（见下文）。一旦进行了足够的腹腔粘连松解，通过切开造口黏膜皮肤接合处，并环形解剖出皮下粘连，可将造口移回到腹部，直到达到腹部正常的解剖结构（图 55-31a）。注意避免肠系膜损伤和阻断造口的血管重建，因为肠管长度的保存可能有助于实施低位盆腔吻合。

当末端造口被还纳回腹腔后，外科医生可能需要对前造口周围进行游离从而能够无张力达到目标远端肠管。对于末端回肠造口还纳，因小肠的活动度大通常不需要过多的游离。结肠直肠吻合可能需要额外游离来获取足够长度的肠管，包括游离肝脾曲和高位血管结扎，以便无张力到达骨盆。对于乙状结肠憩室炎后末端结肠造口还纳，外科医生必须确保在造口还纳时切除起始部是否合适，需要特别注意先前的切缘。有时候，外科医生在急诊手术时可能选择保留乙状结肠残端而不是直肠残端，并且在造口还纳时可能需要完成乙状结肠切除术，以确保切除足够的憩室。类似的，对于癌症，必须在造口还纳时对一期切除肿瘤是否合适进行评估和补救，这可能需要额外的肠切除或淋巴结清扫术。

一旦远端和近端肠管充分游离和准备，外科医生就可以酌情使用吻合器或手工缝合技术来吻合。对于 Hartmann 手术后的结肠直肠吻合，通常进行端端吻合（EEA）（图 55-31b）。对于吻合器吻合，外科医生必须确保吻合器能够容易地放到横切的直肠吻合线。这可能并不总是容易或能够完成的，因为直肠残端可能在骨盆中变成波纹状、收缩、包埋或丢失。浅色的深层骨盆牵开器、导管镜、阴道牵开器、EEA 分选机和大量润滑可有助于确定直肠残端。如果吻合器不能完全进入至近端直肠横切线，结肠的末端可以吻合到直肠前壁，但是端侧吻合必须距离近端直肠边缘几厘米，以避免剩余的直肠壁局部缺血。此外，如果进行端侧的直肠吻合，外科

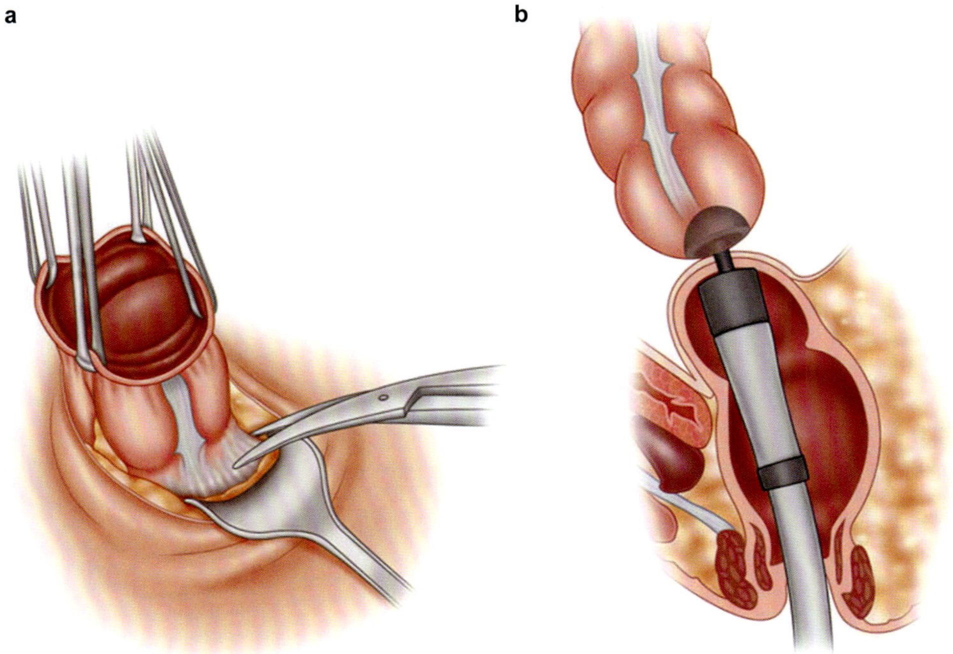

图 55-31　a. 游离末端结肠造口；b. 结肠直肠端端吻合

医生必须确保阴道和（或）膀胱完全游离，远离预期的直肠吻合部位，以避免出现棘手的医源性瘘。应进行吻合口漏测试以检查吻合口质量。如果发现漏，可根据外科医生的判断进行切除、重新构建或修补，或进行保护性的袢式回肠造口术。

腹腔镜末端造口还纳并结直肠吻合或回直肠吻合同样遵循上述原则和技术，但腹腔镜操作比较困难。经过类似的术前处理和定位，手术通常首先切开黏膜皮肤吻合口和皮下造口解剖。一旦造口完全脱离腹膜附着物并且未翻转，将 EEA 吻合器固定到位，合并造口一起还纳至腹部。原来造口部位用气密且可扭曲的塑料的伤口牵开器闭塞，或者用带有球囊的 Hasson 套管针塞住，因而会产生气腹。放置额外的腹腔镜工作端口，以完成与开放手术相同的必要的粘连松解，骨盆解剖和直肠游离。然后如上所述完成体内 EEA 吻合器的直肠吻合。

造口还纳术的并发症

与标准操作相比，袢式造口还纳术通常被认为是小手术；然而，并发症可能比大多数外科医生认识到的要多得多（表 55-5）。无论技术如何，袢式回肠造口还纳术通常耐受良好，发生吻合口漏的风险较低；然而，可能会发生早期伤口感染和晚期切口疝。末端造口的还纳与高发病率相关，因为造口还纳往往比初始手术更具挑战性。考虑到一些造口还纳可能会出现严重的情况，妥善制订手术方案是必不可少的，以保证最佳的手术效果。同时，术前耐心的辅导可以更好地管理患者围术期的期望。

表 55-5　已公布的造口还纳术并发症的发生率 [99, 108, 112-113, 116, 125–127]

造口还纳术的类型	袢式回肠造口还纳术（%）	袢式结肠造口还纳术（%）	末端结肠造口还纳术伴结直肠吻合术（%）
手术部位表面感染	3 ~ 13.5	5 ~ 20	14 ~ 43.8
深部腔隙感染 / 肠漏	2 ~ 4	2 ~ 4	1.5 ~ 21
肠梗阻 / 肠麻痹	5 ~ 16	4	23
疝气（已被临床诊断的）	0 ~ 50	2 ~ 38	3 ~ 31

特别注意

困难造口

肥胖率增加导致的困难造口增多对结直肠外科医生来说是一种特别的挑战。令人遗憾的是，肥胖与增加造口相关并发症的风险相关[10]，所以患者要求高质量的造口以减少问题，为此类患者构建造口颇具挑战性。即使是瘦弱的患者，急性炎症和慢性肠系膜缩短也可能阻碍造口构建。特殊的方法和技巧可以帮助外科医生在复杂的情况下构建困难造口。由于造口高度已被确定为困难造口的独立危险因素，因此大多数方法技巧都涉及获得足够长度的造口肠管以到达皮肤水平。

在处理困难造口时，首先采用简单的措施。在腹壁肥厚的肥胖患者中，外科医生可能发现脐上的腹壁较薄，从而可以轻松伸展，并最大限度地减少造口的张力（图 55-32）。在严重病态肥胖患者中，如果必须行暂时性转流，那么剑突下袢式横结肠造口是最容易的。如果高位造口位置不合适，并且术中难以将造口肠管穿过肥厚的腹壁，那么，可以分期进行造口。第一步，皮下组织可以从腹直肌前鞘完全抬起，并且可以经肌层完全穿过进行造口。第二步，将肠管通过皮下组织和皮肤递送造口。或者，使用具有或不具有水溶性润滑剂的缠绕牵开器的塑料套筒提供光滑的导管，以帮助增厚的肠和肠系膜通过。一些人主张进行皮下脂肪切除术以尽量减少腹壁距离；然而，这可能导致明显的造口凹陷，如果需要的话，应该谨慎使用。

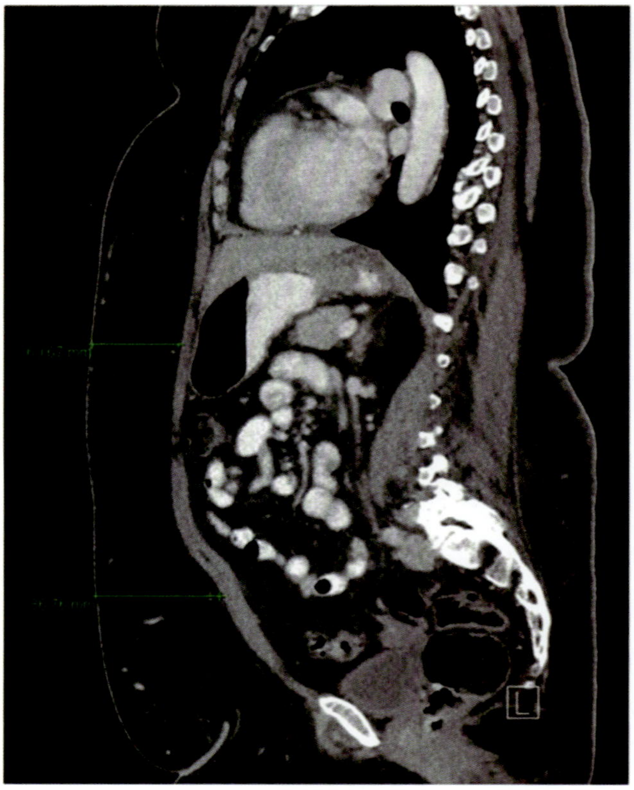

图 55-32 肥胖患者的腹壁可能在肚脐上方较薄，从而改善可能存在的潜在困难造口的构建

袢式末端造口是一种独特的造口类型，可以允许在肥胖患者或肠系膜短缩的患者中完成结肠回肠造口术（图 55-33）或结肠造口术（图 55-34）。当目标造口肠管的尖端被肠系膜束缚时，可以使用袢式造口，并且越靠近末端的肠道越具活动性。袢式末端造口保留了整段造口肠管的肠系膜，从而保证足够的血液灌注。袢式末端造口类似于袢式造口，其

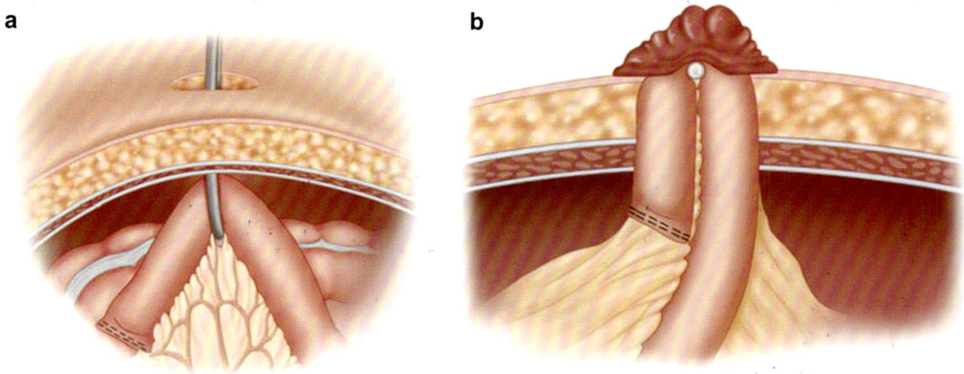

图 55-33 袢式回肠造口术

a

b

c

d

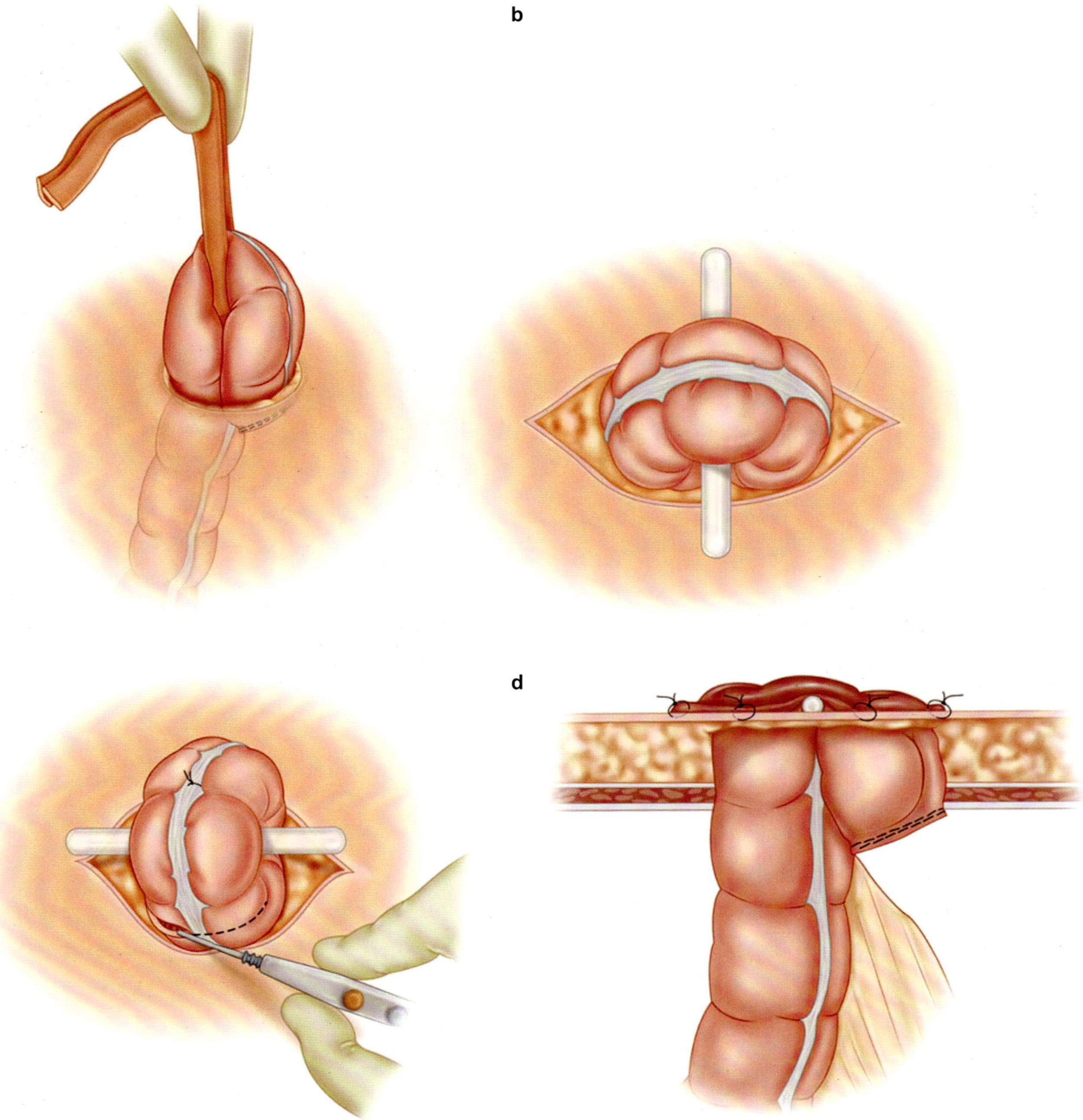

图 55-34　袢式末端结肠造口术

通过狭窄的 Penrose 排泄，并通过肠系膜界面处的肠系膜缺损来提供血运。如前所述，造口最后成为回肠造口或结肠造口（参见“创建造口术的技术注意事项”）。

通过对造口肠管肠系膜的腹膜表面垂直于血管连续切开的方法，可以获得 2 ~ 3 cm 的肠管长度（图 55-35）。这种“馅饼结皮”应该谨慎使用，仅在分离腹膜的同时保护下层的血管时才能进行。在小肠造口的情况下，可能需要对肠系膜的腹膜表面进行切开以获取最大长度。

在紧急情况下，如果进行吻合术不合适，则肠管的两部分可以外置于 Prasad 型末端袢式造口处（图 55-36）。当发生与憩室炎或创伤有关的肠穿孔时，最常使用这种方式，但也可在初次吻合不合适

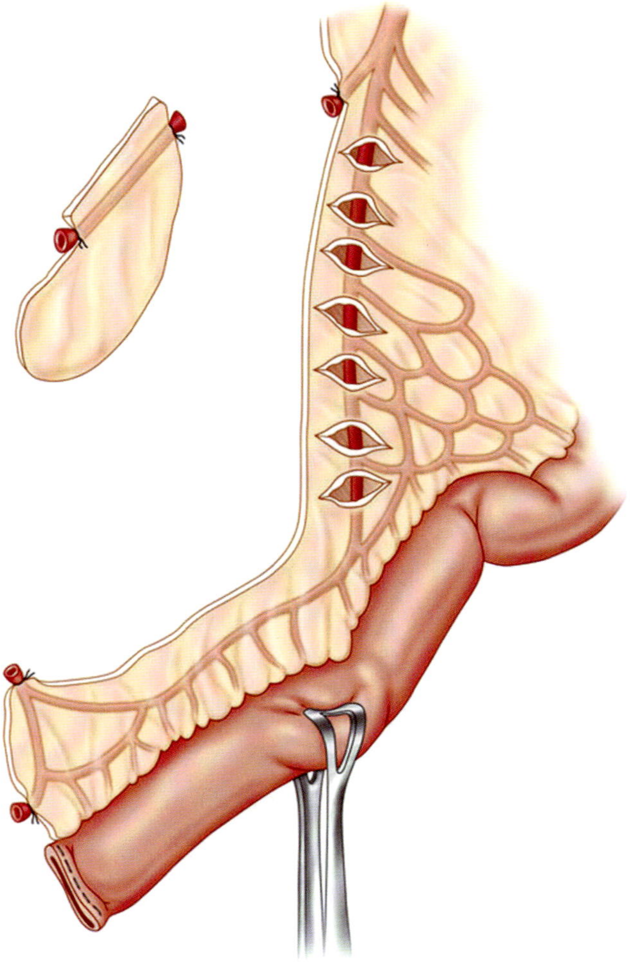

图 55-35　在肠造口前为获取更多的长度，将肠管肠系膜“馅饼结皮”样。如果末端回肠造口术难以实施，外科医生可能会发现结扎近端回结肠动脉有助于获取足够的肠管长度

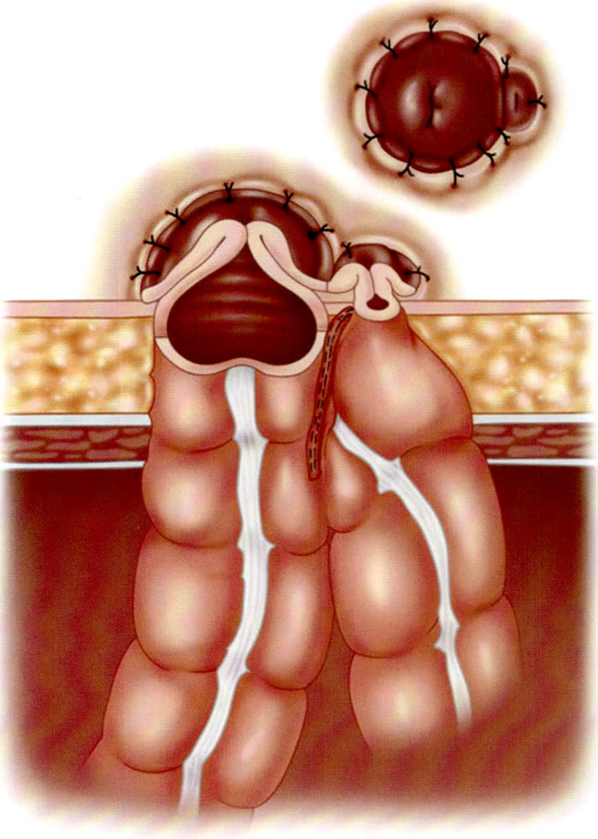

图 55-36　Prasad 型末端袢式结肠造口术

的情况下使用。这种造口术的独特之处在于，两段肠道都被外置，并且最终的再吻合常常可局部手术进行，无需开腹手术。

特殊情况下，外科医生可能难以遵循一般的造口原则，理想位置的理想造口可能无法符合理想的肠段。如果一名外科医生被迫决定在良好的位置设计不理想的造口，或在较差的位置制造良好的造口，造口护理专业人士的普遍共识是，良好位置的不良造口是两种极端情况中损害较小的[12]。很少有增厚的肠管和肠系膜会阻止造口外翻和成熟。在不能形成外翻和成熟的情况下，没有成熟并安全固定在皮肤水平以上的造口不能简单地打开。虽然有可能发展为反应性浆膜炎和 Lateterm 狭窄，这种临时情况可能会一直伴随患者，直到肠适合于造口修复或逆转。尽管用尽了所有延长的方法，一个典型的经典的腹部造口术很少可能会阻滞造口输送通过。

在这些罕见的情况下，可以通过中线切口来形成造口。虽然放置在切口中的造口容易产生伤口和疝问题，但是其可能暂时解决其他不能进行手术情况。少见的是，在病变较重的肠系膜或脆性肠管的情况下造口支撑杆可导致肠造口的肠系膜撕裂。相反，肠管可以由彼此并排放置的两个造口杆支撑，以将张力分布在更大的表面积上。或者，肠系膜可以支撑在筋膜层而不是皮肤层。在这种方法中，长的可延展或柔韧的管子（例如，薄胸管、纤维状、随动体、塑料血管隧道装置）穿过远离造口部位的皮肤切口，穿行于腹壁的前筋膜及造口肠系膜的无血管部分，再通过造口对侧的皮肤穿出（图 55-37）。随后，当肠道和肠系膜黏附于皮下组织时，在之后几天内取出该管，并且可以使挛缩的风险最小化。

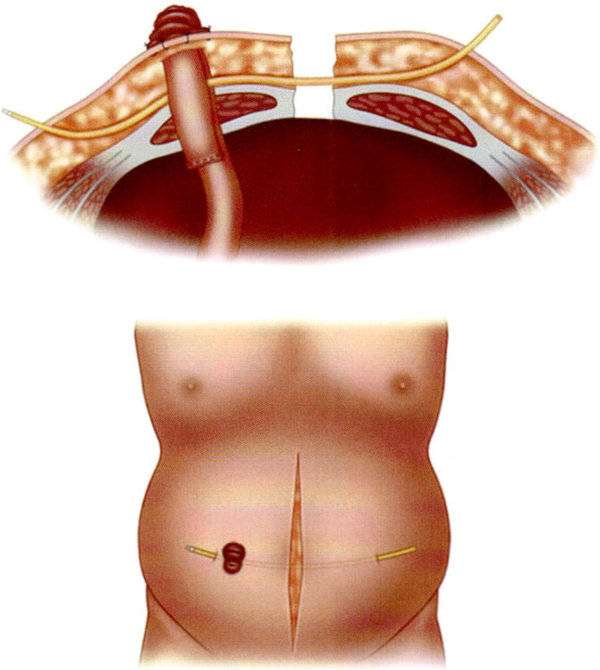

图 55-37　在筋膜层用纤维导管支撑来完成困难的袢式肠造口

临时粪便转流：袢式回肠造口术与袢式结肠造口术

结直肠外科医生对结肠直肠或结肠肛门吻合术中临时保护性粪便转流的理想水平存在长期的争论。通常认为袢式回肠造口术和袢式结肠造口术具有相似的并发症发生率，但并发症不同[7]。临床和患者报告的袢式回肠造口术与袢式结肠造口术的结果已经在最近的几项试验和荟萃分析中进行了比较，结果并不一致[113-115]。袢式回肠造口术虽然更容易出现脱水、再次入院和还纳后阻塞，但闭合性脓毒症较少，术前和术后疝较少，与袢式结肠造口术相比可提高生活质量[116-118]。在大多数情况下，对于临时性粪便转流，ASCRS CPG 建议优先行袢式回肠造口而非袢式横结肠造口术，但可能有特殊情况更适合行袢式横结肠造口术[7]。例如，远端结肠直肠梗阻可能最好用袢式横结肠造口术，这种结肠造口术允许输入端转流和输出端逆行通气。此外，在肥胖患者中，袢式横结肠造口术可能比袢式回肠造口术更容易使用（参见“困难造口”部分）

泌尿生殖道造口

对于泌尿生殖系统，虽然结肠直肠外科医生通常不会进行泌尿生殖道重建手术，但由于几个原因，熟悉这种手术是很重要的。首先，有助于结肠直肠外科医生了解造口护理和并发症，并协助进行尿道造口还纳。其次，彻底了解尿道造口结构和解剖在紧急情况下和对以前有泌尿生殖道重建可能需要进行二次手术的患者是非常有价值的。再次，需要多内脏切除术的局部晚期盆腔恶性肿瘤患者可能需要进行泌尿生殖道重建。最后，患有神经源性肠病和胆囊疾病的患者可能需要同步尿液和粪便转流，所以认真了解同步手术的泌尿学方面的知识至关重要。

最简单的尿流改道重建是用回肠来构建（图 55-38）[119]。该手术通常用 10 ~ 15 cm 的回肠（通常在回盲瓣附近至少 15 ~ 20 cm），做输尿管与皮肤之间的导管。用回肠造口术恢复肠道连续性，左输尿管隧道通过乙状结肠肠系膜缺损。左侧和右侧输尿管均可以单独吻合（“Bricker”式）或一起缝合，并单独行尿道回肠吻合（称为“Wallace”吻合）。导管近端的缝合通常可以限制结石形成。导管的开放端通过造口环钻出至皮肤，成熟的造口呈单端或环端结构。外科医生必须敏锐地意识到左侧输尿管在再次手术过程中的异常走形，并充分游离结肠。此外，在再次手术期间，必须不惜一切代价保留脆弱的回肠肠系膜，因为无意的损伤可导致导管梗死，并将简单的粘连松解转化为广泛而复杂的尿路重建。导管的肠系膜总是不如新的回肠造口术。

泌尿外科医生可能会用回肠替换膀胱，该方法有许多适应证[120]。类似于回肠导管，获取部分中段回肠，并将其改造镶嵌或做成小袋，以重建膀胱或增加其容量。无论回肠如构建，通过回肠 - 回肠造口术恢复肠系膜连续性，脆弱的肠系膜蒂从闭合的肠系膜缺损跨越至骨盆。该回肠系膜蒂可能是梗阻和内疝的病灶，应特别注意保留肠系膜，以避免损伤重建膀胱的血供。

几种类型的可插管的尿道造口可以向泌尿生殖道转流的患者提供无器具的排尿节制。这些带导管的造口被安置到肚脐或右下象限。大多数储袋都是从右侧结肠创建的，附有阑尾或回肠末端作为导管插入通道。印第安纳袋遵循与回肠导管相似的原

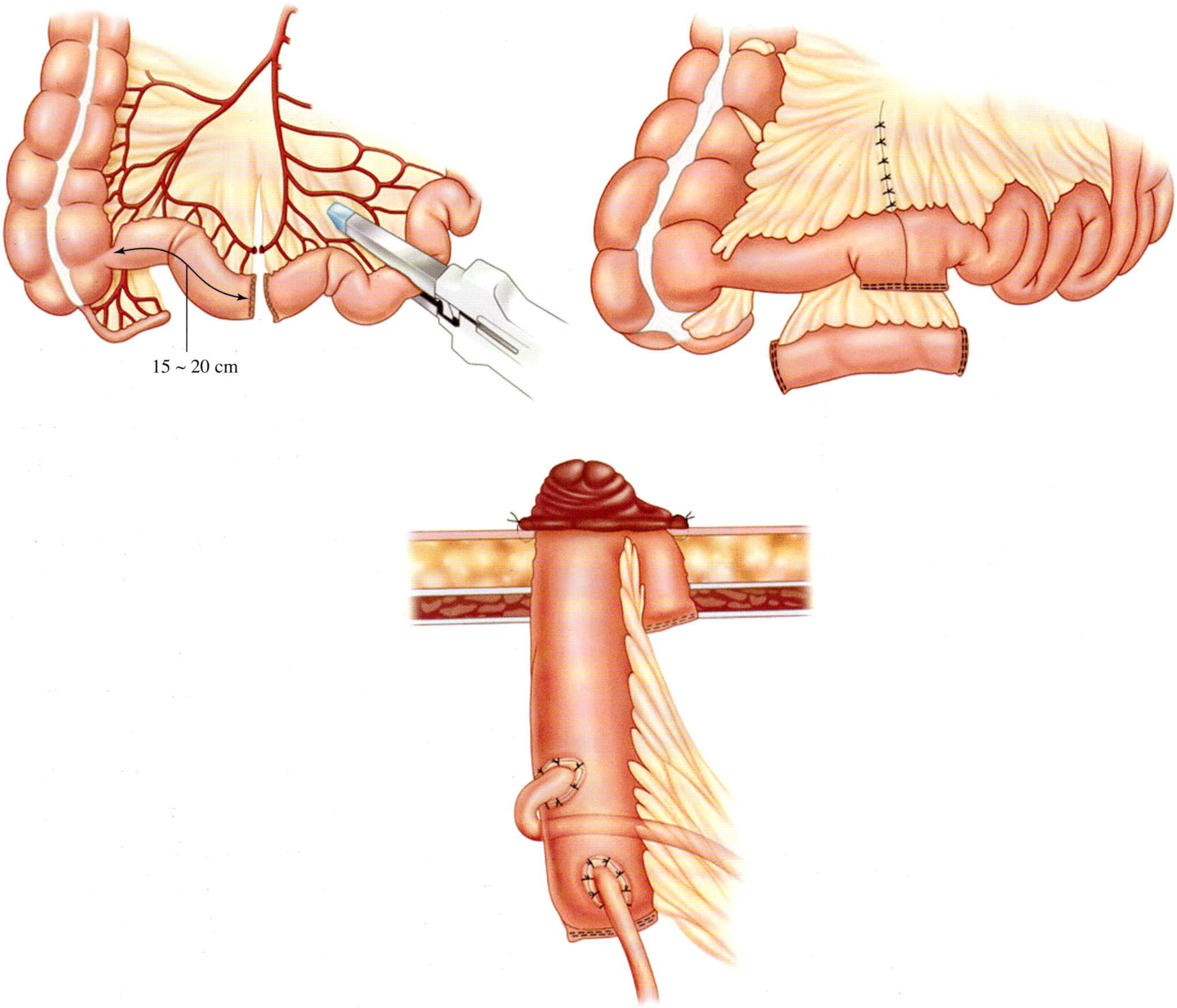

图 55-38 回肠尿道导管：a. 切除回肠中段的一部分；b. 回肠回肠造口术；c. 然后用回肠吻合输尿管并最终形成造口

则；然而，右侧结肠和回肠被整体切除以产生巨大的腹内尿液储存库（图 55-39）[121]。回肠段与双侧输尿管吻合，产生狭小的皮肤水平的造口，作为瓣膜并允许输尿管间歇性排尿。Mitrofanoff 阑尾膀胱造口术利用阑尾构建成膀胱或新膀胱（图 55-40）[122]。Monti 导管类似于 Mitrofanoff 阑尾膀胱造口术，但是利用管状回肠有蒂的部分创建一个狭小的可插管的尿道造口术（图 55-41）[123]。

Turnbull 结肠造口术

极少数情况下，由于手术风险极高，结肠切除术或适当的粪便转流是不合适的。例如，具有暴发性结肠炎的妊娠患者或胎儿可能死亡的不适合结肠切除术。有时候，脓毒症或心力衰竭等严重并发症也可能不适宜行结肠切除术。在这些情况下，在有限的上中线剖腹手术可以做快速形成袢式回肠造口术和 Turnbull 结肠造口术，以转移和解压有毒结肠，

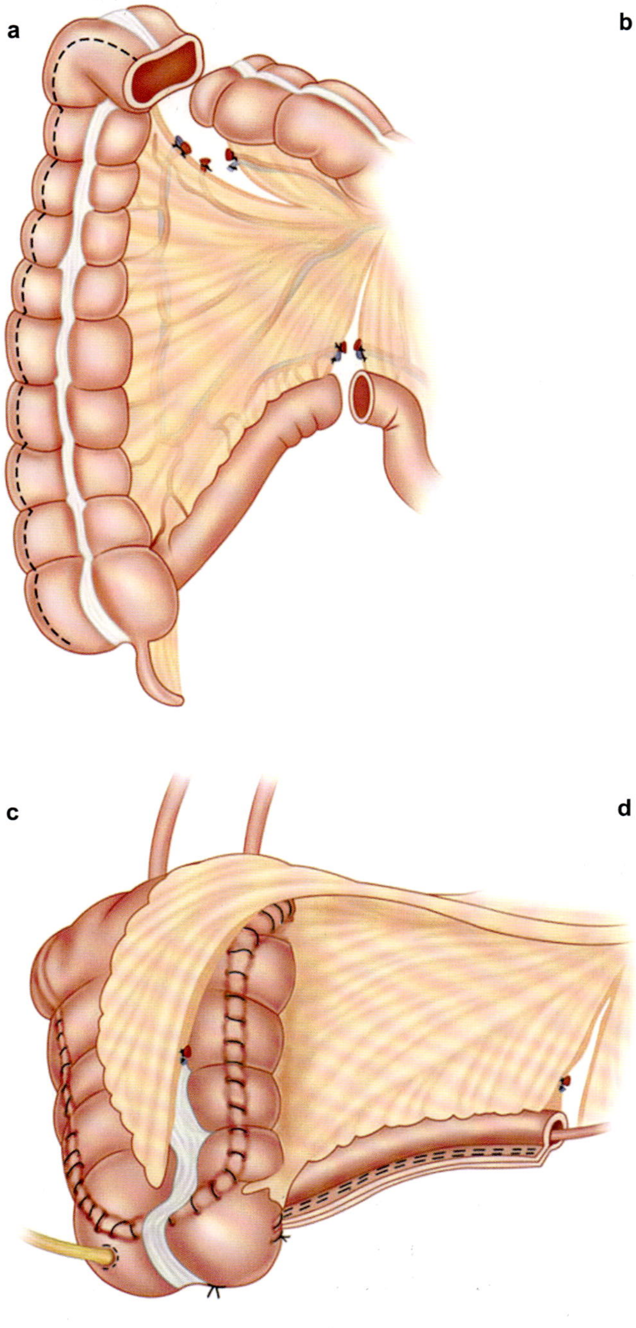

图 55-39　印第安纳储袋

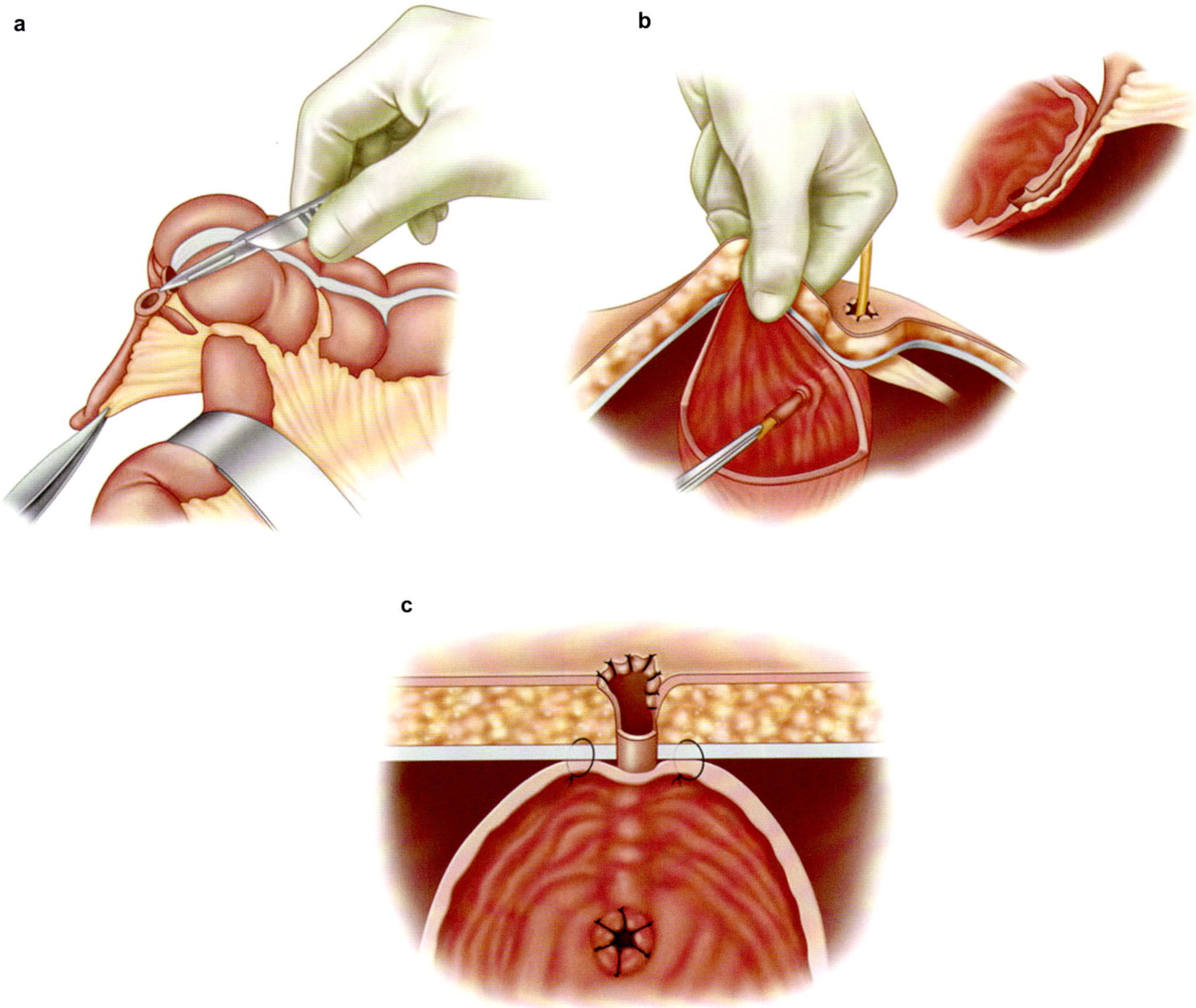

图 55-40 Mitrofanoff 阑尾膀胱造口术

直到患者能够耐受适当的手术切除（图 55-42）[124]。在这些有挑战性的情况下，可以进行一个有限的 10 cm 脐上剖腹手术切口以容纳一只手来探索腹部。袢式回肠造口术可以通过单独的造口环制成，横结肠环可以通过中线切口引出。中线筋膜围绕横结肠环的隆起闭合，然后在一层或两层连续缝合线之间在结肠肌肉表面和周围腹膜之间产生密封的封口（图 55-43）。一旦腹膜腔从潜在的腔隙中分离出来，则切开结肠，将肠边缘缝合到皮肤上。那么回肠造口术就可以了。造口由于气孔性质而引起脱垂和囊肿，虽然不太理想，但当没有其他选择存在时，它会是有效的临时辅助。

对于难以耐受全身麻醉的少数患者，Turnbull 结肠造口术可以在局部麻醉下借助于一个管腔进行。患者仰卧位于手术台上，获取上腹部的荧光透视投影。结肠通过其特征性肠气体模式进行镜下鉴别，然后使用金属硬币来标记横结肠和中线。然后用斑点标记，局部麻醉剂通过皮下组织浸润，并在结肠上直接进行 4 cm 中线切口。局部麻醉剂逐层渗透，仔细分开筋膜和腹膜并进入腹部。通过切口抓住结肠浆肌层表面并沿轴向缝合到腹膜以限制腹腔内粪便污染。如上所述，进行切除术并将造口固

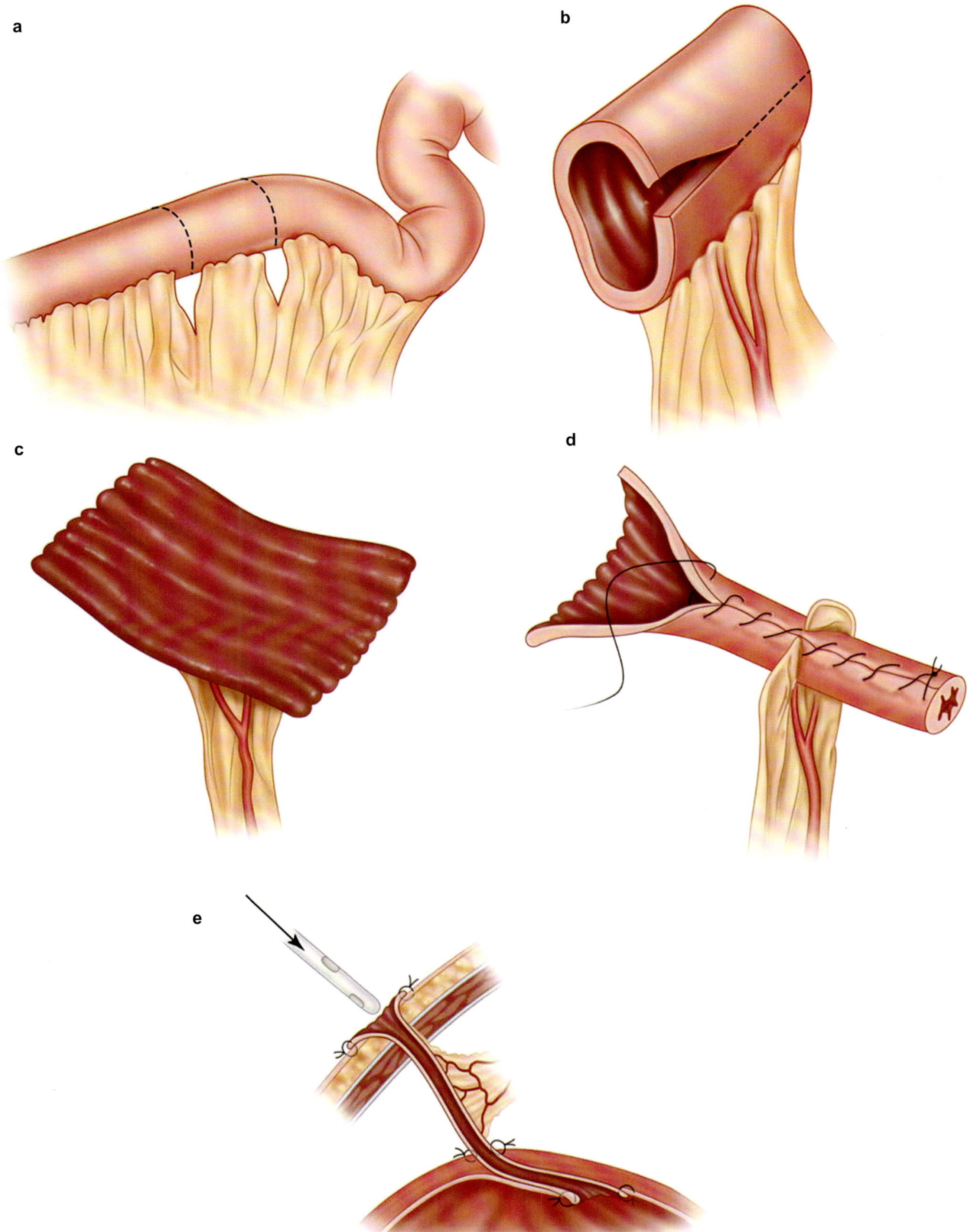

图 55-41　蒙蒂操作

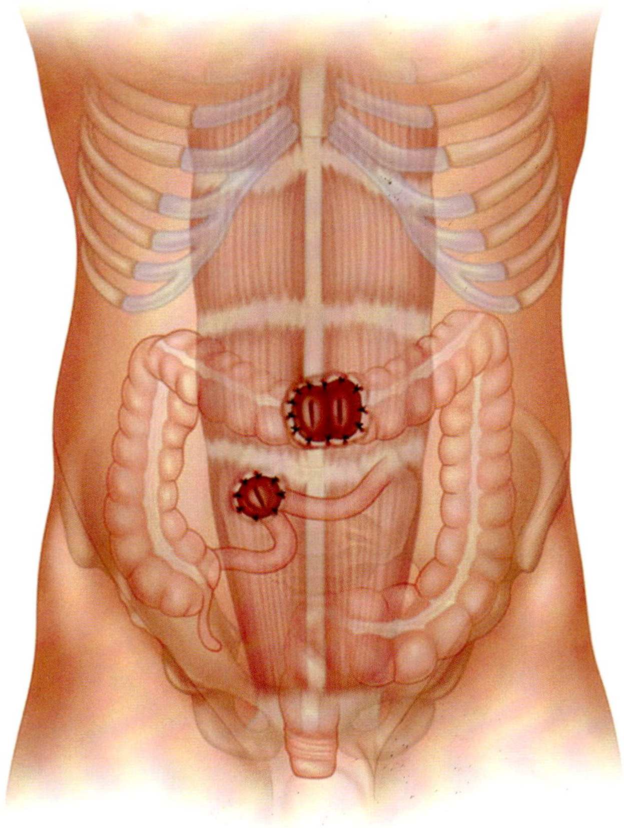

图 55-42　完成的 Turnbull 结肠造口术和袢式回肠造口术

定到皮肤上。

造口术和食物团梗阻

术后早期水肿可能导致直肌筋膜水平的短暂回肠造口阻塞。这种水肿通常在肠功能恢复之后消退，但持续的水肿可能导致梗阻。在有肠梗阻症状的情况下，当仅有稀薄的、非胆汁的、水肿型液体回肠造口流出物或完全不能排出导致造口周围疼痛时，可能怀疑回肠造口阻塞。当造口穿过腹壁时，横断面成像可能显示出肠口径突然转变。如果怀疑急性术后回肠造口梗阻，可以将 14～18 号法国 Foley（或红色橡胶）导管轻轻地放置在造口处，以通过梗阻水平，并对回肠造口术近端的肠壁进行减压。要放置导管，应使用两件式造口器具。将造口放置在适当位置并取出袋子后，用 Toomey 注射器轻轻地将少量水轻轻地注入导管中，将良好润滑的导管插入造口，以在导管尖端之前创建一个水垫。当注射水时，对导管施加温和的压力以将肠壁推离导管末端，从而避免肠壁损伤和穿孔。导管应提前放置，只要阻塞不超过筋膜阻塞并且用缝合线或牙线固定到造口器具以将导管保持在适当位置。如果使用 Foley 导管，肠管不会因为球囊爆炸而受损。导管应谨慎使用，因为短期和长期使用留置造口导管可导致肠穿孔。

回肠造口相对狭窄的管腔直径可能会偶尔导致由不易消化的食物团阻塞。易残留食物如坚果、种子、贝壳、香肠肠衣和生鲜食物消化不良，可能以大块的形式通过造口处。少数情况下这样的食物可能会卡在造口处，并且需要回肠造口灌注来排出食物团块。为了冲洗造口处，如上所述将 Foley（或红色橡胶）导管放置在正好超过筋膜（通常从皮肤表面 <6 英寸）的距离处。然后使用 Toomey 注射器，用 30～50 ml 水缓慢灌注推注阻塞，直到食物离开原位。此过程可能需要 1～2 小时。

致谢

作者想感谢 ScottStrong, MD, FACS, FASCRS; JoshuaMeeks, MD, PhD; KarenBlum, APN，CWOCN, and Susan Sloan for editorial review. Adam Stein, MD, and JaniceColwellAPRN, CWOCN. 无私的提供了文本中所使用的图片。

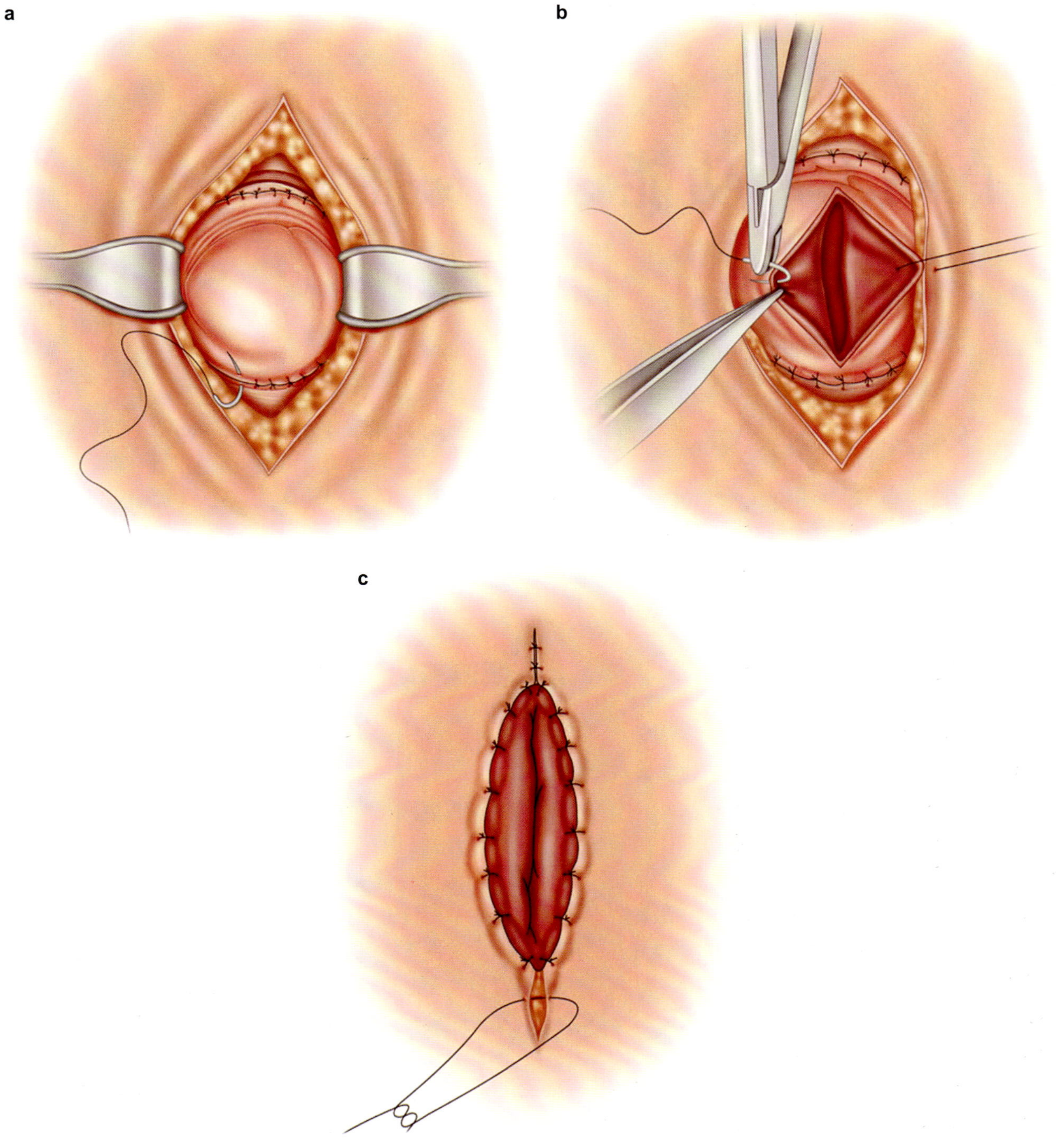

图 55-43　构建 Turnbull 结肠造口术

（参考文献参见 www.pumpress.com/home-specific-edu/5599.html）

第 56 章

结直肠术后功能性并发症

Dana M. Hayden, Alex Jenny Ky 著
吴伟强 译 李佳昕 审校

要点

- 低位前切除术综合征（low anterior resection syndrome，LARS）在直肠切除术后十分常见，其病因复杂多样，包括括约肌损伤、直肠肛门抑制功能反射变化、肠道动力学改变、自主神经及体神经损伤、盆底功能障碍性疾病等。
- 放射损伤及盆腔脓肿会导致肠道功能减退。
- 症状可能包括：粪便或气体失禁、急便感、细碎便、排空困难及排便不尽感等。
- 利用结肠储袋进行选择性消化道重建或者行端侧吻合，其肠道功能较直接吻合为好。
- 行全系膜切除术时，盆腔神经损伤不仅影响肠道功能，而且影响性功能及泌尿功能。
- 性功能障碍在男性和女性都可出现，在女性主要表现为性交困难和无法激起性欲并润滑阴道；在男性则可能表现为勃起障碍和早泄。
- 结直肠外科医生可能低估直肠癌切除术后肠道功能障碍的影响及对生活质量的影响。
- 直肠切除术后肠道功能障碍没有比较满意的治疗方法，主要通过成形大便，减缓大便排空速度，保护肛周皮肤，物理治疗，结肠灌洗以及骶神经刺激等当前比较认可的治疗方法以控制症状。

概述

在美国，结直肠癌在男性和女性中是发病率排第 3 的肿瘤，其中接近 1/3 是直肠癌[1]。全系膜或部分系膜切除是常见的手术方式，外科医生对这些术式潜在的并发症讨论得很精彩，但是对其功能性预后的讨论却没有如此透彻。低位结直肠或直肠肛管吻合术后肠道功能障碍非常常见但却没有引起足够的重视。这些功能紊乱被定义为低位前切除术后综合征（LARS）。本章将讨论 LASRS 的症状、病因以及当前推荐治疗。另外，直肠切除术后其他可能出现的潜在的功能性症状也将会涉及。

低位前切除术后综合征

症状及流行病学

在直肠癌切除术中，如果肿瘤预后相似，对于永久性造口，保留括约肌的手术是可取的。高分辨率影像设备的引入和个体化新辅助放疗的使用大大提高了外科医生保护括约肌功能的能力[2]。然而，不做永久性造口可以改善生活质量（QOL）的假设并没有被文献所证实[3]。Cochrane 系统评价和 meta 分析都表明行腹会阴切除术（APR）和保留括约肌手术的患者术后生活质量相似[4]。虽然这个发现还没被完全解释清楚，但是许多低位前切除术后患者经历了肠道功能改变，潜在地抵消了保护肠道连续性所带来的获益[3]。据估计至少 50%～90% 行 LAR 手术的患者经历了不同程度的术后肠道功能失调综合征[5]。包括大便失禁、急便感、小肠蠕动亢进、大便密集等在内的一系列症状都属于低位前切除术综合征[5]。LAR 术后的其他症状包括大便排空障碍等。直肠切除术后影响生活质量的任何肠道功能失调症状都属于 LARS。LAR 术后的肿瘤预后自然是主要的评价指标，但是更应该强调和研究肠道功能[6]。

基于对 LARS 的定义及特异性研究、随访时间、

用于评估症状的工具的不同等原因，报道的 LARS 发病率并不相同。6% ~ 87% 的患者可能出现大便失禁，5% ~ 87% 可能出现急便感，8% ~ 75% 的患者每天可能有 3 次以上大便 [2]。LARS 可能同时伴随里急后重、肛门直肠疼痛、排便困难、阳痿、性交困难等症状 [2]。反复的肠蠕动也会导致皮肤敏感性下降。

在近期的一个国际多中心研究中，Juul 及其同事将 LARS 和生存质量做了关联。这个研究从 4 个国家共纳入 796 名患者。患者分别完成一份 LARS 评分的问卷调查（表 56-1）和 EORTC QLQ-C30 评分量表。在全球生存质量、体质、情感、地位、社交、疲劳耐受等方面，有 LARS 严重症状的患者比没有症状的患者表现要差。这些发现证实了这一点 [5]：腹泻严重影响了生活质量 [5]。

目前普遍认为的观点是 LARS 只是暂时性的肠道功能障碍，在术后一年内可以改善 [4]。不过有长期的研究报道指出这些症状带来的影响可能长达 15 年，其中大便失禁的比例在 0 ~ 71% 之间，大便排空障碍在 12% ~ 74% 之间 [4]。陈氏等对行 LAR/TME 手术的患者进行 14 年中位随访时间的随访调查，发现 42% 的患者承受着严重的 LARS，只有 22% 的患者症状轻微 [7]。这些长期研究的结果认为 LARS 是肠道永久改变所导致的，而非术后短期的炎症和治疗引起的 [4]。

LARS 的病因

LARS 的病理生理学机制尚不明确，但可以确定是多因素导致的。部分研究表明 LAR 术后导致了解剖、感知、肌肉等的改变 [8]。其他影响因素包括重建后肠道容量、肠道顺应性、括约肌功能、盆底功能、结肠蠕动以及餐后肠道反应等 [8]。LARS 患者会丧失直肠肛门抑制反射（rectoanal inhibitory reflex，RAIR）——内外括约肌反射功能障碍和直肠肛门感受反射改变 [2]。这一变化会导致直肠对液体和气体难以分辨 [2]。RAIR 的缺失与肠道功能低下密切相关，在功能恢复后，患者夜间急便感与大便失禁等次数可减少。持续性的 RAIR 与长期的粪便污染密切相关 [2]。Kakodkar 等进行的一项研究，通过将测定的正常人肛门直肠功能值与行 LAR/TME 手术患者术前与术后所测的值进行比较，发现术后肠道功能障碍可持续 1 年之久。较差的预后与肠容量下降、高压区变短、RAIR 缺失有关。

一些研究通过评估 LAR 术后肛门括约肌功能发现患者平均肛管静息压与肛管最大缩窄压下降并且一定时间后并未恢复 [4, 10]。这可能是因为吻合器置入过程中损伤了肛门括约肌 [2]。Efthimiadis 等报道了 1 例 RAIR 丧失，肛管静息压显著下降而肛管缩窄压正常的患者 [10]。6 个月后，他们报道这些病理改变已恢复。他们认为肠道顺应性下降和重建后直肠容量下降导致大便次数增多。大便进入重建后的肠道时，肠道顺应下降也会导致肛管缩窄压升高。肛管缩窄压升高与肛管压力下降导致大便次数增多、大便污染以及大便量少等。肠道顺应下降也会影响直肠的粪便感受器并导致大便失禁。关于直肠顺应性下降与禁便功能下降之间的直接联系已有报道 [4]。

LAR 术后急便感和大便失禁等不良并发症被认为是由于传统的端 - 端结直肠或结肠肛门吻合造成重建后直肠腔容量下降导致。这促使远端结肠形态选择手术的进步以增加肠容量 [4]。本章将会深入讨论这个问题。

其他研究则聚焦在肠蠕动功能与 LARS 之间的联系。Emmertsen 等报道指出，相比没有 LARS 的患者，伴有严重 LARS 症状的患者进食后餐后反应加重，重建后肠道压力增加，这表明 LAR/TME 术后严重的肠道功能障碍可能与胃肠道异常活动有关 [8]。另外一个研究也表明大便次数频繁的 LARS 患者餐后直肠张力增加，痉挛加重，而健康人则不会 [8]。动物实验也表明 LAR 术后结肠集群蠕动的次数和持续时间增加，与人类负责排粪的肠蠕动的高频率蠕动波相似 [4]。一项饮食影响的结肠活动的研究指出，相比之下，肠道蠕动频率增加的患者肠道痉挛收缩显著早于没有该症状的患者 [4]。一项包含 60 例 LAR 术后患者的研究中，26 例在重建直肠处有弱的、不规律的蠕动波，这些蠕动波与大便失禁、便急、大便次数增多等有关 [4]。

去自主神经可能也与功能预后差有关，尽管标准的外科和 TME 手术主张保护自主神经 [2]。一项日本的研究表明，保护结肠和盆底神经可减少烂便 [8]。这表明部分去自主神经化使排便反射负反馈消失，可能导致稀烂便 [8]。

直肠排空障碍也属于 LARS，包括排便时间延长、直肠排空不全、过度的用力排便 [4]。可能的机

此问卷调查表的目的是评估你的肠道功能

请勾选每个问题的其中一个选项，对于一些患者，症状每天都在变化，仅选择一个答案或许会有困难。

我们请您选择最能描述您日常生活的一个答案。如果您最近有炎症影响肠道功能，请不要将此考虑进去，仅选择能反应您日常肠道功能的答案。

您是否曾不能控制排气？

□ 不，从来没有
□ 是的，每周少于一次
□ 是的，每周最少一次

您是否曾有稀便溢出？

□ 不，从来没有
□ 是的，每周少于一次
□ 是的，每周最少一次

您排便的次数？

□ 每天 7 次以上（24 小时）
□ 每天 1~3 次（24 小时）
□ 每天不到一次（24 小时）

您是否曾在距上一次排便一小时内再次排便？

□ 不，从来没有
□ 是的，每周少于一次
□ 是的，每周最少一次

您是否曾因强烈便意而不得不冲向厕所？

□ 不，从来没有
□ 是的，每周少于一次
□ 是的，每周最少一次

表 56-1 LARS 评分问卷调查表。引自 Emmertsen K，Laurberg S.Low anterior resection syndrome score: developmentand validation of a symptom-based scoring system for bowel dysfunction after low anterior resection for rectal cancer. Ann Surg2012；255（5）:922-8[8].

制是肛管直肠协同作用消失，表明直肠收缩功能受损以及肛管反常收缩[4]。由于支配直肠的交感神经与副交感神经损伤，直肠排空障碍的患者同时存在直肠感觉功能下降[4]。

LARS 危险因素

对于 LARS 患者，大便失禁有很多因素。预后差与吻合口距肛缘位置低、男性、年轻等因素有关[2, 3, 6, 11]。任何形式的盆腔脓毒症——吻合口漏 / 裂开或是脓肿——均会导致瘢痕形成以及重建后直肠顺应性下降。这会导致重建后直肠弹性变差并使肠腔容量减少[2-3, 11]。

一些研究表明，术前放疗是 LAR 术后大便失禁一个危险因素[6]。放疗通过多种机制影响肠道功能。放疗的影响是基于放射剂量的，可以改变直肠的肌肉、支配的神经，并直接影响括约肌形态[2]。肠道功能也会继发改变于放疗导致的小肠毒性及盆腔神经改变[2]。荷兰的 TME 研究结果表明 39% 仅行 TME 手术的患者在术后 5 年出现大便失禁，而相比之下，62% 的术前行放疗的患者出现大便失禁[6]。Parc 等进行的一项研究表明，相比于未行放疗的患者，行肠道重建手术的患者接受新辅助放化疗后，每日排便次数增加，术后 2 年内夜间便急次数增加[12]。短期的放疗也会有副作用。有一项研究发现短疗程的放疗对性功能和日常功能性活动有副作用[4]。

近期一项大样本量研究发现，相比没有行新辅助放疗的患者，行新辅助放疗后再行 LAR/TME 手术的患者更容易出现严重 LARS[3]。行全系膜切除术的患者出现 LARS 的概率比部分系膜切除的患者高，而且吻合口瘘的概率也更高。年轻的（＜65 岁）以及女性患者出现严重肠道功能障碍的风险更大[3]。这项研究没有发现不同吻合类型以及放疗长短之间功能性预后的差异[3]。其他研究发现男性以及短疗程放疗的患者预后更差，与这项研究的结果并不相似。至于放疗，需要注意的是几乎没有前瞻性的研究将在评价 LARS 的时候将现代的放疗共识联系起来[4, 11]。因此，现代放疗的研究需要阐明 LARS 与放疗的关系。

LAR 术后肠道功能的评估

有数个生存质量问卷调查表及大便失禁评分系统被用于评估 LARS。LARS 评分量表（表 56-1）源于直肠癌括约肌保护手术术后肠道功能评估的确切的评分工具[12]。丹麦的一项全国性的队列研究发展并最终确立这个问卷调查表，这项研究纳入了 2001 年至 2007 年丹麦全国接受或未接受术前放疗以缩小局限肿瘤范围且行 LAR 手术的直肠癌患者。这个量表为反应肠道功能障碍严重性及对生存质量影响而设计的[12]。这些问题适用于大便或气体失禁、便急、排便次数以及每日排便集中的时候等[5]。评分在 0～20 分之间表明没有 LARS，21～29 分为轻度 LARS，30～42 分为重度 LARS。这个问卷调查表被翻译成了多种语言版本。这与欧洲癌症生命质量研究与治疗研究组织核心问卷待查表（EORTC QlQ-C30）的许多指标相关[12]。

肠道功能障碍症状确实与括约肌保护手术患者有关，但是许多研究表明直肠癌专家对此并不理解。此外，尽管 LARS 发病率很高，但医护人员并不清楚这些症状是怎样影响生存质量的[12]。陈氏发现专家所认为的究竟是何影响患者生活质量的观点与患者的实际观点存在严重不符。比如，几乎没有医生意识到患者排气失禁的重要性及因此对他们带来的影响。同样，大部分医生高估了液体和固体粪便失禁的重要性，而低估了便急与大便频繁对生活质量带来的影响[7]。因此，直肠癌术后医生询问患者合适的问题，诸如什么是最困扰患者的，并鉴别 LARS，这是非常重要的。这将使医生更加及时、准确地处理这些症状。在直肠癌治疗前给患者提供准确的相关信息也是非常重要的[7]。

LAR 术后肠道功能障碍的治疗

当前尚没有治疗 LARS 的共识或指南。当前主要是对症治疗，药物包括洛哌丁胺及可待因等，以及盆底物理、生物反馈和灌肠等治疗[11]。目前缺乏专门针对药物治疗 LARS 的研究，此类研究是未来研究的焦点。

盆底恢复治疗与使用其他方法治疗大便失禁一致，主要包括盆底肌肉锻炼、生物反馈以及直肠气囊训练等[6]。Visser 等的综述表明，伴有 LARS 的患者经过盆底物理治疗后有 4/5 的研究中患者失禁评分显著改善，4/5 的研究中患者大便次数明显减少[6]。生活质量评估、生命力及 SF-36 心理功能评分也有明显改善。FIQL 评分量表也反映恢复后的患者更少抑郁，自我感觉更加良好[6]。有一项研究表明患者在直肠肛管压力和直肠容量等功能性预后方面有改善，但是另外两项研究并未发现患者在生理评估方面有任何差异[6]。作者总结出 LAR 术后进行盆底恢复训练对改善功能性预后是有帮助的[6]。另一项非随机的回顾性研究评估了 70 名 LAR 术后进行反馈治疗的患者，发现患者在大便失禁评分及减少大便次数方面有显著改善[4]。因此对于部分 LARS 患者，盆底物理治疗与恢复训练可能是一种重要的治疗方法。

逆行结肠灌洗

逆行结肠灌洗（retrograde colonic irrigation，RCI），也被称作经肛门灌洗（transanal irrigation，TAI），也是治疗低位前切除术后大便失禁、大便碎片的可行方法之一。水通过灌洗进入直肠和左半结肠，帮助粪便排泄。逆行结肠灌洗的疗效有很大差异。Koch 等报道称，57% 的患者经过逆行结肠灌洗之后可以基本控制排气排便，14% 的患者仍有排气控制困难，还有 29% 的患者对水样便亦难以控制。灌洗的副作用轻微，费用低廉并且无创[13]，已成为医生处理 LARS 患者的一个常用治疗手段。

骶神经刺激

骶神经刺激（sacral nerve stimulation，SNS）在直肠切除术后大便失禁患者的小样本研究中显示了非常好的早期结果[4]。骶神经刺激通过降低结肠顺行活动，增加逆行活动来促进功能的改善[4]。2015

年的一项系统性综述显示，用骶神经刺激治疗LARS的总有效率约为74.4%[11]。在34例功能改善从而放置永久刺激器的患者中，有32例（94.1%）为治疗"成功"者[11]。患者反馈LARS的主观症状和客观体征均有改善。在所有的研究中，尿失禁发作都有减少[11]。另一项利用骶神经刺激治疗LARS的研究报道了夜间排便、便频、便急和遗粪的减少。在推迟排便方面，骶神经刺激也能带来时间的改善[11]。因此，骶神经刺激成为对部分LARS患者非常有效的一种治疗方法。

结直肠手术后结直肠重建及对功能的影响

当外科医生在低位直肠癌手术时能达到较高的括约肌保存率时，肠功能障碍的发生率也同时增加。首次报道的肠道吻合就是经典的直接结肠直肠、结肠肛管吻合（SA）[13]。在对采用直接吻合的低位前切除术术后功能的分析中可以看到，包括了一系列广泛的症状，包括尿急、尿频、便频和大便失禁。传统端对端结肠直肠或结肠肛管吻合的肠管储藏容量减小与导致急便、大便失禁相关。为了改善排便功能，外科医生对吻合的近端肠管做了一些构象上的改变[4, 14]。结肠J形袋（colonic J pouch，CJP）、结肠横行成形术（transverse coloplasty，TC），端侧吻合（side-to-end anastomosis，STEA）等方法都是通过改善新的代直肠肠管的功能和容量来改善肠道功能的（图56-2）。

结肠J形袋

结肠J形袋（CJP）是通过折叠乙状结肠或降结肠、吻合肠系膜侧肠壁而形成的一个大的内腔构造（图56-2）。已经有一些前瞻性、随机研究对比SA和CJP两种方法。相比SA，CJP法可以减少排便次数，减少排便破碎、痉挛、尿失禁，控制时间长达12个月[13]。观察长期效果的研究非常少。虽然其中多数的研究报道仍有功能上的改善，有一项研究指出CJP带来的功能改善在1年内明显，在24个月左右不复存在[15]。相反，在其他一些研究中，CJP患者在24个月和5年时仍可以观察到排便频次的降低和排便次数的减少[13]。在3、4、5和9年时，采用CJP的患者排便控制情况都优于采用SA的患者[13]。Heriot及其团队进行的一项荟萃分析证实了这些长期结果：在纳入的2240例患者中，那些采

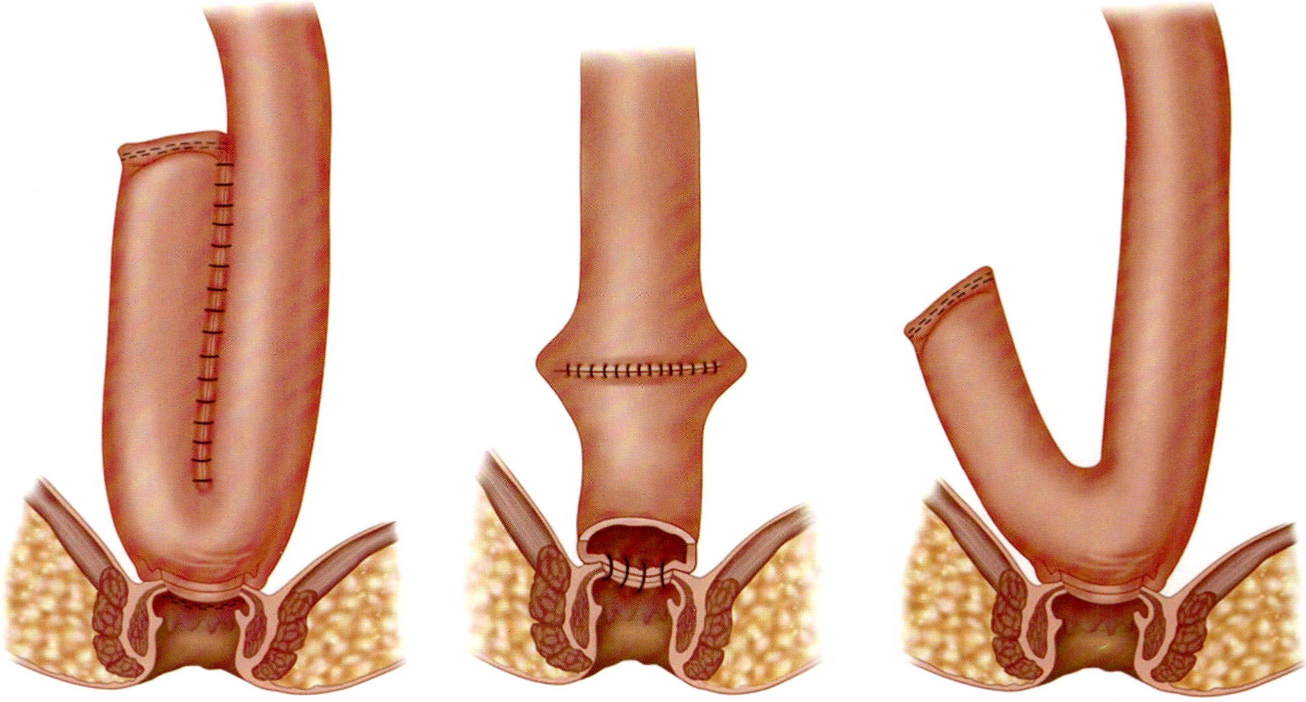

图56-2 低位前切除术后选择性结直肠吻合重建

用 CJP 的患者每日排便频率、大便失禁、排便不完全以及使用止泻药物的情况在 1 年和 2 年时均少于采用 SA 的患者 [15]。

最初，CJP 的大小是参考回肠 J 袋的。在临床效果和并发症方面，长 J 形袋（>6 ~ 12 cm）和短 CJP（4 ~ 6 cm）相比没有差异。然而，排便困难、排便不完全的情况在长 J 形袋患者中更多见 [16]。长 CJP 患者也需要更多的泻药排便 [16]。因此，4 ~ 6 cm 的 CJP 被认为是理想的大小。

结肠横行成形术

结肠横行成形术（TC）是另一种结直肠重建方法。最早在 1999 年被提出，在 2001 年首次在患者中开展 [17]。结肠横行成形术从距离用作吻合的结肠末端切缘约 4 cm 处在沿结肠带方向纵行切开结肠壁 7 ~ 10 cm[17]，然后横向缝合关闭，从而形成类似于 Heineke-Mikulicz 狭窄成形术的一个袋状结构（图 56-2）。虽然 TC 被认为能减少 CJP 方法中的排便困难，多项研究却并没有显示任何显著差异 [15, 17]。在一个多中心、随机、前瞻性试验中，Fazio 及其同事发现 CPJ 比 TC 有更好的功能改善 [18]。在 4、12 和 24 个月时，CPJ 患者便频、消化道痉挛的情况均少于 TC 患者。其他情况，如急迫性尿失禁和止泻药物的使用两组患者没有显著差别。对比 SA，TC 也没有显示出功能改善的优势。TC 的功能改善与其他方法基本相近，但至少一个研究显示 TC 有较高的吻合口漏发生率 [19]，因此，TC 的应用在近年来逐渐减少。

侧端吻合

侧端吻合（STEA）是另一种低位前切除术术后重建的方法（图 56-2）。这种技术方法是由 Baker 在 1950 年提出的，在美国、德国和法国应用广泛。它是将近端结肠切缘上游 3 ~ 6 cm 的肠系膜游离侧肠壁与远端直肠或肛管端吻合 [13]，然后缝合关闭近端结肠切缘。有数项关于 STEA 后功能改善的前瞻性研究。经过短期和长期随访，多数研究显示，STEA 与 CJP 在肠道功能方面没有明显差异，两项研究的结果显示排便困难减少 [13]。Siddiqui 等人进行了一项关于对比 STEA 与 CJP 研究的荟萃分析，结果显示 STEA 后 6 个月，尿失禁有所减少，但这一减少在 24 个月时已无统计学意义 [20]。STEA 发生吻合口瘘的概率比 SA 低，与 CJP 相似 [7, 13]。STEA 也存在大便排空的问题，保留 3 cm 盲端后的排空问题要少于保留 6 cm 盲端 [21]。

总之，为减少低位前切除术术后的肠道功能障碍，可采用 CJP 或 STEA 方法。CJP 的大小应为 4 ~ 6 cm 长，而 STEA 的盲端应为 3 cm 以减少大便排空困难的发生。

直肠癌术后性功能与泌尿系统功能障碍

盆腔神经

直肠切除术后的性功能与泌尿系统功能障碍是多因素的，但最主要的病因是盆腔神经的直接损伤。TME 过程中有几个盆腔神经可能会被损伤的位点（图 56-3）。在盆腔神经丛内，既有交感神经，也有副交感神经。交感根起源于 L2 和 L3，包括上腹下丛（或主动脉神经丛）。上腹下丛在腹主动脉分叉水平壁腹膜下方变为腹下丛。在骶骨岬，这些纤维形成腹下神经，与髂内动脉和输尿管伴行，在骨盆侧壁汇入盆腔自主神经丛。副交感神经纤维在男性起源于 S3 到 S4，在女性起源于 S2 到 S4，沿勃起神经和下腹下丛走行。

在腹膜之下，腹下神经丛分布在直肠的前方和外侧。下腹下丛是盆侧壁的盆腔自主神经丛，在男性接近前列腺。在女性，它位于直肠的前面和外侧，走行于阴道和宫颈旁边。副交感神经纤维负责勃起、增加流向阴茎或阴蒂血液以及润滑阴道。交感神经纤维负责射精和性高潮。交感神经纤维也抑制逼尿肌，刺激膀胱颈收缩，从而影响排尿控制机制 [22-25]。随着全直肠系膜切除术的开展以及保留盆腔神经的手术方法被重视，术后性功能障碍的发生率虽较前降低，但仍然十分重要。在骶骨岬结扎肠系膜下动脉、解剖直肠后间隙可能损伤上腹下神经丛和（或）腹下神经，从而导致逆行射精。在“外侧韧带”区域进行前外侧的剥离与分离，可能损伤盆腔神经丛引起勃起功能障碍。骨盆前平面的分离，尤其是在 Denonvilliers 筋膜直肠侧的分离可能损伤勃起神经或海绵体神经，导致勃起功能障碍。会阴切开可以直接或间接损伤阴部神经（图 56-3）[14, 26]。

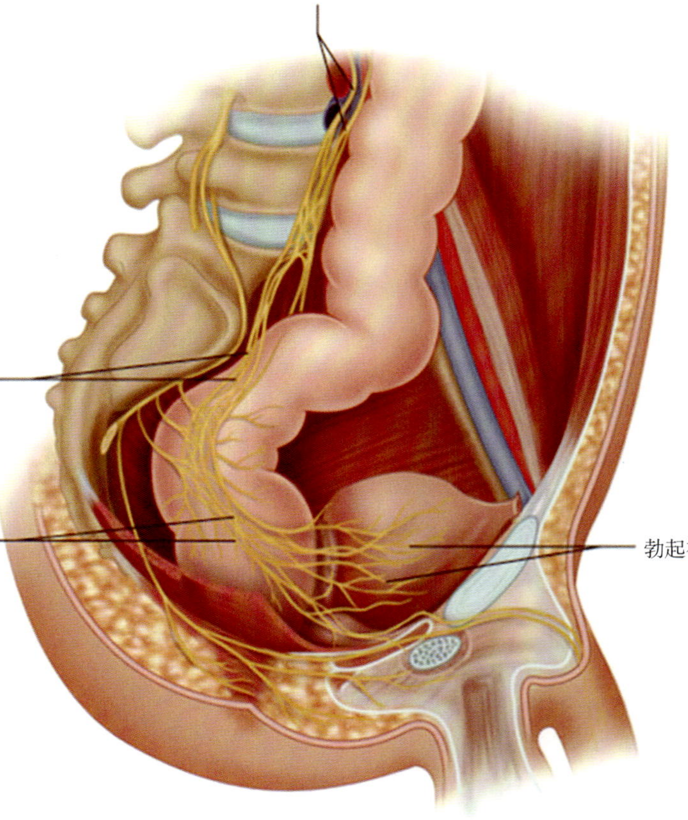

图 56-3 盆腔神经解剖及易损伤位点。在高位肠系膜下动脉结扎术（IMA）时上腹下丛的损伤或在松解直肠系膜上段时骶骨岬腹下神经的损伤会造成逆行射精；前外剥离时盆腔神经丛的损伤或骨盆前平面解剖分离时勃起神经或海绵体神经损伤会引起勃起功能障碍

直肠癌术后性功能障碍

直肠癌手术的目的是切除肿瘤，治愈患者。然而，手术也会导致不良后果，比如性功能障碍。在直肠癌术后，对男性性功能障碍的认识和关注更多（与女性相比），有趣的是，这一点在术前有时不会被讨论[25]。男性性功能障碍包括勃起功能障碍（ED）和逆行射精。然而，性高潮困难、性欲减低以及身体形象的问题也有报告[27]。女性术后性功能障碍包括阴道润滑、性交痛、兴奋和高潮等方面的问题。这些问题很难量化。随着 TME 手术技巧的提高，性功能障碍的发生率已减少，但仍然是一个重要的术后问题。除神经损伤外，导致性功能障碍的其他危险因素包括严重失血、术前放疗、吻合口漏和造口状态[28]。已有的用来评估直肠癌术后性功能障碍的工具包括有国际勃起功能指数（IIEF）、女性性功能指数（FISI），以及用来评估结直肠癌患者生活质量的 EORTC QLQ-C30 和 EORTC QLQ-CR38。

Hendren 等对术前性活跃的患者进行研究，发现在因为直肠癌接受直肠切除术之后，29% 的女性和 45% 的男性出现了性功能的退化[27]。只有一小部分患者回忆说在术前进行了关于术后出现性功能障碍风险的讨论[27]。讨论这个非常私密的话题可能会令患者感到尴尬。因此，医生应该在手术之前和患者对潜在的风险进行商讨，并在术后开展谈话以解决患者的焦虑。逆行射精可以用三环类抗抑郁药、抗组胺药（扑尔敏）和减充血剂治疗。减充血剂如硫酸麻黄碱和去氧肾上腺素，可以在射精时使膀胱颈闭合[29,31]。对于术后出现 ED 的患者，可考虑给予枸橼酸西地那非、他达拉非或伐地那非。这些药物在低剂量时不会导致勃起，而是增加神经周围区域的血流量，促进恢复[30]。

女性直肠癌术后性功能障碍尚未被仔细研究。女性性功能障碍的原因有生理的原因，也有身体形象的原因。除神经损伤导致阴蒂感觉下降和阴道润滑减少之外，性交痛也可能继发于放疗后纤维化，阴道柔韧性下降[34]。增加润滑的药物和乳霜以及盆底理疗是主要的治疗方法。新的治疗方法，如氟班色林，值得进一步研究。

泌尿功能障碍

膀胱功能障碍常发生在盆腔手术后。直肠癌术后，30% ~ 70% 的患者会出现膀胱功能障碍。直肠切除术中内脏神经损伤可降低膀胱的敏感性。腹下丛的交感神经损伤可能造成女性急迫性尿失禁和压力性尿失禁的主要原因[32]。患者可能会因为逼尿肌失神经支配而丧失对膀胱充盈的感知。这也会使患者容易出现排尿问题和充盈性尿失禁。发生在腹会阴联合切除术术中或术后的膀胱后弯也会造成排尿功能障碍。由于上述任何一个机制引起的持续性膀胱排空不完全可能会使患者容易发生泌尿道感染。

部分患者可能由于年龄、慢性炎症、良性前列腺增大或前列腺癌（男性）、急迫性尿失禁或压力性尿失禁（经产女性）等原因已经存在泌尿功能障碍。此外，对阴部神经的损伤会降低膀胱敏感性以及造成阳痿。术后的泌尿系症状往往是暂时的，只有 10% 的患者需要医疗或外科治疗。任何持续 3 个月以上的排尿问题可能会成为永久性问题，因此需要更多积极的处理[29]。

结直肠术后肛周皮肤刺激

直肠癌术后肛周皮肤刺激十分常见。多是由稀便和或频繁排便以及不恰当的擦拭方法引起的，此外，放化疗后皮肤的柔软性减低会进一步加重这一问题。频繁排便导致不断的擦拭，损伤肛门周围娇嫩皮肤的表层。此外，粪便中的消化酶也会刺激肛周皮肤[33, 35]。首选的治疗方法是用乳霜隔离保护皮肤。例如 Desitin™、Balmex®。隔离乳霜应该像霜一样完全覆盖问题区域。在排便后擦拭时，患者应对着乳霜部分擦拭但避免乳霜被完全擦去。如果肛周有真菌，需要加用抗真菌药粉或乳膏。如果存在严重的瘙痒和疼痛，可予以短疗程的类固醇乳霜，能够明显缓解瘙痒和疼痛，特别是瘙痒。然而，类固醇乳霜的使用应当限制在短期内，因为它有可能使皮肤变薄[33]。咨询对减少擦拭和帮助患者降低"过度擦拭"冲动很有帮助。应用湿卫生纸可以减少擦拭时对肛门皮肤的摩擦。排便后使用温水泡浴或淋浴、用灌肠剂或自来水灌洗结肠可以消除粘在皮肤上的粪便或排便后直肠漏出的粪便。一个能为顽固皮肤刺激患者提供建议的造口治疗护士或皮肤护理专业护士是非常有帮助的。

对排便频率和连贯性的管理也十分重要。推荐使用纤维补充剂帮助大便成形，例如可建议患者将车前子与少量的水混合后服下，粪便中的液体和摄入的纤维混合。止泻药物如盐酸地芬诺酯 / 硫酸阿托品或洛哌丁胺被用于减缓大便频次。患者每天最多可服用其中两种药物，每种药物最多 8 次；但是通常不需要这么大剂量。患者应该在早上醒来服用一片药物，然后滴定剂量。药物应当在餐前服用（不要像药品说明书建议的排便后服用）。有液体形式的洛哌丁胺，如果 2 mg 洛哌丁胺使肠道运动过于减慢，可使用液体剂滴定剂量后使用。

结论

结直肠手术后的功能目前被认为是影响生活质量的重要因素，同时也是衡量外科医生表现的指标。术后功能的意义应该是术前讨论的一个重点，因为现在技术的进步使得更多的手术可以保肛，而出现肠道问题的风险也增加。肠道功能障碍、泌尿功能及性功能障碍可以显著影响和降低术后生活质量。引起这些功能障碍的原因很多，包括肛门括约肌损伤、RAIR 变异、肠动力改变、自主神经和躯体神经损伤以及盆底功能障碍。新的代直肠的顺应性、盆腔脓肿和放射也可能造成术后功能障碍。外科医生可以采取一系列重要举措来减少直肠切除术后功能障碍的风险。比如良好的 TME 技术、避免神经损伤、创造健康无张力的吻合、适宜的结直肠重建（结肠 J 形袋或侧端吻合而非直接吻合）和避免引起盆腔脓肿的危险因素等。此外，选择适当的患者予以保留括约肌也非常重要。当出现肠功能障碍时，初始的治疗重点在优化患者的饮食和改建排便习惯。对于更严重的症状，生物反馈、结肠灌洗和骶神经刺激可以带来功能的改善。粪便成形、减少大便次数以及隔离乳霜的使用可以改善结直肠手术后的肛周皮肤刺激。对于有泌尿功能或性功能障碍的患者，药物能够改善症状。最后，生物反馈促盆底康复也值得考虑，因为它可以提高低位前切除术术后的生活质量。

（参考文献参见 www.pumpress.com/home-specific-edu/5599.html）

第 5 部分
盆底疾病

第 57 章

盆底的基本检查

Dana R.Sands, Amy J.Thorsen 著
孙华屹 译 丛进春 审校

要点

- 盆底功能紊乱的患者占结直肠门诊患者中的很大一部分。
- 详细的病史及彻底的查体是对骨盆底功能性障碍患者评价的基础。
- 特殊检查用于提高复杂患者人群的骨盆底结构及功能的评估结果。

概述

在北美地区，受到肠排泄紊乱和失禁困扰的患者很常见。

通过一个对近 2000 名未怀孕女性的临床研究，Nygaard 等发现 15.7% 的女性至少有一种盆底紊乱。在 80 岁及以上的女性中，患病率接近 50% [1]。在这项研究中，9%的女性表现出现了大便失禁的症状。最近的另一项研究发现，在 45 岁及以上的妇女中有近 20%的人每年经历过一次无意中漏便的情况 [2]。便秘成为了一个频繁困扰患者的问题，影响 20%北美人 [3-5]。估计 2006 年盆底疾病的门诊医疗费用将达到 4.12 亿美元，而这个数据在 1997 年为 2.62 亿美元 [6]。随着人口逐渐老龄化，预计用于治疗盆底疾病的卫生保健开支将会进一步增加。鉴于盆底疾病所伴随的社会心理压力，这些疾病对社会的真正花费可能被极度低估。

功能性障碍占全部结直肠疾病患者的 1/4。传统的方法是用低位内镜来排除器质性疾病，如肿瘤或炎性肠病。本章将重点介绍大便失禁、肠梗阻及直肠脱垂患者评估步骤。盆底测试包括解剖评价、功能研究，并同时评估盆底的解剖和功能的检查。

病史

详细的病史对盆底疾病患者的管理至关重要，患者通常会提供有限的细节和自我诊断（“我有痔疮”）。应该在访问过程中让患者感到舒适。发病情况、持续时间和症状演变应该是询问的必要内容，此外还应询问患者其他可能的盆底不适。直肠脱垂容易引起便秘或溢粪，多年的排便困难可发展为大便失禁。在这些患者中，尿失禁和阴道穹窿脱垂也有很高的发生率，目前有治疗方案可以解决这些复杂患者的多种问题。

解决大便的黏稠度以及可能改变它的因素是关键。饮食变化、食物不耐受和过敏是被确认的因素。药物和补品的应用也会引起粪便紊乱。外科手术如胆囊切除术和胃旁路手术通常会改变大便的黏稠度和频率。

盆腔的创伤对粪便的影响也很常见，无论是手术、产科问题还是心理。既往的痔、瘘口或瘘管手术可能会影响括约肌的完整性。子宫切除术或膀胱膨出修复术后可能出现后穹窿脱垂和排便不协同。阴道分娩，尤其是与产钳或真空仪器相关的阴道分娩，可导致括约肌损伤、肛提肌撕脱和阴部神经损伤。既往性虐待和潜在心理障碍的病史往往是这些患者需要解决的重要因素。

问卷调查

与高血压或糖尿病不同，治疗盆腔疾病的效果不能通过测量生命体征或监测一系列实验室数值来评估。盆底疾病有多种症状，追问细节有时对腼腆的患者来说很困难。最后，每个人的情况都不一样；由于医疗条件的影响，每周一次的液体粪便失禁对一个教师和闲居患者的影响是不同的。因此，症状量表和生活质量问卷可作为管理盆底疾病患者的重要临床研究工具。

大便失禁

大便失禁有多种方式的分级评分。分级评分为特定类型的失禁赋值，医生通过这个评分可以判断括约肌功能损害导致的失禁的严重程度，固体大便失禁的分级比液体大便失禁的分级更严重。临床医生和研究人员通常使用严重程度量表，筛查不同类型的失禁，为每个类别赋值，并根据每个类别的分数计算总分值。严重程度评分基于粪便失禁，黏液失禁、内裤污染、排便急迫感、护垫使用和生活方式变化的不同症状而不同。在疾病的发展过程中，严重程度评分纳入更多的症状。虽然纳入肛门失禁的更多方面可能会更准确地反映患者的病情，但其中一些措施可能会重复表现某些症状，并可能增加影响的组成部分而不是严重程度。排便急迫感是一个常见的难以衡量的指标，但它也可能在生活方式改变方面显著反映出来。使用护垫的患者可能是出于谨慎或有尿失禁，而不能准确反映大便失禁的严重程度。在大便失禁的男性患者中，护垫的使用似乎并不常见[7]。

Jorge 和 Wexner[8] 创立了第一个评分系统，把垫的使用、生活方式改变以及大便黏稠度和失禁频率列入考虑 [克里夫兰诊所佛罗里达大便失禁评分（CCF-FIS）]（表 57-1）。所有类型的失禁和所有类别权重均等。有 5 种频率类别有助于区别频繁大便失禁和较少大便失禁患者的改变。在一项基于互联网的研究中，评估 45 岁以上女性大便失禁的患病率，寻求医疗护理的女性的平均得分为 10.7，而不寻求护理其症状的女性的平均得分为 7.5[2]。今天，CCF-FIS 是评估大便失禁严重程度中使用最广泛的评分之一。

1999 年，Vaizey 等 [9] 引入了对 CCF-FIS 量表的修改。调整包括减弱护垫使用的重要性，把止泻药物的使用以及排便急迫感的评定列入考虑。虽然保持了 5 个频率类别，但是测量的最低频率“从不”改为等于少于每 4 周一次。因此肛门失禁小于此频率的患者可能总分为 0，等于“完全控制”。是否需要使用护垫或止泻药物在频率中不被测量。排便急迫感被描述为“控制延迟排便 15 分钟的能力”，如果存在，也被给予单一评分，尽管这是患者每天经历或很少经历的症状。Vaizey 或 St. Mark 的失禁评分似乎与患者对肠道控制的感知相关。当 423 名患者按照 0 ~ 10 的等级对他们的控制感觉进行排名时，他们的 Vaizey 评分显示出显著的相关性（r =–0.52）。这种相关性与患者年龄、性别或失禁类型无关，但能反映治疗变化的敏感性 [10]。

用于测量失禁的加权量表是便失禁严重程度指数（FISI）。与其他评分系统相比，FISI 是第一个让患者参与控制其发展的严重度评分 [11]。FISI 是由美国结直肠外科医师协会赞助开发的多中心试验。34 名患者和 26 名结直肠外科医生将四种肛门失禁（气体、黏液、液体和固体）以 5 种不同频率排列在一起。包含每天多起不同频率类别，但不包括每个月少于一次的频率事件。外科医生和患者对严重程度评估相关度非常高 [11]。与患者相比，外科医生倾向于将较高的权重分配给不常发生的固体大便失禁。

表 57-1　克里夫兰诊所佛罗里达 / Wexner 便失禁分级 [8]

	从不	几乎不（<1 次 / 月）	有时（≥1 次 / 月，<1 次 / 周）	经常（≥1 次 / 周，<1 次 / 天）	总是（≥1 次 / 天）
固体	0	1	2	3	4
液体	0	1	2	3	4
气体	0	1	2	3	4
使用护垫	0	1	2	3	4
生活方式改变	0	1	2	3	4

这可能反映外科医生把括约肌完整性作为衡量严重程度的一种标准，而患者的排名可能更多地反映个人卫生和社会尴尬。许多患者认为，固体粪便失禁比液体粪便的失禁更容易控制。

当执行 FISI 时，需要决定是使用医师权重还是患者权重。尽管医生权重可能更好地反映括约肌功能损害的严重程度，但患者权重可能更好地反映患者对治疗的满意度。鉴于确定 FISI 计算的复杂性，该评分是在临床实践中较繁琐的使用工具。

尽管一些严重程度量表包括生活方式改变的测量，但大便失禁对患者的实际影响并不能只用严重程度来衡量。大便失禁的生活质量量表（FIQL）是由美国结直肠外科协会和明尼苏达大学临床结果研究中心合作开发的。FIQL 通过 29 个问题，为可能干扰并影响社会功能和自我形象的大便失禁患者提供生活方面的帮助。结果以 4 个分量表评分：生活方式，应对 / 行为，抑郁 / 自我感知和尴尬（表 57-2）[12]。Bordeianou 等 [13] 在 502 例患者中，前瞻性地研究了大便失禁的严重程度与生活质量的关系。大便失禁的严重程度与疾病特异性（FIQL）生活质量有一定的相关性，与通常的生活质量（SF-36）相关性较弱。基于这些结果，作者建议在准备对大便失禁进行治疗时使用这两个问卷。

便秘

排便次数是患者和医生对便秘严重程度的常用测量方法。这种方法没有考虑到患者的排便不完全、排便困难以及排便疼痛等其他因素。尽管存在许多便秘评分系统，其中一些包括测量肠易激综合征或上消化道疾病症状的内容，但只有几种评分系统可能对结直肠外科医生有用。克里夫兰诊所佛罗里达便秘评分（CCF-CS）[14] 是 1996 年开始提出并使用的一种常用评分，在临床试验中用于评估排便障碍。CCF-CS 共评估 8 个参数（排便次数；排便时是否感到疼痛或者排出困难；每次排便是否排泄干净；腹痛；每次排便的时间；是否需要泻药或者灌肠剂等辅助药物才能排便；24 小时内排便失败次数；每次便秘的持续时间）。其中 7 个参数根据不同程度或频率分为 0～4 分，一个参数为 0～2 分，评分超过 15 分表明患有便秘，超过 30 分表明便秘严重。便秘症状的患者评估（PACSYM）是一个简短的、易于管理的问卷，根据罗马Ⅱ标准的便秘症状及频率来评估患者便秘的严重程度。该量表包含 12 个条目，3 个维度：腹部症状、直肠症状和排便症状；采用 Likert 5 级评分法，将“无此症状”“轻微”“中等程度”“严重”“非常严重”分别赋值 0～4 分，各维度得分为该维度所有条目的平均分，总分为所有条目的平均分，得分越高表示便秘症状越重。通过调查患者近 2 周的便秘症状，评估便秘的严重程度和疗效。PAC-SYM 对于不同亚型的便秘区分并不明确，但是对于区分便秘患者是否进行了干预治疗有着重要的意义 [15]。为了评估便秘症状对患者的影响，2005 年又提出了便秘患者生活质量自评量表 [16]。该表是评估便秘患者生活质量的特异性工具，28 个条目被归纳为 4 个维度，包括：躯体不适、心理社会不适、担心和焦虑、满意度。评估分数范围从 0 分到 96 分，得分越低代表生活质量越高。

体格检查

盆底患者应该进行全面的查体。尽管许多结直肠专科医生倾向于使用俯卧折刀位，但左侧卧位可能是更适合这些患者会阴检查的体位。查体的项目应该包括会阴部的薄厚、瘢痕、瘘管、表皮感染、表现出临床症状的脱垂或痔。肛门扩张可能表明患者有直肠脱垂。临床神经功能可以通过检查针刺的感觉以及是否存在皮肤眨眼反射来评估。轻轻抚摸肛周皮肤，可以刺激阴部神经感受器之间的反射弧，通过脊髓 S2～S4 节段整合以及传输最终刺激肛门外括约肌反射性收缩。

直肠指诊可以检测到肛门直肠肿块、狭窄或可能导致症状的嵌顿粪块。通过记录肛门静息情况、患者肛门收缩力度、持续时间以及耻骨直肠肌松弛度来评估肛门的功能。直肠指诊可以触摸到脱肛，有时还可以触摸到套叠的肠管。肛门镜检查和直肠镜检查可以协助诊断痔、黏膜脱垂、直肠炎或者肛管直肠肿瘤等相关疾病。

妇科查体可能有助于发现其他需要治疗的盆底疾病。静息时的检查可能会发现绝经后萎缩、硬化性苔癣甚至膀胱膨出或直肠脱垂的证据。敞开外阴，让患者咳嗽，更容易发现阴道前壁脱垂或压迫性尿失禁。阴道镜检查可以评估宫颈，同时评价阴道上皮的完整性。盆底肌力的评估：将手指放在阴道口内约 2 cm 处，钩住盆底肌肉，要求患者用力收缩

表 57-2 大便失禁的生活质量量表 [12]

问题 1. 大体上，您认为您的健康情况是：
（1）优秀
（2）很好
（3）好
（4）一般
（5）不好

问题 2. 对于每个项目，请指出以下由于意外排便泄漏而导致您担心的问题的次数。（如果由于意外肠泄漏以外的原因引起您的担忧，请在不适用下的括号内打对号。）

由于意外排便泄漏	大多数时候	有时	很少	没有	不适用
a. 我害怕出门	1	2	3	4	（ ）
b. 我避免拜访朋友	1	2	3	4	（ ）
c. 我避免在外过夜	1	2	3	4	（ ）
d. 对我来说出门去电影院或剧场很困难	1	2	3	4	（ ）
e. 我出门前会减少进食量	1	2	3	4	（ ）
f. 无论何时出门，我都要待在离厕所近的地方	1	2	3	4	（ ）
g. 根据排便习惯计划我的日程非常重要	1	2	3	4	（ ）
h. 我避免旅游	1	2	3	4	（ ）
i. 我担心不能及时去厕所	1	2	3	4	（ ）
j. 我感觉不能控制我的肠道	1	2	3	4	（ ）
k. 我在到卫生间前控制不住排便	1	2	3	4	（ ）
l. 我甚至不知道我在排便	1	2	3	4	（ ）
m. 我尝试待在卫生间附近以避免意外排便	1	2	3	4	（ ）

问题 3. 由于粪便泄漏，请指出您同意或不同意以下各项的程度（如果由于粪便泄漏以外的原因引起您的担忧，请在不适用下的括号内打对号。）

由于意外漏便	非常同意	基本同意	基本不同意	非常不同意	不适用
a. 我感到羞耻	1	2	3	4	（ ）
b. 我不能做许多我想做的事情	1	2	3	4	（ ）
c. 我担心肠蠕动	1	2	3	4	（ ）
d. 我感到抑郁	1	2	3	4	（ ）
e. 我担心别人从我身上闻出粪便味	1	2	3	4	（ ）
f. 我感觉我不是一个健康的人	1	2	3	4	（ ）
g. 我很少享受生活	1	2	3	4	（ ）
h. 我的性行为比我想要的要少	1	2	3	4	（ ）
i. 我感觉自己和别人不一样	1	2	3	4	（ ）
j. 我经常会想到漏便的可能性	1	2	3	4	（ ）
k. 我害怕做爱	1	2	3	4	（ ）
l. 我避免坐飞机或火车旅行	1	2	3	4	（ ）
m. 我避免外出就餐	1	2	3	4	（ ）
n. 每当我去一个新的地方，我都会定位厕所的位置	1	2	3	4	（ ）

问题 4. 在过去的一个月里，你是否感到如此悲伤、气馁、无望，或者有太多问题，你想知道是否有什么是值得的？
（1）完全如此——到了我要放弃的地步
（2）非常多
（3）很多
（4）一些——足以困扰我
（5）一点点
（6）一点也不

量表评分

量表范围从 1 到 5，其中 1 表示生活质量较低的功能状态。量表分数是对量表中所有项目的平均反映（例如，将一个量表中的所有问题的答复添加到一起，然后除以量表中的项目数量。不适用编码为缺失值。）

量表 1. 生活方式，十项：Q2a Q2b Q2c Q 2d Q2e Q2g Q2h Q3b Q3l Q3m
量表 2. 应对 / 行为，九项：Q2f Q2i Q2j Q2k Q2m Q3d Q3h Q3j Q3n
量表 3. 抑郁 / 自我感知，七项：Q1 Q3d Q3f Q2g Q3i Q3k Q4
量表 4. 尴尬，三项：Q2l Q3a Q3e

以防止“通过气体”。当患者下床站立时，直肠阴道隔膜将扩大，此时行阴道和直肠的双合诊有助于检查肠疝。

蹲坐位检查对评估可能的直肠或痔脱垂患者非常有帮助。也可以同时检查阴道脱垂和会阴松弛：患者坐在马桶或专门的椅子上（臀部张开并保证地板上有保护性吸收垫）。做用力排便的动作。底下放置一个镜子用于观察患者是否有任何阴道或直肠脱出的部位，如果患者在马桶上，则需向前倾斜来观察肛门区域。

解剖学评估

二维超声

超声检查是通过测量穿过该物体的声波反射来确定物体的特性。超声屏幕上组织的外观反映了该组织与周围结构相比较有不同的回声。反射声波最小的物质，比如水，将在屏幕上显示为黑色并且无回声。反射更多波的组织会在显示器上显示更白或高回声。比相邻组织反射更少的超声波束的组织在屏幕上显得较暗或低回声。耻骨直肠肌和肛门外括约肌的条纹纤维中的胶原蛋白和脂肪倾向于具有较高的反射率并且会出现高回声，而具有高含水量的肌肉如肛门内括约肌，往往是低回声。

在 20 世纪 80 年代后期和 90 年代初，圣马可医院首先报道了经肛超声评估大便失禁患者的作用。肛门外括约肌缺损能够被精确的识别，并发现与针状肌电图（EMG）绘图高度相关 [17-19]。鉴于超声检查具有相似的准确性和改善的患者耐受性，在大便失禁患者的解剖评估中，经肛超声已取代针状肌电图。

经肛超声可以识别那些因括约肌损害而行重叠修补手术的患者是否获益 [20]。该操作只适合单纯括约肌损伤，对于不伴有括约肌损伤的患者或不同位置多发括约肌功能不全患者无效。对于选择其他治疗的患者，包括人工肛门括约肌 [21-22] 骶神经刺激 [23-25] 和可注射生物材料 [26-28]，经肛超声也可能起到重要作用。

经肛超声检查也用于评估治疗结果。分娩时一期修复的产科括约肌损伤，缺损的大小会随着时间的推移增加，并且缺损的大小相应增加了大便失禁的风险 [29]。多项研究表明，重叠括约肌修补后的患者，均有括约肌持续缺损的结局 [20, 30]。使用可注射生物材料治疗大便失禁后，经肛超声也可以评估其解剖结果 [27, 31]。

用经肛超声评估肛门括约肌完整性是直肠阴道瘘修复手术前的关键步骤 [32-33]。术前经肛超声检查可能会改变手术策略，并改善手术治疗肛隐窝性肛瘘的成功率 [34-38]。继发于克罗恩病的肛瘘可能具有超声特征。围绕脓肿和静脉周围的高回声区有低回声边缘的存在，这被认定为克罗恩病肛瘘的超声标志（或 CUFS），并可能代表了克罗恩病特异性的肛门周围炎症进展过程 [39]。此外，Blom 等 [40] 认为在三维超声内镜检查中，克罗恩病肛瘘在结构上比肛隐窝源性瘘更宽，更常出现窦道，并倾向于包含更多的高回声碎屑。经肛超声也可以用于确定应用英夫利昔单抗治疗肛周克罗恩病患者的套管移除的适当时机。直到瘘管逐渐变窄并在超声上观察到最小的低回声炎症变化，才将套管移除，Schwartz 等观察到 76% 的患者表现出长期的愈合 [41]。

在检查之前，患者需进行两次灌肠以消除可能干扰成像的任何残留粪便。在笔者所在机构，检查是在左侧卧位进行的。当使用二维探头时，探头和肛管润滑后，将其放置在肛管中。通过观察高回声耻骨直肠肌的马蹄形特征（图 57-1）来确定正确的位置。通过手的推进和退出探头获取肛管不同层面的图像。正常的中段肛管显示为两个完整的同心

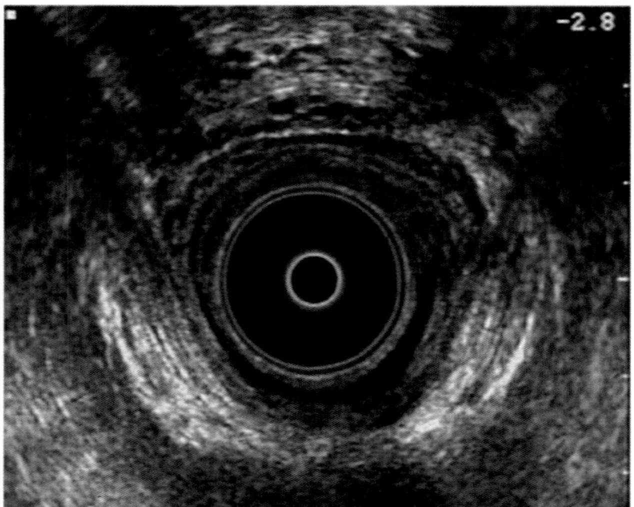

图 57-1　女性耻骨直肠肌

圆：内部低回声的内括约肌和外部强回声的外括约肌（图 57-2）。远端肛管由于没有内括约肌仅存在皮下高回声的外括约肌。鉴于其长度短，在这个水平上很难确定括约肌损伤。

在检查期间对阴道后壁施加手指的压力有助于识别括约肌前部损伤以及进行会阴体测量，会阴体测量为强回声的手指与肛门内括约肌内侧之间的距离[42]。会阴体测量 <10 mm 与括约肌前部损伤有关[42]。

在回顾图像时，可以识别内外括约肌的异常，会看到组织结构的瘢痕、变薄和肥大。可以测量括约肌破裂的角度（图 57-3a）。

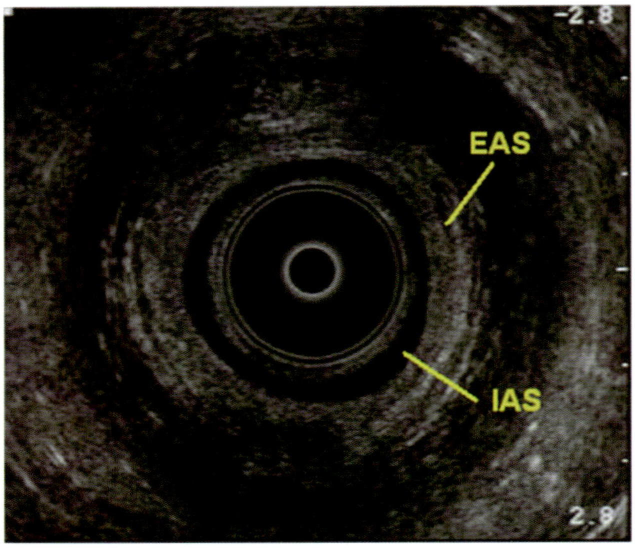

图 57-2 女性中段肛管

对于经肛超声的解读，特别是对肛门外括约肌完整性的评估[43]，是依赖于操作者的。肛门外括约肌与其周围组织具有相似的回声，这增加了在经肛超声下观察其边界的难度。使用 2D 探头，可以识别出 5%～25%的正常患者中括约肌前部缺损阳性；可以通过将成像限制在肛管远端 1.5 cm 处提高准确性[44]。

三维超声

随着三维内镜超声的发展，促进了括约肌解剖的可视化，并提高了诊断的准确性[45]。在笔者所在机构（AJT），使用 Pro Focus 2202 超声扫描仪（Bruel 和 Kjaer，Naerum，Denmark）和 6～16 MHz 探头（2050 型；Bruel 和 Kjaer）进行经肛超声，其聚焦区深度为 0.5～2.5 cm。该探头可以在 6 cm 的轴上自动采集图像，而无需移动探头。探头的尖端放置在耻骨直肠肌的层面，我们使用 13 MHz 频率评估大便失禁患者。开始采集数据后，图像可以在冠状面、矢状面和轴向平面重建和操作。该软件可以从不同角度观察解剖结构，并可准确测量距离。体积渲染软件可以重建解剖结构，提高可视化性能。

Christensen 等评估了二维和三维超声在肛门括约肌损伤评估中的差异。三维超声的操作者间一致性为 98.2%，二维成像为 87.9%[46]。渲染软件功

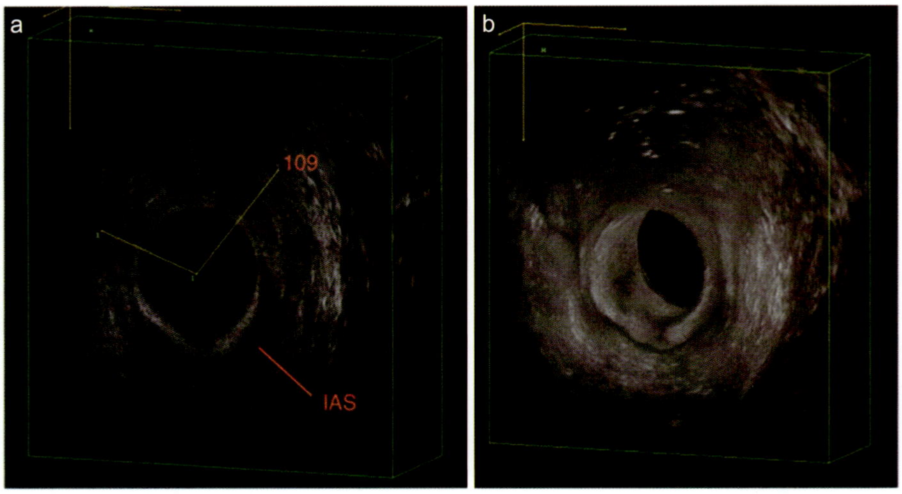

图 57-3 a. 经肛超声显示外括约肌缺损（测量 109°）和内括约肌显著回缩（IAS）。b. 在 3D 渲染成像中，外括约肌缺损可以更容易地被理解

能可能有助于改善周围结构与内外括约肌边界的可视化，并有助于评估肛门外括约肌的萎缩（图 57-3b）[47]。通过矢状面和冠状面成像，可以评估肛门括约肌的长度。在没有括约肌损伤的情况下，阴道分娩后可见肛门外括约肌前部显著缩短[48]。West 等人发现女性括约肌体积丢失与大便失禁症状无相关性[49]。

动态超声

鉴于体格检查的局限性，以及对于电磁辐射的担忧和 MRI 的成本等问题，盆底超声检查正在成为了解盆底功能障碍的影像学信息的可行选择。与其他动态成像模式不同，在超声波上可以看到网格和条带。表 57-3[50] 列出了盆腔超声检查的临床应用范围。

三个单独的探头分四个独立的步骤来完成盆底超声。大部分检查需要患者取改良截石位。肛门直肠检查前建议完善肠道准备。患者静息、咳嗽、加腹压动作时检查患者的动态成像。剪辑保存视频以便日后随时查看。

使用 6 MHz 线性传感器（例如 B-K 8802 探头）进行经会阴扫描。以最小的压力将探头放置于阴阜至肛门边缘处。用这个探头记录骨盆的动态矢状面图像。然后用双平面探头进行经阴道超声检查，例如带有 3D 推进器的 B-K 8848 传感器。这种探头可以使前后径在轴位和正中矢状位上呈像。将传感器轻轻放入阴道内，注意不要对周围结构有明显压力，防止解剖结构扭曲。再次获得动态图像并存储。然后使用 360° 旋转探头（比如 B-K 2052 探头）完成经阴道评估。获得静态图像，并在四个轴向平面进行分析[51]。最后，如前所述，用 2052 或类似的传感器进行经肛门内镜超声。

在静态成像中，阴道超声可能会发现经肛门内镜超声检查中未见到的肛提肌创伤，因为阴道超声可以很容易地观察到附着在耻骨支上的肛提肌。肛提肌撕脱与盆底强度降低有关[52-53]。DeLancey 等发现盆腔器官脱垂的女性与正常女性相比，肛提肌损伤的概率高出 7.3 倍[52]。

经会阴动态超声与标准排粪造影相比较：在早期研究中，这两项检查在脱肛，直肠肛管肠套叠和直肠脱垂的诊断中同样表现出色。在静息时测量肛门直肠角度及肛门直肠连接处位置，紧缩时测量肛门直肠连接处的运动均无差异[54]。最近的研究表明经会阴超声检查与排便造影相比，超声对直肠脱垂检出率较低[55-56]。

表 57-3　动态盆底超声的适应证[50]

尿失禁
排尿功能障碍综合征
复发性尿路感染
大便失禁
盆腔器官脱垂：膀胱膨出、肠疝、直肠前突、子宫脱垂
排便梗阻综合征：排便费力、慢性便秘，阴道或会阴部膨出，排空不尽感
可疑盆底协同失调
盆腔、阴道或肛门痛
盆底术后的随访检查

Murad-Regadas[57-58] 描述了一种称为回声排便造影的替代技术。用一个 3D 360° 探测器（例如 B-K 2050 或 2052）检查。清洁灌肠后，患者在左侧卧位进行检查。第一次扫描：将探头放入肛管中，在静止时对远端 6 cm 处进行扫描。测量耻骨直肠肌和垂直于肛管轴线的基线之间的角度。第二次扫描：在相同的解剖结构位置，静息时扫描 15 秒，然后做最大程度用力排便动作时扫描 20 秒，最后再扫描静息状态下 15 秒。比较两次扫描，如果角度增加一度或以上，则为正常松弛，如果角度降低一度或以上，则表现为反常收缩。第三次扫描：将 120 ~ 180 ml 的超声凝胶注入直肠。传感器尖端放置在离肛缘 7 cm 处。与扫描 2 相似，静息时扫描 15 秒，然后做最大程度用力排便动作时扫描 20 秒，最后再扫描静息状态下 15 秒。在此检查过程中，可能会注意到盆腔的脱垂，如直肠前突、肠套叠或肠疝。

使用 Murad-Regadas 技术，在 6 个治疗中心的 86 名妇女中，比较回声排便造影与排便造影：回声排便造影诊断出了 42 个直肠套叠病例中的 37 个，而且确诊了传统排便造影术中漏诊的 4 个病例。这两项检查在鉴别 3 级肠疝时有很好的一致性，但是超声技术无法诊断 1 级和 2 级肠疝。在回声排便造影组中更容易诊断盆底失弛缓，由于收缩不充分，这种技术可能会遗漏直肠前突[59]。

Vitton 等采用了与上述回声排便造影方法类似

的动态肛门内镜超声检查，对动态 MRI 和传统排便对于后盆腔功能障碍的评估做了比较。以排便造影为金标准，超声检查和 MRI 的一致率相似。但是患者强烈倾向于选择超声检查[60]。因为超声检查不是直立进行，与动态 MRI 相似，与排便造影相比，检查对脱垂患者不是那么敏感。然而，对诊室内有超声设备的外科医生而言，使用动态超声来诊断盆底功能障碍也许是一种方便的检查方法。

MRI

MRI用于评估大便失禁患者括约肌的完整性[61-63]。外部相控阵线圈或内部线圈都可以产生图像。后者让患者不太舒服，可能不太常用。肛门内镜超声在评估肛门内括约肌方面似乎更为优势[64]。两种方法在检测肛门外括约肌完整性方面效果相似[64-65]。肛管的 MRI 可以更好地检测外括约肌萎缩，而括约肌萎缩对括约肌成形术结果产生不利影响[66-67]。考虑到成本和可行性较低的问题，目前经肛门内镜超声是评估大便失禁患者的解剖学结构最常用的检查方法。本章后面将讨论磁共振成像在盆底功能动态评估中的应用。

功能评估

肛门测压

对于肛管压力的研究和记录已经进行一个多世纪。1877 年，Gowers 描述了对脊髓损伤患者肛管内的压力测量[68]。早期研究者试图确定内外括约肌对整个肛管压力和功能的作用[69]。

肛门测压法在测量肛门直肠功能等方面为医生提供了有价值的信息。因此，它是评估盆腔功能最常用的诊断测试之一。已经有人报道了压力测量在评估大便失禁[70]、便秘[71-72]、肛门疼痛[73]、肛裂[74]和先天性巨结肠症[75]中的应用。

执行测压的系统和探头有几种，每种都有自己的潜在优点和缺点。目前暂时还没有专家共识来指导如何选择测压的系统和探头。此外，患者的年龄和性别已被证明会对测量结果造成影响[76]。

执行测压所需的基本设备包括用于感测压力的探头、记录设备、监测器和用于分析的软件系统。

探头可以是水灌注态或固态，具有高分辨率和高清晰度技术。将非乳胶气囊连接到探头的末端，最终压力传感器在此处测量直肠压力和反射。

水灌注导管使用具有 4 ~ 8 个径向位置侧孔的薄塑料管。膨胀气囊里有一个中央通道。使用一台气动液压泵来维持 0.2 ~ 0.4 ml/min 的均衡灌注速率[77]。肛管内的每个侧孔都可以测量压力。这个系统在成本方面具有优势，但是潜在的缺点是无法在坐姿位测量以及肛管中的液体可能会引起反射的潜在伪影。所以适当的校准至关重要。

固态微传导器是一种带有嵌入式微传导器的可弯曲细管，可直接测量肛管内的压力。这些导管更昂贵且易碎，但被认为可以提供更加准确和可重复的结果[78]。

高分辨率测压代表了评估肛门功能的最新技术。该测压仪最初被报道用于食管功能评估[79]，高分辨率测压在肛门直肠生理测试领域已经取得了进展[80]。目前有几种探头可用（表 57-4）。

由于传感器数量的增加，这些设备提供了更高的分辨率和更多的细节。复杂的软件为用户提供了易于理解的肛管压力彩色图像分析。这可以促进对肛管功能的理解。与水灌注系统相比，高分辨率肛门测压在压力测量方面与其相当，但在研究的动态部分中降低了差异性和缩短了操作时间[81]。有些人注意到与水灌注探头相比，使用高分辨率探头静息压力和紧缩压力都有所增加。据推测，这种增加是始终存在的，这是由于高分辨率探头中的 256 个传感器的测量灵敏度更高[82]。

表 57-4　肛门直肠测压探头

	经销商	直径	长度	每排传感器数量	排	间距
HRAM	基文影像公司，以色列	4.2 mm		10	12	6 mm
3d HRAM	医学测量系统公司，荷兰	4 mm	15 cm	1~4	8	10 mm
3d HDAM	医学测量系统公司，荷兰	10.75 mm	10 cm	16	16	4 mm

测压技术

这项研究的患者不需要正规的肠道准备。如果在检查前有排便，或者发现有明显的残余粪便，可以给予灌肠。检查前的告知非常重要，因为焦虑会导致结果不可信。

左侧卧位行直肠指检。要特别注意检查中是否存在任何肛门异常情况，例如出血、肿块或压痛。在放置探头、导管或球囊之前，应评估吻合口较低的术后患者吻合口狭窄或闭合的情况。

如前所述，肛管压力评估还没有标准化流程。它的基本原则就是将气囊尖端导管置入肛管，远端直肠中的气囊用于测量各种操作过程中的压力。水灌注系统可以利用定点牵拉法将导管插入到 6 cm 深度，并且沿着肛管长轴以 1 cm 间隔进行静止和收缩状态下的测量。随着导管缓慢撤回，用连续牵引技术而不是逐步的方式来测量沿途肛管的压力。由于传感器位于肛门内的探头上，高分辨率探头具有同时测量整个管道内压力的优点。

在探头放置后，需要静置一段时间使肛门括约肌恢复基础活性。通常需要大约 5 分钟。随后则可以看到几种显示了内括约肌固有特性的波形。

慢波最为常见。它们以 10 ~ 20 次 / 分的频率出现并且幅度较低。它们在低位肛管内的频率增加，可能引起直肠内容物的向上移动，可能与失禁有一定的作用[83]。

超低频波幅度较高，它的发生频率低于 2 次 / 分。这些与肛门高张力有关，但也可以在正常人中发现[77]。

中间波以 4 ~ 8 次 / 分的频率出现，最为少见，一般在有神经损伤的患者中可以看到。

肛管压力评估包括直肠肛门抑制性反射（RAIR）以及评估直肠感觉和顺应性。它的组成部分包括测量静止和挤压时的压力。动态测量时需患者做出咳嗽或 Valsalva 动作。

静态压力

通过 Masius 在动物模型中的前期工作，脊髓反射对肛管静息压力的作用在 19 世纪后期被人们了解[84]。肛门内括约肌张力是静息压力的主要决定因素。然而，高达 30% 的静息压来自肛门外括约肌，15% 来自肛垫[85-86]。压力是在平衡期之后患者静止状态下在肛管内记录的压力。静息压力被定义为直肠内压力和肛管内压力之间的差异，可以使用静止或连续拉动技术。高分辨率探头可以在不移动探头的情况下沿着管道长度进行测量，从而减少探头移动导致内括约肌意外激发的可能。标准探头放置在距离肛缘 5 cm 以上的地方。平衡后，以 1 cm 间隔或连续进行测量，通过电动牵引装置以 5 mm/s 的速率取出探头。

括约肌长度可以通过牵拉技术测量肛管的长度来计算，此处肛管内压力至少比直肠内压力高 5 mm。高压区定义为压力大于最大静息压的一半处的肛管的长度[87]。

性别对平均静息压力的影响存在争议。虽然有几项研究表明男性有更高的压力，但是具有均匀匹配组的大样本研究未能显示出这种差异[88]。年龄已被证明对静息压力也有影响，在年龄较大的组别两性静息压力均减小[89]。

挤压压力

通过将探头置于肛管内并要求患者收缩肛门肌肉来获得挤压压力。避免使用辅助收缩肌很重要。挤压压力应由肛门外括约肌产生，这个数值减去直肠内压力。为了真正了解横纹肌的作用，可以减去静息压力以确定挤压的增量，该测量将仅评估肛门外括约肌和耻骨直肠肌的作用。挤压的持续时间也可以被测量为患者能够承受超过最大挤压压力 50% 的时间[90]。挤压压力下降常常是肛门外括约肌功能障碍的结果，与其他生理学研究结论相结合可以确定病因（外伤或神经系统）。挤压持续时间的缩短一直以来被认为与大便失禁有关[91]，然而，最近研究人员发现肛门外括约肌疲劳与失禁之间存在负相关关系[92]。

咳嗽反射

腹内压力迅速升高，如咳嗽，会引起肛门外括约肌收缩。这是很正常的情况，由脊髓起源的多突触途径介导。咳嗽反射在胸中段脊髓损伤后可保留，但马尾神经损伤后咳嗽反射消失[93]。咳嗽反射有助于在腹内压力迅速升高期间保持节制。

Valsalva 动作

Valsalva 动作可以放松肛门外括约肌促进排便。

相反，试图排便期间耻骨直肠肌或肛门外括约肌的收缩会导致继发性出口梗阻型便秘[94]。在肛门测压时可以观察到这些肌肉的不松弛或矛盾性收缩。平衡期后，要求患者模拟排便，可以观察到直肠内压力的增加，肛管压力的降低。如果模拟排便不能减少或增加肛门压力，可能有助于诊断排便失调。已经定义了4种类型的排便失调：

类型1： 直肠内压力随着肛门内压力增加而升高。

类型2： 直肠内压力无增加，肛门内压力增加。

类型3： 直肠内压力升高，肛门内压力没有变化或微小变化。

类型4： 直肠内压力无增加，肛门内压力没有变化或微小变化。

必须注意到括约肌不松弛的测压结果与临床结果的相关性。已经证明，括约肌矛盾性收缩在健康人群以及测压评估时也经常发生，这可能是患者在检查过程中不放松的结果[95]。甚至有人证明，测压时不松弛的患者可能在家中重复测压时表现正常[96]。图57-4展示了对压力评估所见的Valsalva的正常和自相矛盾的反应。

直肠肛门抑制反射

直肠肛门抑制性反射（RAIR）可以通过在直肠内填充球囊引发。体积大约需要50 ml，在大脑敏感度较低的情况下可能需要更大[97]。直肠壁的扩张会引起外括约肌的初始收缩和肛门内括约肌的松弛。这在1877年由Gowers首次提出[68]，有助于肛管采样机制。这种机制可区分固体、液体和气体，是节制的重要组成部分[98]。反射的存在可确定肌间神经丛功能正常，所以可除外先天性巨结肠症。反射缺失与Hirschsprung病和内脏神经病有关[99]。应该指出的是，反射缺失通常与技术因素有关，例如气囊体积不足。在发生负反射的情况下，在肛管内的几个层面和较大的气囊体积下进行测试可能会引起反应。大便失禁和便秘与RAIR模式的改变有关[100-101]。

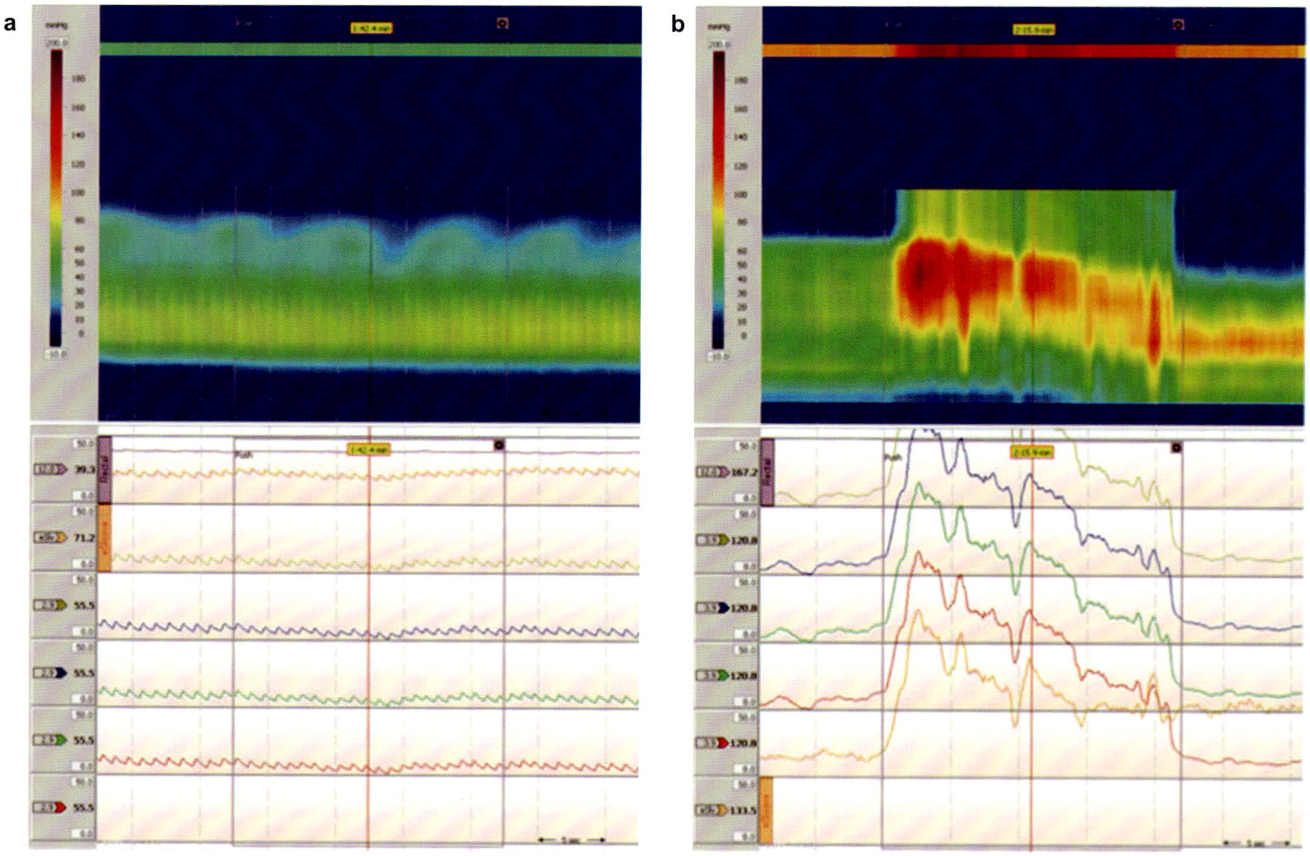

图57-4 Valsalva在高分辨率测压仪上的表现。a. 正常的放松；b. 反常收缩

图 57-5 显示了在高分辨率肛门直肠测压中观察到的直肠肛门的抑制反射。

直肠感受

直肠感受的评估是通过逐渐增加直肠内气囊直径，记录患者的第一感受和排便的最大容忍量和冲动。直肠本身不含疼痛感觉神经纤维。通过 S2～4 神经根、黏膜受体和骨盆筋膜以及盆底肌肉组织的神经，直肠对膨胀很敏感[102]。直肠感受的改变与大便失禁和便秘相关：

- 第一感受：患者感觉到直肠内充满气体的最少空气量。
- 排便冲动：产生持久排便欲望的最少空气量。
- 最大容忍量：患者可以忍受的最大充气体积。值得注意的是，大多数气球可容纳 300 ml，因此如果最大容忍容积为 300 ml，直肠的感觉可能会急

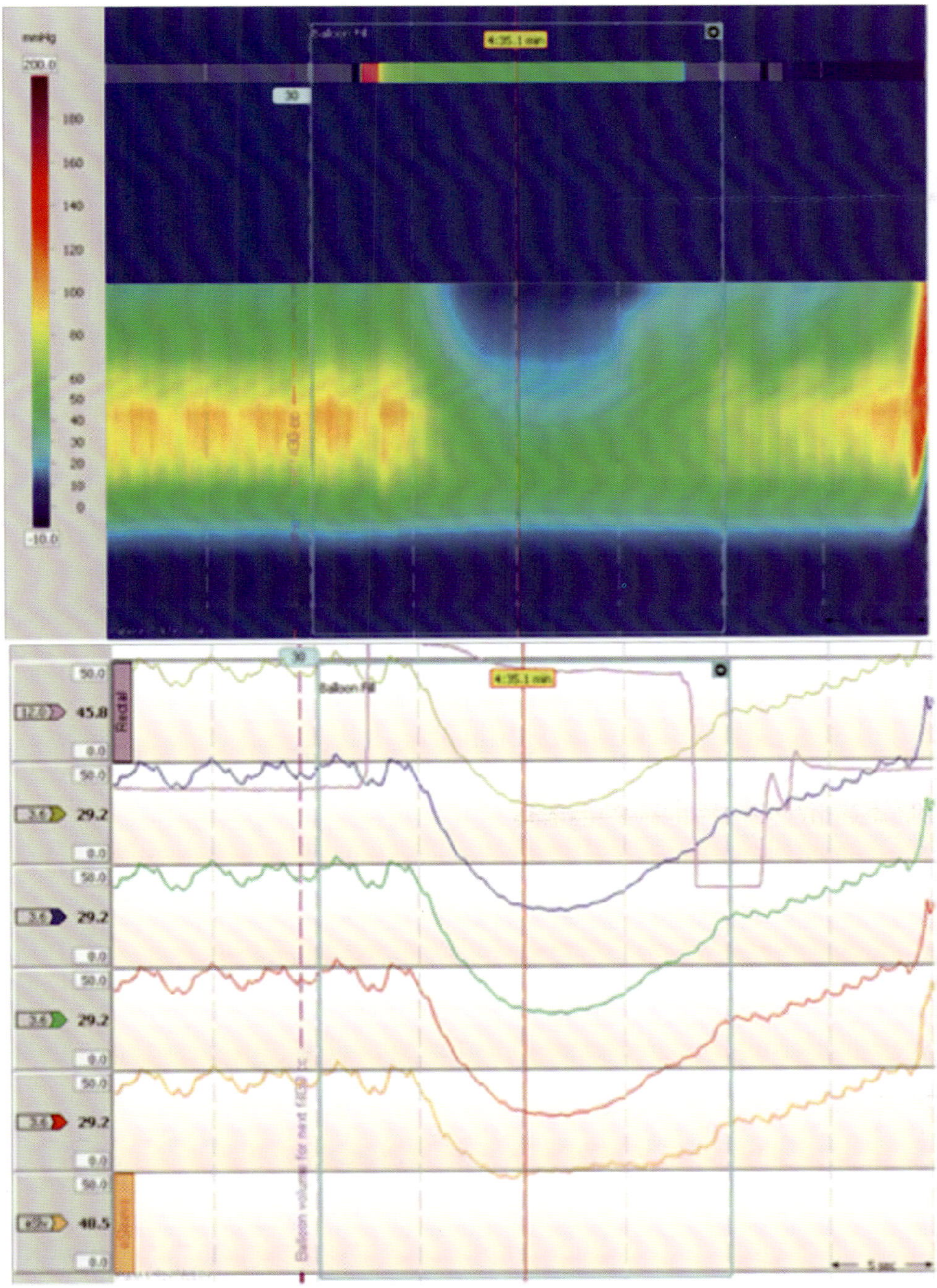

图 57-5 RAIR（直肠肛门抑制性反射）对高分辨测压的影响

剧下降。

顺应性

直肠顺应性可用于估量直肠的扩张性。直肠炎和直肠照射会改变直肠的顺应性。球囊充气后的体积随直肠压力变化而变化。

球囊逼出试验

球囊逼出试验是一种相对简单的评估排便功能的方法。盆腔生理学测试中较为常用，该试验暂时没有统一的标准。通常来说，试验的方法是将连接导管的球囊放入直肠并充气。嘱患者在坐位试着排出球囊。测量排出球囊所需的能力和时间。

该技术的变量包括球囊的类型、填充的材料和填充量（标准 50 ml 与产生排便冲动的量）[103]。

大多数研究使用 1 分钟作为正常排出球囊时间的临界点[104]。

神经生理测试

神经电生理评估是肛管的重要功能评估。肌电图记录静息、挤压和排便初期肛门外括约肌和耻骨直肠肌的电活动。评估肌电传导的完整性。肌电图可以作为一个绘制肛门括约肌活动和诊断肛门括约肌缺陷的工具。早在 1930 年就已经将 EMG 作为评估括约肌缺陷的金标准[105]。然而，最近发现超声与 EMG 具有高度相关性[106]。当检查区域存在致密瘢痕而导致无法应用超声测量时，EMG 仍然是检测括约肌缺陷的有用工具。除了有测绘肛门括约肌的作用之外，肌电图还可用于识别损伤区域，在这些区域可以看到延长的动作电位和多相反应。在肛管严重受伤或完全失去神经支配时，肌电图将表现为完全静息电位。经过修复和再生的区域，动作电位将会延长，肌纤维的重新组合会产生多相电位。活动电位的不规则性与神经损伤有关[107]。四种肌电图评估方法如下：

- 同心针状电极
- 单极导线
- 单纤维
- 肛塞表层

肌电图

肌电图给医师提供了肛门括约肌电活动的详细信息。医师可以逐个象限来评估传递单元的功能。这个检测尽管提供了丰富信息，但患者通常难以忍受。虽然肌电图不再是评估肛门括约肌缺陷的主要依据，但同心针肌电图在评估神经源性大便失禁中仍很重要[108-109]。

表面肌电信号

肛门表面电极（图 57-6）因为不使用针头，所以具有提高患者舒适度的优点。这项检测可以全面评估肛门括约肌功能，但不能评估孤立的象限活动。这项技术在评估便秘和协同失调方面非常有用。该技术也常用于生物反馈治疗。记录肛管对挤压和尝试排便时的反应。因为没有针插入所以减少了由于疼痛造成干扰信号的可能性。肌电图反应电活动减少表明有排便动作。电反应不变或增加表明耻骨直肠肌的紧张或者反常收缩。肛门海绵和针状肌电图在评估便秘患者方面已经被证实有很好的相关性[110-111]。

阴部神经终末电位潜伏期

阴部神经终末电位潜伏期（PNTML）是测量从刺激神经到肛门括约肌反应所需的时间。该技术最

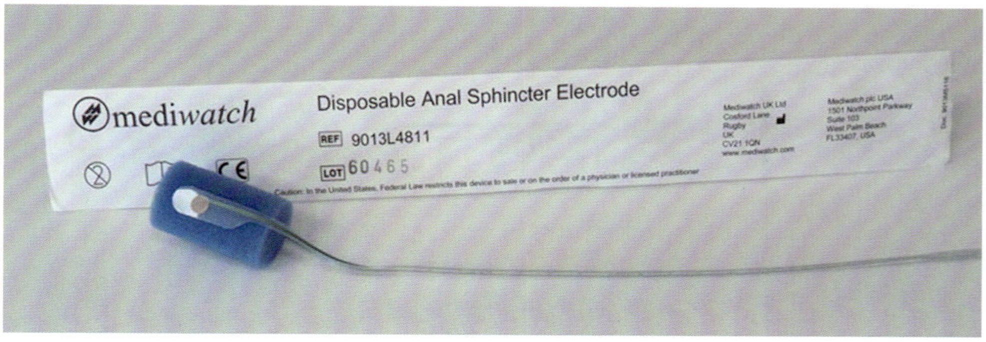

图 57-6 表面肌电信号（肌电图）电极

初由 Kiff 和 Swash 于 1984 年在圣马可医院提出[112-113]。1988 年引进了一次性电极[114]。Dantec St. Mark 电极最常用于评估 PNTML（图 57-7）。刺激指尖处的电极和位于指根底部 4 cm 处的接收电极可用于测量肌肉对神经刺激的反应。该研究已被证明是可重复的，具有较低的内部和内部观察者变异性[115]。在放置电极之后，检查者将手指插入肛管内，并且在尾骨定位后，将手指朝侧方伸向坐骨棘，同时提供电脉冲。一旦找到了神经，就会记录测量出引发肌肉反应的时间。正常潜伏期为 2.0 ± 0.2 ms[116]。医师的技术是这项检查的关键，并且需要一定的学习曲线来掌握[117]。PNTML 在评估大便失禁，直肠脱垂和便秘方面备受推崇。其临床意义尤其是在失禁患者方面尚待讨论。一些研究发现 PNTML 对特发性失禁患者的压力测定结果与失禁程度无关[118]，而另一些研究则发现压力测量结果与失禁程度直接相关[119]。这些差异可能是由于大便失禁的病因复杂产生的。该测试仍可用于评估大便失禁与盆底神经支配完整性相关的功能性疾病。

传输时间测试

胃肠道传输时间是评估便秘和其他结直肠疾病不可或缺的重要内容。以往是通过摄入不透射线的标记物完成的。现在技术的进步使得医生有能力评估分段运输时间以及整个肠道运输时间。评估胃肠道运输有四种主要的方法：不透射线标记、闪烁扫描、呼气测试以及无线运动胶囊。每种方法在成本，辐射暴露和提供的信息方面都有其各自的优点和缺点。

不透 X 线标记物法

20 世纪 60 年代人们已经开始利用摄入不透射线的标记物来评估胃肠道转运。1969 年，有文章第一次报道使用固体圆柱颗粒来评估结肠运输功能。

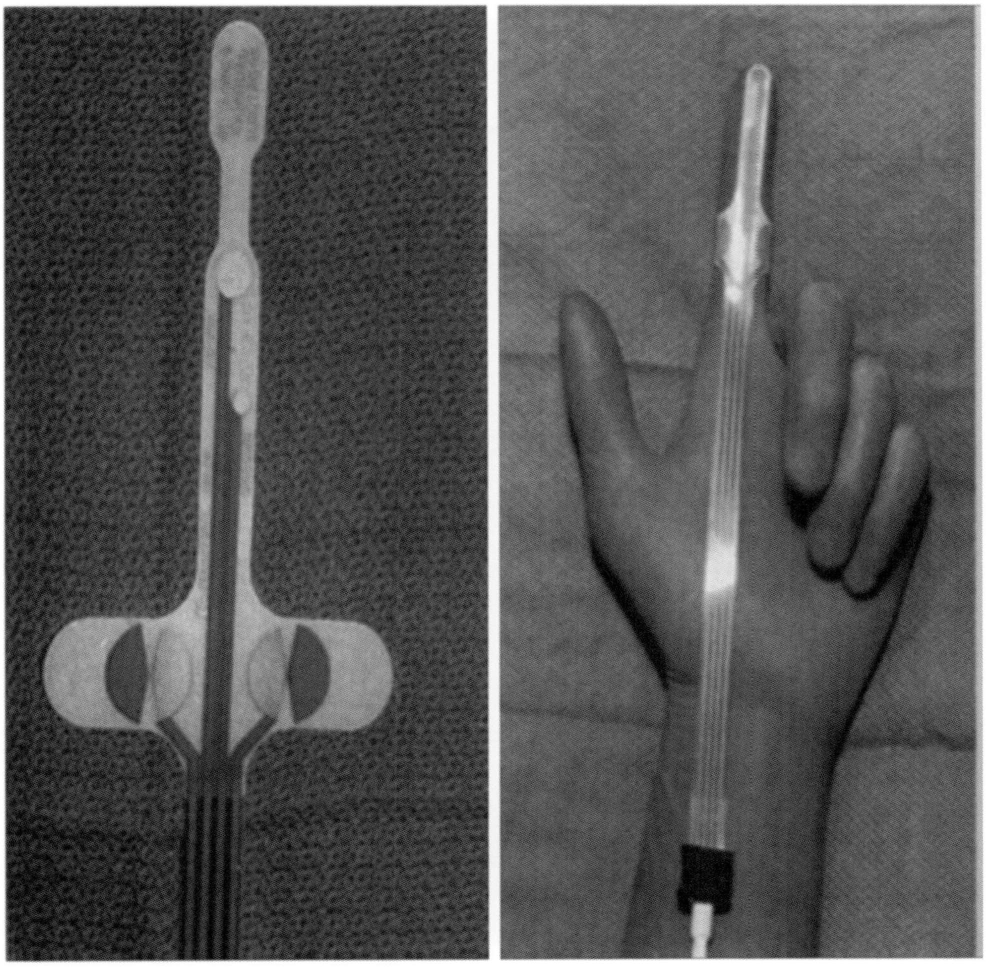

图 57-7　St. Mark 电极

现在固体圆柱颗粒改为切割成一段段的不透X线的聚乙烯管。患者摄入了含20颗标记物的药片后，连续拍摄患者的腹部以及粪便的照片[120]。幸运的是，现在该技术被简化为只需拍摄腹部X线片，而不再需要将粪便送到放射科。摄入含有24个标记物的单个胶囊后（Sitzmark放射性不透射标记物，Konsyl制药有限公司，沃斯堡市，得克萨斯州）连续拍X线照片。这项检查有几种方案，无论哪个方案在研究期间的48小时内都禁止使用任何泻药。最简单的方案在第1、3和5天拍摄腹部X线平片。5天排出80%的标记物则表明传输功能正常。记录标记物的数量和分布。结肠传输慢的患者整个结肠均匀地分布5个以上的标记物（图57-8）。直肠乙状结肠交界处有标记物集聚考虑有出口梗阻[121]。如果所有标记物第1天均位于结肠，则胃和小肠传输功能大致正常。一些替代法需要摄入多个不同的胶囊（每天1次，连续3天），然后在第4天进行腹部X线检查。通过标记物的分布来计算节段传输时间[122]。

不透X线标记物检查优势为成本较低；但是患者会受到连续X线的辐射。不透射线的标记物可以用于评估小肠传输功能[123]，但是该技术需要重复进行荧光检查和照射。

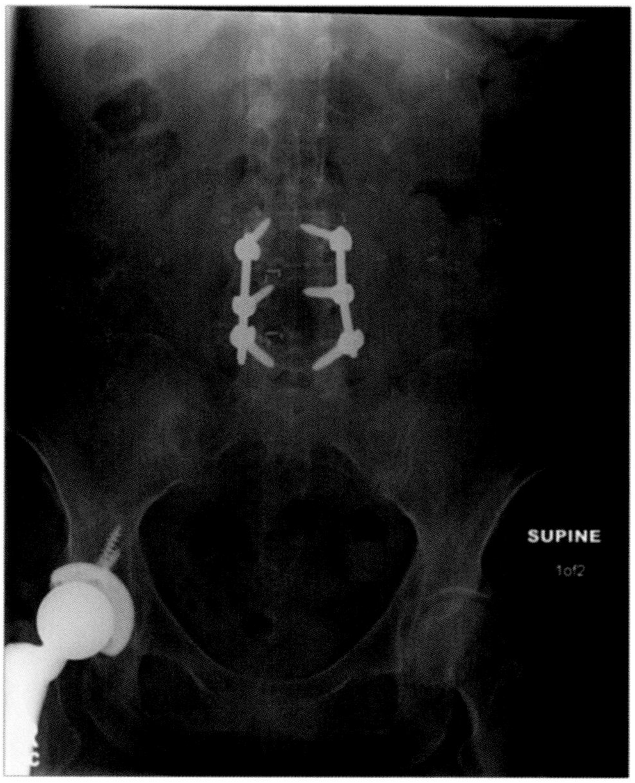

图57-8 腹部X线片显示不透X线标志物潴留

呼气测试

呼气测试用于评估几种状况：碳水化合物吸收不良、碳水化合物不耐受和细菌过度生长。在胃肠传输功能的评估中，呼气测试可以估算胃排空和粪便运输的时间。

使用非放射性同位素评估胃排空。在经过幽门后，^{13}C-标记的物质被摄入并代谢，最终转化为$^{13}CO_2$被呼出。可通过标记几种物质来分别测量胃排空固体和液体的时间。收集4小时内的呼气样本。用质谱和红外分析仪来检测$^{13}CO_2$的存在[124]。患者的肺部状态可能会导致二氧化碳潴留，从而影响最终结果。

通常使用乳果糖呼气试验来评估血液过滤时间。氢是测量的组分。摄取非吸收的乳果糖是前提，在结肠中的厌氧细菌代谢产生CO_2和H_2。H_2被吸收并最终循环到肺呼出，测量呼气样本。增加呼出的H_2 ppm大于20 ppm所花费的时间被认为代表了口腔到盲肠的时间。这并不表示小肠真正的转运时间，因为它可能受胃排空延迟的影响。正常的口腔到盲肠传送时间范围在40～170分钟之间[125]。据了解，15%～20%的人是“非发酵菌”，根本不会生产氢气。细菌过度生长等情况会导致测量的呼出氢气早期升高的假性数据。

与乳果糖的闪烁扫描相比，该技术已被证明有效可行，而且避免使用放射性同位素[126]。相比用乳果糖进行的研究，没有乳果糖的闪烁扫描减少了传输时间[127]。据推测，这与乳果糖的渗透作用有关，在评估H_2呼气试验时要有所考虑。

闪烁扫描术

核医学最常用于评估胃排空。1970年第一次有报告使用^{129}Cs评估[128]。同胃肠道的许多测试一样，核医学评估胃排空没有标准。

为了简化和标准化该技术，2000年建立了国际监督制度。在低脂肪餐中给予^{99}锝标记的无脂蛋替代品或蛋清。在60、120和240分钟时测量胃内容物中存留的^{129}Cs百分比。4小时残余率大于10%可定义胃排空延迟[129]。

由于利用度有限和缺乏标准化，小肠闪烁扫描已经在很多研究领域得到广泛开展。最近有研究小肠传输占整个肠道传输时间的文章试图来更好地进行这方面的研究 [130]。用 ^{99}Tc 标记的固体膳食和 ^{111}ln 标记的水来测量胃排空，然后测量小肠和结肠传输。计算 6 小时膳食达到盲肠的百分比。通过在 24、48 和 72 小时评估示踪剂和排泄百分比的模式来评估结肠传输。最近的一份文献表明美国和欧洲胃肠神经和动力学会发现小肠闪烁扫描在提供的定量信息方面有优势，但在标准化、成本、辐射暴露和完成研究花费时间等方面有劣势 [131]。同时也评估了结肠闪烁扫描。该研究显示了划分不同节段结肠传输的能力 [132]。这些发现的临床意义尚不清楚。结肠传输闪烁扫描也是实用性有限而且需要辐射和重复成像。

无线动力胶囊

无线动力胶囊代表了评估胃肠传输功能的最新技术。该装置经口服摄入并记录通过胃肠道时的温度、pH 和压力。它在 2006 年被 FDA 批准用于评估胃瘫，2009 年被批准评估便秘患者的结肠传输能力。该技术具有避免所有电离辐射的优点，在门诊办公室可操作，标准化评估胃肠道各个部分的运动性。WMC（SmartPill；基文影像公司，约克尼穆，以色列）是一款一次性不可消化的胶囊，尺寸为 26.8 mm × 11.7 mm。胶囊内有 pH、温度和压力传感器，24 小时内每 20 s 传输一次数据，之后每 40 s 传输一次数据。电池至少可持续 120 小时。患者摄入激活的胶囊，并在接下来的 5 天内佩戴数据接收器。研究完成后，接收器与便携式计算机连接并分析数据。在开始研究前，需要空腹，停用所有可能影响传输或 pH 的药物。吞入胶囊后，摄入一份标准餐。在此之后，患者保持禁食状态 6 小时以评估胃排空时间。度过这个初始阶段之后，患者可以正常饮食。在研究期间患者要记录膳食、睡眠和排便。吞咽困难、狭窄或器质性肠梗阻的患者禁用 WMC。pH 开始下降意味着胶囊从胃到达小肠。pH 再次下降意味着胶囊进入盲肠。如果回盲瓣无力，这种改变可能不会被观察到 [133]。在没有观察到 pH 下降的患者，振幅的压力波频率变化可能意味着从小肠进入结肠 [134]。当胶囊离开人体时温度会突然降低。有了这些信息，就可以确定胃排空、小肠传输、结肠传输和整个肠道的传输时间 [135]。

解剖及功能的评价

从外科医生的角度来看，盆底的动态成像对评估梗阻性排便患者至关重要。动态成像可以区分功能性原因如盆底失弛缓，和器质性病因如肠套叠和直肠脱垂。盆底脱垂患者应用动态成像可以更好地识别需要多腔隙修复和容易复发的患者 [136-137]。通过手术矫正直肠套叠（RI）可以改善肠道功能紊乱 [138]，骶骨神经调节术对于高度 RI 患者的大便失禁的疗效有限 [139]。在某些中心，动态成像还经常用于评估大便失禁。

排便造影

排便造影术也被称为排空造影术，用来评估排便过程中直肠壁、肛管、阴道和盆腔形态的动态变化 [140-141]。许多医疗中心只使用逆行直肠和阴道造影对比，但有些中心也会增加膀胱造影以呈现动态盆腔造影 [142]。也有学者主张使用口服造影剂或腹腔造影剂来更好地描绘肠疝和盆底腹膜疝 [143-144]。直肠钡剂造影剂很稠厚，可以模拟粪便的重量和性状。导入标准量的钡剂 [144]，或者持续导入钡剂直到感到强烈、持续的排便冲动 [145]。然后将患者放置在与荧光镜台相连的可穿透射线的马桶上。图像可能在横向或者偶尔在前后视图中获得。用一次性塑料袋来收集马桶下方排泄的钡。

排便造影的优点之一是它在直立的坐姿上进行。允许腹部肌肉的自然运动，这可能会更接近患者本身的生理条件，评估肠道重量和重力对直肠排空的影响 [140]。在患者分别做静坐、提肛、力排、排空后拍摄直肠侧位片。如果患者开始排便，则在这些排便期间摄取图像。

最近一项报道提到正常志愿者的排便造影平均放射剂量为 0.6 mSv（有效剂量为 0.1 ~ 1.0 mSv）[146]。Goei 和 Kemerink 估计女性患者的平均有效剂量为 4.9 mSv，男性患者的平均有效剂量为 0.6 mSv，因为睾丸仅接受散射辐射 [147]。作为比较，估计每个人的环境辐射暴露计量为 2.5 ~ 3.0 mSv/y，单次钡灌肠的有效剂量为 7.0 mSv。

正常参数

耻骨尾骨线（PCL）是指尾骨尖端和耻骨之间的一条线。鉴于它是一个静态的、不变的点，所以常用来评估盆底的活动度。在正常人群中，最多1/3的直肠位于该线以下；如果更大比例的直肠位于PCL下方，要考虑会阴下降的可能。放射科医师通常会在盆底下降至PCL下方时确定盆腔器官脱垂[148]。

肛门直肠角（ARA）指的是肛管与直肠后壁之间的角度。静息时，ARA接近90°。挤压后，直肠后壁上的耻骨直肠肌的痕迹增加，并且ARA应该降低至约75°。这与肛管直肠交界处（ARJ）的抬高相关，肛管直肠交界处是肛管的最高点[149]。有张力时，耻骨直肠肌通常放松，减少其在直肠后壁上的压榨，增加肛门直肠角至110°~180°，ARJ从其静息位置下降不超过3.5 cm。耻骨直肠肌缺乏松弛应变和直肠后壁肌肉的持续高张力可能表现出与盆底的失弛缓或有矛盾收缩的症状[150]。观察者自身和观察者间的测量结果可能会有很大差异，这是对ARA测量临床价值的一种常见质疑与批判[151-152]。

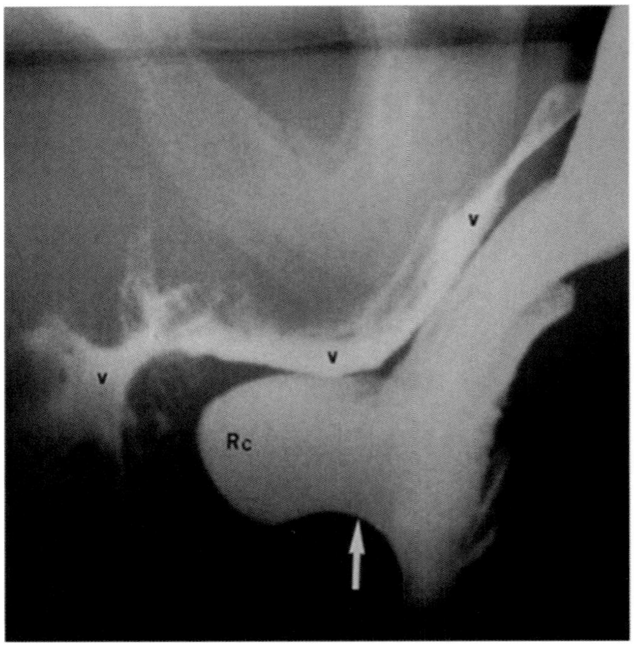

图 57-9 阴道（v）和直肠的荧光排便造影对比。直肠前壁膨出（Rc）；直肠膨出的大小可以通过直肠前壁（箭头）到突起的前方来测量

直肠膨出

直肠膨出是直肠壁的凸出。通常是指由于女性患者直肠阴道隔膜松弛而出现的向腹侧突出（图57-9）。也有文献报道发现男性和女性患者直肠侧壁和后壁的突出[153]。直肠膨出非常常见，可以在93%的无症状女性中发现，无论患者有无分娩[146]。直肠前壁突出的大小可被测量；小于2 cm的直肠前突在临床上是无意义的。在排便过程中，可以注意到变形的直肠形态以及直肠膨出的程度。

直肠套叠

直肠套叠是指直肠陷入直肠内壁超过2 cm。内陷可以是环肠周或不对称的，范围可以在直肠内或肛门内[154-155]。直肠套叠也很常见，高达39%的有症状患者[156]和20%的无症状志愿者中都可以观察到[146]。直肠肛管套叠通常无症状，而直肠内套叠可能会导致大便失禁、阻塞性排便困难或直肠疼痛等症状。

直肠脱垂

当直肠壁全层脱出肛门时会发生直肠脱垂。动态成像可以评估脱垂是否与后间隙独立存在，或者是否与前间隙和中间隙脱垂相关。多间隔盆腔脱垂联合修复似乎是安全的，并且复发率较低[136-137]

小肠疝与乙状结肠疝

小肠疝是指道格拉斯腔中出现小肠袢[157]。如果口服对比剂，可在直肠阴道隔膜中观察到含有造影剂的小肠袢。如果没有对比剂，直肠阴道隔膜的扩大可以表明肠疝存在。当冗余的乙状结肠填塞到道格拉斯腔的腹膜凹陷时，会发生乙状结肠疝。虽然乙状结肠疝比小肠疝少见，但这两种病都会导致排泄不畅的症状。

会阴下降综合征

动态和静态排便造影中均可见会阴下降。在Valsalva时，肛门直肠连接处（ARJ）正常下降，下降超过 3.5 cm 时表明会阴过度活动 [158-159]。这可能导致神经和肌肉拉伸，引起功能丧失。另外一些患者在静息状态下会阴位置异常，无法通过推动改变盆底活动 [160]。会阴位置异常似乎与症状严重程度无关 [161]。会阴下降综合征可由慢性便秘引起并与大便失禁相关。

动态磁共振成像

考虑到盆底解剖的复杂性以及对于电离辐射致癌效应的担忧，动态 MRI 被认为是膀胱直肠造影术的一种可行的替代方法。MRI 技术可以在一次呼吸中快速采集具有空间分辨率和软组织细节的动态图像，得到的图像可以在多个平面上分析。大部分研究都是在仰卧位闭合配置 MR 中进行的。直肠造影剂是由超声凝胶或基于 MR 对比剂与马铃薯淀粉混合组成的，并通过直肠导管灌注 [162-163]。患者采用与荧光透视排便造影相同的操作，并以相同参数分析图像和视频环路（图 57-10）。对动态 MRI 的

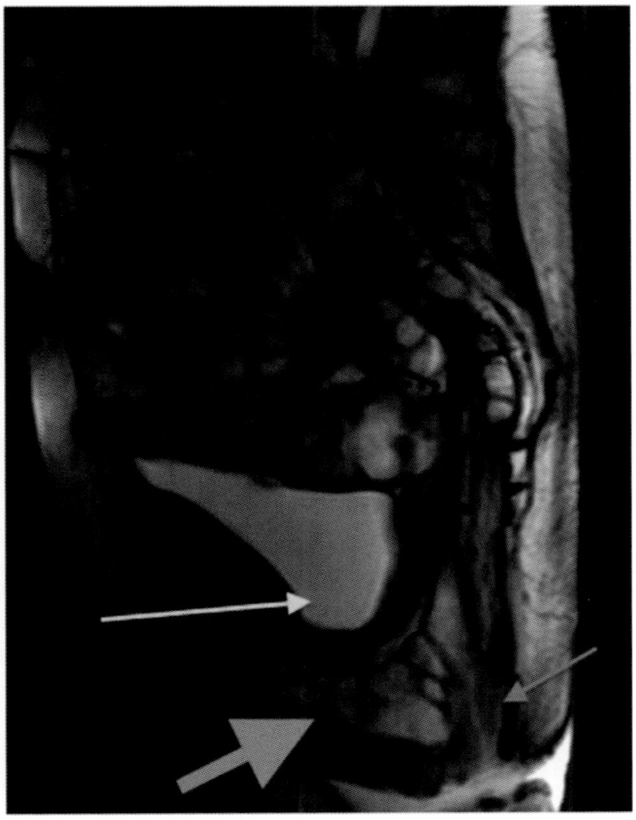

图 57-10 排便造影的磁共振影像。右侧箭头所示为直肠肠套叠，其与肠疝（左下箭头所示）有关。左上箭头所示为膀胱突出。感谢明尼苏达明尼阿波利斯诊断成像中心的 Sidney Walker 博士提供图片

主要批判之一是它不是在生理状态直立坐姿下施行。当在开放式磁体系统中直立进行时，图像信噪比较低，软组织分辨率较低，随后在评估骨盆支撑结构时丢失了详细的数据，这导致观察者在确定参考点时的差异性增加 [164-165]。在荧光膀胱直肠造影和动态骨盆 MRI 比较中，MRI 低估了非直肠前突 10%～15%的脱垂 [166]。批评者还指出，患者的尴尬是这两种检查的局限性，并且当要求患者在仰卧位排便时会加剧这种不适 [167]。

小结

肠道排空障碍和排便失禁使患者感到痛苦，导致功能障碍的因素往往是多方面的。尽管每项检查都有其局限性，但盆底和胃肠道的解剖和功能评估有助于帮助外科医生诊断，并治疗这些病症。

（参考文献参见 www.pumpress.com/home-specific-edu/5599.html）

第 58 章

便秘的评价和慢传输型便秘的治疗

Muneera R. Kapadia, Madhulika K. Varma 著
马明星 译 陈春生 审校

要点

- 便秘根据症状和诊断实验可以分为 3 个亚型，各亚型之间可能存在重叠。
- 便秘的初始治疗包括行为治疗和药物治疗。
- 手术治疗适用于对药物没有反应的严重的慢传输型便秘患者。

发病率

便秘是一种非常常见的症状，据估计北美洲有 6300 万人患有便秘。发病率估计在 2% 至 27% 之间，每年有 250 万人次就诊 [1-2]。女性的便秘发生率比男性高出 2～3 倍。在一项对西班牙 600 名健康妇女的调查中，将近 1/3 的女性有功能性便秘症状 [3]。另一项针对欧洲第三大护理中心特发性便秘患者的研究，92% 是女性，而且女性更可能患有慢传输型便秘 [4]。在非白种人和受教育程度低、收入低的人群中，便秘的发病率较高。此外，多项研究发现老年患者便秘的发病率较高，尤其是 65 岁以上人群 [5-8]。

便秘的病因

排便是一个涉及粪便形成、胃肠蠕动、盆底功能的复杂过程。排便过程中的任何一部分有问题都可能导致便秘。影响排便的可能因素包括饮食、药物、神经或内分泌失调、心理问题、结肠疾病或盆腔异常（表 58-1）。通常患者便秘没有确定的病因。

表 58-1　生活方式、药物、疾病、心理、结肠结构 / 功能、盆底异常等与便秘相关的因素

生活方式
液体摄入不足
纤维摄入不足
运动量不足
泻药的滥用
药物
阿片类药物
抗胆碱能药物
铁
内科疾病
神经系统
脊索功能异常或受损
帕金森病
多发性硬化
内分泌 / 代谢异常
糖尿病
甲状腺功能低下
甲状旁腺功能亢进
电解质紊乱
尿毒症
高钙血症
卟啉病
心理因素
抑郁症
厌食症
精神病
性虐待
结肠的结构 / 功能
癌症
克罗恩病
放射线辐射
子宫内膜异位症
先天性巨结肠症
Chagas 病
盆底异常
耻骨直肠肌痉挛
肛门狭窄
直肠脱垂 / 小肠疝 / 乙状结肠疝

罗马标准与便秘分型

为了规范与便秘相关的定义，基于共识建立了一种基于症状的分类法。最近的一次更新是由罗马委员会在 2006 年创建的，被称为罗马Ⅲ标准[9]。对于功能性便秘，患者需在诊断前 6 个月出现症状，并且最近的 3 个月符合诊断标准（表 58-2）[10]。

表 58-2　功能性便秘的罗马Ⅲ标准

1. 必须包含以下 2 个或以上的症状
a. 至少有 25% 的排便感觉费力
b. 至少 25% 的排便为块状便或硬便
c. 至少有 25% 的排便有排便不尽感
d. 至少有 25% 的排便有肛门直肠阻塞感
e. 至少有 25% 的排便需要人工方法辅助
f. 每周少于 3 次排便
2. 不符合肠易激综合征的诊断标准
3. 不用泻药时软便少见

诊断前至少发病 6 个月，最近 3 个月有发作

便秘可以进一步分为以下亚型：慢传输型便秘、正常传输型便秘和骨盆型便秘。慢传输型便秘或腹部便秘是由于动力障碍，大便以缓慢的速度通过结肠造成的。在一些患者中，只有结肠动力受到影响，而在部分患者中，可能涉及胃肠道的其他部分。尽管使用了泻药和灌肠剂，但慢传输型便秘的患者可能几天到几周都没有一次肠蠕动。正常传输型便秘也被称为便秘型肠易激综合征，是一种功能障碍性疾病，其特征在于整个胃肠道传输正常，然而粪便变硬，排便困难。此外，患者可能会出现腹痛和腹胀，排便后缓解的症状。骨盆型便秘包括因排便过程中盆底缺乏协调功能，直肠低敏感性或由外力因素引起的便秘，如直肠前突、小肠疝和乙状结肠疝。也可能伴有直肠全层脱垂、内套叠和直肠孤立溃疡综合征。

骨盆型便秘导致肛门过度紧张，需要手助排便并且不能完全排空。每种便秘亚型可以单独或以各种组合出现，这给治疗增加了很大的难度。本章的重点是讨论慢传输型便秘的评估和处理方法；肠易激综合征和梗阻型便秘将在其他地方详细讨论。

病史和体格检查

对便秘的评估应该包括完整的病史（表 58-3）和体格检查。收集的信息应包括粪便的性状、便条宽度、排便频次以及症状开始和持续时间等详细信息。粪便的性状可以用 Bristol 粪便形态量表描述（图 58-1）。患者的排便记录应该包括粪便性状和频次的详细情况等有价值数据。要详细询问患者的饮食摄入量，液体摄入量和运动习惯。患者可能有腹胀，排便疼痛，排便费力或手助排便等症状，这可能有助于医生区分便秘亚型。最后，应该获取详细的病史，包括精神疾病和手术史。便秘的患者有身体虐待和性虐待的发生率为 20% ~ 30%，所以对此也必须进行特别询问[11]。应注意药物治疗史，包括非处方药、纤维剂、泻药和灌肠剂。评分系统和便秘特定的生活质量指数可能有助于确定便秘的严重程度和治疗效果（详见第 57 章）。

表 58-3　便秘患者的病史

排便频率
大便性状
症状的开始和持续时间
排便费力和需要手辅助
饮食习惯
运动习惯
泻药的使用
用药史
医疗史
身体虐待和性虐待史

体检固然很重要，但在便秘患者中常常难以发挥作用。腹部检查可能有显著的腹胀，盆腔检查包括肛门指诊，并应要求患者收缩和放松括约肌以评估协同失调，同时要注意是否有直肠前突的存在。肛门镜检查用来评估肛门直肠黏膜是否有异常。Valsalva 试验应该在马桶上进行，评估患者是否有会阴下降和直肠、膀胱或子宫脱垂。

诊断性检查

慢传输型便秘的初步实验室检测包括全血细胞计数、血生化检查、钙离子和甲状腺功能检查，以排除代谢异常，如糖尿病、甲状旁腺功能亢进症或

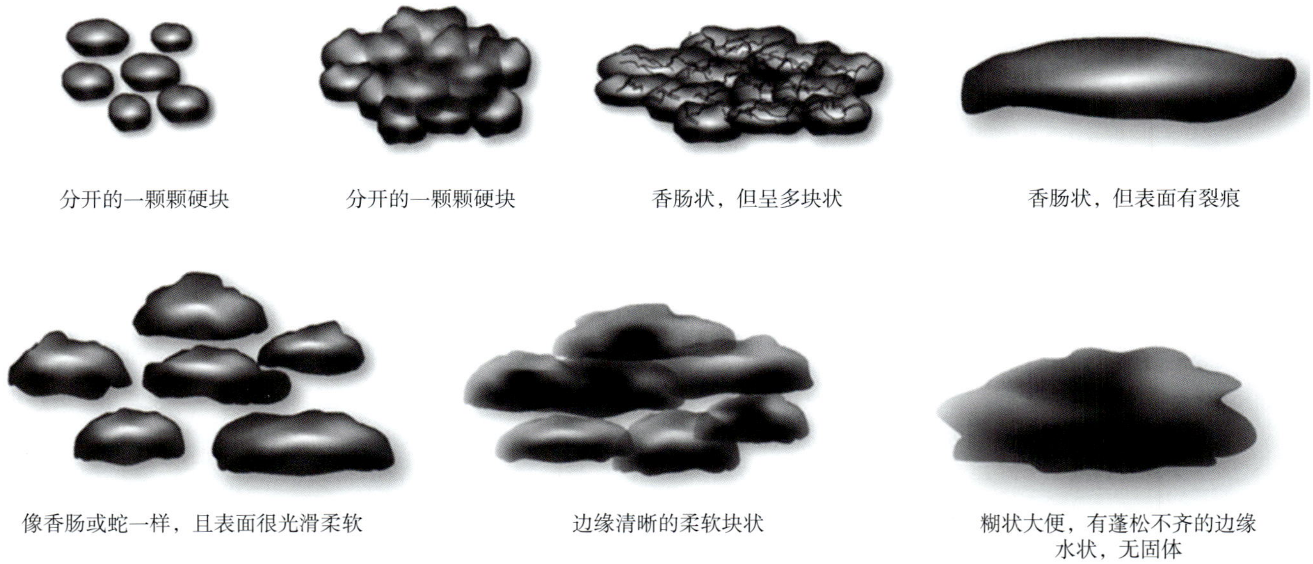

图 58-1 Bristol 大便分类法 *With permission from Lewis SJ, Heaton KW. Stool Form Scale as a Useful Guide to Intestinal Transit Time. Scand J Gastroenterol. 1997; 32(9):920-924 © Taylor and Francis 1997*[83]

甲状腺功能减退症等。结肠镜检查适合排除与憩室疾病、炎性肠病或恶性肿瘤等狭窄因素相关的机械性梗阻。辅助的影像学检查或功能检查可能对药物治疗无反应患者有益（图 58-2）。下列试验可能有助于区分便秘亚型，最常见的包括结肠传输试验、肛门直肠检查和排便造影。结肠传输试验用来评估胃肠动力，评估传输时间的方法有三种：不透射线标记物、闪烁扫描法和动力胶囊技术。最常用的传

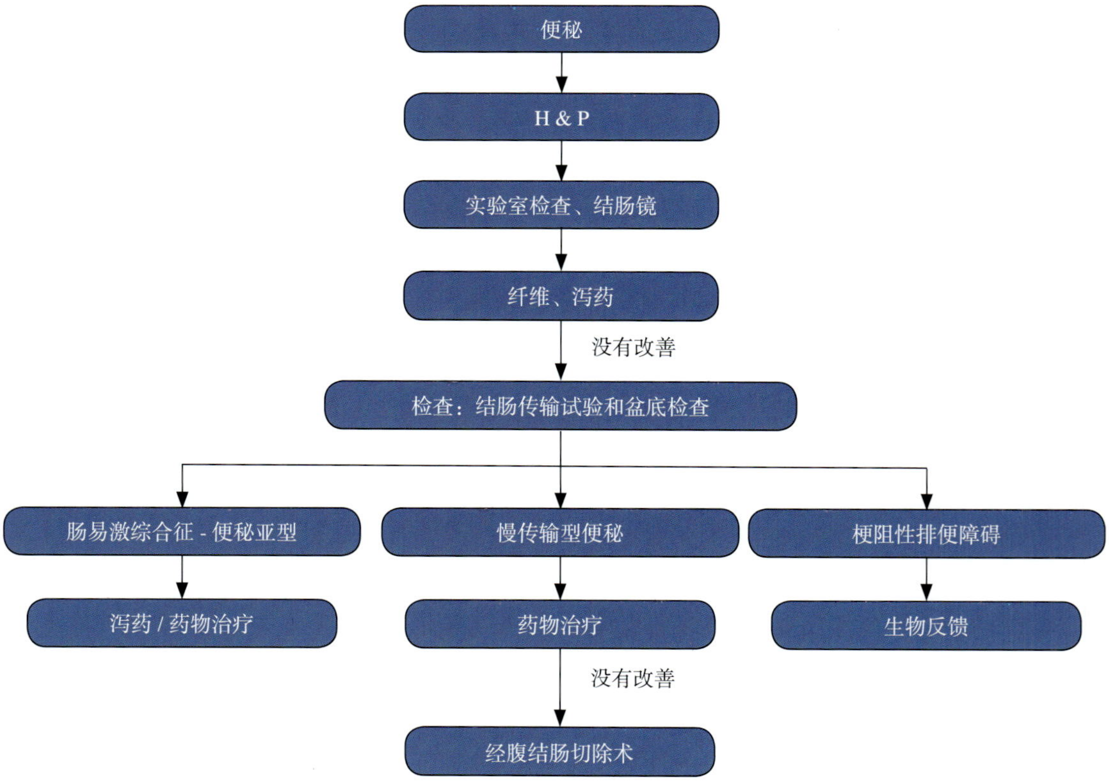

图 58-2 便秘的检查和治疗原理图

输试验用的是不透射线标记物。这些研究有很多种程序上的不同[12-13]，然而，他们通常包括患者摄入不透射线标记物的时刻和 5 天后拍摄的腹部 X 线片。在研究期间，建议患者不要服用泻药。在正常受试者中，至少 80%的标记物应在 5 天内通过；如果超过 20%的标记物仍留在结肠中，传输试验被认为是异常的（图 58-3）。如果标记分布在整个结肠中，则表明是慢传输型便秘。传统认为标记物主要分布于直肠和乙状结肠常提示梗阻性排便障碍，然而这观点已受到 Cowlam 等的质疑，他们的一项针对 108 例功能性便秘患者的研究表明[14]，与其他功能性便秘患者相比，梗阻性便秘患者的标记物分布无差异，因此不能单独依据标记物进行诊断。其他研究也质疑过这种传输试验解释的准确性[15]。

结肠闪烁扫描法涉及在胶囊或试验餐中摄入同位素（^{111}铟或^{99}锝）。随后获得伽玛相机图像，并且通过追踪同位素经过肠道获得传输时间。

Eising 等研究了 32 位能够区分慢传输型便秘和梗阻型排便障碍的便秘患者[16]。闪烁扫描研究已被证明是可靠的[17]，然而，在成本和可用性上有一定限制。

无线动力胶囊是一项较新的技术，可利用 pH 和温度变化测量胃，小肠和结肠的传输时间。该胶囊已被证明具有良好的灵敏度和特异性，可用于评

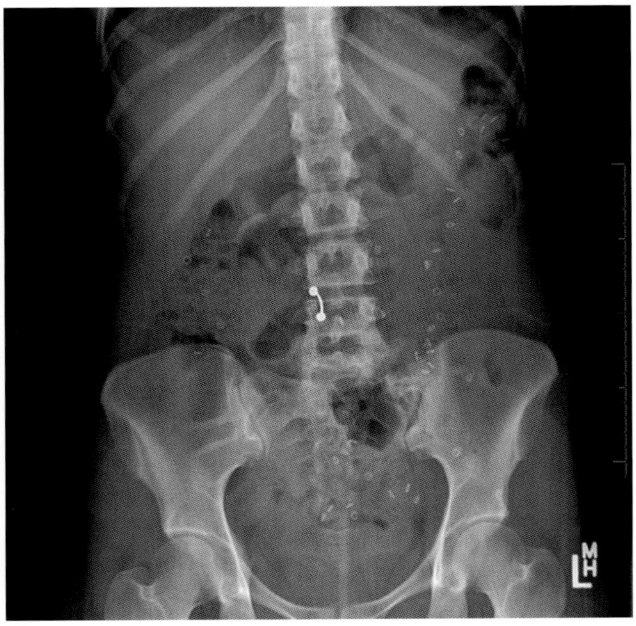

图 58-3　摄入 Sitz 标记胶囊 5 天后的不透射线标记研究

估结肠运输[18]，与不透射线标记物相比，在区分结肠慢或正常传输方面有 87%的一致性[19]。

有几项检查可以确定肛门直肠和盆底功能。肛管测压可以评估肛门直肠的静息和收缩压力，并提供关于直肠感觉的信息。肛门测压可以诊断盆底功能障碍，如果有直肠肛门抑制性反射（RAIR）存在，则可排除先天性巨结肠的诊断[20]。直肠肌电图可以除外盆底松弛。另外，直肠球囊排出试验提供了对排出能力的简单评估，不能排出球囊表明盆底运动不协调。

排便造影可以动态研究直肠和盆底功能。将造影剂注入直肠和阴道，并在排便期间进行影像检查。它可以判断盆底的反常收缩、内套叠、直肠全层脱垂、直肠前突或肠疝等情况，而这些都可能导致梗阻性排便障碍。动态 MRI 检查可以判断排出造影剂时的盆底功能，但在所有治疗中心都没有该项检查。

慢传输型便秘

在慢传输型便秘患者中，结肠推进力减弱，导致排便频次显著降低。临床表现可能有所不同，患者可能有腹痛、腹胀、恶心和排便不畅等症状。慢传输型便秘的诊断必须通过结肠传输试验来证实。一旦做出诊断，第一步是药物治疗。

慢传输型便秘的药物治疗

便秘的处置应该始终以适当的咨询开始，其中包括倾听并核实患者的主诉。了解患者每日的排便情况是非常重要的，通常与正常人群的排便习惯有很大差异。大多数患者每周有 3 ~ 20 次排便[21]，与女性相比，男性的排便频率更多[22]。要最大限度地减轻患者的焦虑还需要做很多努力。

生活方式改变通常被认为是治疗便秘的第一步，这包括增加饮水和运动，以及饮食和药物的改变。一些研究指出，便秘在久坐的生活方式患者中更为普遍，并且体育活动可能会增加大便转运时间[23-24]。其他研究报道便秘和活动水平之间没有这种关联[25]。尽管有这些相互矛盾的数据，但便秘患者通常建议增加体育活动，但没有直接的证据表明运动会改善便秘情况。通常鼓励便秘患者多摄入液体，这样可以软化大便并使其更容易通过。但是，除了对脱水患者之外，很少有证据支持增加口服液的摄入量能够改善便秘[26]。摄入大量的药物会恶化

便秘。应对这些药物进行评估并尽量减少，并在适当的时候考虑替代药物的方法。

有许多治疗慢性便秘的药物（表 58-4），包括膨胀剂、渗透性泻药、结肠刺激剂、软化泻药等药物。缺乏膳食纤维摄入量可能会导致便秘的进展。纤维膨胀型泻药被认为是治疗便秘的一线疗法。已经有研究证明了它们的益处[27-28]。纤维存在于谷物、水果、蔬菜、坚果、种子和豆类中，可分为可溶性或不溶性纤维。

表 58-4　慢传输型便秘的药物治疗

药物治疗	例子
纤维膨胀泻药	洋车前子、甲基纤维素、聚卡波菲钙
渗透性泻药	乳果糖、山梨糖醇、镁盐、聚乙二醇
刺激性泻药	塞纳、卡斯卡拉、比沙可啶
软化泻药	矿物油、多库酯、甘油
血清素受体激动剂	替加色罗、普卡必利
促分泌剂	鲁比前列酮、利那洛肽

纤维膨胀剂的例子包括洋车前子（Metamucil®，Konsyl®），甲基纤维素（Citrucel®）和聚卡波非钙（Fibercon®）。它们通过吸收和保持大便的水分从而软化粪便并增加大便体积。因此，纤维剂必须结合足够的液体摄入才能达到效果。建议每日纤维摄入量在 25 ~ 35 g 之间。纤维代谢的副作用包括腹胀和胀气。

渗透性泻药通过渗透促进大量液体积聚在结肠腔中。渗透活性颗粒可以来自糖或盐，例如基于蔗糖的山梨糖醇和乳果糖。乳果糖在结肠内被降解为脂肪酸、氢气和二氧化碳。MiraLAX®（聚乙二醇 3350）是一种非处方渗透性泻药，可增加肠道运动频率并软化粪便。它是最常被推荐的泻药之一，且对日常使用来说是安全有效的。渗透性泻药也可以建立于不可吸收的离子，通常来自镁或磷酸盐。例如氢氧化镁（Magnesia Milk）或磷酸钠（Phosphosoda）。肾功能不全的患者必须谨慎使用，因其可能导致高镁血症和肾衰竭等不良反应。基于聚乙二醇的产品如 NuLYTELY 或 GoLYTELY，目前用于许多的肠道清洁准备中，也可用于便秘。但是长期使用会导致电解质紊乱和脱水等症状。

结肠刺激物通过刺激结肠运动，从而减轻便秘。例如蒽衍生物，包括番泻叶和卡斯卡拉，可在 Senekot® 和 Pericolace® 中找到。比沙可啶是另一种刺激物，可以在 Dulcolax® 试剂中找到。长期使用会导致黏膜特征性棕色变性，即结肠黑变病。另外，长期使用蒽刺激剂可能导致结肠功能不良，因此不鼓励使用。

软化泻剂可改变粪便成分，产生更软的粪便，其中包括矿物油和多库酯（Colace®）。矿物油在粪便表面上增加润滑。多库酯是一种清洁剂，可以增加液体吸收到粪便中，但其疗效尚存在争议[29]。

灌肠剂和栓剂用于刺激排便。该方案包括通过扩张直肠（盐水灌肠）、刺激直肠（肥皂水、比沙可啶）或物理软化粪便（甘油）来促进排便。灌肠疗法可以产生习惯性反射，因此应该注意这种潜在的依赖性。

有几种药物已被用于治疗慢传输型便秘。鲁比前列酮（Amitiza®）是一种双环功能性脂肪酸，可激活氯离子通道以增加肠内氯离子分泌。这有助于大便通过，并且已被证明对治疗便秘有益[30-31]。常见的副作用包括恶心、头痛和腹泻。利那洛肽是鸟苷酸环化酶的肽激动剂，通过增加结肠平滑肌细胞收缩并促进排便。研究显示治疗组相对于安慰剂组便秘有所改善[32-33]。在美国，鲁比前列酮和利那洛肽都被批准用于治疗慢传输型便秘和便秘型肠易激综合征。

在服用阿片类药物的患者中，甲基纳曲酮和阿维莫潘可增加肠运动性[34-37]。然而，这种好处似乎并没有扩展到特发性便秘患者。替加色罗是一种 5-HT_4 受体激动剂，最初用于治疗肠易激综合征，随后逐渐用于慢传输型便秘的治疗。由于发现该药物与心血管疾病风险增加有关，因此后来从市场上撤回。为了避免这些有害作用，已经开发了更具选择性的 5-HT_4 受体激动剂普卢卡必利。虽然普卢卡必利可以增加排便次数，但目前尚未在美国批准使用[38-39]。

慢传输型便秘的手术治疗

只有在非手术治疗完全没有效果时才考虑对便秘进行手术治疗。彻底的诊断检查，包括确诊慢传输型便秘的结肠传输试验，选择合适的手术治疗以及术前的问诊非常重要。在诊断为广泛性肠运动障碍的患者中，包括上消化道和下消化道均受累时，便秘复发的发生率显著高于只有结肠运动障碍的患者[40]。鉴于便秘是一种功能性疾病，对结局和术后可能出现的问题设置一个合适的期望值是非常重要的。

结肠切除术

在有手术指征的便秘患者中，结肠切除术通常是治疗的选择方案。Lane 于 1908 年首次报道了研究结论，当时他发表的系列文章中提到 2/3 的患者便秘症状得到了解决。虽然微创技术已成功应用于该手术[41-42]并且目前普遍开展，但手术的过程自其最先描述以来基本保持不变。

Webster 等报道了 50 例接受全结肠切除术的患者[43]。在术后早期，42%的患者出现并发症，最常见的是肠梗阻，4%发生吻合口瘘，5 例患者出现便秘持续性存在。在 12 个月的随访中，患者每天平均排便 3 次，19%的患者出现腹痛，为最常见的症状。大多数患者的评估结果为“好”或“优秀”。Pikarsky 等报道了 50 例接受全结肠切除术的患者，平均随访 106 个月（范围 61 ~ 122 个月）[44]。数据通过电话访谈收集，平均每日排便频次为 2.5 次（范围 1 ~ 6）。2 例患者需要灌肠 / 泻药，2 例患者患者需要止泻药物。6 例患者术后出现小肠梗阻，其中 3 例需剖腹探查。总体而言，患者对肠功能满意并持续获益。

手术方式的衍变包括次全结肠切除术、回肠乙状结肠吻合术和次全结肠切除术、盲肠直肠吻合术。这些变化的目的是为了减少全结肠切除术后腹泻和电解质异常这些不良副作用。Sarli 等人为了保留结肠细菌的生理储库，提出了盲肠直肠吻合术，从而维持正常的术后大便性状[45]。他们在中位随访 64 个月时报告了 19 位患者的结果。13 名患者大便坚硬，1 人有便秘，5 人腹泻需要服用止泻药。在同一队列患者的随访研究中，88.2%患者会在术前条件相同的情况下再次选择接受手术[46]。为了比较回肠乙状结肠和盲肠直肠吻合术之间的功能结果，Feng 比较平均随访 2 年以上的 79 例接受了回肠乙状结肠或盲肠直肠吻合术的患者[47]。两组的排便次数均有增加，腹痛和腹胀均有减少。但更多的盲肠直肠吻合的患者表现为持续性便秘，总体上来说回肠乙状结肠吻合带来患者更高的满意度。

1999 年，Knowles 等回顾了 32 个系列研究，这些研究都包括 10 个或更多的患有便秘行结肠切除的患者。这些文献在数据收集，术前检查和手术技术方面存在很大差异[48]。总体成功率从 39%到 100%不等，平均 86%。每日排便次数的中位数为 2.9（范围 1.3 ~ 5），失禁的中位频率为 14%（范围 0 ~ 52%）。便秘复发的概率为 9%（范围 0 ~ 33%）。41%的患者存在持续性腹痛。此外，由于功能结果差，5%（范围 0 ~ 28%）的患者最终进行永久性回肠造口术。

鉴于便秘是一种功能性疾病，生活质量研究对于了解患者的预后极为重要。Hassan 等评估了 110 例接受全结肠切除术和回肠直肠吻合术的患者，平均随访 11 年。前瞻性收集 85 例患者每年的功能调查，结果显示 98%的患者便秘有改善，85%的患者对其结果满意。59 名受访者补充了其他生活质量调查问卷，结果显示所有患者便秘都有所改善，83%的患者不需要任何止泻药，85%的患者表现出满意的肠功能。

FitzHarris 等同样对 112 名接受结肠切除术、回肠直肠吻合的便秘患者进行生活质量问卷，手术的有效率为 67%[49]。其中 81%的患者对其大便频率感到满意。然而，41%的患者有腹痛，21%有大便失禁，46%有腹泻，这些症状对生活质量评分有负面影响。在一项较小的研究中，Thaler 等人使用 SF-36 健康调查方法调查患者，发现虽然所有患者都有便秘缓解，但与一般人群相比，患者的生活质量得分显著低下[50]。最近，Zutshi 等调查了 69 例接受结肠切除术和回肠直肠吻合术的患者，平均随访 10.8 年。在 35 名受访者中，77%表示手术是有益的，但 SF-36 的结果表明患者的心理和社会功能评分较低[51]。这些数据必须在问诊患者和设置合适的术后期望时考虑。

有特殊情况需要注意，在一些患者中，可能伴随盆底功能障碍。通过排便造影、肌电图和肛门直肠测压可以诊断。Bernini 等通过发放问卷研究了 16 例因慢传输型便秘和盆底功能障碍进行结肠切除的患者[52]。术前所有患者均接受生物反馈治疗，应用肌电图可明确盆底松弛这一变化。术后 43%患者便秘症状完全缓解，6 名患者排空不彻底，3 名患者有腹泻和尿失禁症状。只有 9 名患者对手术结果满意。最近，Reshef 等比较了 144 例慢传输型便秘伴有或不伴有盆底排便障碍的接受结肠切除术治疗的患者[53]。平均随访 43 个月，88 名患者可以接受电话访问。发现患者短期和长期满意度是相同的。他们得出结论：全结肠切除术可以治疗伴有排便障碍的慢传输型便秘的患者。

值得一提的另一组患者是伴有小肠和胃运动障碍或全胃肠道运动障碍的患者。Zmora 等回顾了术前小肠传输障碍接受结肠切除术的患者[54]。正常和异常的传输障碍的患者术后功能无差异。Mollen 等人在一项对 21 名患者的研究中发现了类似的结果[55]。然而，Glia 等人研究了 17 例患者术前十二指肠测压正常的患者接受结肠切除术术后长期结果更好[56]。虽然这些结果并不明确，但仍建议对全胃肠道运动障碍进行术前功能评估。如果确定伴有胃肠运动迟缓或小肠蠕动减弱，则结肠切除术不是绝对禁忌；然而，应告知患者，他们术后腹部症状可能持续存在。

最后，具有性创伤史并接受结肠切除术的便秘患者术后需要更多的医疗护理来治疗腹部问题[57]。对于这部分患者，术前准备应该包括评估和治疗心理 / 精神问题以及盆底功能障碍，并讨论术后可能出现的腹部症状。

节段性结肠切除术

为了减少结肠切除术相关的腹泻，一些外科医生已经提倡使用节段性结肠切除术治疗慢传输型便秘。在一些发表的报道中，节段性结肠切除术可以改善便秘[58-59]。You 报道了一组包括 28 名接受节段性结肠切除术的患者，这项研究是根据结肠内标记物的分布情况进行的，其中 3 名患者出现便秘复发[60]。同样，Lundin 等对 28 例患者进行了节段性切除术，术前使用不透射线标志物和闪烁扫描术方法发现一个传输节段受损[61]。中位随访 50 个月后，23 例患者满意，5 例患者需要额外手术治疗便秘。治疗失败后，直肠感觉功能，基于术前压力容积测定会有所降低。Ripetti 等在 15 例慢传输型便秘患者中进行了类似的研究，其中 7 例行左侧结肠切除术，其余患者行全结肠切除术[62]。除部分结肠切除术组患者外，所有患者均有症状改善。在每一项研究中，患者在手术前都进行了仔细和广泛的评估，必须再次强调，使用不透射线标记物的评估方法可能不准确。

全大肠切除术与回肠储袋肛管吻合术

全结肠切除、回肠储袋肛管吻合术（proctocolectomy with ileoanal pouch，IPAA）可用于治疗慢传输便秘。Keighley 等对先前接受全结肠切除术和回肠直肠吻合术并且排便反复困难的患者进行了 IPAA 治疗[63]。其中 4 名患者因功能结果不满意而切除储袋，作者因而不再推荐 IPAA 治疗慢传输型便秘。另一组对术前每周排便次数少于一次的 15 例慢传输型便秘患者进行全大肠切除术并行 IPAA 手术[64]。这些患者的术前检查显示出传输试验和排粪造影的异常，特别是巨结肠或直肠运动障碍。随后有两名患者因难治性盆腔疼痛进行储袋切除。随访发现患者的平均排便频率为每天 5 次，并且手术后生活质量评分显著改善。总的来说，该术式的适用范围很小，如果对慢传输型便秘行全大肠切除术应慎重选择患者。另外，在考虑为便秘患者建立储袋之前，应该研究和确认盆底是否松弛，否则患者可能会有持续排便困难。

回肠造口

粪便转流适用于不能进行其他手术的慢传输型便秘患者。在对接受手术治疗便秘患者的回顾分析中，2%~25%接受其他手术治疗的患者接受了末端回肠造口[65]。此外，对于那些不能耐受结肠切除的患者，伴随有大便失禁或不确定患者是否能从结肠切除术中获益的患者，进行回肠造口术可能是恰当的选择。如果患者不能获得预期的效果，那么回肠造口还纳也是个合适的选择。Scarpa 等回顾性分析了 24 例便秘行回肠造口患者的预后：9 例行末端回肠单腔造口术和 16 例末端回肠双腔造口术[66]。1 例在造口后出现持续性便秘，并且腹胀和排便减少。4 名患者接受了回肠造口还纳，其中 2 名患者有便秘复发。进行回肠造口术的患者应该告知他们术后可能仍有便秘症状，特别是如果怀疑全胃肠道蠕动障碍的。虽然这似乎是一种极端的措施，但回肠造口术对某些患者是有益的。

顺行结肠灌肠

顺行性肠道灌肠（antegrade colonic enema，

ACE）的概念是通过盲肠使用灌肠剂冲洗结肠。这个概念首先由 Malone 等提出，用于治疗小儿大便失禁，后来适应证扩大到顽固性便秘。该方法最初是通过翻转阑尾，导管经阑尾插入盲肠形成盲肠造瘘，使液体单向流动，不能逆流，从而进行灌肠[67]。此后，该方式有了很多改良，其中包括利用原位阑尾，使用回肠和（或）盲肠造口，永久导管植入和在左侧结肠放导管等方法[68-70]。

这种方法最初是使用在儿童中，但后来越来越多地用于成人患者，尽管报道的成功率较低[71-73]。这种手术比结肠切除术的创伤性小，并且避免了回肠造口术或结肠造口术。Lees 等报道了 32 例接受 ACE 治疗便秘的患者，平均随访 36 个月，达到满意功能的比例为 47%[74]。同样，Worsoe 等人报道了 69 名患有便秘的接受 ACE 治疗的患者，研究关注于患者持续接受 ACE 治疗和症状消退程度，中位随访 75 个月后，发现成功率为 42%[75]。造口再次修整是很常见的，尤其是在出现狭窄或泄漏后。使用留置导管可以减少狭窄，但切口感染和长期导管脱出是常见的现象[70]。

骶神经刺激法

骶神经刺激法被广泛用于治疗尿和大便失禁，该疗法使用电刺激激动骶神经根。患者要经历一个测试阶段，以确定是否有治疗效果，效果明显时，将永久植入电刺激装置。骶神经刺激可以增加肠道蠕动频率，改善排便功能并减少泻药的使用[76-77]。虽然改善便秘的确切机制还不知道，但骶神经刺激已被证明可增加结肠蠕动[78]。Govaert 等人进行了大量报道，包括 117 名便秘患者，其中 75 名患者通过结肠传输试验诊断为慢传输型便秘。所有患者都进行了经皮神经评估（percutaneous nerveevaluation，PNE），其中 52% 在初始测试期间对治疗有反应[79]。慢传输型便秘患者 PNE 的成功率低于正常运输型便秘患者。在欧洲的一项包括 62 例便秘患者的前瞻性研究中，27 名患者在植入前进行了结肠传输试验，其中 20 名患者传输时间延长。在骶神经刺激 6 个月后，只有 9 名患者的传输时间延长（P=0.014）。在正常传输时间的受试者中，在治疗 6 个月时排便频次有所增加，而原平均每周大便频次为 2.7 ~ 6.5[80]。在 Ortiz 等人[81] 和 Graf 等人[82] 的研究报告中，便秘患者的骶神经刺激成功率更低。所以还需要进一步的长期研究和患者纳入选择上的详细评估。目前，美国尚未批准骶神经刺激法用于便秘患者。

结论

便秘的表现可以从轻微的困扰到显著地影响日常生活。最初的治疗应该包括生活方式调节、补充纤维或使用泻药。在需要进一步治疗的患者中，区分便秘亚型是必要的，并且可以通过详细的病史询问、传输试验和盆底功能检查来完成。对于慢传输型便秘的患者，如果对药物治疗没有效果时，手术干预是必要的。治疗便秘患者需要耐心、同情心，以及为患者制订个体化治疗方案的能力。

（参考文献参见 www.pumpress.com/home-specific-edu/5599.html）

第59章

排便梗阻

M. Shane McNevin 著
崔明明 译 张 宏 审校

要点

- 梗阻性排便综合征的特征包括排便时过度紧张、排便不尽并需要压迫会阴。
- 排便梗阻患者的首要疗法是饮食疗法和盆底理疗。
- 显性盆腔脱垂及排便梗阻患者的首要疗法是手术修复脱垂。
- 手术修复对排便梗阻症状的缓解效果不如显性盆腔脱垂可靠。
- 经腹网片直肠固定术或经肛直肠切除术可作为替代手术，能更可靠地缓解排便梗阻的症状。
- 骶神经刺激法可能成为治疗直肠低敏感度和排便梗阻非手术治疗失败的患者的替代疗法。

概述

盆底疾病是发达国家的常见病[1]。对于女性来说，这是一个非常普遍的问题，美国近1/4的女性在其一生中至少会发生一次盆底疾病。盆底疾病的发病率随着年龄、生育次数和肥胖度的增加而增加。未来对盆底护理的需求将以人口增长率的两倍增长[2-4]。可以这么说，今后所有的医生都会经常治疗盆底疾病的患者，而结直肠外科医生则可能承担大部分盆底功能障碍患者的持续性或难治性症状的诊断和治疗任务。

盆底疾病通常伴有明显的盆腔脏器脱垂和（或）排便或排尿功能障碍。在美国有16%的女性会患有排尿失禁，9%会患有排便失禁。3%的女性受到盆腔脏器脱垂的影响[2]。12%～27%的成年人会寻求便秘相关的治疗，每年在便秘相关的医药用品和服务上花费超过10亿美元[5]。与盆底疾病相关的便秘通常情况下表现为梗阻性便秘。梗阻性便秘综合征是一种有明确症状的综合征，包括排便困难、排便不尽并需要会阴挤压[6-8]。不同程度便秘并存的现象并不罕见，因此治疗这些并发症需要对患者进行后肠和盆腔的整体评估[9-12]。

本章将集中讨论排便梗阻，特别是梗阻性排便综合征，并对该病的临床病理学特征和临床评定、该病与盆底疾病的其他症状及其药物和手术治疗结果的相关性进行综述。

便秘的病因

下消化道功能涉及粪便的形成，其通过后肠的传输和随后的排出体外。任何接触过便秘诊治的人都知道，这是一个复杂并需要相互协调的过程，治疗方案中的任何一处失误都会导致便秘相关的症状。

不幸的是，便秘患者很少有明确的病因，而是会用各种形容词来描述他们的临床症状。让患者有机会用自己的语言清楚地描述他们的症候群是很重要的，因为我们对排便功能障碍的描述对于不同的人通常具有不同的含义。通常情况下，症候群是独特的，并且取决于后肠功能障碍发生的进程。因此，完善而详细的问诊和体格检查是很必要的，并有助于进一步的检查和治疗选择。

多种不同因素可能会影响下消化道功能（表59-1）并引起便秘的症状。详实的病史应侧重于症状的发作和持续时间、大便频率和连续性、膳食纤维和液体摄入量以及相关的医疗、手术史以及用药情况。既往病史、性或心理虐待以及功能障碍病史与便秘症状相关性较低，但也应当予以探讨[13-14]。如果患者的主观描述不明确，每日排便记录则非常有助于客观化患者的主诉。体格检查应该侧重在腹部症状相关的内容，如腹胀、疼痛或肿块。肛门直肠和盆腔检查应侧重于常规的肛门直肠和生殖器解剖结构以及寻找隐性或显性的盆腔脱垂的证据。在评估排便习惯改变而产生主诉时，患者应该行常规下消化道内镜检查及评估。

表 59-1　便秘的病因

生活方式
液体和纤维摄入不足
久坐
医源性
毒品
抗精神病药 / 抗抑郁药
降压 / 利尿剂
慢性泻药的滥用
内科系统疾病
精神疾病
神经损伤 / 退化
甲状腺功能减退症
甲状旁腺功能亢进症
糖尿病
肾功能不全
结肠器质性疾病
良性 / 恶性梗阻
先天性巨结肠症
硬皮病
功能性肠道失调
结肠无力
肠易激综合征，便秘为主
盆底功能障碍

功能性肠道失调

求助专业评估和治疗的患者中超过半数有功能性肠道功能紊乱[15]。3 种主要类型是结肠无力（慢传输型便秘）、便秘主导型肠易激综合征（正常传输型便秘）和梗阻性排便综合征。病史症状的描述通常是具有诊断意义的。可以通过结肠传输研究（Sitz mark 研究；图 59-1）和盆底检查[13] 进一步评估这些疾病的分型或评估患者表现出的多种病因学特征。

结肠无力或慢传输型便秘的特征是排便频次减少（小于 1 次 / 周）并且依赖泻药。通常情况下，患者还会有恶心、腹胀和腹部饱胀感等显著症状，且并不一定会随着排便而有所改善。许多患者会否认有直肠充盈感和便意感。通过结肠传输研究可了解部分或全部结肠传输功能，从而确诊。

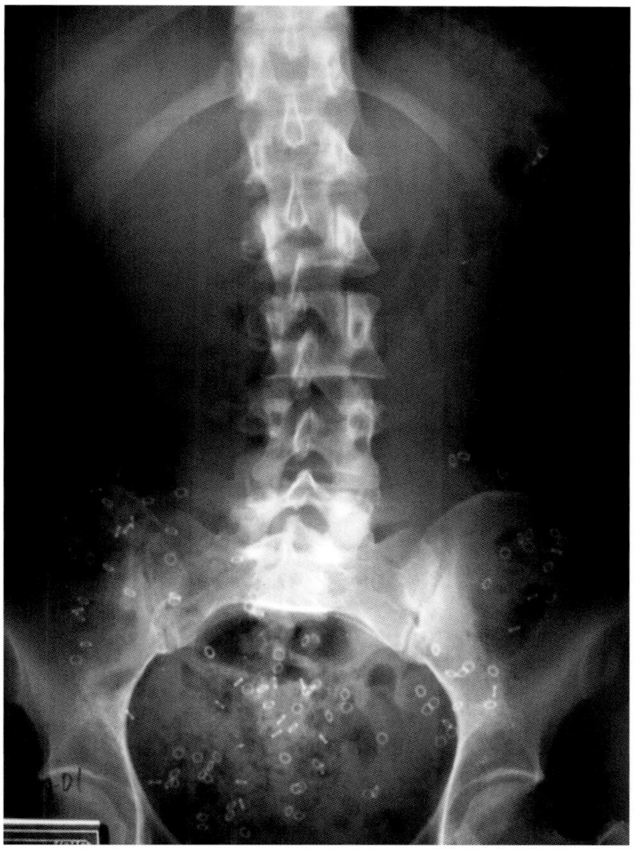

图 59-1　Sitz mark 研究。X 线片显示散布在腹部和盆腔中的 Sitz 标记物

便秘主导型肠易激综合征或正常传输型便秘由表 59-2 中列出的罗马Ⅲ标准来定义。大多数患者在排便连续性和频率方面都会有不规则的肠蠕动。腹痛是一种常见的并发症，排便后多改善。结肠传输评估可以得到节段和总体传输时间。

表 59-2　罗马Ⅲ标准

腹痛伴有
排便后改善
排便频率改变
排便性状改变
排便频率改变
排便通道改变
主观腹胀或胀大

表 59-3 给出了排便梗阻的定义。其特点通常是持续的直肠充盈感和排便剧痛。患者还会叙述排便不尽感和分次排便的习惯。患者通常会在排便时手指扩肛或会阴部加压，与其他功能性紊乱不同，患者也倾向于频繁排便，并且他们的症状往往难以通过泻药缓解。由于无法完全排空直肠，假性排便失禁也是常见的主要症状。结肠传输研究通常显示整体传输时间延长且延迟仅出现在直肠乙状结肠区。

表 59-3　梗阻性排便综合征标准

以下任一症状在 >25% 的排便时候出现：
疼痛、过度用力
排便不尽或多次排便
需要压迫会阴

排便机制

排便是一个复杂且相互协调的生理活动，需要一些解剖和功能因素的相互作用才能成功完成（图 59-2）。直肠内粪便的充盈可引起直肠扩张并引发便意。直肠内容物通过短暂的内括约肌松弛、外括约肌收缩而排出——即所谓的直肠肛门抑制反射——使直肠内容物得以排出。我们会以坐或蹲位应对便意，这增加了直肠内和腹腔内的压力。我们随即放松肛提肌，特别是耻骨直肠肌和肛门括约肌群，排便随之开始。

在这一过程中的任何异常比如盆底解剖异常、肛门直肠感觉障碍或盆底肌功能失调，都会产生梗阻性排便障碍相关的症状。

排便梗阻的评估

内镜

梗阻性排便综合征和许多肛门及盆腔的内在阻塞疾病类似，因此，详细的体格检查和肛门镜检查是必要的。断层扫描对于疑似肠腔外阻塞性病变非常有用。

排便力学

直肠充盈 / 膨胀→直肠肛门抑制性反射→排便反应→坐 / 蹲增加直肠内和腹部压力→肛提肌松弛→收缩→增加直肠内 / 腹部压力→排便

图 59-2　排便力学

结肠传输试验

当病史不清或多种病症共存时，结肠传输试验有助于区分功能性便秘的类型 [13]。该试验包括摄入不透 X 线的标记物，然后在几天内通过一系列 X 线片记录通过后肠的传输时间。这是在不服用泻药和促动力药的情况下进行的。最客观的解释是 Metcalf 技术，它分别量化了通过右、左和乙状结肠的全部和部分传输时间。但该技术不规范，很难在盆底中心重复操作 [16]。

球囊逼出试验

球囊逼出试验可以作为评估梗阻性排便障碍的实用辅助手段。它需要在直肠内放置充满流体的球囊，然后对直肠逼出球囊进行计时。Chiaroni 等发现超过 2 分钟的逼出时间与肛门直肠测压和便秘患者的肌电图结果有良好的相关性 [17]。

肛门直肠测压

肛门直肠测压有助于评估排便梗阻患者（图 59-3）。该方法收集到的最重要信息是首次出现直肠充盈感时的直肠感觉阈值、排便冲动以及可能表示直肠低敏感度的最大容许容积。其他可获得的信息包括检测到直肠肛门抑制性反射的存在，表示有适当的肛门直肠神经支配，可排除先天性巨结肠症；以及平均静息压和收缩压。这可能与盆底不松弛有关 [18-19]。

肛门直肠肌电图

肛门直肠肌电图主要用于评估排便梗阻患者。它可在静息、施压和刺激时检测到盆底肌肉组织的电活动，并且可以用于鉴别耻骨直肠肌缺血性收缩的患者。肌电图异常的患者应进行动态排粪造影检查 [18-19]。

排便造影

为了准确评估盆底功能结构，排便造影是一项重要的技术 [13, 15, 20]。排便造影技术使用侧向荧光透视图观察蹲位患者从直肠排出钡剂的情况（图 59-4）。可以通过让患者口服造影剂使小肠显影、在阴道和膀胱内注入造影剂以及将水溶性造影剂注

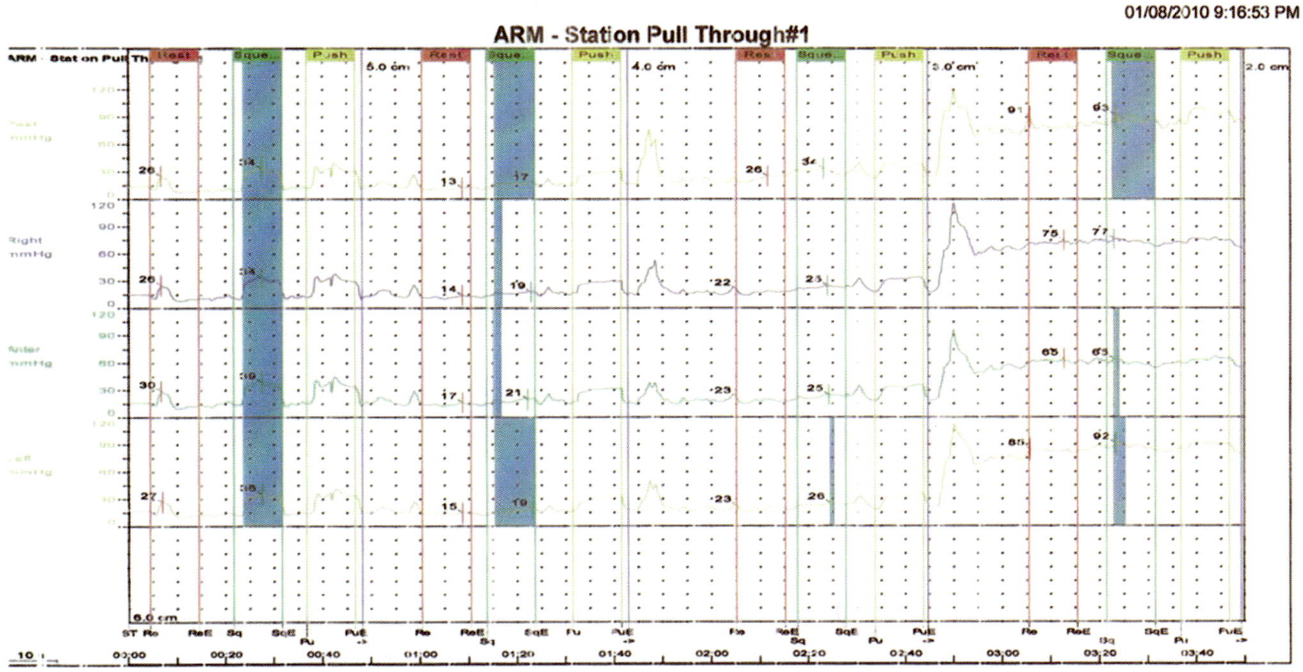

图 59-3　肛门直肠测压范例

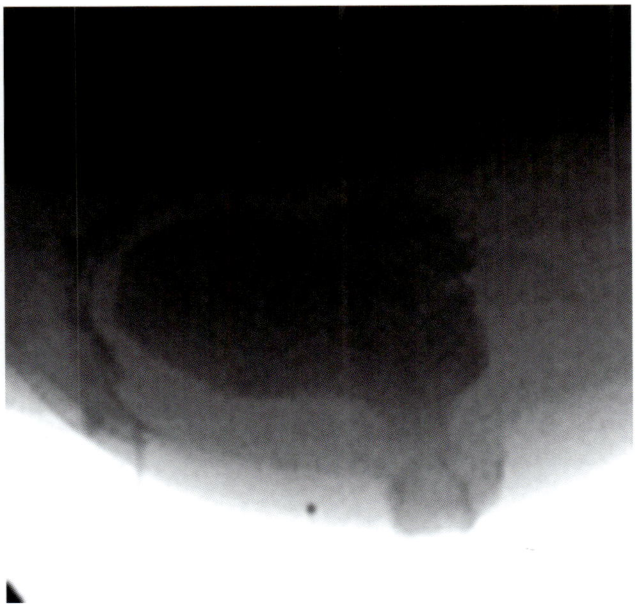

图 59-4　排便造影术。显示直肠处一个大膨出

射到腹腔中来获得进一步的解剖结构研究。

尽管缺少对磁共振排便造影和 3D 超声检查这些技术的质量比较研究，但它们也被认为是传统的荧光透视排便造影术的替代方法，该方法避免了辐射，并且可以改进所获得图像的结构细节 [21-26]。

试验结果的解释

没有一个盆底试验可以完全诊断盆底疾病，可以看出，在有症状和健康无症状患者中盆底结构和功能方面的试验结果高度不一致。这使得对盆底试验结果的解释具有挑战和争议，需要结合每个患者的病史和体检结果来确定异常测试结果的意义 [27-28]。

排便梗阻的病因与治疗

在评估和治疗梗阻性排便障碍患者时，存在多种不同且常共存的病因以及症状。患者通常也会对其症状表现出明显的焦虑。最重要的第一步是耐心细致地倾听并确认患者的症状，验证这些症状对患者生活质量的影响。向患者保证，虽然症状非常明显，但没有重大的潜在健康或生命威胁，这将减轻患者的恐惧感。也要切记及时告知患者治疗的决策，我们治疗这些疾病的目标应该是尽可能地缓解症状，同时尽可能减少患者的风险和二次治疗相关的副作用。

需要考虑的是排便梗阻作为一个孤立的疾病，主要依靠非手术治疗。传统的方法是保证摄入足够的水分和纤维、适度的日常体力活动和盆底理疗再训练[29-32]。

补充水分 / 生活方式的改变

对于每日补充水分的建议是每天喝不含咖啡因的液体 1 ~ 2 L。这通常与增加纤维摄入量和日常运动相结合。作为一种独立疗法，单纯增加水分并不会改变肠道排便性状或频率[33]。适度的日常锻炼已被证明可促进结肠蠕动和增加肠道排便频率[34]。

纤维摄入

推荐的膳食纤维标准是 30 ~ 40 g/d 的可溶性或不溶性纤维。同时增加水分补充（>2 L/d）效果更好。目前仍缺乏有关这种方法的有效性的研究，该方法的使用主要由小样本病例支持[35-36]。无论是刺激性还是渗透性泻药治疗，对于某些特定病因的便秘很重要，但在排便梗阻的治疗中通常无效[37]。

盆底物理治疗再训练

该方法是全面治疗盆底疾病的重要组成部分。与生物反馈治疗这一传统术语相比，用盆底理疗再训练来描述全面而复杂的结肠、膀胱和盆底疾病的治疗更为恰当。生物反馈使用单一操作条件来强化其阳性行为，从而对盆底进行再训练以优化功能。在广泛使用时须知，该技术不是标准化的最佳技术，其最佳治疗频率和持续时间仍是未知[38]。在许多情况下，可多次进行盆底功能锻炼并连续数周（4 ~ 6 周转换为家庭计划），并结合经肛门探头（肌电图或直肠内压力监测仪），该探头可显示视觉反馈从而监测收缩 - 松弛 - 挤压循环期间的盆底活动。除了生物反馈外，盆底理疗再训练，还需对患者进行合适的膳食管理，并在患者学习治疗其症状时提供心理支持。盆底疾病的治疗，其结果可能很大程度上受到治疗师的影响，以及患者对该技术的接受程度。近年来的一些研究已经证实其对排便梗阻患者的治疗效果[39-42]。尽管缺乏可重复的标准化技术，但它是一种相对便宜的治疗方案，没有与治疗相关的风险或副作用，能够满足我们对排便梗阻治疗的目标。

盆腔脏器脱垂

盆腔脏器脱垂患者会出现脱垂症状，这是一种直肠或阴道组织突出感，或直肠功能性阻塞。仅有脱垂症状的患者修复脱垂后通常能获得可靠且持久的功能改善。然而，修复解剖脱垂对功能性直肠阻塞的效果并不可靠，因此最重要的是外科医生和患者都需要了解这一点[43-44]。

直肠脱垂：显性

直肠脱垂患者通常会自行还纳或需要手工还纳脱出的直肠组织。患者还经常出现排出黏液分泌物，频繁便血，排便失禁和梗阻性排便障碍。根据患者的年龄、合并症、既往手术史、个人习惯和身体状态，可以采用经腹或经会阴方法进行修复。如果无法忍受经腹手术，可能会进行经会阴手术，但其代价为复发风险高[45]。

传统上，经腹直肠手术一般在身体状况良好的患者中进行。腹腔镜和机器人技术扩大了老年人 / 体弱人群的适应证[46]。该过程是经直肠后方将直肠固定到骶前筋膜，可以用补片加强。这种方法的一个明显副作用是阻塞性排便障碍持续存在或加重[47]。乙状结肠切除术和保留直肠侧方固定直肠的组织的技术会减少术后排便梗阻相关症状，但是这会导致外科手术风险增加和脱垂复发率升高。

一种新的替代该手术的方法是经腹网片直肠固定术[48]。这涉及从直肠前方到骶前筋膜的网片固定。已经证实这种技术可持久修复脱垂，并且有意义的是持续性的术后排便梗阻的发生率较低。该方法也正在进一步探索，以治疗隐匿性直肠脱垂相关的阻塞性排便梗阻。大多数对这种技术的支持的是来自小样本的、无对照的病例，缺乏客观和技术上的比较结果[49-50]。关于直肠脱垂治疗的完整概述参见第 60 章。

直肠脱垂：隐性

排便梗阻或排便失禁的患者可能会出现隐性直肠脱垂或直肠内脱垂。这通常能在排便造影上确定；在健康的无症状志愿者中发现内脱垂与排便梗阻相关联[51]。应用目前已有技术对这类患者进行初始治疗是不可行的。对于难治性、生活方式受限这类患者，可考虑采用手术治疗。对于患者和外科医生来说，重要的是要认识到行直肠后路外科手术矫正隐性脱垂的功能改善结果是不确定的[44]。经腹网片直肠固定术可能成为这类患者的有效选择，但目前缺乏进一步的研究。

除这些手术外，另一种治疗直肠脱垂的术式是经肛吻合器直肠黏膜切除术（stapled transanal rectal resection，STARR）。该方法也可用于一些合并直肠前突和排便梗阻等难治性症状的、非手术治疗失败的患者。这种方法使用了一种专门的经肛门直肠管形吻合器来切除多余的直肠壁，从而减少了直肠的体积并改善了直肠的敏感度[52]。尽管有明显的术后并发症发生率（高达 36%）和长期的功能性问题，包括排便紧迫感和失禁、出血、直肠阴道瘘、梗阻性排便障碍持续或复发、败血症等，但阻塞性排便症状的初始缓解方面的结果总体是满意的[53-57]。由于难以确定哪些患者将受益于 STARR 手术以及手术的高风险性，外科医生对施行该手术的积极性不高。

直肠前突

直肠前突是由于直肠阴道筋膜破裂导致直肠前壁的支持组织缺损。这通常与既往产科创伤造成的创伤性缺损或与年龄有关的筋膜完整性下降有关。多达 80% 的成年人群中有直肠前突，其中大部分是无症状的，不需要治疗[58]。由于明显的阴道脱垂和（或）功能性直肠阻塞，有症状的直肠前突受到了临床关注（图 59-5）。相关症状可能包括肛门直肠或阴道疼痛和性功能障碍。详细的病史和体格检查以确定症状及其对生活质量的影响非常重要。明确诊断对患者较为重要，内科及手术治疗的实际预期是至关重要的[2]。

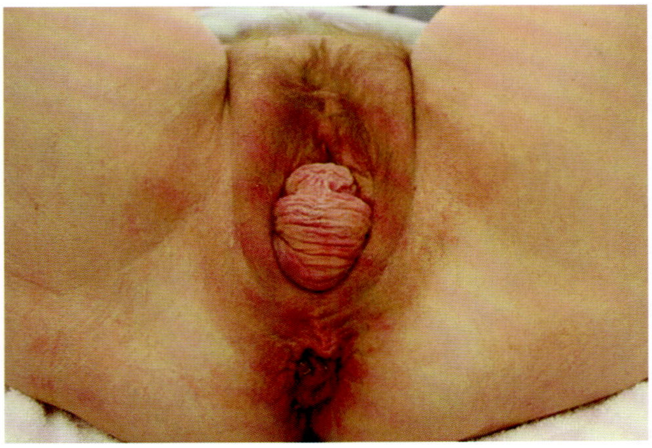

图 59-5　直肠前突

对主要症状为阴道后壁脱垂的患者可以进行手术重建，缓解其脱垂症状。直肠前突可以经阴道（将在第 63 章中讨论）、经直肠和经会阴途径（无论是否使用肛提肌成形术）进行修复。不应低估手术并发症的发生率、复发风险、阴道变形以及显著的性功能障碍风险，并应在手术前与患者充分交代[59-61]。

许多结直肠外科医生使用经肛门方法修复低位直肠前突。患者通常处于俯卧位。在距直肠前突远端 1 ~ 2 cm 处的直肠黏膜上做弧形切口。经阴道使用示指定位直肠前突的边缘是很有帮助的。将黏膜从直肠前突处剥离，直至距离直肠近端边缘 1 ~ 2 cm。然后，用可吸收 8 根针缝线（2-0 聚乙醇酸）从头侧到尾侧结节缝合。用手指在阴道中触诊以确认完全闭塞突出的直肠。此外，也可以使用吻合器来切除多余的组织（图 59-6）。

为了降低手术风险，降低复发率，减少术后性功能障碍，外科医生采用了基于网片的直肠阴道间隔重建。该技术仍然存在争议，但大多数研究表明，使用网片对先天的组织缺损修复没有优势。鉴于此及网片的相关并发症可能会导致重大医疗诉讼，该技术尚未被广泛采用。可能特别适宜采用网片的临床情况是复发性脱垂或初次失败风险较高的患者，但只有在治疗完成后才能完全衡量风险并需与患者详细讨论[62-63]。

主诉因直肠前突阻塞排便的患者，手术重建的可靠性较差[64-66]。这些患者应该在手术干预之前，试用先前讨论过的非手术疗法。对于非手术治疗失败且具有明显症状导致生活方式改变的患者，所有前述的直肠前突修复技术都具有不同的成功率和复发率。在进行手术重建之前，了解患者对症状改善的期望程度是非常重要的。

肠疝伴 / 不伴有阴道穹窿脱垂

肠疝和阴道穹窿脱垂可能彼此独立存在，但在大多数情况下共存。患者主诉出现阴道脱垂和排便梗阻症状。慢性盆腔炎和腰痛也可能存在，长久站立时通常会加重，卧位时缓解。性交障碍也是一种常见的主诉。与其他盆底疾病一样，详细的病史和体格检查至关重要。如果临床怀疑肠疝，通常使用排便造影确定肠管疝入直肠阴道之间（图 59-7）。不太常见的情况是一段乙状结肠肠管疝，较长的乙状结肠疝入直肠阴道之间。

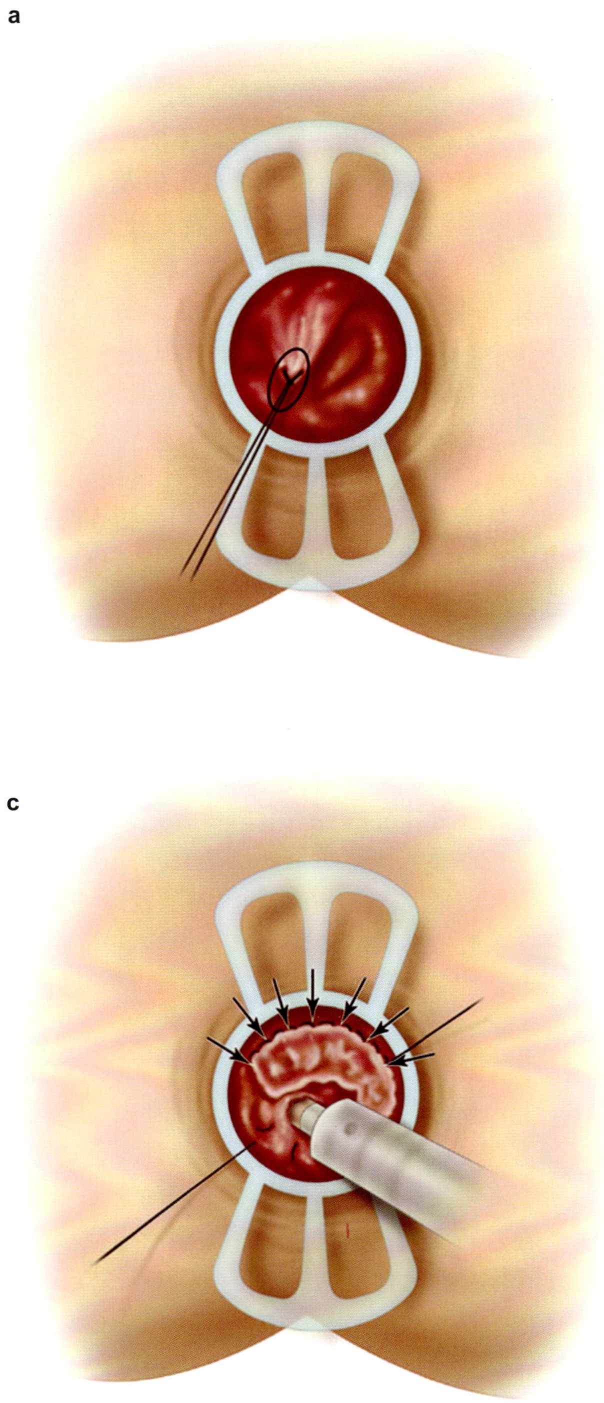

图 59-6 经肛门直肠周围修复和黏膜切除术（用管形吻合器）。a. 确定直肠前突的顶点并通过缝合支持线（圆圈处）拉下。b. 穿过直肠前突的基底部（箭头）连续水平方向缝合。c. 切除多余的脱垂黏膜和肌层，连续缝合切口的边缘。荷包线缝合收紧在吻合器的中心杆周围。d. 吻合线（箭头）

对于确诊的肠疝、乙状结肠膨出或阴道穹窿脱垂的有症状患者，可进行干预。同样，手术改善脱垂症状比非手术治疗更可靠。对于梗阻性排便障碍的患者，应该在手术干预之前进行非手术疗法的尝试。

手术方法可以是经腹或经阴道，通常由患者的

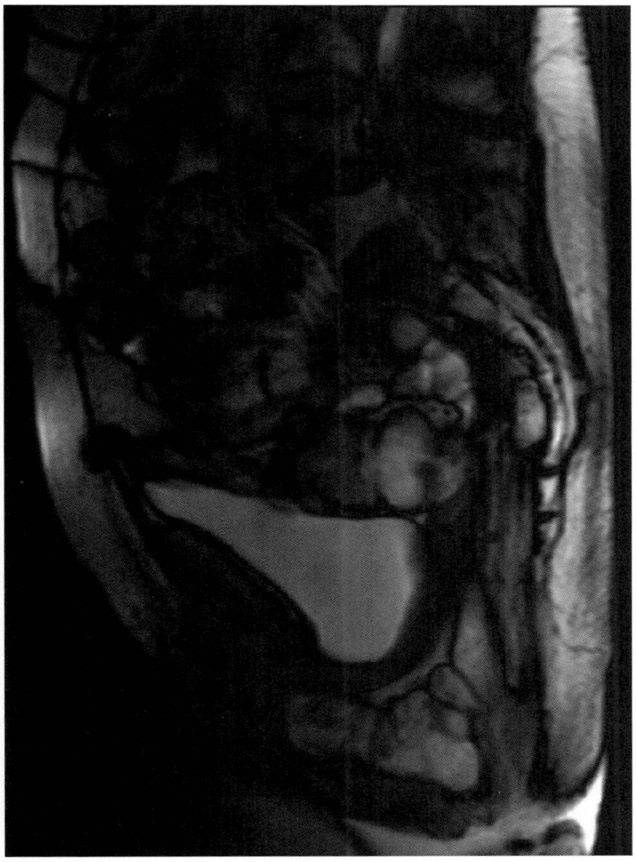

图 59-7　磁共振排便造影显示膀胱膨出、肠套叠和肠管疝。小肠向下延伸到盆底

总体健康状况决定。对于身体状况良好的健康患者，经腹入路可以提供更持久和功能更好的修复。金标准是用假体或生物网片的经腹部骶骨阴道固定术。许多 Douglas 腔折叠措施被文献报道可以和肠管疝修补同时进行[67]。乙状结肠膨出最常见的是前切除术。随着外科医生越来越多地使用先进的腹腔镜或机器人技术，这种手术已经变得越来越微创[68-69]。多个腔室脱垂已经很常见，应该进行协同修复[70]。参见第 63 章可获取更多信息。

健康状况较差的患者或伴有腹部手术相对禁忌证的患者需要经阴道手术。传统上，经阴道手术使用骶棘韧带固定，支撑阴道顶端治疗伴有高位肠疝的患者[71]。对于无需保留性功能的患者，行阴道闭合手术。阴道闭合术，相对容易和安全[72]，是一种具有吸引力的方法。对于那些不具备手术指征的患者或希望非手术治疗其症状的患者，可以使用子宫托[73]。

非解剖原因的排便梗阻

几种不同的非解剖原因的肛门直肠功能及盆底支持问题可能会影响排便功能，并导致排便受阻。经常用来描述这种症状群的另一个术语是失调性排便障碍，但这个术语可能更好地应用于梗阻性排便障碍综合征，而不是用来描述无潜在盆底脱垂的排便梗阻患者。耻骨直肠肌反常收缩、直肠低敏感性相关巨结肠以及异常会阴下降通常是阻塞性排便综合征的原因。

排便初期，肛提肌异常收缩，出现反常耻骨直肠收缩。在正常排便时，肛提肌放松，从而矫直肛门直肠角，直肠向后移动，从而获得舒适的排便。当耻骨直肠肌不适当地收缩时，肛门直肠角变得更小，直肠出口阻塞继而抑制直肠排空。体格检查可提示诊断。用肛门直肠肌电图和排便造影进行诊断性检查是有意义的。改善饮食和生物反馈保守治疗可使 40% ~ 60% 的患者受益[74-75]。

直肠低敏感度常常伴随着巨型直肠。这在神经或精神障碍患者中经常见到。然而，重要的是要考虑到患有巨型直肠的患者可能有节段性先天性巨结肠疾病或非松弛性的盆底，这些类型的问题必须被排除。在症状上，这些患者出现典型的排便梗阻症状，并且可能（或可能不）具有反复发作的粪便阻塞。诊断结果与排便造影和肛门直肠测压一致。治疗是具有挑战性的，并且需要与饮食和行为治疗结合，用栓剂进行直肠刺激或灌肠疗法可能会有帮助。正在临床试验中探索的一项针对未能进行非手术治疗的排便困难群体患者的技术是骶神经刺激法。大多数已发表的研究将所有类型的便秘归为一组，并没有明确定义难治性便秘的病因。总体结果令人失望，但对于有受益的病例组的结果已经引人关注[76-78]。Knowles 等在一项随机前瞻性双盲试验中特异性治疗与直肠敏感性有关的难治性排便梗阻的患者，10/13 例患者在直肠感觉正常化、排便容易度以及 Wexner 评分改善方面表现出优异的结果。11 例患者进行了永久性植入术，9 例患者在接近 2 年的随访期间具有可耐受性改善[79]。

盆底筋膜缺损会导致会阴异常下降。体格检查表明在排便过程中发现盆底波纹现象即可诊断。当看到静止的骨盆底部超过 2 cm 的下降时，排便造影即可诊断。治疗方法仍是趋于保守的饮食控制和生物反馈治疗。不幸的是，治疗效果相对较差，只有不到 30% 的患者出现主要的症状改善。

粪便转流

作为排便困难和难治性排便梗阻症状患者的最后手段，可考虑粪便转流。应该进行非常详细的讨论，明确该疗法的风险、收益和预期结果。

功能性便秘评估与治疗方案

图 59-8 显示了功能性便秘评估和管理的方法。最重要的测试是由患者和外科医生进行的病史采集和体格检查。最初的检查推动后一步的直肠和盆底功能测试。

对于传输缓慢和正常传输便秘的患者，最初的治疗是用泻药和促动力药物等非手术疗法。难治性的慢传输型便秘患者可能受益于全结肠切除术，但正常传输型便秘的患者则不会（图 59-8）。本书其他章节对这些疾病进行了更详细的讨论（见第 58 章）。

在排便梗阻的患者中，最重要的第一步是确定患者是否同时存在明显的盆腔器官脱垂。对于有明显盆腔脏器脱垂的患者，手术矫正脱垂是第一步，要认识到功能性直肠出口梗阻可能会 / 不会改善。对于梗阻性排便梗阻或盆腔脏器脱垂修复后仍有持续症状的患者，初始治疗是非手术疗法，即饮食和生活习惯的改善。盆底物理治疗再训练虽然非标准化，但可能特别有效。治疗师的耐心和同情心对于成功的生物反馈计划至关重要。

对于难治性梗阻性排便梗阻症状和由于该疾病

图 59-8 功能性便秘评估与管理方法

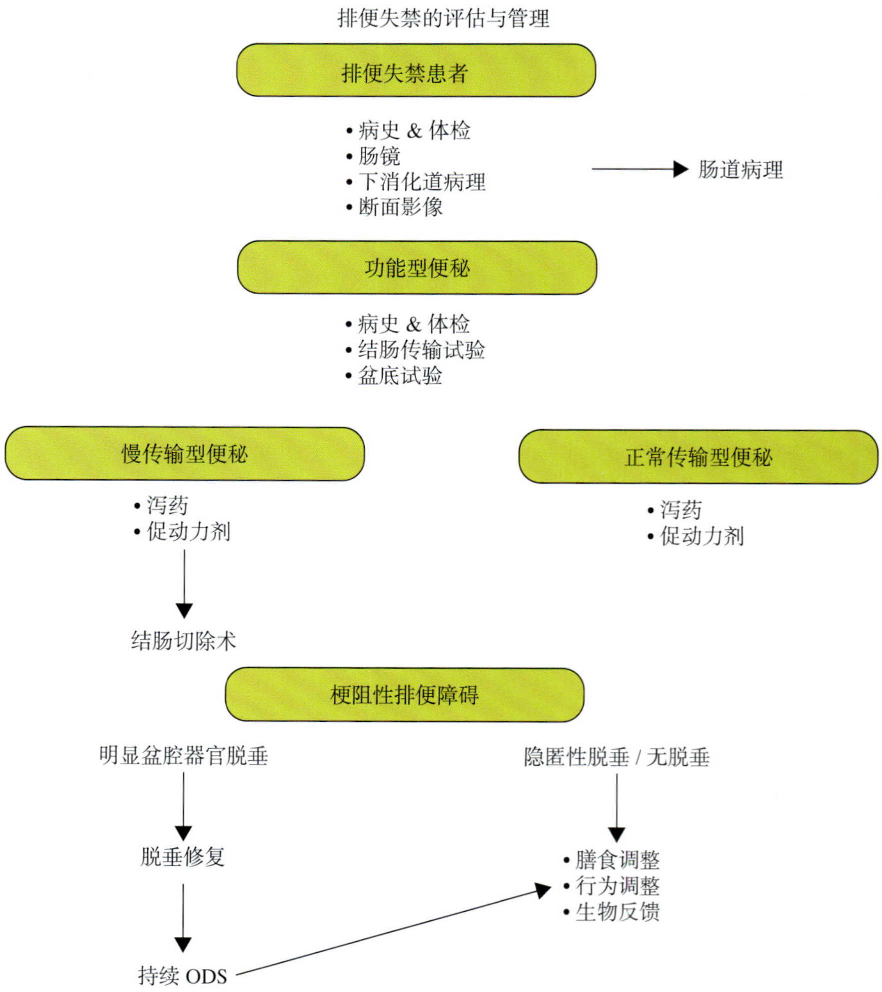

导致生活方式受限的患者，可以进行手术治疗。至关重要的是，要详细讨论治疗的目标、风险和预期结果，以便患者和外科医生对症状改善有切实的期望。在选择手术方法时，我们也应该让患者了解到这种治疗的风险和二次治疗相关的副作用。

结论

功能性便秘是一个具有挑战性的疾病，需要耐心和有爱心的治疗。这种疾病的症状非常明显，是影响生活质量的主要原因。以谨慎和有条不紊的方法对这类患者进行评估和治疗通常会有较大的改善。但是，仍然需要进行大量的研究来确定可能让患者更多受益的治疗方法。

（参考文献参见 www.pumpress.com/home-specific-edu/5599.html ）

第 60 章

直肠脱垂

Brooke Gurland, Massarat Zutshi　著
徐　朔 译　刘鼎盛 审校

要点

- 直肠脱垂的患者可能会出现一系列症状：黏液便、直肠脱出、直肠出血、大便失禁、便秘、里急后重、盆腔和直肠痛。纠正直肠脱垂并不能保证功能的改善。
- 评价直肠脱垂手术疗效的指标包括脱垂复发率和功能改善程度。外科医生应熟悉不同的腹部和会阴部手术过程，以便在初发和复发性直肠脱垂时为每个人选择最佳术式。
- 腹腔镜腹侧直肠手术与功能改善、低发病率和低复发率有关，但对于熟练程度有很高的学习曲线，可能需要高级培训。
- 机器人直肠手术可以给患者提供安全的治疗，并在盆腔缝合时具有优势。
- 老年人和高危人群中直肠脱垂的治疗模式已经从会阴手术转变为腹部微创手术。
- 直肠脱垂可能与阴道脱垂并存，需要多学科评估和联合治疗。

概述

直肠脱垂或脱出定义为直肠环状皱襞全层通过肛门突出肛缘外。如果直肠壁脱垂，但未超出肛门，则称为隐匿性直肠脱垂（内脱垂）或直肠肠套叠。全层和直肠内脱垂应与直肠或肛门黏膜突出肛门以外的黏膜脱垂区分开来。几种解剖因素与直肠脱垂相关，包括直肠支持组织松弛、道格拉斯腔深邃、骶骨对直肠缺乏固定和乙状结肠过长（图 60-1）。

据报道，直肠脱垂高发于 70 岁以上的女性，这可能与一系列盆底疾病有关，如阴道脱垂（肠疝、膀胱疝、直肠前突）和尿失禁等。这些疾病通常归因于生产经过和盆底肌肉无力[1]。女性患直肠脱垂的可能性是男性的 6 倍[2]。大约 1/3 的女性患者是未生育和年轻的女性；直肠脱垂的男性易出现排便紊乱、运动障碍、精神合并症、进食障碍、自闭症或发育迟缓等症状[3-4]。

直肠脱垂的症状可能包括肛门肿胀、黏液便和（或）排便失控、便秘、里急后重、直肠及盆腔痛以

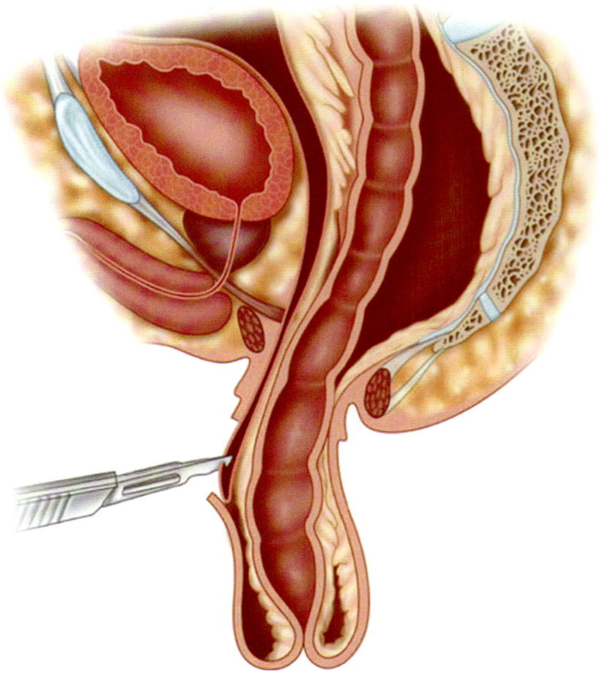

图 60-1　直肠脱垂的截面图。与直肠脱垂有关的解剖结构包括松弛的直肠支持组织、道格拉斯腔深邃、直肠缺乏固定和乙状结肠过长

及出血等。这些症状可能会造成神经衰弱，并可能导致患者出现自闭和抑郁的症状。

有报道称 50%～75% 直肠脱垂患者有大便失禁的症状[5]。在患病早期患者经常会出现黏液便，这可能会演变成明显的便失禁，因为脱垂的部分会使括约肌闭合不全，粪便漏出。慢性牵拉、创伤和由脱垂组织持续刺激引起的直肠肛门抑制性反射可导致永久性括约肌损伤。50% 的脱垂患者已证实患有会阴神经病[6]，并可能与肌肉组织的去神经支配引起的外括约肌萎缩有关[7]。

25%～50% 的直肠脱垂患者有便秘的症状[5, 8]，这可能与结肠运动障碍或盆底失协调有关。慢性牵拉可导致直肠脱垂，该脱垂可引起直肠套叠并发肠道出口梗阻性便秘，从而导致出口堵塞，并由于过度牵拉而加剧。

患者的评估

直肠脱垂的评估应包括完整的盆底病史和体格检查。应评估危险因素，并考虑用纤维剂或泻药治疗便秘。可以在成年人中进行内镜筛查评估以排除并发疾病。如果怀疑直肠脱垂，但在初次检查时未发现，应评估患者处于站立、蹲坐或于坐便器上排便的姿势时的直肠状态。如果直肠脱垂仍然难以判断，而病史提示脱垂，则可以要求患者在家中拍摄脱垂时的照片。对于阴道脱垂或伴有泌尿系统症状的患者，应考虑进行妇科、泌尿系检查和尿动力学检查以便完成多学科盆底修复。肛门直肠生理学检测等其他检查，很少能干预手术策略，但他们往往可以指导治疗相关的功能异常[9]。排便造影可能发现疾病相关的症状，如膀胱膨出、阴道穹窿脱垂和可能需要治疗的肠疝[10-11]。

非手术治疗

直肠脱垂的非手术治疗可起到暂时缓解症状的作用。嵌顿性直肠脱垂可以通过在脱垂处涂抹葡萄糖溶液以减轻水肿并轻轻向挤括约肌上方推挤脱垂组织来减轻症状[12]。生物反馈治疗用于改善术后功能，但尚未被报道为主要治疗方案[13]。

直肠脱垂的手术治疗方法

关于直肠脱垂原因尚未统一，但均认为其解剖学基础是由于盆底缺陷，导致直肠疝而造成直肠脱垂的。盆底深邃、连接直肠和骶前筋膜的韧带强度减低以及乙状结肠过长通常与直肠脱垂有关[14]。

手术是直肠脱垂的唯一治愈方法。有一系列的手术方法可供选择，区别在于入路方式的不同：经腹或是经会阴。此外，外科医生必须决定要使用的固定方式以及是否切除肠管。直肠脱垂的最佳术式尚不清楚。外科医生倾向于在术中选择适合患者的个体化术式，因此难以评估和比较不同病例的手术结果。随机试验的低收益率和数据的低质量增加了在查阅直肠脱垂手术文献时的难度。Deen 等进行了一项小型随机对照试验（n=20），将经会阴直肠乙状结肠切除术与经腹手术进行了比较[15]。会阴组的复发率为 10%，而腹部组为 0，腹部组的功能恢复更好。PROSPER 试验比较了 293 例患者的直肠脱垂手术治疗方案[16]，包括 78 例经腹手术和 213 例经会阴手术。总体而言，直肠脱垂复发率高于预期，但组间复发率无显著差异。

外科干预

肛门环缩

Thiersch 手术通过放置皮下缝合线或网片材料以环绕肛门，通过缩小肛管从而减少脱垂。该操作不能消除脱垂，而是通过提供机械屏障阻止其进一步下降。术后复发率从 33% 到 44% 不等，而且可能导致严重出口梗阻的问题。因此该术式很少推荐使用，仅用于有高度并发症风险的患者[17]。在部分直肠脱垂和永久性结肠造口术后患者，可以考虑应用以防止出现直肠脱出和黏液便的症状。

经会阴手术

Delorme

Delorme 在 1900 年描述了一种黏膜环切术，包括剥离脱垂段的黏膜，折叠缝合肌层和黏膜的二次吻合（图 60-2 至图 60-5）。对于小段全层直肠脱垂患者或经腹部手术有“高风险”，例如“困难的腹部情况”的患者，这种手术是首选。手术相关并发症发生率较低，但脱垂复发率高达 16%～30%[18-20]（关于手术的描述，请参阅视频 60.1 Delorme 程序，经克里夫兰诊所基金会结肠和直肠外科部许可复制，

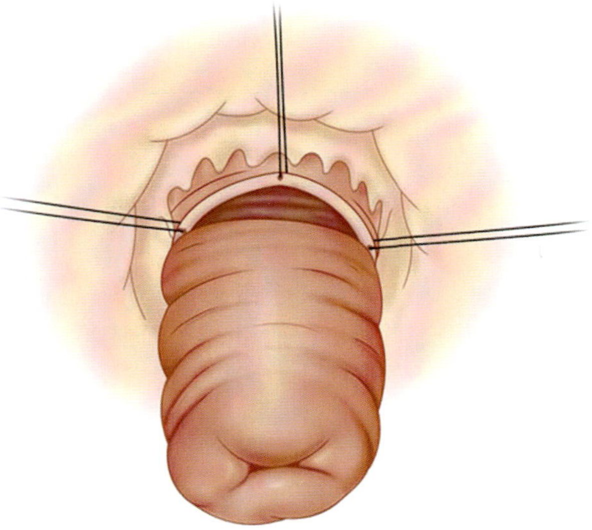

图 60-2 Delorme 手术。在距齿状线近 2 cm 的地方，用电刀在黏膜上做一条环形标记。向该区域注射血管收缩剂，然后在黏膜进行切开，但不切断直肠壁的全层

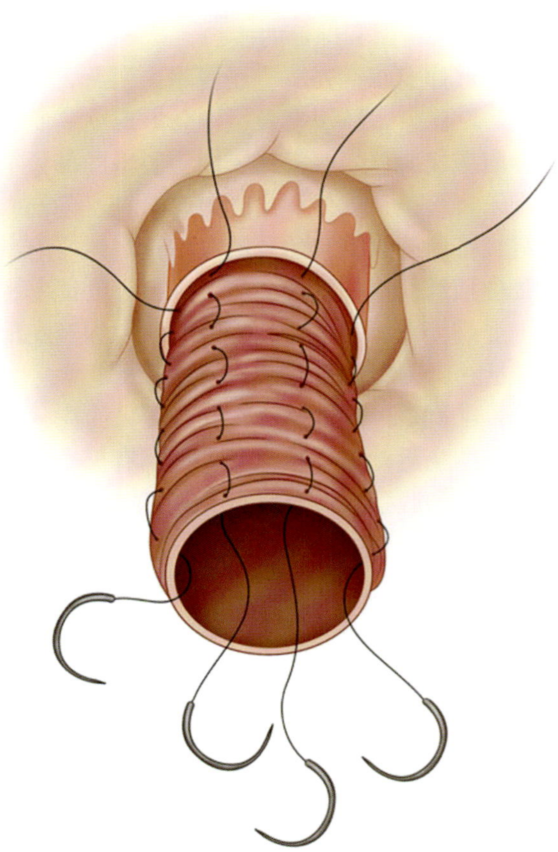

图 60-4 Delorme 手术。当在游离黏膜的平面上有张力时，这一步就完成了。在确保完全止血后，从近侧黏膜切缘断端的肌层（直肠壁）缝合，针距数厘米，缝至肛门区。这些缝线均要平行于直肠壁的纵轴，且未穿透肠壁全层，掌握收紧缝线时不会穿透组织的进针深度。当收紧缝线时，它们像手风琴那样收缩肠壁。通常需要 4~6 根缝线来固定收缩的直肠壁

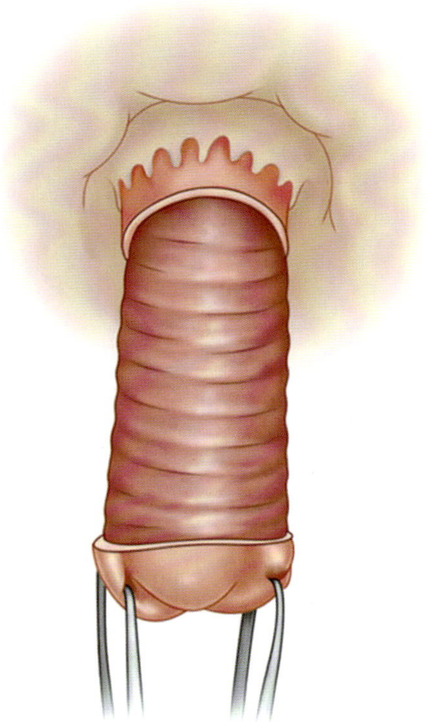

图 60-3 Delorme 手术。在直肠壁的肌层向头侧剥离黏膜层。无论是否添加血管收缩剂，注射盐水均有助于形成正确的平面。要做到精细止血，对于切断的血管，需要将其结扎或凝固止血

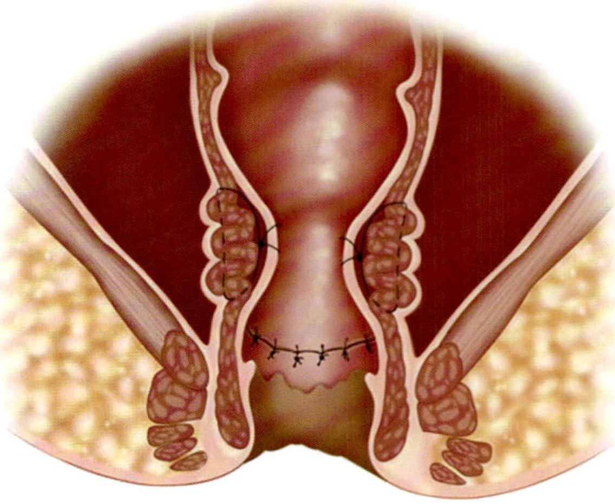

图 60-5 Delorme 手术。在结扎直肠壁上的缝线后，黏膜的两个切缘将靠近。然后用缝合线重新收拢黏膜以在齿状线近端的肛管中形成新的吻合口

OH，USA）。

经会阴直肠乙状结肠切除术

经会阴直肠乙状结肠切除术或 Altemeier 手术包括切除脱垂直肠，并通过吻合器吻合或缝线吻合形成低位端端结肠吻合（图 60-6 至图 60-12）。这个手术可以结合肛提肌成形术来“紧缩”盆底肌肉，目的是改善排便控制能力[21]。经会阴直肠乙状结肠切除术术后排便失禁情况可能会加重，这可能是由于括约肌功能障碍从而导致直肠储备功能丧失。文献报道复发率高达 20%，并发症发生率（<10%）包括缝合处出血、盆腔脓肿或吻合口漏[22]（关于手术的描述，请参阅 Video 60.2 Altemeier 手术，转载于克里夫兰临床基金会，克里夫兰，俄亥俄州结肠和直肠外科部许可）。

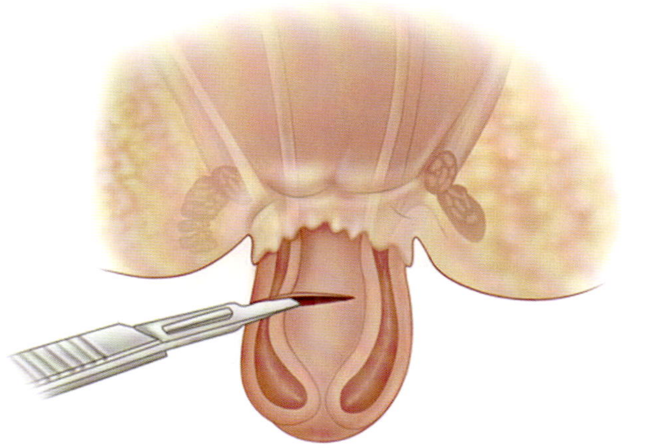

图 60-6 Altemeier 手术。在直肠黏膜齿状线头侧大约 2～5 cm 处做一环周切口

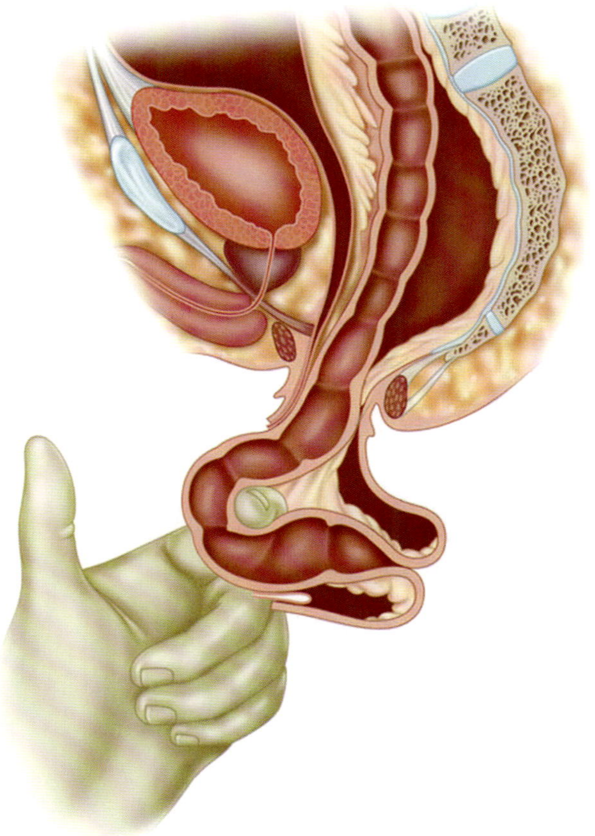

图 60-8 Altemeier 手术。将直肠拉出肛门，肠系膜游离到直肠（或乙状结肠）不能再被拉出肛门的位置

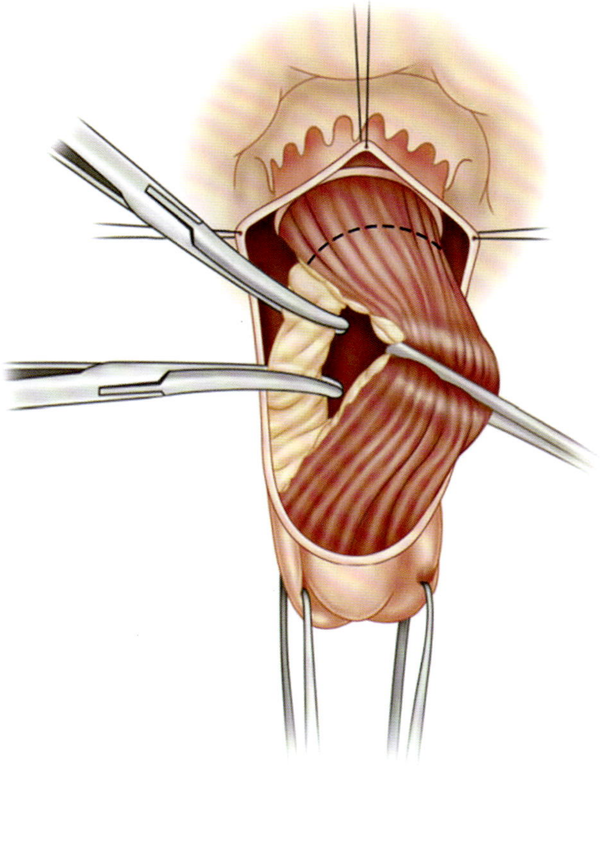

图 60-7 Altemeier 手术。加深切口并切开直肠壁全层。对多余的脱垂直肠的肠系膜进行游离和结扎，采用缝合结扎或使用能量装置闭合。精细止血对避免血管回缩或肠系膜血肿至关重要

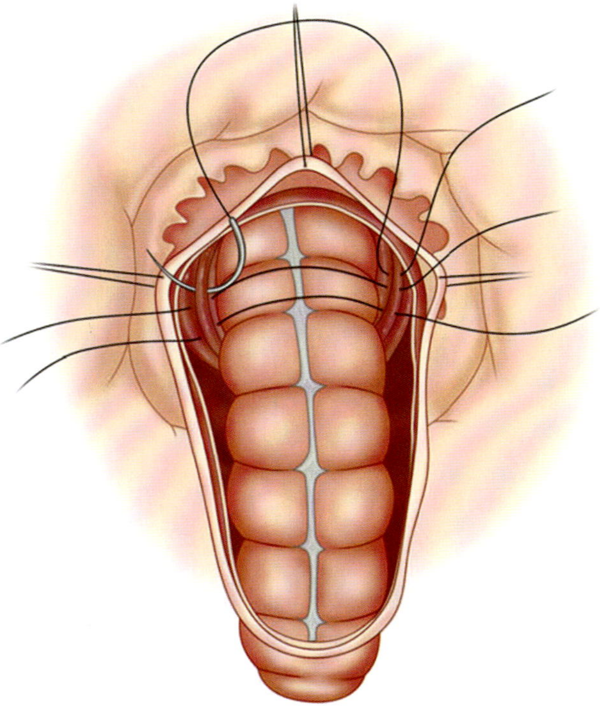

图 60-9 Altemeier 手术。肛提肌前方可用缝线（肛提肌成形术）紧缩，这可以改善排便控制功能

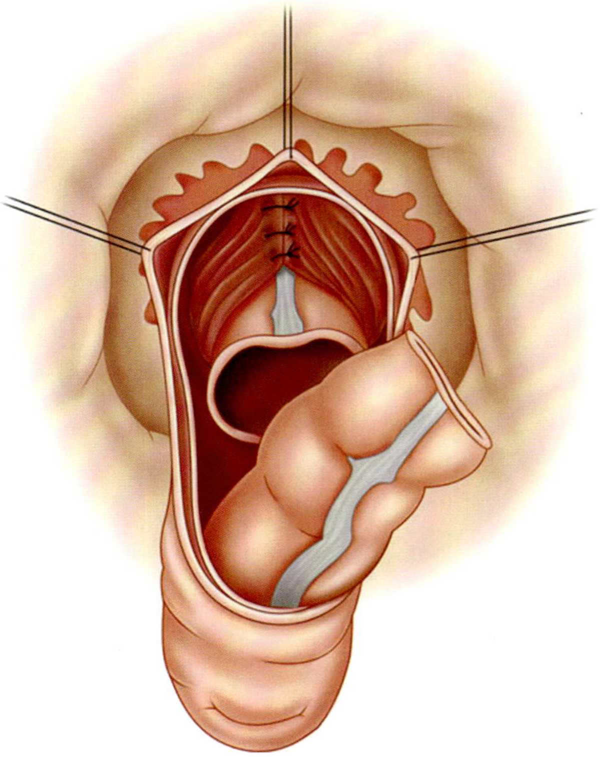

图 60-11 Altemeier 手术。切除多余的直肠和乙状结肠。确保近端肠具有足够的肠系膜以避免该节段的局部缺血。这张图也显示了完成后的肛提肌成形术

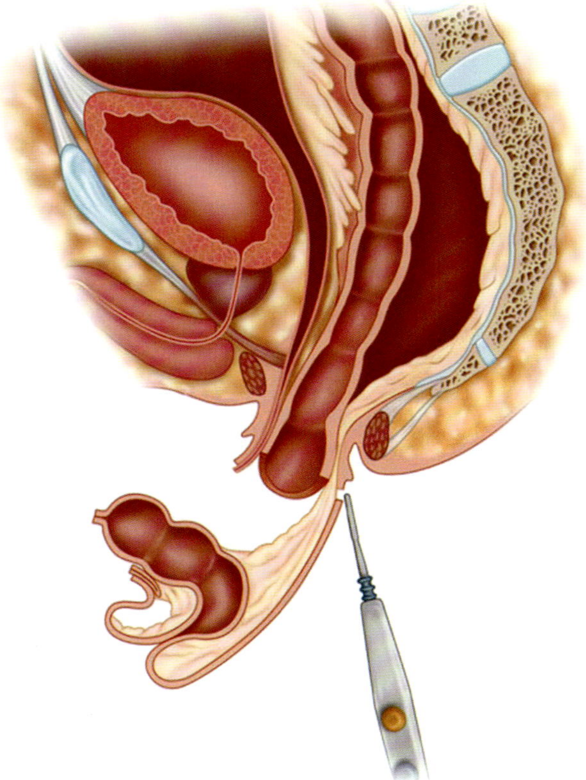

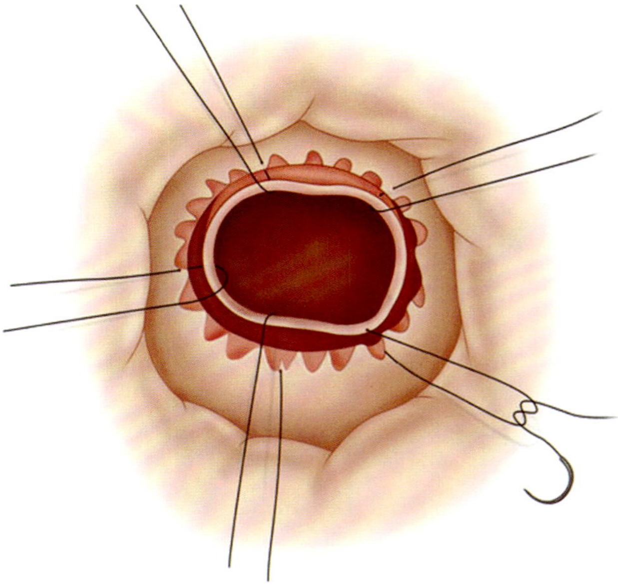

图 60-12 Altemeier 手术。使用缝线进行无张力端端吻合（也可以使用管形吻合器进行吻合）

←

图 60-10 Altemeier 手术。切除多余的直肠和乙状结肠。确保近端肠管具有足够的肠系膜以避免该节段局部缺血

经腹手术

经腹直肠固定术

直肠固定术的目标是将直肠固定在骶骨上，这可以通过开放式、腹腔镜或机器人技术等不同方式进行。Cutait 首先描述了用缝线固定直肠的方法。缝合是为了矫正多余的肠管的伸缩，并且通过所产生的瘢痕和纤维化程度，预计直肠的进一步固定程度 [14]。据报道，脱垂复发率为 0 ~ 9% [23-25]。直肠的活动度可以基于技术的不同而变化，包括从环周到后壁和或前壁的固定，也有赖于直肠侧韧带的单侧或双侧分离。

大范围的直肠游离度和侧韧带的分离与复发率降低相关，但可能会导致新的脱垂发生或便秘的恶化 [26]。据报道，15% 的患者在直肠固定术后出现新发的便秘，而术前便秘的患者中 50% 发生了便秘恶化 [27]。对直肠侧韧带中的神经元传出神经行去神经支配术会导致神经功能恶化。应考虑行单侧保留和单侧固定连接骶骨直肠系膜以减轻功能恶化 [9]。

经腹直肠切除固定术

Frykman 和 Goldberg 在 1969 年推广乙状结肠切除术联合直肠固定术 [28]。有人认为，乙状结肠切除术有较低的复发率，能改善术后功能，而且有最小的并发症发生率 [29-30]。乙状结肠切除可以减轻患者术前的便秘症状 [31]，切除乙状结肠可能抵消了直肠大范围游离后新发便秘的可能性（图 60-13）。然而对于主要症状是大便失禁的患者没有必要进行乙状结肠切除术 [32]。对于确诊为结肠低动力性的一些患者，乙状结肠切除术是一种无效的手术，应考虑采用次全结肠切除术 [33]。美国结肠和直肠外科医师协会在其 2011 年用于治疗直肠脱垂的临床实践指南中指出：“对于脱垂和术前便秘的患者可以联合直肠固定术和乙状结肠切除术，但对于那些没有便秘的患者是没有必要进行的 [9]。”

在美国，腹腔镜直肠切除术目前是全层直肠脱垂最常见的治疗方法 [34-35]。然而在欧洲，乙状结肠切除术很少进行，腹腔镜腹侧直肠固定术更受欢迎。

直肠网片固定术

固定材料可以从简单的可吸收或不可吸收缝合线到生物合成网片。在将网片固定到骶骨之前，网片放置的位置包括直肠部分前环绕（Ripstein 手术），直肠部分后环绕（Well 手术）或直肠部分前环绕（D' Hoore 经腹部直肠固定术）。

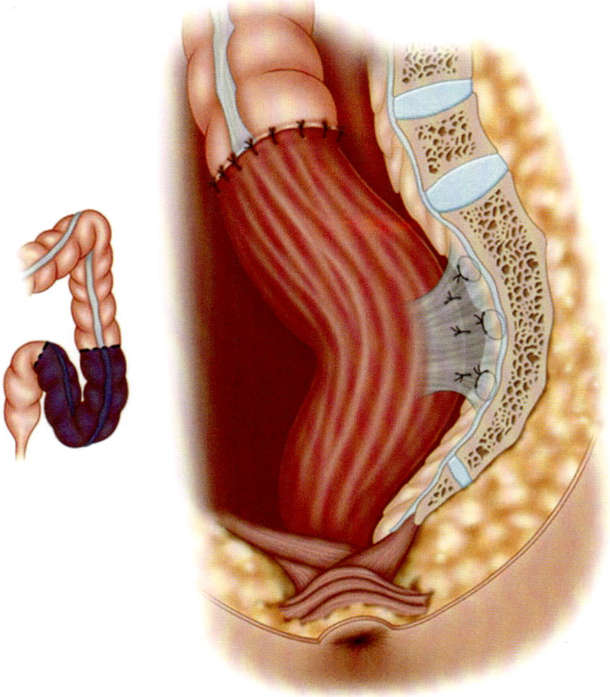

图 60-13　直肠切除 / 固定术。切除乙状结肠并进行端对端吻合。游离直肠，使用不可吸收的线缝合直肠外侧韧带。然后缝合骶前韧带（也可以使用大头钉），在大约 S1 水平处将直肠固定到骶骨。针头以直角定位于骶骨非常重要。针被推入骨头并微微回拉。然后在继续在骶骨处按照针的弧度进行缝合。这可确保缝线位于骶前韧带。右侧常规进行两次缝合。也可以在直肠的左侧进行缝合，但是当收紧缝线时，确保直肠未被扭转 / 闭锁是至关重要的

Ripstein 手术（直肠悬吊前固定术）

1952 年 Ripstein 首先描述了这个术式 [36]。直肠完全游离后，将阔筋膜或合成材料悬带固定在直肠对肠系膜侧的表面，然后将两侧分别缝合到骶骨岬，目的是恢复直肠正常的解剖位置。据报道，该术式的死亡率为 0 ~ 2.8%，复发率在 0 ~ 13% [27, 37]。术后功能恢复结果包括失禁功能和便秘的情况好转 [38]。原始手术的一个缺陷是网片有阻碍直肠的可能性。为了限制梗阻的发生，该手术被改进为在网片中留下间隙以避免直肠变窄或扭转 [39]。目前操作

这一手术时会将一块矩形网片的中间部分固定到直肠上，两侧缘包绕直肠，缝合到直肠的两侧，并在肠系膜对侧直肠区留下间隙。Roberts 等回顾了他们与 Ripstein 的经验，并指出其并发症的发生率是 52%，骶前血肿发生率报道为 8% [40]。男性复发率是女性的 3 倍（分别为 24%和 8%）。他们推测复发率的差异是由于在狭窄的男性骨盆中游离直肠存在技术困难 [40]。考虑到术后新发直肠出口障碍的发病率和风险因素，Ripstein 手术（甚至是改良型）的使用越来越少。

直肠网片后固定术

利用 Ivalon® 海绵进行直肠后固定术是过去的流行术式。在几乎完全游离直肠后，使用不可吸收的缝线将一块无菌的长方形 Ivalon 海绵固定在骶前筋膜上。然后将直肠向头侧拉出骨盆腔，将海绵的侧缘缠绕直肠周长的 3/4 并缝合固定。其主要的并发症是盆腔脓肿（2.6% ~ 16%），甚至需要引流和去除海绵。术后复发率很低，推测是感染后引起的炎症过程起到固定作用。但是这种手术是不允许出现感染情况的，所以这种海绵不再被用于修复。

目前，直肠网片后固定术是在 Well 手术变化之后改良形成的。传统意义上，仅在直肠右侧进行足够的后向游离用于将假体材料安全缝合或黏合到骶骨峡的骨膜或前部骶骨韧带，网片缝合到直肠的右侧。据报道死亡率从 0 到 3%不等，复发率为 3% [23, 25, 29]。

经腹腹腔镜直肠固定术

D'Hoore 描述的经腹直肠固定术（ventral rectopexy，VR）是通过将直肠阴道隔膜游离到腹膜外直肠和阴道之间的盆底而纠正女性后室和中间室下降的术式 [41]。直肠阴道隔膜用（传统用聚丙烯）网片加强，网片悬挂在骶骨上，因此抬高了盆底（图 60-14）。VR 可纠正直肠全层脱垂、脱肛和直肠内脱垂，并可与阴道脱垂手术如骶骨阴道固定术相结合，适用于多腔室盆底缺损患者。

控制直肠前壁游离范围到能最大限度地减少直肠后部游离和分离韧带时的自主神经损伤。对 12 项已发表的腹腔镜 VR 报告中的 789 例患者进行的荟萃分析显示，盆腔器官脱垂复发率为 3.4%（95% CI 2.0 ~ 4.8）[42]。并发症发生率介于 14%和 47%

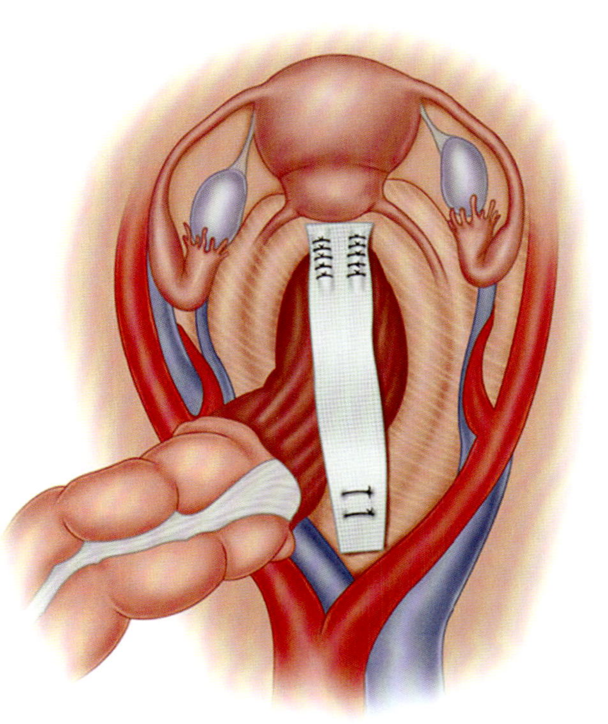

图 60-14 经腹直肠固定术。游离直肠的前壁，用缝线将网片（或移植物）连接到直肠的前壁，然后将网片缝合至骶前韧带或在 S1 水平附着至骶骨

之间。大便失禁总体评分平均下降 44.9%（95% CI 6.4 ~ 22.3），便秘明显下降 23.9 %（95 % CI 6.8 ~ 40.9）。腹腔镜 VR 是目前欧洲国家治疗直肠脱垂的金标准。

腹腔镜 VR 在技术上要求很高，并且需要将直肠阴道间隔（在男性中为直肠膀胱间隔）在腹腔完全游离到盆底并要在狭窄空间内进行缝合，从而进一步增加手术难度。Mackenzie 和 Dixon 报道为达到相应的临床和术后生活质量水平，腹腔镜 VR 的熟练度学习曲线在 82 ~ 105 例之间 [43]。需要 54 例以达到更高的熟练度以减少手术时间。术者技术不佳会降低术后功能恢复并增加并发症的风险。VR 后的复发可能是由于骶骨固定失败，直肠阴道间隔游离不足或未完全纠正脱垂造成的 [44]。

VR 特有的不良结果可能包括直肠狭窄、直肠阴道瘘、疼痛 / 性交痛和网片腐蚀等并发症 [45]。骶骨炎是一种罕见的并发症，可以发生在任何类型的直肠固定术或骶骨阴道固定术，其中骶骨峡部位的网片都是应用大头钉或缝线固定的 [46]。在 1 个包括

200 位接受 VR 患者的分析中，Draaisma 等发现了 2 例在网片固定部位出现网片感染并伴有固定近端椎间盘炎的患者[47]。肠道细菌从直肠远端易位到网片，最终到达骶骨峡处的固定部位可以解释这种并发症。

Jonkers 等回顾性分析了腹腔镜直肠切除固定术（laparoscopic resection rectopexy，LRR）和腹腔镜直肠固定术（laparoscopic ventral rectopexy，LVR）[48]。两组患者发生便秘和失禁的情况都有所减少，但 LRR 术后发生的并发症多于 LVR。在缺乏更严格的临床试验的情况下，欧洲外科医生仍主张避免切除乙状结肠，而更青睐于 LVR 手术[49]。

机器人直肠固定术

机器人手术具有三维可视化、滤除震颤、动作缩放比例技术、高灵活性和高精确度等优点。机器人手术的发展已经克服了常规腹腔镜的一些局限性，例如与硬性器械相关的困难，手腕活动自由度受限以及在深邃盆腔中操作相关的技术难度。机器人手术的缺点包括丧失触觉反馈、机器人手臂的运动范围有限、手术时间增加以及设备费用增加。机器人手术非常适用于经腹直肠固定术。机器人直肠固定术可改善对深邃骨盆腔的可视化和缝合难度，并有利于分离组织和将网片置入直肠阴道间隔。将网片缝合到会阴体、直肠前部和直肠侧方的操作，机器人缝合比腹腔镜缝合在技术上更容易。机器人 VR 可能比腹腔镜 VR 具有更快的学习曲线。有报道称机器人 VR 有更好的功能性预后[50]。

对比机器人直肠固定术（RR）与腹腔镜直肠固定术（LR）的系统评价和荟萃分析结果显示，两者的复发率，中转率和再次手术率是相似的[51]。Meta 分析显示 RR 的手术时间显著延长，但是具有更少的失血量，术后并发症较少以及较短的住院时间。两组间的出血量均较少（<200 ml），总体并发症发生率较低。

机器人手术的成本效益是有争议的。Heemskerk 估计，机器人手术的成本比腹腔镜手术多 745 美元[52]。手术团队的经验，学习曲线和外科医生的能力是影响手术时间和结局的重要因素。更新的系统性成本分析可能会合理解释相关费用的增加（有关机器人直肠固定术的描述，请参见视频 60.3）。

老年直肠脱垂

在考虑老年患者直肠脱垂手术时，必须仔细考虑手术并发症与总体结局之间的平衡。传统上认为年龄是决定脱垂手术方式（经腹部或是经会阴）的主要标准之一。对身体虚弱的患者进行局麻经会阴手术，可以避免经腹手术的诸多并发症和恢复慢的缺点。Fang 等回顾性检索美国外科医师学会国家外科质量改进计划（ACS NSQIP）数据库，研究外科医生偏向于经腹（开腹和腹腔镜）与经会阴手术与年龄因素的关系[53]。经会阴手术更常用于>80 岁的患者以及高风险的患者，围术期死亡率为 1.3%，而经腹手术为 0.35%，腹腔镜组没有死亡病例。由于接受腹腔镜手术的直肠脱垂患者并发症发生率较低，外科医生更倾向于对老年患者实施经腹手术。腹腔镜手术在老年人中已被证实是安全的，它可以减少肠梗阻，伤口感染的发生率并缩短住院时间[54]。有报道显示接受腹腔镜网片固定术老年患者的并发症发生率是可以接受的[55]。对于 75 岁以上的患者，机器人直肠手术也被证明是安全有效的选择[56]。因此，随着微创手术技术的新时代的到来，越来越多的老年患者将会接受经腹手术来解决他们的直肠脱垂问题。

复发性直肠脱垂：下一步手术是什么？

许多研究描述了原发性直肠脱垂的治疗，但很少有报道说明直肠脱垂复发的最佳手术治疗方法。遗憾的是，由于使用的技术多种多样和研究的低质量性[57]，有关复发性直肠脱垂手术方式的系统综述还未能给出标准治疗方式[57]。Steele 等根据单中心研究报道，直肠脱垂复发后再手术患者使用经会阴手术的再复发率显著高于经腹手术（P=0.03）[58]。这意味着在初次手术后复发率较高的经会阴手术如果再次用于复发性直肠脱垂，那么再次复发的机会将更大。理论上，再次进行经会阴直肠乙状结肠切除术可能有发生直肠节段性缺血的风险[59]。然而，丁等报道只要原吻合口包含在再次切除的标本中，再次进行经会阴直肠 - 乙状结肠切除术与初次经会阴直肠乙状结肠切除术相比同样安全可行[60]。如果使用经会阴直肠乙状结肠切除术治疗复发性直肠脱垂，该报告也支持前面提到的有关复发率明显升高的研究[60]。

值得注意的是，如果最初的修复方式是乙状结肠切除术和直肠固定术，当存在反复直肠脱垂时，则不宜采用经会阴直肠乙状结肠切除术。除非在会阴切除复发时切除整个结直肠吻合口，否则可能会残留缺血的直肠段。同样，经会阴直肠乙状结肠切除术后直肠的切除固定应谨慎进行，因为远端肠道需要一个完整的边缘动脉以保证其血液供应。过度游离可损害动脉并导致远端肠缺血。

Delorme 直肠黏膜切除术可改善经腹直肠固定术后的复发性黏膜脱垂情况。如果脱出太大而无法用 Delorme 来解决，则可以通过将网片重新固定到骶骨或加强现有网片来解决复发问题。在某些情况下，可能需要直肠缝合固定或是进一步游离直肠和直肠切除 / 固定术。我们不建议切除附在直肠壁上的网片，因为这可能导致穿孔（表 60-1）。

阴道和直肠脱垂联合手术

盆底薄弱导致多间室功能障碍。在盆底薄弱和脱垂的患者中常出现前 / 中和后间室脱垂以及由此产生的肠道症状[61]。由于很难鉴别多间室盆底障碍以及各个专科之间缺乏合作，导致 10% ~ 25% 的泌尿妇科疾病患者因结直肠功能障碍需要第二次手术[1]。有些单位报道了同时联合治疗直肠和生殖器脱垂[62]。对中后室均脱垂的患者进行经腹骶骨阴道固定术是安全的，复发风险低，并改善了肠功能和生活质量[63-64]。虽然在一个手术操作中可能需要考虑肠切除和网片放置问题，但是一项回顾性病例报道，当网片用于经腹骶骨阴道固定术联合乙状结肠切除吻合术时，并发症发生风险没有增加[65]。当存在盆底多间室薄弱时，完整病史、检查盆底完整性的检查、全面的阴道和直肠检查以及选择性的更先进检查对于确定并提供最佳治疗方式至关重要。

孤立性直肠溃疡综合征

孤立性直肠溃疡综合征（solitary rectal ulcer syndrome，SRUS）是一种排便障碍，通常与直肠脱垂或肠套叠相关。患有此问题的患者会出现直肠出血、排便困难、里急后重、黏液便和不明病因的肛门疼痛。有时，直肠出血可能严重到需要输血。在检查时，通常可以发现位于前方增厚的黏膜（图

表 60-1　基于初次手术方式治疗复发性直肠脱垂的手术选择

初次手术方式	再次手术选择	避免手术
直肠切除固定术	1. 二次直肠切除固定术（发生便秘的情况下） 2. 经腹直肠固定术 3. Delorme：黏膜脱垂或局限全层脱垂的患者	Altemeier（经会阴直肠乙状结肠切除术）
直肠固定术	1. 再次直肠固定术 2. 直肠切除 / 固定术 3. 经腹直肠固定术 4. Altemeier（经会阴直肠乙状结肠切除术） 5. Delorme	
腹侧直肠固定术	1. 再次经腹直肠固定术（技术失败的情况） 2. 直肠切除 / 固定术 3. 直肠固定术 4. Delorme	Altemeier（经会阴直肠乙状结肠切除术）
Delorme	1. 直肠固定术：经腹或缝合 2. 直肠切除 / 固定术 3. 再次 Delorme 4. Altemeier（经会阴直肠乙状结肠切除术）	
Altemeier（经会阴直肠乙状结肠切除术）	1. 经腹直肠固定术 2. 直肠固定术	直肠切除 / 固定术

60-15），约 23% 的患者出现溃疡，74% 的患者出现息肉或肿块[66]。直肠溃疡可以是单发或多发的浅溃疡，伴有充血的边缘和苍白的基底。通常这些溃疡出现在括约肌复合体正上方的前壁上，但也可能发生在直肠壶腹部的任何地方。由于在某些 SRUS 患者的检查结果会出现类似肿瘤的表现，这种罕见的疾病可能会被误诊为息肉，甚至是癌。深层囊性结肠炎（colitis cystica profunda，CCP）被认为是与 SRUS 产生类似症状并可能具有相似外观的相关病症。两者都有一些与创伤有关的病因，这可能是由于肠套叠向下侵入时肠壁受损造成的。这可能导致局部缺血，这已被推测是病因的一部分。SRUS 的特异性活检可发现固有层的纤维化闭塞及增厚的肌层黏膜。CCP 活检证实呈柱状上皮的黏膜囊肿在肌层黏膜深处。由于直肠前部脱垂区域的创伤，黏膜可能被推挤到表面以下而产生这些黏液囊肿。对这两种病症的确诊是通过准确的病理评估来进行的。

SRUS 和 CCP 的检查包括详细的病史评估，包括排便、直肠出血和其他肛门症状。内镜活检对于确诊是必不可少的。治疗这些疾病是具有挑战性的，排便造影和肛门压力测定可能有助于指导选择治疗。在 SRUS 患者中，增厚的肛门内括约肌曾被认为是典型的经肛超声影像表现[67]。

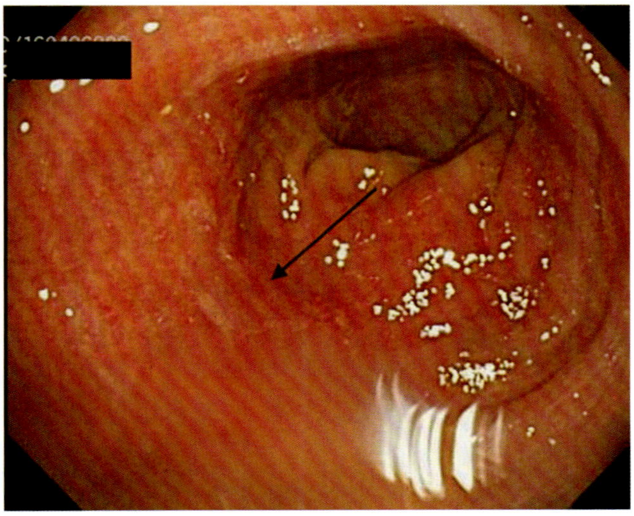

图 60-15 孤立性直肠溃疡。溃疡早期直肠前壁发生炎症及厚度增加

治疗方案通常旨在通过饮食调整和利用盆底物理治疗的肠恢复训练来纠正排便障碍[68-69]。氩离子凝固术也是一种潜在的治疗方式[70]。根据我们的实践，不建议经肛门切除病灶，因为其复发率特别高。Delorme 手术或直肠切除结肠肛门吻合术是另一种选择，但复发率也很高。可能受益于手术干预的一组特定患者是那些在排便造影或直肠脱垂时表现出内部肠套叠的患者。这些患者可以进行某种形式的直肠固定术，或者缝合，或者网片或是经腹直肠固定术[71-73]。根据我们的经验，由于密集的纤维化和炎症，前壁切除可能更具挑战性，而当脱垂与 SRUS 或 CCP 无关时，难度则会下降。

总之，这是一种罕见但很棘手的情况，很可能是由于直肠脱垂的某些因素造成的。因为以切除病变为手段的外科干预可能具有更高的复发率，所以保守治疗通常是优选的方法。

结论

手术应始终被认为是直肠脱垂的首选治疗。手术的施行方法（经会阴或腹部）是有争议的；除外患者病情极度恶化的情况，对所有年龄组的患者进行经腹手术是目前的趋势。在外科干预之前，应优先考虑关于功能结局的期望情况。手术后大便失禁可能会有所改善，但可能无法达到完全自主排便。手术治愈后可能会需要针对大便失禁的额外治疗。直肠脱垂手术后患者的便秘情况可能会有所改善，也可能持续存在或是恶化。此外，一些患者在直肠脱垂术后出现了新的便秘问题。对盆底病变的治疗不应该孤立的进行，而应通过手术治疗联合盆底外科医生一起解决其他盆底器官脱垂或功能障碍的问题。

（参考文献参见 www.pumpress.com/home-specific-edu/5599.html）

第61章

大便失禁的评估与治疗

Ian M. Paquette, Liliana Bordeianou　著
张方圆 译　张　宏 审校

要点

- 全面的病史和体格检查，以及尝试保守治疗是处理大便失禁的第一步。
- 术前生理检查可能有助于选择治疗方式，但不能预测治疗结果。
- 括约肌重叠成形术是治疗完全性括约肌断裂的一种成功的治疗方法。
- 骶神经调节治疗在有或无括约肌缺损的患者中均已被证明是成功的。
- 注射生物材料和射频能量输送在失禁评分方面提供了适度的益处，但需要进一步的数据来证实这一点。
- 人工括约肌在失禁评分方面表现出了很好的预后，但是存在并发症，并需要修改，使其不能成为大便失禁的一线治疗。

概述

大便失禁（fecal incontinence，FI）是指排便时的排泄物或气体不受控制[1-4]。据估计，美国至少有1800万成年人患有大便失禁，而在收容机构中这一患病人群接近50%，这经常成为老人住进养老院的原因[5-7]。最近，Brown等使用Neilson数据对美国45岁以上的6000名妇女进行了一项调查，结果有高达86%的答复率[8]。结果显示，近20%的受访者每年至少发生一次大便失禁，而9.5%的人每个月至少发生一次大便失禁[8]。这项研究还表明，患者更喜欢“意外漏便”一词，而不是大便失禁。我们认为该流行病学调查结果是保守的，因为最近的一项调查表明，这些患者只有28%曾经跟医生叙述过他们的症状。在那些寻求治疗的人中，超过75%的人向内科医生或家庭医生寻求治疗，而只有7%的人向结直肠外科医生寻求帮助[9]。

正常控便是指感觉功能、括约肌功能、盆底肌肉协调、直肠顺应性和大便稠度之间的复杂交互作用。这些机制中的任何一项失常都会导致失禁。最常见的病史往往是女性既往的产科创伤[10]。临床上约有10%的阴道分娩后出现了由产科损伤引起的括约肌断裂，21%～35%的阴道分娩可能发生隐匿性括约肌损伤。此外，其他可能的原因包括既往的肛门直肠手术造成的括约肌损伤，如瘘管切开旷置术、外侧内括约肌切开术、分娩时阴部神经损伤引起的盆底痉挛、慢性直肠脱垂、神经功能障碍（脊椎病、脊膜膨出），炎症性肠病或放射性直肠炎引起的不顺应性直肠。仔细追问病史可以帮助了解这些致病因素。

体格检查的重点应包括检查会阴体以寻找薄弱区或既往的四度撕裂的证据；静息括约肌张力及收缩性；辅助肌收缩的评估，以排除其他情况，如直肠脱垂、肛瘘或活动性直肠炎。如果怀疑直肠脱垂，可能需要使用马桶来重现。直肠镜检查可以排除肿瘤或活动性直肠炎的存在。

评估工具

对大便失禁的基线严重程度进行分类并随时跟踪，以便监测保守治疗或外科治疗的效果。最简单的方法是2周的肠道记录，常用的评分工具有很多，如Cleveland Clinic Florida（CCF）失禁评分[11]、圣马克失禁评分（SMIs）[12]或大便失禁严重度指数

（FISI）[13]。还有其他量表，如大便失禁患者生活质量量表（FIQL）[14]，也是比较可靠的生活质量衡量标准，不过使用起来较为繁琐，其在研究中可能更有利。也有新的证据表明，现行评分系统可能低估了外科手术治疗的效果[15]，而很少有生活质量量表显示出内部一致性或预测效度[16]，这表明今后需要制定更好的验证量表。虽然我们不赞同某个特定量表，但我们确实建议在一段时间内用客观的量表跟踪。

治疗

大便失禁的治疗应从尝试保守治疗开始。保守措施可以采取医学治疗或生活方式改变的形式，在某些情况下，还包括尝试生物反馈/物理治疗再训练。虽然没有一种方案对每个患者都理想，但我们认为在采取更积极的治疗方案之前，所有患者都至少应该尝试合理的保守治疗措施。

药物和生活方式的改变

在详细问诊和检查肠道记录后，第一步是尝试一种医疗方案来控制症状。如果诸如乳糖、咖啡因或人工甜味剂等加重因素与症状相关，则应停止服用。用纤维补充剂优化粪便体积通常是最简单的一步。如果患者仍有稀便，可以使用止泻药物如洛哌丁胺或地芬诺酯阿托品来减缓肠道蠕动。最近的 Cochrane 综述评价了 16 项大便失禁的医疗管理试验，包括 558 名参与者[17]。这些试验大多数检查了腹泻情况下的大便失禁，并因此研究了抗动力药物对大便失禁症状的影响。该系统综述得出的结论认为，大多数研究样本量少且随访有限，并更侧重于治疗腹泻而非大便失禁[17]。虽然证据没有得出哪一种方案比另一种方案更有效的结论，很少有人会质疑在采取更激进的治疗方案之前尝试医疗措施的优点。除了口服药物，还可以选择可能受益于定期灌肠的患者并试图将排便时机控制在适当的时候[18]。

生物反馈治疗

盆底康复，或生物反馈，可与医学治疗相结合使用。适合人群可能是一些有自主性括约肌收缩，而不是在检查要求收缩肛门时完全或主要依靠辅助性肌肉如臀肌收缩的患者。关于这一观点的文献因为研究设计和患者随访时间的不一致，导致很难确定这一模式的确切疗效。尽管这些研究的设计各不相同，但研究表明，至少有 64%～89% 的患者[19-22]有所改善。然而，2006 年的一篇 Cochrane 系统综述认为，没有研究结论显示生物反馈的结果与其他形式保守治疗的结果有显著差异[23]。

术前检查

虽然一些学者建议在初诊期间对患者进行检查，但另一些学者则倾向于为可能需要手术治疗的患者预约检查。检查通常包括肛门直肠测压、超声和阴部神经检查。

肛门直肠生理检查

肛门直肠生理检查可用于评估大便失禁患者。包括静息和收缩压力、括约肌长度、直肠顺应性和直肠肛门抑制性反射的测量[24-25]。对这些检查结果的解读取决于用于测量的设备，每个机构对正常值可能有不同的基线范围。尽管有证据表明生理学测试结果与行括约肌修补术患者手术前后大便失禁评分无关[26]，但部分作者仍认为这些测试的结果可能有助于指导治疗决策[25-26]。最终目标是将测试的结果系统分析，客观地为个体患者选择最佳的治疗方案。然而，还需要进一步研究，以填补我们目前知识中的这一重要空白。

更进一步的争议是阴部神经末梢运动潜伏期值（pudendal nerve terminal motor latency，PNTML）测试的价值。有证据表明阴部神经可能受到损伤，最常见的是与阴道分娩相关[27]。然而，对于 PNTML 测试是否在选择治疗方案时作为有价值的辅助检查还存在争议。PNTML 检测结果似乎与骶神经调节反应无关[28]，虽然一些研究表明阴部神经病变时括约肌修补的治疗效果降低[29-30]，但其他研究未能证实这一结果[31-32]。

超声

超声是证明存在肛门内外括约肌损伤的一种有效技术，对有阴道分娩史或肛门直肠手术史的患者，超声检查可能是一种重要的辅助手段。超声与肛门静息压力相关，但与客观失禁评分如 FISI 等无直接相关性[33]。虽然肛门内超声的诊断准确性存在一定程度的差异，但与经阴道或经会阴超声相比，该技术对括约肌缺损的诊断更为可靠[34]。是否使用超声检查取决于治疗计划。虽然超声所检查出括约肌缺损的存在与使用骶神经调节的患者预后无关[28, 35]，而且生物材料注射的研究也除外了括约肌缺损患者[36-37]，但术前超声仍是计划行括约肌成形术的关键步骤[38]。

手术方法

一般注意事项

当保守处理失败时，应仔细评估患者是否需要进行适当的检查，如肛门直肠生理检查或肛门内超声检查。当所有上述检查正常时，可以考虑行排便造影。在检查和（或）排便造影中发现直肠脱垂或全厚度肛门内肠套叠的患者应考虑对其脱垂进行外科治疗（见第 60 章）。其他人应接受合理的治疗顺序，以平衡其症状的严重程度与各种外科手术的并发症发生率和预期成功率。虽然比较不同治疗方法对大便失禁的成功与否的数据并不可靠，但仍然可以得出如何对这些治疗进行合理排序的结论（图 61-1）。

在本章接下来的部分，我们将更详细地描述这些治疗方法，我们的讨论将仅限于目前在美国可用的外科手术方法。

括约肌重叠成形术

这种手术仍然是治疗产科括约肌损伤的年轻女性大便失禁的金标准[39]，通常可通过肛门超声确诊（图 61-2）。这一术式也适用于老年女性的严重大便失禁和不超过 120° 的外括约肌缺损。虽然其治疗失禁可能会随着患者年龄的增加以及合并阴部神经病变而降低疗效，但年龄和阴部神经病变这些问题仍存在争议，需要根据具体情况作出决定[30-31,40]。在这一手术术前，必须向患者提供短期和长期疗效方面的告知。应该告知患者大约 80% 的女性短期内

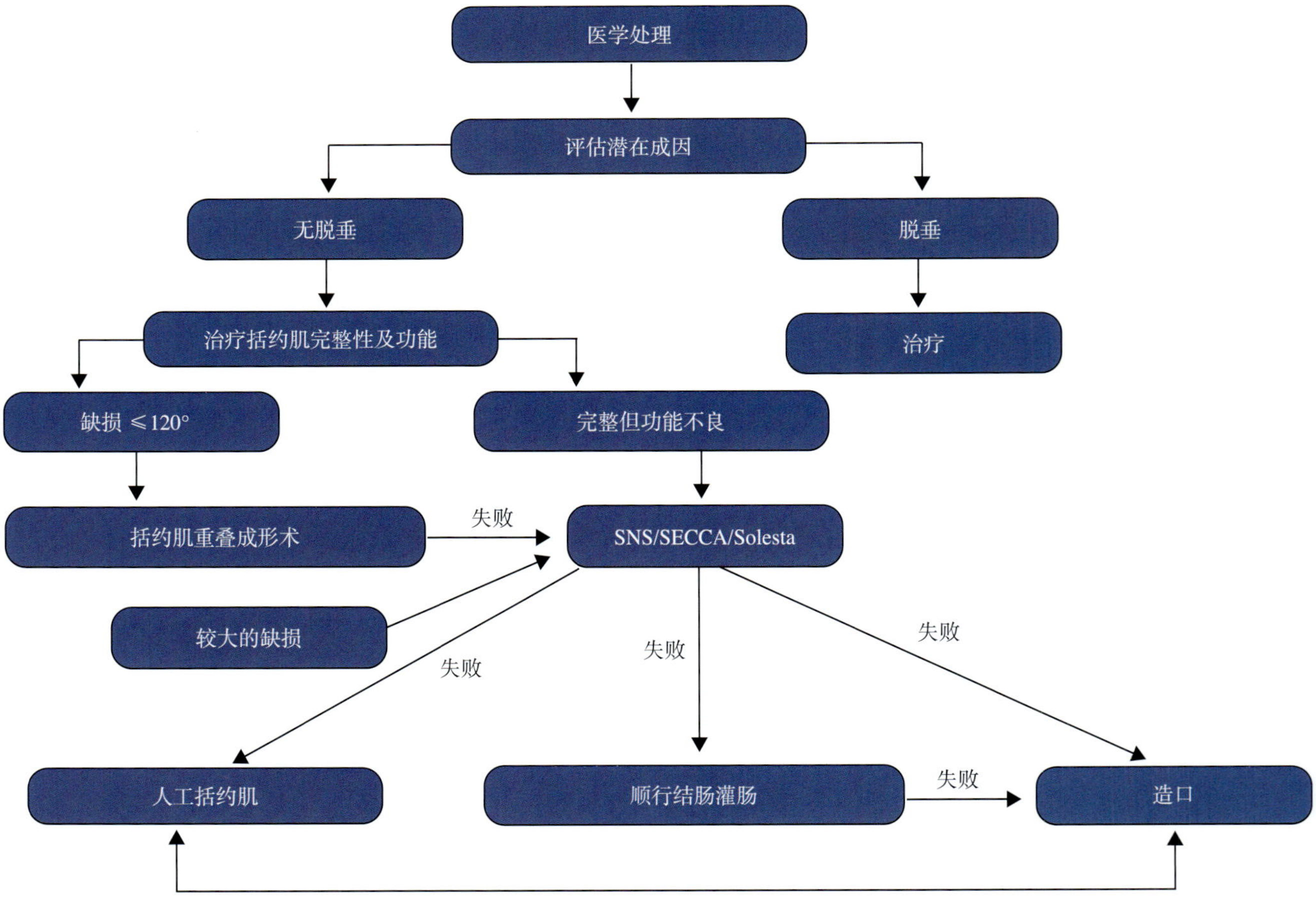

图 61-1 处理患有大便失禁的患者的分级方法

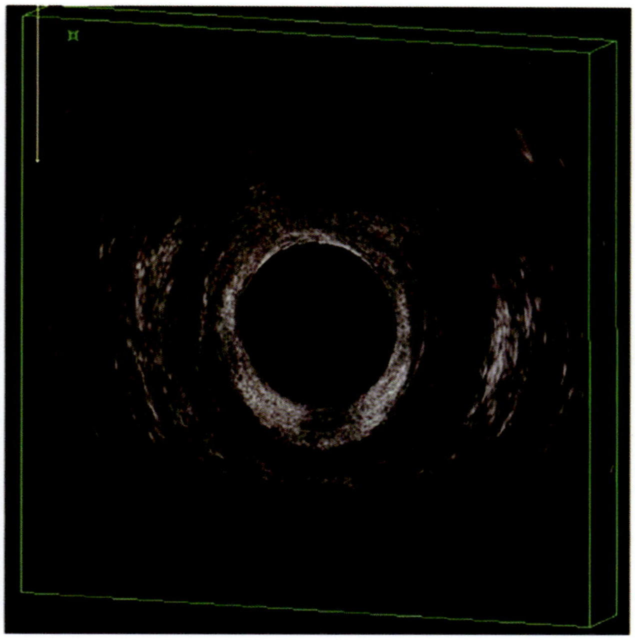

图 61-2　三维超声显示括约肌前部缺损。内括约肌呈低回声（黑色），外括约肌呈高回声（白色），前部（顶部）为不完整环，提示括约肌缺损

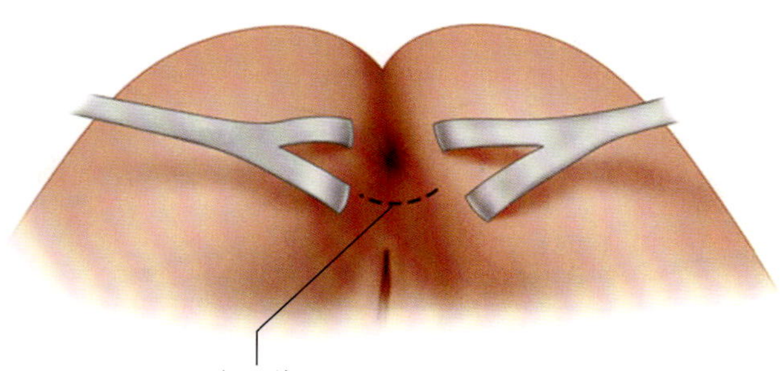

图 61-3　括约肌重叠成形术：会阴体上弧形切口

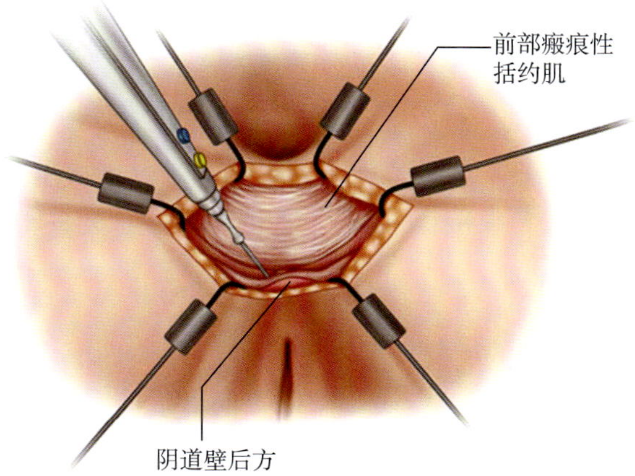

图 61-4　括约肌重叠成形术：在肛门前方解剖肛门括约肌与瘢痕的粘连

可以恢复比较理想的功能（虽然不是完全控制）[41]。患者也应该明白，这种修复的效果会随着时间的推移而下降：到术后 10 年时，大多数接受括约肌成形术的女性都会再次失禁 [42-44]。有一些数据表明，手术后的生物反馈可能会降低或减缓这种恶化的进度，但这项研究尚未被再次证实 [45]。

括约肌成形术是在全肠道准备后，在全身麻醉或局部麻醉下，在截石位或俯卧式折刀位进行的（视频 61.1）。在会阴体上做一个弧形切口，目的是将肛门和阴道分开（图 61-3）。将损伤后的外括约肌和会阴体瘢痕与皮肤、坐骨直肠脂肪、肛门黏膜 / 肛门内括约肌复合体和阴道小心分离（图 61-4）。同时伴有肛门内括约肌损伤的患者，肛门周围的游离是在黏膜下层面进行的。在此分离过程中，必须注意不要使阴道或肛管出现局部破损。如果能够明确识别内、外括约肌，可以考虑将二者分离并单独修复。否则，应进行整体修复。为修复损伤，将前方的瘢痕分离开（图 61-5）。继续在肛门周围进行瘢痕 - 括约肌复合体的分离，最终目的是在前方将瘢痕重叠 [46]。应小心不要将剥离范围扩大到 180° 以上，以免损伤两侧进入肛门的阴部神经（图 61-6）。一旦剥离完成，可以用可吸收缝线进行前部肛提肌成形术（图 61-7a）。虽然切口感染发生的可能性较小，但也应将括约肌 - 瘢痕复合体用两或三根不可吸收缝合线（或非常缓慢吸收）以垂直褥式重叠缝合（图 61-7b）[47]。（伤口冲洗后，伤口以“T”形缝闭以减轻皮肤张力，切口中心保持开放以便于引流。可以在开口处留下一个烟卷引流。与任何会阴部伤口一样，这种修复后的愈合是缓慢的，部分伤口裂开也是常见的）。

对于括约肌修复后复发大便失禁的患者，可以考虑重做超声来评估修复的成功率。有人认为尽管括约肌重叠成形术后复发再修复的成功率很低，但仍可以再次实施 [48]，不过其他的选择如骶神经调节，可能更合适。

骶神经调节

骶神经调节（sacral neuromodulation，SNM）

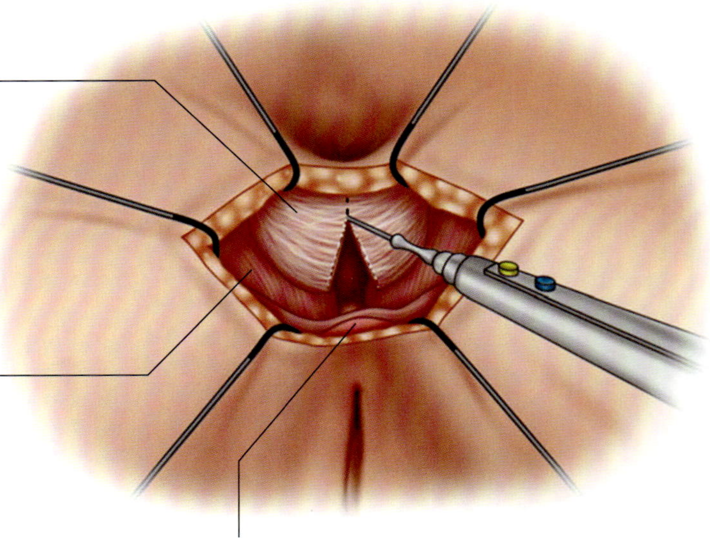

图 61-5 括约肌重叠成形术：前方瘢痕 / 括约肌复合体被分开

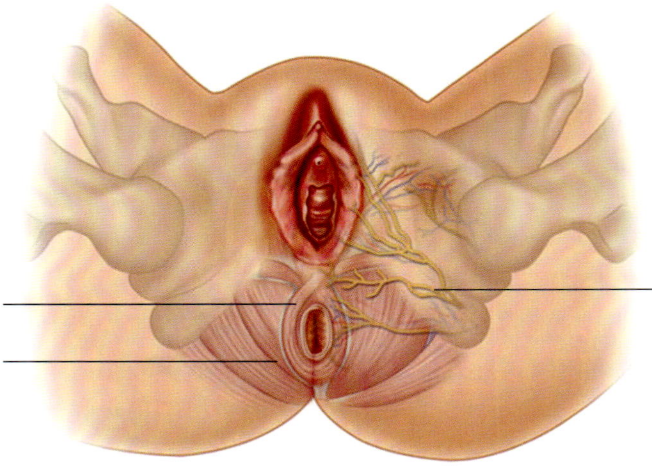

图 61-6 括约肌重叠成形术：外科医生必须注意阴部神经的走行，通过避免超过 180° 的前方游离而将括约肌修补处的阴部神经损伤的风险降至最小

是 FDA 批准的用于治疗大便失禁和膀胱过度活动症的治疗方法。它通过调节到 S3 神经根的神经冲动起作用。SNM 甚至对在超声检查中有括约肌复合体破裂的患者也有效，有研究表明对于高达 120° 的缺损 [35, 49]，SNM 有很好的疗效。似乎不能直接改善通过肛门直肠测压法测量到的括约肌功能障碍 [50]。据推测，骶神经调节能促进大脑皮层顺行神经调节——正如对 SNM 患者和非 SNM 患者进行的精准脑 MRI 研究所示 [51]。

同样，SNM 可能改变结肠传输和运动功能 [52]。更有趣的是，其他形式的神经调节，如通过针或凝胶垫经皮胫神经刺激（percutaneous tibial nerve stimulation，PTNS）到内踝也可以有效治疗大便失禁。尽管到目前为止只有 SNM 被美国 FDA 批准用于治疗大便失禁，但全球正在进行研究以评估 PTNS 等其他刺激方法的疗效。

a

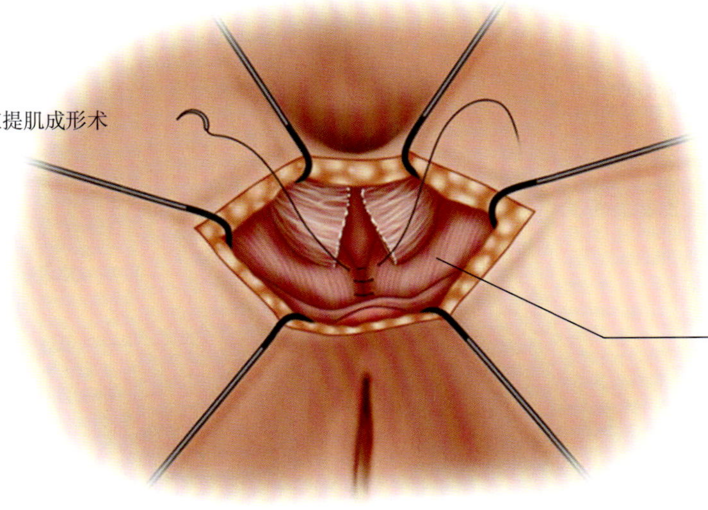

b

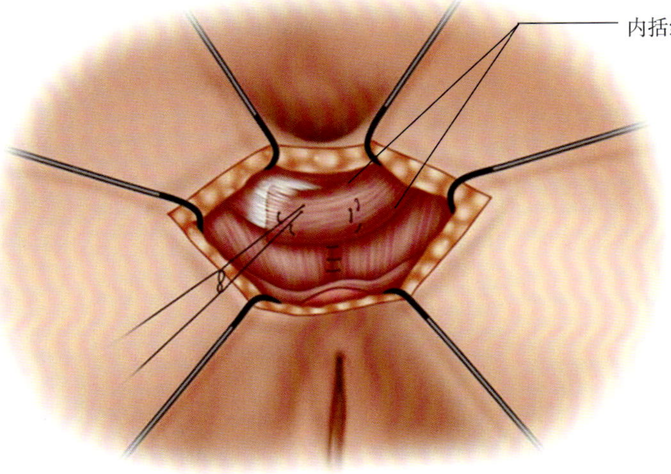

图 61-7 括约肌重叠成形术：a. 进行适当的肛提肌成形术；b. 瘢痕 - 括约肌复合体重叠，以使回缩的肌肉末端尽可能彼此靠近而重新对接

尽管对 SNM 神经调节后排便控制的全部作用机制尚不清楚，但这种治疗对排便控制的有效作用已在美国和世界各地的几项高质量的研究中得到了证实和复制[49]。SNM 已被证明可以减少大便失禁发作的严重程度和频率，69%～83% 的患者每周失禁症状的短期和长期改善程度超过 50%[53-55]。此外，35%～40% 的患者可能会出现排便完全控制[49]。

骶神经调节分为两个阶段（视频 61.2）。X 线透视用来定位 S3 骶孔，然后经皮刺入针。一旦 X 线证实针的位置，S3 骶神经根的位置需要通过用低电压轻轻刺激针头来判断。如果针头放置得当，外科医生将观察到患者同侧脚趾轻微向下扭动，以及“风箱式反射”——臀肌和肛门肌肉的轻微收紧。一旦针头位置合适，一根导线将穿过针在同一位置置入（图 61-8）。然后将导线穿过皮下以防止感染，并在新位置与外部导线连接。在连接到外部神经刺激器之前，再一次将外部导线连通到另一个皮肤部位，然后将其用于向 S3 根部提供低电压刺激，进行 1～2 周的功效试验。多达 90% 的患者报告大便失禁次数至少减少了 50%，然后再进行第二次手术，其中包括植入一种更永久性的隐性皮下神经刺激器。第二次手术再次在局部麻醉下进行，并给予

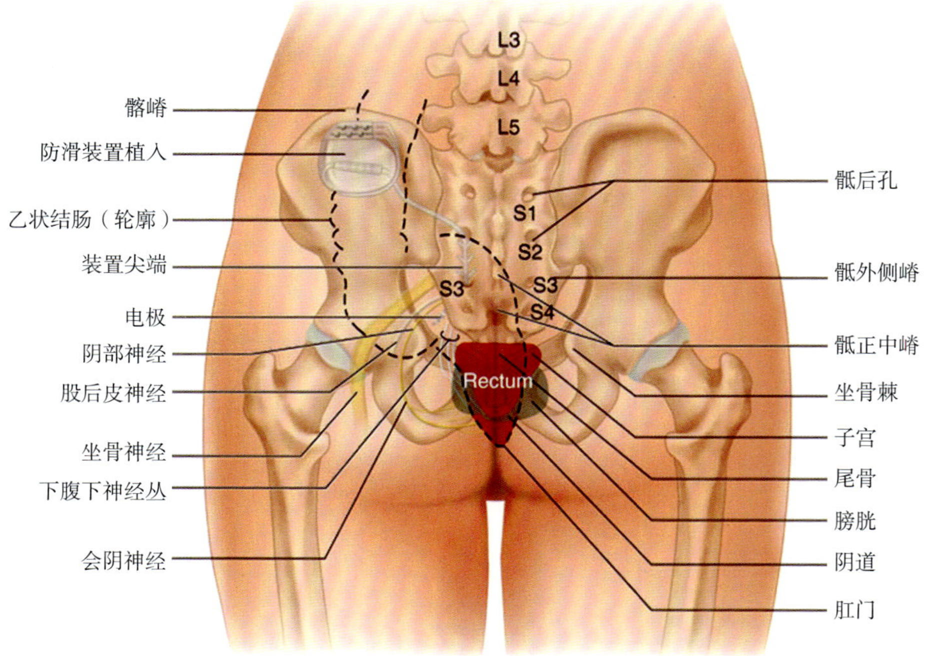

图 61-8 骶神经调节：导联通过 S3 孔，于髂嵴下方植入脉冲发生器，外侧至骶骨

轻度镇静。隐藏着与外部神经刺激器导线耦合的囊袋被重新打开。丢弃外部导线，将永久性的神经刺激器连接到该导线上。

第一阶段也可以通过放置临时导线完成。这被称为经皮神经评估（percutaneous nerve evaluation，PNE）。在这个过程中，患者呈俯卧位置。经过无菌准备和铺巾后，从尾骨尖端向头侧测量 9 cm 的距离并标记。初始穿刺部位为这一点的外侧 2 cm 处。局部注射麻醉剂后，用一根探测针穿过 S3 骶孔。当患者清醒时，不要把振幅调高到引起“风箱反应”。而是外科医生依靠对测试刺激的感觉反射来判断。S3 反射由直肠、会阴或阴道的感觉证实。然后在两侧放置无菌临时导线。患者继续在家里做记录，临时导线在一周内移除。如果测试成功，第二阶段是将整个系统放置在一个装置中。这种方法的好处是避免进入手术室，它最适合于每日失禁患者或有更严重症状的患者，因为测试期只有 1 周。该过程可在有或没有 X 线透视引导下进行。

尽管目前采用两步的方法放置 SNM，但这种方法手术耐受性良好，感染率约为 11%[56-57]。长期来看，这种治疗的主要缺点是需要调整和更换神经刺激器，因为它会易位、感染或电池电量耗尽[49]。此外，该装置禁用于需要 MRI 检查的患者（尽管头部和颈部 MRI 已获批准）。

括约肌增强术

几种括约肌增强手术已经作为一个替代括约肌修复术的术式而出现，它们具有不同的成功率和并发症。这些治疗包括生物材料注射和射频能量输送。重要的是要注意如果患者既往曾接受过生物材料注射，则射频能量输送是相对禁忌的。

射频能量输送

无论是在手术室还是在内镜室，射频能量输送都是在轻度镇静下进行的。治疗是通过一个获得专利的肛门镜（SECCA®）进行的。这个肛门镜允许以 5 mm 的间隔插入 4 个镍钛弯曲针，用于从肛管内的远端到近端的 4 个不同的水平。这些针头包含的电极可以施加射频能量，将内括约肌的温度提高到 85℃。针内的每个电极都有热电偶，在能量传递过程中测量组织和黏膜温度。此外，该装置确保在每根针的底部黏膜处于冷水冷却状态。研究观察这项技术的有效性的研究报告说，短期和长期失禁评分略有改善，但很少有患者报告症状完全缓解[58-62]。

许多研究显示 CCF 评分从基线的 14 分降低到术后的 10 分左右[63]。此外，虽然长期随访数据非常有限，但短期结果似乎是疗效可以长期维持的[63]。

该过程是在适度的镇静下在折刀俯卧位进行的，齿状线清晰可辨。针在肛管内第三或四象限，女性注意避免针从前象限穿入阴道（图 61-9a）。装置针就位后，穿透组织将射频能量施加给肛门内括约肌。有观点认为该治疗可致固有肌层厚度增加，括约肌复合体增厚，胶原细胞组成变化和 Cajal 间质细胞减少[64]（图 61-9b～c）。常见的副作用包括疼痛、感染、肛门过度瘢痕形成，但很少发生直肠阴道瘘[63]。

生物材料注射

目前，NASHA Dx（Solesta®）是 FDA 批准用于治疗美国大便失禁的唯一注射剂。这种物质是稳定的非降解的葡聚糖，在透明质酸中稳定。在一项随机对照试验中研究了其对大便失禁患者的影响，该试验比较了 Solesta® 和安慰剂的效果。试验表明，在肛管黏膜下层注射 Solesta® 可使 52% 的患者大便失禁的严重程度降低 50%，而接受安慰剂的患者的比例为 30%[37]。大多数研究为患者提供了重复注射，至少有一项研究表明接受重复注射的患者有更高程度的改善[65]。

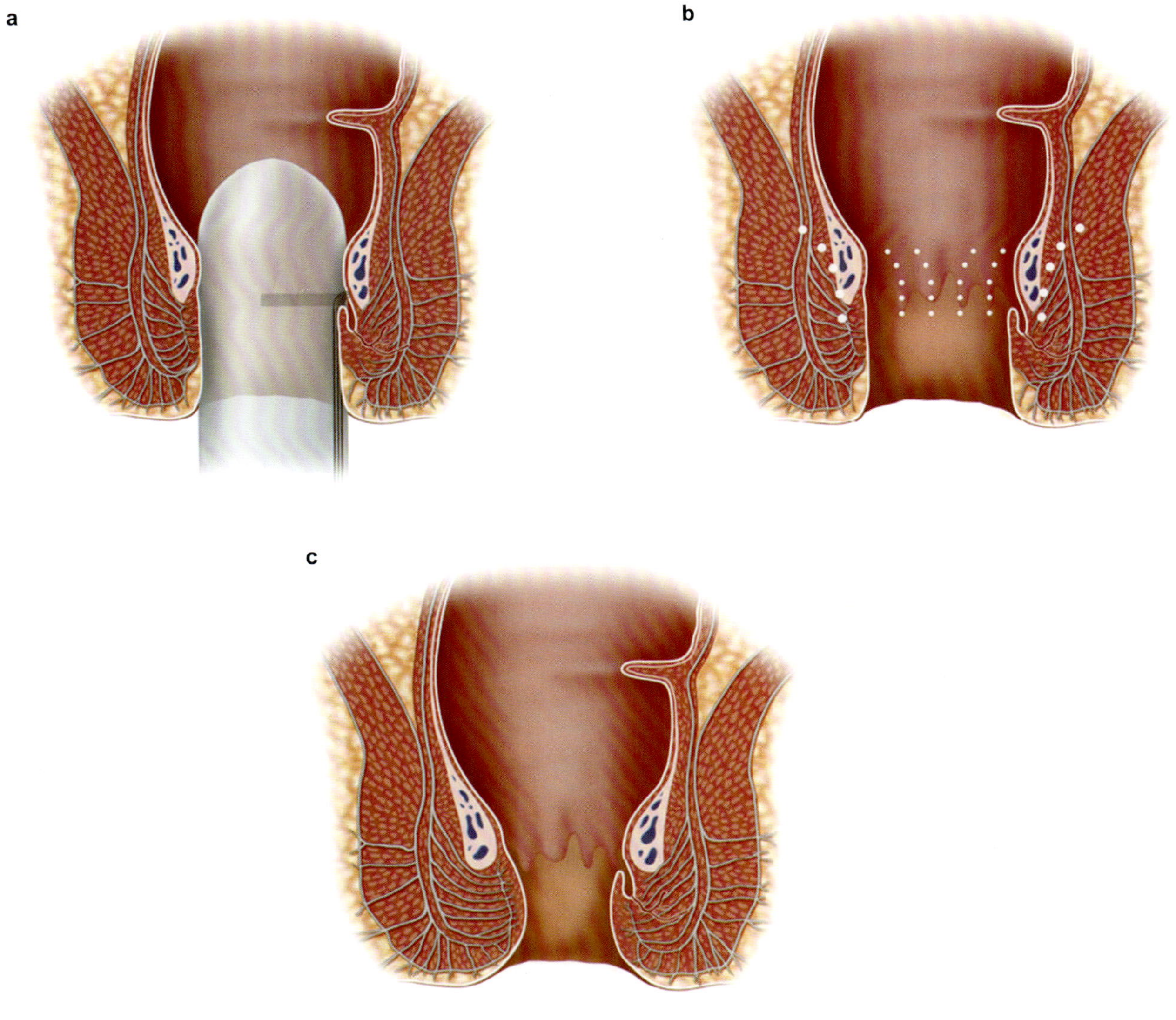

图 61-9　SECCA 过程。a. 在 3～4 象限内置入连接导线的肛门镜，用于接触肛门内括约肌。b. 射频治疗是在肛管内 4 个水平进行，包括在齿状线上方和下方。c. 手术导致肛门内括约肌增厚

用或不用局部麻醉剂均可以，采用无菌的方式进行注射。在超声引导下，在黏膜和内括约肌之间注射凝胶（图 61-10）。必须注意将凝胶置于齿状线上方。并发症是少见的，肛周脓肿和肛瘘可能会发生。该化合物禁用于活动性炎症性肠病、直肠前突、有盆腔放疗病史、全层直肠脱垂和肛门直肠畸形患者[66]。总的来说，Solesta® 注射对轻度失禁或渗漏最有效。它被用于治疗括约肌缺损时，应该进行二次注射，长期疗效还不确定。

括约肌替代策略

大多数持续性严重大便失禁的患者，尽管采用了上述所有的治疗，最终仍将在下文所述的造口或小型造口术中获益。很少有患者会使用人工括约肌，仅在没有严重并发症、肛管周围有足够的健康组织时才有指征。为保证植入成功，肛门周围有足够的健康组织是必要的。该组织还必须足够健康，以便在放置后使伤口愈合而没有植入物感染。因此，有盆腔放疗史、炎症性肠病、糖尿病或应用免疫抑制剂病史的患者通常被排除在外。尽管这些装置可以在造口周围皮下植入，但大多数外科医生不主张进行这种操作。

目前有两种人工括约肌装置，其中一种（artificial bowel sphincter，ABS）已被 FDA 批准用于慈善用途使用超过 20 年。ABS 是一种充满液体的袖带，通过会阴体切口或肛门两侧的两个切口放置在肛门括约肌周围。塑料管是连接袖带到阴囊（男性）或阴唇（女性）的皮下通道。将其连接到一个带按钮的泵，允许主动充盈和释放袖带。当泵被压缩 8 ~ 10 次时，会导致袖带排空从而排泄粪便（图 61-11）。通过泵使袖带排空期间，其内液体通过导管输送到放置在 Retzius 腔的储囊中。这个储囊通过另一导管连接到整个装置。然后在接下来的 8 ~ 10 分钟内，液体通过泵中的单向阀转移回到袖带，这样又使其充盈而关闭肛门。

由于该装置是通过在失禁患者的肛门周围的切

图 61-10 生物材料注射是通过将针头插入齿状线上方而进入黏膜下层来实现的

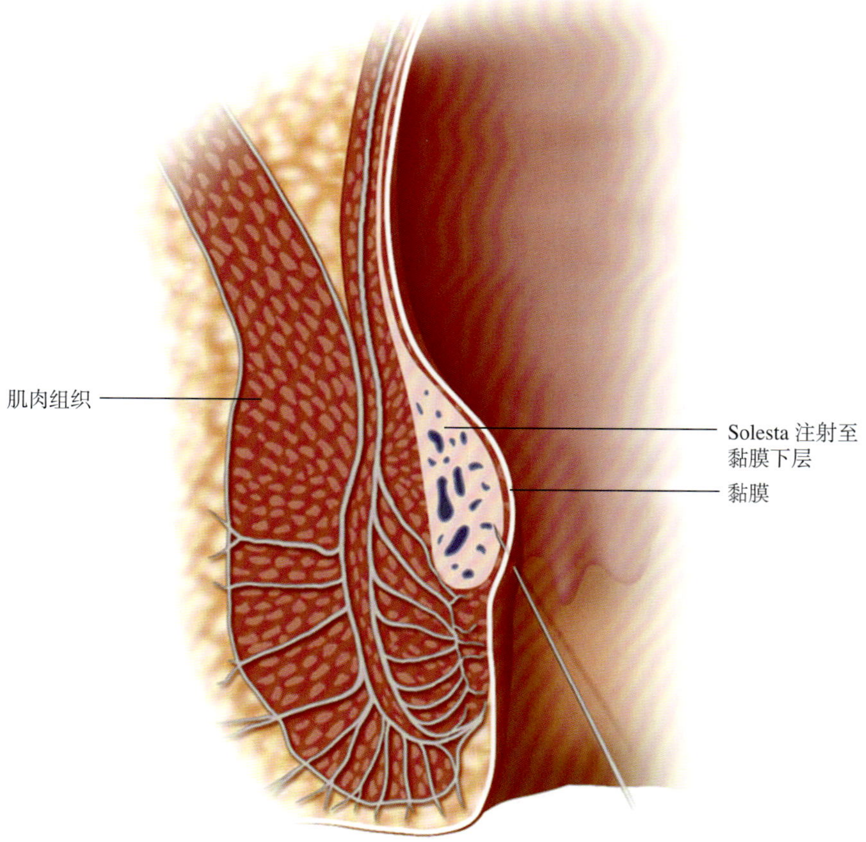

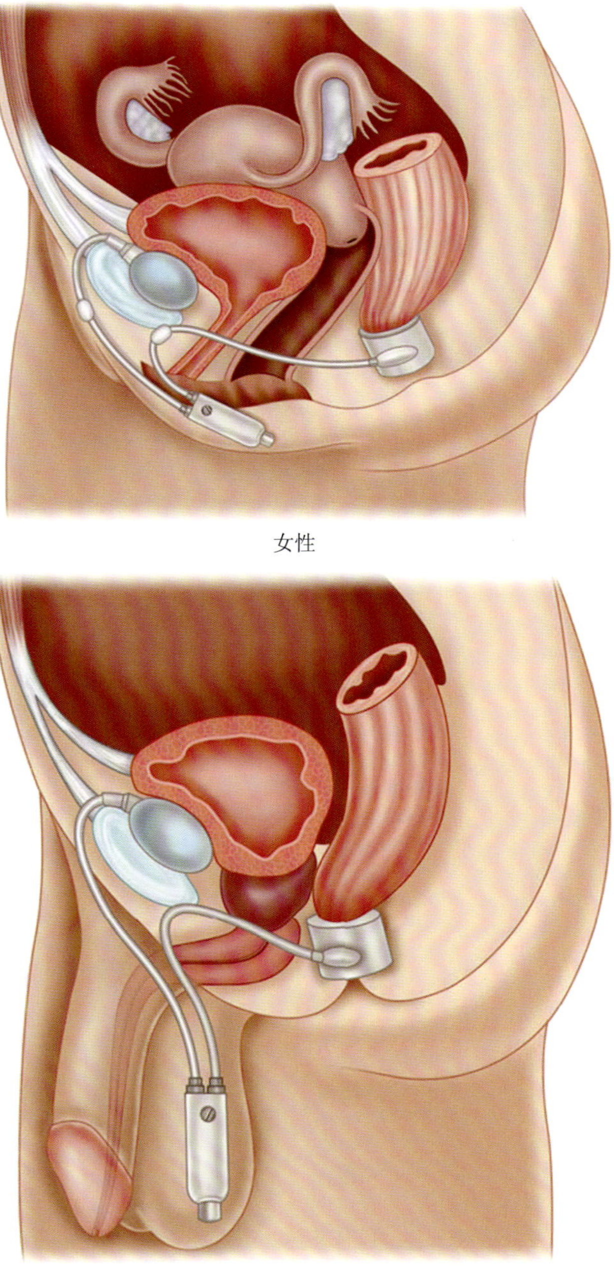

图 61-11　男性和女性的人工括约肌的放置。袖带环绕在肛门周围，储囊位于 Retzius 腔。按钮放置在女性的阴唇内和男性的阴囊内

口放置一个异物，植入 ABS 可能与严重感染相关。此外，多达 20% 的患者由于感染、腐蚀或装置故障需要调整和拆除 [67-69]。最终只有 50%～80% 的患者留存功能性植入物 [67-72]。那些长期携带 ABS 的人报告说固体大便排便控制得很好。回顾性研究显示，65% 的患者控便正常，98% 的患者固体粪便控便正常。事实上，一些新发大便失禁的患者可能会忘记定期打开装置，并可能会因此出现大便堵塞 [73-74]。即使有规律的打开装置，既往失禁患者也经常会出现排便和（或）排便障碍的新问题。这些患者可能对泻药或灌肠治疗有反应，但最终由于无法满意地缓解排便困难而将设备移除。长期而言，所有装有 ABS 的患者仍需要额外的装置调整，主要原因是袖带本身的液体泄漏或延迟故障，连接袖带与手动控制按钮的管道或 Retzius 腔中储囊迟发故障。另一个常见的原因 Retzius 腔的储囊周围产生了瘢痕，这反过来会导致肛门袖带充盈不良和随之而来的出口阻塞 [67-72]。另外瘢痕有钙化的可能，这将会刺穿储囊导致设备故障。

另一种装置——磁性人工括约肌（magnetic artificial sphincter，MAS），目前正在接受 FDA 的审查。该装置在一根弹性线上装有小磁铁。这些磁铁被放置在环绕肛门括约肌周围的弹性线上，类似于 ABS 的袖带（视频 61.3）。该装置放在肛门括约肌周围尽可能高的位置，最好刚好在耻骨直肠肌下方。外科医生测量并选择当磁铁聚集在一起时提供完全闭塞肛管所需的磁铁数量（图 61-12a，b）。在大便过程中通过排便迫使磁铁分开，装置可以展开呈开放状态。因此包含这些磁铁的弹性线有一定的长度可以容纳粪便通过并扩张到打开位置（图 61-12c）。磁铁的自然位置使肛门关闭，从而防止肛门失禁。最初描述 MAS 有效的研究报道，通过 Wexner 大便失禁严重程度评分和大便失禁生活质量评分的降低来衡量患者控便的改善程度 [75-76]。植入的并发症与之前讨论过的充液人工括约肌的并发症相似，29% 的患者诉术后疼痛，臀部出现暂时性肿胀和红斑，均为轻度的感染。最终多达 15% 的人需要移除装置 [75-76]。一项小的随机对照研究比较了 MAS 和 ABS 最初 30 天的并发症发生率和调整 / 移出率，结果显示这两种装置在短期内具有可比性，他们具有相似的功能结局 [77]。人们希望这种新装置在植入成功后在长期内不需较多调整。关于设备功能和设备留置的长期数据仍然没有，一项研究报告了世界上植入这种设备的前 23 名妇女在 2008 至 2012 年间的满意率，结果表明，满意度可能会随着时间的推移而下降 [78]。在撰写本文时，该公司正在获得 FDA 的批准，允许将该设备植入治疗失败的

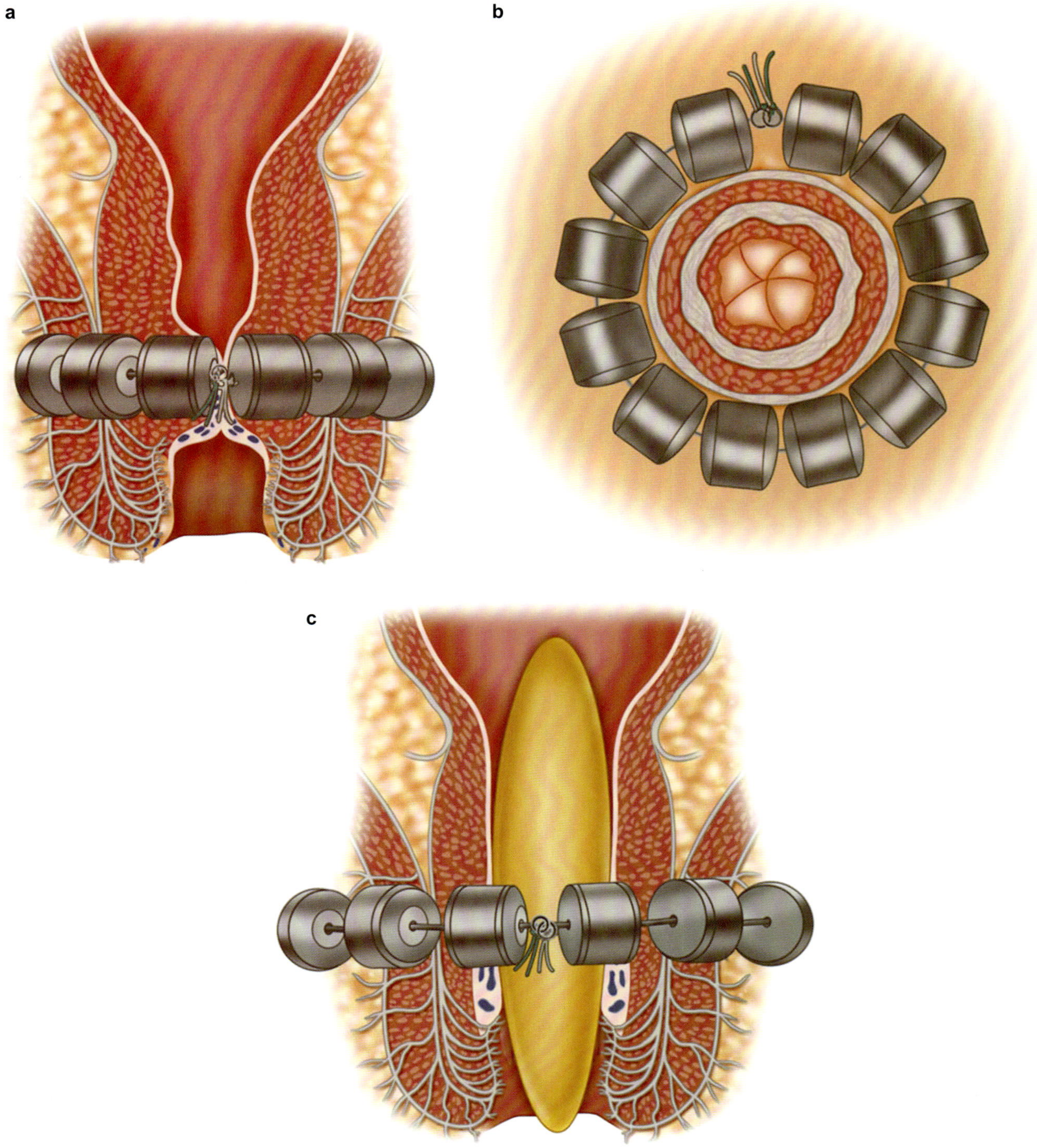

图 61-12 磁性肛门括约肌。a. 在静息状态下，磁铁保持肛管关闭。b. 展示磁性括约肌位于括约肌复合体外的轴向视图。c. 随着排便和屏气，磁铁环松弛以允许大便通过

SNM 患者体内。

造口和造口替代品

对于大便失禁患者来说，造口仍然是一个有效的替代方案。如果所有其他治疗失败，接受良好造口术的患者可以期待改善生活质量，恢复正常活动。84% 的造口术患者在面对解决大便失禁时会再次选择造口 [79]。这就是说，能观察到的生活质量主要是体现在社会功能领域，而 SF-36 测量的其他生活质量领域如活力、情绪健康等仍然是消极状态的 [80]。此外，造口患者可能会有一系列与造口相关的并发症，如狭窄、脱垂、造口周围炎症和回缩等（见第 55 章）。因此，鉴于多种治疗方法可以改善大便失禁的严重程度，造口术应该是最后的选择。

在少数其他干预措施失败了并正在寻求传统造口替代方案患者中，反向阑尾造口 [81] 或盲肠造瘘管放置可以考虑。这提供了从皮肤进入结肠的一个小开口，以水、轻泻剂，或两者结合进行顺行结肠灌洗（ACE），以可预测的方式清洁结肠。目标是让患者不用担心在家之外的地方发生严重的排便意外。建议行 ACE 手术的患者，每次冲洗后至少要花 1 小时排便。此外，许多患者可能会出现黏液和大便持续渗漏，靠近造瘘管或小型造口处的液体渗漏导致皮肤护理困难。此外，有关这种方法的短期和长期效果的大多数数据是针对儿童的 [82-83]，成年人的数据大多是个案报道。

还有其他手术方法如注射替代填充剂 [66, 84-106]、股薄肌成形术（受刺激和未刺激）[107-115]、阴部神经刺激 [116-117] 等，但目前美国还不可用。关于这些备选方案的全面讨论，请参阅 ASCRS FI 任务组对所有现有可选方案的审查 [118]。

结论

大便失禁是一种常见的，但尚未得到充分认识的病症。大多数患者因尴尬而求医，结直肠外科医生在询问患者是否有排便问题时，应避免让患者产生不适感。最近许多可能改善生活质量和症状的新治疗方法已经出现。直接比较这些模式在成本和疗效方面的差异将有助于确定未来的治疗方法。

（参考文献参见 www.pumpress.com/home-specific-edu/5599.html）

第 62 章

结直肠外科医生面对的功能性肠病

Jennifer M. Ayscue, Anjali S. Kumar　著
邵　伟 译　于向阳 审校

要点

- 肠易激综合征（irritable bowel syndrome，IBS）可能是由动力障碍性疾病、内脏高敏感性和（或）脑 - 肠关系失调引起的。
- IBS 的治疗通常需要兼顾饮食和药物治疗两个方面。
- 慢性盆腔疼痛有诸多命名、病因、解剖学和和生理特征。同样，治疗方案也不尽相同，但仍是有章可循的。

概述

类似于 IBS 和慢性骨盆疼痛这样的功能性综合征是一组由生理因素引起的疾病，但往往掺杂了强烈的心理因素。当排除了器官或者解剖学原因之后，这样的慢性疾病就会被贴上“功能性”的标签。胃肠病学家和结直肠外科医生不能把握大多数类似这样的综合征，他们往往更擅长于采用专科的程序化干预策略治疗“可以看见的”疾病。对于结直肠科的外科医生来说，熟悉这类疾病的症状、诊断标准和治疗策略，尤其是药物治疗和物理治疗所能起到的作用，其实是至关重要的。此类疾病可能难以描述，但又反复发作，常常使医生束手无策，不能确定最终的治疗方案，患者也无法获得持久的缓解。

肠易激综合征

流行病学

尽管 IBS 是一种最常见的胃肠道（GI）疾病，但大多数结直肠科的医生对这一疾患的复杂性都不能很好地把握。无论参照哪个诊断标准，这一疾病都累及了 3%～22% 的人口[1-3]。根据临床症状，可以诊断 IBS，女性的发病率是男性的 1.5～2 倍，前者更多地主诉腹痛和便秘，而后者更多地主诉腹泻[4]。

病理生理学

IBS 的病理生理学还不清楚。最初人们认为其与精神疾病有关，但是随着时间的推移，一些其他潜在的关联开始逐渐表现出来了。其中包括动力障碍、内脏高敏感性和脑 - 肠综合征的概念。最近，其他概念，诸如免疫激活、遗传倾向、肠通透性改变、急性胃肠道感染病史以及人体微生物学被认为可能与 IBS 的原因有潜在的关联[5-6]。有趣的是，人类排泄物中，超过 60% 的成分是由细菌组成的，既然这样，体内细菌数量上的变化或者性质上的改变或许可以导致或治疗 IBS 的症状。一般而言，IBS 的自然病程是一种慢性复发性的。只有 2%～5% 的患者最终被诊断为其他的胃肠道器质性疾病，只有 12%～38% 的病例会随着时间的推移而改善[5]。但是，人们已经注意到，胃肠道感染后发生 IBS 的患者其症状通常在 5～6 年之后就可以消失[7]。IBS 很可能是由多种因素组合引起的，其治疗选择或许需要涉及诸多方面。

诊断和症状

在排除了特异性的器质性原因之后，根据临床症状就可以诊断 IBS。最先的诊断标准是由 Manning 等在 1979 年提出的[8]，随后被众多的国际组织修订，分别是罗马 Ⅰ 标准、罗马 Ⅱ 标准，以及

最近的罗马Ⅲ标准[9]。罗马Ⅲ标准包括在过去的 3 个月里，反复发作腹痛或不适，每个月至少 3 天，诊断前发病时间超过 6 个月，伴有下列两项或多项情况：

（1）排便后改善；

（2）发病与大便频率的变化有关；

（3）发病与大便的形状 / 外观变化有关。

此外，美国胃肠病学会 IBS 项目组发布的指南不建议附加的检查，当然某些情况可能例外，比如乳糜泻的患者需进行血清学检查，50 岁以上的患者需进行结肠镜检查，另外还有那些具有特殊风险体质的患者也需要结肠镜检查，包括直肠出血、非计划性体重减轻、缺铁性贫血、夜间发作症状以及特定器质性疾病家族史，如结直肠癌、炎性肠病、乳糜泻[10]。乳糜泻常表现为腹痛、胀气或腹胀、腹泻、便秘，或二者兼有，故而与 IBS 难以鉴别。它的发病基础实际上是一种针对脱去酰氨基醇溶蛋白的免疫介导反应，如小肠活检证实绒毛萎缩、隐窝增生、固有层感染或血清试验中特异性抗体升高，即可明确诊断。实际上，一项涵盖 4 个病例对照研究的荟萃分析[11]显示，与对照组患者比较，38% 的乳糜泻患者具备 IBS 症状。抗体测试中，免疫球蛋白 A（IgA）抗组织转谷氨酰胺酶抗体升高最具诊断价值，其次是 IgA 肌内膜抗体和组织转谷氨酰胺酶抗体升高，诊断价值略差的是抗麦胶蛋白抗体，后者常用来监测乳糜泻对治疗的反应。其他的 IBS 特异性诊断包括显微镜下结肠炎、胃肠道感染、乳糖消化不良、炎症性肠病、甲状腺功能不全、慢性便秘、小肠细菌过度生长（SIBO）[12]。虽然 IBS 患者可能表现为慢性便秘的症状，但腹痛或不适仍是明显相关的症状。

IBS 可以分为腹泻为主型（IBS-D）和便秘为主型（IBS-C），根据 Bristol Stool Form 量表[13]，前者 25% 以上的排便是松软的（与泻药无关），而后者 25% 以上的排便是硬的或者呈块状。如果上述两种排便情况各占至少 25%，则称为 IBS 混合型（IBS-M）[6]。将患者分为不同类型十分重要，因为许多治疗策略和建议都是以症状为基础的（表 62-1）。

治疗

长期以来，饮食一直被认为与 IBS 的发病机制和症状有关。虽然仅有 1%～10% 的西方国家人群真正患有食物过敏[14]，但 IBS 患者经常主诉摄入食物是他们发病的常见诱因，尤其是摄入高碳水化合物的食物或者高脂的食物[15]。这种关系有可能说明是对食物的不耐受，但是许多 IBS 患者开始进行饮食调节的时候偶尔会导致营养不良[16]。推荐的一线治疗策略重点在于具体化的饮食改变，例如限制谷蛋白摄入。根据对照试验[17-18]，如此可以改善 IBS 患者的症状，尤其那些腹泻为主型患者。然而，Biesiekierski 等人的一项研究报道，饮食上限制吸收

表 62-1　肠易激综合征的治疗方案

	混合型 IBS	腹泻为主型 IBS	便秘为主型 IBS
饮食调节	不含乳糖，限制谷蛋白，低 FODMAP	不含乳糖，限制谷蛋白，低 FODMAP	不含乳糖，限制谷蛋白
纤维补充	尝试（车前草）	尝试（车前草）	尝试（车前草）
抗生素、益生菌	如果存在 SIBO，考虑尝试抗生素，益生菌	如果存在 SIBO，考虑尝试抗生素，益生菌	考虑尝试益生菌
薄荷油	考虑尝试	考虑尝试	考虑尝试
止泻药 / 解痉剂	考虑洛派丁胺、地芬诺酯 / 阿托品	考虑洛派丁胺、地芬诺酯 / 阿托品，莨菪碱	不推荐
抗抑郁药	考虑尝试 TCAs、SSRIs	考虑尝试 TCAs、SSRIs	考虑尝试 SSRIs
心理治疗	可以考虑	可以考虑	可以考虑
$5\text{-}HT_3$ 拮抗剂	阿洛司琼（限制）	阿洛司琼（限制）	不推荐
促分泌剂	不推荐	不推荐	尝试利那洛肽，鲁比前列酮
渗透性泻药	不推荐	不推荐	尝试 PEG，其他非刺激性泻药

不良的碳水化合物对于改善 IBS 患者的症状更胜一筹，而与谷蛋白的摄入无关[19]。Halmos 等的随机对照试验表明，减少吸收不良的短链碳水化合物的摄入可明显改善 IBS 症状的严重程度[20]，这类碳水化合物指的就是可发酵的低聚糖、双糖、单糖和多元醇（FODMAPs）。食谱中的 FODMAPs 是：①果糖（水果，蜂蜜，玉米糖浆（HFCS））；②乳糖（乳制品）；③果聚糖（小麦、大蒜、洋葱、菊粉等）；④半乳糖（豆类）和⑤多元醇（甜味剂、核果）。食物中 FODMAP 含量可分为三个等级（低、中、高），各等级的代表食物详见表 62-2。随后，Staudacher 等的研究将 41 名患者随机分配到 FODMAP 饮食组或常规饮食组，他们注意到在 FODMAP 饮食组中，68%（13/19）患者的症状得到了有效的控制，与此相对照的是，常规组中仅有 23%（5/22）的患者做到了这一点[21]。

长期以来，纤维素一直被推荐作为治疗 IBS 的首选方法，尤其是便秘为主型 IBS，但总体结果令人失望。一项纳入了 275 名患者的随机对照试验表明，车前草和可溶性纤维改善了 IBS 的症状，其疗效优于不溶性纤维（麸），其次是安慰剂。他们报告说，一些患者样本的早期脱落是因为症状日益加

表 62-2　不同 FODMAP（可发酵的低聚糖 - 双糖 - 单糖和多元醇）含量的代表食品

食物种类	低 FODMAPs 含量	中 FODMAPs 含量（限制）	高 FODMAPs 含量（避免）
鸡蛋，肉类，家禽肉，鱼	肉类，鸡蛋，鱼，贝类		
奶制品	低乳糖奶制品：奶油芝士、奶油、硬质乳酪（切达干酪、科尔比氏干酪、帕尔玛干酪、瑞士硬干酪等）、软奶酪（布里干酪、菲达芝士、马苏里拉奶酪等）、冰冻果子露、酸奶（希腊）、生奶油		高乳糖奶制品：酪乳、巧克力、奶油汁 / 干酪酱、奶黄、冰淇淋、奶（牛奶、山羊奶、羊奶、炼乳、脱脂牛奶）、软奶酪（白干酪，意大利干酪等）、酸奶油
肉，非乳替代品	非乳制品饮料、坚果（胡桃、夏威夷果、花生、山核桃、凤梨）、果仁酱、印尼豆豉，豆腐	不超过 10 颗杏仁 不超过 10 颗榛子	腰果、黄豆、豇豆、干小麦、扁豆、味噌、开心果、大豆、豆浆
谷物	用不含淀粉的作物制成 / 斯佩耳特小麦		用小麦 / 大麦 / 黑麦制成，小麦 / 大麦 / 黑麦为主要成分
水果	香蕉、蓝莓、哈密瓜、蔓越莓、葡萄、白兰瓜、猕猴桃、柠檬、青柠、柑橘、橘子、菠萝、树莓、草莓	1/4 鳄梨、不超过 3 枚樱桃、1/2 西柚、1/2 石榴、不超过 1/4 杯椰丝、不超过 10 片香蕉干	苹果、苹果酱、杏、黑莓、水果罐头、大枣、干果、芒果、油桃，木瓜、桃、梨、李子、西梅、西瓜、鳄梨
蔬菜	苜蓿 / 豆芽菜、甜青椒、胡萝卜、卷心菜、黄瓜、茄子、青豆、甘蓝、生菜、土豆、水萝卜、菠菜、南瓜、西红柿、西葫芦	1/4 杯朝鲜蓟心罐头、不超过 3 条芦笋条、4 片甜菜薄片、不超过 1/2 碟西兰花、不超过 1/2 碟甘蓝小包菜、不超过 1 碟皱叶甘蓝、1 棵芹菜杆、不超过 1/2 碟青豆、3 颗秋葵豆荚、不超过 10 颗荷兰豆豆荚、1/2 玉米棒、不超过 1/2 碟红薯	朝鲜蓟、菜花、蘑菇、甜豆
饮料	咖啡、茶		HFCS 制成的饮料，加烈葡萄酒（雪利酒、波特酒）
调料，调味品	不含 HFCS 的果酱 / 果冻 / 泡菜 / 开胃小菜 / 萨尔萨辣酱 / 酱汁 / 枫糖浆、大多数的香料和香草、自制的肉汤、黄油、香葱、食用油、芥末、胡椒、人造黄油、蛋黄酱、青葱、橄榄、香蒜酱、盐、种子、糖、酱油、醋		含 HFCS 的产品、龙舌兰、大蒜、大蒜盐 / 大蒜粉、蜂蜜、鹰嘴豆泥、糖浆、洋葱（非绿色）、洋葱盐 / 洋葱粉、番茄酱、人工增甜剂（异麦芽酮糖醇、甘露醇、山梨醇、木糖醇）

重，尤其麸组的患者[22]。在 2014 年的一项荟萃分析中也提到，对于 IBS 患者，可溶性纤维有一定的益处，但是不溶性纤维则无效[23]。因此，美国胃肠病学会功能性肠病项目组推荐车前草治疗 IBS[24]。无论怎样，都应制止不溶性纤维的使用，尤其是便秘为主型 IBS 患者。表 62-3 详细描述了可溶性和不可溶性膳食纤维的特征和代表食物。

业已证实，细菌性肠胃炎后可以继发 IBS，这也就提示了肠道菌群可能与肠易激综合征的发病机制密切相关[25]。人们将 SIBO 视为一种可能引发 IBS 的原因从而加以研究。不幸的是，虽然 IBS 患者同时伴有 SIBO 的确凿证据五花八门，但似乎更多见于便秘为主型的 IBS 患者[26-29]。利福昔明是一种不被吸收的、治疗 SIBO 的广谱抗生素，美国食品和药物管理局（FDA）尚未批准将其作为治疗 IBS 的特效药，但是在最近的一项涵盖 5 个随机试验的荟萃分析中，已证实它主要可以改善非便秘型 IBS 患者的症状[30]。含有活菌的益生菌具有改善 IBS 总体症状的潜力，例如腹胀和胀气[21]。需要特别指出的是，添加益生菌的制剂可以对症状的改善有最全面的影响。益生元和合生元也被视为潜在的补充治疗或替代疗法，前者是用来促进益生菌生长的营养素，后者是益生菌和益生元的合剂。然而，迄今为止，对于益生元、益生菌和合生元的研究都不充分，对于他们的使用还不足以形成推荐建议。

其他疗法，包括运动、心理疗法和针灸可能各有益处。规律的运动已被证明可以改善 IBS 的症状，使 IBS 症状严重程度评分发生具有显著统计学意义的变化[31]。近期的荟萃分析对心理治疗的效果进行了评估，这一分析共纳入了 32 项不同的试验，涉及不同的心理疗法，也包括催眠疗法。这些试验表明控制疗法有助于 IBS 症状的总体改善[32]，但是若想成为经验丰富的治疗 IBS 的专家，则极具挑战性。在一项针灸的对照研究中，与无效伪针比较，未能证实其可以使 IBS 患者获益[33]。

腹泻为主型 IBS（IBS-D）

对于 IBS-D 的患者，尝试使用解痉药物，如东莨菪碱、双环维林、奥替溴铵、西托溴铵和匹维溴铵取得了一定程度的成功。2011 年的一篇 Cochrane 综述指出，对比安慰剂，此类药物能够改善腹痛和 IBS 的总体症状[34]，但它们也许最适用于餐后腹部绞痛和稀便的患者[5]。抗胆碱能副作用，如便秘、疲劳、口干、头晕和视物模糊可能会限制解痉药物的使用，特别是对于老年人。

临床上也会采用薄荷油，通过降低内脏的超敏性并减弱内脏痛觉的影响，它可能是有效的。9 项研究的荟萃分析显示 IBS 的总体症状明显改善，具有统计学意义，同时副作用很少，如反流[35]。

三环类抗抑郁药（TCA）和选择性血清素再摄取抑制剂（SSRIs）在改善 IBS 总体症状、减轻疼痛方面也显示了令人兴奋的结果，然而因为其副作用的缘故，可能对患者的耐受性有一定的限制[21]。因此，应该谨慎选择这些药物，同时医生要密切随访。17 项随机对照试验共包括了 1084 例患者，而 TCAs 作为荟萃分析的一部分内容被加以研究[29]。通过统计数据可以发现，对比安慰剂，患者服用 TCAs 后很少仍有症状。TCA 的副作用包括剂量相关性便秘、嗜睡、体重增加、眼和嘴唇干涩，以及 QT 间期延长。

血清素制剂能影响胃肠道的分泌，动力和感觉。血清素亚型 3（5-HT_3）受体影响内脏疼痛，5-HT_3 拮抗剂可以减弱肠道的痛觉，减缓肠道的运动[36]。选择性 5-HT_3 拮抗剂阿洛司琼对 IBS-D 有效[37]。然而，应用初期因为严重便秘和缺血性结肠炎等不良事件的报告，导致美国食品及药物管理局在 2001 年对其做出了停药处理。2002 年在一个风险管理项目的管控制之下，该药被重新启用，但限制其只能用于女性重度 IBS-D 患者的治疗。昂丹司琼是一种低效能的 5-HT_3 拮抗剂，已被证明可以明显改善大

表 62-3　可溶性和不可溶性纤维的特性及其膳食来源

纤维类型	机制	膳食来源
可溶性	①消化过程中保留水分并转化成凝胶	燕麦麸，大麦，坚果，种子，豆类，扁豆，豌豆和一些水果（柑橘、苹果、草莓）
	②延缓肠胃的消化和营养吸收过程	很多蔬菜
不可溶性	使食物快速通过肠胃，形成粪块	麦麸，蔬菜和全谷物

便的黏稠度、恶心、大便急迫感、排便频率、腹胀和 IBS 总体症状[38]。

虽然洛哌丁胺是一种有效的止泻剂，但它除了能够减少大便频率、增加大便黏稠度之外，未被证明能有效治疗 IBS 的症状，因此不推荐使用[21]。

便秘为主型 IBS（IBS-C）

替加色罗是一种部分血清素亚型 4（$5\text{-}HT_4$）受体激动剂，增加肠道分泌，增加蠕动反射，加速胃肠转运[39]。2002 年，FDA 批准其用于治疗 IBS-C 患者，但在 2007 年，因为可能存在心血管副作用而被 FDA 撤回，目前在美国仍然禁用。另一种 $5\text{-}HT_4$ 激动剂普卢卡必利正在加拿大和欧洲应用，但缺少数据。

SSRIs 作为血清素受体激动剂在肠道中有相似的作用。SSRIs 可以被视为一种抗抑郁药物，Ford 等人将其作为荟萃分析的一部分而加以研究，结果表明与安慰剂比较，此类药物对 IBS 的影响相类似，均能显著改善 IBS 的症状[29]。然而，这种药物的副作用包括性功能障碍、恶心、嗜睡、躁动不安和腹泻，所以他们更适用于 IBS-C 患者。

促分泌剂在 IBS-C 的治疗中也展示了良好的前景。利那洛肽是一种激素，属于鸟苷素家族，可以激活肠腔内的鸟苷酸环化酶 C 受体。而后通过级联反应造成钠、水分泌并调节痛觉传入感受器[40]。2013 年，三项 IBS-C 患者对照试验的荟萃分析显示对比安慰剂，利那洛肽能够显著改善症状，具有统计学意义[41]。鲁比前列酮是另一种促分泌剂，通过激活肠内的氯离子通道起作用，造成氯和水的分泌，加快肠道输送。两项随机对照试验证实与安慰剂比较，鲁比前列酮可以改善 1171 位 IBS-C 患者的症状，同时恶心和腹泻的发生率相对较低[42]。

在治疗 IBS-C 患者时也尝试使用了泻药。人们研究了 PEG 治疗模式，但总体结果一直令人失望。Chapman 等报道了 139 名患者使用 PEG 模式治疗的情况，提示大便次数增加至每周至少 4 次，而且比基线水平增加至少两次或更多，但腹部不适或疼痛没有改善[43]。目前还没有针对其他泻药进行随机对照试验，因为担心发生绞痛或增加疼痛感，所以泻药的应用受限。

慢性功能性盆腔疼痛

与 IBS 相似，慢性功能性肛门疼痛是一组由生理原因引起的疾病，但往往掺杂了强烈的心理因素。当排除了器官或者解剖学原因之后，肛管、直肠或骨盆的慢性疼痛就会被贴上"功能性疼痛"的标签。如同 IBS，胃肠病学家和结直肠外科的医生通常不太能把握这类疼痛综合征，他们往往更擅长于采用专科的程序化干预策略治疗"可以看见的"疾病。另外，目前还缺少足够的研究证据来指导这类疾病的诊断和治疗。因此，就像 IBS 一样，慢性功能性肛门疼痛可能会使医生感到束手无策，不能确定最终的治疗方案。

慢性盆腔疼痛症候群会影响 7% 的人口，但实际生活中只有 1/3 的病例会到医院就诊。患者常常表述为由于慢性盆腔疼痛造成的生活质量下降、旷工以及心理困扰。

治疗肛门直肠和盆腔疼痛患者的难点在于必须要考虑诸多结构和炎症方面的病因。如果肛门镜或直肠镜检查没有发现肛门直肠的异常，则有助于明确这一诊断。医生应警惕隐窝炎、肛裂、脓肿、痔、孤立性直肠溃疡、炎症性肠病和直肠缺血。同时还应将慢性前列腺炎和盆腔子宫内膜异位症作为慢性盆腔疼痛的潜在诱因。这些疾病很难通过体检鉴别出来，但是通过回顾病史可以发现这些疾病的症状。

影响治疗取得成功的一个因素是，对于各种评估患者的诊断方式（影像学研究、排粪造影、测压、阴部神经末梢运动潜伏期测定、内镜检查、超声内镜），其实用性几乎没有共识。同时，治疗方案也是各种各样的（包括按摩、饮食调节、泻药、抗痉挛药、抗抑郁药、抗焦虑药、局部用药、注射局麻药、注射类固醇、注射肉毒杆菌毒素和手术）。因为这其中许多疾病都是多因素的，难以分层，故无法对这些治疗方式的有效性进行检验。通常，骨盆疼痛疾病可归类为以下疾病表述：慢性肛部痛、尾骨痛、阴部神经痛。

慢性肛部痛

为了提高肛肠疼痛综合征诊断的一致性，罗马Ⅲ标准将慢性肛部痛定义为："慢性或复发性直肠疼痛或疼痛持续至少 20 分钟，而且无法用器质性或系统性疾病解释这些症状。”“疼痛持续时间超过 20 分钟”是一个基本特征，而短时间的疼痛发作被归类为痉挛性肛部痛。痉挛性肛部痛是一种突然发生的、肛门直肠区域的剧痛，持续时间小于 20 分钟，常常在短时间内完全消失，就像其发病时一样突然。虽然痉挛性肛部痛可以复发，但发作次数相对很少，因此不被视为慢性疼痛综合征。

罗马Ⅲ标准将慢性肛部痛进一步区分为两种亚型：直肠指检触诊肛提肌时，①作用于盆底的牵引力可以产生压痛则称之为肛提肌综合征（LAS）；②痛感消失则称之为非特指的功能性肛肠痛。

有人提出肛提肌或肛提肌弧形肌腱的炎症是慢性肛部痛的病因，因为触痛最常见于左侧，而肌肉恰恰由此插入骨盆的耻骨支。这一病因已引起研究人员的质疑，他们曾试图采用局部注射类固醇的办法减轻炎症，进而缓解症状，但未获成功[44-45]。除了焦虑症、抑郁、紧张等社会心理因素之外，脊柱手术史和分娩史也是出现这种综合征患者的共同特征。

肛肠生理学及影像学研究（排粪造影）经常进行，但目前发现其并没有什么诊断价值和判断预后的价值。据研究报道，肛门直肠测压时，肛管静息压力增加的数值也不尽相同。

治疗方案包括生物反馈、肛提肌的手指按摩、激痛点注射类固醇或肉毒杆菌毒素以及直流电刺激（EGS）（图 62-1）。

Chiarioni 等进行的前瞻性随机试验共纳入了 157 名患者，他们发现，在那些符合慢性肛部痛罗马Ⅲ标准的患者中，排便协同失调的患者更有可能通过盆底康复治疗取得令人满意的效果。作者建议医生采用注满 50 ml 水的一次性 Foley 导尿管进行单球囊排泄试验，从而确定哪些患者更有可能从生物反馈治疗中获益[46]。

骶管注射类固醇封闭治疗和（或）于盆腔的压痛点注射曲安奈德和利多卡因的混合制剂并不能改善直肠疼痛，从而使人们质疑炎症是否是这些症候群的病因[44-45]。人们也检验了注射肉毒杆菌毒素 A 使肌肉暂时麻痹的治疗效果，但也仅仅延缓了球囊的排出，而直肠疼痛并没有缓解[47]。

用手指按摩耻骨直肠肌的悬带（图 62-2），可以使绷紧的肌肉得以放松[48]。理疗师建议按摩应该用力且重复进行（患侧按摩要多达 50 次）。许多人认为，除非按摩引起不适感，否则可能是无效的[48]。需要注意的是，肛提肌的按摩很少作为唯一的治疗单独进行，常常与热水坐浴或短期口服安定相结合，而后两者均被假定具有肌松剂的性能。在一项涉及 316 例慢性肛部痛患者的研究中，治疗的成功率高达 68%[49]。

如治疗原则所示（图 62-1），当保守方案无效

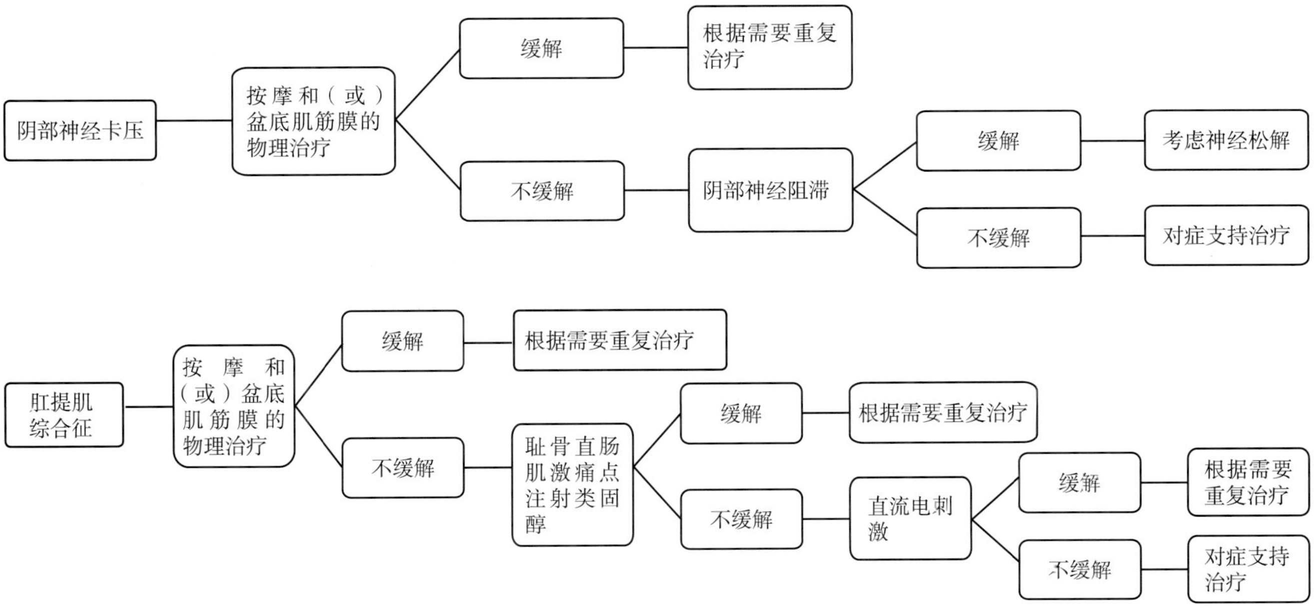

图 62-1　慢性肛部痛的治疗流程

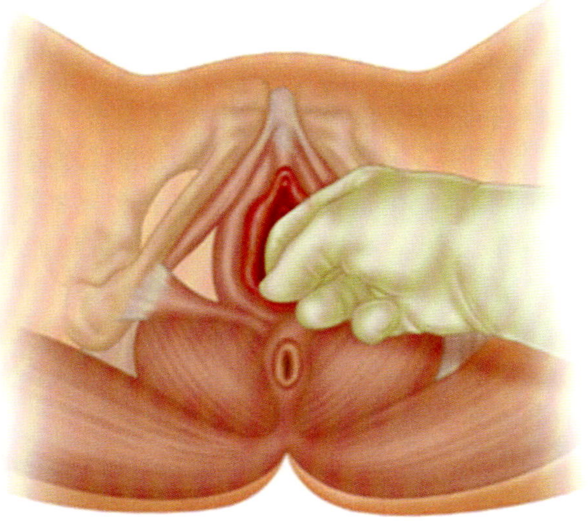

图 62-2 经阴道按摩使肌筋膜放松

时，可以考虑 EGS 疗法。传输 EGS 时，借助经肛探针用低频振荡电流（每秒钟 80 转）刺激盆底肌。如此诱发肌纤维自发性收缩，从而导致长期疲劳。据认为，这种疲劳破坏了痉挛周期，故而症状得以持久缓解。重要的是要告知患者最常报道的副作用是在治疗的最初几天，疼痛会轻微加重。不同研究报道的成功率是 25%～91%。Sohn 等对 80 名患者进行了研究，他们报道的成功率最高。在 10 天的治疗期内，他们总共实施 3 次 EGS，每天 1 小时，并且逐渐增加电压（范围 0～300 V，根据每个患者的耐受性设置）。但这些结果不能被其他的研究者复制，尽管他们采用了相同的试验方案 [50]。

尾骨痛

尾椎或尾椎周围发生的疼痛称为尾骨痛。如果长时间坐在坚硬的表面上，疼痛会加剧。当疼痛持续超过 2 个月时，就会被认为是慢性。盆底的慢性痉挛会产生拉力，作用于相对固定的尾骨，或许就是一种致病因素，而意外创伤则扮演了“触发器”的角色。创伤性分娩和反复创伤（如卡车司机或马背上的骑手）也有可能成为它的致病因素。据报道，尾骨痛患者的既往史中，腰椎间盘退行性变、硬膜外注射史以及先前的脊椎和直肠手术是较为常见的情况。

肥胖人士和女性可能更易于罹患尾骨痛，因为二者均可致盆腔旋转，从而将尾骨暴露出来，使其更容易受到外伤性的损害。研究发现，尾骨不稳定与前述症状的频繁发作密切相关，尾骨不稳定指的是间歇性半脱位或端坐时，侧位动态射线影像表现为高移动性 [51]。在那些创伤后主诉尾骨痛的患者中，早已存在的脊柱病变可能扮演了某种角色 [52]。骨刺或滑膜囊炎（靠近尾骨的结构发生的炎症）也可以引起疼痛。虽然磁共振成像（MRI）可能有助于排除肿瘤、椎间盘疾病并识别解剖学上的危险因素，但许多人认为它们对于尾骨痛的诊断并没有太大的意义 [53]。据报道，在没有解剖学病变的情况下，抑郁症和焦虑症会使尾骨疼痛的症状进一步加重 [54]。

可以考虑在激痛点部位（图 62-3）注射类固醇来暂时缓解疼痛。最近的一项前瞻性随机对照研究发现，尾骨矫正（图 62-4）是有效的（矫正组中有 22% 的患者描述疼痛明显减少，而对照组中仅有 12% 的患者疼痛减少）[55]。

依照治疗流程（图 62-5）所示，或许可以考虑挑选那些病情严重和对治疗无反应的尾骨痛患者实施手术治疗 [56]。Wray 等将总共 120 位患者随机化分组，一组仅接受甲泼尼龙和布哌卡因注射治疗，另一组除接受注射治疗外，还在全麻下进行尾

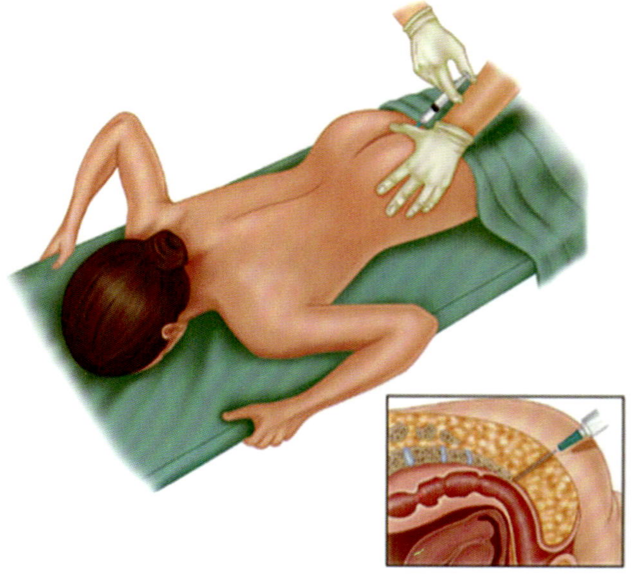

图 62.3 尾骨痛注射时患者的体位（上图）。尾骨痛注射时指定路径和骨骼标志物的矢状视图（插图）

骨矫正。在那项研究中，单纯注射组的有效率达到了 60%，而注射联合矫正组的有效率更高，达到了 85%。23 名患者因对上述两种治疗手段均无反应，最终接受了尾骨切除术。几乎所有人都取得了良好的疗效，这也就提示这一手术或许适用于那些尝试微创治疗方法但却失败的患者 [57]。

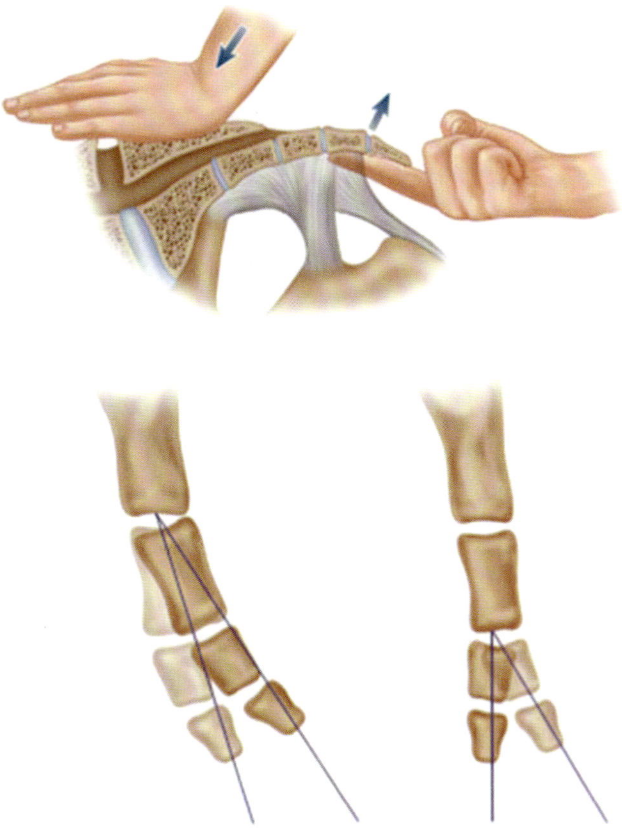

图 62-4　慢性尾骨痛的手术方法。上图展示了患者取俯卧位时，经肛门进行手指探查。下面的图解演示了（矢状视图）改变尾骨结构角度的整体预期效果

阴部神经痛

阴部神经痛也称为 Alcock 管综合征，或阴部管综合征。当会阴区发生的慢性疼痛不能用器质性疾病解释时，医生可以考虑神经挤压伤。如图 62-6（侧面图）所示，阴部神经通过骶结节韧带和棘韧带之间的肌肉 - 骨 - 腱膜隧道。

阴部神经来自于骶神经丛的 S2、S3 和 S4。它自梨状肌下方经由坐骨大孔向骨盆外延伸。而后，它延伸至棘韧带内侧的坐骨棘并再次进入盆腔。在肛提肌的下方，它从前面横跨 Alcock 管，Alcock

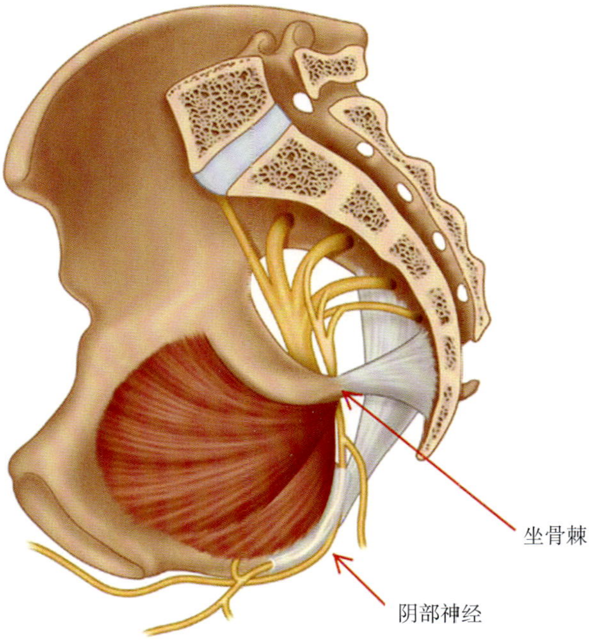

图 62-6　通过骨质和韧带结构的后外侧视图展示阴部神经的解剖走行

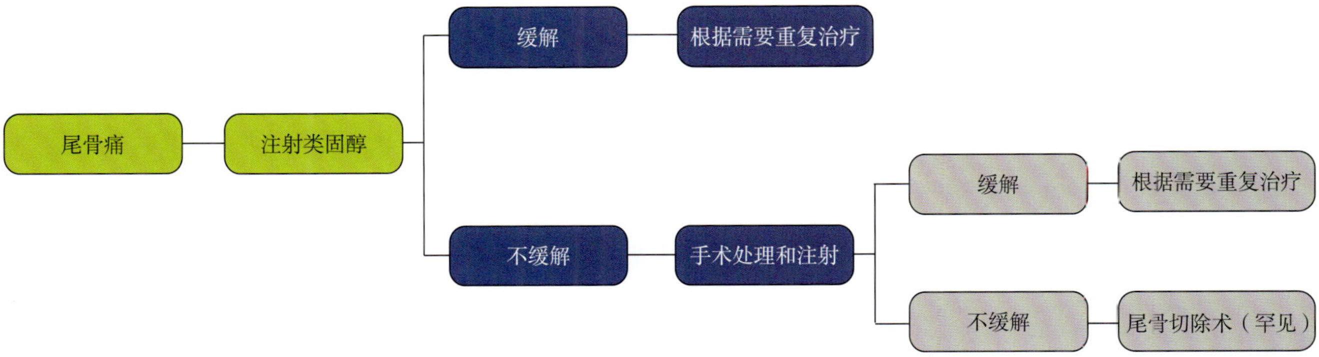

图 62-5　尾骨痛的治疗流程

管实际上是闭孔内肌筋膜的增厚。在坐骨直肠窝，它发出直肠下支和会阴支。业已证明，阴部神经受挤压的两个位点分别位于骶结节韧带和骶棘韧带之间以及阴部（Alcock）管中。

许多慢性疼痛的患者存在后天性的盆底肌肥大，这与其年轻时的体育活动有关，盆底肌肥大反过来又可以导致坐骨棘的重塑，骶棘韧带扭转及神经压迫。

结直肠外科的医生应记住这一点，即神经受压是最常见的病因，但仔细分析病史，可以发现疱疹引起的神经病变、牵拉导致的神经病变、放疗后神经病变也有可能是危险因素[58]。

2006年，一个关于阴部神经痛的多学科的工作组在法国南特举行会议[59]，确立了阴部神经痛基本诊断标准的五项要素：

（1）疼痛应局限于阴部神经支配的区域。这就排除了局限于尾骨、盆腔、或臀部区域的疼痛。

（2）端坐时，最容易引发疼痛，这与神经压迫病因假说相一致。就长期阴部神经痛而言，疼痛也许是持续的，但坐位时依然会使病情恶化。

（3）患者几乎不会在夜间被疼醒。

（4）即使存在感觉异常的情况，而在临床查体时，也不能发现客观感觉损害。如果存在感觉缺陷，则提示应进一步检查以排除骶神经根和马尾神经的病变。

（5）使用麻醉药浸润阴部神经可以缓解疼痛。这是一个基本标准，但它缺乏特异性，因为任何会阴疾病引发的相关疼痛均可通过阴部神经阻滞得到缓解。

专家们同时提醒，阻滞试验阴性并不能排除阴部神经痛，因为阻滞有可能受到技术误差的影响。

专家们还列出了这一疾病的排除标准，具体如下：

（a）疼痛部位与阴部神经支配的区域无关；

（b）瘙痒表现而不是感觉异常；

（c）仅有阵发性疼痛；

（d）影像学异常可以解释症状。

最近的文献阐述了许多治疗方案，包括通过手术或影像引导的神经注射、神经调节，以及通过手术使通道变宽（即释放减压）（图62-7）。

神经注射

临床上，结直肠外科医生可以考虑安排患者在麻醉下进行肛门检查，经肛门或经阴道，为的是进行阴部神经的触诊，以便于定向阻滞（图62-8）。报道的成功率各不相同[60]。因此，影像引导的治疗可能比这种盲目的方式更精准。

Mamlouk等报道，他们为31例慢性盆腔痛患者实施了52次CT引导下的阴部神经阻滞，在确定这些患者有可能诊断为阴部神经痛后，为其注射了麻醉剂和类固醇。

所有的操作在技术上都是成熟的，CT上可见造影剂注满阴部神经管。31例患者中，有两名患者仅仅借助阴部神经阻滞就获得了持久的缓解。14人在阻滞后获得了初步的改善，随后接受了手术治疗，经手术减压后，全部有所改善。作者由此得出结论，CT引导下阴部神经阻滞的诊断价值要大于治疗价值[61]。

Schelhorn等报道了一例MR引导下神经周围注射的案例，患者是一名体格健壮的年轻人。20号的MRI Chiba千叶针（100 mm，Somatex，Medical，Teltow，德国电信公司）经臀部倾斜插入，保证穿刺针的位置尽可能与闭孔筋膜平行。针尖放置在阴部神经管里，首先注射生理盐水来确认其位置。然

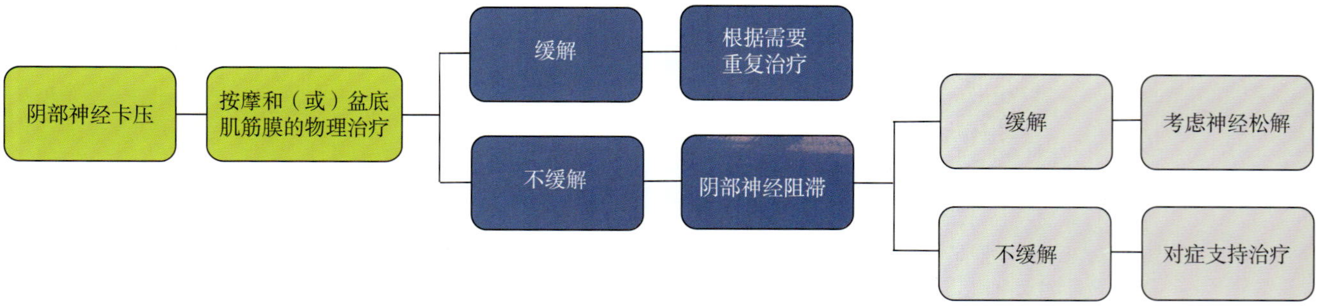

图62-7 阴部神经挤压的治疗流程

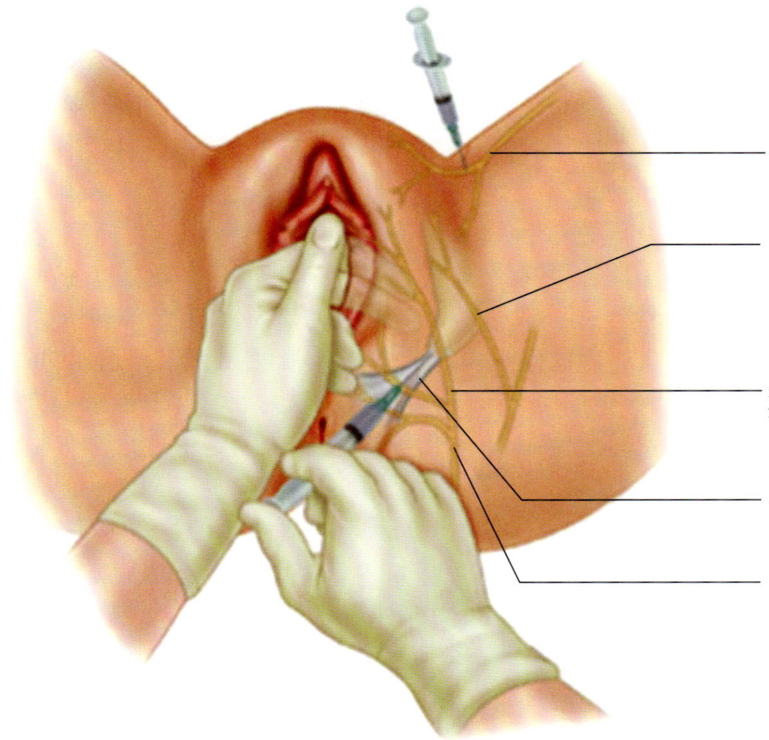

图 62-8　患者取截石位时，施行阴部神经阻滞的演示。需要注意的是，此图解展示的是经阴道用手指探查的解剖标志，然而，经肛门直肠的方式也可以考虑

后注射曲安奈酮和布哌卡因的混合制剂。疼痛缓解，但在治疗后 6 天再次就诊，因此再次给予注射治疗直至患者彻底缓解。在 2 个月的治疗期内，采用此方式总共实施了 6 次注射，最终完全治愈[62]。

神经调节

一个神经外科小组发表了一篇病例报告，他们为一名男性阴部神经痛患者放置了导联线。16 个触点的外科导联线被放置于脊髓圆锥水平，可以进行多点刺激。通过横断面组合治疗，这些外科医生可以使患者会阴区获得 100% 的感觉麻痹，而且没有附加背根刺激。他们报告，在 12 个月的随访期间，该患者会阴痛和神经根痛成功地获得了缓解，并且生活质量全面提升，同时减少了用药[63]。

许多结直肠外科的医生在治疗大便失禁时会采用骶神经刺激（SNS）这一技术，并积累了大量经验。Valovska 等的一份病例报告表明，SNS 可能会使阴部神经受挤压的患者获益，尽管 FDA 尚未批准该技术可适用于这一指征。作者指出，植入 Interstim（Medtronic，Minneapolis，MN，USA）导线后，患者的症状得以改善。由于切除子宫导致神经受损，患者一直遭受慢性盆腔痛的困扰。治疗开始时先植入测试导线，疼痛改善，而后放置永久性的植入物（4 条带尖的 Interstim 导线，分别放置于双侧 S3 和 S4 裂孔）。患者随访 4 年，效果良好[64]。

神经消融

毁坏神经可使症状缓解。既可以通过下文所述的手术方法实施，或者采用影像导引技术完成。Prologo 等报道了一组案例，11 例阴部神经挤压的患者接受了 CT 引导下的 Alcock 管内神经冷冻消融术。他们选用了 17 号冷冻消融探针（Ice Sphere，Galil Medical，Arden Hills，MN），实施了两个 8 分钟-5 分钟的冻融循环治疗。患者的疼痛明显减轻（$P<0.005$）[65]。

手术方法

在神经松解方面，可以通过 4 种方式对阴部神经实施手术减压。所有的手术方法均力求消除造成挤压的可能因素，以达到神经松解的目的，包括：

经会阴、经臀部、经坐骨直肠和腹腔镜。此外，还有一些其他的手术方法可以改变阴部管的解剖结构，我们也收录了最新的相关报道。

经会阴

患者取截石位，在肛门偏受累神经一侧做一半圆形切口。先确定直肠下神经支，然后沿此神经摸索大约一指的距离，到达阴部神经。钝性分离阴部神经周围的粘连。这种方法会触及直肠支，因此仅适用于那些阴部神经痛累及直肠的患者。无论如何，它属于一种探索性的操作，无法对超过 Alcock 管远端的神经进行广泛解剖。

经臀部

患者取俯卧折刀位，采用的经臀切口恰好位于骶结节韧带上方。当探查到骶结节韧带后，选取最窄部分，将之横断，韧带的断端被反折打开。阴部神经就位于韧带下方，与阴部静脉和动脉伴行，很容易发现。采用这种方式，可以直观地看到该神经从梨状肌下孔穿行至 Alcock 管远端。接下来进行神经松解，骶棘韧带被横断。神经前置以减少张力。然后包埋皮下脂肪，缝合皮肤，手术结束。

即使在神经松解术后，仍然存在神经卡压的情况又该如何重新选择入路解决呢？或许可以采用 Hibner 等人描述的方式[66]。他们建议做一个经臀切口，借助神经监控系统识别神经，然后从梨状肌至 Alcock 管远端行粘连松解（使用手术显微镜）。他们采用鞘状神经保护器（Integra，Plainsboro，NJ，USA）将神经封闭其中，并用富含活化血小板的血浆覆盖其表面。将 ON-Q 疼痛阻断导管（Halyard Health，Alpharetta，GA，USA）沿着神经走行置入 Alcock 管内，然后以 2 ml/h 的速度注入 0.5% 的丁哌卡因。采用 Achilles 韧带或股薄肌人工韧带修复骶结节韧带。最后缝合覆盖韧带的皮下组织和皮肤。随访的 9 名患者中，有 8 名报告总体改善，如果采用 11 点疼痛数字等级量表来判定疼痛程度，则分数平均降低了 7.2 ~ 4.0 分（P= 0.02)。

经坐骨直肠

采用这种技术手术时，女性患者选择的切口是在阴道的侧壁，而男性则在直肠和阴囊之间。然后逐层解剖直至患侧的坐骨直肠窝。肌电图用来帮助外科医生发现受压的区域，同时避免广泛的解剖。与经会阴的方式相类似，能够触及到的阴部神经是有限的。对于男性患者来说，位于阴囊和直肠之间的切口易于感染，一旦发生切口疼痛，则康复十分困难。

腹腔镜

这种方式不必将骶结节韧带横断，同时还能很清楚地呈现神经的走行，但远期的成功率一直很低。或许随着机器人手术的开展，可以暴露更广泛的视野，获得更精准的定位，此种手术方式将会进一步完善。

Erdogru 等报道了另一种阴部神经减压的方法（图 62-9 和图 62-10）。他们实施了 27 例腹腔镜下阴部神经减压 / 移位手术（Istanbul 技术），并且为了防止神经周围组织发生远期的再纤维化，他们采用大网膜皮瓣保护神经的分布走行。该技术包括将骶棘韧带完全打开，暴露肛提肌的内侧（尾部），直至发现 Alcock 管入口前面的脂肪组织。打开内部闭孔肌的腱膜，从而开放了神经管。在 6 个月的随访中，80% 以上患者的视觉模拟疼痛量表评分明显下降，幅度超过 80%[67]。在 12 个月随访期间，生活质量评分也得到了改善并一直保持。

阴部管的扩容

Venturi 等研究了那些接受了 Alcock 管扩容手术的患者，Alcock 管扩容就是经会阴沿管道注射自体脂肪组织和干细胞，以扩充神经走行的空间，避免卡压。这是一种先导性的研究，共有 15 名女性患者参与，初步的结果展示了良好的前景。他们密切关注了阴部神经运动末端的潜伏期（PNMTL），发现神经的传导愈发规律有序，并且在短期内改善了疼痛评分[68]。

结论

综上所述，虽然 IBS 和慢性功能性盆腔疼痛涵盖了一系列难以诊断、处理和治疗的疾病，但多学科团队的系统性合作是至关重要的。虽然只有在某些情况下手术才是必要的，但结直肠外科医生必须对这些能引起生活质量改变的问题有足够的了解。

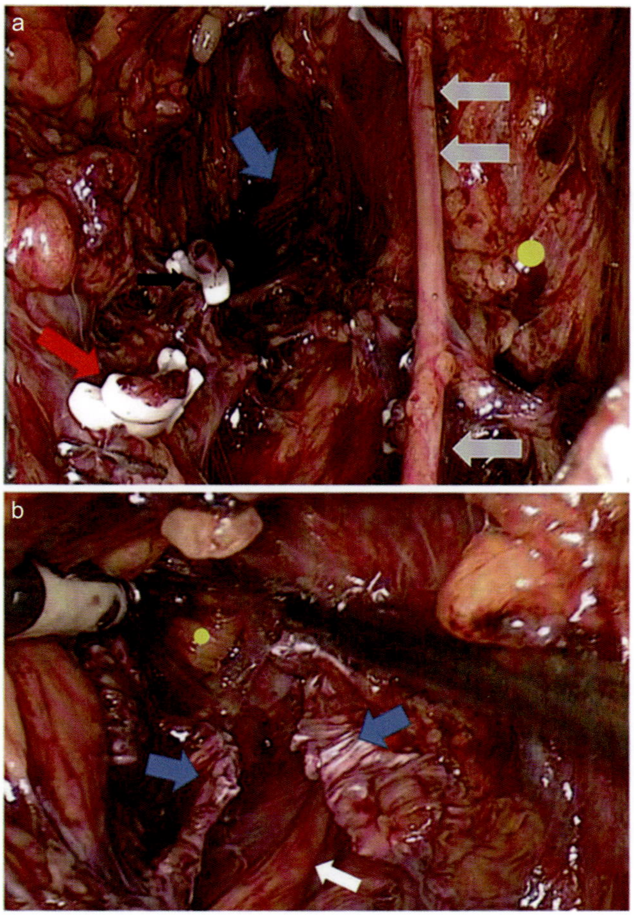

图 62-9　a. 从内部视角暴露骶棘韧带（SSL）和盆腔深部侧面的局部解剖。蓝色箭头代表右侧 SSL。黑色箭头代表切断的右侧闭孔静脉。红色箭头代表切断的脐内侧韧带。灰色箭头代表右侧闭孔神经。b. 切断 SSL 后，在 Alcock 管入口前方的韧带和脂肪组织的下方，可以很容易地识别出阴部神经。蓝色箭头代表切断的右侧 SSL。白色箭头代表右侧阴部神经。黄色圆点代表 Alcock 管入口前方的脂肪组织。已获得 Erdogru T, Avci E, Akand M. 的授权。Laparoscopic pudendal nerve decompression and transposition combined with omental flap protection of the nerve (Istanbul technique): technical description and feasibility analysis. Surg Endosc. 2014 Mar; 28 (3): 925–32. (68). Springer.

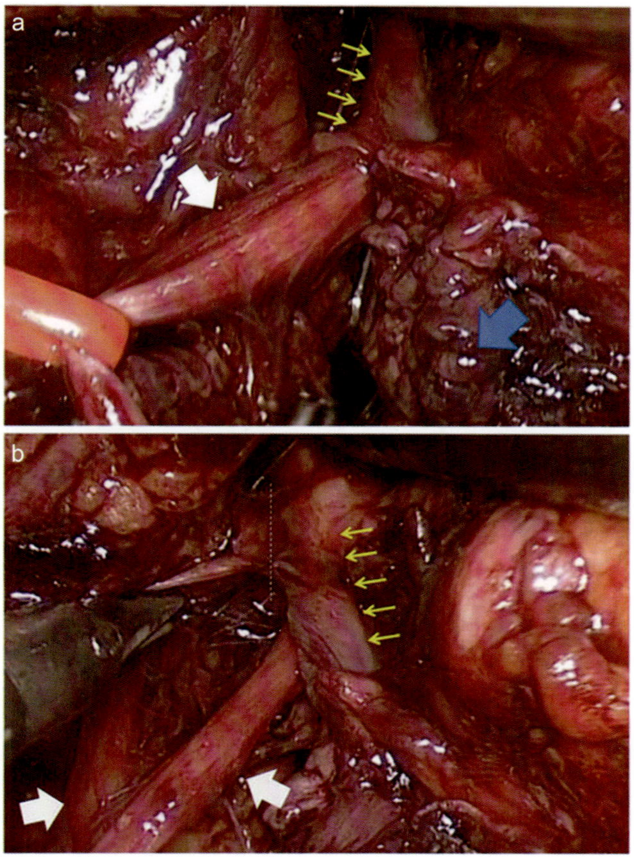

图 62-10　a. 闭孔内肌筋膜构成 Alcock 管的内侧壁，以其内侧为视角，所见到的右侧阴部神经进入 Alcock 管的情况。白色箭头代表右侧阴部神经。蓝色箭头代表切断的右侧骶棘韧带（SSL）。黄色箭头代表 Alcock 管的内侧壁，即闭孔内肌筋膜。b. Alcock 管的近端部分切开后，可以辨认出阴部神经的右深会阴支。白色箭头代表右侧阴部神经。黄色箭头代表 Alcock 管的内侧壁，即闭孔内肌筋膜。已获得 Erdogru T, Avci E, Akand M. 的授权。Laparoscopic pudendal nerve decompression and transposition combined with omental flap protection of the nerve (Istanbul technique): technical description and feasibility analysis. Surg Endosc. 2014 Mar; 28(3):925–32. (68). Springer.

（参考文献参见 www.pumpress.com/home-specific-edu/5599.html）

第 63 章

中、前间隔室：结直肠外科的问题

Cecile A. Unger, Marie Fidela R. Paraiso 著
张 辰 译 于向阳 审校

要点

- 多间隔室盆底紊乱是临床很常见的疾病，需要多学科的团队进行评估和管理。
- 骨盆的肛提肌和结缔组织是盆底和盆腔脏器的主要支撑物。
- 在直肠肠套叠或脱垂经会阴修补时，盆腔脏器脱垂经阴道修补术被普遍应用。
- 盆腔脏器脱垂的腹部手术方式普遍应用阴道骶骨固定术，它可同时伴随经腹或其他方式的直肠固定术。
- 采取经阴道或经肛门的方法修补直肠前突，其中经阴道的方法更为常见，可能与并发症发生率较低的良好结果有关。

概述

许多患者虽然自诉单一的盆腔间隔室下降，但可能是受到多个盆腔间隔室[1]和一些突出物的影响，表现为直肠和盆腔脏器脱垂同时存在[2-9]。此外，在生殖器脱垂的女性中，肛门直肠功能障碍的发生率很高。因此，现在女性盆腔医学和整形外科（FPMRS）医生和结直肠外科医生共同对多间隔室盆底功能紊乱进行评估和治疗[10-11]。

专家们的共识，必须建立在相互协商的基础上，联合治疗可以显著改善患者的预后。例如，单独经阴道直肠前突修补不能改善排便症状[12]，同时梗阻症状可能与后间隔室功能障碍有着更广泛的关系。例如，研究表明，肠疝在表现为直肠前突的患者中并不少见，其发生率高达 42%[13]，而在接受排粪造影检查的有直肠前突症状的患者中，直肠肠套叠的发生率高达 68%[14]。

可能与前、中间隔室脱垂相关的其他后间隔室出现的问题，包括乙状结肠脱垂、肛门痉挛、会阴膨出和（或）直肠脱垂。Peters 等[15]研究表明，在对 55 例直肠脱垂的患者进行评价中，52 例患者同时有其他盆底缺陷，39 例发现有隐匿性直肠脱垂，被误认为直肠脱垂或肠疝。具有上述后缺陷的患者常常需要进行影像学评估以获得准确诊断，并需要多学科团队的治疗[16-17]。

在这一章中，我们回顾了盆底的解剖和其各个间隔室之间的重要关系，描述了 FPMRS 外科医生评价和治疗盆腔脏器脱垂的方法，回顾了经阴道和腹部修补顶端脱垂的方法，同时伴有对结直肠的操作，我们也描述和比较了直肠前突修补的不同方法。

盆底解剖

肛提肌（耻骨直肠肌、髂尾肌和耻骨尾骨肌）是盆腔脏器的重要支撑，并在盆底发挥重要作用（图 63-1）[18]。在正常状态下，肛提肌保持恒定的张力，这有助于在腹腔内压力变化时支撑盆腔脏器，并保持泌尿生殖裂孔的封闭，将尿道、阴道和直肠的远端拉向耻骨[19]。肌肉也会自主地收缩（表现为凯格尔运动）但是也能拉伸和松弛，这对排尿和排便功能是很重要的。

耻骨直肠肌起于耻骨两侧，形成“U”形吊带，为外括约肌向上延续部分，并且包绕肛门直肠交界处[19]。髂尾肌是位于后方的最大的肛提肌，自坐骨棘向上，与肛提肌腱弓的纤维交汇于中线，再嵌入尾骨。髂骨尾骨缝的形成是由于髂骨尾骨肌纤维收

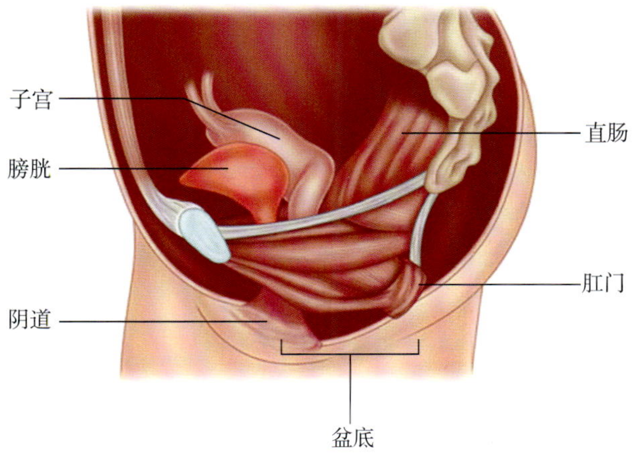

图 63-1　肛提肌与盆腔脏器的相互作用。肛提肌（耻骨直肠肌、髂尾肌和耻骨尾骨肌）是盆腔脏器的重要支撑，并在盆底发挥重要作用

缩所致，并形成肛提肌板，这个解剖结构之上为直肠、近端阴道和部分子宫。在站立状态下，肛提肌板几乎平行于水平面，起到女性盆底的正常支撑作用[20]。耻骨尾骨肌起于耻骨内的内侧面，包括三个部分，它们根据肌纤维的附着物不同而命名[21]。耻骨阴道部（pubovaginalis）嵌入阴道侧壁，并有助于维持阴道侧壁和尿道的支持，在排尿节制中起重要作用[22]。耻骨尾骨肌纤维附着于会阴体，被称为耻骨会阴部（puboperinealis），在收缩状态下，肌肉牵拉会阴体朝向耻骨。耻骨肛门部（puboanalis）是由附着于肛门括约肌间沟水平的肌肉组成，并延续于耻骨直肠肌，该肌肉有助于上提肛门，这也使泌尿生殖裂孔保持关闭[23]。

会阴膜（也称为尿生殖膜）跨越腹盆腔出口的起始部[24]，与盆筋膜腱弓连续，连接远端阴道和尿道至骨盆远端，而背侧出口由致密结缔组织组成，附着于耻骨坐骨支以及阴道远端和会阴体[23]。会阴体位于阴道背侧远端 1/3 和肛门外括约肌（并附着于此），它是由球海绵体肌和会阴浅横肌的一部分以及致密结缔组织组成[25]。这些肌肉结构支撑着远端阴道和直肠，这些附着结构很容易在分娩过程中出现异常，在分娩后需要适当的复位和修复，使远端的盆底支撑得到彻底的恢复。

肛提肌与结缔组织结构之间有着重要的联系，这些结构将子宫、宫颈、阴道和直肠连接到骨盆壁上，而且它们的相互作用也对骨盆的结构支撑起到重要的作用。这些支撑结构或盆内筋膜是比肛提肌更复杂、更有争议的结构。位于腹膜脏层和肛提肌壁层筋膜之间的结构是纤维蜂窝样组织，它含有神经血管束、平滑肌、胶原和弹性蛋白，浅的组织，通常被称为骨盆内或内脏内筋膜[26]。这种结构包绕着盆腔器官，并且使其牢固附着于周围骨盆侧壁结构。因为它是盆腔脏器和盆内筋膜的结合体，并且在阴道和子宫的支撑中起着关键的作用，所以 Delancey 把盆内筋膜叫做内脏筋膜层[27-28]。Norton[29] 形容肛提肌和盆内筋膜之间的相互作用就像“在干船坞里的船”。肛提肌就像在干船坞的水，使船漂浮在其上，而韧带就像系船具，把船紧紧抓住。当码头里的水开始退去时，系船具就会拉紧，使船保持在原位。“韧带”这个术语常用来描述盆底结缔组织结构；然而，重要的是认识到这些结构并不真正符合术语的正确定义。事实上，这些结构的构造和功能有很大的变化。有些是由致密的结缔组织聚集而成，它连接部分骨性骨盆，并对骨盆的稳定性起到作用。这些“韧带”经常被作为盆腔脏器脱垂手术的锚定部位，如骶棘韧带、子宫骶韧带、骶骨前纵韧带。平滑肌、纤维和蜂窝组织也构成了这些结缔组织结构的一部分，并且在位于盆腔内的盆腔脏器的定位和支撑中承担重要作用。这些结构的例子包括子宫圆韧带和阔韧带。

直肠阴道隔是一层致密组织，向近端延伸约 3 cm 至会阴体，但是不在直肠子宫陷凹之上[30]，并且被直肠阴道部筋膜肌腱弓附着于骨盆侧壁[31]。在外科和组织学上，很难描绘阴道和直肠之间的这层组织，同样，在前间隔室的阴道和膀胱之间的这层组织也很难描述[32]。这些组织以前被称为耻骨膀胱宫颈（前）和直肠阴道筋膜层（后）；然而，组织学研究澄清了这些层次的“筋膜”特性[28]，并且从外科手术角度，这一层似乎主要由阴道肌层组成，经此可以把阴道和直肠、阴道和膀胱之间的筋膜分离开来。因此，当描述膀胱膨出和（或）直肠前突的修补时，我们通常采用肌层折叠术，而不是在两个结构之间进行筋膜层分离。

DeLancey[33] 描述了阴道结缔组织支撑的 3 层，可帮助我们理解盆底支撑缺陷是如何发生和为什么发生的（图 63-2）。子宫旁组织是子宫和子宫颈侧壁的支撑，并由血管周围的结缔组织组成，它包括子宫骶韧带和主韧带。这些结构被称为 I 级支撑，

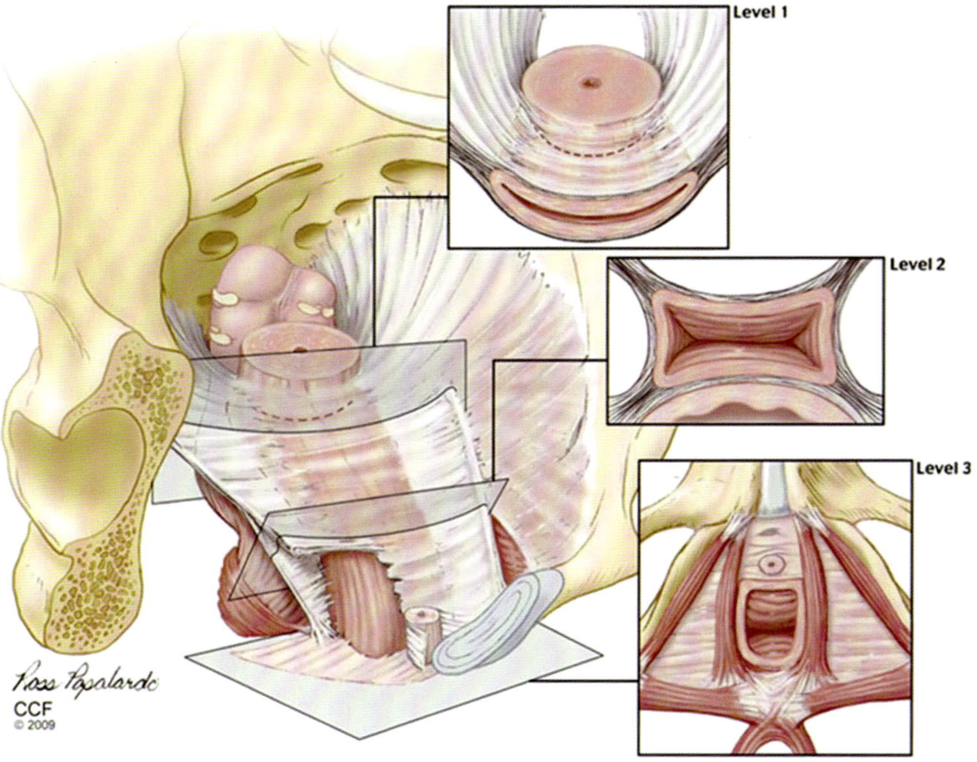

图 63-2 盆内筋膜的插图和支撑阴道的平面。出自 Lee PYH，盆底功能紊乱。In:Beck, D.E., Roberts, P.L., Saclarides, T.J., Senagore, A.J., Stamos，M.J., Nasseri，Y.(Eds.) ASCRS Textbook of Colon and RectalSurgery, 2nd ed Springer，New York, 2011 Meurette Reprintedwith permission ó Cleveland Clinic Center for Medical Art and Photography 2004-2009. [Illustration of the endopelvic fascia and the levels of support to the vagina From Lee PYH Pelvic Floor Disorders In:Beck, D.E., Roberts, P.L., Saclarides, T.J., Senagore, A.J., Stamos, M.J., Nasseri, Y. (Eds.) ASCRS Textbook of Colon and Rectal Surgery, 2nd ed Springer, New York, 2011 Meurette Reprinted with permission ó Cleveland Clinic Center for Medical Art and Photography 2004-2009.]

并提供阴道到盆腔侧壁顶端的支撑，以保持阴道垂直悬挂于盆底。Ⅰ级支撑缺陷的女性表现为子宫/宫颈或子宫切除术后阴道顶端脱垂。阴道的中部经由侧壁结缔组织悬吊于盆腔侧壁，并附着于盆腔筋膜腱弓或肛提肌的内侧。这些附着物对于阴道前壁和膀胱颈支撑是非常重要的。这些支撑的缺陷表现为阴道前壁前凸（膀胱膨出）或压力性尿失禁的症状。如前所述，阴道远端附着于会阴体的后方，而这些附着物形成Ⅲ级支撑。这些结构的缺陷可表现为远端阴道后壁前凸（直肠前突）以及会阴的分离和下降。

盆腔脏器功能障碍的病因是多因性的，但正确评价上述解剖结构的关系是了解盆底功能障碍发生的重要部分。例如，盆底结缔组织或神经肌肉损伤的机械破碎可导致解剖的改变，如生殖孔变长或变宽，以及肛提肌板的倾斜变化[34]。如果阴道轴变得更加垂直，则盆腔脏器可能面对更大的裂孔开口，会导致盆腔脏器通过裂孔脱垂[35]。我们相信盆底功能失调可能也有遗传因素。最近的组织学研究表明，在盆腔脏器脱垂和尿失禁的女性患者的阴道壁弹性蛋白和胶原含量不同于没有这些症状的女性[36]。目前还不完全清楚这些女性的胶原蛋白和弹性蛋白稳态的变化是否有遗传倾向性，而随着时间的推移使他们出现盆底功能障碍的风险增加，或者有报道由于脱垂造成的张力和机械破碎与组织学改变有关，或者是这些因素的组合一起发挥作用。目前正在进行解决这些问题的研究，现在明确的是盆底疾病的潜在病因是复杂的，并且可能涉及多个因素。

盆腔脏器脱垂的评估

盆腔脏器脱垂的诊断采用病史和体格检查相结

合的方法。有脱垂症状的患者通常自述阴道膨出、压迫、不适以及功能性症状，如排尿、排便困难和性功能障碍。脱垂的体格检查包括一般妇科检查以及膀胱截石位查体。如果体检结果与症状不符，或者脱垂最大程度不能确定，则需要女性可以在站立位重新检查。

盆腔脏器脱垂量化（POP-Q）检查是一项有效的工具，经常用于测量和报道脱垂[37]。以处女膜作为参考点，POP-Q 可测量生殖孔长度、会阴体长度、阴道全长、宫颈或阴道顶端脱垂的值，以及阴道前、后壁脱垂的发生 / 范围。在患者进行 Valsalva 动作时，除阴道全长外，其他所有的测量值均可采用。被记录的脱垂的最大值可用来确定脱垂的分级（表 63-1）。

许多盆腔脏器脱垂的女性也有尿失禁。当她们的脱垂被纠正时，没有尿失禁症状的女性仍然有形成张力性尿失禁的风险，因为由于提升阴道顶端和阴道前壁，之前阻塞尿道膀胱连接部被矫直[38]。在脱垂修复时增加抗尿失禁手术可显著降低张力性尿失禁的发病率[39-40]，因此，在评估时关注患者尿失禁症状是非常重要的，并且在进行手术前评估患者隐匿性尿失禁也是非常重要的。在进行盆腔检查时，如果患者膀胱充盈，让她咳嗽或做 Valsalva 运动，可以检查尿道是否漏尿。或者，用连接 60 ml 注射器的尿管置于耻骨联合水平上大约 15 cm 的位置进行简单的膀胱测压。向膀胱内注满生理盐水，然后嘱患者咳嗽，观察尿道漏尿的程度。否则，就要进行尿动力学检查，下面将概述操作过程。

基于当前的证据，常规成像对盆腔脏器脱垂的评价没有作用，但在怀疑便秘症状的根本原因是由于直肠肠套叠、隐性直肠脱垂、乙状结肠疝、肠疝所致的患者中，它可能对诊断和治疗有一定作用。例如，直肠脱垂常与其他盆底缺陷同时存在，直肠内脱垂类似于直肠前突或肠疝，需要排粪造影才能明确诊断[15]。肛门测压、排粪造影、动态 MRI 和经肛超声在评估盆底功能紊乱患者梗阻性排便症状和（或）大便失禁也有重要的辅助作用，并且结直肠外科医生也经常用采用和（或）进行这些检查，以协助评估和治疗方案。这些测试结果的指示和说明已在前面的章节中讨论过，不在本章讨论范围内。

尿动力学概述

尿动力学检查是程序性的操作，用来评估下尿路系统的功能。盆底外科医生依靠尿动力学检查来确定不同的适应证；然而，对于何时实施手术，尚无一致的指导原则，并且检查通常基于临床病史、现有症状、既往盆底手术和即将进行的手术[41]。表 63-2 列出了大多数 FPMRS 外科医生应用尿动力学检查常见的适应证。尿动力学是评估在膀胱充盈时膀胱逼尿肌所能承受的压力，评估患者在膀胱不同容积下如何能更好地抑制排尿，以及如何更好地促使患者在主动排尿时，需要逼尿肌足够的收缩同时尿道保持松弛。执行并在标准的方式记录此过程，使操作者和患者的沟通更方便、更清晰，用专业术语报告尿动力学检查结果需基于国际节制协会（ICS）公布的指南。图 63-3 描述多通道尿动力学检查的装置和导管放置位置，这种方法医生最为常用。让患者舒适坐在尿动力学检查椅上，应用一次性微传感器导管。一根导管置于膀胱内测量膀胱内压（P_{ves}），另一根导管置于直肠或阴道内测量腹内压（P_{abd}）。用腹内压与膀胱内压相减算出逼尿肌压力（P_{det}）（P_{abd}-P_{ves}=P_{det}）。

表 63-1　盆腔脏器脱垂分级

0 级	无脱垂；顶端下降在阴道总长度的 2 cm 内
1 级	脱垂的大部分远端下降点超出处女膜上 1 cm
2 级	脱垂的大部分远端在处女膜的 1 cm 以内（上或下）
3 级	脱垂范围超过处女膜超过 1 cm，但不超过 2 cm 的总阴道长度
4 级	完全外翻；范围在阴道总长度 2 cm 内

表 63-2　尿动力学适应证

复杂性下尿路症状病史
张力性尿失禁的术前评估
难治性急迫性尿失禁
抗失禁手术后复发性尿失禁
治疗无效的频率性、急迫性和疼痛综合征
夜间遗尿症
盆腔放疗或盆腔根治术后的下尿路功能障碍
神经系统功能紊乱
持续性尿失禁
排尿功能障碍

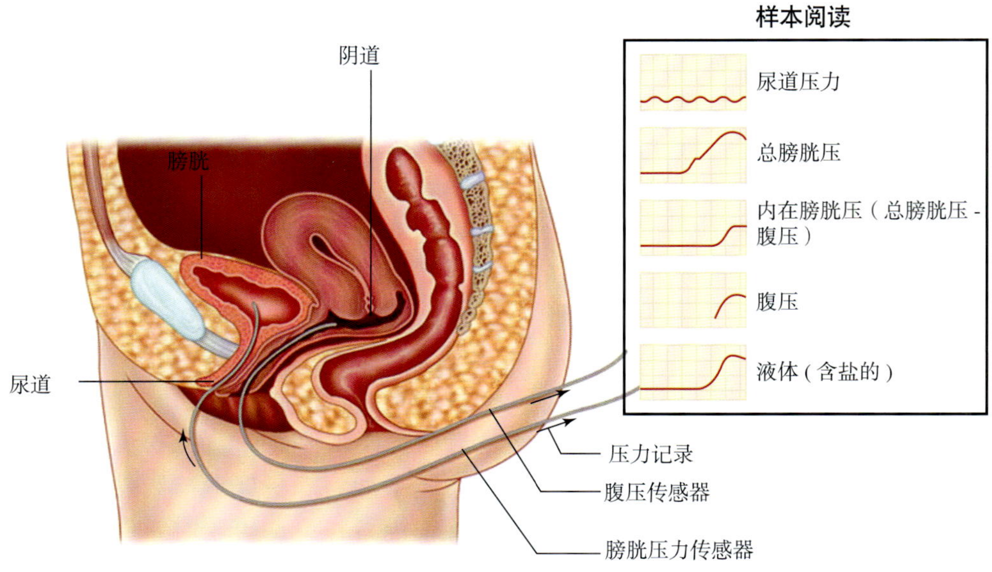

图 63-3 多通道尿动力学检查的装置和导管放置位置，一根导管置于膀胱内测量膀胱内压（P_{ves}），另一根导管置于直肠或阴道内测量腹内压（P_{abd}）

尿动力学检查的第一阶段称为充盈性膀胱测压，它用来评估在膀胱充盈时逼尿肌压力和容积之间的关系，也称为存储相。然后生理盐水充满膀胱，询问患者膀胱感觉：开始充满时的感觉，开始想要排尿的感觉，强烈想要排尿的感觉，刺激的症状以及疼痛。膀胱容量被完全充满，并记录这个数值。在充满过程中也记录逼尿肌的收缩，并详细记录 P_{det} 上升过程，它代表逼尿肌过度运动，这种尿动力学检查不正常的表现显示膀胱过度活动的功能紊乱。通过测量 P_{det} 变化时膀胱容积的改变可以计算膀胱顺应性，它在膀胱充盈过程中保持较低而稳定的水平。P_{det} 的升高与逼尿肌收缩无关，是膀胱顺应性差的一种表现，与神经源性膀胱功能紊乱有关。为了评估在充盈状态下抑制排尿的能力，要求患者做刺激动作（Valsalva 运动、咳嗽、跳跃）模拟增加膀胱压力，在做这些动作时出现漏尿的症状是张力性尿失禁的表现。在正常生理状态下，随着膀胱的充盈，尿道阻力应产生足够的压力，从而抵消在正常活动中产生的腹部或逼尿肌的压力。漏尿压力点是衡量尿道防止非自主尿液泄漏的能力，被定义为尿液自尿道排出时 P_{det} 或 P_{ves} 的最低值。腹部漏尿压力点最常用来评估张力性尿失禁，它可评估尿道承受腹压增高的能力。这一信息有时有助于评估张力性尿失禁的严重程度。

尿动力学的第二阶段是尿流率测定，它包括膀胱排空的评估，称为排尿期。在经历第一阶段研究过程维持膀胱充盈之后，要求患者将尿液排空到电子体积检测器中，并绘出随时间推移尿液重量变化的图示或流线谱。引起尿流率参数改变的条件包括膀胱颈梗阻、尿道阻力和逼尿肌收缩力。除了尿流之外，在被动或主动膀胱充盈后，排空后残余尿量（PVR）也可作为评估指标。确定 PVR 的方法包括超声和导尿术评估。

中前间隔室的外科手术治疗

患有盆腔脏器脱垂困扰的女性有多种治疗选择，包括观察、用子宫托的保守治疗和（或）骨盆肌肉锻炼以及手术[42]。如果患者症状不再改善或不希望继续保守治疗，可在细致的讨论后慎重选择外科手术治疗。外科手术治疗的目的应关注所有涉及的脱垂阴道段，并努力改善下泌尿道、阴道和肛门直肠的相关内脏功能[38]。

在实行脱垂手术之前，有必要对患者进行复查。这些讨论点往往有助于外科医生和患者对外科手术恰当的方法和入路做出决定，这些重要的因素被列在表 63-3 中。

表 63-3　术前注意事项

是否有子宫切除术病史？患者是否希望保留子宫？
患者是否性欲旺盛？她是否希望保持性功能？
通过何种方法进行手术——阴道、腹部、腹腔镜、机器人？
是否进行自体组织或必要的植入物修补？
患者是否愿意承受同时实施结直肠手术，并选择最适合的手术方法？
是否应同时实施抗尿失禁手术，如果是，哪一个？

经阴道修补术

盆腔脏器脱垂经阴道修补术通常在直肠套叠或脱垂经会阴修补时进行。在大多数病例中，FPMRS 外科医生首先实行经阴道脱垂修补术，以便在洁净-污染的区域中进行操作，并且结直肠外科医生在完成阴道修补术后随即进行经会阴修补术。然而，手术顺序可根据外科医生的偏好和有效性来决定。下面我们提供一个手术操作的简要概述。

前间隔室脱垂是指由于阴道前壁缺损引起的膀胱脱垂，也称为膀胱膨出。这可以用自体组织（阴道前壁修补术）或放置生物或网孔补片进行修补。膀胱膨出修补术通常是在经阴道顶端修补术中应用，并且很少给整个手术带来额外的并发症发病率。估计前室间隔复发率高达 55%[43]，但取决于所采用的复发的定义。与应用网状或移植物加固组比较，自体组织组的复发率明显更高：RR 1.39（95% CI 1.02 ~ 1.90）与羟乙酸乳酸聚酯网状补片，RR 2.72（95% CI 1.20 ~ 6.14）与猪真皮网状补片[44]。虽然应用自体组织修补后复发率较高，但尚不清楚较高的不良事件发生率是否与前间隔室用网片加固（即网片侵蚀率 ~ 10%）修补相关，此方法要超过复发的风险，同时，大多数外科医生也对此方法存在争论。

中间隔室脱垂是指顶端的脱垂，包括子宫切除术后阴道顶端脱垂以及子宫阴道脱垂。保留子宫的技术，即子宫固定术，用于那些希望保留子宫的患者顶端脱垂的修补。在其他患者中，通常采用顶端悬吊术或子宫颈切除术顶端悬吊术的阴式子宫切除术。通过腹膜外或腹膜内途径进行顶端悬吊术。经腹膜内双侧子宫骶骨阴道固定术通常应用在阴式子宫切除术中，这种术式在美国很流行。经阴道手术更为常见，但也有经腹或腹腔镜手术，以及有或没有机器人的辅助。它最大的优点是能悬吊阴道顶端，以保持阴道的正常轴线[38]。在手术过程中，暴露双侧子宫骶韧带，并将其用 2 ~ 3 根延迟可吸收和（或）不吸收缝线固定于坐骨棘水平上 1 ~ 2 cm 的韧带。这些缝线然后通过阴道断端，将阴道顶端悬吊于韧带上并结扎。研究表明，子宫骶骨阴道固定术后成功率较高。在 Margulies 等[45]的系统回顾中，解剖间隔室（前、顶端、后）综合成功率分别为 81.2%、98.3% 和 87.4%。有趣的是，在其他研究中也有报道，脱垂越严重的患者治愈率明显越低[46]。

腹膜外悬吊术常用于子宫切除术后阴道穹窿脱垂，但也可在子宫切除术后腹膜已关闭时应用。单侧阴道顶端悬吊于骶棘韧带用于中重度脱垂，或悬吊于双侧坐骨棘以下的髂尾肌筋膜，常用于较小顶端脱垂或阴道较短不能到达骶棘韧带的病例中。骶棘悬吊可以通过前路、顶端或后路进行，且需要仔细经腹膜外分离直肠旁间隙，向下至坐骨棘和骶棘韧带。用可吸收的和（或）不可吸收材料制成的悬吊缝合线小心通过韧带，直视下应用标准针持或专用结扎器，如 Deschamps 或 Miya 钩针，以避免损伤阴部神经血管组织。Capio ™（Boston Scientifi c，Inc.，Natick，MA）是最近 10 年中发展起来的一种缝合载体装置，在此类手术中常常被外科医生应用。一旦将 2 ~ 4 根悬吊缝线缝合于韧带上，缝线穿过阴道，将其顶端缝合结扎于韧带上。研究表明，骶棘阴道固定术可有效治疗顶端脱垂，复发率低至 8%；然而，骶棘部悬吊术后前间隔室复发更为常见，术后 6 ~ 15 年复发率高达 37%[47]。在悬吊术被推荐时，骶棘韧带悬吊术仍是子宫切除术后脱垂并伴有膀胱膨出修补术的一种常用方法。

如果患者年龄较大，不再需要性生活，则可用阴道闭塞手术代替重建手术。伴随晚期盆腔脏器和直肠脱垂的症状，特别是那些年龄较大、身体条件较差，并确定不适合行经腹修补术的患者，在经会阴结直肠手术时通常采用这种方法。对于子宫颈切除术阴道脱垂和子宫阴道脱垂，可采用关闭手术，在这种情况下，要么将子宫原位切除（Lefort 手术），要么行阴道子宫切除术，切除阴道并关闭阴道（阴道闭合术）。关闭手术的主要优点是手术时间短，并发症发病率低，但更重要的是，这类手术有极低的复发率和极高的患者满意度[48]。

经腹修补术

最常见的盆腔脏器脱垂经腹部手术是骶骨悬吊术，它通过剖腹探查或腹腔镜或机器人辅助腹腔镜完成。该手术包括应用桥接合成或生物置入物将阴道顶端悬吊于骶骨前纵韧带。过去使用的合成置入物包括聚丙烯补片、聚酯纤维补片、聚四氟乙烯补片、涤纶补片和硅橡胶。大网孔轻质聚丙烯补片是目前最常应用的一种合成补片，也是我们推荐给其他人使用的补片，它较少发生并发症。此手术的生物材料包括阔筋膜、腹直肌筋膜、硬脑膜、猪真皮和猪小肠黏膜下层组织。比较合成补片和生物材料，其数据显示，应用生物材料（如阔筋膜）的解剖效果不如使用合成补片的解剖效果[49-50]。我们在行常规骶骨悬吊术时更倾向于使用补片，然而，在乙状结肠切除联合经腹直肠切除术时，我们建议使用生物材料，并且最常使用尸体阔筋膜。这一建议是基于吻合口瘘引起的感染需要将植入物移除的理论。支持这一建议的数据还比较稀少。

施行这种手术需采用仰卧低截石位。放置氟雷尿管持续开放。海绵棒或端端吻合术（EEA）器械放置于阴道和直肠，用于阴道顶端的操作和直肠阴道隔的构建。施行剖腹手术，或应用腹腔镜手术（有或无机器人辅助）也达到经腹腔内的入路。患者处于极度的 Trendelenberg 体位，小肠置于上腹部，乙状结肠尽量偏向左侧骨盆。分辨出相关解剖结构，包括双侧输尿管、主动脉分叉和髂骨血管。纵行切开骶骨岬上的腹膜，暴露前纵韧带。必须注意避免损伤骶前静脉丛和骶中动脉。然后，建立腹膜下隧道，或自骶骨向下至后穹窿打开腹膜，以便用植入物覆盖腹膜使之与骶骨粘连。用阴道 EEA 器械或替代探头提升阴道，并锐性分离阴道前壁的腹膜，以在阴道和膀胱之间建立 4 cm 的囊袋。应用同样的技术，用阴道和直肠 EEA 器械分离出直肠阴道隔，并锐性剪开腹膜，在后方建立 4～6 cm 的囊袋。然后用 0 或 2-0 缝合线（我们首选单股延迟可吸收缝合线）将补片“Y”形缝合固定于阴道前、后壁，再将阴道置于右侧直肠旁间隙，用 0 或 2-0 缝合线（我们首选单股不可吸收缝线）将补片主干固定于骶骨上。然后用可吸收缝线在补片上关闭腹膜。

骶骨阴道固定术或结肠腹膜固定术也可与腹侧或其他直肠固定术同时施行，需要多学科团队协作的手术方式（图 63-4a，b）。在腹膜解剖过程中，结直肠外科医生调整乙状结肠和直肠，FPMRS 外科医生或结直肠外科医生自直肠阴道隔向下分离至会阴的水平（在会阴固定术的病例中），以便使后部补片尽量附着于尾部。这对于在检查中发现出口排便功能障碍和（或）会阴疝的患者尤为重要。如直

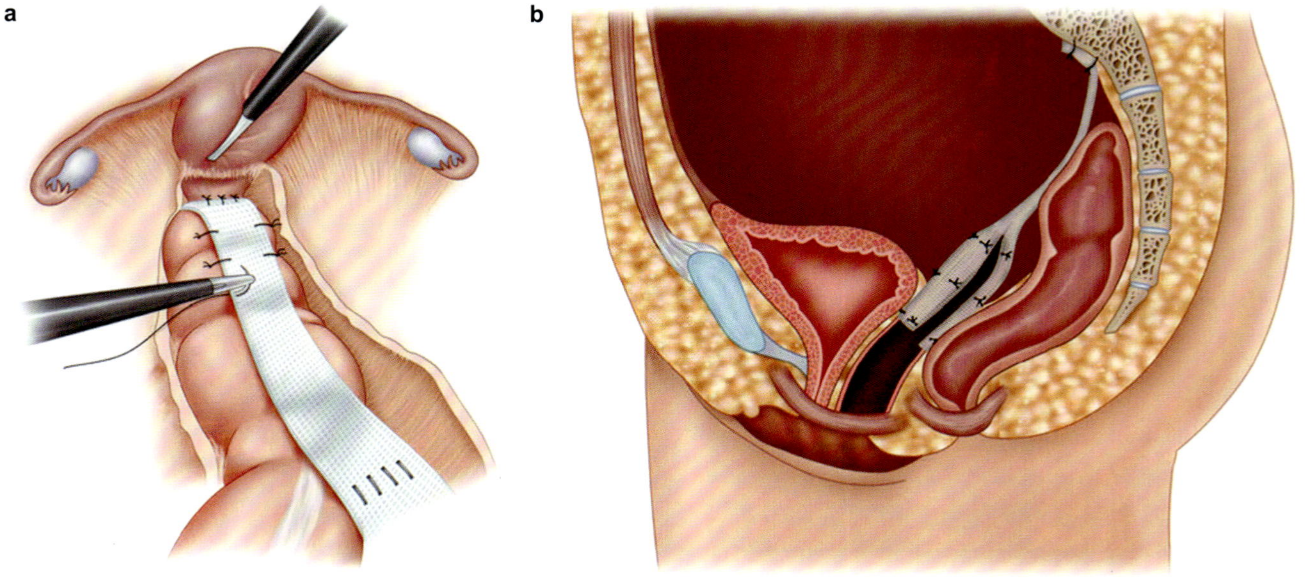

图 63-4 联合骶髂直肠固定术。a. 植入物缝合于直肠前壁；b. 手术矢状面显示应用植入物将阴道和直肠悬吊到骶骨上

肠脱垂章节中所述，在排粪造影或其他术前检查并术中确诊的乙状结肠冗长病例中，结直肠外科医生可选择用 EEA 进行部分乙状结肠切除术结合脱垂修复。如果是这样的话，正如我们前面提到的，我们主张应用生物植入物，以避由于发生术后吻合口瘘而再次取出。在实践中，我们应用猪小肠黏膜下层组织（6 层或 8 层）来进行这部分手术。后壁植入物附着于耻尾肌和髂尾肌筋膜旁，代替阴道后壁，至远端直肠、直肠附属物旁以及远端会阴。然后，一位外科医生将补片固定于骶骨上，另一位医生确认有充分的悬吊，而对直肠和阴道没有太大的张力。在这部分手术中，恢复正常解剖结构是关键。

汇总的数据表明骶骨阴道固定术比其他各种阴道手术（包括骶棘阴道固定术、子宫骶骨阴道固定术和经阴道补片）具有较好的预后[44]。然而，这个手术与较长的操作时间有关，恢复日常生活活动的时间也较长，如果开腹手术则增加手术费用。因此，应注意选择适当的患者，并与其他手术方法进行讨论，对比手术风险和收益。

关于联合直肠切除术和骶骨阴道固定术，有许多发表的成功报告显示，多学科经腹入路是安全有效的，对合并生殖器和直肠脱垂的患者可明显改善症状[17, 51-58]。文献回顾还表明，直肠固定术联合骶骨阴道固定术有较低不良事件发生率，并且也不会显著地增加并发症的发病率。在单中心回顾性分析中，VanderPas 等[59] 观察 133 例单纯骶骨阴道固定术、缝合直肠固定术联合乙状结肠切除术、骶骨阴道固定术联合缝合直肠固定术［和（无）乙状结肠切除术］的患者。作者发现，组间患者围术期不良事件的唯一差异是术后肠梗阻的发生率：与两组骶骨阴道固定术组相比，单纯阴道固定术组的发病率较高（22.2% vs. 3.8% vs.5.9%，P= 0.004）。另外，他们还报道，直肠固定术联合骶骨阴道固定术不会增加术中及术后并发症的发生率。

主要关注的是脊椎椎间盘炎，它包括脊髓感染的一系列疾病，例如关节盘炎、骨髓炎、硬膜外脓肿、脑膜炎、硬膜下积脓和脊髓脓肿[60]。植入的假体材料在手术中和术后可造成持续的风险，因为在植入和缝合过程中可直接造成细菌的种植，同时也由于异物的持续存在。由于骶骨阴道固定术是将植入材料置于骶骨上，会造成椎间盘炎的特有风险，并有该手术后的病例报道[61-62]。也有联合直肠固定术［和（无）乙状结肠切除术］后出现椎间盘炎的病例报道[63, 64]。更重要的是，与单纯骶骨阴道固定术相比，我们团队发现经腹联合直肠固定术后盆腔脓肿形成的风险显著增加（11.1%vs. 0.8%，P<0.001）。在这群患者中，肠切除似乎并没有导致风险的增加，而单纯直肠固定术足以造成脓肿的形成。在将骶骨缝合在骶骨前纵韧带过程中必须格外小心，不要疏忽椎间盘间隙，因为这可能增加细菌种植的风险，尤其是当植入物附着于直肠上时。虽然有文献报道使用合成补片有满意的效果（甚至在乙状结肠切除时[59]），我们团队试图在肠切除且已经在直肠和阴道上应用单股延迟可吸收缝线以及在骶骨上应用单股不吸收缝线时，通过使用生物植入物来降低假体合成材料的感染风险。在患者主诉不适和（或）下腰痛或持续有无法描述的症状而不能用感染因素解释时，我们也尽量应用 CT 或 MRI 来对术后患者进行评估。

后间隔室的手术治疗：直肠前突修补术

直肠前突相关症状在无需手术治疗的情况下可被有效地治疗。保守治疗包括起始的常规肠道方案，以避免出现便秘和肠运动痉挛。好的方案通常包括高纤维饮食、充足的饮水和非处方粪便松软剂。盆底物理疗法［伴有（无）生物反馈治疗］也是一种保守的治疗方案，它对查出有盆底肌肉功能障碍的患者具有治疗作用。此外，子宫托对直肠前突到阴道中上部的患者治疗有效。

外科手术治疗是保守治疗失败后的一种选择。外科医生对手术治疗有不同的观点。一些外科医生（许多结直肠外科医生）认为单纯排便功能障碍不是一种指征，而是患者主诉需要夹板辅助排便，或有直肠前突超过处女膜的阴道突出。在妇科泌尿学实践中，如果保守治疗失败，同时有任何排空 / 排泄不适和（或）阴道膨出或突出症状，我们往往对其行手术治疗。在进行上述全盆底检查后，再行手术治疗和制订手术方案。阴道后壁脱垂可单独出现，或可与其他间隔室脱垂同时发生，并制订相应的手术计划。伴随有肠疝和乙状结肠疝也可有直肠前突，但没有数据显示这种情况是否经常发生，也没有数据显示直肠前突修补术后这些条件的存在是否会影响手术的效果。

在进行手术治疗之前，要考虑的一个重要问题是便秘症状是否与潜在的生理功能障碍有关[65]，而不是由直肠前突本身造成的。此外，虽然后间隔室脱垂通常与肠功能障碍的症状相关，但尚不清楚它们与临床表现或脱垂严重程度有何关系[66]，这对决定进行手术治疗是一个挑战。然而，有数据显示，在行直肠前突修补术后，后间隔室的解剖结构和排便症状得到明显改善[67]，因此，有理由相信后部修补对某些患者是有益的。在直肠前突修补术后，应充分考虑患者持续性便秘或排便症状的可能性，并且术后对这些症状仍需保守治疗。在直肠前突修补仍存多种方法。盆底外科医生使用经阴道技术将在这章讨论。经肛技术将在第 59 章中讨论。

经阴道修补术

经阴道修补术是目前最常见的直肠前突修补术，存在两种经阴道修补技术。“传统”或“中线折叠”技术包括阴道肌层和直肠阴道（伴或不伴有下层的肛提肌）组织在中线部位的折叠。“特定部位”的修补需要修补在阴道肌层和直肠阴道组织中独立的缺陷，而不需要折叠肛提肌，通常用一指插进直肠来辨别缺陷的修复情况。

图 63-5 概述了如何进行经阴道直肠前突修补术。患者取背侧截石位。在阴道后壁局部注射混有稀释的肾上腺素的麻醉剂（我们的首选是 0.5% 利多卡因，1∶20 万单位肾上腺素），然后在中线处自直肠前突最近、最相关的部分切开（在直肠阴道检查中很容易被辨识），至处女膜。如果从会阴部将直肠阴道隔分离，打开生殖裂孔，和（或）会阴疝，也应施行会阴修复术和切开会阴上皮组织。一旦切开，夹钳切开的阴道上皮组织边缘，并柔和牵开，将阴道的纤维肌层同上皮组织剥离，产生双侧上皮皮瓣。如果遇到肠疝疝囊，通常将其打开，推回小肠内容物，并用不吸收或延迟可吸收 0 号或 2-0 缝合线荷包缝合关闭疝囊。接着在中线或特异性位点用 0 号或 2-0 可吸收或可延迟吸收缝合线进行折叠缝合，直到直肠前突完全消失。如果施行会阴缝合术，可用一根 0 号可吸收缝线通过折叠缝合球海绵体肌的下部和肛周浅横肌，并将该复合体重新附着于直肠阴道隔上，来重建会阴部。然后双侧修剪上皮组织边缘，再用 2-0 可吸收缝线重新缝合。

由于应用合成或生物植入物加强了修补，经阴道直肠前突修补术得到了很大的改良。合成植入物材料可以是可吸收的或永久不可吸收的，通常由羟乙酸乳酸聚酯或聚丙烯制成，最常用的生物植入物是由牛或猪的真皮或小肠制成。数据上不能显示，应用植入物加强修补后间隔室有显著获益。Altman 等[68]前瞻性地观察，应用猪真皮植入物加强修补的效果，结果显示，3 年内解剖复发率为 40%，不到 50% 的患者有排便症状的改善。Sand 等[69]比较了直肠前突修补术放置和不放置羟乙酸乳酸聚酯补片的结果，发现两组间复发率相似。

在 Maher 和 Karram 对阴道后壁脱垂的回顾性研究中均报道发现[70]，中线折叠缝合和特异位点的修补解剖的成功率为 83%。作者还发现，在进行中线修补的患者中，18% 的患者有术后性交困难，26% 的患者有排便功能障碍，需要手指插进阴道辅助排便，在特异位点修补组中有 18% 的患者同时有两种症状。在回顾性分析中，Abramov 等发现[71]，与中线折叠修补的患者比较，接受特异位点修补的患者更易复发直肠前突（32% vs.13%，P= 0.015）。在 Paraiso 等的随机试验中[72]，将Ⅱ级或较大直肠前突患者随机分为三组，采取不同的直肠前突修补方法：中线折叠缝合、特异位点修补和用猪小肠黏膜下层植入物加强修补。在一年内，加强修补组解剖失败率最高，其次是特异位点修补组（46% vs 22% vs 14%，P=0.02）。令人关注的是，三组之间排便和性交困难症状没有统计学差异。在一项多中心随机试验中，Sung 等[73]也发现，与应用猪小肠黏膜下组织植入物加强修补的患者比较，应用任何类型的自体组织修补（中线折叠式和位点特异性 C）的患者，在术后性交困难和排便症状缓解率方面没有统计学差异；然而，与上述研究相反，笔者并没有发现两组之间的客观和主观成功率存在差异。

经直肠修补术

1967 年，Marks[74]描述了经肛门直肠前突修补术。虽然不太常见（与经阴道入路相比），但仍有一些结直肠外科医生采用（见第 59 章）。

一些试验对比了经阴道和经肛门入路直肠前突修补术。Kahn 和 Stanton[75]观察了有症状性直肠前突伴或不伴有排便功能障碍（排粪造影检查发现直肠排空障碍，但肛门测压检查提示肛门直肠顺应性正常）的女性。经阴道修补术包括中线和肛提肌的

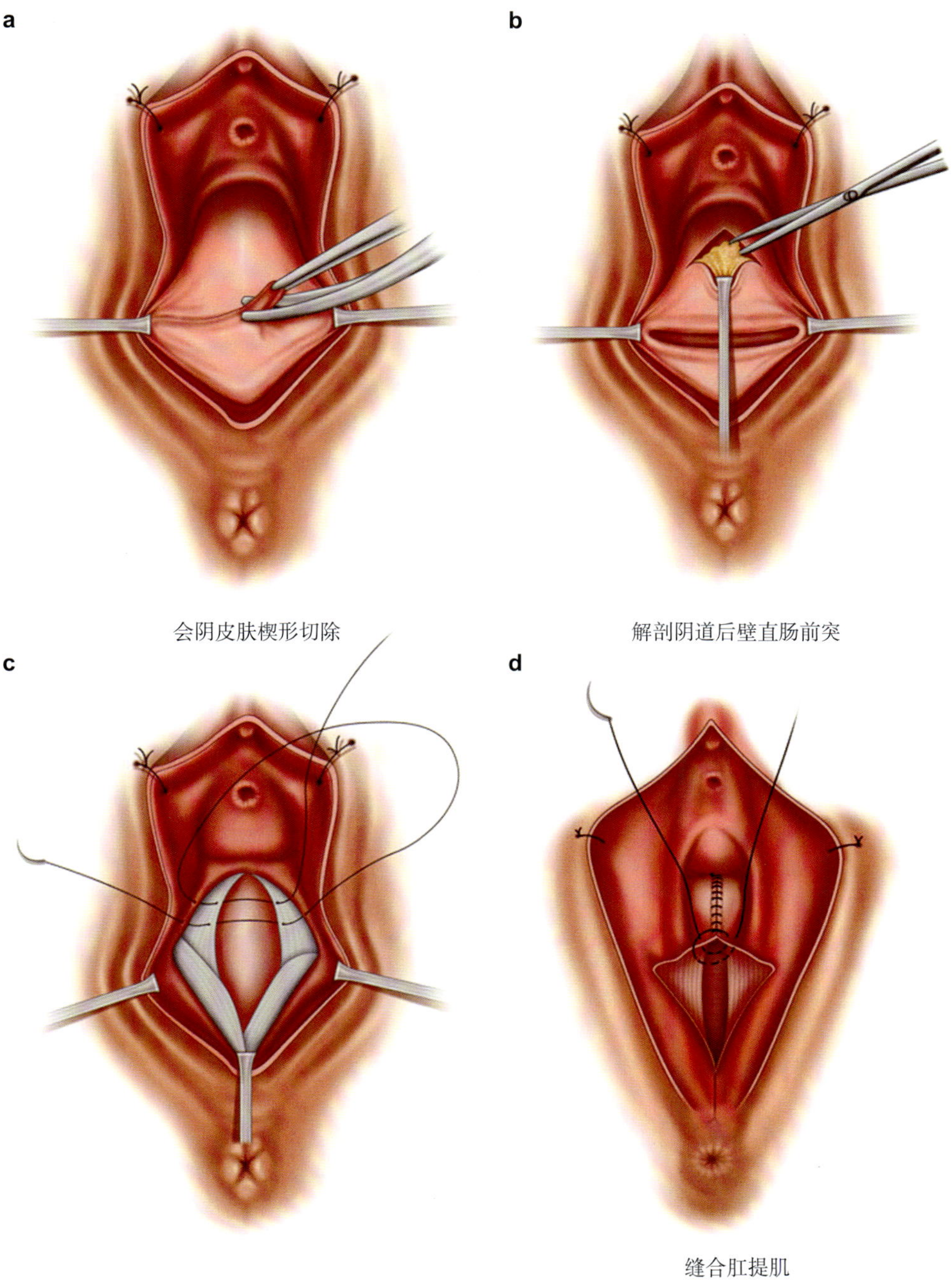

图 63-5　经阴道直肠前突修补术。a. 阴道后壁和会阴部切开；b. 阴道肌层下解剖上皮组织；c. 肌层和直肠阴道组织有和或无肛提肌下层折叠缝合；d. 阴道后壁上皮组织重新对拢

折叠缝合，并由 FPMRS 外科医生完成，而结直肠外科医生完成经肛门修补。

Nieminen 等 [76] 进行了更广泛纳入标准的试验，包括所有有单纯症状的直肠前突的女性，以及有正常肛门括约肌功能对保守治疗无效的女性。经阴道修补术由 FPMRS 外科医生完成，包括仅中线折叠缝合，而没有肛提肌折叠缝合，经肛修补术由结直肠外科医生完成。两项试验均报道，两种手术方法可显著缓解症状，但经肛门的方法好像与更多的临床诊断为直肠前突复发有关，但可减少性交痛的发生率。

总之，对有症状的直肠前突的患者，经阴道的方法特别是在 FPMRS 医生中更为常用。解剖效果似乎更好，它可能与较低的并发症发病率有关。然而，尤其是如果进行了肛提肌折叠缝合，该手术与较高的术后性交困难发生率有关，并且不能解决所有的排便症状。

结论

盆底疾病大多是由盆底支撑缺失导致一种连续性的疾病的过程。多间隔室功能障碍的情况并不少见，通常需要多学科团队的评估和治疗。FPMRS外科医生和结直肠外科医生必须共同努力为他们的患者提供治疗方案，从而达到最好的效果，但也有最低的并发症发生风险。理解盆底的解剖关系是实现成功的第一步，二是要善于把握每位专家的评估和治疗方案，共同努力为患者提供一个全面的治疗计划。

（参考文献参见 www.pumpress.com/home-specific-edu/5599.html）

第 6 部分
其他疾病

第 64 章

小儿结直肠疾病

Daniel H. Teitelbaum, Peter F. Ehrlich　著
薛晓强 译　林国乐 审校

要点

- **泄殖腔畸形**：此类疾病是小儿结直肠疾病中最为复杂的一类，外科矫正前必须进行仔细的解剖学评估。因为需要处理日后可能出现的妇科与泌尿生殖系统疾病，故对于本类疾病长期随访十分重要。
- **肛门直肠闭锁**：肛门闭锁畸形常伴有泌尿生殖道畸形和脊柱畸形，而后两类疾病又会使得肛门闭锁畸形患儿的长期管理、护理复杂化，多达 50% 的患儿会伴发终生的失禁。
- **Hivschsprung 病（先天性巨结肠）**：尽管外科矫正可为患儿带来良好的排便功能，但许多患儿在拖出肠道后会染上复发性小肠结肠炎，这一并发症需要有经验的外科医生迅速治疗。患儿也有一定概率遭受肛门失禁之苦。总之，他们因类似潜在的疾病需要得到长期随访。
- **坏死性小肠结肠炎（necrotizing enterocolitis，NEC）**：坏死性小肠结肠炎可导致全层肠坏死，使得有功能的小肠和（或）大肠总长度大大减短。即使不发生肠道长度减短，缺血相关的肠道狭窄也有可出现，此类狭窄通常发生于结肠脾曲附近，严重时可能需行局部肠道扩张术或切除术。
- **炎症性肠病**：与成人炎症性肠病的诊断、治疗类似。需要着重考虑的是确保患者青春期身体生长发育充分，这对手术的时机选择有利。
- **便秘**：便秘有时十分棘手，但通常经过治疗可以早期得到处理，便秘时排除先天性巨结肠和解剖学引起的梗阻十分重要。阑尾造瘘术对部分极顽固的便秘有一定益处。

概述

小儿结直肠疾病这一范畴涵盖了从复杂的先天性发育紊乱到许多获得性疾病等一系列疾病。笔者不想使本章成为一篇宽泛的综述，而是想和读者探讨一些小儿中常见且重点的结直肠疾病，而这些疾病常常伴有终生的并发症，也是外科医生时常要处理的。因此，熟知这些疾病的类型以及潜在并发症的治疗方法，至关重要。

先天性畸形

泄殖腔畸形

泄殖腔畸形是肛门直肠畸形（anorectal malformation，ARM）中最严重且最复杂的一类，在活产儿中的发生率约为 1∶20 000[1]。从胚胎学角度上来说，泄殖腔是一个临时的器官，最终将一化为二形，从而区分出胃肠道和泌尿生殖道[1]。

以临床观点看，泄殖腔指的是由尿道、阴道、直肠汇成共同腔道并在会阴部共享同一开口的器官，它位于会阴前部原本应是尿道开口所在的地方[2]（图 64-1）。此病通常伴发阴唇结构发育不良，且因其在会阴处可能开口过小，分泌物难以充分得到清除，由于尿液反流入阴道腔内或在母体激素刺激下，胎儿子宫产生过多分泌物难以排出，这种畸形可伴发严重的腹胀。更糟的是，因婴儿不能排出胎粪，腹胀可能还会加剧，此时往往需要通过行阴道造瘘置管引流术和结肠造瘘术来紧急解压（详见本章“当前治疗”部分）。

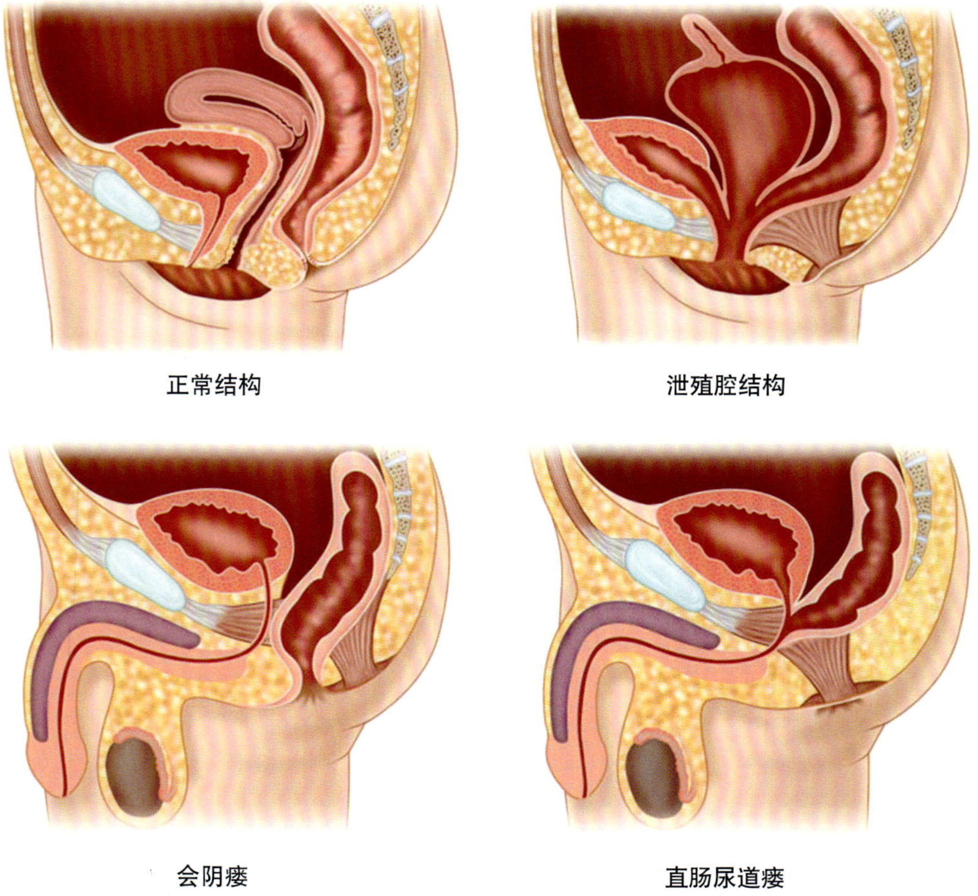

图 64-1 肛门直肠闭锁的分类。左上角为正常女性解剖截面。左下角为低位肛门闭锁（会阴瘘）男性解剖截面，直肠位于大部分的括约肌群内。右上角为患泄殖腔畸形的女性解剖截面，请注意直肠、阴道、泌尿道汇合成了一个共同腔道。右下角为高位肛门闭锁（直肠尿道瘘）男性解剖截面，直肠、尿道之间无解剖平面

各类泄殖腔畸形产前影像学上可表现出类似的特征，如阴道腔体的扩大等[1]，精准的解剖学描述需要借助内镜和大量放射检查。泄殖腔畸形的一种变体是尿生殖窦，它只由尿道和阴道组成共同腔道，而直肠仍处于正常的解剖位置上并与之独立。

泄殖腔畸形的机制

作为内胚层后肠的衍生物，泄殖腔正常存在于4～5周龄的胚胎体内[3]。尿直肠膈形成于泄殖腔的头侧并将其分隔成腹侧的尿生殖窦和背侧的肠管[4]。一旦尿直肠膈与会阴接触，泄殖腔膜就会消解，从而产生尿生殖窦口和背侧肠管开口。尿生殖窦最终会发育形成尿道和膀胱结构、此外女体中部分尿生殖窦还参与形成阴道和处女膜。

根据发育停止的时机，肛门直肠畸形可分为不同亚型，造成不同时间段发育停止的原因目前未知，但分子模型提示这涉及同源异形盒（homeobox）、骨形态发生蛋白（bone morphogenetic proteins，BMPs）、音猬因子信号通路（sonic hedgehog signaling，SHH）等[6]。此外，由尿生殖瘘畸形与先天性肾上腺皮质增生症的女性患者男性化之间的联系，可以证明性激素浓度的改变与其发生也有关[1]。

当前治疗

外科治疗是当前治疗泄殖腔畸形的方法。早期的产前检查有助于鉴别胎儿是否存在阴道积水（膨胀的阴道中充满液体），阴道积水若未能及时得到诊断或治疗会导致严重的并发症，如阴道撕裂、肾积水（肾膨胀扩张）、脓毒血症等[7]，这些并发症可以通过早期阴道减压和结肠造瘘置管引流来预防。日前也有科学家介绍了一种结合膀胱镜与阴道镜的

微创手术方法[8]。子宫或阴道穿孔也时有发生，它会伴随着严重的腹胀、胃肠功能紊乱、呼吸窘迫，在后述的几类情况中，早期手术的难度更大，且通常需要开腹完成。

一旦 X 线、内镜结果清楚确定了解剖结构，确定性手术即可进行。近年来发现，尽管如荧光镜透视检查或磁共振成像之类的三维成像需要将造影剂注入阴道、直肠、膀胱内，但它们却可以明显提升术前影像分析结果的准确性[9]。共同腔道的长度是选择确定性手术时要考虑的主要因素之一[10]。修复较短的共同腔道（$<$3 cm）只需对会阴切开，并会有较少的伴随发病率[11]。而修复较长的共同腔道（$>$3 cm）时，需切开会阴和腹壁进行处理，这将使得手术过程更加复杂[10]。长远预后良恶需视畸形而定。对于共同腔道长度的测量通常需要在确定性手术术前才去使用膀胱镜、阴道镜等来明确。

手术需要将直肠从泄殖腔腔道上分离并植入残留的括约肌群正中，然后将有腔洞的结构（即阴道、尿道）作为一个整体松解并下拉到会阴皮肤处。对于腔道较长的畸形，术中可能需行更大范围的松解或联合腹内、会阴松解。在大约半数病例中，我们能发现包括阴道膈膜在内的双子宫畸形，更有甚者，可以发现两个完全的半子宫结构。在早期手术中应当确认这些结构并试着补接起两半的阴道腔体。

因为许多患儿会有终生的泌尿、妇科疾患，故长期随访十分重要。另外，尽管患儿肛门闭锁，但发生肛门失禁的概率却至少有 50%（见下文）。

不同于其他病症，泄殖腔外翻（即膀胱、盲肠开口于外腹壁）会伴有脐膨出、肛门闭锁、外阴性别不明（通常男性阴茎缺如）。在一份综述文献中，96% 的泄殖腔外翻患儿有结肠短小表现，13% 患儿患有短肠综合征，这都增加了患儿住院天数和肠外营养时间[12]。

肛门直肠闭锁畸形

肛门直肠闭锁畸形，或肛门闭锁，是因解剖和（或）遗传因素所致后肠发育畸形，以至于肛门开口位置异位在胚胎泄殖腔上[10]。肛门直肠畸形范围大小与泄殖腔后部发育的程度直接相关（图 64-1，图 64-2）。较小的缺损出现的位置更加靠后，如齿状线瘘；更大的缺损将导致更靠前的畸形，如肛提肌上部直肠尿道瘘，或在极其严重的病例中，表现为泄殖腔畸形[13-14]。

肛门直肠闭锁的机制

动物模型研究提示：内胚层细胞发育紊乱导致了肛门直肠畸形。成纤维细胞生长因子受体 2 Ⅲ b（Fgfr2Ⅲb）变异或编码其配体——成纤维细胞生长因子 10（Fgf10）的基因变异导致结肠和十二指肠的闭锁，上述结果提示造成这两种缺陷的机制相似[15]。Fgfr2Ⅲb 编码的一种膜结合酪氨酸激酶受体被认为是仅在发育期的肠道内胚层细胞中表达[16]。当小鼠的肛肠连续性建立后，Fgf10 才在直肠中表达[17]。Fgfr2Ⅲb 或 Fgf10 的变异[18]，Hedgehog 信号通路[15, 19]、Wnt5a[20]、Cdx2 的变异都与小鼠的肛门直肠畸形表型有关[21]。近期的文献提示此类病有家族遗传性，在患直肠阴道前庭瘘或直肠会阴瘘的患者中，约 15% 有直肠肛门畸形家族史[22]。故遗传咨

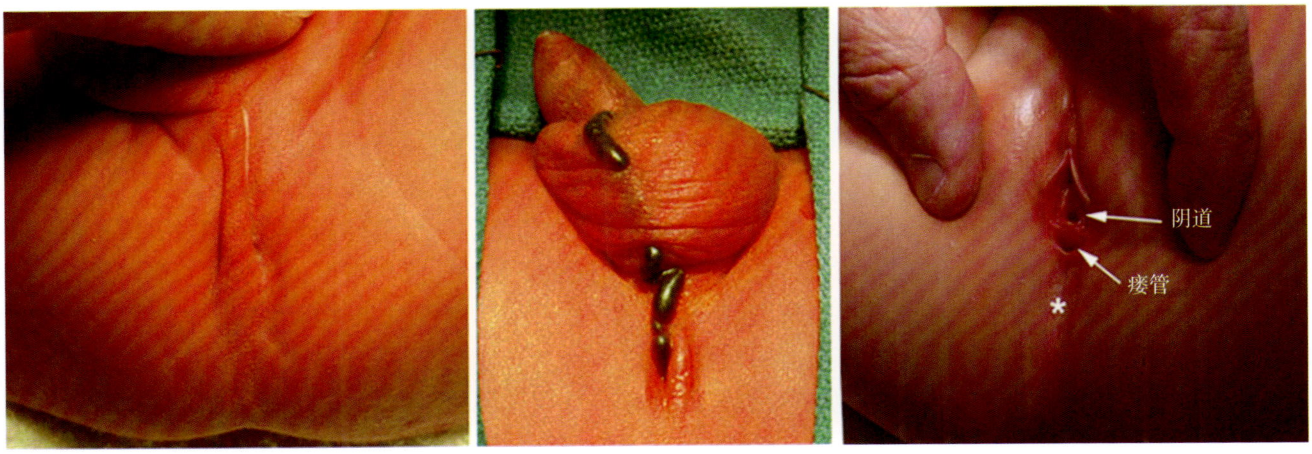

图 64-2　不同形式肛门闭锁时的会阴部外观

询十分重要。

肛门直肠畸形也与VACTERL症候群有关，VACTERL症候群包括脊椎缺陷（vertebral defects）如骶骨畸形或半脊椎畸形；肛门闭锁（anal atresia）；心脏结构缺陷（cardiac defects），最常见的有房间隔或室间隔缺损；气管食管瘘（tracheo-esophageal fistula）；肾畸形（renal anomalies）；四肢畸形（limb dysplasias），通常是桡骨发育不良或拇指缺如等。此病在活产儿中的发生率约为1∶10 000至1∶40 000[23]。

外科干预治疗前，各畸形都需进行检查。通常来说，此检查包括以下一系列项目：从颈椎到尾骨的X线平片；脊髓超声以排除脊髓栓系；因最常见的心脏缺陷是房间隔和（或）室间隔缺损，故超声心动也有必要进行；务必将解压管从口置入胃腔中以排除大部分的气管食管畸形；同时泌尿生殖道的超声检查也有必要进行。

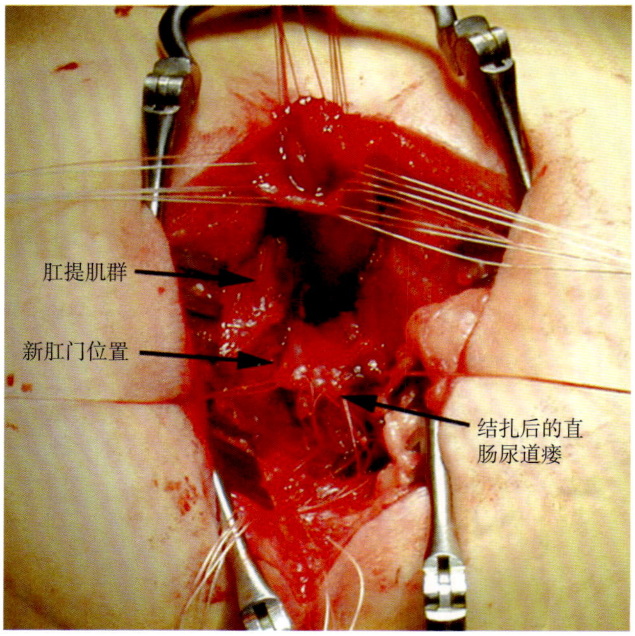

图 64-3 后矢状入路肛门直肠成形术（PSARP）

当前治疗

早期需考虑选择进行初期修补还是结肠造瘘术，为帮助做出决策，患儿需出生24小时后进行俯卧侧位X线摄片以明确直肠末端的位置，此过程在超声协助下可能会更加方便。若直肠已经下降到耻尾骨肌群以下的位置，初期直肠拖出是可行的；但若直肠的位置不正确或闭锁末端在耻尾骨肌群平面以上，则应进行结肠造瘘术，造瘘口需要尽可能靠近降结肠，以确保可以保留足够长的远端直肠以供拖出与会阴接合。

解剖结构的不明确会增加临近组织损伤的风险[24]，而且直肠尿道瘘管常与患儿的前列腺或膀胱括约肌群相连，实施经结肠瘘口的对比剂造影可以更好地明确这些连接结构[2]。

经典的手术术式为后矢状入路肛门直肠成形术，此术需在会阴做一个大的正中切开，辨认出直肠（通常就在肛提肌群的上方）后切开以便找到直肠尿道瘘管，再小心地在黏膜下分离出瘘管、结扎，接着松解直肠以确保向下拖出时没有多余的张力，使用Pena肌肉刺激器将直肠小心的置入残余的括约肌群中（图64-3）。最近，也有学者提倡经腹腔镜拖出直肠的术式，此术式还可以在腔镜技术下自上而下结扎直肠尿道瘘，大大减少会阴部的分离破坏[26]。

长远考虑

因大部分肛门直肠闭锁的患儿直到成年都会持续伴随其他症状，他们需要长期的随访。在术后数月内，患儿需要进行扩肛，总的来说，1周龄患儿的肛管需可轻松穿入#14 Hegar扩张器（#14 Hegar dilator），才能关闭有保护功能的结肠造瘘口。

最常见的远期病症与肠道运动排空有关，排空功能的结果取决于瘘管的高度。低位的损伤通常伴发便秘，而高位的瘘管却伴发失禁[10]。另一个预测肛门直肠控便能力的指标是骶骨的完整性，拥有3块以上完整骶骨椎体的婴儿通常会有比较理想的概率获得良好的控便能力。对于那些肛门闭锁伴发会阴瘘的患儿来说，他们面临的最大问题是长期便秘，其中的绝大多数需要每天导泻处理，聚乙二醇是早期最常用的轻泻剂，长期效果良好。

而对于那些骶骨结构形成不良和（或）肛门闭锁伴更高位瘘的患儿来说，肛门失禁的可能性至少有50%，对于失禁的处理策略将在本章下文中详述。

希尔施普龙病（先天性巨结肠）

希尔施普龙病（Hirschsprung disease，HD，先天性巨结肠）是以结肠神经节细胞缺失所致的疾病，通常好发远端结肠。缺少有功能的肠肌间神经系统导致肠道运送其内容物的运动功能紊乱，即产生肠梗阻[27]。先天性巨结肠在新生儿中估算发生率为 1：5000，除更好发于女性的全结肠无神经节细胞症外，男女好发比例约为 4：1[28]。

先天性巨结肠的表现和机制

患儿表现出首次肠道排空运动（胎粪排出）延迟，正常胎粪通常在胎儿出生后 24 小时内排出。若新生儿出现肠道运动困难、吃奶困难、体重增长迟滞以及进行性腹胀，也要考虑到本诊断。图 64-4 展示了神经节细胞减少最可能的机制。无神经节区缺乏一氧化氮合成酶（nitric oxide synthase，NOS），不能产生使平滑肌弛缓的一氧化氮，故而导致结肠缩窄，而增生的刺激性副交感神经纤维会增加远端结肠的痉挛程度、加重病情。行对比剂灌肠可提示远端直肠的缩窄和近端结肠的愈发扩张（图 64-5）。需要再次着重调的是，扩张的肠道是健康的肠道节段，尽管对比剂灌肠可能会显示出移行交界区的位置，单凭此检查却难以准确预测神经节细胞减少的程度（尤其在新生儿中）。行直肠吸引活检（通常在床旁进行）或对较大婴儿行手术全层直肠活检，当发现结肠黏膜下层神经干肥大、神经节细胞缺如即可确诊。

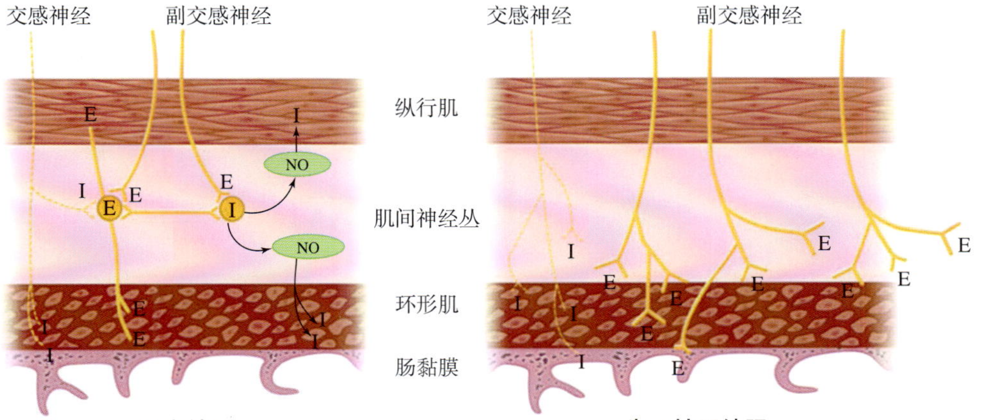

图 64-4 本图展示致先天性巨结肠中功能性肠梗阻表现的病理生理过程。请注意先天性巨结肠的患者，其肠道兴奋性副交感神经占据优势（导致组织学上所见神经增粗）并伴有固有神经节细胞缺失、一氧化氮匮乏，而一氧化氮对于弛缓平滑肌十分重要。E，兴奋性；I，抑制性；NO，一氧化氮

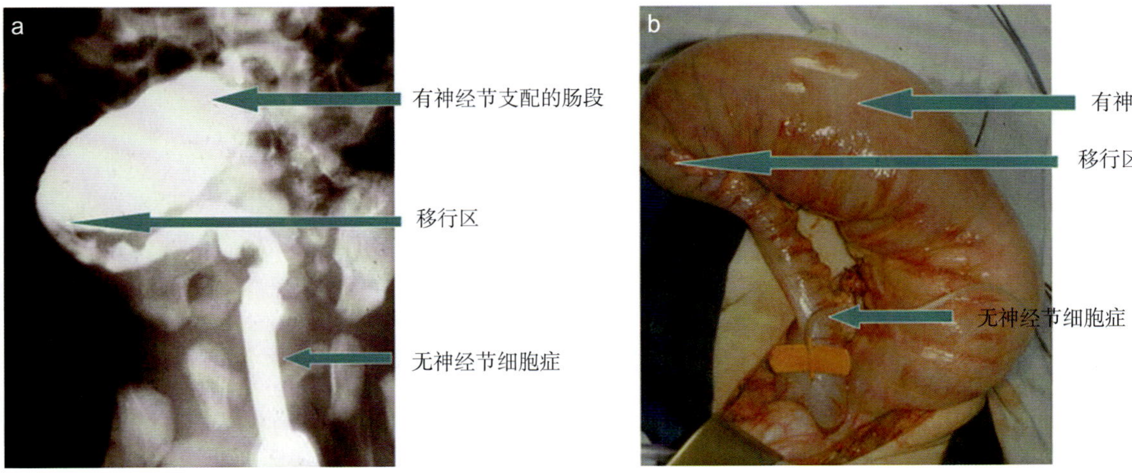

图 64-5 a. 先天性巨结肠患婴的对比剂灌肠影像。请注意远端无神经节节段的狭窄结肠、移行区、近端扩张的有神经节节段。b. 同一患婴术中的结肠照片，请注意远端无神经节节段的狭窄结肠、近端扩张的结肠与其肥大的纵行肌层

先天性巨结肠的发病机制不明，但可能与神经嵴细胞迁移不能或存活失败有关[29]。多个基因标记已被证实在先天性巨结肠发病中起到重要作用[28]，尽管只在不到半数的病例中找到了特定基因，但RET原癌基因途径的变异造就了几乎半数的家族性发病病例及少量散发病例。目前这些突变如何演变成神经节细胞减少症尚未明确，尤其是因为并不是此病患者的所有家族成员（即使携带了相同的RET变异基因）都会发病[30]。失去神经节细胞导致了一氧化氮合成酶的绝对缺失，进而导致无神经节细胞的肠段一氧化氮竭尽、平滑肌弛缓不能[31]。

分子标记

先天性巨结肠患者中，已知有超过30种基因突变，如RET基因突变、EDN3基因突变、EDNRB基因突变等。然而，在患者的健康家族成员中，上述基因突变也存在。此外，主因其不完全外显性和表现变异性的特性，当今实施先天性巨结肠的精准产前诊断是不可能的[30]。由于那些特定的基因与其他畸形也有关，故这些患者行基因检测可能还是必要的，例如特定的RET基因突变可以导致甲状腺髓样癌，而通过基因检测就可为发现此类突变与预防性地实施甲状腺切除提供可能。

当前治疗

Swenson在1948年对先天性巨结肠患者成功地实施了手术，手术包括会阴盆底分离与病肠全层切除、行结肠肛门吻合，此后此术式得到几次改良[32]。如今，最常用的手术方法是经开腹、腔镜或者经肛门路径的直肠后肠管拖出吻合（图64-5b）[33]。Soave手术需行近端病变肠段全层切除、远端肠段黏膜或黏膜下剥离以及近端肠段拖出、肌鞘内吻合。最后，Duhamel手术术式为切除近端病变肠段、松解直肠后壁（保留病变直肠）以及将正常神经支配的结肠绕直肠后拖出并与之吻合。尽管术式不同，手术的主旨都是通过切除或通过与近端有神经节的健康肠段吻合来绕过无神经节的肠段。许多研究试图探讨哪种术式更具优越性，但都未达成共识[34-36]，不过无论术式如何，绝大部分患儿都能良好接受[37-39]。

术后，患儿可能会经历很长时间的术后并发症，如大便失禁、便秘、复发性小肠结肠炎等[40-41]。小肠结肠炎是一种消化道炎症性疾病，可以导致腹泻和全身性败血症，据报道，其在实施拖出吻合的患儿中发病高达40%，尽管目前尚未了解其病因学机制，但有学者推测肠道微生物菌群与有神经节支配肠段内尚未明确的某些异变之间，可能存在复杂相互作用关系。治疗上，使用广谱抗生素和（或）实施小手术都可助缓解病症[42-43]。

在实施拖出吻合的患儿中，大约有5%患儿会有长期的大便失禁[44]，然而更多的孩子可有如厕训练期周期加长、术后数年反复排便困难等。继发问题尽管比较少见，但偶尔也会有手术成功的患者会继发肠到狭窄、复发性小肠结肠炎或神经节细胞再次减少。此类少见的并发症可能需要再次手术，如对于复发性小肠结肠炎可行后入路肌切开/切除术[45]，对于肠梗阻或无神经节支配肠段，可再行拖出吻合[46]。

获得性疾病

坏死性小肠结肠炎

坏死性小肠结肠炎（necrotizing enterocolitis，NEC）是一种影响新生儿肠道的获得性疾病，它也是造成新生儿重症监护病房（NICUs）内婴儿患病、死亡的最首要原因。坏死性小肠结肠炎是目前早产儿最常见的外科急症[47]，婴儿出生时体重低于1000 g和（或）出生早于孕28周时面临的危险最大。在大部分较晚期的病例中，X线片上、术中都可见肠积气征象，且这些气体会不时进入门脉系统（图64-6）。

坏死性小肠结肠炎的机制

实验数据和经验总结提示，NEC好发于那些就胃肠道功能来说更加脆弱（屏障作用、免疫调节功能的紊乱或不成熟）的婴儿身上。起始的局部缺血逐步加重、失代偿，以至于肠道上皮屏障功能缺失、逐步肠黏膜乃至全层受损[47]。

据记载，肠道菌落与肠道环境和基因都有关系，而患NEC的婴儿其肠道菌群可能是不正常的[48]，它似乎是由异常细菌/TLR4信号通路导致，

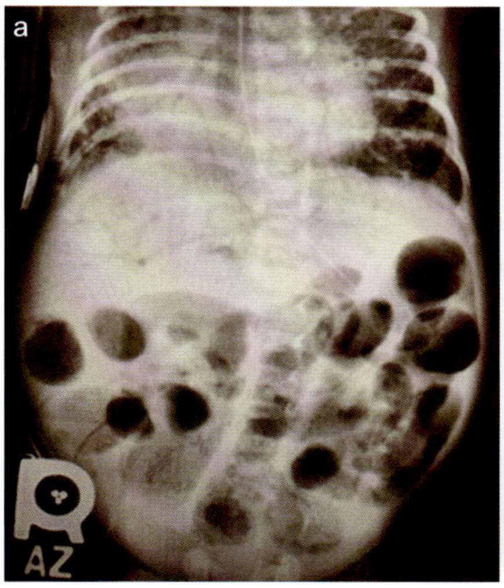

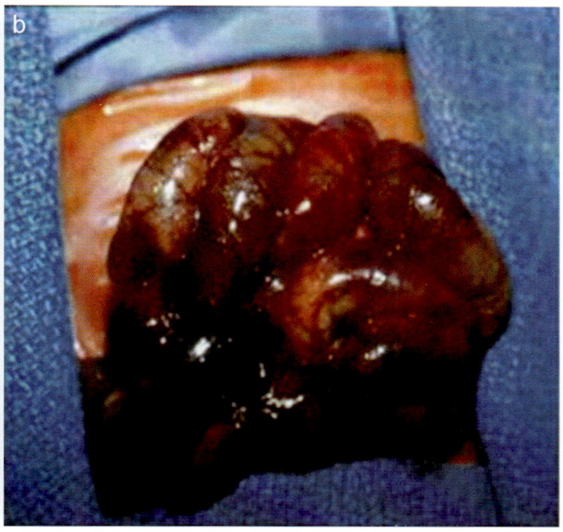

图 64-6　a. 患坏死性小肠结肠炎早产儿的 X 线片。请注意肠道弥漫积气与胆道系统内气体。b. 同一个患儿的术中肠道照片示弥漫肠道积气及小肠斑片状缺血、坏死

此机制会引起肠道一氧化氮产生减少、肠活力减低以及后续的肠菌过度繁殖，最终击垮肠道的屏障功能 [49]。

当前治疗

NEC 的治疗以预防为主。母乳已被证实可以大大降低 NEC 的发生率 [50]，学者相信这与母乳中高浓度的表皮生长因子（epidermal growth factor，EGF）以及 IgA 有关 [51]。同时，母乳可以提供大量的低聚糖，虽不能被人类消化，但它却可以为肠菌群中的乳酸杆菌及其他有益的厚壁菌门的菌株提供营养基质 [52]。

在无外科紧急干预的情况下，支持治疗是治疗的基石。它主要由禁食、胃肠减压、静脉补液 / 营养三方面组成，另外，也推荐应用广谱抗生素 [47]。为了动态了解疾病的变化情况，医者需要勤做腹部检查和影像学检查。

通常来说，肠穿孔的征象（如气腹）即使给予最大限度保守治疗，病情仍是严重的，往往提示患者需要外科手术。手术的目的是切除坏死肠段而尽量保留健康肠段的长度。不幸的是，大约 50% 的新生儿在术后无法存活，这也侧面反映了本病的严重性。此外，患儿术后可能因大量肠段的切除而不得不面对短肠综合征之苦。由于很多新生儿的血流动力学不稳定、脏器功能无法支持开腹手术，行经右下腹切口经皮腹腔引流对于较小的早产儿来说是替代手术的方案。开腹手术和引流的预后已被证实在某种程度上相当 [53]。

便秘和肛门失禁

在西方国家，儿童便秘是一个常见毛病 [54]。长期便秘可以导致粪便滞留、嵌顿、充溢性失禁。便秘可被归为功能性或者器质性两类。绝大多数新生儿在出生后的 48 小时内即有胎粪排出 [55]。在新生儿阶段，小儿若有“便秘”，在证明是其他原因前应首先怀疑器质性便秘或者肠梗阻；除新生儿期之外，绝大部分的小儿便秘应为功能性的 [56]。功能性便秘的定义是与先天器官畸形、获得性疾病、药物无关的便秘。罗马Ⅲ标准是准确诊断功能性便秘的最佳方法 [57-58]。功能性便秘小儿的管理包括如厕训练为主的患者教育、饮食调整、服用口服药物等。最常用的口服药是聚乙二醇，在更顽固的便秘中，也可使用番泻苷（番泻叶）。在笔者处理的慢性便秘患者中，我们治疗的第一步是清空结肠中的粪便并开始肠道管理。尽管文献中的证据较为混杂，在正进行或本应进行如厕训练的患儿中，我们发现行为疗法十分有益 [59-60]。当患儿早期治疗而病症难以纠正时，他们需要行进一步检查以排除器质性病因。肠活力、运输能力、压力的测试对于指导后续治疗——尤其是更侵入性的干预有益处。在目前已知的关于长期预后的研究文献中，慢性便秘的治愈率在 50% 到 70% 之间 [61-62]。其他已报道的非手术治疗包括经皮腹壁电刺激 [63-64]。最近，也有文章指出在部分慢性功能性便秘患儿中，PERISTEEN™（Coloplast，UK）灌肠技术也有良好的效果 [65]。

慢性功能性便秘的外科治疗

尽管此病流行，但大多数慢性功能性便秘经过保守治疗可以免受手术。然而，还是有一小部分患儿经保守治疗无效，需要更积极的外科干预治疗。目前关于慢性功能性便秘并无对照实验数据。常用的步骤包括 Malone 顺行可控性灌肠（Malone anterograde continent enema，MACE）[66-68] 或其他顺行可控性灌肠术，如经 Chait 管（Cook Medical Co.）盲肠造瘘等 [69-70]（图 64-7）。这些操作的一个优点是它们是可逆的。由于行结肠造瘘的缘故，目前报道的关于患儿巨直肠、结肠的切除效果不尽相同 [71]。目前对于患儿顽固性便秘最新的治疗技术可能是骶神经刺激（sacral nerve stimulation，SNS），截至当前对于慢性便秘或大便失禁的治疗中，系列报道指出其有高达 80% 的成功率，SNS 的初步效果令人满意 [72-75]。在美国，SNS 应用的一个局限是它只限于年龄大于 15 岁的儿童使用，因此，其在更年轻患儿中的应用是不符合规范的。

图 64-8 为功能性便秘患者儿管理的决策树型图。

先天性巨结肠或肛门直肠畸形患儿的便秘、大便失禁

在先天性巨结肠（HD）或肛门直肠畸形（ARM）的患儿中，便秘和（或）大便失禁的治疗更加具有挑战性。据家长所述，多达 65% 的 HD 患儿

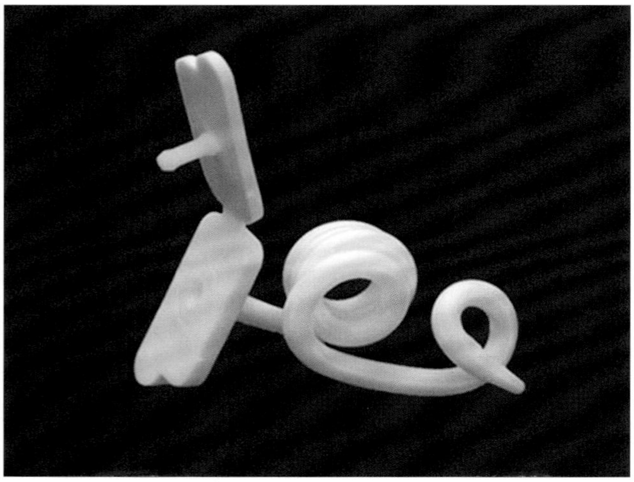

图 64-7 Chait 管的猪尾型末端以确保其可以固定于盲肠

有肠道功能紊乱症状 [76]。此问题在更年幼的患儿身上更加常见，并对他们的社交和总体生活质量有着巨大影响。尽管青春期时这些症状可能可以改善，但部分患者却会终生与之为伴 [77]。在一项长期研究中，42% 的患儿有偶发大便失禁，12% 患儿有频发失禁，46% 患儿无大便失禁，另外，9% 的患儿患有便秘 [78]。只要 HD 患儿有一个伴随症状，那么肠道出现问题的概率就会明显上升。HD 患儿出现便秘或者大便失禁的病因包括：小肠结肠炎、吻合性原因（含肠道狭窄）、括约肌功能失调以及持续性 / 获得性肠无神经节细胞。如前文所述，小肠结肠炎是 HD 最严重的并发症之一，它可以急性起病、低度反复或者慢性持续 [40]。无论何种情况下，它都需要紧急直肠排气排便减压、抗生素以及必要时的肠外补液综合治疗 [70]。

扩张术可能对于吻合口处的狭窄（通常由缺血引起）有效，但是持续的狭窄将需要再次行拖出吻合治疗 [80]。括约肌功能障碍可能也与括约肌群被过度牵拉或保留无神经节的直肠肌鞘有关，后者可能会因直肠内拖出吻合后导致肛管内压力增高，进而导致梗阻症状 [45]。保留无神经节肠段或无神经节肠段过长也可能导致便秘 [80]。无神经节肠段过长可能是早期手术时在括约肌水平为辅助控便而保留了一小段无神经节肠段所致——当小儿长大时，此肠段也会跟着生长，最终导致功能性梗阻。无神经节肠段也可能与在较少神经节细胞、却有更粗大的神经的移行区建立吻合有关。

因上述病症的儿童缺乏足够的括约肌肌肉系统或神经支配，故而便秘和大便失禁在 ARM 患儿中更加常见 [81-83]。只有 1/3 的患儿可以有自主肠道运动并能完全排空肠道，而剩下的患儿则需干预治疗。ARM 根据解剖缺陷不同，由一系列肠道损伤和问题组成（换言之，只要有骨盆肌肉和神经的地方都有可能出现 ARM）。手术修复的治疗、早期积极治疗都是为了避免巨结肠的形成。随着专门专科的肠道管理方案应用，大部分患儿都有望实现生活中可控和生活质量的提高 [84]。

诊断性检查与治疗

患有 HD 和肠功能障碍的儿童中，指检、对比剂灌肠、粪检、吻合口以上（2 cm、4 cm、6 cm）内镜活检等都极其重要。其综合结果有助于判断是

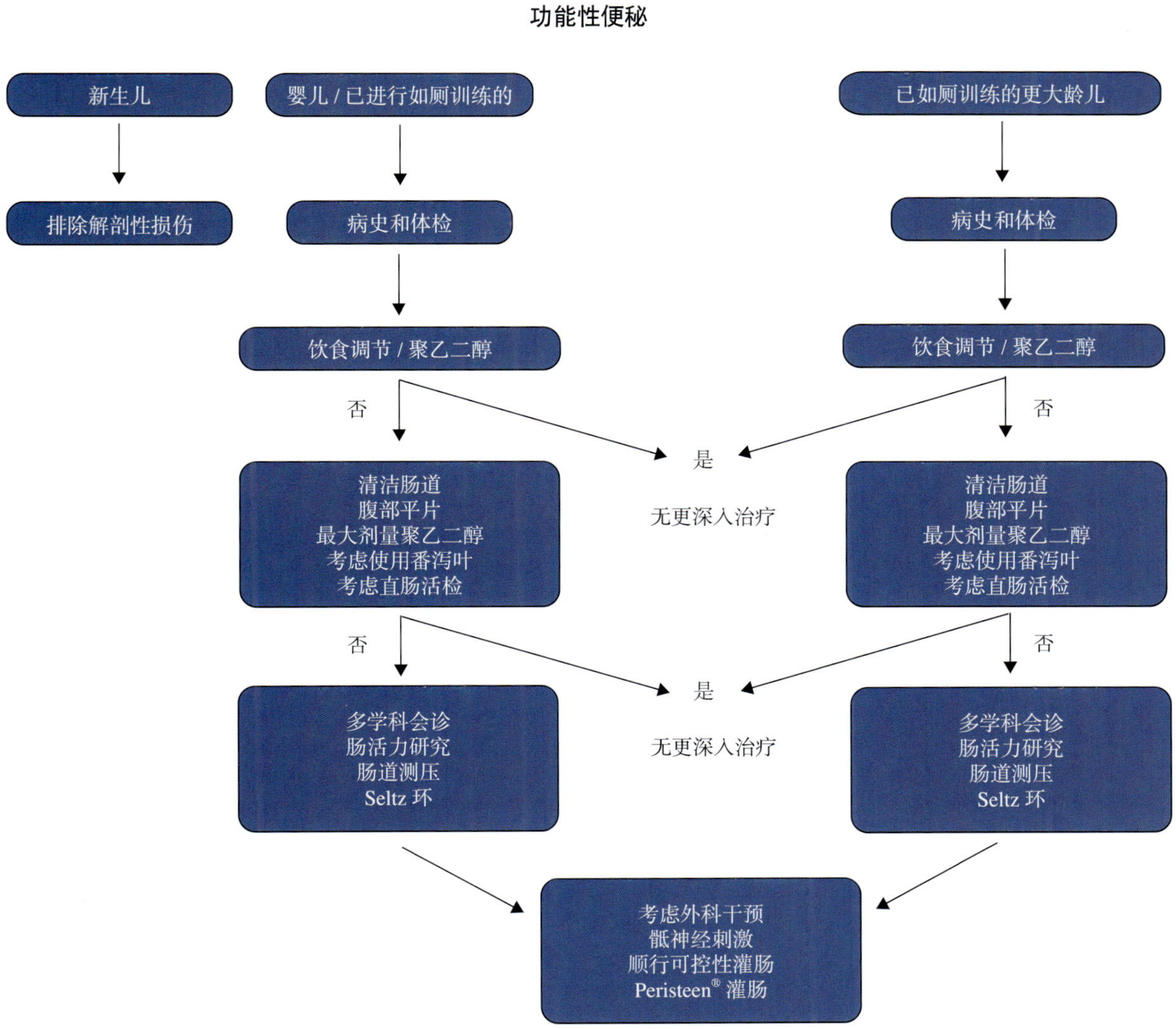

图 64-8　功能性便秘患儿管理的决策树型图。ACE，顺行可控性灌肠

否存在正常梗阻移行区或无神经节支配肠段。在无法确定是否有大便失禁的患儿中，肛门直肠测压可能有助于判断。排便造影和肠活力检测也可能有帮助。对于小肠结肠炎，口服抗生素（通常为甲硝唑，或当患儿病情严重时改用静脉注射液）及直肠减压是一线治疗选择[40, 85]。对于括约肌功能障碍或无神经节肠段，肠道管理是起始治疗（见下文）。如果上述治疗无效，在多达 50% 的流出道梗阻患儿中，肛门内括约肌肉毒杆菌毒素注射长期效果良好[86-87]。外科治疗包括经后入路肌切开、顺行可控性灌肠以及若上述所有治疗失败后——再次进行拖出吻合手术[45, 80]。

对于 ARM 患儿，医生必须知道：括约肌群缺损可以导致便秘以及大便失禁。因此，初步检查需含对比剂灌肠，以排除大便滞留所致的充溢性大便失禁。同 HD 的肠活力检查类似，排便造影及压力测定对于诊断也有益处。无论何种情况，其一线治疗都包括了肠道管理。尽管外科治疗绝大多数时候没有必要，但需知可行顺行可控性灌肠，更甚者可行结肠造瘘术。目前也有学者对 HD 或 ARM 患儿进行骶神经刺激治疗，但其数据十分原始，尚不可得出此法有助于改善患儿失禁的结论。

儿童炎症性肠病

克罗恩病（Crohn’s disease，CD）和溃疡性结

肠炎（ulcerative colitis，UC）是儿童最常见的炎症性肠病（inflammatory bowel disease，IBD）[88-89]。在许多方面，其药物和手术治疗都与成人相似，故详述于其他章节中。儿童的CD和UC可以发生在任何年龄段，但其发病最高峰期在青春期末至成年期初。此外，女性发病略高于男性。IBD患儿的表现与成人不尽相同，因此在最终确诊前需要更复杂的步骤。实际上，其早期症状常常是全身性的而无局部胃肠道表现，包括：不明原因发热、关节炎、慢性小细胞性贫血。大约有35%的患儿表现出生长发育延缓，此现象可先于其他明显症状数月至数年出现，尤其是CD患儿中，这大大拖延了疾病的诊断[88-89]。

临床表现

CD最普遍的分布如下：33%仅局限于小肠；45%出现在回肠和结肠；20%仅在结肠出现，尽管单独出现十分罕见，1/3的患儿肛周也会伴发克罗恩病（图64-9），大部分患儿口腔也会有病损，所幸它们通常都不严重[88-89]。

溃疡性结肠炎

UC患儿可有肠外表现，最常见的是涉及大关节的多关节炎，但不伴关节破坏。UC中，炎症的严重程度大多与肠道病损平行，故结肠切除术对于结肠炎和大多肠外表现的治疗都有治疗效果，但是（与成人类似），此法无法阻止肠道病变[88-89]。

分子学基础

除极早期的IBD发病（2岁前）外，已知儿童和成人在基因易感性上没有区别。反而，在极早期发病的IBD更像是一个与IL-10信号转导通路缺陷有关的基因病[90]。

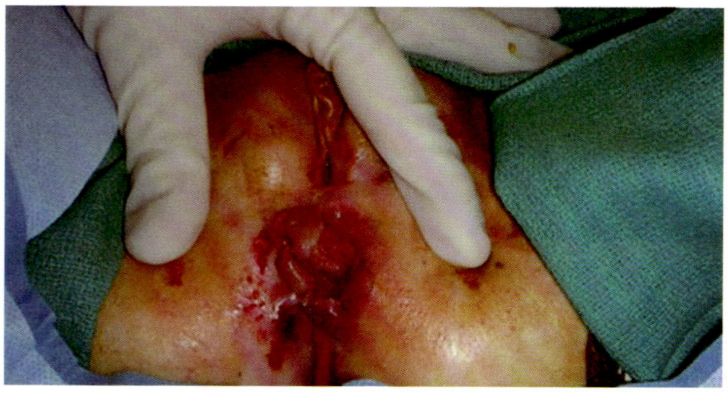

图64-9 小儿肛周克罗恩病

检查

儿童肠道内镜表现、组织病理同成人一致。放射检查上，磁共振小肠成像较CT更受推荐，尤其是对于那些担心反复CT检查所带来的辐射的患儿来说[91-92]。

药物治疗

对于儿童的CD和UC，药物治疗的选择与成人一致，但医者要特别考虑到治疗IBD患儿时，药物对于他们生长发育、骨骼、社交等方面的长期影响[88, 93]。一方面，治疗使得患儿长期面临药物的毒副作用，这需要与不控制炎症的风险及如纤维化、瘘、癌变等疾病相关并发症的风险对比考量。英夫利昔单抗的应用可减弱UC及CD患儿手术的必要性[94]。对CD来说，多医学中心的REACH试验和苏格兰试验发现其综合有效率达88%，8周缓解率分别是59%（REACH试验）和47%（苏格兰试验）[95-97]。对UC来说，英夫利昔单抗的综合有效率达73.3%，总体一年缓解率为28.6%。

手术适应证

除生长发育减退外，儿童手术的适应证和成人相似。对于儿童CD患者来说，急诊手术适应证包括活动性出血、穿孔、考虑恶变、生长发育迟滞、难治性CD、全身并发症、类固醇激素依赖等。对于儿童UC患者来说，适应证通常包括中毒性巨结肠、穿孔、不能控制性失血、肠梗阻等。对于更慢性的患者，适应证包括屈光系统疾病、类固醇激素依赖、生长发育迟滞、社会心理发育受损等。儿童IBD患者的手术原则与成人相同，对于CD来说，要谨记由于日后再次手术的可能性极大，故只可切除病变肠段。

UC患儿，当需进行治疗性全直肠结肠切除术时，绝大多数外科医生会实施回肠储袋-肛管吻合术（即J形袋）。最近一份来自克里夫兰诊所的综述文献比较了儿童和儿童期进行治疗性全直肠结肠切除术的成人的预后结果。尽管儿童期进行手术的成年人在术后的储袋相关并发症发生率上更高，长期的储袋滞留率却相当[98]。有趣的是，一份关于直接重建和 J 形袋的多中心研究综述指出 J 形袋组的肠道移位频率更少，但此优势在 3 岁时消失，提示这两种手术方式对于儿童来说都十分有益[99]。

小结

尽管在世界上的许多地方，儿童患者是由包括小儿外科医生在内的儿科专家处理的，但他们也常和普外科、肛肠科医生一起探讨许多肛肠科常见病。因此，所有背景的外科医生都应对他们所遇到的这些常见的临床病症及其治疗原则、本族群患儿发病病程的不同之处、为保障他们生长发育所需改进的地方等，有一个大体的认识。

（参考文献参见 www.pumpress.com/home-specific-edu/5599.html ）

第 65 章

老年结直肠外科

Kevin R. Kasten, Todd D. Francone 著
薛晓强 译 林国乐 审校

要点

- 老年人群因其各自身体健康状况（含生理储备和认知功能）不同而显得多样性十足，故而，实际年龄并不能很好地描述老年人体质、功能、认知的衰退。
- 那些没有严重合并症或认知衰退的符合条件的老年患者，手术管理可与年轻人类似；而那些虚弱的患者，无论行择期还是急诊手术都会有更高的并发症发生率和死亡率。
- 老年患者行急诊手术的术后死亡率高达17%～31%。
- 微创手术可以降低老年患者的术后并发症发生率，缩短住院时间并减轻其疼痛，还可缩短肠功能恢复的时间，故对他们来说是安全且合适的。
- 虽然有些评估模型把年龄视为不良预后的一个独立危险因素，但过度关注实际年龄会大大限制老年患者的管理效果。
- 虚弱度被用来描述老年群体全局的有限储备能力，以此类推，虚弱度下各个方面的异常指标，都可能是预测不良预后的有利工具。

概述

当今社会，部分归功于大众医疗保健水平、筛查技术水平、麻醉操作水平的提高，老年人口数量日趋庞大。实际上，对于 75 岁的老年男性或女性而言，他们平均预期寿命还分别有 10.7 年或 12.8 年[1]，基于健康状况深度预测的寿命见图 65-1。近期的研究指出当今美国超过半数的手术是在 65 岁以上患者身上实施的，由于老年患者越来越多，2000—2020 年间的老年手术比例占总手术的比例，预计要从 14% 涨到 47%[2]。老年患者数量如此稳步增长，突出了为他们制订、选择恰当的治疗方案的重要性。

不幸的是，大量证据指出，老年癌症患者都不太可能得到规范标准的护理和治疗，这在癌症临床试验中尤为明显，试验中老年患者仅占参试者的25%[3]，不光临床研究将老年受试者拒之门外，放化疗、外科手术等领域也是如此[4-5]。数十年来，实际年龄一直为决策老年患者是否进行手术的主要因素。那种不采取手术的倾向源自于过时的文献报道——（老年患者手术）会有更高的死亡率和术后发病率。反观最近，研究数据提示老年患者的择期手术死亡率低至 4.7%，这种手术似乎对他们是安全的[6-10]。然而，他们的术后死亡率和发病率数据仍然众说纷纭，如有报道称老年患者术后发病率高达60%[6, 9-10]。数据的不一致可能反映了对于文献中对于“老年人”定义的不一致性，以及就老年人独有的常见危险因素的认识的不完整性。

有几项研究正试着找出可预测围术期预后不良的危险因素［如急诊手术、麻醉分级（ASA）、术前合并症、高龄等］，然而这些证据都缺乏一致性，决定实施手术流程不清晰[11]。现在的危险分层模型，如 CR-POSSUM 评分（Colorectal Physiologic and Operative Severity Score for enumeration or Mortality and Morbidity）[12-13] 及 NSQIP（National Surgery Quality Improvement Program）的发病死亡风险计算器（morbidity and mortality risk calculator）[14]，都把实际年龄作为预测围术期不良预后的一个指标，但

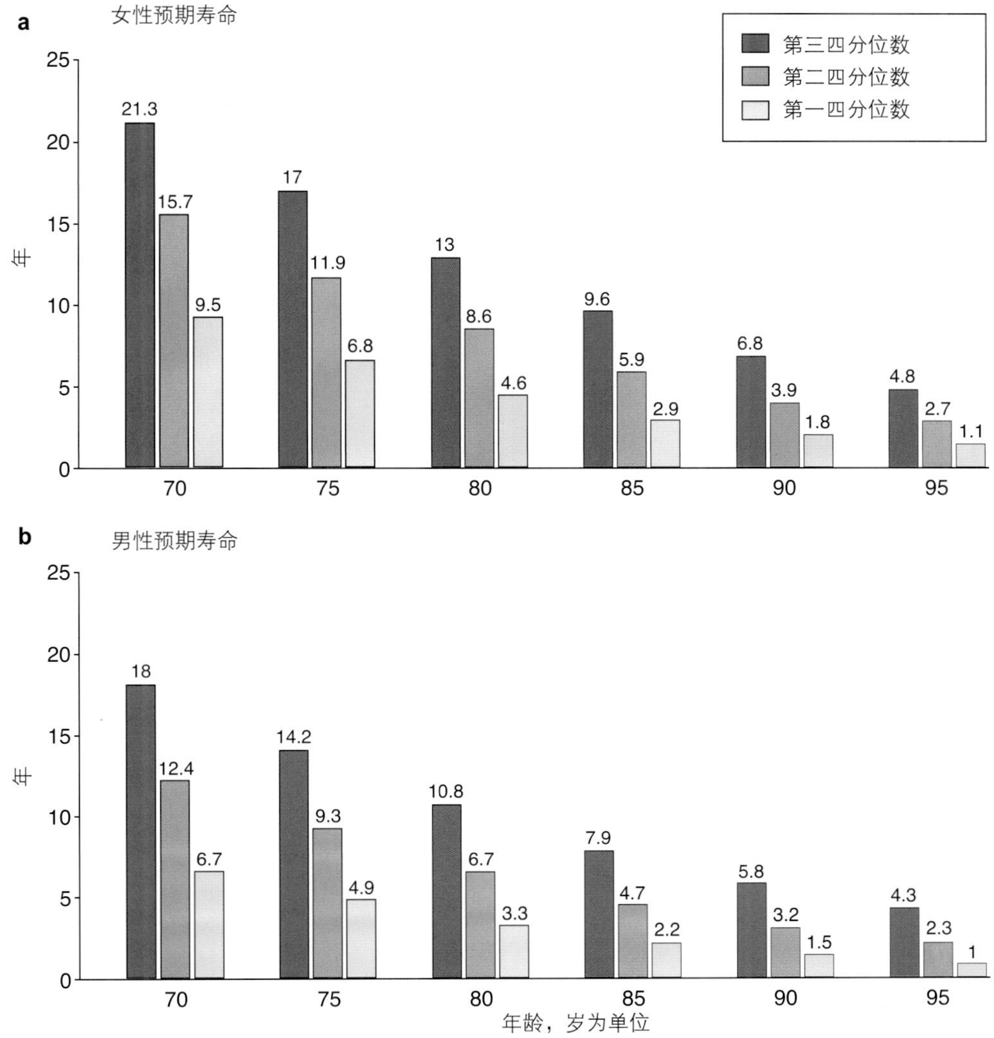

图 65-1　基于年龄、性别、健康水平差异的老年人预期寿命。预期寿命是就年龄大于 70 岁者而言，尽管它因老人现健康水平不同而不同，但大部分人口的预期寿命都延长了。With permission: Walter LC, Kovinsk KE Cancer Screening in Elderly Patients: A Framework for Individualized Decision Making JAMA 2001 2001; 285(21):2750-6.[131]

即使如此，实际年龄也不能准确地反映患者功能、体质、认知的衰退。

在本章中，我们将着重指出一系列疾病的择期或急诊治疗时的标准、替代性治疗方案，并阐明其预后；我们还会复审"应用强调当前与未来风险因素的评估模型"来帮助老年患者进行完整术前评估的重要性。我们试图找出那些展示老人独一无二特点的术前标记物，这可能会为不良结果的预测提供新的视角，进而有助于术前决策。

当前老年人手术的预后

分析、比较老年人手术预后的难度在于老人身体状况各异带来的人口的异质性。从心血管疾病到认知衰退症状，老年人的并存病比率较年轻人要明显更高。在老年组中，充血性心衰、高血压病以及其他慢性并存病的比率也都要相对来说更高，且超过 85 岁的患者组的病情要明显比 71 ~ 75 岁组差得多[15-16]。类似的，在 75 ~ 79 岁组中，认知损害的比率为 6%，而在 80 ~ 84 岁组中，此比例上升至 10%，85 ~ 89 岁组则超过了 18%[16]。

结直肠病的发生率似乎和年龄增长有关。因此，老年患者的癌症、肠梗阻、直肠脱垂、肠扭转等病症的手术治疗也越来越频繁地需要评估[17]。术者面临的难处在于选择合适的治疗方案，此方案常常受患者潜在的并存病与医者对良好预后的期待所左右。为了有助于患者教育，术者需知晓不同病理状态和表现是如何导致这类特殊患者各异的预后。

死亡率

要点：老年结直肠疾病患者行急诊手术时，术后死亡风险高达 14%～31%。

现代医学治疗仍喜欢把寿命作为核心的预后考量。因此，住院死亡率和术后 30 天死亡率是最为普遍的用于报道的老年结直肠病患者预后数据。纵观历史，1955—1982 年间，年龄大于 75 岁和年龄大于 80 岁的行结直肠外科手术的患者，总体死亡率分别是 29% 和 33%，从那时以后，死亡率稳步下降。在 1985—1991 年间，年龄大于 80 岁患者的总体死亡率为 16.2%（14.2% 为急诊手术，2.1% 为择期手术）。对于年龄大于 70 岁的患者来说，术后 30 天总体死亡率，从 1955—1982 年的 29.7% 下降到 1977—1987 年间的 18.2%；在 1988—1990 年间此值为 9.8%；在 1997—2004 年间则为 6.2%[6]。其他研究显示了类似尚可接受的老年群体术后死亡率数据，如在一项 POSSUM 配对量表分析里，年龄超过 75 岁的老人，术后 30 天死亡率为 9.6%[18]。行下消化道手术的年过八旬老人，住院期间死亡率为 8.7%[17]。

无论患者是何年龄，急诊手术较择期手术而言预后都要更差，老年人也不例外。实际上，择期手术和急诊手术之间的死亡率可以相差 7 倍。一些研究 80 岁以上老人下消化道手术预后的报告指出，急诊患者住院死亡率至少达到了 28%～32.3%，而相比之下，择期手术患者的住院死亡率只有 1.7%～4.7%[17, 19]。多变量分析指出，急诊手术与死亡率的增长是独立相关的 [17]。在英国国家医疗服务体系（NHS System）的一项按照年龄分组的研究中，2001 — 2008 年所有急诊行结肠切除的七旬老人，总体术后 30 天死亡率达 24.1%，在其年龄队列里，70～75 岁的死亡率是 17%，76～80 岁者的死亡率是 23.3%，年逾八旬者则是 31%[20]。因此，行急诊手术的老年结直肠病患者术后死亡风险大。

那些长期居住在护理中心或者疗养院的患者，住院后手术死亡风险也较一般患者高（达 47.6%）[19]。风险提升的原因可能与这组患者同期合并症增多、身体基础情况较差有关。更深入的研究发现，术后出院复住如疗养机构者，术后 6 个月死亡率达 40%，而术后回家疗养者的死亡率仅为 17%[19]。另外，拒绝行心肺复苏的老年患者，行急诊探查后也表现出更高的死亡率，如行肠梗阻手术术后 30 天死亡率为 30%，更深入的研究发现当此类患者伴发持续性的术后并发症时，其死亡率达 40%；若无并发症，他们的死亡率也达 20%。由于拒绝心肺复苏与死亡率是独立相关的，“此类患者术后出现并发症时得不到足够的护理，故而导致死亡率增高”也是有可能的 [21]。因此，内科医生在急诊情况下治疗老年患者时，要仔细地与患者及其家属讨论治疗的目标和预期结果——因为有时手术预后可能是难以估计的。

鉴于这些令人不满意的结果，在老年人中应用术后 30 天死亡率和住院期间死亡率这两个时间点的可行性，受到了学者的质疑。老年人生理功能的储备明显较年轻人低，故而他们出院后长期存活受到更大影响不足为奇。一些研究组已经开始研究如 90 天、180 天、1 年等纵向时间节点的术后死亡率，可以预计，八旬老人的 90 天死亡率会更糟，实际达 13%～19%[22]。在结直肠病的老年患者中，70～75 岁者的 1 年死亡率为 34.7%，76～80 岁的患者死亡率为 41.6%，超过 80 岁者 1 年死亡率达 51.2%。总的来说，我们可以发现每组的死亡率都比匹配年龄的普通人群组高 15～20 倍 [20]。类似的，在一份源于 NHS 的涉及 29 000 位年龄在 75 岁以上的、行择期结肠切除术患者的分析中，患者 30 天住院死亡率为 5.4%，其中 75～79 岁患者 1 年死亡率为 15.6%，80～84 岁的患者为 18.8%，85～89 岁的患者为 23.3%[22]。长短期预后的差异提示我们在老年人手术预后中的关注节点出了问题。

发病率

要点：理解年龄和合并症的关系可以使外科医生不单一依靠年龄而进行恰当的手术方法分层分级。

老人出现术后并发症的概率较一般人高，年龄是一个风险因子或者仅仅是高发病率人群的一个标志尚不清楚。在一份 NSQIP 的分析报道中，年龄大于 70 岁者，其年龄与并发症呈线性关系，每大一岁增长 0.71%[6]。行下消化道手术的八旬老人总体发病率达 53.5%，其中 38.4% 需要在术后收住外科重症监护室（SICU）治疗。常见的主要并发症包括肺炎（25%）、呼吸衰竭（15%）、心肌梗死（13%），接此常见的次要并发症有肠梗阻、拔管延迟等。肺部的合并症与术后出现并发症率增高相关不足为奇[17, 23]。

正如大家预期的那样，并发症发生率的增长与急诊手术老年患者的死亡率的增长并行。实际上，某些分析研究指出，老年人行急诊手术，其并发症率增高了 17 倍，87.9% 的急诊手术患者都会有术后并发症，其中有 62% 的并发症是主要并发症。此外，行急诊手术的患者难得有可以独立出院回家的（6.5%），尤其是和行择期手术的老人相比（69.2%）[17]。

除了从具体器官的并发症，老年人在功能恢复上也有延迟。回复到原来功能基线状态的时间常常延长，此时间可能如下：精神状态恢复（3 周）、计时起立行走恢复（6 周）、日常活动（6～12 周）、握力恢复（>24 周）。要明确的是，“计时起立行走”是一项检测患者活动性的简单测试，它需要患者先从椅子上起立，再行走一小段距离，然后转身并回坐到椅子上。有趣的是，大多数年逾花甲的老人可能在术后半年内不会恢复到功能基线水平，这也表明外科手术对这类人群潜在的危害。考虑到这项数据中的人群是没有术后并发症的，对于有术后并发症的患者来说，其恢复时间需要更长也就不足为奇了[24]。

具体疾病的预后

不但择期手术和急诊手术时患者的术后患病率和死亡率大不相同，不同的手术方式和不同的病理状态下这两个指标也相差很大。本部分我们将回顾讨论老年人中几项普遍的手术术式和疾病。

造口闭合

要点：单一年龄指标并不妨碍医者决定重建患者的肠道连续性，造瘘并不是没有风险的，它对于老人来说可能弊大于利。

无关年龄和合并症，在绝大多数人中，闭合结肠瘘口都是一项高风险的操作。因此，由于担心预后不良（据记载其的死亡率在 0～4.5% 之间，发病率则高达 50%），此术常不用于老年患者。外科医生的这种谨慎担忧也是可以理解的。然而，数据提示尽管老年患者合并症变多了，他们可能仍可很好地耐受造口逆转术，且就并发症发生率而言不会提升。在一项对手术预后的分析中，Bosshardt 等阐述的年逾古稀老人中，78.6% 行造口逆转术，其发病率为 6.1%，死亡率为 0%[25]。在一份研究 1987—1993 年间行结肠造口闭合术的研究里，84 位年逾 70 岁的老人，我们发现尽管他们 ASA 评分更高，但就并发症来说，他们与年轻人之间没有区别[26]。

造瘘可以避免与吻合口瘘相关的某些围术期风险，吻合口瘘可以导致老年患者大量的患病、死亡[27-28]。事实上，研究表明即使老年患者的胃肠连续性可很好的恢复，医者也更倾向于对他们实施造瘘术。一份基于 1992 — 2002 年的 103 名（*n*=103）年逾古稀的患者数据的回顾性研究，比较评估了他们和年轻患者（*n*=280）之间的造瘘率和总体预后。研究发现：老年患者就癌症时行造瘘率而言，比年轻人高（分别是 75%、45%）；同样的情况还有梗阻时（分别是 6.8%、2.9%）；但他们在炎症性肠病（IBD）时的造瘘率较年轻人低（分别是 2.8%、28.9%）；憩室炎时分别为 11.7% 和 16.1%。此外，即使在那些适合手术的老年患者中，他们就瘘口关闭的比率而言也比年轻人低（分别是 78.6% 和 95.2%）[25]。

尽管如此，造瘘术也有它本身的不足，医者必须考虑到它为患者带来的生活、社交质量的影响；老年人本身也不能很好地管理瘘袋，瘘袋又会影响他们的心理健康；老年人独立护理瘘口也是不可能的[28]。除上述问题之外，一些研究提示更大的年龄（>65 岁）与瘘口相关主要并发症独立相关[25, 29]。

鉴于潜在更高概率的造瘘后并发症、老年人长期瘘口管理的难度、更低概率的瘘口闭合可能性，医者应该重视初期吻合。重建胃肠功能连续性的风险应该与患者潜在的易感风险因素相权衡，然而，当老年人有闭合瘘口的诉求时，单一的年龄因素并不妨碍此术的实施。

大便失禁

要点：大便失禁的治疗可以大大改善老年患者的生活质量，同时它常常因便秘处理和生物反馈管理而成功。

老年患者大便失禁的比例十分高，尤其是在收容机构中，故而其早期诊断和处置将会使得一大群结直肠病患者获益。距估算，大便失禁在超过 65

岁的人群中，发生率在 2%～5% 之间；而在超过 85 岁的人群中将达到 3%～17%。非收容机构的超过 65 岁的患者总体失禁率是年轻人的 6 倍，这导致了他们感到尴尬、抑郁、孤独。治疗机构中有多达 42% 的老年人诉有粪便嵌顿，故嵌顿被认为是最常见的大便失禁的前驱因素 [30]。老年人便秘也常可以导致大便失禁——大量使用泻药导致液态粪便的形成，继而患者在部分或完全嵌顿的同时会有充溢性大便失禁 [31]。其他与大便失禁独立相关的因素包括既往肠道切除术、既往痔切除术、腹泻 / 水样便病史、长期便急等 [32]。收容机构里的老年患者大便失禁十分流行，失禁率达 50% 以上，这类患者的危险因素包括神经性疾病、精神性疾病、运动能力差、年龄超过 70 岁以及痴呆等 [30]。

成功的粪便失禁管理依赖于潜在的病因管理。对于便秘来说，恰当的肠道养护、调整，效果显著。其他病因需要通过排便造影、肛门测压、直肠内镜下超声等一系列恰当的检查来决定管理的方式。生物反馈因在老年人群众有很高的成功率，是粪便失禁保守处理一项好选择。

憩室病 / 憩室炎

要点：在老年人群众中的治疗尚有争议，因其择期手术的预后更差，故无复杂病症者可选择非手术治疗。在需要手术的患者中，提倡早期手术。

憩室的疾患在老年人中较常见，其发生与年龄增长紧密相关。实际上，在超过 65% 的年龄大于 80 岁的老人中，都可以发现不同程度的憩室病，且有 10%～25% 的患者表现的症状与憩室炎一致。不幸的是，明显更高的合并症发病率阻止了老年人对标准手术（包括重塑胃肠连续性）的耐受度。一份旨在比较老年人（70 岁以上）和年轻人穿孔性憩室炎治疗和预后的研究指出，老年人可初次行缝合的比率较年轻人更小（分别是 25% 与 46%），更糟的是，仅有 43% 的 Hartmann 手术的瘘口可以闭合，多多少少地对老人产生了影响。虽然老年人的术后 30 天死亡率为 14%，较年轻人的 4% 明显高很多，但是就并发症率来说，两组并无区别，分别为 32% 和 33%，老年人更差的预后并没有独立的风险因素 [35]。其他研究已经发现了某些使得老年人患憩室炎时并发症风险增高的因素，尤其值得一提的是终末期肾病（end-stage renal disease，ESRD）。在一项关于老年人（>65 岁）患 ESRD 同时行憩室炎外科治疗的研究中，学者发现 ESRD 与更多的急诊手术率、更高并发症发生率、更高的造口率相关 [36]。

此外的一些研究指出憩室炎急诊手术的老年患者，他们的预后更糟，这些研究表明老年人行急诊手术的死亡率在 10.4%～12.4% 之间；而择期手术的死亡率仅为 2.4%～3.1%[37-38]。一项使用 MEDPAR（Medicare Provider Analysis and Review）住院患者资料分析 23 000 位拟“憩室炎”收住入院的 65 岁以上患者的住院死亡率，研究提示随年龄的增长，住院死亡校正比值比（adjusted odds ratio，AOR）也会增长，其中 OR=1.3（70～74 岁）；OR=2（75～79 岁）；OR=3（80～84 岁）；OR=5.4（85 岁及以上）。此外，急诊手术患者的住院死亡率也较择期手术者更高（分别为 8% 和 1.4%），尤其是那些年龄大于 85 岁的（达 15%）。事实上，年龄在 85 岁以上者，行急诊治疗的死亡风险是 65～69 岁组的 6 倍 [39]。

类似的，一项采用 2005 — 2009 年间 ACS-NSQIP 系统数据的研究指出，憩室炎急诊手术的死亡率随年龄的增长而增长，当患者超过 70 岁是，死亡率达到了 18%[40]。除了上述这些发现，我们还发现老年憩室炎需急诊手术的可能性很低。而且，许多研究已提示穿孔的可能性随着年龄的增高而下降，甚至即使患者的憩室炎是反复发作的 [40-41]。事实上，超过半数的急诊憩室炎手术的患者是年龄小于 65 岁的，仅有 15% 的患者年龄在 79 岁以上 [40]。

因此，尽管憩室炎在老年人群中很常见，且在此年龄人群中穿孔率较低，医者必须平衡其与对患者潜在的威胁、急诊手术的高死亡率和脓毒血症之间的关系。故而，鉴于急诊手术术后并发症会大幅增多，只有在特定的环境下，才需要考虑早期的外科干预。

直肠脱垂

要点：老年人的外科治疗安全、效果确切、指征明显，通过外科治疗可以减轻患者痛苦，提升生活质量。

直肠脱垂可使任何年龄的患者体质虚弱，并引起患者生活质量的大幅下降。故而，绝大多数情况下都应考虑手术治疗。手术的选择要基于以下几点：治疗的目的、患者的合并症、医者本身对手术的掌握程度。经腹手术和经会阴手术的预后在中、老年人结果类似。明尼苏达大学的一份跨度达 18 年的回顾性研究，将行经会阴直肠切除治疗直肠脱垂的患者按照年龄分成 4 组：<70 岁组、70 ~ 79 岁组、80 ~ 89 岁组、>89 岁组。研究发现不同年龄段的术后住院时间、早期并发症、晚期并发症没有差异。总体并发症发生率为 5.6%，其中年龄大于 89 岁者的并发症发生率为 8.3%，此值尚可接受。有趣的是，当年龄增长的时候，晚期并发症发生比率下降了，这可能与：①患者由于其他原因死亡而并未存活到晚期并发症发病年龄；②患者因为年龄缘故放弃治疗有关。总体复发率为 22.6%，其中最年长组的复发率最低 [42]。

过去，由于顾忌患者合并症及全身麻醉的耐受能力，老年人的经腹手术已不被采用。然而更近期的数据示经腹手术的预后更好，此转变可能部分与过去 20 年间微创手术的长足发展有关。一项采用 2006 — 2009 年间 ACS-NSQIP 系统数据的研究，比较了腹腔镜下、传统开腹、经会阴三种治疗直肠脱垂的方法。按年龄分组时，33% 患者年龄在 70 ~ 79 岁之间，53% 患者年龄在 80 ~ 89 岁，15% 患者年龄大于 89 岁，从人口统计角度来看，除经会阴手术患者的 ASA 麻醉评分等级更高、平均年龄更大外，小组之间并无其他重大差异。腔镜手术的术后并发症发生率最低，只有 2.2%，而经会阴手术的发生率达 8.7%，开腹手术更是达到了 12.3%。校正分析结果示，开腹手术是唯一与并发症相关的独立危险因素（OR=6.3）。3 组总体死亡率较低，只达 1.7%，且 3 组之间并无区别。经会阴手术与经腹腔镜手术的住院天数相近，而开腹行直肠固定术的患者住院天数平均延长了 2 天。有趣的是，尽管出于对患者麻醉耐受能力和合并症的考虑，绝大多数外科医生会选择经会阴手术，但本研究中不论患者手术方式差异、ASA 评分高低或潜在合并症严重程度不同，超过 83% 的患者都选择了全身麻醉 [43]。

本章的目的并不是为了讨论微创手术和经会阴手术的预后差异，然而，我们应该注意到目前的数据提示微创手术在老年人群中是安全有效的，且并发症发生率更低、患者耐受度可能更好、死亡率与经会阴手术类似。因此，对于老年患者，无论有无潜在合并症，医者都可以考虑采用经腹腔镜手术或者机器人手术系统行直肠固定术操作 [44]。

结肠扭转

结肠扭转在老年患者中更为常见。50 ~ 60 岁患者通常发生盲肠扭转，而乙状结肠扭转的平均发生年龄为 68 岁，发生峰值在 80 岁之后。历史数据示，当肠道有活力时，急症患者的死亡率小于 12%；而当肠道活力消失时，急症患者死亡率达 30%[45-46]。盲肠扭转后自发复位的发生率小于 2%，故等待其自发复位并不是一个可行的治疗方式。超过 90% 的乙状结肠扭转患者可经内镜成功减压。因绝大多数情况下，扭转后肠段切除的风险低、保留肠段的复发率较高，故治疗方式几乎都是扭转肠段切除。推荐在乙状结肠扭转行胃肠减压 2 ~ 5 天内行外科治疗。

文献显示对老年乙状结肠扭转患者，外科医生更倾向于行 Hartmann 术，术者需考虑到比起早期吻合（8% ~ 13%），经 Hartmann 手术后老人术后 30 天死亡率会增高（25% ~ 50%）[47-49]。此外，请注意若可行时，腹腔镜下切除能大大降低并发症发生率。当患者条件不能满足外科治疗时，75% 的减压需要行经皮内镜下结肠造口置管术（PEC tube placement，percutaneous endoscopic colonic tube placement）。然而此术有 4% 的死亡率和 30% 的并发症率，限制了它在绝大多数有合并症患者中的应用。对于这样一个几乎是老年人专属的疾病，绝大多数情况下文献更支持肠切除吻合术，然后才是内镜下减压。

炎症性肠病

要点：修复性直肠结肠切除术在特定的患者中可能是安全的，需仔细考虑大便失禁的风险和生活质量的降低。

人们常认为炎症性肠病（inflammatory bowel disease，IBD）是年轻患者的疾病，然而，它在患者 55 ~ 70 岁时有第二次发作。报告显示老年 IBD 患者的表现与年轻人不同，包括涉及的胃肠道节段不同、治疗后更差的反应、更高的并发症风险、更高的死亡率等。然而，更差的预后可能仅和误诊和错误治疗有关。一份评估了 1989 — 1999 年所有外科治疗的 IBD 患者的回顾性研究，使用 SAS 数据分析法的 30 个全部配对的集群，比较年逾花甲的患者和年轻患者群体之间的差异。与其他疾病进程类似，老年人行急诊手术的百分比明显更高，但虽如此，他们的术后 30 天死亡率却和年轻组没什么不同。老年组的并发症率明显比年轻人的高（分别为 47% 和 20%），后续校正分析指出年龄单项与发生术后并发症的 OR=3.5[50]。

当择期对患 IBD 的老年人行手术时，行高风险术式如回肠储袋肛管吻合术（ileo-pouch anal anastomosis，IPAA）还存在争议。尽管医者很担心老年人行修复性直肠结肠切除术后，其术后相关发病率和死亡率更高，但他们绝大部分的忧虑来自于大便失禁和生活质量减低的风险。值得一提的是，除那些因回肠瘘口脱水的老年人，绝大多数文献中年轻患者和老年人（>65 岁）的术后发病率和死亡率都相近（分别为 29.4% 和 5.9%）[51-53]。虽然老年人有一定程度的失禁并不令人意外，但在行 IPAA 后，患者肛管括约肌的功能会大大受到损伤，进而严重影响到患者的生活质量。话虽如此，目前的数据提示精选过的老年患者可以在 IPAA 后达到充足的功能。在克里夫兰医院中，1911 位行 IPAA 治疗溃疡性结肠炎的患者中，有 17 位手术时年逾古稀。38% 的患者诉术后完全排便可控，12% 患者诉罕有失禁，50% 患者诉稍有失禁。当填写生活质量调查量表时，82% 老年患者诉他们愿意再次行储袋手术，89% 患者诉他们愿意将术式推荐给他人[53]。

Pellino 等人研究了 27 位年逾古稀的溃疡性结肠炎患者行 IPAA 术的资料，也提出了类似的结果。当此结果与 81 位更年轻的对照患者比较时，长期随访示两组在回肠瘘口闭合后的 1 年、3 年时，就肠道控制能力和健康相关生活质量而言，预后类似；但老年患者组部分失禁的比率仍更高。此外，老年人在术后 1 年内更多服用止泻药，不过术后 3 年时两组之间没有区别[54]。类似的结果在行 IPAA 治疗溃疡性结肠炎的患者（>80 岁）身上也可以看到，在术后 6 个月内，老年人更有可能出现夜间漏便的情况，故而止泻药的使用率也更高；在术后 12 个月，两组之间仅有夜间漏便发生率不同。尽管这些长期的困扰，100% 的患者对 IPAA 手术满意且表示愿意再行手术[55]。

尽管导致增加储袋失败率的因素有很多，那些因素中并未提及年龄。梅奥诊所对年龄超过 55 岁的患者进行研究发现，经过平均 8 年的随访，年龄大于 70 岁的患者 10 年储袋失效率在 1.6%。尽管在老年人中大便失禁更常见，老年组与年轻人组就术后并发症（如储袋炎、肠道狭窄、肠瘘、肠梗阻）、生活质量、储袋失效率却并无差别。平均而言，老年患者夜间排便 2 次，而年轻患者为 0 ~ 1 次。老年组重度的性行为受限率更高，5 年发生率约为 15%，10 年发生率为 22%[56]。

对任一 IBD 患者，当讨论手术时要考虑到多个因素。数据示年龄因素与患者选择手术无关，手术率高低与患者是否住院也无关。故而，老年患者 IBD 的外科治疗应被认为是安全、可在精选患者身上实施的，而不应被认为是不顾大便失禁和生活质量减退的贸然举动。

结肠癌

要点：虽然单单一项生理年龄不应该作为排除指标，但我们需做更多工作以推出一项高效优质的患者选择策略，来找到那些不但可以从手术切除、且在可能的术后辅助治疗中都可获益最大的患者。

结肠癌主要是老年人患病，因其发生和流行在患者步入 80 岁后会大大增长，它对患者的影响与年龄不成比例（图 65-2）[58]。在年龄超过 75 岁的老人中，结肠癌是最常见的原发性新生物[59]。不幸的是，因为大多数对结肠癌的研究都将老年患者排除在外，故他们的治疗缺乏明确指南。由于老年群体中混杂的变量因素太多，如潜在的合并症、与年轻人比不同的急诊手术率等，在预后研究中纳入他

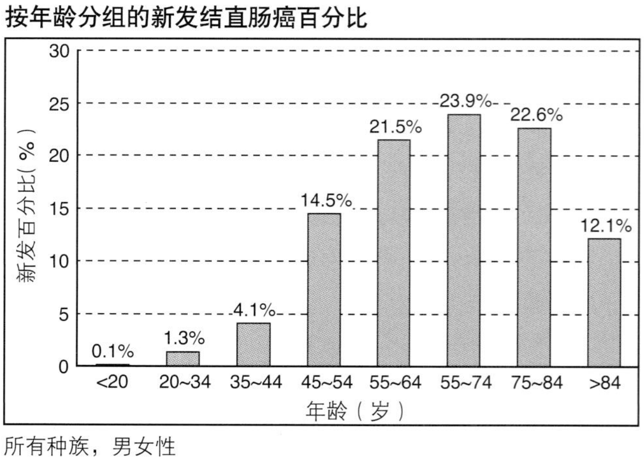

图 65-2 结肠癌主要是老年人患病，因其发生和流行在患者步入 80 岁后会大大增长。结直肠癌占据美国所有新发肿瘤的 8%[58]。Available at http://seer.cancer.gov/ statfacts/html/ colorect.html.

们的数据就使得结果混杂不堪。此外，已出版研究就预后而言，可能在诊断时期、地点分布等上有选择性偏差[60]。

对老年人行肿瘤切除的顾虑并不完全是空穴来风的。当与年轻患者在肿瘤分期、组织学类型上相匹配比较时，大量的研究已经证实老年人术后 30 天的死亡率更高，可达 8%～22%，同时并发症发生率也几乎是年轻人的 2 倍[60-62]。如读者所预料，老年患者行急诊肿瘤切除术的死亡率和术后并发症发生率会增高。据报道，年龄大于 70 岁的老年患者行急诊结肠切除术的死亡率在 6.1%～38% 之间[60, 63]。在德国的一个多中心临床试验中，老年人急诊结肠切除术的总体术后并发症率从择期手术的 32% 上升至 50%。值得注意的是，尽管大量研究已证实老年人围术期并发症发生率会增高，但吻合口瘘的发生率却不增高[60-61]。

大量研究表明，精选的老年患者将从标准肿瘤治疗（包括外科切除，伴或不伴辅助化疗）中获益。Neuman 等对 1992 年到 2005 年间的 SEER 数据库中年龄大于 80 岁的、行结肠切除术的Ⅰ～Ⅲ期结肠癌患者进行评估，患者术后 90 天死亡率为 6.6%，1 年死亡率为 14.3%[15]。16% 的患者术中发现肿瘤转移。当我们将分期细化来看，Ⅰ期患者的存活中位时间为 69 个月，五年生存率达 77%；Ⅱ期患者分别是 54 个月和 35%；Ⅲ期患者分别是 33 个月及 24%，Ⅳ期患者存活中位时间为 24 个月，5 年生存率为 0[64]。实际上，基于目前可得到的数据，如果老年患者可以挺过术后早期和所有并发症，他们的 5 年生存率和年轻人类似[60]。

同样，Ⅲ期的老年患者可以同年轻患者一样从辅助治疗中获得相同的益处。在一份系统性回顾了 4 个随机对照实验（XELOXA、AVANT、X-ACT、NSABP C-08）的Ⅲ期老年患者的文献中，作者发现奥沙利铂可以改善所有组各年龄段患者的无病生存期（disease free survival，DFS）。但其效果在年龄大于 70 岁者身上会减弱，校正分析并未提示年龄与 DFS 有独立关联[65]。另一文献示年龄大于 75 岁的患者在肿瘤特异性存活率（cancer-specific survival，CSS）上与年轻人没有差别[66]，这两项发现保持了很好的一致性。

放弃对老年结直肠癌患者的治疗不仅限于放弃手术切除，大量的研究都将年龄大于 75 岁的患者排除在肿瘤学临床试验外。故而，年轻人与老年人间对标准辅助治疗药物的应用差异悬殊，哪怕注射这类药物对大多数患者都有益处。实际上，最近的研究发现，年龄大于 80 岁诊断为结肠癌的全部患者，只有 14% 患者接受了化疗[15]，另一份研究示分别有不到 20% 的Ⅱ期患者和 60% 的Ⅲ期患者接受化疗[64]。这种在治疗上的差异，部分与担心老年人不能耐受化疗药物有关。然而，基于目前的文献，此担忧不足为惧。群组分析示辅助化疗除会导致骨髓抑制[67-68]和乏力[68]外，并不会增加老年人的副作用。

在上述系统性回顾了 4 个随机对照实验的Ⅲ期老年患者的文献中，学者发现服用奥沙利铂的患者出现Ⅲ级或Ⅳ级中毒副作用的比率更高，尽管每组之间神经系统病变的比率没什么不同[65]。一项 MOSAIC 试验中比较了服用以 5- 氟尿嘧啶（5-FU）为基础，伴及不伴奥沙利铂（Eloxatin®）的化疗药情况下的效果。试验示患者年龄低于 70 岁及大于等于 70 岁，在 5-FU 或奥沙利铂服用的剂量上没有区别。然而，和年轻组比起来，只有不到 5% 的更年长患者完成了 12 轮的服药。但此研究同样把年龄大于 75 岁的老人排除在外，提示老年人可能在此试验中未被充分代表[69]。

FOLFOX 方案可被所有老年患者良好耐受。然而，不同于年轻人，他们的生存获益可能各有不同，故可以考虑单独应用注射用 5-FU 或者卡培他滨。值得注意的是，年纪超过 80 岁的患者使用卡培他滨会有更多的小并发症，但校正分析示年龄与此无关[70]。因为老人对于奥沙利铂的毒性更加敏感，此治疗方案通常对他们是有利的。因为大多数研究都将年龄大于 65 岁的患者排除在外，故而数据有限，姑息性化疗饱受争议。近期研究示姑息性治疗对老年群体的总体生存率上并没有益处。然而如上所述，精选的患者可以同年轻人类似地耐受此治疗。在最近的一份单一机构研究中，他们发现年龄大于 70 岁的患者同年轻人比，他们之间姑息性治疗的缓解率并没有什么不同（分别是 24% 和 21%）。然而，当老年患者服用化疗药后，他们的中位总生存期却从 8 个月大大提升到了 11.7 个月。此外，无进展生存期也从 4 个月翻了一番，达到 10 个月。当比较方案时，比起 5-FU、卡培他滨的副作用更少；另外，口服 5-FU 比注射的副作用更大。值得注意的是，年纪大于 65 岁的患者服用贝伐单抗时，出现动脉血栓意外的概率更高。基于以上研究，文献作者推荐对所有患者的治疗、姑息方案都应持续其标准组合，而不管患者年龄差异，同时也要注意根据药物毒性和病情变化及时调整用量[71-72]。

直肠癌

要点

－对于老年人群，术者需特别注意术前的大便失禁和肠活动性减弱，因为低位吻合重建肠道连续性时可能会更加诱发上述情况，使得患者生活质量降低、身体虚弱。

－患直肠癌的老年人中，身体状况合适的患者可以同年轻患者类似，可耐受放化疗治疗（chemoradiotherapy，CRT）之苦。

直肠癌治疗技术的各项成就，如微创手术技术的推出、局部治疗及器官保留手术的发展、括约肌保留技术、新辅助放化疗技术、辅助化疗技术等，都使得患者获益匪浅。然而对任何年龄的直肠癌患者，决定采取何种最佳治疗方案是一个十分复杂的决策过程。作为肛肠科医生，了解并协调一系列可得的治疗方法来最优化患者的生存，最大限度地提高患者的生存质量，最小化患者的发病率，这是我们的职责所在。尽管一再强调，但当治疗直肠癌老年患者时，医者仍应对手术的意图、可能的预后功能、保留肛门控制力以及泌尿生殖功能等方面进行深入思考。

随着其他疾病的进展，老年直肠癌患者会表现出越来越多的合并症[73]。因此，大量研究阐述了合并症和手术并发症之间的直接联系，鉴于盆腔解剖操作时相关发病会增多，这点不足为奇。值得一提的是，手术死亡率在老年人和年轻人中没有什么不同。在一个三级癌症转诊中心里，超过 75 岁的直肠癌患者同年轻人的手术死亡率都在 2% 以下[75]。在一个类似的基于公开病例的研究中，年龄超过 75 岁的直肠癌患者比年轻人就急诊手术率上更高（分别是 5% 和 3%），合并症更多（分别为 26% 和 13%），但总体术后死亡率两组却类似（老人组为 3.5%，青年人组为 0.5%）[74]。

同结肠癌研究的发现一样，越老的直肠癌患者的总体生存率越差。鉴于老年人越来越多的合并症带来的额外复杂性，这也是可以预计的。然而，也同结肠癌的发现一样，老年患者的疾病相关存活率却没有显得更差[73-74]。2000 年时，纪念斯隆 - 凯特琳研究所收集了 157 名年龄在 75 岁以上行盆部手术的患者的前瞻性数据，研究发现，老年患者的总体生存率较年轻人大大降低（分别是 51% 和 66%），而疾病相关存活率却是相同的，尤其是逐期比较时[73]。另外，在一份来自美国国防部军事数据库和中央肿瘤登记处的研究中，尽管老年人的治疗性切除术后 5 年生存率（43%）较年轻人的（65%）低，他们的肿瘤相关存活率却没有差别（分别为 60% 和 70%）。DFS 也相近，分别为 60% 和 69%[74]。

所有人群都一样，盆腔手术后功能的保留是最重要的。对于老年人群，术者需特别注意术前的大便失禁和肠活动性减弱，因为低位吻合重建肠道连续性时可能会诱发上述情况加重，使得患者生活质量降低、身体虚弱。有学者采用 Medicare 资料组里的相关数据——他们选取了疗养院里年龄超过 80 岁、行保留括约肌手术或者造瘘术的患者，患者之间在人口统计学上并没有什么不同，术前大便失禁率分别为 23% 和 28%，手术死亡率为 13% 或 18%。在一项多变量分析中，术前大便失禁是术后失禁的危险因素[75]。

低位前切除综合征会导致肠功能亢进、异常肠道运动、便急、排便梗阻以及微小的粪瘘。肠道功能通常在直肠低位前切除术（lower anterior resection，LAR）后 6 ~ 7 个月完全恢复，但也有患者需要 12 ~ 18 个月的自行恢复期。令人惊奇的是，目前的数据提示老年人群中预后功能没什么差异。大约 85% 的患者诉有轻微或无粪便失禁。Hida 等人评估了 107 位行 LAR 及结肠储袋吻合术的患者（储袋离肛缘 4 cm 内），他们将患者按照年龄分为三组：①年龄小于 60 岁组；② 60 ~ 74 岁组；③年龄大于 74 岁组。各组之间功能预后并无不同，而且正如所预计的一样，当吻合口距肛缘 5 ~ 8 cm 时，各组的预后都有改善（表 65-1）[77]。因此在那些精细挑选过的括约肌结构完好的老年患者中，不行造瘘术也是完全有理由的。

与结肠癌不同的是，直肠癌中新辅助放化疗常常应用于减小肿瘤的大小，甚至可能对肿瘤降级也有作用。在修正后的荷兰 TME 试验中，学者对比了术前放疗（5 × 5 Gy）对年龄大于 75 岁的患者

表 65-1　行超低位结肠 J 形袋重建的直肠癌患者，按年龄分群的预后情况

预后	60 岁以下（%）	60～74 岁（%）	74 岁以上（%）
便急	10	14	20
排便不尽	3.3	7	0
服用止泻药	77	71	80
衣物沾染粪便	30	36	20
使用护垫	57	57	40
总失禁	13	7	20
排气恐惧	50	43	60
不参与社交活动	50	57	60
功能不满意	27	29	0

LAR 术后，老年人和年轻人组的功能性预后结果并无差异，故而在经过选择的患者中不行造瘘术也是完全可行的

与年轻人之间的作用效果。年轻组和老年组术前接受放疗的患者比例并无差异（分别为 50% 和 49%，P=0.70），尽管老年组的围术期并发症使得他们的术后死亡率大大提升（50% vs.7.1%），但放疗并不是导致并发症增多的独立危险因素。实际上，放疗对老年人产生的效果似乎较年轻人更好。术前接受放疗的人不仅就复发率而言更低（5.4% vs.14%），而且远处转移存活率（81% vs.69%）和无瘤生存率（81% vs.66%）也更高。但在年轻人组中未见上述情况[78]。

多方案的新辅助治疗伴应用卡培他滨也能被经过选择的患者很好地接受。在一份最近的多中心回顾性研究分析中，125 位年龄在 70～90 岁的老人行新辅助放化疗，在这些患者中，32% 患者出现了Ⅱ度副作用，仅 15% 患者出现了Ⅲ度副作用。因毒性而需减量的患者仅为 18%，仅 9% 患者不得不停止放化疗。将此结果与最近的一份随机对照试验中年轻人比较，年轻人的Ⅱ度副作用发生率在 22%～38%，Ⅲ或Ⅳ度为 14%～29%[80-82]。一些研究揭示了将化疗药加入放疗方案中后，治疗中的毒性会增加。一份 2013 年的回顾了 126 位直肠癌患者（年龄≥70 岁，行放疗或放化疗）的文献中，Ⅲ度毒力的总体发生率为 34.9%，其中 8.7% 在放疗组，26.2% 在放化疗组，P=0.004[83]。尽管中毒现象可能在老年人中稍更频繁，但数据显示只要稍加改良，患者就能耐受放、化疗的毒性。只要仔细监测、勤于调整，各期的老年直肠癌患者都可以安全使用放、化疗治疗。

不同于结肠癌、乳癌、肺癌，临床试验中募集老年直肠癌患者非常少。故而，我们对于治疗策略合适程度的判断极度缺失。现代肿瘤学原则需求位患者量体裁衣式地治疗。直肠癌根治术不总是最好的选择，需要与死亡率、患者对有功能生活的追求相权衡。为说明这点，Neuman 等使用 Markov 分析以说明直肠癌非手术性的“观察等待”法与根治手术一样优越。若可以正确发现患者的真实完全反应率超过 58%；若患者术后生活质量低下（效用<0.81）；或若与观察比起来，手术相关复发风险减少在 43% 以内时，观察等待较外科手术更受青睐。总体的说，此研究结论是手术对一般健康的 65 岁患者都有益处[84]。

手术对患者的影响不仅仅停留在 30 天围术期内，此影响对患者终身的整体健康状况、生活质量、生存的影响也必须被考虑在内，尤其患者为老年人时更应如此。鉴于老年人中缺乏充足的管理机制，老年肿瘤的管理必须在充分认识到患者潜在的功能、身体、认知损害，做到量体裁衣、个性化治疗。

老年人腹腔镜手术

要点：老年人行微创手术是安全、稳妥的。

减少疼痛、伤口美观、肠功能恢复更快和住院时间缩短等都充分体现出腹腔镜手术的优点。无数的研究证实了老年人无论是良性疾病或肿瘤性疾病，行微创手术都有益处。作为最大的几项比较结直肠癌开腹手术和腹腔镜手术的研究之一，Frasson 等调查了 535 例患者，其中有 37.6% 的患者年龄大于 70 岁[85]。当与开腹组相比时，腹腔镜手术组在术后并发症发生率（开腹为 37.5%，腹腔镜为 20.2%）、住院天数（开腹为 13 天，腹腔镜为 9.5 天）上大大减少。此外，两组相比，腹腔镜对老年人组的优点更加明显，这也折射出腹腔镜对于此类人群潜在的优点。其他研究也展现了一个类似的结果，表明腹腔镜手术的益处不是年轻人的专属，它在老年人中也是安全的[86]。

老年人再次手术的评估

文献数据 90 年的一致性提示患者术后 30 天死

亡率，每10年都会显著增长[6,87]。然而大家都知道，年龄不能很好地代表一个人的生理储备能力，其他许多因素都在评估老人时扮演了重要的角色。实际上，患者的心理年龄，而非实际年龄，已被证实是患者可以耐受手术的更准确的指标。由于老年患者更易发生外科并发症，术者必须尽可能最优化可控可调的风险。例如，据估计，75～84岁女性心血管疾病的流行率为12%，而男性为19%，此风险可以通过遵从现有管理指南来缓和，如围术期应用适量的阿司匹林、抑制素、β受体阻断剂等。不幸的是，尽管资料显示围术期患者的3年死亡率可能会降低，但是鲜有医者遵从此法。因此，术者必须恰当评估患者围术期的情况，以改善围术期预后，保证患者安全（表65-2）。

通常来说，手术风险是基于手术的类型而言的，分为“低危”“中危”“高危”，其术后30天心脏意外发生率（心肌梗死或死亡）分别为<1%、1%～5%、>5%。全部的腹部操作，包括结肠、直肠手术都被归为中危组（至少），腹腔镜手术和开腹手术的心血管危险发生被视为相近。此外，术前风险评估应用了功能容量指标，功能容量基于患者每日活动估算，也可行运动测试获得。作为参考，1代谢当量（metabolic equivalent task，MET）等于休息时1份代谢消耗的量，4MET视为可爬两层楼，10MET代表可剧烈运动（表65-3）。任何低于4MET量的都可被视为是功能容量差，但这不会大大加重腹部手术的心血管预后。话虽如此，现行指南推荐功能容量弱的患者进行更深入的心内科评估、风险收益相关分析。若患者测试结果大于4MET，即使有危险因素，也无需进一步心内科检查[88-89]。使用功能容量或者其他心脏分险指标，如Lee指数，可以找出需要进一步行术前心功能测试的患者。

表65-2　老年患者行结直肠手术的术前检查

心脏评估

1. 有活动性心脏疾患者需行心内科检查评估
2. 伴两项临床以上危险因素的患者需管理心率，但除非其结果会影响手术，否则不需要心脏检查
3. 患者行低风险手术，当MET值≥3或伴3个以内临床危险因素的，可以进行手术

肺评估

4. 鼓励患者至少在术前8周戒烟——尽管部分研究声称4周已经足够
5. 积极管理患者的慢性阻塞性肺疾病和哮喘
6. 无需定期行胸片或肺功能检查

糖尿病和血糖评估

7. 获得基础血糖值
8. 获得基础血尿素氮和肌酐值

营养评估

9. 患者基础代谢率<18或6个月内体重无故减轻10%以上，需要执业营养学家参与评估
10. 术前无需其他实验室营养评估数据

贫血与血液指标评估

11. 测血红蛋白和红细胞压积基础值

认知评估

- 所有患者需要从患者本人和家庭成员处得到充足病史
- 所有患者需行认知评估（Mini-Cog量表）
- 所有患者需行焦虑/抑郁量表评估
- 所有患者需评估酒精摄入，并找出是否潜在滥用
- 所有患者评估决策能力以保证知情同意
- 任何新发现或者不良进展，需要老年病学家或精神病学家更深入的评估

实验室和非侵入性检查

- 除了上述的，无需例行的全血细胞计数、骨形态发生蛋白、血浆凝血酶原时间/部分凝血活酶时间、心电图、胸片

Adapted from Chow et al.[118]

表 65-3 各项活动代谢当量——源于 Tudor-Locke C 等，地址：http:// appliedresearch.cancer.gov/atus-met/（Source: 19564664）

活动	代谢当量
低强度运动	<3
- 睡觉	0.9
- 读 / 写	1.6
- 洗手，穿衣，自身清洁，便利店购物	2.1
- 保龄球	3.0
中等强度运动	3-6
- 步行（3 英里 / 小时）	3.3
- 家中运动（轻到中等强度）	3.5
- 骑自行车（放松低强度）	4.0
- 跳舞	4.5
- 排球，垒球	5.5
高强度	>6
- 远足，击剑，摔跤	6.0
- 足球，滑板	7.0
- 篮球，慢跑	8.0
- 网球，拍类运动	8.5
- 跳绳	10.0

代谢当量用于测量患者功能容量，常用于各个年龄患者的术前风险评估

心脏评估

要点：总体来说，围术期患者发生心血管意外事件的概率在行中危手术的患者身上低于 1%，在既往有冠心病的患者为 4%。

现行的研究认为老年人心血管事件发生或致死的风险不高于年轻人，因此推荐的治疗方案是普适的。总的来说，围术期患者心血管事件发生的概率，在行包括所有腹内手术在内的中危手术时小于 1%，与之相比，患者既往有冠心病病史时危险概率为 4%。临床上的心血管危险因素包括心绞痛、陈旧性心肌梗死、心力衰竭、卒中 / 短暂性脑缺血发作、肾功能不全、胰岛素依赖型糖尿病等。此外，运动耐力下降；动态心电图改变；超声心动示陈旧性心梗、瓣膜病、左室舒张不全；以及负荷试验阳性都与围术期心血管意外风险增高有关 [90]。因此，当患者术前表现有任何的心功能危险因素时，都需行心电图检查。患者行中等风险手术（即腹部手术），即使无心功能危险因素，也要至少行一次心电图检查。无心脏症状者无需超声心动检查，但当患者行高危手术时应当考虑 [89-90]。有趣的是，有趣的是，几乎没有证据表明术前血管重建可以降低非心脏手术的风险。代替心脏插管，β 受体阻断剂和抑制剂在术前和围术期被强力推荐 [90]。对于有新发心梗的患者，1 个月内手术后心梗再发的概率在所有就诊的患者中超过 30%；第 1 个月内，术后 30 天死亡率达到 14%，并在 3 个月后才降到 10%，并需要在心梗发生起的至少 6 个月后风险才降至与正常人无异 [91]。除非手术十分紧急，不得不做，否则推荐新发心梗的患者至少延期 6 个月再做手术。

肺评估

要点：

—慢性阻塞性肺疾病（chronic obstructive pulmonary disease，COPD）是术后呼吸衰竭发生的最重要的危险因素，没有之一。

—患者曾有烟草滥用史的，建议停止吸烟 6 ~ 8 周。

老年结直肠癌患者术后并发症的研究中，一直都强调了老年人患呼吸衰竭、肺炎、无法脱离插管的概率更高。术者需分辨清患者是术前就存在肺部疾患还是新进呼吸功能减退。遇到这样的患者，请呼吸科专家会诊讨论是否需要使用喷雾吸入剂、诱导性肺量器或其他仪器设备是一项明智之举 [90]。当有危险因素，如胸片异常、ASA 麻醉评分过高、呼气实验结果异常、Goldman 心脏危险指数增高 [92]（图 65-3）、Charlson 合并症指数 [93]（表 65-4）增高等时，术者需对患者进行更深入的检查。有趣的是，肥胖并不是相关危险因素 [89]。反而，COPD 是发生术后呼吸衰竭的唯一最重要的因素。高达 25% 的老年 COPD 患者有手术肺部并发症，死亡率近 7%[89]。患者曾有烟草滥用史的，建议停止吸烟 6 ~ 8 周 [90]。若患者可以持续戒烟，则最好可以间隔 2 个月以后再行手术，否则肺部并发症的出现概率大增，其中也包括术前减少吸烟的患者——他们行大型非心脏手术的危险度比为 6.7 [94]。

手术部位是最重要的不可改变的肺部并发症危险因素，部位离膈肌越近，则危险度越高。上腹部手术并发症发生率为 13% ~ 33%，而下腹部并发症发生率为 0 ~ 16% 可以为证。微创手术可以大大减少相同手术部位肺部并发症发生的概率。麻醉方式同样与并发症率有关，严格的系统回顾证明硬膜外麻醉较全身麻醉更加优越，并可产生更少的死亡率（2.1% vs. 3.1%）、肺炎、呼吸抑制的发生率。因此，一些学者强烈建议有术后肺部并发症高危因素的患

Goldman 心脏危险指数（9 项）	分值
1. 年龄大于 70 岁	5
2. 心脏病史	
术前 6 个月内心肌梗死	10
3~4. 体格检查	
3. 第三心音奔马律或肝颈静脉反流 >12 cm H_2O	11
4. 明显主动脉狭窄	3
5~6. 心电图表现	
5. 非正常窦性心律或心房异位	7
6. 室性期前收缩 >5 次 / 分	7
7. 常规实验室检查（至少一项）	3
a. 氧分压 <60 mmHg 或二氧化碳分压 >50 mmHg	
b. 血清钾 <3.0 meg/ml 或碳酸氢根 <20 meg /ml	
c. 尿素氮 >50 mg/dl 或血肌酐 >3.0 mg/dl	
d. 慢性肝疾病或虚弱	
8~9. 手术方式	
8. 经胸、腹膜内、主动脉	3
9. 急诊	4
可能的总分和并发症率	53
Ⅰ级：并发症率为 0.7%，死亡率为 0.2%	0 ~ 5
Ⅱ级：并发症率为 5%，死亡率为 2%	6 ~ 12
Ⅲ级：并发症率为 11%，死亡率为 2%	13 ~ 25
Ⅳ级：并发症率为 78%，死亡率为 56%	≥26

图 65-3 Goldman 心脏危险指数是评价患者围术期心脏并发症风险的工具。With permission from Goldman L, Caldera DL, Nussbaum SR, et al Multifactorial index of cardiac risk in noncardiac surgical proce-dures N Engl J Med Oct 1977; 297(16):845-850.[92]

表 65-4 Charlson 合并症指数——特定患者得分的总和

临床合并症	项目得分
心肌梗死	1
充血性心脏病	
周围血管病	
痴呆	
脑血管病	
慢性肺疾病	
结缔组织病	
糖尿病，无并发症	
消化性溃疡	
慢性肝病（无门静脉高压症）	
40 岁后每增长 10 年	
偏瘫	2
中重度肾病	
糖尿病，有并发症	
实体器官肿瘤，癌	
白血病	
淋巴瘤	
中重度肝病，肝硬化	3
恶性肿瘤伴转移	6
艾滋病	

Charlson 合并症指数是最常用的合并症指数量表，用于预测 1 年死亡率。Adapted from Charlson 1987.[93]

者行脊髓麻醉 / 硬膜外麻醉[94]。不幸的是，目前并无用于老年人外科手术的呼吸科指南可以推荐[89]。因此，与麻醉科、呼吸科常规探讨，将大大有助于治疗。

糖尿病和血糖管理

要点：当前研究表明老年患者可能从严格的血糖控制中大大获益，因此血糖需控制在 180 mg/dl 以下。

手术应激伴随胰岛素抵抗，胰岛素抵抗又已证实在老年人身上更加明显。因此，减少胰岛素抵抗对提升围术期预后可能有所帮助。多项研究提倡术前 2 小时饮用高碳水化合物饮料来帮助预防胰岛素抵抗。抵抗的减少可能有助于减少感染类并发症、肠梗阻、焦虑、围术期不适以及饥饿[95]。不饮用饮料，66.7% 的非糖尿病患者在手术 72 小时内经历过至少一次的高糖血症。校正分析指出高糖血症是脓毒血症发生率增高、手术区域感染、再次手术、住院期延长的独立危险因素[96]。术前饮水，直到术前 2 小时再饮用高碳水化合物饮料，已被证实与减少胰岛素抵抗的风险，降低高糖血症带来的并发症率，大大限制脱水的老年结直肠患者常见的体液转移等都有关[90]。

严格的血糖管理已被证实可以改善外科患者的手术预后。当考虑到在老年人口中有 27% 的年长于 65 岁的患者为糖尿病，另外有 50% 则处于演变成糖尿病的危险之中，这就显得格外重要了[97]。实际上，不良的血糖控制（定义为任何一次血糖 >150 mg/dl）已被认为是使得年龄超过 70 岁的老人在行腹部手术后死亡率增加的独立危险因素（OR=11.5），并会增加手术区域感染的风险[98]。最近的研究发现老年人可在严格控制血糖水平低于 200 mg/dl 时获益[96-97, 99]。老年人高糖血症出现的风险增高可以归因于拮抗机制的失调、肾功能不全，或因谵妄及警惕等老年常见的精神状态所致的诊断拖延[96-97]。

营养评估

要点：经证实，老年人营养不良可以增加围术期并发症发生率达 6 倍之多。强烈建议最优化患者的营养状态，包括咨询注册营养师和营养学家。

营养不良影响着 2% ~ 32% 的老年人口，且在“健康”的人群中也有存在。在住院的老人中，营养不良的流行率为 1% ~ 83%[100-101]。经证实，老年人营养不良可以增加围术期发生率并发症达 6 倍之多[89]。而且，老年人术前营养状态差与他们术后谵妄、死亡独立相关。故而，最优化老人营养状态，促进蛋白质代谢至关重要[98]。实际上，与执业营养师及营养学家一起制订计划，可以提高患者术前的营养改善率[90]。

单单使用基础代谢率或血清白蛋白一项来评估老年人的营养状态是既不可靠也不准确的，其实他们并不能很好反映临床患者的状况[90]。前白蛋白、转铁蛋白、维生素结合蛋白能更好地描述患者的营养状况。维生素 A/B/C 指标的异常预示着术后并发症风险高，从临床角度上看，还包括任何近期的体重减轻、任何吞咽困难、任何躯体受限 / 残疾、潜在精神错乱、酗酒。如果时间允许，如主观全面评定法（subjective global assessment，SGA）或简易营养评定法（mininutritional assessment，MNA）都十分有益，且有可能为医者提供更深入的发现[100]。老年人营养不良的评估和积极管理能改善患者手术预后，在有危险的患者身上应当实施。

贫血和血液系统评估

要点：对于年龄大于 65 岁的患者，红细胞比容（hematocrit，HCT）小于 24% 时，术前输血可以降低术后 30 天死亡率。

贫血发生率随年龄增长而增长。超过 20% 的年龄在 85 岁以上的老年人患有贫血，另外就性别而言，研究发现 75 岁以上的贫血老人中，16% 为男性，10% 为女性。贫血潜在的机制由 3 部分组成：营养不良（缺铁占 50%）、肾功能不全、原因不明性贫血。老年贫血十分轻微，仅不到 3% 患者血红蛋白值小于 11 g/dl。然而我们仍不能忽视贫血，因为它可以使患者的术后 30 天死亡率、患病率增高，功能减退[102]。NSQIP 的一份研究指出，将正常 HCT 值定在 39% 开始，此值每下降一个百分点，患者术后 30 天死亡率就增长 0.8%。在另一份 NSQIP 的倾向指数匹配分析中，对于年龄大于 65 岁的患者，术前 HCT<24% 时，输血可以降低术后 30 天死亡率；术前 HCT>30% 时，输血仅在中度失血（500 ~ 999 ml）时可以降低术后 30 天死亡率[104]。

术前全血细胞计数（CBC）可以为术者和麻醉师讨论输血时机提供基础值。因贫血与营养的关系，此两项检验可以同时进行[105]。对于大多择期患者，补充铁剂、叶酸、促红素或直接输血都可以考虑。免疫抑制效应和输血相关性肺损伤（transfusion-related acute lung injury，TRALI）应在知情同意时向患者详尽告知[103]。

痴呆和精神状态评估

认知功能不全在老年人中非常常见，有认知功能不全的老人大概占总数的 5% ~ 15%，且在高危组中达 60% 以上。尽管已证实谵妄、痴呆是老年患者手术后预后不良的重要危险因素，因缺乏时间或背景知识，外科医生几乎从未对患者行认知评估。无论如何，术前认知评估就改善围术期预后而言，其价值不可估量。

谵妄是老年患者术后最常见的并发症之一。它指的是有记录的精神状态的改变，主要以对环境认知障碍、注意力无法集中为表现。在一份对年龄大于 70 岁的患者的前瞻性研究中，行腹部手术后，总体谵妄发生率达 60%，术后 30 天死亡率达 20%。实际上，40% 的患者都有 3 ~ 4 个谵妄的风险因素[98]。最近的研究指出尽管有许多其他因素，痴呆是术后谵妄的最大单一风险因素（表 65-5）。

术前预防是有可能实现的，研究证明简单的老年科咨询就可以降低术后谵妄发生。HELP（Hospital Elder Life Program，HELP）项目指出了 6 项需得到关注并管理，以减少谵妄的点：视觉、听觉损害、认知损害、失眠、制动、脱水。药物不应作为一线治疗，相反，推荐避免诱因、再教育、按摩、轻音乐、家庭一对一护理等治疗方式。如果需要药物控制，最先应该考虑氟哌啶醇，除非是最严重的情况下，否则医者应避免捆绑束缚患者[106]。

当前风险评估

当前最常用的用于评估术后并发症的预测指标，绝大部分都不适用于老年患者。比如，ASA 评

表 65-5　谵妄的危险因素

术前
痴呆
年龄 [90]
营养不良 [98]
认知损伤 [101]
视觉损伤 [101]
脱水 [90]
制动 [90]
多重药物 [90]
严重疾病 [101]
围术期
低容量状态 [98]
血糖控制差，>150 mg/dl
代谢紊乱 [90, 98]
未镇痛（患者自控镇痛对于改善老年人谵妄有益处 [101]）
应用超过 4 种新的药物 [98]
膀胱插管 [98]
血清尿素氮比肌酐比值 >17[101]
卧床时间延长
身体制动 [98]

分是对脏器系统功能和生存概率的主观预估，Lee 指数和 Eagle 标准则仅用于心功能评估。即使最新的术前风险评估模型，如 CR-possum 等，也只是将年龄考虑在内而已。正如我们所讨论的，实际年龄对功能、体质、认知的减退不能做到很好的描述。NSQIP 等几项风险评估模型正尝试着将生理状况指标包括在内。NSQIP 涵盖了年龄（<65 岁，65～74 岁，75～84 岁，>84 岁）以及功能性健康状态（分为不独立、部分独立、完全独立），这两项都有助于代表那部分虚弱、住在疗养院的老人。然而这些模型将年龄视为独立的危险因素，以及可以有效预测围术期危险的指标，它们在评估老年人状态时十分局限。这些模型都不能在术前有效区分出哪些老年患者应当进行手术，哪些不合适的患者应该避免激进治疗，最重要的是，不能有效区分出那些有可调控健康风险，围术期可以达到最优化治疗、改善预后的患者。

虚弱度

老年人因各种健康状态不同而表现出明显差异性。当前预测围术期风险的模型都不能很好地涵盖老年人不同的生理储备情况。有学者渐渐认识到“虚弱度”是老年人生理储备能力减退的代名词。它是一种多系统失调的表现，如免疫、肾上腺、激素内分泌、心血管系统方面等 [107]。2001 年，Fried 等将虚弱度归纳为一个与年龄相关的 5 个维度的减退（表 65-6）：萎缩、体弱、衰竭、低活动量、低步行速度。这个定义为描述如此复杂的人群提供了一个重要的基础框架。在非手术患者中，虚弱度指标可以预测患者跌倒率及残疾率的增高、住院时间的延长、收住疗养院可能性增大、死亡率增高等 [107]。

表 65-6　虚弱度评分

维度	定义
萎缩	过去一年体重不明原因减低 10 磅（1 磅 ≈ 0.45 kg）
握力减退	患者捏手持测力计（已根据基础代谢率和性别调整）
衰弱	回答关于意愿的问题
低活动量	关于日常活动的问卷
低步行速度	患者行 15 英尺的速度（1 英尺≈ 0.30 m）

Chart adapted from Makary 2010[10]。虚弱度评分用于描述年龄相关的 5 个维度减退：萎缩、体弱、衰竭、低活动量、低步行速度 [107]

2010 年，Makary 等人应用 Fried 的标准制定出了霍普金斯虚弱度评分（Hopkin’s Frailty Score）。这预示着虚弱度可能是预测老年患者手术不良预后的有用工具。他们前瞻性地在 594 位患者（年龄超过 65 岁，择期行大、小手术）中研究虚弱度指标后，得分 4～5 分的患者被评为虚弱，2～3 分者为较虚弱，0～1 分者为不虚弱，经多元逻辑回归得出，虚弱度与术后并发症的发生（OR=2.54，95%CI=1.12～5.77）、住院期延长（OR=1.69，95%CI=1.28～2.23）、出院后行专业疗养而非回家的概率（20.48，95%CI=5.44～75.68）都独立相关。此外，当和现行的其他风险评估模型（如 ASA 评分、Lee 指数和 Eagle 评分）一起使用时，这些模型考虑到虚弱度后会大大增强它们的预测能力 [10]。

标准虚弱度评分的提出是正确的一步，它为这一复杂的人群——老年人疾病决策法则的建立搭建了框架。然而已知的 Fried 提出的五项虚弱度指标，只是解决了问题的一小部分。虚弱度是可以代表老年人全局储备能力受限的指标，故而虚弱度范围内的其他异常情况也被应用于描述或定义虚弱度。无数研究将营养、认知、老年病症候群等与老年人口的不良预后相关联，但它们都未参与构成当前手术风险模型。

综合老年病学评估

根据 NCCN（National Cancer Comprehensive Network）指南，多维度综合性的老年病学评估（CGA）是治疗所有老年人的关键所在[108-109]。CGA 通常涵盖了评估合并症、身体表现（含在家中情况）、认知损害、心理状态、营养状态、药物回顾、社会支持等方面的有效工具（表 65-7）。总的来说，老年病学评估的益处在于可对半数以上年龄大于 70 岁的老人，有延长寿命、防止住院或收住疗养院[1, 110-112]、防止老年病症候群如谵妄、跌倒[113-114]、防止认知减退[115]、检测未知的可能影响癌症治疗的情况等[116]。

表 65-7　老年病学评估的范围

范围	方法
功能状态	1. 日常活动（MOS 身体健康分量表）[119]
	2. 日常器械运动（OARS 分量表）[120]
	3. Karnofsky 表现评分[121]
	4. 计时起立行走测试[122]
	5. 过去 6 个月跌倒的次数[123]
合并症	身体健康部分（OARS 分量表）[120]
认知	Blessed 定向 - 记忆 - 注意测验[124]
心理	住院焦虑和抑郁量表[125-127]
社会功能	MOS 社会活动限制评测[119]
社会支持	MOS 社会支持调查：情感 / 信息和有形量表[119, 128]
营养	1. 体重指数[128]
	2. 过去 6 个月不明原因体重减轻（%）[129, 130]

CGA 应作为所有老年肿瘤患者治疗的关键部分[108-109]

目前为止，尽管 CGA 在预测发病率和死亡率上作用巨大，但仅有少数研究将其作为术前评估的工具。在欧洲老年人癌症术前评估（Pre-operative Assessment of Cancer in the Elderly，PACE）的初步研究中[9]，学者发现 CGA 中的项目与老年人手术预后变差、住院期延长的风险有关。该研究涵盖了 460 位年龄大于 70 岁的行择期实体肿瘤手术的患者，其中 32% 源于胃肠道。依赖器械维持日常活动、异常行为状态、中重度疲乏评分与术后并发症风险提升 50% 有关。一份近期的来着挪威 Kristjansson 等人的研究示 CGA 对 178 位中位年龄为 80 岁的结直肠癌患者的外科并发症率有预测作用[7]，此研究与先前所述虚弱度对外科预后有预测作用保持了很好的一致性[10, 117]。更近的研究中，Robinson 等使用了 7 项虚弱度特征描述（计时起立行走测试、Katz 评分、Mini-Cog、Charleston 指数、贫血、营养不良、跌倒老年病症候群）来定义虚弱、前虚弱、无虚弱个体。在 201 为进行大的心外科或结直肠科手术的个体中，虚弱度与术后并发症率增高、住院时间延长、术后 30 天复住率增高等独立相关[117]。

当前推荐

2012 年美国外科医师学会（American College of Surgeons，ACS）联同 NSQIP 以及美国老年医学会（American Geriatric Society，AGS）共同制订了最佳的围术期老年外科患者管理操作指南。除了进行完整的病史采集和体格检查，作者们推荐对包括老年人独有的疾病在内的一系列方面行术前评估。这些方面与上面讨论的 CGA 所涵盖的方面十分类似（如果不说相同的话），且还涵盖了认知损伤、虚弱度、多联用药、营养不良风险、缺乏家庭 / 社会支持照顾等方面。各科外科医师可以使用此起草的核对表，评估需行手术的老年患者（表 65-8）[118]。

表 65-8　ACS、NSQIP、AGS 推荐核对表

除完整病史采集和体格检查外，强烈推荐以下评估：
评估患者对预期手术的认知能力和接受能力
患者抑郁情况检查
患者术后谵妄风险调查
酒精及其他物质滥用、依赖的调查
根据美国心脏病学会 / 美国心脏病协会指南对行非心脏手术的患者行术前心脏评估
患者肺部并发症危险因素的调查及应用适当手段预防
记录跌倒病史和患者功能状态
明确虚弱度评分基线
患者营养状态评估，若患者有严重的营养风险，则考虑术前干预
准确、详细地了解患者的用药史，考虑恰当的围术期用药调整，监测多联用药
明确患者知晓治疗的目的与对手术预期
明确患者家庭、社会支持能力
针对老年人行恰当的术前诊断检查

Adapted from Chow et al.[118] 2012 年美国外科医师学会就老年患者行手术的围术期最佳管理指南

改善预后

明确地定义老年人，是改善预后的第一步，虚弱度评分已经为此打下基础。鉴于多个方面都涉及如何定义这一复杂的人群，对于运用多学科方法改善预后的可能不足为奇。除早期下地运动、疼痛管理、规划出院外，在早期发现和治疗手术药物并发症时就进行术前评估。术前和术后的评估须由包括老年学家作为顾问、专业老年病护理人才、职能治疗师、理疗师、社工在内的团队一起制订，这样有助于明确患者出院时的注意事项和最优化术后恢复。一些老年正畸机构已经成功地结合术前 CGA 来寻找危险患者，并提供有针对性的治疗来减轻他们的术后副作用、缩短住院天数。应用 CGA 可以提供一个系统的方法，以找出虚弱的患者，并找到办法在术前最优化他们的状态。当特定的多学科体系着手管理那些人口学和 POSSUM 匹配的、年龄在 75 岁以上的、行大型结直肠切除手术的患者，术后主要并发症率从 30.8% 降低至 17.2%。这可以减少开支、缩短住院时间、提升患者生活质量、使患者免于入住疗养收容疗养机构[18]。

结论

总之，随着患慢性疾病的虚弱的老龄人口的不断增长，术者将不断面对管理各种疾病状态的老年人的挑战。因就传统来说，外科手术会避开老年患者实施，发明有效的工具模型，对于手术期间评估合并症、残疾、老年疾病症候群，理解老年人手术预后与护理与这些潜在病症之间的关系，是重要的第一步。一旦迈出了这一步，借力于术后护理，改善总体预后的评估，就可不仅局限于减少死亡率，更可助力功能的维持、生活质量的提升、防止老年病症候群的发生。

（参考文献参见 www.pumpress.com/home-specific-edu/5599.html ）

第 66 章

卫生保健经济学

Guy R. Orangio
杨丽琨　邹常林　译　于向阳　审校

缩略词

ACA	2010 年《患者保护和平价医疗法》
ACO	可信赖医疗组织
ACS	美国外科医师学会
AMA	美国医学协会
APM	替代支付模式
BBA	1997 年《平衡预算法案》
BPCI	改善医疗的捆绑支付
CEA	（美）经济顾问委员会
CER	比较效益研究
CF	换算因数
CMMI	医疗保险和医疗补助创新中心
CMS	医疗保险和医疗补助中心
COBRA	1985 年《综合预算调节法》
COBRA	1986 年《综合预算调节法》
CPR	习惯的、同行的、合理的收费
CPT	现行程序术语
DSH	不成比例的股份医院 / 安全网络医院
FFS	按次付费
FFV	费用价值
GCP	盖辛格薪酬方案
GDP	国内生产总值
GHS	宾夕法尼亚州盖辛格卫生系统
HCFA	卫生保健筹资管理局
HHS	卫生和公共服务部
HMO	健康维护组织
MGPO	麻省总医院医师组织
MVPS	医疗保险金额绩效标准
NHI	国民健康保险
NHR	国家医疗改革
NQS	国家卫生保健质量改善战略
OBRA	1989 年《综合预算调节法》
Part A	医疗保险 A 部分医院支付
Part B	医疗保险 B 部分医师支付
PCHI	合作社区卫生保健公司
PEAC	实际费用咨询委员会
PERVUs	实际费用相对价值单位
PFS	医疗保险医师费用表
PLI	执业责任保险
PPRC	医师支付审查委员会
RBRVS	以资源为基础的相对价值量表
RUC	美国医学会专业协会相对价值更新委员会
RVS	相对价值量表
SGR	可持续增长率
SSTA	1935 年《社会保障税法案》
TPC	医师薪酬总额
UAF	更新调整因数
UCR	通常的，合理的收费
VBM	基于价值的修正
wRVU	工作相对价值单位

要点

- 1965 年，林登 · 约翰逊总统签署了医疗保险和医疗补助修正案（第 18 和第 19 条）。
- 1987，以资源为基础的相对价值量表为医疗保险医师的需求奠定了基础。
- 美国国会试图控制美国医疗保健费用上涨的所有努力都失败了。

- 2010 年的《患者保护和平价医疗法》规定了其他支付模式。
- 这些替代支付模式要求临床整合在降低成本、提高医疗保健服务的效率和质量方面取得成功。
- 外科医生必须了解这些新的替代支付模式，以便继续为患者提供高质量的、划算的医疗服务。
- 以资源为基础的相对价值量表与质量指标相结合，将成为这些新的替代支付模式中外科医生的总薪酬的基础。

概述

自从富兰克林•德拉诺•罗斯福在 1935 年签署了《社会保障税法案》(SSTA) 以来，医疗改革已经成为最重要的社会运动之一。他是第一个提倡联邦政府对老年人进行援助的总统；SSTA 是一项社会福利立法法案。它包括对老年人的保险 (第一条)、失业补助 (第三条)、对有抚养子女家庭的援助 (第 4 条)、妇幼健康 (第五条)、公共卫生服务 (第六条) 和对盲人的援助 (第十条)[1]。罗斯福总统想要在法案中加入国家健康保险 (NHI)，但是他的顾问在制定法案的时候担心将 NHI 作为修正案会阻止法案的通过[2]。罗斯福总统承受着来自美国医学协会 (AMA) 的巨大压力，而不仅是包括 NHI 在内的税收法案的压力，他最终还是屈服于这种压力[1-2]。

在接下来的 30 年里，联邦政府继续就某种形式的 NHI 发展进行讨论。哈里•杜鲁门总统是 NHI 的坚定支持者，但在他担任总统期间，他没有得到国会的政治支持来通过这样的法案。直到 1965 年 7 月 30 日，林登•约翰逊总统签署了《社会保障法案》的《联邦医疗保险和医疗补助修正案》(第十八和第十九条)，在美国建立了一个全国性的健康项目[3]。在 1965 年的签署仪式上，约翰逊总统的演讲献给了杜鲁门总统 (他出席了会议)，感谢他在发展和通过这些修正案期间所做的努力和带来的影响。医疗保险花费的现实很快就显现出来了：第一年的医疗保险费用为，24 亿美元用于支付医疗费用，640 万美元用于支付医生费用。自 1965 年以来，医疗保险和医疗补助的成本一直在上升，到目前为止还没有改革。

现如今，美国的医疗保健费用是惊人的。2014 年，福布斯网站上登出了这样一则头条新闻：“年度美国医疗支出达到 3.8 万亿美元”——这是丹·芒罗写的一篇文章的标题，并出现在 2014 年的医药和医疗保健领域[4]。目前，美国的医疗保健支出占国内生产总值 (GDP) 的 18%，预计将大幅上升。如果医疗保健费用在 2040 年继续以目前的“历史”速度增长，那么它将占到 GDP 的 34%，而医疗保险和医疗补助支出将上升到 GDP 的 15%。因此，如今，美国人民、联邦政府和州政府以及商业人士推动医疗改革，这一点也不奇怪。

巴拉克·奥巴马总统在 2006 年的总统竞选中提出“国家医疗改革 (NHR)”，在 2010 年 3 月 23 日，他签署了《患者保护和平价医疗法》[5]。

美国的医疗改革正在“发生”，而且正在以前所未有的速度进行着。医疗保健改革不是一个新话题，但前几段指出了一个非常重要的前提：在美国，医疗保健的交付是昂贵的，而且这种成本不能以目前的增长速度继续下去。医疗改革的主要目标之一是目前的医生报销方法，即服务费用。

医生报销

按次付费：以资源为基础的相对价值量表

按次付费 (Fee-For-Service，FFS) 的定义为直接从患者或保险公司或其他付款人处向提供者 (通常是医生) 支付费用，提供者接收特定服务的固定费用，例如进行身体检查或进行疫苗接种。因此，按次收费产生的付款是由服务数量驱动的[6]。

1965 年通过的《联邦医疗保险和医疗补助修正案》认为，从 1966 年到 1992 年，医生支付的费用是建立在“习惯的、普遍的和合理的”(CPR) 收费基础上的。这是基于私人健康保险公司使用的“通常的、习惯的和合理的”(UCR) 收费体系。在 1965 年的原始修正案中包括了 CPR 的报销方法。UCR 体系的提示是为了实现两个目标：①在有组织和税收支持的保险计划中，限制医生的费用；②允许每个医生继续他自己独特的收费模式，而不建立统一标准的收费计划[7]。

医生们向医疗保险提出索赔，要求收取“他们愿意”收取的费用。报销依据的是每个医生对所有医疗程序的中位收费 (习惯或通常) 的比例，这些费用是根据前一年提交的索赔计算得出的。每年对每一个医疗程序的费用进行计算，再在特定地区的所有医生中进行计算机筛选，作为“惯例”的费用。然后，联邦医疗保险将向医生支付当前账单上的实际费用，这是基于过去一年的“惯例”费用，或者是当地医疗行业过去一年的“普遍”费用，而无论哪一项是最低的[8]。即使是医生也不知道在提交账单后会有什么。到 20 世纪 80 年代，很明显，UCR 的支付系统没有发挥作用，而且随着时间的推移，它变得越来越有争议。

政府试图通过经济控制来限制成本，而经济控制是利诱和价格上限的混合。他们还试图保护患者免受当时允许的过度平衡计费。很明显，医生付款的改革是必要的，并且可能需要一个标准的收费表。当时，卫生和公共服务部（HHS）和卫生保健筹资管理局（HCFA）致力于自由竞争和市场力量，作为控制包括医疗保险在内的医师服务成本的一种手段。

他们希望医疗保险受益人和其他人能加入健康维护组织（HMOs），通过诱导将患者分散到 HMOs 和个体患者的医生交易中去。HCFA 和 HHS 非常支持独立从业者，并不想压制医疗行业中存在的“自由企业”。当时，医疗行业总体上对华盛顿产生了巨大影响。遗憾的是，由于卫生保健成本上升以及 HHS、HCFA 无所作为，医师支付改革的任务成为国会的问题。1985 年，国会设立了医师支付审查委员会（PPRC），目的是改革医疗保险医师报销制度。与此同时，国会委托开展一项研究项目，将相对价值量表（RVS）作为新支付系统的最佳基础。哈佛大学公共卫生学院的一个研究小组在 1985 年获得了大量资助，用于设计一种基于资源的 RVS，供国会在未来实施。

由于国会的威胁而为医生制订了完全不可接受的报销方法，AMA 和几个专业协会同意向哈佛研究团队提供专家建议。哈佛大学的团队在过去的十多年里一直在设计相对值量表（RVS），试图奖励工作和其他资源投入，并纠正历史指控的偏见。

哈佛大学的研究小组在 1979 年确实生产了一种 RVS，这是基于该研究项目[9]。美国外科医师学会（ACS）并未与哈佛大学的项目合作，而是创建了一个有竞争性的系列研究，以制订自己的收费计划。哈佛大学的团队试图开发一种统一的方法，根据判断、技能、体力和因服务风险而产生的压力来确定复杂程度。该小组通过访问医生的数十个程序推断出这些角色中的每一个，然后通过心理测量方法为每个程序和时间开发每个维度的相对权重。

直到今天，这个方法被质疑的原因包括它使认知超过了手术（程序上）的特性[8]。最初，哈佛大学的研究团队对一小部分医生进行了电话访谈调查，以搜集他们对不同医疗过程所需的时间（使用时间）的判断。然后，哈佛大学的研究团队得到了由医学专家委员会（专业小组）评估的数据和结论[10]。

对“原始”方法的批评是，在很大程度上仅根据“电话”访谈和医生对这类调查的态度（医生的依从性和要调查的成千上万个程序）来构建程序之间相对“以资源为基础”权重的稳定衡量标准，人们认为不可能积累完整和可靠的数据

到 1987 年，基于资源的相对价值量表（RBRVS）被认为是建立医疗和外科专业医师服务和程序支付率的替代基础。RBRVS 将通过以下几点来考量：

（1）医疗程序的时间

（2）进行医疗前和医疗诊治后的所使用的时间

（3）医疗程序强度

（4）医疗成本，包括医疗事故保险费

（5）专业培训的费用

时间和强度的定义基于对执行医疗诊疗医生的全国性调查。届时将召集一个由多个利益相关方组成的小组，包括医疗行业的成员、第三方付款人、消费者和其他利益相关方，以评估和制定[11]。

经过几年的研究和几项新的研究拨款，国会得到保证，在 1993 年之前将会逐步采用科学性的 RBRVS。通过几项国会法案，这些有价值的 RBRVS 被纳入了新的医疗保险立法中：1985 年的《综合预算调节法案》（COBRA），该法案在 1987 年具体实施；以及 1986 年的《综合预算调节法》（OBRA），它将完成日期推迟到 1989 年 7 月 1 日，并在 1989 年 12 月 31 日之前完成了具体实施。

问题的根源在于自 1965 年《联邦医疗保险》颁布以来，B 部分（医生支付）没有包含任何行政结构或成本控制。对 B 部分缺乏控制的原因是华盛顿更关心 A 部分（医院付款），而 B 部分当时是医生自愿的。华盛顿还担心，如果有强有力的成本控制措施，就会引发医学界的抗议，医生们也不会支持医疗保险 B 部分

联邦政府试图通过制订“预算中立”和“支出

上限”来控制医疗保险计划的不断增加的成本。在20世纪80年代，联邦政府规定，如果要进行医疗保险补偿政策的任何重组，就不会造成更高的总成本（例如，预算中立）。此外，支出将在特定水平上被“封顶”，例如，医疗保险数量绩效标准（MVPS）（请参阅下一节“按次付费”）。这两种控制成本的方法是有争议的，也没有改变医疗保险计划的持续增加的成本。联邦政府最终决定根据国会决定的换算因数制订一项“收费计划”。华盛顿意识到：“创建、监控和更新这样的收费计划，需要各方面人员的参与，甚至需要医疗行业的领导[8]。”

因此，联合委员会，美国医学会的常设联合会、专业协会、专门从事合同和报销的经济代表，以及国家谈判人员，他们将制订收费协议，并将其提交国会审查和批准。

1991年，美国医学会专业协会相对价值更新委员会（RUC）的首次会议举行。RUC是一个由医生组成的专家小组，向政府提出建议，提供医疗服务所需的资源，并保持每项服务与代码族和整个RBRVS的“相关性”。

建立宪章文件，并成立三个委员会，以帮助开展这一项目：RUC研究委员会、RUC咨询委员会和卫生保健专业咨询委员会。最后，在1992年1月，医疗保险RBRVS得以实施。到1992年5月，RUC已经考虑了美国妇产科医师学会的第一个相对价值提议（CPT代码58435：输卵管导管经宫颈导入术），并且HCFA接受了第一个RUC推荐[12]。

1992年7月，RUC向HCFA提交了第一套针对253个新修订的CPT 1993代码的建议。在接下来的几年里，这一进展相对迅速，到1997年1月，RUC已经对RBRVS进行了第一次5年审查，并且已经有超过1000个CPT代码。当时，HCFA接受了RUC95%的提议。此后不久，又出现了两个非常重要的补充：首先，1998年1月，成立了实际费用咨询委员会（PEAC），它为医生的实际费用制订了价值，现在是基于资源的，而不是wRVU的百分比（最终在2003年，RUC向PEAC提交了关于直接实际费用的提议）；其次，2000年1月，成立了基于资源的职业责任保险（PLI）。这些议题都不是最初确定的CPT代码的一部分。为了更深入地理解这一点，到目前为止，在当前程序术语（CPT）手册中列出了超过8000个CPT代码。

今天，RUC代表了整个医疗行业；然而，RUC委员会的投票成员是由他们的联邦医学专业协会任命的，通常代表那些被美国医学专业委员会认可的人或者是那些在接诊患者中占很大比例的医生和那些占医疗保险支出比例很高的医生。

表66-1 2015—2017年美国医学协会更新委员会（RUC）的组成

RUC 代表 / 社会成员	任命批准
现任主席	AMA 董事会
心胸外科医生	
AMA 代表	AMA 任命
美国骨科协会	AMA 董事会
卫生保健专业咨询委员会（HCPAC）	
实际费用审查委员会（主席）	AMA 董事会
协会会员	**由专业协会推荐并由 AMA 董事会全体社会成员批准**
麻醉学	
心脏病学	
皮肤病学	
急诊医学	
家庭医学	
普通外科	
老年医学	
传染性疾病	
内科医学	
神经学	
神经外科	
产科 / 妇科	
肿瘤学和血液学[a]	
眼科学	
整形外科	
耳鼻咽喉科	
病理学	
儿科	
结肠和直肠外科学[a]	
放射学	
胸外科	
泌尿外科	

[a] 表示轮值选任

4个席位每两年轮换一次，两个保留给内科专科，一个保留给初级保健，另一个保留给任何其他专科。目前，有29个投票成员，每年在三次会议上有超过100个医学专业人员参加[12]。表66-1显示了RUC小组的当前组成。

目前用于评估医疗服务（CPT 代码）的方法是在线调查，虽然它比 20 世纪 80 年代 Hsiao 的“电话调查”要复杂得多，但依然包含了许多他早期的建议 [9]。这些调查被发送给执业医师或专业社会，他们是程序或程序家族的主要提供者。供应商的专家小组，在许多情况下由多个专业代表组成，讨论调查的结果，然后将新的或修订的“CPT 代码”提交给 RUC，最后确定工作相对价值单元（wRVU）。在实现 wRVU 之前，在 RUC 投票成员之间有很多争议，以确保 RBRV 的原则得到维护。

PEACs 审查每一项代码的实际费用，并将其建议提交给 RUC 以获得批准。接下来，每一项代码的 wRVUs 和实际费用 RVUs（PE-RVUs）被提交给联邦医疗保险和医疗补助（CMS）中心。然后，CMS 可以接受给定的 RUC 值或修改此值。wRVU 的价值随后在每年 11 月发布的联邦注册商中公布，作为最终的规则。然后，CMS 考虑成本的区域变化，并给出最终总值：

一般表达式：
总 RVU =（工作 RVU × 工作 GPCI）
+（实际费用 RVU × 实际费用 GPCI）
+（医疗失误 RVU × 医疗失误 GPCI）
总支出 RVU × 换算因数
（目前价值 35.8013）

换算因数（CF）计算是一个比例因子，它将医疗保险医师费用计划中的每项医疗服务过程的 RVUs 的地区性调整数换算为 1 美元支付金额。CF 的设定是基于：①医疗经济指标，它衡量的是产生医师服务所需投入的加权平均年价格变化；②可持续增长率（SGR）；③更新调整因数（UAF）。表 66-2 有 3 个通用的 CPT 代码，由结直肠外科医生应用当前的换算因数，并参考所有诊疗过程中的内容和近似的补偿制定。

这也可以通过 CPT 代码 RVS 值的百分比来查看。对于典型的 CPT 代码，每一分项如下：

（a）医生的工作，50.9%
（b）实际费用，44.8%
（c）职业责任保险，4.3%

虽然这看起来有点令人困惑，但它确实可以归结为几个关键方面。第一，自 1992 年以来，RBRVS 一直是 B 部分的主要支付系统，也是医疗保险医师费用计划的基础。第二，医生收费计划（PFS）的原则是，无论医疗服务收费多少，医疗保险都会为每个服务支付制订一个标准化的“核定金额”。第三，CMS 医师费用计划仍然是美国商业保险公司费用计划的基础。最后，wRUV 是当今大多数“就业”医生的报销方法。我们将在后面的章节中更深入地讨论这个问题。很明显，联邦医疗保险计划是在美国运行医疗保健报销和医疗服务的经济引擎。

按次收费：为什么会失败？

William r.Roper MD，CMS 管理员，1988 年

我们在控制医生支出的总体增长方面面临着严重的问题。基于相对价值量表的收费计划，无论如何精心构建，都不能指望解决服务数量和质量增长的问题。尽管收费制度有其优点，但并不能激励医生控制这种增长。

这是 William R. Roper 博士的一段话，他是 20 世纪 80 年代中期在资源为基础的相对价值体系发展过程中 HCFA 的管理者 [13]。

表 66-2　结直肠外科医师常用的现行程序术语（CPT）代码

CPT 代码	描述内容	WRVU[a]	PERVU[b]	PLIRVU[c]	总 RVU	医疗保险支付（美元）
44140	结肠部分切除术与吻合	22.59	12.42	4.64	39.65	1370.58
44204	腹腔镜手术；部分结肠切除术与吻合	26.42	12.59	5.53	44.54	1592.51
46260	痔切除术，内部，外部，2 个或更多列 / 组；	6.73	5.65	1.33	13.71	490.20

[a] 工作相对价值单位
[b] 实际费用相对价值单位
[c] 实际责任保险相对价值单位

正如在上一节中提到的，联邦政府试图利用“支出上限”来尝试控制不断上升的医疗保险费用。其中一个例子是1989年的《综合预算调节法》（OBRA-89），它建立了从1990年开始的MVPS。在MVP的政策下，医师费用的支付更新取决于医生服务支出的实际增长率与为该年制定的绩效标准之间的差额[14]。事实上，OBRA-89也未能减缓医疗保险成本的上升。作为回应，联邦政府通过了一种最具争议的方法，即根据实际支出与目标支出的比较，调整医生的收费表，即SGR。虽然SGR目前正处于历史讨论阶段，但在2015年4月之前，它一直是调整医生收费表的最具争议性的方法。出于这个原因，我将讨论如何演变并最终废除SGR方法来控制不断上升的医疗保险PFS成本。

1997年8月5日，《平衡预算法案》（BBA）颁布，该法案的第1848（f）条，经第4503节修订，用SGR条款取代了医疗保险量绩效标准（MVPS）。第1848（f）（2）节规定了一个公式，用于确定[医疗保险下医生服务的SGR目标[14]。根据MVPS政策，医生费用的支付更新取决于医生服务支出的实际增长率和为该年度制定的绩效标准之间的差异[15]。

计算SGR的公式是基于四个因素中每一个的百分比变化的估计值：

1. 医生服务费
2. 医疗保险付费服务受益人的平均人数
3. 人均实际国内生产总值10年平均年百分比变化
4. 因法律或法规变化而发生的支出

SGR是一种已失败的机制，旨在通过调整每年的医生费用更新来限制医疗保险计划（B部分）的支出。该机制被批评为无效和不公平。自2003年以来，国会通过推翻SGR，避免了经公式调整的医师费用削减。每次国会不得不推翻SGR时，就会有一项成本：一项需要支付的费用，除非国会因为预算限制而不能获得资金。在“第22条”的提议中，每年计划削减的医疗保险PFS报销额都在20%以上。虽然这可能会降低联邦开支，但如此大规模的医疗保险削减实际上会危及受益人获得医生的机会，因为许多医生会停止看到医疗保险受益人[16]。

这一切导致了2014年《医疗保险提供者现代化支付法案》（H.R.4015和s.2000）的制定，也被称为“2014年SGR修复”。该法案实际上得到了两党和两院的支持，但由于共和党和民主党无法就如何付款达成一致，该法案从未离开国会委员会阶段。国会预算办公室估计2015年的成本为1745亿美元[17-18]。自2003年以来，国会一直在努力修复和（或）废除SGR，以阻止医疗保险支出的上升，而所有这些都未能改变这一趋势。2014 SGR修复首次提出符合条件的专业人员（EP）定义，其中包括医生（73%）、医师助理、护理医师、临床护理专家和治疗师，提出两种支付途径：一种是按次收费报销，一种是针对以价值为基础的替代支付模式的医生，包括可信赖医疗组织（ACO）、捆绑支付和以患者为中心的医疗机构[17-18]。拟议的费用削减计划将于2015年4月1日生效，并将使医生费用减少21.1%。然而，在4月两党以压倒性的两党和两院制的支持下，国会通过了医保准入和儿童健康保险支付再授权法案，废除了SGR支付公式，并保证医保PFS增加了0.5%的医疗补助费用。2015年4月16日星期四，美国总统奥巴马签署了《医疗保险准入和儿童健康保险计划重新授权法案》（CHIP）。

自PFS建立以来，医疗保健费用不断增加，国会和CMS专注于一直致力于拆解现行的服务收费系统，并将其替换为替代支付模式（APM）。2010年的《患者保护和平价医疗法》规定了许多这些变化在美国的医疗保健服务中我将讨论法律的一些关键部分，这些部分将会影响到医生是如何成为法律的一部分，从而影响医生如何报销和提供医疗服务。

2010年《患者保护和平价医疗法案》（P.L.111-148）

2009年6月，经济顾问委员会（CEA）发布了总统的行政报告，题为《医疗改革的经济理由》。这是最具影响力的“白皮书”之一，它刺激了医疗改革，并最终在2010年的《平价医疗法案》的制定中发挥了重要作用。报告的根源在于，美国的医疗保健系统存在大量的低效率，导致了不断上升的医疗保健费用。

CEA指出了一些关键因素，这些因素是卫生保健系统无效的原因：

1. 各州在医疗保险支出上的巨大差异，没有医疗需求或结果的相应变化
2. 支付系统奖励的是医疗投入而不是结果

3. 行政成本高

4. 对疾病预防的关注不够

CEA 还暗示了健康保险市场中的市场缺陷，这些缺陷为社会保险不足的覆盖水平创造了激励因素[5]。CEA 侧重于医疗改革的两个关键组成部分：

1. 控制医疗成本的增长速度。

2. 扩大保险范围。

作为对 ACA 2010 的简要总结，它是一种扩大对卫生保健覆盖率的途径。

要求大多数美国公民和合法居民都有健康保险。建立以州为基础的美国健康福利交易所，个人可以通过该交易所购买保险，收入在联邦贫困线 133%～400% 之间的个人 / 家庭（三口之家为 19 530 美元）可获得保费和费用分摊信贷，并在（2013 年）建立独立交易所，小企业可以通过该交易所购买保险。要求雇主为通过交易所获得健康保险税收抵免的雇员支付罚金，但小型雇主除外。在交易所以及个人和小团体市场对健康计划实施新的规定。将医疗补助扩大到家庭补助的 133%[19]。

2010 年，《患者保护和平价医疗法》涉及个人任务、雇主要求、扩大公共方案，如医疗补助和芯片、对个人和雇主的保费和费用分摊补贴、与健康保险或资助健康改革有关的税收变化、建立医疗保险交易所、制定福利准则、通过规则和条例影响私人保险，以增加所有级别受保人的参与，在保险市场规则、卫生计划和成本控制方面，强制要求国家发挥“作用”，以及规定质量改进和健康系统绩效措施，包括预防、健康和长期护理。这是美国历史上最具包容性和最全面的改革。这项法律影响到几乎所有美国人，除外那些正在或将“直接影响”我们参与和报销医疗保健服务的地区，该法律属于成本控制和提高质量 / 改善医疗保健系统绩效的范畴。下面将用一系列的表格和讨论点来扩展这两个法律领域。

ACA：成本控制变化

在成本控制这一范畴内，法律要求对健康保险公司进行许多“行政”变更：例如商业付款人必须颁布某些规定，以简化交货并减轻对其受益人的照顾（表 66-3）。该法律还对医疗保险制度进行了彻底的改革，该法案要求对所有提供者进行重组（表 66-4 和表 66-5）。医疗补助也受到限制药品支付的

表 66-3　2010 年的成本控制：行政简化

简化医保管理内容	规则采纳日期	生效期
一套关于资格验证和索赔状态的规则	2011.7.1	2013.1.1
更简单的电子资金转账、医疗支付和汇款	2012.7.1	2014.1.1
更简单的健康声明 / 同等相遇信息，健康计划保费支付的登记和注销、转诊证明和授权	2012.7.1	2016.1.1
健康计划必须记录符合这些标准的情况（每覆盖一段时间罚款 1 美元）		2014.4.1

表 66-4　成本控制：医疗保险优势（MA）计划调整支付

MA	根据 FFS[a] 的比例调整支付，减少了他们的支付，并增加了较低的利率	从 2011 年开始，在 3 年内逐步修订大多数地区的付款 从 2011 年开始，一些地区将在 4～6 年内分阶段实施
MA	根据目前 MA 的五星质量评价体系，获得四颗或更多星的计划奖金，相当于双倍奖金	2012 年开始
MA	根据质量等级修改折扣系统	2019 年分阶段实施
MA	计划付款或与注册人健康状况有关的编码应用的调整阶段（等于 5.7%）	2019 年分阶段实施
MA	如果 ML 比率低于 85%，MA 计划应向卫生部长提交部分支付。	2014
MA	如果 ML 比率[b] 在连续两年低于 85%，要求秘书暂停登记，如果 ML 比率在连续 5 年低于 85% 就要终止合同	2014
MA	支付总额，包括当前支付水平的奖金	2014

[a] 医疗保险费用

[b] 医疗损失率

影响。更令人担忧的是，它大幅减少了对不成比例的医院 / 安全网络医院的资助，减少了 1760 亿美元（2014—2020 年），并改变了向这些关键医院分配“减量”的方法（表 66-6）。值得注意的是，这些医院的绝大部分都是主要的学术教学中心，这可能会对整个美国的住院医生项目产生负面影响。

成本控制的最后一部分是浪费、欺诈和滥用——其中最重要的原则是通过在网站上扩张来降低欺诈成本，增加对提交虚假索赔和增加反欺诈活动资金的处罚（表 66-7）。据联邦调查局估计，所有医疗账单中有 3% ~ 10% 是欺诈行为。在此背景下，每年联邦医疗保险支付 566 亿美元用于 5000 多万受益人，医疗补助计划支付 42.8 亿美元给 7000 万人 [20]。

提高质量 / 卫生系统性能

在提高质量 / 卫生系统绩效的过程中，法律影响了对医师很重要的几个领域：比较效果研究（CER）、医疗事故、医疗保险、医疗补助和国家质量战略。

2010 年的 ACA 通过建立一个非盈利性的以患者为中心的结果研究机构来进行研究，以比较医

表 66-5　成本控制：医疗保险

改变	生效期
减少对住院患者医院、家庭健康、熟练护理机构、临终关怀和其他医疗保险提供者的年度市场更新，并对生产力进行调整。	有效日期不同
冻结与收入相关的医疗保险 B 部分保费的门槛	2011 年到 2019 年
建立一个由 15 个成员组成的支付顾问委员会（没有医生），并提交立法提案，其中包含提出建议，如果支出超过目标增长率，就可以降低医疗保险支出的人均增长率	2013 年 4 月
减少医疗保险 DSH[a] 支付，最初是 75%，然后根据未保险人口的百分比和未补偿的诊疗数量增加支付	2015 年 1 月 1 日
消除改善医保基金	颁布后生效
允许那些自愿达到质量标准的 ACOs 在医疗保险计划中分享他们的医疗成本支出	2012 年 1 月 1 日
创建一个创新中心（在 CMS 中）来测试、评估和扩展医疗保险、医疗补助和 CHIP（不同的支付结构，减少支出和（或）提高质量的方法）	2011 年 1 月 1 日
减少按一定百分比支付的款项，以兼顾可预防的再入院计划	2012 年 10 月 1 日
减少对某些医院获得的 1% 支付	2015 财政年度

[a] DSH，治疗贫困患者的医院至少得到部分补偿

表 66-6　成本控制：医疗补助

改变	生效期
增加药品的医疗补助折扣：品牌名称 23.1%，多源药物增加均价的 13%，以平均制造业平均水平为基准	颁布后实施
减少公共医疗补助的分配	2014 年 0.5 亿美元 2015 年 0.6 亿美元 2016 年 0.6 亿美元 2017 年 1.8 亿美元 2018 年 5.0 亿美元 2019 年 5.6 亿美元 2012 年 4.0 亿美元 总额 176 亿美元的削减
通过开发一种分配 DSH[a] 减少额的方法，将医疗补助总额减少到 DSH 分配额，方法是对未投保或未以 DSH 付款为目标的州的 DSH 分配额减少最大幅度，对低 DSH 州的减少幅度较小，并对 1115 项豁免 [b] 计入 DSH 分配额	2015 年 10 月 1 日
禁止联邦政府向各州支付与医疗保健相关的医疗补助服务	2011 年 7 月 1 日

[a] DSH 不成比例的医院与安全网络医院

[b] 社会保障法第 1115 条规定，卫生和公众服务部部长批准促进医疗补助和 CHIP 项目目标的实验、试点或示范项目。只要这些项目可以扩大资格，提供非常规包括的服务，或者使用创新的服务提供系统来改善医疗保健，提高效率，降低医疗补助或 CHIP 项目的成本

表 66-7　成本控制：浪费欺诈和滥用减少

改变	生效期
供应商筛选	日期不同
加强对新供应商和供应商的初始索赔（包括加强监督 90 天）的监督期	日期不同
在所有公共项目中被确定为欺诈风险较高的区域暂停实施	日期不同
要求医疗保险与医疗补助提供者和供应商建立合规项目	日期不同
开发一个数据库，以便在联邦和州的项目中获取和共享数据	日期不同
增加对提交虚假索赔的处罚	日期不同
增加对反欺诈活动的资助	日期不同

学治疗的临床疗效。该研究所将由一个指定的多利益相关方理事会监督，并在专家咨询小组的协助下进行。该法律规定，CER 的调查结果可能不会被解释为用于支付、治疗，或用于拒绝保险的授权、指导方针或建议。这个项目的资金在 2010 年的第一个年度开始。该法律规定，对特定健康保险政策的发行者和自保险健康计划的发起人征收“费用”。根据保单或计划所涵盖的平均寿命，这是一项每年一次的费用。法律还规定，医疗事故“改革”是一个重要的问题，并为各州提供 5 年的“补助金”，以发展、实施、评估当前侵权诉讼的替代方案，只有当这些建议有可能通过减少医疗事故和不良事件来提高患者的安全时，才有可能改善对责任保险的获取（在 2011 财政年度开始的 5 年资金）。不幸的是，我不相信这是医生们对医疗事故改革的看法。

表 66-8 显示了医疗保险替代支付模式对提供者的质量 / 健康系统绩效的改进参考。医疗保险报销的这些变化无疑是当今医生面临的最重要的问题之一。这表明，2010 年 ACA 的方向是消除向医生支付的费用。这种方法正在并将继续迫使医生进入临床网络，此外，网络也给供应商带来了一些经济风险。医疗补助支付的变化是繁重的，在表 66-9 中综述。

国家质量战略

国家质量战略的任务是“界定质量”，并将质量措施纳入到医生支付中作为奖励或惩罚（表 66-10）。从这方面来看，今天已经开发并利用了多个“界定质量”。

表 66-8　改善质量 / 卫生系统绩效：医疗保险

改变	生效期
建立一个全国性的医疗保险试点计划，以发展和评估为急性住院 / 门诊服务、内科服务和急性后急救服务支付“捆绑付款”，该服务始于住院前 3 天，持续出院后 30 天	在 2013 年 1 月 1 日之前建立试点项目，并在 2016 年 1 月 1 日之前扩大项目规模
创建家庭示范项目，为高需求的医疗保险受益人提供他们家中的初级保健服务，并允许卫生专业人员分享任何节省的费用，如：减少可预防的住院治疗，防止再入院，改善健康状况，提高护理效率，降低卫生保健服务成本，并使患者满意	2012 年 1 月 1 日
在医疗保险中建立以医院价值为基础的采购计划，根据质量标准向医院支付绩效工资。还将医师质量报告计划延长到 2010 年以后	2012 年 10 月 1 日
制订计划，为熟练的护理机构、家庭卫生机构和流动外科中心实施基于价值的采购计划	2011 年 1 月 1 日向国会提交报告

表 66-9　改善质量 / 卫生系统绩效：医疗补助

改变	生效期
在医疗补助计划中进行示范项目，为包括住院治疗在内的一系列治疗支付“捆绑费用”	2012 年 1 月 1 日至 2016 年 12 月 31 日
全球定额向安全网医院系统支付款项	2010 财政年度至 2012 年
为儿科医疗提供者组织 ACOs[a] 并允许他们分享成本节约	从 2012 年 1 月 1 日到 2016 年 12 月 31 日

[a] 可信赖医疗组织

表 66-10　改善质量 / 卫生系统绩效：国家质量战略

改变	生效期
制定一项国家质量改进战略（NQIS），包括改善卫生保健服务、患者健康状况和人口健康状况	2011 年 1 月 1 日提交国会
为制订质量措施制定流程，包括来自多个利益相关方的意见，以选择向联邦卫生计划报告和支付的质量措施	2011 年 1 月 1 日提交国会

这一简要概述表明，2010 年的 ACA 正在迫使国际支付模式的启动和医疗保健网络的形成，这反过来又迫使医生进入临床综合网络。有几种“医师整合”的方法，例如由整合网络、医师医院组织或独立执业组织雇用，或加入多专业实践。无论外科医生决定哪种整合机制，以下的替代支付模式或两者的结合将是还款的方法。

替代支付模式

正如上一节所提到的，2010 年的 ACA 建立了医疗和医疗补助创新中心（CMMI），并为其提供了 110 亿美元用于开发试点项目和示范项目，所有这些项目目前都在进行中，每个目标都是制定订不同的方式来组织和（或）补偿医师，而不是目前的按服务收费方法[20]。

以患者为中心的医疗之家

医疗之家项目的重点是提供全面的初级保健，通过更好地协调从所有提供者接收的护理患者，以患者为中心。该模式可能包括单一支付者或多支付者，也可能包括医疗保险福利。它是基于风险调整的每个成员每个月的全面支付，或者最初是私人支付给那些增加护理过程的医生的服务评估和管理费用。这些工具包括组织临床信息或采用循证指南的工具，以及奖金的改善，如减少住院床位或急诊就诊。值得注意的是，支付仍然是基于医疗之家模式的收费服务模式。

到目前为止，这些医疗之家试点项目已经证明了非常有限的节省。联合健康保险公司报告称，在 2 年的时间里，节省了约 4% 的资金，维朋公司在新罕布什尔州的第一个财务年中报告的是节省了约 3% 的资金[21-22]。这两个系统继续向医生支付 FFS 费用，同时还提供一些协调护理的激励措施。

密歇根蓝十字蓝盾（BCBS）医疗之家飞行员使用了 FFS 模型，但医生对某些评估和管理部门代码以及预防性护理访问收取更高的费用。更高的费用是基于所采取的质量措施，取得的成绩，也反映了该地区所有患者的结果，而不仅仅是那些密歇根的 BCBS。2012 年和 2013 年，密歇根州 BCBS 包括向专家增加付款以使用评估和管理规范。2014 年，专家们根据向民众提供的医疗服务的质量和效率，获得了额外的报酬[23]。

可信赖医疗组织

ACO 模式在 ACA 的第Ⅲ章第 3022 节中，在 Medicare 共享储蓄计划之下得到授权。ACOS 包括医生、其他医疗保健专业人员和同意共同工作的群体，在可测量的节约水平上为患者提供高质量、协调一致的医疗服务。这种模式在 FFS 的基础上补偿医生，但是为了控制数量的增加，他们向协调护理和使用信息技术的医生支付更多的费用。CMMI 开发了另一种模式，即先锋 ACO，该模式适用于那些有经验为患者提供高质量、协调护理的组织。这些组织必须愿意与 CMS 共享损失和储蓄，只要它们产生至少 2% 的储蓄。ACO 必须至少有 5000 名患者，没有登记过程，而是基于在那里患者接受他们的初级护理。2013 年报告的先锋 ACOs 的初步结果并不令人印象深刻，因为所有 32 家公司都符合质量性能指标，但只有 13 家公司节省了大量资金，足以与 CMS 共享。结果导致 9 家退出该计划，7 家参加常规的医疗保险储蓄项目，2 家停止为 ACO 运作[23]。

捆绑支付试点项目

CMS 创新还开发了捆绑支付改善计划（BPCI），这是在 2013 年 1 月推出的。BPCI 是一种新的支付模式，它允许参与的医院与 CMS 签订捆绑支付协议，用于从医疗保险严重程度诊断相关组（MS-DRGs）聚合的多达 48 种预定义临床状况。虽然捆绑有四种不同的模式，但医院是捆绑的焦点，捆绑式基于该次医疗服务。该套餐包括医生服务、急性期后提供者、相关的再入院以及此次医疗期间提供的任何辅助服务。供应商根据他们对类似服务进行的历史补偿情况，提出他们想捆绑哪些条件，并向 CMS 提出折扣价格 [21]。

上述三种支付模式都是由基本医疗服务驱动的，由于目前的 FFS 模式，专家们历来对尝试或支持替代性支付模式兴趣不大。然而，CMS 和国会正积极努力迫使专家进入替代支付和交付模式。

这些模式的一些早期结果是可变的，包括最近对密歇根蓝十字蓝盾医师团体激励计划的独立研究，该计划确实支持 FFS 支付方法，但现在正在演变成价值收费（FFV）模型。他们研究了 2008 年至 2011 年在 11 000 多名医生的诊所中 300 多万受益人对质量和支出的影响。这种全州模式已经发展了十多年，包括独立的执业协会、医师医院组织和大型多专业团体实践。这些团体提供临床领导、行政结构和技术基础设施。总的来说，有超过 19 000 名医生，其中 68% 是在职初级保健医生，49% 是在职专家。这些医师组织在密歇根的 BCBS 和参与医师团体激励计划的实践中充当中间人。

这些医师实践已经建立了 1400 多个以患者为中心的医疗机构。由于它是以初级保健为基础的，参与的医生有资格在办公室评估和管理费中得到高达 20% 的补偿。他们也可为附属机构提供的护理协调和护理管理服务买单。他们还有机会获得额外的 15% 的评估和管理费，以获得高质量的业绩。该研究确实表明，参与激励计划与成年人总支出降低 1.1% 和儿童支出降低 5.1% 有关，同时，随着时间推移，14 项质量指标中有 11 项有所改善 [24]。

不幸的是，当与医疗补助人群一起使用时，以患者为中心的医疗家庭模式对急性护理使用几乎没有影响，并且对于患有较高比例慢性病患者降低成本和初级保健使用的影响不大 [25]。

基本上，捆绑式支付模式的原理为患者在临床护理过程中需要的所有护理提供支付。其目的是通过对提供者的财政激励来减少医疗保健支出和提高质量，以消除临床无效或重复的服务。此外，共同支付鼓励协调护理，让多个提供者共同负责，目的是降低成套服务的成本。此外，共享支付通过让多个提供者共同承担责任来鼓励协调护理，并且旨在降低捆绑服务的成本。

2008 年，普罗米修斯开发了捆绑支付模式。该实验基于在特定诊疗过程中所需要的多项服务：对于诊断为特定医疗条件或接受特定医疗程序的患者。支付率被称为“证据知情率”，它是一种基于概率风险和技术风险的风险分层模式。概率风险是保险公司预测事件发生或不发生的经典风险，技术风险与“护理生产”有关，期望通过规划和培训来控制技术风险或潜在的可避免的并发症。因此，普罗米修斯模式旨在转移与技术风险相关的财务责任 / 风险（例如，提供者），而保险公司保留了概率的风险。最初包括三个试验点：两个选择了慢性疾病，一个选择了外科手术。

然而，在实施捆绑包中存在多个挑战，包括：定义捆绑、定义支付方法、实施质量测量、确定问责制、吸引供应商和重新设计护理。截至 2011 年 5 月，没有一个试点网站能够利用普罗米修斯作为支付方法，也没有将支付人与供应商之间的支付合同捆绑在一起。然而，即使结果很差，参与者也确实看到了捆绑式支付模式的承诺和价值 [26]。

在没有明确前进方向的情况下，医疗保险受益人的 CMMI/BPCI 项目开发了 4 种付款模式（表 66-11）。一些亮点包括：

风险承付期（模式 2）一直是使用的主要捆绑支付类型，因为它是最全面的捆绑支付，包括指数住院后的所有服务。研究发现，参加 BPCI 计划的医院是东北部的大型非营利性教学医院，这些医院都与治疗后的护理人员建立了联系。参与风险承担模式的少数人选择关注 3 种或更少的条件。这项研究确实发现，最有可能节省开支的是急症后护理服务，如熟练的护理设施、康复设施和家庭保健机构 [27]。

这一节的现实是，多个利益相关者，特别是 CMS 和商业支付者，在替代支付模型上花了很多钱。我们所讨论的大部分数据都很薄弱，但我们今天看到的是，如今已知的“服务费”偿还方式将会被重新发明或抛弃。

需要考虑的重要一点是，与前几节讨论的支付改革模式有关的是，目前的 FFS 方法将被“广泛”替换为新奖励，奖励适当的优质护理和价值。

即使进行了支付改革，ACO 等临床整合组织也会通过 FFS 支付模式向医生支付大量费用。混合 FFS 支付方法将包括在这些集成交付系统中提供服务的供应商数量（wRVU）、质量和效率度量。FFS

表 66-11　医疗保险和医疗补助创新中心：捆绑支付护理改善（BPCI）支付模式

模式	类型	第 1 阶段	第 2 阶段	支付类型
1	涉及大多数医疗保险费 FFS 模式出院患者住院期间的住院费用	非风险负担	风险负担	回顾分析
2	包括 48 个选定临床状况的所有医疗保险 A 和 B 部分的支付	非风险负担	风险负担	回顾分析
3	包括仅适用于参与其中的熟练护理机构，住院康复机构，长期护理医院，家庭健康机构或医生实践的急性后期索赔	非风险负担	风险负担	回顾分析
4	初次住院、住院期间的健康护理费用和再住院费用	非风险负担	风险负担	预付“一次性”付款给参与医院，然后由参与医院支付给医生和其他提供者群体

支付模式将仍然是确定捆绑支付数量的基础（即，护理情节）以及对提供捆绑护理的提供者的报销方法。因此，至少目前为止，“相对价值量表”是衡量医生通过时间和努力强度投入的指标，仍将是支付改革的一个组成部分。

医疗保险 PFS 的任何改革都有助于更广泛的供应商支付改革，因为它直接影响私人第三方支付者的医生报销方法。《平价医疗法》第 3007 条在医疗保险 PFS 下创建了一种支付改革，即“基于价值的修正者”（VBM）。根据法律规定，医疗保险是“预算中立”的；然而，VBM 将在 CMS 评估价值的基础上，根据质量和效率的不同指标，增加或降低每个医生的支付率[6, 28]。

临床整合

这些替代支付模式最终依赖于临床整合，有许多因素促使已有医生和住院医师走出住院，进入整合网络。由于医疗保健市场的动态变化和医生的偏好，医生们正在转向就业。人们继续关注医疗改革和降低报销率的长期经济影响。许多中小型私营企业在管理费用方面存在困难。他们也无法与较大的组织竞争，所以他们让步，或者被这些集成的网络吸收 / 购买。年轻的医生对完成住院实习比经营业务更有兴趣，而不是经营企业，尤其是因为传统的私人诊所的经济学是如此的不确定。

医院和医疗保健网络聘请医生有几个原因：更好地与医生进行临床协调以减少护理差异；成本增加；政府和商业支付者正在推动更好的结果，降低成本或面临经济处罚。由于 ACOs 主要以医院为中心，招聘医生可以帮助他们更快地积累更多的患者，并且这些网络可能会影响到社区的医疗服务。由于网络内医生之间高度的相互依赖和合作，将医生纳入保健网络可以有持续的方案来评估和修改个别的实践模式，这反过来又将控制成本和确保质量。

临床整合有助于跨“护理连续性”对患者护理进行协调，以实现优质护理；这些综合网络必须包含六个一体化目标。集成系统必须是：

1. 以患者为中心
2. 安全的
3. 及时的
4. 有效的
5. 高效的
6. 公平的

医师支付改革必须通过对临床集成网络中的患者的护理来改变他们的行为。目前，改变医生行为的方法是通过使用财政激励或取消激励措施。理论上，医生行为的“改变”应该通过提供高质量的医疗保健来降低边际成本，从而降低成本效益比。

1990 年，医学研究所（IOM）发布了《医疗保险：质量保证战略》，并将保健质量定义为“个人和人群提供的保健服务增加预期结果可能性的程度，并与当前知识保持一致”。这个定义被广泛接受，并被证明是对质量评估和改进的实际参考。

1990 年，医学研究所（IOM）公布了“医疗保险”：一种对“个人和人口的健康保健服务增加预期结果的可能性，并与目前已知的优势相一致”的“医疗保健服务的程度”。这一定义被广泛接受，并被证明是对质量评估和改进的实际参考[29]。

在 2011 年向国会提交的报告中，国家卫生保健质量改善战略（NQS）被纳入 2010 年的 ACA。NQS 追求三大目标：

1. 更好的护理：提高医疗保健的整体质量，更以患者为中心，可靠，方便，安全。
2. 健康的人 / 健康的社区：通过支持已证实的干预措施来改善美国人口的健康，除了提供更高质量的医疗外，还可以解决健康的行为、社会和环境决定因素。
3. 平价医疗：降低个人、家庭、雇主和政府的高质量医疗费用。

NQS 制订了 6 个优先事项来推动这些质量目标。这些事项是基于最新研究、多个利益相关方的投入以及来自全国各地的实例。NQS 认为，这些优先事项具有极大的潜力，可迅速改善保健成果，提高对所有人口的护理效力[29]。

表 66-12 描述了目前采取的质量措施的基础。要知道，这些措施以这样或那样的形式正在整个美国医疗体系中实施。

临床整合与聘用医师：签约如何？

医生的支付改革模式并不是“相互排斥”的，而且往往可以相互结合。目前，对于哪种模式最有效，在什么情况下，以及采用什么方法实现，目前

表 66-12　国家质量战略重点和目标

优先事项	目标	条件	具体措施
安全护理	消除可预防的卫生保健致病条件	1. 消除医院感染 2. 减少严重不良药物事件的数量	CDC 国家医疗安全网报告的中心线相关血流感染标准化感染率
有效的护理配合	创建一个不易碎片化的交付系统，协调性更好，切换清晰，使患者和临床医生获得所需的信息，以优化患者 - 客户管理	1. 减少入院和再入院 2. 预防和管理慢性病和残疾 3. 确保安全的信息交换，以促进有效的护理服务	出院后 30 天内全部原因再次入院 为转型和转诊提供护理摘要记录的提供者的百分比
人本家庭关怀	建立一个系统，有能力收集和处理患者报告的信息，包括偏好、期望的结果和医疗保健的经验	1. 将患者的偏好、功能结果和护理经验反馈到所有护理环境和护理服务中 2. 通过在 EHR 中整合患者生成的数据来增加 EHR 的使用，以捕捉患者的声音 3. 定期测量患者参与度和自我管理、共享决策和患者报告的结果	接受反馈的患者比例
预防和治疗导致死亡的主要原因	预防和减少心血管疾病造成的危害。	1. 增加成人的血压控制 2. 降低成人高胆固醇水平 3. 增加使用阿司匹林预防心血管疾病 4. 减少成人和青少年吸烟	18 岁以上患有缺血性血管疾病的患者，在测量年度内的最近血压 <140/90 mmHg 的百分比 最近的低密度胆固醇 <100 mg/dl 的缺血性血管病患者的百分比 在 12 个月的测量期间记录使用阿司匹林或其他抗血栓药物的缺血性血管病患者的百分比，接受基于证据的戒烟服务的患者百分比（例如，药物）
支持改善社区保健	支持每一个美国社区，追求其当地的健康优先事项	1. 增加为儿童和成人提供的临床预防服务 2. 增加采用证据干预措施以改善健康状况	接受抑郁症筛查并接受书面随访计划的儿童和成人百分比 接受危险饮酒筛查的成年人百分比，如果呈阳性，则接受简短咨询 每年使用口腔保健系统的儿童和成人百分比 使用最佳氟化水的社区供水系统服务的美国人口比例
使治疗更平价	确定并采用可作为降低成本进展有效指标的措施	1. 将成本和资源使用计量纳入支付改革 2. 制订共同措施，评估新计划和支付系统的成本影响 3. 减少过度行政负担的医疗保健支出 4. 使成本和质量对消费者更透明	待定

还没有确定的理解。我想给读者留下深刻印象的一个重要观点是，RBRVS 系统将成为这些替代支付模式中医生报销的一部分。

我将讨论目前市场上使用的不同类型的外科医生报销模式。它将考虑到经济定义和付款模式。当外科医生决定使用临床综合网络时，他们通常会离开私人执业环境。他们将谈判一项就业协议，并可能出售他们的做法。本节将仅讨论雇用合同，并将包括不同的偿还模式和这些合同的其他重要方面。

如果你是一个刚刚完成住院医师或专科医师培训的实习生，你将谈判一份不太相似的就业合同。因此，在大多数合同中都有一些重要的类别通常包含在其中，并且必须咨询有经验的律师来协助这些复杂合同的法律解释和意义（表 66-13）。

这一部分将集中在协议条款、签署奖金、补偿方法、奖励奖金、质量措施和薪金上限等方面。建立外科医生在谈判期间进入就业岗位的一个要点：请意识到您的资历，在社区，董事会认证和实践领域的“地位”是有价值的。

目前使用的薪酬模式有多种，可在指定的时间段内达到年度现金薪酬总额，包括固定工资、基本工资加激励奖金、针对某一阶段护理或特定服务（FFS）的治疗、每个成员每个月的人均收入（患者或人群）以及基于绩效的薪酬，并根据护理质量指标进行加薪。在这种情况下，当对所提供的每个附加服务单元进行支付时，支付方法可以被定义为线性的，或者当支付以达到阈值 / 目标或一系列阈值 / 目标为条件时，或者当支付量随着所提供的每个附加服务而改变时，支付方法可以被定义为非线性的。

付款的时间也可能有所不同。一种方式是提前付款，其中包括固定的总体预算，而另一种是追溯性付款，即服务发生后，对总付款有或没有上限。付款方式也可以减少或扣留，如果“行为”不符合要求（例如经济惩罚）。这些是补偿模式的基本原则，不是相互排斥的；因此，在合同谈判之前，您应该了解这些模型，并了解您的个人目标。通常，薪酬建议是外科医生在谈判期间可能修改的这些合同中少数几个领域之一，所以最好对这些概念有一个明确的理解。

许多医院和医疗保健网络都使用医疗集团管理协会（MGMA）或美国医疗集团协会（AMGA）等组织，它们一直在与医生、医师网络、医院和综合医疗保健系统进行咨询，并建立了庞大的数据库可以给予最新的国家或地区医生的薪水。认识到大多数就业医生的薪金是根据这些组织所代表的这些国家薪金的百分位数计算的。这些组织提供的信息对于外科医生在审议工资期间是非常宝贵的资源。正如本章 RBRVS 指出的那样，当考虑 wRVU 是评估一揽子报酬的基本组成部分时，这变得更加重要。医疗保险换算系数（目前为 35.082 美元）是网络将用作 wRVU 价值基础的因素。外科医生应确保网络换算系数大于医疗保险换算系数的百分比。以下模型利用了已经讨论过的许多租户。

服务收费模式：基于 wRVU

目前正在使用的医生补偿模式，如有保证的工资或基于工作 RVU 的工资，是非常普遍的，而且可能是有利可图的。然而，长期前景并不乐观，主要是因为随着医疗保健美元报销转向基于价值的购买和基于价值的修正，越来越多的雇主将不得不根据这些修正来调整医师补偿（附录 1～3）。这些模式可能对一些寻求短期工作的外科医生来说是有益的，比如那些即将退休的人或其他临时工作的人。

表 66-13　合同谈判期间要考虑的关键问题

就业协议（非学历）
协议条款
职责和服务
性能标准
服务定位
管理照护契约
年度现金补偿总额
医疗事故保险 / 尾部保险
工资上限
每个 wRVU 的补偿（医疗保险换算系数是 35.082 美元 / RVU）
签约奖金
保证基础 + 奖金
纯生产
非竞争性条款
质量 / 利用奖金份额
移动费用报销

此外，所有这些例子都有“初始”合同的时限。在某些情况下，它可能是每年一次，尽管 3～5 年应该是绝对的最短时间。初始合同结束后，补偿方案将发生变化，有些合同将采用与原始合同类似的

方法，有些合同可能采用基于 wRVU 和换算系数的“仅生产”方法。

然而，有几种偿还模式已经证明是成功的，它们将基本薪金与基于质量标准的奖励奖金相结合，构成了一个具有竞争力和流动性的年度薪酬总额，足以随着经济的不断变化而进行修改。这两种似乎有可持续性的医生补偿模式是盖辛格医生补偿模式和马萨诸塞州普通医生组织的质量激励计划。

盖辛格卫生系统医师薪酬模型

宾夕法尼亚州的盖辛格卫生系统（GHS）认为，薪酬体系可以推动医疗价值的提高，并将职业自豪感与提高绩效挂钩。GHS 将雇佣医生的薪水与他们提供的医疗和患者结果联系起来。大部分补偿是按服务收费模式进行的。然而，医生总薪酬（TPC）的 20% 基于每种类型临床医师每年定义的绩效激励。这是一种“流体模型”，如有必要，允许每年进行修改。全球统一制度的补偿计划似乎是公平合理的，因为该组织正在增加低更替率的在职医师人数（表 66-14）。盖辛格薪酬计划（GCP）的基本目标是维持薪酬总额，每个月支付 80% 的基本工资，20% 的可变（激励）薪酬直接取决于个人和群体的年度绩效。可变薪酬每年发放两次，一次在 3 月（反映 7 月至 12 月的业绩），另一次在 9 月（反映 1 月至 6 月的业绩）[26]。

表 66-14　宾夕法尼亚盖辛格卫生系统

- 非营利性集成交付系统
- 三级 / 社区医院
- 门诊设施
- 60 个社区实践
- 盖辛格健康计划（保险公司）：29 000 名成员 /37 000 名提供者
- 聘用医生：220 名初级保健 /654 名专科医生

基本薪资

GCP 根据描述他 / 她预期工作量的因素（表 66-15）定义每位医生薪酬的基本组成部分（每个月支付薪资的 80%）。对于这两个参数（FFS 生产和补偿），其专业领域内的医生被放置在相对于第 60 百分位数（高于或低于）的象限中。盖辛格高级管理层，盖辛格董事会管理层和薪酬委员会审查所有异常情况，并提供不一致的表现和薪酬数据。例如，根据本政策，将根据国家基准审查其工作产量较高但薪酬较低的医师（或反之亦然）。

表 66-15　盖辛格薪酬计划：基本工资

- 工作努力：包括在 wRVUs 中测量的教学、研究和管理活动[a]
- 增加或减少取决于医生在高于或低于预期范围内工作
- 取决于医生的经验 / 专业市场价格
- 盖辛格的目标是让医生在他们的专业领域中超过 60% 的工作单位生产和薪酬

[a] wRVU 指标基于所提供服务的时间、技能、培训和强度的相对价值

对专科医生的绩效奖励

盖辛格的战略愿景是通过内部创新和护理整合来提高质量和效率，这一战略将补偿的可变部分（占总补偿的 20%）纳入每位临床医生的工作中。GHP 服务线中的每个医生都有由服务线成员制定的激励目标。这些激励目标符合 GHP 的全系统战略目标（表 66-16）。

表 66-16　盖辛格秀抽计划：专家的业绩奖励

奖金 20% 的可变薪酬部分：

五大领域

质量（40%）：通过与专业负责人和高级管理层讨论，为每个专业定义（平均 4~5 项措施）

创新（10%）：发展（例如伤口护理中心）

传统（10%）：根据盖辛格的教育和研究任务

增长（15%）：盖辛格患者人数增加

财务（25%）：直接反映在 FFS 下认可别的 wRVU

质量指标占总激励池的 40%，占总薪酬的 8%。根据特定专业基准第 60 百分位的近期工作效率，财务指标为激励池的 25%，从而构成总薪酬的 5%。在这个公式中，意味着极高的生产力水平不一定直接转化为较高的收入。

相反，创新、传统和增长占激励性薪酬的 35%，占总薪酬的 7%（表 66-17）。

总的来说，盖辛格薪酬计划似乎是成功的，至少根据对交付系统的管理也有好处这一点来看是这样的。这与盖辛格卫生系统的国家声誉是一致的，它是一个提供高质量、经济高效的医疗保健的综合

系统，其生产力并不基于 FFS 医学。它还表明，如果大部分偿还款是由 FFS 提供的——至少目前是这样，综合系统可以取得成功。

表 66-17 盖辛格薪酬计划

酬金方案	基础 / 公制	激励池（%）	总薪酬（%）
基本薪资	FFS wRVUs		80
绩效			
激励			
专家			
	质量	40	8
	金融（wRVUs）	25	5
	创新	10	
	传统	10	
	增长	15	
	创新 / 传统 / 增长	25	7

当薪酬计划基于工作 RVU 时，个人激励和单位激励之间仍然存在竞争压力。当根据依赖于同事之间的团队合作和协作的目标来衡量时尤其如此。这是一个可以而且正在捆绑支付下使用的模式，并且能够随着医疗支付改革的继续而修改 [30]。

麻省总医师组织的激励计划

麻省总医师组织（MGPO）激励计划于 2008 年开始实施，当时它是提高患者安全性的另一种方法 [31]。MGPO 是基于保持医师接受和支持的几个重要特征而设计的内部质量奖励计划（QIP）（表 66-18）。

MGPO 雇用了麻省总医院近 98% 的医务人员，同时也是合作伙伴社区医疗公司（PCHI）的一部分。多年来，PCHI 网络已从 1990 年代的按人头付费模式发展到 2001 年的按业绩付费模式。在私营部门筹资和伙伴关系模式下，最初是根据支付给医院和医生服务的一部分付款“扣留”收入。它最终是根据预期谈判达成的与护理质量和效率有关的业绩计量支付给供应商的。

这些最初的方法演变成目前的模式，因为目标最初是在一个总体水平上确定的，并因该区域内的主要商业付款人而有所不同。此外，该模式仅侧重于初级保健（表 66-18）。

表 66-18 麻省总医院组织奖励计划

质量指标由机构管理团队和各专业质量负责人制订
管理绩效日期和制定措施的能力
清晰的沟通伴随着一致的、可接近的报告，一个公平的裁决程序，对判决结果提出上诉。
领导层对确定优先事项的承诺

另一个问题是为确定薪酬而获取的数据。它不是最新的，需要进行广泛的审查和调整，以衡量奖励措施。这导致 PFP 模式在随后的激励付款方面出现长达 24 个月的滞后。这种延迟领取工资的做法减少了医生的参与，总体上减少了 PFP 模式的影响 [32]。这确实表明，随着经济的变化或医生满意度的变化，这些网络需要从一种模式发展到另一种模式。

如今，该网络拥有 1700 多名临床活跃医师，他们符合该计划的要求（表 66-19）。此计划每 6 个月花费 300 万 ～350 万美元。它需要四名全职员工（职员），他们的职位每 6 个月增加约 7% 的项目总成本。经费来自现有的行政费用，即业务费用的百分比，并涵盖 MGPO 的所有中央管理职能 [32]。

MGPO 激励计划对 130 项质量措施进行了衡量：虽然只有 15 项措施适用于所有医生，但大多数措施都是针对特定专业的。回顾了 MGPOS 的初步结果，在 6 个月的时间滞后期中，项目绩效质量指标的百分比在前 13 项中达到 62%，超过 90% 的奖励美元已支付。

总的来说，MGPO-QIP 在很多方面都被认为是成功的，尤其是当考察该计划对组织衡量质量和改进数据收集和维护能力的影响时。QIP 牵头部门制定维护和审查绩效数据的协议，并允许改进优先事项。MGPO-QIP 计划的其他好处包括允许医生更习惯于绩效衡量。通过使 MGPO 医师符合联邦政府对医疗信息技术的有意义使用标准，该组织在 2013

表 66-19 MGPO 质量奖励计划指标

等级	医生（%）	wRVU	时间滞后期 [a]	奖励金：美元（年度基础）
1	73	750 或更多	每个月	5000
2	19	250~749	每个月	2500
3	8	50~249	每个月	1000

[a] 确定了三项质量标准：两项标准由项目负责人选择并适用于所有医生，一项标准是由每个临床部门或部门选择的特定专业

年提供了 1550 万美元的奖励支付[32]。

这些薪酬方案是早期的模式，显示出不同程度的成功。然而，重要的是要认识到，这些模式随着替代支付模式的发展而演变和成熟。

小结

在过去的几年中，医疗改革以惊人的速度发展，改革的主要目标是医疗费用的报销。在过去的30 年里，人们曾多次尝试修改或控制医疗保险的PFS，尽管在控制美国医疗保健成本方面都失败了。2010 年的《患者保护和平价医疗法》规定并资助了替代支付模式在当前医疗保健提供系统中的应用。目前市场上的医生报销模式将演变为在不久的将来提供医疗保健的主要报销方法。这些支付模式需要临床整合，才能成功地以低成本、高质量、高效率的方式提供医疗服务。最终的结果是，大多数外科医生将不得不融入这些临床网络，以便继续提供护理和经济上的生存。

附录 1：医生薪酬：模型 1　固定工资

一年合同	20 000 美元签约奖金
基本薪资	280 000 美元 /26 次付款 / 每周 40 小时工作
额外的随叫随到	500 ~ 750 美元 / 天

附录 2：医生薪酬：模式 2　基于 wRVU 薪酬

利用美元换算系数：定义为医生乘以 WRVUS 计算医师补偿的数字因素。

第 1 年：40.00 美元 /wRVU

第 2 ~ 5 年：47 美元 / wRVU

两周一次的抽奖——大约 7000.00 美元（第 1 年）

提款对账：季度、半年度“真实日期”

这些更新可能意味着增加生产或在下一次更新时“减少”不覆盖开销。

附录 3：医生薪酬：模式 3　有基本工资的 wRVU 薪酬（有保证）

- 五年合同，20 000 美元的签约奖金（如果在 24 个月前终止雇用，则退还）
- 第 1 ~ 2 年基本薪资，30 万美元，约为 6500 wRVU，价格为 45 美元 / wRVU
- 第 3 ~ 5 年基本薪资，30 万美元，但需在下一个就业年的第一天之前作出调整（按规定时间计算），并以前几年的一段时间内的 wRVU 为基础
- 第 1 ~ 3 年激励奖金

wRVU	激励薪酬 / wRVU
6501~7500	51 美元
7501~9000	53 美元
9001~10 500	55 美元
10 501 或更多	57 美元

- 第 4 ~ 5 年激励奖金，基于由医生产生的超过一级基线的 WRVUS，乘以每个 WRVU 的“换算因子”，将基于独立变量进行调整 / 调整
- 工资上限，约 60 万美元

（参考文献参见 www.pumpress.com/home-specific-edu/5599.html）

第 67 章

结直肠外科的伦理问题

Jason D. Keune　著
崔志刚 译　于向阳 审校

要点

- 伦理学是对某个人所做之事的合理性进行检查的正式途径。
- 四项基本方法来自健康保健中常见的道德问题。
- 从道德角度出现个人分歧时，就会发生道德问题。
- 知情同意是出于尊重患者自主权的一个过程。
- 患者无行为能力时，必须由代理人做出决定。
- 无效性是一个不断更新的概念，应该以当地的定义为基础。
- 结直肠手术结果的不一致性会基于种族的不同而发生变化。
- 备受关注的经济利益冲突是一个伴随发生的问题，这要从联邦政府的角度来解决。

概述

在最为基础的层次上，伦理学是回答“我们该做什么”这一问题的方法。由于外科医生是世界上最早和最前列的践行者，因此伦理学应该成为我们研究的一部分看似是合适的。外科医生与民众有着独特的关系，而伦理学正是深度探究这种关系的一种途径。

在本章节中，我将讨论外科中什么是伦理问题，可能有什么良好、合理的方法来执行这一问题。接下来我将讨论 21 世纪结直肠外科伦理学的几个案例。本章节不应被看做是完全的回顾性内容，而是当今结直肠外科医生所面临的最难解决问题中的一部分。

伦理冲突

外科工作与所有医疗实践都一样，因为在工作中都要面临历史性伦理问题的背景，后者已经得到相对稳定的解决方法。现在我们对于一些问题不用再做考虑，例如，对患者施行手术或纳入临床试验前要获得知情同意。我们做这些工作的部分原因是必须要应对与此相关的法律规定，但如果没有这些法律规定，知情同意自然就成为我们应该做的一项正确的举措。我们每个人所拥有的道德直觉在这一点上踌躇不前 — 很少有人对获得良好知情同意进行伦理学方面的争论。

但有时我们的道德直觉也会不相一致。一位外科医生认为“正确”的，另一位会认为是“错误”的。更常见的是，医生团队认为某种选择是正确的，而患者或患者家人认为该选择是错误的。Jahi McMath 的故事就是最近发生的这种分歧的一个例子。McMath 是一个 12 岁女孩，2013 年在北加利福尼亚的医院因阻塞性睡眠呼吸暂停进行扁桃体切除术时，出现不可逆性缺氧性脑损伤。当她被医生按脑死亡标准宣布死亡时，她的家人提出异议，认为她并没有真正死亡。其家人获得了对医院和医生限制的指令，并成功将其身体运出医院。直到今天，她仍靠呼吸机和营养支持维持生命[1]。

基于几个原因，在相对稳定的伦理外科实践的背景下又有新的伦理冲突出现。首先，现代外科实践以技术进步为基础。当有新的技术发展时，就会有一股应用该技术的推动力，尤其是如果没有发明这个新技术患者就没有好方法可用的情况。其次，我们生活在日益多元化的社会。患者和医生之间文化、民族和宗教信仰的不同，会使二者之间道德背景的相通之处更加缩窄。如果没有其他弥补措施，缩窄的共同背景将导致伦理冲突的形成。

由于外科治疗中固有的时间性影响，也会有伦理冲突。渗漏、脓毒症和创伤总会在几个小时之后出现。毫不奇怪（也并不少见）的是，伦理冲突会在半夜的时候随之而来，而这时伦理顾问并不在场。对于不稳定的患者，死亡会突然发生，没有足够的时间等待伦理顾问的到来。因此，时间短促的情况下，沟通也会成为问题。在其他许多情况下，谈话时间可以延长，但也不能延长太久：快速建立信任是必需的，而且没有时间谈及共同的伦理背景。另外，一定程度上由于医生不会轻易“放弃”他们的工作，可能造成冲突升级。鉴于这些原因，外科医生应该熟悉这些道德方面的合理解释，这对于解决伦理冲突是必要的。

伦理推理

伦理推理的学习方法可能会艰难而复杂。*四项原则*的方法提出了众所周知的“中度等级”的原则：尊重自主权、公正、仁慈和避免伤害。因为这些原则覆盖面足够大而适用于绝大多数情况，因此在在解决伦理冲突时很有价值，受到普遍重视，而且不需要过多的正式道德思想的背景或培训。这些从健康保健的普遍道德观发展而来的原则，得到了伦理学家 Tom Beauchamp 和 James Childress 的支持[2]。而且，这些原则也成为多数临床医疗伦理学讨论内容的基础。

尊重自主权的原则表述为医生应该允许患者对自己的医疗保健做出决定，即不受强迫并被充分告知。我在本章节后面要讨论的获得知情同意，就是尊重自主权原则的一个很好例子。在赋予患者自主权中尤为重要的是自由性和能动性的程度。自由性强调患者应该有机会决定是否接受手术，以及应该进行什么手术。能动性即在多大程度上赋予患者必要的知识以做出决定并行使自主权利。

“无伤害第一”成为很好的描述无伤害原则的警句。结直肠外科实践中，在权衡某种手术的利弊、生命终末期、明确区分手术死亡和自然死亡等情况下，有责任做到无伤害。伤害不应该被认为仅仅出现在积极的措施中，也会出现在负面的行为中，例如忽略病情或错误地省略步骤。

仁慈应该成为每个结直肠外科医生工作的中心，因为仅仅是无伤害还是不够的。仁慈之心可以使医生做出惠及他人的积极行为。它与避免伤害处于同等重要的位置，而又与之明显不同。当医生的良好动机与尊重患者自主权发生矛盾时，她会觉得可能践踏了患者的意愿，这即是仁慈之心。当某种行为出于仁慈之心，但侵犯了对患者自主权的尊重，这种情况称为“专断”。有时，医生会问“多大程度的仁慈？”如果一种行为“超出了职责之外”，就成了被人们称作的“越权”，这时对医生很少有道德上的要求。要求医生所具有的仁慈程度就是这样衡量的。

公正是相对于不平等而言。因为患者基础健康状态和手术治疗的耐受能力均有不同，因此结直肠外科医生应该对治疗结果多样性的事实有认知。在关于 21 世纪健康保健的政治争论中，特别是考虑稀少资源的分配时，例如用于移植的器官，以及确定人们接受基础健康保健所拥有的权利时，公正的作用尤为重要。

在本章节的余下部分，我将会回顾结直肠外科医生遇到的几例明显的伦理问题。但这不能被认为是一项综合性分析，而只是对可能遇到的几个最常见问题的调查。我更愿意就几个主题提供深层分析，而不是肤浅地谈论结直肠外科医生可能面临的所有伦理问题。

知情同意

知情同意是由医生发起进行的一个流程，由此可以显示出在计划手术或对其他决定达成一致时对患者自主权的尊重。知情同意在研究中同样重要。外科医生关于知情同意的常规形式是详细介绍手术操作和其潜在的风险、获益，以及可替代的方法。Tom Beauchamps 和 James Childress 在他们的经典教科书 *The Principles of Biomedical Ethics* 中对知情同意做了更仔细的分析，均对临床医生有用。尤其是他们在草拟知情同意书时列出了三类共七个基本要素[2]。

基本要素（前提条件）：

- 行为能力（能够理解并做出决定）
- 自愿（做出决定时）

信息传递性要素：

- 公开（细节信息）
- 建议（计划）
- 理解（对第 3 和第 4 项）

同意要素：

- 决定（认同某个计划）
- 许可（对选择的计划）

知情同意的过程可以被认为由不同要素组成，这些要素根据其作用进行了分类。基本要素是知情同意必要的前提条件，包括*行为能力*和*自愿*。对于行为能力的判断取决于对患者认知水平的评估，即能否理解该手术的相关信息并能考虑选择接受手术的后果。外科医生常常遇到丧失行为能力的患者——在这种情况下，必须寻找能够做出决定的代理人。遇到临界性行为能力的患者时会非常复杂。在这些情况下，外科医生可以从伦理咨询师那里得到帮助，因为没有完全针对这种情况的规定，并且与行为能力相关的个人决定也会各不相同。自愿是涉及未受强制的一项基本要素。患者应该能够在不受外界强制因素影响下对自身的治疗做出决定。

信息传递要素包括公开细节信息、建议的计划和确认患者理解。信息公开被认为是获得良好知情同意的核心，值得一提的是，高质量的知情同意很大程度上依赖于高质量的信息公开。Beauchamps 和 Childress 也提出了高质量的信息公开由哪些内容组成[2]。我在下面做出了释义：

- 患者或患方在做出是否同意手术的决定时通常会考虑细节问题，这是事实
- 外科医生提供的信息应是细节性的
- 医生的建议
- 寻求同意的目的
- 知情同意的本质和局限性

如果没有建议的计划，知情同意过程将不完整，因为患者倾向于与外科医生会面，不仅仅因为他们的专业技能，也是为了在最佳治疗策略应该如何的方面得到合理的观点。患者也应该被问及是否有问题，并且外科医生应该确保患者对提出的手术方案有一个合理的理解。

同意要素组成这一流程的实质性部分。应该就同意或反对某个计划做出决定。要再次保证决定是在没有强制的情况下做出的，这一点应该受到鼓励。然而，为了知情同意过程得以完成，患者必须签署他或她的手术可以进行的授权，这通常是在一份文件上签字。

代理人做出决定

许多针对外科医生发生的伦理冲突都出现在临近患者生命的终点。以前对自己的治疗有决定能力的患者，当失去这一能力的时候，就会出现这种情况。出现这种情况时，必须在没有患者直接参与的情况下做出治疗的决定，当仍要最大限度地尊重患者的自主权。这时必须寻找患者以外的其他人为患者做决定。应该问及两个主要问题：

1. 谁应该为患者做出决定?
2. 做决定的代理人怎样才能做出最佳决定?

进一步的安排是根据患者提供的授意，为医疗人员做出引导，即在患者失去行为能力时应该如何做出决定。由于这种情况并非少见，外科医生应该充分理解如何确定行为能力，也要鼓励患者提供进一步安排，以及在没有患者授意时如何确定做出决定的代理人。

患者（如果还没有丧失行为能力）能够向医疗人员提供授意的两种常见方式是①写下生前遗嘱，和②签订律师的永久授权书。生前遗嘱是患者有行为能力时准备的一份文件，详尽描述丧失行为能力时患者的倾向性选择。有规定显示患者的倾向性选择不应随时间而改变[3]。生前遗嘱可以采用某种表格形式，可能是简单的文件，仅仅指定患者几个想要或不想要的事物，也可能是复杂的文件，指定在诸多情况下应该做什么。患者也可以提出一些希望，比如像自然死亡那样逝去而非在大剂量药物下维持生命，或者强调另一种情况，即患者要求尽各种可能维持他或她的存活。

在一个人失去行为能力后确认其倾向性选择的另一种方法，是签订一份健康保健方面律师的永久委托书。受永久委托的律师是患者任命的、在将来为患者做出决定的代理人。律师的权力是“永久的”，因为该项权力在患者失去行为能力的情况下持久有效。

不幸的是，不是每个患者都有生前遗嘱或律师

永久委托书。在这种情况下，必须寻找一位能做出决定的代理人。关于这种情况如何运作，各州的法律不尽相同，但都有一个共同特征性的分级列表：配偶、成年子女、兄弟姐妹及其后代。如果找不到家庭成员，大多数州允许由法院指派监督官。在找不到监督官的情况下，大多数州则允许卫生保健机构做出决定。

然而简单地指定一个人是不够的，因为决定者应该如何做出决定仍是个问题。两种最常见的标准包括：①替代判断标准；②最佳利益标准。应用替代判断标准时，决定者以他或她认为的患者所需为基础做出决定。该标准尽量维持了对患者自主权的尊重。在植根于慈善的最佳利益标准中，决定者以他或她认为对患者最佳的选择为基础做出决定。这种标准最常用于这种情况，即决定者对是否知道患者所需没有信心时。

无益性

结直肠外科医生的工作是提供干预措施以改善患者的健康。如果提出的治疗方案有效的概率很小，以至于医生可能不会应用它，这时就出现了无益性问题。被认为“无益”治疗的范畴逐渐集中于缺乏有效性、缺乏治疗后的“成功”，或者是治疗的负担过重以至于超过了干预措施的治疗获益等情况。当讨论生命终末期的治疗时，无益性的概念尤为重要。总之，无益性来自关于死亡是什么的分歧，目前还没有对它的严格定义。由于一些外科医生和家庭对于死亡有不同的看法，因而维持生命治疗的意义也有不同。

近代史上在努力解决无益性问题方面有几种形式。最初，根据特定的临床标准对无益性进行定义，或者通过将一组人群与经过类似治疗不起作用的相似患者进行对比，或者通过使用生理学指标来进行。然而，在这些方法上很难达成共识，因为指标设定过于武断，并且“无用”的定义一点也不清楚[4]。对于这些方法的失败，美国医学协会伦理与司法事务委员会推荐使用以过程为基础确定无益性的方法[5]（图 67-1）。该方法不需要对无益性进行定义，但取而代之的是描述一种过程，由此过程得出的定义会在当地被一致认可。该方法也将大量决定权交到伦理委员会手中，该委员会常常由临床医生主导，各个机构的工作质量也不尽相同。遗憾的是，在 21 世纪，无益性仍然是在一定程度上未解决的问题。

拒绝治疗

在头脑健全、理解正确的情况下，患者有权拒绝治疗。不过，由于拒绝可能是“有正当理由的”，这在医生建议的治疗被患者或家属拒绝时，会带来冲突。特别是在治疗方案被认为是标准方法时，这可能引起医患之间的分歧，也会影响治疗结果的改变。耶和华见证人教派拒绝血液制品的案例，就是所遇到的最常见的拒绝案例之一。一方面，输血可以在围术期并发大量失血时挽救生命。另一方面，接受血液制品的耶和华见证人患者有被教派排斥的危险。1945 年，耶和华见证人教会的领导机构守望台协会提出了一项政策，要求对想要接受血液制品的教众“断绝友情”或除名。然而在 2000 年，守望台协会更改了此项政策，这样不能遵守拒绝血液制品规定的患者就不会被“断绝友情”[6]。虽然不是官方行为，但这些患者接受血液制品后产生的耻辱烙印，在当今年代似乎仍然存在。

尊重患者自主权在当今外科实践的伦理原则中占重要地位。然而，当患者同意医生建议的手术，但拒绝施行此手术所必需的某一治疗环节时，严格赋予患者的自主权就变得没有意义。大多数外科医生将操作标准化，以期望形成一致的手术效果。但是如果不能按标准方式进行治疗，外科医生就有进入不熟悉的医疗领域的危险。例如，大多数关于低位前切除术后死亡的研究中，都假设进行手术操作的医生是可以进行输血的。如果进行这样的手术而不能输血，那么计算手术风险评分就有困难。

在这种情况下，必须确认拒绝治疗方案或某个治疗环节的患者有完全的决定能力，并且没有受到强制。应该指出的是，如果患者是未成年人，并且其父母想中断治疗的某些环节，那么伦理问题也会发生变化。除非是在急症情况下做出决定，否则对儿童施行手术需要有父母的同意。需要法院干预这些手术案例的最常见情况就是父母阻止输用血液制品的时候。父母有权利做出医疗决定的基础可以在 1944 年美国最高法院的案例中找到，即法院规定“父母可以自由地牺牲自己。但并不意味着他们可以在特定环境下自由地牺牲他们的孩子，直到孩子

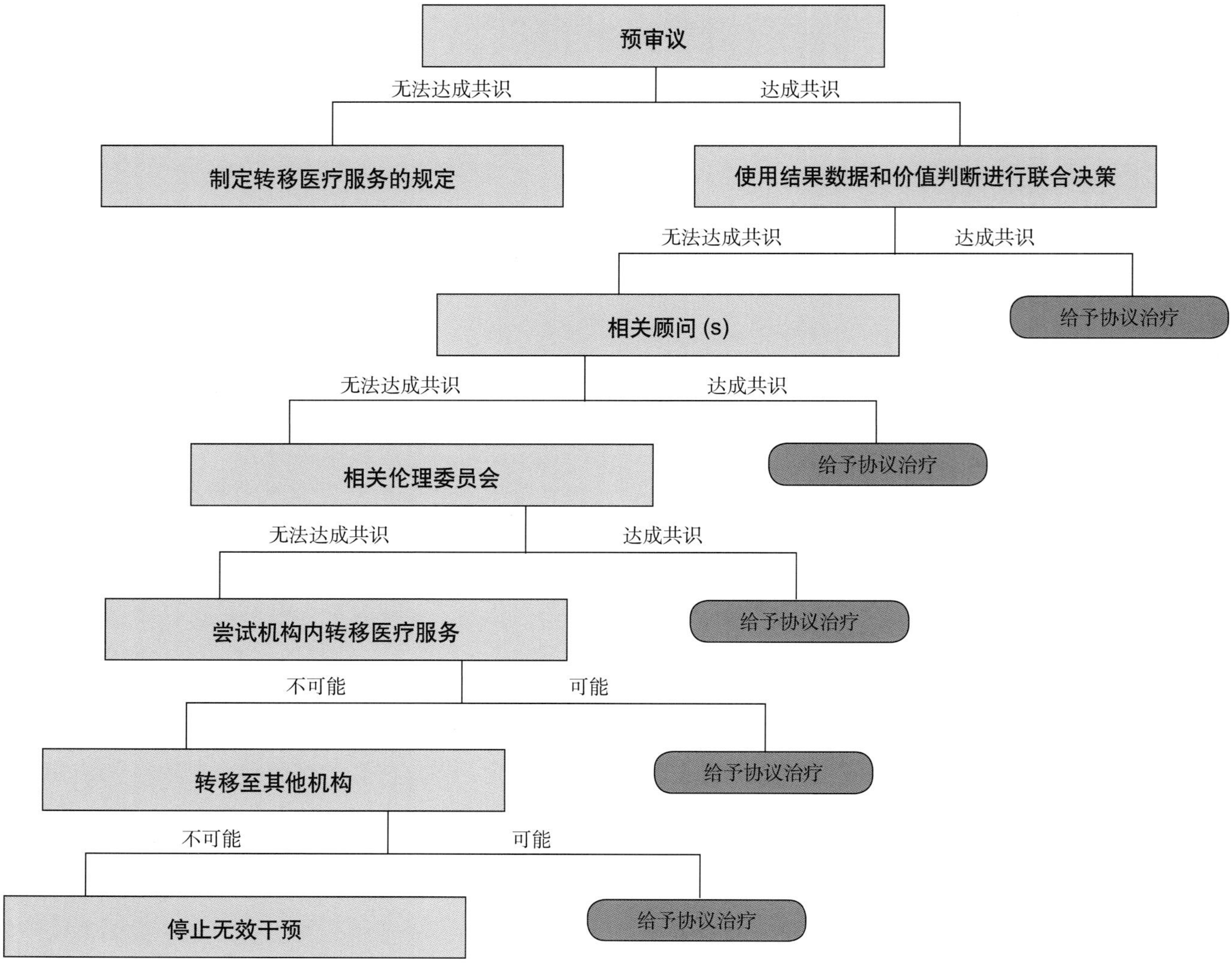

图 67-1 无益性案例评判程序 . Modifi ed from Plows CW, et al. Medical futility in end-of-life care - report of the Council on Ethical and Judicial Affairs. JAMA. 1999;281:937–941 [5].

达到足够的年龄并拥有法律自由裁量权时，那时他们就可以为自己做出选择”[7]。

结直肠手术结果的不一致性

正如 John Rawls 提到的，公正“是社会制度的首要价值，如同真理是思维系统的首要价值”。思考之后，人们对手术的认识会和对社会制度的认识一样深刻，因为它是一种科学性的事物。作为 Beauchamps 和 Childress 的四项“原则”之一，公正被认为在最基本的根源处有着“达到公平”的能力。然而，当手术的结果呈现出来时，在不同种族的结果不一致性方面则没有道德公正。美国外科医师学会所表述的“不同种族和民族健康保健之间的差异在人道公正的社会中不会产生作用，并且会在种族和道德层面与内科和外科的实践相对立”[8]，更加强调了这个问题并使之成为主要趋势。另外，最近大数据处理的一些突破和其公共开放性（如 SEER、NIS、NSQIP）使得数据库在社会经济统计方面更加丰富，可在不同人群间进行比较并作出明确选择以用于研究。不幸的是，在很多情况下不论问题是什么，都能检测出种族和社会经济学方面的明显区别。

举一个例子，Nestor Esnaola 和其同事在 2003 年到 2005 年期间，利用国家癌症数据库找到 35 695 例没有转移的直肠腺癌患者[9]。他们发现非洲裔美国人和西班牙人患者与白种人相比，更可能在就诊时已经是疾病进展期。他们还发现非洲裔美国人患者的肿瘤只有 85.1% 可以切除，相比之下白种人为 90.7%，并且 0.62（95% 可信区间为 0.54～0.71）的调整后比值比令人惊诧。来自南卡罗来纳医科大学的同一组人员，对南卡罗来纳中央癌症登记处的数据进行分析，发现在黑人患者群中手术并未充分应用[10]。

西奈山医院的研究者最近对他们自己医院接受结肠癌治疗的患者群进行分析，尤其注重种族和社会经济学多样性与手术选择复杂性增加的关系[11]。他们发现结直肠癌患者接受腹腔内热灌注化疗（HIPEC）的主要是白人、英语口语者和有私人保险者，并且与单独接受结肠切除术的患者相比时，这些患者的平均收入明显要高。

来自哈佛放射肿瘤学计划的另一组研究人员分析了来自 SEER 数据库的 1 000 000 例以上的患者，这些患者被诊断为肺癌、乳腺癌、前列腺癌或结直肠癌。他们发现黑人与白人患者生存时间的差距［危险比，1.28；95% 可信区间 1.26～1.30（$P < 0.001$）］在 1998 年到 2007 年期间并未发生变化。有意思的是，预后结果持续与疾病分期和治疗无关，提示努力改进监测并增加对所有患者群的随访并不能完全解决问题[12]。

Schootman 及其同事近来也分析了 1992 年到 2005 年 SEER 数据库中结直肠癌患者的资料。他们发现居住在非常贫穷社区的非洲裔美国人急症确诊的风险增加（AOR: 1.50，95% CI: 1.38～1.63）。这可能成为不同种族结直肠癌患者的总体结果不一致性的影响因子[13]。

来自约翰 · 霍普金斯大学的 Julie Freischlag 及其同事设计的创造性研究中，他们积极寻找这些结果各异的背后原因，这些原因已超出了临床范畴。他们的工作围绕进入约翰 · 霍普金斯医学院的医学生们的“无意识偏倚”的概念进行。

手术结果多样性问题看似与外科工作人员的种族多样性有关。多样性是一组人群的描述性特征，表现在他们的人口统计学组成、文化背景或种族、所受培训及专业性等方面的不同[16]。哥伦比亚大学校长 Lee Bollinger 在给一个医学读者群的文章中强调，为了培养学生有能力在多元化社会工作，发展富于多样性的教育模式是很重要的。简单地了解种族和社会文化多样性是不够的——学生们应该投身于本身富于多样性的环境中学习[17]。这对于外科医生有着类似的意义：我们的多样性越丰富，在我们遇到多样性患者人群时越有充分的准备。

与患者人口统计学特征不同，在美国工作的外科医生人口统计学特征还没有被深入分析。不过，内科医生的总体种族分析情况已经明了，可以适合地假设外科医生与之类似。在 2008 年，黑人、西班牙裔和印第安人人口分别占美国人口的 12.8%、15.4% 和 1%[18]，在在内科工作人员中分别仅占 3.5%、4.8% 和 0.1%[19]。有意思的是，尽管美国外科医师学会设立了“多元化问题委员会”[20]，但它并没有总结其成员的种族人口统计学特征。美国外科委员会也没有进行这样的人口统计学分析。这个数据将如何影响未来的变化，目前还不明了，但它可以为将来要进行的方案提供初始数据。

到目前为止，有关按种族和民族分层的外科结果的庞大数据量得以出版，部分是由于研究者可以获得大量现成的人口统计学数据。它可以用来证明一个事实，即外科医生都关心这个问题并要以此为重点进行研究。只有研究者将他们的方法从观察性研究转变为介入性研究时，这种情况才会有所变化，如果这些研究没有获得资助，那么也不会发生什么改变。Lu Hong 和 Scott Page 的工作是一个开端。他们在一个模拟环境中显示，一个多元化的科技人员团队较之精选的优秀科技人员团队，能更好地解决问题[16]。现在是将这些研究“转化到临床”的时候了。

医生经济上的利益冲突

当在同一位患者身上存在两种不同的利益并相互影响时，就会出现利益冲突，这样一来，一种利益会直接或间接影响患者的对疾病的认识程度，并对另一种利益产生直接刺激。在 20 世纪 90 年代用于结直肠外科研究的联邦资助金逐渐减少，从企业获得资金来资助研究的需要日益突出。结直肠外科医生对其执业范围内医药材料的应用也有很大的决定权，因此就成为药物和器械商代表公关的目标。在 2006 年到 2009 年间每年一次的美国外科医师学会临床大会上，被主办方做出信息公开的人员中，“结直肠外科医生”是最常见的专业[21]。

在外科专业中，当两种利益中一种和金钱有

关，而另一种则是患者的福利时，利益冲突问题就尤为突出。令人担心的是，如果医生不能处理好这些潜在的利益矛盾，会使患者的治疗效果大打折扣。高效解决这些争端的方法是规定外科医生不应该有任何干预其与患者沟通的其他联系，特别是那些有经济收入的。事实上，很难建立一个没有营利性制药公司或器械生产公司渗透其中的美国卫生保健系统。虽然已经明确规定外科医生不应让利益驱动影响治疗决定，但并没有明确外科医生和厂商在研究和发展层面应该完全断绝关系。实际上，这种关系是有利可图的。如果没有外科医生的积极参与，安全有效的手术革新将在每个阶段都不能进行。这就需要外科医生与这些营利性公司合作，因为在美国，医疗器械的生产属于私营企业。

如何处理这些潜在的冲突是一个重要核心。目前，对于21世纪经济利益冲突的处理依据 Louis Brandies 法官的话，他在21世纪初即宣称“阳光是最佳的消毒剂”[22]。可负担医疗法案在2010年成为法律，其中包括的一部分称为“医生支付阳光条款”[23]，该条款要求药物、生物和医疗器械公司向医生和教学医院支付的超过10美元的所有款项或转移的价值，都要向联邦政府报告。支付款项要向公众公开。

David Rothman 设想这种“阳光”的结果将为所有医生创造双轨职业方式。一种方式是“职业性”的，医生能够与企业钱财没有关系，从而“简化他们的临床和组织工作，并能够参与各种活动”，而另一种方式则是一种“企业模式，人们以收入多少为荣”[24]。这样，对于参加外科器械评估和改进的外科医生，以非黑即白的观点来对待就不完全适合了。与企业合作也并不代表医生不能对患者的治疗做出正确和无偏倚的判断。在 Rothman 的讲述中最后的解说非常准确：“现在观察结果还为期尚早，但如果我们观察到医生的行为没发生变化反倒令人奇怪。”

结论

对于世界上的那些有权力做出如此重要变化的人，看似有必要研究一下做哪些事情是正确的。伦理学应该是每个外科医生培训内容的一部分，伦理推理应该是每个外科医生应掌握的技能，这主要是因为外科医生是“实践者”。没有人知道需要进行伦理推理的伦理冲突什么时候出现。谁能比外科医生更能以深思熟虑、充满理性的方式引导解决伦理冲突呢？

（参考文献参见 www.pumpress.com/home-specific-edu/5599.html）

第 68 章

欢迎进入诉讼环节

Dennis K. Ames　著
崔志刚 译　于向阳 审校

要点

- 在诉讼中，准备工作是成功的关键。
- 当你意识到有不良事件可能会导致诉讼时，就应该着手准备工作。
- 不要做独立的调查工作。
- 千万不要在没有咨询律师的情况下出庭作证。
- 尽早联系你的律师。
- 和你的律师定期沟通。
- 知道什么时候可以指望你的律师做什么。
- 知道什么时候依靠自己做什么。
- 多做工作，有备无患。

目前医疗的不幸现实就是，在他或她的职业生涯中不可避免地会因医疗过失而被起诉。发表在 2011 年新英格兰医学杂志中的数据显示，普外科医生（数据中没有单独提供关于结直肠外科医生的）每年面临医疗过失投诉的可能性为 15.3%。在所有“高风险”医生群体中，到 45 岁时，80% 的普外科医生遇到过投诉；而到了 65 岁，在“高风险”医生群体中，例如普外科医生，几乎 99% 曾经面临投诉。[1]

对于今天外科医生，恰当的问题不是“如果被起诉，我该怎么做？”而是“当我被起诉时，我该怎么做？”

如果说这些数据中有令人欣慰的地方，就是不同专科的医生们在特定的年龄面临医疗过失投诉的可能性为 5% ~ 20%，那么这种概率的投诉所导致的赔偿金可以大大减少。

本章节的目的是指导被告医生在应对投诉案例时，在可能的范围内获得最佳结果。最佳结果不仅仅是以官司的输赢来衡量。重要的是，最佳结果意味着通过减少被告医师的焦虑感和挫折感进而最小化其受伤害程度。

教育和处理预期结果可以减轻焦虑情绪。这一章主要对诉讼程序中每一阶段进行全面概述。将对诉讼过程中的每一阶段详细讲述，并界定被告医生和他的律师在各个阶段中的作用。

通过提前准备和主动防备可以减少挫折感。作为一位面临医疗过失投诉的医生，你有权期望你的律师在诉讼的每一环节中准备充分。作为被告的医生，在你的诉讼辩护准备工作中扮演同样重要的角色。为了准备充分，你必须了解在诉讼过程中预期出现的情况。你必须明白诉讼的过程。你必须明白你有权利期望你的律师做什么；最后，你必须明白你的律师也有权利期望你做什么。

教授要点是最小化挫败感的努力之一。**教授要点**包括一系列诉讼环节中被告医生可以主动做的事情，以确保他或她在诉讼辩护中做好每一件该做的事情，以避免他或她的辩护在无意中被打折扣。

做好准备：成功的关键

对任何投诉取得辩护成功的概率首先取决于潜在的医疗事实情况。然而真正“不可原谅”手术重大失误相对少见。例如，手术部位错误就是其中一种情况。在这样的案例中，对相关的医疗问题不用再进行争论。如果投诉源自手术重大失误的发生，那么从开始就要向着解决问题的方向处理案子才是明智之举。但即便在这种情况下，弄明白整个诉讼过程并提前为之做好准备，仍是至关重要的。

即使案例涉及的是已经承认的手术失误，医生和律师通晓整个诉讼过程仍很重要，因为医生不太可能在患者索赔问题解决后就彻底解脱——仍然存在的问题是，州医学委员可能对案例进行进一步的调查。这种情况下，如果考虑到州医学委员进行调查的可能，那么在正式提起诉讼之前或已经提起诉讼而医生或医院人员还未出庭作证时，医生最好确认一下，是不是*最佳结果*还不能代表问题的解决。这种情况的准备工作包括尽早咨询你的法律顾问，讨论怎样尽快解决这个从个人角度和职业角度都对你有影响的后续事件，而不是继续拖沓的诉讼过程。

然而在绝大多数案子，都要对医疗事实进行辩论。辩论可能涉及或不涉及术中发生的事情。辩论涉及的医疗事实包括手术适应证；手术同意的讨论；术前对患者相关病史、实验室检查、用药或其他禁忌证的了解；与其他医疗服务提供者、会诊医生、护士或放射科医生讨论的内容；有无替代的治疗方法或手术方式；或者患者的术后病程。

诉讼过程的实际情况就是，案子的“事实”就是陪审团在裁定书上所说的事实。在此之前没有事实，只有事实的证据。再做最后裁定时，陪审团会在权衡审判时呈递的证据，并重视某个问题上双方各自的证据，在陪审团成员个人和集体的智慧下认为合适时，才确认事实。经验证明，不论哪一方认为在某个问题上明显确定的证据，都可能被陪审员忽略或完全不被采纳。

高效的诉讼要求有高效的证据收集和高效的证据呈递。证据的高效收集和呈递要求准备工作充分而有重点。这个过程如果不能更早，也该在被告医生和律师会面时开始，并一直持续直到诉讼过程出现结论。

当然在诉讼过程中有很多方面是被告医生无力左右的，但医生仍然有责任明白他或她所能影响的需要辩护的内容，并做好必要之事以获得最佳结果。

诉讼过程阶段

诉讼过程可以分为三个阶段：

1. 诉讼过程的开始
  （a）注意可能导致诉讼的每一件事；
  （b）注意预示诉讼即将发生的事情：处理索要医疗记录的要求；
  （c）应对传唤和索赔：开始与法律顾问会面
2. 取证阶段
  （a）书面证据
  （b）你的供词
3. 审判

诉讼过程开始

注意可能引发诉讼的每一个事件

诉讼的过程可能以几种方式开始。居于首位的是患者的不良事件意外发生。

你会感觉在术中或术后发生的一些事件可能导致诉讼发生。例如在手术时邻近器官或血管破损；会有大量失血或肠内容物污染，导致身体受到明显伤害；或者甚至是患者意外死亡。在术后早期或者甚至是出院后，患者出现脓毒症或呼吸困难。影像学检查发现以前存在、令人恼火的肠管破口。患者被送回到手术室，这次手术中破口被找到并进行修补，但患者还要经历一个艰难的过程。又例如，在肠切除术后几个月或几年，你才刚刚注意到病理学检查报告了潜在恶性的病灶，但没有进行进一步的处理。

这些情况下就可以说诉讼过程是因你而起，属于意料之中的诉讼。当这些不良事件发生时，你要认识到的重要的事情，是要在适当的地方找到事先存在的条款或程序，其内容正是为这样的事件而设立的。这些条款或程序包括两部分：①及时收集并保存与该事件相关的必要证据；②如果适合的话，以一种或多种合法权利保护证据，避免不恰当地泄露给对方。

要知晓你们医院、你们的医疗团队、你们的危机处理部门和你的医疗事故保险公司等重大临床事件的报告程序。这通常包括自行性或强制性报告，这些是出于质量保证的目的上报，或者是为了把可能引发诉讼的事件上报。

虽然证据规则在州和联邦司法管理中有所不同，但作为共同的法律主张，当医院、医疗团队或者甚至是保险公司，出于质量保证的目的按照预定程序报告这些事件时，对任何可能影响质量保证目的的表述或信息，均有权不予披露，这已作为一项公共政策[3]。同样，在预料有诉讼发生时，向危机处理部门或保险公司代表的陈述通常要在律师工作结果特免权（不同于律师委托人特免权）保护下避免泄露。

任何一种“诉讼前”特免权是否会用于保护医生信息避免泄露，取决于为什么会出现泄露。比如，质量保证特免权属于医院或其医疗团队。医院和医疗团队肯定是特免权“拥有者”。医院和医疗团队有义务定期或随时对其员工的行为进行检查，并调查重大或“预警”事件。为履行这些职责，医院及其医疗团队有适当用于事件报告的程序。这些程序和相关特免权的目的是为了鼓励开诚布公地披露信息和讨论，如果涉及的人员担心他们的陈述可能会在以后的诉讼中对自己不利，就会产生相反的作用——这样才有了特免权。因此，如果医生讨论或报告事件的原因时，事先存在的医院条款可以保证对发生的事件进行合适的调查，那么医生的信息披露势必会促进质量保证过程，而且公开的信息在以后调查中会受到保护。此项特免权的应用取决于医生进行陈述时的心理状态。

教授要点

在了解医院或医疗团队的质量保证和报告程序后，医生可以整理他要公开的内容，并且后来出庭作证的证词要与那些程序中的公开内容一致。在法庭作证时，

问：“你和其他人讨论过术中发生的事情吗？”

答：“是的。”

问：“和谁？”

答：“我告诉了手术室监管和科室主任。”

问：“为什么和他们讲？”

答：“因为我知道医院质量保证部门要求报告这类事件并进行调查。”

问：“你和他们讲了什么？”

辩护律师：“抗议，我们有质量保证或同行审查的权利。”

如果医生不了解这种程序的存在，并且不知道这些程序中有报告需要，那么医生不会准备提供这些必需的基本材料以求获得特免权。能够得到特权的基本问题是：“你为什么做出信息的公开？”如果信息公开对一家老牌、著名医院或医疗团队政策有利，那么就具备了质量保证特免权的基础。

类似的，在预料到有诉讼发生时，医疗事故保险机构和危机处理部门均有适于医生报告不良事件的程序，从而在人们的记忆尚清晰，还能找到可能的证人和其他证据时即进入事件的调查。这些诉讼之前的工作程序的目的是收集可靠证据，如果诉讼发生，这些证据可以呈递给指定的法律顾问以加强对该医生的辩护力度。这些诉讼前报告程序的根据是已预料到医生需要律师，因而医生作为诉讼委托人，需要提供一份整个事件的概要。如果这份关于事件的概要在事发后很快准备出来，则会更好地发挥作用。记忆会随时间而消退。不要等到正式的投诉发生，而是尽早对保险公司做出报告，那样会更可靠。如此一来，保险公司就能在预料到需要律师的情况下早期进入报告程序。从法律角度讲，保险公司收集这些诉讼之前的报告，可以促进作为律师委托人的医生的辩护，并对律师是有益处的，即便这名律师还没有长期合作。

因为诉讼前收集的报告可能对律师有利，那么保险公司收集的这些报告肯定是律师的“工作成果”。虽然也有例外，但一般来讲，这些报告可以在律师工作成果特免权的保护下不被公开，与医生直接对律师做出的报告受律师 - 委托人特免权的保护而不被公开非常相似。

事件总结由医生从自己角度进行准备，并且与医疗资料不同，如果，但仅仅是如果，预料到医疗事故保险公司会提出这种总结要求，或者预料到是律师的直接要求，那应该受到保护并持续保密。

教授要点

避免关于你为什么准备医疗资料以外的病例总结这样的问题，这样你的总结会获得律师工作成果和律师委托人特免权的保护，对你的处境有利，总结的开头可以这样：“以下总结是为了准备预计的诉讼，将在诉讼开始时交付我的律师。”询问你的医疗事故保险公司是否有此用途的表格。

附加说明

特免权可能被取消。估计后期会向律师做信息公开而准备的总结，只有在需要保密时才可受到保护。如果向与保险公司或律师无关的其他人公开这

些总结，会使得特免权被取消。例如，将总结放在患者所在医院或办公室资料中，对医院或办公室人员完全公开，失去了预先要求的保密性。总结必须与病历资料分开保存，不能向其他人公开。

教授要点

我们都知道医疗事故保险公司收集其保险医生陈述材料的程序，医生可以估计到他们的要求，并及时准备好总结材料。我们也知道陈述内容必须保密，医生要采用适合的方法保证陈述材料不会被其他人知晓，也不要放在患者的病历资料中。在质询过程中，

问："你准备了本次事件的总结材料了吗？"

答："是的。"

问："什么时候？"

答："手术后的第一天。"

问："这份总结在什么地方？"

答："我把它交给保险公司了。"

问："你有副本吗？"

答："有。"

问："你将它给其他人看过吗？"

答："是的。"

问："给谁看过？"

答："给我的律师看过。"

问："还给其他人看过吗？"

答："没有。"

问："副本在哪？"

答："在我书桌上锁的抽屉里。"

问："你为什么准备这份总结？"

答："我的保险公司告诉我，有意外的不良事件发生时要准备该事件的总结并秘密保管，以备将来律师之用。"

问："我看看总结的副本。"

辩护律师："反对，我们有律师工作结果和律师委托人特权。"

如果专业组预先设置的规定中有所陈述，即这样的事件应该向专业组主席或组长报告，然后他们才能将其报告给医疗事故保险公司或专业组的律师，那么工作结果特免权同样适用于医生专业组讨论时。

注意提示诉讼即将发生的事情：处理对医疗记录索取的情况

当患者或她（他）的律师找你要医疗记录复印件时（比如提出要病历资料复印件是为了将来就医时提供给其他医生），或者患者要她（他）的医疗记录复印件是为了寄给律师，你就要注意即将有诉讼发生了。处理这样的要求时要加倍小心、前后一致。答复这些要求时应该包括被索取的所有内容。一旦诉讼发生，你将被要求再次复印这些记录。毫无疑问，这时拿出的记录肯定会用来与患者最初索要的记录进行对比。任何不同之处都要进行解释。在后来的记录中如果出现添加或删减，将使你的案子一败涂地。

法律允许患者从他的医生那里获取医疗资料的复印件。这看似一项简单的工作；然而，电子医疗资料记录（EMR）的使用越来越多，使得这项工作除了简单之外还会有各种可能性。对于从 EMR 获取办公室病历资料的要求，有人坐在终端根据屏幕显示内容选择打印即可"制造"出医疗记录。这个人就能决定哪些属于或不属于记录内容。终端操作员会决定是否包括临床医疗记录、转诊情况、人口统计学资料，或保险信息；以及院外途径输入的信息（如手术记录或转诊医生或医院内会诊的会诊意见）。终端操作员将决定是否包括账单信息或预约信息。

操作员也将决定是否包括元数据。元数据，或称为"数据的数据"，也在几个不同水平的 EMR 中出现。临床记录录入了反映医疗资料记载的大量内容——询问的病史或检查结果。元数据则包括了这些数据的录入记录，包括在什么时候由什么人录入的。记录结果的一致性要求对那些属于患者的医疗记录有一个一致性的标准，而不仅仅是办公室"管理工作"的一部分。对复印的规定和你的司法权限的法律规定可以界定所提要求的范围，因此也就界定了医生搜索、汇总并打印出"医疗记录"的责任范围。

在诉讼过程中，管理病历记录的当事人或其管理人员必须证明，他们根据患方要求提供的病历记录是真实的，并且是完全按照要求提供的完整副本，否则会因伪证受到惩罚。这种证明作为正式证

据，是为了确认病历资料完整，并从提交的时间点开始可以由任何一方用于诉讼，直到审判过程。你和你的团队在质询或审判时，会就病历或病历中任何被认为不一致或不正确的地方受到质问。你和你的团队必须能够很好地利用这些病历资料，因为那是非常有力的证据。要想在这方面充分准备使之成为有力证据，就要求在当时和随后的过程中保持一致性。

还有一种情况也很重要，就是医生得到通知，患者索要她的病历记录，或要求一份病历记录副本交给律师。这时，医生必须亲自弄清患者，至少是初步确定该患者是否存在有理由导致诉讼的并发症。如果考虑与诉讼有关，谨慎起见，医生应该联系保险公司或律师寻求指导。

教授要点

1. 要有一份正式的书面文件，界定应对索取医疗记录时可以提供的医疗记录范围，并应每天如此。在诉讼发生或预计发生的时，如果有索取医疗记录情况，答复之前应该咨询你的律师，明确医疗记录中哪部分是你应该提供的。
2. 全面检查以确认你的记录前后一致。
3. 要确认任何提供病历的人都知道办公室“制造”医疗记录的方法，并能明确证实随后的方法与之一致。

应对传唤和控诉：开始与法律顾问会面

当患者提交了上诉文书，传唤书被签发，对医生个人进行传唤和控诉，并且医生接到了被起诉的通知，那么正式的民事诉讼过程就开始了。与患者指控陈词的明确程度相关的程序要求肯定各有不同，这取决于递交上诉书所在的州或联邦的司法权限。地方法规要求指控明确并且陈述详尽，同时要经过验证（宣誓如果作伪证要受到惩罚）。更多时候程序上的法规仅仅要求指控有足够针对性，这样能明确谁是原告，谁是被告；原告和被告之间产生义务或责任的关系，以及在此关系上发生的索赔要求；被告未履行义务或未尽责任的方式；关于所受伤害的分类；在列出所受伤害分类的指控结论中的陈述和期望值。

在一个医疗事故案例中，称为原告的包括患者和（或）受到影响的家人。被告包括对患者进行过治疗的任何一名或多名医疗保健提供者，典型的是包括提供治疗的团队。医疗保健提供者包括个体医生、医生团体或合作伙伴关系的实体或群体，还包括医生助理人员，如执业护士或医师助理。在有的案例中，被告可能包括医疗器械制造商和供应商。

一般都要求对承担义务或责任的各方进行陈诉（“被告中的每一个均实施了为患者提供医疗服务的工作…”），或者明确指出（“在 2015 年 2 月 1 日或大概这天，A 医生实施了结肠切除术和吻合术…”）。

对于未尽义务的表述也可以是泛指或特指的。然而该表述必须使被告注意到原告所提出的错误行为的分类。错误分类即所谓的*起诉理由*。大多数案例中，起诉理由表述为漏诊漏治或误诊误治。

特殊的起诉理由也可以被提出，在起诉理由之间可能有微小的区别，将其识别很重要。例如，在大多数司法案例中，医生在手术之前未获得患者的“知情”同意是工作疏漏的一种类型或分类。对于未获得知情同意，在指控中可以提出不同的起诉理由，而实际上这是一项特殊的工作疏漏的指控。这种起诉理由及可恢复伤害的组成要素与医疗疏漏的起诉理由相同。

对未获得“知情”同意的指控必须与未获得患者同意手术而实施了手术的指控相区别；或者要区别于实施的手术与患者同意的手术明显不同的指控。没有患者的切实同意而实施手术属于人身侵犯，不令人同情。在人身侵犯的指控理由中出现的允许范围内的伤害，与因疏忽引发的索赔要求中的伤害明显不同。在人身侵犯的指控理由中的伤害包括应受惩罚的伤害，在对原告进行补偿之外，还应该对被告进行惩罚。

在大多数司法解释中，人身侵犯被认为是故意的侵权行为。在控告中如果有人身侵犯的指控，可能会带来严重的保险赔偿范围问题，因为你的医疗事故保险概要中可能包括不负责侵权行为的指控。法律对你的司法权限有规定，不会允许保险公司对造成人身侵犯的伤害行为或其他引起侵权的行为进行赔偿。

在对欺骗、隐瞒或故意激发情感伤痛的指控中，也会有类似的问题。例如，患者可能指控医生以欺诈方式掩盖术中发生的周围器官损伤。那么原告是仅仅指控医疗疏漏还是指控欺诈？

通常，起诉书中的文字说明会列出诉讼原因，诉讼内容包含在起诉书的正文中，但情况并不总是这样。

同样，对损伤的指控可以是特指的，也可以是普通的，这取决于司法程序要求和原告律师的倾向性。所受伤害的分类通常包括身体或精神伤害的普通损伤或非经济损伤（如疼痛或苦难），和特殊损伤或可计算的经济性损伤，包括过去和未来的医疗费用，和（或）过去和将来的收入、收入能力或财务支持的损失。在典型的案例，未来的医疗费用包括医学监测的费用；例如，当指控是因为癌症诊断延误引起而需要监测复发时。这些损伤分类的每一项都可归类为可弥补损伤——损伤赔偿金用于弥补原告的实际损失。

伤害分类很重要，特别是介于普通/非经济性伤害和特殊/经济性伤害之间时，前者比如疼痛和苦难，后者包括特定的、可计算的经济损失（医疗费用和收入损失）。在一些司法解释中，伤害的分级将决定原告的赔偿金是否“封顶”，或依法限于一个特定的最大数目。依法限定的最大数目仅适用于普通、非经济性伤害。同样，被告对伤害的责任局限于他或她与普通、非经济伤害相对应的错误，即所谓的个别责任；而对所有伤害负全部或任何比例（即使1%）责任的每一个被告，都要赔偿原告特殊、经济性的伤害，即所谓共同责任。

当指控中包括特殊的指控理由时（如包括指控人身侵犯或欺诈等有意识的错误行为），需要将伤害分级扩大，包括惩罚性赔偿。像对犯罪惩罚一样，惩罚性赔偿用于经济上的惩罚，其远期效应是为了将来不再出现同样行为。为了惩戒或威慑，赔偿必须是“刻骨铭心”的。这样一来，赔偿金必须与被告财富成一定比例。被告的收入和总资产就被涉及了，因此在审判的某一时间，法庭会要求被告公开个人资产信息，以备陪审团计算惩罚性赔偿要赔付多少钱，以达到对被告人的惩罚和威慑目的。而且，因为惩罚性伤害赔偿是为了惩罚和威慑被告人，这样公共政策就能防止保险公司包庇被告人逃避这样的伤害赔偿。

如果指控中包括了特殊的指控理由，会带来保险覆盖的问题，被告医生也会被要求公开全部个人资产。被告医生需要在诉讼早期得到律师关于这些连带后果的建议，从而使这样的问题有效解决。

一经提起诉讼，即会进行传唤。法庭有权“传唤”公民回应对他们的指控，这源自英国普通法程序。经过合法的指控和传唤后，被告人必须出庭接受审问。有效管理的方法以及被告人做出回应的时间和方式，都是依据各州地方法律程序。一旦做出对被告的传唤和指控，做出回应的时间也就开始了。

指控将针对每一位被起诉的被告，但出庭的是经过确认收到传唤的被告中的一位，因而也是有责任接受审问的人。例如，指控可以将被告人定为医生个人、医生的私人公司和医生的医疗团队。这是三个不同的被告。为了对三个被告分别做出有效指控，原告要进行三项不同的起诉和传唤。

如果你作为个体医生执业，并建立了个人公司（如 Dr. Smith 责任有限公司），而且作为医生集团的一部分进行医疗，那你可能会以不同身份被起诉，并被指控三次。除了三者集于一身的“个人全包”情况，你将收到三次传唤，每次均有不同，措辞也略有差异。指控内容的复件均附在每份传唤书内。你的律师需要得到这三份文件的副本，即使这些文件仅局限于你。保存好你受到指控的所有文件，收到文件以后要尽快将每份文件交给保险公司或律师。

允许被告起草答辩状的时间很短，通常在指控和传唤发生后的30天或更少时间内。对指控做出回应之前，辩护律师必须分析指控内容、相关事实和法律，以确定其他之外的事情：

- 谁被起诉了？
- 被告的确定是否合理？
- 指控是否在有效期内？或者是否受到法规限制？
- 指控是否及时、合理地被受理，对谁提出指控？
- 对于指控原因是否有合理解释？
- 指控中是否有需要特殊处理和咨询的特殊指控原因？

在这些分析的基础上，辩护律师决定是否对指控做出常规回答，或者是否有必要针对指控的内容和效力进行更为复杂的辩护。律师进行这样的分析和准备正式的回应是需要时间的。但法律允许的时间很短，所以必须尽可能早地进行这些工作。这就要求医生将指控的内容尽快通知到他的律师或保险公司。

教授要点

1. 你和你的办公室人员需要建立程序处理合法文件和档案。
2. 当接到传唤和指控时，要保存这些文件送达时所用的信封。
3. 要将收到这些文件时的精准时刻（日期和时间）和如何接收（通过邮寄或人员亲自上门）做好记录。
4. 看清传票以确定递交给谁（医生、医生的公司或者医疗团队）。
5. 立即通知你的保险公司或律师，并向他们提供传票和指控书的复件。
6. 检察指控书，确定是否有特殊的起诉原因（医疗疏漏或意外致死以外的原因）列于指控书的首页上。
7. 查看指控书最后一段，即期望值，确定其要求的伤害赔偿的分类。

如果你将指控书复件交给你的保险公司后，10 天内未收到律师的回复，就要联系保险公司确认是谁受聘做你的代理。要求律师立即与你联系，讨论在及时回应指控和索赔时要注意的问题。

1. 与律师确认已经或即将代表你做出合适而及时的回应。
2. 与律师确认委派已经完成，并询问首次会面时你需要提供的内容。
3. 制作一份单独的、与你的医疗记录分开的文档，在这份单独文档中，保存一份指控书和其他合法信件的复件。这份文档中也应该保存在预料诉讼会发生时所完成的总结中。
4. 不要与任何人（包括你的合作伙伴或办公室同事）提及本案例，也不要做与本案例相关的独自研究，除非你得到了律师的指导。
5. 不要以任何方式修改或补充你的医疗记录；**我再重复一遍，不要以任何方式修改或补充你的医疗记录**。

律师的首要工作是要对索赔的性质有一个非常基本的理解，并对指控做出回应。司法管理的程序规则会指明必须用如何特定的方式对指控做出回应或答复，就如同规则界定指控必须用如何特定的方式进行陈词。规则要求对指控中的讼词点对点地做出承认或否认的反应，或者要求被告仅仅提交一份全部否认的文件——即一份否认每一项指控陈词的总结陈述，这没有特定的方式。有的司法管理要求被告在伪证获罪的条款上签字来核实辩词，从而证明答复中的承认或否认均为真实的。

点对点回应对于律师和被告医生来说可能是一个时间紧张的过程，因为每一条讼词都要根据当时才可获得的信息加以考虑。可能需要不止一次的关于医疗记录的讨论和回顾。另一方面，如果仅仅需要进行全盘否认，那么医生可能在准备回应的辩词过程中不用起什么作用。司法规定的辩词要求应该是律师和医生最初接触时讨论的部分内容，这样医生就会知道在这个过程中期望他做什么。

一般来讲，回应性辩词可以用来让法庭和对方辩护人知晓，即被告否认任何错误指控，被告会对自己做过或没做过的任何引起原告伤害的事进行辩论，以及原告所提出的任何受到伤害的性质和程度也要进行辩论。在其他情况下，回应性辩词将对指控的形式或讼词的充分性提出质疑，而充分的讼词是用来支持原告所提出的指控理由的。它可质疑索赔的时效性，争论涉及指控陈词受到时限法规的阻碍。如果指控中包含对以下种类伤害赔偿的要求，回应性辩词还可质疑原告寻求特殊伤害赔偿的权利，如律师费或惩罚性伤害赔偿。

开始对指控进行质疑即取得成功是很少见的。大多数公共政策规定，在为审判做准备过程中双方有充分的机会揭示事实，随后在审判时，双方所有关于事实的争论要由陪审团进行裁决。法官不能确定事实真相，而陪审团可以。法官决定使用什么法律，并将法律应用到陪审团确定的事实真相上。因此，在决定是否支持或驳回对指控的质疑过程中，法官不能对任何关于事实的辩论进行宣判。法官必须认为指控中提出的内容是真实的。只有当被告“承认指控中提出的都是真实的”时候，其合法辩护才能继续并仍然有效。

如果指控中的讼词证明医生存在明显的失误，那么按法律标准这对医生特别不利。原告提出医生在没有知情同意的情况下实施了手术，没有讨论风险、获益或替代方法，还会提出如果她被告知了有周围器官损伤的风险，她不会同意手术。你回忆起与患者的具体谈话内容，有关估计会遇到严重粘连情况并存在损伤周围器官的风险。你回忆起讨论过腹腔镜和开腹手术方法相比的优势，也具体涉及可能的周围器官损伤。你办公室内的关于手术前谈话的医疗记录包括你亲自完成的详细记录，列出了对这些风险和可替代方法的讨论。你的资料包括了一份两页的详细说明的同意书表格，那是你和同事在过去 15 年内完善的，列出了特殊的风险和替代方法，由患者在 3 个不同地方签上名字（首字母），并有患者和办公室人员的签字并注明日期。在医院里也有类似这种患者签字的文件。然而作为正确之举，你的律师告诉你，在应对指控的辩护阶段你没有权利将这些证据带到法庭。律师会告诉你，尽管存在所有这些相悖的证据，但是因为指控中提到你没有获得知情同意，法官（而不是陪审团）肯定认定还在争论中的知情同意问题是真实存在的，而且该问题在辩护阶段不能由法官做出裁决。类似的，你的耐心在整个诉讼过程中也会受到反复考验。你会不停地询问“进展如何？”“为什么需要这么长时间？”；以及“为什么如此荒谬的案子还没有被驳回？”你会被告知“这需要时间”；或者“无可奉告”；或者“目前我们没有其他能做的。”

在指控书中你已经读到，你正在被起诉而且索赔金额未定，这取决于你对还未确定的指控知道什么，至少获得了什么信息。现在你的律师要告诉你，你对“眼前”的指控不能做任何事情。相反，你必须等到这个案例或其中的问题已调查清楚并准备裁定，这可能到不了庭审的时候。你会被强烈的挫败感击倒，这也无可厚非。

挫败感公式是：**挫败感 = 责任感 / 行为权威**

为了避免在任何情况下的挫败感，必要的是对结果负有责任的人应该也有权威去有所作为，以获得最好的结果。权威很少被击败。他可以轻易地否认对任何事的责任，同时保持对其领域和下属的全面领导。外科医生对手术结果和患者身体状态承担着巨大的责任。他们的挫败程度在可处理范围，因为外科医生一般都有影响手术正面结果的权威性。那是外科医生习以为常的状况。承担责任并通过权威性采取行动弥补问题，是外科医生根深蒂固的内在本质，也是避免不能容忍的挫败感的唯一途径。

另一方面，手术和痊愈过程对于患者来讲也具有极度的挫败感，因为她觉得自己非常无助，完全依赖于你对她的治疗。为了减少挫败感，外科医生有责任教育患者处理预期发生的事情，并将她获得最佳结果的机会最大化。患者必须被提前告知他将卧床或不能恢复到日常生活的活动会有多长时间，以及他能做什么来促进痊愈过程。

在诉讼时，被告医生的权威性被程序性过程压制。开始时，被告医生会觉得非常无助，完全依赖于他的律师。挫败感比比皆是。

这时你能做什么？就像你教育你的患者使他们能够处理焦虑和挫败感那样，你必须寻求教育自己的方法，正确面对诉讼过程，处理预期结果并做相应努力。这只有通过律师和委托人之间的开放对话来完成。如果你不能赶到法庭抗议对你的不实指控，你也不必坐着无所事事。与你的律师说说话，要知道你的角色是什么；了解在你身上会发生什么，什么时候发生；询问你能做什么来为自己充分准备以胜任你的角色；重要一点，询问你应该避免做什么，这样就不会无意中毁掉你的官司。

为了获得最佳结果，有几件事是你应该做到的。你要具有权威性，按照指导为自己做好准备，在此过程的参数范围内处理好你自己的预期情况。这可能会就降低你的焦虑和挫败感程度。

教授要点

1. 在诉讼开始时，要弄清你能做什么可以有效获得最佳结果。
2. 早期与你的律师会谈。询问他是否想反驳指控的法律合理性。询问你“现在”需要做什么。需要收集什么信息和记录？这不仅包括医疗记录，还包括传真、电子邮件和办公室电话或移动电话账单，以确定其存在、日期、时间，以及你和患者或医院人员之间的通话内容。
3. 了解这个过程估计需要多长时间。你所得到的估计情况可能会是个大概，但它会使你有一个合理的预期。告诉你的律师你倾向于以哪种方式被联系上：办公室电话还是私人电话。告诉你的律师要使用哪个邮寄地址：办公室还是家。告诉你的律师，办公室内除你之外是否还有其他与案子有关的人可以联系，例如办公室领导，还是所有的交流只限于你。

4. 询问什么时候需要你亲自参与？是否在庭审日期或出庭作证日期你必须出现？审判日期定好了吗？如果没有，弄明白当你必须亲自出庭时需要注意什么。告诉律师你离开该地区的任何计划，包括任何明显时段的度假或开会。如果有了新的计划或计划发生改变，要将更新信息通知律师。
5. 要有耐心！这需要时间。

询证阶段

书面询证

在大部分司法管理中，医疗事故案需要陪审团庭审来解决。从起诉被告起直到陪审团选任开始，诉讼双方及他们的律师进行正式的信息积累和交换过程，这些信息最终将用于法庭上为陪审员讲解与案件相关的事实。这就是询证阶段。

在进行询证时，律师会采用法律上被认可的询证程序，并通过法院的权威性来强制执行这些程序，包括法院签发传票的权力。基本上，法律允许当事人提交或正式索求相关文件，例如医疗记录或工作记录。法律允许当事人向对方提出书面提问，通常这种书面形式的提问叫质询。最重要的是，法律允许双方当事人在法庭上宣誓作证后质询对方当事人或证人。

每个司法管理的程序性法律都详细设定了双方当事人进行询证的方式。被告医生需要知道的是在询证阶段要认真对待，因为这对案情发展意义重大。

诉讼案中任何一方当事人可以用书面质询的方式从对方获取信息。当地的程序条例控制着这个过程。有的司法管辖区有经州司法委员会批准的表格形式的质询。质询形式覆盖很宽泛的话题，这些可以与案件相关或不相关。提出质询的律师（例如问话律师）仅仅检查表格中需要回答问题的板块。表格中的其他问题则忽略而过。

另外一些司法管辖区没有司法委员会批准的质询形式，因此律师提出质询时必须明确表述特定的问题。使用司法委员会批准的质询形式的司法管辖区，允许提问律师用特殊的质询方式，尤其是律师起草的质询，来补充司法委员会批准的质询形式，但要在诉讼时限和程序条例允许的范围内。

通过使用司法委员会批准的质询形式，提出质疑的一方当事人就可能避开问题表格上相关的话题（例如含糊不清、引起歧义、范围宽泛），使质询过程切实简单流畅。

质询允许的提问范围非常宽泛。包括个人信息及履历信息、保险信息、与潜在发生事件和医疗护理相关的事实性数据，潜在证人的相关信息，以及法律问题的相关信息，例如关于疏漏的争论，因果关系及引发的伤害，或肯定的合法辩护，例如诉讼时效内的辩护。

质询时一方当事人针对另一方当事人。尽管质询指向一方当事人，质询同时也被认为指向当事人的律师。应答一方的当事人有义务对非特免权信息范围内的问题做出回答，这个信息是已知的或当事人“除了提出质询方当事人同样可获取的信息以外，通过询问自然人或组织”合理获得[4]。因此，应答必须包括应答方当事人通过合理调查他的办公室员工和律师获得的信息。应答方当事人和他的律师需要诚实的查阅医疗记录，医生的个人资料和律师的资料。

地方程序条例规定了提问的形式和时间以及应答的形式。典型的是，应答方当事人必须在他的律师收到提问的 30 天内做出应答。当事人可以要求延时应答。延时需得到双方当事人认可，或者如果有必要，应答方当事人必须到法院去申请法院批准的应答附加时间。

在规定应答时间内，必须完成很多内容。对于需要回应的善意的询问应该立即回答。作为委托方医生，你可以要求你的律师在质询开始时，通过合适的办公室程序立刻通知他的委托人。这个通知应该包括质询的复印件和清晰的分工指令：哪些质询是律师回答，哪些质询是律师要求被告医生协助回答。

律师的通知应该包括一个应答时间表。通常，律师的通知包括一个日期，在此之前医生的初步应答应该给予他的律师。律师同样应该询问主要办公室人员的姓名，作为附加信息。在律师和被告医生之间应该有一个协议，协议规定谁应该联系这些附加人员。对于每一个案例，都应该严格保密。在质询办公室以外，任何人包括医生本人，医生的律师以及律师办公室工作人员不得与其他任何人谈论有关质询的内容。

律师需要从各个资源整合信息，并起草对质询的正式应答。这些应答包括对质询问题的反对以及对所提问题的应答。一旦应答准备好，需要呈给被告医生得到确认。

依靠当地法律条例，在宣誓作证或作伪证惩罚前提下，应答方当事人签名即为确认，可以公证，也可以不必公证。签名代表证明应答书内信息的准确性和完整性，至少是他或她所知晓的一切．

一旦经过确认，应答就成为应答方当事人认可的陈述。庭审的另一方当事人即应认同该陈述是完整的和准确的，无可厚非、合乎法理。从诉讼到庭审开始及其整个过程中，双方当事人为了达到任何相关的目的，都可以利用应答过程。在一些案例中，对质询的应答可以被认为是该当事人对指控的承认，可以把这样的结果在法庭上呈递给陪审团。

质询的一个重要目的是为了质询方当事人用于询问可能额外存在的信息资源。这可能包括潜在证人的姓名或其他文件或记录的资源。质询方当事人可以根据应答列出一份关于这些额外资源的完整列表，以引导更深入的质询。

如当事人不能及时完整地提供应答，当地的程序条例规定了相应的处罚或其他措施。例如，如果应答未能及时呈递，那么应答内容中的反对意见可能在法律上被认为放弃。同样的，如果庭审中问及证人的身份（可能包括办公室或手术室人员或助手），而应答方当事人未能证明这位特指的潜在证人，那么无论是由于疏忽还是未能在询证记录中体现诚信，应答方当事人都可能会在庭审时被禁止提请该证人。

如果质询方所询问的信息通过其他方法同样可以获得，那么对于这样的提问仅仅给予简单的应答几乎是不能被接受的．

同诉讼过程的各个环节一样，质询过程耗时而繁琐。但必须要认真对待该过程。不充分的或不准确的应答将会对你的辩护非常不利。

教授要点

1. 要预料到你将被质询。
2. 要预料到你的应答内容中将需要提供相应的履历和个人资料。
3. 要预料到你将被问到包括事件发生时证人的姓名，这些人包括相关的工作人员、医院人员、手术助手、麻醉医师和顾问。
4. 你不必等到接受质询时和应答时段开始以后，才收集必需的信息。在最早的会面中，就要询问你的律师，你在该地区被律师使用的司法权限是否经司法认可，以及是否还有有其需要你应答的质询。获取一份可能会提问问题的复印件，并马上开始收集相应的应答资料。如果对方想要这些信息，你的律师手上也应该迅速获得一份这些信息。
5. 让你的律师保证，质询一旦启动就要通知你，包括你做出初步应答的期限。你也有权利交代你的律师估计是否必须对质询做出应答，并在质询开始之前就开始收集相关的数据信息。你还有权利期望你的律师在应答期限之内给你提供正式的应答内容，并要有充分的准备时间，这样你就可以在签署认证书之前再次和你的律师复习提问和回答的内容。

你可以期望在法庭宣誓作证或庭审中，你对质询的应答内容可以递交给你。你将被要求对包括你的签名在内的认证书进行确认。在进行应答前，你将会被问及你能接受的质询范围，以及在作伪证处罚的前提下，你是否是在确认应答内容的准确性之前已经阅读并进行了考虑。因此在进行应答时，你要表现出良好的诚信并进行彻底的信息搜集；在签署认证书前阅读并理解你的应答内容。

也有一些其他类型的书面证据，例如，要求自认书、总结性文件（例如保险政策、办公室条例、执业证书及认证书），或要求文件的鉴定。每一个案例中，应答质询的程序都相似。一定要确定你明白应答的时效性和必要的询问范围，在签署认证书前仔细阅读应答书。

你的证词

毫无疑问，被告医生在庭审前最重要的证据展示就是证词。如果想拿出有效的证据，高效的准备工作是必需的，而且你有权要求你的律师对你的准备工作给予帮助。如果不会更加频繁，你的律师每周参加一次庭审作证还是有可能的。他可能代表医生参加过上百例这样的出庭作证。他在整个过程中可能会毫无不适。因为这是*你的*出庭作证。

这种情况就和为你的患者做手术类似。作为一个有经验的医生，你以前参加手术没有几千次也有几百次。你对你将要进行的操作有充足的把握。但是，对于你的患者来讲，这可能是第一次手术。作为一名医生，你有责任对你的患者进行宣教，告知患者必须为自己做怎样的准备，才会最大可能地取得手术成功。你必须告知患者在手术过程中可能发生什么，包括相关并发症的风险；并且，你必须告知患者各种可能的结果，这样患者就会有一个合理的期望值。你是一名外科医生，但接受手术的是患者。

做好出庭作证准备工作的第一步就是知道什么是出庭作证。出庭作证是一个诉讼中双方律师的问答记录，诉讼双方当事人律师、包括对方当事人以及所有同案被告都有权向你提问。问题的范围非常广泛。一般来说，证人可能会被问及直接和案子相关的问题，并会被问及任何可能经过推理发现相关证据的话题。简而言之，这是一次当事人有权进行的“钓鱼行动”。要有耐心，出庭作证可能需要几个小时或者甚至是几天。你在最后半小时的表现和你在最初的 1 小时内的表现同样重要。

你出庭作证时可能有影音记录。按程序出庭作证的当事人会提出他是否想要录像。你一定要确认是否会录像，并衣着得体地出庭。在你的经验里，穿白大褂是作为一个医生的标志。但这在出庭作证时并不合适。你需要提前和你的律师讨论的其中一项内容即出庭作证时该如何穿着。

近年，在当庭作证时进行录像越发普遍。我从没认为医生有必要穿白大褂出庭作证；然而，我的观点正在改变。陪审团也是患者。患者期望看到医生的模样。为出庭作证录像有两个目的：震慑证人，为出庭的陪审团做一个影音记录。你是一个医生。你受过的高等教育、经验和职业执照赋予了你“医生”的头衔。出庭作证时身着白大褂，会一直提醒观众或陪审团，你经过奋斗成为一名医生并在一直为之努力，这样你的证词会被相应地斟酌和权衡。医生这个职业可能不会让你更令人信服，但会为你博学的观点和意见加分。

出庭作证不大可能要求穿白大褂。然而，出庭时你穿白大褂和西服领带有显而易见的区别，这要根据不同场合来选择。需要和你的律师讨论是否穿白大褂或其他关于穿着服饰方面的问题。在所有庭审中，你都需要穿正装。

出庭作证是一个“合法的”“正式的”访谈。当地质询条例中有明文规定。其中最重要的就是开始作证之前，由法庭记录员安排证人进行宣誓，他们是法庭指定做这项工作的人员。誓词可能各有不同，但最终目的都是要求你发誓或确定出庭作证时的回答“是真相，全部真相，唯有真相……”(显而易见的是，律师提问无须宣誓。然而，出庭作证是司法程序范畴，律师职业条例规定律师在取证时不得歪曲事实或违反法律)。

在出庭作证的总结阶段，法庭记录员会准备好庭审的文字记录。就像一个剧本，选定了提问者，就会出现逐字抄录的问题。随后是有你回答的那一页。你会得到一份记录的复印件。在你的司法程序条例范畴内，你将有机会再次审阅该记录，并对你的回答做出任何你认为必要的修改，从而能让你的证词更为准确。(你不能修改问题，但你可以标记出打印错误或抄写错误。)你的修改变可以是形式上的，也可以是本质上的。

法庭记录员可能会对某个词出现误解、抄错或遗漏，如果你认为这个词你肯定说过并对你的证词准确性很有必要，你就可以做这样的更正。

你还可以对你的证词做本质的修改。例如，你可能在出庭作证时被问到，在实施手术前，你是否有机会回顾实验室检查或会诊记录。在符合你习惯性做法的情况下，你可能会在出庭作证时说“是的”。但出庭作证之后，再次回顾病历资料或进一步回忆时，当时情况会更加清晰，即在你开始手术时，有一条会诊记录并没有出现在病历资料中，这样，至少对那条会诊记录，你适当的回答应该是“不，它还没在病历资料中”。

你可以做那样实质性的证词修改，但是你必须注意，你在庭审记录中做的任何实质性的修改，可能成为对方在庭审中的论点，你会被问到为什么在出庭作证时给出不同答案。这样的修改会严重影响你在法庭的诚信度，而且会对你的案子不利。因为这个原因，出庭作证时做出你最好的回答非常重要，要最大限度地减小事后的修改。

由于实质内容的更改会对你的案子有不利影响，所以在供词原件上做记号或做更改之前咨询你的律师非常重要。一个经验之谈，在供词的复印件或其他纸上进行所提出的更改，然后和你的律师在最后决定前再次审查这些做出的改动。

一旦你审查过供词，并做出你认为合适的任何变更，你将被要求在伪证获罪的证词上署名。你署名的文件成为你在庭审或随后其他一系列的法律程序中的呈堂证供。(在一些司法管辖区，有使用不正确的或未署名认证的证词复印件的规定，视其如同有正确署名的原件。如果你或你的律师没有在法律时效内通知法庭记录员或变更方当事人，或者如果署名的原件没有在法律规定时间内归还给法庭记录员，这些规定即可生效。）

由于出庭作证是法律程序，你有权要求法律顾问在场。无论你作为案子的被告接受质询，或仅仅是名证人，在出庭作证时有律师作为你的代表很重要。如果你在案子中不是当事人，而是作为证人被传唤当庭作证，联系你的律师、风险管理师或保险公司，并要求有人作为你的代表。经常会发生的是，一个不是被告的证人被诱导，对安全性产生错误的感觉，出庭作证时没有律师，并且没有适当的准备或表述，就会做出可能使自己被认定有罪的证词，这样的证词会刺激到病患律师，而将该证人认定为案子中新的被告。出庭作证不可掉以轻心。你需要进行适当的表述。

为你出庭作证做准备或在出庭作证时作为你的代表，这是你律师的工作。准备工作是必不可少的，但在法律顾问的指导下进行准备很重要。为案子的方方面面着想，出庭作证的准备工作和律师初次会面时就应该开始进行。要明白在出庭作证的预期工作中自己应该做什么，这一点非常重要。要知道在出庭作证的准备工作中，你的律师想要你回顾什么，以及不想要你回顾什么。例如，案子中可能包括患者医疗保健中的专业知识，比如肺或内分泌问题，而作为一名外科医生的你，可能从医学院毕业后就再也没有研究过。你熟悉这些疾病及其一般处理，但对当前关于通气设置或深奥的甲状腺替代药物治疗的知识并不熟知。在对这些或其他领域的知识进行文献研究之前，要确定你的对律师要求你这样做。

一般来说，律师希望你熟知在处理患者时可以接触到的医疗记录档案，因为可能就是这样的信息，成为你做出了不同的诊断及替代治疗方法的基础。

正如下面要更多地讨论，医疗事故案的庭审中主要的责任问题是，是否医生在治疗中存在疏忽，又或未达到可应用的治疗标准？尽管各个司法管辖区用词不同，但基本上，治疗标准要求外科医生的行为与其他富有责任心、做事仔细的外科医生在相同或相似情形下的行为相同。

尽管看起来啰唆，这仍然是真的你做了在当时情形下的该做的。假如你是一名尽职尽责的外科医生，并承认你当时是按照计划给予治疗，那么你在当时情形下的行为就被定义为治疗的标准：你，一位尽职尽责的外科医生，做出你该做的治疗，无论当时的情形或当前情况下。

在出庭作证时，你的工作就是还原事件，这是你的律师进行辩论所必需的。你必须准备证明你的资质及临床经验，并以此阐述你是一位尽职尽责、工作细心的外科医生。你必须还要证明与你治疗患者的事实相关的知识。

一个最有效盘问被告医生（或专家）的方法就是确定一种情况并不是实际存在的事实，而这种情况就是被告医生认为在手术当时真实存在的，并由此作为他的行为或观点的依据。在那种情况下，外科医生基于他认为当时情况下存在的事实做出诊疗，而实际并非如此。既然如此，医生就失去了反复争辩的价值。对新的或不同事实的认识不一定会改变治疗行为，但可以引起怀疑。

相关的事件可以包括患者近期及远期的病史和手术史，任何特别危险因素的存在，合并症或禁忌证，最近的实验室检查，影像学资料或会诊情况，甚至简单到是否在术前检验血型并交叉配血，以备不时之需。

当开始出庭作证时，你可能会遗忘这些细节。在你律师的协助下，反复回忆，这样当出庭作证被问到当时情况的相关事件时，你可以流利、准确地阐述相关的知识。要你的律师在出庭作证之前提供相关记录的复印件，这样你就有时间和机会反复回忆。但不要接触额外的记录，除非你的律师指导你这样做。给出这样的建议有其特别的、策略性的原因。

在大部分情况下，在诉讼程序中被告医生出庭作证相对较早。被告医生作为一名有洞察力的证人，被要求对构成案子基础的事件发生经过进行作证。正因为是有洞察力的证人，询问的范围通常就包括对所有洞悉的内容进行探究。在诉讼过程中，洞察是最主要的感知。除了医生所看、所听、所感、所闻，甚或所尝的内容以外，医生还处于一个独一无二的感知位置，并借此验证他在事件发生时的思考内容。

通常，在出庭作证时询问医生当时的想法是公平的。这样他不仅会被问到他术前看到或读到什么，还会被问到有关做出决定和思考的过程。这通常包括任何细致入微的观点，这些*在他治疗患者时所持的观点*可能引起或推动了患者的不良结果。

在补充或回顾性分析事实的基础上形成的观点就是专家们的观点，事实情况基础上的观点称为专家观点。它不同于医生当时的观点或经过观察后的观点。虽然医生作为一位有洞察力的证人出庭作证时，对询问当时的成熟想法或观点被认为是合适的，但诉讼开始后得出的观点，以及在预料诉讼发生时或后来的辩护时重新回顾性考虑后得出的观点，就应该区别对待了。再次重申，这是根据各个司法管辖区域司法程序上的不同而定的，但作为普遍适用的规则，在预料诉讼发生时，被告医生可以拥有的信息可以包括从医生的律师那儿得到的信息，以及由律师的工作成果得出的结论和观点，除非后来医生从有洞察力的证人转变为专家证人。在两种情况下可以发生这样的转变：①在出庭作证时，证人的律师声明他意欲提议他的证人在他庭上为专家证人；或②在交换双方当事人的指定专家时，医生的律师正式的公布意愿，即将他的委托人列为专家。这种情况下，原告应有权让被告医生再次作证，以陈述他的专家观点及那些观点的来源。

然而，假设你的律师没有意愿从你那里引用专家证词（或至少他没有在你出庭作证时声明他的意愿），那么你出庭作证的范围就局限于你在治疗当时得出的观点。在准备出庭作证时，要明白观察观点和专家观点的不同，并且明白在即将到来的出庭作证时，是否二者之一或两者都是要询问的内容。

在出庭作证时，你会被问到有关你回忆的事实和事件的问题。提问一方有权得到你对这些事实的最新回忆，即使回忆是云山雾罩的、模糊不清的或没有直接关系的。另外，通常提问者有权了解，如果有的话，你能得到或回顾哪些文件来更新你的记忆。并且，他有权根据这些文件向你提问。例如，你可能被问到术中估计出血量。你可能回忆当时没有什么明显的失血，但是你无法提供合理的回答是不行的。为出庭作证做准备时，你可能近期回顾了手术记录，并注意到当时的失血量实际上比较大，估计为 500 ml。阅读记录并由此作为提醒，你现在就能真正回忆起当时估计出血量为 500 ml。

争论的焦点是，你的当前证词是基于当时的手术记录。你可能，因此也会被问到“如果手术记录失血量 800 ml，是否那也是你的证词？”换句话说，是否是表格上的数字唤醒了你的记忆并由此作证；或者你轻易认为表格的记录是真实和准确的？是你在作证还是表格在作证？

如果你根据回忆作证，关于这一数据如何唤醒了你的记忆，你可能会被问到一系列问题。如果你仅仅接受表格中的记录，接下来的问题将关于文件是如何及何时准备并留档的，意欲质疑文档的准确性，而不是你记忆的准确性。

由于这些原因，提问者肯定会要求你列出所有文件的清单，即那些你为出庭作证做准备工作时回顾的文档，或帮助你回忆当时事件的文档。你的律师将在出庭作证之前了解你想要回顾什么或已经回顾了什么文件；他将要掌握你为出庭作证做准备时接触的所有信息内容。通过这样做，他将会对可能提问的范围有一些明了。

例如，唯恐你将会被问到感染性疾病药物治疗那方面的问题，你可能想在出庭作证前复习。如果你这样做了，你可能会被问到你复习了什么以及为什么复习。这暗示着如果你*现在*认为这样的信息很重要，为什么术前没有复习？如果你的律师没有指导你这样做，或没有事先咨询你的律师，那么出庭作证前不要进行独自的复习研究。

同样，你的律师可能提供给你一份记录的总结或其他证人出庭作证时证词。一般情况下，从你的律师得来的信息是受保护的。提供给你是为了将来庭审的辩护所用，而不是为了准备出庭作证之用。提前知晓是否在出庭作证前需要复习你律师的信件，并且告诉你的律师你已经这样做，这样他就可以准备适用的法律条例予以支持，并及时地引用律师 - 委托人特权。

出庭作证时，提问者有权要求你对任何定量数据做最准确的估计。你一年做多少手术？一般来说从你家到医院需要多久？术中使用多少止血垫？花了多长时间完成案子的这方面？或那方面？

提问者无权要求你进行推测或让你猜测。估计和猜测之间的界限很难界定。最后，在庭审时法官才是什么样的信息可以或不可以提交陪审团的决断者。决定受理案件的第一步是法官判断信息是否可靠。推测及猜测的内容通常不会提交陪审团，因为这些都不可信。因此从根本上讲，估计和猜想的区别就在于你的回答是否有合理可信的依据或证据基础。证据基础可以包括你对案情的观察及记忆，或者可以基于你通常的实践。

为证明这些区别，律师可能要求你估计你面前桌子的长度。你没有尺子去量，但基于你对桌子的观察力，以及你对于长度推测的基础知识，你可以给出一个估计长度。你看桌子的能力是你做出估计的必要基础。如果继而你被要求估计你律师私人办公室桌子的长度，而你从未去过，你缺乏基本的基础信息做出这样的估计。你可能知道办公室的桌子通常有多长，但这不是问题。问题是在回答“这位律师办公室桌子多长？”时，你甚至不知道他办公室是否有桌子。对于这样的问题，你的任何回答都只是猜测，因而应拒绝回答。这种情况下，你的回答应该直接说：“我不知道。”

在你被问及你没有在场的相关事件或谈话这样的问题时，应用这个原则。同样，对于其他人思考过程的相关问题，你也很少能做出可靠的回答。你可能知道护士经常在术前准备室询问患者病史。然而，如果被问到是否有某位护士在这个案子中向某位患者询问了某个问题，而你并不在场，对这样问题的回答应是“我不知道，我不在场”，而不是“通常由护士询问那个问题”。让护士为当时发生的事情作证。

同样，你能够理解为什么之前的外科医生会决定直接修补结肠而不是做转流性结肠造口术。不要猜测或假设他在想什么；让他自己证明自己的理论。这可以将证词中出现无意识冲突的机会降至最小，因为证词冲突会造成对二位证人可信度的质疑。

出庭作证时的提问必须公平。为了公平起见，这些问题必须相对容易理解，并且没有含糊其辞。你有权利弄明白问题，如果你不明白，有权要求提问者重复这个问题。要利用这个权利。如果你不明白该问题，要求重复问题直到你明白它。如果你在出庭作证和庭审时回答了问题，即会认定你在回答问题之前对问题已经理解。

含糊其辞的问题会很麻烦。麻烦在于有的词语本身就模棱两可。这样一来，这些词语可能在普通用语中有和医疗用语完全相反的不同意思。例如“急诊”这样一个词。在通常的句子中，“急诊”是用来描述一个患者潜在危险的情况，需要即刻（另一个充满歧义的词）治疗。然而按照手术常用词汇，急诊手术是指非择期手术。

你可能会被问及是否你的手术是“急诊”手术。实际上，手术是在傍晚当天其他择期手术都完成后做的。手术是在完成所有必要的术前检查，明确诊断及手术指征后实施的。手术是手术室当天值班的人员实施的。没人被临时叫回。患者术前所有常规准备时间及治疗都已完善。为了手术可能的需要，患者术前一晚禁食水。从医生的角度来看，这不是紧急情况，也不是急诊手术。

然而，在术中护理记录及麻醉记录上手术被称为“急诊手术”。他们所下的定义不是基于患者的紧急情况，而是因为这不是常规预定手术。然而，如果你回答“这是一个急诊手术吗？”的问题时，如果着重强调“不是”，毫无疑问，在庭审时原告律师会用其他执业医师所说的急诊手术的记录来反驳你。这会导致解释困难，以及有矛盾和背叛的感觉。

有两种方法可以避免这样的事情发生。根据我的经验，更喜欢其中一个。第一个避免这样含糊不清的事情发生的方法就是被提问人（出庭作证的人）去问提问者“你说急诊手术是什么意思？”这样的回答可能会使形势恶化。提问者回答说“医生，你知道什么是急诊手术？”，外科医生回答“我知道什么是急诊手术，但我不确定你知道……”这样的对话几乎无效，而且如果法官认为医生大吵大闹或推卸责任可能会认定具有破坏性。

第二个处理这种情况的方法，并且在我看来更好的方法就是，被提问者回答问题，并在回答中包括了对含糊词或句子的他或她的定义，以澄清他或她的答案。这就避免了词语歧义，避免了反复对话，也就用不着那些医生避而不答的建议。

问：“医生，这是一个急症手术吗？”

答：“如果是急诊手术，意味着医生需要立刻实施手术，并不能完善术前检查，所以，不是。”

或

问：“医生，这是一个急诊手术吗？”

答：“如果你的意思是，不在手术室常规安排上的手术就是急诊手术，那么是的。”

如果提问者希望重新组织提问以定义不同词义，他可以这样做，你可以相应地回答新的问题。

提问者使用的形容词和动词必定总是被认为是为了他们潜在的含糊用法。这种用法是无罪的，但是用这样的词必须要深思熟虑后的回答才能应付。

对于出庭作证过程的潜在重要性再怎么夸大也不为过。一旦完成出庭作证并签名，这就是你的证词。对方就可以在庭审时明确使用该证词支持其阐述的事实。对方也可以使用该证词对庭审时提交的证词进行反驳。

在大部分司法管辖区的庭审时，法庭通常会提示陪审团考虑出庭作证证词的有效性和重要性。陪审团基本上将会得到以下文字提示：

出庭作证的证词是一个人在庭审前提交的证词。出庭作证时此人必须发誓陈述事实，并接受律师提问。你对待呈现给你的出庭作证证词的方式必须和对待法庭上证词的方式一样[5]。

因此，对方当事人可以通过出示部分出庭作证的影音资料，开始他针对被告医生的案子。陪审团必须认定出庭作证提交的证词和你在庭审时给出的证词一致。在法庭上使用出庭作证证词的最常见用途是为了突出你的证词中可能的矛盾或不一致处，并进行批驳。

此外，你出庭作证的证词可以被用来在以后的各种程序中反驳你，无论这些程序是否与此案相关，或如果你在将来的一些案子中给出了有潜在矛盾的证词。例如，如果这是一个需要出示资格证的事件调查，他们一般会要求该案件中任何证词的复印件。或在将来，你可能在其他案件中是专家。案子一方当事人通常会寻找并得到该专家既往的出庭作证的证词复印件。因此，你最好仔细检查你作为专家给出的证词，而该证词是基于 5 年前出庭作证的证词。

出庭作证程序是“正式”访谈。程序是问、答、问、答的过程。法庭记录员被要求逐字记录并转述出庭作证的陈述，并准确记录陈述的先后顺序。例如，如果在回答问题过程中，你预料到问题的最后部分，并在提问者没有结束提问前就开始回答问题，而记录员也会如实记录。这会造成过程中断、可能无效的证词。

此外，你的律师在出庭作证时有他的工作。这项工作就是确定被提问的问题在形式上适当（相对清晰、不含糊其辞、没有争论性）。律师还必须确定被提问的问题没有涉及特权信息的公开，否则将提出反对。如果你没有在提问和回答之间给出间隔时间，你的律师就没法完成他的工作。

等待提问者提问结束。斟酌后再回答。简洁、直接地回答问题。

问什么，答什么。这看着容易做着难。根据我的经验，这是我的委托人最难完成的要求。出庭作证过程是一个质询的形式。而不是会谈。会谈时，大家经常会回答假设的问题而不是真实提问的问题。这不是出庭作证的程序。

在会谈中你被问道：“你知道现在几点吗？”作为回应你会看表或看手机，确定时间并回答：“大概 2:30。”这是一个完全合适的对话过程。但却是一个完全不合适的出庭作证的对话。问题是“*你知道现在几点吗？*”该问题的回答应是“知道”或“不知道。”用会话的方式回答问题，你可能不仅仅回答提出的问题，你还潜在地提供给提问者他没想问的无效信息。

你已经显示你使用手表作为时间标准；或，你有智能手机。显示你有智能手机可能引发一系列会话，其内容与你的智能手机相关联的额外信息来源有关。你用智能手机接收短信吗？你使用智能手机接收过你办公室邮箱地址以外的邮件吗？你使用你的智能手机浏览网页吗？这将会进一步导致检查你智能手机的记录，尤其是当最后的通话时间或通话时长成为问题时。

这并不是说如果提出了这样的问题，同样的信息就可能不会用其他方法收集到。而是说对方不会开门见山地简单提问“你知道现在几点吗？”这样的问题，不要被他套住。

当案子进入庭审阶段，被告医生常常要严谨地审查他出庭作证的证词。当审查这些出庭作证的证词时，医生总能找出几处可能对自己不利的回答内容，如果他或她简单地回答了问题，这种情况就能避免了。

医生被问到“你有给患者做腹部查体吗？”医生回答“我不记得了，但我通常会，并在病程中记录。”对方律师快速翻阅病程记录，但发现没有查体记录。或对或错，根据你回答的内容进一步深究，如果没有查体记录，就代表没有做腹部查体。这都是由于医生没严格按照问什么答什么造成的。

这不是说每一个回答都应该是“是”或“不是。”实际上，时不时地对提问给出一个更综合的回答可能更为合适。例如，提问是“你给患者做腹部查体了吗？”医生回答“我不记得了。”接着问：“当你查体时，你在病程上记录吗？”回答是：“有时候记，有时候不记。”医生可能将他的回答扩展为暗示无论他在不在病程上记录都是基于他的查体发现。他可能记录任何不正常的查体发现，但没有明显的查体发现就没有必要记录。作为证人，扩展他的回答的合适方法不是简单地继续谈话。更好的扩展回答方法是提醒："我可以解释吗？"如果提问者回答"可以"，医生就有机会来扩展他的回答并提示他的律师他想这样做。如果提问者说"不必"，那样就限制了医生扩展他的回答，在法庭上肯定会引起你律师的注意。

最后，感谢警匪电视剧的热播，我们都知道的最基本的米兰达警告："你有权保持缄默，你所说的任何话都将成为呈堂证供。"米兰达权利和刑事案件相关。但在民事案件中，例如医疗事故案，你无权保持缄默，所以你必须出庭并回答问题。不过你要知道在出庭作证时所说的所有证词将在法庭上作为呈堂证供，这仍然是适用的。你出庭作证的证词都会成为对方的利器；很少能被你的律师利用。从你嘴里说出的每个字都可能成为利箭，直接进入对方的箭袋，而对方也会找准时机向你满弓射回。

以上所述并不是想要建议你过分地局限或操纵你的回答。你所答为所问很重要，不要不必要地扩展你的回答。然而，总体来说，你必须自由真实地回答所有提问，如果需要，在你的回答中要包括所有你认为需要提供的深思熟虑的、完整的及有意义的信息。

教授要点

1. 出庭前经常咨询你的律师，并在出庭作证时有律师代表，无论你是不是诉讼的当事人。
2. 在出庭作证之前，要充分咨询你的律师，这样如果还有需要回顾的记录或准备工作，你就有机会去做。
3. 要知道你的律师希望你在出庭作证之前回顾什么，以及她不想让你回顾或接触什么。
4. 在每个案子中，你必须熟悉自己诊疗的细节，包括所有记录的内容、会诊或在你处理患者时可以接触到的标识，这样在出庭作证时你就可以重申你处理患者决定的基础。
5. 要明白在回顾记录加强记忆的基础上做出的证词，和在你严格接受文件内容的基础上得出的证词有何不同。是你在作证，还是文件在作证？
6. 要事先弄清楚，你的律师是希望你在回顾性分析的基础上做出专家证词，还是你仅仅作为旁观证人给出证词，在这个案子中你将仅仅就处理患者时的想法、结论和观点作证。
7. 明白估计和猜测的区别。
8. 不要对你未亲眼所见的其他人的行为做相关回答，或解释其他人的行为，除非那个人告诉你他当时这样做的理由。知道了某人可能做一些事情的原因，并不等同于知道在这个案子中此人所作所为的原因。
9. 出庭作证时，手头要有你为出庭作证做准备工作或加深记忆时回顾的文件列表，并在出庭作证之前把这个列表提供给你的律师。
10. 回答之前要弄清楚问题。如果问题中有词语本身就容易引起歧义，那么在你的回答中要对该词进行明确定义，以使你的回答内容清晰。
11. 等待提问者完成他的提问。考虑再三后回答。要简洁、直接地回答问题。
12. 要知道你的出庭作证是否有影音记录并准备相应的着装。
13. 在出庭作证时，做好准备给出你最好、最完整的回答，以避免日后审查记录时需要做实质性的修改。
14. 在另外一张纸上列出你出庭作证的证词可能修改的地方，并在你修改原记录之前，和你的律师讨论准备修改之处。

庭审

随着庭审临近，你的角色会在很多方面发生变化。在你出庭作证之前，你会一直是本阶段中相对沉默的人。然而，当完成作证面临庭审时，你就会成为你的团队中最有价值、效率最高的人物。你的律师雇佣的专家对你所面临状况的了解可能还不如你。通常情况是，你受到的良好教育和丰富经验不比你的专家差。坦白地讲，没有人比你更加潜心调查并寻找相关记录和证据。没有人比你更加处于紧要关头。

在律师的工作发生变化时，我相信，作证之后我们进入庭审阶段时，向我的委托人医生提供调查过程中汇总的所有文件，这是很重要的。这包括所有人和专家的证词。也包括所有的记录和文献。

在庭审阶段，辩护有明显的优势。整个庭审过程都坐在顾问席上的辩护律师，对于事实真相和医学知识已经是内行老手，并且为了对本案进行辩护，已经全面调查了当事人：你。我的观点是，辩护律师应该通过向你提供所有相关信息，推动局面向他最占优势的方向发展。

为了做到这些，律师有权准许你阅读并分析提供给你的信息。这将是个费时间的过程。通常这些文件会装满两个或三个保险箱。

为了使这项工作更加便利，最好是在收集过程中就将文件提供给当事医生，而不是在庭审前夜将所有的保险箱送到医生的门前。与你的律师进行沟通。要知道他希望你在庭审时起什么作用。要知道他会给你提供什么，并要求送到你那儿宜早不宜迟。你必须给自己空出时间与律师会面以准备庭审。这可能需要一两天或更长时间。这就意味着你要和家人及工作分开一段时间。但这项工作必须完成。

非常重要的是，你最好整个庭审过程都在场，当然也要尽你所能地经常这样。

原告会出庭。陪审团很快就看出原告对她的案子的确信程度，并看出她认为这个诉讼程序对她非常重要，因此推掉所有生活琐事而来到法庭。

陪审团按规定要出现在法庭。他们被要求准时到场，他们必须每天出席，并且必须整天在法庭上。

他们对你的要求一点也不少。一旦你没出现，即被注意到。即使你被准许进行手术挽救生命，陪审团也会讨厌这样的事情，因为他们被要求将生活琐事和重要的事情搁置一旁，而你却明显自由地处理你的私人和职业事务。这个场景是辩护律师不愿看到的。对于陪审团来讲，最愿意看到的情况就是从这个诉讼程序开始，陪审团的时间和出席，以及这个案子的结果，对于你就都像对于原告那样同等重要。

在庭审日的一整天内，陪审员都会观察法庭内发生的每一件事。不要有任何破坏性或怠慢的举动。关掉移动电话，或至少置于震动功能上。不要在法庭上回复短信。如果是绝对必需的话，将这种情况通知你的律师，请求离开法庭（假设此举被法庭批准），处理完必要的事务后返回法庭。

庭审将根据当地的司法规定进行，包括特殊审判的特殊法庭规定。庭审的安排会有明显变化。庭审法官很少将整天或整周的法庭工作日用于一个悬而未决的审判。法庭还必须参加其他事务的处理。庭审很少在星期一到星期五的每一天都进行。

更多时候，庭审法庭在每周的一天或多天内并没有进行庭审。法庭的庭审安排应该在一开始就让大家知道。大多数法庭会将他们的安排提前通知律师。问问你的律师哪一天进行庭审，什么时候你应该到场，以及哪些天没有庭审（那些法庭关门的日子）。这也可以帮助你安排你的日程。如果有度假或是日程冲突可能阻碍你庭审时到场，那就尽快通知你的律师。律师可能将庭审日程进行更改，以适合你的安排，但如果没有提前通知，她这样做很可能被拒绝。

虽然惯例不同，但庭审一般都被安排在星期一。你的律师会在约定的日期和时间出现在法庭。通常，法庭可能已经安排了不止一场庭审在同一天开庭。大多数案子不需要庭审；它们可能通过其他方式解决。不过，法庭仍有两个或更多的案子在同一天开庭；或者他的审判室可能已经被正在进行的庭审占据。询问你的律师，你的案子在预定日期真正开庭的可能性有多大，这样你就能够尽量调整你的工作安排。

一旦你的案例子安排到一处特定的审判室，律师和法官通常会事先进行庭审前的程序性事务。这可能占用一天的一小部分或一整天时间。你的律师会帮你事先查看在庭审第一天上午你是否有必要亲自到场，或者等到下一个庭审日。

一旦完成了初步事务，法官会按惯例召集一组陪审员，他们会与法官和律师会面以确定他们是否适合你的庭审。

陪审团的选择过程称为*陪审官资格审查*，通常比较耗费时间。不管怎样，你在陪审团选择过程中到场是非常重要的。

首先，在选择陪审团的过程中，准陪审员会对案情有个第一印象。如果你没有出庭，你就不能指望陪审团留下什么第一印象。

同样，陪审团选择过程也是你给每一位陪审员留下第一印象的首次机会。观察陪审员，观察他们目光交流的习惯和意愿，倾听他们的评论，倾听他们对自己医疗职业经历的关注。你对陪审员的“直觉”非常重要。

在大多数司法管辖区，你的律师有机会可以没有理由地免去陪审员资格。做出这样专横的举动在很大程度上是以*格式塔理论*为基础的，就像其他学科一样。你评价准陪审员对原被告双方、律师、法官以及庭审过程反应的能力与律师的评价同样有价值。在合适的时候将你的观察和想法拿出来分享。这可能对律师很重要。

一旦陪审团被选定，将用一整天或更长时间邀请双方律师做公开陈述。公开陈述不是辩论，而只是律师对其认定的证据将说明的问题进行概括。有的律师会泛泛而谈，有的律师则会对他们认定的证据将说明的问题做详细分析。

仔细听听公开陈述。原告律师可能会明确显露出他的意图，由此可以得到额外的信息，看看你的证词在哪些方面还需要更好地准备。对这些陈述不要加以评论、指手画脚或做出回应。这样做会不合时宜、扰乱秩序，你可能受到法庭的警告。

你的律师的公开陈述可能包括她所希望的证据将要证明的内容。毫无疑问，她在暗示陪审团，她希望你在作证时会告诉他们什么。听听她所说的内容。如果你的律师对事实或医疗的陈述有误，要在她结束公开陈述之后向她指出来，这样，这些错误就会被改正。

随后双方开始呈递证据。原告有举证责任，所以首先开始。原告的律师可能在他的讼案中把你作为主要被告，也可能不这样做（例如在庭审的最初环节，原告会在其证据中用到法律术语）。

如果对方律师要求你进行举证，他是在把你看作对立的证人进行提问。对这个过程要心存尊重，回答被问及的问题。在出庭作证时不要总想着扩展或解释你的答案，确实需要时，要请示“我可以解释吗？”直接向质询者而不是法官进行解释。如果你能够解释，征求质询者同意时，你就会再次将他置于进退两难的境地。如果他回答“可以”，就要允许你进行陈述，毫无疑问这对他的讼案是不利的。如果他回答“不可以”，陪审团就会推断这名律师在尽力对他们掩饰真相。

陪审团成员对证人最常见的贬义评价，是证人善于推脱、精于争辩和不负责任。千万不要那样。

如果你的律师确认你的附加证词对于某一主题是有必要的，她会做好准备亲自问你那些问题。相信她会这样做。

在质询阶段，对方的法律顾问会选读你的证词。不要设法反对这种情况，这么做是他的权利。不要对选读的部分进行评论，说它是断章取义等。相反，要有耐心和信心，等待你的律师要求你对回答的内容进行解释的机会。

在作证的过程中，要直接回答质询者的提问，除非要求你做其他的事。过多地向陪审团提出你的评论，会显得傲慢无礼、越俎代庖。当你回答问题时总向你的律师张望是一种软弱的信号，好像是你在寻找帮助。

在如何让自己表现为可能的最佳证人方面，还有其他几个需要特别注意的环节，这是你应该和律师讨论的。

在其他证人作证时，也要给予尊重。有所怀疑时也不要指手画脚。不要分散大家的注意力。你的举止要一直表现出你所从事的是令人尊重的职业。最后，大多数案例都会受到被告医生证词的影响。直接、确信和负责任的回答总会受到欢迎。

在庭审时法官和陪审团的作用是不同的。查清案情的事实真相是陪审团的职责所在。法官则决定案情的适用法律。陪审团听取相关的证据陈述并进行商议，然后对判决书上的问题集中作出回应。虽然判决书上的问题会有一些变化或分类，实际上就是三个问题：

1. 被告在原告的诊断或治疗中有没有失职？如果有：
2. 医生的失职是否成为对原告造成伤害的合理原因？如果是：
3. 如果你们已确定对患者的伤害是由被告的失职造成的，你将判定多少赔偿金额用于补偿这种伤害？

绝大多数案例都涉及第一个问题：

医生在患者的诊断或治疗中有没有失职情况？

原告要对这三个问题逐一进行举证。一般来讲，这就意味着原告要赢得这场诉讼，就必须用呈堂证据说服陪审团，也就是他或她需要证明的“更可能是真的而不是假的”。陪审团也将在此引导下作出决定“如果在权衡所有证据之后，……你还不能确定有的事情更可能是真的而不是假的，那么你就要裁定某一方没有证明这件事”（着重强调）。如果原告没能证明你存在失职（例如，如果陪审团确定这方面的证据不足），那么陪审团就必须裁定被告失职的罪名不成立[6]。

那么不从事医生职业的陪审员如何裁定一名医生有没有失职？法官会给陪审团指示，列出他们的任务，以及应该如何开展工作使任务圆满完成。法庭将引导陪审团关注医生按照诊疗标准进行工作的责任，以及陪审团需要考虑什么证据才能得出结论。以下是基本的标准：

如果医生未能在诊断、治疗时应用技术和知识标准，而在类似情况下其他相当仔细的医生会应用，那么就是失职。这……有时指的是“治疗标准”[7]。

在裁定一名医生在类似情况下，是否像其他相当仔细的医生的作为一样时，要引导陪审团考虑哪些证据，以下是基本的指示：

你必须仅仅以本案中作证的的专家证人的证词（包括被告）为基础，确定在相同或类似情况下其他相当仔细的医生会使用的技术、知识和治疗水平（着重强调）[7]。

在大多数情况下，治疗标准可以看做是操作标准而不是结果标准。患者遭受意外的或非意向性不良结果这一事实，就其本身而言，并不能作为失职的证据。同样，在不同的司法管辖区，在这方面对陪审团的引导也会有不同，应用标准的基本表述如下：

不能因为医生的努力没有取得成功或在某种情况下发生合理的错误就认为他失职。只有在类似情况下没能像其他相当仔细的医生那样应用技术、知识或治疗时，才能认为是失职[8]。

仅仅因为任何一方的专家对于合理处理这种情况的个人倾向不同，或者有诊断或治疗的合理替代方法时，陪审团就会被轻易引导，但不一定就代表医生选择的经过证明的方法优于另外一种，即使回顾被告的选择时，证实该选择是错误的，也不代表医生失职。法律信条表述如下：

医生选择了医学上认可的诊断或治疗方法，而结果显示另外一种医学上认可的方法可能是更好的选择，但不能仅仅因为这个而认定医生失职[9]。

“倾向于一种特殊的治疗方法而不倾向于另外一种，这种治疗观点的差异不能确定使用某一种方法就是失职”[10]。同样，“医学不是一个绝对的学科。在任何时候都没有一个常规、正确的方法可以遵循。根据患者的具体情况进行什么治疗才是最合适的，这经常需要有专业的判断”[11]。

对于被告医生来讲，理解这些不同的法律命题，弄清各自的意义是很重要的。

在裁定被告医生是否存在失职时，陪审团将仅考虑专家的证词。陪审团的最终决定将取决于更有说服力的那一方专家。法庭也将引导陪审团如何着手权衡专家们相互冲突的证词。下面是其中一种引导：

……决定你是否要相信专家的证词并选择应用该证词作为你做出判定的依据，这完全取决于你自己。你可以相信全部或部分专家的证词，也可以完全不相信。在决定是否相信一位专家的证词时，你应该考虑：

1. 该专家的培训及实践经历；
2. 专家依据的事实；和
3. 专家提出观点的理由[12]。

另外，

如果作为证人的专家与另外一位意见不一致，你应该对各自的观点进行权衡。你应该审查各种观点的提出理由、每个证人所依据的事实或其他情况。你还可以对专家的资质进行比较[13]。

简而言之，确定专家意见的分量不仅要依据专家的资质，而且还要针对性地考虑各个观点的提出理由、所依据的事实或其他情况。

主要问题是，在特定情况下被告医生的行为是否合理。判定专家意见不正确的主要方法是，确定用来支持专家观点的事实不准确或不全面。一种观点的价值不会超过其事实基础的本身价值。如果一种观点没有正确的事实依据，必然会不可避免地瓦解。

因此在出庭时，作为你自己的拥护者，你要充分熟悉双方专家的身份及其观点。同样，你必须熟悉每一个观点的事实基础。而且，你要做好准备引导你的律师，在怀疑对方专家观点的事实基础时要予以记录，并且记录证实或支持你方专家观点的事实基础。

另外，你要准备好修改你的证词，注意你的证词价值在于要有利于反对对方专家的事实依据，同时支持你方专家的事实依据。

要知晓双方专家观点的依据，要调整重点、修正证词来反驳原告的专家并支持你自己的专家，这是对你的案子成功辩护的最佳途径。

在如上面提到的适合的情况下，如果在你的案子中发现还有可替代的方法和其他诊断，并不是严重问题。事实上，要对此进行解释，即你知道这些替代的方法并也曾考虑过，但最终选择了你已准备详细阐述的方法，这些解释对你有利。在准备讨论（在出庭作证或庭审时）你在替代治疗方面的知识，以及和患者讨论后才选择该治疗方法的依据的过程中，你实际上已经开始了以事实为依据的辩护，这对于提高“替代治疗方法”辩护的胜算是必需的。

对用于你所在的司法管辖区内的应用法律标准和指南，你要非常熟悉。在庭审之前和庭审过程中要迅速做到这一点，是很有价值的。在案子刚开始就要着手，越早越好，你与法律顾问首次会谈时即开始做这些事会更有价值。

在对证据做出结论时，律师会进行案情总结或最后辩论。因为原告负责举证，所以通常是从原告方首先开始，随后辩护律师进行辩论，原告律师再进行反驳并对陪审团进行最后陈述。在最终辩论之前还是之后对陪审团进行引导，在法庭自由裁量范围之内。

一旦举证结束，陪审团收到律师的最终辩论结果并得到法庭的指引，陪审员就会进入陪审团审议房间。文件证据将被分发给他们以进行考虑之用。

在审议过程中陪审团会提出问题，法庭和律师要考虑并进行回答。陪审团也会要求一名或多名证人再次向他们宣读证词。这种情况根据司法管辖区不同，或者是陪审团被带回审判室，这时法庭报告员会重读证词，或者是法庭报告员进入陪审团审议房间，向他们宣读所需要的章节。

有的司法管辖区要求陪审团对案子做出一致裁定。其他司法管辖区则要求所谓绝大多数，一般是陪审员的 3/4，必须同意对任何一个问题的裁定。一旦达到需要数目的陪审员准备做出定论，陪审团就会返回审判室，宣布他们的裁定。

在事实认定或陪审团裁定结果的基础上，法官将做出有利于原告或被告的判决。陪审团确定被告医生是否存在失职的事实，并将该决定结果记录在裁决书上。关于事实的问题有了解答后，法官要确定回答内容的合法效应（确定谁赢），并将该结果加入到判决书的裁定中。

陪审团交回裁决书后，案子双方当事人都会问陪审团的“投票”情况。这时，每个陪审员都会被问及他或她对各个问题的反应。按这种方式，就能证实有必需数量的陪审员对每个问题都做出了反应并一致同意其答案，因此这是一份有效的裁决。

即便在庭审时赢了这个案子，你也毫无疑问地付出了个人和职业的巨大代价。有陪审团的庭审在时间、精力和费用方面都耗费巨大。陪审团体系并不完美，但从我的经历来看，陪审团往往会做出正确决定。

教授要点

1. 在庭审时，你就是律师的最佳技术力量。
2. 在准备庭审时，要拿到所有相关记录和证词的复件，尤其是你的证词和所有专家的证词。
3. 要弄清楚你治疗患者时出现的各种情况，并集中精力对其进行数据分析；指出原告专家在假设事实真相时的错误所在，并做好准备支持你方专家观点的事实基础。
4. 要知道用来定义“医疗失职”的基本法律标准，从而可以修正你的证词以符合该标准。
5. 要理解治疗“替代方法”的意义。
6. 对任何预料到的冲突问题都要尽快提醒你的律师。
7. 关于庭审的确切开始时间以及什么时候需要你亲自出庭，要咨询你的律师。
8. 要出席庭审现场，包括遴选陪审团时。
9. 要知晓双方的公开陈述内容，这可能为要提交的证词提供有价值的发现。
10. 不要用手势或言语对他人的证词作出反应。不要破坏庭审进程或破坏你的律师的努力。
11. 接受质询时，要针对提问者作出回应，而不是针对陪审团、法官或你自己的法律顾问。
12. 回答的内容不要超过提问的范围，除非你请示过这么做，例如：“我可以解释吗？”
13. 要清楚每一阶段的准备工作都需要了解该过程，以及律师和委托人在其中的各自角色；还要清楚准备工作是你获得个人最佳结果的关键。

结束语

这项工作的目标是为那些不熟悉诉讼过程的医生提供一份初级读本。作为指南，该工作是为了促进被告医生和他们的律师之间及时、有效的沟通。

还希望通过为被告医生提供对诉讼过程更好的理解，使他们能更多地了解作为委托人应该做什么，他们能从律师那里期望得到什么，律师和委托人如何共同工作才能满足期望值，将焦虑和挫败感最小化，并通过调整策略在现有情况下获得最佳结果。

沟通是关键。要尽早会面，定期讨论案情。要知道期望你做什么，何时做。要知道何时你亲自出庭可能是有必要的。严阵以待，有备无患。

如果你做好准备成功，那么获得最佳结果的可能性就会迅猛增长。

（参考文献参见 www.pumpress.com/home-specific-edu/5599.html ）

第 69 章

外科教育

Bradley J. Champagne, Helen M. MacRae　著
邹常林 译　于向阳 审校

要点

- 医疗健康以及外科培训方面的巨大改变迫使教育工作者们采取一种新的方法来与之相适应，其重点就是更强调结果和能力。
- 外科学教育的一个主要障碍就是缺乏来源于医院或行政的支持。大多数学术机构的财政偿付能力比以往任何时候都更依赖于大数量、低成本以及高效率的外科部门的工作。
- 工作时间限制是学习培训的另一个主要障碍。现在，住院医师们必须充分利用所有的学习机会，因为他们已经不再像从前那样拥有无限的临床沉浸式的“奢侈”学习方式了。
- 随着时间的推移，模拟手术和手术技能练习将会在一般技术技能培训中扮演越来越重要的角色，例如打结和其他专业技能。最近，在几项研究中还成功地应用了虚拟现实系统进行特殊的技能训练。
- 基于能力的医学教育（CBME）是“一种培养实习医师的方法，它从根本上是面向毕业医生的能力培养的，主要是源于对社会和患者的实际需求分析。”
- 为了满足 ACGME 的要求，需要进行多样式的评估方式，以确保在所有能力培养过程中都能获得确凿的进步。通常使用的评估包括培训评估报告（ITER）、全方位评估（包括患者调查）、图表刺激回忆、口试、多种选择考试、投资组合、模拟和模型实践。
- 研究生医学教育现在要求在资源分配和保护时间减少的情况下增加支持。在这种环境下，教育往往是次要的。

概述

在数个方面，我们培训外科医生的方式都发生了很大的变化。其中产生影响最大的一个就是在过去十年中研究生教育从教育的过程到更倾向于向教育的结果的转变，或者是能力的进步和阶段性成果的获得[1-2]。对结果评估和阶段性结果的关注将要求培训项目更好地利用外科教育的其他进步，例如模拟技术。基于模拟技术的训练也被用来帮助加速学习者在进入临床前的知识、技能和态度方面的增长，并对基于模拟学习的文献进行评估。同样，基于能力的框架需要进行多种形式和总结的评估，以确保达到所要求的结果。为了帮助评估培训的结果，我们将讨论评估研究生医学教育认证委员会（ACGME）推行的六项评估学习者能力的实用方法。最后，我们将使用来自美国的结肠直肠外科委员会和 ACGME 里程碑项目中的结直肠癌手术经典案例来演示如何整合对一个结直肠癌的住院医师进行模拟和评估，以确保所有住院医师们能及时达到合格标准。

外科教育的挑战

在过去的 20 年中，外科教育经历了许多挑战。外科监护正处于一个强调问责和结果的时代[3]。医生需要更好的训练来衡量诊断和治疗干预的成本和价值，因为他们更注重成本控制[4]。与此同时，也强调患者的安全性和错误修正[5]。工作时间限制要求住院医生们必须充分利用所有的学习机会，因为

学习者不再有无限的临床沉浸式的“奢侈”[6]。随着工作时间的减少，一些学习已经从临床环境转移到了模拟环境中以确保学习目标得以实现，这样住院医师们就能在有限的时间内充分利用各种学习机会[7]。所有这些因素都影响着依赖传统的研究生医学教育模式的能力，在这种模式下，学习者会反复学习如何通过逐步的训练来解决大多数的外科问题，并通过大量的接触增强学习效果。尽管这个模式在过去的一个世纪里非常适合外科教育，但许多人会认为它导致了知识和技能的“缺陷”，因为通过这个系统是基于一个整体的最低标准，外科医生可以在一些临床领域还没有充分的实践或运用专业知识的情况下就毕业了。此外，对诸如质量改进、新技术的使用以及对患者期望变化、患者人口统计学和卫生保健交付系统的反应等领域的关注度的不够，使得从业者可能无法充分满足人们的需求[3]。

这些挑战为受训者和教育工作者创造了一项艰巨的任务，而且他们也必须得到从上到下的支持。当代研究生医学教育要求在资源分配和保护时间减少的情况下增加支持。当我们远离 Halstedian 模式，并尝试增加更多的教学时间，教师的教学需求也会增加。政府在分配资源时必须认识到这一点，否则住院医师们的教学将受到影响。在每一所学术机构中，由系主任或行政部门传授的教育愿景必须得到明确、清晰地阐述。不幸的是，给外科医生分配额外的时间来教授手术室内外的住院医生们，并没有成为管理者们的首要任务，反而更像一个累赘。这将继续成为未来外科医生培训的主要障碍。最近，几家机构还为教员们交换了他们的基于薪酬的薪酬体系，并以激励驱动的薪酬计划增加了数量。这一改变可能会进一步影响住院医师的培训。从本质上说，学术型的外科医生被要求做更多的临床工作，同时还要保持他们的研究兴趣和训练职责。这些变化有可能在学术外科医生的培训中培养出一种悲观和冷漠的态度，然而，我们必须认识到我们的住院医生在患者治疗中所起的关键作用。如果没有住院医生，患者的数量会减少，我们的学术抱负就会减弱，我们的科研时间会减少，我们的生活方式也会发生巨大的变化。在理想的情况下，学术外科医生应该把 90% 时间用于临床工作，剩下的 10% 用于教学。这个论证被很多文献支持，培训学生要花更长的时间[8]。如果没有这种根本性的改变，许多人可能会争辩说，他们没有得到教育的报酬。这在原则上可能是正确的，但是那些认为自己没有从住院医师那里得到好处的教师们，需要在患者的病房里回应自己的患者的呼叫，在急诊室里做咨询、下医嘱，并承担住院医生的所有其他职责。不管管理中存在的不足是什么，培训师和培训生之间的关系还是给予和接受的。学员们也常常对这个模式感到沮丧，总的来说，他们正在努力成为最好的外科医生。记住，在补偿、时间承诺和资源配置三方面的缺陷更多的是在培训体系中，而不是住院医师那儿，这能够帮助教师处理教学中固有的一些不足与挫折。

基于能力培养的医学教育

要应对诸多已经发生的变化，可能需要对住院医师实习期制度进行根本性的变革。研究生医学教育新模式的一个主要关注点是基础能力获得证明，从时间和基于目标的培训转变为基于基础能力的框架模式。在不同的卫生保健系统中，这种文化变化的例子可以被很好接受。美国[1]ACGME 的结果项目和加拿大[2]设计的 Canmed 的能力项目，侧重于学习者的结果和能力培养，明确的能力作为课程设计的组织原则。使用 ACGME 的下一个认证系统（NAS），并运用皇家学院设计的能力培养模式，认证的焦点将从评估教育的目标和过程，转向评估教育的结果。该项目将必须证明他们的学员已经获得了安全有效实践所需的知识、技能和态度。在这一过程中，有三个概念被转到基于能力的教育上：能力、时间表和可信赖的职业活动（EPAs）。这些互为基础。

以能力为基础的医学教育（CBME）是“一种培养医生的方法，它从根本上面向毕业生的实际能力，并围绕从社会和患者需求分析得出所需要的能力进行组织学习。”它不再强调以时间为基础的培训，并承诺提高问责性、灵活性和以学习为中心的能力[9]。

基础能力整合了知识、技能和态度。它们是可视的，可以考评。在理想的情况下，学习者将在他们从新手到专家的转变中展示他们的能力，并在他们发展知识、技能和态度的基础上组合上述能力。这些积木式的积累是阶梯式的进步。通过明确地确定学习者应该达到的目标，基于能力的教育可以帮助学习者沿着通往卓越的道路前进。一个时间表是一个个人成长过程中的既定的、可考量的标记物[1]。时间表在计划和教学中很有用，因为频繁评估住院医的时间表，可以让项目评估学习者在哪里可能有缺陷和不足，并据此规划学习机会。尽管一个基于能力的课程通常计划在时间表阶段，但研究生培训计划的最终目标是确保毕业生能够完成专业的基本任务。一个稳定的职业活动（EPA）是一个“规程”的基本任务，即一个人可以被信任在给定的环境中独立执行任务[10]。在充分证明自己的能力的基础上，主管认为住院医们能够独立完成任务。EPAs可以用于总体评估和决策，当住院医师们准备独立实践的时候。典型的可信赖的职业活动会整合多个阶段时间表。EPAs是必须完成的任务或活动（例如，对患有直肠癌的患者进行管理），而时间表是个体在连续体上的能力（例如，能够“评估影像信息并证明基于TNM的治疗策略”）。

CBME的一个核心原则是，学习者必须对自己的学习和学习的评估承担更大的责任，而不是传统的学习方法。学习者负责开发一个学习组合，并收集形成和总结的评估，以证明他们已经达到了预期的结果。因此，基于能力的框架将更多的责任掌握在学员身上，他们必须确保他们积极地寻找经验，从而使他们能够达到阶段性成果。他们还必须通过评估工具评估他们所获得的成就。在研究生阶段的医学教育中，让学生承担更多的责任，承担起他们自己的发展之路，并专注于寻找学习机会和确保阶段性成就的实现，希望是基于能力的。教育将更好地确保学习者拥有终身自主学习和持续的职业发展所需的技能，随着他们沿着医学教育的连续性发展成为独立的实践者。

手术室之外的策略

除了增加问责制，目前的外科教育模式还提倡非临床或离体的训练方法，通过在一个安全的环境中提供实习机会来提高临床表现。外科教育工作者一致同意，在外科技术中心的技术技能训练和训练，可以使住院医师优化他们的手术学习和经验，将起到关键的作用。美国外科医师协会的住院医师委员会强制要求所有的外科培训项目都有在手术室外进行培训的方法[11]。因此，随着时间的推移，模拟和手术技能实验室将会在一般技术技能培训中扮演越来越重要的角色，例如打结和过程专业技能（图69-1）。在最广义的术语中，模拟被认为是模仿某些情境或某个过程的行为，通过某种适当的类比。因此，大多数非临床技术技能训练，无论模型如何，都被称为“模拟”。“目前的平台在不同程度上有很大的不同，包括从Box培训师到技术先进的虚拟现实（VR）项目。

对于腹腔镜技能的简单盒式训练器，如已验证有效的（麦吉尔无生命系统训练和腹腔镜技能评估）在初级训练者的水平上是有效的，并且应该很容易地融入到任何实验室课程中。虚拟现实平台也被证明可以提高医生在手术室的表现。更具体地说，使用虚拟现实模拟器的专用练习与改进的手术时间和临床腹腔镜胆囊切除术的运动效果相关联。Seymour等评估了16位不同水平的住院医师，并比较了在接受虚拟现实系统训练的住院患者和没有接受过培训的医师之间的临床腹腔镜胆囊切除术的结果。他们发现两组的基线评估没有差别，但是发现在模拟器上训练的人更快，出错更少，在手术室里更少损伤胆囊[12]。Grantcharov等人还对16名住院医师进行了评估，并将虚拟现实模拟器的培训与对照组进行了比较。他们发现，在虚拟现实模拟器上训练的住院医师中，浪费步骤较少并且出错也较少[13]。

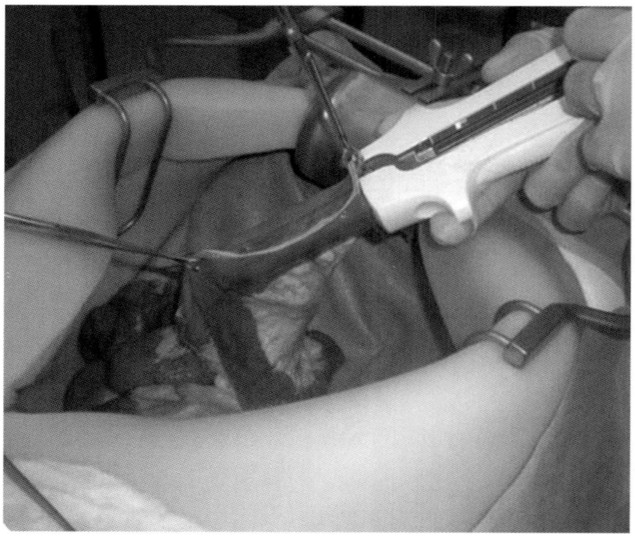

图69-1 手术和创新研究所医学中心盆腔囊技术实验平台，克里夫兰，俄亥俄州

Beyer 和他的同事们评估了从模拟器到手术室的技能，使用了腹腔镜技术的全球手术评估（目标），一种经过验证的腹腔镜技能评估模型[14]。他们对 19 名住院医师进行的前瞻性试验发现，在模拟器上训练的住院医师在与不被训练的医师相比，他们的目标得分提高了。

Simbionix（克里夫兰，OH）提供了一种用于腹腔镜乙状结肠切除术的虚拟现实技术（LAP导师）模型，它比以前的混合系统更精确地描绘了手术的切除部分[15]（图 69-2）。摘要针对膝上虚拟现实系统[16]的一般程序，建立了人脸、内容和结构有效性的证据。近年来，针对某些指标建立了结构效度的证据，特别是采用腹腔镜乙状结肠模型[17]。在这项研究中，评估设备入路长度、内腹膜动员的准确性和 IMA 解剖的质量的指标显示了区分普通外科医生和专业的大肠癌外科医生最大的能力差别。然而，由于该模型不能区分专家和新外科医生，因此不能确定该模型的有效性。

最近在几次试验中已经证明了在虚拟现实系统中应用程序的成功应用。在腹腔镜胆囊切除术之前，Calatayud 等人对虚拟现实系统进行了“热身”，并发现实践后发现其对技术技能（OSATS）全球评分标准的客观结构评估更佳[18]。Grantcharov 和 Palter 开发了一种全面的前活体训练课程，提高了腹腔镜胆囊切除术[19]的水平。这项研究包括了模拟、认知训练和参与尸体实验室的准备工作。在这项研究中，住院医师在 2～4 年的时候，已经完成了 FLS 和拥有一些先进的腹腔镜检查经验。使用完整的课程，涵盖了多个方面的表现，包括手术 - 专业的模拟，全面的腹腔镜切除术的技能得到了增强。虽然这一令人印象深刻的方法是成功的，但是所有的学员在手术前都要执行这个劳动密集的程序可能是不现实的。这种模式的成本和时间要求在试验之外的大多数培训项目中都不太可能实现。然而，这个精心设计的试验最重要的是证明了可以提高腹腔镜结肠切除的表现。最近，辛格等[20]利用了一种经过验证的虚拟现实腹腔镜胆囊切除术课程，研究了视频教学在腹腔镜教学中的作用。研究人员发现，基于视频的训练提高了腹腔镜检查的质量。虚拟现实和猪模型。对内镜手术的模拟课程也进行了研究，并发现其效果很好。Williams 等人将普通外科医生与胃肠科医师比较，他们在接受了内镜模拟训练课程后，进行结肠镜检查的能力。他们发现，这些学员能够达到与教员胃肠科医师一样的质量标准[21]。此外，Iordache 等人最近证实了一种尸体模型的模拟训练，以植入内镜结肠支架。结果表明，该模型具有可靠性和有效性[22]。

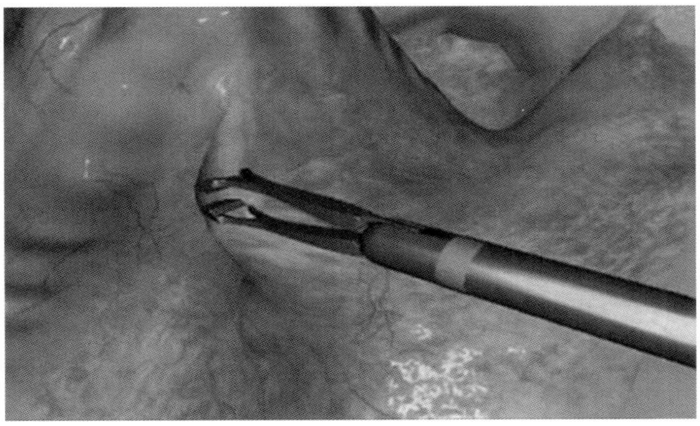

图 69-2　虚拟现实腹腔镜乙状结肠模块（Simbionix，克里夫兰，俄亥俄州）

每个学术机构可能会选择合并其中一个准备模型或一个关于这个主题的变化。基本的腹腔镜技能训练的虚拟现实研究已经常规地结合了一种基于职业的模式，在这种模式下，受训者的目标就是尽力去实现目标，而不是单纯把任务作为训练目标[23]。

认识基于能力培养的医学教育

传统上，住院医培养主要是基于时间的，花在轮换上的时间是用来代替能力的。在一个纯粹的 CBME 模型中，将使用一种无时间模型的防御能力演示。这种无时间的方法通常是不实际的，因为轮换需要在某种程度上是结构化的，并且学习者以非常不同的速度获得能力。因此，需要一种混合模式，在这种模式下，学习者通过轮换和其他结构化学习方法（例如基于模拟的学习）来学习，但只有在毕业后才会有一个重要事件。总结性评估被用来确保能力的实现，并且住院医在取得重要成就的同时也取得了令人满意的进展。教师确保学习者有必要学习机会，用实时的直接观察来评估成果。

Carraccio 将传统的课程发展模式与纯粹的基于能力的课程进行了比较，这些课程是免费的（表 69-1）。在一个依赖时间的模型中，主要的组织结构将是在轮换上花费的时间，而不是能力的发展。轮换、半日式的教学是这类课程的主要结构，学习目标是预先设定好的训练目标。训练评估是用来确保轮换的，但是通常是在一个预定义的时间结束后完成的。教师的角色主要是监督和教学，学习者提供服务，参加学术会议，为考试而学习。在一个没有时间的模型中，能力的发展，而不是轮换是作为主要的组织结构，轮换被看做是辅助学习的众多资源之一。阶段性成就是学习目标，而与定时轮换的作用是无相关性的。评估的重点是记录里重大事件的成就，用总结的评估来确保能力的实现。教师监督、教学，并在临床环境中直接观察，以确保能力的实现。学习者必须掌握他们所学的知识，通过各种学习活动策划一门课程，以使他们的能力不断进步。一旦这些能力被证明是符合标准的，学习者就会继续前进。现实地说，大多数项目都会使用这些混合的极端的情况是，一个纯粹的基于能力的模型的发展是很难去组织和监控的。

在考虑实施 CBME 时遇到的一些主要挑战是相似的。在内科学中，确定的三个主要挑战是：将基于实践的学习和改进和基于系统的实践纳入到课程中；评估不同能力的住院医师；以及确保基于能力而不是时间的进步 [25]。所有这些都将是大肠癌项目面临的主要挑战，与大多数住院医师相比，这些时间都是比较短的，尤其是在即将到来的住院患者可能已经需要一定程度的矫正的情况下 [26]。然而，基于实践的学习和改进可以融入到日常的临床环境中。例如，住院医师可以参与到质量计划中，确定和追求改进过程，结构化发病率和死亡率会议，并提供发现差距或改进措施的机会。此外，在患者护理的转变过程中，从住院患者到门诊患者，再到其他设置，基本实践都能得到最好的解决。

评估住院医的所有基础能力也具有挑战性。评估模式的讨论较多，但总的来说，直接观察在临床环境中可能会是最可行的方法，随着更多的结构化的评估工具，但是对管理者来说，评估一些住院医师的项目，比如标准化病人接触，和表现评估等可能有一些昂贵和困难。该项目的挑战是确保它们记录足够的评估反馈，以确保时间表评估是可靠和有效的。

表现评估

在研究生培训期间的表现评估可以是形式上的（意味着给予反馈，或向学习者的方向）或总结式的（高风险，培训结束，例如认证决定）。在一个 CBME 框架中，对学习的评估在整个过程中至关重要，评估框架必须足够有效，以确保开发的时间表被准确地评估。形式性的评估是经常进行的，以提高可靠性和有效性，并且是建立在真正的临床工作基础上的。这允许在所有的能力范围内对表现进行评估。

在 CBME 模型中，评估过程必须变得“更加学习者驱动、学习者专注和形成”[26]。有多种类型的评估工具可以帮助临床能力委员会（CCC）[27] 对他们的学习者的时间表的进展作出有效的判断。为了满足 ACGME 的要求，需要进行多次评估，以确保所有能力的时间进展。程序将不得不使用各种各样的评估来为他们的 CCC 提供强有力的数据支持。

通常使用的评估包括培训评估报告（ITER）、全面评估（包括患者调查）、图表刺激回忆、口试、多项选择考试、组合、模拟和模型。表 69-2 概括了

表 69-1　比较能力教育和传统的课程模式

变量	传统模式	胜任本位
教育目标	知识获取	知识应用
驱动流程责任	教师	学员
评估	重点强调	强调造型的持续的反馈
评估工具	间接代理评估	直接评估，观察真正的职业的任务
评估标准	规范引用（相对于同行）	标准引用（相对于客观的措施）
旋转和程序完成	固定时间法	变量的时间基于演示的能力

Adapted from Carraccio C, Wolfsthal SD, Englander R, Ferentz K, Martin C. Shifting paradigms: from Flexner to competencies. *Acad Med*. 2002;77:361–7[24]

这些常用的工具，以及如何通过使用来评估哪些能力。对技术技能的评估结直肠癌的评估包括基于表现的评估（pba）、特定于操作的评价量表（如：用于腹腔镜结肠切除术的患者），结果措施（如：盲肠插管率）和非标准性评估。

培训评估报告

研究生培训期间的评估传统上依赖于 ITER。ITER 具有理论综合的优点，能够评估所有的能力，并且相对容易使用，即使是在小的项目中，比如结直肠手术。然而，尽管在理论上，这些人有潜力对现实世界的表现给予反馈，但他们的方法是在许多程序中运作化使它们不理想。通常，他们在培训结束后很久才能完成，这时回忆可能并不理想。评估员通常只使用“高于平均”的部分，并且不愿意让住院医们失望。由于没有使用标记的范围，所以它的可靠性一直很差。而且，作为一种形成的工具，ITER 通常不提供学员有自己的优势和劣势的有意义的数据。然而，就实用工具作为评估工具而言，它具有许多积极的特性。它们可以是可靠的，特别是当使用多个评估器来完成 ITER 的时候[28]。一个 ITER 的定性和叙述性成分，如果基于具有形成反馈的特征，而不是一般的特征，可能非常有用，并且已经被证明是一个整体和长期能力的预测者[28]。不幸的是，教育对学习者的影响是可怜的，尤其是 ITER 在较长时间以后才完成之后，学习者没有机会进行讨论和反思哪方面需要改善，然而，如果完成的比较及时的话，住院医师们仍可以从中获益，ITER 具有潜在积极的教育影响。它们具有成本效益，并且对学习者和评估者具有良好的可接受性，因为它们理论上是基于实际的临床表现。因此，挑战在于如何改进 ITER 作为评估工具，以确保所有理论上的积极属性都能得以实现。

ITER 报告的质量可以通过对教员在 ITER 完成时的结构反馈进行改进。教师总觉得 ITER 是值得的，然而，在 ITER 教师视角上的一项研究中，沃等人发现[29]评价者觉得能力产生一个有意义的方法 ITER 是受到时间的限制，教育任务之间缺乏连续性，给负面反馈的挑战。为了提高评级，需要解决这些问题。在 ITER 过程中，教员和住院医的参与是确保评级得到改善的关键因素。因此，总的来说，一个有用的评估工具需要很多的属性，但是项目必须确保教师和住院医参与到这个过程中来获得最有用的评价。他们很可能仍然是评估系统的重要组成部分，但可能会成为一个委员会使用的评估，并可能在未来更好地利用里程碑和他们的评估。

迷你临床演练评量

这个迷你临床演练评量是由美国内科医学委员会开发的，它是一个基于工作场所的评估工具，在实际的临床环境中是可行的，对反馈有用，并且提供可靠的数据。在小的临床演练评量中，培训生负责选择一个临床试验，在那里他们会要求一个评估者在真实的患者环境中观察他们。因此，观察了医生 - 患者交互的场景。评估者在一个结构化的评估表单上收集关于相遇的信息，立即向住院医们反馈他们的表现。培训生负责从一系列问题小组和评估员中挑选，所以随着时间的推移，他们会在他们的学习组合中有一系列的评估，从而获得更稳定（可靠）的评价。病史和体格检查技能、沟通、专业、

表 69-2 核心竞争力的评估结果

核心竞争力	能力基础
患者照护	直接观察的形式，口试，记得，ITERs，360° 评估，程序 / 日志与反射检查，pba OSATS 全球评级，投资组合（OSCEs）
医学知识	MCQs，口语考试，笔试，图表刺激回忆，直接观察，投资组合
实习基地学习和进展	投资组合，气项目，360° 评估评级，MCQs，口语考试，直接观察
人际交流技巧	360°、患者调查、直接观察，ITERs
专业化	360° 评级，患者调查，口试，直接观察，ITERs
系统基础实践	360° 评估，直接观察护理过渡，患者调查，投资组合

ITER，培训评估报告；欧安组织客观标准化认证考试；MCQ，多项选择题；PBA，绩效评估

组织和效率，以及整体临床护理都是迷你临床演练评量所覆盖的。

渥太华的一个小组开发了一种类似于迷你临床演练评量的外科手术技能评估工具。该工具可用于外科手术，帮助评估许多重要的外科手术项目[31]。

全面评估

全面评估是一个由多个人完成的评测工具，每个人都有不同的视角，每个人都与住院医互动。患者、护士、联合卫生人员、同事、下属和其他相关专家都可能完成调查。一般来说，这些都是用来评估诸如人际关系、沟通技巧和专业能力等能力的。实用考虑事项包括分发和收集表单的物流（尽管在线程序存在），并确保评估者提供可靠的数据，而不是简单地将其作为“抱怨”会话。重要的是，评估需要使用的评估中有多少是可靠的，以便保持可接受的管理负担。通常，为了可靠的数据，需要完成 10 ~ 20 种表单。不同领域的研究表明，全面的形式与感知者以及自我表现的自我报告相关联[32]。

口试

传统上，口试是用来评估临床判断的。一种结构化的口语考试，最好是确保形式或总结性评估的合理可靠性。医学知识、患者护理、人际关系和沟通技巧，在一定程度上，如果有良好的组织结构，就可以对专业人员进行口试。由于结构化的口语仍然是考试的重要组成部分，所以为住院医提供参与这种类型的评估的经验是很有用的。就效用而言，结构化的口语具有合理的可靠性和有效性，对学习者和其他利益相关者都是有教育意义的，并且是具有成本效益的。在可预见的未来，许多这些特性可能会确保它继续被用于高风险评估，因此，它应该仍然是评估工具箱中的一部分。用于住院医师的评估。

档案

学习档案是在能力或基于成果的学习框架中重要的评估工具[33]。学习者负责开发项目组合，并提供与已掌握的能力相关的学习和成就的证据。学习组合可能包括自我评估、与特定结果相关的文章、围绕某个主题做的陈述，以及形成和总结的结果，如迷你 CEX、CARSITE 考试或口试，所有这些都有助于支持促进决策。理想情况下，这个学习组合将跟随个体进入独立的实践，并成为认证的一部分。

技术能力评估

日志和病例数

日志数量可以被看做是技术技能评估的替代品。尽管病例数增加了与改进的结果相关联，学员之间的学习曲线会有很大的不同，熟练程度也会有所不同[34]。病例数目，除了识别缺陷之外，并没有给住院医们提供有意义的反馈，从而也没有让他们知道他们需要改进的地方。然而，他们对于培训项目评估提供给住院医师的手术经验，以及识别潜在的缺点错误是非常有用的。

过程的评估

基于过程的评估（PBA）是通过对整个操作的直接观察完成的[35]。评估包括同意、术前计划、术前准备、暴露 / 关闭、术中技术和术后管理。英国在使用 PBA 方面拥有最多的经验，在那里他们需要许多技术专业。结直肠手术的 ASCRS 的有效能力委员会已经为几个技术领域开发了 PBAs，这些技术领域可以在项目指导的网站上找到。

因为 PBA 是在一个“真实的”环境中捕获的临床表现，它是一种评估重要成绩的理想形式。然而，它作为一项高风险评估的可行性是值得怀疑的，因为住院医们不能在考试中“失败”。然而，在以能力为基础的课程中，PBAs 使用形式可以帮助提供里重要成绩的证据。

技术技能评估中的模拟 / 虚拟现实

基于仿真的评估可以用来评估能力的许多领域，包括专业[36]、团队技能[37]，耐心的沟通和人际交往能力[38]和技术技能[39]，实际上，使用这些类型的模拟可能是在初级住院医培训项目，在这些项目中，大量住院医师的经历表明基础性和扩展性的投入成本是有必要的。

技术程序的模拟可以包括非活体动物模型、合成组织、计算机模型、尸体组织、活体动物和混合平台。一个简单的基础技术技能评估模型的例子是在腹腔镜手术的基础上使用错误的系统[40]。虚拟现实模拟器也被用于更复杂的技能，特别是，结肠镜检查和腹腔镜结肠切除术。最近，Cochrane 的一项研究发现[41]，虚拟现实模拟在手术时间和“表现”方面取得了改善，但对患者预后的影响尚不清楚。

英国国家训练计划的全球评估量表和 LCAT

国家培训计划（NTP）在英国进行腹腔镜结肠直肠手术，使用全球评估量表（GAS）作为培训计划的一部分[42]。一旦该项目的培训生被认为是专业的，两个独立完成的病例的 DVD 记录就会被两名盲认证的评估员提交并审核，使用腹腔镜能力评估工具（l-cat）[43]。l-cat 由一个 16 项的标记表（4 个域的每个任务组件）组成，包含了 22 个项目。该工具具有良好的可靠性和有效性的证据，表现良好。然而，应试者是在实践中独立完成个案的外科医生，因此这个工具可能不适合住院医师培训项目，因为在那里进行的干预必须以不良的表现来进行。

技术技能的结直肠目标结构评估

考斯特考试[44]是一种评估工具，用于总结结直肠癌的技术技能。这是奥斯特考试的派生物，在许多专业中都有使用。在考斯特中[39]，候选人执行特定于结直肠手术的任务，使用虚拟现实和台式模型的结合来模拟所选的技能。

在每个站点上使用一个特定的任务清单和一个全局的评价等级来评估性能，并且基于 8 个站点的性能来决定是否通过或者不合格的决策。到目前为止，可靠性和有效性的证据都是非常好的，非常适合进行高风险评估。然而，考斯特被认为是一个总结性的评估，因为单个项目的可行性和对一些住院医进行这项检查的可行性是值得怀疑的。

全球评级形式

全球 OSATS 评定量表及其修改，比如 GOALS[45] 和 GAGES[46] 评估内镜技术，已经被用来评估住院医在手术室和内镜检查的技能，并评估外科医生的实习情况[47]，都具有良好的可信度和有效度的证据。全球评级是一种相对直接的工具，是用来搜集对住院医的操作技能的一系列评估工具。

总之，项目需要各种各样的评估来搜集临床能力委员会所需要的证据，以决定住院医的重要成就。住院医的评估组合很可能会成为住院医师评估的重要组成部分，并将部分责任转移到搜集和整理学习能力的证据上。然后，这些组合可以被付诸实践，以帮助维护认证。

如何将 CBME 应用于结直肠住院培训?

结肠直肠癌的时间表是由美国的结肠直肠癌手术和 ACGME 开发的。住院医师们正在接受不同程度的经验和能力的项目，因此评估他们的起点（在他们住院医的早期阶段）很可能是很重要的，以确保有时间在短的培训时间内解决缺陷问题。在培训项目中，需要尽快诊断出技术或其他技能，以确保在重要事件发生时能有足够的进展。

结肠直肠手术的一个重要项目就是患者对直肠癌的治疗。与直肠癌相关的多项能力包括在里该项目中，包括影像、手术选择、手术实施以及术后管理和监测。对于各种能力的一个组成部分来说，一个入门级的住院医将会为 TNM 分期表列出一些影像选项。通过快速的书面或口头检查，这种能力相对容易评估。随着住院医的进步，他们将会成为能够制订治疗直肠肿瘤患者的策略并解释其结果。这可能会在这个项目中以多种方式被传授，包括研讨会或关于直肠癌影像的研究，再加上多学科联合会诊的直肠癌，在放射科医生的检查中，还有其他的成像方法。相比之下，第 4 级（毕业的住院医师）期望住院医师能够评估影像信息，并证明基于 TNM 分期的治疗策略是合理的。这是目前所做的在一定程度上，多学科联合会诊的直肠癌病例；然而，对于基于能力的课程，住院医师必须搜集相关数据，以表明他们已经对这种能力进行了评估。直接观察住院患者在癌症治疗中的表现，口试，或者是一个病历的记录，用成像技术来证明一个基于 TNM 分期的治疗策略是可以用来评估住院患者的，并证明其在这个领域的能力。能力的技术组成可以用考斯特的全球评级来评估。比例，或用 PBA 进行骶前切除。患者护理能力的多个组成部分将在肿瘤轮转，或在临床环境中，在轮转和直接患者护理中评估。总的来说，一项以能力为基础的课程需要评估，以证明住院医师掌握了直肠癌患者治疗的组成部分，并确保他们沿着预期的时间表进展。在患者护理环境下的评估将会在许多组成部分中得到预期结果。

随着重要事件委员会的召开，关于能力评估的证据将会被审查，而这一重要事件式的成就将有助于住院医。如果能力低于预期，针对这些领域的有针对性的学习干预措施将会被实施。

例如，如果一个住院医在一些手术过程中被发现是有缺点的，他们就可以在模拟中心花时间来练习这些手术过程的技能。然后，该项目将努力确保他们增加接触直肠癌病例的机会，最好是有知名的临床教师，使他们能够利用他们的临床时间进行再检查和重要步骤的进步。早期的医学知识可能会导致一个结构化的阅读程序，或者使用像 CARSEP 或 CREST 这样的资源。

住院医应该建立一个学习的综合项目，其中包括直接观察评估、自我和其他确定的改进领域、质量改进计划以及他们的病例日志信息。对病例的反思，尤其是困难的地方，可能也会有所帮助。学习综合项目允许临床能力委员会对住院医师有多种信息来源，从而实现更准确的时间表评估。对住院医来说，这让他们看到了可改善的地方，增强了自我改造的能力，朝着卓越的方向发展。

结论

CBME 已经到来，将成为外科培训的一个重要组成部分。作为外科医生，我们必须努力以最有效的方式实施这些措施，并抵制“检查箱子”的冲动。“此外，我们必须担负起责任，让学员明白这一重要性。”这两种情况都最大化了他们的学习体验，并融入了手术室之外的学习环境。最后，我们必须抵制我们自己的一些自私的利益，并决定受训者的教育在我们的优先事项清单上。在他的关于领导力的文章中[48]。约翰·麦克斯韦尔说，“大图景的法则”是“人们做人们看到的事情”。“因此，如果在病例中没有收到指导，或者从无私的教员那里得到反馈，住院医们就不太可能做好准备。”受训者必须体会到带教老师有教学兴趣，否则他们会对老师的反馈和评价意见产生质疑。尽管从许多方面来看，关注教育的结果似乎令人生畏，但它在教育上是合理的，而且，通过将一些改进的责任转移到学习者上，将有望改善这一职业的终生学习。

（*参考文献参见* www.pumpress.com/home-specific-edu/5599.html ）

第 70 章

医师认证的维护：现状及未来展望

Jan Rakinic, W. Donald Buie 著
邹常林 译 于向阳 审校

要点

- 有 6% ~ 12% 的内科医生“没有达到执业标准”，原因包括以下几方面，相关知识匮乏、行为偏差、体制问题、医生老龄化和其他与医疗保健无关的问题（如：许可证问题或被指控骗保）、身体疾病、精神疾病和药物滥用。
- 美国结肠和直肠外科委员会（ABCRS）在 1989 年结束了无时间限制的认证，并开始颁发新的认证证书，要求结直肠外科的专科医师每隔 10 年就要进行一次“重新认证”，以证明他们充分掌握了专业实践技能。
- 维持认证包括四部分：第 1 部分（保持自由执业和良好的职业声望），第 2 部分（终身学习和自我评估），第 3 部分（专业测试）以及第 4 部分（实际表现评估和改进）。第一、二、四部分每隔 3 ~ 5 年进行一次考核，第三部分每隔 10 年考核一次，通过所有考核才能成功维持专业认证。
- 维持认证的第 2 部分和第 4 部分一直在不断完善，第 2 部分要求一定的 CME 学分，其中包含一个自我评估活动，医生必须达到 75% 的正确率。
- 美国结肠和直肠外科委员会维持认证的第 2 部分——自我评估，要求每三年完成一次结肠和直肠自我评估项目（CARSEP），或者完成外科教育和自我评估项目（SESAP），这是由美国外科手术委员会（ABS）提出的。
- 维持认证的第 3 部分由高难度考试组成，旨在评估专业知识的广度（以前称“重新认证”考试）。
- 由于维持认证所需的财政负担和时间负担过重，其他专业和监管要求的冗余，尤其是缺乏与医生的实践相关的内容，以及缺乏能够证明维持认证可以提高患者预后的证据，美国医学专业委员会和成员董事会一直受到批评。

规则不一定是神圣的；而原则是。

— Franklin Delano Roosevelt

概述：我们是如何来到这里的

对文献的评估阐明了医疗差错产生的三个主要潜在来源：医疗服务系统、保险公司的行为，以及不同水平的个体从业者，包括医生、护士、药剂师和其他卫生保健工作者 [1]。在医疗保健系统中，医生仍然是唯一的也是最可靠的部分，其充当着指导和协调护士、药剂师和其他卫生保健工作者的活动的角色。然而，技术革新、药理学和新科学知识的指数级增长已经产生了一个远比以往更为复杂的医疗保健系统。而且整体中的各个部分必须平稳地相互作用，以提供安全、及时和高效的医疗保健活动。鉴于现代医疗体系的复杂性，医生们已经认识到，自主权的逐步扩大影响着医疗决策。与此同时，随着实践和规章制度增加，医生需要承担越来越多的责任，这需要占用医疗活动的时间，而且这些做法毫无意义，不会给医疗服务或患者的预后带来任何改善。

一般来说，医生都受过良好教育，他们习惯于自主学习，也习惯于评估自己的知识和表现，他们在大学、医学院、住院实习期间表现优异，并且通过了各个级别的重要考试。绝大多数人会继续在他

们所选择的专业中，进行严格的安全认知委员会认证考试，并取得优异成绩。一些委员会对认证有额外的要求，如口试、病案审核或病历日志审查，或者观察应试者在面对标准化病人或真实患者时的表现[2]。随着医生在他们的职业生涯中的进步，每个人都在评估自己的相对缺陷或个体实践的需求，并以此为指导进行继续教育活动。久而久之，执业医师所在的医院和卫生系统对于继续医学教育学分的要求越来越多。

委员会认证最初没有有效期限。在 20 世纪 80 年代，美国医学专业委员会，是一个由 24 个专业委员会成员组成的联合组织，它要求医生在医学教育评鉴委员会认可的训练项目下进行培训，并且认为终身认证已经不足以向公众保证，医生能够维持临床技能并能够在职业生涯中不断提供高医疗服务的水平。专业委员会的部分回应是不再签发终身认证证书。美国结肠和直肠外科委员会（ABCRS）在 1989 年终止了该认证证书的发放，并开始发出新的认证证书，要求专科医师通过一个结直肠外科方面的“换发新证”的考试，该考试每 10 年进行一次，目的是使医师们能继续掌握专业实践的知识。继续进行自主学习，每位医师根据他们自己的需要来选择参加相应的学习活动。

在 2000 年，美国医学专业委员会将维持认证（MOC）作为其成员委员会的一般标准（表 70-1）。第 1、第 2 部分和第 4 部分每 3 年同时进行一次，第 3 部分安全专业考试每 10 年进行一次，通过所有考试才可以维持专业认证。维持认证机构基于经验数据的解释决定，这样的程序对于医生来说是必要的，可以向公众证明他们对于专业内容的掌握[3]。2000 年至 2009 年期间，美国医学专业委员会及其成员委员会就第 2 部分，终身学习和自我评估的形式，以及第 4 部分关于实践技能的评估和改进进行了多次讨论。一些利益相关方提倡立即加强对维持认证标准的严格要求，并鼓励医生参与维持认证工作。然而，那时还没有给需要维持专科医学会认证的医师提出附加条件。

在 2009 年，维持认证的步伐加快了，这一过程是连续的而非偶然性的，需要更有规律地进行下去。美国急诊医学委员会（ABEM）、美国内科医学委员会（ABIM）和美国儿科学委员会（ABP）要求每两年进行一次维持认证[4]。很明显，美国医学

表 70-1　美国医学专业委员会维持认证项目

美国医学专业委员会（ABMS）维持认证项目包含四个部分：

- 第 1 部分：许可和职业地位。执业医师必须至少在一个州或管辖权在美国的领土，或加拿大，持有一个有效的无限制的行医执照。
- 第 2 部分：终身学习和自我评估。医生需要参与由认证委员会设立的教育计划，该计划包括自我评估部分，且能够满足具体专业标准。
- 第 3 部分：认知技能。医生必须通过重要的考试显示他们拥有基本的实践知识，可以提供高质量的医疗服务
- 第 4 部分：实践绩效评估和改进。医生将自己的成果与同行和国家基准进行比较

专业委员会希望在维持认证的第 2 部分中加入一个明确的继续医学教育学分，它包含自我评估活动，在第 2 部分中，医生的正确率须达到 75% 以上才可以通过。重要的是，尽管维持认证程序的这四个部分所包含的概念对医生来说并不新鲜，但其特殊性却给医生和委员会提出了一系列新的挑战。

美国医学专业委员会维持认证项目制度的论证和证据

Hawkins 等撰写了一篇专题文章，表明支持美国医学专业委员会维持认证项目的概念以及框架，并阐述了他们的理论和证据[3]，他们认为，支持维持认证是一个“在概念上类似于评估方法验证，涉及两个相关的、有序的过程”。首先，应该用经验数据确定该程序是必要的；其次，程序的开发人员应该搜集证据来确定程序是否应该执行，并使用这些证据进行指导，使其不断地改进。下面几节将讨论维持认证目前的反复性以及支持维持认证的资料。然而，关于该计划是否发挥了预期效果仍然存在争议。

支持维持认证计划的关键数据是，有 6%～12% 的医生“没有达到专业的执业标准”[5]。这其中包括知识的缺陷[6]，破坏性的行为（这一数据的调查回复率较低）[5]，阻碍医生医疗行为的体制问题[7]，医生年龄的增长[6]，与医疗保健无关的问题（如许可问题或保险欺诈指控）[8]、身体疾病[9]、精神疾病和药物滥用[10]。2009 年的一项研究采用调查、小组讨论、深入采访执业医生和发证机关，以

及分析联邦医疗委员会行动数据库记录等方式，找到了应该特别关注的几个方面，以此确定了五个主题：医师的沟通能力，经济学，伦理学 / 行为学，知识和技能，能力和评估。选择这几项的根本原因包括：医疗服务系统的复杂性不断增加、保险报销的减少、人员不足、医生在隔离状态下的操作、病案记录和记录技能的问题、在医疗服务方面教学的失败以及对医生行为问题的一般惩罚方法 [11]。另一个值得关注的问题是，医生似乎不太善于评估自己的相对优势和劣势 [12-13]，所以提出评分活动这一概念，用以解决这一问题，而这个活动的评分可以用来指导进一步的学习活动。另一个公认的事实是，对医生工作表现产生担忧的根本原因在于功能失调的体制问题。无论如何，这些资料都表明，有必要制定一个更狭义的适用于所有专科医生的国家计划，对医生的专业地位、终生学习、实践模式和结果等方面进行监督。这就是美国医学专业委员会现行的维持认证项目，它旨在“向公众保证，医生个人能够保持良好的专业地位，并掌握专业内容”，尽管有证据表明，绝大多数获得认证的医师已经在这么做了。在上述讨论的许多研究中，还没有类似的国家试图解决功能失调的体制问题。

医院、卫生保健系统和第三方支付机构显然重视委员会的认证，这一点可以从日益增长的认证需求中得到证明，未得到委员会认证的医生的收入较低，而且在美国的许多市场很难执业 [14]。然而，患者并不清楚如何来评价认证的过程，部分原因可能在于患者不了解这些过程。1998 年，对一家家庭医学诊所的患者进行了调查，他们一致认为，委员会认证是他们最看重的医生品质。2010 年，在一项网络调查中，接受调查的患儿父母指出，在选择孩子的医生时，朋友或家人的推荐与委员会的认证同等重要；77% 的人还认为，如果医生没有维持认证，他们可能会更换医生 [6]。2003 年，美国内科医学会委托盖洛普（Gallup）进行了一项未发表的民意调查，随后布伦南等人对此进行了报道 [17]。在该调查中，公众一致认为，他们看重医师认证和维持认证，并认为应该比当时要求的更频繁地对医生进行评估 [18]。受访者还表示，如果他们的医生未能维持认证，他们会同意更换医生，选择另一名已认证的医生，而不会选择家庭成员或朋友推荐的未认证的医生 [18]。因为参与者在回答时必须在“同意”或“不同意”之间选择其一，所以我们也应该认识到这一研究设计是有局限性的。

维护认证项目是如其所愿进行的吗？

第 1 部分，不受限制的许可证和良好的职业声望，对每个医生来说都是保持在医院和（或）医疗体系内工作的常规部分。每名医生必须提交有效的，不受限制的许可证明以及医疗和专业培训的详细信息，在大多数情况下包括董事会认证，以确保在大多数议员、医疗系统和第三方支付系统中职业的权利。然而，认证维护程序在构建时并没有考虑从任何现有数据库中获取这些信息。因此，每个执照获得者都必须为认证维护程序提供已经提交给其他机构的相同信息，以获得医院 / 外科中心的特权。成员委员会的任务是为美国医学专业委员会搜集和存储这些信息；下文将更详细地讨论这一问题和对董事会施加的其他负担。尽管美国医学专业委员会被敦促承担搜集和存储这些数据的责任，以减轻对个别专科医师和成员委员会施加的额外负担，但其并没有采取行动。

对于医生的表现问题，一般的惩罚性措施常常被认为是医生在需要帮助时寻求帮助的障碍 [11]。关于这一敏感问题如何处理的原则在州和州之间有很大不同。一些州有完善的医疗保健计划，包括精神健康、药物滥用和专业问题等，只要接受治疗的医生符合该计划的所有要求，执照就不受限制 [19]。而其他州采取的是“法律”而非“条约”方法 [20]。在这样的司法管辖范围内，医生可能会被迫在治疗期间暂时离开执业，而复职可能是一项繁重的、有时甚至是有问题的公共程序。美国医学专业委员会维护认证程序不包含任何关于如何在程序中管理许可和专业实例的条款。

第 2 部分包含一个新规定的要求，即在每 3 年周期内，一个特定的 CME 信用额度必须包含一个自我评估（测试）组件，要求获得信用分数必须达到 75% 或更高。这对个别医生和董事会成员来说都是一个新的难题。现在，专科医生们必须寻找 CME 的活动，这些活动既适合他们的专业，也包括自我认同的需要，也包括自我评估的部分。目前可获得的大部分自我评估的 CME 活动都是专利产品。因此其增加了专科医生的额外成本负担，他们中的许多人以前经常在地区和国家会议上获得 CME 的信用，而不需要额外的成本。

认识到许多专业标准相关问题可以与 6 个能力中的一个或多个有关（表 70-2），美国医学专业委员会最初的态度是鼓励，然后就成为了要求；第 2 部分活动对每个要评估的能力有明确的定义。目前，对于是否或如何将这六项能力中的每一项列入第二部分的活动，没有更具体的要求。

表 70-2　美国医学教育评鉴委员会的 6 个核心竞争力

1. 医学知识
2. 治疗患者
3. 职业化
4. 人际沟通
5. 实习基地学习和进步
6. 基于医疗体系的执业

专科医师必须向他们的董事会报告他们的第 2 部分活动，并通过一个相关的自我评估活动来说明这个数字；董事会的新任务是监控和存储大量的数据。一些拥有更多资源的更大的董事会已经承担了董事会认为适合他们的专科医师的活动，甚至组织了一些活动；而其他董事会没有这么做，原因有很多，包括劳动力和社会资源的限制。成员委员会已要求美国医学专业委员会开发或为第 2 部分自我评估活动提供资源，委员会可以使用这些活动来共享或确定适合其专科医师的第 2 部分活动，希望通过确定可接受的第 2 部分活动来减轻专科医师们的负担。美国医学专业委员会和美国医学专业委员会之间的一个联合项目，美国医学院校协会（AAMC）最近宣布将开发美国医学专业委员会认证维护目录。适用于第 2 和第 4 部分的认证维护活动可以由继续专业发展（CPD）和 CME 社区的成员提交。然后，美国医学专业委员会将与成员委员会合作，审查并批准提交的活动将适合于专科医师。初步信息表明，成员董事会将有能力批准活动，而美国医学专业委员会将主要作为一个促进者。该服务对成员委员会或专科医师的潜在成本和（或）学习活动的权利造成何种影响尚未确定。

由于第 2 部分每 3 年周期规定 90 学分，其中 2/3 左右必须包括自我评估，各成员委员会的任务是以更严格的方式监督其执业者的工作。尽管如此，委员会目前仍有能力决定哪些自我评估活动可以算做第 2 部分的学分。许多董事会选择接受美国医学协会（AMA）的各种活动，其中包括自我评估的部分；尽管有些董事会已经明确表示，活动主题与专业或医疗实践密切相关。在其他活动中，每 3 年完成一次结肠和直肠自我评估项目（CARSEP），就可以满足 ABCRS 的自我评估要求。ABCRS 还接受外科教育和自我评估项目（SESAP）的完成，这是美国外科手术委员会（ABS）的一个项目，用于第 2 部分自我评估要求。

关于参与认证维护是否可以改善患者护理或预后的数据是喜忧参半的。几项研究表明，在 10 项初级护理绩效指标中，ABIM 时间有限的内科医生与时间无限的内科医生所护理的患者的结果没有差异[21]，在比较 ABIM 无时限和有时限的住院证明时，住院病人的动态护理敏感性没有区别[22]。尽管对于一群医疗保险受益人来说，成本的增长差异有所缩小[22]。美国家庭医学委员会（ABFM）的专科人员在实践中完成了与高血压有关的模块的工作，结果显示，大多数质量检测方法都得到了改善；然而，尽管大多数人选择了脂质控制作为他们的质量改进的重点，但在这方面没有任何改进[23]。一项类似设计的研究评估了 ABFM 在糖尿病护理方面的表现，表明尽管所有的医生和患者的质量措施都得到了改善，但是在比较医师和时间限制的非限定时间的证明时，在改善和护理过程之间没有一致的联系。定义变量或变量变量的难度可能会带来改善[24]，这在一项研究中再次得到了反映，该研究比较了参与 2 型糖尿病和 2 型糖尿病相关活动的 ABFM 医疗人员。参加过相关活动的人与没有参与的专科医师相比，24 个过程中的 11 个过程和结果改进更大，尽管所有的小组都表现出了改进[25]。

第 3 部分，旨在评估专业知识（以前是“再审”考试）的安全高难度考试，基本上没有改变。考试很容易被公众理解为一种能力的衡量标准，在大多数的专科人员中都是可以接受的，因为考试是医学教育过程中必不可少的一部分。然而，随着更多的专科人员在他们的第一个 10 年周期中取得进步，几乎所有的董事会都收到了来自考生的反馈，他们认为安全的认证维护考试与他们的实践缺乏相关性。批评人士指出，考试的内容与日常实践无关。其结果是，考试被认为具有较低的价值。几乎没有证据表明认证维护的考试分数能够预测日常实践中的临床能力，因为通过多项选择题的必要知识可能与现实生活中需要更细致的解决方案的临床问题不相关。尽管如此，在测试一组专家时，认证维护考试的通过率还是很高的。基于高通过率，ABMS 的一些人认为，大多数考生通过的考试并不能很好地衡量他们对内容的持续掌握，尽管事实上，所有的考生都是由受过高等教育和训练的专家组成的，他们精通大部分考试内容。大多数董事会成员都不认同这一观点，在他们的认证维护考试内容和安全方面表达了自己的看法。有趣的是，美国内科医学委员会（美国内科医学会）认证维护考试的第一次失败率在过去 5 年里从 10% 上升到了 22%[26]，而美国内科医学会专科医师则表示，他们认为这次考试的难度更大了。尽管大多数候选人成功地通过了考试，但在那些最初没有通过考试的执业者中间，出现了大量的恐慌、成本增加和在更多的时间不去积极练习。

将认证维护考试的成功完成与改进的实践或患者结果联系在一起的证据在很大程度上是缺乏的。美国内科医学会专科医师的一项研究表明在美国内科医学会认证维护考试中获得高分的医师比得分最低的医师更有可能完成照护糖尿病患者和进行乳房 X 线摄影的工作；然而，脂质检测在心血管疾病方面无差异性[27]。一项对美国内科医学会和 ABS 的数据进行的评估显示，外科医生和内科医生的数据也类似：那些最有可能通过认证维护考试的人更年轻，在最初的认证考试中得分较高，更多的在小组中（不是单独的）练习，而且是美国大学毕业生。然而，除了最初的认证考试成绩外，观察到的效果还很小[28]。另一方面，一项对 ABFM 专科医师的研究表明，在认证维护考试中保持认证的家庭医生在认证维护考试中表现得比刚毕业的学生要好，他们的分数达到了 28～31 年的最高水平。对这一趋势进行了多次比较分析，认为这一趋势意义重大；然而，再次分析表明，虽然这对美国医学毕业生来说仍是一种不可忽视的趋势，但对国际医学毕业生而言却并非如此。那些没有进行过认证的家庭医生在认证维护考试中表现得比刚毕业的学生要差得多[29]。总而言之，尽管影响评分的个人和系统变量已经被识别出来，但有证据表明，在检查中得分较高的人与高质量的患者治疗有关。

第 4 部分，实习表现评估和改进，是认证维护中最困难的部分，以一种既对专科医师有意义的，又不过分繁琐的方式。就像第 2 部分的活动一样，各委员会在开始时允许有相当大的自由度使每个委员会接受第 4 部分的活动。出于这个原因，第四部分最初是可以实现的，对大多数 ABCRS 成员来说没有过度的负担，因为参加 NSQIP、SCIP 以及在医学中心广泛提供的一些其他区域或国家数据库和登记中心被认为是可以接受的（表 70-3）。在美国医学专业委员会收到来自成员委员会的反馈后，对每个专科医师的初步要求包括在第 4 部分中进行患者满意度调查，这一要求对专科医师在执行这些规定时的过度负担和数据解释的影响进行了沟通。然而，对第 4 部分活动有更严格定义的拥护者最近在美国医学专业委员会上取得了进展，并在第 4 部分活动的新计划中达到高潮，该计划要求对个体医师结果数据进行可复制的改进。这些活动需要医师参与在质量改进活动中，由一个可靠机构认可的质量，以及对项目设计和执行方面的实质性参与的准确文档。成员委员会有相当大的担忧，认为这样的要求会对大量专科医师构成重大的负担。高质量的结果取决于一系列的离散因素，其中许多因素都超出了个体医生的控制范围。在积极的医疗实践中，很少有专科医师在设计和执行一个质量改进和评估项目的方法上接受过正规的培训。许多设计良好的质量改进项目使许多受众必须互动以产生期望的结果，并且可能需要数年的数据成熟。从专科医师的角度来看，在设计和参与这些研究时所花费的时间和精力，代表了一项额外的没有资金支持的任务，此外，用于患者治疗的时间减少，可能影响许多人的报酬。美国医学专业委员会最近开始考虑“小组”或“团队”活动，主要是作为第 4 部分的活动，以承认对从业者构成的许多挑战都是基于系统或团队的。此类活动的设计才刚刚开始；考虑如何执行和监视这些活动还有待观察。

美国医学专业委员会已经建立了一个多专业的投资组合审批项目，处理可能符合第 4 部分要求质量的项目。该项目开始于 2009 年，当时是初级保健委员会 QI 批准试点项目，梅奥诊所是第一个试点项目赞助商。“投资组合项目”随后在 2014 年成为美国医学专业委员会的一部分。投资组合项目不会产生质量改进（QI）项目，但会审查来自外部的建议，并批准（或不）为参加医疗活动的项目提供

表 70-3　为第 4 部分注册参与接受美国结直肠外科医生委员会认证维护信用

- ACS 外科特定病例日志系统（追踪 30 天并发症）
- 癌症质量改进项目（CQIP）
- 佛罗里达外科治疗计划
- 医院消费者对医疗服务提供者和系统的评估（HCAHPS）
- 梅奥诊所
- 密歇根手术质量协作（MSQC）
- 美国国家癌症数据库（NCDB）
- 国家外科质量改进计划 ACS（NSCIP）
- 正在进行专业实践评价（OPPE）
- 皮埃蒙特社会项目
- Press Ganey
- 外科护理和结果评估项目（SCOAP）（华盛顿州）
- 外科治疗改善项目（SCIP）
- 大学卫生系统财团（UHC）
- VHA 外科质量改进项目（VASQIP）

ABCRS，美国结直肠外科医生委员会；MOC，认证维护

4 项学分。投资组合发起人的潜在收益（即：医学院校、医院、医疗卫生机构、医疗财团等）包括在他们的组织中让外交官获得 MOC 第 4 部分的学分，以表彰他们目前在本土机构发起的 QI 倡议（由投资组合项目好评之后），与向多个成员委员会申请项目批准相比，几个专业的学位证书项目的 QI 项目审批时间和精力都有所减少。对于成员委员会来说，潜在的好处主要是将 ABMS MOC 第 4 部分的学分授予那些在项目组合中获得好评的 QI 项目的毕业生，有可能将组合项目作为一种更细粒度的方式来跟踪执业者的 QI 工作。组合项目已经公开了超过 6500 名医生，少于 2% 的美国医生目前满足认证维护的要求，通过组合项目获得了认证维护第 4 部分的学分。该项目的申请成本和最初两年参与项目的成本最近已升至 7500 美元。投资组合项目是医生获得认证维护第四部分学分的唯一途径；个人董事会为医生提供了多种其他途径，让他们接受认证维护第 4 部分的学分。

专科医师面临的挑战

医生们仍然致力于终生学习和提高实践能力。然而，从个别专科医师的角度看，认证维护得到的反响最好，原因有很多。美国医学专业委员会和成员委员会继续接受关于认证维护要求的非标准性和时效性的批评，以及其他专业和监管要求的部分，尤其是缺乏与医生实践的相关性，以及没有证据表明认证维护改善了患者结果。根据美国医学专业委员会[30]的数据，大约有 375 000 名董事会认证的医生（大约是 24 个美国医学专业委员会成员委员会最初认证的一半）目前满足了认证维护的要求。然而，截至 2012 年，74% 的美国内科医学会专科医师一直等到他们 10 年周期的第 9 年才采取行动重新开始。俄勒冈州医生的一项调查结果显示，91% 的被调查者都是董事会认证的，95% 的有时间限制证书的人打算重新认证。然而，他们报告说，他们的实践小组几乎没有提供参与认证维护过程的资源。一项研究利用数据从美国内科医学会专科医师最初在 1990 年和 1999 年间的认证表明，医生参与认证维护有更高分数的，是年轻人，是新一届毕业生，实行亚专科专业人员和在中西部地区、在团队实践工作，或在贫困县中从事只有不到 20% 的人的工作。邮件调查的 1693 名儿科专科医师与时间不限证书反应率为 77%，发现只有 1/4 的内科全科医生和 13% 的亚专科人员同意他们参与普通儿科认证维护，一半的亚专科人员愿意参与附属专业认证，突出认证相关的实践重要性[15]。有 3/4 的内科全科医生和亚专科医生都不同意认证维护。在临床儿科中保持与时俱进是必要的。认证维护与当前实践缺乏相关性的看法，通常是由专业人士提出的。

在认证维护过程中投入较少资源的医生（缺乏对认证维护的实践支持，独自练习，或在贫困地区实践）似乎是最不愿参与的，因此，失去了董事会认证的地位[32]。单独执业的医师、国际毕业生和有较高比例贫困患者的医生在认证维护考试中都做得更差[32]。2008 年的一项对参加认证维护考试的外科医生的研究表明，同伴互动水平的提高与高分或通过考试的可能性有关。单独练习的医生很少有同伴互动，得分较低，而且不太可能通过考试。然而，具有高水平的对等交互的个体实践者和小组实践的参与者都表现得很好。一项对美国内科医学会专科医师的研究表明[33]，更频繁地使用电子资源与适度增强的认证维护考试成绩有关。作者还指出，住院医师和住院实习医生的考试成绩比在私人诊所工作的医生要高[34]；也许，这与更频繁的同伴互动有关。美国麻醉学会（ABA）的一项调查发现，大多数人认为董事会的认证是有价值的。然而，第 1 部

分（专业地位）和第 2 部分（终身学习和自我评估）被认为比第 3 部分（认知测验）或第 4 部分（实践绩效评估和改进活动）更有意义。ABA 专科医师表达了对认证维护的成本和复杂性的担忧，缺乏证据表明认证维护改进了实践，并且相信认知测试涵盖了与当前实践无关的主题 [30,35]。目前对认证维护计划的其他常见的批评包括缺乏对治疗的适当性的评估，以及基于系统的评估不足 [36]。

董事会成员的面临的挑战

认证维护标准适用于所有成员的董事会，不论董事会的规模、可用资源或专业。这就带来了几个不同的问题，最明显的就是没有资金的授权。遵守这些标准需要每一个董事会的支持人员都能有更多的工作。一些亚专业委员会只有 4 名全职员工，而满足增加行政工作量的策略仍在计划之中。许多董事会也认识到网站的需求扩展而提供新授权的专科服务，以及存储日益增长的需要存储的数据。网站和服务器的扩展依赖于足够的资金来支持所需的容量。董事会的职能和使命是专业文凭和相关活动的认证；与证书相关的活动的费用和偶尔的遗赠是大多数董事会的财务基础，董事会的资源因此与专科医师的规模有直接的关系。

然而，董事会有一个由他们的专科人员组成的会员组织，并且他们的成员都是由专科人员组成的，没有任何人力资源来获得新的成员。由于管理和网站工作量增加的直接结果，预计将会是持续的要求，大多数美国医学专业委员会成员董事会认为除了征收认证维护费用来支持这一没有资金支持的任务外，没有其他选择。在媒体报道中，美国医学专业委员会及其成员董事会对认证维护的指控主要是作为一种增加收入的工具。10 年的认证维护周期成本从 1250 美元（ABS）到 4280 美元（美国整形外科委员会，或 ABPS）。在截至 2012 年 6 月的财年中，美国内科医学会的总营收为 4900 万美元，其中 62% 来自于认证费，36% 来自于认证维护费用 [30]。

2015 年 2 月初，美国内科医学会回应了来自于专科医师们的如潮水般的持续强劲的批评，主要包括以下几个方面，认证维护的目的，暂停实习评估影响患者的态度和患者安全需求（第 4 部分）至少 2 年，改变了语言学位证书持有者的公开报告认证维护在其网站上的地位，即从“会议认证维护要求”到“参与认证维护”，计划更新内部医学的认证维护考试，以更好地反映在临床实践中，国际医学联合会正在做的事情，并计划在子专业中做同样的事情。美国内科医学会还将认证维护的费用返还到 2014 年的水平，承诺至少在 2017 年之前将其保持在这一水平，并确认了一项计划，即认可大多数形式的继续医学教育认证委员会（ACCME）——批准的 CME 进行医学知识的自我评估。许多美国医学专业委员会成员董事会也选择了暂停新的认证维护要求，并与专科医师们展开对话，以更好地评估他们的需求，建立一个更友好、有意义、有附加值的认证维护项目是他们的目标。

认证维护负担下降

Cook 等提出了一种针对认证维护的综合实践模式，允许第 2 部分和第 4 部分的主题从当地的临床实践中突显出来；直接改善患者的诊疗，确保需要的技能得到开发和维护，并提供环境来巩固知识 [37]。作者还提出了一个流畅的交互部分的认证维护作者还假设认证维护各部分的交互更加顺畅：第 2 部分和第 3 部分将准备专科医师的学习将为第三部分准备专科医师，并可能提供第 4 部分所需技能；第 4 部分可以用来定义第 2 部分的学习议程提供信息；第 2 部分和第 3 部分的反馈也会告知为第 2 部分的学习议程。美国医学专业委员会最近将这个最后的建议加入到认证维护项目中，期望专科医师能收到关于在认证维护考试中表现的反馈，以帮助指导他们在下一个周期内的个人学习和自我评估活动。

很明显，某些形式的个人评估仍将是认证维护过程的一部分。美国医学专业委员会于 2014 年 6 月举办了一次研讨会，讨论第 3 部分的未来。一些董事会已经制订了第 3 部分的新方法，这些方法似乎更好地满足了专科医师的需要。例如，在整形手术中外科，专科医师们完成了第 3 部分的核心部分，然后从 4 个已定义确定的子专业领域中的 3 个中选择他们剩下的测试材料。2014 年，美国麻醉学理事会开始了一项名为“认证维护 A 分钟”的试验项目对第 3 部分进行改进。该计划包括一项持续动态的基于网络的评估，以评估知识，并引导专科医师使用适当的资源。每周都有问题被送出，并由主考官专科医师回答，他们收到了正确答案的即时反馈以及一个完整的评论、关键点和参考。该成员实验项目非常成功，并于2015年1月被集成到认证维护A第3部分。程序将对进度进行监控；每个人将收到关于他们自己的性能表现的即时报告，这些报告将根据主题区域进行分解，从而使他们能够相应地调整自己的认证维护程序。

在美国医学专业委员会之外，有一些举措可能会减轻专科医师的负担，并提高他们的依从性。美国代表协会于2013年6月通过了一项决议，以确定是否需要定期进行安全检查，并探索替代方案。早在1996年，Norcini等就证明了一份公开的基于网络考试重新认证的开卷考试，就像一场高风险的安全考试一样可靠，这一证据证明了作为专业知识内容的安全。美国内科医学会最近对开放与闭卷考试的证据进行了结构化的回顾，得出结论：闭卷考试可以促进学习，而开卷考试则可以减少焦虑。如果能够接触到多种信息来源，如谷歌、Uptodate、WebMD、ACP pier、沃森、文章、期刊、新闻稿，那么通过对开放图书检查的行动，可以通过反映实时实践来改善有效性。这一过程正受到美国内科医学会的审查。其他董事会采用的一个相关选项择是远程考试监考，考生可以登录到一个安全的网站，并在自己的时间和空间上进行考试。

参加了认证维护和PQRS（联邦医疗保险的医师质量报告系统）的医生在2011年获得了1.5%的奖金，在2012年到2014年间，除了常规的医疗保险费用外，还获得了1%的年度奖金。然而，选择不报告的医生到2015年，对PQRS计划的这些质量措施将使他们的医疗保险费用在2015年减少1.5%，在2016年减少2%。此外，国家医学委员会（FSMB）在2010年建议积极参与认证维护的医生“可以大大满足”许可的更严格的要求。然而，在这个时候，只有马萨诸塞州宣布了这样的互惠计划的启动日期（2015年）这样的互惠计划。

美国结肠和直肠外科委员会：现行要求；正在考虑的措施

美国结肠和直肠外科委员会（ABCRS）在2011年制订了认证维护计划。目前对ABCRS认证维护程序的需求列在表70-4中。当一名专科医师在最初的认证考试中获得认证，或者在第3次考试中成功完成后，他/她有资格在接下来的3年的认证维护循环中有50个自我评估的学分被应用到第2部分。此外，ABCRS还考虑授予适用于第2部分的自我评估要求的学分，以供那些在审查过程中提出问题的专科医师进行评估。

表70-4 美国结肠和直肠外科委员会认证维护要求项目2015

第1部分专业地位（每3年）
- 在您练习状态下完全许可的文件
- 在你的医院有关于结肠和直肠手术特权的文件
- 你所在医院主任和工作人员的推荐信

第2部分终身学习和自我评价（每3年）
- 90小时第一类CME学分，50小时自我评估活动（包括CARSEP或SESAP）

第3部分认知技能（每10年）
- 认证维护认知考试

第4部分实际工作表现评估(每3年一次)；建议的活动包括：
- 沟通和人际交往技巧的活动
- 临床实践数据持续参与国家、地区或地方结果数据库或质量评估项目（见表70-3）

CME，继续医学教育；CARSEP，结直肠癌自我评估项目；SESAP，外科教育和自我评估项目

ABCRS敏锐地意识到，大部分专科医师也会通过ABS认证，同时也有双重认证的要求。ABCRS和ABS已经同意，第2部分可以应用于ABCRS和ABS的认证维护程序。此外，每个董事会将接受CARSEP或SESAP向第2部分学分的完成第2部分学分的CARSEP或SESAP的完成。然而，一名专科医师仍然必须通过独立考试委员会和ABS的第3部分考试，以保证每个委员会的认证。

ABCRS的认证维护委员会正在考虑对认证维护计划的改变，部分是基于其他董事会的做法，他们为他们的认证维护项目试验了创新的模型，以及从ABCRS的专科医师的反馈。在一种模块化的第3部分考试中，有很多的兴趣点，在这种考试中，每一位专科医师都完成了所有考生共有的中心模块，但随后可能会选择两种。从3～5个专业内容的中选择2到3个模块。管理第3部分的另一种新颖方法是让每一位专科医师每年都完成一组安全的多项选择题，每10年就会有更及时的反馈。这

些问题可以在一段时间内得到解答，并且反馈将包括答案、关键点、评论、参考以及提供关于问题的反馈的链接。这名专科医师还将被要求评估他们的答案，这可能会被候选人用来在他们的知识中发现差距。这应该允许进行更深入的纵向评估和定向自我指导的第 2 部分学习活动，并可能导致第 4 部分的参与，直接适用于实践。参与到正在进行的学习、实践改进和质量活动中，每一部分需要较少的投入时间，以及对实践的明确应用，可能为专科医师提供更方便、更有意义的方式来管理他们的认证维护需求。

其他国家是如何管理认证维护的

在加拿大和英国，执业内科医生们必须进行与美国的认证维护程序类似的认证。通过对这些过程及其历史的研究，我们可以从中学到一些有趣的经验。加拿大的认证系统内包含“会员”（相当于执业医师），这个称呼贯穿于认证计划的始终。所有的会员都在皇家学院的认证维护项目中自动注册，并要满足所有的注册后要求，以保持自己加拿大皇家学院内科医生（FRCPC）或加拿大皇家学院外科医生（FRCSC）的身份。所有省级许可委员会都需要积极参与认证维护，以确保许可证的有效。每位医师必须在每 5 年的周期内达到特定的学分，个人的学分记录将被上传到由大学维护的在线数据库中。在 6 个部分中，有一个是由医师个人自我评估并报告的，而且这个部分的能力会受到认证部门的考察并以文字的方式进行记录，考核结果每年向所属大学备份一次。每年，认证部门会随机抽取一部分报告进行审查，以保证医师提交的报告的规范性。20 世纪 70 年代初以来，英国皇家大学理事会的不做定期考试考核的建议已多次得到研究员、国家专业协会和医学教育工作者的支持。目前，参与认证维护的加拿大医师可以通过皇家学院将报告提交到 RBARS 来进行认证。同时，他们也需要参加 ABCRS 的认证维护考试来更新认证。

英国的这一认证程序不是医生为医生开发的系统，而是一种“雇主”（国家卫生服务）与“雇员”（医师）的集中系统，以确保问责制。在英国，所有有意愿在英国境内行医的医生（包括实习生、公立医院或私人诊所的医生，以及在来英国访问学习的医疗人员）都必须接受英国的医师认证。该体系是一部完善的医疗实践指南，为英国医学从业者提供核心伦理指导和合理的医疗实践指导，包括医学理论知识和技能，以及一些可能与专业实践有关的事项。在某种程度上由于近十年来发生的高关注度的医疗丑闻影响，认证部门审查的主要内容向专业立场和职业道德方面倾斜。认证维护考试不包含专业知识测试。

结论

目前，美国的委员会认证和认证维护是自愿的。然而，实际上许多医院都申请为了医院特权而申请委员会认证。在医院运行方面，没有认证会影响医院的盈利。将来，参与认证维护可能成为获得长期许可证和特权的强制性组成部分。作为一个专业团体，我们需要制订我们自己的教育评估和评价标准。我们必须与民众保持紧密联系，在民众身上才能体现对我们的社会信任与自我管理的期望。认证维护的管理必须由具有一定管理能力的医生负责，而避免被外部机构接管，因为外部机构可能会制订更加繁重的流程、提出更多不相关议程，增加执业医师的工作负担。董事会本身必须是由简单的开发人员和测试管理人员逐步发展到从事于质量评估和质量提升的机构。

支持认证维护理论的证据囊括了许多方面，包括医生方面、患者方面和系统方面。目前，医生们关心的是在尚没有确切证据证明该系统能够改善患者的就医体验的前提下完成这个过程所花费的成本和时间。然而，医生们是接受终身学习和个人发展的理念的，最优方法尚未确定，并等待着当前未竟的实验和创新的结果。

一些方法可以简化认证维护的流程，例如机构化认证维护，程序简化的优点有：满足不同的机构评价医师表现的要求、让第 2、第 3、第 4 部分与医师的日常工作关系更密切、解决医师个人和委员会分会的实际的时间和资金问题、以及形成一套医疗工作中“不可抗因素”的评估标准，以防医生们在他们不可掌控问题上受到处罚。ABMS 的有关“团队质量活动”的最新讨论将是一种新的声音，它认为许多现代医学的问题与医生个人的能力无关或是在医生能力范围之外；然而，这类活动会出现在哪儿，是在认证维护体系内还是在有医院或医疗保健机构的质量提高计划支撑下的当地医疗环境中，尚未可知。专科医师的语境和相关性也需要在认证维护计划中得到更多的关注。在不同卫生保健机构工作的医生所提供的具体治疗也有很大的差别，这很大程度上依赖于系统问题。然而，对于医生个人和委员会分会来说，增加负担的问题尚未真正解决。

（参考文献参见 www.pumpress.com/home-specific-edu/5599.html）

第71章

结直肠手术的质量和安全

Elizabeth C. Wick, Jonathan Efron 著

杨丽琨 译 李佳昕 审校

要点

- 质量评估可以分为结构评估、过程评估和基于结果的评估。
- 结直肠手术的质量评估既是过程评估也是基于结果的评估。
- 将医疗保健塑造成高度可靠性的组织，可以为持续性质量改进提供基础条件。
- 建立安全性的观念对于提供高质量治疗是必需的。
- 患者和家属参与评估已经成为一种新型并且同等重要的质量评估范畴。

背景

在2000年，美国医学研究院（IOM）出版了一份报告：《人无完人：建立一个更安全的卫生系统》，该报告在提高对医疗差错重要性的认识方面是里程碑式的文件，近几年在医学文献被引用的文件中频次仍是最高[2]。

IOM的这份报告结论是，每年在美国的医院内因为医疗差错发生44 000～98 000例患者死亡和超过一百万例伤害，这令医疗界和公众都很震惊。实际上，在住院患者死亡的八项主要原因中，可预防的医疗差错就位列其中。IOM的这份报告使医疗质量和安全方面受到了非常必要的关注。另外，该报告对重要的术语进行了明确定义，使得描述医疗差错的语言得以标准化，以用于将来的研究和质量改进。随着该报告的问世，人们对该领域的兴趣迅速增长，卫生服务研究人员开始与诸如工程学、心理学和信息学等其他学科的科学家合作，针对质量和安全方面长期存在的缺陷，制订创新式的解决方案。

随后在2001年的一份报告，跨越质量鸿沟：《21世纪新的卫生系统，为美国如何重新建立卫生保健服务体系提供了架构》[3]。该报告呼吁联邦和各州的决策者、组织管理者、董事会及民众，共同致力于减少疾病负担，并通过重点促进医疗保健的安全、有效、以患者为中心、及时、高效和公平，改善美国民众的健康状况（图71-1）。为达到这些目标，该报告列出十项重新规划的原则：

1. 医疗护理是建立在持续的治疗关系之上的。
2. 医疗护理根据患者的需求及其重要性要有个性化特点。
3. 患者是一切工作的中心。
4. 知识必须分享，信息必须自由传播。
5. 决策必须以循证为基础。
6. 安全性具有系统特性。
7. 透明度是必需的。
8. 要预料到患者的需求。
9. 要持续降低浪费行为。
10. 医生之间的合作是一种优先权利。

安全性和质量改进运动的下一个里程碑是《患者保护与平价医疗法案》（即“平价医疗法案”或“奥巴马医保”），该法案在2010年3月23日被签署为法律。《平价医疗法案》的最初目标是增加医疗保险全面覆盖的可行性、质量和负担能力，同时也促使了卫生保健系统的重新调整，特别强调的是要保证IOM报告列出的十项原则与转诊系统相结合。尤其是，《平价医疗法案》实施的政策和程序经过一段时间会将美国医疗的模式由数量驱动转变为价值驱

图 71-1 新的医疗服务体系

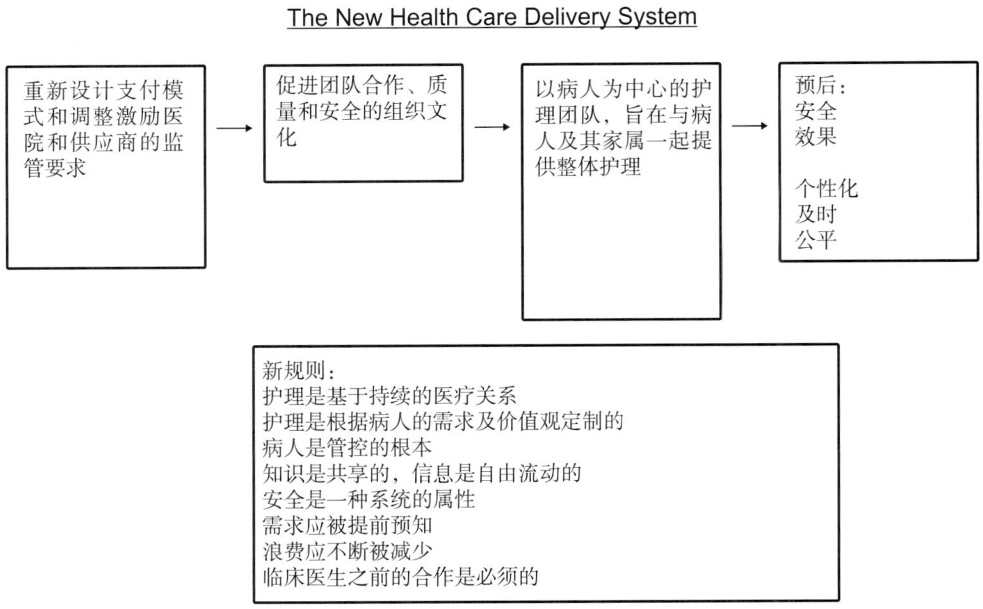

动。决策者们进一步提出对于卫生保健而言，价值等于医疗成本除以质量评估（价值 = 成本 / 质量）。转换价值公式的最佳例子是包括结直肠手术在内的所有手术后快速康复方案。这些方案最初在欧洲广泛开展，目前在美国也备受瞩目——毫无疑问，部分原因是医疗保健模式的改变。例如，最近应用于大学医疗中心的结直肠手术后，住院时间减少了 2 天，并发症发病率降低（SSI 降低 50%），患者满意度增加，并且住院费用减少了 2000 美元（数据未公布，Elizabeth Wick）。

不是向数量转变而是向价值转变的关键驱动工具是支付模式的重新设计，不再是服务 - 收费支付模式，这样有利于全球预算、民众医疗模式和医疗责任组织（ACO）。虽然在卫生保健服务体系早期尝试的成本节约模式有所不同，但全国很多地区都在不断应用这些模式[4]。最初人们把关注点大多放在初级医疗保健，并避开可预防的应急医疗服务如急诊室和急诊医院，消除医疗服务中的差异，对患有多种内科疾病的患者应提高医疗服务协作，比如那些患有糖尿病、慢性肾病、充血性心力衰竭或慢性阻塞性肺疾病的患者。在未来几年里，ACO 可能会将重点更多地放在外科。医疗护理上——这从 ACO 领导层进行的一项调查中可以看出，该调查列出了将要取消的不必要的手术，这是他们主要关注的方面（表 71-1）。在我们还处于不稳定的过渡时期时，医疗保险和私人付款者都签署了以价值为基础的支付合同，其目的是激励医院和医疗服务提供者提高重视，减少可预防的伤害，如坠床、医院获得性感染和静脉血栓栓塞症[5]。对于医疗保健经济学方面更多的进展和变化，可以参阅第 66 章里 Orangio 医生的更多讲解。

质量评估的概念模型：Donabedian 模型

向这个新的医疗护理范例发展是基于建立标准的“质量”评估方法。目前对于外科来讲，可依赖、可达到、可推广并且有意义的关键措施是什么，还没有形成共识。描述质量评估最常用的一个概念模型就是 Donabedian 模型。Avedis Donabedian 是一名早期医疗服务研究者，其有重大影响的工作即 1996 年提出的“医疗服务质量的评价”[6]。Donabedian 质量评估模型提出三个主要的改进模式：结构、过程和结果的变化（图 71-2）。结构指的是提供医疗护理服务的相关内容——包括设施、服务、人力和支付的构成。结构评估时会问：“适合的服务、设备、激励措施和人员都到位吗？”过程就是将这些工具、设备和政策 / 规程应用于患者（即良好的工作流程和以循证为基础的药物治疗）。过程评估会提问：“正确的工具、政策和设备是正在用于所有患者吗？”结果就是患者的转归。结果评估会问：“多长时间出现一次患者受到伤害？”在这个模型中，

表 71-1　30 家医疗保险责任机构的战略重点

	近期的优先度											
	非常低		低		中等		高		非常高		不明确或者	
战略	No.	%	No.	%	No	%	No.	%	No.	%	No.	%
避免因缺乏护理协调而导致的资源浪费	0	0	0	0	3	10	7	23	19	63	1	3
减少比必要的手术	4	13	12	40	10	33	2	7	1	3	1	3
管理高费用或者高风险的患者	0	0	0	0	1	3	6	20	21	70	2	7
减少专家的过度使用	3	10	8	27	10	33	4	13	4	13	1	3
减少不必要的影像检查	0	0	7	23	13	43	3	10	5	17	2	7
减少重复检查	0	0	5	17	9	30	6	20	9	30	1	3
减少可避免的再次入院	0	0	0	0	0	0	5	17	24	80	1	3
减少急诊就诊	0	0	0	0	1	3	11	37	17	57	1	3

作者总结

调查对象被要求“在你做 ACO 的第一里，请说明你对下列策略的优先次序

ED emergency department

With Permission from Dupree JM, Patel K, Singer SJ, West M, Wang R, Zinner MJ, Weissman JS. Attention to surgeons and surgical care is largely missing from early Medicare accountable care organizations. Health Aff (Millwood). 2014 Jun;33(6):972–9. doi: 10.1377/hlthaff.2013.1300 [57]. © Project Hope 2014

结构（医疗护理如何组织构建）加上过程（我们做了什么）影响患者的结果（所取得的成效）[7]。

结构评估

对手术质量的早期关注点大多围绕结构评估，因为这是最容易直接获得的。例如，研究者将结直肠手术的结果与医院因素（手术量和专业服务的可用性）以及医生受到的训练（结直肠专业委员会认证）和提供的辅助服务（经过培训的直肠癌病理学家）的相联系 [8-10]。对于结直肠癌手术，医院和医生手术数量以及委员会专业化认证，与手术并发症发生率和 5 年病死率降低相关 [11]。另外发现在高手术量的医疗服务提供者和直肠癌保留括约肌的手术之间存在相关性，也就是说对于可以考虑保留括约肌的直肠癌患者，为其做手术的医生一般很少做经腹会阴切除术 [12]。

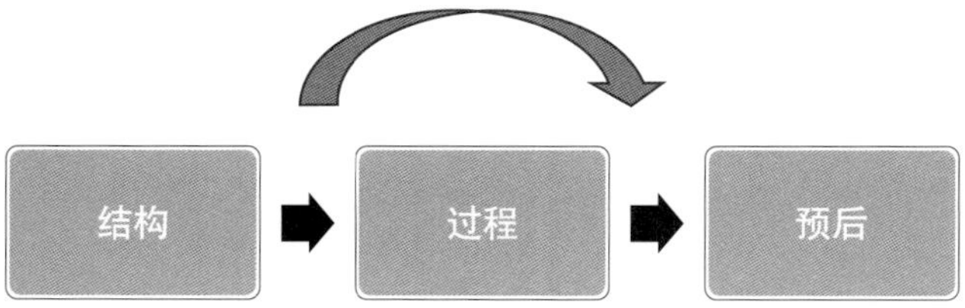

图 71-2　护理质量模式

虽然还没有广泛研究，但类似的相关性也已经在复杂炎性肠病的手术中得到确认 [13]。虽然相对容易量化，但手术量作为评估手段的缺点在于它是一种间接的评估手段，不容易成为质量改进的切入点。毫无疑问，我们都能识别一些明显“低手术量”的结直肠外科医生，也能识别不遵守基本标准的“高手术量”的结直肠外科医生。

认证项目是控制结构评估的正式流程。最成熟的例子是减重手术的认证流程。美国外科学院（ACS）和美国代谢和减重外科学会联合成立的代谢和减重手术认证及质量改进计划（MBSAQIP）为主要身体指标和患者来源设定了住院标准，并为减重手术设定了操作标准，还通过实地观察对患者依从性进行监测。要求所有的中心都进行检测并将手术结果报告给 MBSAQIP 数据库 [14-16]。CMS 支持该项目并要求所有接受减重手术的医疗保险患者必须在经过认证的中心接受治疗。高水平医疗中心的手术操作与多种措施下医疗质量升高有关，但这并没有反映在医疗保险的分析中，而且 CMS 对该项目的支持也在 2013 年终止 [17]。美国结直肠外科医师协会和直肠癌治疗优化联盟（OSTRiCh）是执行标

准治疗路径和直肠癌患者卓越中心项目的支持者，最近得到了 ACS 的支持[10, 18]。成立于 2011 年的 OSTRiCh 目前有 144 个机构，其目标均是一致努力改进直肠癌患者的安全和转归。这个合作伙伴正在联合美国外科学院癌症委员会，在直肠癌循证的五条中心原则基础上建立“CoC 直肠癌认证计划”：

- 全直肠系膜切除（TME）
- 通过专业的病理检查技术对手术质量进行评估
- 影像技术专家识别有高复发风险的患者
- 使用较新并更加有效的新辅助或辅助治疗，包括放射治疗和化学治疗
- 在患者个体化基础上，用多学科团队的方式对理想的治疗方法进行确定、计划、实施和监测理想的治疗。

过程评估

过程评估的着重点在医疗护理的细节上，这些细节可能带来良好的临床结果。通过过程评估进行质量测评的优势在于大多数评估内容都是循证的（常常是得到高质量随机对照试验的支持），监测依从情况相对容易，并且能够得到快速、动态的结果。最大的缺点是绝大部分与外科过程评估完美符合的内容均不能体现在改进的结果中。这方面在结直肠外科中最好的例子就是《外科治疗改进计划》（SCIP）[19-20]。这些评估方法源自被命名为“外科感染预防”（SIP）的部分内容，最初是为了帮助医院采取循证的方法来预防 SSI。2006 年 SIP 被纳入 SCIP 并得到了多个机构的认可，包括联合医疗委员会和 CMS，也被强制参与。最终，措施的遵从情况通过医院评比网站公开报告，并与以价值基础的购买合同相关联。对于临床实践中的结直肠外科医生来讲，重要的 SCIP 评估内容是手术预防措施，包括抗生素的给药时间、种类和停止时间［即手术切口感染（SSI）的预防］，手术室内正常温度的维持（SSI 预防），静脉血栓栓塞（VTE）事件药物预防的应用，以及术后 2 天内拔除 Foley 尿管［导管相关性尿路感染（CAUTI）的预防］。在过去 10 年，各医院都投入大量资源来实施 SCIP，多数取得了“系统稳定”的成功，而不是“变通应付”，很不幸，后者在卫生保健系统内盛行，常常阻碍电子健康记录的运行。积极的一面就是，毫无疑问目前的医疗护理要优于 2003 年，那时只有不到 60% 的患者接受术前抗生素，而且很多患者在病房恢复期间，带尿管的时间长于实际需要的时间。虽然在医疗护理过程改进已取得很大进步，但很少有医院去观察与治疗结果相关的内容[21-22]。SCIP 评估方法在 2014 年 12 月被官方废除，并由 CNS 负责在随后几年制定以结果为依据的评估方法。

与结直肠外科执业医生相关的另外一个过程评估的例子，是癌症委员会肿瘤位置报告中的结直肠癌评估部分，这也得到国家质量论坛（NQF）的支持（表 71-2）[23]。NQF 是一个代表 400 个不同利益组织的非营利机构，并代表着消费者、付款人、医务人员、政府部门和医药公司等。这些评估方法涵盖了包括直肠癌标本的病理学检查和（新）辅助放化疗、突出结直肠癌多学科诊疗方法。然而，对这些机构的最终作用是（或不是）能受这些评估方法的影响还未确定。

表 71-2　癌症委员会对结直肠癌的评估

结肠			
ACT	责任性	标准 4.4 90%	（NQF #0223）年龄低于 80 岁 AJCC Ⅲ期（淋巴结阳性）结肠癌患者，确诊后 4 个月（120 天）内考虑或进行辅助化疗
12RLN	质量改进	标准 4.5 85%	（NQF #0225）至少 12 枚区域淋巴结被切除，对切除的结肠癌进行病理学检查
直肠			
RECRCT	质量改进	不适用	对临床分期 AJCC C T3N0，T4N0 或Ⅲ期患者进行术前化疗和放疗；或对临床分期 AJCC T1 ~ 2N0 且病理分期 AJCC T3N0，T4N0 或Ⅲ期患者，确诊后 180 天内进行术后化疗和放疗；或对年龄低于 80 岁的直肠癌切除患者考虑治疗。

AJCC，美国癌症联合委员会

结果

质量改进的最终目标是使患者安全获得实实在在的改善。毫无疑问，结果评估与医生有最强的共鸣。搜集、确认和风险调整等结果评估决非小事，这也是挑战所在。目前所用的两种主要的结果评估方法来源于行政管理数据和（或）临床登记[24]。行政管理数据来源于医院计费信息，并有赖于临床文件和医学编码器的准确性，其关注点着重在于患者住院日。行政管理结果数据的来源包括大学健康联盟（UHC）、高级医疗顾问或医疗保险公司。像再住院和住院时长等评估指标可以从这类数据获得，而且有一定可靠性，但诸如 SSI、肺感染和 CAUTI 等比较复杂临床结果则不能获得[24]。相比之下，通常由护士进行整理、审核及风险调整的外科登记数据更适用于这些复杂的临床变量。在结直肠外科，美国外科医师学会的国家外科质量改进计划（NSQIP）被认为是“一流”的登记数据库。其领导层将数据有效性列为首要级别，所有的数据均由接受过培训的摘录人员收集，并定期对数据的完整性进行审查。该项目最初是在 20 世纪 90 年代由退伍军人健康保健系统（国家退伍军人风险研究管理局）设立，作为比较退伍军人医院和国家其他医院 30 天治疗结果的一种基准测试方法。风险调整是该项目主要关注的内容，因为退伍军人医院的患者与其他医疗保健机构有明显区别，多数为伴有多种合并症的老年男性患者[25]。除了成功地对医院进行了比较，该项目还成为过程改进的催化剂。2001 年，在美国卫生保健研究与质量机构（AHRQ）的支持下，此计划发展为与 ACS 合作的独立项目，即 ACS-NSQIP[26-28]。结直肠外科成为该项目重点关注的领域，特定的结肠切除术和直肠切除术等疾病特异性参数均在该项目内设立（见附件 1）。需要提出的是，该项目在 2015 年获得艾森伯格奖，以表彰其对患者安全和医疗质量所做的贡献。

在结直肠外科，手术部位感染已经成为国家标准中结果评估的首要指标之一。从 2013 年开始，医院被要求采用疾病控制与预防中心的国家医疗安全网络（NHSN）指标对结肠手术后手术部位感染进行监测，国家医疗安全网络是一个对医院免费的公共注册型的数据库。鉴于该项目具有可公开进入的性质，所以很少进行质量控制，很多问题留给了注册站点去解释。NHSN 定义的手术部位感染有三种类型：表浅、深部和器官间隙；但是公共报告标准中只包括了风险校对的器官间隙感染率。NHSN 使用标准感染比率代替风险校对医院感染率来说明患者并发症发生率。即便是如此有限的范围，对于结肠手术 NHSN 手术部位感染发生率的“准确性”也是很大的偏移。作为依据，当在同一医院水平将 NHSN 发生率与 ACS-NSQIP 的数据做比较时，二者间的相关性甚小——这进一步强调了手术结果质量评估精确度的复杂性[30]。

结果评估中一个单独版块是患者体验。目前，CMS 要求采用医疗服务提供者和医疗系统内医院患者评价方法（HCAHPS）对患者体验进行评估。医院将调查表按抽查形式寄给因急症住院后的出院患者。其目的是评价医院在对患者有意义的领域中的作为。2012 年开始，医院 HCAHPS 工作被纳入经过平价医疗法案立法的基于价值取向的购买项目。为了有利于患者评估和数据透明性，该结果经过汇编放置在医院用于比较的网站上。自 2015 年起，采用以调查成绩为基础的星级系统对医院进行排名[1-5]。

虽然 Donabedian 模型提供了一个了解质量评估环节的良好框架，但有人认为形式过于简单。另一种可替代的质量评估模式在全球应用更广，将组合评估方法考虑了进去，包括权重结构、过程和结果评估。组合评估方法的一个例子是用于美国医院的 Leapfrog 患者安全评分。这种评估方法的设计为患者、医疗服务提供者和医疗服务购买者提供了一个标准评分，来比较整个医院的患者安全，包括 26 项结构、过程和结果的评估指标。估计将来会有更多针对疾病的处理和过程的组合评估方法。

需要指出的重要一点是质量评估中的结构、过程和结果因素全都发生在医疗机构的总体文化范畴内。局部文化氛围作用于医疗护理的各个方面，因为这影响着一线员工如何理解并为患者提供安全的医疗护理服务。事实上，文化氛围（即提供医疗服务的集体态度和信仰）已经逐渐被认识到是结构 - 过程 - 结果模式中第 4 位可评估的因素。该项认识建立于局部文化氛围与各种重要临床结果相关的证据基础上，并且证据越来越多[7]。如果任何一个患者的安全性在最初就被认为是成功的，那么结构或过程的变化势必会为患者的结果带来相应的积极变化[31]。

安全性

患者安全性是一门学科，它把安全性科学方法学应用于制定可靠的医疗服务体系，并持续地努力消除不良事件。因违反患者安全性而发生不良事件的例子包括手术位置 / 方法错误、异物存留（纱布和器械）、错误标记的内镜或手术室标本、未经核对的输血，以及漏诊的过敏——所有这些都是灾难性的事件，但都是可以通过实施更安全的医院系统而避免的。对患者安全性的最关键认识在于，不良事件的发生是由于我们运行系统的缺陷造成，而且不是由单独的个人行为造成。患者安全性举措的基础是限制追责——在过去，医疗差错被认为代表了能力低下，医生常常会竭力掩饰自己的差错，尤其会提防组织机构调查这些不良事件。近十年这些观念有了引人注目的变化，现在所有医院均被要求对报告的不良事件采取非惩罚性手段，并举办公开讨论会，就如何改进以防止不良事件再次发生进行讨论并确定责任。该领域的另一项重要进步是“系统”思维已经在医疗保健方面被广泛接受——这是一种重新规划系统的想法，将医生投入、人为因素原则、系统工程和健康信息技术（用于其他几项中）相结合，将带来差错明显减少的结果。这种发现缺陷并预防不良事件的方法可以用于“小方面”（例如日益发展的手术缝合器，要防止意外的错误击发）和“大方面”（例如，领导层对决定负责的医院组织结构）的水平。

非常遗憾，医疗保健被认为是高风险体系，并具有高差错率，但这两个特征没有也不必有相关性。实际上，其他高风险行业已经设法维持近乎完美的低失误率，比如核能工业、商业航班和娱乐性公园[32]。在核能工业，他们的安全记录在很大程度上归功于企业文化，即坚持个人的主人态度、责任心、关注细节、专业化、正直和相互尊重。这些特性形成的文化氛围对于在高风险、高压力下进行高质量沟通是必需的。每一位反应堆操控人员都熟知在任何时间内正在进行的工作，对于理解指令内容和任何操作可能的结果负有责任。操控人员和执行人员之间的交流自由通畅，发生任何差错的信息可以在整个系统内迅速播散，这样其他工人就学会在将来如何预防类似的错误。在这些其他行业中运用的许多原则和工具，包括团队资源管理和高度可靠性，正在被调整为医疗保健方面的工具，以提升患者的安全性。

高度可靠性组织

注重高可靠性的原则已经被提出作为一项策略，将医疗保健由高风险、高差错率转变为高风险、低差错率的行业。Mark Chassin，美国医疗机构评鉴委员会主席，一直是该策略的主要倡导者。在2011年4月的《健康事务》期刊中，Chassin医生的作品描述了“如此远离我们的……是在所有医疗保健的服务和设施范围内，经久不变地持续维持高水平的安全性和质量。在整个医疗系统内，局部优势与大量的各种情况并存。我们在取得一些进展的同时，我们也在经历严重但可以预防的不良事件的流行”[33]。然而，高度可靠性组织理论建议，对人员、过程和技术进行适当的监管，可以应付复杂而危险的活动，并将差错率保持可接受的低水平[34]。对多个高度可靠性组织的研究显示，以下原则应包括在内[35]：

1. HROs 对各种操作很敏感（持续致力于改善系统）。
2. HROs 不愿接受对问题的“简单”解释。（不会指责或接受不良事件轻描淡写的理由。
3. HROs 非常重视失败（常常提高警惕并寻找方法防止不良事件）。
4. HROs 听从专业意见（不盲从等级制度和培训人员，而是尊重前沿专业思维）。
5. HROs 有复原能力。

形成这些特征是任何组织要获得低差错率的重要一步。要认识到对医疗保健体系的转变是缓慢而费力的，美国医疗机构评鉴委员会列出了包括14个组成部分的框架来促进这种转变[33]。这些组成部分汇成3个方面：领导能力、安全性氛围和稳步的过程改进。许多医院和医疗系统都在委托HRO对员工进行培训。康涅狄格州脚步迈得更大，该州对这种方法进行立法，州内所有议员必须强制性地接受HRO培训。

营造安全性文化

一个组织机构的文化氛围就像是一个人的个性——虽然看不见、摸不着，但却蕴含着工作意义、方向和动力[34]。能够对此理解的一个说法是，一个人的观点是一种态度，而大家的观点就能反映出这种文化。具有高效安全性文化的组织机构会持续将安全性作为渗透于整个机构的重中之重。这些组织机构经常会显露出以下特征[36]：

1. 承认组织机构的活动具有高风险、易出错的性质。
2. 具有非惩罚性措施的环境，每个人都能上报错误而安然无恙，不用担心惩罚或报复。
3. 期待不同级别之间的合作，以寻找解决缺陷的方法。
4. 组织机构自身有意愿直接调动资源解决安全问题。

出于几个原因，传统的外科文化与营造有效安全性文化的组织机构所体现的价值几乎是对立的。外科医生对讨论差错总是犹豫不决，而错误也被等同人位能力低下。外科医生也倾向于将这种压力对他们决策能力的影响降至最低[37]。

外科文化，尤其是在手术室内是有严格等级的，外科医生地位最高。结果是，即便有清晰明确的角色，等级观念也使得护士和其他手术室人员不能指出团队所做出的可能的差错或错误，这就导致有可能预防的不良事件发生。而且，这种文化不仅限于手术室。内科非常重视专业自主权，这就经常促使将个人主义置于团队合作之上，而对患者的医疗护理产生不利影响[38]。最终结果就是，虽然患者安全常常被视为重要内容，但很少被提升到组织机构的优先地位或受到整个机构的重视。

最后，只要组织机构认为他们现存的流程是合理的，他们就会觉得没必要将资源用于彻底检查患者安全性系统上。

评估安全性文化

在一个组织机构内努力促进患者安全性相关的文化转变，这在过去是受到限制的，因为不能评估任何干预方法的效果。但研究显示，从航天工业到中心导管相关血液感染的医疗界，雇员在文化方面的态度与差错减少的行为有关。安全态度问卷（SAQ）和 HSOPS（患者安全性文化的医院监测）都是有效的监测手段，能用来评估医疗保健机构的文化[39]。医疗联合委员会要求所有医院每 18 个月至 2 年进行一次安全性文化评估。评估包括针对 6 个方面的一系列问题：团队合作气氛、安全氛围、工作满意程度、对管理的感受、压力识别和工作条件。

举一个例子，在 SAQ 监测问卷中，安全氛围评分部分包括以下七个指标：

1. 我受到同事的鼓励去报告我可能会有的患者安全性问题。
2. 这个医疗场所的文化使人很容易从他人的错误中得到学习。
3. 医疗差错在这个医疗场所内能够得到妥善解决。
4. 我知道在这个医疗场所就患者安全问题提出质疑的合适途径。
5. 我收到关于我的工作的恰当反馈。
6. 如果作为患者在这里接受治疗，我会有安全感。
7. 在这个医疗场所要讨论错误是很困难的。

对团队合作氛围的感知可能会因手术室内每个角色的功能而不同，但对安全氛围的感知在特定医院手术室医生中间会相对一致。通过监测，医院能够比较同一科室不同医疗服务人员之间不同的修养，还能比较医院内不同科室间的文化差异。评分会被用来与其他参与部门的评分相对照，以对其安全氛围进行比较。这使医院可以与另一家合作共同实施项目，以改善安全氛围。另外，可以通过对实施安全措施后监测的安全氛围评分与基线评分相比较，来评价安全措施的有效性。

坚实的团队合作位居高效机构的核心，也是手术室内保证患者安全的关键环节。团队合作有赖于潜在的氛围和交流的模式。对于团队全体成员来讲，能够“喊出”患者的安全问题是形成患者安全性氛围最重要的部分。

团队合作和沟通

根据医疗联合委员会的报告，沟通障碍是引起诸如手术位置错误等触发事件的三大原因之一。在 2011 年向卫生保健组织认证联合委员会报告的不良事件中，60% 以上是因为沟通不利[40]。良好沟通是团队合作的必要条件，在手术室尤为重要，这是医疗保健最复杂的工作环境之一。

在患者的治疗范畴内，每天都有大量信息在医疗保健提供者之间交换。在正确的前提下，许多这样的信息可能预防非故意的医疗差错，并可能预防对患者的严重伤害。良好沟通在预防医疗差错中的重要性毋庸置疑，但奇怪的是，做到这一点很困难。外科的传统等级制度使手术室人员不能获得患者的重要数据，也不能提出安全性问题。一项围术期研究显示，手术室内沟通失败的比率为 30%，这些不良沟通对患者的安全有潜在影响[41]。

Christian 及其同事在手术室安全方面的前瞻性研究显示，除了要跨越文化障碍以获得更好的团队合作和沟通以外，手术室的标准化流程本身就有很多机会造成重要信息丢失或不全[42]。患者的医疗护理从手术室移交到其他部门或其他医疗保健提供者的过程中尤其容易出现信息丢失，在其他临床环境中也出现过这种情况。移交和辅助工作，比如外科计数，经常发生在治疗的关键步骤，这特别需要医疗保健提供者的注意力从以患者为中心的基本工作中转移过来。外科医生和病理医生之间的沟通也容易出现问题，因为该沟通常常由第二级传送者完成，比如护士或技术人员。这种信息丢失可能导致延误、材料和资源过度使用、临床做出决定并制订计划时的不确定性，以及忽视患者的准备。

团队合作的评估

对商业航空公司的研究发现，良好的团队合作与安全性能改善之间有较强的相关性。机组成员不愿质疑机长的判断被认为是航班发生意外事件的一个根本原因。良好的团队合作能够减少航空业的错误行为，在医疗方面可以改善 ICU 患者预后并减少手术室护士的失误。良好的团队合作还与较高的工作满意度和对工作的厌烦时间减少有关。

安全氛围调查可以用来评估团队合作，并为想要评估和改善团队合作氛围的科室或医院提供标准[43]。团队合作评分是对旨在改进手术团队合作的干预措施的反馈，比如人员资源管理或团队训练、管理者巡查，以及术前简短的集体讨论。调查中的沟通和合作部分反映手术室护理人员对团队合作的观点，并能够用来区别有意义的干预措施和不切实际及低效的项目。

在对 60 家医院的手术室人员的调查中，SAQ 发现不同个人角色对手术室团队合作的看法有着明显不同。医生通常将其他人的团队合作分级为良好，而同一部门的护士却对团队合作分级给差评。这种差异可能是由于外科医生和护士所重视的沟通技巧不同造成。例如，护士将良好的沟通描述为他们的付出得到尊重，而医生将良好的沟通描述为护士能够预料到医生的需要并遵循其指令。努力改进医生护士之间的沟通能够直接改善手术室团队对团队工作及合作的认识。让受人尊敬的外科医生重视团队合作和沟通的原则，有助于在专业培训的医生中发生态度转变和行为改变，手术团队的其他人员也会这样。外科医生正逐渐鼓励手术室人员发现问题时尊敬而及时地指出来，这些都可能会带来回报。

改进安全文化、团队合作和沟通的工具

高度可靠性机构的特征是经常使用诸如提升、核查、标准操作协定等工具，还有沟通干预，比如团队简报或报告。这些工具能够识别和缓和危机，并使机构更有效地完成任务。这些工具也能在团队成员感觉到安全问题时激发开放沟通和勇于发言的氛围。安全核查和标准化的团队讨论作为提升手段有助于“扫除”人为差错，提供质量保证，改善信息流通。还能预防因遗漏而引发的差错，这更可能发生在信息过多、步骤繁琐、重复步骤、有悖于常规操作的计划等情况，还有就是在进行操作过程中有其他中断或干扰的情况。已经显示这些类似的干预措施能够改善手术室和重症监护病房患者的安全[44-45]。

术前简单介绍和正确应用核查单，有助于团队成员之间的信息传递。简单介绍或核查单是对手术要求、需要和特殊事项的术前讨论。当现场调整特殊专业的手术需求时，简单介绍是最合适的。这些介绍可以改进安全观念，包括提高对错误位置 / 错误操作等差错的认识、早期报告器械问题、降低手术费用和减少意外延误。在一项研究中，引入手术室简短介绍之前，手术室人员报告的延误为 30.9%，引入手术室简短介绍之后仅为 23.3%[46-47]。手术室简短介绍应用越来越多，以确保循证措施的实施，比如术前合理应用抗生素和深静脉血栓（DVT）预防方法的应用。简短介绍还能使团队成员讨论潜在的问题，以免出现“近距脱靶”或造成实际伤害。

世界卫生组织（WHO）制订了详尽的围术期核查单，作为“安全手术拯救生命”行动的基本干预措施——旨在减少全球范围的手术死亡例数[48]。WHO 核查单包括提示预防感染措施已经确认实施，可能的气道并发症已经排除（例如，对于困难气道患者，麻醉有必要设备和辅助措施），有效团队合作的准备工作已经完成（例如，正确介绍所有的手术室人员）。联合医疗委员会的术前“通用方案”（或是“暂停”）部分也包括在核查单内（例如，检查手

术实施于正确的患者和正确的位置)。WHO 核查单应用之初的研究显示全球死亡率显著降低，但随后对政府项目中核查单有效性的评估研究显示其未能对并发症发生率和死亡率产生同样的效果。目前已经弄明白核查单的有效性很大程度上取决于实施机构的安全观念[47]。简单地套用这个核查单不大可能改变医疗服务质量，但是，综合措施改进安全观念并应用核查单的系统工作确实可能带来意义重大的进步。与简短介绍相似，将核查单用于局部工作环境也很重要(图 71-3)。

核查单、暂停制度、简短介绍、详细报告等手段能够改善医疗服务提供者之间的沟通，从而为患者创造更安全的环境。虽然这些措施在不同医疗卫生部门的施行力度还有很大不同，但把这些措施纳入制度的几个专业，比如重症监护和麻醉，在患者安全方面已经取得了令人瞩目的进步。现在，沟通不利、信息丢失、患者移交、多项竞争性工作和过度负荷被看做围术期环境下“烦人但尚能接受的特点”[17]。随着医生对医学中差错、压力和团队合作态度的改变，他们逐渐倾向于减少差错、改进团队合作和沟通的共同目标，医学很可能在安全领域取得许多里程碑式的成绩，就像高度可靠性工业如航空业已经获得的水平那样。

作为一个重要范例，这项以病房为基础的综合安全项目(CUSP)，最初是为重症监护病房设计的，经过更改后用于不同的科室[49]。CUSP 对于改进安全观念和临床结果均为有效的措施。每个应用 CUSP 的临床科室召集一个多学科团队，进行可以重复的以下五个步骤：安全科学的训练、确定患者的安全危害、与上级主管人员合作、从发现缺陷获得学习、应用各种手段改进团队合作和沟通。所有的团队均包括相关学科的医疗保健提供者，比如护士、医生、医院感染控制医师、技师、高级医疗服务提供者、住院医师和办事员。该方法用于大学附属医院后，成功地将结直肠手术 SSI 由 27% 降至 18%[50]。这个方案经过调整，通过一个与 ACS 合作的国家实施项目，在全国范围内被用于其他的围术期环境[51]。

外科中“不该发生的事件”

不该发生的事件是指在医疗服务中可以清楚识别、可以预防并且给患者造成严重后果的差错，也说明医疗保健机构的安全性和可信度确实存在问题[52]。在 IOM 报告出台后，该术语就被 Ken Kizer 医生普及了。

确定为“不该发生的事件”的标准列在下面。

该事件必须是：

- 不能是模棱两可的(即事件必须是能够清楚确认并被明确评估的，这样才可能列于报告系统范围内)；
- 通常是可预防的，但鉴于医疗保健的复杂性，有的事件不总是能避免；
- 严重的，导致死亡或器官损失，残疾，或永久性身体功能丧失；

以及下列之一的：

- 不良事件和(或)，
- 显露医疗保健机构安全系统的问题和(或)，
- 公共可信度或公共可靠度方面的重要事件。

这些事件不是手术所固有的合理医疗风险，也不是患者必须应该接受的风险，而是**不该发生**的医疗差错。任何这类事件的发生都是一个信号，即该医疗机构的患者安全观念或安全措施存在缺陷，需要评估并纠正(表 71-3)。

尽管在这方面已有广泛共识，即外科不该发生的事件都是能够预防的，而且也实施了几个国家或地区项目以减少此类事件，但不该发生的事件仍然是一个显著问题。Mehtsun 等人的研究显示，从 1990 年 10 月到 2010 年 10 月，仅在美国就有 9744 例因不该发生的事件而导致医疗事故起诉的赔偿。这些事件中，报告的死亡率为 6.6%，永久损害为 33%，暂时性损害为 59%。不该发生的事件总费用为 13 亿美元。因外科不该发生的事件被起诉的医生中，有 12.4% 又出现在后来因不该发生事件的起诉名单中[53]。

意外遗留的手术物品指的是患者离开手术室后发现其体内遗留的手术物品，这需要二次手术进行清除[39]。估计在手术操作中出现异物存留的在每 8 000 ~ 18 000 例手术中有一例，相应地，一所正规大医院每年出现一例或以上，或在美国一年大约出现 1500 例[54]。这种估算是以对医疗事故索赔分析为基础的，但很可能低估了真正发生率。结直肠手术中手术物品遗留常常是开腹纱垫、缝针或器械。在急诊手术时，当手术操作过程中有非计划中的变化(因为在手术室会遇到新的诊断)时，有多位

JOHNS HOPKINS MEDICINE

结直肠的 CUSP 手术安全检查表

Addressograph

ORMIS # ________
Surgeon: ________
Date: ________

麻醉诱导前 → 皮肤切开前 → 在患者离开之前

登记

○患者确认：
- 身份（姓名 / 捐助）
- 位置（以及标记）
- 程序
- 同意

○患者是否有：
- 已知的过敏症 ________

○困难的气道 / 误吸风险？

○接入技术：________________

○操作前的关注：________________
____
____
____

暂停

○介绍团队
○确认：
- 确认患者
- 位置
- 过程
- Opening Temp ________(in OR)

○ Anticipated Critical Events
- Surgeon Review:
  - critical or unexpected steps, operative duration, anticipated blood loss?
  - separation of clean and dirty instruments
- Anesthesia Review:
  - patient-specific concerns?
- Circulating Review:
  - Equipment availability, malfunctions, or concerns:

○ Critical Issues:
- DVT Prophylaxis
  - SubQ Heparin Q8 (marked on board)
  - SCDs
- Steroid Coverage (50mg Hydro)
  - Has a steroid taper
- Abx
  - selection
  - dose
  - redose (marked on board)
- Starting Hgb________________
  - Blood Available
- Glycemic Control starting BG_____
  - BG <180 (plan)
- Beta Blockade

签名登记离开

● Nurse Verbally confirms with Team:
- Count correct
- Specimens labeled correctly
- clean/dirty instrument separation
- Equipment Issues/Review

Operator error v. posting error:
____

● Team Review concerns:
- Beta blockade
- Blood
- Glycemic Control (BG < 180)
- Pain Management
- DVT Prophylaxis
  - Sub Q Heparin Q8
  - SCDs
  - can foley be d/c’d within 24hrs.

结直肠的 CUSP 手术安全检查表

需要解决的问题

请提供您的意见和联系信息我们会就您发现的任何问题亲自跟进 ________________

■ 没有评论——一切都很棒！

■ Attending surgeon:________________________

■ 麻醉人员：________________________

■ Circulating nurse:________________________

Issues or comments:

____
____
____
____
____
____

contact information for response and/or follow-up:

____

Minor Procedures

● Patient has Confirmed:
- Identity (Name/DOB)
- procedure
- consent
- HCG complete (if female)

● ID Names/role of surgical team

● Antibiotics given if appropriate?

● Patient positioned to prevent injury

● Potential problems of the case identified and discussed

● All equipment available for case/ staff have working knowledge of equipment.

图 71-3 Local adaptation of briefi ng checklist to colorectal surgery. With Permission from Hicks CW Improving Safety and Quality of Care *With Enhanced Teamwork Through Operating Room Briefi ngs JAMA Surg. 2014;149(8):863–868. doi: 10.1001/ jamasurg.2014.172 . © American Medical Association 2014.*

表 73-1 “可以避免的不良事件”

1.	手术或侵袭性操作中的不良事件
1A.	进行手术或侵袭性操作的部位发生错误（更新） 适用范围：医院、门诊 / 办公室为基础的手术中心、门诊性质的执业机构 / 办公室为基础的执业机构、长期护理 / 专业护理机构
1B.	进行手术或侵袭性操作的患者发生错误（更新） 适用范围：医院、门诊 / 办公室为基础的手术中心、门诊性质的执业机构 / 办公室为基础的执业机构、长期护理 / 专业护理机构
1C.	对患者进行错误的进行手术或侵袭性操作（更新） 适用范围：医院、门诊 / 办公室为基础的手术中心、门诊性质的执业机构 / 办公室为基础的执业机构、长期护理 / 专业护理机构
1D.	手术或侵袭性操作后患者体内异物遗留（更新） 适用范围：医院、门诊 / 办公室为基础的手术中心、门诊性质的执业机构 / 办公室为基础的执业机构、长期护理 / 专业护理机构
1E.	ASA1 级患者在术中或术后 / 侵袭性操作后短期内死亡 适用范围：医院、门诊 / 办公室为基础的手术中心、门诊性质的执业机构 / 办公室为基础的执业机构
2.	医疗产品或器械不良事件
2A.	患者死亡或严重伤害与使用医疗机构提供的受污染的药品、器械或生物制品有关（更新） 适用范围：医院、门诊 / 办公室为基础的手术中心、门诊性质的执业机构 / 办公室为基础的执业机构、长期护理 / 专业护理机构
2B.	患者死亡或严重伤害与医疗护理中器械的使用或其功能有关，器械是使用过的或其功能不能满足需要（更新） 适用范围：医院、门诊 / 办公室为基础的手术中心、门诊性质的执业机构 / 办公室为基础的执业机构、长期护理 / 专业护理机构
2C.	患者死亡或严重伤害与在医疗机构中接受治疗时发生血管内气体栓塞有关 适用范围：医院、门诊 / 办公室为基础的手术中心、长期护理 / 专业护理机构
3.	患者保护不良事件
3A.	让不能做出决定的任何年龄的患者 / 市民出院或离院，交给未经授权的人（更新） 适用范围：医院、门诊 / 办公室为基础的手术中心、门诊性质的执业机构 / 办公室为基础的执业机构、长期护理 / 专业护理机构
3B.	患者死亡或严重伤害与患者失踪（消失）有关（更新） 适用范围：医院、门诊 / 办公室为基础的手术中心、门诊性质的执业机构 / 办公室为基础的执业机构、长期护理 / 专业护理机构
3C.	患者在医疗机构接受治疗期间自杀、企图自杀或自残导致严重伤害（更新） 适用范围：医院、门诊 / 办公室为基础的手术中心、门诊性质的执业机构 / 办公室为基础的执业机构、长期护理 / 专业护理机构
4.	护理不良事件
4A.	患者死亡或严重伤害与用药错误有关（如错误的药品、错误的剂量、错误的患者、错误的给药时间、错误的给药速度、错误的用药前准备或错误的给药途径）（更新） 适用范围：医院、门诊 / 办公室为基础的手术中心、门诊性质的执业机构 / 办公室为基础的执业机构、长期护理 / 专业护理机构
4B.	患者死亡或严重伤害与输注不安全的血液制品有关（更新） 适用范围：医院、门诊 / 办公室为基础的手术中心、门诊性质的执业机构 / 办公室为基础的执业机构、长期护理 / 专业护理机构
4C.	产妇死亡或严重伤害与在医疗机构接受治疗期间低危妊娠分娩有关（更新） 适用范围：医院、门诊 / 办公室为基础的手术中心
4D.	新生儿死亡或严重伤害与低危妊娠分娩有关（新） 适用范围：医院、门诊 / 办公室为基础的手术中心
4E.	患者死亡或严重伤害与在医疗机构接受治疗期间坠床有关（更新） 适用范围：医院、门诊 / 办公室为基础的手术中心、门诊性质的执业机构 / 办公室为基础的执业机构、长期护理 / 专业护理机构

续表

4F.	在一个医疗机构住院 / 转院后出现任何 3 期、4 期或不能分期的压疮（更新） 适用范围：医院、门诊 / 办公室为基础的手术中心、长期护理 / 专业护理机构
4G.	使用错误的捐献者精子或错误的卵子进行人工授精（更新） 适用范围：医院、门诊 / 办公室为基础的手术中心、门诊性质的执业机构 / 办公室为基础的执业机构
4H.	不可替代的生物标本出现不可弥补的损失，导致的患者死亡或严重伤害（新） 适用范围：医院、门诊 / 办公室为基础的手术中心、门诊性质的执业机构 / 办公室为基础的执业机构、长期护理 / 专业护理机构
4I.	因未能跟踪或联系实验室、病理室或放射科检查结果，造成患者死亡或严重伤害（新） 适用范围：医院、门诊 / 办公室为基础的手术中心、门诊性质的执业机构 / 办公室为基础的执业机构、长期护理 / 专业护理机构
5.	环境不良事件
5A.	患者在医疗机构接受治疗期间因触电休克导致患者或员工死亡或严重伤害（更新） 适用范围：医院、门诊 / 办公室为基础的手术中心、门诊性质的执业机构 / 办公室为基础的执业机构、长期护理 / 专业护理机构
5B.	在设计为患者输送氧气或其他气体的管道系统中没有气体、气体错误或被有毒物质污染等任何事故（更新） 适用范围：医院、门诊 / 办公室为基础的手术中心、门诊性质的执业机构 / 办公室为基础的执业机构、长期护理 / 专业护理机构
5C.	患者在医疗机构接受治疗期间因触电休克导致患者或员工死亡或严重伤害（更新） 适用范围：医院、门诊 / 办公室为基础的手术中心、门诊性质的执业机构 / 办公室为基础的执业机构、长期护理 / 专业护理机构
5D.	患者在医疗机构接受治疗期间因使用物理性束缚或床栏杆导致患者死亡或严重伤害（更新） 适用范围：医院、门诊 / 办公室为基础的手术中心、门诊性质的执业机构 / 办公室为基础的执业机构、长期护理 / 专业护理机构
6.	放射性不良事件
6A.	因金属物体被带入 MRI 区域导致患者或员工死亡或严重伤害（新） 适用范围：医院、门诊 / 办公室为基础的手术中心、门诊性质的执业机构 / 办公室为基础的执业机构
7.	潜在犯罪的不良事件
7A.	任何假冒医生、护士、药剂师或其他注册的医疗保健者的人，预约或提供医疗护理的情况（更新） 适用范围：医院、门诊 / 办公室为基础的手术中心、门诊性质的执业机构 / 办公室为基础的执业机构、长期护理 / 专业护理机构
7B.	绑架任何年龄的患者 / 民众（更新） 适用范围：医院、门诊 / 办公室为基础的手术中心、门诊性质的执业机构 / 办公室为基础的执业机构、长期护理 / 专业护理机构
7C.	在医疗机构内部或外部对患者或员工进行性虐待或性攻击（更新） 适用范围：医院、门诊 / 办公室为基础的手术中心、门诊性质的执业机构 / 办公室为基础的执业机构、长期护理 / 专业护理机构
7D.	在医疗机构内部或外部发生的因物理攻击导致的患者或员工死亡或严重伤害（更新） 适用范围：医院、门诊 / 办公室为基础的手术中心、门诊性质的执业机构 / 办公室为基础的执业机构、长期护理 / 专业护理机构

获得国家质量论坛 © 2002 的允许进行复制

医生、护士和刷手护士参加的长时间手术时，以及患者体质指数较高时，手术物品遗留的风险增加 [54]。遗留的物品最常通过术后影像检查发现，这或者是偶然的，或者是在有疼痛或梗阻症状进行检查时发现的。实际上，在所有发现异物遗留延误的病例中，检查手术室原始记录时发现的是正确的手术物品计数——一个“错误的正确计数”。这种情况在异物遗留的病例中占 21% ~ 100%[55]。鉴于此，当手术室团队即便仅有一位感觉手术计数不准而担心异物遗留，或存在危险因素时，建议在手术结束时进行 X

线检查。人们也越来越有兴趣使用带有高频识别海绵的开腹纱垫，以消除计数时的人为错误。虽然这些措施确实可以杜绝开腹纱垫遗留，但其他手术物品仍会遗留。有意思的是，当最后的计数“不正确”时，仍会发生异物遗留——但是这通常发生在手术室团队之间缺乏沟通时。为标准操作制定制度政策以防错误计数发生（比如趁患者还在手术室内时，要求强制进行放射影像检查），能够避免护士之间的分歧，也能减少已知计数错误时发生手术物品遗留的可能性。另外，即便培养手术室安全观念，使每个人在有不良事件时毫无顾忌勇于发言，也还要走很长一段路才能防止这种不幸情况发生。

患者及其家人作为伙伴

在历史上，风险管理专家和法律顾问建议，在医疗服务提供者和患者之间不要就患者安全问题和医疗差错进行开放式沟通；但是，患者安全改善运动的特点之一就是一种新的告知形式，将手术相关的风险、患者安全问题的发生概率交代清楚，并在提供安全和成本有效的医疗服务中将患者看做是必不可少的合作伙伴。非常明显，在像糖尿病、高血压和充血性心力衰竭等慢性疾病治疗中，积极参与到治疗中的患者可以获得较好的结果。目前还不清楚在急性疾病的医疗护理情况下会怎样。Waterman等人的研究显示，大多数住院患者为了防止医疗差错，非常愿意参与到治疗中（91%），形成鲜明对比的是，85% 的患者乐于咨询药品适应证，而只有46% 的人愿意质疑医务人员的手部卫生。很多人相信参与制定决策是以患者为中心服务模式的最佳状态。但是现在，包括外科共同制订决策在内的内容仍在变化。一般来说，在临床作出决定过程中，患者和医生共同承担责任（双向对话），并将患者的价值观和信仰融入到该过程中。技术和决策支持援助是正在兴起的重要手段，有助于参与决策的方法在外科实施。然而医学还没有完全涵盖并接受这种概念，这代表着另外一种元素，即允许医疗保健团队、患者和医疗服务提供者对能够所有人员积极参与，获得可能的最佳结果。

结论

在过去的 15 年里，质量和安全领域有了突飞猛进地发展。大多数术语已广为人知。为了最终达到外科医疗护理的切实改进，我们需要在所有医院都有有效、有意义并且开放的措施。政策制定者必须支持医院文化的发展，这样的医院领导就能够宣布“可预防损害为零”的目标，并建立有支持能力的基础设施和责任系统[56]。作为结直肠外科医生，我们必须致力于提高能力，勇做改进工作的先锋。

附件 1

针对结肠切除术和直肠切除手术的美国外科医生国家质量改进计划。获得美国外科医师学会©版权允许。

AMERICAN COLLEGE OF SURGEONS
NATIONAL SURGICAL QUALITY IMPROVEMENT PROGRAM
PROCTECTOMY
PROCEDURE TARGETED WORKSHEET

*IDN ______________________ Cycle Number ______________________

LMRN ______________________ Case Number ______________________

DEMOGRAPHICS

Last Name: ______________________ First: ______________________ MI: _____

Street Address: ______________________

City/Town: ______________ State/Province: _________ Zip: _________ Country: _________

Home Phone (____) __________ Work Phone (____) __________ Cell Phone (____) __________

*DOB: ______/______/______ *(mm/dd/yyyy)* Gender: ☐ *Male* ☐ *Female*

Race: ☐ White ☐ American Indian / Alaska Native ☐ Asian

☐ Black / African American ☐ Native Hawaiian / Other Pacific Islander ☐ Unknown

Ethnicity: Hispanic - ☐ *YES* ☐ *NO* ☐ Unknown Preferred Language: ☐ ENGLISH ☐ SPANISH

SURGICAL PROFILE

Principal Procedure ______________________ CPT® Code ______________

Patient Status: ☐ *Inpatient* ☐*Outpatient* Elective Surgery: ☐ *YES* ☐ *NO* ☐ *Unknown*

Origin Status:

☐ Not transferred, admitted directly from home

☐ Acute Care Hospital (inpatient status only)

☐ Nursing Home/Chronic Care Facility/Intermediate Care Unit

☐ Transfer from other (i.e. Spinal Cord Injury Unit or other facility not listed)

☐ Transfer from outside Emergency Department

☐ Unknown (if transferred from unknown location or Facility)

Hospital Admission Date: ______/______/______ *Operation Date: ______/______/______

Anesthesia Technique:

☐ General ☐Spinal ☐ Epidural ☐ Regional ☐ Local ☐ MAC/IV Sedation ☐None ☐Other ☐Unknown

Additional Anesthesia Technique(s)

☐ General ☐Spinal ☐ Epidural ☐ Regional ☐ Local ☐ MAC/IV Sedation ☐None ☐Other ☐Unknown

*Surgical Specialty: *(select one)*

1. General Surgery
2. Vascular
3. Thoracic
4. Cardiac
5. Orthopedics
6. Neurosurgery
7. Urology
8. Otolaryngology (ENT)
9. Plastics
10. Gynecology
11. Interventional Radiologist

Surgeon NPI: ______________

Attending Surgeon's Name: ______________________ Attending Surgeon's IDN: ______________

LCN: ______________________ Encounter Number: ______________

PREOPERATIVE RISK ASSESSMENT

GENERAL				RENAL		
Height	______	*Inches*	*CM*	Acute Renal Failure w/in 24 hrs	*YES*	*NO*
Weight	______	*Pounds*	*KG*	Currently requiring or on Dialysis w/in 2 wks	*YES*	*NO*
Diabetes Mellitus	*Non-Insulin*	*Insulin*	*NO*	**NUTRITIONAL/IMMUNE/OTHER**		
Current Smoker w/in 1 year		*YES*	*NO*	Disseminated Cancer	*YES*	*NO*
Dyspnea	*Mod. Exertion*	*At Rest*	*NONE*	Open Wound (w/ or w/out infection)	*YES*	*NO*
Functional Health Status	*I*___	*PD* ___ *TD* ___	*Unk* ___	Steroid/Immunosuppressant use for chronic condition	*YES*	*NO*
PULMONARY				>10% loss of body wt. last 6 months	*YES*	*NO*
Vent. Dependent w/in 48 hrs		*YES*	*NO*	Bleeding disorders	*YES*	*NO*
COPD (severe)		*YES*	*NO*	Preop Transfusions (RBC units w/in 72 hrs)	*YES*	*NO*
HEPATOBILIARY				Sepsis w/in 48 hours	*SIRS*	*NO*
Ascites w/in 30 days		*YES*	*NO*		*Sepsis*	
CARDIAC					*Sep Shock*	
CHF w/in 30 days		*YES*	*NO*			
Hypertension req. meds.		*YES*	*NO*			

Tumor Location in the Rectum
☐ N/A　☐ Lower Third　☐ Middle Third　☐ Upper Third　☐ Unknown

Chemotherapy within 90 Days
☐ Yes　☐ No　☐ Unknown

Radiation Therapy within 90 Days
☐ Yes　☐ No　☐ Unknown

Pretreatment Clinical Staging- Primary Tumor "T"
☐ N/A　☐ Tx　☐ T0　☐ Tis　☐ T1　☐ T2
☐ T3　☐ T4　☐ T4a　☐ T4b　☐ Unknown

Pretreatment Clinical Staging- Regional Lymph Nodes "N"
☐ N/A　☐ Nx　☐ N0　☐ N1　☐ N1a　☐ N1b
☐ N1c　☐ N2　☐ N2a　☐ N2b　☐ Unknown

Pretreatment Clinical Staging- Distant Metastasis "M"
☐ N/A　☐ MO/Mx　☐ M1　☐ M1a　☐ M1b　☐ Unknown

Complete Evaluation of the Colon Preoperatively
☐ Yes
☐ No-no study identified
☐ No-study was incomplete, obstructing lesion in the colon
☐ No-study was incomplete, entire colon could not be visualized
☐ No-study was incomplete, prep was inadequate
☐ Unknown

Patient Marked for Stoma Preoperatively
☐ Yes
☐ No

LABORATORY DATA

LABORATORY DATA: *(report preop lab values closest to the Procedure/Surgery start date & time)*
Preop values should be within 90 days prior to surgery

PREOPERATIVE LAB DATA	Value 90 days	unknown	Date
Serum Sodium (Na)		☐	___/___/___
Blood Urea Nitrogen (BUN)		☐	___/___/___
Creatinine (Cr)		☐	___/___/___
Albumin (ALB)		☐	___/___/___
Total Bilirubin (TB)		☐	___/___/___

Revision: January 1, 2015　　- 2 -　　ACS NSQIP® PROCEDURE TARGETED Proctectomy

Serum Glutamic-Oxaloacetic Transaminase (SGOT)/(AST)		☐	___/___/___
Alkaline Phosphatase (Alk Phos)		☐	___/___/___
White Blood Count (WBC)		☐	___/___/___
Hematocrit (Hct)		☐	___/___/___
Platelets (Plt)		☐	___/___/___
Internat'l Normalized Ratio (INR)		☐	___/___/___
Partial Thromboplastin Time (PTT)		☐	___/___/___

OPERATIVE INFORMATION

Emergency Case: ☐ YES ☐ NO

Wound Classification: ☐*Clean* ☐ *Clean/Contaminated* ☐ *Contaminated* ☐ *Dirty/Infected*

Surgical wound(s) closure:
☐ All layers of incision (deep and superficial) are fully closed by some means
☐ Only deep layers of incision are closed; superficial layers are left open
☐ No layers of the incision are surgically closed
ASA Class *(circle one)*: *1 2 3 4 5 6 None Assigned (for local anes. only)*

OPERATIVE TIMES: Procedure / Surgery Start: ______:______ Procedure/Surgery Finish: ______:______

Pathologic Staging- Primary Tumor "T":
☐ N/A ☐ Tx ☐ T0 ☐ Tis ☐ T1 ☐ T2
☐ T3 ☐ T4 ☐ T4a ☐ T4b ☐ Unknown

Pathologic Staging- Regional Lymph Nodes "N"
☐ N/A ☐ Nx ☐ N0 ☐ N1 ☐ N1a ☐ N1b
☐ N1c ☐ N2 ☐ N2a ☐ N2b ☐ Unknown

Number of Nodes Evaluated
☐ ______________ ☐ Unknown ☐ N/A

Pathologic Staging- Distant Metastasis "M"
☐ N/A ☐ MO/Mx ☐ M1 ☐ M1a ☐ M1b ☐ Unknown

Margins-Radial
☐ N/A ☐ Yes, margin was clear ☐ No clear mass: margin was positive ☐ Unknown

Clear Radial Margin cm
☐ CM______ ☐Unknown

Margins-Distal
☐ N/A ☐ Yes, margin was clear ☐ No clear mass: margin was positive ☐ Unknown

Clear Distal Margin cm
☐ CM______ ☐Unknown

Operative Approach:
☐ Open (planned)
☐ Laparoscopic
☐ Laparoscopic with open assist
☐ Laparoscopic with unplanned conversion to open
☐ Robotic
☐ Robotic with open assist
☐ Robotic with unplanned conversion to open
☐ Endoscopic
☐ Endoscopic with open assist
☐ Endoscopic with unplanned conversion to open
☐ NOTES
☐ NOTES with open assist
☐ NOTES with unplanned conversion to open
☐ SILS
☐ SILS with open assist
☐ SILS with unplanned conversion to open
☐ Other MIS Approach
☐ Other MIS Approach with open assist
☐ Other MIS approach with unplanned conversion to open
☐ Combination of approaches not otherwise specified
☐ Combination of Approaches not otherwise specified with open assist

☐ Combination of approaches otherwise specified with unplanned conversion to open
☐ Other
☐ Unknown

ADDITIONAL OPERATIVE PROCEDURES

Other Procedure	CPT
1.	
2.	
3.	
4.	
5.	
6.	
7.	

Concurrent Procedure	CPT
1.	
2.	
3.	
4.	
5.	
6.	
7.	

OCCURRENCES

POSTOPERATIVE OCCURRENCES: ☐ *YES* ☐ *NO*
(Although not required for this program, you may wish to document 'treatment' and 'outcome to date' of the occurrence for internal quality monitoring)

			Date	*Treatments / Outcomes / Comments*
Wound Occurrences				
Superficial Incisional SSI	☐ *YES*	☐ *NO*	___/___/___	________
Present at Time of Surgery?	☐ *YES*	☐ *NO*		
Deep Incisional SSI	☐ *YES*	☐ *NO*	___/___/___	________
Present at Time of Surgery?	☐ *YES*	☐ *NO*		
Organ/Space SSI	☐ *YES*	☐ *NO*	___/___/___	________
Present at Time of Surgery?	☐ *YES*	☐ *NO*		
Wound Disruption	☐ *YES*	☐ *NO*	___/___/___	________
Respiratory Occurrences				
Pneumonia (PNA)	☐ *YES*	☐ *NO*	___/___/___	________
Present at Time of Surgery?	☐ *YES*	☐ *NO*		
Intraop **OR** Postop Unplanned Intubation	☐ *YES*	☐ *NO*	___/___/___	________
Pulmonary Embolism	☐ *YES*	☐ *NO*	___/___/___	________
On ventilator > 48 hours	☐ *YES*	☐ *NO*	___/___/___	________
Present at Time of Surgery?	☐ *YES*	☐ *NO*		
Urinary Tract Occurrences				
Urinary Tract Infection (UTI)	☐ *YES*	☐ *NO*	___/___/___	________
Present at Time of Surgery?	☐ *YES*	☐ *NO*		
Report the most significant level				
Progressive Renal Insufficiency	☐ *YES*	☐ *NO*	___/___/___	________
Acute Renal Failure	☐ *YES*	☐ *NO*	___/___/___	________
CNS Occurrences				
Stroke / CVA	☐ *YES*	☐ *NO*	___/___/___	________
Cardiac Occurrences				
Intraop **OR** Postop Cardiac Arrest req. CPR	☐ *YES*	☐ *NO*	___/___/___	________
Intraop **OR** Postop Myocardial Infarction	☐ *YES*	☐ *NO*	___/___/___	________
Other Occurrences				
Transfusion Intraop/Postop (72h of surgery start time) *(transfusion of 1-200 units)*	☐ *YES*	☐ *NO*	___/___/___	# of units transfused: ________
Vein Thrombosis req. Therapy	☐ *YES*	☐ *NO*	___/___/___	________
Sepsis: Sepsis	☐ *YES*	☐ *NO*	___/___/___	________
Present at time of surgery?	☐ *YES*	☐ *NO*		
Septic Shock	☐ *YES*	☐ *NO*	___/___/___	________
Present at time of surgery?	☐ *YES*	☐ *NO*		
Other Postoperative Occurrences (ICD-9 code):			___/___/___	(ICD-9 code) ________

Anastomotic Leak:
☐ No
☐ Yes-Leak, no treatment intervention of any kind documented
☐ Yes-Leak, treated with NPO, antibiotics, TPN or other non-interventional, non-operative means
☐ Yes-Leak, treated with percutaneous/radiological/endoscopic interventional means
☐ Yes-Leak, reoperation
☐ Unknown

Prolonged Postoperative NPO or NGT Use: ☐ Yes ☐ No ☐ Unknown

HOSPITAL DISCHARGE INFORMATION / READMISSIONS / MORTALITY / REOPERATIONS

Acute Hospital Discharge Date: _____/_____/_______ *(mm/dd/yyyy)*

Discharge Destination:

☐ *Skilled Care Facility, not Home*	☐ *Home*	☐ *Expired*
☐ *Unskilled Facility, not Home*	☐ *Separate Acute care (transferred to another acute care facility)*	☐ *Unknown*
☐ *Facility which was Home*	☐ *Rehab*	

Post-op ICD.9 Code ________________________ **Diagnosis:** ____

Still in hospital > 30 days: ☐ *YES* ☐ *NO*

Death:

Death during operation OR Postop Death w/in 30 days: ☐ *YES* ☐ *NO*
Date of death: _____/_____/______ ☐ Unknown

Postop Death > 30 days: *(if remained in acute care)* ☐ *YES* ☐ *NO*
Date of death: ______/______/_____ ☐ Unknown

Readmission: (Multiple Readmissions Can Be Entered)

Was there a readmission for any reason within 30 days of the principal operative procedure?
☐ *YES* ☐ *NO* ☐ *Unknown*
If yes, date: _______/______/_______
Information Source *(select one)* ☐ Medical Record ☐ Patient/Family Report ☐ Other

Was this readmission unplanned at the time of the principal operative procedure? ☐ *YES* ☐ *NO*

Was this readmission likely related to the principal operative procedure? ☐ *YES* ☐ *NO*

- If likely related, choose the primary suspected reason (postoperative occurrence)

Superficial SSI	Pulmonary Embolism	Intraop or Postop Cardiac Arrest req CPR	Other: ICD-9 code______________ Free Text:______________________
Deep SSI	On ventilator > 48 hours	Intraop or Postop Myocardial Infarction	
Organ / Space SSI	Progressive Renal Insufficiency	Transfusion Intraop/Postop (72h of surgery start time)	
Wound Disruption	Acute Renal Failure	Vein Thrombosis Requiring Therapy	
Pneumonia	Urinary Tract Infection (UTI)	Sepsis	
Intraop or Postop Unplanned Intubation	Stroke / CVA	Septic Shock	

- If the readmission is unrelated, choose the primary suspected reason (postoperative occurrence)

Superficial SSI	Pulmonary Embolism	Intraop or Postop Cardiac Arrest req CPR	Other: ICD-9 code______________ Free Text:______________________
Deep SSI	On ventilator > 48 hours	Intraop or Postop Myocardial Infarction	
Organ / Space SSI	Progressive Renal Insufficiency	Transfusion Intraop/Postop (72h of surgery start time)	
Wound Disruption	Acute Renal Failure	Vein Thrombosis Requiring Therapy	
Pneumonia	Urinary Tract Infection (UTI)	Sepsis	
Intraop or Postop Unplanned Intubation	Stroke / CVA	Septic Shock	

Unplanned Reoperation:

Did the patient have an unplanned return to the operating room for a surgical procedure w/in the 30 day postoperative period? ☐ *YES* ☐ *NO*

If yes, Surgery Date or Unknown: _____/_____/_______

Source *(select one)* ☐ Medical Record ☐ Patient/Family Report ☐ Other

CPT code ______________

If yes, was the return to the OR for a postop occurrence likely related to the principal operative procedure?
☐ *YES* ☐ *NO*

If yes, record the ICD code ______________ or diagnosis description________________________

Did the patient have a SECOND unplanned return to the operating room for a surgical procedure, w/in the 30 day postoperative period? ☐ *YES* ☐ *NO*

If yes, Surgery Date or Unknown: _____/_____/_______

Source *(select one)* ☐ Medical Record ☐ Patient/Family Report ☐ Other

CPT code ______________

If yes, was the return to the OR for a postop occurrence likely related to the principal operative procedure?
☐ *YES* ☐ *NO*

If yes, record the ICD code ______________ or diagnosis description________________________

Were there more than two unplanned re-operations for a post op occurrence likely related to the principal operative procedure within 30 days? ☐ *YES* ☐ *NO*

FOLLOW-UP

Follow Up Within 30 Days

Were you able to follow the case for the full 30 days? ☐ *YES* ☐ *NO*
(NOTE: Answer yes for death w/in 30 days)

If you were unable to obtain the 30-day follow up information:

A) How many days (0-29) were you able to follow this case? ________

B) Which attempt methods were used for follow-up? Select all that apply.
(A minimum of three attempts should be made to contact the patient)

Method	# of attempts	Method
☐ Phone	________	☐ Documentation
☐ Letter	________	☐ Other

Patient Contact Management:

Contact date: _____/_____/_______ Contact Action: ☐ Phone ☐ Letter ☐ Document ☐ Fax ☐ E-mail ☐ Other

Contact Results:

☐ No Answer	☐ Letter Received	☐ Incorrect Number
☐ Left Message	☐ Talked to Patient	☐ Patient Refused
☐ Letter Sent	☐ Talk to Family	

Contact Notes:

（参考文献参见 www.pumpress.com/home-specific-edu/5599.html）

第72章

执业管理

Eric M. Haas 著
李佳昕 译 于向阳 审校

要点

- 对执业管理缺乏了解，可能会导致职业决策不佳、财务困境和外科医生职业倦怠。
- 如果外科医生选择在医院工作的执业模式，那么他可能会享受基于相对价值单元的工作薪酬，获得机构的支持和资源。然而，外科医生可能需要将他们的个人目标朝机构的目标校准看齐，并让渡采购权和决策权。
- 在私人执业模式中，医生基本上是自营职业者，这种情形下，个人目标和执业宗旨基本上是一致的，并且可以实时做出决策以满足执业的直接需要。然而，诊所的财力不能不考虑，这就会限制医生实现其目标的能力。
- 外科医生的收入，在私人执业模式下，来源于专业收费和辅助投资，而医院模式下，则通过专业收费、设施收费、下游收入、市场份额和业绩激励计划产生收入。
- 有效的市场营销、社交与联网是发展和维护与患者和转诊医生关系所必需的。

引言

对于结直肠外科医生来说，要取得职业生涯的成功，扎实的医学知识和良好的手术技能至关重要，而执业管理同样是一项必不可少、但却经常被忽视的重要因素。执业管理是一个广义概念，涵盖了外科医生执业场所中所有的日常运营事项，包括执业模式选择、办公室运行、财务计划、医患交流、人事、技术、医疗记录、市场营销和业务开发、编码、计费、报销、手术平台建设和医保结算补偿。通常，外科医生在职业生涯开始时对执业管理缺乏考虑，他们在做住院医生或研究员时对这些关键概念也没有弄清。“医疗商业行为”常为年轻外科医生所不齿。因此，新的外科医生在入职和加入特定的执业模式时，对与此相关的许多问题缺乏认识，未加考虑。

患者是消费者，要让他们满意，就得让他们以尽可能低的成本获得高水平的医疗服务。为了满足这些需求，医生和医务管理者在设计他们的执业模式时必须解放思想。他们需要寻找一种可靠、高效的模式，以获得高质量的医疗业绩和高满意度的患者客户群。这样的理想经营状态就好比是一家连锁快餐厅。快餐业是一个需求严苛、客流量大、以顾客为中心的行业。在连锁餐厅开业前，管理人员就已有一套一致的、可复制的产品质量和顾客满意度保障体系，他们只需要继续照章监督日常运营，以确保这些体系在各个层面上达到预定目标就行。无论一天中哪一个时点，无论店铺的地理位置在哪里，或特许经营加盟商的具体情况如何，连锁快餐店都会以其高效率、可再现、标准化的优秀客户服务模式，满足客户期望。顾客可以在早上6点走进得德克萨斯州休斯敦市的麦当劳，或在下午6点走进俄亥俄州克里夫兰市的麦当劳，下相同的订单，以相同的价格，获得相同的产品和相同的整体客户体验。可如果没有过程控制、标准指定、检查和平衡以及质量改进系统，这种情况就不可能发生。同样的概念也适用于医疗执业管理。

在现实中，将执业管理简单粗暴地看作“医疗行为商业化”的思维定式应该转换一下了，对执业管理缺乏正确认识，就可能导致糟糕的职业决策、财务困境和外科医生的职业倦怠。认识到与临床业务紧密相关的许多运营方面的事务需要妥善地加以有效管理，有助于医疗界有效应对当前患者满意度、医生满意度和财务偿付能力方面面临的种种挑战。在当今的执业环境中，医疗事务管理优劣可能决定了一个医生的最终愿望、技术成就和工作满意度的达成程度。职业倦怠是一个突出问题，影响到约 25% 的外科医生 [1]。研究表明，职业倦怠直接与生活质量、诊疗水平和护理质量的下降相关，因为它增加了医疗失误的可能性 [1-3]。不解决这个根本问题，会导致更严重的结果，包括抑郁症、自杀意念和酗酒 [1-3]。在不适宜的环境中执业是导致职业倦怠的主要因素，因为医生个人和职业生涯满意度不足，工作与生活不能进入最佳平衡状态 [4]。有报道称，结直肠外科，是年轻外科医生在获得理事会认证后的头 10 年时间里，工作满意度最高的外科专业 [5]。因此，了解执业管理，指导结直肠外科医生采用最佳的执业模式，维持高工作满意度和高工作绩效，是美国结直肠外科医生协会面临的挑战。

虽然外科医生在手术室说了算，但理解执业管理，对于能否实施手术，并根据自己的期望和目标确保手术成功非常重要。本章不能取代执业管理必修的具体书籍和课程，但对执业管理的基本关键概念做了一个较好的介绍。本章尤其特别关注医生和医生的满意度。重点探讨如何为外科医生营造一个最佳的执业环境，使其能够顺利开始和取得医疗工作的成功，本研究的前提假设是，外科医生在他们的执业环境中感到满足、感到舒适，并且能按照他们自己的预期开展工作，是提供高质量的外科诊疗服务、并产生优异的医疗结果和提升患者满意度的必要条件。在本章中，我们旨在阐述结直肠外科医生执业管理的关键原则。与本文中的其他章节不同，“执业管理”不是根据历史、证据和已发表的有关该主题的文献编写的。本章基于从业经验、日常学习积累，并汇集了最佳临床和管理实务以及同行经验，提出在私人诊所、医院、医学研究机构等不同执业环境下，结直肠外科医生如何选择理想的执业模式，开辟和拓展自己的业务。

执业模式

本章将结直肠外科医生实际采用的主要执业模式分为两类：依托机构执业和私人执业。依托机构的执业模式包含医院、大学和医学学术机构，在这个广泛的框架下，医生是医院员工或大学员工。综合医疗保健模式，如 Kaiser PrimeTune，它提供非盈利性健康计划和保险，为盈利性医疗团体、盈利性的医生合伙人机构提供免税庇护，也被认为是基于机构的类别 [6]。私人执业模式包括个人执业和合伙执业，包括单科的私人医生诊所和多科性的合伙人私营诊所。每个模式都有其独特的优点和局限性，无论您使用哪种模型，都有一些共同的考虑事项。为了简化，我们将在本文中将这些模式称为“医院”和“私人执业”。

医院和私人执业模式下的执业理念

医院与私人执业模式之间存在着若干理念差异，在决定走哪条道路之前，必须了解和考虑这些差异。当加入一个新的工作环境，如果没有充分理解其工作理念和实务要求方面的问题就签约，往往会导致医生不满、表现不佳和倦怠。在选择执业模式时，必须考虑到多种因素，包括工作场所的总体使命和目标、执业环境、薪酬福利待遇、未来机会和工作晋升、业绩和生产预期以及自主程度。考虑到各种模式和考虑因素，医生们可以选择最适合自己的个人需求、职业期望和职业成功的模式。医院与私人执业模式的区别见表 72-1。

医院模式

依托医院或机构执业模式的首要任务是围绕社区的需要服务，以改善整体患者诊疗和护理并提供优于市场竞争对手的价值。这些崇高的目标不一定符合受雇外科医生的个人需要和目标。医院管理者的目标是使医院系统盈利，服务于社区，获得地方、区域和国家的认可，并促进研究和教学。理论上，这将增加患者市场份额、医生资源、机构名称识别度以及促进机构和医生的专业成长。许多导致医院模式成功的因素，可能并不会提升外科医生的个人工作满意度。一旦成为更大的医院模式的一部分，外科医生就需要使他们的个人目标和计划顺应科室、部门和机构的大目标。当加入医院时，医生就成为一名员工，因此丧失了对人员配置、采购、招聘、增长和扩展以及办公管理和办公流程的独立决策权。即使机构提供了一定程度的决策参与权，

表 72-1　医院与私人执业模式之间的区别

总体目标	实现医院战略使命的全球目标	集中精力照顾患者和满足医生的需要
医院角色	受聘医生	独立经营的个体；为满足医疗需要自愿加盟的医务人员
执业理念	医生的存在有助于履行医院的使命，确保医院盈利	医院的存在是为了帮助医生照顾患者
管理	首席执行官，首席财务官，董事会，副总裁，以及许多临床 / 行政部门，部门和小组负责人	执行合伙人、执业管理人员、办公室经理
决策过程	委员会、管理层和董事会的正式流程；决策需要较长时间才能形成，并会遇到阻力，往往需要进行协商才能付诸行动	个人或医生团队即可做出决策；决策往往是为了解决眼前迫切需要
行动时限	几周至几个月才能采取行动；需要层层审批流程和部门间协调，并要考虑医院的战略计划和预算周期	实时实施以解决当前的需求
决策	官僚主义，大量的会议，派系纷争	自主、协商一致的决策
资源	可用的资源更多，但获取的困难更大	依执业主体财务状况而定的有限资源
文化	团体、正式组织	个人、非正式组织
人力资源配置	由机构的人力资源部管理。雇用和解雇有正式流程，这可能会与医生的团队人员配置偏好有冲突	医生对人事安排具有直接控制权
薪酬	薪金，以相对价值单位（RVU）为基础	依医疗账单的实收情况而定
业绩指标比较	医院系统支持数据采集和报告生成，有广泛大量的数据可用；医院的收入来源	数据采集不可行：昂贵且劳动强度大

通常也存在一层压一层的官僚主义，这会导致应变滞后。在典型的受雇环境中，外科医生对直接上司负责，也要应对各种上级主管的问责，而他们之中许多人不是医生，可能不总是通过外科医生角度看到患者的诊疗护理方面的专业需求。

医院模式中的医生的晋升通常基于业务绩效和经济效益的综合评估。各机构还可能对患者满意度高、临床效果好、学术成就卓著、参与研究生教育培养的外科医生给予奖励。经济效益体现在所雇的外科医生估算表里，报表反映对医生的预算指标要求，以及与他们本人相关的总“成本”，包括工资、福利和管理费用。估算报表按外科医生为成本核算中心分列，其中包括间接费用，工资和福利。成本中心的概念很重要，了解了它才能理解大多数机构的预算是如何计算的。一名外科医生就是一个成本中心，即一个成本核算单元，它归集了直接属于或发生在这名外科医生（这个成本中心）上的直接成本，和发生在与他有关联并可以分配到这名外科医生（这个成本中心）的间接成本。你的成本中心里包含哪些组成部分可能因医院而异，但你必须了解有哪些间接成本被分摊到了你的预算里。每个季度或者年度都会对个人预算能否做到成本不增进行评估，如果没有达到，可能会导致薪资减少和其他负面后果。临床结果指标通常使用联邦计划来衡量，如“国家外科质量改进计划（NQIP）”和“医疗保险中心和医疗补助中心医生质量报告系统和再住院减少计划”[7-10]。一些机构为外科医生提供奖金，以奖励达到或高于预期指标的业务和创收表现。此外，通常通过“医院消费者对医疗服务提供者和系统的评估（HCAHPS）”来对医院患者满意度进行衡量[11-12]。HCAHP 是医院兑现国家激励的重要手段。

加入医院模式有许多特定的好处。首先，在当前不稳定的医疗环境中，由医院或机构雇用可以提供稳定性和安全性。合同期限从 3 年到 5 年不等，许多外科医生发现，在私人执业中，“有保障”收入的吸引力超过了私人诊所收入提高的潜力。医院模式提供了多层次的支持、经验和专业知识，允许对复杂的外科患者进行多学科护理，而这在私人执业模式中是难以实现的。有了这种支持，就有了几层行政帮助，可以减轻医生的非医疗责任，医院还雇佣法律、合规审计和编码领域的专家，从而降低医生从业的风险。此外，与知名的、受公众认可的医院系统建立联系，也会给医生带来声誉。再者，由于医院的规模、资金和基础设施的完备，在医院模式中，进行指导、研究和职业发展的机会比私人执业更大。医院模式拥有更大的市场份额，能够更有力地制衡支付方，使得它们所获得的医疗保险偿付安排要明显优于私人执业者。这可以进一步确保医院执业环境下对稳定薪酬的预期。还有其他好处，例如医院雇用了大量转诊医生，成立内置转诊基地，为患者提供了额外的福利。最后，医院模型通常会提供稳健的福利套餐和基于资源的相对价值量表薪金模式，这些模式将在下一节中讨论。

私人执业模式

在私人开业的诊所里，执业宗旨和医生的使命在各个层面上都基本一致。然而，私人诊所的财务状况可能会限制医生实现其许多目标和愿望的能力。私人执业模式的主要目标是提供一个工作环境，使医生探寻能够一种使医疗业务和患者、医务人员满意度的最大化、最优均衡、可行的、有利可图的安排。私人执业管理者的目标是为医生提供一个完善的工作流程，一个可盈利的系统，以及较高的工作满意度。这样子，最终会带来患者满意度的提高，带来更多的患者，保持诊所业务增长的可持续性和区域竞争力。私人开业旨在给予医生自主性，及时满足医生和患者的直接需求。私人执业的外科医生是自营职业者，并可在医院担任自愿医务人员，以便开展对患者的医疗。决策是以医患的利益最大化为出发点，实时地满足医疗业务的直接需求。这种做法可能会出现支出不经正式审查或预算批准的情形，造成一些财务上的问题。而在机构执业的情形则恰恰相反，在做出任何决策或采购之前，医生通常需要一级一级地就成本、利益、预算和成本中心申述合理的理由，不得不忍受令人沮丧的延误。私人执业医生通常需要寻求其同事或合作伙伴的决策共识，但私人诊所里很少有官僚化的管理需求，也没有对医生的请求采用定额配给制或设置管理权限这些繁文缛节。

在私人执业中，医生的晋升通常取决于医生个人的医疗收费到账金额多寡以及他们加盟诊所的从业时间长短。虽然取得国家认可的研究生医学教育经历和医学科学研究对私人执业医生来说也很重要，但这些跟医疗营收来比都是次要的。医院模式所提供的支持系统不能在私人执业环境中复制。私人诊所缺乏基础设施、经济资源和激励机制，无法为国家的官方基准管理项目开展密集的数据收集和报告工作。私人执业通常不按照国家标准衡量临床结果、患者满意度或绩效。临床结果是通过非正式跟踪和业界会议参与来衡量的，比如拿是否参加多学科肿瘤委员会、发病率和死亡率数据，以衡量个人的结果。患者满意度是从医生与患者、同事、转诊源的关系和基于网络的患者评价来判断的，而不是依据联邦 HCAHPS 程序来衡量的。会计师事务所通常以不同于医院的、不太正式的流程来处理私人诊所的绩效和财务可行性指标。每个月会计指标都会根据诊所需要进行个性化调整，但很少大张旗鼓地走正式的预算流程。

私人执业模式具有特殊的益处。你可以有自己当老板的自由，自己说了算，即时反应快速应对患者和医疗业务的紧急需求。医生可以保持个人目标、偏好和身份，而无需与第三方管理员协商。而且，投资于辅助医疗服务的能力也不受限制，如门诊手术或内镜检查中心，这些服务已成为许多执业外科医生额外收入的重要来源。相比之下，医院模式中的医生很少有能力拥有自营业务或分享机构未来发展带来的所有者权益。最后，在私人执业模式中，医生可以保有医学研究或设备上的知识产权和专利。但在医院执业模式下，这些权利通常由雇主医院拥有。

关于支付、薪酬、利润和账单的简介

要了解薪酬，得从私人执业和医院模式不同的角度来理解财务平台的运行，这非常重要。私人诊所里，受雇外科医生的财务关系，主要就是通过计取诊疗费获得收益。医疗专业收费标准相对统一，主要依据医疗保险和联邦允许的费率，以及第三方商业医疗保险机构的协议费率。在私人执业模式中，工资和薪酬计划与外科医生的盈利能力密切相关，盈利能力反映的是，他的医疗业务产生和收取到的医疗费用，减去分摊到他头上的间接费用等开销，所得的净现金收益。最大限度地提高业务量，提高效率和生产力，对外科医生是有经济利益的。虽然医保偿付的医疗费用是执业收入的主要来源，但许多私人执业外科医生寻求医疗保险驱动之外的投资作为第二收入来源。这些次要收入来源通常是医生自有或以医生合伙人方式组建的外科手术、内镜检查或辅助医疗服务组织。在决定与投资实体合作时，有许多财务、法律和道德方面的因素要考虑。虽然有许多成功且有利可图的协议，但任何协议都存在一定程度的风险和风险暴露，无论投资看起来多么诱人，专业会计师审计和法律调查都是至关重要的。一般而言，只有在执业外科医生建立了良好的患者基础和声誉之后，才会存在外部投资机会和可能。

尽管私人执业模式的收入来源以专业收费为主，其次是辅助投资，但医院模式却有好几种主要的收入来源，包括专业收费、设施收费、下游收入、市场份额和医院绩效激励计划，很多收入来源都是私人执业环境中不具备的。医院的医疗费用报销比例通常比私人诊所更高，因为医院或机构通常具有比较大的市场份额，这使它们能够和医保机构协商一个更优惠的费用许可清单。设施补偿费是医院对在本医疗机构发生的（外来）手术或医疗接触按许可收取的费用。设施补偿费是专业费用的数倍之巨，医院设施在每次（外来）手术和使用时都给医院带来巨大的利润。另外，下游收入进一步增加了医院盈利能力。下游收入是患者在就诊期间利用医院服务产生的收入，包括放射科、病理科、放射肿瘤科、医学肿瘤科、心脏导管实验室和其他服务。如果这些医生是医院雇佣的医生，咨询医生产生的专业费用也是下游收入的来源。医院也可以通过扩张服务区域的市场份额来获得利润。一旦一家医院积累了足够数量的医生，它就拥有相当大的市场份额，可以代表医生集体与第三方商业承保机构协商，以获得高于国民医疗保险费率甚至高于私人执业协商费率的医疗保险补偿。最后，第五个收入来源是依据联邦奖励和补偿方案，通过收集和报告本机构的医疗结果以及满意度指标的数据来实现的。患者医疗接触量越大，成本中心的绩效数据就越好看，可获得的奖励就越大。在职医生应了解医院获得利润的多种途径，以便在雇佣协议谈判中取得优势。

从医院的角度来看，医院聘用外科医生的不利之处在于与之相关的费用很高，相关的管理工作加重，而管理效率可能也会降低。医院因管理机构臃肿和人人浮于事而屡遭诟病，间接成本的浪费远远超过了私人执业模式。聘用外科医生的管理开销通常超过他的业务收费产生的收入。虽然各机构的情况各不相同，但对于每位受聘的结直肠外科医生，有可能医院每年预计会承担高达 20 万美元的损失。医院管理者的目标是做到保本，即外科医生的间接管理成本的开销等于他业务产出的收入。在这种情况下，医院就可以在外科医生诊治患者产生的设施费、下游收入、市场份额和激励计划等其他收入资金流中获得纯粹的利润。两种主要模型的优缺点见表 72-2。

还有其他模式存在，比如医院系统作为学术中心，具有独立于本院外科医生雇员的完善的直接和三级转诊体系。在这种情况下，外科医生通常可以一份工资和奖励，而这些是不与医生的财务盈利能力挂钩的。

报酬

在实践中有几种不同的报酬模式。根据医生执业模式，可能会提供不同的报酬模式。在本节中，我们将针对每种执业模式的最常见类型，重点介绍相对价值量表系统，该系统在所有模式中发挥作用。

相对价值量表系统

医院模式通常遵循“基于资源的相对价值量表（RVU）”。RVU 系统由医疗保险和医疗补助服务中心于 1992 年根据医疗保险医生费用表制订，根据所

表 72-2　医院与私人执业模式的优缺点

模式	医院	私人执业模式
优点	稳定的环境	保持自由、自主的个人目标和愿望
	机构的威望	更好的总体薪酬
	指导和研究机会	利用外部投资补充收入的机会
	优厚的福利，RVU 薪酬	个人保有研究和设备的知识产权
	联邦鼓励参与数据收集和结果指标	
缺点	不能投资于辅助护理中心	没有关于医疗成果或满意度的正式标准
	机构主体拥有个人的知识产权、研究成果和专利	

RVU，相对价值量表

提供服务的难易程度、所涉及的风险以及患者的总体护理要求为各种医疗接触和程序指定偿付标准[13]。在美国，国家医疗保险和几乎所有的健康维护组织（HMO），都使用 RVU 来确定医生服务应该支付多少钱，包括门诊就诊和外科手术[14]。每个医疗操作流程和每一个在“当前操作流程术语（CPT）”里的代码，都可以在 RVU 里找到一个专属的偿付标准费率。每个 RVU 有 3 个与支付计算相关的组成部分：“医生工作”（54%），“执业费用”（41%）和“医疗事故间接成本分摊”（5%）。“医生工作”部分反映医生提供服务的相对时间和强度，称为工作 RVU（wRVU）。“执业费用”部分反映了维持业务的管理成本，包括办公室场地费用、办公设备和用品以及管理人员人力成本。“医疗事故间接成本分摊”部分代表医疗事故保险的成本。3 个 RVU 要素中的每一个都会根据地理区域（年度全球城市实力指数报告 GPCI）进行调整，以便为医院制订合理的补偿级别。

基于 RVU 的报酬模式

虽然 RVU 系统最初是为医疗保险费用的支付而开发的，但 RVU 的作用已扩大并应用于医生的报酬和绩效。许多机构使用 RVU 系统中的“医生工作”计费标准作为他们整套薪酬办法的基础。在这个模式中，根据预期的工作价值单元（wRVU）的生产量计算基本工资。医疗集团管理协会（MGMA）和美国集团医学协会（AGMA）每年提供年度薪酬报告和基准趋势[15-16]。最近的调查估计结直肠外科医生在执业的前 5 年中的第 50 百分位薪水为 262 000 美元至 360 000 美元[17-18]，中位数 wRVU 大约为 6 500[19]。根据这些估计，医院通常将 wRVU 的预期或门槛（阈值）设置为 MGMA 的 50%，然后使用全国第 50 百分位的 MGMA 薪资数据为结直肠外科医生提供基本工资。由于 RVU 是按病患的复杂性进行加权的，并在全国范围内进行了标准化，因此它们也可以作为临床医生生产力的有效指标[13]。医院将在每年年底重新评估这些基准，并可能调整 wRVU 门槛，这将影响基本工资。有些合同允许 2 年或 3 年的过渡期，在此期间达到工作年限最低标准，就不减少工资。

经过适当协商，基于 wRVU 的薪酬模式可以为执业医生提供不少好处，并且可以成为加入医院执业的主要优势。基于 wRVU 系统的好处是，医生可以更多地关注患者护理，而不必担忧患者的未保险费率或保险类型。由于医院模式通常将编码和计费催收分配给一个独立的中心而不受所雇用外科医生的直接控制，因此医疗费的实际收取情况不会直接影响外科医生的薪酬。对于新医生来说，重要的是要认识到，他们在执业后的第一年很可能达不到 wRVU 阈值。基于 wRVU 的模式有个常见错误，即，由于担心但不到目标，将 wRVU 阈值设置得较低。这样做的缺点是收入也会减少，因为 wRVU 与工资挂钩。我们建议是至少将 wRVU 水平设置为全国第 50 个百分位数，并在合同中规定在最初 2 年内未达到阈值的不予处罚。

基于产值的薪酬模式

第二种模式是“基于产值的薪酬”。在这个模式中，外科医生的薪酬与他名下实际计收的医疗费而不是工作相对价值单元挂钩。一名外科医生加入到临床工作中，通常会根据医学集团管理协会（MGMA）的标准值提供 1 ~ 2 年的起始工资，然后会向他提供加入合伙人的机会或薪酬计划，那他就会按比例参与实际收到的医疗费减去间接成本的净利润的分配。在这个模式中，很少用到工作相对价值单元的计算方法，因为只有账单实收到账的部分才可以转化为可以分配的净利。表 72-3 展示了普通结肠直肠癌的医疗保险偿付额度。奖金计划是基于超额现金流，一旦外科医生创造的收入实际到账金额大于其工资和分摊的间接费用，那么他就可以拿奖金了。在这样的模式中，外科医生需要参与到账单计费和催收工作中，这一点跟在与医院执业的情况可不同，医院采用基于 wRVU 的薪酬模式，在基于产值的薪酬模式中，由临床医生执收医疗费是最重要的因素。

非基于产值的薪酬模式

非基于产值薪酬通常见于具有大学的学术背景下的以工资为基础的薪酬计划。这类激励计划是通常包含各种影响因素：以 wRVU 为代表的病患诊疗业务，教学、研究和学术活动。学术中心依据 MGMA 或 AGMA 的标准设置平均薪酬，然后根据个人在各个工资构成因素上分配的工作时间来调整工资金额。例如，外科医生作为学者可能有 30% 的

表 72-3　一般结直肠手术的工作相对价值单元医保偿付情况举例

一般结直肠手术	工作相对价值单元值	保险许可金额
CPT 99203—新患者，中等严重	1.42	$110.09
CPT 46221—橡皮筋结扎	2.36	$278.46
CPT 45378—结肠镜	3.69	$223.34
CPT 46260—痔切除术	6.73	$493.84
CPT 44204—腹腔镜部分结肠切除术	26.42	$1604.27
CPT 44145—开放式低位前切除	28.58	$1728.83

转换因子 35.7547，休斯敦，德克萨斯

薪水来源于研究和教学的要素，这就意味着他的工作相对价值单元（wRVU）阈值就需要降低 30%。也有其他的医学研究中心提供一个将根据学术水平而定的基本薪酬，然后根据学术成果提供相应的奖金激励。

奖金结构

医院和私人诊所在奖金支付方式上也有所不同。医院奖金通常以工作相对价值单元为基础。一旦达到合同规定的工作相对价值单元门槛，每一个超出的单元都可以乘以一个转化系数来计算奖金。例如，某医生合同协定的工作相对价值单元阈值是 6500，超出 6500 这一门槛的工作相对价值单元，将被乘以一个转换系数来计算奖金金额，转换系数为每工作相对价值单元 20 ~ 50 美元不等。不同医院的转换系数差异可能很大。一些机构会在合同里写明一个安全沟条款，它不尽公平 -- 规定只有当你超额的工作相对价值单元达到了某一指定的数量的时候，你才会被支付奖金。例如，某医生的 wRVU 阈值 6500，如果合同里约定了 500 工作相对价值单元的安全沟，他就得等到他的 wRVU 到了 7000，才能兑现超额奖金。从医院的角度，这种安全沟条款有助于防范医保体系对医生工作相对价值单元不予偿付造成的损失，比如为贫困患者提供的医疗服务。

医院奖金的第二种形式是以实收医疗费为基础模式。基于费用实收情况的奖金结构下，外科医生在完成了工作相对价值单元指标之后，可以按一定比例参与分配用医疗费实收金额减去有关费用计算的那部分利润。这个模式把遭医疗费拒付的风险放在外科医生身上，而他几乎没有能力来控制应收款项的催收，所以医生应当尽可能避免这样的奖励模式。

私人执业模式下，通常医生入职 1 年或 2 年后开始能拿到奖金，这与外科医生自身养成创造大于雇佣成本的医疗收入的能力所需要花费的时间大体相当。一些私人诊所会在医生入职 1 ~ 3 年提供成为正式的合伙人的机会。需要注意的是，大多数这类合伙人的合约里面都包含“赎回条款”。在不同诊所之间，合伙人的概念可能相差甚远，求职的外科医生在签署初始入职合同之前，最好就把合伙人合约的内容了解透彻。

总之，在医院执业模式下，对医生最有利的绩效激励方案是采用 wRVU 标准计算工作量，并以全国第 50 百分位的薪酬数作为基本工资的合约方式。我们之所以推荐 wRVU 为依据的奖金结构安排，是因为它保证医生在完成额定最低工作量之后，不管医保偿付款是否到账，都有可能享有奖励，让外科医生能够在一定程度上把控自己的收入。在私人执业模式下，初始工资应该设在“医疗集团管理协会（MGMA）”标准水平，当外科医生能够使实际到账的医疗费收入高于成本支出的时候，他就可以享受奖金。

预算、开出和催收医疗费账单

在医院的模式中，预算是由医院制订的，包括预期的收入和费用，然后每季度进行调整。作为一名医院雇员，你对预算的内容大多无从掌控，特别是间接成本，而你却有责任让医院不陷于赤字。在医院的模式下，外科医生对医疗费账单的开出和催收也没法控制。有专门的部门负责编码和账单。当然医生能摆脱这些责任也不乏益处，只要账单的到账直接影响到医生的收入水平就好，不像在私人诊所里那样，医生也要负责账单的催收，这项工作可能会很麻烦，有时也会让你不堪重负。尽管如此，

我们仍然强烈建议医生要对账单和编码基础知识有所了解，并能够监督医院的运营。即使与你的薪水没有直接关系，如果发生你的业务工作被医务管理系统降级编码或是降低收费的情况，会令人误判你的业务量，终会以这样或那样的方式反映在你的预算中。

在私人诊所中，没有预算这个形式。而代之以动态的资产负债表，它可以追踪反映诊所的财务状况，而不明确哪个人对财务状况负责。计费是私人诊所模式的引擎。是否自建内部的计费部门或外包账单是一个非常重要的决定。建立内部计费部门应该是独立诊所管理成熟后再迈出的最后一步。始创时，建议外包账单，因为外科医生需要适当的时间来发展一个诊所，建立患者的流动机制，并让各种手术有序开展，然后才能在内部建立计费、编码和合规审计的管理系统。外包时期，医生可以把计费公司当做宝贵的学习资源，帮助自己了解账单、编码和收入的资金循环周期。当然诊所最终的目标还是要是将计费和催收转移到内部，因为没有哪家第三方外包公司会向医生一样，把诊所的账务当做与自身利益密切相关的头等大事来认真对待。医生要确保自己了解与医疗业务收费相关的财务知识，确保诊所的医疗业务已经步入正轨，再把外包计费和催收业务收回内部。

当在计费工作纳入内部管理时，最好指定一个财务主管来负责证诊所的财务工作。财务检查与平衡系统也应该到位。我们建议在三个级别上评估财务数据和收入周期，以最大限度地减少资金链风险和预防资金截留盗用。可以选不同的人来评估这些财务数据，可以是专业会计师、计费业务主管、外科医生和运营经理。我们警告，不要让任何一个人单独评估数据。最后，应该强调前台在计费方面的作用。前台接待患者的工作人员有责任核实患者的保险覆盖范围，并对患者每次就诊创建一个“超级账单”，因此，诊所在进行关于账单和催收的教育时，应该涵盖前台接待人员。

账单和编码

账单和编码是当今医疗业务的重要组成部分，无论结肠直肠外科医生选择何种执业方式，对计费和编码等财务基本知识的了解都是必需的。关于如何选择恰当的时点和流程进行账单计费和编码，有许多值得注意的细节，而且这个编码计费系统也在与时俱进地发生变化，知其理、察其变，外科医生才能在执业生涯中始终在财务上立于不败之地。

虽然编码可以通过电子医务管理系统自动生成，但外科医生应该熟悉编码的节点和分级，使得编码与所治疗的患者的结肠癌的分期一致。如果医疗接触发生编码夸大或降低级别的情况，那么你就可能会让自己、你的执照和你的机构面临审查的风险。不管你的执业模式是什么，建议你自己编码患者的医疗接触和过程。在医院模式中，合规官员和编码人员将审查操作报告和患者遭遇，以生成提交给支付人的代码。重要的是，被雇佣的外科医生在这个过程中应扮演一个积极的角色，对代码进行审查，并向编码人员提供反馈。这是一种理想的合作模式，因为外科医生会让编码人员了解医疗接触和处理过程的技术方面，而认证编码人员则知道如何使医保偿付最优化的技巧和窍门。虽然最初这样做是很耗费时间的，但这是医生执业管理的一个重要部分，应该定期做形成规范。而且这个过程会渐渐变得熟稔高效，因为编码团队熟悉了您的业务和一般处理流程，而外科医生学会在医疗费单据产生所需的关键要素。在私人执业模式中，计费部门可以外包给第三方计费公司；在这种情况下，编码过程类似于医院。在那些有内部计费部门的私人诊所中，重要的是得考虑让计费部门聘用一个经过认证的编码人员，承担内部审计和审查编码业务。对于外科医生来说，有很多计费与编码方面的教育资源，包括美国外科医生学会的 CPT 编码研讨会[20]。要全面了解医疗计费的技术细节，通常学一门课程是不够的。至少，医生应该学这些课程：①如何合规地对上门就诊的患者计费；以及②外科手术应该如何收取医疗费。

有两种主要类型的计费和编码方式，适用于外科医生——一种针对发生在诊所或医院的医疗接触，称为“评估和管理”；另一种是针对外科手术，称为“CPT 编码”。“评估和管理（E/M）”代码是用来记录诸如病史和体格检查等医疗接触的计费代码。他们是在 1992 年更新《通用医疗程序编码（CPT）》时引入的，并在 1997 年由联邦医疗保险和医疗补助服务中心更新了文件指南。在医疗保险和医疗补助服务中心的评估和管理服务指南网页可以找到 1992 年和 1997 年指南的完整文件[21]。E/M 代码关于报告、文档编制和合规审核有非常具体的指导意见。每一种医疗接触都在“超级账单”上详细描述，这是一份由办公室为门诊所产生的医疗服务所作的分项的详细记录，是进行医保索偿的主要数据来源。强烈建议医生仔细了解指南，以确保医疗计费编码和合规性。

外科手术使用CPT程序代码。CPT是由美国医学协会开发的，版本每年更新一次。每种手术都匹配一个CPT代码，并加以注释描述。消化系统的CPT代码包括40490～49999。不管是否使用了E/M或CPT代码，所有代码都需要一个诊断代码。至于诊断代码目前正在使用的是，《国际疾病及相关健康问题统计分类（第9版，ICD-9）》，但将逐渐为ICD-10代码所替代。ICD-9代码类似于E/M和CPT代码，只是它们的用途是向医保机构标识申请赔付的诊断，而不是所施的手术。这些代码们将诊断与患者相关的医疗接触联系起来，并且以适当的代码加以必要的记录，以避免保险拒付。在表72-4中可以看到常见的结肠直肠外科的ICD-9编码。正确进行编码的重要性怎么强调都不为过。如果没有选用正确的CPT或E/M代码，抑或ICD-9诊断代码没选恰当，那么这些保险请偿就有可能被认为是没有医学依据的，就不会被纳入医保偿付范畴。

医保偿付请求获批与否，将通过《福利解读告知书（EOB）》来传达给患者。EOB用以说明保险公司是如何处理某项索赔的。在医疗接触或手术发生后，由健康保险公司向他们所承保的患者和医疗服务提供者发送一份EOB声明，并解释哪些治疗和服务可以获得保险偿付。对于医生来说，经常审视EOB是一种很好的做法，能帮助他更好地了解医保这个系统是如何工作的，并能在进行医疗接触时从患者的角度出发兼顾患者利益。医疗保险公司的《福利解读告知书（EOB）》会显示外科医生的代码和许可的各项偿付，以及调整后的费率或拒绝索赔的任何理由。经常检查告知书，外科医生将会更好地了解保险索偿所涉及的工作，帮助他们正确、有效地编码和编制医疗费单据。

总之，对于医生来说，熟悉E/M、CPT和ICD-9编码以及账单编制，了解诸如超级账单和EOB，对确保有效的执业管理是至关重要的。我们还建议医生参与收费和编码，以提高他们手术和医疗服务的医保偿付率和合规性。

表72-4. 一般ICD-9结直肠外科诊断编码

（078.11）尖锐湿疣
（211.3）结肠良性恶性息肉
（211.4）直肠肛门良性息肉
（153）结肠恶性新生物
（154）直肠肛门恶性新生物
（455.2）内痔的其他并发症
（455.4）血栓外痔
（455.9）局限型痔皮赘
（555）局限型回肠炎
（555.0）小肠克罗恩病
（555.1）大肠克罗恩病
（556.9）非特异性溃疡性结肠炎
（562.1）结肠憩室病
（562.11）接触憩室炎
（564.01）慢传输便秘
（564.02）出口梗阻便秘
（564.1）肠易激综合征
（565）肛裂和肛瘘
（565.0）非创伤肛裂
（566.0）肛周脓肿
（569.1）直肠脱垂
（569.3）便血
（787.6）排便失禁
（787.99）排便习惯改变

创办诊室

开始执业在任何执业模式下创办一个诊室都需要考虑很多因素才能成功。当你签合同并且加入一家诊所或医院时，不会马上出现门庭若市的景象。招徕和留住患者，开拓转诊渠道、培养与同行以及雇员之间的关系是一门精妙的艺术。本节主要讨论合同要点、如何吸引患者和扩大转诊患者的来源，以及怎么加入或离开某个执业机构。

吸引患者

医疗是一门生意，患者是客户，没有客户，生意就没法开展。关于医学的3A的经典提法依旧既真实又中肯，为医者须可得（Available）、平价（Affordable）、能干（Able）。在现实中，吸引和留住患者，需要做到的远远超出了经典三个A的要求，这也是执业管理的一个重要的组成部分。有四个主要的方法来吸引患者：内科医生推荐、保险推荐、口碑和营销。首要的推荐源自内科同行们，然而，取得同行推荐并非易事。大多数资深内科医生已经和别的外科医生建立了牢固的转诊关系，别人很难插手。年轻和初步执业的医生可能对和新的外科医生建立转诊关系持比较开放的态度，但问题是，他们自己通常也没有强大的患者基础。何况，现在迫于执业区域经济环境的压力，不少地方的内科医生不得不向特定地区或者某些特定的外科医生转诊患者。例如，在某家医院或门诊有合伙人权益的内科医生，往往会转介患者给本机构的外科医生合伙人。医院雇佣的医生之间转诊患者也很普遍。尽管存在这一现实，内科医生推荐依然是目前最有价值的推荐来源。因此结直肠外科医生应该重点关注初级保健医生和肠胃科医生。一名繁忙的胃肠病医生大概每个月会转诊 2～4 名需要结直肠切除术的患者。试图结识你所服务的社区的肠胃科医生吧，使自己与他们建立联系。他们中的大多数都有一份转诊外科医生名册。资深胃肠病医生通常会以肛肠常规手术为试探，推荐给本社区新的外科医生，直到双方磨合到比较默契的程度，才会推荐需要结肠切除术的患者。如果你做出恳切的姿态，来者不拒，你将很快就会建立良好声誉与患者来源。

你也可以另辟蹊径，专门找那些尚未确定合作结直肠外科医生的内科医生下手拓展转载渠道。妇科和泌尿科医生会是许多转诊患者的潜在来源，你可以和他们建立关系。这些专科医生大多从事预防保健和疾病筛查，这会蕴藏着丰富的结肠镜检查来源。另一种方法是联系本区域之外的内科医生，看他们所在区域有没有结直肠外科医生可供选择。没有当地外科医生可供合作的内科医生，一般需要通过三级转诊来推荐患者，而且接手患者的外科医生往往与他们从未谋面，如果你不辞劳苦亲自拜访以示诚意，对方一般乐于发展比较密切的合作关系。

新入职时，社交是你寻找和培育同业推荐关系的另一必要方式。社交主要有两种途径：拜访医生办公室或利用医生休息室公关。办公室访问或许令人沮丧，身为外科医生的你，可能需要在等待上花时间，还得重新安排自己的工作日程；而被访医生那边，也许也会因为你的造访而打乱了工作节奏。尽管存在种种不便，去医生办公室登门造访还是非常必要的。如果你打算去上门拜访访问，一定要尝试给人留下一个难忘的良好印象。跟办公室职员的互动，你得特别留意，因为将来拿着你的名片、掂量是否向你或别的专家门诊推荐转诊患者的，很可能就是这些前台服务人员。有必要特意问一下医生办公室有没有专门负责转诊的协调专员或护士，把你的业务专长解释给他们听，跟他们当面建立联系，确实是件有回报的事情。如果你能做的就只是留下张名片，讪然而去，觉得十有八九拿不到转诊机会，那么你的预感多半是对的。另外，如果你确实想从哪个医生那里获得转诊，你就得对他的办公职员和医生本人一样重视、尊重。另一个开拓转诊来源的重要的社交场合，是医院的医生休息室。我诊所新来的合伙人，我都鼓励他们把医生休息室当成手术室外的家，鼓励他们每顿饭都在那儿吃，边吃边和别的医生交往，俗话说：“新生想要旺，先胖十五磅。”这样下工夫和医院里的医生们社交，他们早晚就会吃得开，打开局面后，转诊患者会源源而来。还有另外一些值得了解的社交途径。比如，你会被所有可接受的保险公司列入医疗服务提供方名录，尽管通过保险公司推荐来的患者不多，但仍不失为一条可用的渠道；再者，口碑也可以成为一种重要的转诊来源，但一般只有那些业务精湛、医疗质量广为认可、患者体验好的内科医生的推荐才有口碑效应。

最后，营销有很大潜能吸引患者。你花在营销上的努力，与其效果是成正比的。你可以考虑雇佣一名了解当地情况的咨询师帮你打理公关和市场拓展。关键是要有网络知名度，在医院的网页上加上你的网站接入点链接，让寻医问药的人们，可以借此快速了解你是谁、你的业务专长是什么、你比其他外科医生有什么长处。网络广告真的很重要。利用好哪些强大的社交网络：Facebook,Twitter, LinkedIn, Google, Doximity, Sermo, 还 有 doc2doc，这些网络能让你直接与无数的潜在客户和转诊来源建立联系、培育客源。治疗过程中遇到患者满意度很高的情况，你可以专业地引导他们上网分享他们的就医经历，把你结直肠科良医的美名传扬开来。鼓励满意的患者去写网上点评，有很多知名的网上评医网站，如：Vitals, Healthgrades, RateMDs 和 Ucompare。评医网站是人们选择医生的重要途径，多达 25% 的患者用它来决定去哪里就医。遇到个别差评是难免的，你最好的做法是用大量的好评来冲抵它的影响。最后，参与医院会诊、赞助社区活动、配合本地的医学组织，比如，结肠癌联盟、克罗恩与结肠炎基金会的活动，这些都是直接营销推广自己的好机会。

善待同行

学习提高业务绩效的同时，而不疏离与你合作的转诊医生很重要。因为疏远其他医生会损害你的声誉和收入。一个典型的例子是结肠直肠外科医生是否和怎么开展结肠镜检查。由于胃肠专科医生可能是人均转诊量最大的来源，因此，在决定是否开展结肠镜检查业务时，一名新的结肠直肠外科医生应该小心谨慎。多了这笔业务，你可能会疏远已经建立转诊合作关系的胃肠科医生，他们可能会觉得你是在抢他们的生意。要在自己诊所开辟常规结肠镜筛查业务，更得三思而行。如果你决定把结肠镜筛查作为常规业务大量开展，比较谨慎的做法是选择在一个和你现有的胃肠病学同事没有直接竞争关系的中心实施。另外，要非常谨慎考虑是否由你对某个患者进行结肠镜长期复诊检查，如果他的结肠切除术是跟你合作的胃肠科医生做的。通常情况下，结肠直肠外科医生处于岌岌可危的被动位置，因为患者愿意委托外科医生进行未来的治疗，并坚称他们不打算回到最初的胃肠病医生那里。在这种情况下，保持对你的合作医生的忠诚是非常重要的，不要随意接手未来的结肠镜检查，要不你得冒失去未来的荐诊的风险。另一个建议是避免做内镜检查。尽管你接受过训练并且可能精通这些手术，作为结肠直肠外科医生的你来做内镜检查，很可能会被视为对你的转诊合作医生的威胁。对于上和下消化道都需要内镜检查的患者，可以考虑将其推荐给胃肠科的同事。这将加强你与潜在荐诊来源医生的关系，表现出你对他们专业、技术、诊所声誉的敬重和信赖，他们将来会加倍报还你的。把那些需要进行胃肠科先期治疗的患者，如克罗恩病的患者，推荐给你的合作胃肠科医生，让他来做内镜检查、诊断、初始治疗，帮你一起寻求一个最优医学方案，这是多方受益的事情。这种情况就是机会，让你的患者避免重复手术，建立巩固你和转诊医生的合作关系。

另一个重要的考虑因素，是你和普通外科医生的关系。结肠直肠外科医生受过全面的训练，并且有能力执行大多数普通外科手术。有的结肠直肠外科医生很乐于和擅长做普外手术，比如腹腔镜胆囊切除术和腹股沟疝修补术，把自己标榜为能提供全套服务的医生，对他们可能很有诱惑力。有人甚至在普外科参加候召轮值，以便接触普通外科手术，这也不失为作为一种保持忙碌、赚取额外收入的方法，并有助建立会诊和转诊关系。然而，把普通外科手术纳入你的业务范围，也是有很复杂的后果的，这个决定应该仔细考虑。首先，把自己当成一名普通外科 + 直肠结肠外科医生来做市场推广，可能会疏远现有的普通外科合作医生。尽管你的初衷可能是增加你的整体业务量、结识和建立转诊合作关系，但事情可能会背道而驰，你可能损失掉自己已有的荐诊合作关系，损害你的声誉，降低业界资深医生对你的认可程度。较优的策略是与普通外科医生结盟。向你的同事展示你不是一个威胁，而是可以并肩协作的，甚至乐于为他们雪中送炭的人。比如，他们实在不可避免的情形下，能在大半夜里让你出急诊去看肛周脓肿。有了这样的策略，不久之后，普通外科医生也会向你推荐复杂的肛门直肠和结肠直肠手术。第二个在你的把普通外科手术纳入业务范畴之前要考虑的是，一旦你建立了普通外科手术的声誉，能否再回归结直肠专科领域，往往就身不由己了。当你终于想把结直肠专科作为核心业务，想摆脱那些只是想让自己执业初期保持忙碌的普通的外科手术的时候，那源源而来的普外科患者可不是你可以随意驱遣的。就算，你不做普通外科手术的主意已决，专注于结肠直肠的病例时，你怎么在你已有的荐诊合作医生转诊来的患者中取舍，而不冒犯推荐转诊的医生，绝非易事。如果你挑选患者时只顾自己的利益，可就犯了大忌，你的普通外科和结直肠外科的转诊病源就都面临枯竭的风险。

雇员和同事

在私人诊所中，根据业务需要雇佣、解聘员工和加盟合伙人，这是执业管理的职责之一。在诊所中增加新的员工是执业管理中成本最高的项目之一，需要进行广泛的研究、面试和培训，以确保所雇佣的人员适合诊所和岗位的要求。在面试时，要注意应聘者从以前的工作中离职的频次、离职的原因，以及他们对前任雇主的态度。每隔几个月就跳槽的员工，会积习不改。几乎和面试同样重要的是，与候选人最近的雇主和举荐人进行沟通，以更深入地了解申请人的有关情况和工作习惯。对于那些借口他的现雇主不知道他在找工作否则可能会遭到开

表 72-5 雇佣合同的基本组成部分

	医院模式	私人诊所模式	备注
A 雇佣条件			
报告结构	X		直接向你上级负责或逐级上报
合伙人关系	X		达到成为合伙人的标准，通常为时间投入
工资和薪酬	X	X	基于医疗费收入 vs 基于劳动价值单元
奖金结构	X	X	各种模式都存在，可以根据情况个性化安排
福利	X	X	医疗和牙科保险、带薪假期、退休、医疗事故保险、生命和残疾保险
继续医学教育	X	X	为医学专业继续提供津贴，包括会议、差旅和住房补贴
知识产权	X	X	任职期间有权持有研究、专利、发明和其他创造
临床义务和职责	X	X	医院和诊所所在地的许可医疗责任，应召轮值责任
学术职责	X		工作预期、演示教学、辅导和出版物
医疗保健其他方面次要收入	X		在外科中心、医院、病理实验室、放射学中心，和其他医疗保健机构的所有者权益
咨询收入	X		咨询、酬金、教育课程和讲座，专家证人的法律费用
B 终止条款			
终止原因	X	X	规定终止原因，包括失去行医执照，行为失当，欺诈，未能执行合同中定义的职责
长尾保险	X	X	医疗事故保险覆盖时间扩展到合同终止以后的任何关于合同存续期间的医疗行为失当的主张
补救周期	X	X	决定终止合约之前，给予医生足够且合理时间以纠正严重违约事项
应收账款	X		医生保留归其个人所有但由于医保或患者尚未支付的款项的请偿权
非竞争（限制性条款）	X	X	医生保证离职后在一定时间和区域内不与现雇主同业竞争
员工竞业禁止	X	X	不劝诱员工因为竞争对手的利益离职或终止合同
保密协议	X	X	禁止向第三方竞争诊所或医院披露任何机密或隐私信息

除的申请人，面试人员如果可以的话，最好忽视掉他。与求职者的现任或前任雇主沟通是至关重要的，这样你才可以在明智地做出雇佣决策。

成功的执业管理要求员工应做到与患者进行有效的沟通。患者对你的第一印象往往来自你的助理工作人员，而通常情况下，患者会把你的助理的话误认为是直接来自你的。当工作人员与患者交谈时，患者通常会感到这是在转述来自医生的信息，而通常情况并非如此。外表很重要，它直观地反映了外科医生的职业风貌，虽这样的说法看似有点儿以貌取人。确保你打算雇用的人看起来友善、平易近人和得体。花些时间培训员工与患者沟通的技巧，因为所有的医务人员都有可能接触到患者。同时，花些时间，适当地教育员工，让他们了解结肠直肠外科手术和你的专业特长。在职员层面确保与患者的良好沟通，会提高顾客的满意度，让患者感受到医生的专业精神，对你的转诊合作伙伴产生正面、积极的影响。相反，糟糕或不恰当的交流，往往会把外科医生刻画成无能、冷漠和不专业的形象，尽管外科医生可能不知道这样的对话正在发生。你可能会惊讶地听到你的员工拒绝了潜在的患者，因为他们不了解你提供的所有服务，或者，你的员工自作主张地给了患者建议，这些建议远远超出了他们的职责和责任的未经授权的医疗建议和意见。作为一名新外科医生，花点时间教育你的员工，倾听他们与你的患者交流的方式，并不断地给他们反馈，直到你确信，他们能够得体恰当地代表你的诊所。

合同

当加入任何一种执业模式时，签订工作合同是过程中必要一环。强烈建议签署之前，找精通合同法的律师审核合同条款和条件。考量一份合同时，主要有两个问题需要回答：①迎接我的是什么？②如果事情没有按计划进行时该怎么办？回答第一个问题时需要仔细考虑的项目，包括：薪酬、奖金结构、福利、终止原因、职责范围、轮值班义务、补救期和终止合同时有哪些补救事项、保险和长尾覆盖条款、执业的限制（机密，所有权）和合同期限（是到期自动更新还是固定时限）。在外科医生的职业生涯的开始时，通常都是先签一个 2 ~ 3 年的合同，然后随年资挑战和提供不同的条款。如果给你提供的是一个短期合同，那你应该尽量在签订初始合同时就协商第二个合同条件，因为你签了初始合同之后，再讨价还价的能力就下降了。

如何退出一家执业机构，是合同里一个重要的、但经常被忽视的部分。不管是不是看起来前景一派大好，你都应该知道有什么样的退出方式和提前终止合同的后果。大多数医生直到准备做出改变时，才懊悔这些条款从没有被讨论、仔细查看或理解。未雨绸缪，不预则废，别到了绝望而且缺乏谈判能力的时候才想起这样的经验之谈。

最后，在进入签订任何工作合同协议之前，有必要咨询专业律师。有医疗行业背景的专业律师，能洞察合同文本语言的细微差别，在签署合同签前保证你能够完全正确理解合同中的条款，条件和处罚细节等。通常，年轻的外科医生会因为成本、时间或干脆认为它是没有必要的，而放弃向专业律师进行法律咨询。这是置自己于不必要的风险，也是非常有害的，特别是在职业生涯的初期。在签订就业协议之前要避免风险，并且要确保您获得法律代表支持。劳动合同的基本组成和终止条件见表 72-5。这些不同条件选项可以分成两大类——雇佣条款和劳动合同解除条款。表内这些参考项不试图穷尽体现合同的方方面面，只是让你对合同里的关键事项有所了解。

在改变执业模式时的注意事项

越来越多的医生正在把私有诊所卖给医院，自己成为医院雇员。这个趋势的助推因素包括：医保补偿的削减，无医疗保险的人口的增加，改革的挑战，执业费用上涨，工作与生活的平衡[22]。医院欢迎这样的趋势，医生越多，越提高他们的区域竞争地位，能产生更多的收入，带来更多的患者，维持医院的财务实力，推进改善临床和转化研究，实现学术研究和临床工作的协同效应，为探寻卫生保健供给和卫生服务管理的新模式提供支点与可能性[21]。当从私人诊所向医院转变执业模式时，有许多因素要考虑。首先，执业理念变化了。私人执业医生得让渡不同程度的自主权。他们现在有老板，还可能得向各级非医疗背景的主管报告工作。医院的目标和成功往往和医生个人的目标和幸福是不一致的。此外，他们可能会觉得他们的上级的目标干扰到了他们的业务。这将需要理解、妥协，得准备好合理应对。薪酬模式通常的变化是，从基于医药费收入到账情况的计酬方式，转变为以相对价值单元为依据计算收入。在财政年度结束时，如果某医生没有完成预算指标，他的薪酬和奖金结构可能会相应地进行调整。医院决定人事和行政事项。一旦你的员工进入医院体系，你将失去作出重大改变的能力，所以谨慎抉择。医院模式将几乎都有一个电子病历 (EMR) 系统。医生需要转换到新系统，在过渡阶段，这将降低效率和产值，增加工作时间，消耗大量的人力和资源。雇佣文员协助医生处理文档，直到医生会变得精通新的电子病历系统，这对各方可能都是有益的。把私人诊所的物品移交医，需要一个发票或购买协议证明硬件设施（包括家具、检查工作台、电脑、测压的设备和内镜等）所有权的变更。医院评估设备值时，会考虑到折旧（大约每年 20%）。医生通常会高估硬件设备，所以他们应该有这样的心理准备，就是购买协议价格会大大低于预期。医生还应该意识到自己的辅助收入来源可能会受到限制。医院雇员一般是受限或不能在其他门诊手术中心和外部医疗企业持有业主权益的。

结论

执业管理是成功外科医疗业务的至关重要的组成部分，而它往往为外科医生的教育培训所缺失，对于每一个结直肠外科医生而言，了解执业管理的基本原理，可以帮助最适合自己事业追求和专业理想的执业模式，弄清每一种执业模式下不同的薪酬模式和医疗费计取与补偿模式，让他们有机会在自己选定的执业模式下取得成功，有必要的话，从中得体适当地退出。

（参考文献参见 www.pumpress.com/home-specific-edu/5599.html）